Handbuch der Thoraxchirurgie

Ergänzungswerk

Herzchirurgie I

Herausgeber
E. Derra und W. Bircks

Mitarbeiter
M. J. Bourgeois · H. Breining · A. Breuer · D. A. Cooley
Ch. Dubost · H. von Elmendorff · R. von Elmendorff
U. Gleichmann · F. Gschnitzer · D. Guilmet · G. L. Hallman
E. Hoffmann · J. Koncz · H. Kivelitz · K. Kremer · H. Kreuzer
E. A. Kriehuber · D. Liotta · F. Loogen · B. J. Messmer · A. Puff
P. Satter · L. Seipel · A. Seling · J. Schoenmackers · R. Soyer

Mit 317 Abbildungen

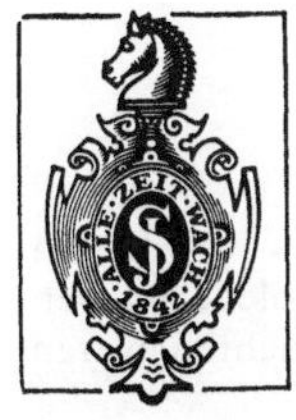

Springer-Verlag Berlin Heidelberg GmbH 1976

Professor Dr., Drs. h. c. Ernst Derra, Weihermühle,
D-8092 Haag/Obb.

Professor Dr. Wolfgang Bircks, Direktor der Chirurgischen
Universitätsklinik B, Moorenstraße 5
D-4000 Düsseldorf 1

ISBN 978-3-662-11978-5 ISBN 978-3-662-11977-8 (eBook)
DOI 10.1007/978-3-662-11977-8

Library of Congress Cataloging in Publication Data
Main entry under title: Herzchirurgie. (Handbuch der Thoraxchirurgie: Ergänzungswerk) Vol. 2: Mitarbeiter, R. W. Anderson ... [et al.] Includes bibliographies and indexes. 1. Heart-Surgery. I. Derra, Ernst. II. Bircks, W., 1927- III. Bourgeois, M. J. IV. Series. RD598 .H47. 617'.412. 76-25096

Vorwort

Nachdem Herr Dr. Götze vom Springer-Verlag und ich uns 1968 darüber einig geworden waren, daß die Zeit reif sei für eine Ergänzung des 1959 erschienenen Handbuches der Thoraxchirurgie, bin ich zu der Meinung gelangt, daß zwar auf keinem Gebiet der Thoraxchirurgie ein Stillstand eingetreten ist, daß aber die Fortschritte der Chirurgie des Herzens und seiner Gefäße bei weitem im Vordergrund stehen. Die Fortschritte in der Kardiochirurgie begannen stürmisch mit der Einführung der Herz-Lungen-Maschine und reichen bis zur Einbeziehung bislang nicht oder ungenügend zu behandelnder Leiden in die Möglichkeit chirurgischer Hilfe. Derartige Überlegungen waren entscheidend für den Entschluß, ein Ergänzungswerk derzeit nur auf den Komplex der kardio-vaskulären Erkrankungen zu beziehen. Daß bis zur Verwirklichung des Vorhabens mehrere Jahre vergingen, findet die Erklärung darin, daß gerade damals frappierende Heilhandlungen aufgetaucht sind: die Bemühungen um einen Herzklappenersatz, die Verbesserung der Koronarchirurgie, die ersten Versuche mit der Herztransplantation. Es erschien zweckmäßig, die Ergebnisse solcher Maßnahmen abzuwarten, um sie mehr als kursorisch verwerten zu können.

Das Ergänzungswerk baut auf dem 1959 erschienenen Band II des Handbuches der Thoraxchirurgie auf und gibt über die frühere Abfassung hinaus eine umfassende Darstellung aller Herz- und Herzgefäßvitien, die heutzutage operativ angehbar sind, auch wenn manche neu versuchten Eingriffe ihre endgültige Bewährungsprobe einstweilen noch nicht bestanden haben. Dem Leser wird sich zeigen, daß so manches Mal die Anschauung gegenüber der vom Ende der 50-er Jahre aufgrund größerer und längerer Erfahrungen sich geändert hat, daß in der chirurgischen Kardiologie ursprüngliche Methoden verbessert oder durch neu erdachte ersetzt worden sind, daß Leiden, die früher überhaupt nicht besprochen worden sind, Beachtung gefunden haben. Schwerpunkte wurden auf Bereiche verlegt, die eine breitere praktische Wichtigkeit haben. Auch Problematisches wurde angeschnitten. Das Buch soll ja nicht nur einen systematischen Überblick für eigenes klinisches und therapeutisches Handeln bieten, sondern auch zeigen, wo noch ungelöste Fragen der Klärung harren.

Dem Charakter eines Handbuches gemäß wurden anatomische und physiologische Gesichtspunkte, diagnostische Methoden, Indikationsstellungen und Operationsergebnisse neben der Operationstechnik in die Darlegungen einbezogen. Eine umfassende Zitierung des Schrifttums schließt die Aufgabe eines solchen Nachschlagewerkes ab, das es erlaubt, sich über die Materie nach allen Richtungen zu informieren, wenn auch bei der gewaltig angewachsenen Literatur auf eine vollständige Wiedergabe verzichtet werden mußte.

Wie bei der Ausgabe von 1959 war es unumgänglich, mehrere Mitarbeiter zu beteiligen unter Inkaufnahme unterschiedlicher Abschlußdaten. Es wurden auch Vertreter anderer medizinischer Disziplinen, deren Wissen und Forschungen enge

Beziehungen zur Herzchirurgie haben, um Teilnahme gebeten. Daraus resultiert, daß dem augenblicklichen Wissensstand vielseitig Rechnung getragen wird.
Daß das Werk in dieser großzügigen Form erscheinen konnte, fußt auf der Aufgeschlossenheit des Verlages, der seiner Tradition entsprechend keine Mühen und Kosten gescheut hat, die zwei Nachtragsbände so vollständig wie möglich zu gestalten. Ich spreche Herrn Dr. Götze und seinem Stab meine Hochachtung aus, auch für die Geduld, die sie bis zur Vollendung des Werkes aufgebracht haben.
Eine besondere Anerkennung verdient Herr Professor Dr. Wolfgang Bircks, der sich als Mitherausgeber wirkungsvoll in die Planung und in die Redaktion der Beiträge eingeschaltet und wesentlich zum Gelingen des Unternehmens beigetragen hat. Dank gebührt endlich den übrigen Helfern. Ich greife namentlich die Zeichner der den Text einprägsam vervollständigenden Abbildungen, Frau Irmgard Daxwanger und Herrn Julius Pupp sowie Herrn Dr. Joachim Hasse, der die Übersetzungen aus dem Französischen vornahm, und Herrn Dr. Joseph Meyer, der das Sachverzeichnis schuf, heraus. Sie alle haben ihr Bestes getan.
Mögen die Zusatzbände zum Handbuch der Thoraxchirurgie ihren Weg gehen zum Nutzen der Ärzte, die sie studieren, zum Wohle der Kranken, die Heilung suchen!

Ernst Derra

Inhaltsverzeichnis

I. Allgemeines

II. Die Herztransplantation

III. Die Ectopia cordis

V. Die Erkrankungen des Herzbeutels

VI. Septumdefekte des Herzens

Mitarbeiterverzeichnis

BOURGEOIS, M. J., Dr., Privatdozent, Universitäts-Kinderklinik, Moorenstraße 5, D-4000 Düsseldorf

BREINING, H., Prof. Dr., Institut I der Bundesknappschaft, Am Deimelsberg 34a, D-4300 Essen-Steele 1

BREUER, A., Dr., Universitäts-Kinderklinik, Moorenstraße 5, D-4000 Düsseldorf

COOLEY, D. A., Prof. Dr., Baylor College of Medicine, Texas Medical Center, Department of Surgery, Houston, Texas 77025/USA

DUBOST, Ch., Prof. Dr., Chaire de clinique chirurgicale cardio-vasculaire, Hôpital Broussais, 96, Rue Didot, F-Paris 14[e]

ELMENDORFF, H. von, Prof. Dr., St. Vinzenz Hospital, Abteilung für Unfallchirurgie und Chirurgie des Bewegungsapparates, Merheimer Straße 217, D-5000 Köln 60

ELMENDORFF, Renate von, Dr., Telemannstraße 6, D-4000 Düsseldorf-Benrath

GLEICHMANN, U., Prof. Dr., Gollwitzer-Meier-Institut, Klinik für Herz- und Kreislauferkrankungen, Herforder Straße 43, D-4970 Bad Oeynhausen

GSCHNITZER, F., Prof. Dr., Vorstand der Chirurgischen Universitäts-Klinik, Anichstraße 35, A-6020 Innsbruck

GUILMET, D., Dr., Hôpital Broussais, 96, Rue Didot, F-Paris 14[e]

HALLMAN, G. L., Dr., Baylor College of Medicine, Texas Medical Center, Department of Surgery, Houston, Texas 77025/USA

HOFFMANN, E., Prof. Dr., Krankenhaus St. Josef, Chirurgische Abteilung, Bergstraße 6 – 12, D-5600 Wuppertal-Elberfeld

KONCZ, J., Prof. Dr., Universitätsklinik für Thorax- und Herz-Gefäßchirurgie, Gosslerstraße 10, D-3400 Göttingen

KIVELITZ, H., Dr., Privatdozent, Chirurgische Universitätsklinik A, Moorenstraße 5, D-4000 Düsseldorf 1

KREMER, K., Prof. Dr., Direktor der Chirurgischen Universitätsklinik A, Moorenstraße 5, D-4000 Düsseldorf 1

KREUZER, H., Prof. Dr., I. Medizinische Universitätsklinik, Kardiologische Abteilung, Moorenstraße 5, D-4000 Düsseldorf

KRIEHUBER, E. A., Dr., Univ.-Dozent, Facharzt für innere Medizin, Nadlergasse 1/2. Stg./6, A-1090 Wien

LIOTTA, D., Dr., Baylor College of Medicine, Texas Medical Center, Department of Surgery, Houston, Texas 77025/USA

LOOGEN, F., Prof. Dr., Direktor der I. Medizinischen Klinik B, Universität Düsseldorf, Moorenstraße 5, D-4000 Düsseldorf

MESSMER, B. J., Prof. Dr., Klinikum u. Med.-Theoretische Abteilungen der Rhein.-Westf. Technischen Hochschule, Kardiovaskuläre Chirurgie, Goethestraße 27–29, D-5100 Aachen

PUFF, A., Prof. Dr., Anatomisches Institut der Universität, Albertstraße 17, D-7800 Freiburg

SATTER, P., Prof. Dr., Leiter der Abteilung für Thorax-, Herz- und Gefäßchirurgie, Klinikum der Johann-Wolfgang-Goethe-Universität, Theodor-Stern-Kai 7, D-6000 Frankfurt

SEIPEL, L., Dr., Privatdozent, I. Medizinische Klinik B, Universität Düsseldorf, Moorenstraße 5, D-4000 Düsseldorf

SELING, A., Prof. Dr., Chirurgische Abteilung des St. Antonius-Krankenhauses, Dechant-Deckers-Straße 8, D-5180 Eschweiler

SCHOENMACKERS, J., Prof. Dr., Vorstand der Abteilung Pathologie der Medizinischen Fakultät an der Rhein.-Westf. Technischen Hochschule, Goethestraße 27–29, D-5100 Aachen

SOYER, R., Dr., Hôpital Broussais, 96, Rue Didot, F-Paris 14e

Inhaltsübersicht — Teil 2

I. Allgemeines

Funktionelle Anatomie des Herzens

A. PUFF

Mit 40 Abbildungen

A. Das Herz als Funktionseinheit

Das Organ Herz ist eine Funktionseinheit, in der die einzelnen Strukturelemente in vielfacher harmonischer Verknüpfung eine gesunde Dynamik gewährleisten. Die Funktionsketten überschneiden sich in Einzelgliedern. Eine Störung an einer Stelle dieser „Kette“ muß sich im gesamten System auswirken (Abb. 1). Das gilt nicht nur für krankhafte Veränderungen, sondern auch für chirurgische Eingriffe am Herzen. Deshalb ist für den Herzchirurgen eine profunde Einsicht in die *funktionellen und morphologischen Zusammenhänge* so bedeutsam. Die Kenntnis der Summe aller möglichen Störungen und der jeweiligen chirurgischen Maßnahmen genügt nicht. Jede Störung hat ihre Individualität und fordert im Einzelfall die Entwicklung eines gezielten funktionsgerechten Therapieplanes.

So wie die embryonale Herzentwicklung gegenüber anderen Organdifferenzierungen eine Sonderstellung dadurch einnimmt, daß die Formbildung am tätigen Herzen abläuft, so ist auch in der Heilungsphase nach operativen Korrekturen eine Ruhigstellung nicht möglich.

Wie wir wissen, hat das Herz eine große Anpassungsfähigkeit an veränderte Kreislaufbedingungen. Aber auch beim Zustandekommen bestimmter Fehlentwicklungen ist das funktionelle Moment ein wichtiger Faktor. Das soll an einem Beispiel erläutert werden. Wenn die operative Korrektur einer Infundibularstenose bzw. Hypertrophie nur in einer teilweisen Beseitigung des hypertrophierten Muskels besteht, ist das noch keine funktionelle Therapie. Denn diese Hypertrophie hat über eine primäre genetische auch eine mechanische Ursache. Es wäre denkbar, daß durch eine anlagebedingte Materialverschiebung der Kraftvektor einer bestimmten Myokardregion nicht den Bedürfnissen des gerichteten Bluttransportes entlang der Strombahn entspricht. Um dennoch die geforderte Auswurfleistung zu erbringen, entsteht die Hypertrophie, die zur Stenose führt. So könnte durch eine operativ-plastische Umorientierung der Muskelsysteme der Kraftvektor geändert und das Grundübel beseitigt werden.

Eine solche funktionelle Denkweise bei chirurgisch-therapeutischen Überlegungen muß auch die Leitlinie für Mißbildungskorrekturen, Klappenoperationen und Klappenersatz sein.

Dem Bindegewebe, dem meist nur eine nebensächliche Bedeutung zugemessen wird, kommt für die Mechanik und Dynamik des Herzens eine ganz besondere Aufgabe zu.

Auch das *Coronarsystem* hat über die reine Blutleiterfunktion hinaus mechanische Aufgaben, die die Blutgefäße in anderen Organen nicht haben.

So ermöglicht das Bindegewebssystem erst den Erfolg der Arbeit des Myokards und koordiniert diesen mit der Funktion des Gefäßapparates (Funktionskette: Myokard – Bindegewebe – Coronargefäße). Andererseits verknüpft das Herzbindegewebe das Myokard und den Klappenapparat (Funktionskette: Myokard – Herzbindegewebe [Herzskelet] – Klappenapparat).

Am *Bindegewebe* überschneiden sich die beiden Funktionskreise und sind hier miteinander verkettet (Abb. 1). Der normale Kontraktionsablauf ist aber wiederum an das Erregungsleitungssystem gebunden, das unter nervösem Steuerungseinfluß steht. Aber auch in dieser Funktionskette hat das Myokard eine „Funktionsgliedbedeutung“. Das RLS leitet nicht nur motorische efferente Impulse zu den einzelnen Myokardschichten, sondern Teile dieses Systems sind im afferenten Schenkel als Mechanorezeptoren der Beginn der Rückkoppelungskette. Sie sind ein Glied im Ring einer inneren Regulationsreihe, die auch dem denervierten, d.h. z.B. trans-

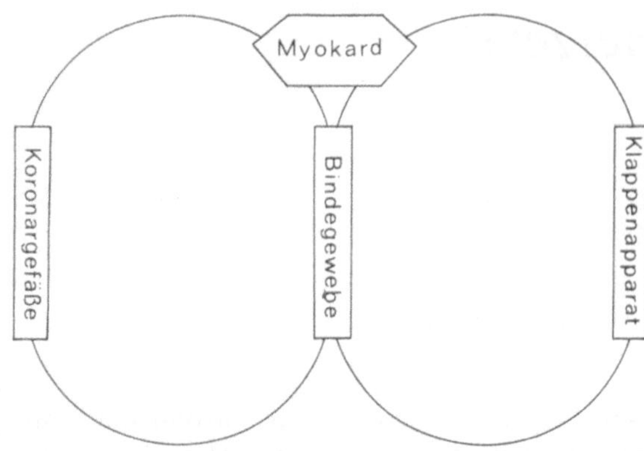

Abb. 1. Schematische Darstellung der Funktionskreise

plantierten Herzen gewisse Anpassungsmöglichkeiten an unterschiedliche Kreislaufanforderungen ermöglicht. Die Reaktionsbereitschaft dieser sensiblen Mechanorezeptoren ist aber selbst wieder abhängig von dem Kontraktionszustand der in ihnen verlaufenden Herzmuskelfasern, die durch ihre Kontraktion die Empfindlichkeit dieses „Registrier- und Meßsystems“ verändern können und den jeweiligen Bedürfnissen anpassen (s. S. 54).

B. Herzentwicklung unter funktionellen Gesichtspunkten

Wie bereits in der Einleitung betont, liegt die Besonderheit der embryonalen Organentwicklung des Herzens darin, daß diese am funktionierenden, tätigen Organ abläuft. Bei den Plazentariern wird schon in sehr früher Entwicklungsstufe ein leistungsfähiger Pumpmotor benötigt, der die Zirkulation sowohl durch das Ernährungsorgan Plazenta wie durch den sich entwickelnden Fetus gewährleistet. So hat das Herz während seiner embryonalen Entwicklung eine relativ größere Arbeit in einem verbreiterten Aufgabenbereich zu leisten als in dem Lebensabschnitt nach der Geburt. Diese Besonderheit der Entwicklung am tätigen Organ macht auch die große Vielgestaltigkeit der möglichen Fehlentwicklungen verständlich, die in früher Embryonalzeit entstehen. Die pathologisch fehlgesteuerte Entwicklung fällt zeitlich in genau definierte Entwicklungsphasen. Solche „Gefahrenperioden“ in der Embryonalentwicklung müssen für die Prophylaxe von Mißbildungen bekannt sein. Die Kenntnis der Formgestaltung des Herzens vermittelt somit nicht nur das Verständnis für seine definitive normale Gestalt, sondern auch für den Entstehungsmechanismus der Mißbildungen. Die Wirkungsphasen bestimmter exo- und endogener Noxen liegen in den ersten 8 Wochen.

Bereits in der vierten bis fünften Woche ist eine erste Blutzirkulation zu erkennen.

Es ist das Verdienst von KL. GOERTTLER (1963), die Doerrsche Hypothese (1938) bestätigt zu haben, daß die Scheidewände des Herzens „abhängige“, d.h. sekundäre Einrichtungen sind. Die Septen sind in ihrer Entstehung von der Strömungsdynamik abhängig und entwickeln sich im Bereich der „wanddruckfreien Zonen“. Primäre Variationen der äußeren und inneren Form des sich bildenden Herzschlauches verändern die Strömungsdynamik, so daß auch die Septenbildung von der Norm abweicht.

Als erste Anlage der Kreislauforgane sind in der dritten Entwicklungswoche rostral von der Neuralplatte Endothelhäufchen nachweisbar: das unpaar angelegte hufeisenförmige kardioperikardiale *Blastem,* die Herzbildungszone (GOERTTLER, 1968). Hier bilden sich zunächst die primitiven rechten und linken Herzschläuche. Sie sind vorn mit dem Endothelschlauch der dorsalen Aorta verbunden und nach unten mit den vereinigten Dottersack- und Nabelvenen (Abb. 2). Die paarigen Herzschläuche verschmelzen dann von kranial nach kaudal miteinander. Das endotheliale Herz (Endokardherz) wird von Myoblasten umscheidet: dem Myokardmantel (Muskelherz). Zwischen beiden findet sich eine plastische amorphe Sulze, ein gelatinöses Retikulum.

Da, wo sich das Material besonders staut, bilden Endokardpolster und Leisten die Vorläufer der Herzklappen und der endokardialen Anteile der Herzscheidewände. Auf dieser Entwicklungsstufe finden die ersten Kontraktionen statt, obwohl die Myokardzellen noch keine typische zytologische Differenzierung erkennen lassen. Die Herzanlage liegt jetzt vor dem Kopfdarm, die Endokardschläuche sind mitsamt ihrem Myoepikardmantel in das lockere Netzwerk des definitiven Herzbeutels eingebettet. Jetzt differenzieren sich die primitiven rechten und linken Sinus venosi aus der Verbindung der Dottervene mit der Nabelvene. Das Blut aus der Körperwand wird von der vorderen und hin-

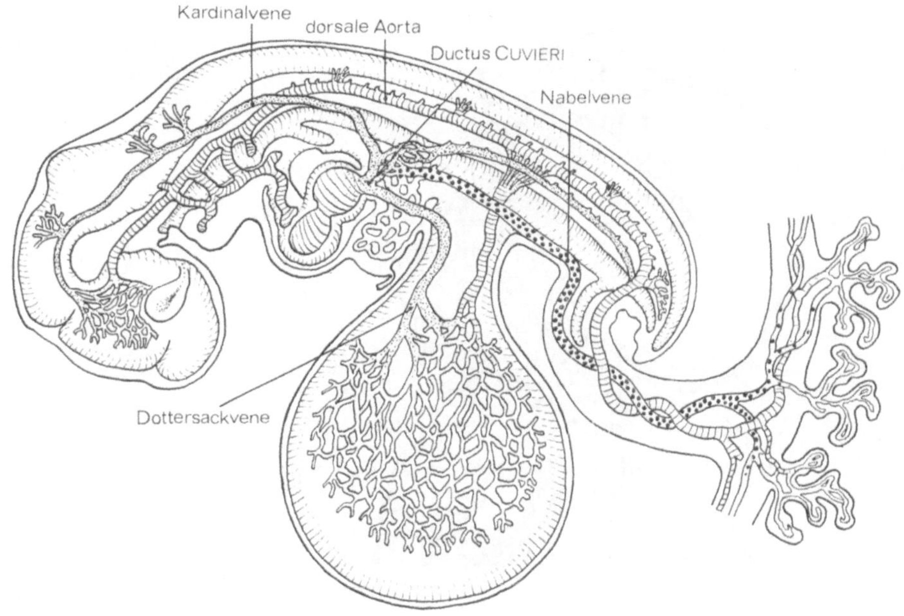

Abb. 2. Anlage der Kreislauforgane und der herznahen großen Gefäße

teren Kardinalvene zum Herzen abgeleitet, die sich zum Ductus Cuviëri vereinigen (Abb. 2).

Die nächste Entwicklungsphase ist durch die *Ausweitung des Herzschlauches* charakterisiert. Infolge der frühzeitigen funktionellen Belastung der Herzanlage durch den Plazentarkreislauf muß der Herzschlauch schneller als seine Umgebung – die Perikardialhöhle – wachsen. Das führt zu einer U-förmigen Biegung: der *Bulboventrikularschleife* (Abb. 3).

Die weitere Gestaltung am venösen Ende ist durch die Vereinigung der beiden primitiven Vorhöfe zum gemeinsamen Vorhof, der in der Perikardhöhle eingeschlossen wird, gekennzeichnet. Auch rechter und linker Sinus venosus vereinigen sich nun teilweise an der Hinterfläche des Atriums zu einem einzigen Sinus, so daß jetzt eine gemeinsame *Sinoatrialöffnung* vorhanden ist. Das rechte und linke Sinushorn wird aus den unvereinigten Sinusteilen gebildet. Das linke Sinushorn bildet sich zurück, wobei ein neuer venöser Kanal entsteht, der *Ductus venosus*, der als Kurzschluß das meiste Blut zum rechten Sinushorn führt. Die gesamte Herzanlage sinkt jetzt von der 3. zur 20. Somite ab. Der gemeinsame Vorhof erweitert sich in querer Richtung zu beiden Seiten des Bulbus, so daß hier die Ohranhänge entstehen. Der proximale Bulbus wird in den Ventrikel aufgenommen und über dem Atrioventrikularkanal wird eine taillenartige Einschnürung sichtbar (ASAMI, 1969).

Der stark ausgeweitete Kammerteil läßt als Einkerbung den späteren Interventrikularsulkus erkennen. Der venennähere Anteil des gemeinsamen Vorhofes wird vorwiegend zum rechten, der kammernahe zum linken Atrium, während der vorhofsnahe proximale (proampulläre) Kammerteil hauptsächlich die linke, der bulbusnahe distale (metampulläre) die rechte Kammer liefert (KL. GOERTTLER, 1968). Anfänglich sind die Körpervenen symmetrisch angelegt. Später verlagert sich der Zufluß mehr auf die rechte Körperseite. Aus den Nachfolgern der Kardinalvenen bilden sich die Hohlvenen (s.a. S. 13). Die Leberstrombahn wird aus beiden Dotter- und Umbilikalvenen gespeist. Die die Leber umgehende Verbindung des Ductus venosus (Arantii) führt das Blut aus der allein übriggebliebenen linken Nabelvene in die untere Hohlvene. Die Entwicklung der Lungenvenen steht nach LOS (1958) in enger Beziehung zur Vorhofsbildung. Bei den großen Arterien überwiegen die linksseitigen. Aus der VI. Kiemenbogenarterie entwickelt sich der Pulmonalbogen, wobei der distale Abschnitt später als Ductus arteriosus Botalli (HUNTINGTON, 1919/20 – zit. nach GOERTTLER, 1968) obliteriert. Das Septum aorticopulmonale untergliedert das arterielle

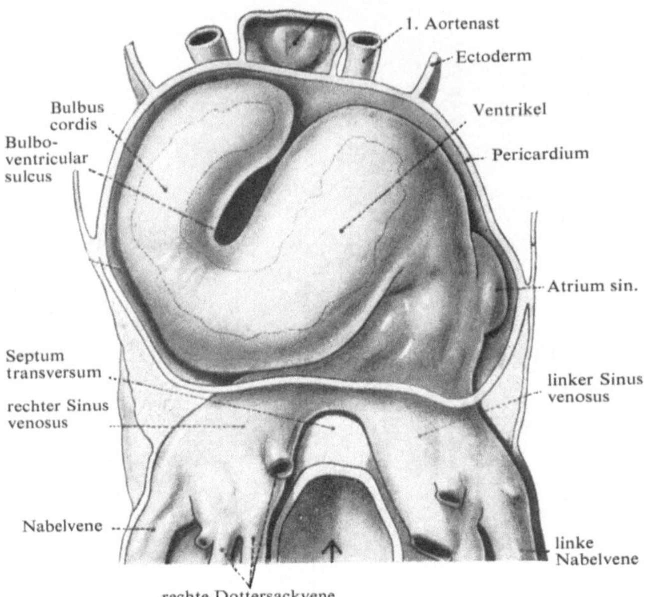

Abb. 3a. Bildung der Bulboventrikularschleife. (Nach HAMILTON-BOYD)

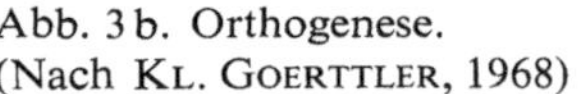
Abb. 3b. Orthogenese. (Nach KL. GOERTTLER, 1968)

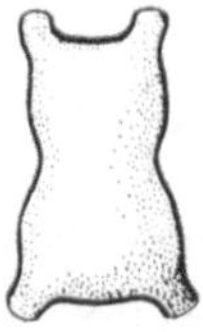
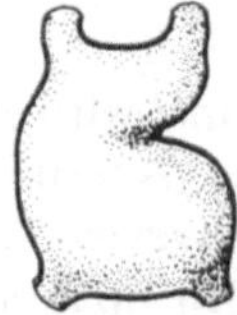
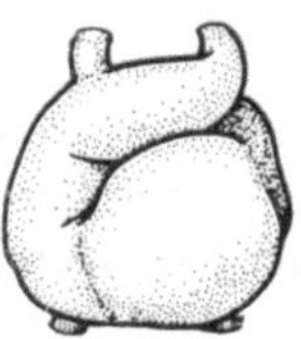
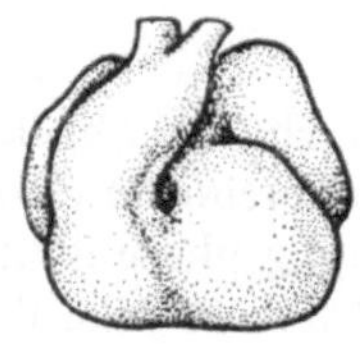
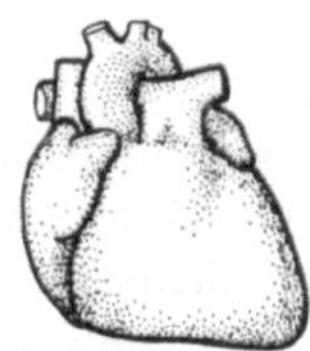

Tubulärer Herzschlauch. Keimlänge: 2 mm (Ende 3. Woche)	Rechtsgewendete Herzschleife. Keimlänge: 3 mm (3—$3^1/_2$ Wochen)	Frontale Kammerschleife. Keimlänge: 4 mm (ca. $3^1/_2$ Wochen)	„Vektorielle Bulbusdrehung". Keimlänge: 4—5 mm (Ende 4. Woche)	Endform (Erwachsener)

Ausflußrohr, so daß mit Abschluß der sechsten Embryonalwoche das definitive Arteriensystem angelegt ist. Der noch unpaare Herzschlauch mit seinen Abschnitten: *Sinus*, *Atrium*, *Ventrikel*, *Bulbus* und *Truncus* ist noch nicht in eine rechte und linke Hälfte geteilt. Die Septenbildung erfolgt in allen Herzabschnitten gleichzeitig. Nach GOERTTLER (1968) geht der Quellpunkt für das Wachstum und die Kontraktionsimpulse vom Kammerteil aus. Die Septenbildung ist ein Sekundärphänomen, das erst nach Abschluß der Schleifenbildung zustande kommt. Die Endokardsepten sind in ihrer Bildung einmal von der Gestalt des äußeren Myokardmantels und zum anderen von den strömungsdynamischen Bedingungen im Herzinnern abhängig. Sowohl Abweichungen der Form und Lage des Innenraums wie eine anomale Strömung werden für Fehlentwicklungen verantwortlich gemacht.

Nach GRANT (1961) sind vier allgemeine Veränderungen im primären Herzschlauch für die Umwandlung des Schlauches in ein vierkammeriges Organ verantwortlich zu machen:

1. Die Teilung des Atrioventrikular- in ein Mitral- und ein Trikuspidalostium.

2. Die Teilung des Truncus arteriosus in Pulmonalarterie und Aorta. Diese beiden Veränderungen sind von einer invasiven hyperplastischen Entwicklung abhängig. Die anderen beiden sind myoblastische Prozesse:

3. Die Herausarbeitung des muskulären Kammerseptums.

4. Die Aufgliederung des Bulbus cordis in das Infundibulum des rechten Ventrikels und die Aorta.

Bestimmte Teile des primären Herzschlauches haben eine extrem kurze Wachstumsgeschichte. Die Entfernung vom linken Ventrikel zur Aortenanlage beträgt in jedem Stadium des Wachstums des Herzens nie mehr als 0,5 mm. Daraus erklärt sich die enge Ostienbeziehung beim erwachsenen Herzen. Abweichend von der Goerttlerschen Hypothese erklärt DeHaan (1967) den Mechanismus der nach rechts gerichteten Schleifenbildung des Herzschlauches mit einer vom Substrat induzierten gerichteten Wanderung der kardialen Zellen, die das Herz bilden sollen. Die Unterschiede zwischen der Verlaufsrichtung der äußeren und inneren Spiralen der Kammermuskulatur werden embryologisch mit dem Wechsel der Funktion der linken Kammer in Beziehung gebracht (Grant, 1965). Die epikardnahen äußeren Schichten entwickeln sich zu einem anderen Zeitpunkt als die inneren endokardnahen. Die Fasern, die sich zuerst entwickeln, haben eine Lage, die relativ parallel der Auswurfrichtung aus der linken Kammer ist. Dies ist aber auch gleichzeitig vom mechanischen Standpunkt die wirksamste Lage. Während späterer Funktionsumstellungen verändern sich auch die Strömungsrichtungen und damit die Vektoren der Muskelsysteme.

I. Die Septenbildung

1. Das Vorhofseptum

Am Dach des rechten Vorhofes bildet eine obere Vereinigung der Sinusklappen das *Septum spurium*. Der äußeren Bulbusdelle entspricht innen (Abb. 4) eine sichelförmige Falte: das *Septum primum*. Links davon mündet die Pulmonalvene. Die Sichel des Septum primum reicht vom vorderen zum hinteren Endokardwulst am Ohrkanal und begrenzt das *Foramen primum*. Mit dem Vorwachsen des Septum primum und seiner Vereinigung mit den Endokardpolstern wird das Foramen primum immer weiter eingeengt und rechter und linker Vorhof voneinander getrennt. Vor dem endgültigen Schluß des Foramen primum bildet sich jedoch ein neuer Durchbruch im oberen Teil des Septum primum: das *Foramen secundum*. Die beiden Sicheln begrenzen das Foramen ovale (Abb. 4). Sie wachsen aneinander vorbei und lassen einen Schlitz offen, der beim ersten Atemzug aus strömungsdynamischen Gründen geschlossen wird. Die plötzliche Entfaltung der Alveolen führt zu einem massiven Blutauswurf aus der Lunge in den linken Vorhof, so daß die Druckverhältnisse in den Vorhöfen plötzlich umgekehrt werden. Die Reste des Sinus venosus werden unter Rückbildung der Sinusklappen in den rechten Vorhof aufgenommen und haben ihre eigene Wandversorgung aus Vasa vasorum. Die übrige Vorhofswand wird aus den Coronargefäßen versorgt, so daß bei Herztransplantationen die Abtrennung der Spender- und Empfängerherzen an dieser Grenze erfolgen muß. Bleibt zuviel Vorhofswand vom Empfänger stehen, so wird dieser Abschnitt später nicht vom Coronarsystem des gespendeten Herzens versorgt und verfällt der Nekrose.

Durch Vereinigung der beiden Endokardkissen am *Ohrkanal* entsteht ein rechter und linker *Atrioventrikularkanal*. Der primitive Vorhof wird zum Herzohr mit den Musculi pectinati, die Wände des alten Sinus sind glatt.

2. Septenbildung in Kammer und Bulbus

Das Kammerseptum wird als stehenbleibender Rest bei der Ausweitung der beiden Anteile des gemeinsamen Ventrikelraumes ausgeformt. Es begrenzt das Foramen interventriculare. Die beiden definitiven Kammern stehen untereinander, aber auch mit dem distalen Bulbusanteil in Verbindung. Hier sind inzwischen im Bereich der wanddruckfreien Zonen – zwischen den Strombahnen (Abb. 5) – spiralige Leisten entstanden, die im Truncus arteriosus zum spiraligen *Septum aorticopulmonale* verschmelzen. Wenn Form und Lage der einzelnen Herzabschnitte und die strömungsdynamischen Bedingungen normal sind, hat jetzt jede Arterie mit ihrem Ventrikel Verbindung.

An der Embryogenese des interventrikulären Septums sollen nach Grant (1961) zwei Muskelgewebe beteiligt sein. Eines kommt von unten und erscheint wie ein invaginierendes Septum an der Spitze der Ventrikelschleife: der muskuläre Teil des interventrikulären Septums. Der andere Abschnitt kommt von oben und ist eine Ver-

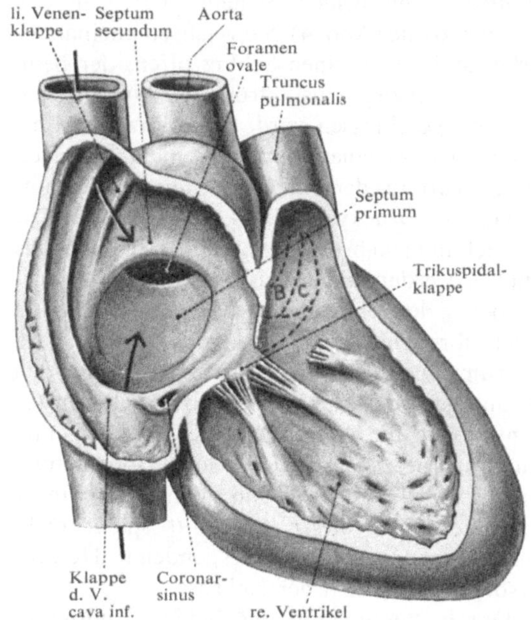

Abb. 4a

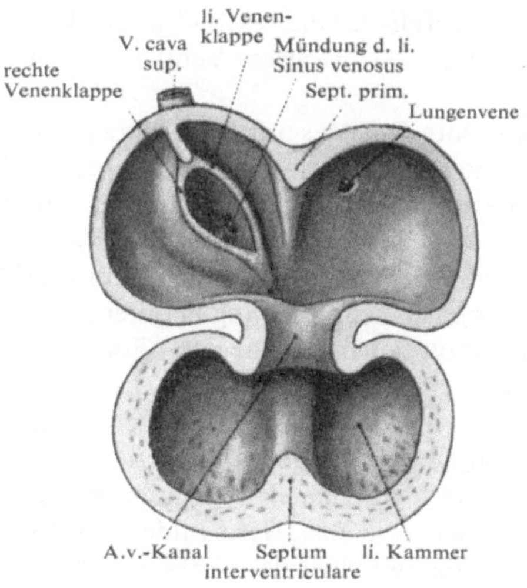

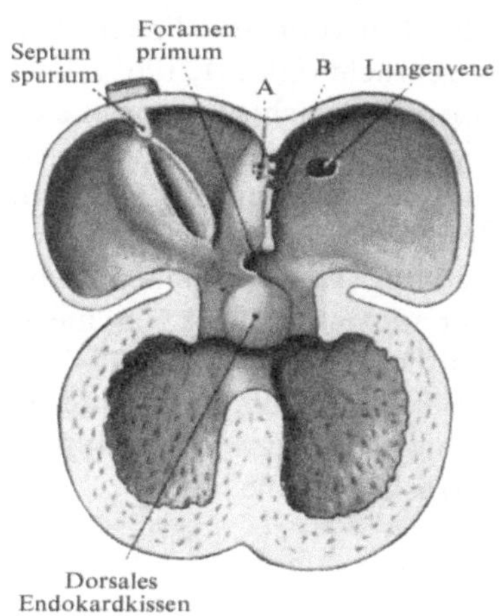

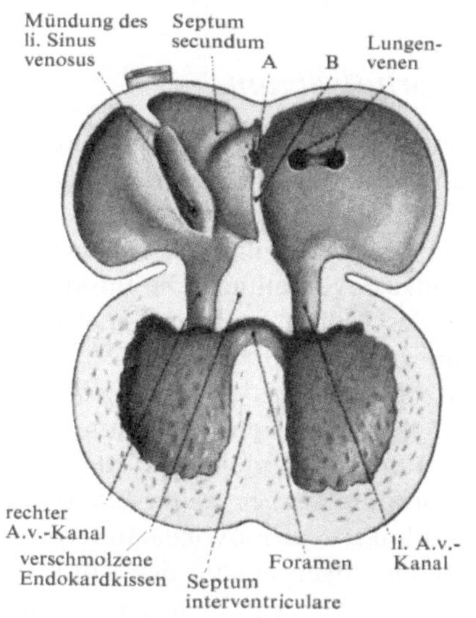

Abb. 4b

Abb. 4a u. b. Septenbildung im Vorhof. a Seitenansicht des sich bildenden Vorhofsseptum vom eröffneten rechten Vorhof und der eröffneten rechten Kammer her. (Nach HAMILTON-BOYD). b Horizontalschnitt durch Vorhof, Atrioventrikularkanal und Kammerschleife in verschiedenen Phasen der Entwicklung des Vorhofseptums

längerung des Bulbus cordis. Im Bereich des Truncus ist dieses Septum fibrös, wohingegen die Fortsetzung in den Bulbus hinein muskulär von den beiden Bulbusleisten gebildet wird. Der Schluß des interventrikulären Septums ist von der Vereinigung der beiden Komponenten abhängig.

II. Die Differenzierung am arteriellen Herzende und Bildung der Ausflußbahnen

Nach WIRTINGER (1928) und ASAMI (1969) geht die sogenannte Ventildrehung mit der Bulbus-Truncus-Torsion der Scheidewandbildung voraus. Die arteriellen Ostien werden gegenüber der Ausgangsposition um 150 Grad gedreht.

BANKL (1971) macht für die Entstehung der Mißbildungen am arteriellen Herzende die ab-

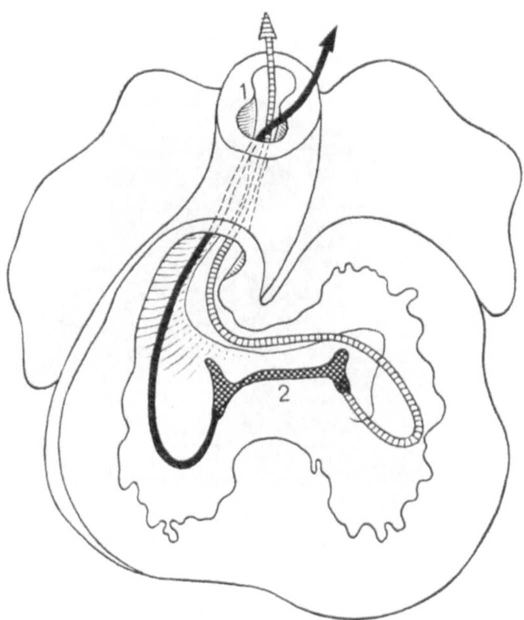

Abb. 5. Bildung des Septum aortico-pulmonale (1) aus den wanddruckfreien Zonen zwischen den Strombahnen. Kammerteil von ventral eröffnet. Atrioventrikularkanal (2) noch nicht vollständig geteilt

weichende Entwicklung der Infundibularmuskulatur verantwortlich. So sei die entscheidende Anomalität, die zu einer typischen Transposition führt, die Entwicklung eines subaortalen Infundibulums in Abwesenheit einer pulmonalen Infundibulummuskulatur. Diese abnorme Infundibularentwicklung soll die Verlagerung der Ausflußbahnen und Arterienmündungen bedingen. Das subpulmonale Infundibulum entspricht dem Normalfall.

Nach GRANT, DOWNEY u. Mitarb. (1961) ist die Besonderheit der Muskelarchitektur der rechten Ausflußbahn darauf zurückzuführen, daß sie einen anderen embryologischen Ursprung hat als die übrige Kammermuskulatur. Danach soll eine innere Bulbusmuskulatur existieren, die nur sekundär mit der übrigen Ventrikelmuskulatur in Verbindung zu sein scheint. Nach U. GOERTTLER und PUFF (1963) (Abb. 6) wird nur die Ausflußbahn der rechten Kammer aus dem eigentlichen Ventrikelmaterial gebildet. Die Einflußbahn ist ein Neuerwerb und entsteht durch einen Ausweitungsprozeß zwischen Konturfaserzügen des späteren vorderen großen Papillarmuskels und dem rechten AV-Ostium.

III. Betrachtungen zum Funktionsprinzip defekter und mißgebildeter Herzen

Die fehlgebildeten Herzen zeigen gegenüber dem normalen embryonalen Herzen grundlegende Unterschiede in der Kreislaufdynamik. Dies hat zur Folge, daß sich Form und Struktur den veränderten Funktionsbedingungen anpaßt und ein abgewandeltes Architekturprinzip entsteht. Auch das mißgebildete Herz ist morphologisch und funktionell in das Gefüge des Gesamtorganismus „eingepaßt“ (GOERTTLER, 1958). Selbstverständlich sind dieser Anpassung Grenzen gesetzt. Das fehlgebildete Herz greift offensichtlich auf die Möglichkeiten zurück, die im Verlauf der phylogenetischen Reihe bereits einmal verwirklicht worden sind. Diese Erkenntnis darf bei der Entwicklung der Korrekturverfahren nicht unbeachtet bleiben. Es ist nicht ihr Zweck, anatomische Norm- und Lehrbuchverhältnisse zu konstruieren. Ein Kreiskolbenmotor (Wankelmotor) kann durch eine Reparaturmaßnahme nicht zu einem Viertaktmotor „umfunktioniert“ werden. Das fehlentwickelte Herz ist nach eigenen Funktionsprinzipien geformt. So vielfältig der Formenkreis der Herzmißbildungen ist, so vielseitig variiert müssen auch die chirurgischen Korrekturmaßnahmen sein. Das Architekturgefüge des Myokards und die Konstruktion der mißgebildeten Ostien sind funktionelle Strukturen, die sich unter anomalen strömungsdynamischen Bedingungen entwickelt haben. Eine funktionsgerechte Korrektur kann nur dann sinnvoll vorgenommen werden, wenn das abweichende Architekturprinzip und die von der Norm abweichenden strömungsdynamischen Bedingungen berücksichtigt werden. Dabei sind auch die besonderen Verlaufswege des Erregungsleitungssystems und das Gefäßversorgungsmuster zu berücksichtigen. Die wissenschaftlichen Grundlagen sind bisher noch nicht erarbeitet, wir befinden uns noch im Stadium der Empirie.

Vom physiologischen Standpunkt aus ist die frühe Entwicklung eines vierkammrigen Herzens darin zu verstehen, daß jedes Säugerherz zwei verschiedene Doppelkreisläufe während seines Lebens besitzt, einen während der Fetalzeit und einen während des extrauterinen Lebens. Fast alle Formen der kongenitalen Herzkrankheiten geben strukturelle Abnormalitäten wieder, die

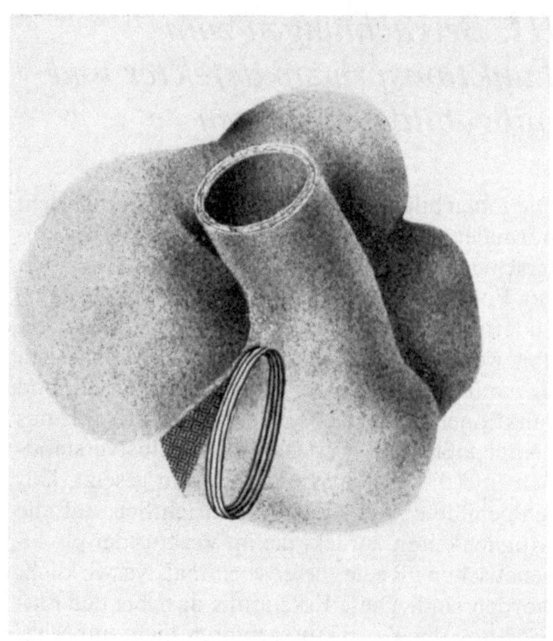

a

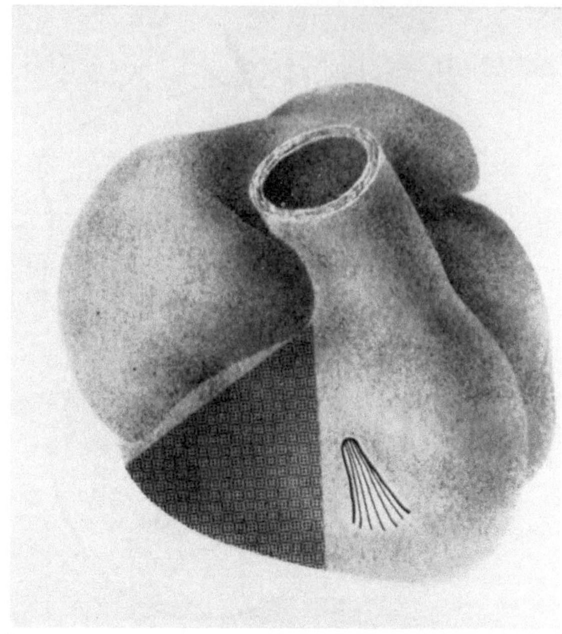

b

Abb. 6a u. b. Bildung der Einströmungsbahn. Die Raster deuten die Ausweitungsvorgänge an, die um den späteren Papillarmuskel herum stattfinden. a Frühstadien: die Einströmungsbahn ist noch nicht entwickelt. b Späteres Stadium: der vordere große Papillarmuskel ist aus seinem Faserzusammenhang freigestellt worden. Die Einströmungsbahn ist voll entwickelt. (GOERTTLER u. PUFF, 1965)

während der ersten Monate des fetalen Lebens entwickelt wurden. Die Fälle von kongenitalen Herzkrankheiten, die man klinisch sieht, repräsentieren nur einen kleinen Prozentsatz aller Fälle. Die anderen sterben in den ersten Fetalmonaten, häufig von der Mutter kaum bemerkt (GRANT, 1972).

IV. Fetaler Kreislauf

Für den embryonalen Kreislauf ist das wichtigste Merkmal die Funktionslosigkeit der Lunge, so daß zur Rationalisierung die Lungenstrombahn doppelt kurz geschlossen ist (Abb. 7):

1. durch eine offene Verbindung vom rechten zum linken Vorhof: Foramen ovale, und

2. durch eine breite Arterienbrücke zwischen Lungenschlagader und Aorta: Ductus arteriosus Botalli.

Durch den ersten Kurzschluß wird das frische von der Plazenta kommende Blut in den Körperkreislauf direkt übertragen. Durch den zweiten wird das Venenblut der oberen Körperhälfte nach Passage der rechten Herzkammer in den Körperkreislauf zurückgebracht. Dadurch ist eine primär sauerstoffreiche Kopf- und Gehirnzirkulation gesichert. Die unteren Körperpartien enthalten aber immer nur gemischtes Blut. Die Arbeitsleistung der rechten Herzkammer wird während der Embryonalzeit für den großen Körper- und Plazentarkreislauf genutzt, so daß die rechte Kammer auf die Umstellung des Kreislaufes bei der Geburt vorbereitet ist. Diese Umstellung erfolgt plötzlich beim ersten Atemzug des Kindes, wobei die Kurzschlüsse geschlossen werden. Die postnatale Entwicklung der rechten Kammer ist durch ein retardiertes Muskelwachstum gegenüber der linken Kammer und durch eine physiologische Gefügedilatation gekennzeichnet (LINZBACH, 1959). Dadurch erfolgt eine Anpassung an die postnatalen unterschiedlichen physiologischen Charakteristika der rechten und linken Herzkammer. Bei gleichem Volumen ist eine unterschiedliche Kraftentfaltung in beiden Kammern erforderlich.

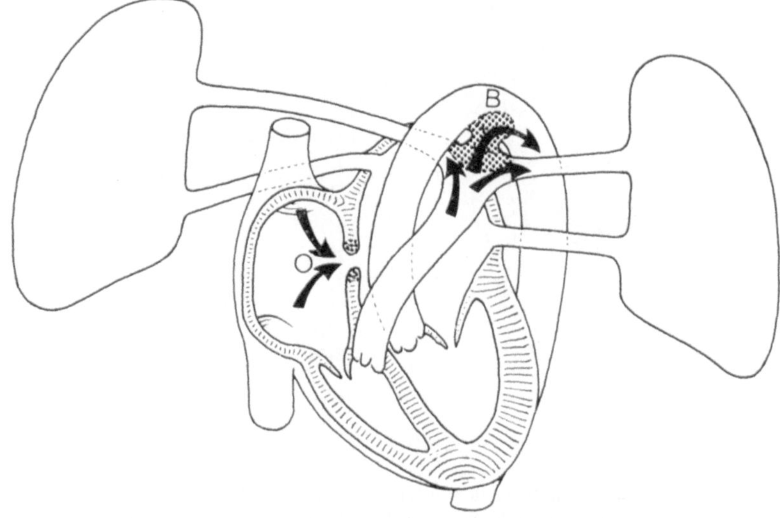

Abb. 7. Schematische Darstellung der Kurzschlüsse im fetalen Herzen. *O* Foramen ovale, *B* Ductus arteriosus Botalli

V. Die Entwicklung der großen Gefäße

In diesem Abschnitt können nur die herznahen großen Gefäße in ihrem extraperikardialen Bereich berücksichtigt werden: Aorta, A. subclavia, Truncus brachiocephalicus und A. carotis, im venösen Schenkel die obere und untere Hohlvene sowie die V. azygos. Die intraperikardialen Abschnitte, insbesondere der Bulbus aortae und der Truncus pulmonalis, werden im Zusammenhang mit den arteriellen Ostien und dem Herzskelet abgehandelt. Die Gefäße des Koronarkreislaufes sind in einem eigenen Kapitel beschrieben (s. S. 46).

Hinsichtlich der Entwicklung des arteriellen Herzendes: Truncus arteriosus und Bildung des Septum aorticopulmonale sei auf S. 9 verwiesen!

Die Kenntnis der embryonalen Herkunft der großen Gefäßstämme ist für die operative Korrektur von Mißbildungen und Varietäten notwendig, sie gibt aber gleichzeitig eine Einsicht in die Konstruktion dieser Gefäßabschnitte, die allesamt funktionsabhängige Strukturen darstellen. Jede Arterie (K. GOERTTLER, 1963), aber auch jede Vene (PUFF, 1965) hat einen ihrer Funktion angepaßten Wandbau. Das Grundprinzip des Dreischichtenbaus: Intima, Media und Adventitia ist die Basis, auf der sich die funktionelle Struktur differenziert. Die Bauelemente: glatte Muskulatur, elastische Fasern, kollagene Fasern und argyrophile Fasern (Gitterfasern) sind in wechselndem Mengenverhältnis überall vorhanden. Ihre Aufgaben und damit die relativen Wertigkeiten wechseln jedoch. Dies muß bei chirurgischen Überlegungen in Betracht gezogen werden, z.B. bei Autotransplantaten von Venen als Arterienersatz, von Fascia lata oder Perikard als Gefäßersatz und bei Verwendung von Gefäßkunststoffprothesen.

1. Normale Entwicklung der großen Arterienstämme

(BARRY, 1951; HAKENSELLNER, 1954; KL. GOERTTLER, 1968)

Am arteriellen Ende des Herzschlauches ziehen zwei Gefäße ohne Abgabe von Seitenzweigen bis zum ersten Kiemenbogen, biegen hier nach hinten um und verlaufen neben der Chorda wieder abwärts. Der Abschnitt vom Herzschlauch bis zum ersten Kiemenbogen ist die ventrale Aorta; der primäre Aortenbogen ist gleichzeitig die erste Kiemenbogenarterie. Den abwärtsziehenden Ast bildet die dorsale Aorta, die am Bauchstiel wieder in die Arterie umbilicalis umbiegt. Später erscheinen auch in den übrigen Kiemenbögen Gefäße, die die ventrale und dorsale Aorta verbinden: im ganzen 6 Kiemenbogenarterien, die allerdings niemals alle gleichzeitig vorhanden

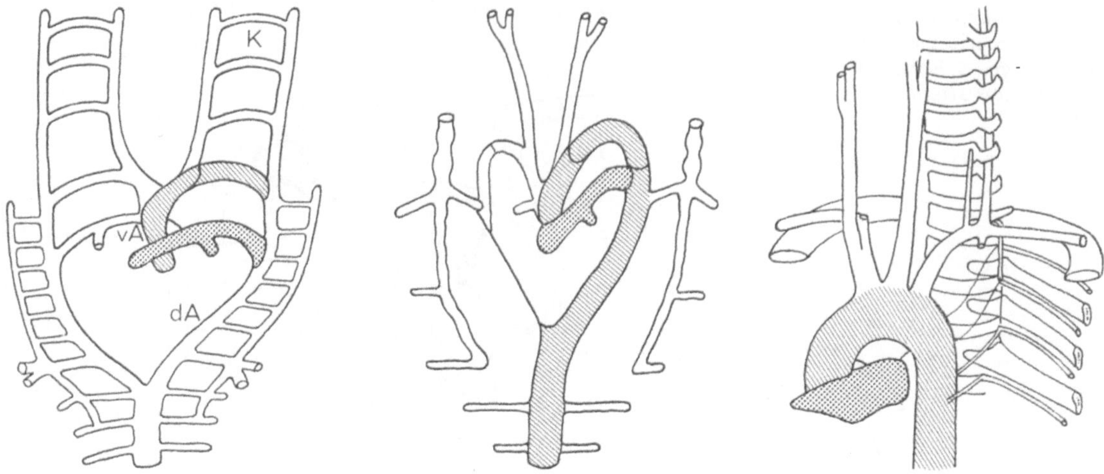

Abb. 8. Embryonale Ableitung der Aorta aus den Kiemenbogenarterien (unter Verwendung einer Zeichnung von BARRY und RADKE). *dA* dorsale Aorta; *vA* ventrale Aorta; *K* Kiemenbogenarterien IV + VI; ▒ Definitiver Aortenbogen; ▨ Pulmonalarterie

sind. Das alte Grundschema von der Entwicklung und den Derivaten der Kiemenbogenarterien stammt von RADKE (1858) (Abb. 8) und wurde später von BROHMANN (1911) und anderen modifiziert. Nach HAKENSELLNER (1954) determiniert die asymmetrische Entwicklung des Herzens die ihr kaudal folgende definitive Ausgestaltung des thorakalen Aortensystems. Das aus dem Herzen ausgeworfene Blut realisiert diese Ausgestaltung hämodynamisch. Aus hämodynamischen Gründen soll die verminderte Umschlingung der Ausflußbahn zu einer geringeren Bevorzugung der linken IV. und VI. Kiemenbogenarterie und zu einer Minderdurchblutung des linken Pulmonalbogens führen. BARRY hat das weitere Schicksal der Arterienanlagen des Aortenkomplexes analysiert und zu den Verhältnissen beim Erwachsenen in Beziehung gesetzt; er hat damit eine wichtige Grundlage für das Verständnis der möglichen Varianten geschaffen (Abb. 8) (BARRY, 1951). So sind z.B. Stenosen und andere funktionshemmende Bildungen aus den embryonalen Entwicklungsabläufen erklärbar. Dabei muß man sich darüber Klarheit verschaffen, welcher Defekt primär ist und welcher sekundäre Folge. Die Kaudalwanderung des Herzens und die unterschiedliche Größe der mit ihm verbundenen Gefäße macht es schwierig, beim erwachsenen Herzen die embryonale Herkunft festzulegen.

Nach HAKENSELLNER (1954) ist die definitive Ausgestaltung des Aortensystems nicht nur durch eine streckenweise frühe embryonale Rückbildung besonders im Bereich seiner rechten Antimere, sondern durch eine Linksschwenkung des ganzen Systems bedingt. Diese Linksschwenkung wird erstmalig bei Embryonen von 13 mm Länge erkennbar und schreitet bis zu 17 mm gleichmäßig fort. Als unmittelbare Ursache nimmt er daher die zunehmende Umschlingung der Anfangsteile der Arterienstrombahnen und die damit verbundene zwangsläufige Bevorzugung der IV. und VI. Kiemenbogenarterie an. Mit der Linksschwenkung ist gleichzeitig eine Linksneigung (Kippung) verbunden.

2. Normale Entwicklung des Venensystems

Nach CLARA (1942) spielen bei der Ausbildung der bleibenden Form des Venensystems Rückbildung, Umbildung und Neubildung noch eine viel größere Rolle als beim arteriellen System, so daß von der ursprünglich ebenfalls bilateral symmetrischen Anlage nur noch Andeutungen zu erkennen sind. Außerordentlich groß sind beim Venensystem die Variationen. Die Kardinalvenen (Abb. 9) sind ursprünglich Abflußwege des Blutes aus den vorderen Segmentalästen der Aorten. Später erhalten sie ihr Blut aus den Verzweigungen der Karotiden. So wird die V. cardinalis am Hals zur V. jugularis interna. Die rechte obere Kardinalvene und der rechte Ductus Cuviëri bilden die V. cava superior.

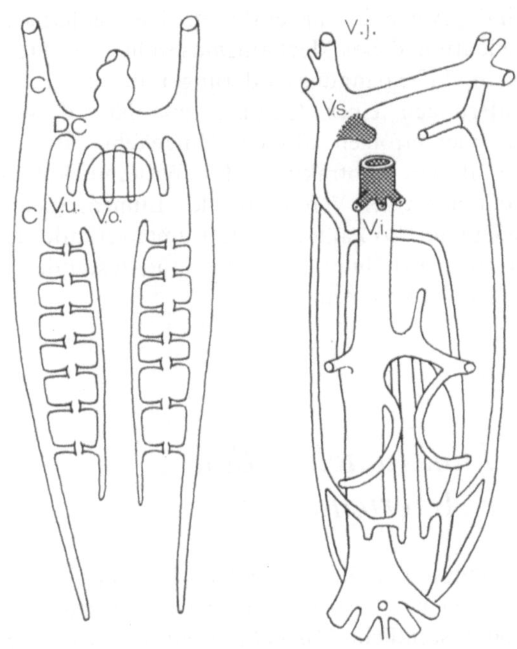

Abb. 9. Entwicklung des Venensystems (modifiziert nach CLARA, 1942). *C* Kardinalvene; *V.s.* Vena cava superior; *V.i.* Vena cava inferior; *V.u.* V. umbilicalis; *V.o.* V. omphalo-mesenterica (Dottervene); *D.c.* Ductus Cuvieri; *V.j.* V. jugularis

C. Funktioneller Bau der Gefäßwand

K. GOERTTLER (1953) hat darauf hingewiesen, daß die allgemein verbreitete Vorstellung, daß jede aktive Kontraktion der Muskelfasern in der Gefäßwand zu einer Verengung des Rohrquerschnittes führt, und daß umgekehrt jeder Weiterstellung eine passive Dehnung der Wand zugrunde liegt, irreführend ist. Zwar baut sich auf dieser Vorstellung die ganze Pharmakologie der vegetativen Spasmen an allen glattmuskulären Hohlorganen und der Gefäße auf, dabei wird die Bedeutung der Struktur für die Funktion übersehen. Ob nicht jeder Arterie und jeder Vene strukturelle Besonderheiten zukommen, wurde nicht diskutiert. Das Grundbauprinzip der Gefäßwand gilt auch allgemein für die glattmuskulären Hohlorgane. Ihre Vorstruktur (Abb. 10) ist überall die gleiche; die Verwendung der Muskulatur zu ganz verschiedenen Funktionen ist die Folge einer universalen Anpassungs- und Abwandlungsfähigkeit des einen Bauprinzipes (GOERTTLER, 1953).

Anfänglich laufen die Muskelfasern innerhalb der Wand in rechts- und linksgewundenen Spiralzügen. Der besondere Vorteil der spiraligen Anordnung der Muskelfasern ist die Wandlungsfähigkeit ihres Verlaufes, so daß aus längsverlaufenden Fasern Ringfasern werden können und umgekehrt. Neben dem Verlauf der Muskelfasern spielen aber noch die Anordnung des bindegewebigen Gerüstes um die Muskelfasern eine bedeutende Rolle wie auch die Art des Einbaues des Gefäßes in seine Umgebung. Bei Veränderungen der Rohrlänge oder Rohrweite kommt es zu einem Winkelausgleich der verschiedenen Muskelverlaufsstrecken. Bei der Erweiterung wird die Wand dünner, aber das

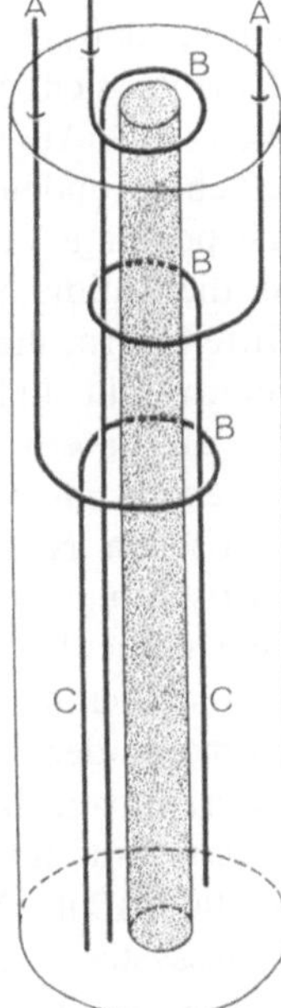

Abb. 10. Schematische Darstellung des Grundbauprinzipes eines glattmuskulären schlauchförmigen Organs. *A* steiler Spiralverlauf (sog. äußere Längsschicht); *B* flacher Spiralverlauf (sog. mittlere Ringschicht); *C* innerer steiler Spiralverlauf (sog. innere Längsschicht)

Bindegewebe in ihr entfaltet. Die biologische Bedeutung dieses Mechanismus sieht GOERTTLER darin, daß Spannungsänderungen und Formveränderungen eines Gefäßes unabhängig voneinander erfolgen können. Umgekehrt ist auch die aktive Kontraktion der Wandmuskulatur nicht mit einer Verengung des Lumens gleichbedeutend. So kann es ohne Lumenveränderung zu einer Erhöhung des Spannungszustandes in der Wand kommen.

I. Funktioneller Bau der Arterienwand

Besondere Verhältnisse finden wir bei den großen Arterien und insbesondere bei der Aorta. Hier greifen sämtliche Muskeln direkt am elastischen Gerüst an, mit dem sie innig verflochten sind (BENNINGHOFF, 1930). Die Querschnittsveränderung tritt dabei in den Hintergrund, dafür spannen die Muskeln das elastische Gerüst und geben so dem zentralen Windkessel eine veränderte Elastizität, durch die er sich den Schwankungen des Kreislaufes anpassen kann. BENNINGHOFF hat die glatte Muskulatur in der Aortenwand deshalb als „Spannmuskulatur“ bezeichnet. Bei menschlichen Arterien inseriert die von den elastischen Elementen auseinandergedrängte Muskulatur schräg an den elastischen Platten. Dadurch, daß in der Aortenwand die Gewebselemente sich gleichmäßig durchflechten, wird auch die Abgrenzung der drei Gefäßwandschichten undeutlich (Abb. 11). Die Intima reift erst postnatal aus. In der subendothelialen Zone ist die Intima feinfaserig aus kollagenen oder Gitterfasern, die mit feinsten elastischen Netzen untermischt sind. An jugendlichen Aorten lassen sich die Fasern mit Kollagenmethoden nicht anfärben. Nach der Media zu verstärken sich die elastischen Netze und enthalten Muskelzellen: elastisch-muskulöse Schicht (BENNINGHOFF, 1930). Eine einheitliche elastische Grenzhaut wie bei den kleineren Arterien tritt nicht auf. In der Intima an der Rückwand der Aorta läßt sich ein Faserzug verfolgen, der am Scheitel des Aortenbogens entlangzieht und an der Rückwand der Aorta bis zur A. coeliaca weiterverläuft. Diese Längssysteme sollen die Astabgänge umkreisen und untereinander verbinden; sie verlaufen in Richtung der stärksten Zugspannung (BENNINGHOFF, 1927/1930). Die Media der Aorta ist durch die starken und zahlreichen elastischen Häute ausgezeichnet, die nicht den elastischen Ringfasern in den peripheren Arterien entsprechen, sondern gleichzeitig die elastische Adventitiafaserung mit einbeziehen, so daß beide Teile ineinander verarbeitet erscheinen. Das gesamte elastische Gerüst läßt eine Torsionstruktur erkennen. Die glatten Muskeln nehmen den gleichen Verlauf. BENNINGHOFF deutet den Spiralverlauf dahingehend, daß durch die Schräglagen sowohl Längs- wie Ringdehnungen aufgefangen werden können. Die schwach ausgeprägte Adventitia besteht in der Hauptsache aus kollagenen Fasern, die in steilen Schraubenzügen verlaufen. Sie enthält Vasa vasorum, Nervenfasern und Fettzellen. So ist die Bauweise der Aorta grundsätzlich verschieden von der anderer Gefäße. Es werden nicht Ring- und Längsspannungen getrennt insubstantiiert, sondern es erscheint eine Resultierende aus beiden, *die Spiralstruktur*. Ihre Bauelemente sind das elastisch-muskulöse System. Die großen Gefäße: A. carotis communis, Truncus brachiocephalicus und die A. subclavia zeigen das gleiche Prinzip. Die Besonderheiten in der funktionellen Struktur der Wand der Aorta und der großen Gefäße müssen auch bei dem Ersatz durch biologisches oder Kunststoffprothesenmaterial berücksichtigt werden.

Bei Erwachsenen zeigen die makromolekularen Komplexe (VELICAN, 1968) der Grundsubstanz, die kollagenen und retikulären Fasern der Intima, einen geringeren Grad an struktureller Stabilität als ähnliche in der Media. BOONS (1965) hat auf strukturelle Differenzen zwischen erweiterten und kollabierten Arterien hingewiesen. Bestimmte Artefakte, wie z.B. subendotheliale Kissen, existieren in Wirklichkeit gar nicht und entstehen erst im kollabierten Gefäß. Er hält es sogar für möglich, daß arteriosklerotische Plaques in der gedehnten Arterie in die Wand einbezogen werden und nur im kollabierten Gefäß in das Lumen vorragen.

AHMEND u. Mitarb. (1968) haben Alters- und sexuelle Unterschiede in der Struktur der Media der menschlichen Aorta untersucht und gefunden, daß in der thorakalen Aorta der prozentuale Gehalt an elastischen Fasern bei beiden Geschlechtern bis zu einem Maximum im dritten Dezennium leicht ansteigt und dann mit zunehmendem Alter wieder abfällt. Beim Mann seien die Durchschnittswerte geringfügig höher

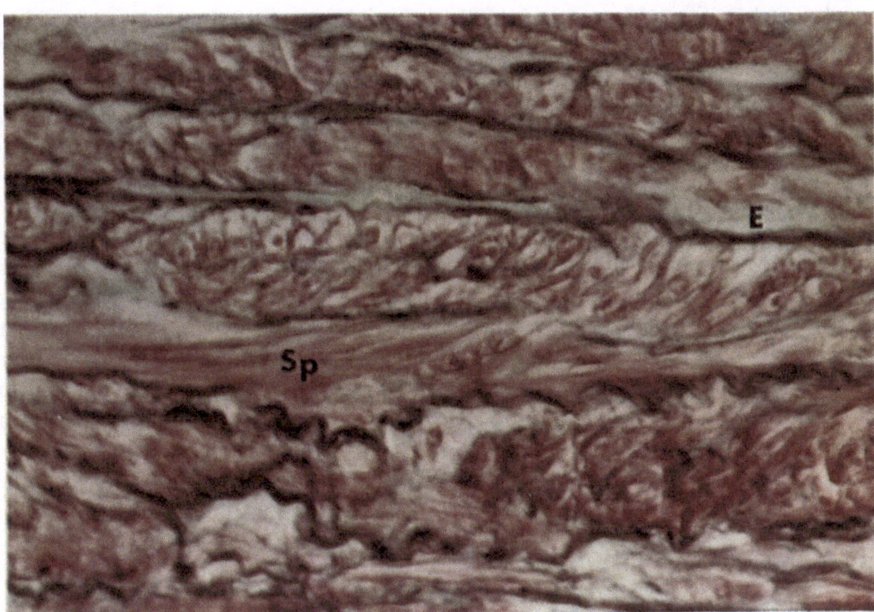

Abb. 11. Horizontalschnitt durch die Media einer Aorta mit Spannmuskulatur zwischen den elastischen Lamellen *Sp* Spannmuskulatur; *E* elastische Lamellen; Färbung Volkmann-Strauß-Elastica

als bei der Frau. Der prozentuale Anteil an glatter Muskulatur ist größer als der an elastischen Fasern und Bindegewebe. Er ist beim Mann niedriger als bei der Frau. Beim Mann bleibt der Gehalt an glatter Muskulatur vom 4. bis 5. Dezennium gleich und steigt dann bis zum 7. Dezennium leicht an. Bei der Frau dagegen steigt der Gehalt an glatter Muskulatur nach dem 3. Dezennium an und erreicht im 6. oder 7. Dezennium einen maximalen Wert.

II. Anatomische Hinweise zur Verwendung von Gefäßprothesen

Als Prothesenmaterial werden lebendiges Gewebe (Fascia lata – RAMBO, 1969) und Perikard (SABISTON, zit. bei HORT, 1970) verwandt. HEBERER und PETRY haben die geweblichen Anpassungsvorgänge bei der Implantation von Kunststoffgefäßen untersucht (1957). PETRY (1963) faßt die Ergebnisse früherer Autoren (FLORRY u. Mitarb., 1960; LINDE, 1956; SCHMID, 1957; MACKENZIE, LÖWENTAL, 1960; PETRY, 1957) zusammen: das Kunststoffgewebe wird von Bindegewebszellen aus der Umgebung durchwandert. Sowohl innen als auch außen von der als Matrize wirkenden Kunststoffröhre entstehen unter Differenzierung der eingewanderten Fibrozyten neue Gewebsschichten. Hierdurch bildet sich innen eine neue Intima (Neointima) und außen eine Adventitia (Neoadventitia). Das organisierte Kunststoffmaterial wird zu einer Art neuen Media, die jedoch nicht die Eigenschaften der orginalen Gefäßmedia haben kann. Bei dem Durchwanderungsprozeß ist eine geeignete Webart des Kunststoffes Voraussetzung. Die Organisation des Prothesematerials beginnt mit der Bildung eines Fibrinnetzes. Später wandern aus der Umgebung Fibrozyten ein. Die an die innere Oberfläche durchgewanderten Bindegewebszellen breiten sich oberflächenparallel aus und liefern so die erste Anlage zu einem neuen Endothel. Nach PETRY (1957) ist der funktionelle Reiz für die flächenhafte Ausbildung der Blutstrom und der Innendruck im Gefäßrohr. Gut organisierte Transplantate weisen sogar muskelähnliche Transformationen von Bindegewebszellen auf. Argyrophile Fasern breiten sich unter dem Neoendothel flächenhaft aus und umwickeln auch die muskelähnlichen transformierten Fibrozytenbündel wie echte Muskelfasern. Eine Elastica entwickelt sich nur unter dem funktionellen Reiz mechanischer Spannungsunterschiede bei ziehharmonikaartig geriffelten Prothesen, bei starren Prothesen nicht. Die Neointima soll sich bei geriffelten welligen Prothesen so entwickeln, daß das Lumen hier in gleicher Weise wie das des Wirtsgefäßes fortgesetzt wird. Für die Aufrechterhaltung der normalen Blutströmung ist dies von entscheidender Bedeutung. Durch Transformation der Bindegewebszellen wird ein neues Endothel und eine glatte Innenfläche geschaffen. PETRY kommt zu dem Schluß, daß die Kunststoffröhren bessere Sicherheiten bieten. Ein Abbau der stabilen Wand im Gegensatz zum homoplastischen Material ist nicht möglich. Bei Perikard- und Fascia lata-Prothesen sind in Spätstadien Aneurysmen und Rupturen keine Seltenheit.

In den herznahen Abschnitten der Pulmonalvenen finden sich in der Media lockere zirkulär verlaufende Muskelfasern sowie zahlreiche elastische Fasern, die vorzugsweise längsorientiert sind. Auch eine typische Membrana elastica interna fehlt. Herzmuskelfasern lagern sich der Adventitia zirkulär, spiralig oder längs verlaufend an; sie sind von elastischen Fasern umsponnen und mit elastischen Sehnen ausgerüstet. Die Herzmuskelfasern folgen den Pulmonalvenen bis zum Perikard (BARGMANN, 1963). BENNINGHOFF (1930) schreibt dem perivaskulären Herzmuskelfasermantel der Pulmonalvenen eine Bedeutung für die Offenhaltung der Lichtung in der Systole zu. Dabei wird das elastische Fasergerüst unter Spannung gesetzt und die systolische Faltung der Gefäßwand vermieden.

III. Funktioneller Bau der Venenwand (obere und untere Hohlvene)

Nach BARGMANN (1963) finden die besonderen Druckverhältnisse im Innern des Gefäßes und in seiner Nachbarschaft im Wandbau ihren Ausdruck. Die Mediamuskulatur ist im allgemeinen schwach ausgebildet; in der Adventitia sind kräftige Längsmuskelbündel vorhanden. Die Weite der Gefäße wird durch Spannung der Wand in Längsrichtung auch bei fallendem Blutdruck gesichert. Die Tonussteigerung der adventitiellen Muskelzüge soll gegen die Kompression der Venenwand durch umgebende Organe schützen (BENNINGHOFF, 1930). Die halbe Wegstrecke der V. cava superior ist noch von Herzmuskulatur umhüllt, deren Bündel von elastischen Fasern begleitet werden (HOUSTEN, 1927 — zit. bei BARGMANN, 1963). Eine funktionelle Deutung dieses Bauprinzipes für die Mechanik der Venenwand und für die Hämodynamik ist bisher nicht erfolgt. Durchgehende elastische Membranen sind in den großen Venen (nach VON KÜGELGEN, 1956) nicht erkennbar. An ihrer Stelle finden sich längsgestellte netzartig angeordnete elastische Fasern. In der unteren Hohlvene sind die elastischen Elemente schwächer als in der oberen.

D. Der funktionelle Bau des Herzens

Das chirurgische Vorgehen am Herzen hat neue morphologische Probleme aufgeworfen und eine funktionelle Betrachtungsweise zwingend gemacht. Zu einem besseren Verständnis der funktionellen Verknüpfung der Bauelemente (Kapitel F.I. und F.II.) soll zunächst in aller Kürze unsere heutige Vorstellung vom Bau und der Dynamik des Herzens aufgezeigt werden. Bisher wurde das Herz als ein Hohlmuskel betrachtet, der in Anspannungszeit durch isometrische Kontraktion seine Wandspannung erhöht und nach Überwindung des diastolischen Aorten- und Pulmonaldruckes bei Öffnung der Klappen das Blut auswirft. Danach müßten sich alle Fasern gleichzeitig kontrahieren. Die besondere Anordnung der Muskelspiralen in den jeweiligen Ein- und Ausströmungsbahnen beider Herzkammern bedingt, daß sich bei gleichzeitiger Kontraktion aller Fasersysteme ihre Kraftvektoren gegenseitig aufheben würden (Abb. 12a). Die Kontraktion verläuft vielmehr nach einem bestimmten raumzeitlichen Plan über das Kammermyokard. Die Kontraktionen der Ein- und Austreibungsbahnen in der sogenannten Anspannungsphase (Umformungsphase) folgen zeitlich nacheinander (Abb. 12b). Die alte Vorstellung einer isome-

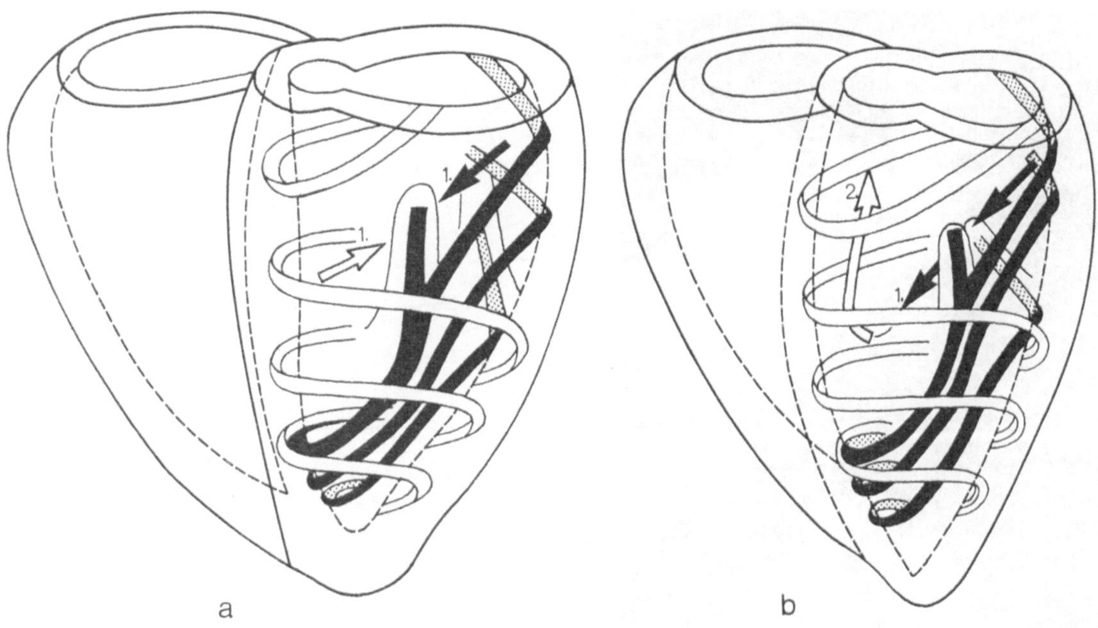

Abb. 12a u. b. Schematische Darstellung der Kontraktionsweise der Myokardsysteme am Beispiel der linken Kammer. Schwarz: Muskelsysteme der Einflußbahn; weiß: Muskelsysteme der Ausflußbahn. a Bei gleichzeitiger Kontraktion aller Fasersysteme würde sich ihre Wirkung gegenseitig aufheben (→←). *1.*; *1.*). b Die Kontraktion der Ein- und Ausflußbahn folgen zeitlich nacheinander (*1.*; *2.*), das Blutvolumen wird in Position vor das arterielle Ostium gebracht (*2.*)

trischen Kontraktion der Kammer ohne Faserverkürzung in der Anspannungszeit muß fallengelassen werden, da innerhalb der Kammer Blutverschiebungen und damit Faserverkürzungen stattfinden. Das Kammervolumen bleibt dabei relativ konstant, wenn man den zusätzlichen Einstrom aus den thebesischen Gefäßen vernachlässigt. Rushmer (1941) hat deshalb den Begriff der „isovolumetrischen Kontraktionsphase" vorgeschlagen.

In den frühen Phasen der Herzentwicklung zeigt der primitive Herzschlauch einen peristaltischen Bluttransport. Mit der Ausbildung der Metamerie und Ausweitung des Schlauches zu Vorhöfen und Kammern wird die Peristaltik an den neuen Ostien unterbrochen und es kommt zum Wechsel von Systole und Diastole. Der peristaltiforme Mechanismus bleibt aber innerhalb der Segmente – den Kammern – auch beim ausdifferenzierten erwachsenen Herzen erhalten. Die Kontraktion der jeweiligen Einflußbahn führt zur Blutverschiebung in die Ausflußbahn und zu ihrer Entfaltung. Das Blutvolumen wird damit in Position vor die arteriellen Ostien gebracht – wie die Granate in das Rohr des Geschützes.

In der Austreibungsphase kontrahieren sich dann die Muskelsysteme der Ausflußbahn von der Herzspitze zu den arteriellen Ostien fortschreitend nacheinander und bewirken so den Auswurf des Blutes aus den Kammern. Dabei werden gleichzeitig die arteriellen Ostien bedeutend erweitert (Abb. 13).

I. Der funktionelle Bau der Vorhöfe und Herzohren

Rollhäuser ist der Meinung, daß die Herzohren lediglich als „Lückenbüßer" dienen, „um die tiefe Nische zu beiden Seiten der Arterienstämme zu füllen und damit dem Herzen zur geschlossenen Oberfläche zu verhelfen". Bei den Verformungen innerhalb des Herzbeutels (Tiefertreten der Ventilebene mit systolischer konzentrischer Einschnürung der atrioventrikulären Ostien) dürfen keine Spalten auftreten. Nach Koch (1922) sind die Herzohren Komplementärräume, und Hanke (1956) sieht in ihnen den

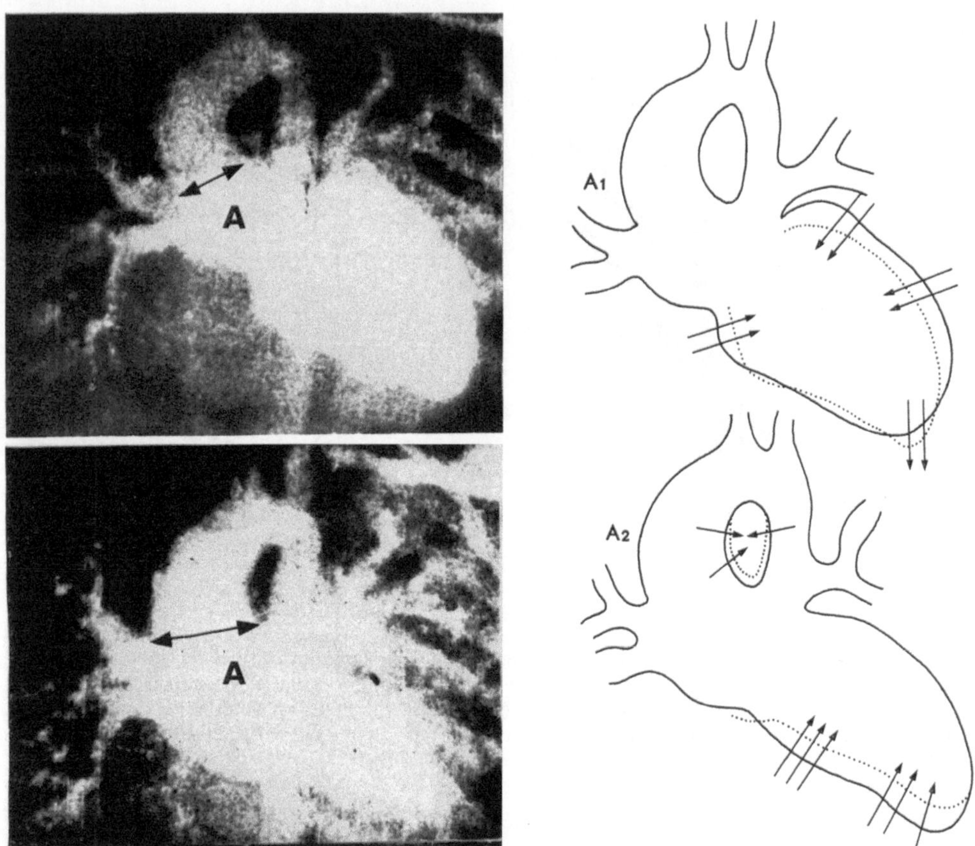

Abb. 13. Systolische Kontraktion der linken Kammer mit starker Erweiterung des Aortenostiums in der Austreibungsphase. *A* Aortenostium; A_1 Aortenostium vor Beginn der systolischen Kontraktion; A_2 Aortenostium in der Austreibungsphase

aktiven Teil des Vorhofes. Vorhof und Herzohren sind offensichtlich Blutreservoire, in denen die Blutmenge bereitgestellt wird, die für die nächste Kammerfüllung erforderlich ist. Für die Kammerfüllung darf die Bedeutung der Vorhofskontraktion nicht überschätzt werden, da sie zeitlich erst erfolgt, wenn die Kammer bereits im wesentlichen gefüllt ist (s. auch S. 25).

Da es bei Klappenfehlern auch zur aurikulären Muskelhypertrophie kommt (DIENEROWITZ, 1956), zweifelt MEESSEN (1953) nicht daran, daß den Herzohren doch eine aktive Aufgabe zukommt.

II. Der funktionelle Bau der rechten Herzkammer

(PUFF, 1958)

In den beiden Kammern sind morphologisch wie funktionell die Einflußbahnen von den Austreibungsbahnen zu trennen (Abb. 14). Der Einströmungsteil der rechten Kammer – Ventriculus proprius (BRANDT, 1954) – erstreckt sich vom Ostium atrioventriculare dextrum bis zum *Ostium bulbi*. Das letzte wird oben von der Crista supraventricularis und hinten und unten vom Moderatorband und vorn vom großen Papillarmuskel begrenzt. Es bildet das Tor zwischen der Ein- und Ausflußbahn. Die hintere Wand der rechten Kammer ist als Kammerseptum funk-

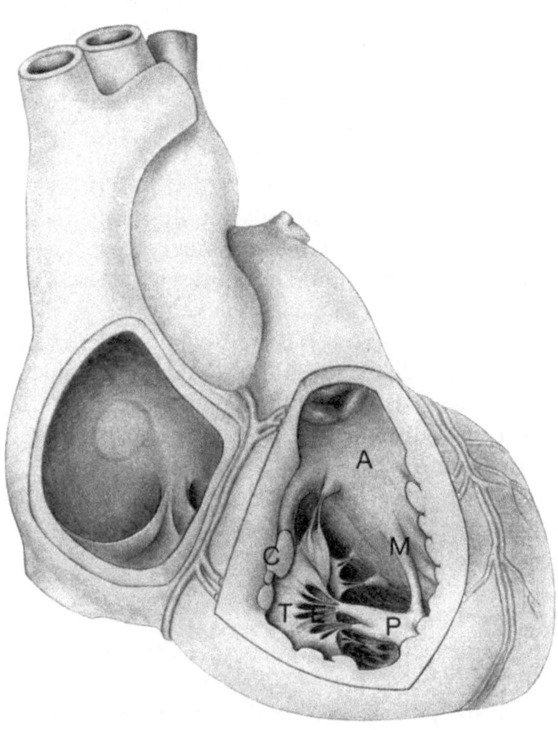

Abb. 14. Die rechte Herzkammer (halb schematisch) nach Abtragung der Vorderwand. *A* Austreibungsbahn; *B* Einflußbahn; das Ostium bulbi wird gebildet von: *C* Crista supraventricularis; *M* Moderatorband; *P* vorderer großer Papillarmuskel; *T* Trikuspidalsegel

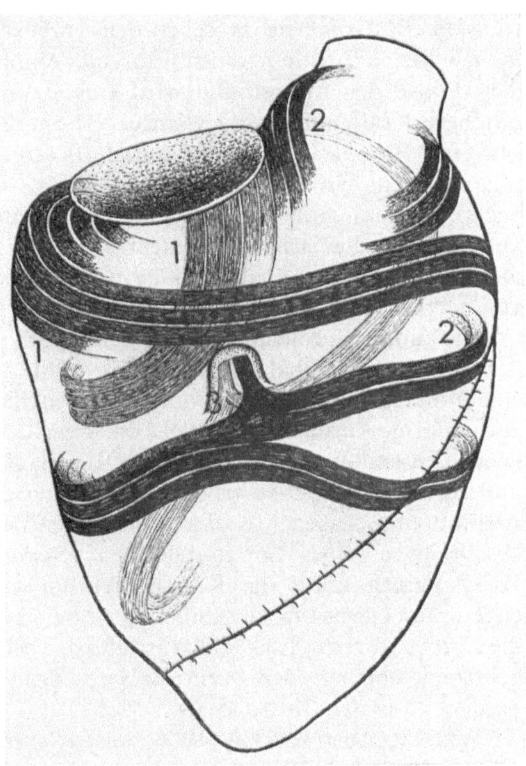

Abb. 15. Schematische Darstellung der Myokardfasern in der Vorderwand der rechten Kammer. Fasern der Einflußbahn (*1*), Fasern der Ausflußbahn (*2*), Ablenkung der Ringfasern in den Papillarmuskel (*3*). (Nach PUFF, 1960)

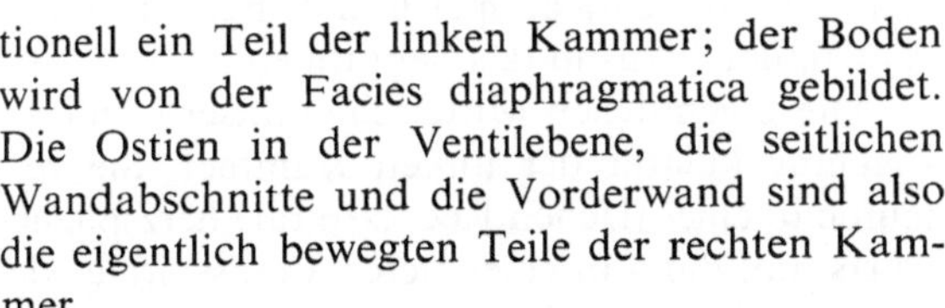

tionell ein Teil der linken Kammer; der Boden wird von der Facies diaphragmatica gebildet. Die Ostien in der Ventilebene, die seitlichen Wandabschnitte und die Vorderwand sind also die eigentlich bewegten Teile der rechten Kammer.

Das Ostium bulbi ist aus der Entwicklung zu verstehen (s. S. 9) und besitzt nach BRANDT (1953) noch immer eine sphinkterartige Funktion. Er bezeichnet es deshalb auch als „Sphincter bulbi". Eigene Experimente (Fixation des vorderen Papillarmuskels durch transmurale Naht an der Vorderwand) haben gezeigt, daß dieser „Sphincter bulbi" tatsächlich zu einem relativen Abschluß des Einströmungsteils der rechten Kammer während der Austreibungsphase dient. Durch die Fixierung des vorderen Papillarmuskels wird der Verschluß unmöglich und es kommt in der Austreibungsphase zu einer rückläufigen Blutverschiebung und zu einer Wiederentfaltung der rechten Einflußbahn (PUFF, 1958).

Dieser *vordere große Papillarmuskel* der rechten Kammer hat für die gesamte Kammermechanik eine zentrale Bedeutung. Er entspringt von der freien Vorderwand, und das Wesentlichste an der Verankerung der Papillarmuskeln ist die Tatsache, daß sie mit allen Hauptmuskelzügen der rechten Kammer in direkter Verbindung stehen. Dadurch kommt auch der direkten primären Einstrahlung des Erregungsleitungssystems in die Papillarmuskeln eine besondere Bedeutung zu. Die Wurzelfasern dieses Papillarmuskels werden aus den apikalen Ringsystemen abgelenkt (Abb. 15).

In der rechten Austreibungsbahn ist der Conus pulmonalis glatt – pars glabra – und zeigt keine Trabekel. Lediglich der spitzenwärtige Abschnitt der Austreibungsbahn ähnelt in seinem Trabekelrelief der Einströmungsbahn. Entwicklungsgeschichtlich war er ein Teil des Scheitels der Herzschleife. Mit seiner schwammartigen Struktur bietet er eine große Angriffsfläche für die Muskelkontraktion. Durch die Untergliederung des Blutvolumens zwischen den Trabekeln in viele kleine Einzelportionen während der initialen Phase der Austreibung wird eine ökonomischere Kraftentfaltung gewährleistet, und der „trägen" Blutmasse kann eine initiale Beschleunigung erteilt werden (Anfahren des Autos im ersten Gang mit großer Übersetzung). Im Konusabschnitt ist die Struktur weniger kompliziert, die hier vorhandene Ringmuskulatur leitet sich von der Bulbusmuskulatur ab.

Die unterschiedliche Muskelarchitektur in der rechten Ausflußbahn führt GRANT (1961) auf eine unterschiedliche embryonale Entwicklung zurück. Im Ausflußtrakt sollen die oberflächlichen Faserzüge mehr kraniokaudal verlaufen und ihre Hauptaufgabe in der Verkürzung der Ausflußbahn haben. In der tieferen Schicht beschreibt er einen horizontalen Faserverlauf. Diese Fasern sollen die Kammerlichtung einengen. Im Gegensatz zur linken Kammer sind die Flußvektoren in Ein- und Ausflußbahn beide gebogen, um mit dem ventrikulären Septum parallel zu laufen (ZIMMERMANN, 1966).

WALMSLEY und WATSON (1966) weisen auf eine wichtige topographische Beziehung hin: Die mediale Wand des rechten Vorhofes und das aortale Vestibulum sind eng benachbart. Diese anatomische Tatsache stellt einen Risikofaktor bei der transseptalen Punktion dar.

III. Der funktionelle Bau der linken Herzkammer

(PUFF, 1958)

Im Gegensatz zur rechten Kammer, wo Ein- und Ausflußteil morphologisch eindeutig durch das Ostium bulbi voneinander abgegrenzt sind, ist die Trennung in der linken Kammer weniger ausgeprägt (Abb. 16a). Nur insofern besteht hier wieder eine gewisse Parallele zur rechten Kammer, daß auch hier der obere Teil der Austreibungsbahn innen glatt ist, während die Einströmungsbahn ein reich gegliedertes trabekuläres Netzwerk erkennen läßt. Medial wird die Austreibungsbahn vom Kammerseptum, lateral durch das aortale Mitralsegel und die beiden Papillarmuskelgruppen begrenzt. Ein- und Ausflußbahn liegen nahezu neben- bzw. hintereinander. Die hintere Papillarmuskelgruppe entspringt aus dem Teil der Kammerwand, der das Kontaktfeld bildet. Die ventrale Papillarmuskelgruppe entspringt dagegen aus dem freien Wandanteil, ventral vom Margo obtusus. In der linken Kammer umgreifen Muskelfaserbündel als rechts- und linksgewundene Spiralen das Lumen der Kammer (Abb. 16b). Die Myokardfasern stehen mit dem Bindegewebsgerüst in Zusammenhang. Die Papillarmuskeln in der linken Kammer erhalten ihre Wurzelfasern aus den Systemen der Innen- und Mittelschicht. Die ventralen Wurzelfasern der vorderen Gruppe stehen wieder in Beziehung zu den zirkulär verlaufenden apikalen Faserzügen. Das gewinnt eine Bedeutung für den Entfaltungsmechanismus des interpapillären Wandabschnittes.

Das Myokard in der linken Kammer zeigt drei bevorzugte Verlaufsrichtungen:

1. äußere Schrägfasern,
2. Mittelschichtfasern,
3. Innenschichtfasern.

Von den oberflächlichen äußeren Schrägfasern verlaufen flache Spiralen über beide Ventrikel als „oberflächliche Bulbusspirale" (MALL, ROBB u. ROBB) und als „oberflächliche Sinusspirale". Die mittlere Schicht der äußeren Schrägfasern verläuft absteigend in die rechte Kammer und bildet als „tiefe Sinusspirale" deren Eigenmuskulatur. Die tieferen Faserzüge dieser äußeren Schrägschicht verlaufen über die dorsale Wand der linken Kammer und dringen im Interventrikularsulkus in das Septum ein.

Die eigentlichen Mittelschichtfasern sind die Eigenmuskulatur der linken Kammer. Sie verlaufen in einer flachen Rechtsspirale herzspitzenwärts, um dann in einer tiefen Linksspirale wieder zur Basis zurückzukehren. Dieses basale Schleifensystem entspricht ungefähr der „tiefen Bulbusspirale".

Die oberflächlichen Züge der Innenschichtfasern müssen als Fortsetzung der umkehrenden Mittelschichtfasern und Vortexfasern angesehen werden. Die tiefen Züge bilden die Hauptmasse der Wurzelfasern beider Papillarmuskeln.

Das Lumen der linken Kammer wird also von rechts gewundenen (äußeren) und links gewundenen (inneren) Muskelfaserzügen umkreist. Alle Muskelfasern stehen mit dem bindegewebigen Herzskelet in Verbindung.

Nach STREETER (1966) soll die Vorstellung eines Continuums sinnvoller seine Grundstruktur kennzeichnen, da eine Trennung von Schichten durch Bindegewebe nirgends nachgewiesen

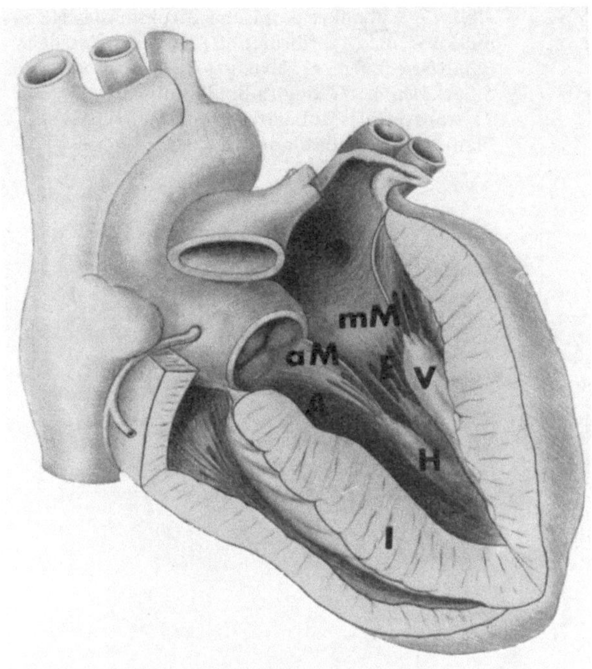

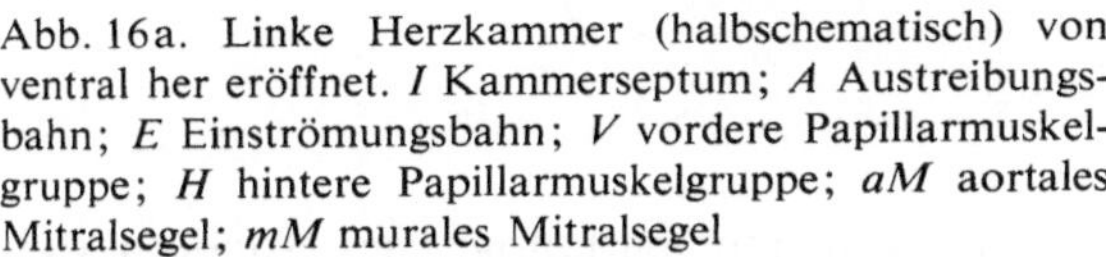
Abb. 16a. Linke Herzkammer (halbschematisch) von ventral her eröffnet. *I* Kammerseptum; *A* Austreibungsbahn; *E* Einströmungsbahn; *V* vordere Papillarmuskelgruppe; *H* hintere Papillarmuskelgruppe; *aM* aortales Mitralsegel; *mM* murales Mitralsegel

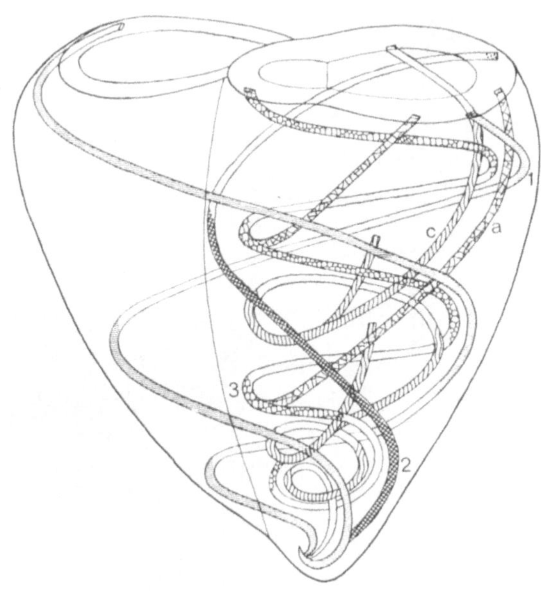

Abb. 16b. Muskelfasersysteme in der linken Kammer. *1* äußere Schrägfasern, *2* Mittelschichtfasern, *3* Innenschichtfasern

werden konnte. Die subendokardialen Muskelschichten sollen den Mitralring zur Herzspitze hinziehen. RUSHMER (1961) sieht in ihnen das morphologische Substrat für die Ventilebenenverschiebung. WALMSLEY und WATSON (1966) bezeichnen den subaortalen Rezessus als „Vestibulum der linken Ausflußbahn" oder als „aortales Vestibulum". Nach ihrer Meinung hat das aortale Mitralsegel eine Schlüsselposition im linken Ventrikel.

Auf die besondere Konstruktion des Vortex weisen ROBB und ROBB hin. Die Kammerwand ist hier außerordentlich dünn, so daß man daraus den funktionellen Schluß ziehen muß, daß dieser Abschnitt als einer der ersten erregt wird, da es sonst leicht zu Aneurysmen und Ausbeutelungen kommen würde. Eine Störung in der Erregungsausbreitung allein könnte daher die Ursache zur aneurysmatischen Erweiterung des Spitzenbereiches sein.

IV. Das Myokardgefüge (allgemein) — Störungen im Gefüge — Aneurysma — Dilatation

(Einzelheiten über das Myokardgefüge im Makro- und Mikrobereich s.a. bei: HORT, 1971; LINZBACH, 1947; STREETER, 1966; GRANT, 1965; RUSHMER, 1961; HOUSE, 1968; ZIMMERMANN, 1966; VAN DE SPUY, 1965; BRAUNWALD, 1967; GRIMM, 1970; TINNE, 1967; BERGER u. RONA, 1971; DOERR, 1969; GOSSRAU, 1967; SOMMER, 1968; BAROLDI, 1967; BERGER, 1971)

Hinsichtlich der Entstehung der Myokardarchitektur führt GRANT dies auf eine unvollständige Teilung der Fasern mit Aufsplitterung zurück. Für ZIMMERMANN (1966) ist der jeweilige Flußvektor das entscheidende Kriterium für die Differenzierung der Muskelsysteme. GRANT (1965) weist auf die Weissschen Versuche hin, daß nämlich bei rhythmischer experimentell erzeugter Spannung eine gerichtete Orientierung

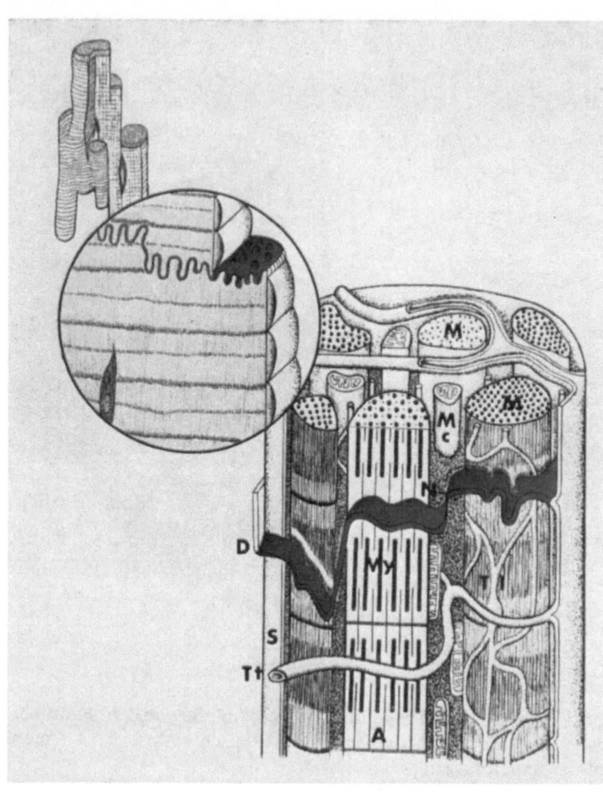

Abb. 17. Submikroskopische Struktur des Herzmuskels. *M* Myofibrille; *D* Discus intercalaris (Glanzstreifen); *N* Nexus; *MC* Mitochondrien; *S* Sarkolemm; *Tl* longitudinales tubuläres System; *Tt* transversales tubuläres System; *My* Myosinfilamente; *A* Actinfilamente

entsteht. An das Funktionsprinzip einer hydraulischen Presse wird man bei den Angaben von WIGLE, AUGER, MARQUIS usw. 1966 erinnert, die nachweisen konnten, daß der in dem trabekulären Netzwerk eingefangene Herzkatheter höhere intramurale Drucke registrieren läßt, als dem zugehörigen Kammerdruck entsprach.

Auf die Relation zwischen Kammervolumen und myokardialer Oberfläche weist RUSHMER (1961) hin. Im Gegensatz zur rechten Kammer hat die linke Kammer nur eine kleine Oberfläche im Verhältnis zum Volumen, was durch ihre zylindrische Form bedingt ist. Zwar hat die normale linke Kammer weniger Anpassungsmöglichkeiten als die rechte an den Auswurf größerer Blutmengen. Wenn extreme Volumenbelastungen den linken Ventrikel treffen, so dilatiert er und bekommt Charakteristika der rechten Kammer.

Im Gegensatz zur akuten Herzinsuffizienz sind bei der chronischen die Muskelfasern nicht gedehnt. Es besteht somit eine Gefügedilatation und eine Umschichtung der Muskelfasern (HORT, 1968). Dilatierte Herzen arbeiten unter ungünstigen geometrischen Bedingungen. Die Muskelfasern haben eine große Last auf kurzem Weg zu befördern. Die chronische Herzinsuffizienz ist deshalb kein rein pathologisches, sondern vielmehr ein funktionell anatomisches Problem: Mit der „Gefügedilatation" kommt es zu einer Umstellung der Kraftvektoren und so ergeben sich stufenweise jeweils neue Ausgangsbedingungen für die Herzdynamik. KNIERING und PFITZER (1972) konnten zeigen, daß es bei progredienter Überlastung an umschriebenen Stellen zu einer Umorientierung der Myofibrillen in ein dreidimensionales Netzwerk kommt. Infolge dieser veränderten Anordnung geraten die Muskelfasern bei der Kontraktion in Spannung, die sich aber im Parallelogramm der Kräfte gegenseitig aufhebt. Durch diese frustrane Überlastung hypertrophieren die betroffenen Muskelzellen und es kommt zu einer Obstruktion der Ausflußbahn und dadurch zu einer Druckbelastung und Hypertrophie der gesamten Kammermuskulatur. Diese Beobachtung ist nicht nur vom funktionell anatomischen Standpunkt aus außerordentlich bemerkenswert, sondern hat auch wichtige Konsequenzen für herzchirurgische Maßnahmen bei zirkumscripten Stenosen und Hypertrophien.

Funktionell anatomische Überlegungen müssen auch bei den zirkumscripten Dilatationen und Überdehnungen bei Aneurysmen angestellt werden. TINNE (1967) warnt davor, den Begriff des Kammeraneurysmas zu weit zu fassen, da es sich häufig auch bei einem Zustand nach einem Infarkt nicht um ein echtes Aneurysma, sondern um die funktionelle Auswölbung eines bestimmten Kammerabschnittes handelt, so daß man zwischen Struktur- und Funktionsaneurysmen unterscheiden muß. Hyper- und hypokinetische zirkumscripte Myokardareale, wie sie die Röntgenologen bei der Rechts- und Linksventrikuloangiographie sehen, müssen als Dispositionen für die Entwicklung funktioneller Aneurysmen und zirkumscripter Hypertrophien, die zu Stenose führen, angesehen werden.

Für die chirurgische Problematik des Herzens ist die mikroskopische Struktur und insbesondere der submikroskopische Bau des Myokards nur von sekundärer Bedeutung. Die Problematik soll am Beispiel der operativen Behandlung der Aneurysmen gestreift werden. Bei einer akuten lokalen Dilatation, die zu einer Überdehnung der Sarkomeren über 3,5 μ führt, kann die konservative Behandlung keinen Dauererfolg zeigen. In diesem Fall überlappen sich nämlich die Actin- und Myosinfilamente nicht mehr (HORT, 1970). Im besten Fall kann hier eine Narbenheilung erwartet werden. Im Gegensatz dazu ist bei einem sich langsam entwickelnden funktionellen Aneurysma mit chronischer Gefügedilatation durchaus die Chance gegeben, daß unter einer lokalen temporären Überdehnungsbremse, z.B. Perikardfixierung oder epikardiales Aufsteppen von Fascia lata, eine Readaptation an die normale Ausgangsstruktur denkbar ist. Nach der Huxleyschen Gleittheorie kommt die Faserverkürzung durch ein Ineinandergleiten der Actin- und Myosinfilamente im Bereich des A-Bandes zustande. Die Sarkomere ist die Grundstruktur und Funktionseinheit für die Kontraktion des Herzmuskels (LEYTON u. SONNENBLICK, 1971; Abb. 17). Die Sarkomere wird durch jeweils zwei Z-Linien begrenzt, wobei sowohl die Myosin- wie die Actinfilamente gleiche Länge in Ruhe und Dehnung erkennen lassen. Die initiale Sarkomerenlänge betrachtet LEYTON als eine Funktion des ventrikulären Füllungsdruckes.

E. Die Dynamik der Herzkammer

Die Kontraktion innerhalb der Kammer verläuft nach einem bestimmten raumzeitlichen Plan über die Muskelsysteme ab. Der Hochfrequenzzeitlupenfilm (1000 Bilder/sec) macht direkt sichtbar, daß die Kontraktion der Ein- und Ausflußbahnen nacheinander folgen, so daß die peristaltiforme Bewegung des Herzschlauches innerhalb der Kammer erhalten bleibt (PUFF, 1958).

I. Rechte Kammer

(Abb. 40)

Als erster Muskelabschnitt der rechten Kammer kontrahiert sich der Papillarmuskel. Er hat eine zentrale Bedeutung für die Kammerkontraktion (PUFF, 1958/60). Er kontrahiert sich seiner Länge nach, wobei die Wurzelfasern aus den herzspitzennahen Ringsystemen in den Papillarmuskel selbst aufgenommen werden. Die abwärts gerichtete Bewegung der Papillarmuskelspitze führt zu einem Zug dieses Muskels am Ostienring über die Chorden und das Trikuspidalsegel. Bei seiner ruckartigen Kontraktion wirkt die träge inkompressible Blutmasse im Rezessus als Hypomochlion, über das der hier gelegene Vorderwandabschnitt nach kranial weiter entfaltet wird (Abb. 18a). Dadurch erhält der Rezessus eine Vorspannung. Unmittelbar darauf folgt die Kontraktion der Einflußbahn, äußerlich am Tiefertreten der Ventilebene sichtbar. Dabei wird das atrioventrikuläre Ostium eingeschnürt, das Blutvolumen in die Austreibungsbahn verschoben, die dabei entfaltet wird und in einer dritten Phase mit ihrer Kontraktion nachfolgt. Nach unseren Untersuchungen bewegt sich jedoch das atrioventrikuläre Ostium nicht parallel, sondern vielmehr wie ein Türflügel, der seine Achse im Kammerseptum hat (Abb. 18b).

Die diastolische Wiedererweiterung des atrioventrikulären Ringes wird in erster Linie durch das Rückpendeln des Restblutes und den Strömungsmechanismus in den epikardialen Kranzarterien unterstützt. Nach LUNKENHEIMER (1972 – persönliche Mitteilung) sind an der diastolischen Entfaltung der Kammerwand hydrau-

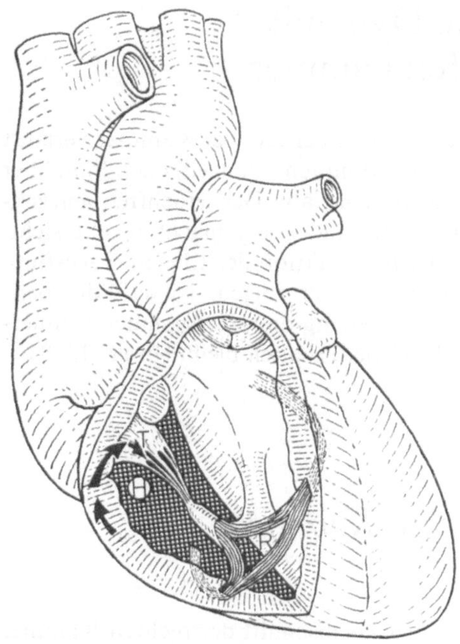

Abb. 18a. Wirkungsmechanismus des Papillarmuskels. *R* Wurzelfasern; *T* Trikuspidalsegel; *H* Hypomochlion — Blutvolumen im Rezessus

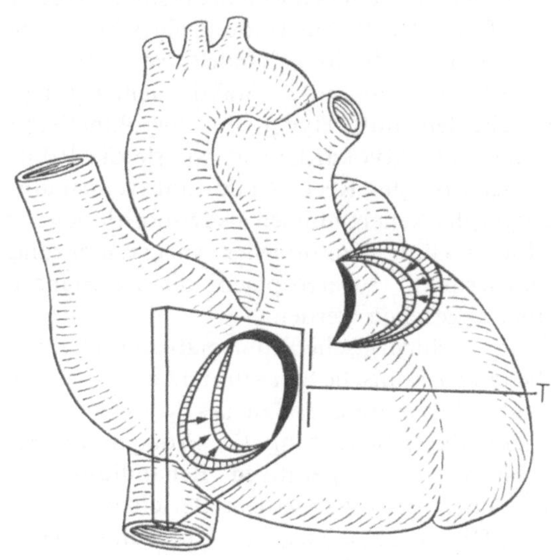

Abb. 18b. Schematische Darstellung der atrioventrikulären Ostien. ■ keine Weitenänderung; ⊟ Weitenänderung; *T* Türflügel mit Achse am Kammerseptum

lische intramurale Systeme wesentlich beteiligt. Sie werden wahrscheinlich von einem venösen intramuralen sinusoidalen Gefäßplexus dargestellt (PUFF, 1965), dem damit eine mechanische Bedeutung zukommt. Damit ist evtl. auch die relativ lange intramurale Verweilzeit des Coronarblutes (4–6 Herzzyklen) erklärbar. An der Kammerwandentfaltung sind neben diesen venösen hydraulischen Systemen auch der sich aufspreizende arterielle Gefäßbaum beteiligt (s.a. S. 50

Das systolische Tiefertreten der Ventilebene hat im Sinne einer Saugpumpenwirkung auch die Füllung der Vorhöfe und Herzohren bewirkt. Der Wiederanstieg der Ventilebene erfolgt am Ende der T-Zacke des EKG, also zeitlich wesentlich vor der P-Zacke und damit der Vorhofskontraktion. Die Vorhofskontraktion beendet zwar die Kammerfüllung, kann aber für den Anstieg der Ventilebene nicht mehr verantwortlich gemacht werden, da sie zeitlich zu spät erfolgt (Ab. 19).

Auch VURCHELL und VISSCHER sowie KISCH haben eine systolische Erweiterung der rechten Ausflußbahn nachweisen können. Eine rückläufige Welle, die vom Pulmonalkonus zur Herzspitze läuft, bringen sie in Zusammenhang mit dem dritten Herzton. Unserer Vorstellung vom Schöpfmechanismus der Trikuspidalklappe kommt auch die Beobachtung RUSCHMERS (1960) nahe, daß nämlich das Blut, welches die rechte Kammer füllt, nicht nur aus dem Atrium kommt, sondern auch zu einem bedeutsamen Anteil aus der Region der unteren Hohlvene.

II. Linke Kammer

(Abb. 20 u. Abb. 40)

Auch in der linken Kammer ist der systolische Kontraktionsablauf dreiphasig:

1. Phase: Die Kontraktion der Einflußbahn führt zur Entfaltung der Ausflußbahn (a). Dabei entsteht die in der Diastole nicht vorhandene laterale Wand der Austreibungsbahn aus den verwundenen Papillarmuskeln und dem kontrahierten Rezessus. Die Entfaltung und Füllung des apikalen Abschnittes der Ausflußbahn (b) verursacht den Herzspitzenstoß. In der

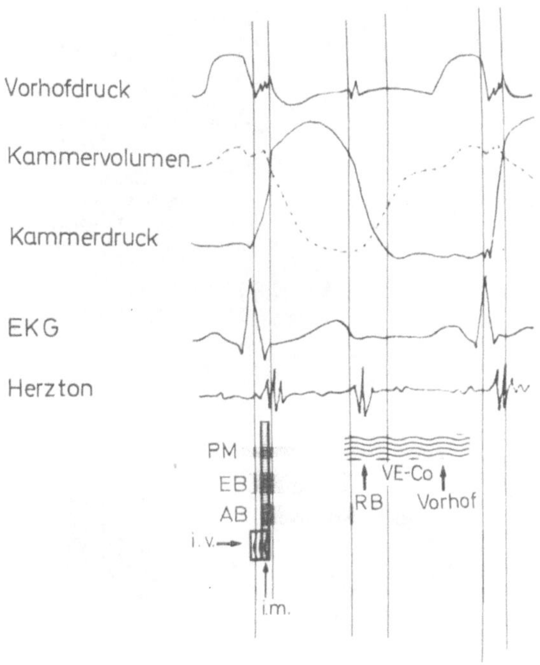

Abb. 19. Zuordnung der Kontraktionsphasen der einzelnen Myokardabschnitte zu den physiologisch-klinischen Parametern. *PM* Kontraktion des Papillarmuskels; *EB* Kontraktion der Einströmungsbahn; *AB* Kontraktion der Ausflußbahn; *i.v.* isovolumetrische Phase; ***i.m.*** isometrische Kontraktionsphase; *RB* Rückpendeln des Restblutes; *VE-Co* Wiederanstieg der Ventilebene und des Koronareinstroms; die Vorhofskontraktion erfolgt erst nach dem Ventilebenenanstieg zur Zeit der P-Zacke im EKG (↑)

2. Phase beginnt die Kontraktion der Austreibungsbahn mit einer Einschnürung des *subaortalen Rezessus* (c), so daß die Ausflußbahn jetzt in ein zylindrisches Rohr verwandelt wird. Gleichzeitig wird durch diese Muskelgefügeumstellung die Erweiterung der Aortenbasis vorbereitet. In der

3. Phase schreitet die Kontraktion der Austreibungsbahn von der Herzspitze zur Basis hin fort. Dabei kommt es zu einer Verkürzung der Ausflußbahn und zu einer spitzenwärts gerichteten Bewegung dieses Ventilebenenabschnittes, zur Längsdehnung der Aorta und zur definitiven Erweiterung des Aortenfundamentes.

Van Citters und Rushmer (1961) bestätigen, daß kurz vor dem Auswurf die Aorta verlängert wird. Danach soll bei geringerer diastolischer Füllung der systolische Auswurf im wesentlichen durch Längsverkürzung erreicht werden (s.a. die Untersuchungen von Karliner et al., 1971).

III. Synopsis der funktionellen und strukturellen Verknüpfungen beider Herzkammern

Da die Muskelfasersysteme der beiden Herzkammern nicht vollständig voneinander isoliert sind, sondern teilweise in Achtertouren beide Kammern umkreisen, ist es verständlich, daß sich beide Kammern auch bei ihrer Tätigkeit gegenseitig beeinflussen (Abb. 21).

Die Kontraktion beginnt mit dem vorderen großen Papillarmuskel der rechten Kammer, darauf folgen die linken Papillaren und die linke Einflußbahn. Die Entfaltung des Spitzenanteils der linken Austreibungsbahn ruft dabei den Herzspitzenstoß hervor (Abb. 20). Die beiden Austreibungsbahnen werden etwa gleichzeitig entfaltet. Die Austreibung beginnt im rechten Spitzenabschnitt, während zur gleichen Zeit durch Kontraktion der subaortalen Muskelsysteme Aortenwurzel und Pulmonalkonus fixiert werden und ihre Erweiterung vorbereitet wird (Abb. 21a). Aorten- und Pulmonalfluß zeigen Unterschiede im Auswurf in den beiden Kammern. Zu Beginn der Systole schreitet der Aus-

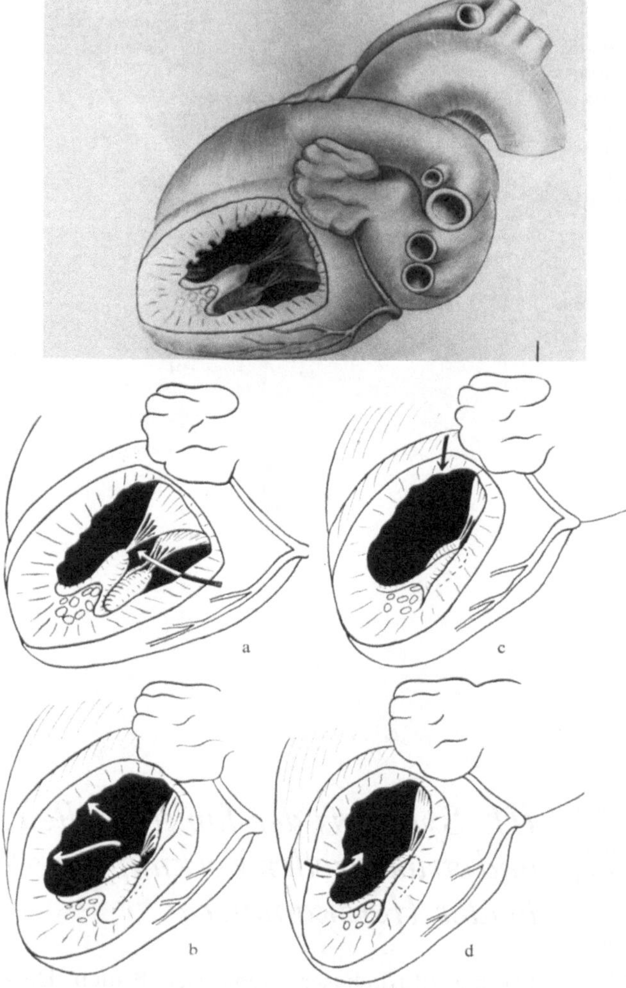

Abb. 20a—d. Schematische Darstellung der Verformung des Kammerinnenraumes. Erläuterung im Text. a Kontraktion der Einflußbahn. b Entfaltung der Ausflußbahn. c Kontraktion des subaortalen Rezessus. d Kontraktion der Ausflußbahn (Austreibungsphase)

fluß aus der rechten Kammer dem der linken Kammer etwas voran. Der Pulmonalfluß erreicht seinen Gipfel später als der Aortenfluß. Der Ausfluß aus der rechten Kammer setzt sich aber noch fort, wenn der Aortenfluß bereits gestoppt ist (RUSHMER, 1961).

In der rechten Kammer ist der systolische Endzustand früher als in der linken erreicht und die systolische „Verharrungszeit" – systolische Pause – dauert somit rechts länger als links (Abb. 22).

In der rechten Kammer dauert die isometrische Kontraktionsphase 0,13 sec und in der linken Kammer 0,06 sec. Der isometrische Teil in der isovolumetrischen Phase der Ventrikelkontraktion endet, wenn der Ventrikeldruck den Arteriendruck überwindet, und wird von einer schnellen Austreibung des Blutes in die Arteriensysteme gefolgt (Abb. 19).

Die linke Einströmungsbahn erschlafft im interpapillären Bereich zuerst. Die nachhaltige Kontraktion der linken Austreibungsbahn verschiebt ihr Restblut in die Einströmungsbahn. Die dabei fortschreitende Verkleinerung und Lateralbewegung des Kammerseptums öffnet in der rechten Kammer das Ostium bulbi und fixiert seine hintere Zirkumferenz. Damit wird aber das Rückpendeln des Restblutes durch dieses Ostium in der rechten Kammer vorbereitet (Abb. 21 b). Am Ende der T-Zacke im EKG werden beide Einströmungsbahnen entfaltet.

Der Coronareinstrom erreicht jetzt sein diastolisches Maximum und unterstützt die Wiederweitstellung der atrioventrikulären Ostien. Die Ventilebene steigt in allen ihren Anteilen wieder aufwärts und schiebt sich im Bereich der atrioventrikulären Ostien über das Vorhofsblut nach oben hinweg. Der diastolische Wiederausgleich der elastischen Längsdehnung von Aorta und Pulmonalis streckt das Kammerseptum, hebt es damit aus der rechten Einflußbahn heraus und unterstützt mit der gleichzeitigen Wiederanhebung der arteriellen Ventilebenenabschnitte ebenfalls die Kammerfüllung (Abb. 21c). Die Vorhofskontraktion ergänzt nur noch die Füllung. Der Rezessus der rechten Einströmungsbahn wird erst zu Beginn der nächsten Systole durch die Aktion des vorderen großen Papillarmuskels voll entfaltet. Die diastolische Entfaltung der Kammer ist nach RUSHMER dreiphasig und beginnt mit einer schnellen Füllung, die dann in die langsame Füllungsphase übergeht, welche wiederum bis zum Beginn der Vorhofskontraktion reicht. Das Intervall zwischen der schnellen Füllungsphase und der Vorhofskontraktion, in dem die Ventrikelvolumina annähernd unverändert bleiben, bezeichnet RUSHMER als „Diastasisperiode". Bei ungenügender Kammerfüllung ist die systolische Austreibung mit einer primären Verkürzung der Längsachse des Ventrikels verknüpft. Ein solcher Auswurftyp findet sich, wenn die Herzgröße unter der normalen Größe liegt und besonders bei schnellen Herzschlägen.

Daß die Dynamik der rechten Kammer wesentlich durch linkskammrige Mechanismen beeinflußt wird, haben auch Experimente gezeigt: Verkocht man die Vorderwand der rechten Kammer, läßt sich ohne Belastung keine Wirkung auf die Zirkulation erkennen (SOUTH, 1952; PUFF, 1950).

Auf den deutlichen Unterschied im Kontraktionsmodus der rechten und linken Kammer weisen eine Anzahl von Autoren hin (auch RUSHMER u. CHAILLET, 1965). Danach soll der rechte Ventrikel sein Blut hauptsächlich durch Verkürzung seiner Längsachse entleeren, wogegen der linke Ventrikel dies im wesentlichen durch Verkleinerung seines Querdurchmessers erreicht. Diese unterschiedlichen Aktionen lassen sich auch in der unterschiedlichen Bewegung der Anuli fibrosi erkennen: So fand FENEIS (1944) am rechten Ventrikel eine Verkürzung von 6 mm, am linken nur von 3 mm. KOCH (1922) konnte am rechten Anulus fibrosus eine Längsverkürzung von 2,3 cm und am linken von 1,5 cm nachweisen. Unsere eigenen Messungen ergeben eine Relation von 5:1 und KJELBERG (1955) fand ein Verhältnis von 3:1. Der peristaltische Kontraktionsablauf ist nach RUSHMER innerhalb der rechten Kammer deutlicher als in der linken. Auch ANZOLA (1956) geht von der Vorstellung einer isometrischen Kontraktionsphase zu Beginn der Systole ab und beschreibt eine Ausdehnung der rechten Kammerwand zu Beginn der Ventrikelsystole. Auf die Veränderungen der Kammerdynamik bei unterschiedlicher Ventrikelarbeit

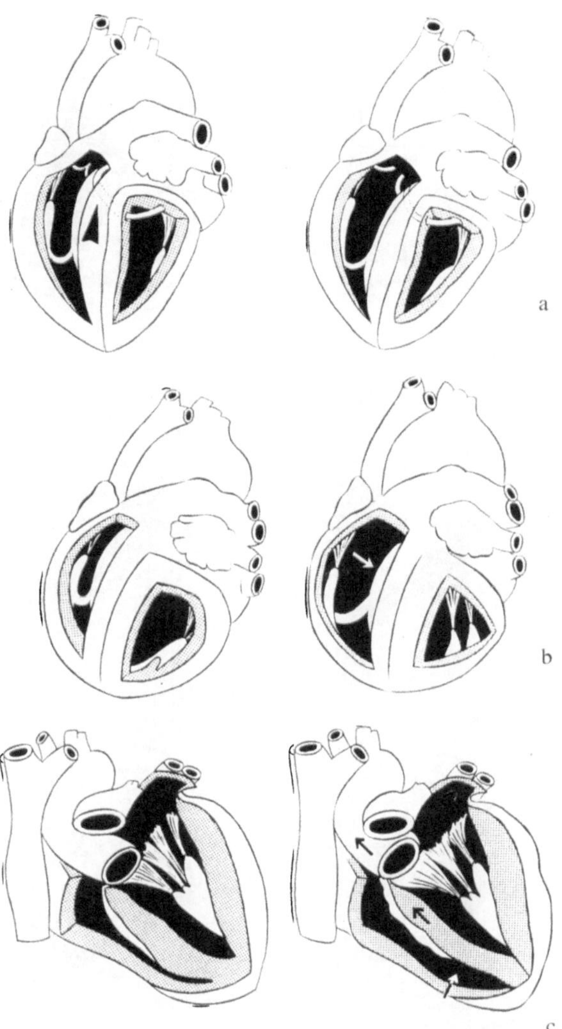

Abb. 21a—c. Wechselseitige Beeinflussung der Tätigkeiten beider Herzkammern. a Erweiterung des Pulmonaltruncus durch die Kontraktion der subaortalen Fasern der linken Kammer. b Wiederöffnung des Ostiums bulbi (in der rechten Kammer) durch die Retraktion des interventrikulären Septums — linke Kammer (→). c Wiederausgleich der elastischen Längsdehnung der Aorta und A. pulmonalis in der Diastole und Anheben der linken Ausflußbahn aus dem rechten Ventrikel unterstützen die Füllung der rechten Kammer (↑)

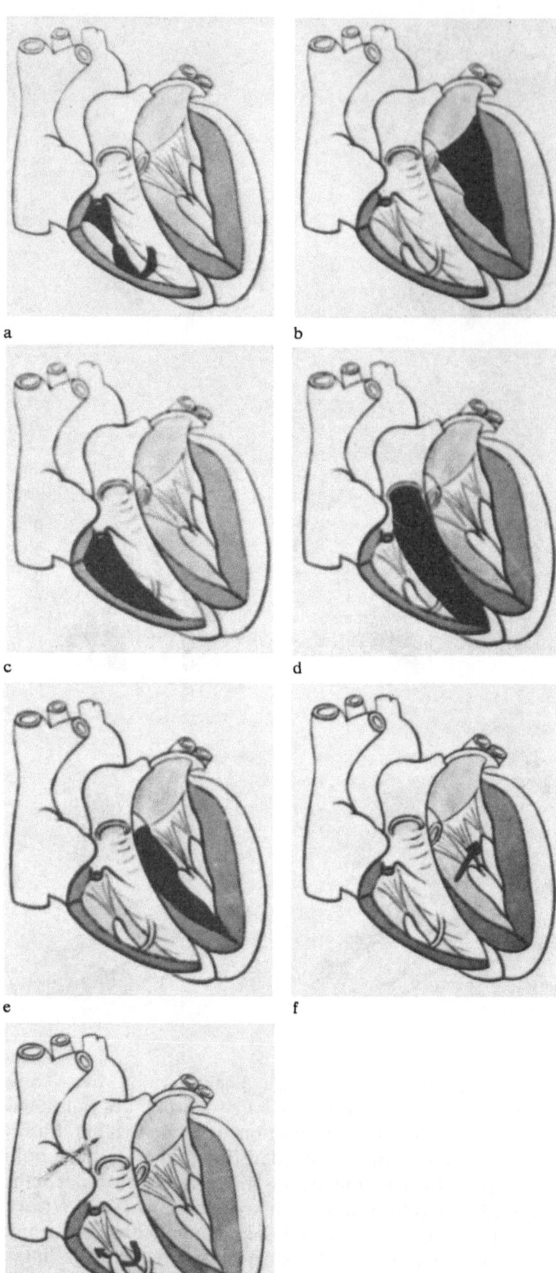

Abb. 22a—g. Schematische Darstellung der Kontraktionsfolge im Myokard beider Kammern. a Kontraktion des rechten Papillarmuskels. b Kontraktion der linken Einflußbahn. c Kontraktion der rechten Einflußbahn. d Kontraktion der rechten Ausflußbahn. e Kontraktion der linken Ausflußbahn. f Nachhaltige Kontraktion der linken Ausflußbahn und Rückpendeln des Restblutes in die erschlaffte Einströmungsbahn. g Nachhaltige Kontraktion der rechten Ausflußbahn und Rückpendeln des Restblutes durch das Ostium bulbi in die erschlaffte rechte Einflußbahn

hat ULIANSKI (1965) hingewiesen. In der schwachen Systole dauern die Kontraktionsphasen länger an als in der kräftigen Systole.

Eine Zusammenfassung der Ergebnisse der Struktur und Funktionsanalysen früherer Autoren (MALL, MACCALLUM, ROBB u. ROBB, KREHL, KLUEMPER, PUFF, RUSHMER, RADNER und KIERLBERG) gibt CHAILLET (1965).

F. Funktionsketten

I. Myokard — Herzbindegewebe mit Herzskelet — Klappenapparat

(Morphologie und funktionelle Verknüpfungen)

1. Ventilebene und Herzskelet

Herzklappen und Herzskelet bilden die *Ventilebene* (Abb. 23) (VON SPEE, 1909; BÖHME, 1952; BREDNOW, 1935; PUFF, 1950). In ihr liegen beim

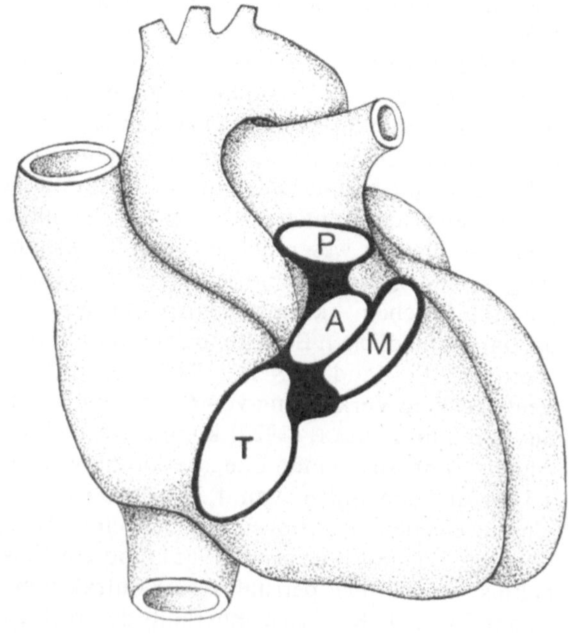

Abb. 23a

Abb. 23a—c. Die Ventilebene. a Schematische Darstellung der VE in sito. b Aufsicht auf die 4 Ostien der VE (Herz, Mensch, 32 J., ♂). c Horizontalschnitt durch die Kammerbasis in Höhe der Ventilebene. *F* Anulus fibrosus; *M* Mitralostium; *Tf* Trigona fibrosa; *S* Septum aortico-mitrale (Präparat F. Geiger-Azan)

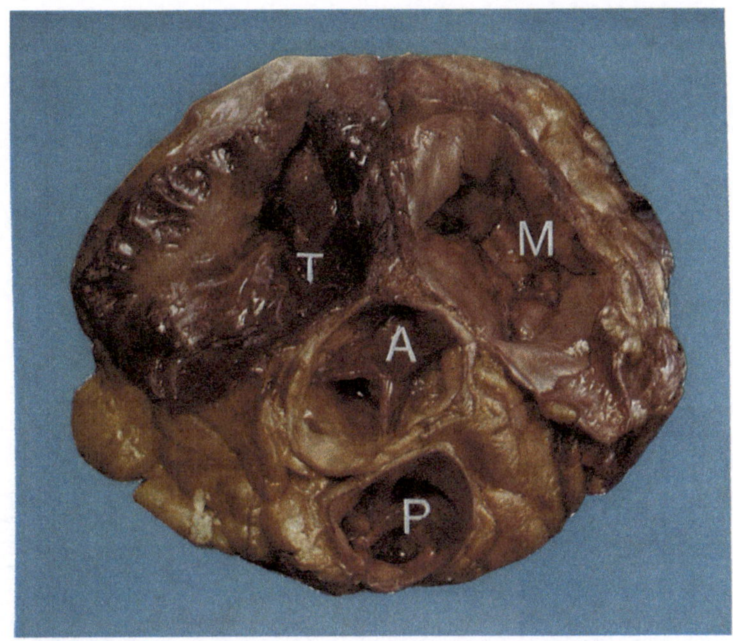

Abb. 23b

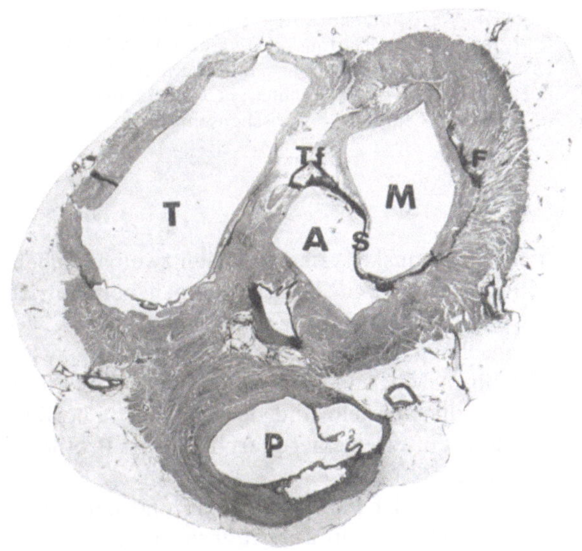

Abb. 23c

ausdifferenzierten Herzen die Segel- und Taschenklappen alle räumlich dicht beieinander. In der Entwicklung ist die Ventilebene aber aus einer sekundären Zusammenlagerung der arteriellen und venösen Herzostien entstanden (s.a. S. 6). Sie ist weder morphologisch noch funktionell eine Einheit. Nach Kneese (1963) und von Hayek (1958) bilden die atrioventrikulären Ostien zueinander und gegen die arteriellen Ostien Winkel. Die atrioventrikulären Ostien werden zu Beginn der Systole herzspitzenwärts bewegt und in ihrer Lichtung eingeengt, wohingegen die Aorten- und Pulmonalwurzeln in der ersten systolischen Phase noch angehoben werden. Die arteriellen Ostien bewegen sich erst in der zweiten Hälfte der Systole – in der Austreibungsphase – herzspitzenwärts. Auch der diastolische Wiederanstieg der Ventilebene erfolgt zweiphasig. Auch hier laufen die atrioventrikulären Ostien zeitlich voran.

Als *Herzskelet* wird das Bindegewebsgerüst bezeichnet, das die Ostien umsäumt, als Trigona fibrosa die Zwickel zwischen den Faserringen ausfüllt und das Septum membranaceum bildet. Das Trigonum fibrosum dextrum ist das Zentrum dieses Herzskeletes (Central fibrous body), der Verknotungspunkt aller Bindegewebszüge. Das kleinere Trigonum fibrosum sinistrum ist durch eine breite sehnige Brücke mit dem rechten verbunden: *Septum aortico-mitrale.*

Die alte Vorstellung, daß es sich bei den Anuli fibrosi um bindegewebige parallelfaserige Ringe handelt, hat das funktionelle Denken in eine falsche Richtung gelenkt. Es muß klar herausgestellt werden, daß es an den Herzostien keine parallelfaserigen „Bindegewebsringe“ gibt. Die Faserzüge dieser angeblichen „Ringe“ sind vielmehr sehnige Zwischenglieder einzelner Myokardschichten (Abb. 24), ein Prinzip, das aus

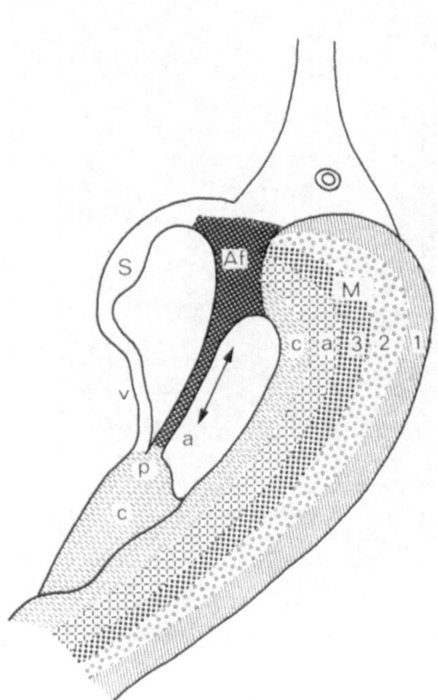

Abb. 24. Vertikalschnitt durch den muralen Teil des Mitralostiums mit Papillarmuskeln (*p*), muraler Mitralklappe (*S*), Anulus fibrosus (*Af*) und Wandmyokard (*M*). *a*, *b*, *c*, *1*, *2*, *3* Myokardschichten; *vCh* valvuläre Chorden; *aCh* anuläre Chorden = Zwischensehne

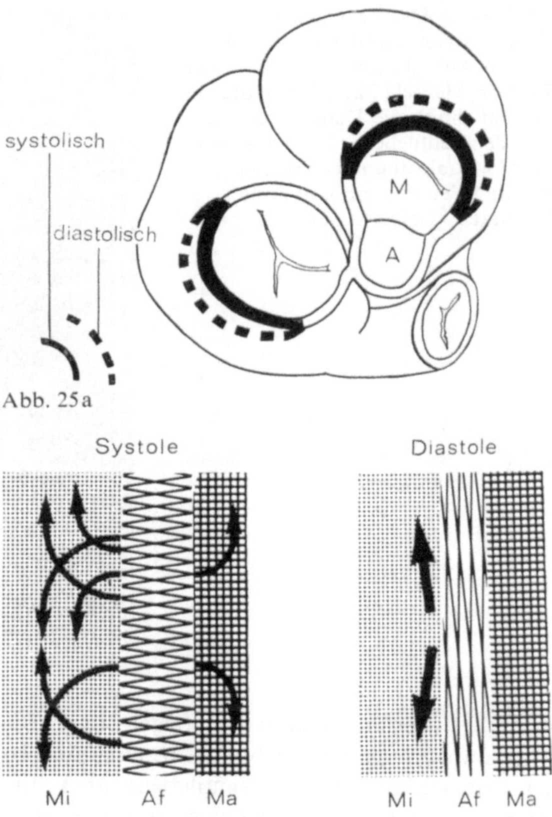

Abb. 25a

Abb. 25b

dem Skeletmuskelsystem von den zweibäuchigen Muskeln mit ihren Zwischensehnen bekannt ist (M. digastricus). Eine Zerstörung solcher Zwischensehnen würde die Funktion der zweibäuchigen Muskeln aufheben. (Cave: Resektion der Papillarmuskeln und der anulären Chorden vor dem Einsetzen einer Starr-Edwards Prothese, s. auch S. 32.)

Der Zug der Papillarmuskeln und der Kammerwandmuskulatur überträgt sich in der Systole auf ihre Zwischensehnen im Anulus fibrosus (Abb. 25). Unter Aufrichtung der kollagenen Scherengitter wird der Ostienring eingeengt und herzspitzenwärts bewegt (Verschiebung der Ventilebene). Diese Umfangverkleinerung betrifft nur die lateralen Anteile der „Ringe".

Für die funktionelle Anatomie der Mitralklappe ist eine weitere Tatsache von Bedeutung. Die Chordaetendineae werden allgemein als Halteapparate der AV-Klappen betrachtet, die ein Rückschlagen der Klappen verhindern sollen. Das trifft beim muralen Segel nur für die valvulären Chorden – Sehnenfäden I. und II. Ordnung – zu, die an der Klappe selbst ansetzen. Die hintere Reihe der Sehnenfäden (Sehnenfäden III. Ordnung), die „anulären Chorden", haben zwei andere Aufgaben:

1. Sie sind die oben schon erwähnten Zwischensehnen für die verschiedenen Myokardschichten und sie sind

2. durch ihr gleichzeitiges Einstrahlen in das Klappenskelet am Stellen der Klappe, d.h. am Klappenschluß beteiligt (PUFF, 1970; RUSHMER, 1961).

HORT (1970) sieht die Bedeutung des Bindegewebes für das Myokard in einer Bremsung einer gefährlichen Überdehnung. Das ist besonders deutlich, wenn der Herzbeutel entfernt ist.

Die Region der Kammerbasis ist für den Herzchirurgen wichtig und bildet den Schlüssel für das Verständnis der Herzanatomie, da die meisten der intrakardialen Manipulationen in irgend einer Weise mit den Strukturen der Herzbasis befaßt sind.

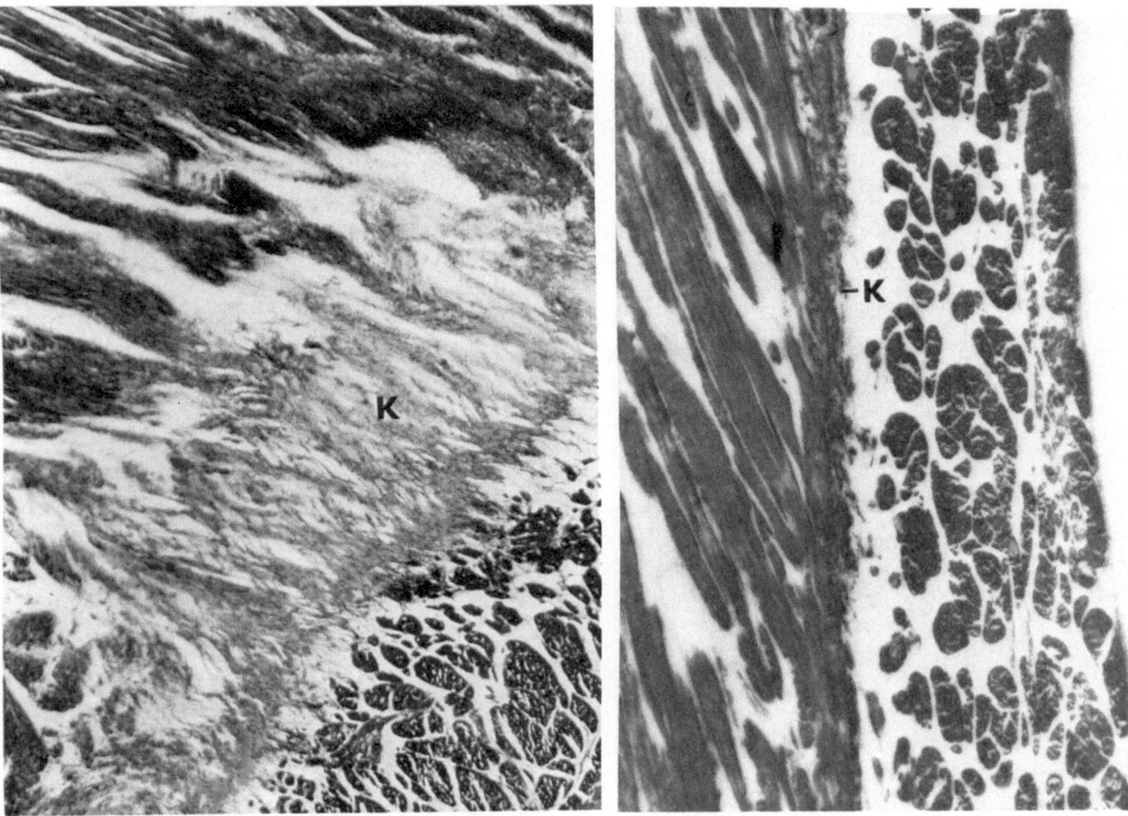

Abb. 25c

Abb. 25. a Die Weitenänderung der atrioventrikulären Ostien in Systole und Diastole. Von der Weitenänderung sind nur die jeweiligen lateralen Abschnitte der Ostien betroffen (schwarz ausgezeichnet, der diastolische Umfang des Ostiums ist gestrichelt). b Am Anulus fibrosus findet eine Umstellung der kollagenen Fasersysteme durch systolische Wirkung der Kammermuskulatur statt. Die Scherengitter werden dabei aufgerichtet und damit die Engstellung des Ostiums in der Systole ermöglicht. *Mi* Myokardinnenschicht; *Af* Anulus fibrosus (Scherengitter); *Ma* Myokardaußenschicht. c Histologische Präparate: Systole, Diastole. *K* kollagene Fasern des Anulus fibrosus

2. *Die Segelklappen*

(Abb. 26)

Die Atrioventrikularklappen bestehen aus einem Faserskelet mit Endokardüberzügen. Ihre Vorhofsfläche ist glatt und besitzt eine stärkere elastisch-muskulöse Gleitschicht, mit der sie den Schub des Blutstromes auffangen kann (BENNINGHOFF, 1930). Von der Kammerfläche her ist nur eine schwache elastische Endokardlage vorhanden. Nur das aortale Mitralsegel hat auf beiden Seiten, der Funktion entsprechend, glatte Oberflächen; es grenzt die Einflußbahn von der Ausflußbahn ab. Am Klappenrand bilden sich zwischen den Chorden Faserarkaden aus (BARGMANN, 1963).

Die Verankerung des Klappenskeletes an der Herzbasis ist unterschiedlich. Am vorderen großen Trikuspidalsegel setzen sich die Faserzüge der Chorden direkt in das Kollagensystem des rechten Anulus fibrosus fort, so daß das ganze Segel, zum mindesten seine Hauptfaserzüge zusammen mit den Chorden, selbst die

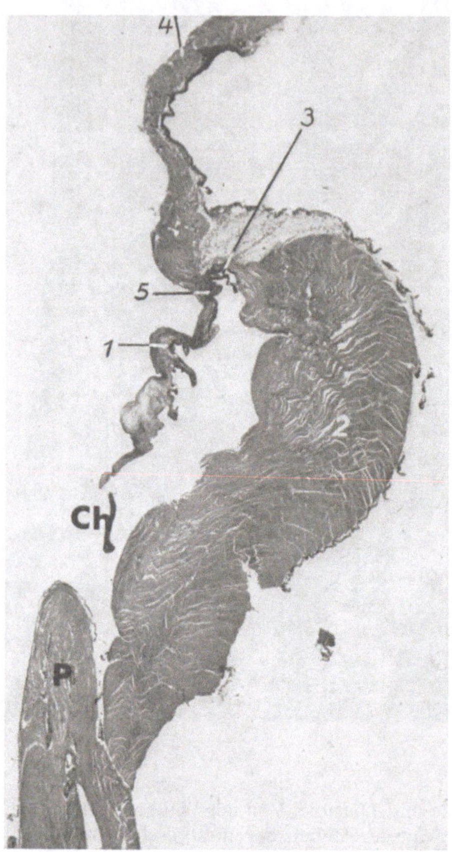

Abb. 26a

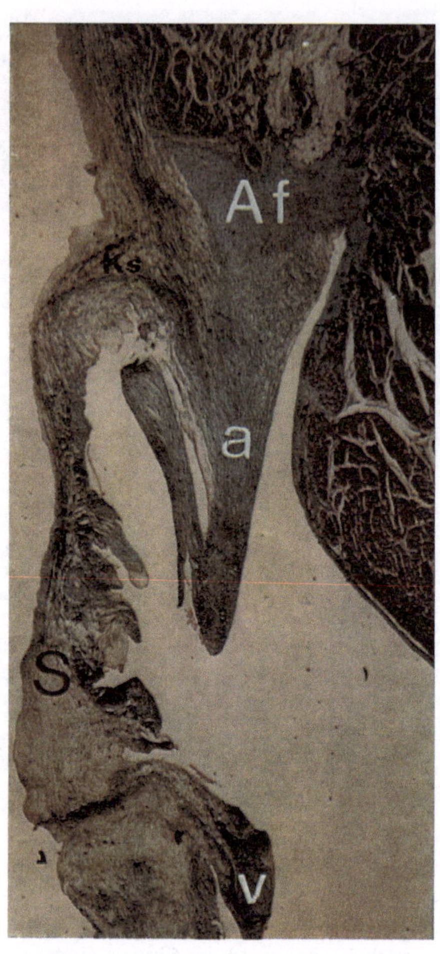

Abb. 26b

Zwischensehne zwischen dem Wandmyokard und den Papillarmuskeln darstellen.

Die beiden kleineren Segel der Trikuspidalklappe zeigen hinsichtlich der Verankerung an der Herzbasis ein teilweise davon abweichendes Verhalten.

Ein besonderes Architekturgefüge haben die Segel der Mitralklappe hinsichtlich ihrer Beziehung zum Anulus fibrosus.

Die aortale Mitralklappe heftet sich am Septum aortico-mitrale zwischen dem Trigonum fibrosum dextrum und dem Trigonum fibrosum sinistrum an. Die funktionellen Belastungen dieses Septums sind durch vier Vektoren gekennzeichnet. Das kommt auch in der Faserkonstruktion zum Ausdruck (Abb. 27).

In der Auswurfphase der linken Kammer wird das Septum aorticopulmonale auf *Ringdehnung*, d.h. auf Zug zwischen Trigonum fibrosum dextrum und Trigonum fibrosum sinistrum beansprucht.

Mit dem weiteren Fortschreiten der Austreibungsphase und der nun folgenden Längsverkürzung der Austreibungsbahn beim systolischen Tiefertreten dieses Ventilebenenabschnittes werden das Septum aorticopulmonale, das Mitralsegel und die Chorden *gegen den elastischen Zug der Aorta* in kraniokaudaler Richtung herzspitzenwärts belastet.

In der Diastole wird durch den Wiederausgleich der elastischen Längsdehnung der Aorta das Aortenostium wieder angehoben, so daß jetzt ein gegensinniger Zug von der Herzspitze weg zur Aorta hin ausgeübt wird. Dazu kommen die Biegungsbelastungen. Beim Klappenschluß schwingt das aortale Mitralsegel gegen das murale. Chorden und Papillarmuskeln sind so angeordnet, daß sie die Klappenstellung präzise der Ventilebenenbewegung anpassen. Sie werden von einem zellarmen Kollagenfasergewebe gebildet. Die leichte Biegsamkeit der Segelklappen ist zwar für die Öffnung der Klappen wichtig,

Abb. 26a—c. Die Segelklappen. Vertikalschnitt — Herz (Mensch) männlich. a Vorderes großes Trikuspidalsegel (*1*). b Murales Mitralsegel. c Aortales Mitralsegel. *M* (*2*) Wandmyokard; *Ks* (*5*) Klappenskelett; *Ch* Chordae tendineae; *P* Papillarmuskel; *aC* anuläre Chorde; *vC* valvuläre Chorde. *Af* Anulus fibrosus; *S.a.m.* Septum aortico-mitrale (*4*); *vM* Vorhofsmyokard

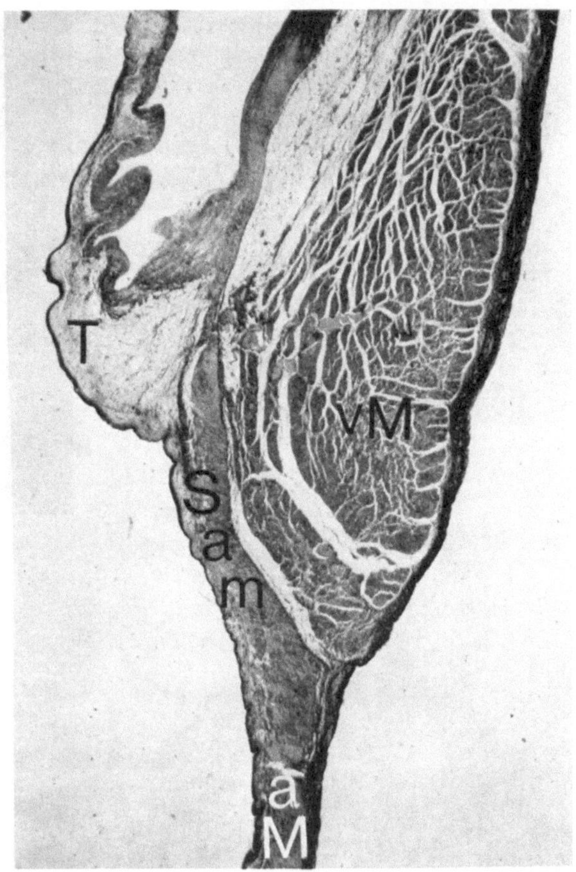

Abb. 26c

macht aber in der Systole einen Unterstützungsapparat – die Chordae tendineae – notwendig (FRATER u. ELLIS, 1961).

Besondere Verhältnisse finden wir an der *lateralen Mitralklappe*. Hier hat nämlich die Papillarmuskelkontraktion eine Bedeutung für den Klappenschluß. Neueste Strukturuntersuchungen haben für diesen scheinbar paradoxen Funktionsmechanismus eine morphologische Erklärung gebracht (Abb. 28).

Es müssen zwei Gruppen von Chorden unterschieden werden: die *„anulären Chorden"*, die direkt in den Anulus fibrosus einstrahlen, und die *„valvulären Chorden"*, die zum Rand der Klappe ziehen. Die anulären Chorden sind funktionell Zwischensehnen zwischen der Ventrikelmuskulatur und den Papillarmuskeln. Über den vorderen Fornix sind die Faserzüge der anulären Chorden aber mit dem Klappenskelet der muralen Mitralklappe verknüpft. Das Bindegewebsskelet der lateralen Mitralklappe strahlt nicht direkt in den Anulus fibrosus ein, sondern biegt in die anulären Chorden um (PUFF u. BARRENBERG, 1965). Nur die valvulären Chorden sind reine Halteapparate, die das Durchschlagen der Klappe verhindern. In der linken Kammer beträgt der Zug an den Chorden etwa 100 kg/cm^2.

Als Klappenmuskulatur begleitet das Vorhofsmyokard die Segelklappen eine Strecke weit, am ausgeprägtesten am aortalen Mitralsegel und an der vorderen Trikuspidalklappe. Diese Muskulatur gewinnt Bedeutung für den Klappenschluß. Sie bewirkt das Steifwerden und „Stellen" der Klappen und das Abheben von der Kammerwand vor Beginn der Systole.

Das aortale Mitralsegel hat nach WALMSLEY und WATSON (1966) eine zentrale Bedeutung (Schlüsselposition) im linken Ventrikel. Danach benützen bestimmte künstliche Klappen den Vorteil, daß nach Resektion des aortalen Mitralsegels der Weg direkt aus der linken Einflußbahn in das Aortenvestibulum frei ist. Die topographische enge Nachbarschaftsbeziehung zwischen

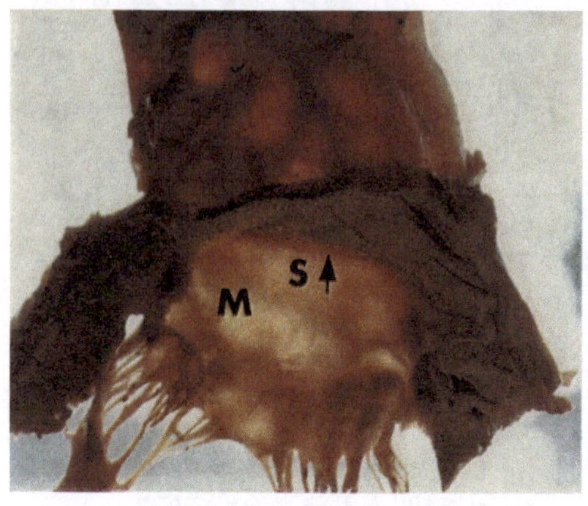

a

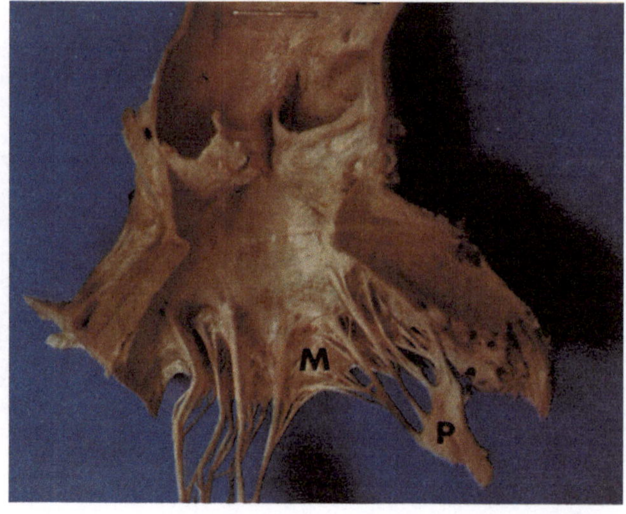

a

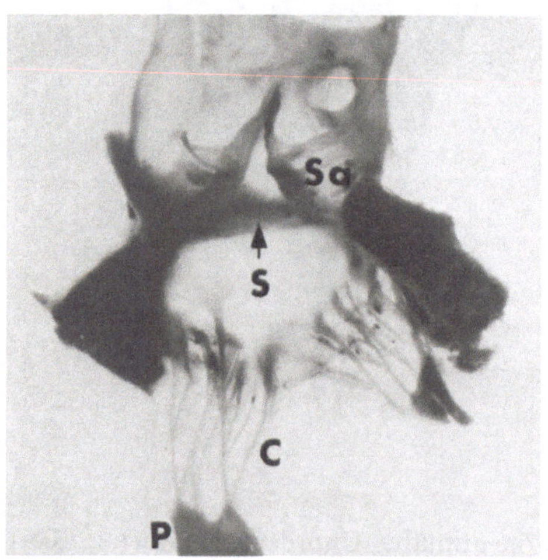

a

Abb. 27. a Totalpräparat der muralen Mitralklappe mit Aortenbasis und Septum aortico-mitrale (Aufhellungspräparat nach SPALTEHOLZ, GEIGER, Präp.). *M* Aortales Mitralsegel; *C* Chordae tendineae; *P* Papillarmuskel; *S* Septum aortico-mitrale; *Sa* Semilunarklappen der Aorta. b Flachschnitte durch das Septum aorticomitrale mit Einstrahlung der Faserzüge des Klappenskelettes des aortalen Mitralsegels

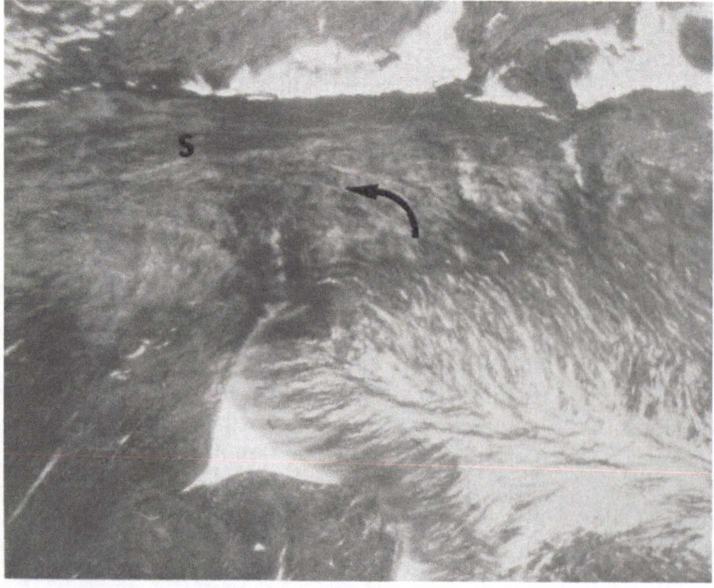

b

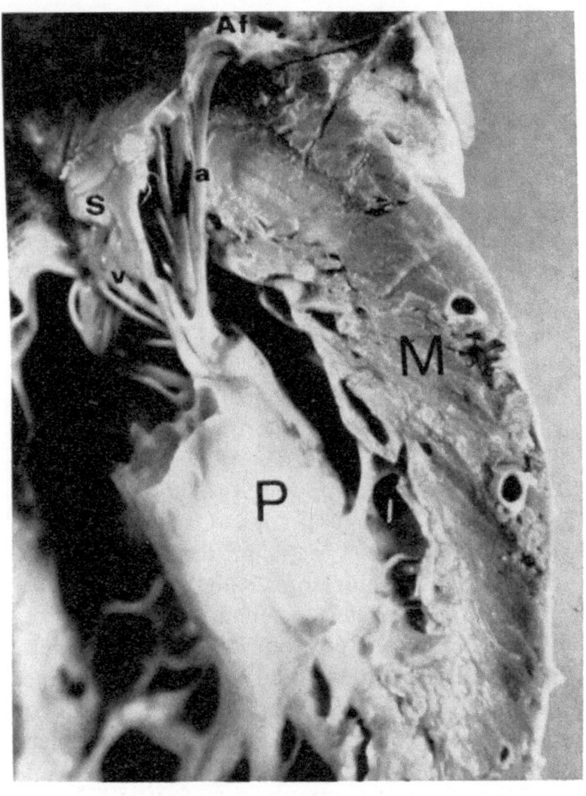

a

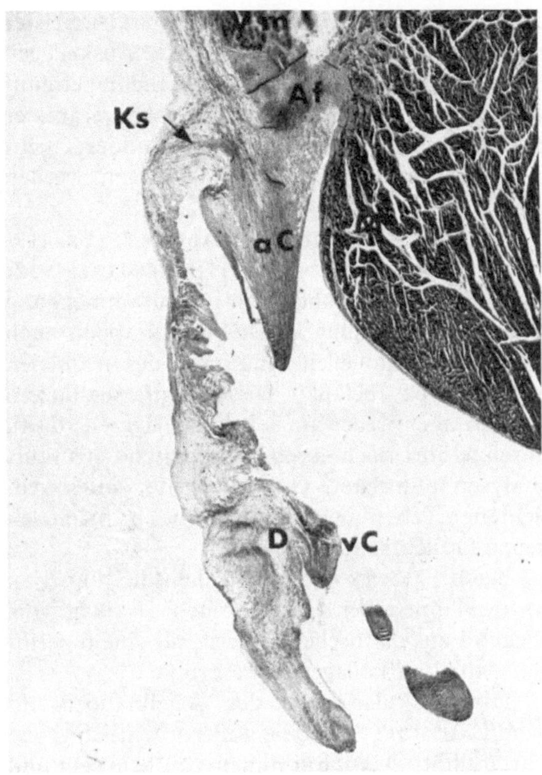

b

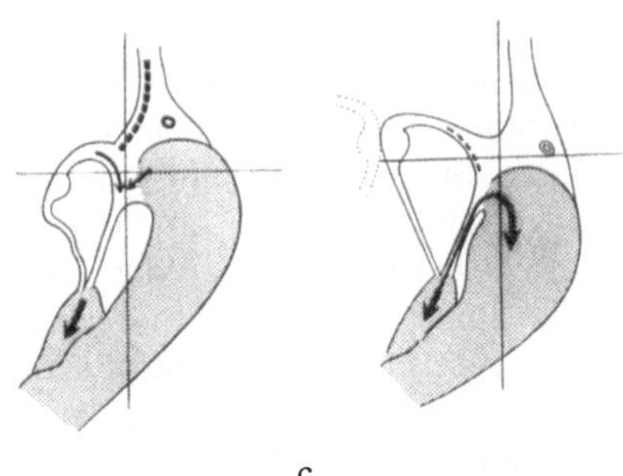

c

Abb. 28 a—c. Laterales — murales Mitralsegel. Schematische Darstellung des Funktionsmechanismus. a Seitenansicht des muralen Mitralsegels (*S*). b Histologischer Längsschnitt durch das gleiche Präparat. c Schematische Rekonstruktion (Erläuterung im Text). *M* Kammermyokard; *Af* Anulus fibrosus; *aC* anuläre Chorde; *vC* valvuläre Chorde; *D* Dichtungspolster in der freien Klappe; *Ks* Klappenskelett; *Vm* Vorhofsmyokard

der hinteren Aortenklappe und der Basis des aortalen Mitralsegels erklärt nach WALMSLEY die Tatsache, daß beide Klappen häufig gemeinsam erkranken. WALMSLEY weist auch auf die besondere Fixation des aortalen Mitralsegels hin:

Außer der medialen und lateralen Anheftung dehnt sich die Fixierungsstelle am Herzskelet ungefähr 1 cm nach unten aus, so daß diese mit dem interventrikulären Septum einen fibromuskulären Kanal bildet, dessen hintere Wand fast ausschließlich membranös ist.

Chirurgisch sollte besonders beachtet werden, daß beim Gesunden die beiden Mitralsegel miteinander verschmolzen sind, und zwar ein Stück unterhalb des Anulus fibrosus. Die Anwendung mechanischer Dilatatoren bei Mitralstenosen könnte eine traumatische Schlußunfähigkeit durch Spaltung dieser Kommissuren bedingen.

WALMSLEY und WATSON (1966) weisen auf die interessante Beziehung des Septum membranaceum zum septalen Trikuspidalsegel hin (s. auch S. 8).

Die anatomische Besonderheit des *Trikuspidalostiums* ist auch in pathogenetisch wie chirurgischer Beziehung nach RUSHMER (1961) dadurch gegeben, daß die beiden Ostien der rechten Kammer durch eine breite Muskelleiste (Crista supraventricularis) voneinander getrennt sind, so daß im Gegensatz zur linken Kammer bei Störungen eines Ostiums das andere nicht unbedingt in Mitleidenschaft gezogen werden muß.

Neueste amerikanische Autoren (Frater, Ellis, 1961; Rusted, 1952; Scheifley, 1952; Thompson, 1972) haben sich im Zusammenhang mit der Entwicklung künstlicher Klappen auch mit der funktionellen Anatomie der normalen Mitralklappe befaßt. Diese Untersuchungen wurden aber weder am lebenden Herzen in situ durchgeführt noch durch histologische Strukturanalysen unterbaut. Gegenüber den alten Ansichten ergeben sich daher keine prinzipiellen neuen Gesichtspunkte.

Nach Palfrey (1969) bestehen die normalen Mitralklappen bei neugeborenen Hunden vorwiegend aus elastischen Fasern mit einem geringen Anteil an kollagenen Fasern.

Die Vaskularisation der Segelklappen hat nach Lautsch (1971) eine außerordentlich große Variabilität. Das Vorkommen von Muskeln und Nerven soll die anatomische Grundlage für die Vorstellung einer aktiven Rolle der Herzklappen spielen. Auch Cooper (1966) macht die neuralen und muskulären Strukturen in den Klappen dafür verantwortlich. Mitchel (1970) sieht in den neuralen Strukturen sensorische Elemente. Zur glechen Ansicht kommt Lipp (1968).

Miller (1964) findet in der Trikuspidal- und Mitralklappe freie Nervenendigungen, die er als Barorezeptoren-Druckrezeptoren ansieht und die morphologisch und funktionell den freien Nervenendigungen, die als Dehnungsrezeptoren in anderen Bezirken des Organismus nachweisbar sind, entsprechen.

a) Die Dynamik der Segelklappen (Das Klappenspiel) Der Öffnungs- und Schließmechanismus der Mitralklappe

Nach Grosse-Brockhoff sind die besonderen funktionellen Merkmale der Segelklappen die Leichtigkeit und die Geschwindigkeit, mit der die natürliche Klappe sich schließt und öffnet. Ihre Zartheit und Elastizität läßt sie immer der Form der Strömungswelle anpassen, die vom Blutstrom erzeugt wird. Da die Segel annähernd das gleiche spezifische Gewicht wie das Blut haben, schwimmen sie und passen sich den zyklischen Schwankungen in der Strömungsgeschwindigkeit an, so daß keine Trägheitsmomente auftreten und Turbulenzen entstehen. Andererseits sind die Klappen außerordentlich dauerhaft und widerstandsfähig. Die Segel sind in Form und Größe dem Ostium und der jeweils gegenüberliegenden Klappe angepaßt. Die Voraussetzungen für einen festen Klappenschluß werden dadurch erzielt, daß ein gewisser Materialüberschuß vorliegt (Grosse-Brockhoff, 1958). Die Proportion der Klappenfläche zur Fläche des Ostiums verhält sich wie 1:1,5 bzw. 1:2,2. Diese Überlappung wird noch durch die systolische Verengung der Ostien verstärkt. Grosse-Brockhoff sieht in der Überlappung eine Reserve, die nur unter Ruhebedingungen bei gesunden Herzen festzustellen ist, sich aber bei körperlicher Belastung oder Krankheit verliert. Eine andere Deutungsmöglichkeit wäre die einer Reserve für den größeren Hub der Ventilebene und das vergrößerte Schlagvolumen. Die Klappen müssen eine Öffnung schließen, deren Weite sich ständig ändert. Bei der diastolischen Weitstellung wird die Klappenbasis verbreitert und verbraucht einen Teil der Oberfläche, so daß die Länge der Segel verkürzt wird. Ein kleinerer Umfang in der Systole ermöglicht eine große longitudinale Streckung und leichtere Deformierbarkeit (Davila 1960). Röntgenkinematographische Untersuchungen über den normalen Mitralklappenmechanismus haben gezeigt, daß für den Klappenschluß zwei Faktoren wichtig sind:

1. Ein ausgiebiges Klappenspiel des aortalen Mitralsegels,

2. eine Einschnürung des Mitralostiums im Bereich des muralen Mitralsegels. Das aortale Mitralsegel deckt dabei den größten Teil des Ostiums, das murale nur einen kleinen Bezirk der AV-Fläche. Im Bereich des muralen Segels (Abb. 29) erfolgt der wesentlichste Ventilverschluß durch die Einengung des Ostiums und weniger durch einen Klappenmechanismus. Die Klappe wird dabei nur als ein sich faltendes Polsterkissen verwandt (Puff, 1972). In der muralen Klappe ändert sich die Breite ihrer Basis, der Anheftung am Ostienring, systolisch mit der Einengung des Ostiums. Im Gegensatz dazu sind an der Basis des aortalen Mitralsegels während der Herzaktion Breitenänderungen nicht erkennbar. Das *Septum aortico-mitrale* erfährt nur La-

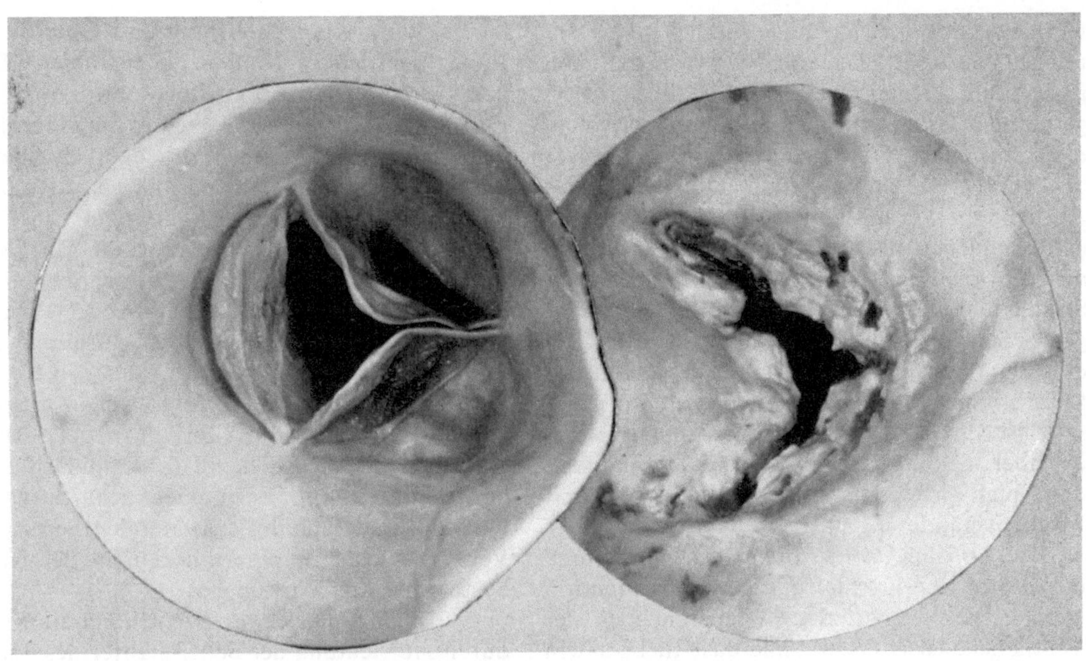

a

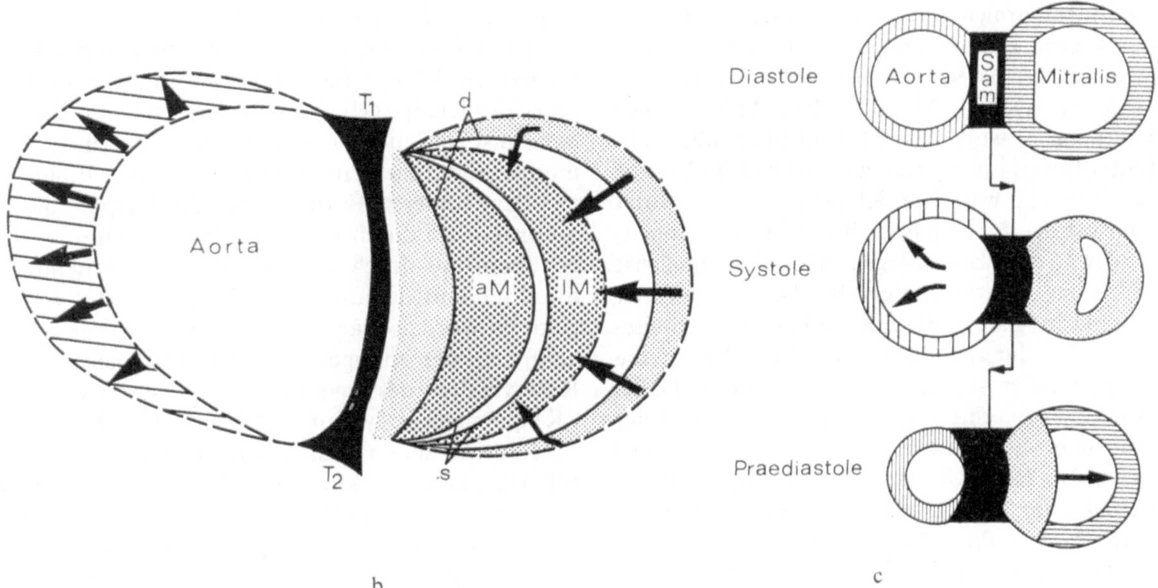

b c

Abb. 29a—c. Topographie und Funktionsmechanismus des Ostium aortico-mitrale. a Endoskopische Aufnahme des Aorten- und Mitralostiums vom menschlichen Herzen. b Schematische Darstellung des Funktionsmechanismus des Mitralostiums und des Aortenfundamentes. T_1, T_2 Trigona fibrosa; *aM* aortales Mitralsegel; *IM* murales Mitralsegel; *d* diastolischer Ostienring; *s* systolischer Ostienring. c Funktion des Septum aortico-mitrale (PUFF, 1972) (Erläuterung im Text) teralbewegungen und keine Faltungen oder Dehnungen. Besonders bemerkenswert ist, daß man in der linken Kammer eigentlich nicht von zwei getrennten Ostien sprechen kann, sondern man muß von einem gemeinsamen Funktionssystem der Ventile der linken Kammer ausgehen, das Aorten- und Mitralostium zusammenfaßt. BROCK (1968) und ZIMMERMANN (1966) weisen ebenso auf Formveränderung des Mitralostiums in Systole und Diastole hin. Die von BROCK wiedergegebenen Zeichnungen ZIMMERMANNS (Abb. 29b, c) lassen deutlich die Umformung des annähernd kreisförmigen diastolischen in ein nierenförmiges systolisches Ostium (Abb. 29c) erkennen. Es findet aber nicht nur eine Formveränderung, sondern auch gleichzeitig eine Umfang- und damit Flächenveränderung statt.

Die *Öffnung der Mitralklappen* wird durch die diastolische Erschlaffung der Einströmungsbahn eingeleitet. An dem Wiederanheben der Ventilebene ist in erster Linie das Rückpendeln des Restblutes sowie der diastolische Koronareinstrom beteiligt. Welche Rolle dabei die venösen intramuralen sinusoidalen Gefäße als hydraulisches Entfaltungssystem spielen, ist noch nicht geklärt (LUNKENHEIMER, 1972; PUFF, 1972, 1965) (s. auch S. 24). Bei dem Anheben der Ventilebene wird das Mitralostium über das Blutvolumen hinweggezogen, welches im Vorhof bereitgestellt war. Die Klappenöffnung erfolgt relativ träge, ohne daß sich die freien Klappenränder an die Wand anlegen. Sie sinken zunächst gegen das Ventrikellumen ab. Mit zunehmender Erschlaffung der linken Kammer und Erweiterung des interpapillären Raumes hängt die Klappe tiefer in den Ventrikel hinein. Dabei kommt es zu einer deutlichen Auswölbung der zentralen Segelanteile herzspitzenwärts. Die freien Ränder der Klappe – die Klappennaht – haften zwar noch aneinander, jetzt aber invertiert (PUFF u. BARRENBERG, Abb. 30b). Bei dem diastolischen Auseinanderweichen der beiden Papillarmuskelgruppen kann das Segel ohne Spannung abwärts schwingen, um die effektive Lichtung für den Einstrom zu bilden (DAVILA, 1960). Nun öffnen sich die Klappen trichterförmig zur Herzspitze hin und bilden eine Art Kanal (Abb. 30c). Die Klappenbasis wird angehoben (Abb. 30d). Dabei treten gegensinnige Bewegungen auf, wie die röntgenkinomatographische Analyse zeigt: Das Absinken des Kontrastblutes durch den Trichter und das Anheben der Klappenbasis über das Kontrastmittel (Stielanziehen). Klappenöffnung und Übertritt des Blutes aus dem Vorhof in die Kammer erfolgt also bereits vor der Vorhofskontraktion. Zur Zeit der P-Welle im EKG wird an der Oberfläche des lateralen Segels ein Knick deutlich sichtbar (Abb. 30d). Man hat den Eindruck, als ob die Klappe wie ein nasses Hemd aus dem Waschtrog gezogen würde. Auch das aortale Mitralsegel bewegt sich jetzt gegen die Mitte des Mitralostiums und wird dabei leicht vorgewölbt. In dieser Phase findet so eine erste Auffüllung auch der Austreibungsbahn statt.

Der *Klappenschluß* erfolgt außerordentlich schnell ($^1/_3$ der Öffnungszeit). Mit dem Beginn der R-Zacke im EKG und der Papillarmuskelkontraktion kommt es zu einer ruckartigen Aufwölbung und Blähung des lateralen Segels. Die Verkürzung der Papillarmuskeln in der frühen Systole hat drei Wirkungen:

1. Einengung des atrioventrikulären Ringes durch Aufrichtung der Scherengitter des Anulus fibrosus (s. S. 30),

2. Bildung eines Punctum fixum für die Kontraktion der Einflußbahn und

3. das Einrollen der Klappenbasis und damit Stellen der Klappe über das träge Blutvolumen unter der Klappe (Hypomochlion). Die unmittelbar anschließende Kontraktion der Einströmungsbahn führt zur Verdrängung des Blutes aus dem hinteren Fornix unter die Klappe, die schon vorher durch die Vorhofsmuskulatur angehoben und durch den Klappenstellmechanismus mit Aufwicklung des Klappenskeletes angekippt worden war. Das besondere Strukturgefüge an der Klappenbasis mit entsprechenden Reservefalten des Endokards läßt hier eine Art „Klappengelenk" vermuten (PUFF, 1965; Abb. 31).

Die valvulären Chorden bleiben bei der Papillarmuskelkontraktion zunächst locker. Sie verhindern dadurch ein Durchschlagen der Klappen vorhofwärts und ermöglichen aber eine fallschirmartige Blähung der Klappen. Das aortale Mitralsegel wird rein mechanisch durch äußere Faktoren in den jeweiligen Angriffspunkt der Blutströmung gestellt. DAVILA (1960) schreibt ihm einen blutstromleitenden Effekt zu (Subaortic curtain).

In zunehmendem Maße folgt jetzt eine Einschnürung der lateralen Kammerwand und ein weiteres Hochwölben des aortalen Mitralsegels, so daß im ST-Stück des EKG wieder eine annähernd horizontale Begrenzung des Mitralostiums erreicht ist.

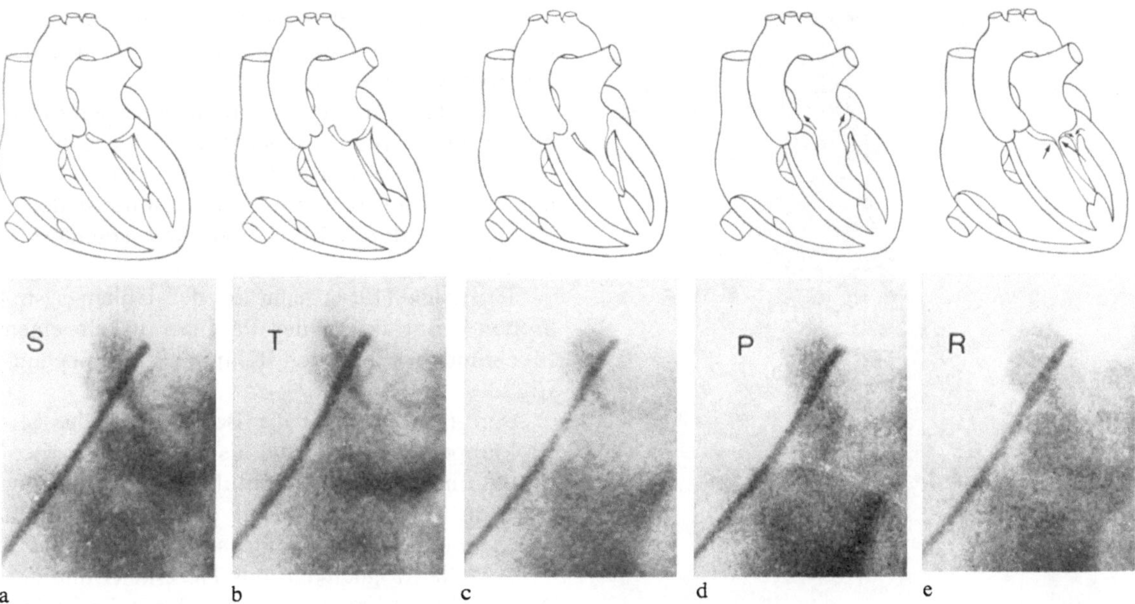

Abb. 30. Zuordnung der Mitralklappenbewegung zum EKG (Erläuterung im Text)

Nach LAUTENBERGER (1950) kann man den Verschlußmechanismus der Mitralklappe als ein Aneinanderpressen der Klappensegel, der Chorden und der Papillarmuskeln als einzigen Block ansehen, wobei der Verschluß des Ostiums durch die tatsächliche Verkeilung der Strukturen gesichert wird. Die laterale Wand der Austreibungsbahn wird erst mit der Kontraktion der Einströmungsbahn gebildet: durch den kontrahierten Rezessus und die umeinander geschlungenen Papillarmuskeln (KLÜMPER, 1958; PUFF, 1958).

VAN DE SPUY (1964) beschreibt eine Reduktion der linken Kammerbasis in der Systole bei gleichzeitiger maximaler Ausdehnung der Aortenwurzel durch das ausgeworfene Blut.

b) Die Dynamik der Trikuspidalklappe

Der vordere große Papillarmuskel der rechten Kammer kontrolliert das ganze vordere Trikuspidalsegel. Mit seiner ruckartigen Kontraktion übt er über die Segelklappen einen Zug auf die Vorderwand der rechten Kammer im Bereich des Rezessus aus. Dieser Teil der Einströmungsbahn wird dabei gedehnt und entfaltet (Abb. 18a). Die träge Blutmasse im Rezessus, d.h. zwischen Vorderwand und Trikuspidalklappe, wirkt dabei als Hypomochlion. Die ganze vordere Trikuspidalklappe ist funktionell nicht nur ein Ventil, sondern gleichzeitig die Zwischensehne des zweibäuchigen Muskels: Vorderwandmyokard – Papillarmuskel.

Die Adaptation der Trikuspidalklappe an die Stellung der Ventilebene und das Verhindern des Rückschlagens ist durch ein einfaches automatisches Prinzip gewährleistet, das sich selbsttätig dem jeweiligen Hub der Ventilebene dadurch anpaßt, daß die Wurzelfasern des großen vorderen Papillarmuskels bei der Entfaltung der Austreibungsbahn in deren Ringsysteme zurückgegliedert werden. Je größer das Ausmaß der Ventilebenenverschiebung ist, um so größer ist gleichzeitig auch die Entfaltung der Austreibungsbahn und davon wieder abhängig die weitgehende Verkürzung des Papillarmuskels (Abb. 18a).

Vergleicht man nun die verschiedenen Segelklappen hinsichtlich ihres histologischen Aufbaues miteinander, so unterscheiden sich schon die Klappen der Mitralis. Beim lateralen Mitralsegel findet sich ein lockeres und fast zart erscheinendes Strukturgefüge, wohingegen das aortale Mitralsegel einen derben kollagenen Faserfilz bildet (Abb. 26).

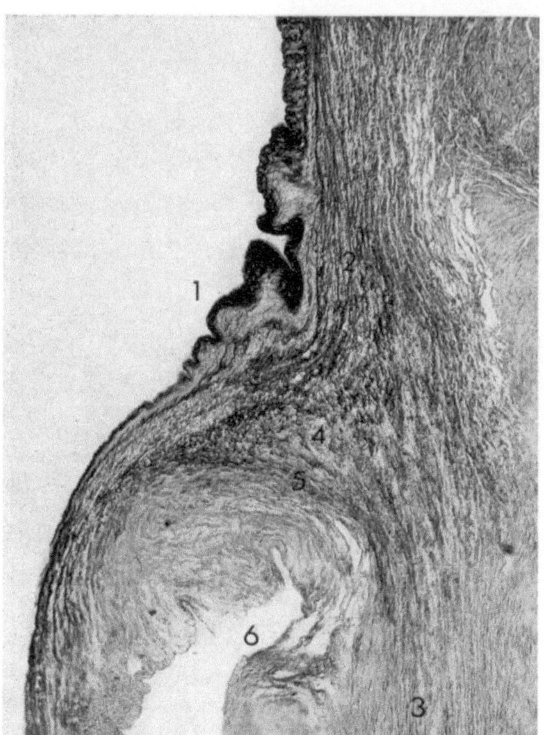

Abb. 31. Basis der lateralen Mitralklappe („Klappengelenk"), Mensch, 32 Jahre, Fixierung Formol, Färbung: Elastika van Gieson. *1* Reservefalte des Endokards; *2* Faserplatte aus der Vorhofswand; *3* anuläre Chorda; *4* lockeres dreidimensionales Netzwerk am Klappenursprung; *5* Klappenskelett; *6* vorderer Fornix

Hinsichtlich der Belastungsfähigkeit der Mitralklappen haben Untersuchungen in einer größeren Serie von menschlichen und tierischen Herzen ergeben, daß sich die Berstungsdrucke (aortales Mitralsegel 17 Atü, murales Mitralsegel 8,1 Atü) mit zunehmendem Alter auf ein Verhältnis 1:2 einspielen. Beim jugendlichen Klappenmaterial ist die Differenz zunächst nur ganz gering. GROSSE-BROCKHOFF gibt für die Belastungsfähigkeit der Aortenklappe 2–3 kg/cm² an und für das aortale Mitralsegel 7 kg/cm².

Das vordere große Trikuspidalsegel nimmt sowohl hinsichtlich seiner Struktur wie auch seiner Funktion eine Mittelstellung zwischen den beiden Mitralsegeln ein. In seiner Feinstruktur ähnelt es eher dem muralen Mitralsegel, wohingegen das grobfaserige Grundgerüst gewisse Parallelen zum aortalen Segel erkennen läßt (Abb. 26a).

Von den älteren Autoren entwickelt BURDACH im Jahre 1820 die modernste und interessanteste Vorstellung über den Klappenmechanismus. Er beschreibt schon, daß die Systole mit der Kontraktion der „Zizzenmuskeln" beginnt, die die Klappen schließen(!).

„Werden nun die Zizzenmuskeln nach innen bewegt und verkürzt, so spannen sich zuerst und am meisten die Flechsenfäden der oberen Reihe, und diese sind es vorzüglich, vermittelst deren die Klappe durch Muskeltätigkeit geschlossen wird!"

RUSHMER (1961) sieht in der frühen systolischen Kontraktion der Papillarmuskeln einen Mechanismus, der den Klappenschluß begünstigt.

ARCHIE (1916) hat die Bewegungen der Mitralklappen zum Herzzyklus in Beziehung gebracht und kommt zur Schlußfolgerung, daß sowohl die Vorhofsaktion wie die Kammeraktion am Klappenschluß beteiligt sind.

Auf die Möglichkeit, das Herzskelet und den Anulus fibrosus auch am Lebenden bei geschlossenem Thorax röntgenologisch zu verfolgen, weist NORDENSTRÖM (1965) hin. In der kapillären Phase der koronaren Angiographie lassen sich diese Strukturen nämlich als Kontrastdefekte verfolgen.

3. Die arteriellen Ostien — die Semilunarklappen — Aortenfundament und Pulmonalbasis

(s. auch PLANZ, 1960/61)

GROSSE-BROCKHOFF (1960) weist auf die strömungstechnischen grundsätzlichen Unterschiede zwischen den arteriellen und venösen Ostien hin, die sich auch in der Bauweise manifestieren. So fällt besonders die unterschiedliche Weite der Ostien bei gleicher Durchflußmenge ins Auge. In den atrioventrikulären Ostien ist der Druckgradient gering. Die Ostien sind weit, und der Blutstrom ist in seiner Geschwindigkeit ebenfalls gering. Dagegen sind die arteriellen Ostien eng und das Blutvolumen wird mit großer Geschwindigkeit und hohem Druck hindurchgetrieben. Die zentralen Anteile der Taschenklappen sowohl in der Aorta wie Pulmonalis haben prinzipiell den gleichen Bau. Lediglich sind die Pulmonalklappen etwas schwächer. Muskelfasern und Gefäße fehlen in allen Taschenklappen. Die Faserbündel des Klappenskeletes

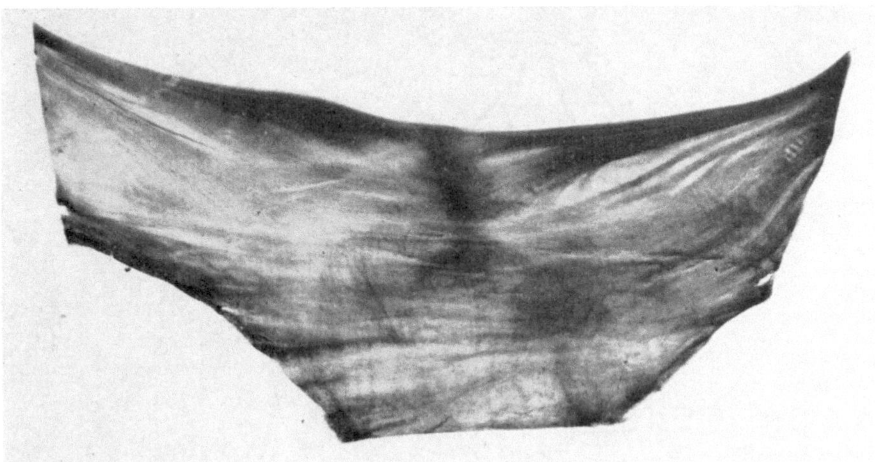

Abb. 32. Taschenklappe — Totalpräparat — Boraxcarmin-Stückfärbung. Darstellung der Faserstruktur

verankern sich in der jeweiligen Arterienwurzel. In bezug auf die Zugwirkung ist der Verlauf der Fasern spannungstrajektoriell (Abb. 32). Dieser funktionsbedingte Faserverlauf muß bei dem chirurgischen Klappenersatz – z.B. bei Homotransplantaten von Perikard – berücksichtigt werden, da funktionswidrige Faserverläufe die Ersatzklappen zur Schrumpfung verurteilen.

Wie schon bei den atrioventrikulären Ostien beschrieben, finden auch an den arteriellen Ostien nicht nur Formveränderungen bei der Herzaktion, sondern gleichzeitig Umfang- und Flächenveränderungen statt. An beiden Arterienwurzeln ist ein zirkulär parallelfaseriger fibröser Ring als Grenze zwischen Myokard und Arterienwurzel nicht vorhanden. Die angeblichen „Anuli fibrosi" zeigen hier eine sehr komplizierte funktionelle Architektur, bei der die Grenzen des Myokards und der Gefäßwand sich gegenseitig mit den Anteilen des Anulus fibrosus überlappen. Bei der Dehnung und Weitstellung der arteriellen Ostien in der Austreibungsphase gleiten die überlappten Anteile auseinander, so daß nur in dieser Phase die Bindegewebsfasern tatsächlich annähernd parallel und scheinbar zirkulär verlaufen. Aus dieser Situation heraus haben sie dann die Aufgabe, einer weiteren Überdehnung Widerstand entgegenzusetzen. Hinsichtlich des Erweiterungsmechanismus bestehen prinzipielle Unterschiede an der Pulmonalis und am Aortenfundament. Während die Pulmonalbasis in ihrer Zirkumferenz gleichmäßig erweitert wird, findet sich eine solche Erweiterung am Aortenfundament nur in seinem vorderen Wandabschnitt, der dem Septum aorticomitrale gegenüberliegt. Die subaortalen Muskelsysteme der linken Austreibungsbahn bereiten zu Beginn der Austreibungsphase die Weitstellung des Aortenostiums aktiv durch ihre Kontraktion vor, indem die im entspannten Zustand girlandenförmig erscheinende bindegewebige Grenze zwischen Gefäßwand und Kammermyokard durch Muskelzug in einen abgeflachten ebenen Ring verwandelt wird. Mit dem Aortenklappenschluß wird das systolisch erweiterte Aortenostium durch die noch anhaltende Kontraktion zirkulär verlaufender Muskelzüge wieder gerafft.

a) Das Aortenfundament

(Abb. 33a)

Die Aorta ist mit ihrem Bindegewebsgerüst in das Herzskelet eingefügt. Von einem Ring kann nicht gesprochen werden, da hier eine Verwerfung der Grenzen – durch den Ursprung der Koronararterien bedingt – stattgefunden hat. Als Aortenfundament wird der Wandabschnitt bezeichnet, der im Ansatzbereich der Taschenklappen liegt (PUFF, PLANZ, 1960). Die Faserbündel des jeweiligen Klappenskeletes treffen nicht senkrecht in die Wand der Arterienwurzel, sondern biegen spitzwinklig distal in die Richtung des Ansatzrandes ein und bekommen damit allmählich einen Längsverlauf. Im Bereich der bogenförmigen Ansatzlinien und besonders, wo sie sich spitzwinklig vereinigen – Spatia inter-

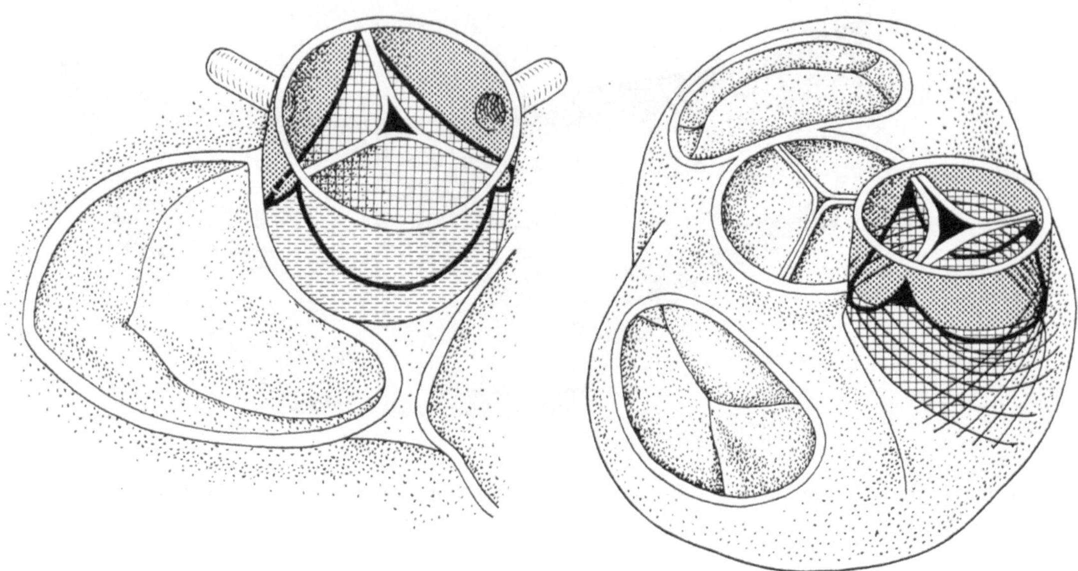

Abb. 33a u. b. Konstruktion des Aortenfundamentes und der Pulmonalis. a Aortenfundament. b Pulmonalbasis. Elastisch-muskulöse Gefäßwand ( ). Kammermyokard ( ) und Bindegewebe des Herzskelettes ( ) überlappen sich gegenseitig. Es existiert kein parallelfaseriger Ring. Das Septum aortico-mitrale ( ) stellt den einzigen parallelfaserigen Wandabschnitt dar, der selbst nicht dehnbar ist

valvularia –, ist die Sinuswand verdickt. An diesen Stellen strahlen die Fasern des Klappenskeletes radienartig aus, in dem nicht nur die Intima, sondern auch die innere Media durchsetzt wird und diese Fasern sich im Bindegewebe der Media verankern. Die Aortenklappen können sich nicht vollständig öffnen, da das Orificium nur bis zur Streckung der Klappenränder erweitert werden kann (DAVILA, 1960; Abb. 34).

BROOKS (1968) hat bei seinen kinematographischen Studien im Innern des aktiv schlagenden Herzens festgestellt, daß rechte und linke Aortenklappe sich fast wie eine Einheit bewegen. Aus dieser Tatsache erklärt er auch die klinischen Beobachtungen, daß die Kommissur zwischen rechter und linker Klappe die ist, die am meisten bei kongenitalen und rheumatischen Aortenstenosen verschmolzen ist. Bei abnormaler Entwicklung der Aortenklappen fand RAFTERY (1955), daß dann, wenn nur zwei Klappen vorhanden sind, diese sich später öffnen als normal.

Der Vorstellung eines einfachen fibrösen Ringes an den arteriellen Ostien kann auch ZIMMERMANN (1966) und GRANT (1961) nicht folgen, da die Anheftungsstelle der Semieunarklappen Girlandenkonfiguration erkennen läßt, so daß die Ostienebenen nicht so deutlich als solche erscheinen.

SENNING (1966) hat aus der Erkenntnis, daß für die Dynamik des Ausflußostiums der linken Kammer die Erweiterung der Aortenbasis wichtig ist, seine Fascia lata-Prothesen nicht an einem Ringträger befestigt, sondern mit direkter Naht.

b) Pulmonalbasis

(Abb. 33b)

Röntgenologische Untersuchungen haben auch für die Pulmonalbasis bestätigt, daß diese eine Weitenänderung erfährt. Die Pulmonalbasis, d.h. der Klappenring, wird in der Austreibungsphase (ST-Stück) erweitert und endsystolisch wieder verengt (absteigende T-Zacke). Außerdem erfährt der Stamm der Pulmonalis eine elastische Längsdehnung in der Austreibungsphase. Im Bereich der Pulmonalbasis wirken Herzmuskulatur, kollagenes Material und Gefäßmuskulatur in einem komplizierten Strukturgefüge zusammen. Dies findet in der Anordnung der einzelnen Elemente seinen Ausdruck. Das Grundgerüst wird von den kollagenen Klappenansatzrändern gebildet (Arterienring). Diese Grenze zwischen Herzkammer und Arterie wird von beiden Seiten

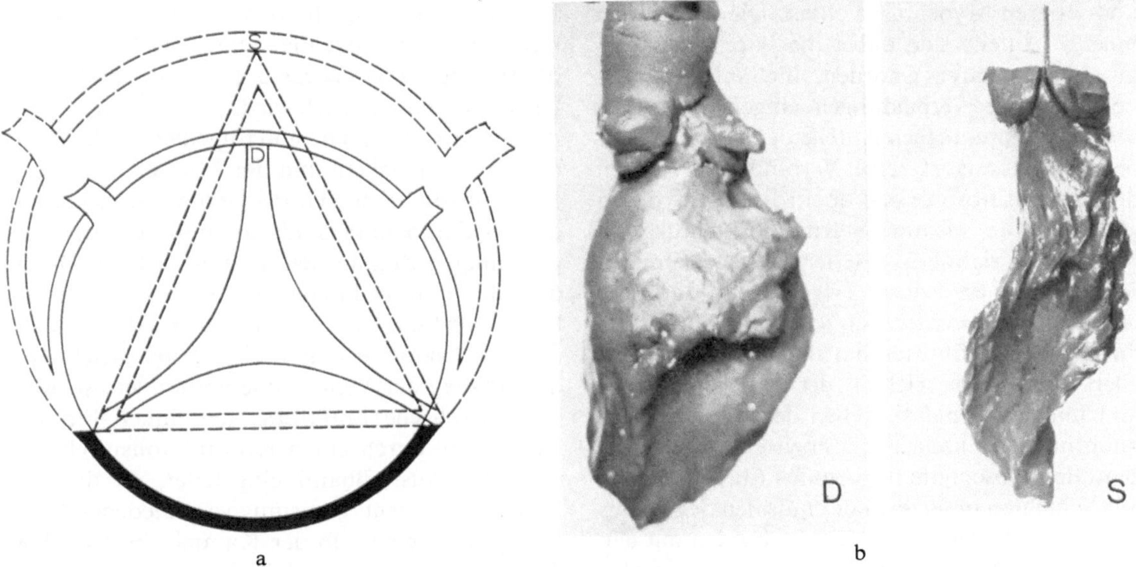

Abb. 34. a Erweiterung der Aortenbasis und Streckung der Klappenränder nach DAVILA. b Ausgußpräparate der linken Kammer und des Aortenfundamentes. *D* Diastole, *S* Systole

überschritten in den Spitzen der Spatia intervalvularia proximal durch Gefäßwandmaterial und am Grund der Sinuswände distalwärts des Ringes durch Herzmuskulatur. Die Insertion dieser Kammermuskulatur an den kollagenen Bögen läßt auch hier auf Grund des Einstrahlungswinkels den Schluß zu, daß der Sinuswandabschnitt noch durch Wirkung der Kammermuskulatur aktiv verkürzt werden kann, was auch hier wieder zur Abflachung der Bögen, zur Annäherung der freien Klappen an die Wand und damit zur Weitstellung des Ostiums führt (PLANZ, 1960). Die von früheren Autoren beschriebene Variabilität in der Materialverteilung der Sinuswände ist somit nicht rein zufällig oder durch embryonale Gewebsverlagerung bedingt. Die Herzklappen sind bis ins kleinste funktionell durchkonstruiert und bilden ein Glied in dem größeren System Klappenapparat – Myokard. Krankhafte Prozesse an einem Einzelglied dieses Systems verändern im Laufe der Zeit die funktionellen Bedingungen des ganzen Systems und können zu eingreifenden Störungen mit adaptativen Strukturveränderungen führen. Insbesondere müssen wir von dem Konzept der bindegewebigen parallelfaserigen Ostienringe abkommen, die für die Entwicklung starrer Prothesenträger die Vorstellungsgrundlage geliefert haben. Ein starrer Prothesenring verhindert nicht nur eine Erweiterung in der Auswurfphase und reduziert den Durchfluß des Blutes, sondern bedingt auch eine taillenartige Einschnürung am arteriellen Ostienring. Dadurch kann sich die für die Strömungsdynamik notwendige Formeinheit von Austreibungsbahn und Gefäßwurzel nicht bilden (Abb. 34). So entstehen dabei Wirbel und Strömungsanomalitäten, die auch für den funktionellen Bau der Arterienwand Konsequenzen haben. Es muß das Ziel der chirurgischen Prothetik sein, die natürlichen Funktionsbedingungen weitgehend zu erhalten.

4. Der Anulus fibrosus als funktionelles Bindeglied zwischen den Kammermyokardschichten

(PUFF, 1960, 1971, 1972)

Erst die Kenntnis des Architekturprinzipes der Anuli fibrosi läßt den Funktionsmechanismus der Kammern richtig verstehen. Das gewinnt besonders Bedeutung im Hinblick auf den Klappenersatz. Das Herzskelet, Segelklappen und Papillarmuskeln sind mit dem Wandmyokard eine mechanische Funktionseinheit. Im lateralen Abschnitt des linken Anulus fibrosus bilden seine Faserzüge Zwischensehnen zwischen äußeren und inneren Myokardschichten. Die wichtigsten inneren Anteile sind dabei die Papillarmuskeln mit den anulären Chorden, die untereinander bogenförmige Verbindungen eingehen. Im Bereich der septumnahen Anteile der Zirkumferenz der Aortenbasis ist keine Verbindung zwischen dem Anulus fibrosus und dem Kammermyokard gegeben. Die subaortale Ringmuskulatur, das Krehlsche Triebwerk, inseriert in gegensinnigen Spiraltouren an beiden Trigona. Im dorsalen, lateralen und muralen Bereich des Umfangs des linken Anulus fibrosus hat die Muskulatur aus allen drei Hauptschichten des Myokards Kontakt mit dem Anulus. Neben den direkten Verknüpfungen einzelner Fasersysteme über die zentralen Abschnitte des Anulus fibrosus stehen alle Schichten im Bereich des muralen Segmentes über die Arkaden der anulären Chorden mit den beiden Papillarmuskelgruppen als Teile der Innenschicht in Verbindung. Das Myokard ist also hier fest im bindegewebigen Ring des linken atrioventrikulären Ostiums verankert, wohingegen im septumnahen Bereich des Anulus fibrosus, der gleichzeitig auch Teil der Aortenbasis ist, keine Schicht des Ventrikelmyokards in das Bindegewebe einstrahlt, so daß alle Myokardfasern tangential an ihnen vorüberlaufen.

Bei einer räumlichen Betrachtung des Anulus fibrosus ergibt sich eine dreidimensionale Verflechtung aller Myokardschichten über den Anulus fibrosus untereinander und über die Arkaden der anulären Chorden zu den Papillarmuskeln. Das Bindegewebsskelet ist in funktioneller Sicht jeweils als Zwischensehne zweibäuchiger Muskeln zu betrachten und zeigt gewisse Konstruktionsanalogien zur „Linea alba“ der vorderen Bauchwand (Abb. 35). Bei der initialen Kontraktion verwinden sich die Papillarmuskeln der linken Kammer und ihre Spitzen nähern sich einander, so daß die Chordenbögen des aortalen Mitralsegels den Klappenschluß gestatten. Die anulären Chorden im muralen Segment unterstützen durch Hochrollen der Klappenbasis den Klappenschluß. Gleichzeitig werden die Arkaden zwischen den anulären Chorden spitzer, schmäler und damit länger. Die äußersten und innersten Faserschichten werden vorgedehnt und bei ihrer nachfolgenden Kontraktion über den Bereich des muralen Segmentes die Zirkumferenz des Ostiums eingeengt. Bei der Kontraktion der Einströmungsbahn werden die beiden Trigona fibrosa durch die Muskulatur fixiert. Die Aortenbasis wird zunächst im septalen Abschnitt erweitert. In der zweiten systolischen Phase, der Austreibungsphase, benützt die subaortale Muskulatur die fixierten Trigona als antagonistische Widerlager, das endsystolisch wieder zur Einengung der Aortenbasis führt. Die nun folgende Erschlaffung der Papillarmuskeln und der Muskelsysteme der Einflußbahn bei noch fortdauernder Kontraktion der Ausflußbahnmuskulatur muß zu einem gegensinnigen Zug an den Trigona führen. Durch den dadurch bedingten Rückschub des Restblutes wird das murale Segment wieder gedehnt und das Ostium erweitert. Da damit gleichzeitig der Anstieg der Ventilebene verbunden ist, wird die diastolische Entfaltung der linken Einflußbahn aktiv durch einen Kontraktionsmechanismus der Ausflußbahn eingeleitet, so daß ein funktioneller Antagonismus verschiedener Myokardanteile innerhalb der Kammer besteht. Der Anulus fibrosus tritt dabei als Vermittler auf (PUFF, 1970). Die Ventrikelmuskulatur wird über diese bindegewebigen Brücken eng mit dem Klappenmechanismus verknüpft. Als Ergebnis für die chirurgischen Maßnahmen am Klappenapparat muß herausgestellt werden, daß die Funktionszusammenhänge über das bindegewebige Herzskelet keinesfalls zerstört werden dürfen. Die Kenntnis der Faserverläufe im speziellen ist ebenfalls für das chirurgische Vorgehen notwendig, damit nicht unphysiologische Zugbelastungen auf den Anulus fibrosus entstehen, so daß zur Belastung durch eine fremde Klappenprothese eine Beeinträchtigung der Ventrikelfunktion käme.

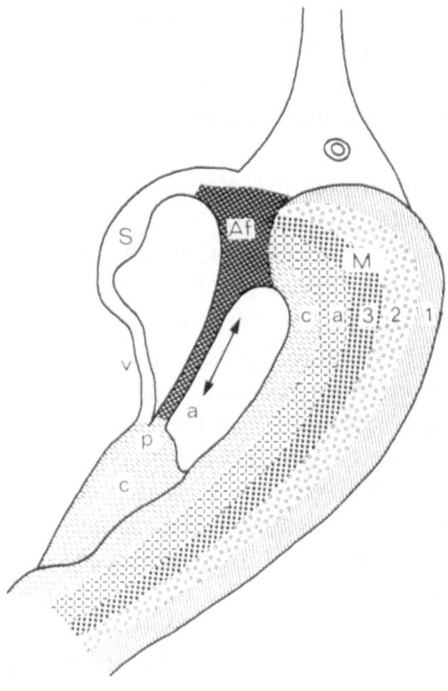

a

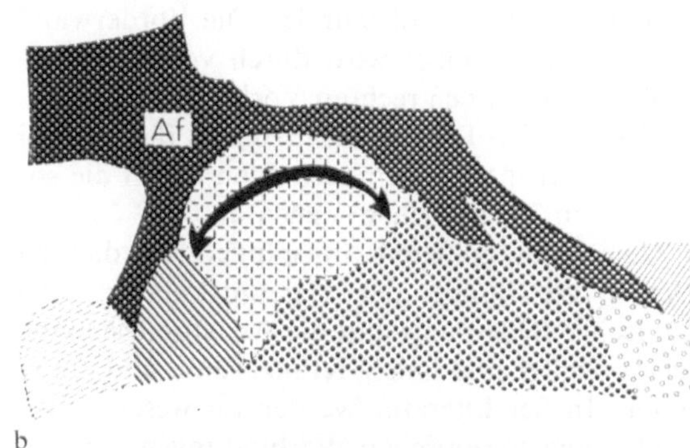

b

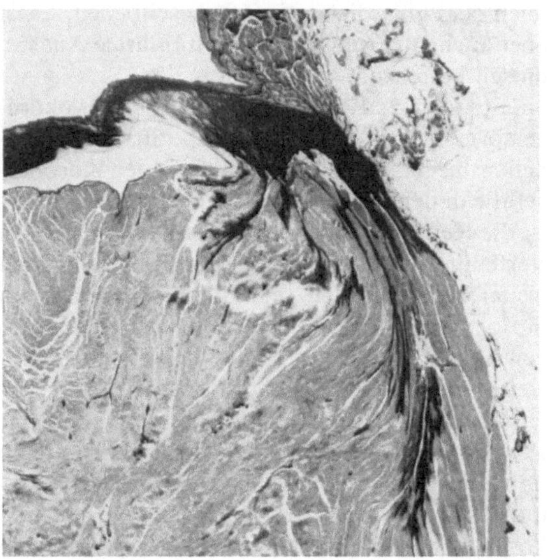

c

Abb. 35a—c. Das Bindegewebe des Anulus fibrosus als Zwischenglied (Zwischensehne) zwischen den verschiedenen Myokardschichten. a Schematische Darstellung der Wandmyokardschichten im Bereich des Margo obtusus und des muralen Segels. b Einstrahlung der Myokardschichten in den Anulus fibrosus (*Af*). c Einstrahlung der kollagenen Fasersysteme aus dem Anulus fibrosus (schwarz) in die Muskulatur (grau). Van-Gieson-Präparat

II. Funktionskette Myokard — Bindegewebe — Koronargefäße. Funktionelle Anatomie der Koronargefäße

(Topographie und Systematik, s. bei v. Hayek, Band I)

1. Allgemeines

Funktionell und morphologisch sind die epikardialen Äste der Koronararterien von den intramuralen zu trennen. Die Muskeläste dringen senkrecht in das Myokard ein. Die rechte Kranzarterie bildet einen Bogen um das rechte atrioventrikuläre Ostium und versorgt insbesondere die rechte Kammer und den rechten Vorhof. In der hinteren Längsfurche zieht sie als Ramus interventricularis posterior zur Herzspitze. Die linke Kranzarterie hat nur einen kurzen Stamm, aus dem bald der Ramus interventricularis anterior in der vorderen Längsfurche zur Herzspitze zieht und der Ramus circumflexus, der die linke Einflußbahn und den linken Vorhof versorgt. Aus dem Ramus interventricularis anterior werden beide Austreibungsbahnen versorgt. Der große vordere Papillarmuskel erhält Äste aus beiden Kranzarterien. (Hinsichtlich der Variationen s. v. Hayek, Band I, und Schoenmackers, 1970.)

Die Herzvenen sammeln den größten Teil des Blutes aus dem Koronarkreislauf. Die große Herzvene – Vena cordis magna – vorwiegend aus dem Versorgungsgebiet der linken Kranzarterie und die kleine Herzvene – Vena cordis parva – vereinigen sich zum Koronarsinus, der in den rechten Vorhof mündet. Die Vorderwand der rechten Kammer wird durch vordere Herzvenen direkt in den rechten Vorhof drainiert.

Ein kleiner Teil des Kranzblutes fließt dabei auch direkt in die Kammerhöhlen durch die sogenannten Thebesischen Venen ab.

Die Blutkapillaren umspinnen in dichten Netzen die Bündel der Herzmuskulatur. Von klinischer Bedeutung sind die Anastomosen zwischen rechter und linker Kranzarterie und deren Ästen. In der Literatur werden im wesentlichen solche anastomotischen Verbindungen im Bereich der epikardialen Gefäße beschrieben. Es ist aber auch anzunehmen, daß intramurale Anastomosen bestehen.

Für die klinische Beurteilung der Myokardversorgung und auch für die spezifisch funktionellen mechanischen Beziehungen der Koronargefäße in den einzelnen Abschnitten des Herzens ist die Kenntnis des normalen und abweichenden Verteilungstypes von Bedeutung. Hinsichtlich weiterer Einzelheiten sei auf die Arbeiten von SCHOENMACKERS (1970) und MAY (1969) hingewiesen! Diese Arbeit enthält weiterhin Hinweise auf die chirurgischen Methoden der Revaskularisation. Auch WIGGERS (1950) hat das Problem der funktionellen Koronarkollateralen untersucht; BAROLDI (1971) diskutiert die Funktion der koronaranastomotischen Gefäße und kommt zu dem Schluß, daß die Vergrößerung der normal existierenden Anastomosen beim Vorliegen einer koronaren Verengerungskrankheit geeignet ist, in den meisten Fällen den Infarkt zu vermeiden. HOFFMANN (1967) hat die Ausbildung interkoronarer Anastomosen untersucht und auf die ventrikulokoronaren Verbindungssysteme bei der kompensatorischen Ausgleichsversorgung des Myokards im Rahmen der Koronarsklerose hingewiesen. In einem historischen Rückblick zeigt er, daß VIEUSSENS (1715) schon Verbindungen zwischen den Kranzgefäßen und Herzhöhlen nachgewiesen hat, THEBESIUS (1608) die nach ihm benannten Verbindungen und WEARN (1933) Koronarverbindungen zu den Ventrikelhöhlen. Es sind also drei verschiedene solcher Verbindungswege vorhanden:

1. Thebesiussche Venen: Verbindungen des Kapillarsystems mit den Herzhöhlen.

2. Arteriosinusoidale Gefäße: Kleine Koronararterienäste, die ihren Gefäßcharakter einbüßen und in myokardiale Hohlräume, sogenannte Sinusoide, übergehen (500 – 250 μ).

3. Arterioluminäre Gefäße: Gefäße, die direkte Verbindung zum Ventrikel aufnehmen. Sie können Äste abgeben, die in das Kapillarnetz einstrahlen. Ihr Durchmesser schwankt zwischen 0,2 und 1 mm.

Die arteriosinusoidalen Gefäße und die arterioluminären Gefäße sind im Ventrikelbereich häufiger als in den Vorhöfen. GRANT (1961) u. Mitarb. hatten in vergleichend anatomischen Studien festgestellt, daß die ventrikulokoronaren Verbindungen Rudimente des Spongiosaherzens sind, die bei Zyklostomen noch ohne Koronarsystem zeitlebens bestehen. Mit dem Erwerb von Kranzgefäßen nehmen sie Verbindungen zu den intertrabekulären Räumen und zu den Ventrikeln auf. Große persistierende Kommunikationen sind bei Herzmißbildungen und Koronarfisteln beschrieben worden.

SCHMID (1966) weist auf die Möglichkeit hin, funktionstüchtige interkoronare Kollateralen mit Araldit M-Injektion darstellen zu können (eine praktische Anwendung für die Koronarpathologie scheint jedoch fraglich!).

Im Gegensatz zu BAROLDI kommt MOBERG (1967) zu dem Schluß, daß bei schwerer Koronaratheromatose die interkoronaren Anastomosen nicht den gesamten Blutbedarf des betroffenen Myokards decken können (s. auch BLOOR u. LIEBOW, 1965). Als Reserveblutlieferanten gibt er Bronchialarterien und A. mammaria interna an. Nach HULTGREN (1967) lassen sich anatomische Koronarabnormalitäten nicht mit bestimmten klinischen Symptomen zur Deckung bringen.

Für die experimentellen Untersuchungen an Versuchstieren sei auf die Arbeit von HOWE (1968) hingewiesen, der die Koronararterienmuster beim Hausschwein, Zwergschwein und Bastardhunden und verschiedenen anderen Tiergruppen untersucht hat (s. auch SINISTSYNA, 1966, und VOLKOVA, 1923)!

2. *Funktionelle Morphologie der Kranzarterien*

Für das funktionelle Verständnis der Kranzgefäße ist es notwendig, sich mit dem histologischen Aufbau zu befassen. Die epikardialen Herzarterien unterscheiden sich im histologi-

Abb. 36. a Korrosionspräparat der Herzkranzgefäße. Rot = Arterien; blau = Venen. b Insertion der Intimamuskulatur und der Mediamuskulatur an der Membrana elastica interna (*E*), schematische Rekonstruktion. c Histologischer Schnitt: Übergang einer epikardialen Gefäßstrecke (*1*) in eine intramurale (*2*). Plötzliches Aufhören der Intimaverdickung am Übergang in den intramuralen Abschnitt (➤)

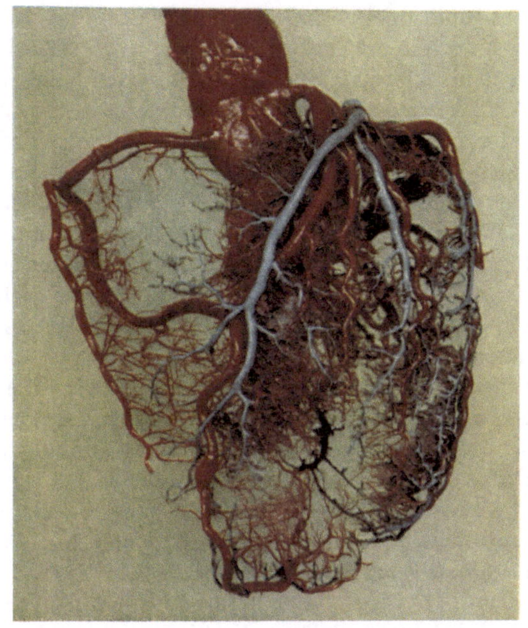

a

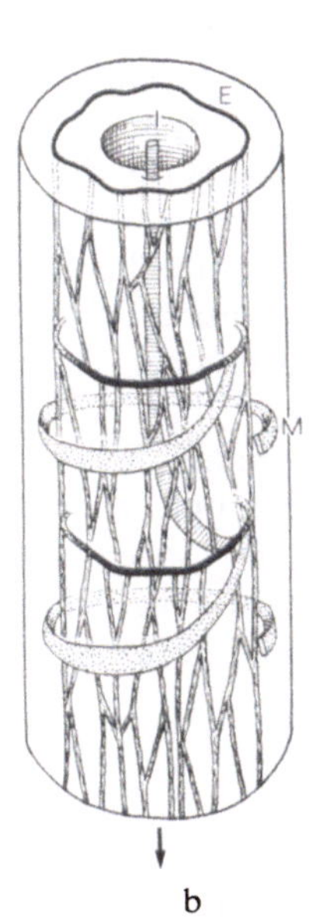

b

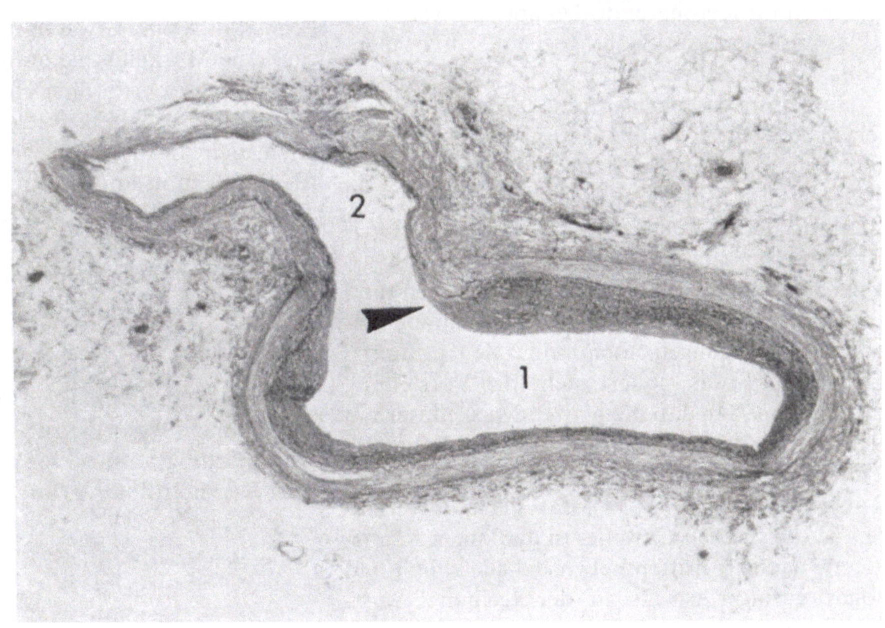

c

schen Bau wesentlich von den intramuralen Gefäßstrecken. Die epikardialen Äste besitzen eine überaus stark entwickelte Intimamuskulatur, die in steilen Spiralen verläuft und an der Membrana elastica interna inseriert. An dieser Membran inserieren ebenfalls die glatten Muskelfasern der Media, so daß die Membrana elastica interna sowohl als Insertionsgerüst für Media- wie Intimamuskulatur fungiert (Abb. 36). Die intramuralen Äste zeigen diese Eigentümlichkeit des Wandbaus in der Intima nicht und sind wie Muskelarterien in den Extremitäten gebaut. Eine Sonderstellung nimmt lediglich der epikardiale Ramus interventricularis posterior ein. Bei ihm läßt sich nämlich eine solche Intimamuskulatur nicht nachweisen (Hochrein, 1932; Puff, 1960).

Die funktionelle Sonderstellung dieses Astes zeigt sich auch in der relativen Seltenheit von stenosierenden sklerotischen Veränderungen in diesem Ast. Wie jede Arterie, so haben auch die Koronargefäße einen ihrer Funktion entsprechenden Bau. Daß man bei der funktionellen Beurteilung morphologischer Schnittbilder den Zustand der Gefäße bei der Fixation berücksichtigen muß, hat BUNCE (1965) hervorgehoben: Zwischen gedehnten und kollabierten Arterien fand er wichtige strukturelle Unterschiede. So fand er, daß arteriosklerotische Plaques in kollabierten Gefäßen das Lumen deutlich einengen, im erweiterten Gefäß aber in die Media einbezogen werden, so daß es nach dem Tode aussehen kann, als ob sie das Lumen verschlossen hätten.

Über die feinere Struktur des Koronarendothels und der Arteriolen berichtet AHMEND (1968) (s. auch MOORE u. RUSKA, 1957) und FAWCETT (1959), FARQUHAR und PALADE (1963). Von den interzellulären Verbindungskomplexen kommen im Koronarendothel am häufigsten die „Desmosomen" vor, wohingegen die „tight junctions" relativ selten sind.

In der ersten Lebensdekade ist ein signifikanter Unterschied in der Intimadicke zwischen rechter und linker Koronararterie nachzuweisen (VELICAN, 1968). Die Entwicklung der Wandstruktur der Koronargefäße (VLODAVER, 1967) ist dadurch charakterisiert, daß die glatten Muskelzellen ihre embryonalen Eigenschaften und ihre Fähigkeit für die Anpassung an hämodynamische Bedingungen noch einige Zeit postnatal bewahren. Etwas isoliert steht die Vorstellung BURTONS (1954), daß die glatten Muskelfasern in der Media der Koronararterien das kollagene Netzwerk spannen sollen. Aufschlußreich ist die Tatsache (AHMEND, 1970), daß der relative Anteil des elastischen Gewebes in der linken Kranzarterie nach der dritten Lebensdekade abfällt und sogar geringer ist als in der rechten Kranzarterie, wohingegen das kollagene Gewebe in beiden Arterien nach der dritten Dekade ansteigt, und zwar in der linken stärker als in der rechten. Diese relative Verschiebung des elastischen zum nichtelastischen Gewebe und der Unterschied in beiden Arterien wird als ein pathogenetischer Faktor angesehen, der die überwiegende Arteriosklerose in der linken Kranzarterie erklärt.

Von koronarchirurgischem Interesse ist die Beobachtung ZECHMEISTERS (1969), daß Myokardbrücken über epikardialen Ästen eine Disposition für eine Koronarsklerose bieten. Das ist besonders im Bereich des Ramus interventricularis anterior der Fall. Die meisten sklerotischen Veränderungen sollen vor dem Eintauchen der Arterie in das überbrückende Myokard gegeben sein, geringere nach dem Auftauchen distal der Myokardbrücke.

3. Morphologie der Myokardkapillaren

Nach RAKUŜAN (1971) variiert die Kapillardichte im normalen Herzen zwischen 2000 Kapillaren pro mm^2 und 3700 Kapillaren pro mm^2. Unter pathologischen Bedingungen kommt es zu einer beachtlichen Abnahme der Kapillardichte. Besonders kritisch ist dies bei der Kardiomegalie. Nach HORT (1971) ist das Verhältnis zwischen Kapillarnetz und Muskelfasern beim Menschen konstant. Beim Erwachsenen soll eine Kapillare auf eine Muskelfaser kommen. Auch beim Überschreiten des kritischen Herzgewichtes bleibt das Verhältnis erhalten. Viele Kapillaren entleeren sich nicht in die nächstgelegenen Venolen, sondern folgen in andere Kapillarabschnitte, die zu einer Zirkulationseinheit gehören.

Funktionell gleichartige Abschnitte des Herzens zeigen kongruente Bilder hinsichtlich der Dichte und Länge der Kapillarmaschen (LUDWIG, 1971).

Die röntgenologische Darstellung der Kapillaren und der kleinen Arterien und Venolen bezeichnet NORDENSTRÖM als das sogenannte Myokardiogramm (1965). (Über die Verteilung des Koronarblutes s. auch HOODE, 1968.)

4. Funktionelle Morphologie der Herzvenen

Der Abfluß des Venenblutes aus dem privaten Kreislauf des Herzens läßt ebenso eine mechanisch-automatische Selbststeuerung wie die Verteilung des arteriellen Koronarblutes erkennen (s. auch S. 51). Sie wird von der die Venen umgebenden Herzmuskulatur bewirkt. Eine strenge anatomische Zuordnung bestimmter Abflußwege zu einem bestimmten arteriellen Versor-

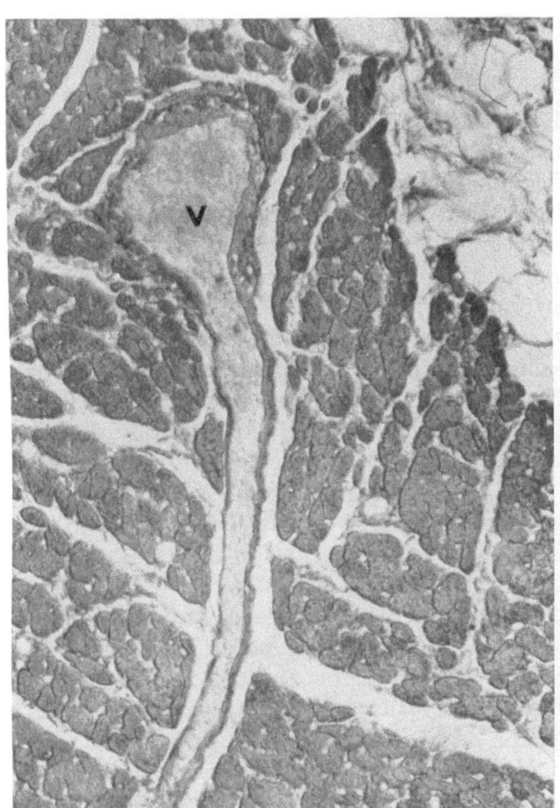

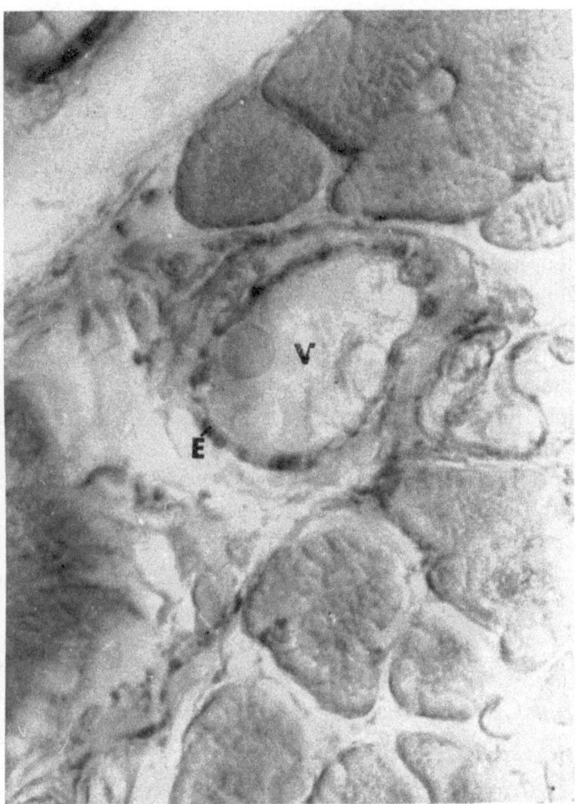

a b

Abb. 37a—c. Funktionelle Struktur der intramuralen Koronarvenen. a u. b Histologisches Präparat, Mensch, 32 Jahre, Färbung Volkmann-Strauß-Elastica. c Schematische Rekonstruktion der Venenwand. *K* kollagene Fasern; *E* elastische Fasern; *V* Vene; *M* glatte Muskelfasern

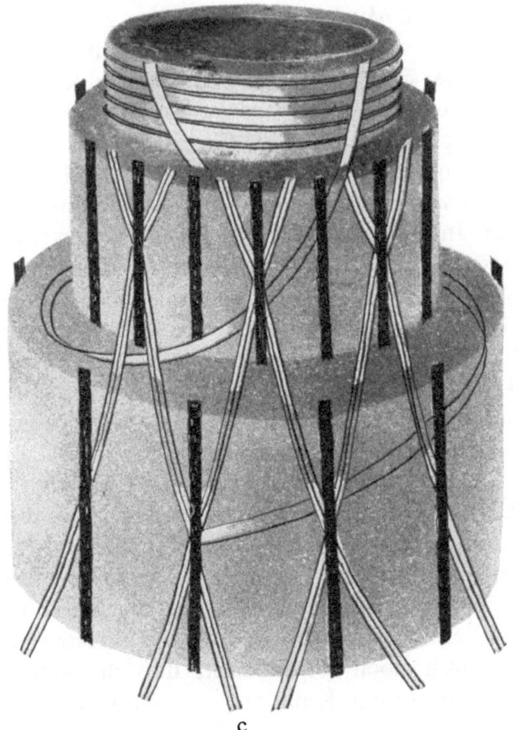

c

gungsgebiet ist nicht möglich. Welche Abflußwege jeweils benützt werden, wird allein durch die Dynamik des Myokards bestimmt. So stellt das Herzvenensystem einen funktionell passiven Apparat dar. Das kommt auch in seiner Wandstruktur zum Ausdruck. Den besonderen Bedingungen entsprechend, können wir die Herzvenen in 2 Gruppen aufgliedern:

1. die epikardialen Venen einschließlich Koronarsinus,

2. die intramuralen Venen in der Kammerwand und im Septum (die Venen in den Papillarmuskeln nehmen eine Sonderstellung ein). Im Gebiet der Koronarsinusmündung ist das elastische Material lamellär in der Längsachse des

Gefäßes ausgerichtet. Gegen die Adventitia hin finden sich zwischen den elastischen Lamellen fast ausschließlich kollagene Systeme. Bei manchen Herzen ist in der Adventitia noch eine dünne Lage fibrillenarmer Herzmuskulatur nachweisbar (Abb. 37). Auch in der Vena cordis magna findet man eine ähnliche Schichtung.

Die epikardnahen größeren intramuralen Venen lassen zwei elastische Schichten erkennen, die aus längsparallelen Einzelfasern bestehen. In der dazwischenliegenden Schicht finden sich glatte Muskulatur und grobe kollagene Netze. Die kleinen intramuralen Gefäße lassen allmählich die glatte Muskulatur ganz vermissen. Ihre Wand besteht nur noch aus einer kollagenen Außenschicht, deren Fasern spitzwinklige rhombische Gitter bilden, und einer inneren elastischen längsachsenparallelen Schicht.

5. Funktionelle Verknüpfung der Gefäße und des Myokards durch das Bindegewebe (Funktionskette II)

Für den Funktionsmechanismus sind die Beziehungen der arteriellen Gefäße zu den Muskelfasern und den bindegewebigen Verschiebeschichten von Bedeutung. Mit zunehmender Herzgröße und fortschreitendem Alter wird elastisches Gewebe im Myokard ausgebildet. Es nimmt in seiner Entwicklung Ausgang von den Gefäßen, vom Endokard und vom Epikard. Beim Kleinkind sind um die Muskelfasern noch keine elastischen Elemente nachzuweisen. Im Altersherz und bei pathologischen Hypertrophien nimmt das elastische Gewebe enorm an Menge zu. Die elastischen Fasern winden sich wie Schlingpflanzen um die einzelnen Muskelfasern in steilen Spiralen und hängen mit den Gefäßen zusammen, für die sie eine Art Leitsystem bilden, das die Einordnung der Muskelfasern und die Einordnung der Gefäße in das Myokardgefüge in Systole und Diastole lenkt. So wird auch die innere Reibung vermindert (Abb. 38).

6. Dynamik der Kranzarterien

Die *epikardialen Kranzarterien* leisten wesentliche mechanische Arbeit für die diastolische Entflechtung und Entfaltung der Kammermuskulatur. Der ringförmige Verlauf der Rami circumflexi um die Ostien herum läßt die Vorstellung zu, daß sie sich bei der diastolischen Durchströmungserhöhung versteifen und damit wie ein zusammengerollter Gartenschlauch wirken, der sich durch einen plötzlichen Wasserstoß aufrollt. Man kann sich vorstellen, daß der atrioventrikuläre Gefäßring während der Diastole dadurch weitgestellt wird (FENEIS, 1940; PUFF, 1953).

In der Kammerdiastole werden die Kranzgefäße durch die Windkesselwirkung der Aorta gefüllt und gestreckt. Das in der Längsrichtung der Gefäßachse ausgerichtete elastische System der Intima wird dabei gedehnt und in Spannung versetzt. Es speichert Energie, die es in der Systole wieder abgibt. So steht der systolischen Einschnürung der Ostien von seiten der Koronargefäße kein Widerstand entgegen, sie wird sogar durch die elastische Verkürzung der Gefäße unterstützt. Die Spannungserhöhung dieses Systems führt in der Diastole gleichzeitig zu der für die Entfaltung der Kammer notwendigen Wandversteifung der Gefäße.

Ob die Muskulatur der Intima zu einer aktiven Weitstellung des Gefäßlumens in der Lage ist, oder ob nur durch Vergrößerung der Wandspannung günstige strömungsdynamische Verhältnisse geschaffen werden, die zu einer Erhöhung des Koronardurchflusses führen, ist noch nicht entschieden. Die glatte Muskulatur der Intima regelt den Eigenspannungszustand des Systems. Die paradoxe gefäßerweiternde Wirkung von Noradrenalin auf die epikardialen Kranzarterien wäre dann ein strukturelles Problem. Beim steilen Muskelspiralverlauf von über 45 Grad führt die Kontraktion nicht zur Gefäßverengung (Vasokonstriktion), sondern zur Gefäßerweiterung (Vasodilatation).

Durch die Myokardkontraktion wird am Übergang der epikardialen Abschnitte in die intramuralen der Koronarfluß jeweils unterbrochen und bei der Erschlaffung des Herzmuskels wieder freigegeben. Es liegt demnach eine intermittierende Stenose vor. Die Verhältnisse werden dadurch noch kompliziert, daß die einzelnen Abschnitte der Kammer sich nicht gleichzeitig, sondern in einer ganz bestimmten zeitlichen

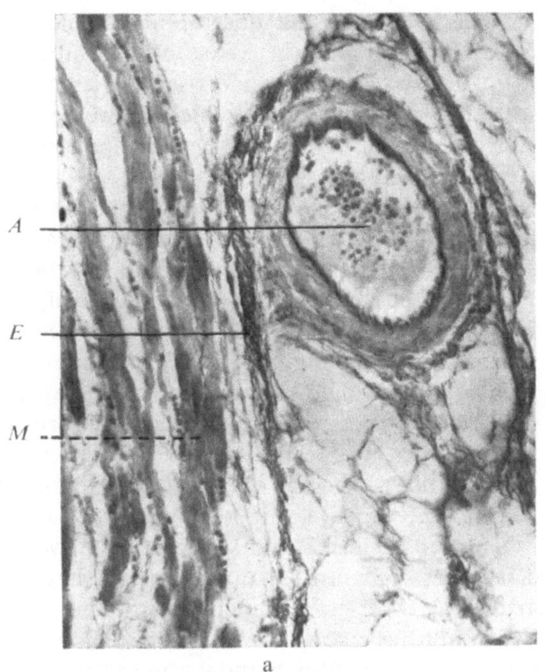

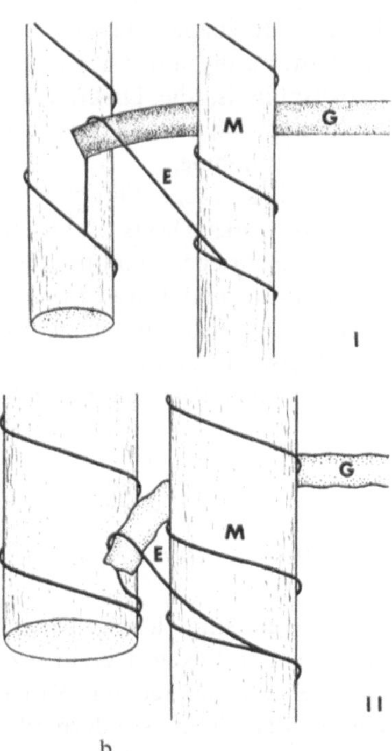

Abb. 38a u. b. Die Wirkung der elastischen Fasern in Systole und Diastole auf Koronargefäß und Muskelfaser. Weitere Erläuterung im Text. *M* Muskelfaser; *A* intramurale Koronararterie; *E* elastische Faser. a Histologischer Schnitt durch intramurale Arterie und umgebendes Myokard. b Schematische Zeichnung. *I* Diastole; *II* Systole. *G* Gefäße; *M* Myokardfasern; *E* elastische Fasern

Reihenfolge kontrahieren und deshalb jeweils nur Teile des peripheren Systems durchströmt werden. Nach dem Prinzip einer automatischen Selbststeuerung kommt die myokardentfaltende Koronardruckwelle nur in den Ventrikelabschnitten zur Geltung, die gerade erschlaffen.

Mit dem Einsetzen der Kontraktion sinkt der Koronareinstrom infolge der Kompression der intramuralen Gefäße plötzlich ab. Mit dem Ansteigen des Aorten- und Koronardruckes steigt die Strömung wieder an, um am Ende der Systole einen kleinen Gipfel zu erreichen. Mit dem Abfall des Aorten- und Koronardruckes gegen Ende der Austreibungszeit nimmt die Strömung wieder ab. Während der sog. „Entspannungszeit" findet, da die intramuralen Gefäße nicht mehr komprimiert sind, ein plötzlicher und starker Koronarfluß statt, der jetzt sein diastolisches Maximum erreicht, so daß der Aortenwindkessel voll wirksam wird.

Dieser Entfaltungsfaktor fällt nach einer experimentellen Koronardrosselung weg (Puff u. Mappes, 1962).

Von R bis T, also in der zweiten Phase der Systole, sind alle intramuralen Gefäßstrecken gedrosselt, da Einströmungs- und Austreibungsbahn beide kontrahiert sind. Das entspricht dem Tigerstedtschen Minimum auf der Höhe der Systole. In den epikardialen Koronargefäßen wird der intravasale Druck jetzt erhöht.

Modifizierend auf die Koronardurchströmung wirkt der Aortendruck: Bei Druckanstieg wird die Koronardurchblutung gefördert. Der Vagusreiz schränkt die Koronardurchblutung ein und der Sympathikusreiz regt sie an.

Der Koronarkreislauf nimmt hinsichtlich seiner Durchblutungsdynamik eine Sonderstellung ein. Der mechanische Effekt, den die Aktion des Myokards auf die Koronargefäße ausübt, und die myokardentfaltende Wirkung der arteriellen Koronargefäße bedingen eine enge Koppelung von Herzmuskel und Kranzgefäßsystem.

Über die Physiologie der Koronardurchblutung s. auch Bauereisen (1962), Gregg (1958), Wiggers und Cotton (1958), Mellwill (1932), Kuhlmann (1958), Laszt und Müller (1955)

(direkte Messungen der Koronardurchblutung bei Schwankungen des Myokarddruckes)!

Auffällig ist die Diskrepanz der Ansichten über die herzphasenabhängige Durchströmungszu- und -abnahme.

Das diastolische Durchströmungsmaximum wird von ANREP, DAVIS, VOLHARD, WIGGERS und GREGG beschrieben, wohingegen HOCHREIN, BÖGER, PARADE und ENGSTRAND allein ein systolisches Durchströmungsmaximum mitteilen. Nach KLISIECKI und FLECK (1936) soll der Blutstrom dagegen gleichmäßig bleiben.

7. *Dynamik der Herzvenen*

Der Koronarsinus leitet fast ausschließlich das Blut aus der linken Herzkranzarterie ab. Der größte Anteil des rechten Koronarblutes fließt nicht in den Sinus, sondern über die vorderen Venen direkt in den rechten Vorhof. Sie stellen auch die wichtigsten Kollateralen bei Koronarsinusverschluß dar. Wie weit thebesische Venen als Ersatzkollateralen in Frage kommen, ist problematisch. Nur für die innersten Schichten der linken Kammerwand und für basale Teile des Kammerseptums ist dies unter extremen Kreislaufbedingungen anzunehmen.

Verschluß des Koronarsinus und der vorderen Herzvenen muß nicht zur sofortigen Störung der Herztätigkeit führen. Auffällig ist eine allgemeine Volumenvermehrung beider Ventrikel, verbunden mit abnorm hohen Drucken in den oberflächlichen Herzvenen, die den Ventrikeldruck beträchtlich übersteigen können. Bei Erhöhung des Druckes in der rechten Kammer kommt es zu einer Vermehrung des Koronarausflusses, was darauf hindeutet, daß jetzt das Blut aus den thebesischen Venen zurückgehalten wird oder sogar ein Rückfluß stattfindet. Die Verbindung zwischen den thebesischen Venen und den oberflächlichen Herzvenen sind nicht sehr ausgesprochen. Im Herzvenensystem ist also ein funktionsabhängiger Wechsel der Strombahn möglich.

Wie bereits beschrieben, hat der arterielle Koronareinstrom sein Maximum in der Diastole, der venöse Ausfluß hingegen in der Systole. Er beginnt schon in der frühen Anspannungsphase und weist auf die mechanischen Kompressionen der Venen durch das Myokard hin. Das Venenblut wird also quasi systolisch aus dem Myokard ausmassiert, wobei auf das räumliche und zeitliche Nacheinander der Erregung der einzelnen Myokardschichten besonders hingewiesen sein soll. Die inneren Muskelschichten werden zuerst erregt. Die oberflächlichen subepikardialen Anteile folgen erst später.

Die epikardialen Venen sind reine Blutleiter, die einer Druck- oder Volumendehnung Widerstand entgegensetzen können. Die elastischen Fasern haben mit ihrer Dehnbarkeit die Aufgabe, bis zum Erreichen der elastischen Grenze bei normaler Durchströmung den Wandtonus aufrechtzuerhalten. Die kollagenen Systeme werden nur unter anomalen Bedingungen beansprucht; sie haben mehr eine Schutzfunktion. Die glatte Muskulatur betrachten wir als Spannmuskeln. Man könnte die epikardialen Venen mit Druckschläuchen in der Technik vergleichen, wo ein elastisches Gummirohr von einem scherengitterartigen Drahtgespinst umgeben wird. Dieses Geflecht läßt nur eine gerichtete Längsdehnung zu. Einer Ring- oder Volumendehnung setzt es progressiven Widerstand entgegen.

Die intramuralen Venen werden durch das Myokard epikardwärts ausmassiert. Bei der diastolischen Entfaltung der Herzmuskulatur werden die Venen längsgedehnt. Dabei wird das Gefäßrohr länger, aber nicht dünner. Die adventitiellen Verknüpfungen im Myokardinterstitium sind dafür verantwortlich. Die so erzeugte Volumenvermehrung bewirkt eine Ansaugung aus dem vorgeschalteten Kapillargebiet. Systolisch folgt eine vom Endokard zum Epikard räumlich und zeitlich fortschreitende Kompression. Die intramuralen Venen werden also durch äußere Kräfte, nämlich das Myokard, „gemolken" und haben eine Wandstruktur, die ihrer Funktion als Pumpenschlauch entspricht. Das längsachsenparallel ausgerichtete elastische Hauptsystem nimmt Längsdehnung und Scherkräfte während der Myokardaktion auf. Das kollagene Außensystem stellt die Verbindung zum Myokardinterstitium her und verhindert durch seine spezifische Scherengitteranordnung eine finale Überdehnung. Über den sinusoidalen Gefäßplexus (PUFF, 1965; LUNKENHEIMER, 1972) s. auch S. 23!

Nach VURCHELL und VISSCHER (1941) ist die Aufteilung des Koronarvenenblutes eine Funktion der Differenz zwischen Aorten- und Pulmonaldruck. Der Blutfluß vom Koronararterienostium in der Aorta zum ersten Ausströmen aus dem Koronarsinus benötigt im Durchschnitt vier Herzzyklen. Nach weiteren zwei Herzzyklen ist das Kontrastmittel auch aus den Herzvenen verschwunden, so daß das Koronarblut sich insgesamt etwa sechs Zyklen im Herzen befindet (PUFF, 1968).

Die venöse Abflußkurve soll drei Wellen zeigen (ANREP, 1931), CRUICKSHANK (1927), DOWNING (1927) und SUBBA RAU (1927): Die erste wird auf die Sinuskompression in der Vorhofssystole, die zweite auf die Anspannung des Myokards und die dritte und größte auf die Kammerentleerung bezogen (s. auch RÖSSLER u. PASCUAL, 1937; DAVIS u. VOLHARD, 1931).

Experimentelle Studien von DI GIARGI (1965) haben gezeigt, daß der Verschlußdruck des koronar-venösen Systems direkt mit dem phasischen Wechsel des venösen Koronarflusses korreliert ist und eine Funktion des rhythmischen Auspressens von myokardialem Kapillarblut gegen das teilweise geschlossene Venensystem darstellt.

Hinsichtlich der Blutversorgung und ihrer anatomisch funktionellen Bedingungen ist für Herztransplantation der Hinweis von HARDY (1964) von Bedeutung, daß es nämlich allein mit der retrograden Perfusion des Koronarsinus, der nur einen einzigen Perfusionskatheter benötigt, gelingt, genügend sauerstoffreiches Blut in das Myokard während der Dauer der Transplantation zu bringen, so daß man einen langen Aortenstumpf beim Spenderherzen stehen lassen kann.

G. Der Herzbeutel — Das Perikard

Der Herzbeutel umschließt lückenlos das Herz mit seinen Vorhöfen und großen Gefäßen. An den Umschlagstellen der Porta arteriosa und Porta venosa, die durch den Sinus transversus pericardii getrennt werden, sind Epi- und Perikard miteinander verlötet. Funktionell bildet der Herzbeutel einen wesentlicheren Teil des Gesamtorgans „Herz", als man gemeinhin annimmt. Er ist gleichzeitig Gleitlager und Überdehnungsschutz. Die Berstungsdrucke des Perikards sind enorm hoch (15–25 Atü). Material- und Systementfaltung gestatten akute Volumen- und Formveränderungen bis zu einem bestimmten Grenzwert (20–30%).

I. Die funktionelle Bedeutung des Perikards für die Herzdynamik

Die neuesten zusammenfassenden Untersuchungen über den Herzbeutel, insbesondere hinsichtlich seiner funktionellen Bedeutung, stammen von HORT (1970). Im Herzbeutel verlaufen die kollagenen Fasern in jeder Schicht nicht streng parallel (DEBRUNNER, 1956), sondern sie weichen in scherengitterartigen Anordnungen oft spitzwinklig von der Hauptverlaufsrichtung ab. Parallel zu dieser Hauptverlaufsrichtung finden sich dreidimensionale elastische Netze, deren Fasern sich dichotom verzweigen und den kollagenen Fibrillenbündeln angelagert sind. Das elastische Fasernetz und die Wellung der kollagenen Fasern ermöglichen es dem Herzbeutel, in jeder Phase der Herzaktion dem Herzen eng anzuliegen, aber gleichzeitig auch Volumenschwankungen zuzulassen. Bei einem intraperikardialen Füllungsdruck von 20–25 mm Quecksilber verlaufen die kollagenen Fasern vollständig gestreckt. HORT sieht im mikroskopischen Aufbau des Perikards den Schlüssel zum Verständnis der Druckvolumenkurven und ihrer altersbedingten Variationen. Nach BECHER (1966) vermindert sich der Zustrom zum rechten Vorhof nach Eröffnung des Perikards. Gleichzeitig sinkt der arterielle Druck und das Minutenvolumen (BECK u. COX, 1930). Die wesentlichste Determinante des intraperikardialen Druckes soll der intrakardiale Druck sein. Auch das Herz selbst setzt der Dehnung einen Widerstand entgegen und ein Teil des Füllungsdruckes wird für die Dehnung des Myokards verbraucht, der Rest für die Dehnung des Perikards. Der intraperikardiale Druck zeigt rhythmische Schwankungen: Frühsystolisch fällt er ab, weil das vom Herzbeutel umschlossene Volumen etwas vermindert wird. Das Herz in situ ist anderen Bedingungen unterworfen als im offenen Brustkorb. Wie RUSHMER zeigte, schrumpft es bei eröffnetem Thorax. Daß das Herz aus dem angeschnittenen

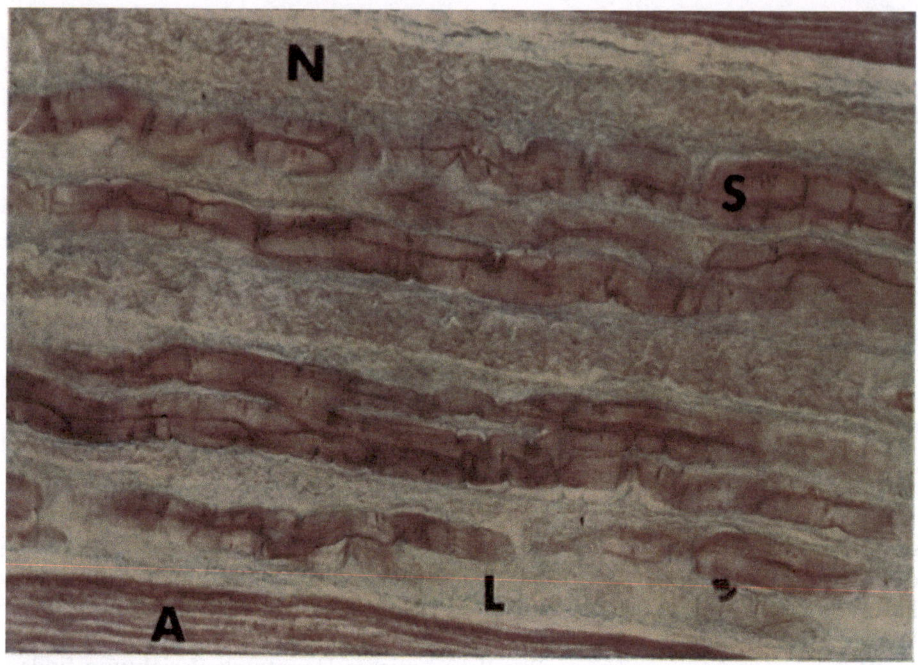

Abb. 39. Histologischer Längsschnitt durch den rechten Schenkel des RLS im Moderatorband. *S* Spezifische Muskulatur (RLS-Fasern), *A* Arbeitsmuskulatur, *N* Nerven, *L* Bindegewebe und Lymphscheide

Herzbeutel herausquillt, wird von HORT dahingegen gedeutet, daß es bei geschlossenem Thorax einen durch den geringen subatmosphärischen Druck leicht vergrößerten Herzbeutel ausfüllt. Das Herz erreicht im Liegen die natürliche diastolische Größe, die ihm der Herzbeutel erlaubt. Das Perikard setzt der Dehnung des Herzens obere Grenzen. Im Stehen ist die Herzgröße deutlich vermindert (MUSOFF, 1956).

Am totenstarren, maximal entleerten Herzen sind die kollagenen Fasern im Epikard erheblich stärker gewellt als im Perikard. Dieser Befund erklärt, warum die Kapazität des isolierten Herzens größer ist als das Fassungsvermögen des vom Herzbeutel umschlossenen Herzens. Der Herzbeutel ist dafür verantwortlich, daß dem Herzen normalerweise nur eine sehr bescheidene diastolische Volumenreserve zur Verfügung steht. HORT bezweifelt, daß der Herzbeutel eine akute Dilatation gestattet. Bei stark erhöhtem Füllungsdruck kann sich nach seiner Meinung der elastischen Dehnung eine plastische Dehnung aufimpfen, wobei die plastische Dehnung sich erst innerhalb von Stunden entwickeln kann, falls nicht exzessiv intraperikardiale Drucke entstehen. Daß bei akuter Herzdilatation ohne akute Insuffizienz eine gesteigerte Dehnbarkeit des Herzbeutels vorliegt, führt SCHÖLMERICH (1960) auf eine entzündliche Auflockerung zurück. Eine wesentliche Tatsache ist die Erhöhung der Kapazität des isolierten Herzens gegenüber dem Herzen im Herzbeutel (BERNARD, 1968). Kommt es bei geschlossenem Herzbeutel zur akuten Dilatation einzelner Herzabschnitte, geht dies auf Kosten der Volumenverminderung anderer Herzabteilungen. Die Grenzen der Dehnbarkeit werden durch die kollagenen Fasern bestimmt. Bei starker Dilatation eines Ventrikels, z.B. des rechten bei akuter Lungenembolie, verlaufen die kollagenen Fasern im Epikard der rechten Kammerwand genauso wie im Herzbeutel gestreckt, in der linken Kammerwand dagegen deutlich gewellt. Untersuchungen der Berstungsdrucke (PUFF, 1970) haben erstaunliche Werte gezeigt. Der Herzbeutel des gesunden jungen Mannes zeigt Berstungsdrucke von über 15 Atü. Solche Drucke entstehen intravital niemals. Die funktionelle Bedeutung dieser vielfachen Sicherheitsreserve ist noch unklar. Bei chronischen progressiven Vergrößerungen des Herzens kann diese „Dehnungsbremse“ umgebaut werden und der Herzbeutel sich einem wachsendem Herzvolumen anpassen. Akut kann er das nicht. Der chronisch vergrößerte Herzbeutel ist nicht „überdehnt“.

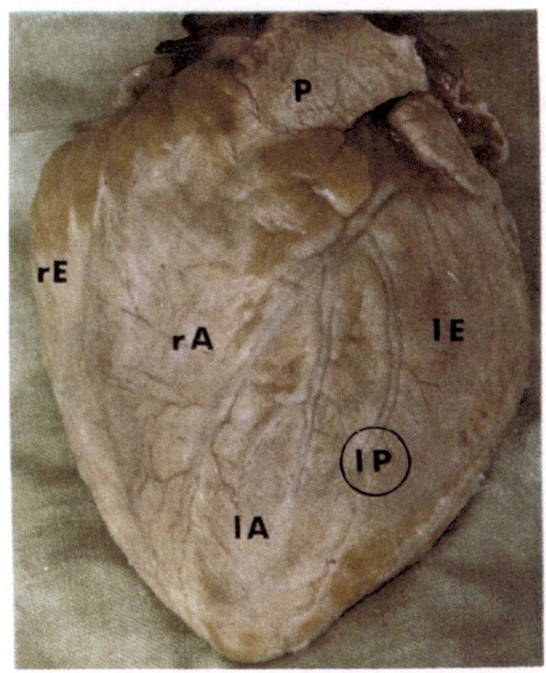

Abb. 40. Menschliches Herz in Ansicht vom Margo obtusus. *IP* interpapillärer Bezirk, *lE* linke Einflußbahn, *lA* linke Ausflußbahn, *rE* rechte Einflußbahn, *rA* rechte Ausflußbahn, *P* Arteria pulmonalis

HORT sieht zwar den Herzbeutel nicht als ein lebenswichtiges Organ an, ist aber der Meinung, daß er jedoch für das Herz nützlich ist. Bei Teilresektion des Herzbeutels, z.B. bei Gewinnung von Prothesenmaterial oder nach Perikardektomie bei Bronchialkarzinom, kann es zu einem Herausschlüpfen von Herzteilen (Prolaps) kommen. Der Verschluß von Herzbeuteldefekten durch Teflonprothesen wird deshalb empfohlen.

II. Perikard und Fascia lata als Prothesenmaterial

Der Herzbeutel noch mehr als die räumlich entfernte Fascia lata bietet sich als autologes Prothesenmaterial für den Klappenersatz an. Sowohl Herzbeutel wie Fascia lata sind relativ bradytrophe Gewebe, die sich infolgedessen unter bestimmten Bedingungen auch zur Homotransplantation eignen. Die chirurgischen Ergebnisse mit autologem Prothesenmaterial sind unterschiedlich. Ich glaube, daß der entscheidende Faktor in der Grundkonstruktion und der funktionellen Architektur des Herzbeutels liegt. Es kann kein Zweifel sein, daß die Anordnung der Strukturen funktionell bedingt ist und nur unter der Funktion erhalten bleibt. Das gilt im besonderen Maße für die Ausrichtung der kollagenen Fasern in bezug auf ihre Belastungen. Für die erfolgreiche Verwendung von Perikard- und Fascialata-Transplantaten als Klappenersatz sind diese Grundbedingungen zu berücksichtigen. Ein „Zuschnitt“ der Prothese ohne Berücksichtigung der Hauptfaserverläufe muß zwangsläufig zu einer Degeneration und Schrumpfung der Prothese führen. Über Perikardtransplantate als Prothesenmaterial s. auch VAN DE SPUY (1964), HOLDEFER (1968), FRATER (1965), SAUVAGE (1966) (murales Mitralsegel)! CLARKE (1968) weist darauf hin, daß homologes Material günstiger als autologes bei der Fixierung an den Papillarmuskeln ist, da die stärkere fibröse Reaktion eine später bessere Festigkeit ergibt.

Über Fascia lata als autologes Prothesenmaterial berichten URSINI (1971), FLEGE (1967), RAMBO (1969). Die größte Erfahrung mit Fascia lata-Prothesen hat SENNING (1967). Der wesentliche Fortschritt seiner Methode ist der, daß das Prothesenmaterial nicht an einem starren Ring fixiert wird, sondern in direkter Naht an Ostien (s. auch GUASP-GORDONA und PUFF, 1970; PUFF, 1972). Demgegenüber montiert IONESCU (1970) seine Fascia lata-Transplantate an starren Metallringen. Bei sorgfältiger Auswahl des Fascienmaterials und Berücksichtigung der Faserstrukturen werden diese durch die ständige mechanische Stimulation des funktionellen Reizes erhalten. Die Bedeutung des strukturerhaltenden Reizes durch die Belastung wird auch von BAILEY (1949) hervorgehoben. Das vollständige Schwinden von elastischem Gewebe führt er auf eine mangelnde Zugbelastung zurück (s. auch MACKENZIE, 1965; MITCHEL, 1970).

Über morphologische postoperative Veränderungen des Transplantates berichtet SENNING (1971).

H. Das Endokard und der Formwandel der Herzhöhlen unter der Aktion

(Funktionell anatomische Erkenntnisse als Basis für die Entwicklung eines künstlichen Herzens)

Statistische Überlegungen hinsichtlich der Effektivität totaler Herztransplantationen haben gezeigt, daß selbst bei Beherrschung der immunologischen Schwierigkeiten eine solche Therapie unrealistisch ist. Allein in der BRD würden jährlich mehrere 1000 Transplantatherzen benötigt. Die internistisch aussichtslosen Fälle, die ohne Herztransplantation sterben würden, könnten also nur durch eine künstliche Pumpe am Leben gehalten werden. Für das technische Konzept eines solchen künstlichen Herzens ist es sinnvoll, Vergleiche aufzustellen zwischen dem Wirkungsprinzip des natürlichen Herzens und einer künstlichen Herzpumpe. Die bisher konstruierten Pumpen arbeiten mit einer Oberflächenveränderung der Pumpmembran. Im Gegensatz dazu folgt das natürliche Herz diesem Arbeitsprinzip nicht. Die Untersuchung der Oberfläche des Endokards während der Volumenänderung in Systole und Diastole ergibt, daß die innere Endokardfläche konstant bleibt. Das Endokard faltet sich nur. Die Tatsache, daß am Endokard keine Oberflächenveränderungen stattfinden, hat wahrscheinlich Konsequenzen für die oberflächenphysikalischen Kräfte. Die Erythrozyten, die in laminarem Kontakt zur Oberfläche stehen, werden im natürlichen Herzen nicht geschädigt. Bei einer Membranpumpe aber, deren Membran gedehnt wird, liegt das Problem anders (PUFF, 1971/1972).

Ein weiterer wichtiger Unterschied ist bei einem Vergleich der Formveränderungen während der Systole erkennbar. Aus dem diastolischen Kegelstumpf – und das ist besonders für die langen Gefäßwege im großen Kreislauf und im linken Herzen von Bedeutung – wird in der isovolumetrischen Umformungsphase ein mehr zylindrischer Körper. In der Austreibungsphase wird dieser zylindrische Körper in ein spiralig gedrehtes, füllhornartiges Gebilde umgewandelt, bei dem gleichzeitig die Basis am Aortenostium verbreitert wird (Abb. 34). Diese räumliche Umformung, die durch die spezifische Anordnung der Muskulatur in der Herzkammerwand bedingt ist und durch das zeitliche Nacheinander der Kontraktionsfolge verursacht wird, muß zu einer Verdrillung der ausgeworfenen Blutsäule führen, die wie eine Kugel in einem gezogenen „Gewehrlauf" einen Drall bekommt. Dieser Strömungsdrall bedingt eine optimale Strömungsdynamik und Blutverteilung im Bereich des Aortenbogens und seiner Abgänge für den Kopfbereich und die oberen Extremitäten. Diese strömungsdynamisch bedingten Wandbelastungen als Schub- und Ringdehnungskräfte im proximalen Aortenwindkessel finden ihr strukturelles Korrelat in der spezifischen Architektur der Wandabschnitte der proximalen Arterien mit Windkesselfunktion.

Wird aber aus einer künstlichen Herzpumpe das Blut in unphysiologischer Weise in den Aortenwindkessel hineingetrieben, führt das

1. zu Umbauvorgängen in der anomal belasteten Aorta sowie
2. zu unphysiologischen Strömungs- und Wirbeleffekten.

Über die Problematik des künstlichen Herzens s. auch SEBENING (1970), KOLFF (1964, 19 67) AHUTSU (1964), NOSE (1965, 1966)!

I. Morphologie und funktionelle Probleme bei der Herztransplantation

Neben den immunologischen Abstoßungsproblemen ergeben sich auch Probleme aus der Gefäß- und Nervenversorgung des transplantierten Spenderherzens. Die arterielle Versorgung und damit die Sauerstoff- und Nährstoffzufuhr wird zum mindesten für die Kammern und die unmittelbar den atrioventrikulären Ostien benachbarten Vorhofsabschnitte durch den privaten Koronarkreislauf des transplantierten Herzens gewährleistet. Dagegen ist die arterielle Versorgung im Bereich des sogenannten Venenkreuzes, d.h. also an der Hinterwand des linken Vorhofs und im alten Sinusgebiet des rechten Vorhofes zwischen oberer und unterer Hohlvene – Herzteile also, die vom Empfängerherzen erhalten bleiben – problematisch. Im alten Sinusgebiet dürfte nach OGNEW (1958) die Versorgung durch Vasa vasorum ausreichen. Besonders kritisch ist jedoch gerade der Bereich, in dem die Naht zwischen den Resten des Empfängerherzens und dem Spenderherz erfolgt. Bei der außerordentlich großen Variabilität der Herzversorgung (Linkstyp, Rechtstyp usw.) (s. auch HAYEK, Band I, S. 156) ist es durchaus vorstellbar, daß in einigen Fällen seitens der Myokardversorgung dieser Gebiete keine Probleme auftreten, daß aber in anderen Fällen die Möglichkeit einer Infarzierung infolge mangelnder Versorgung den Erfolg des Transplantates in Frage stellt. Auf die Bedeutung der Gefäßversorgung im Vorhofsbereich bei der Herztransplantation weisen auch LOWER u. Mitarb. (1961) bereits hin.

Das zweite Problem ist die Tatsache, daß das Spenderherz ein vollkommen von der extrakardialen Innervation abgetrenntes, denerviertes Herz ist.

BARNARD (1967) vermutet, daß das transplantierte Herz wieder unter extrakardiale nervöse Kontrolle kommt, wenn der Sinusknoten des Empfängerherzens erhalten bleibt.

Daß auch das denervierte, transplantierte Herz sich den äußeren Forderungen an größere Volumina oder veränderte Drucke anpassen kann, haben schon die Untersuchungen im isolierten Starlingpräparat (PETERSEN, PETER u. STARLING, 1914) gezeigt. Nach HALLMANN (1969) hat auch das isolierte Herz einen inneren Steuerungs- und Anpassungsmechanismus. Er erklärt damit die Tatsache, daß das transplantierte menschliche Herz, obwohl es ein denerviertes Organ ist, befriedigend funktioniert und dem Patienten eine normale Tätigkeit erlaubt (Abb. 39, S. 54). Auf die gleiche Möglichkeit der Anpassung durch einen inneren Steuerungsmechanismus hat SHUMWAY (1966) hingewiesen.

COOPER (1964) und NAPOLITANO (1964) haben die morphologischen Veränderungen transplantierter Herzen untersucht und besonders auf die degenerativen Veränderungen der neuralen Elemente hingewiesen (s. auch BARTA u. Mitarb., 1966).

Neben der selbstverständlichen und möglichst weitgehenden Übereinstimmung der Herzgröße zwischen Spender- und Empfängerherz sollte vor der Transplantation auch auf eine annähernde Größenadaptation der arteriellen Gefäße, die zu vereinigen sind, geachtet werden, um spätere strömungsdynamische Störungen, Wirbelbildungen und funktionelle Stenosen an den Nahtstellen von vornherein zu vermeiden (DE BAKEY, 1969).

Literatur

AHMEND, M. M.: The fine structure of endothelium in coronary arterioles. Acta anat. (Basel) **69**, 327–42 (1968).

AHMEND, M. M.: Age and sex differences in the structure of tunica media of coronary arteries in Chinese subjects. J. Anat. (Lond.) **106**, 202 (1970a).

AHMEND, M. M.: Age and sex differences in the structure of tunica media of the human aorta. Acta anat. (Basel) **66**, 45–58 (1970b).

AHUTSU, T.: A pneumatically driven intrathoracic artificial heart. Ann. N.Y. Acad. Sci. **120**, 766–72 (1964).

ANREP, G. V., et al.: Koronardurchblutung. J. Physiol. (Lond.) **73**, 405–415 (1931).

ANZOLA: Right ventricular Contraction. Amer. J. Physiol. **184**, 567–571 (1956).

ARCHIE: The movements of the mitral cups in relation to the cardiac cycle. Amer. J. Physiol. **40**, 215–7 (1916).

ASAMI, I.: Beitrag zur Entwicklung des Kammerseptums im menschlichen Herzen mit besonderer Berücksichtigung der sog. Bulbusdrehung. Z. Anat. Entwickl.-Gesch. **128**, 1–17 (1969).

BAILEY, C. P.: Surgical management of aortic stenosis. Arch. intern. Med. **99**, 859 (1957).

BANKL, H.: Mißbildungen des arteriellen Herzendes. Morphologie und Morphogenese. In: Fortsch. morph

Path. München-Berlin-Wien: Urban & Schwarzenberg 1971.

BARGMANN, W.: Das Herz des Menschen. Stuttgart: Thieme 1963.

BARNARD, C. N.: Transplantation of the heart. S. Afr. med. J. **41**, 1181 (1967).

BARNARD, C. N.: What we have learned about heart transplants. J. thorac. cardiovasc. Surg. **56**, 457—68 (1968).

BAROLDI, G.: The nuclear patterns of the cardiac muscle fiber. Cardiologia (Basel) **51**, 109—23 (1967).

BAROLDI, G.: Functional Morphology of the Anastomotic Circulation in Human Cardiac Pathology. Meth. Achiev. exp. Path. **5**, 438—473 (1971).

BARRY, A.: The aortic arch derivates in the human adult. Anat. Rec. **111**, 221 (1951).

BARTA, E., et al.: Influence of complete surgical denervation of the heart on the structural integrity of the heart muscle. Exp. Med. Surg. **24**, 228—238 (1966).

BECHER, A. E.: The glomera in the region of the heart and great vessels. A microscopic anatomical study. Path. europ. **1**, 410—24 (1966).

BECK, S. C., COX, W. V.: The effect of pericardiostomy upon the mechanics of the circulation. Amer. J. Physiol. **93**, 632—633 (1930).

BENNINGHOFF, A.: Blutgefäße und Herz. In: Möllendorffs Hdb. d. mikr. Anat., Bd. 6/1. Berlin: Springer 1930.

BERGER, J. M., RONA, G.: Functional and Fine Structural Heterogenity of Atrial Cardiocytes. Meth. Achiev. exp. Path. **5**, 540—590 (1971).

BERNARD, M. S.: Heart transplantation: an experimental review and preliminary research. S. Afr. med. J. **41**, 1260—2 (1967).

BLOOR, LIEBOW: Coronary collateral circulation. Amer. J. Cardiol. **16**, 232—252 (1965).

BÖHME, W.: Kreislaufstudien an Herz und großen Venen. Archivfilm B. **451**, Institut für Film und Bild, Göttingen (1952).

BRANDT, W.: Die Systole der rechten Herzkammer des Menschen. Verh. anat. Ges. (Jena) **51**; Anat. Anz. **100** (1953/54).

BRANDT, W.: Structure and function of the Crista supraventricularis of the human heart. Acta anat. (Basel) **18**, 202 (1953).

BRAUNWALD, E.: Mechanism of contractions of the normal and failing heart. New Engl. J. Med. **277**, 794—800 (1967).

BREDNOW, W.: Die Formveränderung des schlagenden Herzens. Z. Kreisl.-Forsch. **27**, 401 (1935).

BROCK, R.: Grafts of Biological Tissues in the Cardiovasc system. J. cardiovasc. Surg. **7** (1968).

BROHMANN: Zit. bei CLARA 1938, S. 219.

BROOKS, D. H.: Cinematography studies of the interior of the actively contracting heart. Ann. Surg. **167**, 786—90 (1968).

BRÜCKE, E. W.: Physiologische Bemerkungen über die Arteriae coronariae cordis. Sitzungsber. Kaiserl. Akademie Wien, Math.-Naturw. Klasse **3**, 345, 352 (1854).

BUNCE, D. F. M.: Structural differences between distended and collapsed arteries. Angiology **16**, 53—56 (1965).

BURTON, A. C.: Relation of structure to function of the tissues of the wall of blood vessels. Physiol. Rev. **34**, 619—642 (1954).

CHALLICE, C. E.: Functional Morphology of the Spezialized Tissues of the heart. Meth. Achiev. exp. Path. **5**, 121—172 (1971).

CLARA, M.: Entwicklungsgeschichte des Menschen, 6. Aufl. Edition Leipzig 1966.

CLARKE, C. P.: The fate of preserved homograft pericardium and autogenous pericardium within the heart. Thorax **23**, 111—121 (1968).

COOPER, T.: Structural basis of cardiac valves function. Arch. Surg. **93**, 767—71 (1966).

COOPER, T.: The functional significance of cardiac nerves. Ann. intern. Med. **66**, 440 (1967).

CRUICKSHANK, E., et al.: Reactions of isolated systemic and coronary arteries J. Physiol. (Lond.) **64**, 65—77 (1927).

DAVILA, J. C.: The mechanics of the cardiac valves. In: Prosthetic Valves for Cardiac surg. Considerations Pertinent to the Disign and Construction of Prostheses (Ed. Merendino, K. A.). Springfield/Ill.: Ch. C. Thomas 1960.

DE BAKEY, M. E.: Human cardiac transplantation: clinical experience. J. thorac. cardiovasc. Surg. **58**, 303—17 (1969).

DEBRUNNER, W.: Struktur und Funktion des menschlichen Herzbeutels. Z. Anat. Entwickl.-Gesch. **119**, 612—637 (1956).

DE HAAN, R. L.: Development of form in the embryonic heart. Circulation **35**, 821, 833 (1967).

DIENEROWITZ, H.: Zur pathologischen Anatomie der Herzohren. Zbl. allg. Path. path. Anat. **95**, 23—33 (1956).

DI GIARGI, S.: The coronary venous pressure. Its morphology, origin and use as an expression of phasic coronary flow. Cardiologia (Basel) **49**, 337—47 (1965).

DOERR, W.: Normale und patholog. Anatomie d. reizbildenden und erregungsleitenden Gewebe. Verh. dtsch. Ges. Kreisl.-Forsch. **35**, 1—36 (1969).

ELLISON, J. P.: Sympathic nerve pathways to the human heart, and their variations. Amer. J. Anat. **124**, 149—62 (1969).

FARQUHAR, M., et al.: Junctional complexes in various epithelii. J. Cell Biol. **17**, 375 (1963).

FAWCETT, D. W.: The fine structure of capillaries, arterioles and small arteries. In: The Microcirculation (Reynolds, S. R., Zweifach, B. W., Eds.), p. 1—27. Urbana/Ill.: Univ. Illinois Press 1959.

FENEIS, H.: Das Gefüge des Herzmuskels bei Systole und Diastole. Morph. Jb. **89** (1944).

FLEGE, J. B., jr.: Mitral valve replacement with autologous fascia lata. J. thorac. cardiovasc. Surg. **54**, 116—117 (1967).

FLORRY, et al. 1960: Zit. bei PETRY **1963**.

FORSSMANN, W. G.: Morphology and function of sheep Purkinje fibers. Verh. anat. Ges. **63**, 155—8 (1969).

FOZZARD, H.: Membrane capacitance of the cardiac Purkinje fibre. J. Physiol. (Lond.) **175**, 47—48 (1964).

FOZZARD, H. A.: Membrane capacity of the cardiac Purkinje fibre. J. Physiol. (Lond.) **182**, 255—267 (1966).

FRATER, et al.: Mitral valve anatomy and prothetic. Proc. Mayo Clin. **36**, 1 (1961).

FRATER, R. W.: The experimental and clinical case of autogenous pericardium for the replacement and extension of mitral and tricuspid. valve cusp and chordae. J. cardiovasc. Surg. **6**, 214—28 (1965).

GOERTTLER, KL.: Normale und pathologische Entwicklung des menschlichen Herzens. In: BARGMANN, DOERR (Hrsg.): Zwanglose Abhandlungen aus dem Gebiet der normalen und pathologischen Anatomie, Heft 3. Stuttgart: Thieme 1958.

GOERTTLER, KL.: Entwicklungsgeschichte des Herzens. In: BARGMANN, DOERR: Das Herz des Menschen, Bd. I, S. 21. Stuttgart: Thieme 1963a.

GOERTTLER, KL.: Die Mißbildungen des Herzens und der großen Gefäße. In: KAUFMANN-STAEMMLER: Lehrbuch der spez. path. Anat., Erg.-Bd. I, 1. Hälfte. Berlin: Walter de Gruyter 1968.

GOERTTLER, K.: Die funktionelle Bedeutung des Baues der Gefäßwand Dtsch. Z. Nervenheilk. **170**, 433 (1953).

GOERTTLER, K.: Struktur und Bedeutung der Purkinje-Fasern im Herzen. Verh. dtsch. Ges. Kreisl.-Forsch. **27**, 295—302 (1961).

GOERTTLER, K.: Neue Befunde am menschlichen Herzen zur Frage der Existenz von Mechano-Rezeptoren in der Ventrikelwand. Verh. dtsch. Ges. Kreisl.-Forsch. **30**, 260—269 (1964).

GOERTTLER, U., PUFF, A.: Methode zur räumlichen Analyse embryonaler Faserstrukturen. Erg.H. Anat. Anz. **112**, 427 (1963).

GOSSRAU, R.: Histochemical and electromicroscopic studies of conduction system of birds. Verh. anat. Ges. (Jena) **62**, 49—56 (1967).

GRANT, R.: The architecture of the right ventricular outflow tract in the normal human heart and in the presence of ventric. septal defects. Circulation **24**, 223—235 (1961).

GRANT, R.: Notes on the muscular architecture of the left ventricle. Circulation **32**, 301—308 (1965).

GREGG, D. E.: The coronary circulation. The physiology. III. Congrès Mondial de cardiologie Bruxelles. Résumés des symposia **1958**, 299—306.

GRIMM, A., et al.: Relation of sarcomere length and muscle length in resting myocardium. Amer. J. Physiol. **218**, 1412—6 (1970).

GROSSE-BROCKHOFF, F. et al.: Erworbene Herzklappenfehler. In: Hdb. Inneren Medizin, Bd. 9, Teil 2. S. 1294—1551 Berlin-Göttingen-Heidelberg: Springer 1960.

GUASP, TORRENT, F.: Sobre morfologia y funcionalismo cardiacos (IV. Communicazión). Rev. esp. Cardiol. **20**, Núm. 1 (1967).

GUASP, TORRENT, F.: The electrical circulation. Licenciado en Medicia y Cirurgia por la Universidad de Salamanca. Depósito Legal: V 3061, Denia (1970b).

GUASP, TORRENT, F., PUFF, A.: La dinamica valvular. Rev. esp. Cardiol. **23**, Núm. 2 (1970a).

HAKENSELLNER, H. A.: Zeitpunkt und Grad der Linksschwenkung des thorakalen Aortensystems. Wilhelm Roux' Arch. Entwickl.-Mech. Org. **146**, 650 (1954a).

HALLMANN, GL.: Function of the transplanted human heart. J. thorac. cardiovasc. Surg. **58**, 318—25 (1969).

HAMILTON, BOYD, MUSSMANN: The human embryologie, 3. Ausgabe. Cambridge: Heffer and Sons 1962.

HANKE: Zit. bei DIENEROWITZ.

HARDY, J.: Heart transplantation in calves: evaluation of coronary perfusion to preserve organ during transfer. Ann. N.Y. Acad. Sci. **120**, 786—8 (1964).

HAYEK, H. VON: Normale Anatomie. In: Hdb. der Thoraxchirurgie, 1. Band, S. 146—151. Berlin-Göttingen-Heidelberg: Springer 1958.

HOCHREIN, M.: Der Coronarkreislauf. Berlin: Springer 1932.

HOCHREIN, M.: Der Mechanismus der Semilunarklappen des Herzens. Dtsch. Arch. klin. Med. **154**, H. 2/4, 131—164 (1960).

HOFFMANN, E.: Clinical and experimental studies on ventriculo-coronary stomata of the human heart. Langenbecks Arch. klin. Chir. **319**, 688—92 (1967).

HOLDEFER, W. F.: An experimental approach to mitral valve replacement with autologous pericardium. J. thorac. cardiovasc. Surg. **55**, 873—81 (1968).

HOODE, W.: Regional venous drainage of the human heart. Brit. Heart. J. **30**, 105—9 (1968).

HORT, W.: Morphologie der akuten und chronischen Herzdilatation und Herzinsuffizienz. Verh. dtsch. Ges. Kreisl.-Forsch. **34**, 1—15 (1968).

HORT, W.: The pericardium and its significance for the heart. Ergeb. inn. Med. Kinderheilk. **29**, 1—50 (1970).

HORT, W.: Quantitative morphology and structural dynamics of the myocardium. Meth. Achiev. exp. Path. **5**, 3—21 (1971).

HORT, W.: Functional morphology of the heart. Basel: Karger 1971.

HOUSE, E. W.: Anatomical changes with age in the heart and ductus arteriosus in the dog after birth. Anat. Rec. **160**, 289—95 (1968).

HOWE, B. B.: Comparative anatomical studies of the coronary arteries of canine and porcine hearts. I. Free ventricular walls. Acta Anat. (Basel) **71**, 13—21 (1968).

HULTGREN, H..N.: Coronary arteriography. Amer. Heart J. **74**, 737—40 (1967).

HUNTINGTON (1919/20): Zit. bei GOERTTLER (1968).

HUOSTEN (1927): Zit. bei BARGMANN (1963).

IONESCU, I.: Autologous fascia lata heart valves. Verh. dtsch. Ges. Kreisl.-Forsch. **36**, 20—33 (1970).

KARLINER, J. S., et al.: Dimensional Changes of the human left ventricle prior to aortic valve opening. A cineangiography study in patients with and without left heart disease. Circulation **44**, 312—22 (1971).

KHAISMANN, E. B.: On the morphological substrate of pain sensibility of the epicardium. Acta anat. (Basel) **76**, 505—15 (1970).

KJELBERG, et al.: Diagnosis of congenital heart disease. Chicago: Year Book Publ. 1955.

KNEESE: Topographie des Herzens. In: Das Herz des Menschen (Hrsg. BARGMANN, DOERR). Stuttgart: Thieme 1963).

KNIERING, PFITZER: Herzmuskelhypertrophie ein Anpassungsvorgang? Medical Tribune **21**, 44 (1972).

KOCH, W.: Der funktionelle Bau des menschlichen Herzens. Berlin: Urban & Schwarzenberg 1922.

KOLFF, W.: The artificial heart inside the chest. Verh. dtsch. Ges. Kreisl.-Forsch. **33**, 211—13 (1967).

KÜGELGEN, A. VON: Weitere Mitteilungen über den Wandbau der großen Venen des Menschen unter besonderer Berücksichtigung ihrer Kollagenstrukturen. Z. Zellf. **44**, 121—174 (1956).

KUHLMANN, L.: Die Bewegung der Herzkranzgefäße des Menschen. Eine röntgenologische Studie. Klin. Wschr. **17**, 973—976 (1938).

LASZT, L., MÜLLER: Helv. physiol. pharmacol. acta **15**, 38 (1957).

LAUTENBERGER, R. (1960): Zit. bei SCHÜTZ.

LAUTSCH, E. V.: Functional Morphology of Heart Valves. Meth. Achiev. exp. Path. **5**, 214—237 (1971).

LEYTON, R. A.. SONNENBLICK: The Sarcomere as the Basis of Starling's Law of the Heart in the left and right Ventricles. Meth. Achiev. exp. Path. **5**, 22—59 (1971).

LINDE (1956): Zit. bei PETRY (1963).

LINZBACH, A. J.: Mikrometrische und histologische Analyse hypertrophierter menschlicher Herzen. Virchows Arch. path. Anat. **3/4**, 354—594 (1947).

LINZBACH, A. J.: Funktionelle Anatomie des kindlichen Herzens. In: Die physiologische Entwicklung des Kindes. Vorlesung über funktionelle Pädologie (Hrsg. F. LINNEWEH) S. 97—108. Berlin-Göttingen-Heidelberg: Springer 1959.

LIPP, W.: The adrenergic nerve plexuses of cardiac valves. Acta anat. (Basel) **69**, 314—26 (1968).

LOS, J. A.: De embryonale ontwikkeling va de venae pulmonales en de sinus coronarius bij de mens. Proefschrift Leiden 1958.

LOWER, R. S., et al.: Homovital Transplantation of the heart. J. thorac. cardiovasc. Surg. **41**, 196 (1961)

LUDWIG, G.: Capillary Pattern of the Myocardium. Meth. Achiev. exp. Path. **5**, 238—271 (1971).

LUNKENHEIMER, P. P.: Besonderheiten in der Ventrikelerweiterungsbewegung. Persönliche Mitteilung (1972).

MACKENZIE, et al. (1960): Zit. bei PETRY (1963).

MACKENZIE, N. B.: Experimental semilunar valve homografts: Morphologic features. J. thorac. cardiovasc. Surg. **50**, 410—20 (1965).

MACKIBBEN, J. S.: A Comparative Morphologic Study of the Cardiac Innervation. II. The Feline. Amer. J. Anat. **122**, 545—53 (1968).

MAY, A. M.: Coronary cineangiography. Angiology **20**, 52—9 (1969).

MEESSEN, H.: Aschoffsche Knötchen in chirurgisch gewonnenen Herzohren. Zbl. Path. **90**, 403 (1953).

MESSMANN, W.: Nachweis der diastolischen Sogwirkung der Herzkammern und deren Einfluß auf die intracardialen Druckabläufe. Z. Kreisl.-Forsch. **47**, 534—551 (1958)

MILLER, N. R.: Studies on the nerve endings in the heart. Amer. J. Anat. **115**, 217—35 (1964).

MITCHEL, B. F.: Slented heterografts for heart valve replacement. Ann. thorac. Surg. **10**, 512—25 (1970).

MOBERG, A.: Anatomical and functional aspects of extracardial anastomosis to the coronary arteries. Path. et Microbiol. (Basel) **30**, 689—94 (1967).

MOORE, D. H., RUSKA, H.: The fine structure of capillaries and small arteries. J. biophys. biochem. Cytol. **3**, 457—461 (1957).

NAPOLITANO, L. M., et al.: Fine structure of the heart after transplantation. With special reference to the neural elements. Circulation **29** (Suppl.), 81—85 (1964).

NOSE, Y.: An artifical heart inside the chest. J. thorac. cardiovasc. Surg. **50**, 792—9 (1965).

NOSE, Y.: The intracorporal mechanical heart. Vasc. Dis. **3**, 25—32 (1966).

OGNEW, B. W.: Anatomie und Pathologie der Gefäßversorgung des Herzens. Berlin: Akademie Verlag 1958.

PALFREY, S. J.: The fine structure of the mitral valve in allotransplanted hearts. J. Anat. (Lond.) **104**, 179—80 (1969).

PETRY G., HEBERER: Die Neubildung der Gefäßwand auf der Grundlage synthetischer Arterienprothesen. Langenbecks Arch. Chir. **286**, 269—90 (1957).

PLANZ, K.: Über die Verformung des bindegewebigen Herzskeletts unter der Funktion. Diss. Freiburg 1961.

PLANZ, K.: Über die Funktion des Aortenfundaments. Verh. der Anat. Ges. auf der 58. Versammlung in Genua 1962. Anat. Anz. **112**, 358—365 (1963).

PLANZ, K.: Die Pulmonalbasis unter der Funktion. Morph. Jb. **105**, 231—244 (1963).

PUFF, A.: Über die Verformung der Herzkammerbasis beim Menschen unter der Funktion. Morph. Jb. **95**, H. 3/4, 330—368 (1955).

PUFF, A.: Zeitlupenstudien zur funktionellen Anatomie der rechten Herzkammer mit Farbfilmvorführung. 1. Freiburger Colloquium über Kreislaufmessungen, 7.—9. März 1958.

PUFF, A.: Die funktionelle Bedeutung des elastisch-muskulösen Systems in den Kranzarterien. Morph. Jb. **100**, 546—558 (1960a).

PUFF, A.: Die Morphologie des Bewegungsablaufes der Herzkammern. Anat. Anz. **108**, 342—427 (1960).

PUFF, A.: Funktionelle Besonderheiten im Wandbau der Herzvenen. Verh. Anat. Ges. 1963 in München. Anat. Anz. **113**, 282—284 (1963).

PUFF,.A.: Die mechanische Bedeutung der Coronararterien für die diastolische Entfaltung der Herzkammern. Morph. Jb. **10**, 412—427 (1965).

PUFF, A.: Zur funktionellen Morphologie des Mitralklappenapp. Morph. Jb. **112**, 515—542 (1968).

PUFF, A.: Das funktionelle Verhalten des Anulus fibrosus und des Endocards bei der Volumenänderung der Ventrikelbinnenräume. IX. Intern. Anatomenkongreß Leningrad (1970), Abstracts **8**, 104 (1970).

PUFF, A.: Über das funktionelle Verhalten des Endocards bei der Volumenänderung der Ventrikelbinnenräume. Thoraxchirurgie **19**, 119, 120 (1971).

PUFF, A.: Über das funktionelle Verhalten des Anulus fibrosus bei der Volumenänderung der Herzhöhlen und die Konsequenzen für einen Klappenersatz. Thoraxchirurgie **20**, 185—198 (1972).

PUFF, A., MAPPES: Die Dynamik der Herzkammern gesehen vom Standpunkt des Morphologen. Freiburger med. Forsch. **2**, 1 (1962).

RAFTERY, E. B.: A cine-angiographic study of aortic valve dynamics. Brit. Heart J. **27**, 286—302 (1965).

RAKUŜAN, K.: Quantitative Morphology of capillaries of the heart. Meth. Achiev. exp. Path. **5**, 272—286 (1971).

RAMBO, W. M.: Autologous fascia lata femoris in arterial grafting. Arch. Surg. **98**, 760—1 (1969).

REUTER, H.: The dependence of slow inward current in Purkinje fibers on the extracellular calcium-concentration. J. Physiol. (Lond.) **192**, 479—492 (1967).

RÖSSLER, R., PASCUAL: Coronardurchblutung. J. Physiol. (Lond.) **74**, 1 (1937).

RUSHMER, R.: Functional Anatomy of cardiac Contraction. Cardiovasc. Dynamics, Second Edition, Chapter 2, p. 43, 47 and 300. Philadelphia and London: Saunders 1961.

RUSTED, I. E., et al.: Studies of the mitral valve. 1. Anatomic Features of the Normal Mitral Valve and Associated structures. Circulation **6**, 825 (1952).

SABISTON: Zit. bei HORT (1970).

SAUVAGE, L. R.: Autologous pericardium for mitral

leaflet advancement. J. thorac. cardiovasc. Surg. **52**, 846—54 (1954).

SCHMID, H. D.: A method of production of corrosive preparations produced on the coronary vessels system of the dog. (At the same time a contribution to functional intercoronary collaterals). Z. Kreisl.-Forsch. **55**, 297—305 (1966).

SCHMÖLMERICH: Erkrankungen des Pericards. In: Handb. Innere Med., 4. Aufl., Bd. 9/II. Berlin-Göttingen-Heidelberg: Springer 1960.

SCHOENMACKERS, J.: Chirurgische Pathologie der Koronararterien. Verh. dtsch. Ges. Kreisl.-Forsch. **36**, 116—32 (1970).

SEBENING, F.: Chirurgische Behandlung bei Durchblutungsstörugen des Herzens. Therapie und Ergebnisse: Herztransplantation. Verh. Dt. Ges. Kreisl.-Forsch. **36**, 173—181 (1970).

SENNING, A.: Aortic valve replacement with fascia lata. Acta chir. scand. Suppl. **356**, 17—20 (1966).

SENNING, A.: Fascia lata replacement of aortic valves. J. thorac. cardiovasc. Surg. **54**, 465—70 (1967).

SENNING, A.: Results following aortic valve replacement with autologous fascia lata. Thoraxchirurgie **19**, 304—8 (1971).

SHUMWAY, N. E.: Presenc status of cardiac transplantation. Angiology A, 289—91 (1966).

SINITSYNA, TA.: Distribution and microscopic structure of the coronary arteries in several vertebrates in relation to production of experimental atherosclerosis. Fed. Proc. (Trans Luppl.) **25**, 785—90 (1966).

SOMMER, jr.: Cardiac muscle. A comparative study of Purkinje fibers and ventricular fibers. J. Cell Biol. **37**, 497—526 (1968).

SOMMER, jr.: Purkinje fibers of the heart examined with the peroxydase reaction. J. Cell Biol. **37**, 570—4 (1968).

SPEE, F. Graf von: Bemerkungen betreffend Spannung, Bewegung, Nomenklatur der Brustorgane. Verh. anat. Ges. (Jena) **34**, 169 (1909).

STREETER, D. D., jr.: An engineering analysis of myocardial fiber orientation in pig's left ventricle in systole. Anat. Rec. **115**, 503—11 (1966).

THEBESIUS, A. L.: Dissertatio medica de circulo sanguinis in corde. Lugduni Batavorum 1708.

THOMPSON: Zit. bei PUFF: Funktioneller Bau der Mitralklappe (1972).

TINNE, J. E.: Ventricular aneurysm. Brit. med. J. **1967 IV**, 313—315.

TRUEX, R. C.: Reconstruction of the human atrioventricular node. Anat. Rec. **158**, 11—9 (1967).

TRUEX, R. C.: Reconstruction of the human sinoatrial node. Anat. Rec. **159**, 371—8 (1967).

ULIANSKI, L. S.: The dynamics of cardiac contractions in alteration. Biul. Eksp. Bial. Bed. **60**, 21 (1965).

URSINI, M.: Cardiac valve substitutions with fascia lata autografts in children. Minerva cardioangiol. **19**, 356—64 (1971).

VAN CITTERS, RUSHMER: Longitudinal and radial strain in pulse wave transmission. Fed. Proc. **19**, 104 (1960).

VAN DE SPUY, J. C.: The functional anatomy of the base of the heart. S. Afr. med. J. **39**, 587—90 (1965).

VELICAN, C.: Studies on intimal connective tissue of human arteries. Acta anat. (Basel) **71**, 519—41 (1968).

VIEUSSENS, R.: Traite nouveau de la structure et des cause de mouvement naturel du coeur. Toulouse 1715. Nouvelles decouvertes sur le coeur. Paris 1706.

VLODAVER, Z.: The musculo-elastic layer in the coronary arteries. A histological and hemodynamic concept. Vasc. Dis. **4**. 136—45 (1967).

VURCHELL H. B., VISSCHER: The changes in the form of the beating mammalian heart as demonstrated by high-speed Photography. Amer. Heart J. **22**, 794—803 (1941).

WALMSLEY, R., WATSON: The outflow tract of the left ventricle. Brit. Heart J. **28**, 435—447 (1966).

WEARN, J. T., et al.: Original Communications. Amer. Heart J. **9**, 143 (1933).

WEIDMANN, S.: The electrical constants of Purkinje fibers. J. Physiol. (Lond.) **118**, 348—360 (1952).

WIGGERS, C. J., COTTON, F. S.: Druckkurve der Coronararterien. Amer. J. Physiol. **106**, 9 (1933).

WIGGERS, D. J.: The problem of functional coronary collaterals. Exp. Med. Surg. **8**, 402—421 (1950).

WIGLE, et al.: Muscular Subaortic Stenosis: The Initial left ventricular inflow tract pressure as evidence of outflow tract obstruction. Canad. med. Ass. J. **95**, 193 (1966).

WIRTINGER, W. (zu Vortrag von BAUTZMANN: Über Indikationsleistungen von Chorda und Mesoderm bei Triton): Projection. Verh. anat. Ges. (Jena) **37**, 279, 280 (1928).

WOLKOFF, K.: Über die histologische Struktur der Coronararterien des menschlichen Herzens. Virchows Arch. path. Anat. **241**, 42—58 (1923).

ZAUS, E. A., KEARNS, W.: Massive Infarction of the Right Ventricle and Atrium. Circulation **6**, 593 (1952).

ZECHMEISTER, A.: Influence of myocardial bridges on calcium deposits in the development of coronary sclerosis. Verh. anat. Ges. (Jena) **63**, 701—4 (1969).

ZIMMERMANN, J.: The functional and surgical anatomy of the heart. Ann. roy. Coll. Surg. Engl. **39**, 348—66 (1966).

Extrakorporale Zirkulation

F. GSCHNITZER

Mit 34 Abbildungen

Einleitung

Das Pumpen und Oxygenieren von Blut in einem extrakorporalen System als Mittel, chirurgischen Zugang zum Herzinneren zu bekommen, ist heute mit einer technischen Perfektion möglich, die korrigierende Eingriffe im Herzen – zumindest im Hinblick auf die extrakorporale Zirkulation – zu sicheren Routinemaßnahmen werden ließ. Damit darf aber keinesfalls verstanden sein, daß alle diesbezüglichen Probleme voll gelöst wären. Aus apparativen und chirurgisch-technischen Gründen (Größe des extrakorporalen Blutvolumens, Größe des Kanülenquerschnittes für venösen und arteriellen Anschluß der Maschine) ist man derzeit bei erträglichem Bluttrauma in der Lage, Minutenvolumina zu perfundieren, die unter dem Ruheherzminutenvolumen liegen. Somit bedeutet jede extrakorporale Ganzkörperperfusion in gewisser Hinsicht einen kontrollierten Schockzustand. Durch das gesetzte Bluttrauma wird die Tolerabilität einer Ganzkörperperfusion mit herkömmlichen Apparaten auf wenige Stunden Dauer begrenzt. Eventuell dadurch gesetzte Schäden sind vorübergehend, es kommt zu einer vollständigen Restitution. Ein längerer Einsatz von gebräuchlichen Herz-Lungen-Maschinen zur Langzeitübernahme der Herz- oder Lungenfunktion oder beider Funktionen ist derzeit noch mit vielen offenen Fragen verbunden.

Soweit es die chirurgischen Korrektureingriffe am Herzen oder den herznahen großen Gefäßen betrifft, sind durch Verfeinerung der operativen und apparativen Technik und Anwendung weitgehend inerter Materialien (DEWALL, 1956) im extrakorporalen System die heute gebräuchlichen Apparate verschiedener Systeme in der Lage, vergleichbare Resultate zu liefern. Die bei Langzeitperfusionen anfallenden Probleme beziehen sich besonders auf ausreichenden Gasaustausch und Heparinisierung bzw. damit verbundene Blutungskomplikationen. Es ist anzunehmen, daß bei der Langzeitperfusion ein pulsierender Fluß gegenüber dem durch die gebräuchlichen Pumpen erzeugten gleichmäßigen Blutfluß echte Vorteile bringen wird. Diesbezügliche Überlegungen müssen aber theoretisch bleiben, weil der Blutzufluß durch gegenüber dem Aortenlumen relativ dünne Kanülen erfolgen muß und somit auch bei pulsierendem Pumpenauswurf eine effektive Pulswelle im Körper kaum erscheinen kann, wenn das Bluttrauma in erträglichen Grenzen gehalten werden soll.

Die Entwicklung von Herz-Lungen-Maschinen (s. HEWITT u. CREECH, 1966), beginnend mit dem Konzept von LEGALLOIS (1812) und Versuchen von Organperfusionen (BROWN-SEQUARD, 1858; LUDWIG u. SCHMIDT, 1868; VON SCHRÖDER, 1882; FREY u. GRUBER, 1885; JACOBJ, 1895) fand ihren ersten experimentellen Höhepunkt durch GIBBON 1937 und führte 1951 (DENNIS, 1951) und 1953 (GIBBON, 1954) zur ersten klinischen Anwendung. Technische Schwierigkeiten bedingten eine Leistungsbegrenzung der ersten Apparate, deren Folge ein Irrweg (das „Azygos-flow-principle“, ANDREASEN u. WATSON, 1952) und daraus abgeleitete sogenannte „Low-flow“-Perfusionen waren. Erst die technische Verbesserung der künstlichen Lunge ermöglichte höhere Minutenvolumina, so daß Perfusionsvolumina, die nahe an das Ruheminutenvolumen („High-flow-principle“) herankommen, möglich wurden. Dadurch konnten perfusionsbedingte Stoffwechselentgleisungen (sogenannte Perfusionsazidose) weitgehend vermieden und auch das Risiko korrigierender Eingriffe trotz der jetzt möglichen längeren Bypasszeiten auf ein erträgliches Maß vermindert werden. Die Kenntnis von Auswirkungen der Perfusion auf Organe und die Vermeidung oder Korrektur dieser Auswirkungen hat das mit der extrakorporalen Zirkulation anfänglich verbundene hohe Risiko gesenkt und die Anwendung der extrakorporalen Zirkulation zu einem sicheren Verfahren gemacht, das aus dem heutigen Rüstzeug der Herzchirurgie nicht

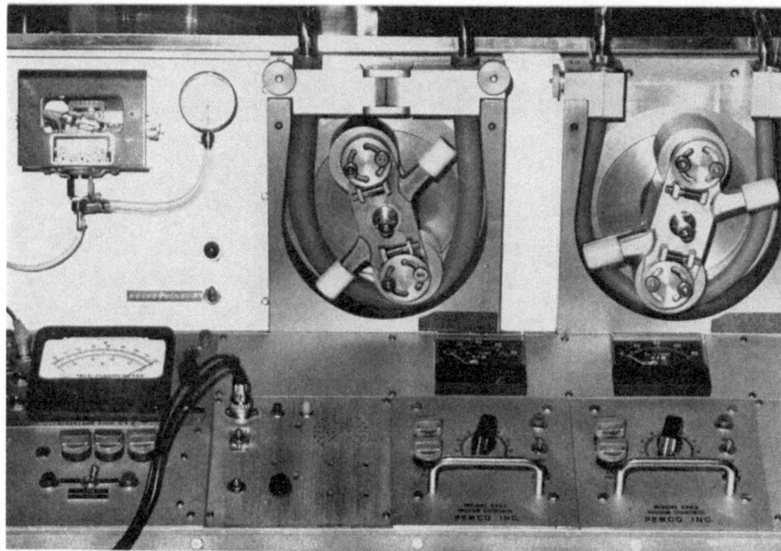

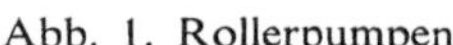
Abb. 1. Rollerpumpen

mehr wegzudenken ist. – Durch zu erwartende Verbesserungen, besonders die Verwendung nichtthrombogener Materialien im extrakorporalen System (Nyilas, 1970), wird namentlich auch die Langzeitperfusion – derzeit nur in Ausnahmefällen erfolgreich – in baldiger Zukunft bei gegebener Indikation zur segensreichen Routinemaßnahme werden.

I. Das extrakorporale System

1. Pumpen

Von den verschiedenen Pumpenarten, die in Herz-Lungen-Maschinen Verwendung finden, sind heute praktisch nur mehr Rollerpumpen (Abb. 1) in Gebrauch. Sie fördern das Perfusat, indem sie einen elastischen Pumpenschlauch gegen ein kreisförmiges Widerlager (Pumpengehäuse) auspressen. Der Pumpenschlauch besteht im allgemeinen aus dem hochelastischen und sehr widerstandsfähigen Latexgummi. Besonders wegen des einfachen Auf- und Zusammenbaus und des geräuscharmen Laufes sowie des empirisch bei voller Okklusion der Rollerpumpe leicht zu ermittelnden konstanten Blutauswurfes haben sich diese Pumpen weltweit durchgesetzt. Das Bluttrauma ist bei guter Ausführung der Pumpe gering (Bernstein u. Gleason, 1967) und ist abhängig von der Pumpenumdrehungszahl. Demnach müßten möglichst weite Pumpenschläuche mit sehr hohem Schlagvolumen verwendet werden; es muß aber auch hierbei die durch Lumendifferenzen an den erforderlichen Konnektoren entstehende strömungsbedingte Hämolyse Berücksichtigung finden.

Gewöhnlich wird als Pumpenschlauch ein $^3/_4$-Zoll-Schlauch benützt. Die Schlauchweite ist natürlich abhängig vom Pumpendurchmesser. Für die Pemco-Pumpe, deren Durchmesser relativ groß ist, verwenden wir bei errechneten Flowmengen unter 3000 ml/min einen $^1/_2$-Zoll-Pumpenschlauch, bei höheren Flowmengen einen $^5/_8$-Zoll-Schlauch.

Durch fabrikatabhängige verschiedenartige Mechanismen kann die Schlauchokklusion der Pumpe eingestellt werden. Hierbei muß beachtet werden, daß jede neue Pumpenschlauchlieferung wegen eventueller Wandstärkendifferenzen für eine volle Okklusion neu getestet werden muß. Die volle Okklusion muß gewährleistet sein, um das Trauma der korpuskulären Blutelemente niedrig zu halten und die Förderleistung aus der Umdrehungszahl genau berechnen zu können. Nur für Langzeitperfusionen (partieller Bypass für extrakorporale Blutoxygenierung) wird aus bestimmten Gründen auf die volle Okklusion verzichtet.

In den gängigen Herz-Lungen-Maschinen verwendet man einfache oder Doppelrollerpumpen. Bei der meistgebrauchten Doppelrollerpumpe (DeBakey, 1934) stehen die beiden Roller in einem Winkel von 180° einander gegenüber, und das Pumpengehäuse nimmt etwa 210° Schlauchbiegung auf. Der Pumpenschlauch wird immer von mindestens einem Roller okkludiert. Der Auswurf ist gering pulsierend, weil das Ende der Schlagleistung eines Rollers durch die folgende Schlauchausdehnung mit einem Druckabfall einhergeht.

Die einfache Rollerpumpe nach RYGG und MELROSE hat eine Schlauchlänge von 360° im Pumpengehäuse zur Voraussetzung. Die Hämolyse ist bei der einfachen Rollerpumpe minimal.

Früher wurden Sigmamotorpumpen, bei denen ein Schlauch durch zahlreiche Finger fortlaufend komprimiert wird, in Herz-Lungen-Maschinen viel verwendet. Besonders bei höherer Pumpenlaufgeschwindigkeit wird das Bluttrauma relativ hoch und die Pumpenarbeit geräuschvoll. Diese Art von Pumpen findet heute noch breite Anwendung für Infusionszwecke.

Möglicherweise werden in Zukunft — als Voraussetzung für den pulsierenden Fluß — Pumpen Anwendung finden, die auf dem Prinzip der Blutrichtungsumkehr beruhen (Ventrikelpumpen). Diese benötigen „Klappen", um den Blutfluß nur in einer Richtung zu erlauben. Sie kommen in ihrer Konzeption dem natürlichen Herz am nächsten. Das Bluttrauma ist durch Klappen und Flußumkehr hoch. Die von NUNN u. Mitarb. (1963) angegebene Ventrikelpumpe (Army-Heart-Pump) hat eine relativ geringe Pumpenhämolyse, da sich der pneumatische Ventrikeldruck dem peripheren Widerstand und Flow automatisch anpaßt. Ventrikelpumpen wirken bei normaler Bluttemperatur relativ stark hämolytisch, insbesondere nach längerem (über 3 Std) Betrieb. Bei milder Hypothermie tritt praktisch keine Hämolyse auf (IIJIMA, 1965).

Je nach technischer Konzeption der Herz-Lungen-Maschine ist die Pumpenzahl verschieden groß. Minimal ist eine Pumpe für den arteriellen Auswurf der Maschine erforderlich (Maschine von RYGG-KYVSGAARD, Hersteller Polystan). Die meisten Maschinen sind mit drei bis fünf Pumpen ausgerüstet (arterielle Pumpe, Koronarsaugpumpe, Linksdrainagepumpe, ein bis zwei Pumpen für Koronarperfusion). Pumpen für den venösen Rückfluß werden im allgemeinen für Erwachsenenperfusionen nicht mehr verwendet. Manche Herz-Lungen-Maschinen können nach dem Prinzip eines Baukastensystems nach Wunsch mit verschieden vielen Pumpen ausgestattet und erweitert werden (Sarns-Maschine, neue Polystan-Maschine).

Derzeit kann nicht entschieden werden, ob für „normale Perfusionen" pulsatiler oder nicht pulsierender Fluß angestrebt werden soll (HOOKER, 1910: pulsatiler Fluß für Nierenfunktion erforderlich). Wie schon oben erwähnt, wird durch die Kanülierungstechnik im allgemeinen auch ein pulsierender Pumpenfluß infolge des geringen Kanülenquerschnitts zum gleichmäßigen Flow. Durch die Untersuchungen von OGATA (OGATA u. Mitarb., 1960) wurde nachgewiesen, daß besonders bei niedrigen Flußraten die Lymphdrainage bei pulsierendem Blutfluß besser ist; wird aber das „High-flow-principle" angewendet, so bestehen Unterschiede im Lymphfluß bei pulsierendem und nicht pulsierendem Flow nicht. Sicher ist der pulsierende Blutfluß besonders bei Langzeitperfusionen wesentlich physiologischer (ANABTAVI u. Mitarb., 1966; DALTON jr. u. Mitarb., 1965). Als Gegenmaßnahme eventueller Schäden, die durch den nicht pulsierenden Fluß hervorgerufen werden könnten, empfiehlt ROE in dem Buch Cardiovascular Surgery (1969):

1. Verwendung einer weiten arteriellen Kanüle, wodurch auch Rollerpumpen eine geringe Pulsation im Körper erzeugen, besonders bei weitlumigen, hochelastischen Pumpenschläuchen.
2. Beachtung eines möglichst hohen Blutflusses.
3. Anwendung der Blutverdünnung, um eine geringere Blutviskosität zu erzielen.
4. Anwendung von Antisludgingsubstanzen.

2. *Oxygenatoren*

Homologe (Cross-circulation), heterologe (CAMPBELL u. Mitarb., 1956) und autologe (DREW u. ANDERSON, 1959) Lunge als Oxygenator für die extrakorporale Zirkulation haben heute nur mehr historische Bedeutung; mit dieser an und für sich idealen Oxygenierungsart sind zu viele technische Schwierigkeiten, eine Begrenzung der Perfusionszeit und unvorhersehbare Komplikationen vergesellschaftet.

Daher war die Entwicklung genügend leistungsfähiger mechanischer Oxygenatoren erforderlich. Diese übernehmen die Funktion der Lunge und arbeiten im wesentlichen nach drei Prinzipien:

1. Bildung eines dünnen Blutfilms in einer gasdurchströmten Kammer (Filmoxygenator).
2. Durchströmung des Blutes mit feinen Gasbläschen (Bubbleoxygenator), wobei die vollständige Entfernung der Gasbläschen aus dem Blut entsprechende Einrichtungen am Oxygenator erforderlich macht. Einen Mischtyp zwischen 1 (Filmoxygenator) und 2 (Bubbleoxygenator) stellt der Schaumoxygenator von SALISBURY dar,

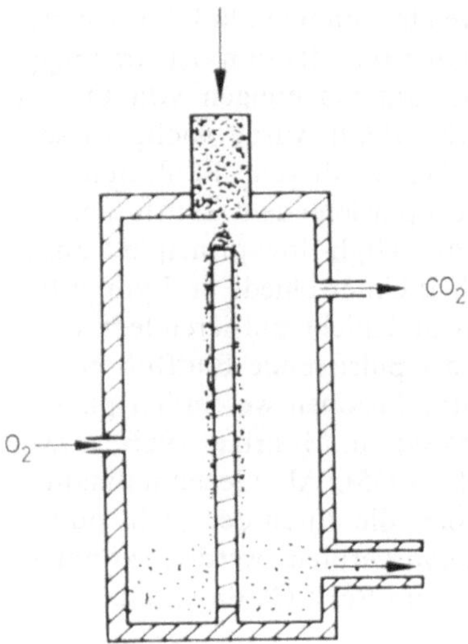

Abb. 2. Film-Oxygenator (Mayo-Gibbon) schematisch. (Nach REIDEMEISTER, 1973)

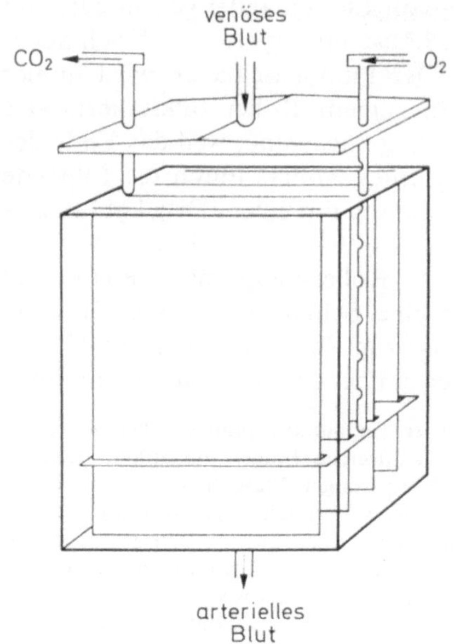

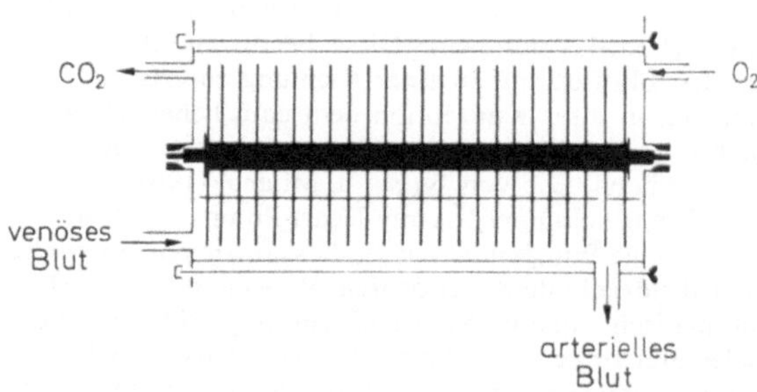

Abb. 3. Oben: Film-Oxygenator Mayo-Gibbon. Unten: Scheiben-Oxygenator Kay-Cross. (Nach REIDEMEISTER, 1973)

bei dem Blut durch einen künstlichen Blutschaum fließt; an der Oberfläche der Schaumblasen findet der Gasaustausch statt.

3. Trennung von Blut und Gas durch eine semipermeable Membran (Membranoxygenator).

Echte Vergleiche der Wertigkeit der verschiedenen Oxygenatoren sind schwer möglich. Insbesondere müssen die Vor- und Nachteile der verschiedenen Systeme gegeneinander abgewogen werden. Festgehalten werden muß, daß Film-, Bubble- und Membranoxygenator bei entsprechender Größe eine ausreichende Oxygenierungskapazität besitzen und daß bei entsprechender technischer Entwicklung jedes dieser Systeme für „normale" Perfusionszeiten ausreicht. Für die verschiedenen Typen ist das erforderliche extrakorporale Blutvolumen unterschiedlich groß. In vivo sind Meßgrößen der Oxygenatorfunktionen, aus denen auf die Brauchbarkeit geschlossen wird (z.B. Sauerstoff-Aufnahmekapazität, CO_2-Eliminierungskapazität, Hämolyse, postoperative Komplikationen), von verschiedenen Faktoren der extrakorporalen Zirkulation abhängig, die ihrerseits diese Größen entscheidend verändern können: Gasfluß im Oxygenator, Narkosetiefe und damit Sauerstoffverbrauch, Perfusionsrate, Schläuche und Kanülierung, Perfusat, Tonus des Gefäßsystems und Perfusionsdruck, Heparinisierung, Bluttemperatur, Koronarsaugung.

Alle bisher bekannten Oxygenatoren können in ihrer maximalen Kapazität unter Berücksichtigung des Füllvolumens nur basalen Stoffwechselbedingungen genügen. Somit stellen die Oxygenatoren einen wesentlich limitierenden Faktor der extrakorporalen Zirkulation dar.

a) Filmoxygenator

Beim Filmoxygenator (Abb. 2) wird Blut in einer Oxygenatorkammer dispergiert: entweder durch Ablaufen über Gitter oder Platten (Mayo-Gibbon-Herz-Lungen-Maschine, Abb. 3, oben) oder durch Mitnehmen eines dünnen Blutfilmes an rotierenden Scheiben (CROSS u. Mitarb., 1956, Abb. 3, unten), an der inneren Oberfläche von rotierenden Zylindern (BJÖRK, SENNING) oder einer Kombination von Zylindern und Scheiben (MELROSE). Insbesondere durch die rotierenden Scheiben ist bei relativ geringem Füllvolumen eine wiederholte Exposition des mit etwa 100 μ relativ dicken Blutfilms zu erreichen. Beim Gitteroxygenator gelingt dies nur durch längere Expositionszeit (Gitter- bzw. Plattenhöhe) oder Rezirkulation, immer jedoch unter Inkaufnahme eines großen Füllvolumens. Während der Gitter- bzw. Plattenoxygenator der Mayo-Gibbon-Herz-Lungen-Maschine (KIRKLIN, 1956) hervorragende Qualität aufweist und seine Hämolyserate viel niedriger als die anderer Film- oder von Bubbleoxygenatoren ist – er ist ein Beispiel dafür, daß man durch technische Perfektion eines an und für sich wenig geeigneten Oxygenierungsprinzips hervorragende Funktionseigenschaften erreicht –, liegen die Vorteile der rotierenden Scheibenoxygenatoren durch einfacheren, rascheren Aufbau, leichtere Reinigung, geringeres Füllvolumen und auch geringere Anschaffungskosten auf der Hand. Diese Scheibenoxygenatoren waren vor der Ära der Einmaloxygenatoren weltweit verbreitet und haben sich bestens bewährt.

b) Bubbleoxygenator

Der Bubbleoxygenator (Abb. 4, 5) stellt die derzeit am weitesten verbreitete Oxygenatortype dar. Seine Entwicklung reicht von den Versuchen VON SCHRÖDERS 1882 bis in die neueste Zeit. Die Funktion beruht prinzipiell auf einer Durchströmung einer Blutsäule mit Gasbläschen, an deren Oberfläche der Gasaustausch erfolgt. Die erforderlichen Gasmengen sind aus verschiedenen Gründen hoch. Trotz der ebenso wie beim Filmoxygenator relativ niedrigen Sauerstoffaufnahme (CHENG u. Mitarb., 1959) ist ein minimaler Sauerstoffflow in der Größe des Blutflusses erforderlich, um zusätzlich zur Oxygenierung auch eine ausreichende CO_2-Eliminierung zu gewährleisten. Hierfür muß der Sauerstoffflow mindestens 25mal größer sein als die Sauerstoffaufnahme. Dadurch kann es zu einer Hyperventilation kommen, weshalb der Zusatz von

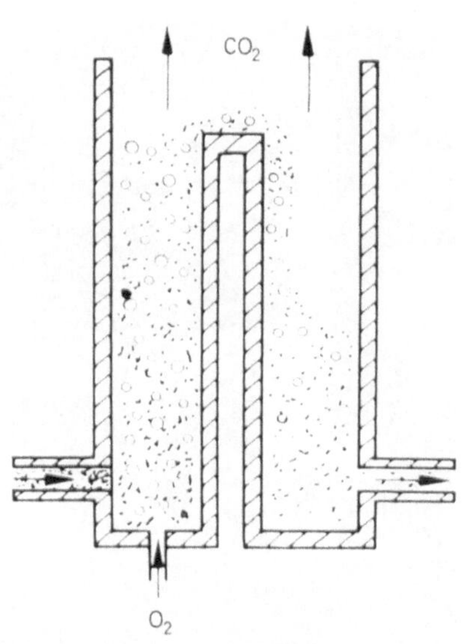

Abb. 4. Bubble-Oxygenator. (Nach REIDEMEISTER, 1973)

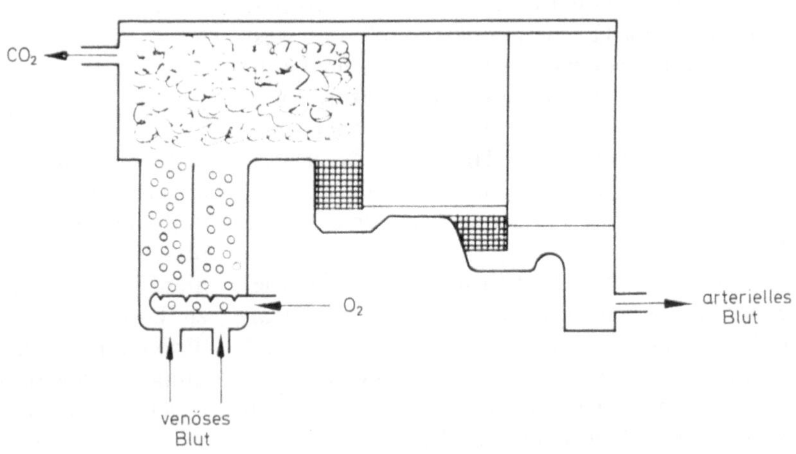

Abb. 5. Bubble-Oxygenator (Polystan). (Nach REIDEMEISTER, 1973)

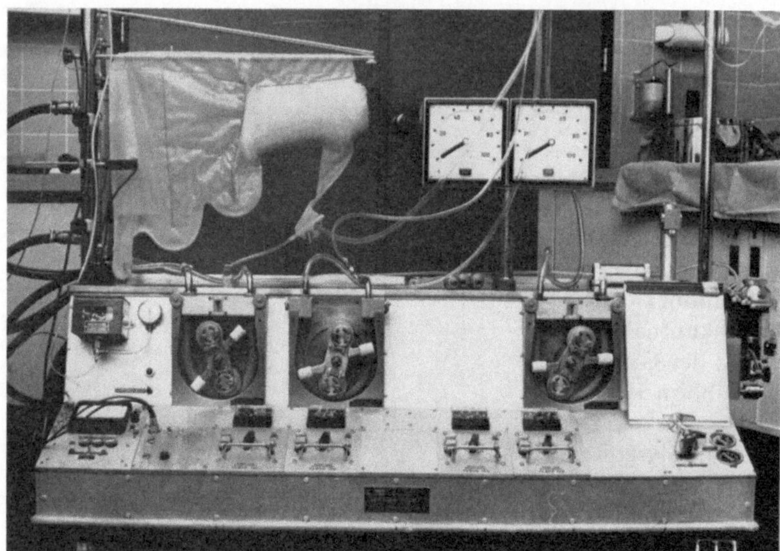

Abb. 6. Herz-Lungen-Maschine mit Bubble-Oxygenator (Polystan)

CO_2 (2–5%) zum Sauerstoff zweckmäßig ist. Während kleinere Bläschen eine bessere Sauerstoffaufnahme gewährleisten, aber aus dem Blut wiederum sehr schwer zu entfernen sind, ermöglichen nur größere Bläschen eine Elimination von Kohlensäure. Die zweckmäßige Bläschengröße, die abhängig ist von der Porengröße des Gaseinlaßfilters (FERGUSON u. Mitarb., 1967), von der Blutviskosität und Blutoberflächenspannung sowie vom Gasfluß, liegt bei etwa 5 mm (2 bis 7 mm) Durchmesser.

Die heute gebräuchlichen Bubbleoxygenatoren haben die sogenannte Schaumkammer, in der der Gasaustausch erfolgt, die Entschäumungskammer und das arterielle Reservoir in Serie geschaltet.

Prinzipiell besteht durch die große Gas- und Blutkontaktfläche eine gute Oxygenierung, weshalb das Füllvolumen relativ klein sein kann. Nachteilig ist die Gefahr der Gasbläschenembolie und die bei dieser Art der Oxygenierung entstehende relativ hohe Hämolyse. Nachteilig in Anbetracht des relativ kleinen Füllvolumens ist das geringe zur Verfügung stehende arterielle Reserveblut.

Im klinischen Gebrauch stehen heute vorwiegend die Einmaloxygenatoren von Polystan (Abb. 6, 7), Travenol (Abb. 8, 9, 10) und Temptrol. Die Vorteile eines der Körpergröße angepaßten kleinen Füllvolumens werden durch verschiedene Oxygenatorengrößen von allen Herstellern geboten. Beim Temptroloxygenator ist ein Wärmeaustauscher Teil des Apparates, auch Polystan bietet einen mit einem Wärmeaustauscher kombinierten Oxygenator an. Die Entschäumungsqualität dieser Oxygenatoren ist für „normale" Perfusionszeiten ausreichend. Beim Temptroloxygenator ist die Entschäumungs- und Oxygenierungskapazität auch nach vielstündigem Gebrauch gewährleistet.

Beim Schaumoxygenator nach SALISBURY (SALISBURY, 1956b) wird durch in Blut einströmenden Sauerstoff ein Blutschaum gebildet, durch den das venöse Blut der Schwerkraft folgend sinkt und dabei arterialisiert wird. Die Sauerstoffbindungskapazität ist sehr gut, hingegen ist die CO_2-Elimination relativ niedrig, da nur eine begrenzte Menge Schaumblasen in der Zeiteinheit platzen können und somit CO_2 nur begrenzt abgegeben werden kann.

c) *Membranoxygenator*

Seitdem man sich mit dem Problem der extrakorporalen Oxygenatoren befaßt, bestehen Bemühungen um eine Trennung von Blut- und Gasphase durch eine Membran (Abb. 11), um auf diese Weise den natürlichen Verhältnissen näher zu kommen und schädliche Eigenschaften des direkten Blut-Gas-Kontaktes, nämlich Austrocknung, Hämolyse, Eiweißdenaturierung und bakterielle Kontamination, auszuschalten (VERVLOET u. Mitarb., 1970). Auf dem Prinzip der

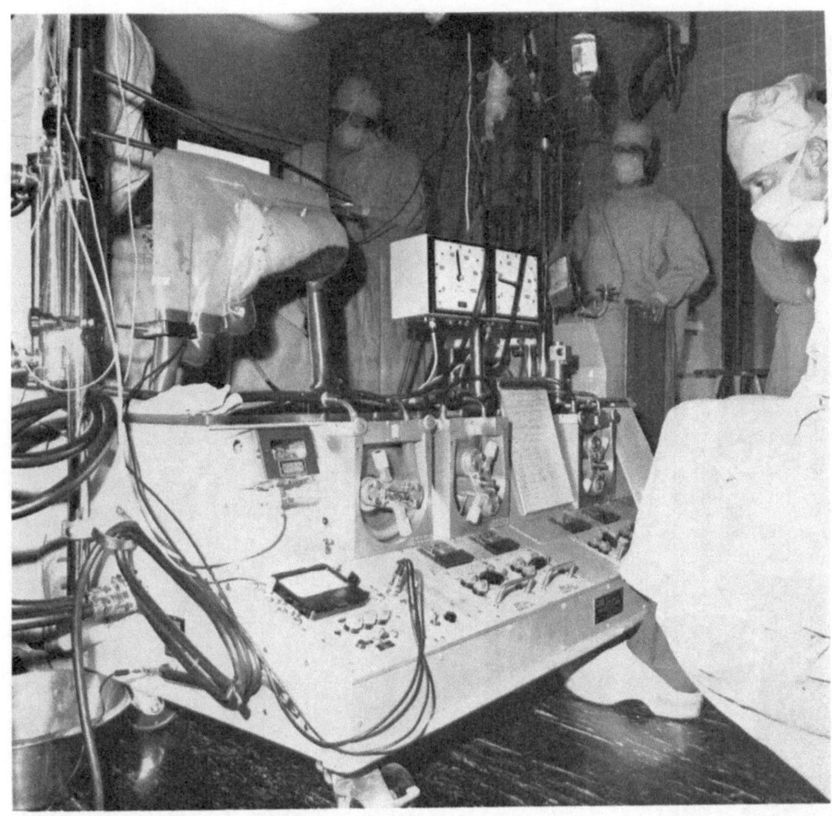

Abb. 7. Herz-Lungen-Maschine mit Rygg-Kyvsgaard-Oxygenator während der Perfusion

künstlichen Niere wurde bereits 1955 ein Membranoxygenator von KOLFF-BALZER (KOLFF u. Mitarb., 1956) und CLOWES jr. u. Mitarb. (1955) entwickelt. In größerem Ausmaß in klinischer Verwendung stehen derzeit die *Bramson*membranlunge (BRAMSON u. Mitarb., 1965) und der Membranoxygenator Landé-Edwards (LANDÉ, 1972).

Durch die relativ geringe Permeabilität der Membran für O_2 und CO_2 ist die Gasaustauschkapazität bei gegebener Oberfläche begrenzt. Plasmaproteine und Lipide werden an den Membranen abgeschieden, wodurch der Gasaustausch zusätzlich erschwert wird. Daher wird eine Rezirkulation erforderlich, oder es wird durch Unregelmäßigkeit der Membranoberfläche (PEIRCE, 1958, 1966, 1967; KOLOBOW u. Mitarb., 1969) oder äußere Bewegung des Oxygenators (ILLICKAL u. Mitarb., 1967) in Form einer rasch rotierenden Membranscheibe der für den Gasaustausch ungünstige laminare Blutstrom vermindert. Durch solche „sekundären" Flows wird keine zusätzliche Bluttraumatisierung gesetzt, es können sogar die Heparindosen verringert werden (BARTLETT u. Mitarb., 1971; MOSS u.

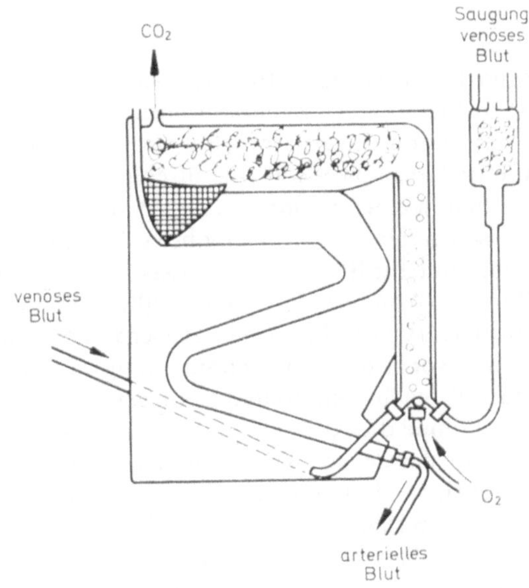

Abb. 8. Bubble-Oxygenator (Travenol). (Nach REIDEMEISTER, 1973)

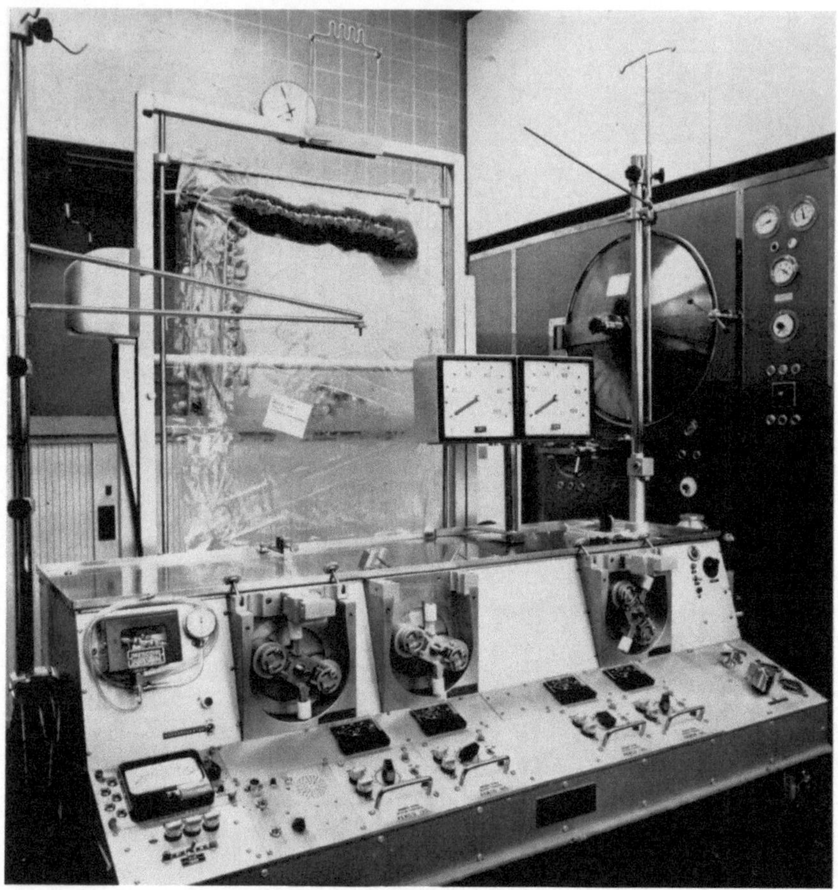

Abb. 9. Herz-Lungen-Maschine mit Travenol-Oxygenator

Mitarb., 1971). Das extrakorporale Blutvolumen ist in Membranoxygenatoren hoch (bis zu 2 l).

Bramson-Oxygenator (BRAMSON u. Mitarb., 1965): Kreisrunde Silikonkautschukmembranen werden in einer Trommel ausgespannt gehalten. Zwischen den Membranen gibt es drei getrennte Kreisläufe für Blut (Abb. 12), Gas (Abb. 13) und Wasser (Abb. 14). Das venöse Blut wird über ein Reservoir-Gefäß einer Rollerpumpe zugeführt, wobei die Pumpenumdrehungszahl automatisch nach dem Blutangebot gesteuert wird. Die Pumpe drückt das Blut durch den Oxygenator, an dessen höchstem Punkt es sich wieder sammelt und durch ein Filter der arteriellen Linie zugeführt wird. Überlaufblut wird dem venösen Sammelgefäß wieder zugeleitet und durch den Oxygenator rezirkuliert. In den Gaskreislauf strömen 15 l Gas in der Minute (96% Sauerstoff, 4% Kohlensäure) ein. Der Gasdruck im Oxygenator wird über eine Regulierungsklemme am Gasauslaß konstant gehalten. Die in den in sich geschlossenen Wasserkreislauf eingefüllte Wassermenge, die unter konstantem Druck steht, wird durch die wasserführenden Schichten und den Thermostaten gepumpt. Im Thermostaten erfolgt die Wasseraufwärmung durch ein elektrisches Heizelement, die Kühlung durch eine an die Wasserleitung angeschlossene Kupferkühlschlange. 15 Schichten, jeweils unten beginnend mit Wasserschicht, Gas, Blut, Gas, liegen übereinander und ergeben zusammen einen Oxygenator mit 15 Blutschichten, 30 Gasschichten und 16 Wasserschichten. Die Gasaustauschoberfläche beträgt 6 m^2, der Flußwiderstand bei einem Flow von 3 l pro min 25 mm Hg. Nachteilig ist neben dem großen Füllvolumen des Oxygenators der sehr zeitraubende Zusammenbau. Ein auf diesem Prinzip aufgebauter Einmaloxygenator soll demnächst in den Handel kommen.

Landé-Edwards-Oxygenator: Bei diesem Einmal-Membranoxygenator strömt das Blut durch zahlreiche, je 3 cm lange Kapillaren aus Silikonkautschuk, die von Membranunterstützungs-

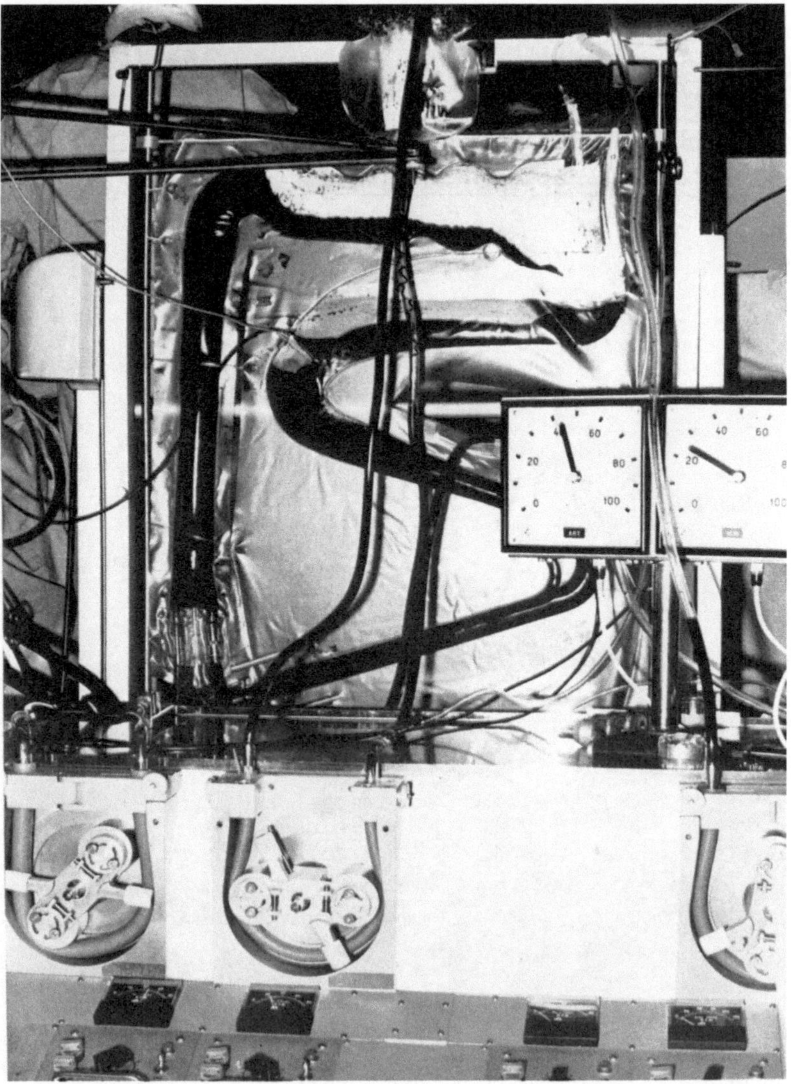

Abb. 10. Travenol-Oxygenator während der Perfusion

platten gehalten werden. In diesen Platten strömt das Atemgas. Der Oxygenator wird als Einmalgerät mit einer Oberfläche von 3 m^2 geliefert. Für eine Erwachsenenperfusion müssen zwei bis drei solche Geräte, die das Aussehen und die Größe einer kleinen Autobatterie haben, parallel geschaltet werden. Der Blutfluß durch den Oxygenator erfolgt durch Schwerkraft. Wegen der problematischen Eliminierung von Kohlensäure wird die Anwendung einer Hypothermie von 30° C empfohlen.

Sowohl für den Bramson-Oxygenator als auch für den Landé-Edwards-Oxygenator liegen eine Reihe günstiger klinischer Berichte für Anwendung bei Herzoperationen und für Langzeitoxygenierung vor (CARLSON u. Mitarb., 1971; DITTRICH, 1973; HILL u. Mitarb., 1971, 1972; KOLOBOW u. ZAPOL, 1971; KOLOBOW u. Mitarb., 1971; LANDÉ, 1972; ZAPOL u. FALKE, 1972).

Im Stadium der klinischen und experimentellen Erprobung sind die Membranlungen von PEIRCE (1958) und CRYSTAL u. Mitarb. (1964).

Peirce-Oxygenator (PEIRCE, 1958; PEIRCE II, 1966): Membranen aus Silikon und Polycarbonat sind in einem rechteckigen Gerüst angeordnet. Die Einheiten werden als Einmalgeräte für 100, 500, 1000 und 2000 ml Blutfluß pro min hergestellt. Der große Durchflußgradient von etwa 130 mm Hg macht eine eigene venöse Pumpe erforderlich, die das Perfusat durch den Oxygenator fördert.

Beim Oxygenator nach CRYSTAL-CRESCENZI (CRYSTAL u. Mitarb., 1964; CRESCENZI u. Mitarb., 1959) fließt das Blut durch Schwerkraft über leicht geneigte Silastik-

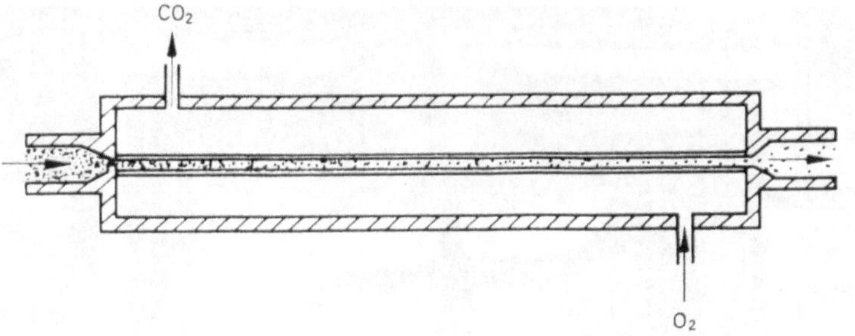

Abb. 11. Membran-Oxygenator. (Nach REIDEMEISTER, 1973)

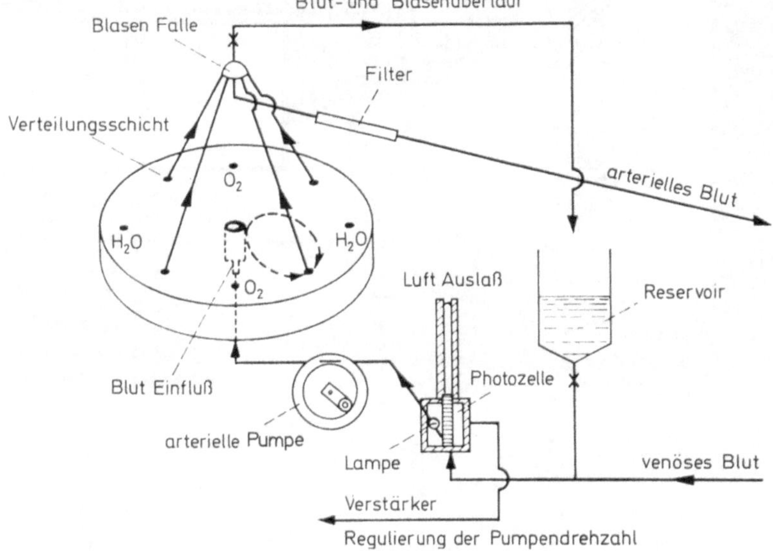

Abb. 12. Bramson-Oxygenator, Blutkreislauf. (Nach REIDEMEISTER, 1973

Membranen, die 20 bis 45mal in der Minute um 60° hin und her gedreht werden. Dadurch wird der laminare Blutfluß weitgehend ausgeschaltet (MOSS u. Mitarb., 1971).

Wegen des geringeren Bluttraumas sind Membran-Oxygenatoren derzeit die einzigen Apparate, die bei Langzeitperfusionen angewendet werden können. Es sind günstige Ergebnisse beim Einsatz dieser Apparate bis über 10 Tage bekannt geworden. Gerade für unterstützende Zirkulation und Oxygenierung, wobei kein totaler Bypass angestrebt wird, dürfte der breiteste Anwendungsbereich gegeben sein. Aber auch für relativ lange operative Bypass-Zeiten haben sich Membranoxygenatoren bewährt. Der Nachteil des sehr zeitraubenden Aufbaus des Bramson-Oxygenators fällt für die Einmalgeräte weg.

Möglicherweise werden Kapillar-Membranoxygenatoren auf dem Prinzip der künstlichen Plazenta (TURINA u. SENNING, 1972), bei denen eine Dialysat-Lösung in einem Bubbleoxygenator mit Sauerstoff gesättigt wird und diese Lösung durch den Kapillar-Membranoxygenator als Sauerstoffträger strömt, klinische Anwendung finden, da sie bei geringerer Oberfläche bessere Gasaustauschfähigkeiten und insbesondere bessere CO_2-Eliminierung gewährleisten sollen.

Ebenfalls in experimenteller Erprobung stehen die sogenannten Liquid-Liquid-Oxygenatoren (DUNDAS u. Mitarb., 1967; HOWLETT u. Mitarb., 1965; MALCHESKY u. NOSÉ, 1971). Hierbei erfolgt der Kontakt des Blutes mit einer sauerstoffgesättigten biologisch und chemisch inerten Flüssigkeit, so daß kein direkter Blut-Gas-Kontakt besteht. Daher ist das Bluttrauma gering. Der Gasaustausch erfolgt dadurch, daß entweder die sauerstoffgesättigte, chemisch inerte Flüssigkeit in der Oxygenierungskammer das Blut durchströmt oder indem Bluttropfen durch diese sauerstoffgesättigte Flüssigkeit wandern. Der Gasaustausch erfolgt an der Kontaktfläche der beiden Flüssigkeiten. Das Füllvolumen kann bei guter Sauerstoffkapazität der verwendeten Flüssigkeit gering gehalten werden. Hierfür eignet sich Fluorocarbon FX-80 und Fluorocarbon FC-43. Beide zeigen gute Gasträgerkapazität und mischen sich mit anderen Flüssigkeiten nicht. Es kann aber zur Bildung eines Fluorocarbon-Blutschaums kommen (HOWLETT u. Mitarb.,

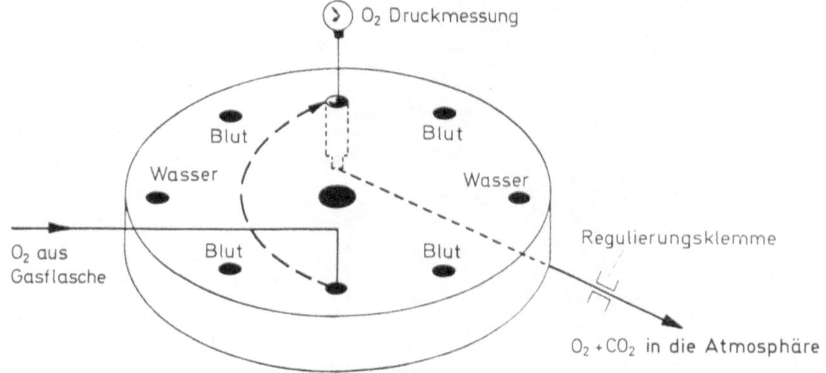

Abb. 13. Bramson-Oxygenator: Gaskreislauf. (Nach REIDEMEISTER, 1973)

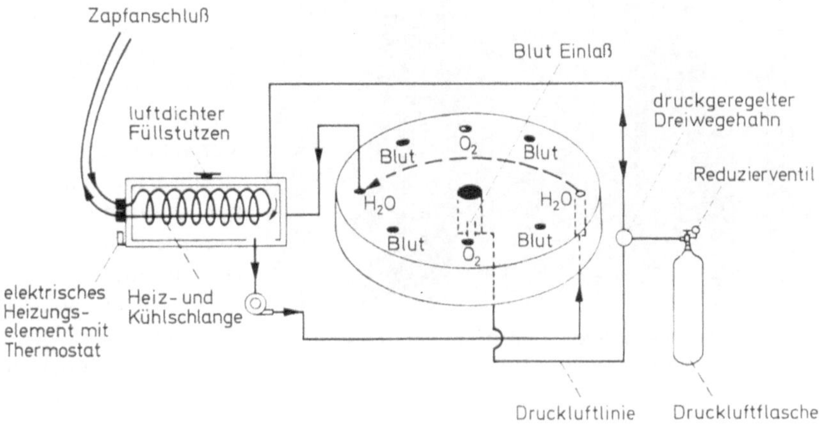

Abb. 14. Bramson-Oxygenator: Wasserkreislauf. (Nach REIDEMEISTER, 1973)

1965). Wenn Fluorocarbon in den Kreislauf kommt, so führt es zu einer mechanischen Blockierung der Kapillaren und durch Veränderung der Oberflächenspannung zur Ruptur von Alveolarzellen. Auch wurde eine intravaskuläre Gerinnung beobachtet. Angestrebt wird daher zur Vermeidung des Übertrittes von Fluorocarbon in den Blutkreislauf eine zentrifugale Separation der beiden Flüssigkeiten. — Fluorocarbon wurde wegen seiner guten Sauerstoffträgerkapazität auch als Blutersatzmittel empfohlen (CLARK jr. u. Mitarb., 1972).

3. *Koronarsaugung*

Die Absaugung von intrakardialem Blut und die Rückführung dieses Blutes in das extrakorporale System stellt eine unausweichliche Notwendigkeit der extrakorporalen Zirkulation bei korrigierenden Eingriffen dar. So blutsparend und operationserleichternd diese Methode ist, die mit ihr verknüpfte Bluttraumatisierung, insbesondere die Hämolyse, ist gewaltig. Die bei kurzzeitigen Perfusionen auftretende Hämolyse ist zum großen Teil der Koronarsaugung anzulasten (OSBORN u. Mitarb., 1962). Das für die Koronarsaugung erforderliche Vakuum wird im allgemeinen durch eine eigene Rollerpumpe erzeugt, bei der Polystan-Maschine durch einen steuerbaren Unterdruck. Trotz entsprechender Konstruktion der Saugköpfe (OSBORN u. Mitarb., 1962) wird die Hämolyse dann hoch, wenn durch Mitsaugen von Luft eine Schaumbildung im Sogsystem erfolgt. Daher sollten geringe Blutmengen zu Einstellung des unmittelbaren Operationsgebietes unter Inkaufnahme des Blutverlustes tunlichst mit dem Systemsauger entfernt werden. Durch (unzweckmäßiges!) Ansaugen des in den Herzbeutel oder in die Pleurahöhle ausgetretenen Blutes werden Fremdpartikel (Fett, Thromben) dem Maschinenblut zugeführt (MILLER u. Mitarb., 1962; MORRIS u. Mitarb., 1965). Vor Einbringen des Koronarsaugblutes in den Oxygenator muß dieses daher durch Entschäumung und Filterung gereinigt werden,

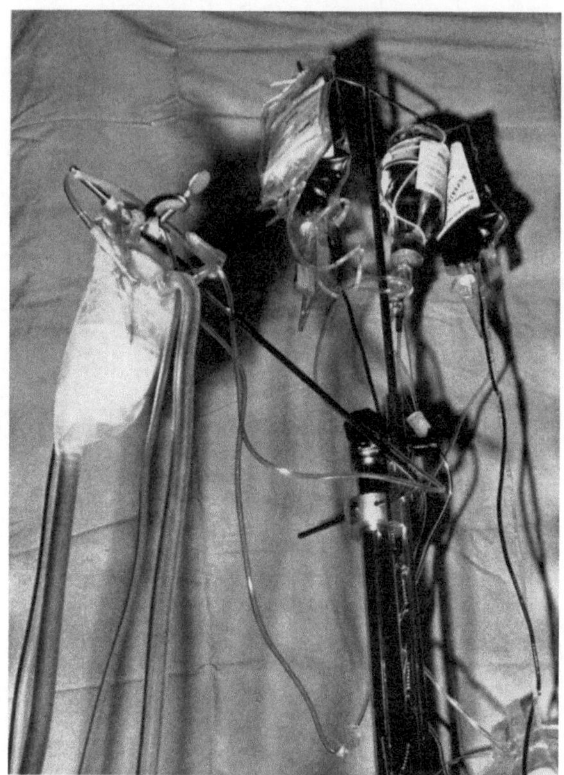

Abb. 15. Koronarreservoir (links) am Infusionsständer einer Herz-Lungen-Maschine

wofür entsprechende Einrichtungen in dem im extrakorporalen System vorgesehenen Koronarreservoir (Abb. 15) eingebaut sind. Auch hierfür werden Einmalgeräte angeboten. Eine zusätzliche Filterung dieses Blutes (s. Abschnitt über Blutfilter!) ist zweckmäßig.

4. *Linien- und Pumpenschläuche, Konnektoren, Reservoire*

Die einzelnen Teile des extrakorporalen Systems sind untereinander durch Kunststoffschläuche verschiedenen Durchmessers verbunden. Sie bestehen aus einem Plastikmateriai, aus Vinylpolymeren, an das verschiedene Anforderungen gestellt werden müssen: Glätte der inneren Wand, Durchsichtigkeit, Atoxizität, Sterilisationsmöglichkeit, genügende Wandfestigkeit zur Vermeidung von Knickungen und Schlauchkollaps auch nach vorübergehender Abklemmung, andererseits genügende Schmiegsamkeit, um sich den erforderlichen Biegungen anzupassen. Diese Beschaffenheit wird dadurch erreicht, daß der Plastiksubstanz Weichmacher zugesetzt werden, die etwa 30–40% des Materials ausmachen. Weitere Zusätze als Stabilisator und Wachs- oder Schmiermittel zur Herabsetzung der Oberflächenspannung bringen genügende Festigkeit und Unbenetzbarkeit. Diese Zusätze können sich zum Teil beim Sterilisationsprozeß lösen und sie können toxische Wirkungen haben. Daher darf nur Schlauchmaterial verwendet werden, das unter dauernder Fabrikationskontrolle ausschließlich für Zwecke der Verwendung im extrakorporalen Blutsystem hergestellt wird. Auch solches medizinisch geeignete PVC-Material nimmt während der Gassterilisation 1,16% des Gewichts an Äthylenoxyd auf (STANLEY u. Mitarb., 1971). Somit ist es nicht verwunderlich, daß auch bei Verwendung solcher Schläuche durch die Gassterilisation Schäden gesetzt werden können. Daher ist Gammastrahlen-sterilisiertes, fertig zugeschnitten und verpacktes Einmalschlauchmaterial zu empfehlen. Solche fertig zugeschnittenen und steril verpackten Einmalschlauch-Packs werden von verschiedenen Firmen angeboten. Die Schläuche können auch in die Rollerpumpe eingelegt werden, so daß die Anwendung von Konnektoren weitgehend entfällt.

Für die Pumpen werden gewöhnlich eigene Pumpenschläuche aus Latexgummi verwendet, da sie infolge ihrer höheren Elastizität bei gleichem inneren Durchmesser und gleicher Pumpenumdrehungszahl gegenüber Plastikschläuchen größere Flowvolumina gewährleisten. Auch sie sollten nur einmal verwendet werden.

Wahrscheinlich werden in absehbarer Zeit für das extrakorporale System Schläuche Verwendung finden, die auf Grund einer fehlenden elektrischen Ladung der Oberfläche nicht-thrombogen sind (NYILAS, 1970).

Schlauchverbindungen und Verbindungen zur Erzeugung von Kaliberänderungen bestehen entweder aus Metall oder Hartplastik. Während silikonisierte Metallkonnektoren bei Gassterilisation praktisch unbegrenzt verwendbar sind, werden Hartplastikkonnektoren nur als Einmalgeräte gebraucht. Die innere Oberfläche dieser Konnektoren muß glatt sein – dies gilt insbesondere bei Querschnitts- oder Richtungsänderungen – und zur Vermeidung von Wirbelbildungen soll die Wandstärke minimal sein. Entsprechende Rillen an der Außenseite verhindern ein Abgleiten der Schläuche auch unter

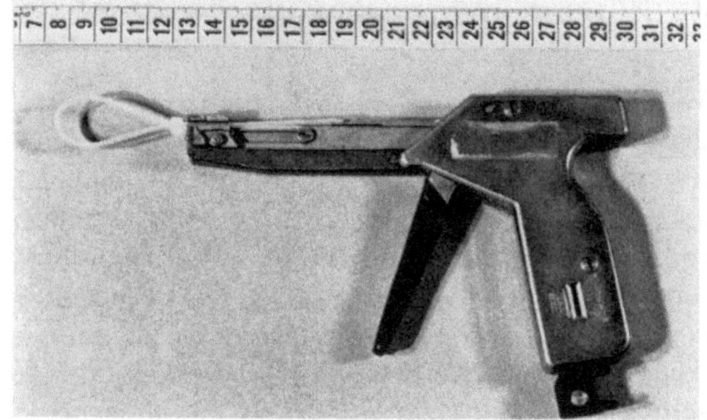

Abb. 16. Schlauchbinderpistole

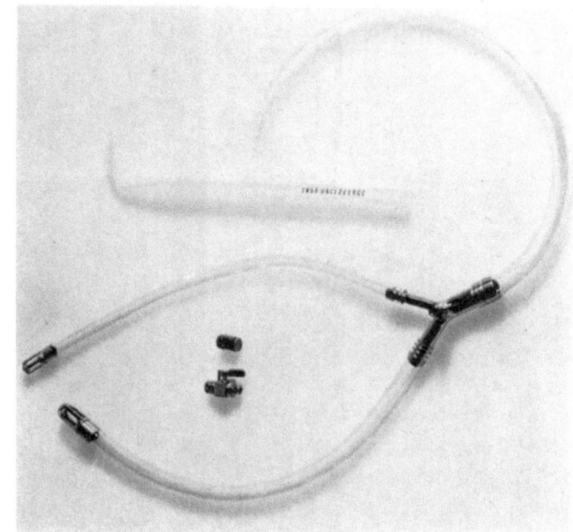

Abb. 17. Hohlvenenkatheter und Einmal-Aortenkanüle ►

Druckbedingungen. Trotzdem sollte eine Fixierung durch Schlauchbinder (Abb. 16) im Hochdruckbereich des extrakorporalen Systems erfolgen. Für die Verbindung des extrakorporalen Systems mit dem Patienten werden ebenfalls Einmalkanülen für die Aorta und für die beiden Hohlvenen angeboten (Abb. 17). Die Verwendung von Metallkanülen für die arterielle Kanülierung hat durch die geringere Wandstärke den Vorteil des relativ großen inneren Durchmessers. Dies ist insbesondere bei der Perfusion von Kleinkindern wichtig. Für die Kanülierung der Hohlvenen können auch Linienschläuche verwendet werden, die mit entsprechend geformten, an der Spitze und seitlich perforierten Metallköpfen entsprechender Größe versehen sind. Ein venöser Einmalkatheter mit füllbarer Manschette wird angeboten (PHILLIPS u. ROMANOWSKI, 1972). Der Anschluß an die venöse Linie erfolgt über ein Ypsilon-Verbindungsstück.

Blutreservoire für den Koronarkreislauf und, falls erforderlich, für den venösen Schenkel der extrakorporalen Zirkulation sind als Einmalgeräte käuflich. Entsprechende Reinigung nach jedem Gebrauch vorausgesetzt, können hierfür auch silikonisierte Glaszylinder verwendet werden.

5. *Filter*

Trotz der in derzeit gebräuchlichen extrakorporalen Systemen vorhandenen Blutfilter (im Bubbleoxygenator und im Kardiotomie-Reservoir) lassen sich durch Ultraschall-Untersuchungen in der arteriellen Linie Partikelbeimengungen nachweisen. Diese Partikel (Thrombozytenaggregate, Fetttröpfchen, Gasblasen, Silikonpartikel vom Entschäumungssystem) werden für postoperative Komplikationen insbesondere neurologisch-psychischer und pulmonaler Art verantwortlich gemacht. Daher wird die Verwendung zusätzlicher Filter in der Koronarsauglinie und in der arteriellen Linie dringend empfohlen. Dacron-Wolle-Filter (Barrier-Blutfilter; OSBORN u. Mitarb., 1970) verhindern Blut- und Gaspartikelembolien weitgehend, verursachen in der arteriellen Linie einen nur geringen Druckgradienten (etwa 20 mm Hg) und sollen die postoperativen zerebralen und pulmonalen Komplikationen deutlich verringern (OSBORN u. Mitarb., 1970; TURINA, 1971, 1972; WRIGHT u. Mitarb., 1972; ASHMORE u. Mitarb., 1972). Besonders zweckmäßig ist die Filterung des für die Maschinenfüllung und während der Operation gegebenen Blutes, wofür ebenfalls Einmalgeräte zur Verfügung stehen.

Die Filterung im arteriellen Maschinenschenkel hat den Nachteil, daß in den ersten Minuten des Bypass starke Druckgradienten am Filter auftreten. Dieser Druckgradient fällt

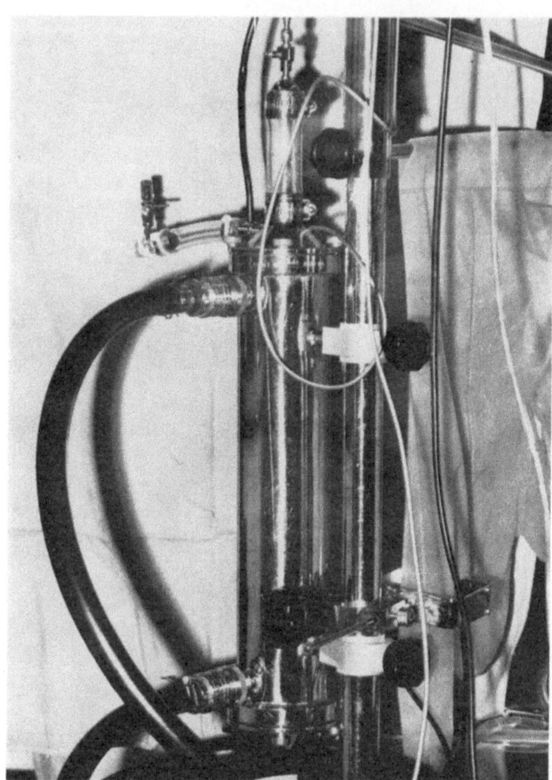

Abb. 18. Wärmeaustauscher mit Gasfalle an der Spitze und abgehender arterieller Linie

im Laufe der Perfusion wieder auf 10–20 mm Hg ab, die anfängliche Drucksteigerung kann aber einen Filterbypass erforderlich machen, der deshalb unbedingt vorzusehen ist. Zweckmäßigerweise wird in diesem Bypass ein zweiter Filter eingebaut, so daß zwei Filter parallelgeschaltet sind. Der Weg durch den zweiten Filter wird nur bei Anstieg des Liniendruckes vor dem Filter geöffnet (EGEBLAD u. Mitarb., 1972). Bei Verwendung von Filtern ist deren Spülung und Entlüftung vor Bypassbeginn wesentlich. Durch die Blutfilterung im arteriellen Maschinenschenkel fallen die Thrombozyten gegenüber Perfusionen ohne Filterung stärker ab, steigen aber postoperativ rascher an (EGEBLAD u. Mitarb., 1972). Auch die postoperative Kapillarverstopfung im Lungenkreislauf, die teilweise für das postperfusionelle Lungensyndrom verantwortlich gemacht wird, ist bei Verwendung von Filtern im extrakorporalen System deutlich geringer (ASHMORE u. Mitarb., 1972; TURINA, 1971).

6. *Wärmeaustauscher*

Wärmeaustauscher (Abb. 18) dienen einerseits dem Zweck, die ungewollte Abkühlung des Blutes im extrakorporalen System hintanzuhalten, andererseits gewünschte Bluttemperatur-Änderungen herbeizuführen. Ist der Wärmeaustauscher nicht im Oxygenator eingebaut (Temptrol-Oxygenator, *Bramson*-Membranlunge, Senning-Aga-Herz-Lungen-Maschine), so wird er im allgemeinen in die arterielle Linie zwischen arterieller Pumpe und Patienten eingesetzt. Da er vom Perfusat durchströmt wird, gelten alle Kriterien bezüglich des verwendeten Materials für blutführende Teile, im besonderen Atoxizität und atraumatische innere Oberflächengestaltung mit möglichst geringem Widerstand und möglichst großer Wärmeaustauschfläche bei geringem Füllvolumen. Selbstverständlich muß eine vollständige Trennung des Blutkreislaufes vom Kühlsystemkreislauf gewährleistet sein. Als Kühlflüssigkeit wird Wasser verwendet, dessen Temperatur über einen Mischhahn regelbar ist; sollte die Kaltwassertemperatur nicht ausreichen, so kann über ein eisgefülltes Kühlaggregat das Wasser zusätzlich abgekühlt werden. Meist verwendet wird ein System parallel angeordneter blutführender Röhren in einer Kühlkammer (BROWN, 1962), wobei bei geringem Perfusionsvolumen durch in die Röhren einlegbare Metallstäbe das Füllvolumen verkleinert werden kann. Die Entlüftung des Wärmeaustauschers muß vor Bypassbeginn erfolgen, eine zusätzliche Blasenfalle am höchsten Punkt des Wärmeaustauschers ist meist vorgesehen. Auch Wärmeaustauscher werden als Einmalgeräte angeboten.

Die Oberflächentemperatur des Kühlsystems darf 45° C nicht übersteigen, ebenso darf sie keinesfalls mehr als 12° C wärmer oder kälter sein als die Bluttemperatur (dies ist besonders wichtig beim Aufwärmen des Patienten, da es durch den gelösten Sauerstoff eventuell zur Blasenbildung im Patienten kommen könnte; DONALD u. MOFFITT, 1960; BROWN, 1962). Für Zwecke einer Koronarperfusion mit kaltem Blut ist ein eigener Wärmeaustauscher im extrakorporalen System vorzusehen.

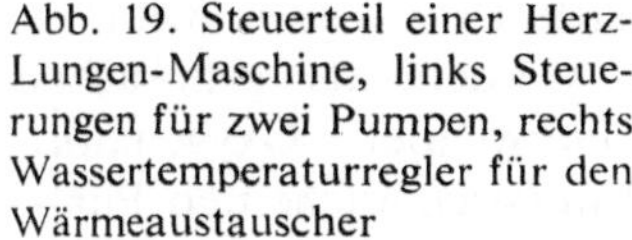
Abb. 19. Steuerteil einer Herz-Lungen-Maschine, links Steuerungen für zwei Pumpen, rechts Wassertemperaturregler für den Wärmeaustauscher

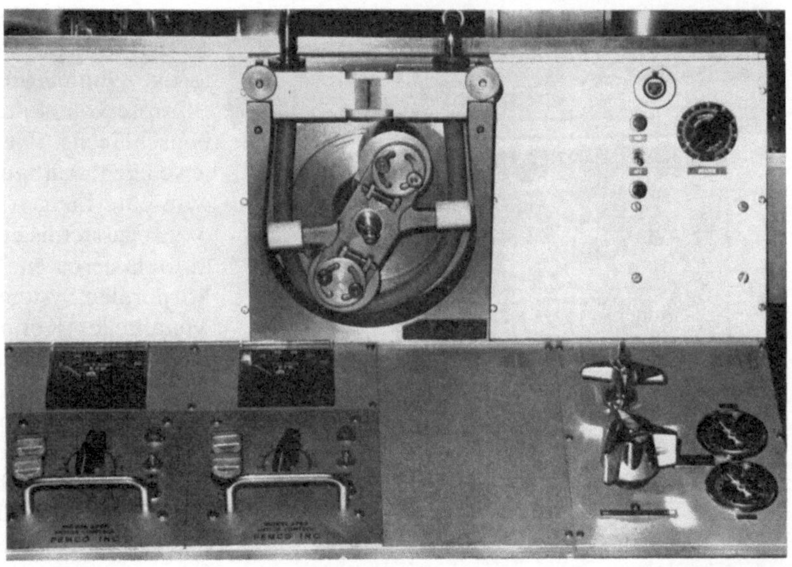

7. *Warnanlagen (Hochdruckstop und Blutspiegelkontrolle)*

Obwohl die wenigsten Herz-Lungen-Maschinen mit einem Mechanismus ausgerüstet sind, der bei einem wählbaren Hochdruck im arteriellen Linienschenkel die arterielle Pumpe automatisch stoppt, sollte diese Einrichtung unbedingt vorgesehen werden. Der Hochdruckstop wird im allgemeinen auf 300 mm Hg eingestellt. Auf diese Weise kann ein Bersten von Pumpenschläuchen, z.B. bei Blockierung eines in der arteriellen Linie eingebauten Filters, vermieden werden (Abb. 21).

Ebenso sollte eine Blutspiegelkontrolle für das arterielle Blutreservoir mit einem Warnsignal, das bei Abfall des Blutspiegels unter die eingestellte Höhe ertönt, eingebaut werden, um Einsaugen von Luft in die arterielle Linie zu vermeiden. Dies wird bei Oxygenatoren mit einem geringen Füllvolumen besonders wichtig, um schweren Komplikationen der extrakorporalen Zirkulation vorzubeugen. Die Spiegelkontrolle soll so angeordnet werden, daß 500–600 ml Reserveblut bei Ertönen des Warnsignals im arteriellen Schenkel des Oxygenators liegen. Der Einbau solcher Anlagen (Hochdruckstop und Blutspiegelkontrolle) ist auch nachträglich leicht und nicht aufwendig (Abb. 21, 22).

Die Steuerung einer Perfusion erfolgt heute durchwegs manuell (Abb. 19, 20) und nicht automatisch. Durch den Einbau der Hochdruckstop-

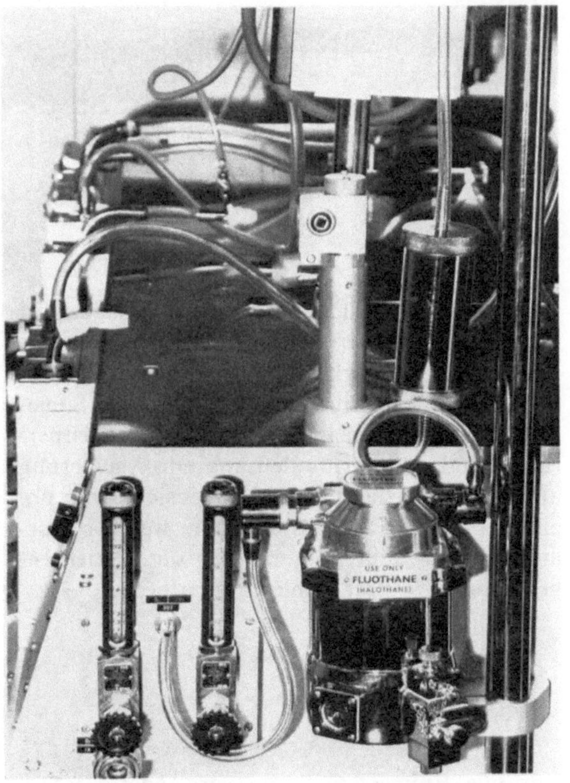

Abb. 20. Steuerteil einer Herz-Lungen-Maschine: Gasflowmeter für O_2 und CO_2 sowie Fluothanverdampfer. Gasfilter in der Gasleitung zwischengeschaltet

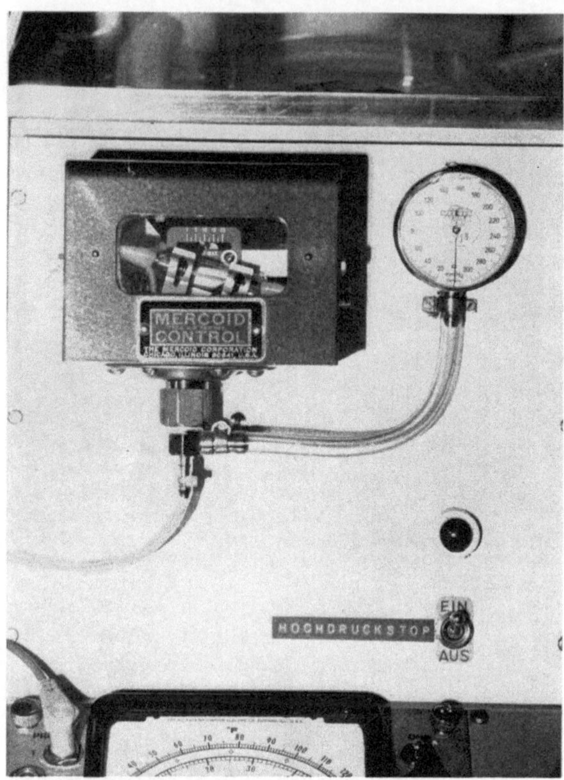

Abb. 21. Hochdruckstop-Anlage einer Herz-Lungen-Maschine

Anlage und der Blutspiegelkontrollanlage wird die Perfusion sicherer, weil der Maschinentechniker seine Aufmerksamkeit den anderen Meßgrößen widmen kann. Eine automatische Steuerung der Perfusion ist nur für die Langzeitperfusion und extrakorporale Langzeitoxygenierung angezeigt, und sie ist hierbei, da es sich ja nur um einen partiellen Bypass handelt, weniger störanfällig bzw. durch Änderung des Patientengefäßtonus weniger Fehlern unterlegen.

8. Sterilisation

Für alle Einmalgeräte, die verwendet werden, erübrigt sich eine Sterilisation, da sie, meist Gammastrahlen-sterilisiert, gebrauchsfertig geliefert werden. Eine Resterilisation (z.B. bei Verpackungsschäden) ist nicht angezeigt, da die Materialien unter Umständen nicht gassterilisationsfest sind, oder nicht mehr voll entfernbares Gas toxische Wirkungen hätte (STANLEY u. Mitarb., 1971). Üblicherweise werden als gebrauchsfertige Einmalgeräte verwendet: Oxygenator, Blutreservoir, Filter, Linienschläuche und Pumpenschläuche. Die Schläuche werden in – dem jeweiligen Aufbau und Bedürfnis nach – gewünschte Längen geschnitten und mit Äthylenoxyd gassterilisiert. Ebenso werden alle nicht autoklavierbaren Teile des blutführenden extrakorporalen Systems mit Äthylenoxyd sterilisiert. Metallteile (Konnektoren, Verteilerstücke und Kanülen, Wärmeaustauscher, Koronarsauger) können autoklaviert werden. Hierbei wird die Silikonisierung aber rascher zerstört. Deshalb empfiehlt sich folgendes Vorgehen:

Nach dem Gebrauch und grober Reinigung (Spülen) werden die Geräte in Hämosol-Lösung für 1 – 3 Std eingelegt. Im Anschluß daran erfolgt ein gründliches Spülen mit entsalztem Wasser und Trocknung mit Preßluft. Hierauf kommen die Geräte in die Gassterilisation. – Metallteile müssen nach etwa 100 Sterilisationsvorgängen neu silikonisiert werden. Die hierfür angegebenen Vorschriften sind zu beachten. Im allgemeinen wird so vorgegangen: Silicone dispersion type Z-4141 (Dow-Corning Corp.) wird in der Verdünnung 1 Teil Silicone-dispersion zu 11 Teile destilliertes Wasser verwendet. Die Lösung muß innerhalb von 6 Std gebraucht werden. Die zu silikonisierenden Teile werden für 1 – 2 Std in diese Lösung gelegt und hierauf mit destilliertem Wasser durchgespült. Sie werden dann bei 60° C 8 Std getrocknet.

II. Die Perfusion während Eingriffen am kardiovaskulären System

1. Patientenvoruntersuchungen

Neben der Sicherung der Diagnose durch die komplette kardiologische Untersuchung müssen bei geplanten Operationen mit Hilfe der Herz-Lungen-Maschine eine Reihe allgemeiner Untersuchungen durchgeführt werden, unter anderem, um durch rechtzeitige Erkennung pathologischer Befunde bereits präoperativ einen Ausgleich herbeiführen zu können.

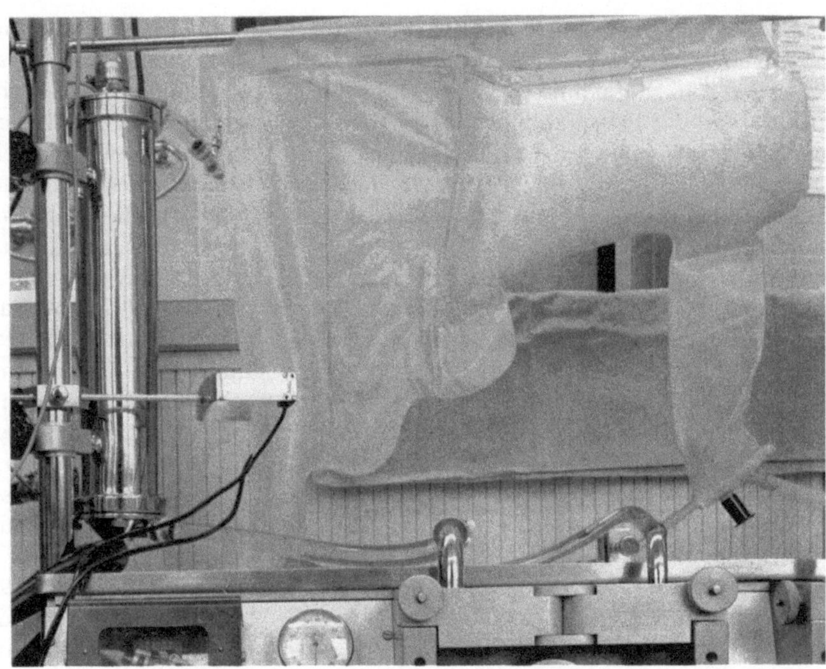

Abb. 22. Blutspiegel-Warnanlage (am arteriellen Reservoir des Oxygenators) mit im Paneel eingebautem optisch-akustischem Warnsignal

Routineuntersuchungen

Körpergewicht und Körpergröße;
Hb, Hk, Erythrozytenzahl, Leukozytenzahl, Thrombozytenzahl;
Blutungszeit, Gerinnungszeit, Prothrombinspiegel;
Blutkörperchensenkungsgeschwindigkeit;
übliche Harnuntersuchung;
Leberfunktionsproben;
Blutgruppe, Bestimmung bzw. Ausschluß von Kälteagglutininen;
alle Serumelektrolyte;
Harnstoff und Gesamteiweiß im Serum, Nüchternblutzucker;
arterielle Blutgasanalyse;
Thoraxröntgen-Übersichtsaufnahmen im Stehen in zwei Ebenen herzfern;
Thoraxröntgen-Übersichtsaufnahme a.-p. im Liegen (Technik wie postoperative Bettaufnahmen zum Vergleich der prä- und postoperativen Herzgröße);
Rachenabstrich zur Bestimmung pathogener Mikroorganismen einschließlich Resistenzbestimmung;
EKG-Standardableitungen;
Blutkreuzung mit vorgesehenen Spendern bereits einige Tage vor der Operation, so daß am Operationstag das Spenderblut nur mehr abgenommen, nicht aber gekreuzt werden muß.

Bei Feststellung abnormer Blutgerinnungswerte durch die oben angeführten Routinemaßnahmen erfolgt die Erhebung eines kompletten Gerinnungsstatus. Bei starker Erhöhung des Blutharnstoffes kann zur Verbesserung der Ausgangslage für die Operation eine präoperative Dialyse-Behandlung erforderlich werden. Elektrolytverschiebungen sind durch entsprechende Maßnahmen auszugleichen. Bei Bestehen einer Anämie empfiehlt es sich, eine präoperative Blutzufuhr tunlichst zu vermeiden und die Anämie bei der Berechnung des extrakorporalen Füllvolumens mit zu berücksichtigen (Vermeidung einer eventuellen Antikörperbildung präoperativ). Zur Verminderung des Hepatitis-Risikos geben wir präoperativ Gammaglobulin.

2. Füllung des extrakorporalen Systems

Nach Zusammenbau der Herz-Lungen-Maschine und Füllung mit etwa 1 l Ringerlaktat wird das extrakorporale System mit dieser Lösung durchgespült. Erst dann erfolgt die endgültige Füllung:

Sie ist abhängig von der Größe des geplanten Eingriffes (erwartete Länge der Perfusion) und

von der Möglichkeit, den Eingriff langfristig vorzubereiten.
Blut: Bei Klinikaufnahme (3 Tage vor der Operation) wird das Patientenblut mit dem Blut der in Aussicht genommenen Spender gekreuzt. Am Operationstag wird das Spenderblut in Heparinbeutel (25 mg Heparin pro 500 ml Blut) entnommen.
Systemfüllung: Die Nachteile der Vollblutfüllung (aufgeteilt in 1. Inkompatibilität, 2. Infektionsübertragung, 3. Blutgerinnungsstörungen, Kalium- und Ammoniakvergiftung, 4. logistische Probleme: Spenderbeschaffung bei hoher Operationsfrequenz, Notfallseingriffe, Operationen bei Zeugen Jehovas, s. Trede, 1969) sind bekannt. Die Möglichkeit, Blut durch Verdünnung des Perfusats zu sparen, wird daher praktisch in allen Fällen angewandt.

Panico (1959) hat die Elimination von Spenderblut für das extrakorporale System 1959 angegeben, 1960 wurde Hämodilution und ACD-Blut von Zuhdi (Zuhdi, 1967; Zuhdi u. Mitarb., 1960) publiziert. Dextran- und Serumalbuminzusatz wurde gegen Sludging von Long (Long u. Mitarb., 1961) angegeben, Cooley (Cooley u. Mitarb., 1962) empfahl 5% Glukoselösung für die Hämodilution, DeWall (DeWall u. Lillehei, 1962) kombinierte die Hämodilution mit einer Hypothermie und niedrigem Flow, Neville (Neville u. Mitarb., 1965) führte die hochgradige Blutverdünnung ein.

Die Blutverdünnung wird mit möglichst unbegrenzt haltbaren, leicht herstellbaren isotonischen Elektrolyt- oder Zuckerlösungen durchgeführt, oder es werden Plasmaexpander verwendet: 5%ige Glukose (Cooley u. Mitarb., 1962), Ringerlaktat (Roe, 1969), Haemaccel, Rheomacrodex (Long u. Mitarb., 1961; Hellström u. Björk, 1963). Von der blutlosen Maschinenfüllung (Panico u. Neptune, 1959; Neville u. Mitarb., 1965) ist man heute weitgehend abgekommen: die Perfusion ohne Fremdblut ist nur für einen kurzen normothermen Bypass zu empfehlen, wobei ein eventueller postoperativer Blutersatz durch präoperativ entnommenes autologes Blut erfolgen soll (Litwak u. Mitarb., 1972).

Bei Vollblut- oder Hämodilutionsperfusionen mit Fremdblut ist die Verwendung von möglichst unmittelbar präoperativ entnommenem Blut mit Heparinzusatz optimal. Durch Kreuzung des Empfängerblutes mit den Blutproben der Spender bereits vor der Blutspende wird ein Zeitgewinn gegeben, der die Blutabnahme etwa zum Zeitpunkt des Anästhesiebeginns ermöglicht und damit ganz frisches Blut gewährleistet und andererseits die Blutspendezentrale nicht vor der Operation mit der zeitraubenden Blutkreuzung belastet. 1958 hat Abbott (Abbott u. Mitarb., 1958) auf die Möglichkeit, am Vortag abgenommenes Heparinblut zu verwenden, hingewiesen. Die Konversion von ACD-Blut in Heparinblut (Trede, 1969) und damit die Verwendung normalen Blutbankblutes für die extrakorporale Zirkulation hat besonders für Noteingriffe eine echte Bedeutung erlangt*. Allerdings muß dabei immer in Betracht gezogen werden, daß durch die Lagerung von Blut, abhängig von der Art des Konservierungsmittels eine metabolische Azidose entsteht, die durch Zusätze von Natrium-Bikarbonat oder Trispuffer ausgeglichen werden muß (Nahas u. Mitarb., 1964). Die bereits angeführten Komplikationen durch Zufuhr von Fremdblut treten mit zunehmender Zahl von verwendeten Konserven häufiger auf: die positive Kälteagglutination, normalerweise bei 1 von 1000 Fällen, steigt bei Zustand nach Transfusion oder Schwangerschaft auf 1:100 an (van Rood u. van der Sluys Veer, 1960; Hässig, 1965), es kann zum Auftreten eines sogenannten homologen Blutsyndroms kommen (Dow u. Mitarb., 1960; Gadboys u. Mitarb., 1962): Schock, Blutsequestrierung in den portalen Kreislauf, portale Hypertension und arterielle Hypotonie. Die Gefahr einer Serumhepatitis steigt bei Verabreichung von bis zu 7 Konserven an, um bei Transfusion von mehr als 7 Konserven wieder abzufallen, da es dann auch zu einer Mittransfusion von Immunglobulinen kommen dürfte (Adashek; Sharp). Die Häufigkeit des Auftretens einer Serumhepatitis nach kardiochirurgischen Eingriffen in extrakorporaler Zirkulation wird verschieden hoch angegeben (Struck, 1971: 5,3–7,8%), wobei wahrscheinlich Unterschiede in der Spenderzusammensetzung (Berufsspender einerseits und „echte“ Blutspende mit jeweils anderen Spendern andererseits) eine maßgebliche Rolle spielen: 6,3% postoperative Hepatitis gegenüber 0,2% Hepatitisfällen bei freiwilliger Blutspende (Struck, 1971). In diesem Zusammenhang muß auch auf die Versuche der

* Konversion von ACD-Blut (A = Acidum citricum, C = Natriumzitrat, D = Dextrose) in Heparin-Blut nach Trede (1969): ACD-Konserve + 2,5 ml (= 25 mg) Heparin mischen + 6 ml 10%iges Ca-Chlorid mischen, erwärmen → zum Pumpoxygenator.

Füllung des extrakorporalen Systems mit tiefgekühltem Blut (−80° C) hingewiesen werden (O'BRIEN, 1961). Bei Verwendung von tiefgekühltem Blut wurde bisher kein Fall von Transfusionshepatitis bekannt (HANSON u. Mitarb., 1972). Von SMITH u. Mitarb. (1959) wurde Edglucat als Blutstabilisator für Verwendung in extrakorporalen Systemen eingeführt. Edglucatblut ist bis 21 Tage bei 4° C haltbar. Die Konvertierung erfolgt mit 20 mg Heparin für 500 ml Edglucatblut und Zusatz von 3,6 ml einer 5%-Calciumchlorid-Lösung nach Durchmischung (NEEF, 1970).

Die ausschließliche oder teilweise Füllung des extrakorporalen Systems mit isotonischer Lösung hat eine Hämodilution im Patienten zur Folge, die erst nach einigen Minuten Bypass-Dauer gleichmäßig ist. Diese Hämodilution bringt – bedingt durch die geringere Viskosität des Perfusats gegenüber Vollblut – eine bessere Gewebsperfusion auch bei niedrigen (Bypass-) Drucken. Es muß aber beachtet werden, daß bei Hämatokritwerten unter 23% (Hämoglobin unter 7 g-%) eine Gewebshypoxie auftritt. CAREY (1971) hat eingehend die Hämodynamik im Versuchstier bei akuter Blutverdünnung mit verschiedenen Lösungen untersucht. Dabei kam er zum Ergebnis, daß bei einer Hämodilution mit Ringerlaktat ein Anstieg des Cardiac output erfolgt, der periphere Widerstand abfällt und der linksatriale Druck ansteigt.

Die von ROE (1969b) angegebene Hämodilutionsperfusion mit Ringerlaktat ist aus verschiedenen Gründen einleuchtend: die elektrolytausgeglichene Ringerlösung bewirkt unveränderte Serumelektrolyte im verdünnten Patientenblut (DIETER u. Mitarb., 1970), die Lösung ist leicht alkalisch, so daß saure Valenzen gebunden werden. Damit wirkt diese Lösung als Puffer gegen die sogenannte Perfusionsazidose. Nach einer Definition ROES (1969b) ist Dilution die Höhe des Hämatokrits nach Perfusionsende ohne Rücksicht auf die Menge der zugeführten Dilutionsflüssigkeit. Er gibt als Maschinenfüllung an: „sogenanntes künstliches Plasma", d.h. wäßrige physiologische Elektrolyt-Lösung mit Zusatz von 2,5% Humanalbumin und einem pH von 7,4 bis zu einem kalkulierten Hämatokrit von 23–25%. Dieser Hämatokrit während der extrakorporalen Zirkulation errechnet sich nach der Formel:

$$\frac{\text{Hämatokrit des Patienten} \times \text{Blutvolumen des Patienten}}{\text{Blutvolumen des Patienten} + \text{Füllvolumen des extrakorporalen Systems}}.$$

Wenn diese Kalkulation einen Hämatokrit unter 24% ergibt, so werden 500 ml Heparinblut an Stelle der gleichen Menge Dilutionslösung zugesetzt. Außer bei Kindern benötigt ROE selten mehr als eine Blutkonserve für die Maschinenfüllung, um den Hämatokrit auf mehr als 23% zu bringen.

Wir richten uns nach folgenden Grundsätzen für die Füllung des extrakorporalen Systems: Die Verdünnung erfolgt mit Ringerlaktat, bei normalen präoperativen Hämoglobin- und Hämatokritwerten werden 25 ml Ringerlaktat pro kg Körpergewicht, bei erniedrigten Hämoglobin- und Hämatokritwerten 20 ml Ringerlaktat pro kg Körpergewicht in das extrakorporale System gefüllt. Blutverluste werden durch Blutzufuhr ausgeglichen, nur im Notfall durch Infusion von Ringerlaktat in die Maschine. Kalium wird als Kalium-Magnesium-Aspartat zugesetzt in der Höhe von etwa 1 mg Kalium pro kg Körpergewicht pro Perfusionsstunde, z.B. bei einem Patienten mit 60 kg Körpergewicht alle 10 min 10 mval Kalium, nach 30 min Bypass wird der Kaliumspiegel bestimmt. Liegt bei dieser Kontrolle der Serumkaliumspiegel unter 6 mval/l, so wird die Kaliumzufuhr im 10 min-Abstand weiter fortgesetzt, liegt er über 6 mval/l, so wird die nächste 10 min-Dosis ausgelassen. Die Kaliumzufuhr erfolgt (auch postoperativ) nach der Formel:

Menge des zuzuführenden Kaliums =

$$\text{K-Soll} - \text{K-Ist} \times \frac{\text{Kg}}{5} \times 2 + 50\%$$

oder

$$\text{KG} \times 0{,}4 \times \text{K-Defizit} + 50\%$$

(KG = Körpergewicht in kg)*.

In das Perfusat wird weder Bikarbonat noch Trispuffer gegeben (ROE, 1969b), 5 min nach Bypass-Beginn wird auf Grund einer Astrup-Gasanalyse eine eventuelle Azidose mit Bikarbonat ausgeglichen. Auch auf Humanalbuminzusatz verzichten wir.

Die Hämodilution hat neben der Verringerung der Gefahren durch Fremdblutzufuhr trotz

* Beispiel zur Berechnung des Kaliumbedarfes:
K-Ist = 3,0 mval/1,
K-Soll = 4,5 mval/1,
KG: 60 kg.
Berechnung nach Formel a):
$(4{,}5-3{,}0)\times 60/5\times 2 = 1{,}5\times 12\times 2 = 36$,
davon 50% = 18, also 36 + 18 = 54 mval K;
nach Formel b): $60\times 0{,}4\times 1{,}5 = 36 + 18 = 54$ mval K.

der verminderten Sauerstofftransportkapazität des verwendeten Blutes Vorteile:

1. Die geringere Viskosität bedingt eine bessere Gewebsperfusion.
2. Die Hämodilution setzt die Haftfähigkeit des Blutes herab (Anti-Sludge-Wirkung), was sich besonders bei Hypothermie und niedrigem Flow auswirkt.
3. Es besteht eine geringere Gefahr für intravaskuläre Koagulation.
4. Es treten in den Pumpen weniger Scherkräfte auf, daher ist die Hämolyse geringer.
5. Die Vorbereitung des Bypass ist schneller und einfacher.

Besonders bei hohem Hämatokrit und bei beabsichtigter Hypothermie ist die Hämodilution angezeigt, da sie eine wesentliche Verbesserung der Gewebsperfusion bringt (MARTY u. Mitarb., 1971; CAREY, 1971). Ebenso ist die Hämodilution bei dekompensierten Herzfehlern dringend indiziert (COHN u. Mitarb., 1971).

Zusätze zum Perfusat

Anti-Sludge-Stoffe: Die Verdünnung des Blutes selbst führt zu einer Herabsetzung der Haftfähigkeit der korpuskulären Blutelemente (HEPPS u. Mitarb., 1963). Dextran und Serumalbumin wurden als Perfusatzusatz gegen Sludging empfohlen (SENNING, 1952). Die alleinige Verwendung von Dextran wirkt ebenso haftfähigkeitsherabsetzend (HELLSTRÖM u. BJÖRK, 1963; BOLOOKI u. Mitarb., 1967; OELERT u. Mitarb., 1969). Der Wirkungsmechanismus des Dextrans als Dispersionsmittel für die zellulären Blutelemente wurde von ENGESET u. Mitarb. (1967) nachgewiesen. Trotz der relativ hohen Viskosität des Dextrans wird die Viskosität des Perfusats durch die Verdünnung mit Blut herabgesetzt (REEMTSMA u. CREECH, 1962). Anscheinend wird aber durch Dextran die postoperative Blutungsneigung verstärkt.

Pluronic F 68, ein oberflächenaktiver Wirkstoff, setzt die Aggregation der korpuskulären Blutelemente herab, ohne daß es zusätzlich zu einer Blutverdünnung kommt. Gleichzeitig bewirkt dieser Stoff eine Viskositätsabnahme (ADAMS u. Mitarb., 1960; GROVER u. Mitarb., 1968). Eine ähnliche Wirkung hat Ascorbinsäure (SACHS u. Mitarb., 1964).

Heparin: 15–20 mg pro 500 ml Nicht-Blut-Perfusat.

Pufferlösungen: Sie können dem Perfusat zugesetzt werden, da es durch die Verdünnung auch zu einer Verdünnung des körpereigenen Puffersystems kommt (NAHAS u. Mitarb., 1964): Natriumbikarbonat, TRIS- oder THAM-Pufferlösung. Als Routinegabe erübrigen sie sich bei ausreichendem Flow, es wird nur die während des Bypasses eventuell auftretende Azidose (Astrup Bestimmungen 5 min nach Bypass-Beginn, nach 30 min, nach 60 min, und eventuell nach Koronaranoxie sowie vor Bypass-Ende) jeweils ausgeglichen (Formel: zuzuführendes Bikarbonat in mval

$$= \text{KG} \times 0{,}3 \times \text{SBÜ},$$

bei Kindern: $= \text{KG} \times 0{,}2 \times \text{SBÜ}$).
(KG = Körpergewicht in kg, SBÜ = Säurebasenüberschuß.)*

Ein Zusatz von Pufferlösung muß jedoch bei Verwendung von ACD-Konserven erfolgen (je nach pH der Konserve).

Osmotische Diuretika: Die Wirkung besteht in einer osmotisch bedingten Einschränkung der Wasserrückresorption und in einem vasodilatatorischen Effekt auf die afferenten Glomerulusarteriolen. Da aber die Hämodilution an sich bei ausreichendem Flow eine starke Harnproduktion bewirkt, und die Wirkung des 20%igen Mannits, das intravaskuläre Blutvolumen zu vermehren, besser durch Erhöhung des Füllvolumens erreicht wird, bleibt der Wert des Mannitzusatzes als Routinegabe fraglich (STREMPLE u. Mitarb., 1966).

Aldosteronantagonisten: Der durch die Operation bedingte sekundäre Hyperaldosteronismus wird durch Zufuhr von Aldosteronantagonisten (z.B. Aldactone 400–600 mg) ausgeglichen. Dadurch entsteht eine Hypokaliämie, das erforderliche Kalium wird zweckmäßigerweise als Kalium-Asparaginat gegeben, dabei sind geringere Dosen erforderlich als bei Verwendung anorganischer Kaliumlösungen.

Antifibrinolytica: ε-Aminocapronsäure (NILSSON u. Mitarb., 1961) wurde früher routinemäßig bei Bypassende verabreicht. Tatsächlich ist aber eine Fibrinolyse als Ursache für postoperative Blutungen selten, die Zufuhr kann jedoch eine

---

* Beispiel zur Berechnung des Bikarbonatbedarfes:
KG: 60 kg,
SBÜ: −10,
$60 \times 0{,}3 \times 10 = 180$ mval Bikarbonat;
KG: 20 kg,
SBÜ: −10,
$20 \times 0{,}2 \times 10 = 40$ mval Bikarbonat.

massive intravaskuläre Gerinnung verursachen. *Antibiotika:* Antibiotika können als Zusätze zum Perfusat gegeben werden. Vorsicht geboten ist mit hochdosierten Penicillinlösungen, da es zu einer perfusionsbedingten Störung der Blut-Liquorschranke kommen kann und sogenannte Penicillinkrämpfe auftreten können (DOBELL, 1966; CURRIE u. Mitarb., 1971). Die Indikation zur Verabreichung von Antibiotika sollte nur bei Perfusionen infolge septischer Zustandsbilder (septische Endokarditis, Reeingriffe infolge septischer Komplikationen) gestellt werden, da Antibiotika als Infektionsprophylaxe bei normalen Eingriffen mit der Herz-Lungen-Maschine nicht erforderlich sind. Keinesfalls darf die Antibiotikaverabreichung ein Nachlassen in der zu beachtenden strengsten Aseptik dieser Eingriffe sein.
Eiweiß: Humanalbumin lagert sich als Überzug an den Plastikoberflächen des extrakorporalen Systems ab. Daher kommt es zu einem Abfall des Bluteiweißspiegels. Dieser Eiweißfilm reduziert die Hämolyse und die Thrombozytenverluste. Zusätzlich zum Ersatz des damit verlorengegangenen Bluteiweißes bewirkt eine Eiweißzufuhr eine Erhöhung des onkotischen Druckes und damit eine Verminderung einer intraoperativen Ödembildung.

3. *Heparinisierung*

Vor der arteriellen Kanülierung, und zwar bei Iliaca-Kanülierung 3 min vor Abklemmung des Gefäßes, bei Aorten-Kanülierung je nach der Kreislaufzeit 1–2 min vor der Kanülierung, erhält der Patient 3 mg (= 300 Einheiten) Heparin pro kg Körpergewicht intravenös. Bei längerem Bypass wird nach 60 min beginnend alle 30 min die halbe Patienten-Heparindosis nachgespritzt. ROE (1969b) empfiehlt bei Bypassdauer über 1 Std eine Infusion mit der halben Initialdosis Heparin pro Std bei einer Bluttemperatur zwischen 30 und 37° C, verringert aber diese Dosis bei niedrigerer Bluttemperatur.

Diese relativ hohe Heparindosis ist wichtig zur Vermeidung einer intravaskulären Koagulation mit Verbrauch von Gerinnungsfaktoren.

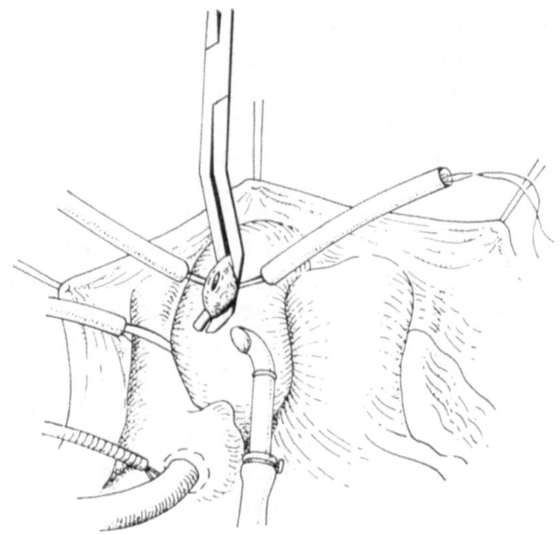

Abb. 23. Aortenkanülierung. (Nach REIDEMEISTER, 1973)

4. *Arterielle Kanülierung*

a) *Aortenkanülierung*

Heute wird allgemein die aszendierende Aorta in ihrem intraperikardialen Abschnitt für die Kanülierung verwendet (DODRILL u. Mitarb., 1956; NUNEZ u. BAILEY, 1959; DEWALL u. LEVY, 1963; CONKLIN u. GINANELLI jr., 1966; ROE u. KELLY, 1969; BIRCKS u. Mitarb., 1969). Sie bietet den Vorteil der Verwendungsmöglichkeit relativ weitlumiger Kanülen, so daß ohne Erzeugung eines allzu hohen Druckgradienten im Bereich der Kanüle höhere Flowvolumina gefahren werden können, die Perfusion erfolgt orthograd (BAUST u. Mitarb., 1970). Die Komplikationsrate nach Aortenkanülierung ist wesentlich niedriger als die nach Kanülierung der Arteria iliaca externa oder femoralis. Durch den Wegfall der inguinalen Inzisionswunde wird die postoperative Schmerzbelastung geringer, was sich insbesondere durch erleichtertes Abhusten der Patienten äußert, und die Operationszeit wird deutlich verkürzt.
Technik (Abb. 23): Die Aorta ascendens wird intraperikardial mit einem Nabelschnurbändchen angeschlungen. Knapp unterhalb der Perikardumschlagsfalte wird an der Aortenvorderwand eine Tabaksbeutelnaht gelegt, die etwas weiter ist als der Kanülendurchmesser. Diese Tabaksbeutelnaht aus Mersilene (000 oder 0000)

faßt nur die Aortenadventitia und wird mit einem Gummitourniquet armiert. Innerhalb dieser Tabaksbeutelnaht wird eine Stichinzision in die Aortenvorderwand gemacht, in die unter leichtem Druck die Aortenkanüle eingeführt wird. Beim Einführen der Aortenkanüle ist darauf zu achten, daß ihr Ende in Richtung Aortenbogen zeigt und keinesfalls in den Truncus brachiocephalicus zu liegen kommt. Um schwere Folgen dieser Komplikation zu vermeiden, kann man sich seitlich gelochter Aortenkanülen bedienen, die allerdings den Nachteil haben, daß bei der Einführung und bei der Entfernung der Kanüle etwas Blut verloren geht. Meist ist die Aortenwand durch die eingeführte Kanüle abgedichtet. Ein zusätzliches Zuziehen des Gummitourniquets kann eine eventuell doch vorhandene kleine Blutung beherrschen. Bei Verwendung von Einmalkanülen soll man sich an die für das jeweilige Fabrikat geltenden Richtlinien halten. Die Aortenkanüle wird nun entlüftet und mit der arteriellen Linie verbunden. Durch eine Naht im Bereich der Thorakotomiewunde wird die Aortenkanüle so fixiert, daß sie leicht nach unten gedrückt wird.

b) Iliaca-Kanülierung

Die Kanülierung der Arteria iliaca externa oder der Arteria femoralis communis wird für Herzoperationen vorwiegend dann vorgenommen, wenn sich aus Zugangsgründen die Kanülierung der Aorta ascendens technsich schwierig gestaltet oder unmöglich wird: bei Zugang zum Herzen von rechts- oder linksseitiger Thorakotomie, bei Aneurysmen der aszendierenden Aorta oder für den partiellen Linksherz-Bypass anläßlich der Operation thorakaler Aortenaneurysmen. Für die operative Behandlung der Lungenarterienembolie hat sich die Kanülierung der Arteria iliaca oder femoralis für den präoperativen partiellen Bypass bewährt.

Technik: Von einem Unterbauch-Wechselschnitt knapp oberhalb des Leistenbandes wird nach Zurückdrängen des Peritoneum die Arteria iliaca externa aufgesucht und angeschlungen. Etwa 4–5 cm des Gefäßes werden isoliert. Nach Heparinisierung des Patienten wird die Arterie nach distal hin mittels einer Bulldog-(Dieffenbach-) Klemme verschlossen, dann wird das Gefäß oben mit einer Gefäßklemme vorübergehend abgeklemmt. Etwa 1 cm oberhalb der distalen Klemme wird das Gefäß in querer Richtung eröffnet und zunächst mittels kleiner gebogener Klemmen gedehnt. Die größtmögliche arterielle Kanüle, die ohne Schädigung der Intima in das Gefäß eingeführt werden kann, wird von der Inzisionsstelle nach oben in das Gefäß geschoben. Die Abdichtung des Gefäßes um die Kanüle erfolgt mittels eines Gummi- oder Bändchentourniquets. Nach Freigabe der oberen Klemme erfolgt die Entlüftung der Kanüle und der Anschluß an die arterielle Linie. Auch hier empfiehlt sich die Fixierung der Kanüle mittels einer Naht an der Inzisionswunde. Bei guter Lage der Kanüle muß die Pulswelle im Bereich der arteriellen Linie zu tasten sein.

Auch für die Iliaca- oder Femoraliskanülierung stehen Einmalkanülen und Metallkanülen zur Verfügung. Die Verwendung von Metallkanülen ist vorzuziehen, da sie bei gegebenem Gefäßquerschnitt durch die relativ geringere Wandstärke einen größeren Kanülenquerschnitt gewährleisten.

5. Venöse Kanülierung

Die venöse Kanülierung erfolgt im allgemeinen durch eine Inzision des rechten Herzohrs für beide Hohlvenen (KIRKLIN u. Mitarb., 1956), oder durch gesonderte Stichinzisionen in die rechte Vorhofwand nahe der jeweiligen Hohlvenenmündung. Die Sicherung der Inzisionsstelle durch eine tourniquet-armierte Tabaksbeutelnaht ist zur Abdichtung der Hohlvenenkanülen angezeigt. Bei Verwendung einer einzigen Inzision zur Einführung der beiden Hohlvenenkanülen muß durch eine dazwischengesetzte Klemme, die die beiden Inzisionsränder faßt, die vollkommene Abdichtung herbeigeführt werden. Zweckmäßigerweise wird zunächst der Hohlvenenkatheter für die untere Hohlvene eingeführt, da durch die größere Weite der unteren Hohlvene der Kanülenkopf den Blutabfluß nicht allzusehr behindert. Erst dann erfolgt die Einführung des Katheters für die obere Hohlvene. Der Durchmesser der Hohlvenenkanülen soll maximal $^{2}/_{3}$ des Durchmessers der jeweiligen Hohlvene betragen. Die Abdichtung der Hohlvenen über dem eingelegten Katheter erfolgt durch gummitourniquet-armierte Nabelschnurbändchen erst nach Beginn des Bypass. Eine

Entlüftung der Hohlvenenkatheter ist nicht unbedingt erforderlich.

Blanco u. Mitarb. (1959) haben die Kanülierung des rechten Vorhofes oder des rechten Ventrikels mittels Einzelkatheters angegeben. Von beiden Möglichkeiten wird nur beim Zugang von einer linksseitigen Thorakotomie für einen kardiopulmonalen Bypass Gebrauch gemacht; unter Umständen kann diese Kanülierungsform aber auch vorübergehend Anwendung finden, wenn eine Hohlvenenkanülierung zunächst, z.B. bei Rezidiveingriffen, infolge von Narbenbildungen erschwert ist und der Bypass rasch begonnen werden soll. Eine Kanülierung des linken Vorhofs oder des linken Ventrikels kann für den partiellen oder totalen Linksherzbypass Anwendung finden. Sie erfolgt entweder vom linken Herzohr aus oder von einer Stichinzision an der Ventrikelspitze. In beiden Fällen muß darauf geachtet werden, daß der Kanülenkopf die Schlußfähigkeit der Mitralklappe nicht stört.

Im allgemeinen werden Kanülen aus weichem Plastikmaterial (Linienschläuche) bevorzugt. Sie sollen möglichst weitlumig sein, dürfen aber die Hohlvenenlichtung keinesfalls während des partiellen Bypass verschließen. Da dies bei Säuglingen oder Kleinkindern unter Umständen unmöglich ist, sollen in diesem Fall die Kanülenspitzen im rechten Vorhof liegen und erst bei Beginn des totalen Bypass in die Hohlvenen vorgeschoben werden. Die Metallköpfe für die Katheterspitzen zeigen seitliche Augen und eine breite Öffnung an der Kuppe. Auch als Hohlvenenkanülen werden Einmalgeräte angeboten.

Die Abdichtung der Hohlvenen über dem Katheter erfolgt durch Anziehen der vorgelegten Bändchen, eventuell durch die von Cooley (1970) angegebenen Spezialklemmen, wobei man darauf achten muß, den Nervus phrenicus nicht mitzufassen. In jüngster Zeit haben Phillips und Romanowski (1972) eine Spezialkanüle angegeben, deren Manschette für die Abdichtung mit Kochsalzlösung gefüllt wird.

Besteht eine linkspersistierende obere Hohlvene, die praktisch immer in den dann erweiterten Sinus coronarius mündet, so ist eine gesonderte Kanülierung nur dann erforderlich, wenn nach vorübergehender Abklemmung der Druck in der linken oberen Hohlvene über 20 mm Hg ansteigt, oder wenn die rechte obere Hohlvene sehr dünnlumig ist. Für die Kanülierung der linkspersistierenden oberen Hohlvene empfiehlt sich folgende Technik: Der dritte Hohlvenenkatheter wird durch eine gesonderte Stichinzision an der lateralen Wand des rechten Vorhofs eingeführt und unter Kontrolle des durch das Herzohr eingeführten Fingers in den Sinus coronarius geleitet.

Bei der üblichen Schwerkraftdrainage des venösen Blutes soll eine Höhendifferenz zwischen Herz und Oxygenatoreingang von etwa 40 cm eingehalten werden.

6. *Linksherzdrainage (Vent)*

Zum Schutze vor Überdehnung des linken Ventrikels am nicht schlagenden Herzen, dem ja durch den Bronchialfluß dauernd Blut zugeführt wird, haben Kolff u. Mitarb. (1958) und Glenn u. Holswade (1961) die Linksherzdrainage angegeben und empfohlen. Durch die Untersuchungen Sonnenblicks (1968) wurde die Wirkung der Herzmuskelüberdehnung auf die Herzmuskelfunktion geprüft. Schon Drucke von 40–50 mm Hg reichen für schwere Überdehnung des nicht schlagenden Ventrikels aus. Durch diese Überdehnung kommt es zur Strukturveränderung der Ventrikelmuskulatur, die die Herzmuskelfunktion schwer beeinträchtigen.

Die Dekompression wird entweder transmitral durch den linken Vorhof erreicht (Zugang durch den Sulcus interatrialis vor der Einmündung der rechten Lungenvenen) oder durch einen rechtwinklig bzw. bis U-förmig abgewinkelten Katheter, der von der Spitze des Herzens her in den linken Ventrikel eingelegt wird. Der Vorteil des Zugangs durch den linken Vorhof ist im besonderen die Vermeidung der Herzluxation, die auch für die Entfernung der Linksherzdrainage wieder erforderlich wird und dann, möglicherweise durch koronare Luftembolie(?), leicht zu neuerlichem Kammerflimmern führen kann. Eine Linksherzentlastung durch ein Vent (Entlastungsdrain) ist nicht erforderlich bei Vorliegen von Kammerscheidewanddefekten (die ja als solches wirken, bevor sie dicht verschlossen sind) und bei Vorhofseptumdefekten, die die gleiche Wirkung der Linksentlastung haben bzw. bei breiter Eröffnung des linken Vorhofes für Eingriffe an der Mitralklappe. Besonders wichtig ist die Entlastung des linken Ventrikels bei koronarer Ischämie (Burroughs u. Donald, 1956).

7. Blutfluß, Gasfluß und Anästhesiegase

Ziel einer Perfusion muß es sein, alle Gewebe des Organismus ausreichend mit Sauerstoff zu versorgen und Stoffwechselendprodukte, besonders Kohlensäure, zu eliminieren. Der Sauerstoffbedarf eines anästhesierten Patienten liegt etwa in der Höhe des Ruhe-Sauerstoffbedarfes. Der Sauerstoffbedarf ist abhängig vom Lebensalter. Der jugendliche, wachsende Organismus hat einen etwa doppelt so hohen Sauerstoffbedarf (8–9 ml/kg Körpergewicht pro min) als der 40jährige Patient (4 ml/kg Körpergewicht pro min) (CLARK jr., 1958). Bezogen auf die Körperoberfläche des zu perfundierenden Patienten, ist der Unterschied im Sauerstoffbedarf in verschiedenen Lebensaltern nicht mehr so gravierend (180 ml/kg pro min Sauerstoff bei 0,5 m^2 Körperoberfläche, 160 ml/kg Körpergewicht pro min bei 1 m^2 Körperoberfläche, 150 ml bei 2 m^2 Körperoberfläche). Die Perfusionsrate (= Flowrate) errechnet sich aus dem Sauerstoffbedarf und der Sauerstoffaufnahmefähigkeit des Blutes in der Zeiteinheit. Die Sauerstoffaufnahmekapazität wiederum ist abhängig vom Hämoglobingehalt des Blutes. CLARK jr. (1958) hat diesbezüglich eine Formel angegeben. Nach dieser Formel wäre die Perfusionsrate 2,4 l/min/m^2 Körperoberfläche bei 0,5 m^2 Körperoberfläche (18–24 Monate), 2 l/min/m^2 bei 1 m^2 Körperoberfläche (8 Jahre) und 1,8 l/min/m^2 beim Erwachsenen.

a) Optimaler „Flow"

Konzepte optimaler Flowraten wurden von CLARK jr. (1958), KIRKLIN u. Mitarb. (1958), ANDERSEN (1958) und MARGULIS (1959) angegeben. Der optimale Blutfluß errechnet sich aus dem Sauerstoffverbrauch, wobei zugrunde gelegt werden muß, daß zum Zeitpunkt der Operation basale Stoffwechselbedingungen vorliegen. Diese sind aber nur bei einer relativ tiefen Allgemeinanästhesie gegeben. Der basale Sauerstoffverbrauch ist im Säuglings- und Kleinkindesalter wesentlich höher als im Erwachsenenalter. Diesem Sauerstoffverbrauch von 7,5 ml/kg/min beim Neugeborenen, 9 ml/kg/min beim Kind mit 10 kg Körpergewicht und etwa 4 ml/kg/min ab 50 kg Körpergewicht entsprechen Perfusionsraten von 100 ml/kg/min beim Gewicht von 10 kg, 100 ml/kg/min beim Gewicht von 15 kg, 50 ml/kg/min beim Gewicht von 50 kg, und 37,5 ml/kg/min bei einem Gewicht von 80 kg. Bezogen auf die Körperoberfläche ergibt sich, daß der Sauerstoffverbrauch bei Flowraten von 2 l/m^2 Körperoberfläche 120–140 ml/min erreicht und auch bei Erhöhung des Flows auf 3 l/min nicht mehr ansteigt. Sinkt die Flowrate unter 1,5 l/m^2/min ab, so ergibt sich trotz starken Abfalls der Sauerstoffspannung im venösen Blut nur mehr ein verminderter Sauerstoffverbrauch, der bei 0,2 l/m^2/min (sogenanntes low flow principle, Azygos-Flow) 40 ml/m^2/min beträgt und mit einer ausgeprägten Azidose einhergeht. Die Berechnung der Körperoberfläche erfolgt im allgemeinen nach den Tabellen von DUBOIS für Erwachsene (Abb. 24) und der Tabelle von TALBOT für Kinder (Abb. 25). Die Körperoberfläche wird hierbei aus Größe und Gewicht ermittelt. Sie beträgt bei 10 kg Körpergewicht etwa 0,4 m^2, bei 15 kg etwa 0,55 m^2, bei 20 kg etwa 0,7 m^2, 25 kg entsprechen etwa 0,8 m^2, 30 kg etwa 1 m^2, 50 kg etwa 1,3 m^2 und 75 kg Körpergewicht etwa 2 m^2 Körperoberfläche. Man berechnet nach den Angaben KIRKLINS u. Mitarb. (1958) etwa 2,2–2,4 l/m^2/min als optimalen Flow (= 100% Flow). Diese Berechnung ist dem Zusammenbau des extrakorporalen Systems zugrunde zu legen. Hierbei muß aber auch der Hämoglobingehalt des Blutes bzw. Perfusates berücksichtigt werden (CLARK jr., 1958). Je nach der Höhe des errechneten 100%-Flows muß ein kleiner, mittlerer oder großer Oxygenator im extrakorporalen System vorgesehen werden, und auch die Weite der im extrakorporalen System eingebauten Schläuche, Pumpenschläuche, der arteriellen und venösen Kanülen sowie die Kapazität des Wärmeaustauschers richten sich nach dem errechneten Flow. Für die Linienschläuche verwenden wir bei einem 100%-Flow unter 3 l/min $^3/_8$-Zoll-Schläuche, über 3 l/min $^1/_2$-Zoll-Schläuche, für den arteriellen Schlauch durchwegs $^3/_8$ Zoll. Schläuche für Koronarsaugung und Linksherzdrainage verwenden wir ebenfalls mit $^3/_8$ Zoll.

Der Gasflow im Oxygenator wird bereits zum Rundfahren der Maschine (vor der Kanülierung) eingestellt. Durch dieses Rundfahren wird einerseits das Perfusat erwärmt und andererseits eine Sauerstoffaufsättigung auch eines blutfreien Perfusats erreicht. Im allgemeinen stellt man den Sauerstoffflow auf eine Höhe ein, die etwa der

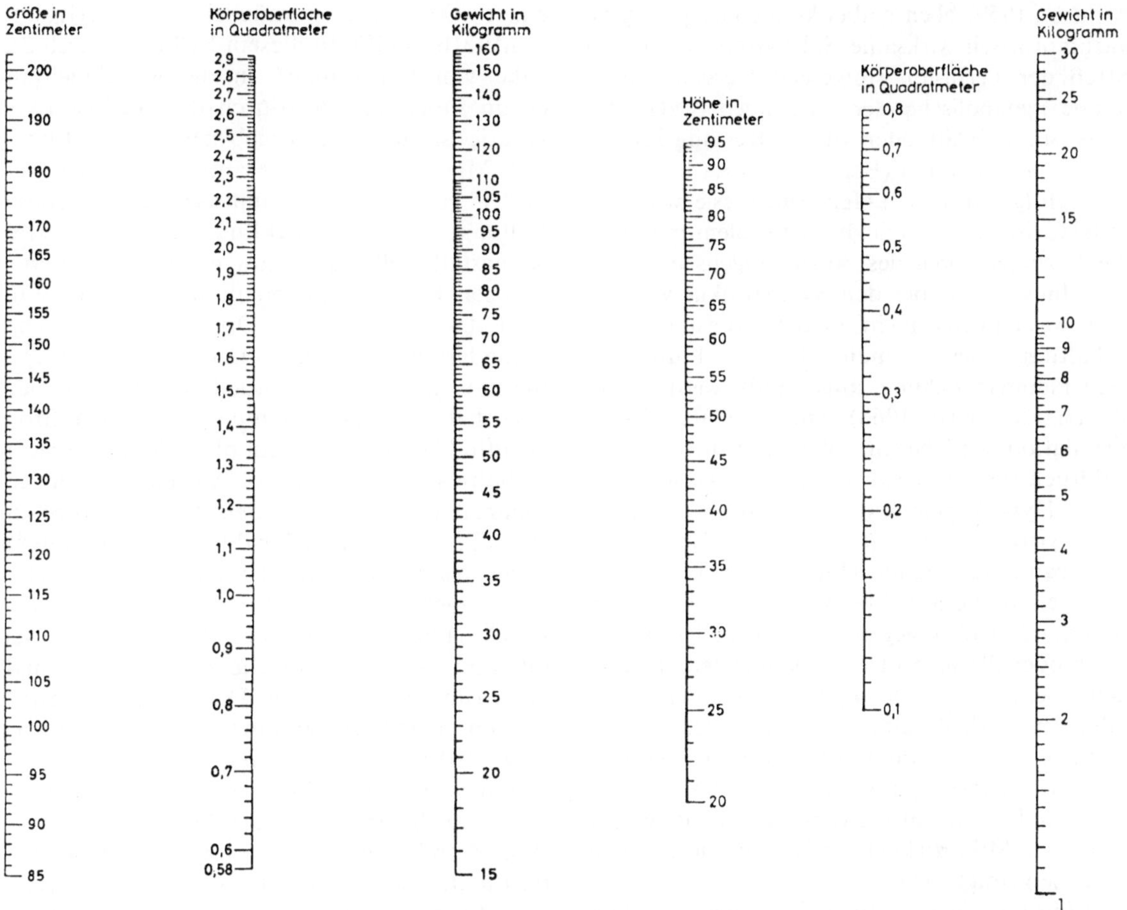

Abb. 24. Nomogramm zur Ermittlung der Körperoberfläche bei Erwachsenen. Man verbindet festgestellte Körpergröße und -gewicht durch eine Gerade. Der Schnittpunkt dieser Geraden mit der mittleren Skala ergibt die Körperoberfläche

Abb. 25. Nomogramm zur Ermittlung der Körperoberfläche bei Kindern. Man verbindet festgestellte Körpergröße und -gewicht durch eine Gerade. Der Schnittpunkt dieser Geraden mit der mittleren Skala ergibt die Körperoberfläche

doppelten 100%-Blutflowmenge entspricht, wobei eine Zugabe von 2–5% CO_2 zweckmäßig ist, um eine entsprechende Kohlensäurespannung im arteriellen Blut zu gewährleisten. Die Höhe des Gasflows ist natürlich abhängig vom verwendeten Oxygenator. Diesbezüglich muß man sich nach den jeweiligen Angaben des Herstellers und nach laufenden gasanalytischen Messungen richten.

Blutflow und arterieller Druck im Patienten während des Bypass korrelieren nicht unbedingt. Nach einem anfänglichen Blutdruckabfall, der besonders bei raschem Übergang vom partiellen auf den totalen Bypass ausgeprägt ist (der arterielle Mitteldruck fällt unter 40 mm Hg ab), kommt es normalerweise bei einem 100%-Blutflow zu einem baldigen Druckanstieg im Patienten auf 60–80 mm Hg. Im allgemeinen tritt bei Bypassbeginn eine leichte Vasodilatation auf, die später von einer vasokonstriktorischen Phase abgelöst wird. Innerhalb der für den totalen Bypass üblichen Flowraten stellt der arterielle Druck nach dem anfänglichen Druckabfall etwa eine lineare Funktion der Perfusionsrate dar (Read u. Mitarb., 1957; Kirklin u. Mitarb., 1958). Erst bei längerem Bypass wird die durch die leichte Vasokonstriktion hervorgerufene periphere Widerstandserhöhung von einer stärkeren Vasodilatation abgelöst. Diese hat wahrscheinlich eine Freisetzung vasoaktiver Substanzen durch Zerstörung korpuskulärer Blutelemente im Laufe der Perfusion zur Ursache (Sarajas u.

Mitarb., 1959), ebenso aber können körpereigene vasomotorisch wirksame Substanzen durch den Streß der Perfusion freigesetzt werden: durch lokale metabolische Veränderungen (FREEBORG u. HYMAN, 1960) oder durch Reizung lokaler Dehnungsrezeptoren (BELISLE u. Mitarb., 1960). Im Gefolge einer zu tiefen Anästhesie wird die reflektorische Kontrolle des Arteriolentonus über die Barorezeptoren des Aortenbogens und Karotissinus sowie über den Sympathikus vermindert, weshalb eine nicht zu tiefe Anästhesie zur Erhaltung einer optimalen Druck-, Fluß- und Widerstandsbeziehung angewandt werden soll (HEYMANS u. NEIL, 1968). Die kapilläre Mikrozirkulation wird beeinflußt vom Sauerstoffpartialdruck und einer extrazellulären Azidose, die durch Hyperkapnie und Anhäufung von Laktat und Pyruvat verursacht sein kann. Die bei Bypassbeginn auftretende Hypotension kann auch durch ein homologes Blutsyndrom ausgelöst sein (Unverträglichkeit gegen Leukozyten, Thrombozyten oder Plasmaproteine des Spenders, Hyperkaliämie, Azidose oder Hypothermie des Perfusats). Im Verlaufe eines längeren Bypass (über 1 Std) kommt es dann über Thrombozyten- und Erythrozytenaggregation zu Kapillarverstopfungen und dadurch zur Gewebshypoxie infolge der gestörten Mikrozirkulation, die wiederum von Azidose gefolgt wird.

Man muß, um die Entstehung einer Azidose durch zu geringen Flow zu vermeiden (sogenannte Perfusionsazidose), 100% Flow fahren. OSBORN (1967) hat als physiologisches Maß des adäquaten Flows eine minimale Sauerstoffsättigung des gemischten venösen Blutes von 60% gefordert. Dieser Wert hat aber nur für normotherme Perfusion Gültigkeit, weil bei Hypothermie trotz einer relativ hohen Sauerstoffsättigung des venösen Blutes eine zu geringe Gewebsperfusion vorliegen kann. Überhaupt sollte man sich nicht zu streng an die Flowberechnung halten, vorausgesetzt, daß die Berechnungsgrenze nicht unterschritten wird. Da die Reaktion des Gefäßsystems bei jedem Patienten, und besonders auch bei den verschiedenen Arten von Herzfehlern, verschieden ist, soll der Patient selbst die Größe des Flows bestimmen, wobei als Richtlinie ein arterieller Mitteldruck von etwa 80 mm Hg gelten kann (OSBORN, 1967). Relativ häufig kommt es, besonders im Beginn des Bypasses, durch Versacken von Blut im portalen System zu einer Verminderung des venösen Rückflusses, die einen 100%-Flow unmöglich macht (HERRON u. Mitarb., 1958). In diesem Fall muß durch Zugabe von Füllvolumen in die Maschine (aus einem Reservoir oder durch Raschinfusion von Dilutionslösung oder gegebenenfalls von Blut in die Maschine) das Gesamtblutvolumen vermehrt werden, so daß mit vermehrter venöser Füllung auch der Rückfluß ausreichend wird. Keinesfalls sollte der Flow einem verminderten venösen Rückfluß angepaßt werden. Nur während des intrakardialen Operationsaktes kann, besonders im Zusammenhang mit einer Hypothermie, der Flow eventuell reduziert werden. Dies hat sich bei Patienten mit hohem Bronchialfluß bewährt, weil auf diese Weise die Sichtverhältnisse ohne exzessive Anwendung der Koronarsaugung besser werden. Bei der Korrektur einer Tetralogie kann für die Plazierung wesentlicher Nähte bei einer Hypothermie von etwa 20° C auch ein Bypass-Stop für bis zu 10 min zweckmäßig sein (DOBELL, 1969). Die Beurteilung, ob ein Flow ausreichend ist, sollte niemals auf Grund des arteriellen Druckes allein gestellt werden. Durch Adrenalinausschüttung können gute Perfusionsdrucke eine ausreichende Perfusion vortäuschen, andererseits kann auch bei relativ niedrigem arteriellen Mitteldruck infolge Widerstandsabnahme im Gefäßsystem die Perfusion durchaus ausreichend sein. Als physiologische Richtgröße kann gelten, daß etwa 100% des errechneten Flowwertes gefahren werden können und während des Bypass, mit Ausnahme während der ersten Minuten, Harn produziert wird. Insbesondere bei Verdünnungsperfusion sollte diese Urinproduktion massiv einsetzen. Sollte, was in Ausnahmefällen vorkommen kann, trotz ausreichenden Perfusionsvolumens ein 100%-Flow nicht gefahren werden können, so wird der Gasfluß bei etwa 60% Blutflow reduziert. Diesbezüglich sollte man sich an (optimalerweise kontinuierliche) Messungen des pO_2 bzw. der Sauerstoffsättigung halten, um eine Hyperventilation in der künstlichen Lunge zu vermeiden. Ebenfalls reduziert werden kann der Gasflow bei einer Reduzierung des Blutflows in Hypothermie. Die Praxis eines hohen Gasflusses mit hohen Blutsauerstoffwerten ist möglicherweise schädlich (MEAGHER u. SWAN, 1971).

Man muß davon ausgehen, daß während der extrakorporalen Zirkulation der Sauerstoffverbrauch gleich hoch liegt, wie im Ruhezustand des Organismus. STARR (1959) hat bei Perfusionsraten in der Höhe des errechneten Ruheminutenvolumens Sauerstoffaufnahmewerte gefunden, die höher lagen, als nach den üblicherweise zugrunde gelegten Perfusionstabellen CLARKS (CLARK jr., 1958) anzunehmen wäre. Auch die nach früheren experimentellen Ergebnissen (PANETH u. Mitarb., 1957; BEER, 1959; BEER u. Mitarb., 1959) verbreitete Annahme, daß die Sauerstoffaufnahme bei Perfusionsraten von über 40 ml pro kg Körpergewicht pro min bzw. 35% des normalen Cardiac output konstant bliebe, wurde durch die Untersuchungen von CLOWES u. Mitarb. (1958), ANDERSEN (1958) und STARR (1959) widerlegt: die Sauerstoffaufnahme steigt von 50% bei 30 ml/kg/min Perfusionsvolumen (0,6 l/m²/min) auf 85–100% bei Flowraten von 100 ml/kg/min (2,2 l/m²/min) an. Somit muß bei Anwendung niedrigerer Flowraten eine metabolische Azidose auftreten (KIRKLIN u. Mitarb., 1958), die auf Grund eines anaeroben Katabolismus entsteht und somit eine hypoxische Azidose ist (PANETH u. Mitarb., 1957; CLOWES u. Mitarb., 1958). Durch Zusatz von Natriumbikarbonat sollen die körpereigenen Abwehrmechanismen der metabolischen Azidose unterstützt werden (CRAFOORD u. Mitarb., 1959; BEER, 1959). Es wurde bereits oben erwähnt, daß bei ausreichender Perfusion diese (hypoxische) Azidose nicht auftritt und daher eine Verabreichung von Pufferlösungen nicht als Routinemaßnahme erforderlich ist. Besonders trifft dies aber auf die postoperative Phase zu, in der eine hypoxische Situation leicht aus verschiedenen Gründen auftreten kann. Hier vermag die Zufuhr von Puffern den Ausgleich zu unterstützen und zu beschleunigen. Beim Low-output-Syndrom gelingt dieser Ausgleich aber nicht, weil eine zusätzliche Ansammlung saurer Stoffwechselprodukte entsteht, die ihrerseits Hypotension und Azidose hervorrufen (CLOWES u. Mitarb., 1958).

Neben dem adäquaten Flow beeinflussen auch andere Faktoren das Ausmaß der Sauerstoffaufnahme:

1. Ungenügende Sauerstoffsättigung des arteriellen Blutes.

2. Hämodilution mit Verminderung der Sauerstoffträgerkapazität.

3. Hyperventilation mit Verschiebung der Sauerstoff-Dissoziationskurve, wodurch die Abgabe von Sauerstoff an das Gewebe erschwert wird (ähnliche Verhältnisse liegen auch bei Hypothermie vor).

4. Arterielle Hypotension, die zu einer Unterperfusion von Organen mit hohem Gefäßwiderstand führt.

Die Höhe des Laktatanstieges während der extrakorporalen Zirkulation ist zu 50% bei ausreichender Perfusionsrate durch anaerobe Glykolyse im zugeführten Fremdblut verursacht. Deshalb soll, besonders bei Verwendung von nicht mehr frischem Heparin- oder ACD-Blut, ein Ausgleich der Blutazidose durch Natriumbikarbonat erfolgen. Zusätzlichen Einfluß auf das Entstehen einer Azidose hat die Anästhesie. Eine früher viel empfohlene Maßnahme war die Hyperventilation vor Bypassbeginn, um den Körper für den Schockzustand, der während der ersten Bypassminuten vorliegt, mit Sauerstoff aufzusättigen. Durch diese Hyperventilation kommt es aber bereits, infolge Bildung von Laktat, zum Ausgleich des Kohlensäureabfalls (HUCKABEE, 1958; MACKENZIE u. Mitarb., 1963), zu einer metabolischen Azidose, so daß diese früher empfohlene Technik (DE WALL u. Mitarb., 1956, 1957; KOLFF u. Mitarb., 1956) abzulehnen ist.

Während des Bypass kann durch vermehrte Kohlensäureabrauchung in der künstlichen Lunge eine respiratorische Alkalose entstehen. Ein pCO_2 unter 25 mm Hg führt zu erhöhtem Widerstand im Hirnkreislauf, was bei Abfall des arteriellen Mitteldruckes während der extrakorporalen Zirkulation eine deutliche Abnahme des zerebralen Blutflows zur Folge hat (BEER u. Mitarb., 1959). Daher erfolgt der CO_2-Zusatz von 2–5% zum Gasgemisch, obwohl eine entsprechende Reduzierung des Sauerstoffflows im Oxygenator wegen des geringeren Bluttraumas vorzuziehen wäre (CLARK jr., 1958).

b) Anästhesiegasfluß im Oxygenator

Bei Verwendung von Halothan wird bei Bypassbeginn mit Einstellung der Lungenventilation Halothan in einer Konzentration von etwa 1% in Normothermie, von $^1/_2$% in Hypothermie dem Oxygenatorgas zugesetzt. Die Lungen werden mit einem Beatmungsgemisch während des totalen Bypasses mit +5 bis +10 cm H_2O gebläht gehalten.

8. Überwachung während der extrakorporalen Zirkulation

Durch die extrakorporale Zirkulation wird dem Körper die Möglichkeit genommen, sein Herzminutenvolumen und seine Atmungserfordernisse selbst zu regeln. Beide Funktionen übernimmt die Maschine. Bei einer druck- oder volumenmäßig nicht adäquaten Perfusion oder bei respirationsbedingten Verschiebungen der Blutgase infolge Hyper- oder Hypoventilation des künstlichen Oxygenators tritt eine Kette von Reaktionen auf, deren natürlicher Ausgleich dem Körper nur sehr beschränkt über vasoaktive Reflexe und das körpereigene Puffersystem möglich ist. Daher muß eine Überwachung des Patienten erfolgen, die das Maß an Überwachung bei sonstigen Operationen weit übersteigt. Es muß zugegeben werden, daß durch Standardisierung der Perfusionen und der gewonnenen Erfahrung heute auch ein Routine-Bypass weitgehend ohne Überwachung und Laboruntersuchungen durchführbar ist. Die historische Entwicklung ist den Weg über ausgedehnte Messungen verschiedener Kreislaufgrößen und Blutgas- sowie Elektrolytwerte während des Bypass hingegangen zu einem weitgehend „blind" gesteuerten Bypass. Da aber die Reaktion jedes Organismus auf die extrakorporale Zirkulation verschieden ist, sollte doch an einer Routineüberwachung festgehalten werden und der minimalüberwachte Bypass nur Notfallseingriffen vorbehalten bleiben. Die Sicherheit einer extrakorporalen Zirkulation ist nur gewährleistet bei dauernder und genauer Kenntnis ihrer Effektivität (ROE, 1969b). Von praktischer Bedeutung sind folgende Meßgrößen während des Bypass:

1. EKG.

2. Arterieller Druck (perkutan punktierte oder durch Freilegung kanülierte Arteria radialis, eventuell intraoperativ punktierter Aortenbogen). Die Druckmessung sollte nach Möglichkeit nicht nur intraoperativ, sondern auch für die ersten postoperativen Stunden und in Ausnahmefällen sogar für Tage zur Verfügung stehen. Gleichzeitig kann über die arterielle Kanülierung für die Druckmessung auch die Entnahme arteriellen Blutes zur Vornahme der intra- und postoperativen Untersuchungen erfolgen. – Die Druckmessung geschieht über einen elektromagnetischen Druckwandler. Sie wird als Druckkurve auf einem Großbildsichtgerät laufend aufgezeichnet und kann wahlweise auch registriert werden. Komplikationen der Radialiskanülierung durch Embolie, Gefäßverschluß und sogar Nekrose wurden bekannt (LOWENSTEIN u. Mitarb., 1971; SAMAAN, 1971; BEDFORD u. WOLLMAN, 1973; DOWNS u. Mitarb., 1973). Diese Komplikationen sind bei sachgerechter Durchführung der Kanülierung und sorgsamer Pflege der liegenden Kanüle weitgehend vermeidbar.

3. Druckmessung im arteriellen Schenkel der Herz-Lungen-Maschine zur Feststellung des Druckgradienten im Bereich der arteriellen Kanülierung. Plötzliche Drucksteigerungen können durch Knick der arteriellen Linie, Anliegen der Kanülenöffnung an der Gefäßwand oder durch Ausbildung einer Dissektion im arteriellen Gefäßsystem hervorgerufen sein. Auch die weitgehende Verstopfung eines Filters in der arteriellen Linie kann Ursache sein. Die Kombination dieser Druckmessung mit einem einstellbaren Hochdruckstop verhindert einerseits ein Übersehen einer plötzlichen Drucksteigerung und andererseits ein mögliches Platzen des Pumpenschlauches.

4. Dauernde Messung des zentralvenösen Druckes über einen präoperativ perkutan eingeführten oberen Kava-Katheter deckt Abflußbehinderungen im Bereich der Hohlvenenkanülen und der venösen Linie auf und stellt ein Kontrollmaß für intra- und postoperative Flüssigkeits- und Blutzufuhr dar. Gleichzeitig kann dieser Katheter postoperativ auch als Infusionsleitung dienen.

5. Der Messung des linksatrialen Druckes kommt erst postoperativ bzw. nach Abgehen vom Bypass eine Bedeutung zu. Insbesondere bei Operationen an der Mitral- und Aortenklappe und nach Korrektur Fallotscher Tetralogien bestehen große Unterschiede im Füllungsdruck der beiden Ventrikel, so daß keine konstanten Korrelationen zwischen den beiden Vorhofdrucken bestehen. Der linksatriale Druck muß unter solchen Bedingungen unter Umständen recht hoch (Mitteldruck bis 30 mm Hg) eingestellt werden, um eine ausreichende Ventrikelfüllung zu erzielen. Der für die Messung verwendete dünnlumige Polyvinylkatheter wird durch die interatriale Grube etwa 2 cm weit in den linken Vorhof eingeschoben, die Vorhofwand des Sulcus interatrialis kann nach Art eines Schrägkanals nach WITZEL über dem Schlauch gedoppelt werden, um eine Nachblutung bei Entfernung des Katheters nach einigen Tagen sicher zu verhin-

dern. Der Katheter wird substernal im Epigastrium ausgeleitet und an einen Druckwandler angeschlossen. Besonders für den Linksvorhofkatheter erweist sich eine Dauerspülung (wie für den Mikrokatheter angegeben) als günstig, um sicher Luftembolien beim sonst erforderlichen Durchspülen des Katheters zu vermeiden.

6. Blutgasanalysen in regelmäßigen Abständen während der Operation und besonders während des Bypass mit Bestimmung des Basendefizits geben den besten Aufschluß über Oxygenierung und adäquaten Bypass. Die laufende Messung der Sauerstoffsättigung des venösen Blutes am Oxygenatoreingang erlaubt zusätzlich eine Steuerung des Gasflows zur Vermeidung einer Hyperventilation und damit auch eine Verminderung der Blutschädigung durch Austrocknung, Hämolyse und Kontamination.

7. Die dauernde Messung der Urinproduktion über Blasenkatheter ist ein einfaches und sehr bedeutsames Überwachungssystem: Unzureichende Perfusion bringt die Harnproduktion praktisch sofort zum Erliegen.

8. Temperaturmessung des Patienten (oesophageal und rektal) und des Blutes (venöser Maschineneingang, arterieller Ausgang) sowie des Wassers im Wärmeaustauscher mittels elektrischer Thermometer ist eine wichtige Meßgröße besonders bei Hypothermieperfusionen und bei Perfusionen von Kleinkindern.

9. Pulsschreibung am Oszilloskop.

10. Elektroenzephalogramm. Die regelmäßige Registrierung des EEG intraoperativ scheint uns nicht erforderlich. Insbesondere bei Anwendung von Hypothermie ist die Deutung des Elektroenzephalogramms sehr schwierig und könnte zur Fehlinterpretation führen.

9. Drucke während der Perfusion

Nach dem bei Bypassbeginn üblichen Druckabfall in den ersten Minuten sollte sich der arterielle Druck auf 50, dann auf 60–80 mm Hg innerhalb weniger Minuten einspielen. Nur wenn es trotz 100%-Flow und versuchsweise auch größerem Flow nicht gelingt, „normale“ Bypassdrucke zu erreichen, und andere Ursachen wie Azidose, schlechte Blutoxygenierung oder Volumenmangel auszuschließen sind, ist es angezeigt, mit Hilfe von vasokonstriktorischen Medikamenten Abhilfe zu schaffen. Zunächst einmal kann ein Versuch mit Acrinor i.v. gemacht werden. Man sollte aber in solchen Fällen nicht viel Zeit mit wenig aussichtsreichen Versuchen verlieren. Wenn sich der arterielle Druck nicht erholt, so sollte man nicht zögern, Noradrenalin zunächst als einmalige Gabe, eventuell als Dauerinfusion, anzuschließen. Eine „Normalisierung“ der Perfusionsverhältnisse kann sich in einer aussichtslos erscheinenden Situation sehr rasch einstellen. Man darf wohl annehmen, daß sich bei solchen, meist präoperativ schon sehr schlechten Patienten, die unter Umständen seit Jahren mit Diuretika und Aldosteronantagonisten behandelt wurden, sehr rasch im Zuge der Operation und eventuell schon vor Beginn des Bypass sich eine Erschöpfung der eigenen Katecholaminreserven einstellt, und durch die Zufuhr des Noradrenalins eine „physiologische“ Therapie betrieben wird. Ähnliche Beobachtungen und Vermutungen hat SENNING (1968) bei Perfusionen von Kleinkindern gemacht und die Verabreichung von Noradrenalin empfohlen.

Der Grundsatz, daß vasokonstriktorische Mittel erst die letzte Maßnahme während und nach der extrakorporalen Zirkulation sein sollten, um eine brauchbare Kreislaufsituation zu schaffen und zu erhalten, muß betont werden. Die Anwendung peroperativ ist sicher nur in ganz vereinzelten Fällen berechtigt und erforderlich.

10. Hypothermie

Durch eine künstliche Herabsetzung der Körpertemperatur wird der Sauerstoffbedarf für die Zeitdauer der Hypothermie verringert, vorausgesetzt, daß diese Herabsetzung der Körpertemperatur in tiefer Allgemeinanästhesie erfolgt. Als Faustregel kann gelten: eine Verminderung der Körpertemperatur auf 30° C bedeutet 50% Abnahme des Sauerstoffbedarfs, bei 25° C Körpertemperatur liegt der Sauerstoffbedarf noch bei etwa 33% des Normothermiewertes, bei 20° C bei etwa 20% und bei 10° C etwa bei 10% des Normothermiewertes. Durch die im Zusammenhang mit der extrakorporalen Zirkulation allgemein gebräuchliche Blutstromkühlung (GOLLAN u. Mitarb., 1952a, b) im arteriellen Schenkel der Herz-Lungen-Maschine mit-

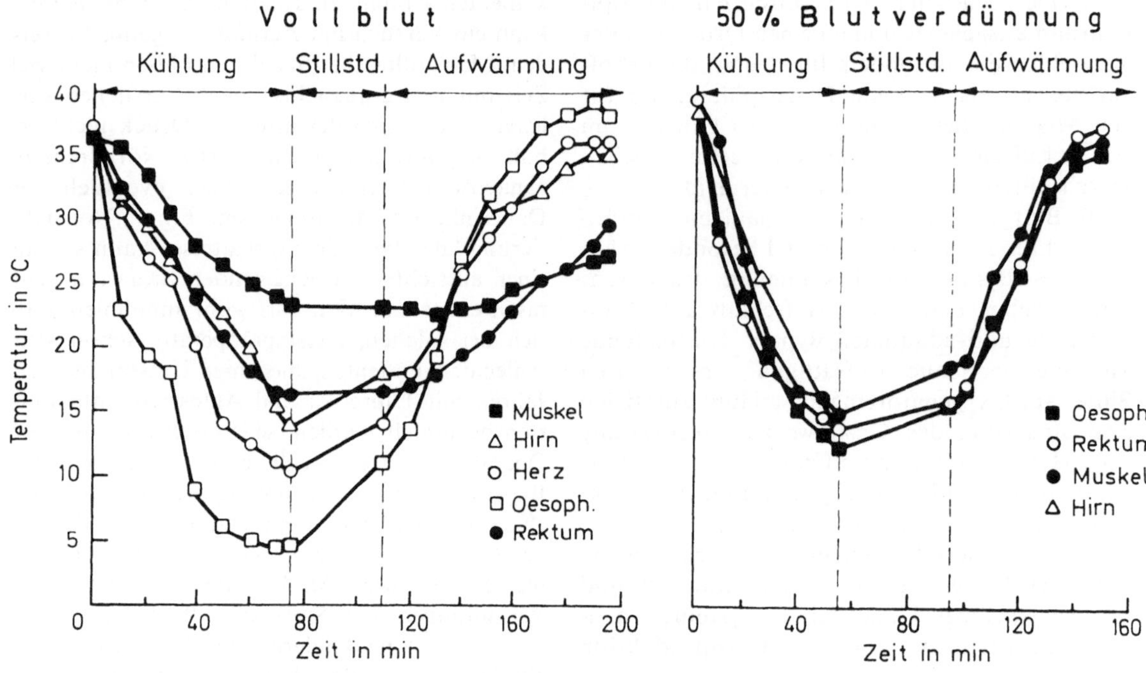

Abb. 26. Organtemperaturen bei Blutstromkühlung. (Nach REIDEMEISTER, 1973)

tels Wärmeaustauschern werden diejenigen Organe mit der größten Durchblutung am schnellsten abgekühlt (Niere, Leber, Gehirn, Herz). Da gerade diese Organe den größten Sauerstoffbedarf haben, genügt schon eine relativ geringe Abkühlung auf 30° C, um eine Verminderung des Sauerstoffbedarfes auf 50% zu erreichen. Klinisch werden die leichte (33–35° C), die milde (26–32° C) und die tiefe (0–25° C) Hypothermie angewendet. Eine große Schwierigkeit für Hypothermieeingriffe (besonders trifft dies für Oberflächenkühlung zu) besteht darin, daß die verschiedenen Organe während des Hypothermievorgangs starke Temperaturdifferenzen aufweisen: bei der Blutkühlung in Vollblutperfusion zeigt sich ein erhebliches Nachhinken der Muskulatur gegenüber (in der Reihenfolge der stärksten Kühlung) Oesophagus, Herz, Hirn und Rektum (Abb. 26). Bei Erreichen einer Oesophagustemperatur von 5° C liegt z.B. die Temperatur der Muskulatur bei etwa 27° C, die Gehirntemperatur bei 25° C und die Herztemperatur bei 12°C. Umgekehrt steigen aber gerade die rascher abkühlenden Organe bei Wiedererwärmung rascher mit der Temperatur an, während Rektaltemperatur und Skeletmuskeltemperatur erheblich nachhinken. Ganz anders liegen die Verhältnisse bei der Verdünnungsperfusion. Bei einer etwa 50%igen Blutverdünnung (Hk 23 Vol.-%) erfolgt die Kühlung und Wiedererwärmung aller Organe praktisch gleich schnell, was sich durch die wesentlich bessere Gewebsperfusion infolge der Hämodilution erklären läßt.

Durch die Hypothermie ergeben sich neben der Reduzierung des Sauerstoffverbrauches aber eine Reihe anderer, teils sehr unerwünschter und teils auch nicht vollständig geklärter Veränderungen:

Veränderung der Sauerstoffdissoziation: Die Dissoziationskurve des Sauerstoffs wird bei Temperaturverminderung nach links und oben verschoben, so daß die Abgabe des Sauerstoffs bei gleicher Höhe des pO_2 in das Gewebe erschwert wird (BANCROFT u. KING, 1909). Daher erscheint das venöse Blut hellrot und weist ein hohes pO_2 auf, obwohl im Gewebe ein Sauerstoffmangel besteht. Man darf also keinesfalls auf Grund der Höhe des pO_2 im venösen Mischblut unter hypothermen Bedingungen auf eine gute Qualität der Perfusion schließen.

Veränderungen der Kohlensäurespannung: In der Phase der Abkühlung und während der Hypothermie kommt es zu einem Abfall des pCO_2, sowohl durch Abnahme der metabolischen Produktion von CO_2 als auch durch einen Anstieg der Löslichkeit in den Geweben. Erst in der Phase der Aufwärmung wird viel CO_2 freigesetzt, da die Löslichkeit im Blut und in den Geweben sinkt. Durch diesen Anstieg der Kohlensäurespannung im Blut wird Sauerstoff leichter vom Hämoglobin freigesetzt (Bohr-Effekt; BOHR u. Mitarb., 1904).

Sauerstofflöslichkeit im Plasma: Bei einer Bluttemperatur von 38° C ist eine Löslichkeit von Sauerstoff im Plasma von 0,3 Vol.-% gegeben. Bei 30° C Bluttemperatur beträgt die Löslichkeit 1,5 Vol.-%, bei 25° C 2 Vol.-%, bei 10° C 2,5 Vol.-% und bei 0° C über 4 Vol.-%. Damit wird die Sauerstofftransportkapazität des Blutes bei hypothermen Bedingungen erhöht, so daß deren Verminderung durch eine Hämodilution praktisch ausgeglichen wird.

Pufferbase: Unter hypothermen Bedingungen kommt es zu einem stärkeren Abfall der Pufferbase (zwischen 2,5 bis 6 mval/l; LIM u. Mitarb., 1961; YOUNG u. Mitarb., 1956) gegenüber einem wesentlich geringeren Abfall beim basalen normothermen Flow (STARR, 1959).

Anstieg des pH: Pro Grad Temperaturabfall steigt das pH um 0,0147 an. Dies erfolgt wegen der Kältewirkung auf die Wasserstoffionendissoziation und den Abfall des pCO_2. Es kommt zum Bild einer Alkalose. Eine Zugabe von 5% CO_2 zum Atemgas vermindert das pH auf 7,25 bis 7,41 trotz der niedrigen Temperatur (Schutzeffekt des CO_2 in Hypothermie; GIAJA, 1940). Dazu muß aber bemerkt werden, daß die optimalen pH-Werte für die verschiedenen Temperaturen nicht bekannt sind. Man weiß aber, daß bei erhöhtem pH in Hypothermie die myokardiale Kontraktionsfähigkeit zunimmt.

Blutviskosität: Die Blutviskosität steigt um 5% pro Grad Temperaturabfall. Bei einer Bluttemperatur von 10° C beträgt die Viskositätssteigerung 60%. Infolge einer Vasodilatation steigt jedoch dabei der periphere Widerstand kaum an. Diese Blutviskositätssteigerung macht sich besonders bei hohem Hämatokritwert sehr ungünstig bemerkbar und erfordert die Anwendung einer höhergradigen Blutverdünnung (MARTY u. Mitarb., 1971).

Vasodilatation: Bei Erreichen einer Temperatur von etwa 25° C tritt eine starke Gefäßerweiterung auf, die eine massive Erhöhung des Blutvolumens notwendig macht, um einen ausreichenden venösen Rückfluß zu gewährleisten. Es können bis zu 85% des Blutvolumens im Patienten versacken (Blutpooling). Daher wird eine Volumenzufuhr erforderlich, um den errechneten Blutflow zu halten (PIERUGGI u. Mitarb., 1960). Besonders bei Anwendung einer Halothan-Anästhesie ist diese Vasodilatation ausgeprägt.

Herzaktion: Während es bei Anwendung der Oberflächenkühlung bei Erreichen einer Körpertemperatur von etwa 28° C gewöhnlich zum Kammerflimmern kommt, besonders bei linksbelasteten Herzen, ist bei Anwendung der Blutstromkühlung Kammerflimmern durchaus nicht die Regel. Der Herzschlag setzt aber bei Erreichen einer Temperatur von 15° C aus.

Vorteile der Blutkühlung gegenüber der Oberflächenkühlung sind:

1. Organe mit starker Durchblutung kühlen zuerst.
2. Die Möglichkeit einer sicheren Aussage über die Temperatur der Organe ist gegeben.
3. Da Muskelzittern bei Blutstromkühlung kaum auftritt, kann die Anästhesie oberflächlicher gehalten werden.

Vorteile der Kombination der extrakorporalen Zirkulation mit mäßiger Hypothermie sind:

Durch die Hypothermie ist eine Verringerung des Sauerstoffbedarfs gegeben, somit ist eine Reduzierung des Flows möglich. Daher kann das extrakorporale System (Oxygenator) verkleinert werden, das Bluttrauma wird vermindert, der Koronarfluß kleiner und der Sicherheitsfaktor bei Defekten des extrakorporalen Systems wird vergrößert.

Generell kann bei Anwendung einer Hypothermie als Richtlinie gelten, daß die venöse Sauerstoffsättigung in normaler Höhe und das pCO_2 eher erhöht gehalten werden sollen.

11. Herzstillstand und Koronarperfusion

Die Stillegung des Herzens zur Durchführung von intrakardialen Eingriffen war von Beginn an ein Anliegen der Herzchirurgie. Verschiedene Möglichkeiten stehen zur Verfügung:

a) Pharmakologisch induzierter Herzstillstand

Acetylcholin (LAM u. Mitarb., 1955): Die Wirkung beruht auf einer durch Steigerung der Kaliumpermeabilität bedingten Hyperpolarisation besonders der Membranen des spezifischen Reizbildungs- und Reizleitungssystems (SEALY u. Mitarb., 1957). MERRITT u. Mitarb. (1958) verwendeten an Stelle des Acetylcholins Prostigmin.
Lokalanästhesie (BRETSCHNEIDER, 1964): Verwendet wird Procain, zusätzlich Natrium- und Calciumentzug. Procain stabilisiert die Zellmembran im polarisierten Zustand und beeinflußt das Natriumtransportsystem. Auch der Magnesiumchloridstillstand wurde durch Procainzugabe verbessert (HÖLSCHER, 1965).

b) Herzstillstand durch Eingriffe in den Elektrolythaushalt

Kaliumstillstand: Erhöhung der extrazellulären Kaliumkonzentration senkt das Membranpotential, so daß mit auftretender Depolarisation die Zellmembran unerregbar wird. MELROSE u. Mitarb. (1955) und GERBODE u. MELROSE (1958) haben den Kaliumcitratherzstillstand in die Klinik eingeführt. Der Energiebedarf wird durch Kaliumerhöhung gesenkt, durch die citratbedingte Calciumerniedrigung wird dies noch unterstützt, so daß die Wiederbelebungszeit des Herzens verlängert wird. Nach den Untersuchungen von KÜBLER (1967) besteht allerdings beim Kaliumherzstillstand ein hoher Energieumsatz. In großem Stil in die Klinik eingeführt wurde der Kaliumherzstillstand durch EFFLER u. Mitarb. (1956). Nachteile des Kaliumherzstillstandes sind:

Die Kaliumdosierung ist bei Injektion in die abgeklemmte Aorta schwierig, da die in die Koronarien kommende Kaliummenge nicht bekannt und die therapeutische Breite gering ist. Bei zu hoher Dosis des Kaliums steigt der Energiebedarf. LÖHR u. Mitarb. (1960) haben eine Schädigung der Struktur des Myokards durch den Kaliumstillstand nachgewiesen.
Calciumentzugsstillstand: Erniedrigung des extrazellulären Calcium führt zum Herzstillstand durch elektromechanische Entkoppelung, so daß nur die elektrische Aktivität des Herzens erhalten bleibt. Durch Verabreichung von Natriumcitrat wird der ionisierte Calciumanteil gesenkt und auf diese Weise ein Calciumentzug herbeigeführt. Diese Form des Herzstillstandes wurde von RIBERI und SHUMAKER (1958) eingeführt. Der Kaliumcitratstillstand (MELROSE u. Mitarb., 1955) ist eine Kombination von Kaliumstillstand und Calciumentzugsstillstand. CLARK jr. u. Mitarb. (1960) haben eine Koronarperfusion mit Blut, aus dem Calcium durch Ionenaustauscherharze entfernt wurde, empfohlen.
Magnesiumstillstand (YOUNG u. Mitarb., 1959; SEALY u. Mitarb., 1957; KIRSCH, 1970, 1971; KIRSCH u. Mitarb., 1972; KALMAR u. Mitarb., 1971): Die hierfür verwendete Kardioplegielösung besteht aus Magnesiumaspargat. Ausführliche Untersuchungen über den Magnesiumstillstand liegen von WEBB (WEBB u. Mitarb., 1968; WEBB, 1969) vor.
Natriumentzugsstillstand (BRETSCHNEIDER, 1964), klinisch SØNDERGAARD (1967): Senkung der Natriumkonzentration extrazellulär auf den intrazellulären Wert führt dazu, daß ein Aktionspotential von der Myokardzelle nicht mehr aufgebaut werden kann. Diese Stillstandsform wird unterstützt durch Calciumentzug und Procaingabe. Eine mehrminütige Koronarperfusion mit einer derartigen Lösung garantiert eine homogene Verteilung des Perfusats im extrazellulären Raum. Dadurch und durch eine Kombination mit einer Hypothermie dieser Perfusionslösung (5° C) erfolgt eine Senkung des Energiebedarfs des Herzmuskels von normal 10 ml Sauerstoff/100 g/min um den Faktor 100 (BONHOEFFER, 1967).

c) Induziertes Kammerflimmern

SWAN u. Mitarb. (1950), SENNING (1952) und GLENN u. SEWELL (1953) haben das elektrisch induzierte Kammerflimmern in die offene Herzchirurgie eingeführt. Eine Verbesserung der Technik haben 1960 GLENN u. Mitarb. (1960) angegeben: Das Kammerflimmern wird durch einen dauernden Wechselstromfluß aufrechterhalten. Die Spannung ist frei wählbar zwischen 0 und 8–10 Volt.

d) Anoxischer Herzstillstand

Durch Abklemmung der Aorta ascendens und damit Blockierung der Koronarzirkulation während der extrakorporalen Zirkulation kommt es im allgemeinen innerhalb weniger Minuten zu einer Asystolie der Kammern und zu einer (operativ z.B. für die Exposition eines Ventrikelseptumdefektes sehr erwünschten) Erschlaffung des blutleeren Herzens. Von WESOLOWSKI u. Mitarb. (1953) wurde experimentell am Hund ein normothermer anoxischer Herzstillstand (besser ischämischer Stillstand!) bis zu 35 min mit erfolgreicher Herzwiederbelebung demonstriert.

Der ischämische Herzstillstand wurde, abgesehen von kurzzeitiger Aortenabklemmung, von EFFLER u. Mitarb. (1956), ALLEN u. LILLEHEI (1957) und COOLEY (1958) in Normothermie am Patienten durchgeführt. Eine Koronarischämie von mehreren Minuten Dauer ist auch bei Normothermie durchaus tolerabel. Besser, d.h. schonender, ist aber jedenfalls die Kombination der Koronarischämie mit einer Hypothermie, um den Stoffwechsel und damit den Sauerstoffbedarf des Herzens herabzusetzen. Durch die Versuche GOLLANS (GOLLAN u. Mitarb., 1952a, b; GOLLAN, 1954, 1959) wurde bewiesen, daß am Tier eine Koronarischämie von 1 Std Dauer bei Hypothermie von 0° C ohne nachweisbaren zurückbleibenden Herzschaden möglich ist. SEALY u. Mitarb. (1957) hat das Verfahren der hypothermen Koronarischämie in die Klinik eingeführt.

Von URSCHEL u. Mitarb. (1959), SHUMWAY u. Mitarb. (1959, 1960) und HIRSCH u. Mitarb. (1960) wurde für eine längere Herzischämie die lokale Hypothermie des Herzens dadurch herbeigeführt, daß in den Herzbeutel Eiswasser oder Kochsalzschnee eingebracht wurden. Diese Form der Herzkühlung zur Herabsetzung des Herzstoffwechsels hat sich aus verschiedenen Gründen nicht bewährt: es kommt zu einer sehr ungleichmäßigen, im wesentlichen nur die oberflächlichsten Schichten des Herzmuskels erfassenden Kühlung (KREUZER u. SCHOEPPE, 1963), die durch die Kälte geschädigt werden (MEESSEN, 1964; LÖHR, 1960; LÖHR u. Mitarb., 1960); eine Kälteschädigung der umliegenden Organe, besonders des Nervus phrenicus sinister mit postoperativer Beeinträchtigung der Atmung durch Parese, wurde von SØNDERGAARD u. SENN (1967) nach einer 3 Std dauernden Ischämie bei Eisinstillation in den Herzbeutel beschrieben.

Wegen der gleichmäßigen Abkühlung des Herzens ist die Hypothermie durch eine generelle Blutkühlung oder durch gesonderte Koronarperfusion mit kaltem Blut oder kalter kardioplegischer Lösung günstiger. Technisch am einfachsten durchführbar ist die Herbeiführung einer allgemeinen leichten bis mittelgradigen Hypothermie. Im Zustand der Hypothermie wird dann die Koronarischämie durch Aortenabklemmung herbeigeführt. Nach Abklemmung der Aorta kann das Blut bereits wieder aufgewärmt werden, weil ja das Herz aus der Zirkulation ausgeschaltet ist. Im Rahmen einer Hypothermie von 30° C wird eine kardiale Anoxie von 30 min ohne Folgen überstanden, bei Abkühlung auf etwa 25° C Bluttemperatur kann die Anoxie auch bei schwer durch Klappenfehler vorgeschädigtem Herzmuskel nach klinischen Erfahrungen durchaus etwa 50 min aufrechterhalten werden. MCGREGOR u. Mitarb. (1972) haben eine Errechnung der sogenannten „safe period“ für das Herz aus intramyokardialer Sauerstoffverfügbarkeit angegeben. Allerdings müssen hierfür eine Reihe von Faktoren beachtet werden, die auch erklären, warum nach experimentell gewonnenen Ergebnissen derartig lange Koronarischämiezeiten als mit der Wiederherstellung einer „normalen“ Herzleistung unvereinbar gehalten werden. BRETSCHNEIDER (1961) hat eine Ischämietoleranz des Herzens von 10 min bei 37° C, 20 min bei 27° C, 42 min bei 17° C und 92 min bei 7° C berechnet.

Nach Wiederdurchströmen der Koronararterien mit oxygeniertem Blut kommt es relativ rasch zum Einsetzen einer elektrischen Aktivität, bevor eine mechanische Aktivität erkennbar wird. Je nach Art der Kardioplegie (anoxisch-ischämisch, pharmakologisch oder durch Änderung des Elektrolythaushaltes) kommt es zu einem kräftiger werdenden Kammerflimmern, das sich entweder selbst in einen Kammerrhythmus verwandelt oder über Elektroschock behoben werden muß. Erst nach einiger Zeit (mehreren Minuten) kommt es dann, oft über eine 2:1-Blockierung, zu einem Sinusrhythmus mit regelmäßiger Überleitung. Es bedarf aber einer mit der Dauer der Anoxie zunehmenden Erholungszeit. Diese Zeit der Aerobiose und geringer mechanischer Belastung ist für die Normalisierung des Intermediärstoffwechsels und die Resynthese der energiereichen Phosphate durch oxydative Phosphorylierung sowie die Restitution möglicherweise veränderter Strukturen notwendig (ISSELHARD u. Mitarb., 1965). Sehr wesentlich für die Tolerierung einer längeren normo- oder hypothermen Koronarischämie ist eine Entlastung des Herzens vor der Ischämie, die durch den zunächst partiellen und dann totalen Bypass ja gegeben ist und die um so länger dauert, je mehr Zeit für die Blutabkühlung erforderlich ist.

SEBENING (1967) hat nachgewiesen, daß während der ersten 10 min der extrakorporalen Zirkulation eine wesentliche Verbesserung der Energieverhältnisse des Myokards einsetzt, die eine Folge der teilweisen oder vollständigen Entlastung des Herzens ist. Der Energiebedarf des Myokards wird durch Hypothermie und Vermeidung einer Dehnungsbelastung der Ventrikel deutlich herabgesetzt. Die Erholungszeit vor Einsetzen der Wiederbelastung des Herzens nach Ischämie ist etwa der Ischämiezeit gleichzusetzen (SEBENING, 1967). Während dieser Erholungszeit liegt ein energiesparender Zustand am schlagenden, aber entlasteten Herzen vor. Theoretisch muß bei allen Krankheitszuständen, die mit einer Erhöhung des myokardialen Energiebedarfes einhergehen, mit einer Einschränkung der Ischämietoleranz gerechnet werden. Dies trifft aber nach klinischen Erfahrungen durchaus nicht zu. BIRCKS u. PULVER (1967) und PULVER (1966) haben klinische Erfahrungswerte der Ischämietoleranz publiziert, die im Gegensatz stehen zu den experimentell gewonnenen Ergebnissen. Anscheinend ist das menschliche Herz gegenüber Ischämie infolge eines geringeren Energiebedarfes unempfindlicher (ROWE u. Mitarb., 1959). Außerdem wird für möglich gehalten, daß durch eine Adaptation an den Sauerstoffmangel, der mit vielen Herzerkrankungen verbunden ist, die Ischämietoleranz verbessert ist (TSIFUTIS u. Mitarb., 1970). Nach den bisherigen Erfahrungen sollen für eine geplante Ischämie des Herzens gefordert werden (SPIEKERMANN, 1973):

1. Eine für den Herzstoffwechsel günstige Anästhesie (Halothan, Neuroleptanalgesie) (DUDZIAK, 1967; BRÜCKNER u. Mitarb., 1969; GEMPERLE, 1966);

2. eine präoperative Vermeidung von stoffwechselsteigernden Pharmaka. In diese Pharmakagruppe gehören die Digitalisglykoside. Sie erhöhen auch am nicht insuffizienten Herzen den Energiebedarf (MASON u. Mitarb., 1968). Daher sollte keinesfalls eine prophylaktische Digitalisierung des nicht insuffizienten Herzens vor kardiochirurgischen Eingriffen erfolgen;

3. das Herz muß präischämisch entlastet werden (BURROUGHS u. DONALD, 1956);

4. zur weiteren Herabsetzung des Energiebedarfes kann eine Kardioplegie durch Natrium- und Calciumentzug sowie Procaingabe in Kombination mit Hypothermie (BRETSCHNEIDER, 1964; REIDEMEISTER u. Mitarb., 1967, 1971) eingeleitet werden. Die technischen Nachteile der Methode bestehen in der Notwendigkeit, das Koronarperfusat möglichst vollständig aus dem Herzen abzusaugen, was z.B. bei Aortenklappenschlußunfähigkeit auch einen großen Blutverlust durch Mitentfernung des Bronchialblutes aus dem linken Herzen bedeutet (BIRCKS, Diskussion zu BRETSCHNEIDER, 1967);

5. falls durch die lange Dauer der Korrektur erforderlich, sollte eine kurzzeitige Reperfusion mit sauerstoffgesättigter kalter kardioplegischer Lösung durchgeführt werden. Die kardioplegische Lösung nach KIRSCH ist im Wirkungsprinzip der Bretschneiderschen Kardioplegie gleichzusetzen (BRÜCKNER, 1971).

Beobachtungen nachteiliger Art:

Für jede koronare Ischämie ist eine Beachtung von Zeitgrenzen wesentlich. Wird eine Ischämie in Normothermie von etwa 10 bis 20 min am entlasteten Herzen nicht überschritten, so sind nachteilige Folgen bei Beachtung einer gewissen Erholungszeit nicht zu befürchten. Diese Ischämie kann auch wiederholt zur Anwendung kommen (intermittierende Aortenokklusion; EBERT u. Mitarb., 1962; BENZING u. Mitarb., 1973: für 15 min Koronarischämie durch Aortenabklemmung jeweils 5 min Koronarperfusion durch Öffnen der Aortenklemme unter Beachtung der Vermeidung koronarer Luftembolie und einer Linksherzüberdehnung). Da eine intermittierende Koronarperfusion durch Öffnen der Aortenklemme z.B. bei Eingriffen an der Aortenklappe nicht möglich ist, sollte bei geplanter längerer Koronarischämie unbedingt die Kombination mit einer Hypothermie von etwa 25° C vorgesehen sein. In diesem Fall sollte aber eine Überschreitung von maximal 50 min Koronarischämiezeit vermieden werden. Mittels der Kardioplegie nach BRETSCHNEIDER oder KIRSCH kann diese Ischämiezeit auf über 1 Std bedenkenlos ausgedehnt werden (BRETSCHNEIDER, 1967; REIDEMEISTER u. Mitarb., 1967, 1971). Subendokardiale hämorrhagische Nekrosen nach 60 min Koronarischämie wurden beschrieben (BUCKSBERG u. Mitarb., 1972).

Koronarperfusion: Von verschiedenen Autoren praktisch gleichzeitig zur Anwendung kam die gesonderte Perfusion einer (der linken) oder beider Koronararterien für die Dauer der Aortenokklusion zur Vermeidung einer koronaren

Ischämie (KAY u. Mitarb., 1958; LILLEHEI u. Mitarb., 1958, 1965; ROE, 1958; SHUMWAY, 1959a, b; u.a.). Die Koronarperfusion wird mit verschiedenartigen Koronarperfusionskanülen (Modelle nach OLSON, V. MUELLER, ROE, MAYO, HUFNAGEL, SPENCER u.a.) durchgeführt, die sich in der Gestaltung des Perfusionskopfes unterscheiden. Heutigen Erkenntnissen zufolge muß, wenn man sich zur Durchführung einer Koronarperfusion entschließt, eine genaue Kontrolle des Perfusionsdruckes und Flows erfolgen. Diese Kontrolle setzt entweder für beide Koronararterien gesonderte Pumpen mit Hochdruckstop (bei 100 mm Hg) voraus, oder eine Pumpe mit Hochdruckstop und Aufzweigung für die beiden Koronarien hinter der Pumpe. Auf diese Weise wird jedenfalls vermieden, daß ein Koronarostium im Falle einer teilweisen Obstruktion mit einem großen Flow unter hohem Druck perfundiert wird, was leicht zur Koronardissektion führen kann (FISHMAN u. Mitarb., 1968). Da die Koronarperfusion möglicherweise mit kälterem Blut erfolgen soll als die Perfusion des übrigen Organismus, ist hierfür ein zweiter Wärmeaustauscher im extrakorporalen System vorzusehen. Nachteilig ist ein höherer Druck bei der Koronarperfusion besonders am nicht schlagenden Herzen. SENNING (1967) hat eine Gewichtszunahme des Herzens während einer Koronarperfusion um 50% nachgewiesen, wenn das perfundierte Herz flimmert. Insbesondere die subendokardialen Herzmuskelschichten quellen ödematös auf. Dies hängt mit der Hämodynamik des Koronarkreislaufes zusammen: Normalerweise erfolgt die Koronardurchblutung vorwiegend diastolisch und der Innendruck der Kammern wirkt besonders auf die subendokardialen Muskelschichten. Am koronarperfundierten, flimmernden, entlasteten Herzen fällt die aktive Wirkung der Herzmuskelkontraktion besonders auf die innen liegenden Sinusoide weg, zusätzlich fehlt der Kammerinnendruck. Die myokardiale Komponente des Koronarkreislaufes fehlt. Nach WERNET u. Mitarb. (1969) genügt am erschlafften, stillgelegten Herzen ein Effektivdruck von 30 mm Hg vor den Koronarostien für eine adäquate Koronarperfusion.

Um den Nachteilen der direkten Koronarostienkanülierung zu entgehen, die ja besonders bei Eingriffen an der Aortenklappe sehr hinderlich für den Operationsvorgang ist und die Operationszeit deutlich verlängert – abgesehen von der Komplizierung des extrakorporalen Systems und der Notwendigkeit eines zusätzlichen Technikers –, wurde bereits früh die retrograde Perfusion des Koronarkreislaufes durch den Sinus coronarius angegeben (LILLEHEI u. Mitarb., 1956; BLANCO u. Mitarb., 1956; SALISBURY u. Mitarb., 1956a; GOTT u. Mitarb., 1957; DEWALL u. Mitarb., 1958). Diese Methode hat aber neben dem auch hier erforderlichen technischen Aufwand Nachteile: Das vom Koronarsinus einströmende Blut verläßt zum Teil ohne Passage der Koronarkapillaren durch die Koronarsinusoide das koronare Strombett in die Ventrikel, der in den arteriellen Koronarostien erscheinende Teil des Blutes stört besonders bei Eingriffen an der Aortenklappe das Operationsfeld. Die Nachteile der Blutüberschwemmung aus den Koronarostien bei retrograder Koronarperfusion fallen weg bei Perfusion mit gasförmigem Sauerstoff retrograd (SABISTON jr. u. Mitarb., 1970; TALBERT u. Mitarb., 1960), die wahlweise natürlich auch orthograd erfolgen kann. 1968 hat die Arbeitsgruppe um LOCHNER (LOCHNER u. Mitarb., 1968; ARNOLD, 1967) diese orthograde Sauerstoffpersufflation neuerdings propagiert. Eine klinische Anwendung erfolgt derzeit kaum.

Eine – auch technisch einwandfreie – Koronarperfusion ist immer nur für einen Teil der Aortenabklemmungszeit bei Eröffnung der Aorta möglich. Vom Zeitpunkt der Aortenabklemmung bis zur Installation einer Koronarperfusion vergehen mindestens einige Minuten, und die Perfusion muß auch immer wieder aus operativtechnischen Gründen zeitweise unterbrochen werden (Exzision der Aortenklappen, Einknüpfen der Prothese, Beendigung der Aortennaht). Sie ist also meist eine intermittierende Perfusion, und kann als solche auch geplant werden (HOFFMEISTER, 1967; BENZING, 1973). Anscheinend ist ein Teil der Wirkung durch die erfolgende Ausschwemmung der Stoffwechselprodukte aus der koronaren Strombahn zu erklären, da eine ähnlich günstige Wirkung eine alleinige intermittierende Durchspülung des koronaren Strombettes mit einer ausgeglichenen Salzlösung hat.

So günstig eine technisch einwandfreie Koronarperfusion ist (Serie von MCGOON u. Mitarb., 1963: 100 Fälle von Aortenklappenimplantation mit Koronarperfusion ohne operativen Todesfall), die Gefahren einer technisch unzureichenden Koronarperfusion in Form von Infarzierungen durch Abgangsverlegungen eines unmittelbar hinter dem Koronarostium abgehenden Koronarastes (FURLONG jr., u. Mitarb., 1972) oder eines Infarktes durch Koronardissektion (FISHMAN u. Mitarb., 1968) müssen jedenfalls dem Chirurgen bekannt sein, wenn er eine Koronarperfusion durchführen will. Die Koronarischämie in Hypothermie ist bei einigermaßen rascher Operationstechnik ungefährlicher (DOMANIG u. Mitarb., 1969).

Nach Wiederdurchblutung der Koronargefäße von der Aorta her, also nach Öffnen der Aortenklemme, muß Sorge getragen werden, daß es nicht zu einer massiven koronaren Luftembolie kommt: Insuffizienthalten der (eventuell künstlichen) Aortenklappe, Entlüftungskanüle in der Aorta ascendens, Abdrücken des Abganges der rechten Kranzarterie. Sehr bewährt hat sich bei uns die von ROE (1969b) angegebene Methode, vor Öffnen der Aortenklemme die Maschine kurzzeitig zu stoppen. So kann die sonst beim Öffnen der Aortenklemme sofort auftretende Schaumbildung in der aszendierenden Aorta vermieden werden. Eine koronare Luftembolie gehört sicher zu den Faktoren, die die Wiederherstellung der Herztätigkeit schwer beeinflussen. Insbesondere bei relativ niedrigen Bypassdrucken kann man Luftbläschen in den subepikardialen Kranzgefäßen lange Zeit an der gleichen Stelle bleibend beobachten.

Nach längerer Ischämie ist der Koronarfluß zunächst massiv erhöht, wodurch ein deutlicher Perfusionsdruckabfall für einige Minuten auftreten kann.

12. Tiefhypothermer Kreislaufstillstand

Die Zeitdauer eines normothermen Kreislaufstillstandes ist auf ganz wenige Minuten beschränkt (Operationen in sogenannter Inflow occlusion). Um einen längeren Kreislaufstillstand auch ohne nachteilige Folgen zu tolerieren, muß der Sauerstoffbedarf der einzelnen Gewebe des Organismus durch Hypothermie herabgesetzt werden. Je nach der Tiefe der Hypothermie kann der Kreislauf für kürzere oder längere Zeit unterbrochen werden. Eine solche Kreislaufunterbrechung während der extrakorporalen Zirkulation kann z.B. wegen eines technischen Defektes des extrakorporalen Systems, Eindringen von Luft in die arterielle Linie oder Schwierigkeiten mit der arteriellen oder venösen Kanülierung erforderlich werden. Aus diesem Grunde wird von vielen Herzchirurgen eine mäßige Hypothermie bei jeder Perfusion angestrebt, um für solche Fälle zusätzliche Sicherheit zu haben. Bei einer Bluttemperatur von 30° C z.B. ist eine komplette Kreislaufunterbrechung von 8 – 10 min tolerabel. Bei einer Temperatursenkung auf 20° C kann der Kreislauf bis zu 20 min unterbrochen werden, in tiefer Hypothermie von 15° C oder darunter ist eine Kreislaufunterbrechung bis zu einer Stunde möglich. Kürzere oder längere Kreislaufunterbrechungen sind für die Korrektur verschiedener Fehler des Herzens und besonders der großen Gefäße unter Umständen zweckmäßig, um das operative Vorgehen zu erleichtern oder überhaupt erst zu ermöglichen (KIRKLIN u. DEVLOV, 1961; DOBELL, 1969; LILLEHEI u. Mitarb., 1969; DUMANIAN u. Mitarb., 1970). Wenn man auch heute für die Korrektur von Herzfehlern den kompletten Kreislaufstillstand nur mehr selten anwendet (Methode nach DREW u. ANDERSON, 1959; Korrekturen komplizierter angeborener Fehlbildungen im Säuglings- und Kleinkindesalter), so kann ein Kreislaufstillstand bei der Operation von Aneurysmen und Fisteln des Aortenbogens oder für den Verschluß eines erst intraoperativ erkannten Ductus Botalli, oder aber für die Versorgung rupturierender postoperativer Aneurysmen der aszendierenden Aorta und von Herz-Gefäßverletzungen zur absoluten Notwendigkeit werden. Das Vorgehen richtet sich nach dem jeweiligen Fall: Entweder erfolgt vor der Kreislaufunterbrechung im partiellen oder totalen Bypass die Temperatursenkung als vorgeplante Maßnahme, oder die Temperatursenkung muß – nicht vorgeplant – intraoperativ akut angestrebt werden, wobei unter Umständen eine Blutungsstelle durch Fingertamponade bis zum Zeitpunkt des Kreislaufstillstandes beherrscht werden muß. Der Vorteil des Kreislaufstillstandes ist durch die verkürzte Perfusionszeit (und damit Herabsetzung des Bluttraumas) und ein blutleeres Operationsfeld (durch Wegfall der Koronarsaugung Herabsetzung der Hämolyse) gegeben. Nachteilig ist die schwierige Entlüftung des eröffneten Abschnittes des Gefäßsystems vor Wiederbeginn der Zirkulation und die Verlängerung der Operationsdauer durch die für die Abkühlung und Erwärmung erforderliche Zeit. Nachteilig ist auch, daß die tiefe Hypothermie von Kleinkindern und alten Patienten nicht immer toleriert wird: postoperative zerebrale

Symptome, die allerdings möglicherweise die Folgen von Partikel- oder Luftembolien sind, treten auf (BJÖRK u. HULTQUIST, 1960; EGERTON u. Mitarb., 1963).

13. Abgehen vom Bypass, Aufhebung der Heparinisierung, Bilanz

Nach Beendigung der Korrektur und Wiederverschluß der eröffneten Herz- bzw. Gefäßabschnitte erfolgt zunächst einmal die Entlüftung dieser Abschnitte, im besonderen die Entlüftung des linken Vorhofes, des linken Ventrikels und, falls eine Aortenabklemmung erfolgt ist, der aszendierenden Aorta durch Nadelpunktion und unter gleichzeitigem Ausmelken des Herzens. Dies wird erleichtert durch simultane Erhöhung des Lungendruckes durch den Anästhesisten, weil damit das in den Lungenvenen befindliche Blutvolumen in das linke Herz gepreßt wird. Durch dieses Manöver werden auch die Lungenvenen entlüftet. Zusätzlich wird vielfach auch eine Unterstützung der Entlüftung durch Lageänderungen herbeigeführt und im besonderen der Kopf gesenkt, um eventuell doch austretende Luft nach Möglichkeit nicht ins Gehirn zu leiten. Erst nach durchgeführter Entlüftung darf das Herz auszuwerfen beginnen. Die Linksherzdrainage wird nun abgeklemmt und dann entfernt. Durch Lockerung der die Hohlvenen umschlingenden Bändchen werden die obere und die untere Hohlvene freigegeben, damit das Hohlvenenblut teilweise über das schlagende Herz durch die Lungen geführt werden kann. Gleichzeitig wird die Lunge wieder beatmet und der Bypassflow reduziert. Wenn die Entlüftung des rechten Vorhofes ungenügend war, kann in dieser Phase Luft in den Hohlvenenkathetern erscheinen. Damit es nicht zu einem Zusammenbruch der Heberdrainage kommt, muß in einem solchen Fall der jeweilige Hohlvenenkatheter sofort abgeklemmt werden. Durch Anziehen des Hohlvenenbändchens kann über die vis a tergo der Flow wieder hergestellt werden. – Das Herz beginnt im partiellen Bypass wieder auszuwerfen. Sowie der Bypassflow weiter reduziert wird, steigt der arterielle Druck durch die Auswurfleistung des Herzens an. Je nach dem Füllungszustand des rechten Vorhofes wird nun dem Patienten mehr Maschinenblut transfundiert und der venöse Zufluß zur Maschine gedrosselt. Sollte der Vorhofdruck zu hoch sein (Übertransfusion), so wird in die Maschine abdrainiert. Besonders nach längerem Bypass kann die Applikation von Vasokonstriktoren, unter Umständen sogar von Noradrenalin, erforderlich werden, um ausreichende arterielle Drucke zu erhalten, wenn die Applikation von Calcium und eventuell Kaliumaspartat (nach Wert!, dieser darf relativ hoch sein!) keine Blutdruckverbesserung bringt. Durch Abklemmen der venösen Drainage wird der Bypass beendet. Ein Zurückziehen der venösen Katheter in den rechten Vorhof kann durch Beseitigung der Hohlvenenobstruktion durch die Katheter die Kreislaufsituation bessern. Erst nachdem man sich durch eine orientierende Druckmessung in den einzelnen Herzabschnitten vom hämodynamischen Erfolg der Korrektur überzeugt hat, und erst, wenn durch einige Minuten ausreichende Kreislaufverhältnisse aufrechterhalten werden und die Blutstillung an Herz- oder Gefäßnähten vollständig ist, werden die beiden venösen Katheter entfernt und die Vorhofinzision (Vorhofinzisionen) durch Knüpfen der vorgelegten Tabaktsbeutelnähte oder durch Ligatur versorgt. Nun wird sofort die Heparinisierung durch Zufuhr von Protaminchlorid aufgehoben:

Die *Heparinneutralisierung* kann mittels Protaminsulfat oder Protaminchlorid nach der Titrationsmethode von PERKINS (PERKINS u. Mitarb., 1956) oder ALLEN (ALLEN u. Mitarb., 1949, 1960) erfolgen. An den meisten Zentren wird heute aber nur mehr in Ausnahmefällen eine Protamintitration vorgenommen, weil sich herausgestellt hat, daß Verabreichung der 1,75- (OTT u. Mitarb., 1970) oder 2- bis 5fachen Heparindosis Protaminchlorid oder Protaminsulfat eine vollständige Neutralisierung des Heparins herbeiführt. Immer wieder wurde behauptet, daß die rasche Zufuhr der gewünschten Protaminmenge einen Blutdruckabfall und eine Bradykardie auslösen würde. GOURIN u. Mitarb. (1971) hat nachgewiesen, daß eine effektive Transfusion des Patienten den Blutdruckabfall durch Protamin zu verhindern in der Lage ist. Wir machen von der vielfach empfohlenen, über mehrere Minuten dauernden Infusion der Protamindosis keinen Gebrauch (GOURIN u. Mitarb., 1971), sondern injizieren die errechnete Protaminchloridmenge direkt: Gesamtmenge des gegebenen Heparins (in ml) mal 5 = zu gebende Protaminchloridmenge in ml (Heparin 1 ml = 50 mg = 5000 Einheiten; Protaminchlorid 1 ml = 10 mg). Bei einer Bypassdauer über eine Stunde wird die Gesamtmenge von Heparin reversiert. Bei einer postoperativen Blutungsneigung wird die Hälfte der gegebenen Protamindosis nachgespritzt. Beachtenswert sind in diesem Zusammenhang die Beobachtungen von CASTANEDA (CASTANEDA u. Mitarb., 1968), der ohne Heparinneutralisierung keinerlei stärkere postoperative Blutung durch die Drainage beobachten konnte.

Früher wurde bei Anhalten einer Blutungsneigung bzw. Wiederauftreten einer Blutungsneigung nach Beendigung der Operation vielfach ein „Heparin-rebound", d.h. eine Wiederaktivierung des Heparins aus dem Protamin-Heparin-Komplex (BRÖGLI, 1965) angenommen. Wahrscheinlich kommt es durch Plasmin zu einer fermentativen Spaltung des Protamin-Heparin-Komplexes und damit wird Heparin freigesetzt (BIERSTEDT, 1968). Dieses Wiederauftreten einer Blutungsneigung wurde bei der früher ausschließlich geübten Kanülierung der Arteria iliaca externa oder femoralis öfter beobachtet und ist wohl teilweise auch durch eine Ausschwemmung noch nicht neutralisierten Heparins aus der ausgeklemmten Extremität bzw. Einschwemmung von noch nicht neutralisiertem Heparinblut aus Blutpools zu erklären. Durch Nachspritzen von 10 ml Protaminchlorid kann ein Heparin-rebound behoben werden.

Erst wenn nach errechneter Bilanz (transfundiertes Volumen : ausgeschiedenes Volumen) und in Abhängigkeit von den Vorhofdrucken rechts und besonders bei Klappenersatz an Mitralis oder Aorta auch links einigermaßen ausgeglichene Kreislaufverhältnisse erreicht sind bzw. bei reiner Verdünnungsperfusion, wenn das ganze extrakorporale Blutvolumen nach Bypassende langsam in den Körper transfundiert wurde, wird nach Abklemmen die arterielle Linie dekanüliert.

Dekanülierung der Arteria iliaca: Abklemmen der Arteria iliaca externa oberhalb der liegenden Kanüle (die unterhalb der Kanülierung gesetzte Bulldog-Klemme liegt ja seit der Kanülierung), Entfernung des Drosselbändchens und der fixierenden Naht. Durch Auspressen des körperwärts von der Linienabklemmung gelegenen Linienabschnittes (wie eine Zahnpastentube) wird der kanülierte Gefäßabschnitt gedehnt und die Kanüle läßt sich ohne Verletzung der Intima leicht herausziehen. Die Arteriotomie wird durch zwei Haltenähte am medialen und am lateralen Pol gestreckt und dann bei Erwachsenen fortlaufend, bei Kindern durch Einzel-U-Nähte evertierend verschlossen. Dann erfolgt die Freigabe der distalen Klemme, hierauf der proximalen Klemme. Im Zusammenhang mit der Freigabe der Zirkulation in das Bein kann es durch Ausschwemmung saurer Stoffwechselprodukte besonders nach langer Abklemmung zu einem Blutdruckabfall kommen (FREEBURG u. HYMAN, 1960; VETTO, 1970). Auch kann eine Blutungsneigung durch Heparin-Rebound auftreten (s. oben!).

Dekanülierung der Aorta ascendens: Diese erfolgt früher als eine Entfernung der Iliaca-Kanüle, weil die Entfernung der Aortenkanüle Voraussetzung für den Verschluß der Thorakotomie darstellt. Die Aortotomie wird entweder durch sofortiges Zuziehen der vorgelegten Tabaksbeutelnaht oder der über Teflonwiderlager bei der Kanülierung angelegten Einzel-U-Naht nach Herausziehen der Kanüle verschlossen, oder es wird das die Aortotomie tragende Segment der aszendierenden Aorta unmittelbar nach der Kanülenentfernung mittels einer Cooley-Klemme ausgeklemmt und durch eine fortlaufende evertierende 0000- oder 00000-Naht verschlossen. Das ausgeklemmte Segment darf in der Relation zum Aortenlumen nicht zu groß sein, um die Aortenwegsamkeit nicht zu stark zu behindern (Beachten des Radialisdruckes), was besonders bei Kindern unter Umständen eine Schwierigkeit darstellen kann. Es soll aber auch deshalb nicht zu groß sein, weil sonst zwischen Naht und Klemme Luft in der Aorta verbleiben und Ursache einer Luftembolie nach Freigabe der Klemme werden kann. Vorsicht mit der Anwendung von Cooley- oder ähnlichen Klemmen ist geboten, wenn die Blutstillung einer unmittelbar benachbarten Aortotomienaht Schwierigkeiten gemacht hat und diese Naht durch die oberhalb gesetzte Klemme eventuell unter Zug gerät. In einem solchen Fall kann man durch kurzzeitige Drosselung der unteren Hohlvene einen Abfall des Aortendruckes erzeugen und das Setzen der Klemme wesentlich erleichtern.

Vor Verschluß des Herzbeutels wird eine intraperikardiale Drainage mit einem Polyvinylkatheter Charrière 20—22 eingelegt und im Epigastrium oder bei Zugang durch eine Pleurahöhle transpleural ausgeleitet. Dieser Katheter bleibt etwa 24 Std mit Sog liegen.

Unmittelbar nach Beendigung des Bypass wird durch Transfusion des in der Maschine verbliebenen Blutes via arterielle Linie bis zum Erreichen guter arterieller Druckwerte und eines zentralvenösen Druckes von 10–20 mm Hg der Kreislauf stabilisiert. Bei einer ausschließlichen Verdünnungsperfusion kann im Laufe der folgenden 10–15 min der gesamte Maschineninhalt in den Patienten entleert werden. Gleichzeitig kommt es zu einer massiven Harnflut. Wenn während des Bypass Blut verabreicht wurde oder für die Maschinenfüllung ausschließlich Blut oder teilweise Blut verwendet wurde, so muß eine Bilanzierung durchgeführt werden: Alle gegebenen Mengen an Blut und Flüssigkeit werden zusammengezählt (einschließlich der verabreichten Medikamente), ebenso werden alle ausgeschiedenen oder mittels Sauger entfernten Flüssigkeiten einschließlich Blut addiert. Für den Blutverlust in Tücher, Tupfer und für den Flüssigkeitsverlust durch Austrocknung können nur Schätzwerte angegeben werden, die abhängig sind von der Länge des Bypass. Hierbei ist zu berücksichtigen, daß erhebliche Flüssigkeitsverluste durch Verdunstung und Austrocknung einkalkuliert werden müssen. Diese Flüssigkeitsverluste treten auch im Oxygenator auf. Ebenso müssen Blutmengen als Verlust gemessen werden, die für Blutuntersuchungen abgenommen wurden. Abgesaugte Ergüsse müssen insoweit berücksichtigt werden, daß sie eine negative postoperative Gewichtsbilanz ergeben, die nicht ersetzt werden soll. In Kenntnis des noch in der Maschine befindlichen Volumens (Blutspiegel im arteriellen Oxygenatorschenkel) kann nun eine rechnerische Bilanz erfolgen: Verabreichte Flüssigkeits- und Blutmenge minus ausgeschiedener und verdunsteter bzw. in Tücher verlorener Flüssigkeits- und Blutmenge ergibt die positive (übertransfundiert) oder negative (untertransfundiert) rechnerische Bilanz. Sie soll – abhängig vom klinischen Zustand des Patienten – möglichst bis zum Operationsende ausgeglichen sein. Nach Operationsende wird der Patient gewogen und nun die Gewichtsbilanz (präoperatives Gewicht: postoperatives Gewicht) bestimmt. Hierbei ergeben sich regelmäßig Differenzen zur errechneten Bilanz im Sinne eines Gewichtsverlustes von etwa 500 g bei einem Erwachsenen trotz ausgeglichener rechnerischer Bilanz. Dies entspricht ungefähr der Menge an verdunsteter Flüssigkeit im Oxygenator und aus serösen Häuten.

Die Bilanzberechnung und Gewichtsbestimmung darf keinesfalls überbewertet werden. Sie kann nur als Richtlinie gelten, da in Abhängigkeit vom Verlauf und der Dauer der Perfusion und in Abhängigkeit von der verwendeten Maschinenfüllung Flüssigkeitsmengen ins Interstitium abwandern und somit keinesfalls aus der Bilanz auf den Füllungszustand des Kreislaufes geschlossen werden darf. Hierfür sind allein die hämodynamischen Parameter (arterieller Druck, Frequenz, venöser Druck, linksatrialer Druck) maßgeblich.

Sollte viel Füllvolumen in der Maschine verbleiben, so kann dies, wenn die Hämolyse nicht zu hoch ist, in Blutbeutel abgefüllt und für den postoperativen Blutersatz verwendet werden. Hierbei ist aber zu bedenken, daß durch die bestehende Heparinisierung des Perfusats eventuell ein Ausgleich durch Protaminchlorid erfolgen muß.

14. Auswirkungen der Perfusion auf den Gesamtorganismus und auf einzelne Organe

Abhängig von der Güte der Perfusion und, soweit es sich um postoperative Veränderungen handelt, von der Güte der Korrektur und der postoperativen Herzleistung, treten während und im Gefolge einer extrakorporalen Zirkulation verschiedene Veränderungen biologischer Größen auf, die auch mit derzeit optimalen Mitteln nicht gänzlich zu verhindern sind.

a) Auswirkungen auf den Säure-Basen-Haushalt

Unter Beachtung eines ausreichenden, d.h. den Sauerstoffbedarf deckenden Blutflows und ausreichender Oxygenierung des Blutes treten keine nennenswerten Verschiebungen im Säure-Basen-Haushalt ein. Die sogenannte Perfusionsazidose gehört der Vergangenheit an und hatte ihre Ursache unter anderem in einer nicht adäquaten Perfusion (KIRKLIN, u. Mitarb., 1956). Allerdings muß berücksichtigt werden, daß der Übergang vom normalen Kreislauf in den partiellen und dann totalen Bypass mit einer Drucksenkung einhergeht, die einige Minuten anhalten kann und einem Schockzustand gleichkommt. In dieser Phase der Perfusion entwickelt sich eine Azidose, die durch Zufuhr von Natriumbikarbonat oder eines anderen Puffers ausgeglichen werden muß. Diese (metabolische) Azidose hat immer eine Gewebshypoxie zur Ursache, weil eine ungenügende Sauerstoffversorgung während der Perfusion einen teilweise anaeroben Stoffwechsel für den Energiebedarf verursacht (Paneth u. Mitarb., 1957; Clowes jr. u. Mitarb., 1958). Verstärkend kann hinzukommen, daß bei zyanotischen oder dekompensierten Patienten bereits präoperativ eine metabolische Azidose besteht, die sich während der Thorakotomie, also noch vor Bypassbeginn, verstärken kann (Clowes, 1960). Durch Hyperventilation vor Bypassbeginn hat man versucht, der erwarteten Hypoxie in den ersten Minuten der Perfusion zu begegnen. Diese Hyperventilation ist aber schädlich: Zum Ausgleich des pCO_2-Abfalles durch die Hyperventilation wird vom Körper zusätzliches Laktat gebildet; dieses unter nicht-hypoxischen Bedingungen gebildete Laktat (Ursachen: pH-Anstieg, Glukosezufuhr) verstärkt die Azidose, die dann durch Hypoxie entsteht und in deren Verlauf es zu einem weiteren Laktatanstieg durch anaeroben Metabolismus kommt („Exzess-Laktat" = Laktat, das durch anaeroben Stoffwechsel entsteht; Huckabee, 1958). Zusätzlich kommt es bei einer respiratorischen Alkalose zu einer Steigerung der renalen Bikarbonatausscheidung, die Wasserstoffionenausscheidung im Harn fällt ab. Die Rückkehr zum Normalzustand erfolgt in der Niere nur sehr langsam, wodurch die metabolische Azidose anhält (Mackenzie u. Mitarb., 1963).

Neben einer unzureichenden Perfusion bestehen also auch andere Ursachen einer Azidose:

a) Anästhesie und Thorakotomie.

b) Ansammlung saurer Stoffwechselprodukte im Füllvolumen, besonders durch Blut-Glykolyse.

c) Azidose durch arterielle Hypotonie vor und unmittelbar nach Bypass-Beginn.

d) Anstieg des Plasma-Laktates vor Perfusion durch Hyperventilation.

e) Präoperative Azidose, besonders durch Quecksilberdiuretika und Gabe von Ammoniumchlorid.

Durch diese Faktoren kann es während der Perfusion zu einer Abnahme des Plasma-Bikarbonatspiegels kommen, die bei normaler Ventilation und mittleren bis hohen Perfusionsraten bei 1 – 10 mval/l/Std liegt, bei niedrigeren Perfusionsraten aber wesentlich höher liegen kann (Kolff u. Mitarb., 1956; Clowes jr. u. Mitarb., 1958; Clowes, 1960; Clowes jr., 1960; Callaghan u. Mitarb., 1958; Bücherl u. Mitarb., 1959; Litwin u. Mitarb., 1959; Beer, 1959; Beer u. Mitarb., 1959). Unter Beachtung dieser Möglichkeiten ist eine prophylaktische Zufuhr von Puffersubstanzen nur in Ausnahmefällen erforderlich, eine eventuelle Gabe von Natriumbikarbonat richtet sich nach den während der Operation erhobenen Laborbefunden.

Kationen: Verschiebungen der Ionen treten natürlich in Abhängigkeit vom Ausmaß der angewandten Blutverdünnung und in Abhängigkeit von der Verdünnungslösung auf. Aus diesem Grunde scheint uns für Verdünnungszwecke eine ausgeglichene Elektrolyt-Lösung als Basis geeigneter als die Verdünnung z.B. mit reiner Glukoselösung oder einer Dextranlösung.

Die im *Natriumspiegel* auftretenden Schwankungen sind gering und uncharakteristisch (Litwin u. Mitarb., 1959; Clowes jr., 1960).

Kalium: Ein starker Abfall des Kaliumspiegels nach Bypass wurde von zahlreichen Autoren beobachtet (u.a. Crafoord u. Mitarb., 1957; Callaghan u. Mitarb., 1958; Litwin u. Mitarb., 1959). Demgegenüber stehen Beobachtungen eines Kaliumanstieges im Serum bei zyanotischen Patienten, besonders bei niedrigen Flowraten (DeWall u. Mitarb., 1956, 1957). Bereits 1883 wurde von Ringer die Wirkung von Kalium auf das Myokard beschrieben. Der unter Bypassbedingungen und nach dem Bypass durchwegs zu erwartende Abfall des Kaliumspiegels im Blut geht mit einer kardialen Hyperirritabilität einher; und dies ist mit ein Grund, warum empfohlen wird, 48 Std vor einer geplanten Operation in extrakorporaler Zirkulation keine Digitalisglykoside zu verabreichen. Auch nach Beendigung des Bypass kommt es innerhalb der ersten Stunden zu einem weiteren Abfall des Kaliumspiegels, ohne daß eine vermehrte Kaliumausscheidung im Urin vorliegt. Unter diesen Umständen, und da sich der Abfall nicht vorhersagen läßt, sind laufende Kontrollen des Serumkaliums während des Bypass und postoperativ am Nachmittag des Operationstages sowie in den nächsten Tagen als Routinemaßnahme zu empfehlen. Hinsichtlich des Vorgehens während des Bypass sei auf den Abschnitt „Füllung des extrakorporalen Systems" verwiesen und auf die dort angeführte Berechnung des zuzuführenden Kaliums! BRECKENRIDGE u. Mitarb. (1972) haben allgemeine Richtlinien für den Kaliumersatz nach Operationen mit Herz-Lungen-Maschinen gegeben: Zufuhr von 10 mval Kalium pro m^2 Körperoberfläche am Operationstag, 20 mval/m^2 am 1. postoperativen Tag, 15–30 mval/m^2 Körperoberfläche oral am 2. und 3. postoperativen Tag. Kontrollen des Kaliumspiegels intra- und postoperativ sind aber unumgänglich, weil sich der Abfall bei einzelnen Patienten nicht voraussagen läßt und intra- und postoperative Kaliumspiegelschwankungen wegen ihrer Auswirkungen auf den Herzrhythmus unbedingt vermieden werden sollten. Der Annahme mancher Autoren (z.B. CLARK u. Mitarb., 1973), daß hinsichtlich des Kaliumspiegels kein Unterschied zwischen Herz-Lungen-Maschinen-Patienten und Patienten mit anderen größeren Operationen bestünde, können wir uns nicht voll anschließen. Was die Wirksamkeit verschiedener Kaliumlösungen betrifft, fanden wir mit anderen Autoren (KALMAR u. Mitarb., 1971), daß die Verwendung des Kaliumasparaginates den Kaliumbedarf zu senken in der Lage ist, jedenfalls der Kaliumabfall nicht so stark in Erscheinung tritt wie bei Ersatz von Verlusten durch anorganische Kaliumsalze. Besonders nach koronarer Hypoxie oder Anoxie kann ein Wiederingangbringen des Herzens unter Umständen nur nach reichlicher Kaliumzufuhr möglich sein. Dabei können Blutkaliumspiegel über 8 mval/l auftreten, die keinerlei Symptome einer Hyperkaliämie hervorrufen.

Auf die in handelsüblichen Präparaten (Inzolen, Trommcardin) gebräuchliche Kombination des Kaliumasparaginates mit Magnesiumasparaginat muß geachtet werden. Der Serumspiegel des *Magnesium* unterliegt während und nach der extrakorporalen Zirkulation nur minimalen Schwankungen (SCHEINMAN u. Mitarb., 1971; PASCHEN u. Mitarb., 1972). Bei Zufuhr höherer Mengen kann eine Blutungsneigung herbeigeführt werden. Hinsichtlich der Bedeutung des Magnesiums im Zusammenhang mit kardiochirurgischen Eingriffen besteht derzeit keine einheitliche Auffassung (TURNIER u. Mitarb., 1972). Magnesium scheint vermehrt in die Zelle zu wandern, so daß während der ersten 30 min des Bypasses das Serummagnesium leicht abfällt. Das intrazelluläre Magnesium im Erythrozyten ändert sich dabei nicht. Der Abfall des Magnesiumspiegels soll mit psychischen Störungen einhergehen (TURNIER u. Mitarb., 1972). Nach SCHEINMAN u. Mitarb. (1971) sollen nach Magnesiumzufuhr weniger Elektroschocks für eine Defibrillation erforderlich sein.

Calcium: Die perfusionsbedingte Hypokaliämie geht im allgemeinen mit einer Hypokalzämie einher (LITWIN u. Mitarb., 1959; DAS u. Mitarb., 1971; PASCHEN u. Mitarb., 1972), die durch Verwendung von Zitratblut und Edglukatblut noch verstärkt wird (SOULIER, 1958).

Anionen

Chloride: Während der extrakorporalen Zirkulation kommt es zu einem geringen Anstieg des Chloridspiegels, dem aber keine klinische Bedeutung zukommt.

Anorganische Phosphate: Auch hier kommt es zu einem geringfügigen, klinisch unbedeutenden Anstieg (CRAFOORD u. Mitarb., 1959).

Andere Anionen: Proteine, organische Phosphate und Sulfate nehmen während eines Bypass ab (LITWIN u. Mitarb., 1959).

Laktat und Pyruvat: Der regelmäßig beobachtete Anstieg ist abhängig von den Perfusionsbedingungen (anaerober Stoffwechsel).

Wasserhaushalt: Während der Operation kommt es zu einem starken Anstieg der insensiblen Wasserverluste, wahrscheinlich durch Oberflächenaustrocknung (STURTZ u. Mitarb., 1957a, b; LITWIN u. Mitarb., 1959; CLOWES jr., 1960b). Nach CRAFOORD u. Mitarb. (1959) tritt während und nach dem Bypass eine Wasser- und Natriumretention auf. Daraus wird eine Zurückhaltung in der postoperativen Flüssigkeitszufuhr abgeleitet (CRAFOORD u. Mitarb., 1959). Nach GALLETTI und BRECHER (1962) besteht eine Zunahme der extrazellulären Flüssigkeit und der gesamten Körperflüssigkeit auch bei hohem Perfusionsfluß noch 10 Std nach Bypassende.

Eiweiß: Durch direkten Kontakt des Blutes bzw. der Perfusionsflüssigkeit mit dem Oxygenatorgas in den gebräuchlichen Oxygenatoren (nicht Membran- und Flüssigkeitsoxygenatoren) kommt es zu einer Zerstörung der oberflächlich gelegenen Sulfhydrylbindungen. Dadurch entstehen toxische Produkte, die die Blutviskosität verändern (LEE u. Mitarb., 1961). Auch Silikonüberzug an Oberflächen hat eine eiweißzerstörende Wirkung (KUKIN u. ROCHOW, 1954); MORRIS u. Mitarb. (1953) haben den Nachweis erbracht, daß durch Schäumen von Blut Enzyme freigesetzt werden. Durch die Eiweißzerstörung werden proteingebundene Lipide frei, die zu einer Fettembolie führen können (MILLER u. Mitarb., 1962). Eiweiß wird an den Oberflächen des extrakorporalen Systems abgelagert. Dadurch sinkt der Bluteiweißspiegel. Bei Bypassbeginn kommt es zu einem Abfall des kolloidosmotischen Druckes, da die Serumspiegel von Albuminen und Gammaglobulinen absinken. Während des Bypass steigt der kolloidosmotische Druck etwa um 30% alle 100 min an. Gleichzeitig kommt es auch zu einem Anstieg des Albumins und Gammaglobulins. Postoperativ ist der kolloidosmotische Druck niedriger, ebenso der Albumin- und Gammaglobulingehalt des Blutes (WEBBER u. GARNETT, 1973).

Bluttrauma und Blutgerinnung: Durch mechanische Schädigung der Erythrozyten setzt eine sofort auftretende und in den nächsten Tagen anhaltende Hämolyse ein. Die Traumatisierung erfolgt an den Pumpen (besonders bei unvollständiger Okklusion von Rollerpumpen; CAHILL u. KOLFF, 1959), durch Wirbelbildung und Jet-Wirkung an Stellen mit Kaliberschwankungen im extrakorporalen System und den Kanülierungsstellen, im Oxygenator, besonders im rotierenden Scheibenoxygenator. Der größte Teil der Hämolyse wird bei Verwendung moderner Maschinen durch die Koronarsaugung verursacht, und hierbei insbesondere durch unsachgemäße Anwendung der Koronarsaugung oder durch exzessive Koronarsaugung und Linksherzdrainage, wie sie bei verschiedenen Herzfehlerkorrekturen erforderlich werden kann. Eine toxische Hämolyse durch Äthylenoxyd ist bekannt (STANLEY u. Mitarb., 1971).

Wesentlich empfindlicher als die Erythrozyten sind die Thrombozyten gegenüber der extrakorporalen Zirkulation. Sie sinken auch bei kurzen Perfusionen sehr stark ab, so daß Thrombozytenzahlen von unter 100000 nach Bypassende den Regelfall darstellen. Dieser Thrombozytenabfall ist teilweise bereits heparinbedingt (GOLLUB u. ULIN, 1962). Die Thrombozyten werden an den inneren Oberflächen des extrakorporalen Systems abgeschieden. Nur wenn keine ausreichende Heparinisierung besteht, kommt es zu einer intravasalen Agglutination. Die Thrombozyten werden an Entschäumungsfiltern zurückgehalten und auch in Filtern im arteriellen Schenkel und im Koronarsaugsystem der Maschine. Erstaunlicherweise sinkt die Thrombozytenzahl aber gerade durch Verwendung von Dacron-Wolle-Filtern im arteriellen Schenkel der Maschine geringer. Auch steigt die Thrombozytenzahl bei Verwendung solcher Filter postoperativ rascher wieder an. Eine vermehrte Blutungsneigung durch den Thrombozytenabfall tritt nicht auf. Durch die Thrombozytenzerstörung kommt es aber unter anderem zur Freisetzung vasoaktiver Substanzen (Histamin, Katecholamine, Serotonin; SARAJAS u. Mitarb., 1959), die ihrerseits schädigend wirken können. Auch die Leukozyten unterliegen dem Bluttrauma; geschädigte Granulozyten werden für die postperfusionellen Lungenveränderungen mit verantwortlich gemacht.

Von klinisch höchster Bedeutung ist die Auswirkung der extrakorporalen Zirkulation auf das Blutgerinnungssystem (ENCKE, 1969). Die durch eine extrakorporale Zirkulation hervorgerufene Blutungsneigung bzw. Gerinnungsstörung hat ganz verschiedene Ursachen:

1. Verminderung von Gerinnungsfaktoren (VON KRAULLA u. SWAN, 1957; NILSSON u. SVEDBERG, 1959; NILSSON u. Mitarb., 1961; PERKINS, 1966; GANS u. Mitarb., 1961; GANS u. KRIVIT, 1962): Alle Gerinnungsfaktoren werden im Rahmen einer extrakorporalen Zirkulation vermindert. Daher gelingt es kaum, bei einem blutenden Patienten den jeweilig ursächlichen Mangel festzustellen. Zur Frage der Blutgerinnungsstörungen auf Grund der Verminderung der einzelnen Gerinnungsfaktoren besteht eine ausführliche Literatur (SALZMAN u. BRITTEN, 1965; WOODS u. Mitarb., 1967; THURNHER, 1968). Eine Verlängerung der Prothrombinzeit, eine Verkürzung der Euglobulin-Lipid-Zeit, Verminderung der Plasminogenkonzentration, Verringerung der Faktor V-Aktivität und eine Thrombozytopenie wurden als Ursache für Blutungen nach extrakorporaler Zirkulation verantwortlich gemacht (GRALNIK u. FISCHER, 1971).

2. Blutung infolge Verbrauchskoagulopathie: Durch eine intravaskuläre, diffuse Koagulation kommt es zu einer Erschöpfung (Verbrauch) aller Gerinnungsbestandteile (VERSTRAETE u. Mitarb., 1965). Im Rahmen der extrakorporalen Zirkulation ist eine unzureichende Heparinisierung des Blutes sicher eine mögliche Ursache einer solchen disseminierten intravaskulären Gerinnung (LASCH u. Mitarb., 1967). Die Verbrauchskoagulopathie als Ursache postoperativer, meist tödlicher Komplikationen tritt in etwa 2% der Fälle auf, praktisch nur nach Klappenersatzoperationen. Da bei allen herzchirurgischen Patienten, die das Bild einer Verbrauchskoagulopathie entwickeln, postoperativ ein schweres Low-output-Syndrom vorliegt und die Blutung sich erst im Anschluß an das Einsetzen des Low-output-Syndroms ergab, sind diesbezügliche Zusammenhänge wahrscheinlich. Die Therapie besteht in Heparinisierung (350–1000 Einheiten Heparin pro Std: BOYD u. Mitarb., 1972). Wir dosieren höher: In der ersten Std 2500 Einheiten Heparin als Dauertropf, dann jede weitere Std 500 E in z.B. 5% Glukose, das sind 12500 Einheiten Heparin in 24 Std. Tägliche Kontrollen des Gerinnungsstatus sind erforderlich. Um eine sich anbahnende Verbrauchskoagulopathie frühzeitig erkennen zu können, ist eine Untersuchung des Blutes auf Fibrinspaltprodukte zweckmäßig: TRCHI (= Tanned Red Cell Hemagglutination Immunoassay) über 11,2 µg/ml (BOYD u. Mitarb., 1972). Bei frühzeitigem Einsetzen der Heparin-Therapie bessert sich die schlechte Prognose. Bei spät gestellter Diagnose verstärken sich die Symptome der intravaskulären Gerinnung durch die erforderliche massive Fremdblutzufuhr, die an sich allein schon in der Lage ist, eine Verbrauchskoagulopathie auszulösen. Durch Nieren- und Leberversagen und eine sich entwickelnde Sepsis ist der Zustand in über 50% der Fälle tödlich. Durch Verwendung der Hämodilutionsperfusion und damit Reduzierung der Fremdblutzufuhr, durch Anwendung höherer Heparindosierung während des Bypass und durch hohe Flowraten sind postoperative Blutungskomplikationen selten geworden. Die Verabreichung von antihämophilem Globulin bei Gerinnungsstörungen nach extrakorporaler Zirkulation und von Thrombozytenkonzentraten bei Blutungen durch Thrombozytopenie wurden empfohlen. Bei bestehender Blutungsneigung nach extrakorporaler Zirkulation ist eine Normalisierung des Herzzeitvolumens, eine Regelung der Respiration durch künstliche Beatmung und ein (damit verbundener) Ausgleich der bestehenden Azidose gleichrangig mit spezifischen Maßnahmen gegen die Blutgerinnungsstörungen (NEEF, 1970). Gewarnt muß im Zusammenhang mit einer möglichen (d.h. noch nicht ausgeschlossenen) Verbrauchskoagulopathie als Blutungsursache vor der Verabreichung von ε-Aminocapronsäure werden: Sie hemmt eine primäre Fibrinolyse, aber eine Fibrinolyse ist eine seltene Ursache einer Blutung nach extrakorporaler Zirkulation. Die ε-Aminocapronsäure kann aber eine diffuse intravaskuläre Koagulation auslösen.

3. Blutungen infolge Unsauberkeit des extrakorporalen Systems: Hierfür werden bakterielle Endotoxine und Pyrogene angeschuldigt (BROOKS, 1972).

Als Gründe einer postoperativen Blutung wurden von PERKINS (1966) angeführt:

1. Große Mengen Spenderblut durch
a) großes Füllvolumen des extrakorporalen Systems,
b) Blutersatz infolge Blutung.
2. Intravaskuläre Blutgerinnung infolge
a) Gewebstrauma,
b) Freisetzung von thrombogenen Substanzen aus Erythrozyten und Thrombozyten infolge Zerstörung in der Maschine.
3. Fibrinolyse, entweder sekundär infolge intravaskulärer Gerinnung oder (selten und möglicherweise sogar fraglich) primär.
4. Unzureichende Heparinneutralisierung nach der Perfusion.
5. Blutinkompatibilität.
6. Unsauberkeit des extrakorporalen Systems.
7. Exzessive Verabreichung von Protamin.
8. Proteindenaturierung(?).

Auf die Möglichkeit einer Blutungsneigung infolge unbeabsichtigter Magnesiumzufuhr (Kalium-Magnesium-Aspartat) haben wir bereits oben hingewiesen.

Blutvolumen während der extrakorporalen Zirkulation: Das zirkulierende Blutvolumen (= aktive Blutmenge) scheint während der extrakorporalen Zirkulation im Ausmaß von etwa 10–30% vermindert zu sein (SATTER, 1969). Während der extrakorporalen Zirkulation treten im Bereich des Kapillargebietes Änderungen auf, die zu einem Flüssigkeitsverlust ins Interstitium führen:

a) Der nicht pulsierende Fluß ändert den hydrostatischen Druck im Kapillargebiet und besonders in der Niere.
b) Verschieden osmolare Verbindungslösungen stören das osmotische Gleichgewicht.
c) Schwankungen der Leberdurchblutung verändern den Aldosteronabbau.
d) Temperaturänderungen und Schwankungen des pO_2 und pCO_2 sowie des pH haben einen direkten Einfluß auf den Flüssigkeitsaustausch an der Kapillarmembran.

Zur Normalisierung des osmotischen Druckes wird deshalb der Verdünnungslösung Humanalbumin 20% zugesetzt. SATTER (1969) schätzt den Verlust des aktiven Blutvolumens bei einem Bypass bis zu 50 min Dauer auf etwa 300 g/m² Körperoberfläche, der Verlust beträgt bei längerem Bypass etwa 1000 g/m² Körperoberfläche. Postoperativ nimmt der „verborgene Verlust" (= steigende Differenz zwischen aktivem Blutvolumen und Blutbilanz) weiter zu. Der Ausgangswert des aktiven Blutvolumens ist bei azyanotischen Patienten nach 7 Tagen, bei zyanotischen Patienten durchschnittlich nach 14 Tagen erreicht (SATTER, 1969). Zusammenhänge zwischen zentralem Venendruck und aktivem Blutvolumen bestehen bei herzoperierten Patienten nicht, da ein erhöhter Venendruck auch der Ausdruck einer myokardialen Dekompensation sein kann.

Während einer extrakorporalen Zirkulation unterliegt die Größe der regionalen Perfusion Schwankungen, die sich aus dem jeweiligen Widerstand ergeben (LEES u. Mitarb., 1971). So wurde eine etwa 50%-Reduktion des Gefäßwiderstandes während des Bypass festgestellt, wodurch es zu einem gesteigerten Blutfluß durch Mittelhirn, Pankreas, Gastrointestinaltrakt, Milz, Nebennieren, Haut und Leber kommt; vermindert ist der Blutfluß durch die Großhirnhemisphären, Herz und Skeletmuskulatur. Da bei langem Bypass der periphere Widerstand wiederum ansteigt, verändert sich wahrscheinlich auch die Blutverteilung nach längerem Bypass. ROSS (1961) hat auf die Wirksamkeit vasoaktiver Drogen und die Regulation des Gefäßvolumens durch die Barorezeptoren auch während der extrakorporalen Zirkulation hingewiesen. Im Vordergrund steht dabei eine Erweiterungsfähigkeit der Venen, wodurch sehr unterschiedliche Blutvolumina bei extrakorporaler Zirkulation gemessen werden können (READ u. Mitarb., 1957; SATTER, 1969). Von diesem Tonus des venösen Systems abhängig ist auch der erreichbare venöse Rückfluß in die Maschine, der nicht unbedingt nur vom Blutvolumen her gegeben ist (HERRON u. Mitarb., 1958).

Leber: Auf die postoperative Hepatitis wurde bereits oben hingewiesen. Hier soll nur noch betont werden, daß die Hepatitis nach Operationen mit der Herz-Lungen-Maschine im allgemeinen einen benignen Verlauf nimmt, Todesfälle gehören zu den extremen Seltenheiten. Da die Leber zu den auch während der extrakorporalen Zirkulation gut durchbluteten Organen gehört, sind Störungen von dieser Seite her nicht zu erwarten. Selbst im schweren Schockzustand vermag die Leber anaerobe Stoffwechselprodukte abzubauen (BALLINGER u. Mitarb., 1961), was gerade im Hinblick auf die anfallenden anaeroben Stoffwechselprodukte während einer unzureichenden Perfusion große Bedeutung hat. In bezug auf die postoperative Leberfunktion und das nicht seltene Leberversagen nach extrakorporaler Zirkulation (besonders nach Korrektur schwerer Klappenfehler) muß auf die Bedeutung einer bestehenden Lebervorschädigung durch den bestehenden Herzfehler hingewiesen werden. In diesem Zusammenhang soll auch die sogenannte Halothan-Hepatitis erwähnt werden, die durch eine Sensibilisierung auf Halothan anläßlich einer vorangegangenen Narkose nach der zweiten Anwendung (z.B. Rethorakotomie innerhalb weniger Stunden) nachweisbar wird.

Niere: Das akute Nierenversagen nach Operation mit Hilfe der extrakorporalen Zirkulation tritt nach KRIAN u. Mitarb. (1972), BRUNNER u. Mitarb. (1972) in 2,7–3% der Fälle auf. Zu unterscheiden sind:

a) Die postoperative Oligurie mit leichtem UN-Anstieg als Ausdruck eines renalen Regulationsvorganges im Sinne einer hormonell bedingten Antidiurese;

b) das funktionelle Nierenversagen: ein zusätzlicher Schockzustand führt zu einem stärkeren Anstieg des UN bei erhaltener Konzentrationsfähigkeit der Nieren. Bei Anhalten der extrarenalen Störung geht dieser Zustand über in

c) die organisch manifeste Form des Nierenversagens. Das pathologisch-anatomische Substrat ist eine akute Tubulusnekrose. Klinisch bestehen eine Oligurie, Hyposthenurie, Azotämie, Hyperkaliämie. Im Laufe von Tagen oder auch Wochen kann es über eine polyurische Phase, in der eine besondere Infektionsgefährdung gegeben ist, zur Restitution der Nierenfunktion kommen.

Die Häufigkeit des Auftretens eines postoperativen Nierenversagens steht in Korrelation zur Perfusionszeit: Nach KRIAN u. Mitarb. (1972), dessen Ausführungen wir hier folgen, betrug die Perfusionszeit bei $^9/_{10}$ aller Fälle mit postoperativem akuten Nierenversagen über 1 Std. Abhängig von der Dauer und der Schwere einer Operation konnte eine gesteigerte Freisetzung von antidiuretischem Hormon und Aldosteron nachgewiesen werden, die über eine vermehrte Natrium- und Wasserrückresorption eine Oligurie verursachen. Somit besteht postoperativ einige Stunden ein Zustand einer hormonellen Antidiurese. Schon die Thorakotomie bewirkt einen Abfall der Nierendurchblutung um 40 bis 48%. Durch Hypothermie werden der renale Plasmafluß und die glomeruläre Filtration ebenfalls vermindert. Die Hypothermie bewirkt aber auch eine Hemmung der Natriumtransportmechanismen und führt damit zu verringerter tubulärer Natriumrückresorption. Das in den Tubuli verbleibende Natrium hält gleichzeitig Wasser zurück, wodurch über Widerstandserhöhung im Tubulussystem mit Hemmung der Filtration auch eine Kompression der peritubulären Kapillaren erfolgt. Somit ist die Auswirkung der Hypothermie auf die Niere günstig, da neben der Einschränkung der Glomerulusfiltration aktive Rückresorptionsmechanismen vermindert sind und damit auch der Sauerstoffbedarf der Niere sinkt. Bei Perfusionsraten, die dem normalen Herzindex entsprechen (3 – 3,5 l/m² Körperoberfläche pro min), besteht ein konstanter renaler Plasmafluß, bei den üblichen Perfusionsraten von 2 – 2,4 l/m² Körperoberfläche pro min ist der renale Plasmafluß bereits deutlich vermindert.

Während der extrakorporalen Zirkulation fällt nach BEALL u. Mitarb. (1965) der renale Plasmafluß um 25% des Ausgangswertes und die glomeruläre Filtration um etwa 30% ab. Ein pulsatiler Fluß soll notwendig sein, um die Ausschüttung vasoaktiver Substanzen und Renins aus der Niere zu verhindern (SELKURT, 1951). Durch das maschinell bedingte Bluttrauma werden Substanzen freigesetzt, die eine renale Vasokonstriktion verursachen: Adenosin, Adenosinphosphat, Serotonin und Katecholamine. Zusätzlich schädigend wirkt eine infolge des Bypass oder postoperativ bestehende Azidose (CONNOLLY u. Mitarb., 1963). Hämolyse allein führt nicht zum Nierenversagen, wenn nicht zusätzlich ein Schockzustand besteht. Daß eine Hämolyse schädigend wirken und eine Summation verschiedener Noxen letztlich das Nierenversagen auslösen können, sollte bei postoperativen Verordnungen berücksichtigt werden: Hämolytisch wirkende Medikamente (Antipyretika, Chinidin, Chloramphenicol, Analgetika) sollten nicht gegeben werden.

Hauptursache des postoperativen Nierenversagens ist der schwere, prolongierte Schockzustand, wie er bei Herz-Lungen-Maschinen-Patienten durch ein Low-output-Syndrom postoperativ bestehen kann (DOBERNECK u. Mitarb., 1962; BEALL u. Mitarb., 1965; KRIAN u. Mitarb., 1972; BRUNNER u. Mitarb., 1972). Der durch das Nierenversagen hervorgerufene Kaliumanstieg bewirkt zusätzlich eine Abnahme der Herzleistung, wodurch ein Circulus vitiosus entsteht. Eine präoperativ bestehende Herzdekompensation schafft eine Situation, die ein postoperatives Nierenversagen begünstigt. Sie führt bereits präoperativ zu einem Hyperaldosteronismus. Die intraoperative Drucksenkung im linken Vorhof hat einen zusätzlichen antidiuretischen Effekt.

Die Prophylaxe des postoperativen Nierenversagens setzt somit intra- und bereits präoperativ ein: hierher gehören die Bekämpfung einer präoperativen Azidose, ausreichende Perfusionsvolumina und Perfusionsdrucke mit tunlicher Vermeidung der Zufuhr vasoaktiver Substanzen, Anwendung einer Hypothermie bei langdauernden Perfusionen, eventuell eine zusätzliche Verabreichung von Aldosteronantagonisten bereits prä- und intraoperativ. Mannit 30% (BEALL u. Mitarb., 1965; BEYER u. Mitarb., 1970) führt zu einer Steigerung der Nierendurchblutung und glomerulären Filtration um 30 bis 50% und zu einer Senkung des intrarenalen Gefäßwiderstandes. Zusätzlich soll Mannit die hormonell bedingte Antidiurese durchbrechen und die Natriumretention durch Aldosteron verhindern. Durch erhöhten Nierendurchfluß soll es auch einen Tubuluskollaps verhindern. Weder die routinemäßige prophylaktische Anwendung von Mannit als Zugabe zum Perfusat noch seine kurative Anwendung beim aufgetretenen Nierenversagen (alle 15 min 15 ml 30%iges Mannit, bis zu einer Tagesmenge von 200 – 500 ml) haben die Häufigkeit und die Prognose des postoperativen Nierenversagens entscheidend geändert (STREMPLE u. Mitarb., 1966). Sie bleibt beim manifesten Nierenversagen trotz der theoretisch möglichen Restitution sehr schlecht. Die Letalität beträgt nach BRUNNER u. Mitarb. (1972) 76%, nach der älteren Statistik von DOBERNECK u. Mitarb. (1962) 87%, da die Patienten verschiedenen, aus dem Nierenversagen und seiner Therapie sich ergebenden Komplikationen erliegen oder aus Gründen, die zum Nierenversagen führen (Low-output-Syndrom), versterben können.

Bei routinemäßiger Untersuchung des 24-Std-Harns postoperativ auf Elektrolyt-Konzentration kann eine Ausscheidungsstörung für die verschiedenen Harnelektrolyte nach länger dauernden Perfusionen fast regelmäßig beobachtet werden. Die in 24 Std ausgeschiedene Menge dieser Elektrolyte bleibt weit unter dem Tagessoll, obwohl die Gesamtharnmenge „normal" ist, d. h. bei einem Erwachsenen nicht unter 30 ml/Std absinkt. Diese Elektrolytausscheidungsstörung kann sich isoliert für Kalium finden, wobei die Ausscheidungswerte stark vermindert sind, sie kann aber auch für Natrium und Chloride und auch für jedes dieser Elektrolyte isoliert auftreten. Nur ein Teil dieser Veränderungen kann durch einen Hyperaldosteronismus erklärt werden. Besonders die Ausscheidungsstörung für Natrium und Chloride kann nach Klappenersatzoperationen beobachtet werden. Ähnliche Veränderungen sind auch bei Nierenausscheidungsstörungen anderer Ursache (Schockniere) zu beobachten. Die postoperative Elektrolytzufuhr muß sich nach den Serumwerten und den Ausscheidungswerten der Elektrolyte richten.

Bei Patienten mit präoperativ bestehendem Nierenversagen soll nach MANHAS und MERENDINO (1973) folgendes Vorgehen bei geplanter offener Herzchirurgie erfolgen:

1. Dialyse vor der geplanten Operation: Normalisierung von UN und Elektrolyten.
2. Transfusion von Erykonzentrat zur Anhebung des Hämatokrits.
3. Genaue Testung auf eine eventuell bestehende Blutgerinnungsstörung.
4. Intraoperativ empfiehlt er eine Füllung des extrakorporalen Systems mit Vollblut, während der Operation Einlegen von Peritonealdialysekathetern.
5. Postoperativ soll die Flüssigkeitszufuhr reduziert werden, Ionenaustauscher sollen von Anfang an gegeben werden. Eine Peritonealdialyse soll bei einem Anstieg des Serumkaliumspiegels über 6 mval/l erfolgen. Antibiotika sollten nach Möglichkeit nur etwa 5 Tage verabreicht werden.

b) Auswirkungen der Perfusion auf das Nervensystem

Das Auftreten neurologischer oder psychischer (FRANK u. Mitarb., 1972) Komplikationen nach extrakorporaler Zirkulation ist seit der klinischen Anwendung solcher Methoden bekannt. Die Ursache der neurologischen Komplikationen liegt bei fachgerechter Perfusion („physiologische" Perfusion, OSBORN u. Mitarb., 1964), d.h. Beachtung eines ausreichenden Flows, Erhaltung ausreichender Perfusionsdrucke, Verhinderung eines Anstieges des oberen Hohlvenendruckes über 25 mm Hg, Verhinderung einer maschinenbedingten Hyperventilation mit Abfall des pCO_2, wahrscheinlich vorwiegend in Partikel- oder Luftembolien, die während der Perfusion oder nach Beendigung der Perfusion auftreten können. Veränderungen der Durchlässigkeit der Blut-Liquor-Schranke als Folge der extrakorporalen Zirkulation und Hypothermie müssen mitberücksichtigt werden (POLLARD, jr., u. Mitarb., 1961). Hinsichtlich der Verhinderung von Partikelembolien hat sich die Verwendung von Filtern im arteriellen Schenkel der Herz-Lungen-Maschine bewährt. Die Perfusion der oberen Körperhälfte mit „physiologisch gefiltertem", nicht oxygenierten Hohlvenenblut und die Perfusion nur der deszendierenden Aorta mit aus dem Oxygenator kommendem oxygenierten Blut mittels einer Doppellumen-Aortenkanüle wurde zur Vermeidung von Hirnembolien angegeben (GIANELLI, jr., u. Mitarb., 1972), wobei natürlich die Nachteile einer geringeren Sauerstoffsättigung in Kauf genommen werden müssen, zusätzlich zum Trauma der erforderlichen weiteren Blutpumpe. Auf die Penicillin-Epilepsie sei hier nochmals verwiesen!

Neuere Zusammenfassungen der neurologischen Störungen nach extrakorporaler Zirkulation finden sich bei SEBENING u. SCHAUDIG (1969), BORST (1971) und der pathologisch-anatomischen Substrate bei AGUILAR u. Mitarb. (1971).

Luftembolie: Eine wesentliche Ursache postoperativer neurologischer Störungen stellt die intra- oder postoperative Luftembolie dar. Auf ihre – praktisch unvermeidlichen – ungünstigen Auswirkungen im Lungenkreislauf hat 1965 ANDERSON u. Mitarb. (1965) und vor ihm im Zusammenhang mit der Perfusionslunge KIRKLIN (1956) hingewiesen. Im vorliegenden Abschnitt geht es um die Luftembolie im großen Kreislauf, die z.B. bei der venösen Kanülierung und bestehendem Vorhofseptumdefekt durch eine Spontaninspiration des Patienten bereits auftreten kann (ROE, 1969b). Möglich ist aber auch die Passage von Luftbläschen durch das Lungenkapillargebiet (ROE, 1969b). Die Hauptquelle der intra- und unmittelbar postoperativ auftredenden Luftembolie ist Luft, die sich intraoperativ in Teilen des linken Ventrikels, des linken Vorhofes und der Lungenvenen sowie in der aszendierenden Aorta ansammelt und unter Umständen auch bei größter Sorgfalt nicht vollständig entfernt werden kann, bevor das Herz wieder auszuwerfen beginnt. Als Maßnahme zur Verhütung solcher Luftembolien sind die intraoperative Ruhigstellung des Herzens (s. oben!), Vents im linken Ventrikel und in der aszendierenden Aorta (JONES u. CROSS, 1964; GROVES u. EFFLER, 1964), mehrmaliges Ausmelken des Herzens unter gleichzeitigem Auspressen der Lunge durch bronchialen Überdruck und bei liegendem Vent angegeben worden. Zusätzlich kann Kopftieflage zur Vermeidung einer zerebralen Luftembolie Anwendung finden. Mittels Ultraschalldetektoren am Truncus brachiocephalicus (LAWRENCE u. Mitarb., 1971) läßt sich nachweisen, daß alle diese Maßnahmen zwar die Zahl der trotzdem ausgeschwemmten Luftbläschen verringern, aber eine Luftembolie beim Abgehen vom Bypass nicht vollständig verhindern können. Auch die Insufflation des Herzbeutels mit CO_2 kann nur die Art des embolisierenden Gases und damit die Dauer der erzeugten Gefäßobstruktion beeinflussen, nicht aber die Gasembolie ausschalten. Luftembolien treten auch intraoperativ während der Perfusion bei Verwendung von Bubble- oder Scheibenoxygenatoren auf. SIMMONS u. Mitarb. (1972) haben verschiedene Oxygenatortypen diesbezüglich getestet und nachgewiesen, daß bei hohem Gasflow die kleinste Partikelmenge im arteriellen Schenkel einer Herz-Lungen-Maschine auftritt bei Verwendung des Temptrol-Oxygenators, daß der Kay-Cross-Scheibenoxygenator in dieser Hinsicht erträglich arbeitet, daß aber z.B. der Travenol-Oxygenator eine hohe Anzahl von Gaspartikeln im arteriellen Auslaß aufweist.

Im Bemühen, Luftbläschen, die sich an und unter den Mitralklappensegeln trotz Entlüftungsversuchen halten und dann, unter Umständen bei Umlagerung des Patienten vom Operationstisch ins Bett, eine koronare Luftembolie verursachen können, hat PADULA u. Mitarb. (1971) eine Reihe von Stoffen, die die Oberflächenspannung herabsetzen, auf ihre Brauchbarkeit überprüft. Paraldehyd, das in den linken Ventrikel als Lösung injiziert wird, hat sich als die günstigste Substanz gezeigt, da es auch kleinste Luftbläschen, die sich im Bereich der linken Herzhöhlen gesammelt haben, loszulösen in der Lage ist. Inwieweit diese Methode in größerem Umfange klinische Anwendung findet, ist uns nicht bekannt. Die Folgen der zerebralen Luftembolie, die bis zu bleibenden diffusen zerebralen Störungen reichen und – entsprechend der Lage am Operationstisch – vorwiegend die vorderen Hirnabschnitte betreffen, können zweckmäßig behandelt werden, wenn man den Patienten unmittelbar postoperativ in die Sauerstoffüberdruckkammer bringt (TAKITA u. Mitarb., 1968). Dies dürfte aber wohl nur in den Fällen erfolgen, wo man die intraoperative Luftembolie bereits intraoperativ bemerkt hat, weil sie sich ja sonst erst nach dem Erwachen des Patienten oder infolge des verzögerten Erwachens des Patienten zu einem Zeitpunkt kundtut, wo eine solche Therapie kaum mehr Aussicht auf Erfolg haben dürfte. Auf die Schwierigkeiten, einen gerade operierten Herz-Lungen-Maschinen-Patienten in eine Sauerstoffüberdruckkammer zu bringen (mit Drainagen, Infusion, Überwachungsanschlüssen und wahrscheinlich erforderlicher Beatmung), sei hier nur hingewiesen! – Die Prognose der zerebralen Luftembolie ist relativ günstig, d.h. Ausfallserscheinungen bilden sich unter Umständen innerhalb von Stunden und Tagen teilweise oder vollständig zurück und auch die Folgen einer massiven Embolie zeigen eine sich über Monate erstreckende Besserungstendenz. Eine klinisch wirksame Methode zur Vermeidung von Schaumbildung in der aszendierenden Aorta während des Bypass nach Öffnen der Aortenklemme hat ROE angegeben: Da sich einmal gebildeter Schaum kaum entfernen (= entlüften) läßt, wird die arterielle Pumpe unmittelbar vor Freigabe der Aortenklemme gestoppt. Durch Wegfall der Jet-Wirkung kommt es nur zur Bildung einer Luftblase im höchsten Teil der aszendierenden Aorta, die durch Punktion entfernt werden kann. Unmittelbar nach Öffnen der Aortenklemme wird der Bypass wieder begonnen, die Entlüftungskanüle in der Aorta bleibt 10–15 min liegen.

c) Auswirkungen auf die Lunge

Die Lunge ist während des totalen Bypass das einzige nichtperfundierte Organ des Körpers. Diese Situation wird kompliziert durch die bestehenden zwei Blutkreisläufe der Lunge (Pulmonal- und Bronchialkreislauf), die vielfach miteinander auf präkapillarer, kapillarer und postkapillarer Ebene kommunizieren, weshalb die Unterbrechung des pulmonalen Kreislaufs entscheidende Veränderungen auch des bronchialen Kreislaufes und damit der Durchblutung der Lunge bewirken muß. BAER und OSBORN (1960) haben den Begriff des postperfusionellen Lungensyndroms geprägt und auf die klinische und pathologisch-anatomische Symptomatik hingewiesen. Wenn auch in der neueren Literatur vielfach ein postperfusionelles Lungensyndrom als pathognomonische Einheit abgelehnt wird (unter anderen von RODEWALD u. Mitarb., 1969) und sicherlich vielfältige „Komplikationen" der extrakorporalen Zirkulation Schuld tragen an postoperativen Lungenveränderungen, die nicht bypassspezifisch sind (z.B. Erhöhung des Lungenvenendruckes intraoperativ durch fehlende Lymphdrainage: KOLFF u. Mitarb., 1958; pulmonalarterielle Luftembolie: KIRKLIN u. Mitarb., 1956; ANDERSEN u. GHIA, 1970; postoperative Linksherzinsuffizienz, Fett- und Partikelembolie, Schocklunge: RITTMANN, 1971; Alveolaraustrocknung: KIRKLIN u. Mitarb., 1956; Sauerstoffintoxikation: NASH u. Mitarb., 1967; Eiweißdenaturierung: LEE u. Mitarb., 1961; homologes Blutsyndrom: GADBOYS u. Mitarb., 1962; LITWAK u. Mitarb., 1972; toxischer Schock, Serotoninfreisetzung: HOLLENBERG u. Mitarb., 1963; intravaskuläre Aggregation: GUPTA u. BASU, 1964), so werden auch heute immer wieder Stimmen laut, die bypassspezifische Lungenschäden im Sinne einer Perfusionslunge wahrscheinlich machen (ANDERSEN u. GHIA, 1970; TILNEY u. HESTER, 1967; VEITH u. Mitarb., 1968: einheitlicher Mechanismus für Lungenschaden als Folge einer mikrozirkulatorischen Reaktion der Lunge auf Schock, Transfusion und extrakorporale Zirkulation; MEAGHER u. Mitarb., 1971; SWAN u. MEAGHER, 1971). Die Ursache ist nicht geklärt. Verstopfung der Lungenkapillaren durch Thrombozytenaggregate (MEAGHER u. Mitarb. (1971) und Veränderungen des Surfactant (PANOSSIAN u. Mitarb., 1967) werden angeschuldigt. Nachweislich ist die postoperative Lungenfunktion, gemessen an der Sauerstoffspannung des arteriellen Blutes, nach intraoperativer Blutfilterung deutlich besser, was für Partikelembolien als Ursache des postperfusionellen Lungenschadens spräche (TURINA, 1971, 1972). Durch elektronenoptische Untersuchungen wurde eine Sequestration von polymorphzelligen Leukozyten in den Alveolarkapillaren nachgewiesen. Diese geht mit Schädigung des pulmonalen Parenchyms einher (Endothel- und Alveolarmembranzellen), die nur nachweisbar sind, wenn gleichzeitig viele polymorphkernige Leukozyten oder deren Reste in den Kapillaren des betroffenen Lungenabschnittes liegen. Die Schädigung der polymorphkernigen Leukozyten erfolgt wahrscheinlich im extrakorporalen System (RATLIFF u. Mitarb., 1973). Daß ein postperfusioneller Lungenschaden auch bei Anwendung von Membranoxygenatoren auftreten kann, haben HOLDEFER u. Mitarb. (1971) nachweisen können: nach 12 Std venoarteriellem Bypass unter Verwendung des Bramson-Oxygenators fand die Arbeitsgruppe um KIRKLIN regelmäßig Veränderungen nach Art der Perfusionslunge.

Durch die Veränderungen der sogenannten Perfusionslunge kommt es infolge zunehmenden intrapulmonalen Rechts-Links-Shunts zu einer laufenden Abnahme der arteriellen Sauerstoffsättigung und damit zu einer fortschreitenden Hypoxie. Diese Hypoxie, die Intubation und Beatmung mit reinem Sauerstoff nötig macht, wird letzten Endes zur Todesursache. Die Häufigkeit des Auftretens einer Perfusionslunge mit tödlichem Ausgang liegt heute bei etwa 3–4% der Herz-Lungen-Maschinen-Operationen.

Eine zumindest teilweise erhaltene Pulmonalarteriendurchströmung mit dem Koronarsinusblut scheint bei langdauernden Eingriffen am linken Herzen eine protektive Wirkung auf die Lunge zu haben (LILLEHEI, 1958; GSCHNITZER, 1967; DUDZIAK, 1967). Gegenteiliger Meinung sind AWAD u. Mitarb. (1966). NAHAS (1965) hat die mögliche Bedeutung der Ausschaltung der Lunge aus dem normalen Kreislauf während des totalen kardiopulmonalen Umgehungskreislaufes als ursächlich für die Perfusionslunge angesehen. Parallelen zum Atemnot-Syndrom der Neugeborenen bestehen jedenfalls, bei dem ja auch durch die in jüngster Zeit empfohlene sofortige Ligatur des Ductus Botalli eine bessere Durchblutung der Pulmonalstrombahn gewährleistet wird. Die deutliche Abnahme der Häufigkeit des postperfusionellen Lungensyndroms ist auf verschiedene Maßnahmen, wahrscheinlich unter anderem auf die Anwendung der Verdünnungsperfusion, zurückzuführen.

Die Behandlung in ausweglosen Fällen, die trotz Beatmung mit reinem Sauerstoff auf Grund der weiterbestehenden Hypoxie tödlich enden, könnte mittels extrakorporaler Langzeitoxygenierung mit Membranoxygenatoren erfolgversprechend werden, dies ganz besonders deshalb, weil die Lungenveränderungen an sich rückbildungsfähig sind. Vorläufig gilt hier wie beim organischen postoperativen Nierenversagen, daß trotz der theoretisch möglichen Therapie derzeit infolge Komplikationen, die während dieser Therapie auftreten, die Mortalität noch sehr hoch bleibt.

d) Postoperative Verminderung der Herzleistung (= Low-output-Syndrom)

In der Ära der Entwicklung der offenen Herzchirurgie war eine der häufigsten postoperativen Todesursachen eine starke Verminderung der Herzleistung, das sogenannte Low-output-Syndrom. Hierfür müssen neben der extrakorporalen Zirkulation eine Reihe anderer Ursachen verantwortlich gemacht werden, z.B. Perikardtamponade durch Blutung, Hypoxie durch Lungenkomplikationen, Abnahme der Herzleistung durch koronare Luftembolie intraoperativ, intraoperative Myokardischämie, Hypovolämie. Die durch jede extrakorporale Zirkulation verursachte Abnahme des zirkulierenden Blutvolumens führt zu einer Hypovolämie, auch wenn diese nach errechneter Bilanz nicht erkennbar ist. FISHMAN u. Mitarb. (1960) haben deshalb eine kontrollierte atriale Hypertension als Therapie des Low-output-Syndroms angegeben. Bemühungen, das durch die Operation und die extrakorporale Zirkulation geschädigte Herz durch starke Einschränkung der Flüssigkeits- und Blutzufuhr nicht zu überlasten, sind sicher nicht zielführend. Hierbei muß aber in Betracht gezogen werden, daß bereits während der Perfusion Flüssigkeitsverluste ins Gewebe stattfinden, und daß somit bereits während der extrakorporalen Zirkulation ausreichende Flowvolumina nur durch Vermehrung des zirkulierenden Blutvolumens aufrechterhalten werden können. Dies gilt in gleicher Weise auch für die unmittelbare postoperative Phase. Besonders nach Operationen am linken Herzen muß der linke Vorhofdruck als Leitgröße für die Blutzufuhr gelten (FISHMAN u. Mitarb., 1960). Der Mitteldruck im linken Vorhof kann Werte von 30 mm Hg erforderlich werden lassen, um eine ausreichende Auswurfleistung des linken Ventrikels zu gewährleisten. Es bestehen, wie schon oben erwähnt, keine Korrelationen zum zentralvenösen Druck. Eine zusätzliche Beatmung des Patienten mit positiv endexspiratorischem Druck in den ersten 24 postoperativen Std nach längerem Bypass ist wahrscheinlich zudem in der Lage, das Herzminutenvolumen zu heben, so daß Zustände eines Low-output heute selten sind. Ebenso kann bei postoperativer Bradykardie durch eine Schrittmacherbehandlung mit Anhebung der Herzfrequenz die postoperative Herzleistung gesteigert werden. Nur in Ausnahmefällen scheint eine Noradrenalindauerinfusion postoperativ erforderlich zu sein und kann lebensrettend wirken. Diese sollte aber erst erfolgen, wenn durch entsprechende Auffüllung des Kreislaufes des Patienten keine ausreichenden arteriellen Drucke erzielt werden können. Es könnte sich dabei sehr wohl um Erschöpfungszustände des Nebennierenmarkes handeln, so daß die Adrenalinzufuhr eine „physiologische" Therapie ist.

15. Herzchirurgie beim Säugling und Kleinkind in extrakorporaler Zirkulation

Der Besprechung dieses in Entwicklung begriffenen Gebietes sollen nur einige Bemerkungen gewidmet sein, weil sich, wahrscheinlich schon in absehbarer Zeit, diesbezüglich technische Neuerungen durchsetzen werden.

Die Verwendung der üblichen Herz-Lungen-Maschinen hat wegen des damit verbundenen relativ zum intrakorporalen Blutvolumen großen Füllvolumens Schwierigkeiten zur Folge. Sie ist aber technisch durchaus möglich, wie die Erfolge dieser Art von Herzchirurgie z.B. mit einem Scheibenoxygenator im Hospital for Sick Children in London oder erfolgreiche Einzelfälle mit einem Rygg-Kyvsgaard-Bubbleoxygenator (BIRCKS, 1973) zeigen. Wegen der beschränkten Möglichkeit von Blutentnahmen für Laboratoriumsuntersuchungen und der nicht oder nur mit Schwierigkeiten möglichen Überwachung der Patientendrucke hat sich als Überwachungsmöglichkeit die intramuskuläre Nadel-pH-Messung bewährt (HARKEN u. FILLER, 1972). Bei der Kanülierung von Säuglingen ist zu beachten, daß selbst dünnwandige Metallkanülen den Blutstrom im kanülierten Gefäß erheblich behindern können. Daher muß der Akt von der Kanülierung bis zum Bypassbeginn besonders rasch ablaufen. Die venöse Kanülierung erfolgt bis zum Bypassbeginn durch Einführen von zwei Kathetern in den rechten Vorhof, die erst nach Bypassbeginn in die Hohlvenen vorgeschoben werden. Ebenso muß beim Abgehen vom totalen Bypass sofort das Zurückziehen der Hohlvenenkatheter in den rechten Vorhof erfolgen, um einer Obstruktion der Hohlvenen vorzubeugen. Daß Operationen am Säugling durch die Kleinheit der anatomischen Verhältnisse stark erschwert werden, braucht nicht näher ausgeführt zu werden. Für die arterielle Kanülierung wird im allgemeinen die Aorta ascendens verwendet. Beim Neugeborenen bis zum Alter von 7 Tagen ist die arterielle Kanülierung über die Arteria umbilicalis möglich (HARKEN u. FILLER, 1972).

Um den Schwierigkeiten, die mit einem längeren Bypass beim Klein- und Kleinstkind verbunden sind, möglichst aus dem Wege zu gehen, wurde eine Kombination von Oberflächenhypothermie mit folgendem nur kurzen extrakorporalen Bypass empfohlen (BARRAT-BOYES u. Mitarb., 1971). Die Kombination tiefer Hypothermie in extrakorporaler Zirkulation mit unter Umständen mehrfachen längeren Phasen eines Kreislaufstillstandes hat ebenfalls Verbreitung gefunden (MORI u. Mitarb., 1972). Wegen des hohen Risikos wurden aber nur vereinzelte Operationen durchgeführt, die eine Korrektur im frühesten Lebensalter erforderlich machten: totale Lungenvenenfehlmündungen, an verschiedenen Zentren die Transposition der großen Gefäße. Erst in jüngster Zeit werden auch Korrekturoperationen im ersten Lebensjahr bei Herzfehlern durchgeführt, deren vollständige Korrektur in einem höheren Lebensalter mit geringerem Risiko möglich ist, und bei denen man bisher in den ersten Lebensjahren Palliativmaßnahmen durchgeführt hat: Ventrikelseptumdefekt, Tetralogie und Transposition der großen Gefäße (BRECKENRIDGE u. Mitarb., 1973; STARR u. Mitarb., 1973; SENNING u. TURINA, 1973). Die Konstruktion einer Herz-Lungen-Maschine mit nur einer Pumpe und einem Membranoxygenator für offene Herzchirurgie am Kleinstkind durch TURINA u. Mitarb. (1972) und deren erfolgreiche klinische Anwendung (SENNING u. TURINA, 1973) dürfte eine neue Entwicklung anbahnen.

III. Assistierte Zirkulation und extrakorporale Langzeitoxygenierung

Die Möglichkeit, ein versagendes Herz für längere Zeit mechanisch zu unterstützen, ist nicht nur ein Wunsch des Chirurgen, z.B. nach komplizierten herzchirurgischen Eingriffen mit schlechter myokardialer Leistung, sondern insbesondere auch erstrebenswert für ein akutes Herzversagen z.B. infolge eines Myokardinfarktes. Trotz zahlreicher experimenteller und klinischer Versuche besteht derzeit nur die Möglichkeit, die versagende Leistung des linken Ventrikels durch temporäre assistierende Maßnahmen zu ersetzen. Hierfür stehen verschiedene Prinzipien zur Verfügung (s. auch BARTLETT u. Mitarb., 1971, und LOOGEN u. Mitarb., 1967):

1. Herzmassage,
2. Gegenpulsation,
3. totaler oder partieller Herzbypass,
4. Herzersatz.

ad 1) Herzmassage: Die Anwendung direkter Herzmassage oder externer Herzmassage ist wegen des schweren Myokardtraumas zeitlich begrenzt. Eine maschinelle Herzmassage durch eine Herzkappe mit pneumatisch betriebener Diaphragmapumpe (ANSTADT u. Mitarb., 1966; ALMOND u. Mitarb., 1968) (Abb. 27) ist für das Herz kaum traumatisierend und erfordert keine Heparinisierung. Nachteilig ist die notwendige Thorakotomie für die Anlegung und Wiederentfernung der pneumatischen Herzkappe.

ad 2) Gegenpulsation (postsystolische bzw. diastolische myokardiale Augmentation): Ziel ist eine Verminderung des peripheren Widerstandes im zentralen arteriellen Stromgebiet, die die Arbeitsleistung des linken Ventrikels deutlich verringert, und eine Erhöhung des diastolischen Aortendruckes mit dem Erfolg einer besseren Koronardurchblutung. Dadurch kommt es über eine Verminderung des Tension-Time-Index (SARNOFF u. Mitarb., 1958) zu einer Herabsetzung des Sauerstoffbedarfs des Herzens über eine Verringerung der Herzleistung (HAHNLOSER u. Mitarb., 1967). Eine Möglichkeit, dieses Prinzip zu verwirklichen, besteht in der *externen Gegenpulsation durch Kanülierung* der beiden Femoral- oder externen Iliacaarterien für den Entzug und die Reinjektion des Blutes (CLAUSS u. Mitarb., 1961; WILMAN u. Mitarb., 1961; WATKINS u. Mitarb., 1962, 1965) (Abb. 28). Der pneumatische Antrieb der extrakorporalen Pumpe wird durch die R-Zacke des EKGs gesteuert. Schwierigkeiten haben sich hinsichtlich der Steuerung bei schnellen Rhythmusstörungen ergeben, auch kann eine höhergradige Arteriosklerose als Kanülierungshindernis gelten. Das Patientenblut muß heparinisiert werden, der Hämolysegradient ist durch die rasche Blutansaugung und Reinjektion hoch. Die erreichbare Druckentlastung des linken Ventrikels beträgt maximal 30–50%. – Die von GOLDMANN u. Mitarb. (1967) angegebene venoarterielle Gegenpulsation mit Oxygenator ist eine Erweiterung dieses Prinzips.

Externe Gegenpulsation (OSBORN u. Mitarb., 1962, 1963; DENNIS u. Mitarb., 1963; BIRTWELL u. SOROFF, 1967; RUIZ u. Mitarb., 1968): Die Blutverschiebung kann durch externe, pulssynchrone Druckschwankungen hervorgerufen werden. Hierfür werden die Beine oder die untere Körperhälfte des Patienten wechselnd einem Über- und Unterdruck ausgesetzt. Der besondere Vorteil dieser Methode liegt darin, daß kein Bluttrauma gesetzt wird, Antikoagulantien nicht erforderlich sind und eine zusätzliche Wirkung auf den venösen Rückfluß ausgeübt wird.

Eine ähnliche Wirkung auf den kleinen Kreislauf, wie sie die externe Gegenpulsation auf den großen Kreislauf hat, kann eine positiv-negative Druckbeatmung des Patienten herbeiführen.

Intraaortale Ballonpumpung (CLAUSS u. Mitarb., 1962; MOULOPOULOS u. Mitarb., 1962; KANTROWITZ u. Mitarb., 1968) (Abb. 29): Durch herzsynchrone Änderung des Volumens eines in die deszendierende thorakale Aorta eingeführten Ballons entsteht eine Änderung der Blutkapazität der aszendierenden Aorta. Der gefüllte Ballon soll die Lichtung der deszendierenden thorakalen Aorta nicht vollständig okkludieren. Der pneumatische Antrieb (Kohlendioxyd oder Helium) ist R-zackengesteuert. Der Ballon wird während der Diastole gebläht. Dadurch kommt es zu einem Anstieg des koronaren, zerebralen und renalen Flows (DIETHRICH u. Mitarb., 1969; BLEIFELD u. Mitarb., 1970; BLEIFELD, 1970). Die Entleerung des Ballons während der Herzsystole verringert den systolischen Widerstand durch Vergrößerung der aortalen Blutkapazität. Experimentell konnte nachgewiesen werden, daß die Ausdehnung von Infarkten durch Koronarligatur bei intraaortaler Gegenpulsation deutlich geringer ist (SUGG u. Mitarb., 1969). In einer größeren klinischen Serie wurde die Wirksamkeit der Ballonpumpung beim kardiogenen Schock infolge Herzinfarktes eindeutig nachgewiesen (YAHR u. Mitarb., 1969).

Die Verwendung intraaortaler Ballons aus nichtthrombogenem Material (AVCO-MGH der AVCO-Everett-Research Laboratories) macht eine Antikoagulierung dieser Patienten unnötig (SCHOEN u. Mitarb., 1973).

ad 3) Kardiopulmonaler Bypass: Jedes langsame Abgehen vom totalen Bypass kommt einer assistierten Zirkulation begrenzter Dauer gleich. Diese assistierte veno-arterielle Zirkulation wird so lange aufrechterhalten, bis das Herz in der Lage ist, seine Arbeit wieder vollständig zu verrichten. Würde der Abgang aus dem Bypass vorher erfolgen, so käme es über ein Low-output-Syndrom zu den unter Umständen tödlichen Folgen: Hypotension, Hypoxie, Lungenstauung, Azidose (Abb. 30). Die Dauer eines totalen oder partiellen kardiopulmonalen Bypass wird aber durch das gesetzte Bluttrauma begrenzt. Durch Schaffung besserer extrakorporaler Systeme mit geringerem Bluttrauma ist eine Verlängerung der Bypassdauer zu erreichen. Zusätzlich sollte für

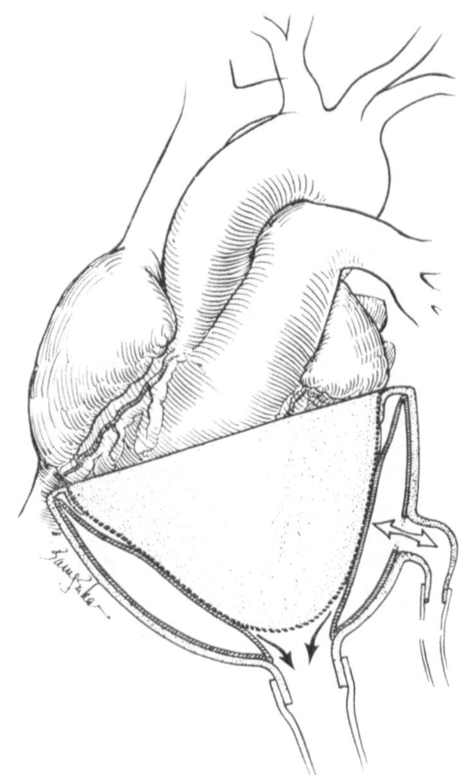

Abb. 27. Maschinelle Herzmassage durch Herzkappe. (Nach DEBAKEY u. DIETHRICH, 1969)

längere Zeit, um Nierenfunktionsstörungen zu vermeiden, ein pulsatiler Fluß angewandt werden.

Im Falle der Thromboembolie der Arteria pulmonalis gewinnt der partielle veno-arterielle Bypass mit peripherer Kanülierung lebensrettende Bedeutung im Sinne der Vermeidung einer akuten Rechtsherzinsuffizienz (Abb. 31). Diese Form des veno-arteriellen partiellen Bypass hat aber keinen positiven Effekt auf den versagenden linken Ventrikel, da dieser seine Auswurfleistung gegen den durch den Bypass erhöhten aortalen Druck vollbringen muß (u.a. LEFEMINE u. HARKEN, 1971). Somit wirkt sich bei der Linksherzinsuffizienz ein solcher veno-arterieller partieller Bypass nur günstig auf die Perfusion der Organe, nicht aber auf das Herz aus. Nur wenn die arterielle Blutzufuhr ausschließlich diastolisch erfolgt, ist auch ein positiver Effekt auf das Herz zu erwarten.

Atriofemoraler Linksherzbypass wird als Routinemaßnahme bei Eingriffen am Aortenbogen oder der deszendierenden thorakalen

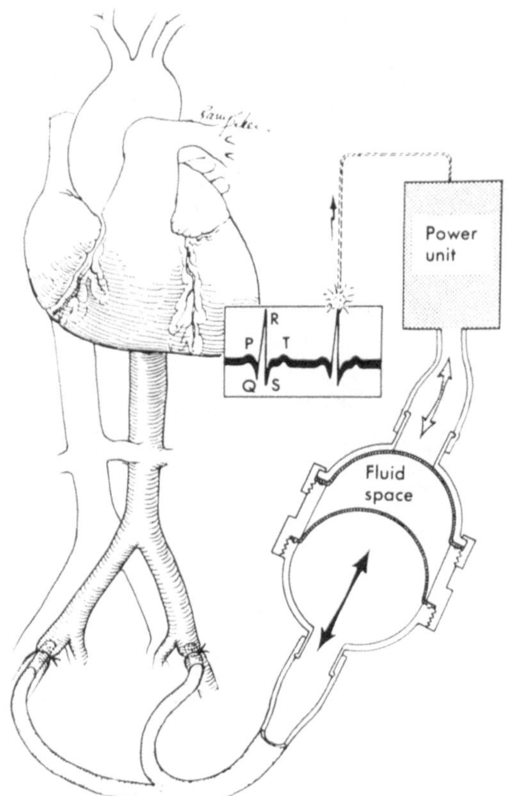

Abb. 28. Arterielle Gegenpulsation. (Nach DEBAKEY u. DIETHRICH, 1969)

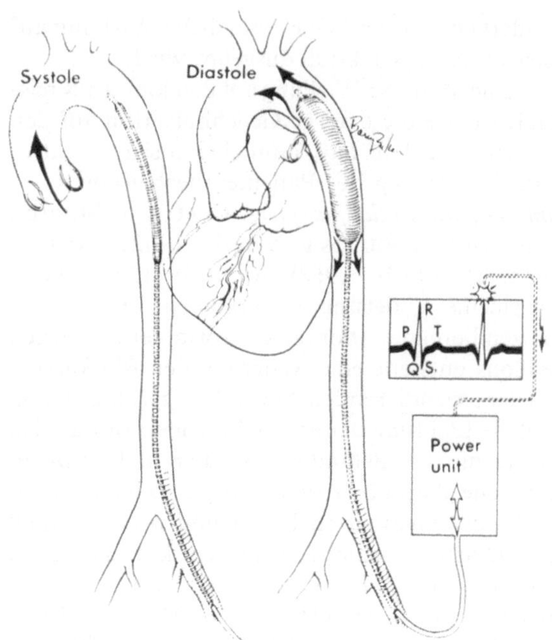

Abb. 29. Intraaortale Ballonpumpe. (Nach DEBAKEY u. DIETHRICH, 1969)

Aorta angewandt (Abb. 32). Folgerichtig kann diese Form des partiellen Bypass auch für assistierende Zirkulation beim versagenden linken Ventrikel Anwendung finden, weil sie bei Pumpung von 70–80% des Herzminutenvolumens zu einer Reduktion des linksventrikulären Pumpvolumens, des Druckes im linken Ventrikel und damit der Arbeitsleistung des linken Ventrikels führt (DENNIS u. Mitarb., 1962). Solche partielle Linksherzbypasse wurden auch ohne Anwendung von Antikoagulantien durch Verwendung besonders präparierter extrakorporaler Systeme möglich (CONNOLLY u. Mitarb., 1971; ENGELMAN u. Mitarb., 1972). Die Links-Ventrikel-Bypass-Pumpe kann durch Verminderung des linksatrialen Druckes den linksventrikulären enddiastolischen Druck senken, wodurch es über eine Verbesserung der Myokardleistung rasch zu einer allgemeinen Verbesserung der Situation kommt (DONALD u. Mitarb., 1972) (Abb. 33). Die Links-Vorhof-Kanülierung kann über die Vena jugularis transseptal erfolgen (DENNIS u. Mitarb., 1962) oder durch direkte Anastomose einer Gefäßprothese an den linken Vorhof rechts vor der Einmündungsstelle der rechten Lungenvenen. Die Diaphragmapumpe und die Schläuche sind bei der Links-Ventrikel-Bypass-Pumpe dacron-velour-überzogen, um mit einer möglichst geringen Heparinisierung das Auslangen zu finden. Eine Anwendung einer solchen Pumpe bis zu 4 Tagen wurde von DEBAKEY u. DIETHRICH (1969) berichtet. Von ZWART u. Mitarb. (1970, 1972) wurde ein transarterieller Linksventrikelbypass ohne Thorakotomie mit Gegenpulsationskammer entwickelt und getestet. Diese Methode kann bei Herzinfarkt-Patienten Anwendung finden. Sie setzt praktisch gesunde Aortenklappen voraus.

Die technische Möglichkeit, die Herzleistung durch mechanische Pumpen zu ersetzen, wurde durch Anwendung von Herz-Assistoren experimentell und klinisch erwiesen. Hinsichtlich der Entwicklung solcher künstlicher Herzen haben sich besonders KANTROWITZ und DEBAKEY verdient gemacht (Abb. 34). Das Empfängerherz wird bis auf die hinteren Teile der beiden Vorhöfe, das Vorhofseptum und die beiden großen Arterien exzidiert. Die Anastomosentechnik mit

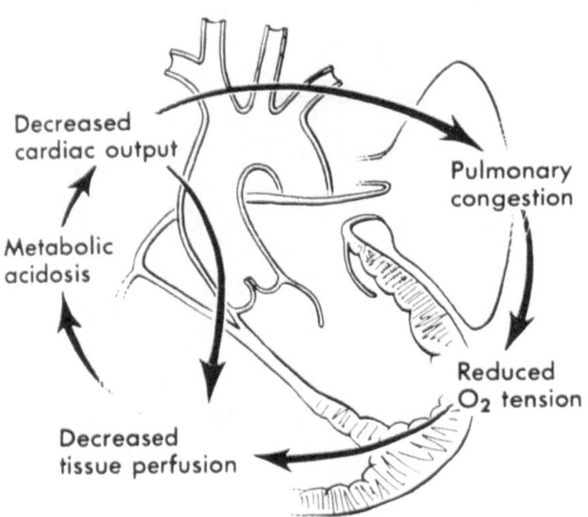

Abb. 30. Schema des Circulus vitiosus bei low output. (Nach DEBAKEY u. DIETHRICH, 1969)

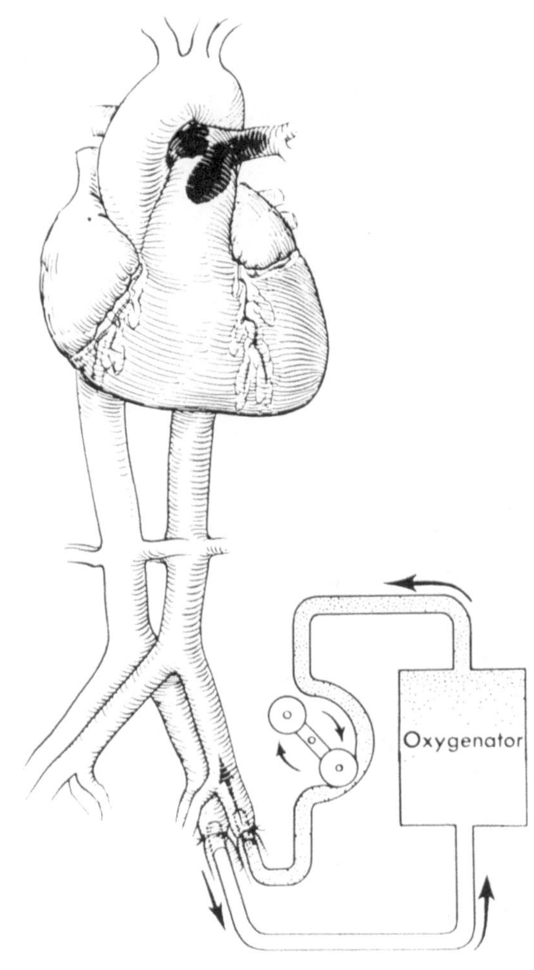

Abb. 31. Veno-arterieller partieller Bypass mit Oxygenator. (Nach DEBAKEY u. DIETHRICH, 1969)

dem künstlichen Herzen gleicht der bei der orthotopen Herztransplantation; die beiden Pumpenkammern werden an externe pneumatische Kraftquellen angeschlossen. Die Kontrolle eines solchen künstlichen Herzens erfolgt über getrennte Druckregler. Pumpenleistungen von über 10 l/min sind erreichbar. Neben der Kraftquelle und einer physiologischen Steuerungsgröße ist vorläufig noch die Suche nach Materialien, die eine Antikoagulation unnötig machen, das Hauptproblem.

KANTROWITZ (1967) hat erstmals im Jahre 1966 einen in Serie geschalteten Hilfsventrikel ohne Klappen klinisch zur Anwendung gebracht. Dieser Hilfsventrikel wird zwischen Aorta ascendens und Aorta thoracalis descendens eingeschaltet, die aszendierende Aorta wird durchtrennt. Der Hilfsventrikel wirkt wie ein okkludierender Ballon. Er übernimmt etwa 60% der Linksherzarbeit, das Bluttrauma ist sehr klein, und eine Antikoagulantienverabreichung unnötig.

ad 4) Herzersatz: Die Entwicklung künstlicher Ventrikel und künstlicher Herzen ist in Fluß. Bis eine erfolgreiche Langzeitanwendung am Menschen erreichbar sein wird, sind noch viele technische Probleme zu lösen.

Extrakorporale Langzeitoxygenierung

Wenn infolge temporärer Lungenveränderungen trotz einer 100%igen Sauerstoffbeatmung mit einem volumgesteuerten Gerät, positiv endexspiratorischem Druck und entsprechenden unterstützenden Maßnahmen der Herzinsuffizienz eine ausreichende arterielle Sauerstoffspannung nicht erreicht werden kann, so ist nach heutigen Erkenntnissen eine Langzeitbehandlung mit einem extrakorporalen Membranoxygenator einzuleiten. Nach HILL u. Mitarb. (1972) können zwei Indikationen unterschieden werden:

1. Patienten mit rasch sich verschlechternder Lungenfunktion (Zustand nach Trauma, Schock, usw.). Bei dieser Patientengruppe ist die Indikation zur Langzeitoxygenierung leicht.

2. Patienten, die seit Tagen mit dem Respirator unter den oben angeführten Kriterien behandelt werden, deren arterielles pO_2 zwischen 40

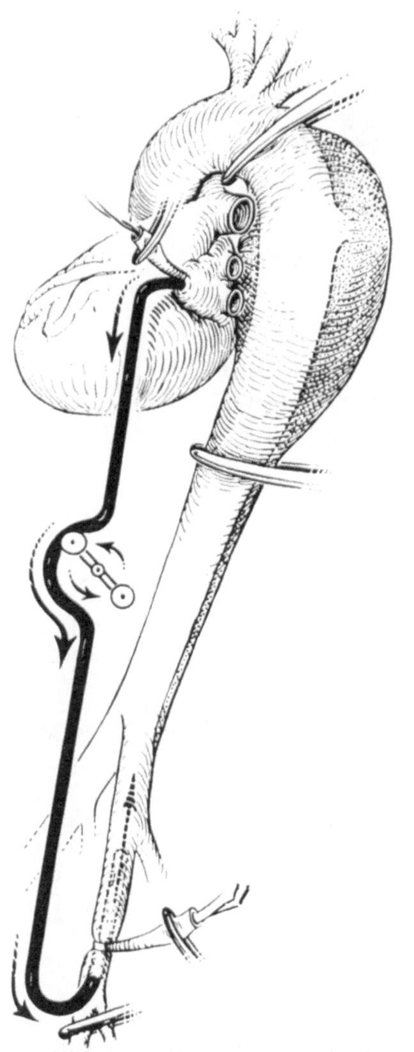

Abb. 32. Partieller Linksbypass für die Operation von Aortenaneurysmen. (Nach DEBAKEY u. DIETHRICH, 1969)

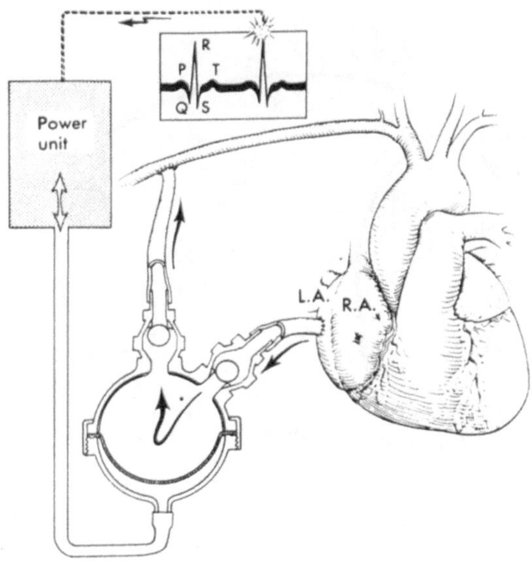

Abb. 33. Partieller Linksbypass mit Ventrikelpumpe. (Nach DEBAKEY u. DIETHRICH, 1969)

und 55 mm Hg gehalten werden kann, und die möglicherweise unter dieser Therapie überleben. Trotzdem sollte bei diesen Patienten die extrakorporale Langzeitoxygenierung eingesetzt werden, um die Heilungschancen der Lungenveränderungen zu erhöhen. Eine solche Situation kann im postoperativen Verlaufe von kardiochirurgischen Patienten mit primär rein respiratorischer Insuffizienz (z.B. postperfusionelles Lungensyndrom) gegeben sein. Sie kann Lungen und Herz betreffen (kardiorespiratorische Insuffizienz), sie kann aber auch auftreten im Gefolge von Traumen (Fettembolie und Schocklunge) oder anderer akuter Lungenerkrankungen (Pneumonien, Lungenveränderungen durch Aspiration, Intoxikationen). Der extrakorporale Kreislauf mit Zwischenschaltung eines Membranoxygenators kann veno-venös oder veno-arteriell angelegt werden.

Veno-venöser Bypass: In Lokalanästhesie oder Morphium-Analgesie (1 mg/kg Körpergewicht) erfolgt eine Kanülierung der Vena femoralis mit einem langen Polyurethankatheter (innerer Durchmesser etwa 10 mm), der nach oben bis in Zwerchfellhöhe geschoben wird, und eine gleichzeitige Kanülierung der Vena femoralis nach distal mit einem kurzen Polyurethankatheter. Das venöse Blut fließt durch Schwerkraft (Höhendifferenz 70 – 100 cm) durch einen Silikongummischlauch in ein 70 – 80 ml fassendes, luftleeres Blutreservoir. Der Füllungszustand dieses Reservoirs steuert die verwendete Rollerpumpe mit nicht voll okklusiver, fiberglasverstärkter Polyurethanpumpenkammer (KOLOBOW u. ZAPOL, 1971; KOLOBOW u. Mitarb., 1971), und diese fördert das Blut durch 2 – 3 parallelgeschaltete Membranlungen Landé-Edwards zurück in die Vena jugularis. Die Wärmekonstanz des Blutes wird durch ein Vinylverdeck und Luftwärmung in der Kammer auf 40° C erreicht. Unmittelbar vor der Kanülierung werden 3 mg Heparin pro kg Körpergewicht gegeben, die weitere Heparinisierung erfolgt mit etwa 1 mg Heparin/kg Körpergewicht pro Std unter Aufrechterhaltung der Lee-White-Gerinnungszeit zwischen 20 und 40 min. Unmittelbar nach Bypassbeginn wird der Patient mit 50% Sauerstoff weiterbeatmet. Kontrolliert werden der Druck in der Arteria radialis, in der Arteria pulmonalis, der zentrale Venendruck und eventuell der pulmonale Kapillardruck. Laufend kontrolliert werden muß die arterielle Sauerstoffsättigung. Durch den venovenösen Bypass bekommt der Patient ein hohes pulmonales und kardiales Blutvolumen.

Veno-arterielle Langzeitperfusion: Der Vorteil dieses Verfahrens liegt in der Verminderung des pulmonalen und kardialen Blutvolumens, der Nachteil in der erforderlichen arteriellen Kanülierung (HILL u. Mitarb., 1971). Arteriell kanüliert wird die Arteria femoralis in beiden Richtungen.

Zur Verringerung des entstehenden Bluttraumas wird eine minimale oder besser keine Saugung am venösen Blutschenkel empfohlen. Die Pumpenkammer soll weitlumig und nicht voll okkludierend sein. Als Membranfläche schlagen ZAPOL und FALKE (1972) 1 m²/10 kg Körpergewicht vor.

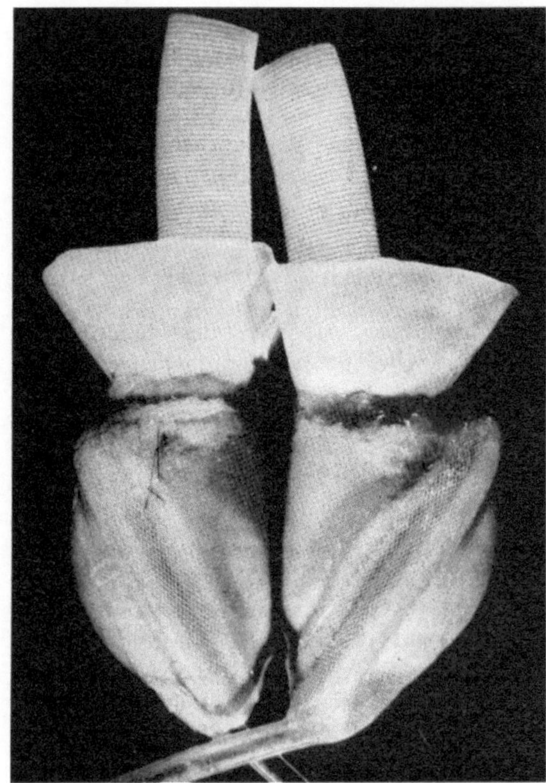

Abb. 34. Künstliches Herz. (Nach DEBAKEY u. DIETHRICH, 1969)

Derzeit stellt die Blutungsneigung durch die Heparinisierung der operierten oder schwer traumatisierten Patienten das Hauptproblem einer extrakorporalen Langzeitoxygenierung dar. ZAPOL und FALKE (1972) berichtet über 5 Patienten, die alle im Laufe der Behandlung an Blutungskomplikationen verstorben sind, obwohl die Heparingabe auf 0,2–0,4 mg/kg Körpergewicht/Std reduziert wurde bis zu einer Verringerung der Lee-White-Gerinnungszeit auf 10 min. Daher schließt ZAPOL Patienten nach offener Herzchirurgie, Patienten nach akutem Trauma und nach Lungenblutungen aus der Indikationsliste aus. Dringend wünschenswert wäre daher die Entwicklung antithrombogener Membranen, die die Heparinisierung unnötig machen würden. Die Thrombyzytenzahl der von ZAPOL berichteten Fälle fiel während der extrakorporalen Oxygenierung nie unter 50000 ab, das Plasma-Hämoglobin stieg nie über 15 mg-% an.

LANDÉ (1972) hat einen Erfahrungsbericht über 30 Patienten mit einer bis zu $8^1/_2$ Tage dauernden veno-arteriellen Langzeitperfusion gegeben. Er nahm die Heparinisierung nach folgendem Schema vor: 2–3 mg Heparin pro kg Körpergewicht als Anfangsdosis, dann 1 mg/kg Körpergewicht, wenn die Gerinnungszeit 20 bis 30 min beträgt. Dabei mußte oft erst nach mehreren Stunden Heparin nachgespritzt werden. Unter den 30 Patienten waren auch solche mit Zustand bei Herzversagen infolge Herzinfarktes oder nach Herzoperationen. Dabei hat er die Beobachtung gemacht, daß nur bei sehr schwer kranken Patienten eine Erhöhung des enddiastolischen linksventrikulären Druckes auftrat. Bei solchen Patienten hat er in das Unterstützungsverfahren eine intraaortale Ballonpumpe einbezogen. Derzeit wird eine Ventrikelpumpe für diese Patienten erprobt.

HILL u. Mitarb. (1972) haben über 15 Patienten mit terminaler akuter respiratorischer Insuffizienz und extrakorporaler Langzeitoxygenierung berichtet. Sie stellten die Indikation, wenn das arterielle pO_2 unter 35 mm Hg bei maximaler Beatmung liegt, eine fortschreitende zerebrale Verschlechterung durch die Hypoxie zu beobachten ist, ebenso eine kardiovaskuläre Verschlechterung als Hypoxiefolge nachweisbar wird und angenommen werden kann, daß eine Restitution der ursächlichen Lungenveränderung möglich ist. Von den drei erstgenannten Indikationen genügt es, wenn eine gegeben ist. Unter maximaler Beatmung versteht HILL eine volumenkontrollierte 100%ige Sauerstoffbeatmung mit positiv endexspiratorischem Druck bis 10 cm Wasser bei gleichzeitiger maximaler Dehydrierung des Patienten.

Während der Perfusion sollen immer wieder alveolararterielle Sauerstoffgradienten bei 100%-iger O_2-Beatmung bestimmt werden, um eine Besserung der pulmonalen Situation zu erfassen. Als Heparinisierung schlägt HILL jetzt 100 E Heparin/kg Körpergewicht als Initialdosis, dann eine Dauerinfusion von Rinderlungenheparin in Kochsalzlösung unter Erhaltung der Gerinnungszeit nach LEE-WHITE auf 25–40 min vor. Die Messung der Gerinnungszeit wurde nach der Methode von HATTERSLEY (1966) vorgenommen, bei den letzten Fällen mittels des Hemochrom-Apparates der International Technidyne Corp. Edison. Das Heparin wird mittels einer Pumpe direkt in die venöse Linie gespritzt. Alle Perfusionen HILLS erfolgten normotherm. Verwendet wurde die Bramson-Membranlunge. Die Patienten wurden mit intravenösen Morphingaben sediert gehalten, alle chirurgischen Manipulationen erfolgten in Lokalanästhesie. Nach den Erfahrungen HILLS scheint sich zur Verbesserung der pulmonalen Situation die veno-arterielle Perfusion besser zu eignen. Hinsichtlich der Kanülierung ergeben sich keine Unterschiede gegenüber der Verwendung eines Landé-Edwards-Oxygenators, hingegen ist die Pumpe bei der Bramson-Membranlunge dem Oxygenator vorgeschaltet und zwischen Pumpe und Patienten wird ein sogenanntes „Compliant Reservoir" zwischengeschaltet. Unter den 15 publizierten Fällen HILLS waren nur 2 Patienten nach Herzoperationen, von denen einer überlebte. Nur zwei weitere Patienten sind Langzeitüberlebende. Die längste Bypassdauer betrug $9^1/_2$ Tage. Beim veno-arteriellen Bypass wurden Flowmengen von 32–68% des Cardiac output gefahren. Die extrakorporale Oxygenierung betrug 62% der gesamten Sauerstoffaufnahme, die CO_2-Eliminierung 67%. Trotz der hohen Bypassrate von über 60% Flow war bei Verwendung einer Rollerpumpe der Radialisdruck immer pulsatil.

Die Indikation zum Abgehen von der extrakorporalen Langzeitoxygenierung stellt HILL dann, wenn bei volumgesteuerter Beatmung mit nicht mehr toxischer Sauerstoffkonzentration der arterielle pO_2 bei etwa 80 mm Hg stabil bleibt. In diesem Fall wird der Bypassflow unter laufender pO_2-Kontrolle reduziert. Nach HILL treten die besten Ergebnisse bei Patienten auf, deren Lungenerkrankung relativ akut aufgetreten ist und bei denen die Indikation zur extrakorporalen Langzeitoxygenierung rasch gestellt wurde. Beste Erfolge hinsichtlich der Restitution der Lungenveränderungen sind zu erwarten bei der Schocklunge, beim Lungentrauma und bei der Fettembolie. Die schlechtesten Ergebnisse sind bei Infektionen der Lunge und hierbei wieder besonders bei Abszessen durch Aspiration gegeben. Entscheidend ist, daß die Indikation frühzeitig gestellt wird, d. h. bevor die pulmonale Ödembildung, Hyalinmembranbildung und Kollagenisierung und die alveoläre Destruktion fortgeschritten sind.

SCHULTE u. Mitarb. (1972) hat mit Erfolg eine Langzeitperfusion mit der Bramson-Membranlunge veno-arteriell $42^1/_2$ Std durchgeführt. Die Perfusion erwies sich bei einem 14 jährigen Mädchen am 3. postoperativen Tag nach Korrektur eines angeborenen Herzfehlers als erforderlich.

Während der extrakorporalen Langzeitoxygenierung muß beachtet werden, daß für die Heilung des Lungengewebes entsprechende Bedingungen geschaffen werden. Bei annähernd totalem Bypass braucht man keinen volumgesteuerten Respirator. Die Konzentration des Sauerstoffes in der Atemluft kann auf etwa 20% reduziert werden, der inspiratorische Druck auf Werte bis 20–30 cm Wasser. Die direkten Maßnahmen an der Lunge (Trachealtoilette, Irrigation verschiedener Detergentien und schleimlösender Substanzen und Antibiotika) können ohne Zeitdruck immer wieder durchgeführt werden.

Obwohl durch einen veno-artiellen Bypass eine vollständige Übernahme der Atemfunktion durch die Membranlunge nicht erreichbar ist, sind zwei befürchtete Schwierigkeiten dieser Bypassform klinisch nicht eingetreten: Die Sauerstoffsättigung im Aortenbogen war trotz arterieller Blutzufuhr in die Arteria femoralis ausreichend, der pulsierende systemische Blutfluß blieb während der Bypassdauer ausreichend. Durch einen veno-arteriellen Bypass kann der pulmonalarterielle Druck erheblich reduziert werden.

Durch eine Technik mit Kanülierung der unteren und der oberen Hohlvene sowie teilweiser arterieller Blutrückfuhr in das rechte Atrium (30%) und die in Femoralarterie (70% des Flows) müßte eine praktisch vollständige Übernahme der Atemfunktion durch die Membranlunge möglich werden. Auf diese Weise wäre eine bessere Sauerstoffsättigung des Blutes der oberen Körperhälfte gewährleistet.

Literatur

Abbott, J. P., Cooley, D. A., DeBakey, M. E., Ragland, J. E.: Storage of blood for open-heart operations. Surgery **44**, 698 (1958).

Adams, J. E., Owens, G., Mann, G., Headrick, J.R., Munoz, A., Scott, H. W., jr.: Experimental evaluation of Pluronic F 68 (a non-ionic detergent) as a method of diminishing systemic fatemboli resulting from prolongned cardiopulmonary bypass. Surg. Forum **10**, 585 (1960).

Adashek, E. P., Adashek, W. H.: Blood transfusion in open-heart surgery. Arch. Surg. **87**, 792 (1963).

Aguilar, M. J., Gerbode, F., Hill, J. D.: Neuropathologic complications of cardiac surgery. J. thorac. cardiovasc. Surg. **61**, 676 (1971).

Allen, J. G., Moulder, P. V., Elghammer, R. M., Grossman, B. J., McKeen, C. L., Sanderson, M., Egner, W., Crosbie, J. M.: A protamine titration as an indication of a clotting defect in certain hemorrhagic states. J. Lab. clin. Med. **34**, 473 (1949).

Allen, J. G., Moore, F. D., Moorrow, A. G., Swan II, H.: Extracorporeal Circulation, 2. Aufl. Springfield/Ill.: Ch. C. Thomas 1960.

Allen, P., Lillehei, C. W.: Use of induced cardiac arrest in open heart sugery. Minn. Med. **40**, 672 (1957).

Almond, C. H., Elefson, E. E., Hoffer, R. E.: The intrathoracic extracardiac pneumatic ventricular assistor. Amer. Heart J. **75**, 567 (1968).

Anabtavi, I. N., Womack, C. E., Ellison, R. G.: Thoracic duct lymph flow during pulsatile and nonpulsatile extracorporeal circulation. Ann. thorac. Surg. **2**, 38 (1966).

Andersen, M. N.: What is "optimum flow-rate"? Surgery **43**, 1020 (1958).

Andersen, N. B., Ghia, J.: Pulmonary function, cardiac status, and postoperative course in relation to cardiopulmonary bypass. J. thorac. cardiovasc. Surg. **59**, 474 (1970).

Anderson, R. M., Pritz, J. M., O'Hare, J. E.: Pulmonary air emboly during cardiac surgery. J. thorac. cardiovasc. Surg. **49**, 440 (1965).

Andreasen, A. T., Watson, F.: Experimental cardiovascular surgery. Brit. J. Surg. **39**, 548 (1952).

Anstadt, G. L., Schiff, P., Baue, A. E.: Prolonged circulatory support by direct mechanical ventricular assistance. Trans. Amer. Soc. artif. intern. Org. **12**, 72 (1966).

Arnold, G.: Verlängerung der nutzbaren Ischämiedauer des Herzens durch Erhöhung des äußeren Partial-O_2-Druckes und Persufflation der Coronargefäße mit gasförmigem Sauerstoff. Langenbecks Arch. Chir. **319**, 641 (1967).

Ashmore, P. G., Swank, R. L., Gallery, R., Ambrose, P., Prichard, K. H.: Effect of dacron wool filtration on the microembolic phenomenon in extracorporeal circulation. J. thorac. cardiovasc. Surg. **63**, 240 (1972).

Awad, J. A., Lemieux, J. M., Lou, W.: Pulmonary complications following perfusion of the lungs. J. thorac. cardiovasc. Surg. **51**, 767 (1966).

Baer, D. M., Osborn, J. J.: Post-perfusion pulmonary congestion syndrome. Amer. J. clin. Path. **34**, 442 (1960).

Ballinger II, W. F., Vollenweider, H., Montgomery, E. H.: The response of the canine liver to anaerobic metabolism induced by hemorrhagic shock. Surg./Gynec. Obstet. **112**, 19 (1961).

Bancroft, J., King, W. O. R.: The effect of temperature on the dissociation of blood. J. Physiol. (Lond.) **39**, 374 (1909).

Barrat-Boyes, B. G., Simpson, M., Neutze, J. M.: Intracardiac surgery in neonats and infants using deep hypothermia with surface cooling and limited cardiopulmonary bypass. Circulation **43**, 25 (1971) (Suppl. I).

Bartlett, R. H., Drinker, P., Galletti, P. M. (Eds.): Mechanical Devices for Cardiopulmonary Assistance. In: Advances in Cardiology, Vol. 6. Basel: Karger 1971.

Baust, G., Panzner, R., Pauer, H.-D.: Einige Kriterien der retrograden und orthograden Perfusion mit der Herz-Lungen-Maschine. Thoraxchirurgie **18**, 485 (1970).

Beall, A. C., Hall, C. W., Morris, G. C., DeBakey, M. E.: Mannitol-induced osmotic diuresis during renal artery occlusion. Ann. Surg. **161**, 46 (1965).

Bedford, R. F., Wollman, H.: Complications of percutaneous radial artery cannulation. Anesthesiology **38**, 228 (1973).

Beer, R.: Stoffwechselveränderungen während des extrakorporalen Kreislaufs. Thoraxchirurgie **6**, 360 (1959).

Beer, R., Borst, H. G., Schmidt-Mende, M.: Pathophysiologische Veränderungen bei Anwendung des extrakorporalen Kreislaufs. I. Mitteilung: Gasstoffwechsel und Säure-Basen-Gleichgewicht. Langenbecks Arch. Chir. **291**, 443 (1959).

Belisle, C. A., Woods, E. F., Nunn, D. B., Parker, E.F. Lee, W. H., jr., Richardson, J. A.: The role of epinephrine and norepinephrine in rebound cardiovascular phenomena in acygos flow studies and cardiopulmonary bypass in dogs. J. thorac. cardiovasc. Surg. **39**, 815 (1960).

Benzing, G., Stockert, J., Nave, E., Kaplan, S.: Intermittent myocardial ischemia during cardiopulmonary bypass. J. thorac. cardiovasc. Surg. **65**, 108 (1973).

Bernstein, E. F., Gleason, L. R.: Factors influencing hemolysis with roller pumps. Surgery **61**, 432 (1967).

Beyer, J., Sebening, F., Struck, E.: Die Mannitol-Infusion zur Prophylaxe und Therapie von Nierenfunktionsstörungen in der Herzchirurgie. Thoraxchirurgie **18**, 1 (1970).

Bierstedt, P.: Untersuchungen über fermentative Spaltung des Protamins im Protamin-Heparin-Komplex unter Freisetzung von Heparin. Langenbecks Arch. Chir. **322**, 695 (1968).

BIRCKS, W.: Vortrag Herzchirurg. Symposium der Chir. Univ. Klinik München in Rottach/Tegernsee 1971 (nicht gedruckt).

BIRCKS, W.: Diskussionsbemerkung 2. Jahrestagung der Deutschen Ges. f. Thorax-Herz-Gefäßchirurgie, Bad Nauheim 1973.

BIRCKS, W., FAMY, A. R., SATTER, P.: Die direkte Kanülierung der Aorta ascendens zur extrakorporalen Zirkulation. Thoraxchirurgie **17**, 351 (1969).

BIRCKS, W., PULVER, K. G.: Erfahrungswerte der Tolerabilität und der notwendigen Dauer der Coronarischämie in der Kardiochirurgie. Langenbecks Arch. Chir. **319**, 697 (1967).

BIRTWELL, W. C., SOROFF, H. S.: Synchronious methods for assisting the circulation. In: Assistierte Zirkulation (Hrsg. LOOGEN, F., BOSTROEM, B., GLEICHMANN, U., KREUZER, H.). Stuttgart: Thieme 1967.

BJÖRK, S. O., HULTQUIST, G. B.: Brain damage in children after deep hypothermia for open heart surgery. Thorax **15**, 284 (1960).

BLANCO, G., ADAM, A., FERNANDEZ, A.: A direct experimental approach to the aortic valve. II. Acute retroperfusion of the coronary sinus. J. thorac. Surg. **32**, 171 (1956).

BLANCO, G., OCA, C., REY-BALTAR, E., NICHOLS, H. T., BAILEY, C. P.: Single catheter gravity drainage of the right atrium or right ventricle during total cardiac bypass. Dis. Chest. **35**, 554 (1959).

BLEIFELD, W.: Assistierte Zirkulation. Dtsch. med. Wschr. **95**, 775 (1970).

BLEIFELD, W., MEYER, J., BUSSMANN, W.-D., IRNICH, W.: Auswirkungen der intraaortalen Ballonpulsation auf Hämodynamik und Coronardurchblutung des suffizienten linken Ventrikels. Thoraxchirurgie **18**, 361 (1970).

BOHR, C., HASSELBACH, K., KROGH, A.: Über einen in biologischer Beziehung wichtigen Einfluß, den die Kohlensäurespannung des Blutes auf dessen Sauerstoffbindung ausübt. Skand. Arch. Physiol. **16**, 402 (1904).

BOLOOKI, H., GOLDBERG, R. I., ANTELL, H. I., STUCKEY, J. H., KARLSON, K. E.: Comparison of the effect of low molecular weight dextran on blood flow and peripheral resistance during extracorporal circulation and hypothermia. J. thorac. cardiovasc. Surg. **54**, 216 (1967).

BONHOEFFER, K.: Der Sauerstoffverbrauch des normo- und hypothermen Hundeherzens vor und während verschiedener Formen des induzierten Herzstillstandes. Bibl. cardiol. (Basel), Fasc. 18 (1967).

BORST, H. G.: Neurologische Komplikationen der thorakalen Aortenchirurgie. Thoraxchirurgie **19**, 408 (1971).

BOYD, A. D., ENGELMAN, R. M., BEAUDET, R. L., LACKNER, H.: Disseminated intravascular coagulation following extracorporal circulation. J. thorac. cardiovasc. Surg. **64**, 685 (1972).

BRAMSON, M. L., OSBORN, J. J., MAIN, F. B., O'BRIEN, M. F., WRIGHT, J. S., GERBODE, F.: A new disposable membrane oxygenator with integral heat-exchanger. J. thorac. cardiovasc. Surg. **50**, 391 (1965).

BRECKENRIDGE, I. M., DEVERALL, P. B., KIRKLIN, J. W., DIGERNESS, S. B.: Potassium intake and balance after open intracardiac operations. J. thorac. cardiovasc. Surg. **63**, 305 (1972).

BRECKENRIDGE, I. M., OELERT, H., GRAHAM, G. R., WATERSTON, D. J., BONHAM-CARTER, R. E.: Open heart surgery in the first year of life. J. thorac. cardiovasc. Surg. **65**, 58 (1973).

BRETSCHNEIDER, H. J.: Sauerstoffbedarf und -versorgung des Herzmuskels. Verh. dtsch. Ges. Kreisl.-Forsch. **27**, 32 (1961).

BRETSCHNEIDER, H. J.: Überlebenszeit und Wiederbelebungszeit des Herzens bei Normo- und Hypothermie. Verh. dtsch. Ges. Kreisl.-Forsch. **30**, 11 (1964).

BRETSCHNEIDER, H. J.: Rundgespräch über: Coronarperfusion des entlasteten, fibrillierenden und unterkühlten Herzens, induzierter Herzstillstand und Maßnahmen zur Verlängerung der nutzbaren Ischämiedauer des Herzens. Langenbecks Arch. Chir. **319**, 631 (1967).

BRÖGLI, H.: Der Mechanismus des sogenannten ,,Heparin-Rebound" nach extrakorporalem Kreislauf. Thromb. Diathes. haemorrh. (Stuttg.) **13**, 401 (1965).

BROOKS, D. H., BAHNSON, H. T.: An outbreak of hemorrhage following cardiopulmonary bypass: Epidemiologic studies. J. thorac. cardiovasc. Surg. **63**, 449 (1972).

BROWN, I.: In: Surgery of the Chest (Ed. GIBBON). Philadelphia: Saunders 1962.

BROWN-SEQUARD, E.: Recherches expérimentales sur les propriétés physiologiques et les usages du sang rouge et du sang noir et leurs principaux éléments gazeux, l'oxygène et l'acide carbonique. J. Physiol. de l'Homme (Paris) **1**, 95; 353; 729 (1858).

BRÜCKNER, J.: Diskussionsbemerkung. In: BEER, R., FINSTERER, U. (Hrsg.): Biochemische Eigenschaften und Möglichkeiten der klinischen Anwendung von Kalium-Magnesium-Aspartat. Arzneimittel-Forsch., 22. Beiheft, 87 (1971).

BRÜCKNER, J. B., BONHOEFFER, K.: Vergleichende Untersuchungen der Sauerstoffaufnahme während Neuroleptanalgesie und Barbiturat-Narkose beim Menschen. Anaesthesist **18**, 180 (1969).

BRUNNER, L., HEISIG, B., SCHELER, F., STAPENHORST, K., TAUSCHKE, D., BAUMGARTEN, C., HOFFMEISTER, H.-E., KIRCHHOFF, P. G., RASTAN, H., REGENSBURGER, D., STUNKAT, R., DE VIVIE, R., KONCZ, J.: Die Ursachen des akuten Nierenversagens nach Herz-Lungen-Maschinen-Operationen. Thoraxchirurgie **20**, 26 (1972).

BUCKSBERG, G. D., TOWERS, B., PAGLIA, D. E., MULDER, D. G., MALONEY, J. V.: Subendocardial ischemia after cardiopulmonary bypass. J. thorac. cardiovasc. Surg. **64**, 669 (1972).

BÜCHERL, E. S., HORKENBACH, G., SCHMUTZER, K. J.: Probleme des Säure-Basenhaushalts während extrakorporaler Zirkulation. Thoraxchirurgie **6**, 505 (1959).

BURROUGHS, J. T., DONALD, D. E.: Some factors affecting recovery from stoppage of the heart and coronary flow during extracorporeal circulation. Circulation **14**, 917 (1956).

CAHILL, J. J., KOLFF, W. F.: Hemolysis caused by pumps in extracorporeal circulation. J. appl. Physiol. **14**, 39 (1959).

CALLAGHAN, J. C., FRASER, R. S., DVORKIN, J., STEWART, A. G.: The acid-base-aspects of extracorporeal circulation (J. G. Allen, Ed.), p. 179. Springfield/Ill.: Ch. C. Thomas (1958).

Campbell, G. S., Crisp, N. W., Brown, E. B., jr.: Total cardiac by-pass in humans utilizing a pump and heterologous lung oxygenator. Surgery **40**, 364 (1956).

Carey, J. S.: Cardiovascular response to acute hemodilution. J. thorac. cardiovasc. Surg. **62**, 103 (1971).

Carlson, R. G., Landé, A. J., Ivey, L. A., Starek, P. J., Rees, J. R., Subramanian, V. A., Twichell, J., Baxter, J., Bloch, J. H., Lillehei, C. W.: Total cardiopulmonary support with disposable membran oxygenator during aorto-coronary artery-vein graft operations. 37. Jahrestgg. Amer. Coll. Chest Physicians, Philadelphia 1971.

Castaneda, A. R., Gans, H., Weber, K. C., Fox, I. J.: Heparin neutralization: Experimental and clinical studies. Surgery **62**, 686 (1968).

Cheng, H., Kusunoki, T., Bosher, L. H., McElvein, R. B., Blake, D. A.: A study of oxygen consumption during extracorporeal circulation. Trans. Amer. Soc. artif. intern. Org. **5**, 273 (1959).

Clark, L. C., jr.: Optimal flow rate in perfusion. In: Extracorporeal Circulation (Allen, J. G., Ed.). Springfield/Ill.: Ch. C. Thomas 1958.

Clark, L. C., jr., Becattini, F., Kaplan, S.: Sind Fluorcarbonemulsionen als künstliches Blut verwendbar? Triangel (De.) **11**, 115 (1972).

Clark, L. C., jr., Berg, F., Lyons, C., Kaplan, S., Edwards, W. S.: Continuous perfusion of the arrested heart with arterialized hypocalcaemic blood. Surg. Forum **10**, 518 (1960).

Clark, R. E., Beasley, W. E., Sode, J., Mills, M.: The lack of influence of hemodilution perfusion on alterations in total body potassium. J. thorac. cardiovasc. Surg. **65**, 112 (1973).

Clauss, R. H., Birtwell, W. C., Albertal, G., Lunzer, S., Taylor, W. J., Fosberg, A. F., Harken, D. E.: Assisted circulation. I. The arterial counter pulsation. J. thorac. cardiovasc. Surg. **41**, 447 (1961).

Clauss, R. H., Missier, P., Reed, G. E., Tice, D.: Assisted circulation by counterpulsation with intra-aortic ballon: methods and effects. Presented at annual conference on Engineering in Medicine and Biology, Chicago, Nov. 5—7, 1962.

Clowes, G. H., jr.: Extracorporeal maintenance of circulation and respiration. Physiol. Rev. **40**, 826 (1960).

Clowes, G. H., jr., Hopkins, A. L., Kolobow, T.: Oxygen diffusion through plastic films. Trans. Amer. Soc. artif. intern. Org. **1**, 23 (1955).

Clowes, G. H. jr., Neville, W. E., Sabga, G., Shibota, Y.: The relationship of oxygen consumption, perfusion rate, and temperature to the acidosis associated with cardiopulmonary circulatory Bypass. Surgery **44**, 220 (1958).

Cohn, L. H., Angell, W. W., Shumway, N. E.: Body fluid shifts after cardiopulmonary bypass. I. Effect of congestive heart failure and hemodilution. J. thorac. cardiovasc. Surg. **62**, 423 (1971).

Conklin, E. F., Ginanelli, S., jr.: Arterial infusion into the ascending aorta during cardiopulmonary bypass. Ann. thorac. Surg. **2**, 858 (1966).

Connolly, J. E., Kountz, S. L., Guernsey, J. M.: Acidosis as a cause of renal shutdown during extracorporeal circulation: its correction by the use of THAM. J. thorac. cardiovasc. Surg. **46**, 680 (1963).

Connolly, J. E., Wakabayashi, A., German, J. C., Stemmer, E. A., Serres, E. J.: Clinical experience with pulsatile left heart bypass without anticoagulation for thoracic aneurysms. J. thorac. cardiovasc. Surg. **62**, 568 (1971).

Cooley, D. A.: Caval occlusion clamps for temporary cardiopulmonary bypass. J. thorac. cardiovasc. Surg. **59**, 292 (1970).

Cooley, D. A., Beall, A. C., jr., Grondin, P.: Open-heart operations with disposable oxygenators, 5% dextrose prime, and normothermia. Surgery **52**, 713 (1962).

Crafoord, C., Johansson, L., Jonsson, B., Norlander, O., Senning, Å.: Klinische Erfahrungen mit extrakorporalem Kreislauf. Langenbecks Arch. Chir. **292**, 709 (1959).

Crafoord, C., Norberg, B., Senning, Å.: Disturbances in fluid and electrolyte balance after extracorporeal circulation. Acta chir. scand. **113**, 415 (1957).

Crescenzi, A., Hofstra, P., Di Benedetto, A., Sze, K., Foster, B., Glass, P., Claff, F., Cooper, P.: Development of a simplified membran oxygenator. Trans. Amer. Soc. artif. intern. Org. **5**, 148 (1959).

Cross, E. S., Berne, R. M., Hirose, Y., Jones, R. D , Kay, E. B.: Evaluation of a rotating disc type reservoir-oxygenator. Proc. Soc. exp. Biol. (N.Y.) **93**, 210 (1956).

Crystal, D. K., Day, S. W., Wagner, C. L., Martinis, A. J., Owen, J. J., Wacker, P. E.: A gravity-flow membrane oxygenator. Arch. Surg. **88**, 122 (1964).

Currie, T. T., Hayward, N. J., Westlake, G., Williams, J.: Epilepsy in cardiopulmonary bypass patients receiving large intravenous doses of penicillin. J. thorac. cardiovasc. Surg. **62**, 1 (1971).

Dalton, M. L., jr., McCarthy, R.T., Woodward, K.E., Barila, T. G.: The Army artifical heart pump. II. Comparison of pulsatile and nonpulsatile flow. Surgery **58**, 840 (1965).

Das, J. B., Eraklis, A. J., Adams, J. G., Gross, R. E.: Changes in serumionic calcium during cardiopulmonary bypass with hemodilution. J. thorac. cardiovasc. Surg. **62**, 449 (1971).

DeBakey, M. E.: Simple continuous-flow blood transfusion instrument. New Orleans med. surg. J. **87**, 386 (1934).

DeBakey, M. E., Diethrich, E. B.: Ventricular assistive devices in cardiovascular surgery (Ed. Th. H. Budford, Th. B. Ferguson). St. Louis: Mosby 1969.

Dennis, C., Carlens, E., Senning, A.: Clinical use of a cannula for left-heart bypass without thoracotomy. Ann. Surg. **56**, 623 (1962)

Dennis, C., Hall, D. P., Moreno, J. R., Senning, A.: Reduction of the oxygen utilization of the heart by left heart bypass. Circulation Res. **10**, 298 (1962).

Dennis, C., Moreno, J. R., Hall, D. P., Grosz, C., Ross, S. M., Wesolowski, S. A., Senning, A.: Studies

Dennis, C., Spreng, D. S., jr., Nelson, G. E., Karlson, K. E., Nelson, R. M., Thomas, J. V., Eder, W. P., Varco, R. L.: Development of a pump-oxygenator to replace the heart and lungs; an apparatus applicable to human patients and application to one case. Ann. Surg. **134**, 709 (1951).

on external counterpulsations as a potential measure for acute left heart failure. Trans. Amer. Soc. artif. intern. Org. **9**, 186 (1963).

DEWALL, R. A., GOTT, V. L., LILLEHEI, C. W., VARCO, R. L.: The surgical treatment of stenotic or regurgitant lesions of the mitral and aortic valves by direct vision utilizing a pump oxygenator. J. thorac. Surg. **35**, 154 (1958).

DEWALL, R. A., LEVY, M. J.: Direct cannulation of the ascending aorta for open heart surgery. J. thorac. cardiovasc. Surg. **45**, 496 (1963).

DEWALL, R. A., LILLEHEI, C .W.: Simplified total-body perfusion-reduced flows, moderate hypothermia, and hemodilution. J. Amer. med. Ass. **179**, 430 (1962).

DEWALL, R. A., WARDEN, H. E., GOTT, V. L., READ, R. C., VARCO, R. C., LILLEHEI, C. W.: Total body perfusion for open cardiotomy utilizing the bubble oxygenator: physiologic responses in man. J. thorac. Surg. **32**, 591 (1956).

DEWALL, R. A., WARDEN, H. E., MELBY, J. C., MINOT, J., VARCO, R. L., LILLEHEI, C. W.: Physiological responses during total body perfusion with a pump oxygenator; studies in 120 patients undergoing open cardiac surgery. J. Amer. med. Ass. **165**, 1788 (1957).

DIETER, R. A., NEVILLE, W. E., PIFARRÉ, R.: Serum electrolyte changes after cardiopulmonary bypass with Ringer's lactate solution used for hemodilution. J. thorac. cardiovasc. Surg. **59**, 168 (1970).

DIETHRICH, E. B., LIDDICOAT, J. E., RICHARDSON, W. P., DEBAKEY, M. E.: Intra-aortic balloon diastolic augmentation: experimental observations. Cardiovasc. Res. Cent. Bull. **7**, 143 (1969).

DITTRICH, B.: Die extrakorporale Zirkulation mit Membranoxygenatoren. Erfahrungsbericht bei 80 Herzoperationen. 2. Jahrestgg. d. Dtsch. Ges. Thorax-Herz- und Gefäßchirurgie, Bad Nauheim 1973.

DOBELL, A. R. C.: Penizillin-Krämpfe. Zit. n. TREDE (1966).

DOBELL, A. R. C.: Tetralogy of Fallot. In: Cardiovascular Surgery, Current practice (BURFORD, TH. H., FERGUSON, TH. B., Eds.). St. Louis: Mosby 1969.

DOBERNECK, R. C., REISER, M. P., LILLEHEI, C. W.: Acute renal failure after open-heart surgery utilizing extracorporeal circulation and total body perfusion. J. thorac. cardiovasc. Surg. **43**, 441 (1962).

DODRILL, F. D., MARSHALL, N., NYBOER, J., HUGHES, C. H., DERBYSHIRE, A. J., STEARNS, A. B.: The use of heart-lung apparatus in human cardiac surgery. J. thorac. cardiovasc. Surg. **33**, 60 (1956).

DOMANIG, E., HELMER, F., WOLNER, E.: Erste Erfahrungen mit einem langdauernden ischämischen Herzstillstand. Thoraxchirurgie **17**, 75 (1969).

DONALD, D. E., BOVE, A. A., DEGOON, D. C.: Sustained circulation by a left ventricular balloon pump after severe myocardial damage in dogs. J. thorac. cardiovasc. Surg. **63**, 681 (1972).

DONALD, D. E., MOFFITT, E. A.: Relation of temperature, gas tension and hydrostatic presssure to the formation of gas bubbles in extracorporeally oxygenated blood. Surg. Forum **10**, 589 (1960).

DOW, J. W., DICKSON III, J. F., HAMER, N. A. J., GADBOYS, H. L.: The effects of anaphylactoid shock from blood exchange on cardiopulmonary bypass in the dog. J. thorac. cardiovasc. Surg. **39**, 457 (1960).

DOWNS, J. B., RACKSTEIN, A. D., KLEIN, E. F., jr., HAWKINS, J. F., jr.: Hazards of radial-artery catheterization. Anesthesiology **38**, 283 (1973).

DREW, G. E., ANDERSON, I. M.: Profound hypothermia in cardiac surgery. Lancet **1959 I**, 748.

DUDZIAK, R.: Über die Wirkung von Halothan, Fentanyl, Dehydrobenzperidol und Propanidid auf den Sauerstoffverbrauch und den Coronardurchfluß des Warmblüterherzens. Köln und Opladen: Westdeutscher Verlag 1967.

DUDZIAK, R.: Über Ateminsuffizienz nach Operationen am Herzen mit Anwendung des extrakorporalen Kreislaufes; das sogenannte „post perfusion lung syndrome". Zbl. Chir. **92**, 561 (1967).

DUMANIAN, A. V., HOEKSEMA, T D., SANTSCHI, D. R., GREENWALD, J. H., FRAHM, C. J.: Profound hypothermia and circulatory arrest in the surgical treatment of traumatic aneurysm of the thoracic aorta. J. thorac. cardiovasc. Surg. **59**, 541 (1970).

DUNDAS, D. F., HOWLETT, S. A., KAY, J. H.: Fluid fluorocarbon as an oxygenator in prolonged experimental extracorporeal circulation. J. thorac. cardiovasc. Surg. **54**, 213 (1967).

EBERT, P. A., GREENFIELD, L. J., AUSTEN, H. G., MORROW, A. G.: Experimental comparison of methods for protecting the heart during aortic occlusion. Ann. Surg. **155**, 25 (1962).

EFFLER, D. B., GROVES, L. K., SONES, F. M., jr., KOLFF, W. J.: Electric cardiac arrest in open-heart surgery. Report of 3 cases. Cleveland Clin. Quart. **23**, 105 (1956).

EFFLER, D. B., KOLFF, W. J., GROVES, L. K.: Complications peculiar to open-heart surgery. Surgery **45**, 149 (1959).

EGEBLAD, K., OSBORN, J. J., HILL, J. D., GERBODE, F.: Blood filtration during cardiopulmonary bypass. J. thorac. cardiovasc. Surg. **63**, 384 (1972).

EGERTON, N., EGERTON, W., KAY, J.: Neurologic changes following profound hypothermia. Ann. Surg. **157**, 366 (1963).

ELLIOTT, D., ROE, B. B.: Aortic dissection during cardiopulmonary bypass. J. thorac. cardiovasc. Surg. **50**, 357 (1965).

ENCKE, A.: Die Blutgerinnung im extrakorporalen Kreislauf. Thoraxchirurgie **17**, 414 (1969).

ENGELMAN, R. M., NYILAS, E., LACKNER, H., GODWIN, S. J.: Left heart bypass without anticoagulation. J. thorac. cardiovasc. Surg. **62**, 851 (1972).

ENGESET, J., STALKER, A. L., MATHESON, N. A.: Objective measurement of the dispersing effect of dextran 40 on red cells from man, dog and rabbit. Cardiovasc. Res. **1**, 385 (1967).

ENGLISH, T. A. H., DIGERNESS, S., KIRKLIN, J. W.: Changes in colloid osmotic pressure during and shortly after open intracardiac operation. J. thorac. cardiovasc. Surg. **61**, 338 (1971).

FERGUSON, T. B., BURBANK, A., BURFORD, T. H.: The disposable bubble oxygenator. II. Evaluation of an improved model. Surgery **61**, 827 (1967).

FISHMAN, N. H., HUTCHINSON, J. C., ROE, B. B.: Controlled atrial hypertension. A method for supporting cardiac output following open-heart surgery. J. thorac. cardiovasc. Surg. **52**, 777 (1960).

FISHMAN, N. H., YOUKER, J. E., ROE, B. B.: Mechanical injury to the coronary arteries during operative cannulation. Amer. Heart J. **75**, 26 (1968).

FRANK, K. A., HELLER, S. S., KORNFELD, D. S., MALM, J. R.: Long-term effects of open-heart surgery on intellectual functioning. J. thorac. cardiovasc. Surg. **64**, 811 (1972).

FREEBURG, B. R., HYMAN, C.: Blood-borne vasodilating agent from ischemic tissues. J. appl. Physiol. **15**, 1041 (1960).

VON FREY, M., GRUBER, H.: Untersuchungen über den Stoffwechsel isolierter Organe. Ein Respirationsapparat für isolierte Organe. Virchows Arch. Physiol. **9**, 519 (1885).

FURLONG, M. B., jr., GARDNER, T. J., GOTT, V. L., HUTCHINS, G. M.: Myocardial infarction complicating coronary perfusion during open-heart surgery. J. thorac. cardiovasc. Surg. **63**, 185 (1972).

GADBOYS, M. L., SLONIM, R., LITWAK, R. S.: Homologous blood syndrome. I. Preliminary observations on its relationship to clinical cardiopulmonary bypass. Ann. Surg. **156**, 793 (1962).

GALLETTI, P. M., BRECHER, G. A.: Heart-lung-bypass. Principles and techniques of extracorporeal circulation. London, New York: Grune and Stratton 1962.

GANS, H., KRIVIT, W.: Problems in hemostasis during open-heart surgery. IV. On the changes in the blood clotting mechanism during cardiopulmonary bypass procedures. Ann. Surg. **155**. 353 (1962).

GANS, H., LILLEHEI, C. W., KRIVIT, W.: Problems in hemostasis during open-heart surgery. Ann. Surg. **154**, 915 (1961).

GEMPERLE, M.: Herabsetzung der Sauerstoffaufnahme in Normothermie durch Neuroleptanalgesie. In: HENSCHEL, W. F. (Hrsg.): Die Neuroleptanalgesie, S. 149. Berlin-Heidelberg-New York: Springer 1966.

GERBODE, F., MELROSE, D. G.: The use of potassium arrest in open cardiac surgery. Amer. J. Surg. **96**, 221 (1958).

GIAJA, J.: Léthargie obtenu chez le rat par la dépression barometrique. C. R. Acad. Sci. (Paris) **210**, 80 (1940).

GIANELLI, S., jr., CONKLIN, E. F., PATTERSON, R. H., jr., CUSHID, J., AYRES, S. M., NEALON, T. F.: Perfusion of the brain and myocardium with venous blood during heart-lung bypass in man. J. thorac. cardiovasc. Surg. **64**, 661 (1972).

GIBBON, J. H., jr.: Artificial maintenance of circulation during experimental occlusion of pulmonary artery. Arch. Surg. **34**, 1105 (1937).

GIBBON, J. H., jr.: Application of mechanical heart and lung apparatus to cardiac surgery. Minnesota Med. **37**, 171 (1954).

GLENN, R., HOLSWADE, G. R.: Basic requirements for open-heart surgery. Surg. Clin. N. Amer. **41**, 349 (1961).

GLENN, W., SEWELL, W.: The prevention of air embolism in open heart surgery: Repair of interauricular septal defects. Surgery **34**, 195 (1953).

GLENN, W. W. L., TOOLE, A. L., LONGO, E., HUME, M., GENTSCH, T. O.: Induced fibrillatory arrest in open-heart surgery. New Engl. J. Med. **262**, 852 (1960).

GOLDMANN, A., CORDAY, E., SWAN, H. J. C.: Veno-arterial phased pulsatile partial bypass (VAPPPB) for intensive coronary care units. In: Assist. Zirkulation (Hrsg. F. LOOGEN). Stuttgart: Thieme 1967.

GOLLAN, F.: Cardiac arrest of one hour duration in dogs during hypothermia of 0° C followed by survival. Fed. Proc. **13**, 57 (1954).

GOLLAN, F.: Physiology of cardiac surgery. Springfield/Ill.: Ch. C. Thomas 1959.

GOLLAN, F., BLOS, P., SHUMAN, H.: Studies on hypothermia by means of a pump oxygenator. Amer. J. Physiol. **171**, 331 (1952a).

GOLLAN, F., BLOS, P., SHUMAN, H.: Exclusion of heart and lungs from circulation in the hypothermic closed chest dog by means of a pump oxygenator. J. appl. Physiol. **5**, 180 (1952b).

GOLLUB, S., ULIN, A. W.: Heparin-induced thrombocytopenia in man. J. Lab. clin. Med. **59**, 430 (1962).

GOTT, V. L., GONZALEZ, J. L., ZUHDI, M. N., VARCO, R. L., LILLEHEI, C. W.: Retrograde perfusion of the coronary sinus for direct vision aortic surgery. Surg. Gynec. Obstet. **104**, 319 (1957).

GOURIN, A., STREISAND, R. L., GREINEDER, J. K., STUCKEY, J. H.: Protamine sulfate adminstration and the cardiovascular system. J. thorac. cardiovasc. Surg. **62**, 193 (1973).

GOURIN, A., STREISAND, R. L., STUCKEY, J. H.: Total cardiopulmonary bypass, myocardial contractility, and the administration of protamine sulfate. J. thorac. cardiovasc. Surg. **61**, 160 (1971).

GRALNIK, H. R., FISCHER, R. D.: The hemostatic response to open-heart operations. J. thorac. cardiovasc. Surg. **61**, 909 (1971).

GROVER, F. L., HERON, M. W., NEWMAN, M. M., PATON, B. C.: Effects of a non-ionic surface-active agent on blood viscosity and platelet-adhesiveness. Circulation **38**, 89 (1968).

GROVES, L. K., EFFLER, D. B.: A needle-vent safeguard against systemic air embolies in open-heart surgery. J. thorac. cardiovasc. Surg. **47**, 349 (1964).

GSCHNITZER, F.: Die Minimalperfusion der Lungenstrombahn während des kardiopulmonalen Umgehungskreislaufs. Forschungsberichte des Landes Nordrhein-Westfalen. Köln und Opladen: Westdeutscher Verlag 1967.

GUPTA, S., BASU, A. K.: Rapid hypothermia and intravascular aggregation in total body perfusion. Acta chir. scand. **128**, 678 (1964).

HAHNLOSER, P. L., GALLO, E., SCHENK, W. G., jr.: Die Wirkung der Contrapulsation auf den Kreislauf normaler und akut herzinsuffizienter Hunde. In: Assist. Zirkulation (Hrsg. F. LOOGEN). Stuttgart: Thieme 1967.

HÄSSIG, A.: Zur Prüfung der serologischen Verträglichkeii bei Blutansfusionen. Langenbecks Arch. Chir. **313**, 64 (1965).

HANSON, L. E., FOSBERG, A. M., LACAVA, E. J., STETZ, C. W., COLLINS, J. J., jr.: Studies with frozen blood for oxygenator priming. J. thorac. cardiovasc. Surg. **64**, 87 (1972).

HARKEN, A. H., FILLER, R. M.: The use of the umbilical artery and muscle pH monitoring in neonatal cardiopulmonary bypass. J. thorac. cardiovasc. Surg. **64**, 973 (1972).

HATTERSLEY, P. G.: Activated coagulation time of whole blood. J. Amer. med. Ass. **196**, 436 (1966).

HELLSTRÖM, G., BJÖRK, V. O.: Hemodilution with Rheomacrodex during total body perfusion. J. thorac. cardiovasc. Surg. **45**, 395 (1963).

HEPPS, S. A., ROE, B. B., WRIGHT, R. R., GARDNER, B. F.: Ameliosation of the pulmonary postperfusion syndrome with hemodilution and low molecular weight dextran. Surgery **54**, 32 (1963).

HERRON, P. W., JESSEPH, J. E., MERENDINO, K. A.: An experimental study indicating the relationship between blood volume and available venous return during extracorporeal circulation. Surg. Forum **8**, 410 (1958).

HEWITT, R. L., CREECH, O.: History of the pump oxygenator. Arch. Surg. **93**, 680 (1966).

HEYMANS, C., NEIL, E.: Reflexogenic areas of the cardiovascular system. Boston: Little, Brown & Comp. 1968.

HILL, J. D., FALLAT, R., COHN, K., EBERHART, R., DONTIGNY, L., BRAMSON, M. L., OSBORN, J. J., GERBODE, F.: Clinical cardiopulmonary dynamics during prolonged extracorporeal circulation for acute respiratory insufficiency. Trans. Amer. Soc. artif. intern. Org. **17**, 355 (1971).

HILL, J. D., DE LEVAL, M. R., FALLAT, R. J., BRAMSON, M. L., EBERHART, R. C., SCHULTE, H. D., OSBORN, J. J., BARBER, R., GERBODE, F.: Acute respiratory insufficiency: Treatment with prolonged extracorporeal oxygenation. J. thorac. cardiovasc. Surg. **64**, 551 (1972).

HIRSCH, H. H., UNGEHEUER, E., GÖTTEN, J., ZIPF, K. E.: Experimentelle Untersuchungen über die konduktive Abkühlung und Erwärmung des Herzens. Zbl. Chir. **85**, 1721 (1960).

HÖLSCHER, B.: Die Bedeutung des Magnesium-Chlorid-Novocamid als Kardioplegikum für die offene Herzchirurgie. Thoraxchirurgie **13**, 446 (1965).

HOFFMEISTER, H. E.: Stoffwechseluntersuchungen am menschlichen Herzen bei intermittierender Coronarperfusion. Langenbecks Arch. Chir. **319**, 639 (1967).

HOFFMEISTER, H. E.: Angeborene Herzfehler bei Kindern und deren Behandlung: Möglichkeiten und Risiken der operativen Behandlung. Landarzt **44**, 537 (1968).

HOLDEFER, W. F., DOWLING, E. A., KIRKLIN, J. W.: Hemodynamic, metabolic, and organ function studies in animals subjected to prolonged veno-arterial bypass with the Bramson membrane lung. J. thorac. cardiovasc. Surg. **61**, 217 (1971).

HOLLENBERG, M., PRUETT, R., THAL, A.: Vasoactive substances liberated by prolonged bubble oxygenation. J. thorac. cardiovasc. Surg. **45**, 402 (1963).

HOOKER, D. R.: A study of the isolated kidney. The influence of pulse pressure upon renal function. Amer. J. Physiol. **27**, 24 (1910).

HOWLETT, S., DUNDAS, D., SABISTON, D.: Fluid fluorocarbon as oxygenator in experimental extracorporeal circulation. Arch. Surg. **91**, 643 (1965).

HUCKABEE, W. E.: Relationships of pyruvate and lactic acid during anaerobic metabolism. I. Effects of infusion of pyruvate on glucose hyperventilation. J. clin. Invest. **37**, 244 (1958).

HYMAN, E. S.: Cause of failure of the artificial heart-lung. Trans. Amer. Soc. artif. intern. Org. **5**, 257 (1959).

IIJIMA, K., SALERNO, R. A.: Factors influencing hemolysis in model perfusion systems. Ann. Surg. **161**, 148 (1965).

ILLICKAL, M. M., BROWN, G. B., Van de WATER, J. M., LEE, W. H., PALL, D. B., MALONEY, J. V.: Boundary layer phenomena in membrane oxygenators. Surg. Forum **18**, 134 (1967).

ISSELHARD, W., SCHMERBAUCH, D., BERGHOFF, W.: Stoffwechselerholung des Herzens in situ nach Anaerobiose. Pflügers Arch. ges. Physiol. **283**, R 43 (1965).

ITO, I., FAULKNER, W. R., KOLFF, W. J.: Metabolic acidosis and its correlation in patients undergoing open-heart operations. Cleveland Clin. Quart. **24**, 193 (1957).

ITO, I., KOLFF, W. J., EFFLER, D. B.: Prevention of overoxygenation during treatment with a heart-lung machine in cardiac operations. Cleveland Clin. Quart. **25**, 9 (1958).

JACOBJ, C.: Apparat zur Durchblutung isolierter überlebender Organe. Arch. exp. Path. Pharmak. **26**, 388 (1890).

JACOBJ, C.: Ein Beitrag zur Technik der künstlichen Durchblutung überlebender Organe. Arch. exp. Path. Pharmak. **31**, 330 (1895).

JONES, R. D., CROSS, F. S.: A vent-valve to minimize air embolism during open-heart surgery. J. thorac. cardiovasc. Surg. **48**, 310 (1964).

KALMAR, P., KIRSCH, V., RODEWALD, G.: Klinische Erfahrungen mit Aspartaten bei ischämischem Herzstillstand. Kolloquium über Kalium-Magnesium-Aspartat, Hamburg 1971.

KANTROWITZ, A.: Mechanical support to the failing heart. In: Assist. Zirkulation (Hrsg. LOOGEN). Stuttgart: Thieme 1967.

KANTROWITZ, A., TJONNELAND, S., FREED, P. S., PHILLIPS, S. J., BUTNER, A. N., SHERMAN, J. L.: Initial clinical experience with intra-aortic balloon pumping in cardiogenic shock. J. Amer. med. Ass. **203**, 113 (1968).

KAY, J. H., DYKSTRA, P. C., TSUJI, H. K.: Retrograde ilioaortic dissection: a complication of common femoral artery perfusion during open-heart surgery. Amer. J. Surg. **111**, 464 (1966).

KAY, E. B., HEAD, L. R., NOGUEIRA, C.: Direct coronary artery perfusion for aortic valve surgery. J. Amer. med. Ass. **168**, 1767 (1958).

KIRKLIN, J. W.: Pulmonary dysfunction after open-heart surgery. Med. Clin. N. Amer. **48**, 1063 (1964).

KIRKLIN, J. W., DEVLOV, R. A.: Hypothermic perfusion and circulatory arrest for surgical correction of tetralogy of Fallot with previous constructed Pott's anastomosis. Dis. Chest. **39**, 87 (1961).

KIRKLIN, J. W., DONALD, D. D., HARSHBARGER, H. B., HETZEL, P. S., PATRICK, R. T., SWAN, H. J. C., WOOD, E. H.: Studies in extracorporeal circulation. I. Applicability of Gibbon-type pump-oxygenator to human intracardiac surgery; 40 cases. Ann. Surg. **144**, 2 (1956).

KIRKLIN, J W., LYONS, W. S.: Arterial cannulation for extracorporeal circulation utilizing the external or common iliac artery. Surgery **47**, 648 (1960).

KIRKLIN, J. W., MCGOON, D. C., PATRICK, R. T., THEYE, R. A.: What is adequate perfusion? In: Extracorporeal Circulation (J. G. ALLEN, Ed.), p. 125. Springfield/Ill.: Ch. C. Thomas 1958.

KIRSCH, U.: Untersuchungen zum Eintritt der Totenstarre an ischämischen Meerschweinchenherzen in Normothermie. Der Einfluß von Procain, Kalium und Magnesium. Arzneimittel-Forsch. **20**, 1071 (1970).

KIRSCH, U.: Anwendung von Aspartaten beim ischämischen Herzstillstand. In: BEER, R., FINSTERER, W. (Hrsg.): Biochemische Eigenschaften und Möglichkeiten der klinischen Anwendung von Kalium-Magnesium-Aspartat. Arzneimittel-Forsch. **22**, Beiheft, 73 (1971).

KIRSCH, U., RODEWALD, G., KALMÁR, P.: Induced ischemic arrest. Clinical experience with cardioplegia in open-heart surgery. J. thorac. cardiovasc. Surg. **63**, 121 (1972).

KOLFF, W. J., BERK, H. T. J.: Artificial kidney; dialyser with great area. Acta med. scand. **117**, 121 (1944).

KOLFF, W. J., EFFLER, D. B., GROVES, L. K., HUGHES, C. R., MCCORMACK, L. J.: Pulmonary complications of open-heart operations: Their pathogenesis and avoidance. Cleveland Clin. Quart. **25**, 65 (1958).

KOLFF, W. J., EFFLER, D. B., GROVES, L. K., PEEREBOOM, G., MORACA, P. P.: Disposable membrane-oxygenator (heart-lung-machine) and its use in experimental surgery. Cleveland Clin. Quart. **23**, 69 (1956).

KOLOBOW, T., SPRAGG, R. G., PIERCE, J. E., ZAPOL, W.: Extended term (16 days) partial extracorporeal gas exchange with the spiral membrane lung in unanesthetized lambs. Trans. Amer. Soc. artif. intern. Org. **17**, 350 (1971).

KOLOBOW, T., ZAPOL, W.: Partial and total extracorporeal respiratory gas exchange with the spiral membrane lung. In: Mechanical Devices for Cardiopulmonary Assistance. Advances. Cardiologia (Basel) **6**, 112 (1971).

KOLOBOW, T., ZAPOL, W., PEIRCE II, E. C.: High survival and minimal blood damage in lungs exposed to long-term veno-venous pumping. Trans. Amer. Soc. artif. intern. Org. **15**, 172 (1969).

KRAULLA, K. N., VON SWAN, H.: Clotting deviations in man during cardiac bypass: fibrinolysis and circulatory coagulant. J. thorac. Surg. **36**, 519 (1957).

KREUZER, H., SCHOEPPE, W.: Der Myokarddruck bei veränderter Koronardurchblutung und bei Ischämie. Pflügers Arch. ges. Physiol. **278**, 209 (1963).

KRIAN, A., BIRCKS, W., WETZELS, E.: Das akute Nierenversagen nach Operationen am Herzen und an den großen thorakalen Gefäßen. Thoraxchirurgie **20**, 199 (1972).

KÜBLER, W.: Nutzbare Ischämiedauer des Herzens in Abhängigkeit von der energetischen Ausgangslage des Myokards, der Kardioplegieform und der Temperatur. Langenbecks Arch. Chir. **319**, 648 (1967).

KUKIN, I., ROCHOW, E. G.: Effects of silicone coatings on denaturation of egg albumin. J. Polymer. Sci. **13**, 301 (1954).

LAM, C. R., GEOGHEGAN, T., LEPORE, A.: Induced cardiac arrest for intracardiac surgical procedures. J. thorac. Surg. **30**, 620 (1955).

LANDÉ, A. J.: Langzeitperfusion bei kardialen und respiratorischen Notfällen. Langenbecks Arch. Chir. **332**, 291 (1972).

LASCH, H. G., HEENE, D., HUTH, W., SANDRITTER, W.: Pathophysiology, clinical manifestations and therapy of consumption-coagulopathy. Amer. J. Cardiol. **20**, 381 (1967).

LAWRENCE, G. H., MCKAY, H..A., SHERENSKY, R. T.: Effective measures in the prevention of intraoperative aeroembolies. J. thorac. cardiovasc. Surg. **62**, 731 (1971).

LEE, W. H., KRUMHAAR, D., FONKALSRUD, E. W., SCHJEIDE, O. A., MALONEY, J. V.: Denaturation of plasma proteins as a cause of morbidity and death after intracardiac operations. Surgery **50**, 29 (1961).

LEE, W. H., jr.: Diskussionsbemerkung. J. thorac. cardiovasc. Surg. **64**, 561 (1972).

LEES, M. H., HERR, R. H., HILL, J. D., MORGAN, C. L., OCHSNER, A. J., THOMAS, C., VAN FLEET, D. L.: Distribution of systemic blood flow of the rhesus monkey during cardiopulmonary bypass. J. thorac. cardiovasc. Surg. **61**, 570 (1971).

LEFEMINE, A. A., HARKEN, D. E.: Extracorporeal support of the circulation by means of venoarterial bypass with an oxygenator. Case study of eight patients in shock. J. thorac. cardiovasc. Surg. **62**, 767 (1971).

LEGALLOIS, J. J. C.: Expériences sur le principe de la vie. Paris: D'Hautel 1812.

LILLEHEI, C. W., DEWALL, R. A., GOTT, V. L., VARCO, R. L.: The direct vision correction of calcific aortic stenosis by means of a pump oxygenator and retrograde coronary sinus perfusion. Dis. Chest **30**, 123 (1956).

LILLEHEI, C. W., GOTT, J. L., DEWALL, R. A., VARCO, R. L.: The surgical treatment of stenotic or regurgitant lesions of the mitral and aortic valves by direct vision utilizing a pump oxygenator. J. thorac. cardiovasc. Surg. **35**, 154 (1958).

LILLEHEI, C. W., LEVY, M. J., LILLEHEI, R. C., WANG, Y., CRUZ, A. B., KASTER, R. L., BONNABEAU, R. C., jr.: Mitral, aortic and tricuspid valve replacement with the ball valve. Surgery **57**, 184 (1965).

LILLEHEI, C. W., TODD, D. B., jr., LEVY, M. J., ELLIS, R. J.: Partial cardiopulmonary bypass, hypothermia, and total circulatory arrest. J. thorac. cardiovasc. Surg. **58**, 530 (1969).

LIM, R. A., REHDER, K., HARP, R. A., DAWSON, B., KIRKLIN, J. W.: Circulatory arrest during profound hypothermia induced by direct blood stream cooling; experimental study. Surgery **49**, 367 (1961).

LITWAK, R. S., JURADO, R. A., LUKBAN, S. B., MITCHELL, B. A., KAHN, M., BERGER, S., ESTIOKO, M. R., ALEDORT, L.: Perfusion without donor blood. J. thorac. cardiovasc. Surg. **64**, 714 (1972).

LITWIN, M. S., PANICO, F. G., RUBINI, C., HARKEN, D. E., MOORE, F. D.: Acidosis and lactic acidemia in extracorporeal circulation: the significance of perfusion flow rate and the relation to perfusion respiratory alkalosis. Ann. Surg. **149**, 188 (1959).

LOCHNER, W., ARNOLD, G., MÜLLER-RUCHHOLZ, E. R.: Metabolism of the artificially arrested heart and of the gas-perfused heart. Amer. J. Cardiol. **22**, 299 (1968).

LÖHR, B.: Induzierter Herzstillstand bei intrakardialen Eingriffen mit künstlichem Kreislauf. Thoraxchirurgie **7**, 123 (1960).

LÖHR, B., MEESSEN, H., POCHE, R.: Elektronenmikroskopische Untersuchungen des Herzmuskels vom Hund beim experimentellen Herzstillstand durch Kaliumzitrat und Anoxie. Arch. Kreisl.-Forsch. **33**, 108 (1960).

LOESCHKE, H. H., GERTZ, K. H., BÜCHERL, E. S.: Gaswechsel und Säurebasengleichgewicht bei Variation von Ventilation und Perfusion an mit einer Herz-Lungen-Maschine perfundierten Hunden. Pflügers Arch. ges. Physiol. **270**, 121 (1959).

LOHR, B., BRAUN, U., HELLBERG, K., KNOLL, D., NORDELK, E., SPIECKERMANN, P. G.: Intramyokardialer pH-Wert als Indikator für die Wiederbelebbarkeit des künstlich stillgelegten Herzens. Langenbecks Arch. Chir. **329**, 228 (1971).

LONG, D. M., SANCHEZ, L., VARCO, R. L., LILLEHEI, C. W.: Use of low molecular weight dextran and serum albumin as plasma expanders in extracorporeal circulation. Surgery **50**, 12 (1961).

LOOGEN, F., BOSTROEM, B., GLEICHMANN, U., KREUZER, H.: Assistierte Zirkulation. Mechanical assistance of the circulation. Stuttgart: Thieme 1967.

Lowenstein, E., Little III, J. W., Ling, H. L.: Prevention of cerebral embolization from flushing radical artery cannulas. New. Engl. J. Med. **285**, 1414 (1971).

Ludwig, C., Schmidt, A.: Das Verhalten der Gase, welche mit dem Blut durch den reizbaren Säugethiermuskel strömen. Leipziger Berichte **20**, 12 (1868).

Mackenzie, G. J., Davies, S. H., Masson, A. H. B., Wade, J. D.: Causes of metabolic acidosis in extracorporeal circulation at normothermia. Thorax **18**, 215 (1963).

Malchesky, P. S., Nosé, Y.: The liquid-liquid-oxygenator. In: Mechanical Devices for Cardiopulmonary Assistance. Advanc. Cardiol. **6**, 72 (1971).

Manhas, D. R., Merendino, K. A.: The management of cardiac surgery in patients with chronic renal failure: A report of three cases. J. thorac. cardiovasc. Surg. **63**, 235 (1973).

Margulis, M. S.: On the optimal artificial blood flow in extracorporeal circulation. Éksp. Khir. **4**, 58 (1959).

Marty, A.T., Eraklis, A. J., Pelletier, G. A., Merrill, E. W.: The rheologic effects of hypothermia on blood with high hematocrit values. J. thorac. cardiovasc. Surg. **61**, 735 (1971).

Mason, T. D., Braunwald, E.: Digitalis: New facts about an old drug. Amer. J. Cardiol. **22**, 151 (1968).

McGoon, D. C., Mankin, H. T., Kirklin, J. W.: Results of open heart operation for acquired aortic valve disease. J. thorac. cardiovasc. Surg. **45**, 47 (1963).

McGoon, D. C., Pluth, J. R.: Postoperative care of the open-heart patient. In: Cardiovascular Surgery, Current Practice (T. H. Burford, T. B. Ferguson, Eds.). St. Louis: Mosby 1969.

McGregor, D. C., Mehta, V. S., Metni, F. N., Krajicek, M., Kryspin, J., Botz, C. C., Trimble, A. S.: Normothermic anoxic arrest of the heart. J. thorac. cardiovasc. Surg. **64**, 833 (1972).

McMaster, P. D., Parsons, R. J.: The effect of the pulse on the spread of substances through tissues. J. exp. Med. **68**, 377 (1938).

Meagher, D., Piermattei, D. L., Swan, H.: Platelet aggregation during progressive hemorrhagic shock in pigs. Possible effects on the postperfusion syndrome. J. thorac. cardiovasc. Surg. **62**, 822 (1971).

Meagher, D., Swan, H.: Oxygenation of blood with low oxygen gas mixtures by means of a bubble oxygenator. J. thorac. cardiovasc. Surg. **61**, 729 (1971).

Meessen, H.: Strukturelle Veränderungen nach Herzstillstand und Herzstillegung. Verh. dtsch. Ges. Kreisl.-Forsch. **30**, 34 (1964).

Melrose, D. B., Dreyer, B., Bentall, H. H., Baker, J. B. E.: Electice cardiac arrest. Lancet **1955 II**, 21.

Merritt, D. H., Sealy, W. C., Young, W. G., jr., Harris, J. S.: Potassium, magnesium, and neostigmine for controlled cardioplegia: evaluation with isolated perfused cat heart. Arch. Surg. **76**, 365 (1958).

Miller, J. A., Pokalsrud, E. W., Latta, H. L., Maloney, J.V.: Fat embolism associated with extracorporeal circulation and blood transfusion. Surgery **51**, 448 (1962).

Mori, A., Muraoka, R., Yokota, Y., Okamoto, Y., Ando, F., Fukumasu, H., Oku, H., Ikeda, M., Shirotani, H., Hikasa, Y.: Deep hypothermia combined with cardiopulmonary bypass for cardiac surgery in neonats and infants. J. thorac. cardiovasc. Surg. **64**, 422 (1972).

Morris, K. N., Fay, M. K., Stirling, F. R.: Hemolysis of blood in the pericardium: The major source of plasma hemoglobin during total body perfusion. J. thorac. cardiovasc. Surg. **49**, 250 (1965).

Morris, L., Cohen, M., Hudson, P. B.: Fractionation of an enzyme by foaming. J. Amer. chem. Soc. **75**, 1746 (1953).

Moss, R. A., Benn, J. A., Ghadar, F. K., Drinker, P. A.: Secondary flow and mass transfer in an oscillating torus. In: Mechanical Devices for Cardiopulmonary Assistance. Advanc. Cardiol. **6**, 40 (1971).

Moulopoulos, S. D., Topaz, S., Kolff, W. J.: Diastolic balloon-pumping (with carbondioxide) in the aorta. A mechanical assistance to the failing circulation. Amer. Heart J. **63**, 669 (1962).

Nahas, G. G., Malm, J. R., Manger, W. M., Verosky, M., Sullivan, S. F.: Control of acidosis and the use of titrated ACO-blood in open heart surgery. Ann. Surg. **160**, 1049 (1964).

Nahas, R. A., Melrose, D. G., Sykes, M. K., Robinson, B.: Post-perfusion lung syndrome; role of circulatory exclusion. Lancet **1965 II**, 251.

Nash, G., Blennerhassett, V. B., Pontoppidan, H.: Pulmonary lesions associated with oxygen therapy and artificial ventilation. New Engl. J. Med. **276**, 368 (1967).

Neef, H.: Extrakorporale Zirkulation mit Edglucatblut. Thoraxchriurgie **18**, 128 (1970).

Neef, H.: Gerinnungsstörungen nach extrakorporaler Zirkulation. Thoraxchirurgie **18**, 503 (1970).

Neville, W. E., Scicchitano, L., Maben, H., Banuchi, F., Peacock, H.: Cardiopulmonary bypass with large volume nonblood perfusate: experimental and clinical observations. Circulation (Suppl. XXXI) **31**, 130 (1965).

Nilsson, I. M., Bjorman, S. E., Andersson, L.: Clinical experiences with epsilon-amino-caproic acid (EACA) as an antifibrinolytic agent. Acta med. scand. **170**, 487 (1961).

Nilsson, I. M., Svedberg, J.: Coagulation studies in cardiac surgery with extracorporeal circulation using a bubble-oxygenator. Acta chir. scand. **117**, 47 (1959).

Nonoyama, A.: Hemodynamic studies on extracorporeal circulation with pulsatile and non-pulsatile blood flows. Arch. jap. Chir. **29**, 1381 (1960).

Nunez, L. E., Bailey, C. P.: New method for systemic arterial perfusion in extracorporeal circulation. J. Thorac. Surg. **37**, 707 (1959).

Nyilas, E.: Development of blood-compatible elastomer: Theory, Practice and in vivo-performance. ANCO-Everett-Research Laboratory Miscellaneous publications No. **327** (1970).

O'Brien, L. J.: Verwendung von tiefgekühltem Blut (1961). Zit. nach Trede (1969).

Oelert, H., Dragojevic, D., Leitz, K.: Extrakorporale Zirkulation mit dextranhältiger Perfusionslösung in der Herz-Lungen-Maschine. Thoraxchirurgie **17**, 392 (1969).

Ogata, T., Ida, Y., Nonoyama, A., Takeda, J., Sasaki, H.: A comparative study of the effectiveness of pulsatile and nonpulsatile blood flow in extracorporeal circulation. Arch. jap. Chir. **29**, 59 (1960).

Osborn, J. J.: Perfusion techniques of cardiopulmonary bypass. In: Cardiac Surgery (Ed. J. C. Norman). London: Butterworth 1967.

OSBORN, J. J., COSIN, J., HAIT, M., RUSSI, M., SALEL, A., HARKINS, G., GERBODE, F.: Hemolysis during perfusion: Sources and means of reduction. J. thorac. cardiovasc. Surg. **42**, 459 (1962).

OSBORN, J. J., MAIN, F. B., GERBODE, F. L.: Circulatory support by leg or airways pulses in experimental mitral insufficiency. Circulation **28**, 781 (1963).

OSBORN, J. J., POPPER, R. W., KEITH, W. J., GERBODE, F.: Respiratory insufficiency following open-heart surgery. Ann. Surg. **156**, 638 (1962).

OSBORN, J. J., POPPER, R. W., MAIN, F. B., KERTH, W. J., ABERDEEN, E., GERBODE, F.: Physiological perfusion for open-heart surgery: Protection against renal and neurological complications. Bull. int. Soc. Chir. **23**, 555 (1964).

OSBORN, J. J., RUSSI, M., SALIL, A., BRAMSON, M. L., GERBODE, F.: Diastolic augmentation by external pulsed pressure. Annual Conference on Engineering in Medicine and Biology. Chicago, Nov. 1962.

OSBORN, J. J., SWANK, R. L., HILL, J. D., AGUILAR, M. J., GERBODE, F.: Clinical use of a dacron wool filter during perfusion for open-heart surgery. J. thorac. cardiovasc. Surg. **60**, 575 (1970).

OTT, J., LAEPPLE, O., GATTIKER, R., STRAUB, P. W.: Vergleichende Untersuchungen über die Protamindosierung nach extrakorporellem Kreislauf in der Herzchirurgie. Thoraxchirurgie **18**, 245 (1970).

PADULA, R. T., EISENSTAT, T. E., BRONSTEIN, M. H., CAMISHION, R. C.: Intracardiac air following cardiotomy. Location, causative factors, an a method for removal. J. thorac. cardiovasc. Surg. **62**, 736 (1971).

PANETH, R., SELLERS, M., GOTT, V. L., WEIRICH, W., ALLEN, P., READ, R. C., LILLEHEI, W. C.: Physiologic studies upon prolonged cardiopulmonary bypass with the pump oxygenator with particular reference to (1) acid-base balance, (2) syphon caval drainage. J. thorac. Surg. **34**, 570 (1957).

PANICO, F., NEPTUNE, W.: Mechanism to eliminate donor blood prime from pump oxygenator. Surg Forum **10**, 605 (1959).

PANOSSIAN, A., HAGSTROM, J. W. C., VEITH, F. J.: Surfactant changes and periarterial hemorrhage in the pathogenesis of damage to perfused lungs. Circulation **36**, Suppl. II, 155 (1967).

PARSONS, R. J., MCMASTER, P. D.: The effect on the pulse upon the formation and flow of lymph. J. exp. Med. **68**, 353 (1938).

PASCHEN, K., FUCHS, C., HOFFMEISTER, H. E., REGENSBURGER, D., KONZC, J.: Der Kalzium-, Magnesium- und Kalium-Haushalt bei Operationen mit kardiopulmonalem Bypass. Thoraxchirurgie **20**, 43 (1972).

PEIRCE, E. C.: Diffusion of oxygen and carbon dioxide through Teflon membranes. Arch. Surg. **77**, 938 (1958).

PEIRCE, E. C.: Extracorporeal Circulation. Current problems in surgery. Chicago: Med. Publishers 1967.

PEIRCE II, E. C.: A new concept in membrane support for artificial lungs. Trans. Amer. Soc. artif. intern. Org. **12**, 334 (1966).

PERKINS, H. A., OSBORN, J. J., HURT, R., GERBODE, F.: Neutralization of heparin in vivo with protamine; a simple method of estimating the required dose. J. Lab. clin. Med. **48**, 223 (1956).

PERKINS, H. A.: Postoperative coagulation defects. Anesthesiology **27**, 456 (1966).

PHILLIPS, S. J., ROMANOWSKI, E.: A newly designed venous cannula for cardiopulmonary bypass. J. thorac. cardiovasc. Surg. **64**, 769 (1972).

PIERUGGI, L., jr., HAUPT, G. H., TEMPLETON III, J. Y.: Studies in profound hypothermia. Trans. Amer. Soc. artif. intern. Org. **6**, 197 (1960).

POLLARD, H. S., jr., FLEISCHAKER, R. J., TIMMES, J. J., KARLSON, K. E.: Blood-brain barrier studies in extracorporeal cooling and warming. J. thorac. cardiovasc. Surg. **42**, 772 (1961).

PULVER, K. G.: Klinische Erfahrungen mit verschiedenen Methoden zur künstlichen Kardioplegie für Operationen am offenen Herzen oder an den großen Gefäßen. Habilitationsschrift Düsseldorf 1966.

RATLIFF, N. B., Young, W. G., jr., HACKEL, D. B., MIKAT, E., WILSON, J. W.: Pulmonary injury secondary to extracorporeal circulation. J. thorac. cardiovasc. Surg. **65**, 425 (1973).

READ, R. C., KUIDA, H., JOHNSON, J. A.: Effect of alterations in vasomotor tone on pressure-flow relationships in the totally perfused dog. Circulat. Res. **6**, 676 (1957).

REEMTSMA, K., CREECH, O.: Vicosity studies of blood, plasma, and plasma substitutes. J. thorac. cardiovasc. Surg. **44**, 674 (1962).

REIDEMEISTER, J. C.: Die extrakorporale Zirkulation, 5. Band, Beitrag 10a. In: BREITNER, B.: Chirurgische Operationslehre. München-Berlin-Wien: Urban & Schwarzenberg 1973.

REIDEMEISTER, J. C., HEBERER, G., GEHL, H., THIELE, J. P.: Klinische Ergebnisse mit der Kardioplegie durch extrazellulären Natrium- und Calciumentzug und Procaingabe. Langenbecks Arch. Chir. **319**, 701 (1967).

REIDEMEISTER, J. C., SCHRAMM, G., GEHL, H., HEBERER, G.: Klinische Erfahrungen mit der Kardioplegie nach BRETSCHNEIDER Thoraxchirurgie **19**, 104 (1971).

RIBERI, A., SHUMAKER, H. B.: Elective cardiac arrest under moderate hypothermia. Ann. Surg. **148**, 21 (1958).

RINGER, S.: Further contribution regarding influence of different constituents of blood on contraction of heart. J. Physiol. (Lond.) **4**, 29 (1883).

RITTMANN, W. W., GRUBER, U. F.: Die pathophysiologischen Veränderungen der Lunge im Schock. Langenbecks Arch. Chir. **329**, 640 (1971).

RODEWALD, G., HARMS, H., KIRSCH, U., POKAR, H.: Postoperative Störungen der Atmung. Thoraxchirurgie **17**, 468 (1969).

ROE, B. B.: A simple device to facilitate coronary artery perfusion. Surgery **44**, 554 (1958).

ROE, B. B.: Whole body perfusions with heart-lung machines. Present status and future trend. In: Cardiovascular Surgery. Current Practice (T. H. BURFORD, T. B. FERGUSON, Eds.). St. Louis: Mosby 1969b.

ROE, B. B., KELLY, P. K.: Perfusion through the ascending aorta: experience with 410 cases. Ann. thorac. Surg. **7**, 238 (1969a).

ROOD, J. J. VAN, SLUYS VEER, J. VAN DER: Blutspenderprobleme bei Anwendung der Herz-Lungen-Maschine. Thoraxchirurgie **7**, 131 (1960).

ROSS, J., jr., FRAHM, C. J., BRAUNWALD, E.: Influence of the carotid baroreceptors and of vasoactive drugs on systemic vascular volume and venous distensibility. Circulat. Res. **9**, 75 (1961).

ROSS, J., jr., GILBERT, J. W., jr., SHARP, E. H., MORROW, A. G.: Elective cardiac arrest during total body perfusion: The relationship of elevated intracardiac pressure during arrest to subsequent myocardial function and pathologic pulmonary changes. J. thorac. Surg. **36**, 534 (1958).

ROWE, G. G., CASTILLO, C. A., MAXWELL, G. M., CRUMPTON, C. W.: Comparison of systemic and coronary hemodynamics in the normal human male and female. Circulat. Res. **7**, 728 (1959).

RUIZ, U., SOROFF, H. S., BIRTWELL, W. C., MANY, M., GIRON, F., DETERLING, R. A.: Assisted circulation by synchronous pulsation of extramural pressure. J. thorac. cardiovasc. Surg. **56**, 832 (1968).

SABISTON, D. C., jr., TALBERT, J. L., RILEY, L. H., BLALOCK, A.: Maintenance of the heart-beat by perfusion of the coronary circulation with gaseous oxygen. Ann. Surg. **150**, 361 (1970).

SACHS, D., DERRY, G. H., KRUMHAAR, D., LEE, W. H., jr., MALONEY, J. V., jr.: Chemical and hypothermic inhibition of intravascular sludging in extracorporeal circulation. Ann. Surg. **160**, 183 (1964).

SALISBURY, P. F.: Blood pump gas exchange system ("artificial heart-lung-machine") of large flow capacity. J. appl. Physiol. **9**, 487 (1956 b).

SALISBURY, P. F.: Extracorporeal circulation as an aid to cardiac surgery. In: Handbuch der Thoraxchirurgie, Bd. I (E. DERRA, Hrsg.). Berlin-Göttingen-Heidelberg: Springer 1958.

SALISBURY, P. F., BOLOMEY, A. A., HYMAN, M. M., STATE, D.: Prolonged surgical exposure of the aortic valve with perfusion of the systemic circulation; with or without retrograde and antegrade perfusion of the myocardium. Trans. Amer. Soc. artif. intern. Org. **2**, 58 (1956a).

SALZMAN, E. W., BRITTEN, A.: Hemorrhage and thrombosis, Ch. 4, Extracorp. Circulation. Boston: Little, Brown and Co. 1965.

SAMAAN, H. A.: The hazards of radial artery pressure monitoring. J. thorac. cardiovasc. Surg. **12**, 342 (1971).

SARAJAS, H. S. S., KRISTOFFERSON, R., FRICK, M. H.: Release of 5-hydroxytryptamine and adenosine triphosphate in extracorporeal circulatory systems as a result of corpuscular blood trauma. Amer. J. Physiol. **197**, 1195 (1959).

SARNOFF, S. J., BRAUNWALD, E., WELCH, G. H., jr., CASE, R. B., STAINSBY, W. N., MACRUZ, R.: Hemodynamic determinants of oxygen consumption of the heart with special reference to the tension-time index. Amer. J. Physiol. **192**, 148 (1958).

SATTER, P.: Das Blutvolumen beim extrakorporalen Kreislauf. Thoraxchirurgie **17**, 396 (1969).

SCHEINMAN, M. M., SULLIVAN, R. W., HUTCHINSON, J. C. HYATT, K. H.: Clinical significance of changes in serum magnesium in patients undergoing cardiopulmonary bypass. J. thorac. cardiovasc. Surg. **61**, 135 (1971).

SCHLAAK, M., BERNHARD, A., DUNKEL, K., STRECKFUSS, H. J., HELD, K., JIPP, P., SCHAEFER, J.: Zur Häufigkeit der Transfusionshepatitis nach Herzoperationen. Langenbecks Arch. Chir. **329**, 878 (1971).

SCHOEN, F. J., DELAIRA, G. A., BERNSTEIN, E. F.: Morphology of blood-surface interaction on intraaortic balloons. J. thorac. cardiovasc. Surg. **65**, 304 (1973).

SCHRÖDER, W. VON: Über die Bildungsstätte des Harnstoffs. Arch. exp. Path. Pharmak. **15**, 364 (1882).

SCHULTE, H. D., BIRCKS, W., DUDZIAK, R.: Erste Erfahrungen mit der Bramson-Membran-Lunge (zugleich Bericht über eine erfolgreiche klinische Langzeitperfusion). Thoraxchirurgie **20**, 54 (1972).

SEALY, W., BROWN, I., YOUNG, W., SMITH, W., LESAGE, A.: Hypothermia and extracorporeal circulation for open-heart surgery. Ann. Surg. **150**, 627 (1959).

SEALY, W. C., BROWN, I. W., YOUNG, G. W., STEPHEN, R. C., HARRIS, J. S., MERRITT, D.: Hypothermia, low flow extracorporeal circulation and controlled cardiac arrest for open heart surgery. Surg. Gynec. Obstet. **104**, 441 (1957).

SEALY, W. C., YOUNG, W. G., jr., HARRIS, J. S., MERRITT, D. H.: Potassium, magnesium, prostigmine solution for induced cardiac arrest; laboratory and chemical observations on this method during extracorporeal circulation and hypothermia. Trans. Amer. Soc. artif. intern. Org. **3**, 19 (1957).

SEBENING, F.: Über klinische und experimentelle Untersuchungen des Myokardstoffwechsels während der operativen Korrektur von Herzfehlern. Langenbecks Arch. Chir. **317**, 169 (1967).

SEBENING, F., SCHANDIG, A.: Neurologische Störungen nach dem extrakorporalen Kreislauf. Thoraxchirurgie **17**, 432 (1969).

SELKURT, E. E.: Effect of pulse pressure and mean arterial pressure modification on renal hemodynamics and electrolyte and water excretion. Circulation **4**, 541 (1951).

SENNING, Å.: Ventricular fibrillation during extracorporeal circulation used as a method to prevent air embolism and to facilitate intracardiac operation. Acta chir. scand. Suppl. **171**, 1 (1952).

SENNING, Å.: Klinische und experimentelle Erfahrungen bei der selektiven Coronarperfusion. Langenbecks Arch. Chir. **319**, 631 (1967).

SENNING, Å.: Neue Möglichkeiten in der Herzchirurgie. Langenbecks Arch. Chir. **322**, 615 (1968).

SENNING, Å., TURINA, M.: Offene Herzchirurgie bei Kleinkindern und Säuglingen mit einer neuen Herz-Lungen-Maschine. 2. Jahrestagung d. D. Ges. Thorax-Herz-Gefäßchir., Bad Nauheim 1973.

SEVERINGHAUS, J. W.: Respiration and hypothermia. Ann. N.Y. Acad. Sci. **80**, 384 (1959).

SHARP, A. A., EGGLETON, M. J.: Haematology and the extracorporeal circulation. J. clin. path. **16**, 551 (1963).

SHUMWAY, N. E.: A classification of elective cardiac arrest for open-heart surgery. Dis. Chest. **36**, 315 (1959 a).

SHUMWAY. N. E.: Foreward versus retrograde coronary perfusion for direct vision surgery of acquired aortic valvular disease. J. thorac. cardiovasc. Surg. **38**, 75 (1959 b).

SHUMWAY, N. E., LOWER, R. R.: Topical cardial hypothermia for extended periods of anoxia arrest. Surg. Forum **10**, 563 (1960).

SHUMWAY, N. E., LOWER, R. R., STOFER, C.: Selective hypothermia of the heart in anoxia cardiac arrest. Surg. Gynec. Obstet. **109**, 750 (1959).

SIMMONS, E., MCGUIRE, C., LICHTI, E., HELVEY ,W., ALMOND, C.: A comparison of the microparticles produced when two disposable-bag oxygenators and a disc oxygenator are used for cardiopulmonary bypass. J. thorac. cardiovasc. Surg. **63**, 613 (1972).

SMITH, W. W., BROWN, I. W., jr., YOUNG, W. G., jr., SEALY, W. C.: Studies of edglucate-Mg: a new donor blood anticoagulant-preservative mixture for extracorporeal circulation. J. thorac. cardiovasc. Surg. **38**, 573 (1959).

SØNDERGAARD, T., SENN, A.: Klinische Erfahrungen mit der Kardioplegie nach BRETSCHNEIDER. Langenbecks Arch. Chir. **319**, 661 (1967).

SONNENBLICK, E. H.: Correlation of myocardial ultrastructure and function. Circulation **38**, 29 (1968).

SOROFF, H. S., GIRON, F., RUIZ, U., BIRTWELL, W. C., HIRSCH, L. J., DETERLING, R. A.: Physiologic support of heart action. New Engl. J. Med. **280**, 693 (1969).

SOULIER, J. P.: Les modifications du Ca^{++} dans les transfusions massives et la circulation extracorporelle utilisant du sang citraté. Rev. Hemat. Paris **13**, 437 (1958).

SPIEKERMANN, P. G.: Überlebens- und Wiederbelebungszeit des Herzens. Berlin-Heidelberg-New York: Springer 1973.

STANLEY, P., BERTRANOU, E., FOREST, F., LANGEVIN, L.: Toxicity of ethylene oxide sterilization of polyvinyl chloride in open-heart surgery. J. thorac. cardiovasc. Surg. **61**, 309 (1971).

STARR, A.: Oxygen consumption during cardiopulmonary bypass· J. thorac. cardiovasc. Surg. **38**, 45 (1959).

STARR, A., BONCHEK, L. I., SUNDERLAND, C. O.: Total correction of tetralogy of Fallot in infancy. J. thorac. cardiovasc. Surg. **65**, 45 (1973).

STEINER, P., NEUWIRTH, A., ZAVARSKY, F., PAVLIK, V., LIFKA, H., MAZUCH, J.: Metabolische Folgen bei der Entfernung der Kanüle aus der A. femoralis und aus der Aorta nach Beendigung des extrakorporalen Kreislaufs. Thoraxchirurgie **18**, 78 (1970).

STREMPLE, J. F., ELLISON, E. H., CAREY, L. C.: Osmolar diuresis: success and/or failure; a collective review. Surgery **60**, 924 (1966).

STRUCK, E.: Vortrag Herzchirurg. Symposium der Chir. Univ. Klinik München in Rottach/Tegernsee 1971 (nicht gedruckt).

STURTZ, G. S., KIRKLIN, J. W., BURKE, E. C., POWER, M. H.: Water metabolism after cardiac operations involving a Gibbon-type pump-oxygenator: I. Daily water metabolism, obligatory water loss and requirements. Circulation **16**, 988 (1957a).

STURTZ, G. S., KIRKLIN, J. W., BURKE, E. C., POWER, M. H.: Water metabolism after cardiac operations involving a Gibbon-type pump-oxygenator: II. Benign forms of water loss. Circulation **16**, 1000 (1957b).

SUGG, W. L., WEBB, W. R., ECKER, R. R.: Reduction of extent of myocardial infarction by counterpulsation. Ann. thorac. Surg. **7**, 310 (1969).

SWAN, H., MARESH, G., JOHNSON, M., WARNER, G.: The experimental creation and closure of auricular septal defects. J. thorac. Surg. **20**, 542 (1950)

SWAN, H., MEAGHER, D. M.: Total body bypass in miniature pigs. Postperfusion pulmonary hypertension. J. thorac. cardiovasc. Surg. **61**, 956 (1971).

TAKEDA, I.: Experimental study on peripheral circulation during extracorporeal circulation with special reference to a comparison of pulsatile flow and non-pulsatile flow. Arch. jap. Chir. **29**, 1407 (1960).

TAKITA, H., OLSZEWSKI, W., SCHIMERT, G., LANGHIER, E. H.: Hyperbasic treatment of cerebral air embolism as a result of open-heart surgery. J. thorac. cardiovasc. Surg. **55**, 682 (1968).

TALBERT, J. T., RILEY, L. H., jr., SABISTON, D. C., jr., BLALOCK, A.: Retrograde perfusion of the coronary sinus with gaseous oxygen. Ann. Surg. **26**, 189 (1960).

THURNHER, N.: Blood coagulation studies and extracorporeal circulation in man. Thromb. Diathes. haemorrh. **18**, 634 (1968).

TILNEY, N., HESTER, W.: Physiologic and histologic changes in the lungs of patients dying after prolonged cardiopulmonary bypass: an inquiry into the nature of post-perfusion lung. Ann. Surg. **166**, 759 (1967).

TREDE, M.: Das Perfusat im extrakorporalen Kreislauf. Thoraxchirurgie **17**, 379 (1969).

TSIFUTIS, A., BURTON, R. M., GOLDRING, D.: The effect of hypothermia and anoxia upon oxygen consumption and contractility of human and rat heart muscle. Amer. Heart J. **79**, 88 (1970).

TURINA, M.: Die Rolle des Blutfilters in der Verhütung des Lungenschadens nach Ganzkörperfusion. Langenbecks Arch. Chir. **329**, 636 (1971).

TURINA, M.: Die Rolle des Blutfilters in der Verhütung des Lungenschadens nach Ganzkörperperfusion. Thoraxchirurgie **20**, 122 (1972).

TURINA, M., HOUSMAN, L. B., INTAGLIETTA, M., SCHAUBLE, J., BRAUNWALD, N. S.: An automatic cardiopulmonary bypass unit for use in infants. J. thorac. cardiovasc. Surg. **63**, 263 (1972).

TURINA, M., SENNING, A.: Kapillar-Membranoxygenator auf dem Prinzip der künstlichen Plazenta. Thoraxchirurgie **20**, 118 (1972).

TURNIER, E., OSBORN, J. J., GERBODE, F., POPPER, R. W.: Magnesium and open-heart surgery. J. thorac. cardiovasc. Surg. **64**, 694 (1972).

UHLIŘ, J., KLIMECKÝ, V., NĚMEZ, P., FOLTYN, J., KOZÁK, J.: Zur Frage des Ersatzes und der Unterstützung des Herzens. Thoraxchirurgie **18**, 65 (1970).

URSCHEL, H. C. jr., GREENBERG, J. J., HUFNAGEL, C. A.: Elective cardioplegia by local cardiac hypothermia. New. Engl. J. Med. **261**, 1330 (1959).

VEITH, F. J., HAGSTROM, J., PANOSSIAN, A., NEHLSEN, S. WILSON, J.: Pulmonary microcirculatory response to shock, transfusion and pump-oxygenator procedures: an unified mechanism underlying pulmonary damage. Surgery **64**, 95 (1968).

VETTO, R. M., BRANT, B.: Control of declamping shock. Amer. J. Surg. **116**, 273 (1968)

VERSTRAETE, M., VERMYLEN, C., VERMYLEN, J., VANDENBROUCKE, J.: Excessive consumption of blood coagulation components as a cause of hemorrhagic diathesis. Amer. J. Med. **38**, 899 (1965).

VERVLOET, A. F. C., EDWARDS, M. J., EDWARDS, M. L.: Minimal apparent blood damage in LANDÉ-EDWARDS membrane oxygenator at physiologic gas tensions. J. thorac. cardiovasc. Surg. **60**, 774 (1970).

WATKINS, D. H., CALLAGHAN, P. B.: Postsystolic myocardial augmentation: Clinical application utilizing the pressure pulse generator. Arch. Surg. **90**, 544 (1965).

WATKINS, D. H., DUCHESNE, E. R., POLLOCK, B. E.: Coordinated post-systolic myocardial augmentation combined with systolic neutralization: Development and clinical application to the failing heart. J. thorac. cardiovasc. Surg. **43**, 1 (1962).

WEBB, W. R.: Cardiac preservation. Current methods. Cryobiology **5**, 423 (1969).

Webb, W. R., Jones, F. X., Sugg, W. L.: Magnesium transmembrane potentials. Fed. Proc. **27**, 579 (1968).

Webb, W. R., Sugg, W. L., Ecker, R. R.: Heart preservation and transplantation. Experimental and clinical studies. Amer. J. Cardiol. **22**, 820 (1968).

Webber, C. E., Garnett, E. S.: The relationship between colloid osmotic pressure and plasma proteins during and after cardiopulmonary bypass. J. thorac. cardiovasc. Surg. **65**, 234 (1973).

Wernet, P., Giersberg, O., Hagemann, I., Bretschneider, H. J.: Funktionen der Koronarperfusion beim entlasteten Herzen. Thoraxchirurgie **17**, 361 (1969).

Wesolowski, S. A., Fisher, J. H., Fennessey, J. F., Cubiles, R., Welch, C. S.: Recovery of the dog's heart after varying periods of acute ischemia. Surg. Forum **3**, 270 (1953).

Wesolowski, S. A., Fisher, J. H., Welch, C. S.: Perfusion of the pulmonary circulation by nonpulsatile flow. Surgery **33**, 370 (1953).

Wesolowski, S. A., Sauvage, L. R., Pinc, R. D.: Extracorporeal circulation. The role of the pulse in maintenance of the systemic circulation during heart-lung bypass. Surgery **37**, 663 (1955).

Wilman, V. L., Cooper, T., Riberi, A., Hanlon, C. R.: Cardiac assistance by diastolic augmentation: Hemodynamic evaluation in dogs with complete heart-block. Trans. Amer. Soc. artif. intern. Org. **7**, 198 (1961).

Wolff, G., Grädel, E., Rist, M., Duckert, F.: Antihemoplutes Globulin zur Behebung von Gerinnungsstörungen nach extrakorporalem Kreislauf. Thoraxchirurgie **18**, 489 (1970).

Woods, J. E., Taswell, H. F., Kirklin, J. W., Owen, C. A., jr.: The transfusion of platelet concentrates in patients undergoing heart surgery. Proc. Mayo Clin. **42**, 318 (1967).

Wright, J. S., Lethlean, A. K., Hicks, R. G., Torda, T. A., Stacey, R.: Electroencephalographic studies during open-heart surgery. J. thorac. cardiovasc. Surg. **63**, 631 (1972).

Yahr, W. Z., Butner, A. N., Krakauer, J. S., Phillips, S. J., Freed, P. S., Jaron, D., Kantrowitz, A.: Intraaortic phase-shift balloon pumping in the treatment of cardiogenic shock: Laboratory and clinical observations. Med. Ann. DC **38**, 237 (1969)

Yashar, J. J., Hallman, G. L., Leachman, R. D., Cooley, D. A.: Cardiac output and blood volume changes after open-heart surgery. J. thorac. cardiovasc. Surg. **61**, 724 (1971).

Young, W., Sealy, W., Brown, I., Smith, W., Callaway, H., Harris, J.: Metabolic and physiologic observations on patients undergoing extracorporeal circulation in conjunction with hypothermia. Surgery **46**, 175 (1959).

Young, W. G., Sealy, W. C., Brown, I. W., Hewitt, W. C., Callaway, H. A., Merritt, D. H., Harris, J. S.: A method for controlled cardiac arrest as an adjunct to open-heart surgery. J. thorac. Surg. **32**, 604 (1956).

Zapol, W., Falke, K.: Die Behandlung akuter respiratorischer Insuffizienz mit dem Membran-Oxygenator. Jahrestagung der Deutschen Ges. für Anaesthesie und Wiederbelebung, Hamburg, 23.—26.10.1972.

Zenker, R., Heberer, G., Gehl, H., Borst, H., Beer, R., Yeh, Y. H.: Zur Aufrechterhaltung von Organfunktionen und des Stoffwechsels im extrakorporalen Kreislauf. Langenbecks Arch. Chir. **289**, 294 (1958).

Zuhdi, N.: Hypothermic and hemodilution techniques. In: Norman, J. C.: Cardiac Surgery. London: Butterworths 1967.

Zuhdi, N., McCollough, B., Carey, J., Greer, A.: The use of citrated bank blood for open heart surgery. Anesthesiology **21**, 496 (1960).

Zwart, H. H. J., Kralios, A., Kwan-Gett, C. S., Backman, D. K., Foote, J. L., Andrade, J. D., Calton, F. M., Schoonmaker, F., Kolff, W. J.: First clinical application of transarterial closed-chest left ventricular (TaCLV) bypass. Trans. Amer. Soc. artif. intern. Org. **16**, 386 (1970).

Zwart, H. H. J., Kralios, A. C., Eastwood, N., Kolff, W. J.: Effects of partial and complete unloading of the failing left ventricle by transarterial left heart bypass. J. thorac. cardiovasc. Surg. **63**, 865 (1972).

Herzstoffwechsel, intraoperative Myokardprotektion und induzierter Herzstillstand

J. KONCZ

Die Energie, mit der der Herzmuskel seinen Tätigkeits- und Erhaltungsstoffwechsel (Funktion und Struktur) bestreitet, wird im wesentlichen aus der Hydrolyse der energiereichen Phosphate PKr und ATP gewonnen (BRETSCHNEIDER, 1961). Die ununterbrochene Funktion erfordert ununterbrochene *Energiebereitstellung* und *Energielieferung* aus dem Substratabbau, einen fortwährenden Auf- und Abbau energiereicher Phosphate. Die Voraussetzung dafür ist eine unbehinderte O_2-Versorgung des Herzmuskels.

I. Der ischämische Herzstillstand

Bei Unterbrechung der O_2-Zufuhr, sei es durch *Anoxie* (O_2-Mangel bei erhaltener Perfusion) oder durch Ischämie (aufgehobene Perfusion des Organes) sinkt die myokardiale O_2-Reserve mehr oder weniger rasch ab (SPIECKERMANN, 1970). Im zeitlichen Ablauf eines Herzstillstandes unterscheidet man:

1. Das störungsfreie Intervall (~2 min)

(Phase der ungestörten Funktion)

Wird die O_2-Unterbrechung aufgehoben, übernimmt das Herz vollwertig die Kreislaufarbeit.

2. Überlebenszeit

(Phase der abnehmenden Funktion)

Nach Eintritt des O_2-Mangels zeigt das Herz bis zu 10 min noch eine gewisse, allmählich schwächer werdende Kontraktionstätigkeit.

3. Die Wiederbelebungszeit

(Phase der aufgehobenen Funktion)

Die schwächer werdende Kontraktionstätigkeit geht über eine kurze Flimmerperiode oder auch unmittelbar in Stillstand über. Die Dauer der Wiederbelebungszeit, die Zeitspanne also, innerhalb der man ein ischämisch stillstehendes Herz wieder zum (vollwertigen) Schlagen bringen kann, ist von mehreren Faktoren (s. später) abhängig. Im allgemeinen kann die kritische Grenze eines ischämischen Herzstillstandes in Normothermie auf 25 min veranschlagt werden.

Während einer Ischämie kann der Energiebedarf des Herzmuskels nur unzureichend durch anaerobe Glykolyse gedeckt werden. Infolgedessen kommt es zu einem Energie*defizit* durch Abfall von PKr und ATP. Diese fortschreitende Verschlechterung des Herz-Metabolitstatus steht in enger Beziehung zur fortschreitenden Funktionseinbuße des Myokards. Zum Auftreten irreversibler funktioneller und morphologischer Schäden kommt es, wenn der ATP-Gehalt auf 2–3 μ Mol/g abgefallen ist. Dieser Metabolitstatus ist etwa nach einer Ischämiezeit von 28 min erreicht. Dieses Intervall bezeichnet BRETSCHNEIDER (1964) als „theoretische Wiederbelebungszeit", d.h die theoretische Grenze der vom Herzen tolerierten Ischämiezeit. Ihre Überschreitung bedeutet den Übergang zu irreversibler Schädigung.

II. Faktoren, die die Wiederbelebungszeit des Herzens beeinflussen

Die Wiederbelebungszeit des Herzens, die Zeitspanne also bis zu einem kritischen Abfall der energiereichen Phosphate (t – ATP) hängt ab von ihrer *Ausgangskonzentration* und ihrer *Abbaugeschwindigkeit* während der Ischämieperiode (Kübler, 1967; Spieckermann u. Mitarb., 1969).

Die Ausgangskonzentration der Energieträger hängt von der mechanischen Aktivität des Herzmuskels *vor* Beginn der Ischämieperiode ab. Hyperaktivität bedeutet Steigerung des ATP-Verbrauchs und damit Ankurbelung des Stoffwechsels zur Resynthese dieses Substrates. Diese kann bei excessiver Hyperaktivität hinter dem Bedarf zurückbleiben.

1. Die Narkose

Durch Schongang des Herzens vor der Ischämie, erreichbar z.B. durch eine Halothannarkose, kann der kritische Wert des Metabolitstatus von 4 μ Mol/g ATP, der der praktischen Wiederbelebungszeit (t – ATP) entspricht, zeitlich hinausgeschoben werden. Um ein konkretes Beispiel zu nennen, ist dieser Status bei Äthernarkose nach 13 min, bei Halothannarkose erst nach 18 min erreicht. Dieser Einfluß beruht auf der den β-Rezeptorenblockern ähnlichen Wirkung des Halothans auf den Herzstoffwechsel. Er besteht in einer Senkung des O_2-Verbrauches.

2. Vent im linken Ventrikel

Die Ableitung des Blutes aus dem linken Ventrikel im partiellen Bypass bedeutet eine Entlastung seiner Volumen- und Druckarbeit. Bei uneingeschränkter O_2-Zufuhr durch die Perfusion der Koronarien kann diese Zeit zur Auffüllung der Energiedepots verwendet werden.

3. Hypothermie

Entsprechend der RGT-Regel nimmt der Energiebedarf des Myokards durch Abkühlung ab. Bei einer Senkung um 10° C verdoppelt sich etwa die Ischämietoleranz des Herzmuskels.

4. Erholungszeit

Dehnt man die Ischämie über die klinisch „nutzbare Zeit“ aus, deren Dauer entsprechend der jeweiligen Konstellation der Umstände in gewissen Grenzen schwankt, kann das Herz die Kreislaufarbeit erst nach einer längeren Erholungszeit übernehmen. Bei Erreichen der t – ATP, entsprechend einem ATP-Gehalt von 4 μ Mol/g, dauert die Erholungszeit 20 – 30 min. Diese Zeitspanne ungehinderter O_2-Zufuhr durch Koronarperfusion muß man dem Herzmuskel zur Regeneration seines Energiestatus gönnen, ehe man ihm durch Abstellen der Herz-Lungen-Maschine die gesamte Kreislaufarbeit schadlos aufbürden kann.

III. Möglichkeiten zur Erhaltung der Organfunktion und zur Senkung des myokardialen Energiebedarfes

Der bestmögliche Myokardschutz ist gewährleistet, wenn die Herzkranzarterien fortlaufend mit gut oxygeniertem Blut perfundiert werden. Dieser Grundsatz ist in den seltensten Fällen zu verwirklichen. Der Operateur strebt ein blutfreies Operationsfeld an und möglichst ein schlaffes Herz, an dem die notwendige Korrektur unbehindert und zügig vorgenommen werden muß. Insbesondere bei Aortenfehlern kann man ohne zeitweilige Unterbrechung der Koronarperfusion durch Abklemmung der Aorta ascendens nicht auskommen.

1. Instrumentelle Koronarperfusion

Sie ist vom technischen und biologischen Standpunkt keineswegs als ideal anzusehen (Shumway u. Mitarb., 1955; Bosher u. Mitarb., 1964; Sanger u. Mitarb., 1966; Kirsch u. Mitarb., 1972). Einmal nimmt sie dem Operateur das trockene, ruhige Operationsfeld. Die Kanülen sind im Wege, ihr richtiges Festhalten beansprucht Geschick und die ganze Aufmerksamkeit des Assistenten. Das Absaugen des Blutes durch Vent und Koronarsauger ist eine Quelle der Hämolyse und des Defibrinierungssyndroms mit der Gefahr postoperativer Nierenstörung und Blutungstendenz.

Eine falsche Lage des Perfusorkopfes, etwa wenn seine Öffnung gegen die Wand der Koronararterie gepreßt wird, kann einen Myokardschutz vortäuschen, während in Wirklichkeit über diese Kanüle kein Blut in das Koronarsystem gelangt. Anatomische Varianten des koronaren Versorgungstyps können die Güte der Koronarperfusion entscheidend beeinflussen. Gar nicht selten wird bei ostiumnaher Aufzweigung der linken Koronararterie nur der R. circumflexus oder nur der Ramus descendens perfundiert. Dieser regionale Durchblutungsunterschied kann mehr Schaden anrichten als eine zeitlich begrenzte totale Ischämie. Eine weitere Gefahr liegt in einer traumatischen Beschädigung des Koronarostiums selbst oder des Gefäßanfangsteiles, etwa im Sinne einer Dissektion der Intima. Durch das sich in die Gefäßwandschichten hineinwühlende Blut kann eine partielle oder komplette Verlegung des Gefäßes mit deletärer Folge entstehen.

Die Einfachheit, mit der mancherorts die instrumentelle Koronarperfusion getätigt wird, ist keineswegs gleichbedeutend mit Sicherheit. Häufig wird zur Koronarperfusion einfach der „arterielle" Zuführungsschlauch angezapft. Diese Methode ist durchaus gangbar, man muß jedoch berücksichtigen, daß der koronare Fluß und Druck von mehreren variablen Größen abhängig ist: vom Druck im arteriellen Schlauch, vom Widerstand im Nebenschluß (Schlauch und Perfusorkopf) und vom koronaren Widerstand selbst (Bosher u. Mitarb., 1964). Im Interesse der Sicherheit ist ein gesondertes volumengesteuertes Perfusionssystem anzustreben, mit dem man eine definierte Durchblutungsgröße, getrennt für beide Koronarien, wählen kann.

2. *Die lokale Herzkühlung*

Durch Einbringen von Eischips in das Perikard (Shumway u. Mitarb., 1959; Sanger u. Mitarb., 1966) verlängert man die nutzbare Ischämiezeit. Die Methode birgt jedoch die Gefahr in sich, daß die Außenschichten des Herzens, häufig auch der N. phrenicus, einen Kälteschaden erleiden, wodurch die Resuscitation des Herzens in Frage gestellt und die postoperative Lungenbelüftung beeinträchtigt wird. Besser ist das Einfüllen 10° kalter Kochsalzlösung in den Herzbeutel, mit regelmäßigem Wechsel der Flüssigkeit nach je 10 min. Die Methode soll bis zu einer Ischämieperiode von 60 min sicherer sein als eine intermittierende instrumentelle Koronarperfusion (Penther u. Mitarb., 1971), jedenfalls, wenn man die Häufigkeit per- oder postoperativer Myokardnekrosen als Kriterium nimmt.

Neuerdings erzielten Griepp u. Mitarb. (1973) überzeugende Ergebnisse mit tiefer lokaler Hypothermie durch kontinuierliche Infusion 0–4° kalter Kochsalzlösung in den Herzbeutel und gleichzeitiges Absaugen der Lösung. Dabei sank die intramyokardiale Temperatur auf 15–20° C ab. Bei Aortenabklemmzeiten von 21 bis zu 138 min betrug die Operationsletalität nur 4,7%.

3. *Herzstillstand durch Eingriffe in den Elektrolythaushalt*

a) Der Kalium-Herzstillstand

Durch Erhöhung des extrazellulären Kaliums wird das Membranpotential gesenkt, so daß schließlich nach Depolarisation die Zellmembran unerregbar wird. Experimentelle Beobachtungen eines Herzstillstandes durch K (Ringer, 1883; Hering, 1907) fanden 1955 eine klinische Anwendung mit der Einführung des K-Citrat-Herzstillstandes durch Melrose u. Mitarb. (1955). Dabei wird die K-Wirkung noch potenziert durch die citratbedingte Erniedrigung des Calciums, die eine elektromechanische Entkoppelung bewirkt (Fleckenstein, 1970). Dieser Umstand erschwert die Wiederbelebbarkeit des Herzens. Die Methode wurde daher bald verlassen.

b) Die Kardioplegie nach Bretschneider

Während die K-Kardioplegie ein Stillstand in depolarisiertem Zustand, mit relativ hohem Energieumsatz ist, ist die Kardioplegie nach Bretschneider (1964) eine Stillstellung des Herzens in polarisiertem Zustand. Es handelt sich um eine kombinierte Methode von Hypothermie, Natriumentzug, Calziumentzug und Novocaingabe. Bei Angleich des extrazellulären Natriums an den intrazellulären Wert kann kein Aktionspotential aufgebaut werden. Durch Ca-Entzug wird eine elektromechanische Entkoppelung hervorgerufen, durch Novocain die Membran stabilisiert. Durch diesen kombinierten Wirkungsmechanismus werden die entscheidenden energiekonsumierenden Vorgänge unterbrochen: Die Membrandepolarisation und die Aktivierung des kontraktilen Systems.

Die kardioplegische Lösung von Bretschneider ist N-arm, K-angereichert, Ca-frei und novocainhaltig. Die Isotonie wird mit Mannitlösung erzielt. Auf 3 – 5° C abgekühlt, wird die kardioplegische Lösung in die abgeklemmte Aortenwurzel 1 min lang mit einer Perfusionsrate von 10 – 15 ml/kg unter einem Druck von 100 mm Hg perfundiert, danach mit halbem Druck und halber Perfusionsrate, so lange, bis das Herz steht. Das Perfusat wird aus dem rechten Vorhof abgesaugt und verworfen.

Bei hypothermer extrakorporaler Perfusion von 30° C und einer Raumtemperatur von 20° C beträgt die mittlere Myokardtemperatur nach der Herzstillegung zwischen 20 und 25° C. Unter diesen Umständen hat man eine nutzbare Ischämiedauer von ~100 min. Ist eine noch längere Ischämiezeit nötig, so wird rechtzeitig eine Nachperfusion kardioplegischer Lösung von 1 – 2 min Dauer vorgenommen. Damit kann der Herzstillstand *auf 120 min ausgedehnt werden.* Mit dieser Kardioplegieform in Kombination mit Hypothermie (5° C) wird der Energiebedarf des Herzens um den Faktor 100(!) gegenüber der Norm gesenkt (Bretschneider, 1964; Spieckermann, 1970; Lohr u. Mitarb., 1971; Knoll u. Mitarb., 1974). Klinische Erfahrungen mit der Perfusions-Kardioplegie nach Bretschneider wurden 1967 von Søndergaard und Senn mitgeteilt (Søndergaard u. Senn, 1967).

c) Die Kardioplegie nach Kirsch

Erste Mitteilungen über einen Mg-Stillstand im Tierexperiment stammen von Hölscher (1965). Er benutzte Mg-Chlorid mit Novocamid und führte die sichere Kardioplegie und prompte Wiederbelebbarkeit auf eine membranstabilisierende Wirkung der Lösung zurück.

Das „Cardioplegin“® von Kirsch ist Magnesiumaspartat (142 mval) in Sorbitlösung mit Procainzusatz. Zur Herzstillegung werden unmittelbar nach Abklemmung der Aorta 50 bis 100 ml innerhalb 10 – 20 sec in die Aortenwurzel, oder – bei eröffneter Aorta – mittels geeigneter Katheter mit geringem (Hand-)Druck in beide Koronarostien injiziert. Mit dieser Injektions-Kardioplegie kann die normotherme Ischämiezeit auf 45 – 60 min ausgedehnt werden (Kirsch, 1970; Kirsch u. Mitarb., 1972). Das Wirkungsprinzip der Lösung von Kirsch soll auf einer Hemmung der ATP-Hydrolase beruhen, wodurch der Abbau des ATP verhindert wird. Die von Kirsch u. Mitarb. (1972) mitgeteilten klinischen Erfahrungen sind vielversprechend.

Tabelle 1. Energiebedarf des Herzens

O_2-Verbrauch des normal schlagenden Herzens:	~ 10 ml/O_2/100 g · min
des leerschlagenden Herzens:	~ 4 ml/O_2/100 g · min
des flimmernden Herzens:	~ 5 ml/O_2/100 g · min
des stillstehenden Herzens:	~ 1 ml/O_2/100 g · min
des hypothermen, kardioplegisch stillgestellten Herzens (s. oben)	0,1 ml/O_2/100 g · min

IV. Intra- und postoperative anoxische Schäden des Herzens

Der Abfall der Metabolite unter einen kritischen Wert, von Bretschneider als „theoretische Wiederbelebungszeit des Herzens“ bezeichnet, führt unweigerlich zu irreversiblen, örtlich umschriebenen oder diffusen Schädigungen des Herzens.

Die vom normothermen Herzen noch tolerierbare Zeitspanne von 28 min (Bretschneider, 1964) läßt sich auch klinisch bestätigen. Voraussetzung ist allerdings, daß man alle Faktoren berücksichtigt, die eine hohe Ausgangskonzentration vor Beginn und eine langsame Abbaugeschwindigkeit der Energieträger während der Anoxiezeit gewährleisten: Wahl der Narkoseart, weitgehende Entlastung des Herzens von Druck- und Volumenarbeit. Ebenso wichtig ist die Wahl einer ausreichend langen Erholungszeit, in der der Herzmuskel seine verarmten Betriebstoffdepots wieder auffüllen kann.

Obwohl an den physiologischen Erkenntnissen über die Ischämietoleranz des Herzens kaum zu zweifeln ist, bestehen hinsichtlich des Wertes der bisher geübten Techniken des Myokardschutzes während EKZ auch weiterhin ge-

gensätzliche Auffassungen. Während COOLEY u. Mitarb. (1958) rein empirisch die maximale Dauer der Ischämiezeit auf 20–25 min veranschlagten, nach der sich eine Koronarperfusion zur „Regeneration" des Herzens empfahl, macht die gleiche Arbeitsgruppe seit 1966 alle Klappenersatzoperationen *ohne* Koronarperfusion. Die Gruppe Houston, (BLOODWELL u. Mitarb., 1969), die grundsätzlich den ischämischen Herzstillstand in Normothermie bevorzugt, sah nach ischämischen Perioden von 26 bis 90 min keine signifikanten Unterschiede hinsichtlich Wiederbelebbarkeit des Herzens, Häufigkeit eines postoperativen Herzmuskelversagens oder Herzinfarktes, postoperativer Mortalität und Morbidität. Enzymaktivitäts-Werte und elektronenoptische Befunde der Ultrastruktur an intraoperativ entnommenem Biopsiematerial des linken Ventrikels zeigten keine Korrelation zur Länge der Ischämieperiode. (Bei Aortenfehlern zeigte schon die Ausgangsbiopsie gelegentlich schwerste Schäden an der Struktur der Myofibrillen und der Zellorganellen.) Die Autoren lehnen eine instrumentelle Koronarperfusion, die „grundsätzlich einer theoretischen Forderung zu entsprechen scheint", wegen der Gefahr einer traumatischen oder luftembolischen Schädigung der Koronarien jedoch ab, ebenso wie eine lokale Unterkühlung des Herzens, die nicht „den theoretisch zu erwartenden Schutz gewährleistet und überdies Arrhythmien induziert". Auch GONZALEZ-LAVIN und ROSS (1970) bevorzugen lange Ischämie-Perioden ohne Myokardschutz. Im Gegensatz dazu befürworten französische Autoren (PENTHER u. Mitarb., 1971) die lokale Unterkühlung des Herzens, die bis zu einer Ischämiezeit von 60 min vollkommen sicher sein soll. SANGER u. Mitarb. (1966) halten eine Anoxieperiode von 80 min bei lokaler Kühlung des Herzens für ungefährlich; es sei jedoch ein Gebot der Klugheit, eine breite Sicherheitsmarge einzuhalten und nicht über 45 min hinauszugehen.

Trotz dieser den physiologischen Grundlagen scheinbar widersprechenden klinischen Empirie besteht kein Zweifel daran, daß ein bis zur Erschöpfung der Energievorräte ausgedehnter O_2-Mangel das Herz irreversibel schädigt und es unfähig macht, am Ende der EKZ die Kreislaufarbeit in eigener Regie zu übernehmen. Bei geringerem Schweregrad der Schädigung kann sich ein akutes Herzversagen ereignen, scheinbar „aus heiterem Himmel", meist in den Morgenstunden nach dem Operationstag (überwiegend „elektrisches Versagen"). Der Schaden kann sich als „low-output-Syndrom" manifestieren (überwiegend „mechanisches [Pump-]Versagen"). Eine leichte Schädigung äußert sich in einer latenten postoperativen Herzmuskelinsuffizienz (Belastungsinsuffizienz). Sie kann gegebenenfalls manifest werden, wenn es, regelhaft nach 4 bis 8 Tagen, zu einem Rückstrom von extrazellulärer Flüssigkeit in den intravasalen Raum kommt (s. S. 160).

1. Ursachen der intraoperativen Links-Herzinsuffizenz

a) Das kontraktilitätsgeschädigte (hypodyname) Herz

Erschöpfung der Energieträger durch zu langen O_2-Mangel führt in der Regel zu einem schlaffen Herzen mit kleinem Dehnungswiderstand. Das bedeutet, daß die A-Filamente (Myosin) und die I-Filamente (Aktin) in einem abnormen Dissoziationszustand (erschlafft) sind. Anders ausgedrückt: Das kontraktile System ist insuffizient geworden. Die Leistung des überdehnten Herzens ist weitgehend von der Ausgangsfüllung (Frank-Starling-Mechanismus) abhängig. Die Druck-Volumen-Arbeit, als Maß der Kontraktilität, wird von der enddiastolischen Füllung diktiert.

b) Das sog. Steinherz (Stone-heart)

In einer 1972 erschienenen Publikation berichten COOLEY u. Mitarb. über Fälle akuter Myokardinsuffizienz, die zum „exitus in tabula" geführt hatten. In der Mehrzahl dieser ischämischen Kontraktilitätsschäden handelte es sich um schlaffe überdehnte Herzen. Über $^1/_4$ der Fälle zeigte jedoch ein völlig gegensätzliches Bild: Die Herzen waren klein und fühlten sich steinhart an. Sie waren gleichsam in systolischem Zustand eingefroren. Es handelte sich um eine „irreversible Kontraktur", der durch keinerlei Therapie beizukommen war. 11 von den 13 intraoperativen Herzinsuffizienzen, die unter dem Bild eines Steinherzens letal ausgingen, betrafen Herzfehler mit konzentrischer Hypertrophie, bei denen ein Aortenklappen-Ersatz vorgenommen wurde.

Die Frage, wieso der ischämische Herzmuskelschaden meist zu einem schlaff-überdehnten Herzen, gelegentlich aber zu einer steinharten Herzkontraktur führt, vergleichbar dem Rigor der Skeletmuskulatur, ist bisher nicht eindeutig geklärt (Morales u. Mitarb., 1967; Kirsch, 1970). Das morphologische Korrelat dieser kleinen starren Herzen mit hohem Dehnungswiderstand sind die sog. C-Bänder (contraction band), die einer hochgradigen Assoziation der A- und I-Filamente entsprechen. Nicht das kontraktile, sondern das relaxierende System ist hier insuffizient. Möglicherweise fördert eine Alkalose und eine besondere Elektrolytkonstellation (Hyperkalzämie, Hyponaträmie, oder beide) diese irreversible ischämische Kontraktur (Katz u. Tada, 1972). Diese Herzen sind deshalb nicht wiederbelebbar, weil der übermäßige Kontraktionszustand einen Kapillarblock verursacht, so daß eine Reperfusion der abgedrosselten Gefäßgebiete nicht mehr möglich ist (Kirsch, 1970; Baghirzade u. Mitarb., 1970; Hauschild u. Mitarb., 1970).

Dieser *Perfusionsblock* beschränkt sich zunächst auf disseminierte Herde im Bereich der Innenschicht der linken Kammer, während die Kapillarlichtungen der rechten Kammer unter den gleichen Verhältnissen kaum betroffen sind. Dies scheint einmal am anatomischen Verlauf der das kapillare Netzwerk der Innenschichten versorgenden Koronaräste (sog. B-Äste) zu liegen, die die dicken Myokardschichten des linken Ventrikels nahezu rechtwinkelig durchbohren und dabei besonderen Druck- und Spannungskräften ausgesetzt sind; zum anderen dürfte ein Faktor der hohe Druck im Ventrikellumen sein, der für die Lokalisation dieser Innenschichtschäden verantwortlich zu machen ist; daher die Bedeutung einer Entlastung der linken Kammer durch einen Vent. Eine weitere Rolle spielt eine Erhöhung des diastolischen intramyokardialen Druckes durch unvollkommene Erschlaffung (Kontraktionsrückstand) zu Beginn oder eine allmählich einsetzende Faserverkürzung (Kontraktur) gegen Ende einer zu lange ausgedehnten Ischämieperiode. Eine besondere Bedeutung ist dem *interstitiellen Ödem* beizumessen, das sich während der Ischämieperiode, aber noch mehr bei Koronarperfusion eines flimmernden – aber auch eines stillgestellten – Herzens entwickelt (Senning, 1952; Bloodwell, 1969; Wernet, 1971). Infolge der aufgehobenen Kontraktion fehlt der rhythmische Wechsel zwischen (diastolischer) Filtration und (systolischer) Rückresorption. Durch das sich entwickelnde interstitielle Ödem nimmt die myokardiale Komponente des Koronarwiderstandes weiter zu. Diese hypoxische, als erstes die Innenschichten betreffende Schädigung führt nach Abstellen der Maschine, je nach Ausmaß, zu Rhythmusstörungen, oder auch zu einer Global-Insuffizienz dieser Herzkammer mit Anstieg des enddiastolischen Druckes und Volumens und mit verlangsamtem Kontraktionsablauf. Kardiotonische Mittel in diesem Zustand verstärken die Hypoxie der Innenschichten nur noch mehr, da der ATP-Verbrauch durch mechanische Hyperaktivität gesteigert wird. Damit wird eine ventrikuläre Arrhythmie mit der Gefahr des Kammerflimmerns nur noch mehr begünstigt.

Ob man durch K-Chlorid-Injektion in die Aortenwurzel den „Erschlaffungsfaktor" wieder aktivieren und damit nicht zu ausgedehnte Kontrakturen wieder lösen kann (Katz u. Tada, 1972), ist eine theoretische Überlegung, die erst noch der Bestätigung bedarf. Auf jeden Fall sollte man nach Abschluß eines extrakorporalen Bypasses längerer Dauer dem *entlasteten* Herzen ausgiebig Gelegenheit geben, sich „trocken zu pumpen". Bei zu hoher Frequenz oder bei träger Kontraktion und Erschlaffung wird die koronarwirksame Diastolendauer/min verkürzt, was für die Koronardurchströmung nachteilig ist. Je nach Bedarf wird man in solchem Falle eine Kontraktions- und Frequenzsteigerung beispielsweise durch Isuprel oder Suprarenin, oder eine Frequenzdrosselung durch Novocain oder einen β-Rezeptorenblocker (z.B. Visken) vornehmen.

Unter den Ursachen einer intraoperativen Herzmuskelinsuffizienz darf freilich die Bedeutung einer schon vorhandenen Koronarstenose (durch Koronarsklerose) oder einer im Verlaufe der EKZ entstandenen Verlegung eines Koronarastes durch Luft oder embolisierte Kalk-Gewebsbröckel nicht außer acht gelassen werden.

Vor einer *kritiklosen* Anwendung positiv inotroper Mittel, die nach Beendigung der EKZ so gern und häufig gegeben werden, sei gewarnt! Ein Übermaß adrenergisch wirksamer Mittel (Adrenalin, Noradrenalin, Isuprel), die die endogene Impulsgebung anfeuern, ein Übermaß an Ca^{++}, der Mittlersubstanz zwischen bioelektrischer Erregung und mechanischer Kontraktion, ein Übermaß an Glykosiden, die vermutlich über einen Ca^{++}-Einstrom die Kontraktilität (Verkürzungsgeschwindigkeit) der Faser fördern, kann das Gegenteil dessen hervorrufen, was beabsichtigt wurde. Da alle genannten Maßnahmen energiekonsumierende Vorgänge entfachen, können sie – im Zustand einer energetischen Erschöpfung verabfolgt – zu Herzmuskelnekrosen führen.

Literatur

BAGHIRZADE, M. F., KIRSCH, U., HAUSCHILD, U.: Capillareinengung bei anoxisch und ischämisch bedingtem Anstieg des Coronarwiderstandes im Meerschweinchenherzen. Virchows Arch. path. Anat. **351**, 193 (1970).

BAHNSON, H. T., SPENCER, F. C., BUSSE, E. F. G., DAVIS, F. W.: Cusp replacement and coronary artery perfusion in open operations on the aortic valve. Ann. Surg. **152**, 494 (1960).

BLOODWELL, R. D., KIDD, I. N., HALLMAN, G. L., BURDETTE, W. J., MCMURTREY, M. J., COOLEY, D. A.: Cardiac valve replacement without coronary perfusion: Clinical and laboratory observations. In: Prosthetic heart valves (L. A. BREWER, Ed.). Springfield/Ill.: Thomas 1969.

BOSHER, L. H., EDWARDS, J. F., POIS A. J.: An automatic coronary perfusion system for clinical application. J. thorac. cardiovasc. Surg. **47**, 254 (1964).

BRETSCHNEIDER, H. J.: Sauerstoffbedarf und -Versorgung des Herzmuskels. Verh. Dtsch. Ges. Kreisl.-Forsch. **27**, 32 (1961).

BRETSCHNEIDER, H. J.: Überlebens- und Wiederbelebungszeit des Herzens bei Normo- und Hypothermie. Verh. Dtsch. Ges. Kreisl.-Forsch. **30**, **11** (1964).

COOLEY, D. A., LATSON, I. R., KEATS A. S.: Surgical considerations in the repair of ventricular and atrial defects utilizing cardiopulmonary bypass. Surgery **43**, 214 (1958).

COOLEY, D. A., REUL, G. J., WUKASCH, D. C.: Ischemic contracture of the heart: "Stone heart". Am. J. Cardiol. **29**, 575 (1972).

FLECKENSTEIN, A.: Pharmakologische Entlastung des Myocardstoffwechsels bei Koronarsklerose. Therapiewoche **8**, 321 (1970).

GONZALEZ-LAVIN, L., ROSS, D. N.: Homograft aortic valve replacement. J. thorac. cardiovasc. Surg. **60**, 1 (1970).

GRIEPP, R., STINSEN, E. B., SHUMWAY, R. E.: Profound local hypothermia for myocardial protection during open-heart surgery. J. thorac. cardiovasc. Surg. **66**, 731 (1973).

HAUSCHILD, U., BAGHIRZADE, M. F., KIRSCH, U.: Capillarkompression als Ischämiefolge. Virchows Arch. path. Anat. **351**, 205 (1970).

HÖLSCHER, B.: Die Bedeutung des Magnesiumchlorid-Novocamid als Kardioplegicum für die offene Herzchirurgie. Thoraxchirurgie **13**, 446 (1965).

HOFFMEISTER, H.-E.: Stoffwechseluntersuchungen am menschlichen Herzen bei intermittierender Coronarperfusion. Langenbecks Arch. klin. Chir. **319**, 636 (1967).

KATZ, A. M., TADA, M.: The "Stone Heart": A challenge to the biochemist. Am. J. Cardiol. **29**, 578 (1972).

KIRSCH, U.: Untersuchungen zum Eintritt der Totenstarre an ischämischen Meerschweinchenherzen in Normothermie. Arzneimittel-Forsch. **20**, 1071 (1970).

KIRSCH, U., RODEWALD, G., KALMÁR, P.: Induced ischemic arrest. Clinical experience with cardioplegia in open heart surgery. J. thorac. cardiovasc. Surg. **63**, 121 (1972).

KNOLL, D., BRAUN, U., GETHMANN, J. W., LOHR, B., PASCHEN, K., SPIECKERMANN, P. G., BRETSCHNEIDER, H. J.: Vergleichende Untersuchungen zur Überlebenszeit und Wiederbelebbarkeit des Herzens bei einigen Cardioplegieformen. (Persönliche Information 1974).

KÜBLER, W.: Nutzbare Ischämiedauer des Herzens in Abhängigkeit von der energetischen Ausgangslage des Myocards, der Kardioplegieform und der Temperatur. Langenbecks Arch. klin. Chir. **319**, 648 (1967).

LOHR, B., BRAUN, U. HELLBERG, K., KNOLL, D., NORDECK, E., SPIECKERMANN, P. G.: Intramyocardialer pH-Wert als Indikator für die Wiederbelebbarkeit des künstlich stillgelegten Herzens. Vortrag 78, 88. Tgg. Dtsch. Ges. Chir. München 1971.

MELROSE, D. G., DREYER, B., BENTALL, H. H., BAKER, J. B. E.: Elective cardiac arrest: Preliminary communication. Lancet **1955 II**, 21.

MORALES, A. R., FINE, G., TABER, R. E.: Cardiac surgery and myocardial necrosis. Arch. Path. (Chic.) **83**, 71 (1967).

PENTHER, PH., CARPENTIER, A., PARAISO, N., DUBOST, CH., LENEGRE, J.: Remplacement valvulaire aortique isolé et necrose myocardique per ou immédiatement postopératoire. Arch. Mal. Cœur **65**, 369 (1971).

ROBICSEK, F., TAM, W., DAUGHERTY, H. K., MULLER, D. C.: Myocardial protections during openheart surgery. Ann. Thorac. Surg. **10** 340 (1971).

SANGER P. W., ROBICSEK, F., DAUGHERTY, H. K., GALLUCCI, V., LESAGE, A.: Topical cardiac hypothermia in lieu of coronary perfusion. J. thorac. cardiovasc. Surg. **52**, 533 (1966).

SENNING, Å.: Ventricular fibrillation during extracorporeal circulation used as a method to prevent air embolism and to facilitate intracardiac operations. Acta Chir. Scand. Suppl. **171**, 1 (1952).

SENNING, Å.: Klinische und experimentelle Erfahrungen bei der selektiven Coronarperfusion. Langenbecks Arch. klin. Chir. **319**, 631 (1967).

SHUMWAY, N. E., GLIEDMAN, M. L., LEWIS, F. J.: Coronary perfusion for longer periods of cardiac occlusion under hypothermia. J. thorac. Surg. **30**, 598 (1955).

SHUMWAY, N. E., LOWER, R. R., STOFER, R. G.: Selective hypothermia of the heart in anoxic cardiac arrest. Surg. Gynec. Obstet. **109**, 750 (1959).

SØNDERGAARD, T., SENN, A.: Klinische Erfahrungen mit der Kardioplegie nach BRETSCHNEIDER. Langenbecks Arch. klin. Chir. **319**, 661 (1967).

SPIECKERMANN, P. G.: Überlebens- und Wiederbelebungszeit des Herzens. Habilitationsschrift, Göttingen, 1970.

SPIECKERMANN, P. G., BRÜCKNER, J., KÜBLER, W., LOHR, B., BRETSCHNEIDER, H. J.: Präischämische Belastung und Wiederbelebungszeiten des Herzens. Verh. Dtsch. Ges. Kreisl.-Forsch. **35**, 358 (1969).

WERNET, P.: Der minimale Koronarwiderstand des künstlich stillgelegten Herzens und zur Bedeutung der myokardialen Komponente des Koronarwiderstandes. Dissertation, Göttingen 1971.

Überwachung und Therapie in der frühpostoperativen Phase

J. Koncz

I. Die postoperative Überwachung

Für den glücklichen Ausgang einer Herzoperation sind drei Voraussetzungen unabdingbar: eine einwandfreie und erschöpfende Diagnose, eine komplette Korrektur und eine sachkundige, vorausschauende Intensiv-Nachbehandlung. Die für den Laien so eindrucksvollen elektronischen Überwachungsanlagen, mit ihren optischen und akustischen Signalen, gehören zum unentbehrlichen Bestand einer Intensivpflegestation.

Gleichwohl ersetzen sie nicht Wissen, Erfahrung und Aufmerksamkeit des behandelnden Arztes und nicht die hingebungsvolle Betreuung durch ein zahlenmäßig ausreichendes Pflegepersonal, dessen fachliche Ausbildung und ethische Grundhaltung gleichermaßen wichtig sind.

Vorbeugen ist auch in der Intensivpflege die wirksamste Behandlung. Sie basiert auf einer kundigen Analyse der Vitalzeichen und der Meßwerte, die von verantwortungsbewußten medizinisch-technischen Assistentinnen in regelmäßigen Zeitabständen sorgfältig erarbeitet werden. Letztere müssen sich des Stellenwertes bewußt sein, den Maß- und Zahlen-Angaben ihrer Analysen im Rahmen der postoperativen Behandlung einnehmen: aus den biochemischen und gasanalytischen Informationen werden therapeutische Konsequenzen gezogen, die von schicksalhafter Tragweite für den Kranken sein können.

So notwendig auch die Hinweise, vielfach die Bestätigungen sind, die man durch Maß und Zahl für seine ärztlichen Überlegungen erhält, sollte man sich ihnen doch nicht sklavisch und vor allem nicht voreilig unterordnen, wenn der klinische Eindruck mit den Ergebnissen der Laboruntersuchung offensichtlich nicht zur Deckung gebracht werden kann. Überhaupt verleiten Zahlen allzuleicht zu therapeutischer Vielgeschäftigkeit, die gelegentlich mehr den Charakter einer reflektorischen Handlung als den einer rationalen Überlegung haben. Auch sei vor überschießenden Korrekturen gewarnt, die von der Absicht geleitet sind, eine biochemische Abwegigkeit möglichst gründlich zu beseitigen! Häufig genügt ein regulativer Anstoß, um dem Organismus den Weg zu einem vollen Ausgleich der Störung zu bahnen.

Nichtsdestoweniger ist die gezielte Beobachtung einiger biologischer Abläufe für die Erkennung und folgerichtige Behandlung postoperativer Störungen unentbehrlich.

1. Arterieller Druck

Der Anschluß des „arteriellen Schlauches“ an ein zuverlässiges Elektromanometer gehört zu den ersten Handlungen nach Eintreffen des Operierten auf der Wachstation. Höhe und Kontur des arteriellen Druckes, kontinuierlich auf dem Kardioskop sichtbar, ist ein zur Beurteilung des Kreislaufzustandes unentbehrlicher Vitalwert.

2. Zentralvenöser und links-atrialer Druck

Die beiden Plastikkatheter vermitteln nur einwandfreie Werte, wenn sie luftfrei an die Kammer eigens dafür vorgesehener, besonders empfindlicher Elemente mit breiter Eichskala angeschlossen sind. Auf die Einbeziehung der Spülflüssigkeit (Heparin-Kochsalzlösung) in die Flüssigkeitsbilanz sei hingewiesen.

Die Höhe des zentralen Venendruckes hängt ab von der Kapazität (Tonus) des Venensystems und dessen Füllung (Blutvolumen).

Gleichzeitig widerspiegelt er den *Füllungsdruck der Ventrikel* und erlaubt wichtige Rückschlüsse auf die Leistung der Kammern, insbesondere bei einer akuten Herzinsuffizienz, bei einem Low-output-Syndrom und bei einer Perikardtamponade. Mit Hilfe des zentralen Venendruckes läßt sich die postoperative *Volumentherapie* am besten steuern. Bei Abnahme des Venentonus, also Zunahme der Kapazität der vorgeschalteten Venenstrecke sinkt der Druck und täuscht ein zu kleines Blutvolumen vor, was zu kritiklosem Volumenersatz Veranlassung geben kann.

Beide Meßwerte können auch mit einfachen Venendruckbestecken mit Meßvorrichtung (Steigrohr am Infusionsständer) in zeitlichen Abständen ermittelt werden. Nachdem sich beide Schenkel des Systems mit Infusionsflüssigkeit gefüllt haben, entleert sich – nach Abklemmen des Infusionsschenkels – das Steigrohr bis zu einem Niveau, das dem venösen (arteriellen) Druck in cm Wassersäule entspricht. Der Nullpunkt der Meß-Skala wird 5 cm unterhalb der Sternumebene gewählt.

a) Elektrokardiogramm

Die Möglichkeit, das EKG (meist Abl. II des Extremitäten-EKGs) auf einem Sichtgerät fortlaufend zu beobachten, gegebenenfalls intermittierend aufzuzeichnen, ist eine unentbehrliche Hilfe für die Überwachung eines am Herzen operierten Kranken. Sie dient besonders zur raschen Erkennung von Überleitungsstörungen und Arrhythmien. Besonders letztere können den Tod durch „elektrisches Versagen" des Herzen einleiten, dessen mechanische Leistungsfähigkeit „zu gut ist, um zu sterben" (ZOLL, 1971). Sinnvoll ist daher ein elektronisches Gerät, an dem man Grenzwerte der Herzfrequenz und der Rhythmusstörung vorgeben kann, durch die gegebenenfalls nach Alarm automatisch ein Einfachschreiber eingeschaltet wird, der das EKG des Patienten aufzeichnet.

b) Blutung

Die laufende Beobachtung, später eine halbstündliche bis stündliche Notierung der Blutabsonderung aus den Drains gehört zu den wichtigsten Aufgaben der zuständigen Schwester nach Verbringung des Operierten auf die Intensivpflegestation. Die Drains, die schon im Operationssaal getrennt an transportable Sauggeräte mit einem Sog von –15–20 mm Hg angeschlossen sind, müssen vor allem durch regelmäßiges „Melken" offengehalten werden, bei Verdacht auf Verlegung mit steriler Kochsalzlösung durchgespült werden. Daß das verlorene Blut, unter Beachtung des zentralvenösen Druckes, laufend ersetzt werden muß, versteht sich von selbst.

Bei stärkerem Blutverlust aus den Drains muß innerhalb 1–2 Std die Entscheidung über eine Rethorakotomie fallen. Eine sorgfältige Analyse des Gerinnungssystems mit Thrombozytenzählung, Bestimmung der Prothrombinzeit, der partiellen Thromboplastinzeit des Fibrinogengehaltes und die Beobachtung der Gerinnselbildung im Vollblut-Röhrchen gibt Hinweise auf das Vorliegen einer *Gerinnungsstörung* und Anhaltspunkte, mit welchem besonderen Akzent die meist polypragmatisch zu treibende Therapie einer solchen Störung zu bekämpfen ist. Nur selten ist die Ursache einer Gerinnungsstörung eine unzureichende *Heparin-Neutralisation* durch Protamin. Meist sind es komplexere Störungen im Sinne einer *Verbrauchskoagulopathie* oder einer *Fibrinolyse*, insbesondere nach einer langen Perfusionszeit. Zu beachten ist, daß der Blutersatz durch älteres Konservenblut, wegen ihres Mangelbestandes an Plättchen und Plasmagerinnungsfaktoren eine „Transfusionskoagulopathie" hervorrufen kann.

Gleichgültig, ob es sich um eine Gerinnungsstörung oder um eine „chirurgische" *Nachblutung* handelt, sollte man mit einer Rethorakotomie nicht zögern, wenn bei einem erwachsenen Operierten je 400 ml während 2 Std, je 300 ml während 3 Std oder 1000 ml innerhalb von 4 Std auslaufen.

Auch an die Möglichkeit einer *Herztamponade* durch Blutgerinnsel und flüssiges Blut muß bei jedem Herzoperierten gedacht werden. Höchster Verdacht ist gegeben, wenn die Blutabsonderung aus den Drains schlagartig abnimmt oder aufhört, wenn durch Blutersatz wohl der zentralvenöse, nicht hingegen der arterielle Druck ansteigt und am Bildschirm die respiratorischen Schwankungen deutlich größer werden und den Charakter eines Pulsus paradoxus annehmen. Eine Abgrenzung der Perikardtamponade von einer akuten Herzinsuffizienz kann schwer sein. Letztere entwickelt sich meist langsamer.

c) Harnausscheidung

Die stündliche Urinproduktion ist ein wichtiger Index für das HZV und für die periphere Durchblutung. Eine *Oligurie* spricht entweder für eine Abnahme des HZV's oder für eine primäre Nierenfunktionsstörung. Auch die Beobachtung einer nicht seltenen *Hämoglobinurie* hinsichtlich Quantität und Färbung gibt Hinweise für diuretische Maßnahmen, sei es in Form einer Mannit-Infusion oder einer Lasixinjektion. Beruht die Oligurie auf einem verminderten HZV, so kann ein überlegtes Volumenangebot, gegebenenfalls zusammen mit positiv inotrop wirksamen Medikamenten (Isoproterenol), bald eine Besserung der Ausscheidung bringen.

Die Messung der stündlichen Harnmenge wird ergänzt durch 24stündliche Bestimmung der Natrium- und Kalium-Konzentration im Urin und des Harnstoff- und Kreatiningehaltes im Blut. Die Serumelektrolyte sollten routinemäßig 2mal täglich bestimmt werden.

d) Atmung — Säure-Basenhaushalt

Neben der Beobachtung der Atemfrequenz und -tiefe, der Auskultation der Lungen ist die Kenntnis der arteriellen Blutgase, pH, pCO_2, pO_2, O_2-Sättigung, Plasma, Bikarbonat bzw. Basenüberschuß unentbehrlich für die Beurteilung des Gasaustausches. Jede Atemdepression, sei sie die Folge einer Störung der *mechanischen Atemleistung* (ventilatorische Insuffizienz) oder einer *Verminderung der Atemfläche* (respiratorische Insuffizienz) findet ihren Niederschlag in den blutgasanalytischen Werten, von deren sachkundiger Interpretation nicht zuletzt die Entscheidung abhängt, ob bei dem Patienten eine künstliche Beatmung eingeleitet werden soll.

e) Röntgenuntersuchung

Eine Thoraxübersichtsaufnahme sollte man routinemäßig noch am Operationstisch oder unmittelbar nach Anschluß des Patienten an das Überwachungsgerät machen. Tägliche Kontrollen, im Bedarfsfalle öfter, geben Aufschluß über die Herzgröße, Verbreiterung des Mediastinums, Atelektasen, Ansammlung von Flüssigkeit und Beschaffenheit des Lungenparenchyms bzw. der Lungengefäßzeichnung. Im Interesse der Vergleichbarkeit sollten die technischen Daten (kVolt, m-Ampère-Zahl und Expositionsdauer) für die Einzelpatienten schriftlich fixiert werden.

f) Laboruntersuchungen

Neben den routinemäßig täglich (oder öfter) vorzunehmenden Untersuchungen des Hämatokrites, des Hämoglobingehaltes, der Serumelektrolyte, der Blutgase und des Urins können gezielte Untersuchungen des Gerinnungssystems, der Nierenfunktion und der Leberfunktion einschließlich von Enzymuntersuchungen notwendig werden.

II. Blutgerinnung — Blutungsneigung — Blutersatz

1. Gerinnung und Fibrinolyse

Zwischen Gerinnung und Fibrinolyse besteht ein dynamisches Gleichgewicht. Beide Vorgänge zeigen in ihrem biochemischen Ablauf bemerkenswerte Parallelitäten. Bei der Gerinnung steht im Mittelpunkt das *Thrombin* als eigentliches Gerinnungsferment, das als Reaktionsprodukt zwischen seinem Proferment (Prothrombin) und einer zweigleisigen Kaskade proteolytischer Prozesse (JAENECKE, 1971) zustande kommt. Seine Aktivierung kann einmal endogen durch das Blutthromboplastin (Thrombozytenfaktor 3) erfolgen, zum anderen exogen durch das Gewebsthromboplastin. Hinweis für einen vorwiegend endogen aktivierten Mechanismus der Blutgerinnung ist der Verbrauch des Faktors VIII, während beim exogenen Mechanismus vor allem der plasmatische Gerinnungsfaktor VII aufgebraucht wird. Durch Einwirkung des Thrombins auf das Fibrinogen entsteht das Fibrin als Endprodukt der Blutgerinnung.

In der Nachphase der Gerinnung setzt sofort die Fibrinolyse ein. Auch hier steht im Mittelpunkt ein wirksames Enzym, das *Plasmin*, das als inaktive Vorstufe Plasminogen im Plasma vorhanden ist. Wie bei der Gerinnung erfolgt auch bei der Fibrinolyse die Aktivierung des Plasminogens durch verschiedene Aktivatoren oder Kinasen, die im Blut (Lysokinase der Leukozyten), im Gewebe (Urokinase der Harnwegsepithelien) vorhanden sind, oder auch durch Streptokokken (Streptokinase) eingeschleppt werden können. Das zu Plasmin aktivierte Plasminogen kann nicht nur Fibrin, sondern auch Fibrinogen, Faktor V und VIII, spalten.

Vor überschießenden Reaktionen in Richtung Blutgerinnung oder in Richtung Fibrinolyse wird der Organismus durch Inhibitoren (Antithrombine, Antiplasmine) geschützt. Erst durch die gleichzeitige Einwirkung fördernder und hemmender Faktoren auf Fibrinbildung und Fibrinolyse ist jenes ausgewogene Gleichgewicht gewährleistet, das im Störungsfalle entweder zu einer Thromboseneigung oder zu einer Blutungsneigung führt.

2. *Aufhebung der Gerinnung*

Voraussetzung für die extrakorporale Zirkulation ist zunächst die Aufhebung der Fibrinbildung, indem man das Thrombin durch das Antithrombin Heparin inaktiviert. Als ausreichende Dosis gelten 3 mg/kg (300 USP-E/kg) Körpergewicht bzw. 90 mg/m^2 Körperoberfläche. Wird das Heparinblut der Oxygenator-Stammfüllung durch Zusätze von Glukose-Kochsalz- oder Ringerlaktatlösung verdünnt, so müssen pro 500 ml dieser Zusatzlösung 20 mg Heparin zugesetzt werden.

Mit der Anfangsdosis von 3 mg/kg Körpergewicht wird ein ausreichender Heparinspiegel von ungefähr 40 µg/ml erreicht, der einen sicheren Schutz des Gerinnungspotentials bedeutet (NEEF, 1971). Eine gewisse Unsicherheit liegt im Ablauf der Heparininaktivierung und -elimination. Die Ausscheidung mit dem Harn, der Abbau durch Leberheparinase sind individuell verschieden. Dazu kommt, daß ein Teil des Heparins in den Extrazellulärraum diffundiert, ein anderer durch Adsorption an der Oberfläche der Erythrozyten inaktiviert wird. Schließlich wird beim Erythrozytenzerfall ein gerinnungsaktives Protein (Erythrozytin von Quick) frei, das eine Antiheparinwirkung hat und einen weiteren Teil des Heparins neutralisiert (GROSS u. HOBMANS, 1961). Zum Ausgleich der Heparinclearance muß man daher eine Stunde nach der ersten Heparingabe 50% der Anfangsdosis nachinjizieren.

3. *Gerinnung und Fibrinolyse während der EKZ*

Die extrakorporale Oxygenierung und Zirkulation des Blutes ist ein denkbar unphysiologischer Vorgang. Die notwendigen Eingriffe in die Homöostase, die Unzulänglichkeiten derzeitiger Pump- und Oxygenierungssysteme bedeuten – in Abhängigkeit von der Länge der Perfusion – eine Summation von Mikrotraumen, deren Ergebnis pathophysiologisch dem Zustandsbild eines mehr oder weniger kontrollierten Schocks vergleichbar ist. Im Vordergrund steht die mechanische Traumatisierung der korpuskulären Bestandteile des Blutes, durch den Pumpmechanismus, durch das Schlauchsystem mit seiner unphysiologischen Oberfläche, durch Turbulenzen, insbesondere an Stellen abrupter Querschnittsänderungen. Der Zerfall von Erythrozyten führt zum Austritt freien Hämoglobins und Kaliums in das Plasma. Auf das hypothetische Erythrozytin mit Antiheparinwirkung wurde schon hingewiesen. Aus den Leukozyten stammen Histamin und proteolytische Enzyme, die das Plasmaeiweiß denaturieren (WRIGHT u. Mitarb., 1962), aus den Thrombozyten der Plättchenfaktor und Serotonin. Eine Teilaktivierung des Gerinnungssystems, sowohl des endogenen Mechanismus durch Kontaktaktivierung des Faktors XII in den Schläuchen als auch des exogenen Mechanismus durch Gewebsthromboplastin aus den Operationswunden ist somit gegeben.

Neben der mechanischen Läsion des Blutes scheinen auch immunologische Vorgänge eine bisher in ihrer Bedeutung nicht voll erkannte Rolle zu spielen. Der auslösende Mechanismus soll trotz Blutgruppengleichheit in einer gewissen Inkompatibilität zwischen den weißen Blutzellen von Spender und Empfänger bestehen, die, wenigstens im Tierversuch, ein sog. *homologes Blutsyndrom* (GADBOYS u. Mitarb., 1962) hervorrufen können. Dabei kommt es zu Beginn der Perfusion zu einem plötzlichen Anstieg des postsinusoidalen Pfortaderdruckes mit Rückstauung und Sequestration des Blutes in der Leber und im Splanchnischen Gefäßbett („Early-outflow-vascular block"). Damit geht Hand in Hand eine Verminderung des venösen Rückstromes und des arteriellen Druckes. Gewisse Befunde (FRIED u. Mitarb., 1971) machen es wahrscheinlich, daß auch beim Menschen derartige zelluläre Abwehrreaktionen den Ablauf der Perfusion stören können.

Trotz Heparinisierung ist am Ende einer Perfusion regelmäßig ein *Abfall des Gerinnungspotentials* durch Thrombozytenschwund, Abnahme des Fibrinogengehaltes, der Prothrombinkonzentration und der Faktoren V, VIII und IX nachweisbar.

Gleichzeitig nimmt die *fibrinolytische Aktivität* zu. Die Fibrinolyse führt zu Fibrinspaltprodukten, die als Antikoagulantien wirken. Sie verhindern die Plättchenadhäsion, sie hemmen die plasmatische Thromboplastinbildung und die Thrombin-Fibrinogenreaktion. Physiologischerweise wird die fibrinolytische Aktivität durch körpereigenes, in der Leber gebildetes Antiplasmin in Schach gehalten. Mikrozirkulationsstörungen in der Leber während der Perfusion, besonders bei gleichzeitiger Unterkühlung, bremsen die Synthese sowohl von plasmatischen Gerinnungsfaktoren als auch Antiplasmin (FRIED u. Mitarb., 1971).

Disseminierte intravasale Gerinnung: Störungen der Mikrozirkulation sind es auch, die die Stimuli für eine *disseminierte intravasale Koagulation* (HARMS, 1971) abgeben. Minderperfusion, Stase, örtliche Gewebshypoxie mit Azidose lassen in der Endstrombahn Fibrin-Plättchen-Thromben entstehen, die den Kern für Gerinnselbildungen mit Verstopfung mehr oder weniger großer Bezirke der Endstrombahn, häufig disseminiert über mehrere Organe bilden. An die intravasale Gerinnung schließt sich sofort eine lokale Fibrinolyse an. Ist sie unzureichend, so kann es zu örtlichen Nekrosen kommen. Die Variationsbreite einer intravasalen Gerinnung reicht von einzelnen Mikrothromben bis zu einer massiven intravasalen Gerinnung mit irreversiblem Schock. Die Fibrinolyse hinwiederum kann so intensiv angefacht werden, daß es zu einem massiven Verbrauch der Gerinnungsfaktoren mit nachfolgender Blutungsneigung kommt. Hyperkoagulabilität mit disseminierter intravasaler Gerinnung, Fibrinolyse mit Verbrauchskoagulopathie und hämorrhagischer Diathese (LASCH, 1967) sind somit Teilstrecken eines Reaktionsablaufes, dessen Zündung und Unterhaltung in unvorhersehbarer Weise jeweils von der Konstellation der bedingenden Faktoren bestimmt wird. Die diffuse Blutungsneigung wird noch verstärkt durch die antikoagulatorische Wirkung der Fibrinspaltprodukte, die im Durchschnitt 6–9 Std in der Blutbahn verweilen.

4. Restitution der Gerinnung

Die pauschale Aufhebung der Ungerinnbarkeit durch eine ein- bis zweifache Protaminmenge des gegebenen Heparins, obwohl unexakt, bewährt sich in den meisten Fällen nach einer extrakorporalen Perfusion. Zuverlässiger ist es, wenn man nach der 1,5fachen „Protaminvorgabe" mit Hilfe des Heparintitrationstestes die zur völligen Neutralisierung nötige Protamin-Gesamtmenge ermittelt und die Differenz zur Vorgabe noch hinzufügt. Trotzdem kann es nach einigen Stunden zum sog. Rebound-Phänomen kommen, zu einer erneuten Gerinnungsstörung, nachdem die Blutung bereits aufgehört hat. Dieses Phänomen führt man auf die Dissoziation des Heparin-Protaminkomplexes zurück, sei es, daß das Protamin schneller abgebaut, oder daß an Erythrozyten gebundenes Heparin durch späteren Zerfall dieser Blutzellen wieder freigesetzt wird.

5. Postoperative Blutungsneigung — Ursachen und Erkennung

Im wesentlichen kommen vier Ursachen für eine postoperative („nicht-chirurgische") Blutung nach extrakorporalem Kreislauf in Betracht:

1. Eine disseminierte intravaskuläre Gerinnung mit Verbrauchskoagulopathie (Thrombozytenschwund, Abfall der Faktoren I, II, V, VIII, IX).
2. Eine überschießende Plasma-Fibrinolysinaktivität (selten).
3. Zirkulierende Antikoagulantien, meist durch unvollständige Neutralisierung von Heparin oder durch „Heparin-rebound".
4. Eine Thrombozytopenie. Selten findet man eine Abnahme der Blutplättchen *ohne* wesentliche Abnahme auch anderer Gerinnungsfaktoren. Eine Dilutionsthrombozytopenie kann im Gefolge postoperativen Ersatzes größerer Mengen von Konservenblut zustandekommen, da die Plättchen eine kurze Lebensdauer von 3 bis 7 Tagen haben.

6. Minimalprogramm

Eine *Differenzierung* der Ursachen setzt eine Reihe spezieller Untersuchungen voraus. Das Minimalprogramm (kleine Gerinnungsanalyse) besteht aus folgenden Untersuchungen:

a) Thrombozytenzählung

Die Erfahrung lehrt, daß der Abfall der Blutplättchenzahl etwa proportional dem Fibrinogenabfall verläuft.

b) Thrombinzeitbestimmung

Die Thrombinzeitbestimmung gibt Auskunft über die 3. Phase der Gerinnung, wo durch Thrombin das Fibrinogen zu Fibrin umgewandelt wird. Die Zeit bis zur Fibrinbildung ist also außer von der Thrombinkonzentration auch von der Menge des Fibrinogens und von evtl. vorhandenen, nicht neutralisierten Antithrombinen (Heparin) abhängig. Je nach Ansatz der Probe ist die gemessene Zeit bis zur Fibrinbildung ein Maß für das vorhandene Fibrinogen, wenn man einer Plasma-Verdünnungsreihe konzentrierte Thrombinlösung zusetzt. Wird hingegen unverdünntes Plasma mit verdünnter Thrombinlösung versetzt, so erfaßt man damit die noch zirkulierenden Antikoagulantien (Heparin oder Fibrinspaltprodukte). Vermutet man eine Hyperheparinämie, wiederholt man die Thrombinzeitbestimmung unter Zugabe verschiedener Protaminmengen. Mit diesem „Heparintitrationstest" berechnet man die Protamindosis, mit der der Heparinüberschuß behoben werden kann.

c) Beobachtung der Gerinnselbildung

Die Beobachtung der Gerinnselbildung im Vollblutröhrchen (clot observation test) läßt Rückschlüsse auf die fibrinolytische Aktivität zu. Bleibt die Gerinnung ganz aus, so liegt eine Afibrinogenämie (Defibrinierungssyndrom) vor; tritt vorübergehend ein Gerinnsel auf, das sich später spontan auflöst, so kann man daraus auf eine noch aktivierte Fibrinolyse schließen.

d) Prothrombinzeit

Die Prothrombinzeit (Quick-Wert-Bestimmung) gibt Aufschluß über den exogenen Mechanismus der Gerinnung. Eine Verlängerung widerspiegelt einen Mangel der Faktoren II und VII.

e) Partielle Thromboplastinzeit (PTT)

Die partielle Thromboplastinzeit (PTT) mißt die Zeit des endogen ausgelösten Gerinnungsvorganges und gibt daher gewisse Hinweise für den Verlust von Faktor VIII.

7. Behandlung postoperativer Blutungsneigung nach EKZ

Je länger die Perfusion dauert, um so häufiger beobachtet man eine postoperative Blutungsneigung. Eine wirksame Bekämpfung beginnt mit Maßnahmen, die den Kreislauf stabilisieren, da Hypotension, arterielle Untersättigung, Azidose die Gerinnungsfähigkeit des Blutes vermindern.

Da die Gerinnungsstörung meist auf einer Verbrauchskoagulopathie beruht, läßt sich der Mangel an Plättchen, Fibrinogen und labilen Plasmafaktoren V und VIII am besten durch frisches Vollblut mit seinem ausgewogenen Gerinnungs- und Fibrinolysepotential ersetzen. Solange man klinisch und labortechnisch Hinweise auf ein Fortbestehen intravasaler Gerinnungsvorgänge hat, sollte man keine gezielte Substitution von Fibrinogen machen, weil dieses Substrat für die Gerinnung liefert und damit den Verbrauch von Faktoren fortdauern läßt (NEVILLE, 1967).

Die Antifibrinolysine ACS (ε-Aminocapronsäure), AMCHA (Aminomethyl-cyclohexan-carbonsäure) und PAMBA (Paraamino-methylbenzoesäure), deren Hauptwirkung darin beruht, daß sie die Aktivierung des Plasminogens hemmen, sind nur bei überschießender Plasma-Fibrinolysinaktivität indiziert. Bei akuter Verbrauchskoagulopathie sind sie kontraindiziert. Sie verhindern die spontane Fibrinolyse der disseminierten Mikrothromben und leisten damit postoperativen Organstörungen (Leber, Niere, Lungen, Hirn) nur noch Vorschub. Demgegenüber hat Trasylol in solchen Situationen den Vorteil, daß es sowohl gerinnungs- als auch fibrinolysehemmend wirkt. Unter seinem antiproteolytischem Schutz kann man ohne Gefahr ihrer sofortigen Konsumption eine gezielte Substitution von Fibrinogen und anderen Plasmagerinnungsfaktoren machen.

In verzweifelten Fällen gelingt es manchmal, paradoxerweise eine postoperative Blutungsneigung mit Heparin unter Kontrolle zu bekommen. Durch Heparin wird der Gerinnungsvorgang ausreichend lange unterbrochen und auf diese Weise dem Organismus Zeit gegeben zu einer Regeneration der verbrauchten Gerinnungsfaktoren.

a) Blutersatz

Der ideale Blutersatz ist eine Direkttransfusion kompatiblen Blutes, das einen normalen pH-Wert, vollwertige plasmatische Gerinnungsfaktoren und rote Blutkörperchen mit intakter Sauerstofftransportfunktion hat. Leider ist man in den meisten Fällen auf Konservenblut angewiesen, das gegenüber Frischblut als minderwertig anzusehen ist. Die Wertminderung beruht auf der Verwendung eines Stabilisators und nimmt proportional der Lagerungszeit zu.

b) Lagerungsschäden

Die Blutzellen haben eine beschränkte Lebensdauer: Die Leukozyten von einem Tag, die Thrombozyten von 3–7 Tagen. Von den Erythrozyten sind nach 3 Wochen nur noch 70% „lebend". Neben der zahlenmäßigen Abnahme nimmt auch ihr O_2-Transportvermögen ab (STEWART, 1962). Man kann eine zunehmende Linksverschiebung der Dissoziationskurve feststellen. Der Grund hierfür ist die fortschreitende Verarmung gelagerten Blutes an dem die O_2-Aufnahme und -Abgabe regulierenden 2,3 DPG (Diphosphoglycin).

Ebenso ist ein rapider Aktivitätsverlust der Gerinnungsfaktoren V und VIII festzustellen. Nach 24 Std Lagerung bei 4° C beträgt der Verlust 50%. Demgegenüber zeigt das Fibrinogen eine bemerkenswerte Stabilität.

Der pH-Wert von Konservenblut steigt wegen der kontinuierlichen Laktatzunahme. Nach 3 Wochen erreicht das pH einen Wert von ungefähr 6,6. Der Na-Gehalt ist wegen des Zitratzusatzes gegenüber dem Nativblut erhöht. Ebenso nimmt der Plasma-Kaliumgehalt zu, infolge erhöhter Membran-Durchlässigkeit der Erythrozyten. Der Gehalt an ionisiertem Kalzium ist durch den Zitratzusatz praktisch aufgehoben. Infolge Abnahme der Suspensionsstabilität kommt es zu Aggregatbildung der Erythrozyten und demzufolge zu einem Anstieg des Siebungsdruckes (HEENE, 1973).

c) Transfusionsstörungen

Definitionsmäßig entspricht der extrakorporale Kreislauf einer Massivtransfusion, worunter man den Ersatz der Hälfte des gesamten Blutvolumens innerhalb 1 Std oder des gesamten Blutvolumens in weniger als 48 Std versteht. Auf den Durchschnitts-Erwachsenen bezogen, entspricht das einer Menge von 2,5 bzw. 5 l Blut. Für den extrakorporalen Kreislauf verwendet man in der Regel heparinisiertes Frischblut. Störungen, die in seinem Gefolge auftreten, sind komplexer Natur. Ihr Ausmaß wird im wesentlichen von der Länge der Perfusionszeit, der Qualität der Gewebsperfusion und dem Grad der Bluttraumatisierung bestimmt.

Beim postoperativen Blutersatz sollte man eingedenk der Tatsache, daß der Kranke durch den kontrollierten Schock der EKZ beträchtlich vorgeschädigt ist, bei Auswahl der Konserven und Handhabung der Transfusion besondere Sorgfalt walten lassen.

Unterkühlung: Die schnelle Transfusion größerer Blutmengen läßt die Körpertemperatur beträchtlich abfallen. Dieser Kühleffekt kann schon von sich aus zu Bradykardie und Extrasystolie führen.

Kardiale Störungen: Neben der durch raschen Abfall der Bluttemperatur bedingten Bradykardie kann im Verlaufe einer Transfusion eine Q-T-Verlängerung, Verbreiterung des Kammerkomplexes und Anhebung der T-Welle auftreten. Diese Veränderungen sind Ergebnis mehrerer Faktoren. Einmal begünstigt der schnelle K-Anstieg (durch die kaliumangereicherte Konserve) diese elektrokardiographischen Veränderungen, zum anderen sind sie Folge des azidotischen Blutes und des hohen Zitratspiegels. Zitrat ist der Konserve im Überschuß beigegeben, so daß es auch das ionisierte Kalzium des Empfängers teilweise verbraucht. Kalziummangel potenziert die Wirkung des hyperkaliämischen Ersatzblutes. Die Substitution von 1 g Ca-Glukonat pro 500 ml Konservenblut ist dringend zu empfehlen. Ein hoher Zitratspiegel macht außerdem eine elektive Vasokonstriktion an den Lungengefäßen (HEENE, 1973) mit Widerstandszunahme. Eine Rolle spielt dabei auch der erhöhte Siebungsdruck des Konservenblutes. Dieser Umstand kann bei der gleichzeitigen Abnahme der Kontraktionskraft des Herzens infolge Verarmung an ionisiertem Kalzium Bedeutung gewinnen. Eine verminderte Pumpkraft bei erhöhtem Widerstand muß notwendigerweise zu einer Abnahme der Förderleistung führen.

d) Gerinnungsstörungen

Die Übertragung größerer Mengen von Blut birgt die Gefahr einer transfusionsbedingten Blutungsneigung in sich. Auf Grund der Da Nang-Studie (Heene, 1973) ist sie nach 15 Konserven bei 25% der Empfänger zu erwarten und steigt bei der doppelten Konservenzahl auf 100% an. Die Gerinnungsstörung hat meist den Charakter einer Verbrauchskoagulopathie. Sie wird begünstigt durch kontaminiertes Blut, durch inkompatibles Blut und durch fortgesetzten Einstrom von Gewebsthromboplastin in die Blutbahn.

Hämolytische Reaktion: Bei Transfusion inkompatiblen Blutes kommt es zu einer serologischen Reaktion des Erythrozyten-Antigens mit dem spezifischen Plasma-Antikörper des Empfängers. Das Ergebnis ist eine Destruktion der roten Blutzellen. Diese kann intravaskular erfolgen (intravasale Hämolyse). Bei schwacher hämolytischer Aktivität der Antikörper kann diese Zerstörung auf die Klärstationen des RHS in Leber und Milz (Rudowski, 1971) beschränkt bleiben (viszerale Hämolyse). Bei schwerer Ausprägung kann sich akut ein hämolytisch-urämisches Syndrom mit hämorrhagischer Diathese, akutem Nierenversagen und zerebralen Symptomen entwickeln (Ritter, 1969).

Isoimmunisations-Reaktion: Die konventionellen Kreuzproben beschränken sich auf das AB0- und Rh-System. Wenn diese stimmen, gilt das Blut zwischen Spender und Empfänger als kompatibel. Im Hinblick auf die anderen noch vorhandenen Blutgruppen-Antigene stimmen jedoch vorschriftsmäßig gekreuzte Blutproben fast nie überein. Daher besteht praktisch bei jeder Transfusion, aber auch bei jeder Gravidität die Möglichkeit einer Sensibilisierung (Taswell, 1969). Nach dieser „antigenen Stimulation“ entstehen Immunisoantikörper, u.a. auch gegen Leukozyten und Thrombozyten (Leuko- und Thrombozyten-Isoantikörper), die bei Wiederholung einer Blutübertragung zu Sofortreaktionen (homologes Blutsyndrom, s. S. 142) oder auch zu zytotoxischen Immunreaktionen vom Spättyp führen. Beide Reaktionen spielen sich bevorzugt an den „Schockorganen“ (Leber, Lunge) ab.

III. Postoperative Rhythmusstörungen

Mit vorübergehenden Rhythmusstörungen nach einer Aortenklappenoperation muß man in 30 bis 40% rechnen (McGoon u. Mitarb., 1965). Die Bedeutung jeder heterotopen Reizbildungsstörung liegt darin, daß sie die Ökonomie der Herzarbeit beeinträchtigt und darüber hinaus ernste, lebensbedrohliche Störungen, besonders eine paroxysmale Vorhofstachykardie, eine Kammertachykardie und ein Kammerflimmern ankündigen kann. Paroxysmale Tachykardien, supraventrikulären oder ventrikulären Ursprungs, sind bei längerer Dauer vom hämodynamischen Standpunkt besonders ernst zu werten. Oberhalb einer kritischen Frequenz (180/min) wird die Diastole zu kurz. Die Folge ist eine Abnahme des Schlagvolumens, des HZV und der Koronardurchströmung, die schließlich eine Myokardinsuffizienz nach sich zieht.

1. Ursachen postoperativer Rhythmusstörungen

Als Ursache für die veränderte Spontanautomatie kommen intraoperativ bei EKZ (a) *stoffwechselgeschädigte Myokardareale*, vor allem in den subendokardialen Schichten, in Frage, die als ektopische Foci wirksam werden. Ihre Gefahr liegt darin, daß das Herz bei Einfall solcher ektopischer Reize während der vulnerablen Phase (aufsteigender Schenkel der T-Zacke) gegebenenfalls mit Kammerflimmern reagiert.

Die Bedingungen zu Rhythmusstörungen werden postoperativ gefördert (b) durch Hypoxämie, (c) durch Störungen des Säure-Basen-Gleichgewichtes, besonders (d) durch Elektrolyt-Entgleisungen und (e) durch eine Reihe von Medikamenten, vor allem durch Digitalis. Zu beachten ist, daß zwischen diesen Einzelstörungen Wechselbeziehungen bestehen, auf die mehrfach hinzuweisen sein wird.

a) Stoffwechselgeschädigte Myokardareale

Eine Schädigung von Myokardarealen ist in erster Linie die Folge einer unkritischen zeitlichen Ausdehnung des ischämischen Herzstillstandes. Wie dort (S. 131) ausgeführt, kommt es bei Überschreitung der „praktischen Überlebenszeit“, die nach der klinischen Erfahrung einer Ischämiezeit von 20 min entspricht, zum Auftreten morphologischer Schäden (Spieckermann u. Mitarb.,

1969). Sowohl das interstitielle Ödem des ischämischen Herzmuskels und noch mehr ein „Kapillarblock“, der durch Kontraktur einzelner Faserbezirke zustande kommt (BAGHIRZADE u. Mitarb., 1970) und durch Reperfusion nicht mehr gelöst werden kann, führt zu hypoxischen Läsionen, von denen besonders die Innenschichten des linken Ventrikels betroffen sind. Das pathologisch-anatomische Substrat sind disseminierte, subendokardiale Infarkte (TABER u. Mitarb., 1967). Weitere mögliche Ursachen dieser Herde sind Mikroembolien durch Kalkbröckel oder durch Luft.

b) Hypoxämie

Hypoxämien nach einem Herzeingriff, sei es, daß sie durch eine alveoläre Hypoventilation (ventilatorische Hypoxie), durch eine Verteilungsstörung oder durch eine Diffusionsstörung bedingt sind, erfordern unverzüglich eine energische Bekämpfung. Aber auch an eine anämische Hypoxie sollte man nach Verdünnungsperfusion denken, wo das Sauerstoffangebot infolge Abnahme der O_2-Kapazität durch den Hämoglobinverlust vermindert sein kann.

c) Störungen des Säure-Basen-Gleichgewichtes

Eine *respiratorische Alkalose* durch alveoläre Hyperventilation während der Operation ist in gewissen Grenzen eine vergleichsweise harmlose Störung. Am postoperativ beatmeten Kranken ist eine leichte Senkung des PCO_2 vorteilhaft, da hierdurch der spontane Atemantrieb gebremst wird und damit der „Kampf des Patienten mit der Atemmaschine“ aufhört (HUTCHIN, 1971; SHULMAN, 1971). Ein Abfall des PCO_2 unter 30 mm Hg sollte auf jeden Fall vermieden werden. Unter solchen Umständen kann sich rasch eine Hypokaliämie entwickeln, mit der Gefahr ventrikulärer Extrasystolie, Tachykardie und Kammerflimmerns. Nebenbei sei vermerkt, daß bei einem PCO_2 von 20 mm Hg die Hirndurchblutung nur noch die Hälfte der Norm beträgt! Infolge mangelhafter Hirndurchblutung kann es zu Krämpfen kommen, die womöglich falsch gedeutet werden.

Eine *metabolische Alkalose* nach einer Herzoperation kann gleichfalls iatrogen sein, durch ein Zuviel an Bikarbonat-Infusion. Nicht nur, daß eine überschießende Alkalisierung eine Volumenüberlastung durch Na-Zufuhr mit allen Folgen bedeutet, sie kann auch zu einem funktionellen Nierenversagen führen (HUTCHIN, 1971). Daneben tritt bei alkalotischer Stoffwechsellage K im Austausch gegen H in die Zelle. H-Ionen gelangen aus kompensatorischen Gründen in die extrazelluläre Flüssigkeit, um das pH zur Norm zu bringen. Es kommt zu einer Hypokaliämie. Eine renale Kompensation durch Ausscheidung des überschüssigen Natriumbikarbonates ist bei der nach einer Operation gesetzmäßig vorhandenen Tendenz zur Natriumretention zunächst erschwert.

Für die Beziehung zwischen einer *Azidose*, gleichgültig, ob respiratorischer oder metabolischer Art, und dem Elektrolythaushalt, speziell dem Kalium, gilt die Regel, daß der Serum-K-Spiegel in dem Maße ansteigt, als der pH-Wert abfällt. Diese Verschiebung ist das Ergebnis einer intrazellulären Pufferung des H im Austausch mit K.

Für beide Formen der Azidose ist letztlich eine mangelhafte Gewebsperfusion mit Hypoxie die wichtigste Quelle für H. Im Zuge des anaeroben Glukoseabbaues zur Energiegewinnung kommt es infolge Blockierung des Krebszyklus unter O_2-Mangel in den Zellen zu einer exzessiven Milchsäurebildung, die in dem extrazellulären Raum und schließlich ins Blut diffundiert.

d) Elektrolytstörungen

Bei der Bedeutung von K für die elektrophysiologischen Vorgänge am Herzen gilt als erste Frage, auf welchen Wegen es zu postoperativen Verschiebungen dieses Ions unter besonderer Berücksichtigung der EKZ kommt. Bevor diese Fragen im einzelnen erörtert werden sollen, sei auf die normalen Beziehungen des intra- und extrazellulären Anteils hingewiesen! Normalerweise gilt die Beziehung:

$$\frac{\text{K i (intrazellulär)}}{\text{K e (extrazellulär)}} = \frac{150}{5\ \text{mval/l}}.$$

Festzustellen ist der K-Reichtum der Verdauungssäfte und die K-Ausscheidung durch den Urin von 50–80 mval/l/24 Std. Daraus folgt, daß bei K-Verschiebungen renale und intestinale Faktoren eine Rolle spielen.

2. Ursachen der Hypokaliämie

Wie schon angedeutet, kommt eine Hypokaliämie zustande

a) durch Verschiebung des extrazellulären Kaliums in den intrazellulären Raum im Austausch gegen H als kompensatorische Maßnahme bei Alkalosen. Der gegensinnige Flux bei Azidosen wurde erwähnt. Dabei sei betont, daß im Zusammenhange zwischen Kalium- und Säure-Basen-Haushalt ein *normales* Serumkalium bei Azidose einen Kalium*mangel* bedeutet, bei Alkalose hingegen einen Kalium*überschuß* (DAS u. Mitarb., 1971);

b) durch *Hämodilution*, mit der wäßrigen Elektrolyt- und Glukoselösung, die als Füllflüssigkeit der Herz-Lungen-Maschine benutzt wird. Die durch extrakorporale Zirkulation zustande kommende Blutverdünnung bedingt eine Reihe von unphysiologischen metabolischen Veränderungen und löst vielfach Gegenregulationen aus, die in ihrer Abfolge und Intensität weder leicht zu übersehen, noch in allen Einzelheiten geklärt sind. Jedenfalls besteht kein Zweifel daran, daß eine extrakorporale Zirkulation, gleichgültig mit welchem Medium, zu einer Kaliumverarmung im Plasma (EBERT u. Mitarb., 1965; DIETER u. Mitarb., 1970a; DIETER u. Mitarb., 1970b), aber auch intrazellulär führt, zumindest in den Erythrozyten und in der Muskulatur, ohne daß man über den Verbleib des K schlüssige Aussagen machen kann (STRUCK u. Mitarb., 1969). Bei diesen „Kaliumshifts" dürfte die Leber eine zentrale Rolle spielen, die große Mengen K einlagern kann (SHOEMAKER u. WALKER, 1970). Ähnliche Verschiebungen gelten auch für die anderen, insonderheit für die zweiwertigen Elektrolyte Kalzium und Magnesium (SCHEINMANN u. Mitarb., 1971; PASCHEN u. Mitarb., 1972; DAS u. Mitarb., 1972);

c) durch gesteigerte *Ausfuhr*. Mit der nach einem extrakorporalen Bypass obligatorischen Na- und Wasserretention geht etwa bis zum 4. postoperativen Tag eine starke Kaliurese einher. Während die Na-Ausscheidung im Mittel um 50% reduziert ist, kann der K-Verlust bis um 200% ansteigen (TRUNIGER, 1967). Diese Veränderungen kommen wohl auf neurohumoralem Wege, im Zuge der „adrenergisch-kortikoiden Phase" des metabolischen Ablaufmusters (F. MOORE) nach einem Trauma (HUTCHIN, 1971) zustande und sind Ausdruck eines sekundären Hyperaldosteronismus;

d) medikamentös kann eine Hypokaliämie hervorgerufen werden durch Diuretika, Laxantia, Kortikoide und Ionenaustauscher. Die verstärkte Digitalisempfindlichkeit bei Hypokaliämie beansprucht ganz besondere Aufmerksamkeit. Wegen der unvorausschaubaren, zum Teil gegensätzlichen Elektrolytverschiebungen nach einer Operation im EKZ, empfiehlt es sich, Digitalis und Diuretika spätestens 48 Std vor der Operation abzusetzen und auch postoperativ nur $^3/_4$ der errechneten Digitalis-Sättigungs-Dosis zu geben.

3. Ursachen der Hyperkaliämie

Eine vorübergehende Hyperkaliämie kann man häufig nach einem Operationsstreß beobachten. Der Höhepunkt liegt in den ersten 8 Std und wird gefolgt von milden Formen von Hypokaliämie vom 2. bis 7. Tag. Diese Veränderungen beruhen auf einem Kaliumverlust aus den Zellen. Bei diesem Verlauf erübrigt sich üblicherweise eine Therapie.

Zu Hyperkaliämie mit beachtlichen Konzentrationsanstiegen im Plasma kann es nach großen Transfusionen von Konservenblut kommen, oder durch Resorption gastrointestinalen Blutes, z.B. im Gefolge eines Streß-Ulkus. Arrhythmien bei solchen Anlässen dürften öfter, als gemeinhin angenommen, auf dieser Hyperkaliämie beruhen, ebenso ein plötzlicher Tod.

Der häufigsten und gefährlichsten Form der Hyperkaliämie begegnet man bei der Azidose durch postoperatives Nierenversagen. Bei steilem K-Anstieg im Zeitraum von Stunden ist unverzüglich eine Infusion hypertoner Na-Bikarbonatlösung zu machen. Man behebt damit die Azidose, schafft hierdurch ein Gefälle zur Zelle hin und verdünnt zudem durch Expansion des extrazellulären Flüssigkeitsvolumens seine K-Konzentration. Eine andere Möglichkeit besteht in einer Glukose-Insulin-Kalzium-Infusion, die als „Schlepper" das Kalium mit in die Zelle nimmt. Diese Maßnahmen können bei der Gefahr eines hyperkaliämischen Kammerflimmerns lebensrettend sein.

4. Rolle der Elektrolyte beim Erregungsablauf

Die elektrischen Erregungsabläufe beruhen auf einem Zusammenspiel von Elektrolytverschiebungen durch die Grenzmembran zwischen extra- und intrazellulärem Raum. Voraussetzung dafür ist die ungleiche Elektrolytverteilung hier und dort. So ist erklärlich, daß jede Änderung der Elektrolytgradienten Störungen im Erregungs- und im Kontraktionsablauf des Herzmuskels bewirken kann.

a) Rhythmusstörungen bei Hypokaliämie

Eine Hypokaliämie, wobei deren relatives Maß unter Azidose zu berücksichtigen ist, begünstigt: Vorhoftachykardie, Vorhofextrasystolie bis Vorhofflimmern, Knotenextrasystolie, Kammerextrasystolie bis Bigeminie, polytope Extrasystolen, flüchtige Episoden von Kammertachykardie. Letztere führen häufig zu einem plötzlichen, unerwarteten Tod eines Herzoperierten, wenn eine Azidose mit im Spiele ist. Erfahrungsgemäß ist diese Neigung zu supraventrikulären und ventrikulären Extrasystolen bei einer K-Konzentration von weniger als 3,2 mval in 30%, bei digitalisierten Patienten in 90% der Fälle zu beobachten (SURAWICZ, 1966). Relativ selten, nur bei extrem niedrigen Werten, treten Leitungsstörungen auf. Eine Alkalose, die neben der Hypokaliämie gleichzeitig mit einer Hypokalzämie einherzugehen pflegt, scheint eine protektive Wirkung gegenüber solchen Arrhythmien zu haben. Demgegenüber steigert eine Hyperkalzämie die Erscheinungen einer Hypokaliämie und kann somit die Gefahr von ventrikulärer Tachykardie oder Kammerflimmern erhöhen. Man darf also keine einfache Korrelation zwischen K-Spiegel und Rhythmusstörung aufstellen, ohne die Ca-Konzentration zu berücksichtigen.

Die elektrokardiographische Diagnose einer Hypokaliämie basiert auf Veränderungen der S-T-Strecke, der T- und der U-Wellen. Bei mäßiger Hypokaliämie ist die Frequenz beschleunigt und man sieht keine Extrasystolen oder ektopische Rhythmen. Das P ist normal, S-T isoelektrisch, T eher niedrig, aber positiv, U vergrößert, T-U also doppelhöckrig. Demgegenüber macht eine hochgradige Hypokaliämie eine schnelle Frequenz und Extrasystolen. Das P ist spitz und gekippt, QR normal, S-T und T muldenförmig, negativ und schlecht abgrenzbar, die U-Welle hoch (GARDUE, 1971). Zu beachten ist allerdings, daß es Diskordanzen zwischen Hypokaliämie und EKG gibt: normales EKG bei Hypokaliämie, hyperkaliämisches EKG bei normaler Serum-K-Konzentration. Letzterer Befund kommt bei Hypernatriämie vor.

b) Rhythmusstörungen bei Hypokaliämie und Digitalis

Diese Kombination ist vermutlich die häufigste Ursache eines iatrogenen Herztodes nach einem Eingriff mit EKZ. Bei der Analyse dieser Situation muß man zwei Sachverhalte in seine Überlegungen einbeziehen: Eine Hypokaliämie fördert die Digitalistoxizität; Digitalis macht im EKG ähnliche Veränderungen, wie man sie bei einer Hypokaliämie sieht, mit Ausnahme der vergrößerten U-Welle. Häufig beobachtet man im EKG neben Extrasystolen unvermittelte Übergänge von Sinus- zu Knotenrhythmus, Verlängerung des P-R-Intervalles bis zu kompletter a-v-Dissoziation: Zeichen für eine gesteigerte Automatie ektopischer Reizbildner zusammen mit einer Herabsetzung der atrioventrikulären Überleitung. Bei paroxysmaler Vorhoftachykardie (PAT) läßt sich der unmittelbaren Gefahr eines Kammerflimmerns durch Verminderung der Ca-Konzentration mit Magnesiumsulfat vorbeugen. Wenn keine andere Ursache zu finden ist, ist die klinische Verschlechterung eines Patienten, der Digitalis bekommt, auf eine Digitalis-Intoxikation verdächtig. Die Annahme verdichtet sich, wenn der Kranke zudem Diuretika erhält. Die Symptome sind Arrhythmien jeder Art, Abgeschlagenheit, Somnolenz, Kopfschmerzen, Sehstörungen, Schwindel, Nausea, Erbrechen, Durchfall; auch unerklärliche neuro-psychiatrische Störungen sollten an eine Digitalisintoxikation denken lassen.

c) Rhythmusstörungen bei Hyperkaliämie

Durch eine übernormale K-Konzentration im Plasma werden demgegenüber ektopische Schläge und Rhythmen gewöhnlich unterdrückt. Die Digitalis-Toleranz ist erhöht. Steigt der K-Wert jedoch (über 7,5 mval) an, kommt es zu einer zunehmenden Verzögerung der intraatrialen Erregungsausbreitung mit Verlängerung der P-Zacke und Verkleinerung ihrer Amplitude. Die P-R-Zeit ist verlängert, es kann zu einem Block 2. und 3. Grades kommen. Nimmt die Hyperkaliämie weiter zu, verlangsamt sich die intraventrikuläre Erregungsleitung, die QRS-Komplexe werden breit und über eine Bradykardie kommt es zu Kammerflimmern. Ein spitzes T ist das Frühzeichen einer Hyperkaliämie (meist mit Werten über 5,5 mval/l), bevor Veränderungen am QRS-Komplex sichtbar werden. Bei mäßiger Hyperkaliämie kann ein postoperativer Block verschwinden. Hohe Kaliumwerte können mit ST-Anhebungen ein Infarktbild vortäuschen (SURAWICZ u. GETTES, 1971).

Die Kombination einer Hyperkaliämie mit Hypokalzämie (oder Hyponatriämie), eine Elektrolytentgleisung, die häufig mit einer Niereninsuffizienz einhergeht und auch bei forcierter Behebung eine Hyperkapnie auftritt, verstärkt die a-v- und intraventrikuläre Überleitungsstörung und begünstigt das Kammerflimmern. Die Anhebung des Serum-Kalziums wirkt der Hyperkaliämie entgegen.

Umgekehrt können Elektrolytstörungen vorhandene Rhythmusstörungen beeinflussen. So kann Vorhofflimmern oder -flattern aufhören, wenn die K-Konzentration übernormal ansteigt. Auch kann Kammerflimmern durch eine K-Injektion behoben werden.

Festzuhalten ist, daß beide Extreme, zu hohe wie zu niedrige K-Konzentrationen, die a-v-Überleitung erschweren und daher einen Block begünstigen. Auch diese Erkenntnis ist für die postoperative Digitalisbehandlung von Wichtigkeit.

5. *Grundzüge der Behandlung postoperativer Arrhythmien*

Rhythmusstörungen nach einer Operation beeinträchtigen die Hämodynamik und darüber hinaus müssen manche Formen als Vorboten lebensbedrohlicher Tachykardien angesehen werden, die durch Kammerflimmern zum Tode führen können. Da Rhythmusstörungen meist Ausdruck mehrerer Störungen gleichzeitig sind, darf man sich nicht auf ihre symptomatische Behandlung beschränken. Man muß prüfen, ob eine *Hypoxie*, eine *Hypotension* als Folge einer Myokardinsuffizienz, ein Magnesiumdefizit oder eine *Digitalisintoxikation* als auslösende Ursache in Frage kommt. Die Beobachtung hinsichtlich Zu- bzw. Abnahme der Arrhythmien vom Zeitpunkt der Operation gibt Hinweise, inwieweit die Störung noch zu Lasten des Operationstraumas einschließlich des extrakorporalen Kreislaufes geht oder ob andere Faktoren hinzugekommen sind.

Zuvor einige Bemerkungen zu einer Variante des normalen Sinusrhythmus, zur *Sinustachykardie*! Sie ist normalerweise der Mechanismus schlechthin zur Steigerung des Herzzeitvolumens. Postoperativ ist sie meist eine Erfordernistachykardie, insbesondere nach einer Verdünnungsperfusion, wenn der Hb-Wert niedrig ist und außerdem Fieber besteht. Diese Frequenzsteigerung ist die eigentliche Domäne für Herzglykoside, ergänzt durch Maßnahmen zur Beseitigung der Anämie. Man muß aber auch an ein emotionell bedingtes, hyperkinetisches Herzsyndrom, ausgelöst durch die Atmosphäre der Wachstation, denken, das mit sedierenden Maßnahmen, gegebenenfalls unter Zuhilfenahme von β-Rezeptorenblockern zu bekämpfen ist.

a) Supraventrikuläre Arrhythmien

Bei Vorhofflimmern oder -flattern, das erst im Verlauf der Operation eintritt, wird man eine elektrische Rhythmisierung nach Beendigung des intrakardialen Eingriffes zu erreichen suchen. Man geht sicherer, wenn man, selbst nach erfolgreicher Entflimmerung, vorsichtshalber eine Nadelelektrode am Vorhof oder in der Kammermuskulatur verankert (FRIESEN u. Mitarb., 1968; WOODSON u. STARR, 1968), die man bei Rückfall der Rhythmusstörung oder einem unerwünschten, digitalisbedingten Frequenzabfall postoperativ mit großem Vorteil zur Anhebung des Herzzeitvolumens benutzen kann. Eine Knotenextrasystolie oder -tachykardie oder eine paroxysmale Vorhoftachykardie beim nichtdigitalisierten Patienten kann durch Digitalis behoben werden, im Gegensatz zum Vorhofflattern, das medikamentös kaum beeinflußbar ist und daher eine „Kardioversion" (elektrische Reversion) erfordert. Die gleichen supraventrikulären Arrhythmien, vor allem die paroxysmale Vorhoftachykardie (PAT) mit oder ohne Block, können jedoch auch Ausdruck einer Digitalisvergiftung sein. Sofortiges Absetzen des Medikamentes ist die erste Maßnahme. Als bestes Mittel gegen supraventrikuläre, besonders aber ventrikuläre Arrhythmien durch Digitalis bewährt sich das *Epanutin* (Diphenylhydantoin). Man nimmt an, daß es die Kammerautomatie hemmt und gleichzeitig die a-v-Überleitung fördert (STOCK, 1970). 100 mg in 5 ml Lösungsmittel langsam (über 3 min) i.v. injiziert, ist es das Sofort-Mittel der Wahl bei allen digitalisbedingten Rhythmusstörungen (McGOON u. PLUTH, 1969). Bei Bedarf kann die gleiche Menge nach Ablauf 1 Std injiziert werden. Als Erhaltungsdosis werden 100 mg alle 6 Std empfohlen, die man i.v. oder oral geben kann. Durch prophylaktische Gaben von Epanutin soll es gelingen, die inotrope Wirkung des Digitalis von seiner toxischen zu „dissoziieren", also die toxische Schwelle von Digitalis zu erhöhen (STOCK, 1970).

b) Ventrikuläre Arrhythmien

Einige wenige ventrikuläre Extrasystolen (2 bis 3/min) bedürfen keiner Behandlung. Bei Häufung ist der Versuch mit Xylocain angezeigt. Im Gegensatz zu anderen Antiarrhythmika ist dieses Mittel ohne hypotensive und ohne negativinotrope Wirkungskomponente. An eine i.v. Dosis von 25 – 50 mg sollte, wenn sie Wirkung zeigt, eine Dauer-Mikrotropf-Infusion (1,0 g auf 200 ml Glukose) angeschlossen werden, mit einem dosierten Einlauf von 1 mg/min.

Ein bedrohliches Zustandsbild ist die *ventrikuläre Tachykardie*, da sie über eine fortschreitende Minderung der Auswurfsleistung nach kurzer Zeit in Kammerflimmern übergeht. Hier hat unverzüglich eine energische Soforttherapie, am besten mit Elektroschock, einzusetzen, auf den man einen Xylocain-Tropf als Rezidivprophylaxe folgen läßt.

c) Digitalisintoxikation

Auf die Beziehungen zwischen Digitalis und Elektrolythaushalt wurde bereits hingewiesen. Neben den dort erörterten klinischen Zeichen manifestiert sich die toxische Digitaliswirkung im EKG mit einem ganzen Fächer von Rhythmusstörungen aus allen Ebenen des Reizleitungssystems. Die erfahrungsgemäß erniedrigte Digitalistoleranz nach jeder Herzoperation, insbesondere bei präoperativ diuretisch Behandelten, die zu Hypokaliämie neigen, und solchen mit eingeschränkter Nierenfunktion, kann nicht eindringlich genug betont werden. Sofortiges Absetzen des Glykosids und Diuretikums, neben den schon erwähnten antiarrhythmischen Mitteln, ist die erste Maßregel. Wenn der Harnstoffspiegel im Blut nicht erhöht ist, kann Kaliumchlorid, bei Erwachsenen 40 mval in Glukose, innerhalb 1 Std infundiert werden. Sobald Sinusrhythmus da ist, wird die Infusion sofort gestoppt. Gelegentlich müssen bei schwerer Kaliumverarmung bis zu 120 mval/24 Std gegeben werden. Auch Mg-Sulfat (20 ml einer 10%igen Lösung) soll bei Vorhoftachykardie und bei digitalisbedingter ventrikulärer Arrhythmie wirksam sein (STOCK, 1970).

d) Kammerflimmern — Herzstillstand

Die plötzliche Unterbrechung einer effizienten Herzaktion, mit Blutdruckabfall und Bewußtlosigkeit, wird durch drei Grundmechanismen (ZOLL, 1971) ausgelöst, die letztlich in wechselnder Interrelation zueinander stehen: (1) in 80% durch ein „elektrisches Versagen" des Herzens, (2) in 10% durch ein „Pumpenversagen", (3) in 10% durch „respiratorisches Versagen". Man geht nicht fehl, wenn man den 3 Mechanismen einen vierten hinzufügt: das „Menschliche Versagen" in der postoperativen Nachbehandlung, für die jeder zahlreiche Beispiele anführen könnte.

Im Hinblick auf die Kreislauffunktion ist es dabei gleichgültig, ob die Kammer flimmert oder in Asystole stillsteht. Die Vorläufer des elektrischen Versagens und deren Verursachung sind bei der Behandlung von Rhythmusstörungen erörtert worden. Im wesentlichen sind es Elektrolytverschiebungen als Folge der EKZ, die entweder mangelhaft korrigiert als Hypothek in die postoperative Phase übernommen werden oder im Zuge des metabolischen Ablaufmusters entstehen, die einem so schweren „Eingriff" in die Homöostase eigen ist. Ergänzend sei nur darauf hingewiesen, daß paradoxerweise nahezu alle Antiarrhythmika bei vorbeugender oder therapeutischer Anwendung Kammerflimmern hervorrufen können, aber auch alle sympathikomimetischen Amine, die gerade bei den Resuszitationsmaßnahmen zentrale Bedeutung haben! Man muß ferner wissen, daß eine schnelle Transfusion kalten, womöglich älteren Zitratblutes eine Hyperkaliämie mit Hypokalzämie schafft, die ein

Kammerflimmern begünstigt. Das gleiche Elektrolytmuster wird gefördert, wenn man eine respiratorische Azidose forciert zu beheben sucht. Vagusreize vermögen bei der Intubation reflektorisch ein Kammerflimmern zu provozieren, wie immer wieder, ausgerechnet in Notsituationen, beobachtet werden kann (SURAWICZ, 1971).

Das Hauptanliegen bei der *Behandlung* eines Kammerflimmerns oder einer Asystolie ist, einen Hirnschaden zu vermeiden.

Man muß also Sorge tragen, daß

1. ein Übergangskreislauf durch äußere Herzmassage und eine Grundventilation durch intermittierende Maskenbeatmung, später durch Intubation und reine O_2-Beatmung, aufrechterhalten wird;

2. die Herzaktion wieder restituiert und *erhalten wird*;

3. die entstandene metabolische Azidose durch Na-Bikarbonat oder Tris-Puffer korrigiert wird.

Selbst bei prompter, sachkundig und vor allem erfolgreich durchgeführter Resuszitation ist die Aussicht auf bleibenden Erfolg schlecht. Mit jedem Rückfall, der in etwa 40% der Fälle eintritt, sinkt die Überlebenschance weiter ab. Wenn im Verlaufe der Weiterbehandlung Zeichen eines respiratorischen Versagens auftreten, wenn also beim Beatmen Atemwiderstand und PCO_2 zunehmen, unter gleichzeitiger Abnahme des PO_2 und der arteriellen Sättigung, ist die Prognose als infaust anzusehen (CAMARATA u. Mitarb., 1971). Selbstredend kann man durch Einsatz aller medikamentösen und apparativen Möglichkeiten das Leben für eine gewisse Zeitspanne noch aufrechterhalten, was leider wegen des Aufwandes meist zu Lasten der übrigen Kranken geht, die, wenngleich unbeabsichtigt, eine gewisse Vernachlässigung erfahren.

IV. Postoperative Herzinsuffizienz

1. Einleitung

Ein angemessenes HZV, als die Summe aller Organdurchblutungen, ist für die Funktionstüchtigkeit der Organsysteme vor und besonders nach einem Eingriff unabdingbar. Jede Einschränkung der Herztätigkeit, derzufolge die Blutversorgung des Körpers nicht mehr gewährleistet ist, das HZV also zu klein ist, ist demnach als Herzinsuffizienz zu bezeichnen. Im günstigsten Falle ist sie eine *Kreislaufinsuffizienz* durch Volumenmangel, wenn zentraler Venendruck (ZVD) und arterieller Druck niedrig sind und der Kranke eine leichte periphere Zyanose aufweist. Als Ausdruck einer gesteigerten Utilisation ist die a-v-O_2-Differenz erhöht. Im ungünstigsten Fall ist sie eine *Myokardinsuffizienz* unter dem Bilde eines sogenannten Low-output-Syndroms. Dazwischen liegt ein Spektrum von Übergangsformen, zu deren richtigen Deutung, insbesondere im Hinblick auf die einzuschlagende Behandlungsform, die klinische Erfahrung zwar nicht fehlen darf, tunlichst aber sich auf einige objektive Meßwerte stützen muß.

Optimal ist eine exakte zahlenmäßige Kenntnis des HZV vor und nach der Operation. Sie setzt eine genau und rasch reproduzierbare, in der apparativen Anschaffung erschwingliche Methode voraus, deren wiederholte Anwendbarkeit dem Patienten zumutbar ist und keine übermäßigen laufenden Kosten verursacht. Die bisher, meist nur mit wissenschaftlicher Fragestellung geübte Indikatorverdünnungsmethode nach STEWART-HAMILTON erfüllt diese Forderung nicht; nicht zuletzt des zeitlichen Aufwandes wegen zur planimetrischen Ermittlung der Zeittemperaturkurve und zu deren rechnerischen Auswertung. Mit der Apparatur von SLAMA und PIIPER (1964), einem direkt anzeigenden Rechengerät, sind die Nachteile der Methode so weit reduziert, daß sie an einigen Stellen als Routineuntersuchung in der Wachstation Eingang gefunden hat. Sie bedient sich der Thermoinjektionsmethode.

Systematische Messungen (ROTHLIN, 1971) bestätigen, mit exakten Zahlen, was man indirekt aus mehreren Meßwerten der Routineüberwachung nur abschätzen kann: daß das HZV in den ersten Stunden nach der Operation — gleichgültig, um welches Grundleiden es sich handelt — im Durchschnitt um etwa $^1/_3$, das Schlagvolumen um $^2/_5$ seines Ausgangswertes abfällt. Der Dekompensationsgrad hat keinen Einfluß auf das Ausmaß der Abnahme. Die tiefsten Werte werden dementsprechend bei Kranken gemessen, deren HZV schon vor dem Eingriff erniedrigt war. Die *Dauer* der EKZ hat keinen Einfluß auf die Größe der Abnahme, hingegen fällt das unmittelbar postoperative HZV sprunghaft ab, wenn der

Tabelle 1

	Prä-operativ	Post-operativ	Abnahme %
Aortenstenose			
Herzindex (l/min/m²)	2,8	1,9	30
Pulsfrequenz	75	90	17
Schlagvolumenindex (ml/m²)	38	21	45
Aorteninsuffizienz			
Herzindex	3,1	1,9	39
Puls	81	89	9
SV-Index	35	22	38

hypotherme (28–30° C) ischämische Herzstillstand über den Grenzwert von 60 min ausgedehnt wird.

Einige Zahlen, die sich speziell auf den Aortenklappenersatz beziehen, seien aus der Monographie von ROTHLIN (1971) wiedergegeben!

Wie sehr sich das Ausgangs-HZV auf das Ergebnis des operativen Klappenersatzes auswirkt, geht aus einer Studie (BRYANT u. TRINKLE, 1971) hervor, die den präoperativen Herzindex mit der Operationssterblichkeit in Beziehung setzt. Sie beträgt 11% bei einem normalen Index zwischen 3,1–2,5 l. Sie steigt bei 2,4–1,7 l auf 24%, und auf 46%, wenn der HI weniger als 1,6 l beträgt. So sehr sich die Standardmethode der Klassifizierung von Patienten nach dem Schema der NYHA insgesamt auch bewährt hat, reicht sie nach Ansicht der Autoren für eine differenzierte Abschätzung des Operationsrisikos nicht aus, da die Klassifizierung im wesentlichen auf subjektiven Symptomen aufbaut.

2. *Ursachen einer postoperativen Herzinsuffizienz*

Es sind praktisch die gleichen Störungen, die zu Arrhythmien führen und über eine perakute oder auch protrahierte Herzmuskelinsuffizienz im Kammerflimmern enden. Art und Schwere der Grundkrankheit, eventuelle Begleitschäden am Herzen und an anderen Organen, das Ausmaß des Operationstraumas, die Güte der Korrektur, zusätzliche Läsionen, die unbeseitigt bleiben oder sogar gesetzt werden, alle diese Faktoren wirken sich auf die postoperative Herzleistung aus.

Wenn man von der Definition ausgeht, daß das HZV bei einer Herzmuskelinsuffizienz (in der Regel) unter dem Ruhewert liegt, so muß nach den Zahlenangaben der Tabelle 1 jedes operierte Herz als latent insuffizient bezeichnet werden.

3. *Zur Arbeitsweise des operierten Herzens*

Nach der Definition ist das HZV das Produkt aus Frequenz und SV. Während die Frequenz regulativ vom autonomen Nervensystem gesteuert wird, ist das Schlagvolumen in der Hauptsache eine Funktion der Autoregulation des Herzens (GROSSE-BROCKHOFF, 1969). Es hängt ab vom Füllungsdruck (von der Vordehnung der Fasern), vom Auswurfswiderstand, von der Dehnbarkeit des Ventrikels und von seiner Kontraktilität (RUSHMER, 1970).

Die Annahme einer latenten Insuffizienz des Herzens nach einem Eingriff mit EKZ erfährt eine klinische Bestätigung aus der Beobachtung, daß man nach Abstellen der Maschine den Füllungsdruck (Druck im linken Vorhof) durch Volumenersatz auf ungefähr 20 mm Hg anheben muß. Mit anderen Worten: das operierte (insuffiziente) Herz hat zur Aufrechterhaltung eines *normalen* SV eine *Vergrößerung* des enddiastolischen Volumens nötig. Es muß also den Frank-Starling-Mechanismus einer größeren Vordehnung (der Faserlänge der Myofibrillen) in Anspruch nehmen, um ein ausreichendes SV auswerfen zu können; oder es muß seine Frequenz erhöhen. Die Regel ist, daß bei einer Myokardinsuffizienz das SV stärker erniedrigt ist, da die Frequenz meist zunimmt (s. Tabelle 1). Durch eine unkritische Volumenbelastung kann freilich die Herzinsuffizienz zunehmen. Schon ein wenig zuviel, kann das Optimum der Arbeitsweise verschlechtern.

Bei Anämie und O_2-Mangel kann das HZV noch beträchtlich über der Norm liegen, obwohl es für die Situation zu niedrig ist (high-output-failure).

Ein eindeutiges Kriterium für eine Insuffizienz ist die Abnahme des O_2-Gehaltes des venösen Blutes. Sie deutet auf eine unzureichende Volumenleistung des Herzens hin, bevor das HZV meßbar erniedrigt ist.

a) Wert der Vorhofdrucke für therapeutische Überlegungen

Nach einer Herzoperation kann es sehr wohl eine Diskordanz zwischen der Leistungsfähigkeit der beiden Ventrikel geben. Neben der Kenntnis des zentralvenösen Druckes ist daher nach einem Eingriff am linken Herzen auch der des linken Vorhofes wünschenswert (JAMES u. Mitarb., 1970). Da das Lungengefäßbett wegen seines Fassungsvermögens gleichsam als Puffer wirkt, gibt sich eine Li-Insuffizienz erst mit geraumer Verspätung durch Anstieg des zentralvenösen (re-atrialen) Druckes zu erkennen.

Die intermittierende Kontrolle des linken Vorhofdruckes gibt Hinweise, ob man die Frequenz, z.B. durch eine vorsorglich bei der Operation gelegte Vorhof- oder Ventrikelelektrode (WOODSON u. STARR, 1968; FRIESEN u. Mitarb., 1968; NATHAN u. Mitarb., 1969), oder das Schlagvolumen „manipulieren“ soll, um ein ausreichendes HZV zu erzielen (KIRKLIN, 1970; KIRKLIN u. KARP, 1970).

1) Bei niedrigem Druck im rechten und im linken Vorhof ist die Vordehnung der Ventrikelwandung, also das enddiastolische Volumen (EDV) zu gering. Es ist also Volumenersatz nötig.

2) Wenn unter Verschlechterung des HZV sich der re-atriale dem li-atrialen Druck angleicht, oder diesen sogar übersteigt, sollte man in erster Linie an eine *Herztamponade* denken. Ein Anstieg des intraperikardialen (Abfall des transmuralen) Druckes führt eher zur Kompression des muskelschwachen rechten als des starkwandigen linken Ventrikels. Das EDV des rechten Ventrikels ist trotz hohen Füllungsdruckes zu klein, um ein angemessenes SV aufrechtzuerhalten. Die hämodynamische Situation ähnelt dem Bild eines „akuten Panzerherzens“. Eine schleunige Thorakotomie ist geboten, um dem Herzen wieder die volle Volumen-Dehnbarkeit durch Ausräumung der komprimierenden Blutkoagula zu geben. Trotz hohen zentralvenösen Druckes tut man gut daran, dem Kranken bis zur Intubation und Brustkorberöffnung weiter Blut zuzuführen, um einem plötzlichen Herzstillstand bei der Narkoseeinleitung vorzubeugen.

3) Ist der zentrale Venendruck niedrig, während der Druck im linken Vorhof hoch ist, gelten wiederum andere Überlegungen: Wenn der Patient kein Lungenödem hat, sollte man durch eine dosierte Volumenbelastung (200 ml 5%ige Glukoselösung innerhalb von 10 min) testen, ob man durch die weitere Steigerung des Füllungsdruckes eine Besserung der Kreislauflage erzielen kann. In einer solchen Situation ist es wünschenswert, das HZV apparativ zu kontrollieren, damit man eine Zunahme der Herzinsuffizienz rechtzeitig erkennt. Nicht selten fällt trotz (besser wegen) Volumengabe der li-atriale Druck; ein Hinweis, daß das EVD im Interesse einer Steigerung der Auswurfleistung noch mehr angehoben werden mußte. Kommt es nach dieser Maßnahme zu keiner Besserung, so muß man eine verminderte Dehnbarkeit (Compliance) bzw. eine Kontraktionsschwäche annehmen. In diesem Falle ist eine rasche Digitalisierung angezeigt, indem man, von einer Gesamtdosis von 0,9 mg/m^2 KO ausgehend, die Hälfte sofort i.v. injiziert, zwei Achtel mit Intervallen von jeweils 1–3 Std und das letzte Viertel 12 Std später. In bedrohlichen Situationen sollte vor der Digitalisierung ein Isoproterenoltropf (0,6 mg in 250 ml 5% Glukose) unter Beachtung der Wirkung auf Frequenz, RR und li-atrialen Druck gegeben werden.

Die positiv inotrope und chronotrope Wirkung des Isuprels dürfte in den meisten Fällen mehr zur Steigerung des HZV beitragen als z.B. die Frequenzsteigerung allein durch die Schrittmachersonde (FRIESEN u. Mitarb., 1968; ARMSTRONG u. Mitarb., 1971). Häufig genug gelingt es leider nicht, mit diesen Maßnahmen ein adäquates HZV zu erzielen. Dann muß man zusätzlich eine *Herabsetzung des Stoffwechsels* u.a. durch Reduktion der Atemarbeit mit Hilfe künstlicher Beatmung des Kranken anstreben.

4. Das Low-output-Syndrom

Man versteht darunter eine gefürchtete Variante der Herzmuskelinsuffizienz nach einem intrakardialen Eingriff. Bei hohem zentralvenösem (und links-atrialem) Druck ist das HZV hochgradig erniedrigt (Zyanose der Lippen). Es besteht eine arterielle Hypotension bei Vasokonstriktion der Extremitäten (Blässe, Kälte), ebenso eine verminderte Perfusion der Niere (Oligurie) und eine solche des ZNS (Bewußtseinseintrübung). Dabei ist das splanchnische Gefäßvolumen durch Venokonstriktion vermehrt (MARSHALL u. SHEPHERD, 1968). Unter fortschreitender metabolischer Azidose tritt in einem hohen Prozentsatz der Tod ein.

Das Low-output-Syndrom wird begünstigt durch die Schwere und Dauer des Grundleidens (Stad. IV), das ohnehin die „myokardiale Reserve“ weitgehend aufgebraucht hat, besonders, wenn der Herzfehler mit einer pulmonalen Hypertonie vergesellschaftet ist. Gefördert wird es durch den Eingriff selbst, der mitunter das Ziel einer „kompletten hämodynamischen Korrektur“ nicht erreicht, ferner durch mangelhaften „Myokardschutz“ während zu langer Ischämieperioden; gegebenenfalls durch vorbestehende koronare Mangeldurchblutung oder durch Luft/Kalkembolie, gelegentlich durch Traumatisierung (Dissektion) der Koronarien.

Im Mittelpunkt steht die komplexe Störung der peripheren Zirkulation. Die Gefäße stehen unter einem erhöhten Sympathikotonus, mit Ausnahme des extrem erweiterten splanchnischen Gefäßbettes. Der Dehnungswiderstand beider Kammern ist erhöht. Trotz höchstem noch tolerierbaren Füllungsdruck kann wegen der minimalen Dehnbarkeit der Ventrikelwandung keine ausreichende Vordehnung der Fasern als Voraussetzung für ein adäquates Schlagvolumen (Frank-Starling-Mechanismus) erzielt werden. Durch die ischämische Schädigung ist es offenbar zu veränderten Bindungsverhältnissen zwischen den gleitenden Filamenten, zu „Kontraktionsbindungen“ gekommen; die Kontraktionsrückstände verhindern die Erschlaffung des Ventrikels. Im Einklang mit dieser Annahme findet man licht- und elektronenoptisch in einzelnen Myokardarealen, insbesondere in den Innenschichten, „Kontrakturen“ als irreversible Schädigungsfolgen umschriebener Herzmuskelfasern, die der Nekrose anheimfallen und das pathologisch-anatomische Substrat für die fleckförmig-verstreuten, also nicht im Versorgungsbereich eines Koronarastes gelegenen subendokardialen Infarkte liefern (TABER u. Mitarb., 1967; ROTHLIN, 1971).

Bei der *Behandlung* dieses bedrohlichen Syndroms versucht man den Teufelskreis der Mangeldurchblutung zu durchbrechen, von der vorrangig Niere und Herz betroffen sind. Die Maßnahmen zielen auf eine medikamentöse Stärkung der Herzleistung, auf eine Durchbrechung der Vasokonstriktion der peripheren Gefäße und auf eine Herabsetzung des O_2-Verbrauches, zumindest der Atemarbeit des Patienten. Für diese Notsituation eignen sich neben rascher Digitalisierung besonders die β-adrenergischen Stimulantien Isoproterenol (Isuprel) und Adrenalin (Suprarenin), die neben ihrer ausgeprägten positiv inotropen Wirkung eine periphere Vasodilatation bewirken. Daneben versucht man, eine „kontrollierte Hypertension in den Vorhöfen“ (KIRKLIN u. THEYE, 1963; KIRKLIN u. RASTELLI, 1967; JAMES u. Mitarb., 1970), also einen hohen Kammerfüllungsdruck, aufrechtzuerhalten. Beide β-Stimulantien haben Nachteile, wenn man zu einer höheren Dosierung durch Tropfinfusion gezwungen ist. Bei Isuprel in hohen Dosen hat die positiv chronotrope Wirkung, über eine kritische Herzfrequenz hinaus, einen ungünstigen Einfluß auf die Förderleistung des Herzens. Suprarenin wirkt in hohen Dosen auch auf die α-Rezeptoren und führt zu einer unerwünschten Vasokonstriktion. In solchen verzweifelten kardiogenen Schockzuständen bewährt sich manchmal der Ganglienblocker Trimethaphan (Arfonad), wobei eine Ampulle (Trockensubstanz 250 mg) zunächst mit dem Inhalt der Solvensampulle aufgelöst und dann mit 500 ml Glukose/Kochsalz verdünnt, als langsame Tropfinfusion gegeben wird. Auch die Verwendung des α-Blockers Phentolamin sollte versucht werden. Unter sorgfältiger Überwachung der Kreislaufgrößen gelingt es gelegentlich mit diesem Mittel, manchmal auch mit einer Rheomacrodex-Hyderginfusion die verhängnisvolle Zentralisation des Kreislaufs zu durchbrechen. Zunehmende Bedeutung gewinnt das Dopamin bei der Überwindung dieser kritischen Schockphase. Es wirkt positiv inotrop ohne Frequenzsteigerung und bewirkt vor allem eine Umverteilung des Blutes zugunsten der lebenswichtigen Organe, besonders der Niere. Auch der Einsatz der intraaortalen Ballon-Gegenpulsation sollte rechtzeitig erwogen werden.

V. Postoperative Atemstörungen

1. Einleitung

Die „äußere“ Atmung (Lungenbelüftung) ist durch den Transportmechanismus des Blutkreislaufes mit der „inneren“ Atmung (Gasaustausch im Gewebe) zu einer untrennbaren Funktionseinheit verbunden. Ausfall einer Teilfunktion muß daher zum Erliegen der Gesamtfunktion führen (PIIPER, 1963). Nur unter diesem Blickwinkel ist es angängig, die postoperativen Atemstörungen gesondert zu betrachten.

Von einer adäquaten Atmung kann man sprechen, wenn artieller pO_2 und pCO_2 im Bereich der Norm liegen und wenn der Atemaufwand (Atemarbeit) in einem vernünftigen Verhältnis zum erzielten Atemzeitvolumen steht (KIRKLIN u. KARP, 1970). Analog dem Herzzeitvolumen kann das Atemzeitvolumen durch Zunahme der Frequenz oder des Atemhubes (vgl. Schlagvolumen) gesteigert werden.

Der Druckausgleich für CO_2 und O_2 zwischen der Alveolarluft und dem Lungenkapillarblut ist wegen der sehr guten Diffusionsbedingungen (große Kontaktfläche, kurzer Diffusionsweg) bei kürzester Kontaktzeit praktisch vollkommen, so daß die Normalwerte ($apCO_2 = 40$ mm; $apO_2 =$ 100 mm Hg) einander gleichgesetzt werden können. Das kleine, meßbare Defizit des alveolärarteriellen Druckausgleiches, besonders für O_2, das auf anatomisch vorgebildeten, also echten veno-arteriellen Kurzschlüssen beruht, kann normalerweise vernachlässigt werden.

Bei Kenntnis dieser Beziehungen kann man als Zeichen einer gestörten Lungenfunktion einen apO_2 von weniger als 75 mm Hg und einen $apCO_2$ von mehr als 45 mm Hg ansehen.

2. Art der Gasaustauschstörung

Grundsätzlich begegnen einem Gasaustauschstörungen beim operierten Herzkranken in drei Formen: als *alveoläre Hypoventilation*, als *Verteilungsstörung* und als *Diffusionsstörung*. Durch Bestimmung der arteriellen (und venösen) Blutgase und Messung des apO_2-Druckes gelingt es, eine funktionelle Diagnose der Atemstörung zu stellen und eine gezielte Behandlung einzuleiten.

a) Alveoläre Hypoventilation

Der $apCO_2$ ist ein Maß der alveolären Belüftung. Ein Anstieg des $apCO_2$ über 45 mm Hg ist demnach Ausdruck einer unzureichenden Ventilation, die durch mehrere Gründe verursacht sein kann (PIIPER, 1963; KIRKLIN, 1964; PETERS, 1969; KIRKLIN u. KARP, 1970):

1. Durch Störung des *Atemantriebes* und der *Atemmechanik* infolge Depression des Atemzentrums durch Nachwirkung der Narkotika und unvollständiger Verdrängung der Muskelrelaxantien von der Endplatte (DUDZIAK, 1970; STOFFREGEN, 1970; SHULMAN, 1971).

2. Durch *Verminderung der Atemfläche* infolge Sekretverhaltung im Bronchialsystem mit mechanischer Verlegung der Atemwege und nachfolgender Atelektase eines Lappens.

3. Durch Vergrößerung der *Totraumbelüftung*. Wenn der Anteil der Totraumbelüftung ($\dot{V}_D$) und der der Alveolarbelüftung ($\dot{V}_T = \dot{V}_D + \dot{V}_A$) in einem Mißverhältnis zueinander und damit zum Atemzeitvolumen ($\dot{V}_T$) stehen. Die Situation einer alveolaren Totraumbelüftung finden wir beim Emphysen, wo große Alveolarbezirke wohl ventiliert, aber so gut wie gar nicht perfundiert sind.

4. Durch Verminderung des *Atemzugvolumens* infolge Vergrößerung des Atemwiderstandes bei Glottisödem, Bronchospasmus, Sekretverstopfung der Atemwege.

5. Durch Abnahme der *Volumendehnbarkeit* (Compliance) der Lunge infolge Zunahme des intrathorakalen Druckes bei Pneumothorax und Hämatothorax.

Es versteht sich von selbst, daß bei allen Situationen unter 1.–5. die Atmung mit einem größeren Kraftaufwand einhergeht, daß also *Atemarbeit* mit einem größeren Energieverbrauch verbunden sein muß.

Erkennung: Eine alveoläre Hypoventilation, die zentrale und periphere Ursachen haben kann, erkennt man an der Schläfrigkeit des Patienten und an einer Tachykardie und Hypotonie, die mit der guten Herztätigkeit nicht in Einklang zu bringen ist. Gasanalytisch steht die ausgeprägte Steigerung des CO_2-Druckes im Vordergrund, während O_2-Sättigung normal bis leicht erniedrigt, Standardbikarbonat normal bis leicht erhöht sind.

Behandlung: Bei zentral bedingter Hypoventilation muß der Kranke kontrolliert beatmet werden, da seine zentralnervöse Atemregulation gestört ist. Eine O_2-Therapie mit Nasensonde, Zelt oder gar Maske ist bei hochgradiger Hypoventilation ein Fehler. Hier ist der O_2-Mangel der Atemreiz; eine O_2-Atmung würde die zentrale Atemdepression nur noch verschlimmern. Ist die alveoläre Hypoventilation dagegen pulmonal bedingt, so gilt die erste Sorge einer Beseitigung der auslösenden Ursache (Atelektase, Pneumothorax, Hämatothorax, Glottisödem, Bronchospasmus etc.). Wenn dies nicht ausreicht, ist – nicht zuletzt im Interesse der Energieeinsparung – eine assistierte Beatmung in Erwägung zu ziehen, bei der die Spontanatmung praktisch nur zur Auslösung (Triggerung) der die Hauptlast der Atemarbeit besorgenden künstlichen Mechanik dient (STOFFREGEN, 1970). Gefährlich ist eine zu schnelle Rückführung des erhöhten $apCO_2$ auf normale Werte: es kann zu plötzlichem RR-Abfall, zu Vasokonstriktion der Hirngefäße kommen, zu Herzinfarkt, zu komatösem Zustand und Tod.

b) *Verteilungsstörung*

Im Vergleich zur alveolären Hypoventilation ist hier die Hypoxämie ausgeprägter, als es der CO_2-Druckerhöhung entspricht. Gasanalytisch findet man neben einer deutlichen Erniedrigung des apO_2 einen leicht erniedrigten, normalen oder leicht erhöhten $apCO_2$ und einen normalen bis erhöhten Standardbikarbonatgehalt. Der O_2-Sättigungsabfall ist entsprechend dem Verlauf der O_2-Bindungskurve selbst bei beträchtlichem Abfall des $apCO_2$ nur geringfügig, daher als funktionelles Kriterium nicht genügend empfindlich.

Unter einer Verteilungsstörung versteht man eine Verschlechterung des alveolären Gasaustausches durch eine ungleichmäßige Verteilung zwischen alveolärer Belüftung und kapillärer Durchblutung. Dieser Tatbestand muß zu einem mangelhaften alveolär-arteriellen Druckausgleich, besonders für O_2, führen. Das führende Zeichen einer Verteilungsstörung ist der hohe alveolo-arterielle O_2-Gradient (AaO_2-Defizit).
Entstehungsmechanismus: Im Gegensatz zum Emphysem ist die hier in Frage stehende Ventilations-Perfusionsstörung dadurch charakterisiert, daß über die ganze Lunge verstreute Alveolengruppen nicht ventiliert, jedoch perfundiert sind ($\dot{V}A < \dot{Q}$). Das Blut, das solche Alveolen durchströmt, bleibt venös und wird dem arterialisierten Lungenvenenblut zugemischt. Zu den *echten*, anatomisch präformierten veno-arteriellen Kurzschlüssen, die ein vernachlässigbares Defizit des A-a-Druckangleiches (von 2–10 mm Hg) bedingen, treten auf diese Weise *funktionelle* Kurzschlüsse hinzu, die den O_2-Partialdruck im arteriellen Blut um 30 mm Hg und mehr gegenüber dem apO_2 von 100 mm Hg mindern können.

Das Substrat für derartige Verteilungsstörungen ist nach Eingriffen mit der Herz-Lungen-Maschine seit langem bekannt (DODRILL, 1958; LOESCHCKE u. BEER, 1960; KIRKLIN, 1964; HYMAN u. RODMAN, 1970; PONTOPPIDAN u. Mitarb., 1970). In den letzten Jahren werden die hierbei immer wieder zu beobachtenden Mikroatelektasen auf einen Verlust der lungeneigenen oberflächenaktiven Substanz (Surfactant) im Verlaufe der EKZ zurückgeführt. Diese Substanz, ein Phospholipid, dessen Konzentration in einem dynamischen Gleichgewicht zwischen Synthese und Abbau steht, hat die Eigenschaft, die Oberflächenspannung an der Gas-Blut-Grenzschicht der Alveolarmembran herabzusetzen, sobald das Volumen der betreffenden Alveole abnimmt. Nur so ist es – entgegen dem Gesetz von LAPLACE $\left(P = \frac{2T}{r}\right)$ – zu erklären, daß kleine und große Alveolen miteinander in Verbindung stehen, ohne daß die kleinen Alveolen in die großen kollabieren (HYMAN u. RODMAN, 1970). Diese stabilisierende Wirkung der oberflächenaktiven Substanz auf die Alveolen kann u.a. durch hohe, im Zuge der Narkosebeatmung, applizierte O_2-Konzentrationen inaktiviert werden. Denkbar ist, daß zahlreiche andere Schädlichkeiten toxischer, allergischer und metabolischer Natur die gleiche Wirkung haben. Ein Abfall des „Surfactant“ führt jedenfalls zu einer physikalischen Instabilität der Alveolen und Bronchiolen, womit sich die postoperative Neigung zu Mikroatelektasen und zu einer Abnahme der Compliance zwanglos erklären läßt.

Zu einer großen Atelektase, die ein Segment oder einen Lappen betrifft, wird autoregulatorisch die Durchblutung gesperrt, dementsprechend sinkt der apO_2 nicht wesentlich ab. Anders bei Mikroatelektasen in physikalisch instabilen Lungen. Da die Kapillarweite eine Funktion der Beziehung zwischen dem intravasalen und intraalveolaren Druck ist, kommt es bei Kollaps von Alveolen zu einer Zunahme der Kapillarweite in diesen Bezirken, zu einer Mehrdurchblutung, die den veno-arteriellen Shunt nur noch vergrößert. Daß Mikroatelektasen das erste Glied einer Kette pathologischer Abläufe darstellen, sei hier nur vorweggenommen!
Behandlung: Wenn das Defizit im alveolärarteriellen Druckausgleich sehr groß ist, apO_2 und O_2-Sättigung also abfallen, so daß eine Zyanose sichtbar wird, muß die Therapie darauf ausgerichtet sein, den alveolären O_2-Partialdruck an-

zuheben, indem man die O_2-Konzentration der Atemluft „anreichert“. Das genügt meist, wenn der $apCO_2$ nur wenig erhöht ist.

In Abhängigkeit von der Funktionstüchtigkeit des Herzens, das ja im Gegensatz zu den anderen Organen keine Möglichkeit hat, auf die „venöse Sauerstoffreserve“ im Sinne einer vermehrten O_2-Extraktion zurückzugreifen und daher auf eine Erniedrigung des apO_2 besonders empfindlich reagiert, wird man sich meist zu einer apparativen Atmungsassistenz entschließen. Der Entschluß dazu ist dringend gegeben, wenn der O_2-Verbrauch durch vermehrte Atemarbeit und Fieber ohnedies erhöht ist und der $apCO_2$ über 50 mm Hg liegt.

c) *Diffusionsstörung*

In ihrer reinsten Form ist eine Diffusionsstörung vorhanden, wenn der Austausch von O_2 und CO_2 zwischen Alveole und Blut durch ein interstitielles Ödem (größere Schichtdicke) gestört ist.

Nach dem Fickschen Diffusionsgesetz ist die in der Zeiteinheit durchtretende O_2-Menge ($\dot{V}O_2$) – neben Materialkonstanten – abhängig von der Austauschfläche (F), die der Oberfläche der Kapillaren entspricht, von der Schichtdicke (x), die durch den Abstand der Kapillaren von den Alveolen gegeben ist und von der O_2-Konzentrationsdifferenz zwischen Alveole und Blut $\left(\dot{V}_{O_2} = \frac{F}{x} \times A \; apO_2\right)$. Je größer also die „Schichtdicke“ (ceteris paribus) ist, um so schlechter die Diffusionsbedingungen und um so größer wird der Sauerstoff-Konzentrationssprung (A-a-O_2-Gradient) zwischen Alveole und Blut.

Neben der shuntbedingten Komponente durch Mikroatelektasen spielt die Verlängerung der *Diffusionsstrecke* durch interstitielle Flüssigkeitsansammlungen im Lungengewebe wohl die Hauptrolle für eine postoperative Ateminsuffizienz nach EKZ.

Die Entstehung der interstitiellen Ödeme wird durch eine Reihe von Faktoren bestimmt, die auch sonst für eine transkapilläre Flüssigkeitsbewegung verantwortlich zu machen sind. Erhöhung des hydrostatischen Druckes in der Kapillare bei Verminderung des kolloidosmotischen, eine Zunahme der Permeabilität begünstigen die Flüssigkeitsbewegung in das Gewebe mit Zunahme des extravasalen Flüssigkeitsvolumens der Lunge. Eine Zunahme des hydrostatischen Druckes auf der Lungenvenenseite (linksatrialer Vorhofdruck bei Herzinsuffizienz) erschwert seine Rückresorption, und kann das interstitielle zu einem alveolären (Lungen-)-Ödem verstärken. Daneben scheint der erhöhte, möglicherweise während des extrakorporalen Kreislaufes dem Perfusat entnommene $Na^{\cdot}$-Gehalt (PACIFICO u. Mitarb., 1970; COHN u. Mitarb., 1971) die interstitielle Flüssigkeitsansammlung in der Lunge, dem bevorzugten Schockerfolgsorgan, zu unterhalten.

Erkennung und Behandlung: Allen Diffusionsstörungen gemeinsam ist die Erniedrigung des apO_2 bzw. der arteriellen Sättigung bei normalem oder durch Hyperventilation sogar erniedrigtem CO_2-Druck. Da die Schichtdicken-Zunahme, die den Diffusionsweg verlängert, als die entscheidende Ursache für den hohen A-a-O_2-Gradienten anzusehen ist, gilt es, die Konzentrationsdifferenz durch Erhöhung des alveolären O_2-Partialdruckes zu erhöhen (KIRKLIN u. KARP, 1970) und gleichzeitig einen mechanischen und medikamentösen Einfluß auf die „Schichtdicke“ zu nehmen. Dies geschieht einmal durch diuretische Behandlung (Lasix 1 mg/kg), zum anderen durch Überdruckbeatmung (CPPB). Indem man einen positiven endexspiratorischen Druck (PEEP) von 5 – 10 cm H_2O aufrechterhält, begünstigt man durch Anheben des hydrostatischen Druckes der interstitiellen Flüssigkeit ihre Rückresorption. Durch periodische Hyperinflation, „sighing“, „intermittent stretching“, „Seufzeratmung“ im Verlaufe der Beatmung, indem man stündlich das Atemhubvolumen, jeweils ein- bis zweimal auf ~1500 ml vergrößert, kann man die Stabilität der Alveolen aufrechterhalten bzw. kollabierte Alveolen wieder entfalten und die Compliance verbessern (STOFFREGEN, 1970; PONTOPPIDAN u. Mitarb., 1970).

3. *Das Postperfusions-Lungensyndrom*

(pump-lung-syndrome, perfusion-lung, wet lung, fluid lung, Schocklunge).

Es ist wohl am ehesten als ein Mischbild von Belüftungs-, Verteilungs- und Diffusionsstörungen unterschiedlicher Ausprägung zu verstehen, das sich meist in den ersten 24 Std nach einer Herz-Lungen-Maschinen-Operation entwickelt und klinisch charakterisiert ist durch Dyspnoe,

Zyanose, Hypotension, Fieber, später Infektion. Von diesen intraoperativen „Perfusionsschäden" der Lunge sind fließende Übergänge zum postoperativen „Beatmungsschaden" möglich („Respirator-Lunge").

Als *Ursachen* werden folgende Faktoren angeschuldigt: Überdehnung der Lungenvenen durch Rückstauung des Blutes infolge mangelhafter Entlastung (Drainage) des stillstehenden Herzens, anaphylaktoide Überempfindlichkeitsreaktion der Lungenkapillaren auf artgleiches Blut (homologous blood syndrome) mit sludge-Bildungen, die Mikrozirkulationsstörungen verursachen, toxische Wirkung hoher O_2-Partialdrucke (O_2-Vergiftung) auf die Basalmembranen der Alveolen sowohl wie der Kapillaren, mit Exsudation von Flüssigkeit und Blut in den intraalveolären und extravasalen Raum.

Das *pathologisch-anatomische Bild* ist gekennzeichnet durch „schwere", dunkelrote Lungen mit herdförmigen, vorwiegend subpleuralen Blutungen, mit Ödem und Atelektasen. Histologisch ähneln die Veränderungen (DUDZIAK, 1970; HYMAN u. RODMAN, 1970; ULMER u. Mitarb., 1970; OTTO u. FRYDL, 1971) denen bei Kindern, die an einem „respiratory distress-syndrome" verstorben sind. Man findet Exsudat, Blut, Fibrinablagerungen und hyaline Membranen in den Alveolen, daneben interstitielle Ödeme, die frühzeitig in eine Fibroplasie übergehen, sowie Alveolarzellhyperplasien, ödematöse Verbreiterung der Alveolarsepten mit großzelliger Mesenchymaktivierung. Diese histologischen Veränderungen haben sehr wohl ihr funktionelles Korrelat in einem alveolo-kapillaren Block, der den Circulus vitiosus einleitet. Gelingt es, dieses lebensbedrohliche Syndrom zu beherrschen, so ist eine vollständige anatomische und funktionelle Restitution möglich. Ebenso kann aber auch eine solche akute pulmonale Insuffizienz in eine Lungenfibrose mit sekundär-chronischer Funktionsstörung übergehen.

4. Behandlung der postoperativen Ateminsuffizienz

Die postoperative apparative Beatmung, eine wirksame Behandlungsmethode der postoperativen Ateminsuffizienz, kann – unsachgemäß und unkritisch angewandt – ein ähnliches Lungensyndrom hervorrufen, als das, wogegen sie eingesetzt wird. Es muß als Grundsatz gelten, sie so kurz wie möglich, also nur so lange wie unbedingt nötig, anzuwenden. Die Vorteile einer passiven Belüftung mit wahlweise einstellbarem Beatmungdruck, Atemhub und O_2-Konzentration des Atemgasgemisches, wodurch die zugrunde liegende Atemstörung ursächlich beeinflußt, der Energieaufwand für die Atemarbeit vermindert, die Expektoration dem Kranken abgenommen und Medikamente gezielt in den Tracheobronchialbaum eingebracht werden, können durch die Nachteile aufgehoben werden, die jeder differenzierten Behandlungsmethode anhaften.

Im Vordergrund steht die Quantifizierung der O_2-Konzentration der Beatmungsluft, die bei druckgesteuerten Respiratoren (BIRD) wesentlich unzuverlässiger ist als bei volumengesteuerten Beatmungsgeräten (ENGSTRÖM, DRÄGER), die wiederum andere Nachteile haben. Insbesondere bei verminderter Volumendehnbarkeit der Lunge, einem häufigen Befund bei postoperativer Ateminsuffizienz, hat der Assistor-Ventilator von BIRD eine Tücke, die häufig übersehen wird. Wenn ein höherer Beatmungsdruck angewandt werden muß, steigt wegen Versagens des Venturi-Systems die auf 40% eingestellte O_2-Konzentration auf 90% in der Beatmungsluft an (PONTOPPIDAN u. Mitarb., 1970). Ein bis zwei Tage einer Beatmung mit so hoch konzentriertem Sauerstoff genügen, um toxische Schäden am Lungenparenchym hervorzurufen, ähnliche Schäden wie die, die es durch die künstliche Beatmung zu beseitigen galt. Eine weitere Gefahr liegt in der Überwässerung. Zu der bekannten postoperativen Wasserretentionstendenz gesellt sich die aufgehobene Wasserabgabe aus den Atemwegen des künstlich beatmeten Patienten hinzu, sowie die häufig vernachlässigte Extra-Wasserzufuhr durch den Vernebler. Eine überlegte Flüssigkeitsrestriktion ist beim Beatmeten also doppelt geboten.

VI. Postoperative Störungen des Wasser- und Elektrolythaushalts

1. Pathophysiologie

Nach einer Operation sind immer gewisse endokrine und metabolische Begleiterscheinungen nachweisbar, die in Abhängigkeit von der Schwerre des Operationstraumas mehr oder weniger stark ausgeprägt sind und nach einem bestimmten Muster (MOORE u. BALL, 1952) ablaufen. Kennzeichnend für die postoperative Frühphase ist eine Aktivierung der Hypothalamus-Hypophysenvorderlappen-Nebennierenachse, die zu einer *Eiweißkatabolie*, während die Aktivierung der Hypothalamus-Hypophysenhinterlappen-Nierenachse zu einem postoperativen *Antidiurese-Zustand* führt.

Schon die extrakorporale Perfusion allein geht mit endokrinen Reaktionsabläufen einher, die typisch sind für einen (kontrollierten) Schockzustand (LILLEHEI, 1964): Man findet hohe Plasma-Katecholamin-Renin- und Aldosteronaktivitäten. Vom Renin-Angiotensin wissen wir, daß es die Katecholaminproduktion steigert und die Aldosteronproduktion stimuliert. Letztere bewirkt eine Natriumretention und eine Kaliumexkretion im Tubulusapparat der Niere. Da der Hydratationszustand des Körpers weitgehend vom Natriumgehalt des extrazellulären Wassers abhängig ist, kann man damit die postoperative Neigung zu Wasserretention ohne weiteres erklären. Neben der *Retention* von Wasser ist eine *Verschiebung* in den Kompartimenten der Körperflüssigkeit nachweisbar. So konnten CLELAND u. Mitarb. (1966) folgende charakteristische Veränderungen des Wasser- und Elektrolythaushaltes nach EKZ feststellen: Das Blutvolumen fällt um $\sim 20\%$ ab. Als Ursache wird eine Abnahme der Gefäßkapazität infolge Tonuszunahme durch neuro-humorale Mechanismen angenommen. Der Hämatokrit sinkt um etwa 23%, das Plasmavolumen um 12%. Demgegenüber steigt die ECF (extrazelluläre Flüssigkeit) auf Kosten des Plasmavolumens erheblich an: bei Klappeneingriffen an kompensierten Patienten um $\sim 10\%$, an dekompensierten um 20%. Die ICF (intrazelluläre Flüssigkeit) nimmt ab. Das Plasma-Bikarbonat und -K, -Ca, -Mg nehmen signifikant ab (CLELAND u. Mitarb., 1966; BRUNNER u. Mitarb., 1972; PASCHEN u. Mitarb., 1972), während pH, Na und Cl unverändert bleiben.

Da die Verminderung des zirkulierenden „effektiven" Blutvolumens der Regulator der Plasmareninaktivität schlechthin ist, und letztere die Aldosteronsekretion steuert, ist das postoperative Zustandsbild eines sekundären Hyperaldosteronismus hinreichend erklärt. Darüber hinaus legt der Nachweis eines absoluten Anstieges des Gesamt-Natriumgehaltes des Körpers unmittelbar nach dem extrakorporalen Bypass die Vermutung nahe, daß neben der schon erörterten Flüssigkeitsverschiebung Natrium und Wasser noch zusätzlich in den interstitiellen Raum gelangen (PACIFICO, 1970). Man vermutet, daß dieses Plus dem Perfusat entnommen wird und macht dafür eine hypoxisch bedingte Permeabilitätsstörung während des Bypasses verantwortlich. Eine ebenso deutliche Verschiebung im Sinne eines sekundären Hyperaldosteronismus erfährt der Kaliumbestand. Es kommt zu einem Ausstrom des intrazellulären Kaliums und sekundär zu seiner Ausscheidung durch die Niere. Während die Natrium- und Wasserausscheidung in den ersten Tagen um etwa 50% eingeschränkt ist, steigt der K-Verlust gelegentlich auf 200% der präoperativen Ausscheidung an (COHN u. Mitarb., 1971).

Diese Flüssigkeitsverschiebung in das Interstitium erfordert eine gründliche Überwachung der Infusionstherapie: Äußerste Beschränkung der Na-Zufuhr, Begrenzung der Flüssigkeitssubstitution auf die Menge des Urins und des insensiblen Verlustes und – im Hinblick auf die ausgeprägte Kaliurese – ausgiebiger Ersatz des Kaliumverlustes, der in den ersten 48 Std bis zu 200 mval betragen kann. Ebenso wichtig ist die Kenntnis, daß dieses im „dritten Raum" sequestrierte Flüssigkeitsvolumen etwa 1 Woche nach der Operation allmählich in den Kreislauf zurückgeführt wird. Ein Zeichen dieser Vermehrung des Plasmavolumens ist der Anstieg des zentralvenösen Druckes. Diese regelhafte Flüssigkeitsbewegung vom intravasalen zum interstitiellen Raum unmittelbar postoperativ und in umgekehrter Richtung 4–8 Tage später muß man beachten, damit man nicht durch exogene Überlastung eine Dekompensation bzw. ein Lungenödem provoziert.

2. Postoperative Flüssigkeits- und Elektrolyttherapie

Der obligatorische renale Wasser*verlust* beträgt 400 ml/m²/24 Std, der insensible Flüssigkeits*verlust* etwa 600 ml/m²/24 Std. Die endogene Wasser*produktion* beträgt 250 ml/m²/24 Std. Die Richtgröße für den postoperativen Flüssigkeits-Mindestbedarf ist demnach im Durchschnitt eine Menge von 750 ml/m²/24 Std. Wegen der erwähnten Neigung zur Natriumretention wird man diesen postoperativen Flüssigkeitsbedarf tunlich durch reine 5%ige Glukose (oder besser Lävulose) decken. Der intra- und extrazelluläre Kaliumverlust durch vermehrte renale Ausscheidung muß durch eine adäquate Substitution ausgeglichen werden. Der ausgeprägten katabolen Stoffwechsellage kann man mit der dürftigen Kalorienzufuhr in Form von Glukose nur unwirksam begegnen. Falls vom 3. Tag an keine angemessene Eiweißzufuhr peroral möglich ist, wird man ihr durch Infusion von Aminosäuregemischen Rechnung tragen, um die negative Eiweißbilanz auf ein Minimum einzuschränken.

3. Das postoperative Nierenversagen

Unter Berücksichtigung der endokrin-metabolischen Reaktionsabläufe nach einem Eingriff im allgemeinen, kann man eine postoperative Oligurie sozusagen als „physiologische" Antwort der Niere auf den Operationsstreß werten (SCHWAB, 1966). Ihre Belastung durch den extrakorporalen Kreislauf im besonderen ist darüber hinaus noch schwerwiegender. Nicht nur die Hypoperfusion während des Bypasses, die Schädigung durch Hämolyse, sondern auch eine längerdauernde Hypotonie nach der Operation (MUNDTH u. AUSTEN, 1968; BRUNNER u. Mitarb., 1972), besonders ein Low-output-Syndrom oder eine Hypovolämie im Verlaufe einer Nachblutung können das auf eine Mangeldurchblutung empfindlich reagierende Organ zum Einstellen seiner Funktion führen. Von diesem *funktionellen Nierenversagen* durch extrarenale Auslösungsmechanismen bei strukturell weitgehend intaktem Parenchym gibt es fließende Übergänge zum anatomisch bedingten Versagen durch *tubuläre Nekrose*. Eine langzeitige diuretische Vorbehandlung scheint dem postoperativen Nierenversagen Vorschub zu leisten. Daß eine vorgeschädigte Niere zu einer postoperativen Funktionsstörung in besonderem Maße prädisponiert ist, versteht sich von selbst.

Der auslösende Mechanismus, mit dem die Niere stereotyp auf jede Noxe reagiert, scheint eine *Blutverteilungsstörung* (SCHWARTZ, 1971) zu sein, mit einer Rindenoligämie, die vornehmlich die kortikalen Nephrone in Mitleidenschaft zieht, während die juxtamedullären Nephrone (mit langer Henle-Schleife) relativ besser durchblutet sind, eine Annahme, die sowohl mit dem anatomischen Befund einer Schockniere, wie auch mit der Art der Funktionsstörung (verminderte Ausscheidung eines natriumarmen, konzentrierten Harnes) gut in Einklang steht. In einem gewissen Prozentsatz von postoperativem Nierenversagen nach EKZ muß auch eine Verbrauchskoagulopathie mit disseminierter intravasaler Gerinnung in Betracht gezogen werden. Die dabei zu findenden (fibrinpositiven) Mikrothromben in den Glomerula verursachen disseminierte Rindennekrosen, mit besonderer Beteiligung der „Hauptstücke". Solche Tubulusnekrosen sind das histologische Substrat für das akute organische Nierenversagen.

Diagnose des Nierenversagens: Klinisch beginnt das akute Nierenversagen mit einer Oligurie bis Anurie. Selten geht es von Anfang an mit einem „high output renal failure" einher, einem Zustandsbild, das der polyurischen Phase nach Erholung entspricht.

Wegen der „katabolen Reaktion" nach einer Operation ist als Folge erhöhten Eiweißabbaus eine anfängliche Azotämie mit erhöhten Harnstoff- und Kreatininwerten zu erwarten. Erst der kontinuierliche, manchmal schlagartige Weiteranstieg harnpflichtiger Substanzen ist beweisend. Dann ist für die Beurteilung des Verlaufes die tägliche Kreatininbestimmung wertvoll, da sie ein echtes Maß der Exkretionsleistung ist. Dagegen eignen sich für die Frühdiagnose eines Nierenversagens, vor allem für die Differentialdiagnose zwischen einem funktionellen Versagen und einer tubulären Nekrose, die Bestimmung der Natrium- bzw. Chloridkonzentration, des spezifischen Gewichtes und der Harnstoffkonzentration im Harn. Eine Natrium-Konzentration unter 20 mval/l, ein spezifisches Gewicht über 1015 und eine Harnstoffkonzentration über 1200 mg/100 ml lassen die Deutung zu, daß die vorliegende Oligurie nicht Ausdruck einer bereits vorhandenen tubulären Nekrose, sondern die Folge prärenaler Störungen ist. Beobachtet man dagegen ein Ansteigen der Natriumkonzentration auf Werte über 30 – 40 mval/l, ein Absinken des spezifischen Gewichtes unter 1015 und einen Abfall der Harnstoffkonzentration unter 1000 mg/100 ml, dann muß mit einer tubulären Nekrose gerechnet werden (SCHWAB u. KÜHNS, 1959; SCHWAB, 1966). Auch der Abfall des Blutharnstoff/Urinharnstoffquotienten (normal über 20) auf unter 10 ist ein gutes Kriterium (NORMAN u. Mitarb., 1964).

Behandlung: Hauptgefahren der oligurisch-anurischen Phase sind: Überwässerung, später Dehydratation und Salzverlust, Kaliumvergiftung und Urämie. Die Flüssigkeitszufuhr muß daher sofort gestoppt werden. Sie beschränkt sich auf den Ersatz der Menge, die der Urinausscheidung und dem insensiblen Wasserverlust entspricht. Zu Beginn einer Oligurie-Anurie versucht man durch osmotisch wirksame Infusionslösungen (Mannit 20%ig, 1–2 ml/kg, innerhalb von 1–2 Std) den Harnfluß in Gang zu bringen. Eine kontinuierliche osmotische Diurese scheint bei Gefahr einer Tubulusnekrose als Ischämiefolge und bei einer Pigmentüberlastung durch freies Hämoglobin eine Schutzwirkung auf das Nierenparenchym zu entfalten (MOORE, 1963; GOETZ u. Mitarb., 1963). Bleibt die Oligurie bestehen, kann nach einem Zeitintervall von 3 Std unter sorgfältiger Beobachtung des zentralvenösen und links-atrialen Druckes, der keinesfalls 30 mm Hg überschreiten darf, ein zweiter Versuch in gleicher Weise gemacht werden. Steigt der linksatriale Druck auf eine kritische Höhe an, so muß wegen der Gefahr eines Lungenödems die Mannit-Infusion sofort unterbrochen werden. Durch hohe Dosen von Lasix (40–200 mg und mehr, i.v.) oder Ethacrinsäure, deren Wirkungsmechanismus vermutlich in einer Umverteilung der Nierendurchströmung (s.S. 161) liegt, läßt sich die Oligurie in geeigneten Fällen durchbrechen.

Die Hyperkaliämie ist die Gefahr für den operierten Herzkranken schlechthin (s.S. 150). Sie ist besonders groß, wenn die Katabolie sehr ausgeprägt und eine (hypoxische) Azidose vorhanden ist.

Die *Hyperkaliämie* versucht man durch Verweilklysmen mit dem Ionenaustauscher Polystyren (Kayexalate®, Resonium A®) in Dosen von 15–20 g zu senken. Bei steilem K-Anstieg bewährt sich die Infusion hypertonischer Natriumbikarbonatlösung zusammen mit Kalzium. Sie behebt die Azidose, verschiebt dabei K in die Zelle im Austausch gegen H (s.S. 147), expandiert das extrazelluläre Flüssigkeitsvolumen und diluiert die Serumkaliumkonzentration. Man wendet sie mit Vorteil bei hyponaträmischen Patienten mit Volumenmangel an. Durch eine Glukose-Insulin-Infusion (25 g Glukose mit 24–30 E Insulin) schafft man gleichfalls ein Gefälle des Kaliums in Richtung Zelle.

Häufig geht die Hyperkaliämie mit einer funktionellen Nebenniereninsuffizienz einher (VAN DELLEN u. PURNELL, 1969). Durch Hydrocortison i.v. in hohen Dosen lassen sich beide Störungen beeinflussen. Wichtig ist der Hinweis, daß während der oligurisch-anurischen Phase alle nierengängigen Medikamente, vor allem Digitalis, in stark reduzierter Dosis gegeben oder ganz abgesetzt werden müssen, da sonst toxische Blutspiegel zustande kommen, die den ohnehin kritischen Zustand zusätzlich gefährden.

Kommt die Diurese in Gang, so wird die ausgeschiedene Harnmenge durch hypotone Salzlösung ersetzt, die etwa die Elektrolytkonzentration einer „versagenden Niere" hat.

Wenn diese Maßnahmen innerhalb von 6 Std zu keinem Erfolg führen, die Laborbefunde Hinweise auf eine organische Störung im Sinne einer Tubulusnekrose ergeben, wenn vor allem drohende Zeichen eines urämischen Lungenödems sich anbahnen, muß unverzüglich mit einer *Peritonealdialyse*, gegebenenfalls durch künstliche Beatmung unterstützt, begonnen werden. Die Erfolgsquote von 25% (BRUNNER u. Mitarb., 1972) ist bescheiden.

Die *polyurische Phase* nach erfolgreicher Behandlung eines Nierenversagens hat ihre eigenen Gefahren. Dabei gilt es vor allem einer Dehydratation und einem Salzverlust zu steuern. Die Ausscheidungsmenge muß durch die gleiche Menge $^1/_2$ normaler Salzlösung, ergänzt durch 500 ml 5%iger Glukose, ersetzt werden. Dem Kalzium-Verlust in dieser Phase muß besondere Aufmerksamkeit geschenkt werden. Die Konzentrationsunfähigkeit kann Tage und Wochen fortdauern. Gelegentlich bleiben dauernde Funktionseinbußen zurück, meistens kommt es – beim günstig verlaufenden Prozentsatz – zu einer völligen Restitution.

VII. Postoperative Leberstörungen

1. Problemstellung

Nach Eingriffen mit der Herz-Lungen-Maschine registrierten SANDERSON u. Mitarb. (1966) bei einem Kollektiv von über 700 Operierten 63 Fälle (8,5%) von postoperativem Ikterus. Dabei zeigte sich eine auffällige Diskrepanz zwischen angeborenen und erworbenen Herzfehlern. Während von über 400 Operierten mit angeborenem Herzfehler nur 5 (1,2%) einen Ikterus bekamen, trat ein solcher unter mehr als 300 mit erworbenem Herzfehler 57mal, also bei 18,2% auf. Der Prozentsatz der postoperativen Ikterushäufigkeit wechselte je nach Art des Eingriffes: Nach Aortenklappenersatz betrug er 13%, nach Doppelklappenersatz 32% und nach Dreiklappenersatz 53%. Der Ikterus trat in zwei unterschiedlichen Formen auf. In der überwiegenden Mehrzahl (59 Fälle) war er bald nach der Operation nachweisbar und verschwand ebenso rasch. Klinisch und laborchemisch konnte dieser „Frühikterus" als flüchtige *intrahepatische Cholestase* identifiziert werden. Als „Spätikterus" traten die Zeichen einer Leberstörung in 4 Fällen erst etwa zwei Wochen nach der Operation in Erscheinung. Alle hatten einen schweren Verlauf, 2 der 4 Kranken starben. Das histologische Bild beherrschten *zentrilobuläre Nekrosen*. Eine Beziehung des Ikterus ließ sich weder zum präoperativen Leberfunktionsstatus oder dem Schweregrad der Herzkrankheit noch zur Länge der Narkose, zur Länge der EKZ, zum Grad der intraoperativen Hämolyse feststellen. Auch fand sich keine Korrelation zur Benutzung bzw. Dosis vasopressorischer Stoffe während oder nach der Operation.

Rubinson u. Mitarb. (1965) berichteten über die Häufigkeit der *Serumhepatitis* nach Operationen mit der Herz-Lungen-Maschine. Bei dieser katamnestischen Studie wurden im Interesse einer zuverlässigeren Aussage nur die ikterischen Fälle erfaßt. Die Diagnose Serumhepatitis wurde gestellt, wenn ein Operierter 15—180 Tage nach dem Eingriff einen Ikterus bekam. Bei keinem fanden sich Hinweise für einen ursächlichen Zusammenhang des Ikterus mit Medikamenten, mit der Anästhesie oder mit einer epidemischen Hepatitis. Die Diagnose gründete sich auf dem pathologischen Ausfall von 2 oder mehr Leberfunktionsproben (Bilirubin, AP, GOT, GPT etc.). Nach 200 Eingriffen kam es in 24 Fällen (12%) zu einem postoperativen Ikterus. Ein Kranker verstarb, bei einem verlief die Hepatitis chronisch. Die Hepatitisrate war bei kongenitalen Vitien mit 6% deutlich niedriger als bei erworbenen Vitien, bei denen sie 21% betrug. Zu ähnlichen Feststellungen kam Rastan (1969) beim Göttinger Krankengut: Bei angeborenen Herzfehlern (Durchschnittsalter 12 Jahre) konnte in 5%, bei erworbenen mit einem Durchschnittsalter von 35 Jahren in 32% ein postoperativer *Leberschaden* festgestellt werden. Bei Gegenüberstellung je einer Gruppe Erwachsener mit kongenitalen bzw. erworbenen Herzfehlern, die zudem etwa das gleiche Durchschnittsalter hatten und etwa die gleiche Zahl von Blutkonserven bekamen, betrug die Quote postoperativer Leberstörungen 15 bzw. 32%; sie war demnach auch unter vergleichbaren Bedingungen bei erworbenen Vitien doppelt so hoch wie bei angeborenen.

Wilbert und Creutzfeldt (1967) beschrieben einen Fall massiver *Leberzellnekrose* nach zweimaliger Halothannarkose. Bei dem lebergesunden Mann trat 2 Tage nach einer glatten Magenresektion in Halothan-Lachgas-Sauerstoffnarkose ein nichthämolytischer Ikterus mit Fieber und Leukozytose ohne Anstieg der Transaminasen und der alkalischen Phosphatase auf. 17 Tage später wurde der Patient wegen Platzbauches erneut in Halothannarkose operiert. Der bereits im Abklingen begriffene Ikterus verstärkte sich wieder schlagartig. Am 3. Tag stellte sich unter extremem Anstieg der Serum-Transaminasen und Abfall des Quickwertes das klinische Bild eines Leberkomas mit begleitendem Nierenversagen ein, an dem der Kranke einen Tag später verstarb.

Die Frage der Lebertoxizität des Halothans war Gegenstand einer großangelegten Studie in den USA (Sub-committee on National Halothane Study, 1966). Sie kam zu dem Ergebnis, daß man den Zusammenhang zwischen Halothan und Leberschaden wegen der Seltenheit seines Vorkommens praktisch vernachlässigen kann. Neuerdings hegt man wieder berechtigte Zweifel an dieser Feststellung. Auf Grund einer weltweiten Recherche über fulminante Hepatitisfälle nach Operationen wird dem Halothan in 36 von 150 Fällen eine ursächliche Rolle zugeschrieben (Sherlock, 1972). Bei 27 der 36 Fälle ereignete sich diese tödliche Komplikation nach Zweitoperationen in Halothannarkose.

Die vorstehenden Ausführungen sind gezielt aus einer Fülle von Veröffentlichungen herausgegriffen, die den postoperativen Leberschaden zum Gegenstand haben. Mit ihnen sollte verdeutlicht werden, wie unterschiedlich die Akzente von den Untersuchern gewählt werden und wie breit das Spektrum des postoperativen Leberschadens sein kann. Es reicht vom flüchtigen (benignen) Ikterus über die Transfusionshepatitis bis zur tödlichen subakuten Leberdystrophie. In vielen Fällen läßt sich durch sorgfältige Analyse von Einzelbefunden und Verläufen die Hauptnoxe eruieren (PICHLMAYR u. Mitarb., 1963). Vielfach ist die postoperative Leberstörung als ein Summationseffekt anzusehen, bei dem die Schädlichkeiten von Operation – Narkose – extrakorporalem Kreislauf – Blut und Medikamenten jeweils zu unterschiedlichen Anteilen zusammenwirken. Schließlich darf der Anteil der Vorschädigung nicht außer acht gelassen werden, die die Leber gegebenenfalls durch das chronische Herzleiden erfahren hat. Der gemeinsame Nenner dieser Vorschädigung ist eine akute oder chronische, meist durch Stauung bedingte Minderdurchblutung dieses stoffwechselaktiven, auf O_2-Mangel besonders empfindlich reagierenden Organes.

2. Leber — extrakorporaler Kreislauf — Schock

Bei allen Formen des *kardiogenen Schocks* findet man morphologisch ein stereotypes Bild: Die Zentralvenen und Sinusoide im zentralen Leberläppchenabschnitt sind erweitert und prall mit Blut gefüllt. Die roten Blutzellen sind stellenweise verklumpt, daneben finden sich Mikrothromben aus Fibrin und Blutplättchen (BENEKE, 1970; GRANA u. Mitarb., 1968). Die v. Kupfferschen Sternzellen sind als Ausdruck verstärkter Phagozytosetätigkeit geschwollen. In ihnen lassen sich Fibrinaggregate und Lipide, also Produkte der intravasalen Gerinnung bzw. des schockbedingten Lipidmobilisationssyndroms nachweisen. Hält der Schock länger an, treten Leberzellnekrosen, meist in den zentroacinären Läppchenabschnitten (zentrale Läppchennekrosen) auf. Seltener finden sich disseminierte Einzelzell- oder Zellgruppennekrosen.

Dieses morphologische Substrat ist auch kennzeichnend für Frühtodesfälle nach einer Operation mit der Herz-Lungen-Maschine, die sich unter dem klinischen Bilde eines *low-output-Syndroms* ereignen (SANDERSON u. Mitarb., 1966; MUNDTH u. Mitarb., 1967).

In diesem Zusammenhang sei auf ein Perfusionsphänomen hingewiesen, das als „*homologes Blutsyndrom*" (GADBOYS u. Mitarb., 1962; HEGARTY u. STAHL, 1967) Eingang in die Literatur gefunden hat! Man versteht darunter, gleich zu Beginn einer extrakorporalen Perfusion, ein Versacken des Blutes im splanchnischen Gefäßbett, wodurch der venöse Rückfluß drastisch vermindert werden kann. Das hinwiederum erschwert die Bilanzierung des Perfusionsvolumens. Das anatomische Korrelat ist eine spastische Sperre der intrahepatischen Lebervenen. Durch Zunahme des Gefäßwiderstandes kommt es zu einer Rückstauung des Blutes in der Leber und im portalen Strombett. Das histologische Bild dieses „Perfusionsblockes" (O'DONNEL u. SCHIFF, 1965) ist identisch mit dem eingangs beim kardiogenen Schock beschriebenen. Der auslösende Mechanismus dürfte eine anaphylaktoide Reaktion sein, als Ausdruck einer Unverträglichkeit gegenüber Leukozyten, Thrombozyten und Plasmaeiweißkörpern des Fremdblutes. Auch hierbei resultiert schließlich eine Verminderung des Leber-Zeitvolumens. In Abhängigkeit von der Dauer der Mangeldurchblutung können Zellnekrosen auftreten, bevorzugt im „kritischen" Versorgungsbereich des Läppchenzentrums.

3. Leber — Narkose — Medikamente

Grundsätzlich scheint auch eine medikamentöse Schädigung der Leber durch einen „vaskulären" Mechanismus verursacht zu werden. Auch hier dürfte ein durch das Medikament ausgelöster interlobulärer Venenspasmus zu einer Stauung, und über eine stauungsbedingte Minderdurchblutung zu ischämischen Schäden führen. Dabei werden naturgemäß die zentrilobulären Bezirke, wo die Zirkulation am meisten behindert ist, am ehesten und nachhaltigsten geschädigt (KLATSKIN, 1963). Der Schaden entsteht entweder durch direkte hepatotoxische Wirkung des Arzneimittels, oder auf dem Boden einer Überempfindlichkeitsreaktion nach einer Zweitexposition (z.B. Halothan). Morphologisch steht häufig das Bild einer intrahepatischen Cholestase im Vordergrund. Jedoch sind hepatozelluläre Schäden und entzündliche Reaktionen in den portalen Dreiecken nicht selten. Das Bild wird noch komplizierter, indem das gleiche Mittel bei dem einen eine Arzneimittelhepatitis vom cholestatischen Typ, bei dem anderen eine solche vom hepatozellulären Schädigungstyp und beim dritten schließlich keinerlei Schäden hervorruft. Offenbar spielt dabei die unterschiedliche, genetisch verankerte Enzymkomposition eine Rolle (MÜTING u. VON SEEBACH, 1972). Trotz einer hochspezialisierten morphologischen Differentialdiagnostik der Hepatitis (Avenarius u. Eger, 1966; Bianchi, 1967) stellen Kenner der klinischen Materie (Klatskin, 1963; Sherlock, 1972) resigniert fest, daß eine sichere Unterscheidung einer Arzneimittelhepatitis von einer epidemischen oder einer Serumhepatitis weder klinisch noch laborchemisch noch morphologisch mit Sicherheit möglich ist. Auch die klinischen Verläufe sind ähnlich. Zwar kündigt sich eine Medikamentenhepatitis meist mit allergischen Zeichen an (Fieber, Urtikaria, Exanthem, Eosinophilie, Hautjucken, Gelenkschmerzen) an, doch sind diese Symptome nicht obligat. Hier wie dort kann der Leberschaden anikterisch über viele Wochen und Monate verlaufen. Auch Latenz- und Inkubationszeit sind so weit gestreut, daß sie keine verläßlichen Unterscheidungskriterien bieten. Der Katalog leberschädigender Medikamente reicht von bestimmten Narkosemitteln und Relaxantien über Antibiotika, Sedativa, Psychopharmaka, Röntgenkontrastmittel und Plasmaexpander bis zu den pressorischen Substanzen und Dicumarinderivaten. Diagnostik, Narkose, Eingriff und postoperative Nachbehandlung bedeuten eine massierte Belastung des zentralen Stoffwechsel- und Entgiftungsorgans. Seien die Partial-Noxen im einzelnen auch von „subklinischer" Intensität, so dürften sie global, besonders bei gewissen Konstellationen und Ausgangsbedingungen als Summationstrauma für einen postoperativen Leberschaden vom Hepatose- oder Hepatitistyp sehr wohl verantwortlich sein. Dabei sind die klinischen, laborchemischen und morphologischen Kriterien häufig nicht geeignet, um Schäden toxisch-metabolischer Natur von solchen infektiös-entzündlicher Ursache unterscheiden zu können.

4. Leber — Blutersatz

Hämolytischer Ikterus: Diese Ikterusform mit ihrer akuten und chronischen Verlaufsform wird auf den Seiten 717—719 ausführlich erörtert.

Transfusions-Hepatitis: Nach einem Bericht der WHO-Sachverständigenkommission vom Jahre 1964 (Rudowski, 1971) beträgt das Risiko einer Hepatitis B nach Bluttransfusion 1—4%, nach Plasma bis zu 10%, nach Fibrinogen bis 17%. Creutzfeldt u. Mitarb. (1967) kommen auf Grund einer sorgfältig überwachten prospektiven Studie zu dem Schluß, daß nach Einzeltransfusionen mit einer Transfusionshepatitis in 10%, nach 3 und mehr Konserven in 20% der Fälle zu rechnen ist. Dabei verläuft nur $^1/_4$ der Fälle ikterisch. Die Inkubationszeit beträgt bei einem Drittel der Erkrankungsfälle weniger als 6 Wochen. Beim Rest verteilt sie sich auf eine weite Zeitspanne, bis zu 24 Wochen nach der Transfusion. Bei 81% heilt die Transfusionshepatitis folgenlos aus, in 4% verläuft sie in Form einer fulminanten Hepatitis tödlich. In den restlichen Fällen verläuft die Transfusionshepatitis chronisch, überwiegend unter dem Bild einer chronisch persistierenden Hepatitis. Die Entwicklung einer chronisch aggressiven Hepatitis oder einer Zirrhose ist glücklicherweise selten (Jakob u. Mitarb., 1971).

Angesichts dieser hohen Hepatitisrate nach Bluttransfusionen sind gewisse Regeln zu beachten: Der Spenderstamm muß regelmäßig optimal, d.h. klinisch, laborchemisch und serologisch überwacht werden. Alle Spender, die als potentielle Überträger in Frage kommen, müssen eliminiert werden, praktisch also alle, die eine Hepatitis durchgemacht haben. In diesem Zusammenhang sei auf die unvergleichlich höhere Hepatitisrate (50% und mehr!) bei Verwendung von Blut bezahlter gegenüber freiwilligen Spendern hingewiesen (Walsh u. Mitarb., 1979)! Das gesamte medizinische und Pflegepersonal sollte auf (gesunde) HA-Antigen-Träger untersucht werden. Ganz allgemein sollte die Indikation für Blutübertragungen streng gestellt werden. In Einzelfällen, z.B. bei Graviden, sollte man von der gewissen Schutzwirkung von γ-Globulin Gebrauch machen, anstatt Blut sollten womöglich vorbehandelte, d.h. 10 Std bei 60° C erhitzte Plasmaprotein- bzw. Albuminlösungen gegeben werden. Die mit einem Hepatitisrisiko von über 30% belastete Verwendung von Fibrinogen (Boeve u. Mitarb., 1969) ist nur bei Blutungen statthaft, die auf erwiesenem Fibrinogenmangel beruhen.

Hepatitisähnliche Erkrankungen (Hepatitis-like illnesses): Man versteht darunter Infektionen, deren Krankheitsbilder zum Verwechseln ähnlich denen einer epidemischen oder Serumhepatitis sind. Mosley (1970) spricht von hepatitikomimetischen Erkrankungen und vertritt die Auffassung, daß ein erheblicher Prozentsatz der Personen, bei denen auf Grund erhöhter Transaminaseaktivitäten eine Hepatitis A oder Hepatitis B angenommen wird, in Wirklichkeit eine andere Viruskrankheit hat. Als Erreger kommen dabei am ehesten die Enteroviren und das Zytomegalievirus in Frage.

a) Die Mononukleose nach EKZ oder Massivtransfusionen

Die Beobachtung geht auf BATTLE und HEWLITT zurück, die 1958 bei Patienten nach Eingriffen mit der Herz-Lungen-Maschine atypische mononukleäre Zellen im Blut feststellten. SEAMAN u. STARR (1962) beschrieben ein Postkardiotomie-Syndrom (s.S. 718), das mit Fieber, Lymphozytose und Splenomegalie, manchmal auch mit einer Lymphadenopathie und Eosinophilie einhergeht. Der Paul-Bunnel-Test ist selten positiv. Die Häufigkeit wird mit 3–11% angegeben. FOSTER (1966) prägte 1966 den Ausdruck Posttransfusions-Mononukleose. Das Syndrom beginnt mit Abgeschlagenheit, Fieber, Appetitlosigkeit, Gelenkschmerzen (besonders im Schultergürtel) und Pleurareiben. Im Blut erscheinen atypische mononukleäre Zellen. Eine Fehldeutung als akute oder subakute Endokarditis ist naheliegend, obwohl Blutkulturen immer negativ sind. Bei der Mehrzahl der Erkrankten finden sich Abweichungen in den Leberfunktionstests (Anstiege der Transaminaseaktivitäten), 5% bekommen eine Leberschwellung mit Ikterus (MOSLEY, 1970).

b) Die Infektion mit Zytomegalievirus

Das Bild ähnelt klinisch dem der Mononukleose. Charakteristisch sind die pathologischen Leberfunktionen, besonders dann, wenn die Infektion beim Erwachsenen im Anschluß an eine Transfusion auftritt. Eine Fehldeutung als Transfusionshepatitis ist daher häufig. Das Virus kann leicht aus dem Urin isoliert werden. Ein Nachweis durch Komplementbindungsreaktion ist möglich.

5. Schlußbetrachtungen

Der Schwierigkeit und Unsicherheit, eine Transfusionshepatitis gegenüber anderen, ähnlichen Krankheitsbildern abzugrenzen, begegnet man in allen einschlägigen Veröffentlichungen. Eine besonders eigenwillige Deutung geben ROSENBLUM u. HEIDENBERG (1966, 1968). Diese Autoren definieren als Post-pump-Syndrom (PPS) ein Krankheitsbild, das 10–120 Tage nach der Operation auftritt und mit Fieber, Hepatosplenomegalie und Lymphozytose einhergeht. Demgegenüber nehmen sie eine Posttransfusions-Hepatitis (PTH) an, wenn 10–120 Tage post op. pathologische Leberfunktionen, mit oder ohne Bilirubinanstieg, nachweisbar werden. Wie ihre retrospektive Analyse von 200 Fällen ergibt, erkrankte kein Patient unter 16 Jahren an einer PTH und kein Patient über 40 Jahren an einem PPS. Die Häufigkeit des PPS unter 16 Jahren von 12% gleicht etwa der von PTH nach dem 16. Lebensjahr, die in diesem Krankengut 14% betrug. Die Autoren nehmen an, daß das PPS eine subklinische Form der PTH ist.

Die Gefahr einer Transfusionshepatitis darf keineswegs unterschätzt werden. Ebensowenig darf jedoch der Begriff Serumhepatitis kritiklos ausgelegt werden. Nicht jeder Transaminaseanstieg, der mit einer gewissen Latenz nach einer Transfusion oder Operation mit Fremdblut nachweisbar wird, signalisiert eine Transfusionshepatitis. Hepatitisähnliche Krankheitsbilder können auch durch andere Virusinfektionen als dem Hepatitisvirus B verursacht werden. Ja sie können sogar Ausdruck einer nichtinfektiösen multifaktoriellen Schädigung einer meist vorgeschädigten Leber sein. „Wenn in der Frage zur Ätiologie der Hepatitiden in den letzten Jahren überhaupt ein Fortschritt erzielt wurde, so ist es der, daß immer häufiger Fälle beschrieben wurden, bei denen mit Sicherheit eine epidemische oder Serumhepatitis ätiologisch ausgeschlossen werden konnte" (MOSLEY, 1970).

VIII. Postoperative Störungen des zentralen Nervensystems

Die größte planmäßig über einen Zeitraum von mehr als 8 Jahren betriebene Studie über den Einfluß der extrakorporalen Zirkulation auf das ZNS basiert auf detaillierten neuropathologischen Untersuchungen von über 200 Gehirnen von Kranken, die nach einer Operation am offenen

Herzen verstorben waren (Hill u. Mitarb., 1969; Aguilar u. Mitarb., 1971). Dabei fanden sich relevante neuropathologische Veränderungen bei 85%, gegenüber 30% bei einer Kontrollgruppe von Verstorbenen, die nicht an der Herz-Lungen-Maschine operiert worden waren. Die Hauptveränderungen bestanden in fokalen Blutungen, akuten Neuronennekrosen und Embolien.

1. Blutungen

Es handelte sich dabei um kleine, weithin verstreute, frische subarachnoidale oder intrazerebrale Blutungsherde. Da diese Veränderungen in beiden Gruppen etwa gleichartig waren, liegt der Schluß nahe, daß sie nicht unbedingt auf die extrakorporale Zirkulation zurückzuführen sind. Ischämische, hypoxische, toxische und metabolische Ursachen werden diskutiert. *Neuronennekrosen* und *fokale Infarkte* (Encephalomalazien) sind wahrscheinlich auf die gleichen Mechanismen zurückzuführen.

2. Embolie

Das embolische Material in den kleinen Hirngefäßen bestand aus Fibrin-Plättchenaggregaten, aus kristallinem, in polarisiertem Licht sichtbar werdendem Material (Silikon, Antifoam A), aus Kalk, aus Herzmuskel und vor allem, bei 80% aller Fälle, aus Neutralfett. Die rein mechanistische Erklärung, das Fett stamme aus der Sternotomie und werde außerdem mit dem sichtbare „Fettaugen" enthaltenden Blut aus Perikard- und Brusthöhle durch den Koronarsauger dem Perfusionssystem beigemengt, ist sicher nur ein Aspekt des Geschehens.

3. Pathophysiologische Mechanismen der Embolie

Schon 1961 wurde die Denaturierung der Plasmaeiweiße (und der Blutkörpermembranen) durch die extrakorporale Zirkulation als wesentliche Mitursache für die postoperative Morbidität und Letalität angenommen (Lee u. Mitarb.). Durch die Entbindung freier Lipide leidet die Suspensionsstabilität der Erythrozyten, es kommt zu einer intravasalen Hämagglutination (sludging). Fett und Gerinnsel verstopfen Arteriolen, Kapillaren und Venolen, wodurch die Beeinträchtigung der Mikrozirkulation ohne weiteres erklärt werden kann. Ähnliche Befunde konnte man an den Nieren feststellen, wo man in sehr unterschiedlichem Ausmaß (0–90%) Fettembolien in den Glomeruli fand (Evans u. Wellington, 1964). Schließlich legt der regelmäßige Befund von Fettembolien in der Lunge (Miller u. Mitarb., 1962; Ellison u. Mitarb., 1969) die Vermutung nahe, daß diese eine Mitursache des unter dem Bild einer Verteilungs- und Diffusionsstörung verlaufenden Postperfusionssyndroms (s.S. 158) sind. Andererseits findet man die gleichen histologischen Substrate von Organstörungen, wenngleich geringerer Ausprägung, auch ohne extrakorporalen Kreislauf, z.B. beim hämorrhagischen Schock oder bei der Herzinsuffizienz.

Es liegt daher nahe, die Störungen an allen Organen im Zusammenhang zu sehen. Sie sind grundsätzlich auf die gleichen Mechanismen zurückzuleiten, die beim Schock im allgemeinen wirksam sind. Jede insuffiziente Organperfusion, sei sie durch Oligämie, Herzinsuffizienz oder durch eine mangelhafte Förderleistung der Herz-Lungen-Maschine bedingt, führt zu einem wohl durch Katecholamine ausgelösten Lipidmobilisationssyndrom mit einer Hyperlipoproteinämie. Es kommt ferner zu einer Lipolyse im Depotfett, zu einem Anstieg der freien Fettsäuren, des freien Glyzerins, mit nachfolgender Hypertriglyzeridämie. Ein weiteres für den Schock allgemein charakteristisches Merkmal ist die Änderung der Gefäßreaktivität durch humorale vasoaktive Stoffe. Man denkt hier neben Histamin und Serotonin auch an die aus den Plasmaproteinen durch Proteasen freigesetzten Kinine. Der primäre Mechanismus scheint eine Dysregulation in dem Sinne zu sein, daß es zu örtlichen Venolenkonstriktionen (Litwak u. Mitarb., 1963; Belzer u. Mitarb., 1968) oder Arteriolenkonstriktionen (Veith u. Mitarb., 1968) kommt. Diese Rückstauung führt einerseits zur Ruptur kleiner Äste vor der spastischen Enge, die periarterioläre Blutungen entstehen läßt, andererseits zu Verstopfungen im Bereich der Mikrozirkulation.

Beim extrakorporalen Kreislauf kommen noch die möglichen Wechselwirkungen zwischen

Blut mit Spenderblut, mit Luft und Sauerstoff hinzu, die ihrerseits durch immunologische Mechanismen oder durch physikalische Kräfte (Oberflächenspannung) zu Ausfällungen von korpuskulären Aggregaten führen.

Man kann letztere an der Höhe des Filtrationsdruckes messen, wenn man das Blut durch ein Mikroporenfilter (Porengröße 25 μ) passieren läßt (Ashmore u. Mitarb., 1968). Eine Passage dieses Blutes durch die Lunge läßt den Filtrationsdruck sofort abfallen. Histologische Untersuchungen solcher Lungen zeigen, daß diese korpuskulären Aggregate im Filter des Lungenkapillarbettes hängengeblieben sind. Eine nähere Analyse ihres Substratbestandes läßt folgendes erkennen: Sie bestehen teils aus Blutzellaggregaten, teils aus „hyalinen Emboli" (Plättchen, Fibrin, Leukozyten), teils aus Antigen-Antikörper-Präzipitaten, teils aus Fett.

4. *Vorbeugende Maßnahmen*

Diese durch korpuskuläre Aggregate verursachten Mikroembolien, die besonders am Hirn und an der Lunge, aber auch an den übrigen Organen das morphologische Substrat für postoperative Funktionsstörungen abgeben, kann man weitgehend „abfangen", wenn man in den Stromkreis des arteriellen Schenkels der Herz-Lungen-Maschine geeignete Filter (Swank, 1968; Patterson u. Twichell, 1971) aus Dacronwolle oder aus gewebtem Polypropylen einbaut. Beim Abbau der Plasmaeiweiße durch Proteasen aus Leukozyten und durch andere Gewebsproteinasen entstehen vasoaktive Polypeptide, zu denen auch die Kinine gehören. Die klinische Erfahrung spricht dafür, daß man es dem Organismus erleichtern kann, mit der während einer extrakorporalen Zirkulation überschießenden Menge aktiver Proteinasen fertig zu werden, indem man sein Inhibitorpotential mit Trasylol stärkt (Haberland, 1970).

Schließlich muß im Zusammenhang mit Mikrozirkulationsstörungen und ihrer Bedeutung für postoperative Organschäden besonders des zentralen Nervensystems neben den korpuskulären Aggregaten nachdrücklich auf den Feind Nummer eins der offenen Herzchirurgie, die *Luftembolie*, hingewiesen werden. Wie zahlreiche Publikationen zeigen, hat die Suche nach wirksamen Methoden zu ihrer Verhütung bis in die jüngste Zeit nicht aufgehört (Taber u. Mitarb., 1970).

5. *Ursachen neuropsychiatrischer Störungen*

Prädisponierende Momente: Die Häufigkeit neurologisch-psychiatrischer Zustandsbilder nach einer Operation mit der Herz-Lungen-Maschine schwankt etwa zwischen 25–57% (Burgess u. Mitarb., 1967). Alle Untersucher sind sich darüber einig, daß in den meisten Fällen eine innige Verflechtung psychovegetativer mit organisch-funktionellen Störungen vorhanden ist. Die endogene Disposition im Sinne der prämorbiden Persönlichkeitsstruktur spielt eine entscheidende Rolle, ob und in welcher Erscheinungsform sich ein „Postcardiotomie-Delir" (Blachly u. Starr, 1964), ein akutes Psychosyndrom äußert. Bei Patienten mit organischen Herzkrankheiten sind Persönlichkeitsstörungen in einem hohen Prozentsatz vorhanden. Auf Grund einer umfassenden präoperativen Analyse des psychiatrischen, des neurologischen Status und des MMPI-Testes (Minnesota Multiphasic Personality Inventory) konnte nur bei 50% der Kranken ein „normaler" Befund erhoben werden (Lee u. Mitarb., 1969). Einsichtige Kranke mit angemessenem, wirklichkeitsorientiertem Verhalten ihrem Leiden gegenüber laufen kaum Gefahr, psychische Störungen nach einer Herzoperation zu bekommen. Anders ist es mit den Kranken, die aus ihrem jahrelangen Leiden einen gewissen immateriellen Gewinn gezogen haben und nach Beseitigung des Herzleidens einen Verlust an Zuwendung seitens ihrer Umgebung befürchten. Bei solchen kann sich eine neurotische Einstellung zu ihrer durch die Operation wiedergewonnenen Leistungsfähigkeit entwickeln. Am schlechtesten sind die depressiv veranlagten, hoffnungslosen Kranken dran, die sich selbst aufgegeben haben und an die Möglichkeit eines Operationserfolges nicht glauben können. Solchen fehlt einfach der „Biotonus", um im postoperativen Verlauf die dafür notwendigen psychophysischen Kräfte zu aktivieren.

Exogene Ursachen: In Wahrheit sind freilich die Verzahnungen zwischen endogener Disposition und exogenen Noxen mit dem Ergebnis eines postoperativen neuropsychiatrischen Syndroms viel unübersichtlicher. Bei einem Allgemeinsyndrom wird man mehr dem endogenen Faktor oder möglicherweise einer toxischen Einwirkung die Hauptrolle zuschreiben müssen, während man bei Vorhandensein von Herdzeichen an ihre Verursachung durch örtliche Ernährungsstörungen zufolge O_2-Mangels denken muß. Toxische Einwirkungsmöglichkeiten sind zur Genüge gegeben durch die Prämedikation, Anästhesie und durch die massive medikamentöse Nachbehandlung mit teilweise noch unbekannten wechselseitigen Unverträglichkeitserscheinungen. Nach Succinylchlorid sollen z.B. „traumatische Neurosen" beobachtet worden sein. Bei Kindern sollen nach dem Neuroleptikum Haloperidol eigenartige dyston-hyperkinetische Syndrome vorkommen, mit Streckkrämpfen der Arme, anfallsartigen Beuge- und Streckbewegungen des Kopfes mit Verkrampfungen der Gesichtsmuskulatur; Erscheinungen also, die geeignet sind, den Verdacht auf einen hirnorganischen Herd zu erwecken. Dabei soll das Syndrom durch Luminal, Valium oder Akineton fast schlagartig zu beheben sein (Witzel, 1970).

Wesentlich wichtigere akute Schädlichkeiten, die zu zerebralorganischen Funktionsstörungen führen können, liegen im Perfusionsvorgang selbst. Das O_2-Angebot (= Durchblutung × O_2-Kapazität × arterielle O_2-Sättigung) kann unter die kritische Grenze absinken, wenn die Durchblutung global zu niedrig oder herdweise durch die schon erörterten Störungen der Mikrozirkulation (Luft, korpuskuläre Aggregate) blockiert ist (ischämische Hypoxie), wenn die O_2-Kapazität, z.B. durch zu starke Blutverdünnung erniedrigt (anämische Hypoxie) oder wenn die O_2-Sättigung vermindert ist (hypoxämische Hypoxie). An technisch-bedingte Störungen der Hirnperfusion bei Kanülierung der Aorta (Magilligan u. Mitarb., 1972) sei erinnert und ebenso an hirnödemfördernde Drucksteigerung bei behindertem Abstrom des Blutes aus der oberen Hohlvene! Nur am Rande sei erwähnt, daß Elektrolytentgleisungen, auch eine Alkalose, zu Verwirrtheitszuständen, komaähnlichen Bildern und Krämpfen führen können!

a) Krankheitsbilder

Psychische Syndrome: Das leichteste der psychischen Bilder entspricht dem sog. *Durchgangssyndrom* nach Wiek (Lehmann u. Mitarb., 1968). Die Kranken sind gegen Sinnesreize überempfindlich, sind klagsam, mißgestimmt, unzufrieden, kurzum „quengelig". Dieses Syndrom entspricht dem klassischen hyperästhetisch-emotionellen Schwächezustand.

Klinisch schwerer wirkt das Syndrom der *„stillen Benommenheit"*. Die Kranken sind leicht bis mittelgradig benommen, verlangsamt, apathisch und spontanitätsarm. Sie dösen und dämmern vor sich hin, können jedoch keinen Schlaf finden.

Eine weitere Steigerung ist das *„prädelirante Syndrom"*. Die Stimmung der Kranken ist teils euphorisch, teils ängstlich. Sie berichten über schlechte Träume, über visionäre Erlebnisse. Solange man ihre Aufmerksamkeit wachhält, sind sie voll orientiert und reagieren geordnet.

In einigen Fällen gibt es einen fließenden Übergang vom prädeliranten Syndrom zur manifesten *symptomatischen Psychose*. Die Patienten sind bezüglich Zeit, Ort und Situation falsch orientiert. Der Bewußtseinszustand wechselt. Optische oder akustische Halluzinationen können Erregungszustände mit Fehlhandlungen auslösen.

Die Vermutung, daß Psychosyndrome durch die besondere Atmosphäre der Wachstation („Intensive care syndrom") ausgelöst oder gefördert werden können, hat einiges für sich. „Der Kranke wird auf diesen Stationen zum enthumanisierten Objekt von Maschinen und Pflegekräften. Nackt und halbbetäubt liegt er im Bett, von Elektroden umsponnen, mit Plastikröhren in nahezu jeder natürlichen und in einigen künstlichen Körperöffnungen, während die Elektronik der Maschinen leise summt, Lämpchen aufblinken und die Pflegekräfte eher die Apparate zu betreuen scheinen als ihn selber." Dieses Zitat von Abram (1965) gibt in treffender Weise Gedanken wieder, die wohl jeden dann und wann angesichts der betriebsamen Geschäftigkeit auf einer Intensivpflegestation beschleichen.

b) Neurologische Syndrome

Sie reichen, in Abhängigkeit vom Ausmaß der Schädigung, von flüchtigen und diskreten Veränderungen der Eigenreflexe über umschriebene Paresen bis zu Halbseitenlähmungen und irreversiblen, zum Tode führenden Komazuständen. Anisokorie, einseitige Ptosis (Lehmann u. Mitarb., 1968), einseitiger Babinski und eine einseitige Fazialisschwäche (Sachdev u. Mitarb., 1967) sind die häufigsten faßbaren Abwegigkeiten. Bei etwa 20% der Herzkranken können schon vor der Operation erhebliche EEG-Veränderungen (Allgemeinveränderungen, Herdbefunde, Dysrhythmien, Reizerscheinungen) festgestellt werden. Pathologische, etwa nach 8 Wochen reversible Hirnstrombilder nach der Operation findet man auch bei Kontrollgruppen, nur sind sie signifikant häufiger nach Eingriffen mit der Herz-Lungen-Maschine (Lehmann u. Mitarb., 1968).

Testpsychologisch läßt sich fast regelmäßig eine reversible Leistungsminderung der Herzoperierten in bezug auf Aufmerksamkeit, Konzentrationsfähigkeit, Gedächtnis und Antrieb feststellen.

Literatur

II. Blutgerinnung – Blutungsneigung – Blutersatz

Fried, W., Sassetti, R. J., Sutton, D. M. C.: Postoperative hemorrhage. In: Intensive care of the surgical patient (M. D. Goldin, Ed.). Chicago: Yearbook Med. Publ. 1971.

Gadboys, H. L., Slonim, R., Litwak, R. S.: Homologous blood syndrome: Preliminary observations to clinical cardiopulmonary bypass. Ann. Surg. **156**, 793 (1962).

Gross, R., Hobmans, R.: Fragen der Blutgerinnung bei extrakorporalem Kreislauf mit der Herzlungenmaschine. Klin. Wschr. **39**, 165 (1961).

Harms, D.: Praktisch wichtige Syndrome disseminierter intravaskulärer Koagulation. Med. Welt **22**, 2024 (1971).

Heene, D. L.: Referat, Tagung der Deutschen Gesellschaft für Thorax-, Herz- und Gefäßchirurgie, Bad Nauheim, 1973.

Jaenecke, J.: Antikoagulantien- und Fibrinolysetherapie. Stuttgart: Thieme 1971.

Lasch, H. G.: Pathophysiologie des Endotoxinschocks. Med. Welt **18**, 1780 (1967).

Neef, H.: Steuerung der Blutgerinnung bei extrakorporaler Zirkulation. Med. Klin. **66**, 16 (1971).

Neville, W. E.: Extracorporeal circulation. In: Current problems in Surgery (M. M. Ravitch, E. H. Ekison, O. C. Julian, A. P. Thal, O. H. Wangensteen, Ed.). Chicago: Yearbook Med. Publ. 1967.

Ritter, R.: Das hämolytisch-urämische Syndrom. Med. Welt **20**, 2790 (1969).

Rudowski, W. J.: Complication associated with blood transfusion. Progr. Surg. **9**, 78 (1971).

Stewart, J. W.: Some problems of massive blood transfusion during surgical procedures. In: Modern trends in Surgery I (W. T. Irvine, Ed.). London: Butterworths 1962.

Taswell, H. F.: Isoimmunization: A growing problem in transfusion of the surgical patient. Surg. Clin. N. Amer. **49**, 1177 (1969).

Wright, E. S., Sarközy, E., Harpur, E. R., Dobell, A. R. C., Murphy, D.: Plasma protein denaturation in extracorporeal circulation. J. thorac. cardiovasc. Surg. **44**, 550 (1962).

III. Postoperative Rhythmusstörungen

Baghirzade, M. F., Kirsch, U., Hauschild, U.: Capillareinengung bei anoxisch und ischämisch bedingtem Anstieg des Coronarwiderstandes im Meerschweinherzen. Virchows Arch. path. Anat. **351**, 205 (1970).

Camarata, S. J., Weil, M. H., Hanashiro, P. K., Shubin, H.: Cardiac arrest in the critically ill. Circulation **44**, 688 (1971).

Cohn, L. H., Angell, W. W., Shumway, N. E.: Body fluid shifts after cardiopulmonary bypass. (I. Effects of congestive heart failure and hemodilution.) J. thorac. cardiovasc. Surg. **62**, 423 (1971).

Das, J. B., Eraklis, A. J., Adams, J. G., Gross, R. E.: Changes in serum ionic calcium during cardiopulmonary bypass with hemodilution. J. thorac. cardiovasc. Surg. **62**, 449 (1971).

Dieter, R. A., Neville, W. E., Pifarre, R.: Serum electrolyte changes after cardiopulmonary bypass with Ringer's lactate solution. J. thorac. cardiovasc. Surg. **59**, 168 (1970a).

Dieter, R. A., Neville, W. E., Pifarre, R.: Hypokalemia following hemodilution cardiopulmonary bypass. Ann. Surg. **171**, 17 (1970b).

Ebert, P. A., Jude, J. R., Gaertner, R. A.: Persistent hypokalemia following open-heart surgery. Circulation **31**, Suppl. I, I–137 (1965).

Friesen, W. G., Woodson, R. D., Ames, A. W., Herr, R. H., Starr, A., Kassebaum, D. G.: A hemodynamic comparison of atrial and ventricular pacing in postoperative cardiac surgical patients. J. thorac. cardiovasc. Surg. **55**, 271 (1968).

Gardue, J.: Les hypokaliémies et leur troubles myocardiques. Poumon et Cœur **27**, 587 (1971).

Grosse-Brockhoff, F.: Pathologische Physiologie, 2. Aufl. Berlin-Heidelberg-New York: Springer 1969.

Hutchin, P.: Metabolic response to surgery. In: Current problems in surgery (M. M. Ravitch, O. C. Julian, H. W. Scott, A. P. Thal, O. H. Wangensteen, Ed.). Chicago: Yearbook Med. Publ. 1971.

McGoon, D. C., Pestana, C., Moffitt, E. A.: Decreased risk of aortic valve surgery. Arch. Surg. (Chic.) **91**, 779 (1965).

McGoon, D. C., Pluth, J. R.: Postoperative care of the open-heart patient. In: Cardiovascular Surgery, Current practice (Th. H. Burford, Th. B. Ferguson, Eds.). Saint Louis: Mosby 1969.

Mundth, E. D., Austen, W. G.: Postoperative intensive care in the cardiac surgical patient. Progr. cardiovasc. Dis. **11**, 229 (1968).

Paschen, K., Koncz, J., Hoffmeister, H.-E., Regensburger, D., Fuchs, Ch.: Der Kalzium-, Magnesium- und Kalium-Haushalt bei Operationen mit cardiopulmonalem Bypass. Thoraxchirurgie **20**, 43 (1972).

Scheinman, M. M., Sullivan, R. W., Hutchinson, I. C., Hyatt, K. H.: Clinical significance of changes in serum magnesium in patients undergoing cardiopulmonary bypass. J. thorac. cardiovasc. Surg. **61**, 135 (1971).

SHOEMAKER, W. C., WALKER, W. F.: Fluid-electrolyte therapy in acute illness. Chicago: Yearbook Med. Publ. 1970.

SHULMAN, M.: Postoperative ventilatory management. In: Intensive care of the surgical patient (M. D. GOLDIN, Ed.). Chicago: Yearbook Med. Publ. 1971.

SPIECKERMANN, P. G., BRÜCKNER, J., KÜBLER, W., LOHR, B., BRETSCHNEIDER, H. J.: Präischämische Belastung und Wiederbelebungszeit des Herzens. Verh. dtsch. Ges. Kreisl.-Forsch. **35**, 358 (1959).

STOCK, J. P. P.: Diagnosis and treatment of cardiac arrhythmias. 2nd Ed. London: Butterworths 1970.

STRUCK, E., MEISNER, H., REYMANN, B., SCHMIDT-HABELMANN, P., SEBENING, F.: Störungen des Elektrolytstoffwechsels durch extrakorporale Zirkulation und deren Behandlung. Arzneimittel-Forsch. **19**, 113 (1969).

SURAWICZ, B.: Role of electrolytes in etiology and management of cardiac arrhythmias. Progr. cardiovasc. Dis. **8**, 264 (1966).

SURAWICZ, B.: Ventricular fibrillation. Amer. J. Cardiol. **28**, 268 (1971).

SURAWICZ, B., GETTES, L. S : Effect of electrolyte abnormalities on the heart and circulation In: Cardiac and vascular diseases (H. L. CONN, D. HORWITZ, Eds.). Philadelphia: Lea & Febiger 1971.

TABER, R. E., MORALES, A. R., FINE, G.: Myocardial necrosis and the postoperative low-cardiac output. Ann. Surg. **4**, 12 (1967).

TRUNIGER, B.: Wasser- und Elektrolyt-Fibel. Stuttgart: Thieme 1967.

WOODSON, R. D., STARR, A.: Atrial pacing after mitral valve surgery. Arch. Surg. **97**, 984 (1968).

ZOLL, P. M.: Rational use of drugs for cardiac arrest and after cardiac resuscitation. Amer. J. Cardiol. **27**, 645 (1971).

IV. Postoperative Herzinsuffizienz

ARMSTRONG, P. W., GOLD, K. H., BUCKLEY, M. J., WILLERSON, J. T., SANDERS, CH. A.: Hemodynamic evaluation of rate of augmentation produced by atrial pacing and isoproterenol in the early postoperative phase of cardiac valve surgery. Circulation **44**, 649 (1971).

BOTH, A., KREUTZER, H., SPILLER, P.: Einschwemmthermistor zur Messung des Herzzeitvolumens. Vortrag 37. Jahrestagung Dtsch. Ges. Kreislauff. 1971.

BRYANT, L. R., TRINKLE, J. K.: Cardiac valve replacement in patients with severely reduced cardiac output. Ann. Thorac. Surg. **11**, 517 (1971).

FISHMAN, N. H., HUTCHINSON, J. C., ROE, B. B.: Controlled atrial hypertension: A method for supporting cardiac output following open heart surgery. J. thorac. cardiovasc. **52**, 777 (1966).

FRIESEN, W. G., WOODSON, R. D., AMES, A. W., HERR, R. H., STARR, A., KASSEBAUM, D. G.: A hemodynamic comparison of atrial and ventricular pacing in postoperative cardiac surgical patients. J. thorac. cardiovasc. Surg. **55**, 271 (1968)

GROSSE-BROCKHOFF, F.: Pathologische Physiologie. Berlin-Heidelberg-New York: Springer 1969.

JAMES, P. M., BREDENBERG, C. E., LEVITSKY, S , ANDERSON, R. W., COLLINS, J., HARDAWAY, R. M.: Central venous pressure: its use and abuse. In: Pre- and postoperative management of the cardiopulmonary patient (W. W. OAKS, J. H. MOYER, Eds.). New York, London: Grune and Stratton 1970.

KIRKLIN, J. W.: System analysis in surgical patients, with particular attention to the cardiac and pulmonary subsystems. Macewen Memorial Lecture for 1969—70. The University of Glasgow.

KIRKLIN, J. W., KARP, R. B.: The tetralogy of Fallot from a surgical point. Philadelphia-London-Toronto: Saunders 1970.

KIRKLIN, J. W., RASTELLI, G. C.: Low cardiac output after open intracardiac operations. Progr. cardiovasc Dis. **10**, 117 (1967).

KIRKLIN, J. W., THEYE, R. A.: Cardiac performance after open cardiac surgery. Circulation **28**, 1061 (1963).

KRASNOW, N.: Biochemical and physiologic response to isoproterenol in patients with left ventricular failure. Am. J. Cardiol. **27**, 73 (1971).

MARSHALL, R. J., SHEPHERD, J. T.: Cardiac function in health and disease. Philadelphia-London-Toronto: Saunders 1968.

NATHAN, M. J., MUNDTH, E. D., BUCKLEY, M. J., AUSTEN, W. G.: A new method for the placement of epicardial atrial pacing electrodes. J. thorac. cardiovasc. Surg. **58**, 145 (1969).

ROTHLIN, M.: Das Herzminutenvolumen nach Operationen am Herzen. Bern-Stuttgart-Wien: Huber 1971.

RUSHMER, R. F.: Cardiovascular dynamics. 3rd. Ed. Philadelphia-London-Toronto: Saunders 1970.

SLAMA, H., PIIPER, J.: Direkt anzeigendes Rechengerät zur Bestimmung des Herzzeitvolumens mit der Thermoinjektionsmethode. Z. Kreisl.-Forsch. **53**, 322 (1964).

TABER, R. E., MORALES, A. R., FINE, G.: Myocardial necrosis and the postoperative low-cardiac-output-syndrome. Ann. Surg. **4**, 12 (1967).

WOODSON, R. D., STARR, A.: Atrial pacing after mitral valve surgery. Arch. Surg. **97**, 984 (1968).

V. Postoperative Atemstörungen

COHN, L. H., ANGELL, W. W., SHUMWAY, N. S.: Body fluid shifts after cardiopulmonary bypass. J. thorac. cardiovasc. Surg. **62**, 423 (1971).

DODRILL, F. D.: The effects of total body perfusion upon the lungs. In: Extracorporeal circulation (J. G. ALLEN, Ed.). Springfield/Ill.: Thomas 1958.

DUDZIAK, R.: Respiratorische Probleme in der Herzchirurgie. Anaesthesist **19**, 9 (1970).

HYMAN, J., RODMAN, TH.: The pump lung syndrome. In: Pre- and postoperative management of the cardiopulmonary patient (W. W. OAKS, I. H. MOYER, Eds.). New York-London: Grune and Stratton 1970.

KIRKLIN, J. W.: Pulmonary dysfunction after open heart surgery. Med. Clin. N. Amer. **48**, 1063 (1964).

KIRKLIN, J. W., KARP, R. B.: Treatment during the postoperative period. In: The tetralogy of Fallot Philadelphia-London-Toronto: Saunders 1970.

LOESCHCKE, G. C., BEER, R.: Diffusionskapazität und Kurzschlußdurchblutung vor und nach Thoraxoperationen. Bad Oeynhausen Gespräche **4**, 79 (1960).

OTTO, H., FRYDL, V.: Sauerstoff und seine Risiken. Med. Klin. **66**, 741 (1971).

PACIFICO, A. D., DIGERNESS, S., KIRKLIN, J. W.: Acute alterations of body composition after open intracardiac operations. Circulation **41**, 331 (1970).

PETERS, R. M.: The mechanical basis of respiration. Boston: Little, Brown 1969.

PIIPER, J.: Physiologie der Atmung. Vorlesungsmanuskript Sommer-Semester 1963, Göttingen.

PONTOPPIDAN, H., LAVER, M. B., GEFFIN, B.: Acute respiratory failure in the surgical patient. Adv. Surg. **4**, 163 (1970).

SHULMAN, M.: Postoperative ventilatory management. In: Intensive care of the surgical patient (M. D. GOLDIN, Ed.). Chicago: Yearbook Med. Publ. 1971.

STOFFREGEN, J.: Atmung und Beatmung. In: Lehrbuch der Anaesthesiologie (R. RREY, W. HÜGIN, O. MAYRHOFER, Hrsg.), 2. Aufl. Berlin-Heidelberg-New York: Springer 1970.

ULMER, W. T., REICHEL, G., NOLTE, D.: Die Lungenfunktion. Stuttgart: Thieme 1970.

VI. Postoperative Störungen des Wasser- und Elektrolythaushaltes

BRUNNER, L., HEISIG, B., TAUSCHKE, D., BAUMGARTEN, C., HOFFMEISTER, H.-E., KONCZ, J., RASTAN, H., REGENSBURGER, D., STAPENHORST, K., STUNKAT, R., DE VIVIE, R.: Die Ursachen des akuten Nierenversagens nach Herz-Lungen-Maschine-Operationen. (Bericht über 43 Fälle aus einem Krankengut von 1500 in extrakorporaler Zirkulation operierten Patienten.) Thoraxchirurgie **20**, 26 (1972).

CLELAND, J., PLUTH, J. R., TAUXE, W. N., KIRKLIN, J. W.: Blood volume and body fluid compartment changes soon after closed and open intracardiac surgery. J. thorac. cardiovasc. Suig. **52**, 698 (1966).

COHN, L. H., ANGELL, W. W., SHUMWAY, N. E.: Body fluid shifts after cardiopulmonary bypass. (I. Effects of congestive heart failure and hemodilution.) J. thorac. cardiovasc. Surg. **62**, 423 (1971).

DELLEN, R. R. VAN, PURNELL, D. C.: Hyperkaliemic paralysis in Addisons disease. Mayo Clin. Proc. **44**, 904 (1969).

GOETZ, R. H., SELMONOWSKY, C. A., STATE, D.: The effect of the amine buffer tris- (hydroxymethyl) amino methan (tham) on the renal blood flow during hemorrhagic shock. Surgery **117**, 715 (1963).

HUTCHIN, P.: Metabolic response to surgery in relation to caloric, fluid and electrolyte intake. In: Current problems in surgery (M. M. RAVITCH, D. C. JULIAN, H. W. SCOTT, A. P. THAL, O. H. WANGENSTEEN, Eds.). Chicago: Yearbook Med. Publ. 1971.

LILLEHEI, R. C., LONGERBEAM, J. K., BLOCK, J. H., MANAX, W. G.: The nature of irreversible shock: Experimental and clinical observations: Ann. Surg. **160**, 682 (1964).

MOORE, F. D.: Tris buffer, mannitol and low viscous dextran. Surg. Clin. N. Amer. **43**, 577 (1963).

MOORE, F. D., BALL, M. R. The metabolic response to surgery. Springfield/Ill.: Thomas Publ. 1952.

MUNDTH, E. D., AUSTEN, W. G.: Postoperative intensive care in the cardiac surgical patient. Progr. cardiovasc. Dis. **11**, 229 (1968).

NORMAN, J. C., MCDONALD, H. P., SLOAN, H.: The early and aggressive treatment of acute renal failure following cardiopulmonary bypass with continuous peritoneal dialysis. Surgery **56**, 240 (1964).

PACIFICO, A. D., DIGERNESS, S., KIRKLIN, J. W.: Acute alterations of body composition after open intracardiac operations. Circulation **41**, 331 (1970).

PASCHEN, K., KONCZ, J., HOFFMEISTER, H.-E., REGENSBURGER, D., FUCHS, CHR.: Der Kalzium-, Magnesium- und Kalium-Haushalt bei Operationen mit cardiopulmonalem Bypass. Thoraxchirurgie **20**, 43 (1972).

SCHWAB, M.: Moderne Nierenfunktionsprüfungen. Chir. Praxis **10**, 111 (1966).

SCHWAB, M., KÜHNS, K.: Die Störungen des Wasser- und Elektrolytstoffwechsels. Berlin-Göttingen-Heidelberg: Springer 1959.

SCHWARTZ, F. D.: Renal failure. In: Intensive care of the surgical patient (M. D. GOLDIN, Ed.). Chicago: Yearbook Med. Publ. 1971.

VII. Postoperative Leberstörungen

AVENARIUS, H. J., EGER, W.: Beiträge zur Differenzierung einzelner Hepatitisformen aus morphologischer Sicht. Mat. med. Nordmark **18**, 453 (1966).

BATTLE, J. D., HEWLITT, J. S.: Haematological changes observed after extracorporeal circulation during open heart surgery. Clev. clin. quart. **25**, 112 (1958).

BENEKE, G.: Veränderungen der Leber im Schock. In: Leber- und Pankreasschäden durch Schock (K. HORATZ, Hrsg.). Stuttgart: Thieme 1970.

BIANCHI, L.: Punktat — Morphologie und Differentialdiagnose der Hepatitis. Bern-Stuttgart: Huber 1967.

BOEVE, N. R., WINTERSCHEID, L. C., MERENDINO, K. A.: Fibrinogen-transmitted hepatitis in the surgical patient. Ann. Surg. **170**, 833 (1969).

CREUTZFELDT, W., ARNDT, H. J., BRACHMANN, H., GALLASCH, E., SCHMIDT, G., SCHMITT, H., SEVERIDT, H. J., TSCHAEPE, U.: Häufigkeit und Prophylaxe der Transfusionshepatitis. Anaesthesist **16**, 20 (1967).

FOSTER K. M.: Post-transfusion mononucleosis. Austr. Ann. Med. **15**, 305 (1966). Zitiert bei RUDOWSKI, W. J.

GADBOYS, H. L., SLONIM, R., LITWAK, R. S.: Homologous blood syndrome: I. Preliminary observation on its relationship to clinical cardiopulmonary bypass. Ann. Surg. **156**, 793 (1962).

GOETZ, O.: Zytomegalie. Med. Klin. **67**, 1619 (1972).

GRANA, L., SALDANA, M., DONNELLAN, W. L., SWENSON, O.: Immediate and long-term effects of acute hepatic ischemia. II. Vascular lesions in experimental liver ischemia. Arch. Surg. **97**, 500 (1968).

HEGARTY, J. C., STAHL, W. M.: Homologous blood syndrome. J. thorac. cardiovasc. Surg. **53**, 415 (1967).

JAKOB, G., REINHARD, H., KABOTH, U., JAKOB, H., CREUTZFELDT, W.: Zur Prognose der Transfusionshepatitis. Dtsch. med. Wschr. **96**, 686 (1971).

KLATSKIN, G.: Toxic and drug induced hepatitis. In: Disease of the liver (L. SCHIFF, Ed.), 2nd Ed. Philadelphia: Lippincott 1963.

MOSLEY, J. W.: Viral hepatitis. Recent studies of etiology. In: Progress in liver diseases III (H. POPPER, F. SCHAFFNER, Eds.). New York-London: Grune and Stratton 1970.

MUNDTH, E. D., KELLER, A. R., AUSTEN, W. G.: Progressive hepatic and renal failure associated with low cardiac output. J. thorac. cardiovasc. Surg. **53**, 275 (1967).

MÜTING, D., SEEBACH, H. B. VON: Medikamentös bedingte Leberschäden. In: Hepatose für Klinik und. Praxis (E. KUNTZ, Hrsg.). München: Lehmann 1972

O'DONNEL, J. F. SCHIFF L.: Liver-perfusion. In: Progress in liver diseases II (H. POPPER, L. SCHAFFNER, Eds.). New York-London: Grune and Stratton 1965.

PICHLMAYR, R., PICHLMAYR, I., STICH, W.: Die Differentialdiagnose des postoperativen Ikterus. Münch. med. Wschr. **105**, 907 (1963).

RASTAN, H.: Postoperative Leberschäden nach HLM-Operationen. Thoraxchirurgie **17**, 499 (1969).

ROSENBLUM, R., HEIDENBERG, W. J.: An evaluation of posttransfusion hepatitis and post pump syndrom after the use of extracorporeal circulation. Clin. Res. **14**, 260 (1966).

ROSENBLUM, R., HEIDENBERG, W. J.: "Post pump syndrome" — a variant of post transfusion hepatitis? Arch. intern. Med. **122**, 204 (1968).

RUBINSON, R. M., HOLLAND, P., SCHMIDT, P. J., MORROW, A. G.: Serum hepatitis after open-heart operations. J. thorac. cardiovasc. Surg. **50**, 575 (1965).

RUDOWSKI, W. J.: Complications associated with blood transfusion. Progr. Surg. **9**, 78 (1971).

SANDERSON, R. G., ELLISON, J. H., BENSON, J. A., STARR, A.: Jaundice following open-heart surgery. Circulation **34**, 205 (1966).

SEAMAN, A. J., STARR, A.: Febrile postcardiotomy lymphocytic splenomegaly. Ann. Surg. **156**, 956 (1962).

SHERLOCK, S.: Clinical techniques for the evaluation of therapeutic agents on the liver. In: Liver and drugs (F. ORLANDI, A. M., JEZEQUEL, Eds.). London-New York: Academic Press 1972.

WALSH, J. H., PURCELL, R. H., MORROW, A. G., CHANOCK, R. M., SCHMIDT, P. J.: Posttransfusion hepatitis after open-heart operations. J. Amer. med. Ass. **211**, 261 (1970).

WILBERT, L., CREUTZFELDT, W.: Wiederholter Ikterus mit tödlicher Lebernekrose nach zweimaliger Halothannarkose. Dtsch. med. Wschr. **92**, 597 (1967).

VIII. Postoperative Störungen des zentralen Nervensystems

ABRAM, H. S.: Adaptation to open-heart surgery: A psychiatric study of response to the threat of death. Am. J. Psychiat. **122**, 659 (1965).

AGUILAR, M. J., GERBODE, F., HILL, J. D.: Neuropathologic complications of cardiac surgery. J. thorac. cardiovasc. Surg. **61**, 676 (1971).

ASHMORE, P. G., SVITEK, V., AMBROSE, P.: The incidence and effects of particulate aggregation and microembolism in pump-oxygenator systems. J. thorac. cardiovasc. Surg. **55**, 691 (1968).

BELZER, F. O., ASHBY, B. S., HUANG, J. S., DUNPHY, J. E.: Etiology of rising perfusion pressure in isolated organ perfusion. Ann. Surg. **168**, 382 (1968).

BLACHLY, P. H., STARR, A.: Post-cardiotomy delirium. Am. J. Psychiat. **121**, 371 (1964).

BURGESS, G. N., KIRKLIN, J. W., STEINHILBER, R. M.: Some psychiatric aspects of intracardiac surgery. Mayo Clin. Proc. **42**, 1 (1967).

ELLISON, L. T., MCPHERSON, J. C. ANABTAWI, I. N., ELLISON, R. G.: Incidence of free fat in the lung during open-heart surgery. Ann. Thorac. Surg. **7**, 509 (1969).

EVANS, E. A., WELLINGTON, J. S.: Emboli associated with cardiopulmonary bypass. J. thorac. cardiovasc. Surg. **48**, 323 (1964).

HABERLAND, G. L.: Die Wirkung von Trasylol im Schockgeschehen. In: Neue Aspekte der Trasylol-Therapie 4 (G. L. HABERLAND, P. HUBER, P. MACIS, Hrsg.). Stuttgart-New York: Schattauer 1970.

HAZAN, S. J.: Psychiatric complications following cardiac surgery. J. thorac. cardiovasc. Surg. **51**, 307 (1966).

HILL, D. J., AGUILAR, M. J., BARANCO, A., DE LANEROLLE, P., GERBODE, F.: Neuropathological manifestations of cardiac surgery. Ann. Thorac. Surg. **7**, 409 (1969).

LEE, W. H., MILLER, W., Jr., ROWE J., HAIRSTON, P., BRADY M. P.: Effects of extracorporeal circulation on personality and cerebration. Ann. Thorac. Surg. **7**, 562 (1969).

LEE, W. H., KRUMHAAR, D., FONKALSRUD, E. W., SCHJEIDE, O. A., MALONEY, J. V.: Denaturation of plasma proteins as a cause of morbidity and death after intracardiac operations. Surgery **50**, 29 (1961).

LEHMANN, H. J., GRAHMANN, H., HAUSS, K., RODEWALD, G. W., SCHMITZ, TH.: Akute organische Psychosyndrome nach Herzoperationen. Nervenarzt **39**, 529 (1968).

LITWAK, R. S., SLONIM, R., WISOFF, B. G., GADBOYS, H. L.: Homologous-blood syndrom during extracorporeal circulation in man. II. Phenomena of sequestration and desequestration. N. Engl. J. Med. **268**, 1377 (1963).

MAGILLIGAN, D. J., EASTLAND, M. W., LELL, W. A., DE WEESE, J. A., MAHONEY, E. B.: Decreased carotid flow with ascending aortic cannulation. Circulation **45**, 131 (1972).

MILLER, J. A., FONKALSRUD, E. W., LATTA, H. L., MALONEY, J. V.: Fat embolism associated with extracorporeal circulation and blood transfusion. Surgery **51**, 448 (1962).

PATTERSON, R. H., jr., TWICHELL, J. B.: Disposable filter for microemboli. J. Amer. med. Ass. **1**, 215 (1971).

SACHDEV, N. S., CARTER, C. C., SWANK, R. L., BLACHLY, R. L.: Relationship between post-cardiotomy delirium, clinical neurological changes, and EEG abnormalities. J. thorac. cardiovasc. Surg. **54**, 557 (1967).

SWANK, R. L.: Platelet aggregation: Its role and cause in surgical shock. J. Trauma **8**, 872 (1968).

TABER, R. E., MARAAN, B. M., TOMATIS, L.: Prevention of air embolism during open-heart surgery: A study of the role of trapped air in the left ventricle. Surgery **68**, 685 (1970).

VEITH, F. J., HAGSTROM, J. W. C., PANOSSIAN, A., NEHLSEN, S. L., WILSON, J. W.: Pulmonary microcirculatory response to shock, transfusion and pump-oxygenator procedures: A unified mechanism underlying pulmonary damage. Surgery **64**, 95 (1968).

WITZEL, K.: Referat: Arznei-induziertes Dyston-hyperkinetisches Syndrom. Praxiskurier **8**, 4 (1970).

Das Elektrokardiogramm nach Herzoperationen

(bzw. nach Korrekturoperationen an den großen thorakalen Gefäßen)

E. A. KRIEHUBER

Mit 16 Abbildungen

Einleitung

Das Elektrokardiogramm unterstützt *vor* der operativen Behandlung die klinische Diagnostik der angeborenen und erworbenen Anomalien des Herzens und der großen Gefäße (obwohl zwischen Hämodynamik und Elektrokardiogramm keine engen Korrelationen bestehen) und kann über den Zustand des Myokards sowie über die Erregungsleitung im Herzen Aufschluß geben und somit auch zur Feststellung des Schweregrades der Anomalie des Herzens und der großen Gefäße beitragen.

Nach der Operation am Herzen und an den großen Gefäßen ist die elektrokardiographische Untersuchung ein wichtiges diagnostisches Hilfsmittel für die Beurteilung des postoperativen Verlaufes sowie des Operationserfolges und der Prognose. Für eine exakte elektrokardiographische Beurteilung muß man über einige postoperative Besonderheiten orientiert sein, um den elektrokardiographischen Befund auch richtig interpretieren zu können, so z.B. über die mögliche Dauer der elektrokardiographischen Veränderungen infolge der Pericarditis irritativa postoperativa ohne besondere Komplikationen, oder über die Auswirkungen der Ventrikulotomie auf das Elektrokardiogramm, oder über die klinische Bedeutung eines z.B. ausgesprochenen Herzoperationsschenkelblockbildes, bei dem eine etwa normale körperliche Leistungsbreite möglich ist. So muß man auch wissen, daß das eventuelle postoperative Auftreten einer präkordialen Amplitudenkleinheit nach einer Menschenherztransplantation am Operationstag oder knapp danach eine Operationsfolge sein kann und daher nicht ohne weiteres als kardiale Abstoßungsreaktion bezeichnet werden darf. Die postoperativen Umbauvorgänge am Herzen infolge der verbesserten Hämodynamik sind im allgemeinen nach etwa $^1/_2$ Jahr, spätestens nach etwa zwei Jahren abgeschlossen. Die Rückbildung der elektrokardiographischen Veränderungen erfolgt dementsprechend innerhalb dieses Zeitraumes. Das Elektrokardiogramm ermöglicht die Feststellung der Normalisierung oder der teilweisen Besserung oder der fehlenden Rückbildung des präoperativ abnormen Elektrokardiogrammes. Man spricht von einer relativen Normalisierung des Elektrokardiogrammes, wenn z.B. nach dem Verschluß eines Vorhofseptumdefektes nur noch eine Aufsplitterung der Kammeranfangsschwankung rechtspräkordial, bei Rückbildung der verspäteten ENB und Normalisierung der verlängerten QRS-Dauer, zurückbleibt.

Das Elektrokardiogramm ermöglicht die Feststellung einer zusätzlichen kardialen Alteration. Auch bei der Erfassung eines Rezidivs, z.B. nach Verschluß eines Vorhofseptumdefektes, kann die elektrokardiographische Untersuchung eine diagnostische Hilfe bringen. Das Elektrokardiogramm aber kann auch zum Erkennen postoperativer kardialer Komplikationen, z.B. bei Auftreten einer postoperativen Pericarditis purulenta, wenn im Elektrokardiogramm nach einem bereits späteren Perikarditisstadium plötzlich das frische Stadium der Perikarditis mit einer starken ST-Hebung auftritt, sowie zur Differentialdiagnose beitragen.

I. Allgemeiner Teil

1. Pericarditis irritativa postoperativa

Bei dieser abakteriellen, serofibrinösen, überwiegend fibrinösen Perikarditis sah man bei gemeinsam mit OBIDITSCH-MAYER durchgeführten histologischen Untersuchungen des subepikardialen Myokards z.T. keine oder nur geringfügige, z.T. stärkere pathologische Veränderungen im Bereiche der subepikardialen Myokardaußenschicht (u.a. entzündliche Infiltrationen, Myokardverfettung). Da bei der Perikarditis elektrokardiographische Veränderungen nur bei einer gleichzeitigen subepikardialen Myokardalteration auftreten, ist bei einem fehlenden pathologisch-histologischen Myokardbefund eine funktionelle Alteration des subepikardialen Myokards durch die Epikarditis (MEESSEN, 1966) als Ursache für die elektrokardiographischen Veränderungen anzunehmen.

Die elektrokardiographischen Veränderungen verlaufen je nach der Intensität der subepikardialen Myokardalteration. Bei einer geringen Myokardaußenschichtalteration kann man das frische Stadium mit einer ST-Hebung geringen bis mäßigen Grades nur kurz sehen. Die anderen elektrokardiographischen Stadien können fehlen, oder das frische elektrokardiographische Stadium fehlt, aber das Folgestadium oder das Zwischenstadium ist zu erkennen. Das frische elektrokardiographische Stadium der Perikarditis kann schon bald auftreten. Bei den postoperativen EKG-Kontrollen wird zumeist das reaktive Folgestadium beobachtet (Abb. 4, 5). Die Abheilung erfolgt im allgemeinen nach einigen Wochen, die Umbauvorgänge können aber auch bis zu etwa einem halben Jahr andauern. Dementsprechend können sich die elektrokardiographischen Veränderungen bis zu diesem Zeitpunkt fortsetzen. Ein längeres Anhalten der EKG-Symptomatik oder ein neuerliches Auftreten des frischen Stadiums muß an zusätzliche Ursachen (z.B. Ventrikulotomie, Postperikardiotomiesyndrom, Pericarditis purulenta) denken lassen.

2. Postperikardiotomiesyndrom (bzw. Postperikardio-Kardiotomiesyndrom)

Dieses Spätsyndrom kann einige Wochen nach der Herzoperation auftreten. Im Rahmen dieses Syndroms besteht eine abakterielle Perikarditis. Rheumatische Aktivierungsvorgänge sind ausgenommen und wären als solche zu bezeichnen. Im Elektrokardiogramm sieht man je nach der Intensität der subepikardialen Myokardalteration entsprechende perikarditische Stadienabläufe.

3. Ventrikulotomie und Elektrokardiogramm

Im Bereiche der Ventrikulotomiewunde kommt es zu kleinen Randinfarzierungen. Nach etwa einem halben Jahr ist die Vernarbung im Bereiche der Ventrikulotomie weitgehend, eventuell auch ganz abgeschlossen. Nach spätestens etwa einem Jahr ist die Vernarbung beendet (OBIDITSCH-MAYER, 1966). Die durch die Ventrikulotomie hervorgerufenen elektrokardiographischen Veränderungen sind umschrieben und schwanken je nach der Größe der Ventrikulotomie. Dabei kann man EKG-Veränderungen wie bei einer umschriebenen Myokardalteration (negative T-Wellen), eventuell kombiniert mit einer ST-Senkung sehen, bei den Rechtsventrikulotomien in den Ableitungen V_1-V_3, eventuell V_4, bei den Linksventrikulotomien in den Ableitungen (V_3), V_4-V_6. Nach der Myokardinzision in der Herzspitzengegend zur Einführung des Tubbs-Dilatators sieht man dementsprechend eher kleinere, umschriebene elektrokardiographische Veränderungen. Innerhalb etwa eines Jahres, wenn die Vernarbung beendet ist, bilden sich diese elektrokardiographischen Veränderungen im allgemeinen zurück, gelegentlich bleiben nach größeren Infarzierungen in der Ventrikulotomiegegend negative T-Wellen länger bestehen.

4. Postoperative Herzrhythmusstörungen

Herzchirurgische Eingriffe können Herzrhythmusstörungen, die zumeist vorübergehend und gutartig sind, auslösen, z.B. Sinusarrhythmien, einen AV-Rhythmus, einen wandernden Schrittmacher, seltener Vorhofflimmern, -flattern, ferner ventrikuläre Tachykardien und ventrikuläres Flimmern (HOLZMANN, 1969; ROSKY u. RODMAN, 1966; WILLIAMS u. Mitarb., 1965). Für das Auftreten der Herzrhythmusstörungen sind der präoperative Herzbefund und der postoperative metabole Zustand des Myokards von Bedeutung. Als auslösende Ursache kann auch eine chirurgisch verursachte Alteration des Reizleitungssystems infolge einer direkten Läsion bzw. durch eine mechanische Auswirkung, z.B. durch eine chirurgische Naht oder infolge einer Störung der arteriellen Blutzufuhr in Frage kommen.

Extrakardial kann gelegentlich eine zerebrale Luftembolie oder eventuell eine perfusionsbedingte zerebrale Alteration Ursache für eine Sinusarrhythmie bzw. für ventrikuläre Extrasystolen sein (BENZER, 1971). Aber auch eine psychische Erregung bei den im allgemeinen besonders psycholabilen koronarchirurgischen Patienten kann über das vegetative Nervensystem unmittelbar postoperativ Extrasystolen und eventuell eine supraventrikuläre paroxysmale Tachykardie hervorrufen.

Auch die Art der Schnittführung, z.B. bei der Atriotomie zum Verschluß eines Vorhofseptumdefektes, kann Ursache für ein häufigeres Vorkommen von Herzrhythmusstörungen sein. Nach der rechtsseitigen Längsatriotomie (parallel zur Vena cava-Achse) zur operativen Behandlung des Vorhofseptumdefektes wurden von BEKIER (1970) sowohl früh als auch spät (6 Monate) nach der Operation wesentlich häufiger Herzrhythmusstörungen beobachtet als nach der rechtsseitigen Queratriotomie (senkrecht zur Vena cava-Achse in der Mitte des rechten Vorhofes). Als Ursache für das häufigere Vorkommen der Herzrhythmusstörungen nach der Längsatriotomie wurde eine intraoperative Schädigung des Reizleitungssystems, entweder durch ein direktes Trauma der spezifischen Fasern oder durch Störung der arteriellen Blutversorgung des RLS (des Sinusknotens), angenommen. Dagegen eröffnet COOLEY den rechten Vorhof des Spenderherzens für die Herztransplantation durch eine Inzision von der unteren Hohlvene zum rechten Herzohr, um den Sinusknoten und die internodalen Verbindungswege möglichst zu schonen. Bei Untersuchungen (TUNG u. Mitarb., 1967) über die klinischen Auswirkungen bei zwanzig Patienten, die nach einem herzchirurgischen Eingriff unter Sicht des Auges starben und bei denen ein chirurgisches Trauma des Sinusknotens (u.a. Blutung, Nekrose, entzündliche Veränderungen, Fremdkörperreaktion, Vaskulitis der Sinusknotenarterie) beobachtet worden ist, wurde festgestellt, daß sehr häufig supraventrikuläre Rhythmusstörungen (Vorhofflimmern, -flattern, AV-Tachykardien) während der ersten postoperativen Stunden, eventuell schon während der Operation, auftreten. Bei zwei dieser Patienten wurden Episoden von Kammerflimmern beobachtet. Der Sinusknoten kann eventuell auch durch die postoperative Pericarditis irritativa alteriert werden, und dies kann zu vorübergehenden Herzrhythmusstörungen führen. Eine Perikarditis in der Sinusknotengegend kann zu paroxysmalen supraventrikulären Arrhythmien führen (JAMES, 1962).

Durch AV-Überleitungsstörungen bzw. einen totalen AV-Block sind die herzchirurgischen Eingriffe besonders gefährdet, bei welchen Korrekturen im Bereiche des kranialen Ventrikelseptums und der Atrioventrikulargegend durchgeführt werden. Der Verlauf des Reizleitungssystems kann bei den verschiedenen angeborenen Herzfehlern beträchtlich variieren (LEV, 1958; FERBERS, 1964). Eine AV-Überleitungsstörung bzw. ein totaler AV-Block kann infolge eines Traumas des Aschoff-Tawara-Knotens bzw. des His-Bündels (u.a. eventuell durch eine Alteration infolge Störung der arteriellen Blutversorgung oder eines Ödems bzw. einer Blutung) auftreten.

5. *Postoperative Myokardstoffwechselstörungen*

Falls trotz aller prophylaktischen und therapeutischen Maßnahmen eine postoperative Hypokaliämie nach Herzoperationen bei extrakorporaler Zirkulation auftritt, ist sie nur kurzdauernd; eine Normalisierung wird bei entsprechender Therapie, falls keine besonderen Komplikationen vorliegen, innerhalb der ersten postoperativen 24–48 Std erreicht (LEACHMAN, 1972). Je schwerer die Hypokaliämie ist, desto besser ist die Korrelation mit den elektrokardiographischen Veränderungen (HOLZMANN, 1957).

Säure-Basenhaushaltsstörungen sind, falls sie trotz aller vorbeugenden Maßnahmen auftreten, im allgemeinen rasch zu beheben.

Azidose-Elektrokardiogramm: Bei schwerer Azidose sind Auswirkungen über eine Sinusbradykardie, AV-Überleitungsstörungen 1. bis 3. Grades bis zum Herzstillstand zu beobachten (HOLZMANN, 1969; STEWART u. Mitarb., 1965).

Alkalose-Elektrokardiogramm: Die metabole Alkalose wirkt sich im wesentlichen durch die Änderung des Kaliumspiegels (hypokaliämische Alkalose) aus (HOLZMANN, 1969; BENZER, 1971).

Die Herzstillegung, insbesondere durch eine Aortenabklemmung oder durch induziertes Kammerflimmern (SEBENING, 1965) und eventuell auch eine sehr lange bzw. gestörte Perfusion können zu einer Myokardstoffwechselstörung führen. POCHE und OHM (1963) konnten nach einem induzierten anoxischen Herzstillstand eine verschieden starke Myokardschädigung feststellen. Kleine Nekrosen im Myokard beider Ventrikel können auftreten (RICHTER u. KÖHN, 1961). Dementsprechende elektrokardiographische Veränderungen können beobachtet werden. Nach Operationen mit Hilfe der Herz-Lungen-Maschine, eventuell kombiniert mit einer Hypothermie und einem anoxischen Herzstillstand (Aortenabklemmung) oder einem Herzstillstand durch elektrisch induziertes Kammerflimmern, kann man eventuell bis etwa 2–3 Wochen nach der Operation das Auftreten oder eine Verstärkung einer ST-Senkung bzw. eine T-Wellenveränderung, besonders über dem Ventrikel, der schon präoperativ hämodynamisch besonders belastet war, beobachten. Diese elektrokardiographischen Veränderungen werden durch Myokardstoffwechselveränderungen, welche während der Operation unter Anwendung der extrakorporalen Zirkulation auftreten können und postoperativ überdauern, hervorgerufen. Diese Veränderungen wären als Herzoperations-Repolarisationsveränderungen infolge einer Myokardstoffwechselstörung zu bezeichnen.

6. Herzoperations-Schenkelblockbild

a) Herzoperations-Rechtsschenkelblockbild

Dieses Operations-Rechtsschenkelblockbild tritt besonders häufig nach Totalkorrektur einer Fallot-Tetralogie oder -Pentalogie, ferner nach Ausschälung einer infundibulären Pulmonalstenose, nach Ventrikelseptumdefektverschlußoperationen und auch nach einer rechtsventrikulären Myokardexzision zur Behandlung einer idiopathischen hypertrophen, muskulären Subaortenstenose auf. Ursache hierfür ist eine Läsion des rechten Tawara-Schenkels, zumeist direkt oder durch Störung der Blutzufuhr, oder eventuell ausnahmsweise vorübergehend durch ein traumatisches Ödem bzw. eine Blutung. Früher wurde angenommen, daß dieses Operations-Rechtsschenkelblockbild durch die Rechtsventrikulotomie hervorgerufen wird (COGGIN u. Mitarb., 1960; RUDOLPH u. Mitarb., 1961; KLINNER, 1962; GUNTEROTH, 1965; LAMB, 1965; SCHAUB, 1965; HEINECKER, 1967). Nach eigenen Untersuchungen und gemeinsamen intraoperativen Untersuchungen mit BIRCKS und SATTER ist nicht die Ventrikulotomie die Ursache, sondern die Läsion des rechten Tawara-Schenkels, z.B. bei einem Verschluß des Ventrikelseptumdefektes. Auch das eventuelle Auftreten eines Herzoperations-Rechtsschenkelblockbildes bei einem rechtstransatrialen Ventrikelseptumdefektverschluß spricht dafür (Abb. 3).

Nur ganz ausnahmsweise kann eine Ventrikulotomie die Ursache sein, dann nämlich, wenn bei einer großen Längsventrikulotomie der rechte Tawara-Schenkel in der Trabecula septomarginalis oder an der Basis des großen vorderen Papillarmuskels lädiert wird. BRISTOW u. Mitarb. (1961), auch LEV u. Mitarb. (1964) führen das postoperative Rechtsschenkelblockbild auf eine Läsion des Reizleitungssystems bei der operativen Beseitigung des Defektes zurück. Das Herzoperations-Rechtsschenkelblockbild ist häufig ein ausgesprochenes, seltener ein geringgradiges (zumeist vom Wilson-Typ) (Abb. 3). Zumeist bleibt es bestehen. Nach eigenen Untersuchungen besteht folgende Häufigkeit des Auftretens eines ausgesprochenen oder geringgradigen (mit QRS-Verlängerung) Herzoperations-Rechtsschenkelblockbildes:

Bei 86,8% der Patienten nach einer Totalkorrektur der Fallot-Tetralogie oder -Pentalogie,

bei 51,7% der Patienten mit einer Ventrikelseptumdefektkorrektur mittels einer Rechtsventrikulotomie,

bei 27,1% der Patienten mit einer rechtstransatrialen Ventrikelseptumdefektkorrekturoperation,

bei 64,2% der Patienten mit einer Infundibulumstenoseausschälung (ohne Ventrikelseptumdefekt).

Die eigenen Untersuchungen über die Auswirkung verschiedener Prothesenverschlüsse des Ventrikelseptumdefektes auf die Häufigkeit des Herzoperations-Rechtsschenkelblockbildes ergaben, daß nach Verschluß mit einer Kunststoffprothese (Teflonpatch) ein Herzoperations-Rechtsschenkelblockbild häufiger als nach Verschluß mit einem Perikardpatch auftritt. Ebenso ist bei einem Vergleich der Auswirkung der direkten Naht zum Verschluß des Ventrikelseptumdefektes mit dem Perikardpatchverschluß ein Herzoperations-Rechtsschenkelblockbild nach Verschluß mittels direkter Naht häufiger.

b) Herzoperations-Linksschenkelblockbild

Es kommt z.B. nach Exzision einer subvalvulären Aortenstenose oder nach einer Myokardexzision bei einer idiopathischen, hypertrophen muskulären Subaortenstenose, oder vereinzelt nach Implantation einer Aortenklappenprothese vor. Zumeist besteht ein ausgesprochenes Linksschenkelblockbild. Selten erfolgt eine Rückbildung.

c) Herzoperations-Hemiblock (Astblock) linksventrikulär

Gelegentlich kommt es zu einem operationsbedingten Auftreten eines linksventrikulären Hemiblocks, häufiger ist es ein linksventrikulärer anteriorer Astblock (LVAAB) – dabei kommt es zum plötzlichen Auftreten eines überdrehten Linkstyps – seltener ist es ein linksventrikulärer posteriorer Astblock (LVPAB) – wobei es zu einem plötzlichen Auftreten eines Rechtstyps kommt, z.B. nach einer Aortenklappenersatzoperation.

d) Hämodynamische Auswirkungen

Bei Vorliegen eines ausgesprochenen Herzoperations-Rechts- oder Linksschenkelblockbildes wird die körperliche Leistungsfähigkeit nicht wesentlich eingeschränkt (Holzmann, 1960; Grosse-Brockhoff, 1966), aber trotzdem ist es das Anliegen des Herzchirurgen, nach Möglichkeit physiologische Verhältnisse zu erhalten und eine Schenkelblockbildung zu vermeiden.

7. Pathologisch-anatomische bzw. pathophysiologische Grundlagen der guten, mangelhaften oder fehlenden Rückbildung der Herzmuskelhypertrophie bzw. der eventuellen Kombination mit einer Myokardalteration

Bei der Entwicklung der Myokardhypertrophie kann man drei Stadien beobachten (Meerson, 1969):

1. Stadium der kompensatorischen Hyperfunktion, die sich unmittelbar nach dem Auftreten des Herzfehlers entwickelt, dabei Zunahme der funktionellen Intensität der Myokardstrukturen (Verhältnis der Organfunktion zu seiner Masse), die zu einer Aktivierung der Energiebildung und der Proteinsynthese in den Myokardfasern führt.

2. Stadium der Hypertrophie und der relativ beständigen Hyperfunktion (etwa normale funktionelle Intensität der Myokardstrukturen, relativ normales Niveau der Energiebildung sowie der Nukleinsäure- und Proteinsynthese im Herzmuskelgewebe). Allmähliche Entwicklung von Störungen im Herzstoffwechsel, in der Herzstruktur und in der Herzregulation. Eventuell Auftreten einer geringen herdförmigen Kardiosklerose.

3. Stadium der fortschreitenden Kardiosklerose und allmählichen Erschöpfung des Myokards (Absinken der Intensität der Nukleinsäure- und Proteinsynthese im hypertrophierten Myokard). Infolge der Stoffwechselveränderungen treten strukturelle Veränderungen auf. Die funktionelle Intensität des Myokards nimmt so schnell ab, daß dies nicht mehr durch eine Zunahme der Myokardmasse kompensiert werden kann.

Die myogene Dilatation entspricht einer strukturellen oder Gefügedilatation (Linzbach, 1961), dabei ist die Dilatation durch ein enormes Längenwachstum der Myokardfasern und durch Gefügeverschiebung der Bauelemente des Myokards hervorgerufen.

Bei der elektrokardiographischen Beurteilung ist auch zu berücksichtigen, daß schon präoperativ je nach dem Schweregrad und der Dauer des Vitium cordis verschieden schwere Myokardschädigungen vorkommen können und daß zusätzliche präoperative Erkrankungen, z.B. eine Koronarsklerose oder eine Hypertonie, diese Myokardschädigung eventuell verstärken können. Ferner sind auch möglicherweise während der Operation aufgetretene Myokardalterationen, z.B. infolge einer koronararteriellen Luftembolie bzw. Gewebeembolie, stärkere Myokardstoffwechselstörungen, die eventuell durch einen länger andauernden induzierten anoxischen Herzstillstand hervorgerufen sind, bei der postoperativen Beurteilung zu berücksichtigen.

Eine gute postoperative Rückbildung der Myokardhypertrophie, sowie eventuell eine Rückbildung der hypertrophen Myokardfasern zu einer annähernd normalen Größe konnten u.a. mittels der Herzkatheteruntersuchung und der Angiokardiographie sowie bei der Obduktion nachgewiesen werden (ENGLE u. Mitarb., 1958; DERRA u. BIRCKS, 1964; LOOGEN u. Mitarb. 1964).

Bei Untersuchungen gemeinsam mit KARNELL konnte beobachtet werden, daß sich nach der erfolgreichen Korrekturoperation von Aortenisthmusstenosen die (abnorm) hohe Amplitude der R-Zacken über dem hypertrophen linken Ventrikel auffallend rasch verkleinert, wahrscheinlich infolge Nachlassens des Myokardzellentonus, obwohl angiokardiographisch zu dieser Zeit noch eine etwa unveränderte Wanddicke des linken Ventrikels feststellbar war.

Nicht selten hinkt die Normalisierung des postoperativen Elektrokardiogramms der postoperativen Normalisierung der Herzgröße bei der Röntgenuntersuchung nach. Die Rückbildungstendenz der elektrokardiographischen Veränderungen nach der erfolgreichen Operation ist dabei gut erkennbar. Bei den postoperativen Untersuchungen nach dem Aortenklappenersatz mittels der Starr-Edwards-Kugelventilprothese fanden LEWIS u. Mitarb. (1966), daß die linksventrikulären Myokardhypertrophieveränderungen im Elektrokardiogramm postoperativ bei 70% der Patienten mit einer postoperativ normalen Herzgröße verschwunden sind.

Die Umbauvorgänge am Herzen zur Anpassung an die postoperativ veränderte Hämodynamik können bis etwa zwei Jahre dauern.

Gute Rückbildung der Myokardhypertrophie bzw. der Myokardalteration nach erfolgreicher Korrekturoperation:

Dabei bestand präoperativ keine oder nur eine geringe Gefügedilatation bzw. Myokardfibrose. Eine gute, rückbildende Tendenz der Myokardhypertrophie besteht z.B. nach Beseitigung einer Pulmonalklappenstenose (Rückbildung der Druck-Myokardhypertrophie), nach Verschluß eines Vorhofseptumdefektes vom Secundum-Typ bzw. Sinus venosus-Typ (Rückbildung der Volumen-Myokardhypertrophie).

Mangelhafte Rückbildung der Myokardhypertrophie bzw. der Myokardalteration nach erfolgreicher Korrekturoperation:

Durch eine präoperativ mäßige Gefügedilatation bzw. Myokardfibrose (eventuell ausnahmsweise durch eine während der Operation aufgetretene Myokardalteration) kann diese mangelhafte Rückbildung verursacht sein.

Fehlende Rückbildung der Myokardhypertrophie bzw. der Myokardalteration nach einer erfolgreichen Korrekturoperation:

Dies kann durch eine präoperativ starke Gefügedilatation bzw. Myokardfibrose (eventuell ausnahmsweise durch eine Myokardalteration während der Operation) verursacht sein.

8. Bemerkungen zu den elektrokardiographischen Beurteilungskriterien

Die Registrierung des Elektrokardiogramms sollte im allgemeinen bei einer Papiergeschwindigkeit von 50 mm/sec und womöglich simultan von mindestens drei EKG-Ableitungen durchgeführt werden. Eine genaue Einstellung der Eichzacke (1 mV = 1 cm) erleichtert die rasche Beurteilung der Amplitudengröße bzw. die Erstellung der Hypertrophieindizes. Die elektrokardiographische Untersuchung erfolgt systematisch nach den üblichen Kriterien (HOLZMANN, 1965; KRIEHUBER, 1968) und den elektrokardiographischen Normalwerten im Kindesalter (STOERMER u. HECK, 1971). Zur raschen Befunderfassung hat sich die Graduierung der Repolarisationsveränderungen (KRIEHUBER, 1968) als zweckmäßig erwiesen. Dabei können selbstverständlich auch graduelle Übergänge erfaßt werden.

a) Graduierung der Repolarisationsveränderungen

1. Schweregrad: Geringe T-Wellenabflachung auf etwa $^1/_8$ bis unter $^1/_{10}$ der R-Amplitude bzw. eine leichte ST-Senkung bis 0,1 mV (in den unipolaren Brustwandableitungen), wobei die ST-Strecke nicht nach abwärts gerichtet verläuft.

2. Schweregrad: Abflachung der T-Wellen auf $^1/_{10}$ oder weniger der R-Amplitude und mäßige, nicht deutlich nach abwärts verlaufende Senkung der ST-Strecke (bis etwas über 0,1 mV).

3. Schweregrad: Starke ST-Senkung mit einem nach abwärts gerichteten Verlauf, biphasische T-Wellen mit einer (beträchtlichen) präterminalen T-Negativität.

4. Schweregrad: Starke ST-Senkung mit einem nach abwärts gerichteten Verlauf, kombiniert mit einer terminalen T-Negativität.

Eine eventuelle Digitalisierung muß bei der Diagnose berücksichtigt werden.

b) Ventrikulärer Hypertrophieindex

Bei der Untersuchung des rechtsventrikulären bzw. linksventrikulären Hypertrophieindexes (RVHI, LVHI) aus den unipolaren Brustwandableitungen sind folgende Grenzwerte der Norm zu berücksichtigen:

Positiver RVHI (aus den unipolaren Brustwandableitungen):

Erwachsene: $R/V_1 + S/V_5$ evtl. $V_6 = 1{,}05\,mV \geqq$
Kinder: $R/V_1 + S/V_6$ = über 2,5 mV.

Positiver LVHI (aus den unipolaren Brustwandableitungen):

Erwachsene: $S/V_1 + R/V_5$ evtl. $V_6 = 3{,}5\,mV \geqq$
Kinder: $S/V_1 + R/V_6$ = über 4,5 mV.

Die Beurteilung eines positiven Hypertrophieindexes sollte immer im Rahmen der klinischen Gesamtsituation erfolgen. Es besteht keine enge Korrelation zwischen den elektrokardiographischen Veränderungen und dem intraventrikulären Druck. STOERMER u. Mitarb. (1972) stellten bei Untersuchungen an Kindern fest, daß eine gewisse Abhängigkeit des Ausmaßes der elektrokardiographischen Hypertrophieveränderungen vom Schweregrad der Pulmonalstenose vorliegt, aber keine direkte Korrelation der elektrokardiographischen Veränderungen zum intrakardialen Druck besteht.

Die Feststellung einer biventrikulären Myokardhypertrophie erfolgt nach den üblichen Kriterien. Unterstützend für die Diagnose kann die Feststellung großer isobiphasischer Kammeranfangsschwankungen in den unipolaren Brustwandableitungen, V_2 bis V_4, sein (KATZ u. WACHTEL, 1965; GUTHEIL, 1972).

Auch für eine rasche Orientierung über die ventrikuläre Myokardhypertrophie erweist sich eine elektrokardiographische Graduierung als zweckmäßig (KRIEHUBER, 1968).

c) Graduierung der ventrikulären Myokardhypertrophieveränderungen im Elektrokardiogramm

Rechtsventrikuläre Myokardhypertrophie (RVH) bei Erwachsenen und Kindern:

1. Schweregrad: Positiver RVHI (unipolare Brustwandableitungen), QRS-Dauer nicht verlängert. Der Beginn der GNB bzw. ENB rechtspräkordial ist um höchstens 0,01 sec verspätet.

2. Schweregrad: Zusätzlich zum 1. Schweregrad Repolarisationsveränderungen 1. bis 2. Grades über dem hypertrophen rechten Ventrikel.

3. Schweregrad: Zusätzlich zum 1. Schweregrad Repolarisationsveränderungen 3. Grades über dem hypertrophen rechten Ventrikel.

4. Schweregrad: Zusätzlich zum 1. Schweregrad Repolarisationsveränderungen 4. Grades über dem hypertrophen rechten Ventrikel.

Bei den Schweregraden 2 bis 4 kann bei Erwachsenen eine Verlängerung der QRS-Dauer bis zu 0,11 sec auftreten, bei Kindern kann der maximale Altersnormalwert der QRS-Dauer bis um 0,01 sec verlängert sein. Über dem rechten Ventrikel kann eine Verspätung des Beginns der GNB bzw. ENB um über 0,01 sec bestehen.

Zur Beurteilung bei Kindern ist die schon normalerweise vorkommende Ausdehnung der T-Negativität zu berücksichtigen.

Linksventrikuläre Myokardhypertrophie (LVH) bei Erwachsenen und Kindern:

1. Schweregrad: Positiver LVHI (unipolare Brustwandableitungen). QRS-Dauer bis 0,11 sec bei Erwachsenen verlängert, bei Kindern kann der maximale Altersnormalwert der QRS-Dauer bis um 0,01 sec verlängert sein. Die GNB bzw. ENB linkspräkordial ist höchstens um 0,01 sec verspätet.

2. Schweregrad: Zusätzlich zum 1. Schweregrad Repolarisationsveränderungen 1. bis 2. Grades über dem hypertrophen linken Ventrikel.

3. Schweregrad: Zusätzlich zum 1. Schweregrad Repolarisationsveränderungen 3. Grades über dem hypertrophen linken Ventrikel.

4. Schweregrad: Zusätzlich zum 1. Schweregrad Repolarisationsveränderungen 4. Grades über dem hypertrophen linken Ventrikel.

Bei den Schweregraden 2 bis 4 kann bei Erwachsenen eine Verlängerung der QRS-Dauer bis zu 0,115 sec auftreten, bei Kindern kann die maximale QRS-Dauer (nach der Altersnormtabelle) bis um 0,015 sec verlängert sein. Eine Verspätung der GNB bzw. ENB um über 0,01 sec kann über dem linken Ventrikel vorhanden sein.

Bei Vorliegen eines ausgesprochenen Rechts- oder Linksschenkelblockbildes sind die Hypertrophieindizes aus den unipolaren Brustwandableitungen unverläßlich. Man muß dann andere Kriterien für die Beurteilung der Rückbildung der Myokardhypertrophie heranziehen (s. S. 182).

*II. Spezieller Teil**

1. Das Elektrokardiogramm nach Korrekturoperationen angeborener Anomalien des Herzens und der großen Gefäße

a) Das Elektrokardiogramm nach der Totalkorrekturoperation der Fallot-Tetralogie

Elektroatriogramm: Zumeist Sinusrhythmus. Während der ersten postoperativen Tage können eventuell supraventrikuläre Tachykardien, vereinzelt ein AV-Rhythmus, eine AV-Dissoziation, eventuell mit Interferenz (HOLZMANN, 1969), beobachtet werden. Es besteht eine sehr gute Rückbildungstendenz der Rechtsbetonung der P-Zacken, aber eine nur mäßige Rückbildungstendenz der P-Zackenverbreiterung.

AV-Intervall: Bei etwa 10% der Patienten kann man eine zumeist vorübergehende Verlängerung des AV-Intervalls und ganz vereinzelt eine Wenckebach-Periodik feststellen. Das Auftreten eines dauernden totalen AV-Blockes beobachteten KIRKLIN und KARP (1970) bei 1,5% der Patienten.

Elektroventrikulogramm: Lagetyp (Abb. 1, bei 168 Patienten mit einer Fallot-Tetralogie oder -Pentalogie). Häufig sieht man eine linksgerichtete Verlagerung des größten QRS-Vektors in der Frontalebene. Auffallend ist das postoperative Auftreten überdrehter Linkstypen. Dies wird durch eine Läsion des vorderen Astes des linken Tawara-Schenkels verursacht. Dadurch kommt es nach der Korrekturoperation der Fallot-Tetralogie oder -Pentalogie bei 4,2% der Patienten und bei 5,4% der Patienten nach der Totalkorrektur der Fallot-Tetralogie zum Auftreten eines linksventrikulären anterioren Astblockes. Das Auftreten eines derartigen Hemiblockes nach der Totalkorrektur der Fallot-Tetralogie beobachteten BARRILLON u. Mitarb. (1970) bei 5%, DOWNING u. Mitarb. (1972) bei 10,7% der Patienten.

Das Herzoperations-Rechtsschenkelblockbild tritt bei 84,7% der Patienten auf. Ein ausgesprochenes Herzoperations-Rechtsschenkelblockbild ist bei 75,8% der Patienten zu sehen; es bildet sich nur bei 1,5% der Patienten zu einem geringgradigen Herzoperations-Rechtsschenkelblockbild oder zu einer rechtsventrikulären Erregungsleitungsveränderung (ohne Verlängerung der QRS-Dauer) zurück. Bei 8,9% der Patienten besteht ein geringgradiges Herzoperations-Rechtsschenkelblockbild. Bei 8,2% der Patienten fehlt ein Herzoperations-Rechtsschenkelblockbild (normale QRS-Dauer). Eine ähnliche Häufigkeit des Auftretens eines beständigen, operativ bedingten ausgesprochenen Rechtsschenkelblockes, nämlich bei 74% der Patienten, fanden BARRILLON u. Mitarb. (1970).

Sowohl das ausgesprochene als auch das geringgradige Herzoperations-Rechtsschenkelblockbild ist zumeist vom Wilson-Typ. Das ausgesprochene Herzoperations-Schenkelblockbild bleibt zumeist ständig bestehen.

Während die Beurteilung der ventrikulären Myokardhypertrophie bei einem fehlenden oder bei einem geringgradigen Herzoperations-Rechtsschenkelblockbild mit den üblichen Kriterien (RVHI) gut möglich ist (Abb. 2), ist dies bei einem ausgesprochenen Herzoperations-Rechtsschenkelblockbild schwierig; die Beurteilung ist mittels des rechtsventrikulären Hypertrophieindexes aus den unipolaren Brustwandableitungen unverläßlich. Daher muß man andere elektrokardiographische Kriterien heranziehen und z.B. auf eine postoperative Amplitudenverkleinerung der S-Zacken linkspräkordial als Ausdruck der Abnahme einer rechtsventrikulären Myokardhypertrophie und auf eine postoperative Amplitudenzunahme der R-Zacken linkspräkordial als Ausdruck der Zunahme der linksventrikulären Myokardmasse (Abnahme der rechtsventrikulären Hypertrophie) achten. Die Repolarisationsveränderungen in V_5, V_6 oder V_7 sind dabei (bei schlanker R-Zacke) beurteilbar. Bei der Verlaufsbeobachtung ist bei einem geringgradigen oder fehlenden Herzoperations-Rechtsschenkelblockbild die Rückbildung bzw. Normalisierungstendenz besonders gut zu verfolgen. Nach der erfolgreichen Korrekturoperation besteht eine recht gute Rückbildungstendenz der rechtsventrikulären Myokardhypertrophie.

Das präoperative Überwiegen des positiven Anteils der Kammeranfangsschwankung in Ableitung aVR zeigt postoperativ sowohl bei einem ausgesprochenen als auch bei einem geringgradigen Herzoperations-Rechtsschenkelblock-

* Herrn Prof. Dr. D. A. COOLEY, Houston, Herrn Prof. Dr. Dr. h.c. Dr. h.c. E. DERRA, Düsseldorf, Herrn Prof. Dr. E. DEUTSCH, Wien, und Herrn Direktor Dr. R. D. LEACHMAN, Houston, danke ich für die Erlaubnis zur Abbildung der Elektrokardiogramme.

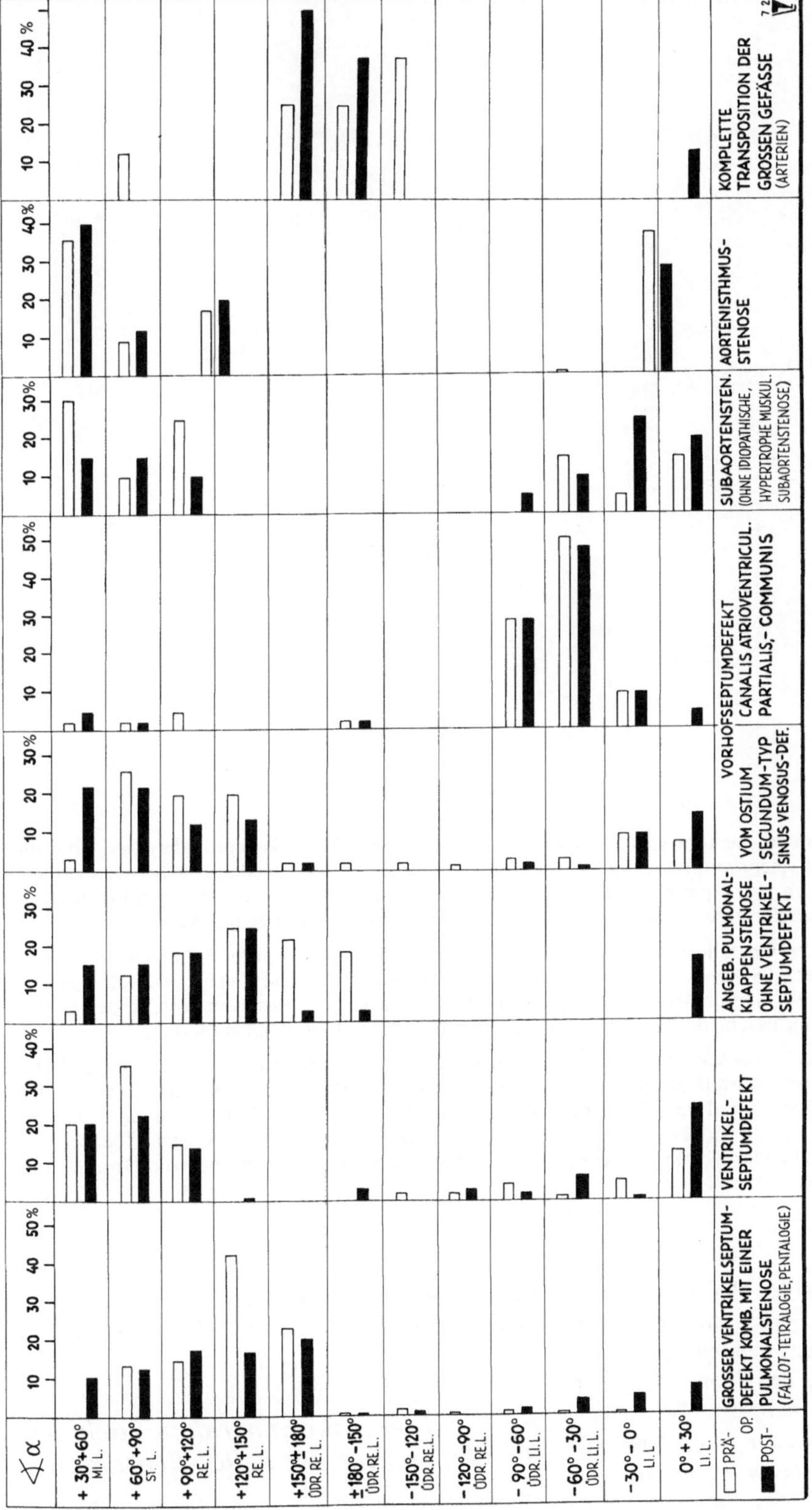

Abb. 1. Prä- und postoperative Lage des größten QRS-Vektors in der Frontalebene bei Patienten mit einer angeborenen Herz- und Gefäßanomalie (überdrehter Linkstyp ∢α über −30°; überdrehter Rechtstyp ∢α über +150°)

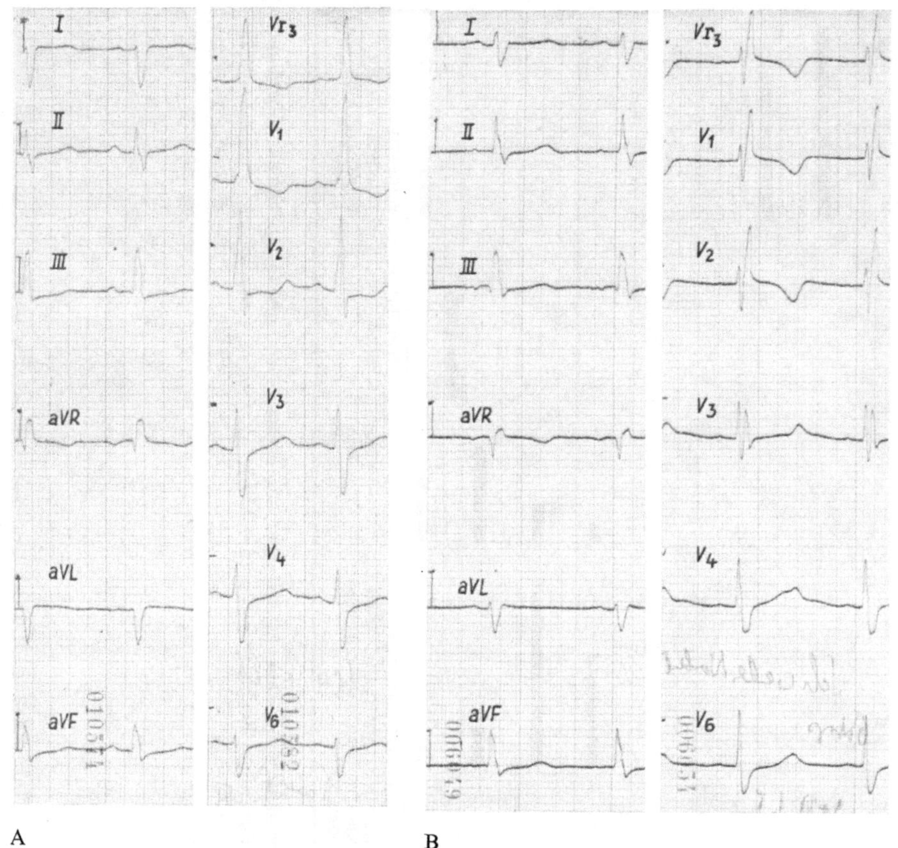

Abb. 2A u. B. Elektrokardiogramm *vor* und *nach* Totalkorrektur eines großen Ventrikelseptumdefektes, kombiniert mit einer Pulmonalstenose und einem schlitzförmigen Foramen ovale, einer Fallot-Pentalogie 4. Schweregrades bei einem 10jährigen Patienten (Sch. W.) (quere Rechtsventrikulotomie, Verschluß des Ventrikelseptumdefektes mit einer Teflonprothese) mit einem sehr guten klinischen Resultat (Papiergeschwindigkeit 50 mm/sec).

A. Elektrokardiogramm *vor* der Operation. Sinusrhythmus, Frequenz 100/min, normale P-Zacken, AV-Intervall 0,14 sec, Rechtstyp, QRS-Dauer 0,08 sec, R/V_1-Typ, GNB in V_1 nach 0,05 sec, auffallend niedrige R-Zacken bei tiefen S-Zacken in V_6, positiver RVHI (unipol. Brustwandabl.). In aVR Überwiegen des positiven Anteils der Kammeranfangsschwankung. Schwere rechtsventrikuläre Myokardhypertrophie (etwa 3. Schweregrades).

B. Elektrokardiogramm *nach* der Totalkorrekturoperation (1 Jahr und 9 Tage). Sinusrhythmus, Frequenz 89/min, AV-Intervall 0,15 sec, Steiltyp, geringgradiges Herzoperations-Rechtsschenkelblockbild (QRS-Dauer 0,1 sec), Rückbildung der R-Amplitude rechtspräkordial und Zunahme der R-Amplitude in V_6 und auch in V_4, sowie Rückbildung der S-Zackenamplitude in V_3, V_4 und V_6. Negativer RVHI (unipol. Brustwandabl.). In aVR jetzt Überwiegen des negativen Anteils der Kammeranfangsschwankung. Sehr gute Rückbildung der schweren rechtsventrikulären Myokardhypertrophie im Elektrokardiogramm

bild, sowie auch bei Fehlen des Herzoperations-Rechtsschenkelblockbildes, eine gute Rückbildungs- bzw. Normalisierungstendenz.

Bemerkenswert ist, daß bei einem Vergleich verschiedener Verschlußarten des Ventrikelseptumdefektes nach Anwendung eines Perikardpatch weniger häufig ein Herzoperations-Rechtsschenkelblockbild (bei 72% der Patienten) auftritt als nach Verschluß mit einer Teflonprothese oder mittels einer direkten Naht (bei 87,7% bzw. 91,4% der Patienten nach der Totalkorrektur einer Fallot-Tetralogie bzw. -Pentalogie).

b) Das Elektrokardiogramm nach der Totalkorrektur der Fallot-Pentalogie

Es besteht im allgemeinen ein ähnlicher postoperativer elektrokardiographischer Verlauf wie nach der Totalkorrektur der Fallot-Tetralogie

(Abb. 1, 2). Nach den eigenen Untersuchungen tritt bei 83,3% der Patienten ein ausgesprochenes Herzoperations-Rechtsschenkelblockbild auf.

c) Das Elektrokardiogramm nach der Verschlußoperation des Ventrikelseptumdefektes

Elektroatriogramm: Zumeist Sinusrhythmus. Vereinzelt kommt ein vorübergehender AV-Rhythmus oder Vorhofflattern vor. Die P-Zackenverbreiterung (linksbetonte P-Zacken) zeigt eine mäßige Normalisierungstendenz, während die Rechtsbetonung der P-Zacken eine gute Rückbildungstendenz aufweist.

AV-Intervall: Sehr selten kommt ein totaler, eventuell vorübergehender AV-Block vor. Vereinzelt findet sich eine AV-Intervallverlängerung.

Elektroventrikulogramm: Lagetyp (bei 98 Patienten, Abb. 1). Auffallend ist die größere Häufigkeit des überdrehten Links- bzw. Rechtstyps gegenüber präoperativ. Dieses postoperative Auftreten wird durch eine Läsion des anterioren bzw. posterioren Astes des linken Tawara-Schenkels (linksventrikulärer Hemiblock) bei dem Verschluß des Ventrikelseptumdefektes hervorgerufen. Bei 3,3% der Patienten tritt ein linksventrikulärer anteriorer Astblock auf. Downing u. Mitarb. (1972) fanden nach dem Ventrikelseptumdefektverschluß bei 6,4% der Patienten einen derartigen Hemiblock.

Bei 35,3% der Patienten ist ein ausgesprochenes, bei 8% der Patienten ein geringgradiges Herzoperations-Rechtsschenkelblockbild feststellbar.

Nach Verschluß des Ventrikelseptumdefektes mittels Rechtsventrikulotomie tritt bei 44,7% der Patienten ein ausgesprochenes und bei 7,1% der Patienten ein geringgradiges Herzoperations-Rechtsschenkelblockbild auf. Nach einem rechtstransatrialen Ventrikelseptumdefektverschluß tritt ein Herzoperations-Rechtsschenkelblockbild seltener auf; es ist bei 17,4% der Patienten ein ausgesprochenes (Abb. 3) und bei 9,7% der Patienten ein geringgradiges Herzoperations-Rechtsschenkelblockbild. Hervorzuheben ist die geringere Häufigkeit des Auftretens des Herzoperations-Rechtsschenkelblockbildes bei Verschluß mittels Perikardpatch (13,5%) gegenüber den anderen Verschlußarten.

Nach Verschluß eines kleinen, fibrös begrenzten Ventrikelseptumdefektes sieht man bei 12% der Patienten ein Herzoperations-Rechtsschenkelblockbild.

Recht gute Rückbildungs- bzw. Normalisierungstendenz des präoperativ abnormen Elektroventrikulogramms, dessen Beurteilung bei Vorliegen eines ausgesprochenen Herzoperations-Rechtsschenkelblockbildes erschwert ist.

d) Elektrokardiogramm nach der Korrekturoperation der isolierten angeborenen Pulmonalklappenstenose (ohne Ventrikelseptumdefekt)

Elektroatriogramm: Sinusrhythmus. Die P-Zackenverbreiterung und die abnormen P-Zackenamplituden (Rechtsbetonung) zeigen eine sehr gute Rückbildungs- bzw. Normalisierungstendenz.

AV-Intervall: Wie z.T. schon präoperativ, vereinzelt verlängert.

Elektroventrikulogramm: Lagetyp (bei 32 Pat., Abb. 1). Sehr gute Linksverlagerungstendenz des größten QRS-Vektors in der Frontalebene. Bei einer eventuellen Ausschälung einer sekundären Infundibulumstenose kann ein Herzoperations-Rechtsschenkelblockbild infolge Läsion des rechten Tawara-Schenkels auftreten. Eine sehr gute Rückbildungs- bzw. Normalisierungstendenz zeigt besonders der rechtsventrikuläre Hypertrophieindex (aus den unipolaren Brustwandableitungen); eine gute Normalisierungstendenz zeigen die Verspätung der GNB bzw. ENB und die Repolarisationsveränderungen, bei letzteren ist dies eventuell erst nach $^1/_2$ bis 1 Jahr besonders ausgeprägt. Es besteht eine eher mäßige Rückbildungstendenz des R/V_1-Typs zu einem S/V_1-Typ.

e) Elektrokardiogramm nach der Korrekturoperation der Infundibulumstenose ohne Ventrikelseptumdefekt

Elektroventrikulogramm: Lagetyp. Deutliche Verlagerung des größten QRS-Vektors in der Frontalebene nach links. Weniger häufig als präoperativ ist ein überdrehter Rechtstyp zu sehen. Bei etwa 70% der Patienten tritt ein ausgesprochenes Herzoperations-Rechtsschenkelblockbild (infolge Läsion des rechten Tawara-Schenkels bei der Ausschälung der Infundibulumstenose) auf.

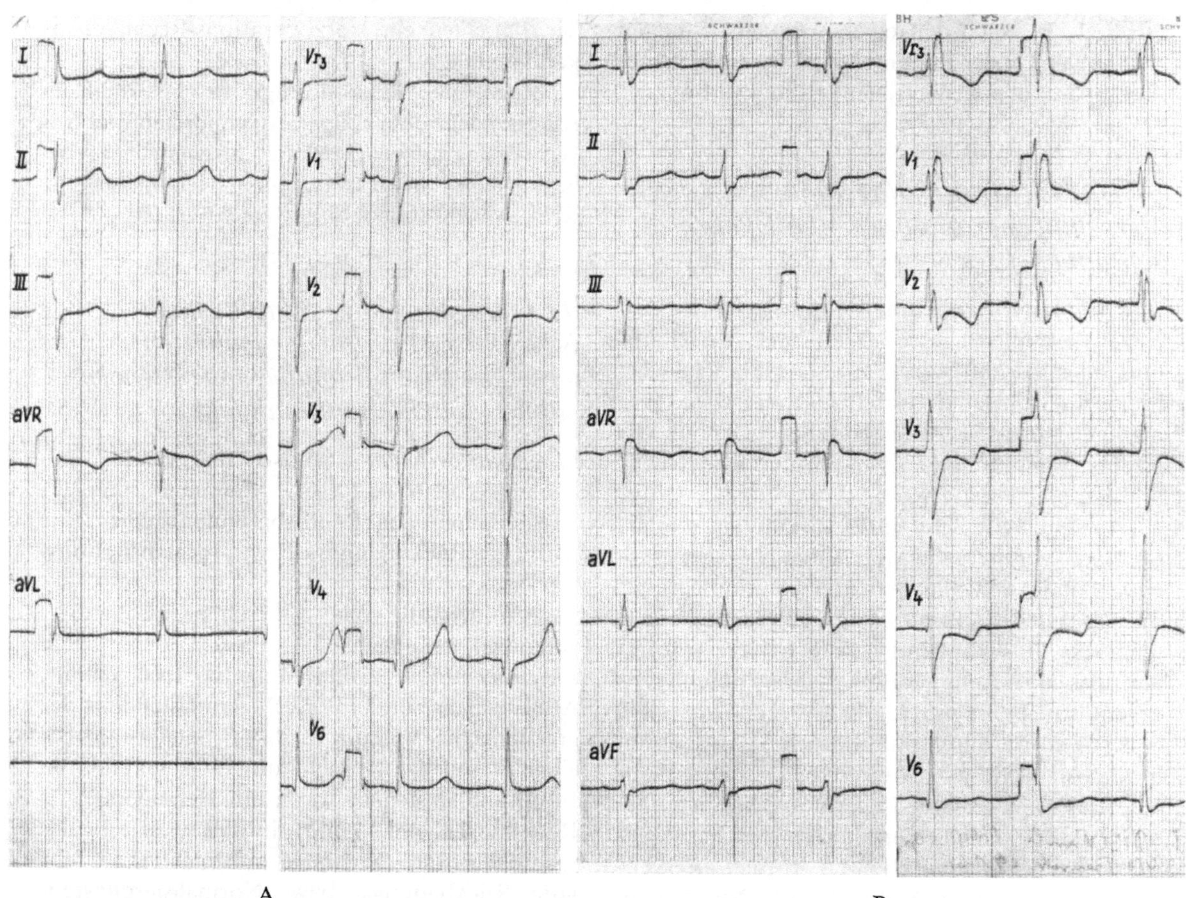

Abb. 3A u. B. Elektrokardiogramm *vor* und *nach* Verschluß eines bleistiftdicken, hochgelegenen Ventrikelseptumdefektes mit einer geringfügigen, durch Myokardhypertrophie bedingten Enge der Ausflußbahn bei einer 7jährigen Patientin (D. U.) auf rechtstransatrialem Wege. Auftreten eines ausgesprochenen Herzoperations-Rechtsschenkelblockbildes (Papiergeschwindigkeit 50 mm/sec).

A. Elektrokardiogramm *vor* der Operation. Sinusrhythmus, Frequenz 106/min, AV-Intervall 0,14 sec, Linkstyp, S/V_1-Typ, R/V_6-Typ. ST-Strecke etwas aufwärts verlaufend gesenkt von V_1 bis V_4. Biphasische, präterminal negative T-Wellen in aVL.

B. Elektrokardiogramm 23 Tage *nach* der Operation. (Geringe infundibuläre Reststenose, Druckgradient 24 mm Hg), Sinusrhythmus, Frequenz 115/min, normales AV-Intervall, Linkstyp, QRS-Dauer 0,12 sec, R/V_1-Typ. Ausgesprochenes Herzoperations-Rechtsschenkelblockbild (Wilson-Typ). Die ST-Strecke ist von V_3 bis V_4 abwärts verlaufend gesenkt (bei schlanken R-Zacken), hier sind auch biphasische, präterminal negative T-Wellen, flache T-Wellen in V_6 (z.T. infolge der abklingenden Pericarditis irritativa postoperativa)

f) Das Elektrokardiogramm nach Vorhofseptumdefektoperationen

α) Das Elektrokardiogramm nach Verschluß des Vorhofseptumdefektes vom Secundum- und Sinus venosus-Typ:

Elektroatriogramm: Häufige, zumeist vorübergehende Rhythmusstörungen (u.a. AV-Rhythmus, AV-Dissoziation, ganz vereinzelt Auftreten von Vorhofflimmern bzw. -flattern) während der ersten postoperativen Tage bzw. Wochen. Sehr gute Normalisierungstendenz der präoperativen Linksbetonung der P-Zacken und nach Verschluß des Vorhofseptumdefektes vom Secundum-Typ der Verlängerung des AV-Intervalls. Ganz vereinzelt Auftreten eines totalen AV-Blocks.

Elektroventrikulogramm: Lagetyp (bei 95 Pat., Abb. 1). Vielfach Verlagerung des QRS-Hauptvektors nach links, insbesondere beträchtliche postoperative Zunahme der Mittellagen. Auffallend ist, daß postoperativ weniger überdrehte

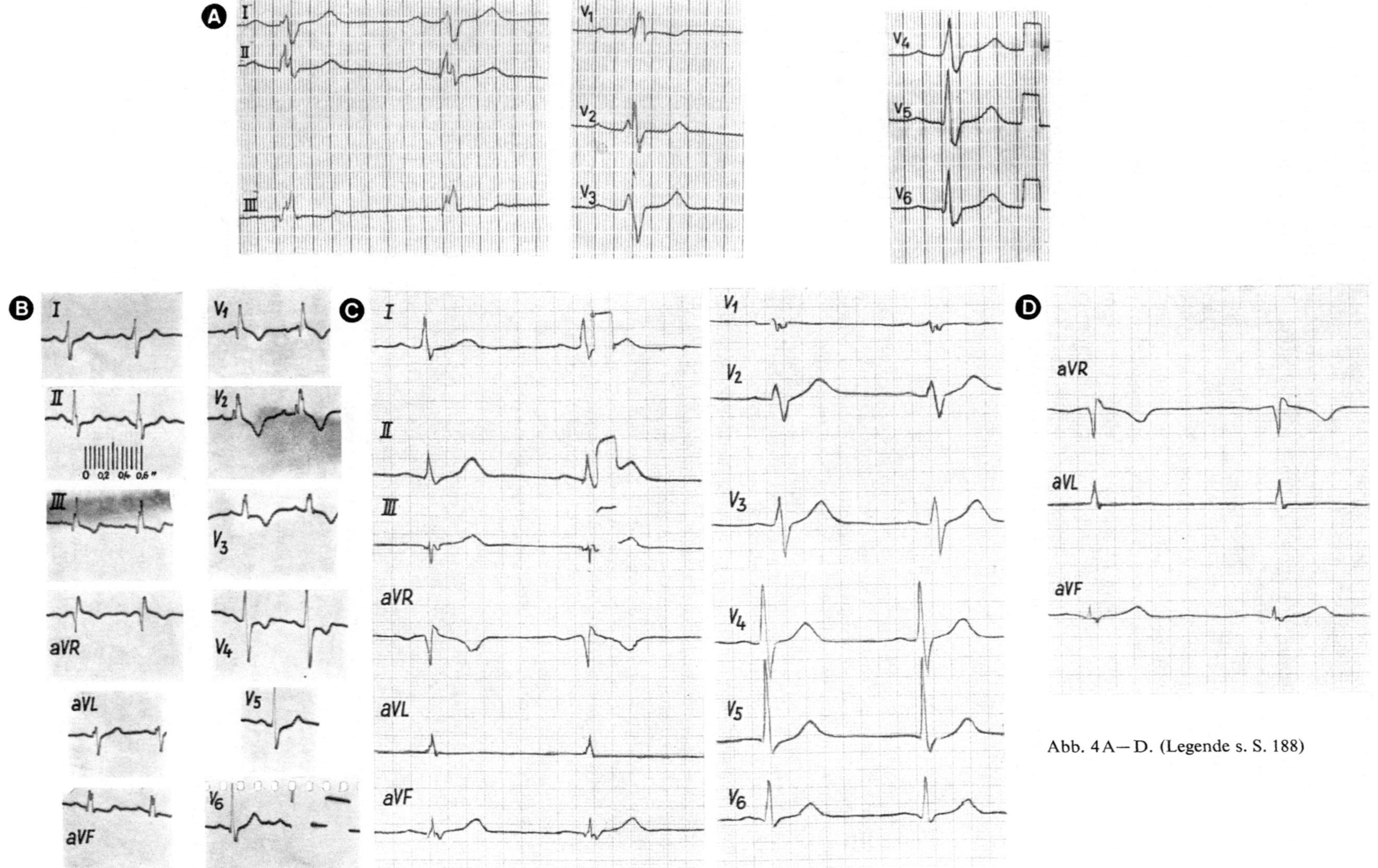

Abb. 4 A–D. (Legende s. S. 188)

Links- bzw. auch Rechtstypen als präoperativ feststellbar sind, so daß man bei diesen präoperativ überdrehten Linkstypen auch eine andere als die kongenitale Ursache in Erwägung ziehen muß. Sehr gute Normalisierungstendenz der präoperativen Verlängerung der QRS-Dauer und eine gute Rückbildungstendenz, aber eher mäßige Normalisierungstendenz der Verspätung der GNB bzw. ENB rechtspräkordial in Vr_3, V_1 und V_2. Abb. 4 zeigt bei einer Langzeitbeobachtung bei einem Patienten mit einem präoperativen ausgesprochenen Rechtsschenkelblockbild eine postoperative relative Normalisierung. Es besteht eine sehr gute Rückbildungstendenz des präoperativen R/V_1-Typs zu einem postoperativen S/V_1-Typ (Abb. 4, 5). Rechtspräkordial ist zum Teil eine Verringerung der Aufsplitterung der Kammeranfangsschwankung zu beobachten, aber vielfach bleibt auch bei einer Langzeitbeobachtung (bei klinisch sehr gutem Operationsresultat) auch bei postoperativer Entwicklung eines S/V_1-Typs (aus einem R/V_1-Typ) die Grundform der Aufsplitterung (Abb. 4) bestehen. Es ist auch eine gute Rückbildungstendenz der präoperativen elektrokardiographischen Zeichen einer rechtsventrikulären Myokardhypertrophie, evtl. kombiniert mit einer Myokardalteration, erkennbar (RVHI aus den unipolaren Brustwandableitungen, Repolarisationsveränderungen). Auch DERRA u. Mitarb. (1966) sahen nach Ver-

Abb. 4A—D. Sehr gute Rückbildungstendenz bei einer Langzeitbeobachtung nach Verschluß eines 8× 4 cm großen Vorhofseptumdefektes vom Secundum-Typ bei einem 28jährigen Patienten (W. L.). Präoperativ normaler Druck im rechten Ventrikel und der A. pulmonalis, röntgenologisch allseits vergrößertes Herz. Postoperativ bei der Röntgenuntersuchung sehr gute Rückbildungstendenz. Relative Normalisierung.

A. Elektrokardiogramm *vor* der Operation. Sinusrhythmus, linksbetonte P-Zacken (0,14 Sek), normales AV-Intervall, Steiltyp, rsR-Form in V_1 (R/V_1-Typ), ausgesprochenes Rechtsschenkelblockbild (QRS-Dauer 0,12 sec), GNB bzw. ENB in V_1 nach 0,08 sec (Papiergeschwindigkeit 50 mm/sec).

B. Elektrokardiogramm *nach* der Operation. Sinusrhythmus, P-Zackendauer kürzer geworden, aber die Linksbetonung ist noch vorhanden. Steiltyp, QRS-Dauer 0,11 sec, R/V_1-Typ, geringgradiges Rechtsschenkelblockbild. Positiver RVHI (unipol. Brustwandabl.). T-Wellenveränderungen infolge der Herzoperationsperikarditis (reaktives Folgestadium in Rückbildung) (Papiergeschwindigkeit 25 mm/sec).

C. Elektrokardiogramm 12 Jahre, 5 Monate und 25 Tage *nach* der Operation. Sinusrhythmus, normale P-Zacken, Linkstyp, QRS-Dauer 0,1 sek, S/V_1-Typ, noch Aufsplitterung der Kammeranfangsschwankung in V_1, hier ist die ENB nach 0,06 sec. Negativer RVHI (unipol. Brustwandabl.). Relative Normalisierung (abgesehen von einer geringen T-Wellenabflachung in aVL) (Papiergeschwindigkeit 50 mm/sec).

D. Elektrokardiogramm 12 Jahre, 10 Monate und 6 Tage *nach* der Operation. Normale T-Wellen in aVL. Ansonsten ist das Elektrokardiogramm wie in C. Relative Normalisierung (Papiergeschwindigkeit 50 mm/sec).

Abb. 5A—C. Elektrokardiogramm nach Verschluß eines 4× 5 cm messenden Vorhofseptumdefektes vom Secundum-Typ bei einer 41jährigen Patientin (B. M.) mit einer Kyphoskoliose der B. W. S. (Druck im rechten Ventrikel 48/0 mm Hg), kombiniert mit einer mäßigen Aortenklappenstenose (systol. Druckgradient 30 mm Hg während der Vorhofseptumdefektoperation). Gute Rückbildung der durch den Vorhofseptumdefekt hervorgerufenen elektrokardiographischen Veränderungen, postoperatives Hervortreten der linksventrikulären Myokardhypertrophie (kombiniert mit einer Myokardalteration) (Papiergeschwindigkeit 50 mm/sec).

A. Elektrokardiogramm *vor* der Operation. Sinusrhythmus, linksbetonte P-Zacken, normales AV-Intervall, Steiltyp, rsR-Form in V_1 (R/V_1-Typ), geringgradiges Rechtsschenkelblockbild, QRS-Dauer 0,11 sec, GNB bzw. ENB in V_1 nach 0,08 sec, positiver RVHI (unipol. Brustwandabl.), negativer LVHI (unipol. Brustwandabl.).

B. Elektrokardiogramm 1 Monat und 17 Tage *nach* dem Verschluß des Vorhofseptumdefektes. Sinusrhythmus, linksbetonte P-Zacken, normales AV-Intervall, Rechtstyp, geringgradiges Rechtsschenkelblockbild, QRS-Dauer 0,11 sec, R/V_1-Typ, positiver RVHI (aus den unipol. Brustwandabl.), negative T-Wellen von V_1—V_6 (reaktives Folgestadium der Pericarditis irritativa postoperativa).

C. Elektrokardiogramm 5 Jahre, 4 Monate und 24 Tage *nach* der Operation. Sinusrhythmus, linksbetonte P-Zacken, normales AV-Intervall, Steiltyp, rsR-Form in V_1 (S/V_1-Typ), Erregungsleitungsveränderung in V_1 und V_2 (GNB bzw. ENB bzw. EOUP in V_1 nach 0,06 sec bei einer normalen QRS-Dauer, positiver, deutlich kleiner gewordener RVHI. Gute Rückbildung der rechtsventrikulären Myokardalteration. Positiver LVHI (unipol. Brustwandabl.). Repolarisationsveränderungen etwa 2. bis 3. Schweregrades in V_5 und V_6 als Ausdruck einer linksventrikulären Myokardalteration bei linksventrikulärer Myokardhypertrophie

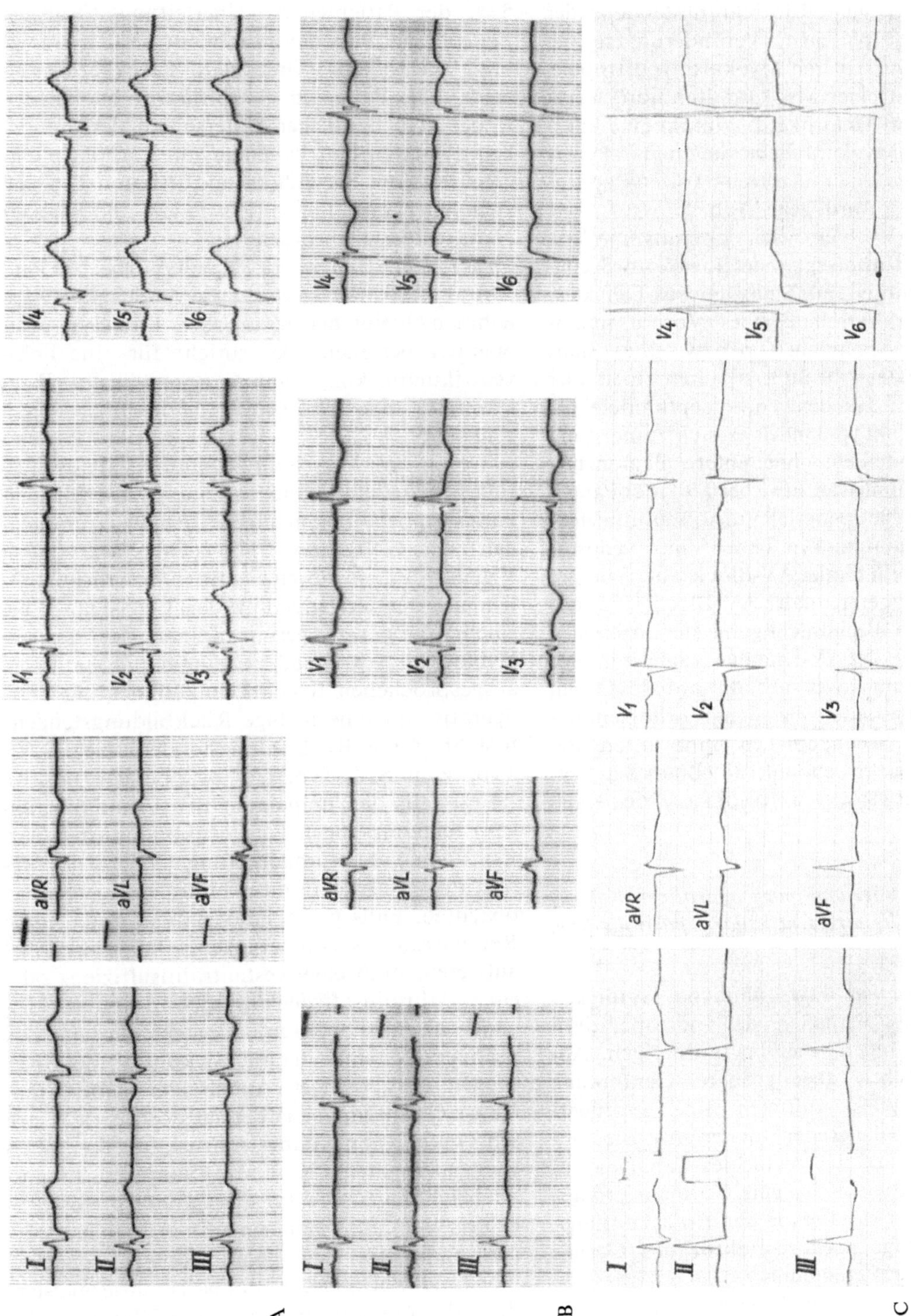

Abb. 5A–C. (Legende s. gegenüberliegende Seite)

schluß von Sinus venosus-Defekten eine gute rückbildende Tendenz der präoperativen elektrokardiographischen Veränderungen.

Eine relativ gute Rückbildungstendenz der elektrokardiographischen Veränderungen bei einer rechtsventrikulären Myokardhypertrophie, kombiniert mit einer Myokardalteration, wobei postoperativ im Elektrokardiogramm eine linksventrikuläre Myokardalteration und -hypertrophie infolge einer mäßigen Aortenklappenstenose sichtbar wird, zeigt Abb. 5.

Totaler AV-Block nach operativem Verschluß eines Vorhofseptumdefektes vom Secundum-Typ, eventuell eines Sinus venosus-Defektes:

Nach dem Verschluß eines Vorhofseptumdefektes vom Secundum-Typ bzw. eines Sinus venosus-Defektes tritt äußerst selten ein totaler AV-Block auf. Bei den Vorhofseptumdefekten vom Secundum-Typ handelt es sich zumeist um Vorhofseptumdefekte ohne untere Begrenzung mit einer Septumleiste. Etwa bei 0,9% der Patienten unter etwa 900 operierten Vorhofseptumdefekten vom Secundum-Typ bzw. Sinus venosus-Defekten trat ein totaler AV-Block auf. Zumeist ist es ein passagerer totaler AV-Block. Ursache hierfür ist die Beeinträchtigung der arteriellen Blutversorgung des AV-Knotens, zumeist infolge Operationstraumas (z.B. subendokardiales Ödem, Hämatom), besonders bei den Vorhofseptumdefekten vom Secundum-Typ ohne untere Begrenzung mit einer Septumleiste (BIRCKS u. FERBERS, 1960; HOFFMANN u. RINGLER, 1966; KRIEHUBER, 1968).

β) Elektrokardiogramm nach operativer Korrektur eines Canalis atrioventricularis partialis bzw. communis

Elektroatriogramm: Etwa ähnliche Häufigkeit und ähnliches Verhalten der postoperativen Rhythmusstörungen wie im vorherigen Abschnitt angeführt, aber größere Gefährdung durch vereinzeltes Auftreten eines vorübergehenden oder dauernden totalen AV-Blocks.

Es besteht nach Korrektur des Canalis atrioventricularis partialis eine gute Normalisierungstendenz der Linksbetonung der P-Zacken, aber eine nur mäßige nach Korrektur des Canalis atrioventricularis communis.

Das präoperativ verlängerte AV-Intervall zeigt eine eher mäßige Normalisierungstendenz. SU CHIUNG CHEN u. Mitarb. (1968) fanden bei ihren Untersuchungen von 60 Patienten mit einem unter Sicht des Auges operierten Vorhofseptumdefekt postoperativ bei 60% der Patienten, unter Ausklammerung des AV-Blockes I. Grades bei 52% der Patienten AV-Überleitungsstörungen. Bei 20% der Patienten wurde ein AV-Rhythmus, bei 5% eine supraventrikuläre Tachykardie und bei 2% der Patienten Vorhofflattern beobachtet, wobei kein deutlicher Unterschied der Häufigkeit zwischen den Patienten mit Vorhofseptumdefekten vom Secundum- und Primum-Typ und zwischen Verschluß mittels Patch und direkter Naht festgestellt worden ist.

Elektroventrikulogramm: Lagetyp (bei 42 Pat., Abb. 1). Abgesehen von ganz vereinzelten Ausnahmen, bleibt der überdrehte Linkstyp postoperativ bestehen. Das spricht für eine linksventrikuläre kongenitale Anomalie des Reizleitungssystems als Ursache für den überdrehten Linkstyp.

Nach dem Verschluß des Canalis atrioventricularis partialis bestehen eine gute Rückbildungs-, aber eine mäßige Normalisierungstendenz der GNB bzw. ENB rechtspräkordial in Vr_3 und V_1, sowie eine gute Normalisierungstendenz der Verlängerung der QRS-Dauer bei einem präoperativ geringgradigen Rechtsschenkelblockbild, während bei einem präoperativen ausgesprochenen Rechtsschenkelblockbild postoperativ nur eine mäßige Rückbildungstendenz besteht. Gute Rückbildungstendenz des R/V_1-Typs zum S/V_1-Typ. Der präoperativ positive RVHI (aus den unipolaren Brustwandableitungen) zeigt nur eine mäßige Rückbildungstendenz. Es ist eine gute Normalisierungstendenz der präoperativen Repolarisationsveränderungen zu beobachten. Falls postoperativ länger andauernde Repolarisationsveränderungen linkspräkordial auftreten, muß eine Restmitralinsuffizienz oder ein Mitralinsuffizienzrezidiv differentialdiagnostisch in Erwägung gezogen werden. Das präoperativ relativ häufig vorkommende Überwiegen des positiven Anteils der Kammeranfangsschwankung in aVR zeigt postoperativ eine sehr gute Rückbildungstendenz zu einer überwiegend negativen Kammeranfangsschwankung.

Nach der Korrektur des Canalis atrioventricularis communis kann ein ausgesprochenes oder geringgradiges Herzoperations-Rechtsschenkelblockbild auftreten. Gute Normalisierungstendenz des präoperativ positiven RVHI (aus den unipolaren Brustwandableitungen) bzw. der abnormen R-Amplitude in V_1. Ansonsten im allgemeinen eine eher mäßige Rückbildungstendenz der präoperativen elektrokardiographischen Veränderungen, wahrscheinlich wegen der dabei im allgemeinen stärkeren präoperativen myokardialen Veränderungen.

Findet man bei den bisher besprochenen operierten Vorhofseptumdefekten (mit Ausnahme des Canalis atrioventricularis communis mit einem Herzoperations-Rechtsschenkelblockbild) bei der postoperativen Verlaufsbeobachtung etwa innerhalb eines Jahres keine deutliche Normalisierungs- bzw. Rückbildungstendenz einzelner präoperativer elektrokardiographischer Veränderungen, muß differentialdiagnostisch ein Vorhofseptumdefektrezidiv oder eine andere Komplikation in Erwägung gezogen werden. Davidsen (1960) beobachtete bei einem inkompletten Vorhofseptumdefektverschluß das Fehlen einer deutlichen Abnahme der R-Amplitude in V_1.

g) Elektrokardiogramm nach der Operation einer kongenitalen Koronarfistel

Als postoperative Komplikation kommt das Auftreten einer Myokardischämie oder eines Myokardinfarktes im Versorgungsbereiche der von der Fistel abgehenden Koronararterie (wenn dabei der Ursprung der Fistel ligiert wird) im Elektrokardiogramm vor (Sebening u. Mitarb., 1970).

h) Das Elektrokardiogramm nach der Korrekturoperation der angeborenen Aortenklappenstenose

Nach der Valvuloplastik ist im allgemeinen im Elektrokardiogramm eine etwas bessere Normalisierungstendenz zu erkennen als nach der Korrekturoperation erworbener Aortenklappenstenosen (s. S. 200).

i) Das Elektrokardiogramm nach der operativen Korrektur der organischen Subaortenstenose

Elektroatriogramm: Es besteht eine gute Rückbildungs- bzw. Normalisierungstendenz der Linksbetonung der P-Zacken.

Elektroventrikulogramm: Lagetyp (bei 20 Pat., Abb. 1). Eine mäßige Linksverlagerung des größten QRS-Vektors in der Frontalebene (Zunahme der Linkstypen) ist zu beobachten (als Ursache wäre eventuell z.T. ein linksventrikulärer anteriorer Herzoperations-Hemiblock in Erwägung zu ziehen). Bei ca. 40 % der Patienten tritt ein zumeist ausgesprochenes Herzoperations-Linksschenkelblockbild auf. Bei den Patienten ohne Schenkelblockbild (mit QRS-Verlängerung) zeigen der präoperativ positive linksventrikuläre Hypertrophieindex (aus den unipolaren Brustwandableitungen) sowie die Verspätung der GNB bzw. ENB linkspräkordial und die linksventrikulären Repolarisationsveränderungen eine gute Rückbildungs- bzw. Normalisierungstendenz.

j) Das Elektrokardiogramm nach der operativen Korrektur der idiopathischen, hypertrophen muskulären Subaortenstenose (der obstruktiven Myokardiopathie)

Gemeinsam mit C. Fellows konnten am Texas Heart Institute in Houston 28 Patienten prä- und postoperativ untersucht werden. Die Operation erfolgte rechtsventrikulär (Septektomie) (Cooley) bzw. linksventrikulär.

Elektroatriogramm: Supraventrikuläre Tachykardien kommen vereinzelt vor. Bei 2 Patienten ist Vorhofflimmern und bei einem Patienten ein vorübergehendes Vorhofflimmern aufgetreten. Die Linksbetonung der P-Zacken zeigt eine sehr gute Normalisierungstendenz.

AV-Intervall: Unter 44 Patienten ist bei 3 Patienten ein totaler AV-Block zu beobachten (bei 2 Patienten nach einer linksventrikulären, bei 1 Patienten nach einer rechtsventrikulären Operation). Die Verkürzung des AV-Intervalls bei einem Patienten mit einem WPW-Syndrom bleibt auch postoperativ bestehen.

Elektroventrikulogramm; Lagetyp (28 Pat.). Ein Linkstyp bei 12 Pat. (präoperativ 10 Pat.), ein überdrehter Linkstyp bei 7 Pat. (10 Pat.), ein Mitteltyp bei 1 Pat. (4 Pat.), ein Steiltyp bei 1 Pat. (1 Pat.), ein Rechtstyp bei 4 Pat. (2 Pat.), ein überdrehter Rechtstyp bei 3 Pat. (1 Pat). Auffallend ist dabei das plötzliche postoperative Auftreten eines überdrehten Linkstyps bei 2 Patienten bzw. eines überdrehten Rechtstyps bei 3 Patienten. Es besteht eine Neigung zu ventrikulären Tachykardien (Flattern) und zu Kammerextrasystolen. Auch Morrow u. Mitarb. (1971) beobachteten das Auftreten gefährlicher

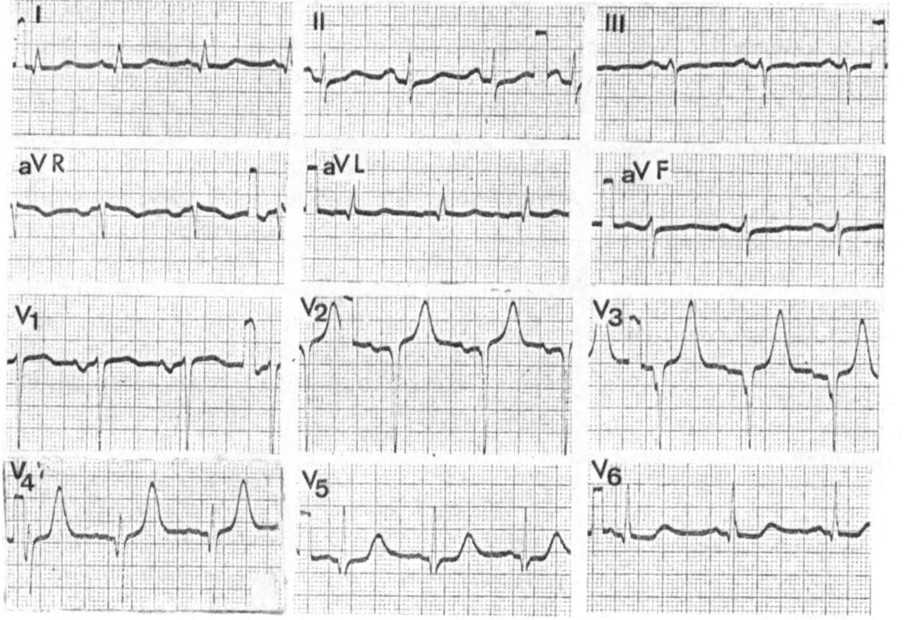

Abb. 6A

Rhythmusstörungen. Meist kommt es zu einem Herzoperations-Schenkelblockbild: nach der linksventrikulären Operation ist es meist ein ausgesprochenes Herzoperations-Linksschenkelblockbild (Abb. 6), nach der rechtsventrikulären Operation ist es meist ein ausgesprochenes Herzoperations-Rechtsschenkelblockbild (Abb. 7). Mit vereinzelten Ausnahmen handelt es sich um ein Rechtsschenkelblockbild vom Wilson-Typ. Bei 2 Patienten fehlte nach einer linksventrikulären Operation ein Herzoperations-Schenkelblockbild mit QRS-Verbreiterung. (Bei einem der beiden Patienten besteht ein linksventrikulärer anteriorer Herzoperations-Hemiblock.) Nach einer rechtsventrikulären Operation wird ein geringgradiges Herzoperations-Rechtsschenkelblockbild beobachtet. Bei diesen drei Patienten kann eine gute Rückbildung der linksventrikulären Myokardhypertrophie beobachtet werden. Bei den ausgesprochenen Herzoperations-Schenkelblockbildern ist die Beurteilung der Rückbildung der Myokardhypertrophie schwierig und die Auswertung des Hypertrophieindexes aus den unipolaren Brustwandableitungen unverläßlich. Die häufige Rückbildung bzw. das relativ häufige Verschwinden der abnormen präoperativen Q-Zacken (auch bei einem fehlenden oder geringgradigen Herzoperations-Schenkelblockbild) spricht dafür, daß diese pathologischen Q-Zacken durch eine Septumhypertrophie hervorgerufen werden (WINGLE 1964; LARBIG u. KOCHSIEK, 1970). Bei einer 18jährigen Patientin trat nach einer rechtsventrikulären Septektomie ein akuter Myokardinfarkt auf. BARRATT-BOYES und O'BRIEN (1971) sahen das postoperative Auftreten eines Myokardinfarktes bei 3 unter 30 operierten Patienten.

Eine bilaterale ventrikuläre Korrekturoperation sollte, wenn sich bereits auf einer Seite ein ausgesprochenes Herzoperations-Schenkelblockbild entwickelt hat, nach Möglichkeit vermieden oder besonders vorsichtig durchgeführt werden, da sich hierbei leicht ein totaler AV-Block entwickeln kann.

k) Das Elektrokardiogramm nach der Aortenisthmusstenoseoperation

Elektroatriogramm: Sehr gute Rückbildungstendenz der linksbetonten P-Zacken.

Elektroventrikulogramm: Lagetyp (bei 77 Pat., Abb. 1). Verlagerung des größten QRS-Vektors z.T. nach rechts bzw. zur Mittellage hin. Auffallend ist die rasche Abnahme besonders der hohen R-Amplituden linkspräkordial und eventuell der tiefen S-Amplituden rechtspräkordial schon bald nach der operativen Korrektur (KRIEHUBER u. KARNELL, 1959). Die ganz vereinzelten kongenitalen geringgradigen Rechtsschenkelblockbilder bzw. rechtsventrikulären Erregungsleitungsveränderungen bleiben bestehen. Es be-

Abb. 6B

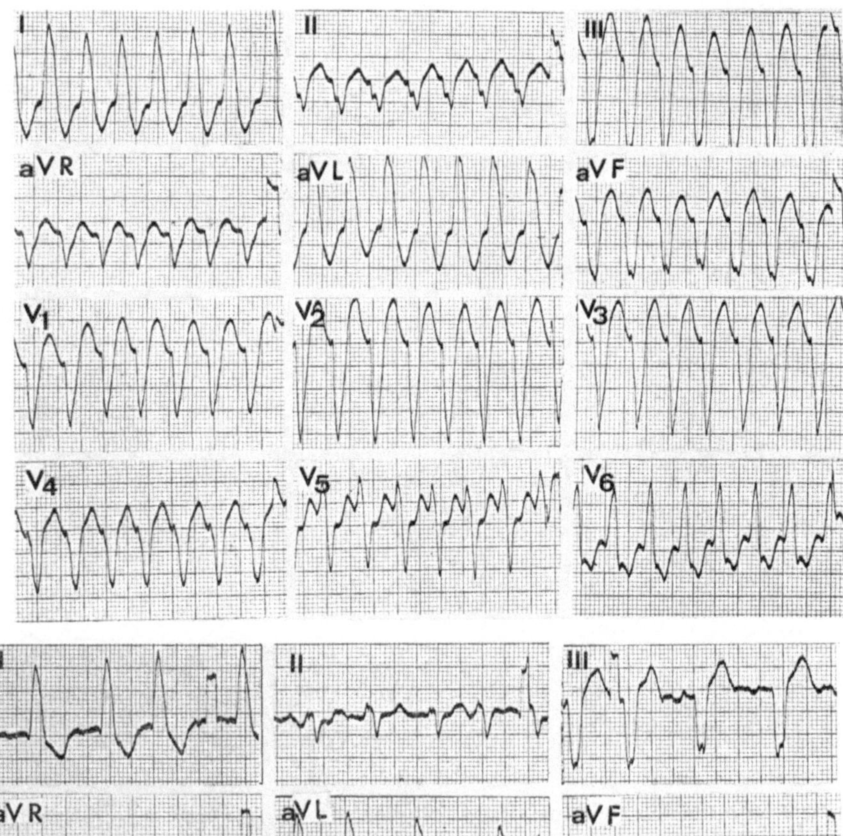

Abb. 6C

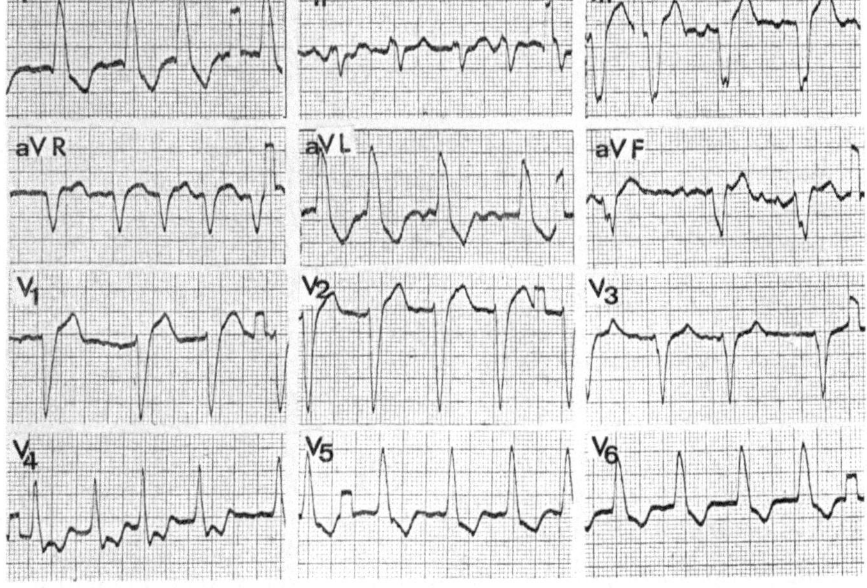

Abb. 6A–C. Elektrokardiogramm *vor* und *nach* der linksventrikulären chirurgischen Korrektur (exzidiertes Myokard 4× 0,8 cm) einer idiopathischen, hypertrophen muskulären Subaortenstenose (systolischer Druckgradient zwischen linkem Ventrikel und Aorta 65 mm Hg) bei einem 54jährigen Patienten (J. A.). Auftreten eines ausgesprochenen Herzoperations-Linksschenkelblockbildes (Papiergeschwindigkeit 25 mm/sec).

A. Elektrokardiogramm *vor* der Korrekturoperation. Sinusrhythmus, Frequenz 80/min, linksbetonte P-Zacken, AV-Intervall 0,20 sec, überdrehter Linkstyp, QRS-Dauer normal, S/V_1-Typ (rS-Form), QS-Form in V_2, eine kleine r-Zacke in eine Q-Zacke versenkt in V_3, tiefe abnorme Q-Zacken in V_4. ST-Strecke abwärts verlaufend gesenkt in V_5 und V_6. Negativer LVHI (aus den unipol. Brustwandabl.). Abnorme Q-Zacken in aVL.

B. Elektrokardiogramm 2 Tage *nach* der Korrekturoperation. Supraventrikuläre Tachykardie, Frequenz 180/min Ausgesprochenes Herzoperations-Linksschenkelblockbild.

C. Elektrokardiogramm 13 Tage *nach* der Korrekturoperation. Vorhofflimmern, Kammerfrequenz um 98/min, Linkstyp, QRS-Dauer 0,16 sec, S/V_1-Typ, abnorme Q-Zacken verschwunden, Wiederauftreten von r-Zacken in V_2 und V_3. Ausgesprochenes Herzoperations-Linksschenkelblockbild

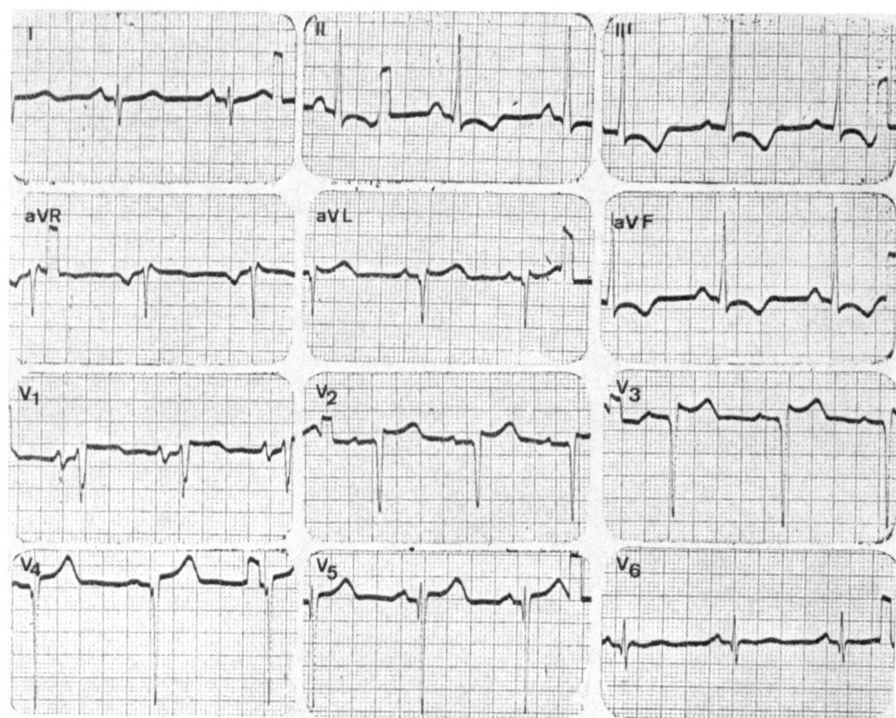

Abb. 7A

steht eine gute Rückbildungs- bzw. Normalisierungstendenz. Bei eigenen Untersuchungen wurde bei 60% der Patienten eine völlige Normalisierung des Elektrokardiogramms infolge Rückbildung der linksventrikulären Myokardhypertrophie bzw. Myokardalteration beobachtet. Über ähnlich gute Operationsergebnisse bei 50% der Patienten berichtete BÄR (1956).

l) Das Elektrokardiogramm nach der Verschlußoperation eines offenen Ductus arteriosus Botalli

Gute Normalisierungstendenz der präoperativen abnormen elektrokardiographischen Veränderungen besonders bei Kindern und Jugendlichen ohne bzw. ohne wesentliche präoperative pulmonale Hypertonie.

Elektroatriogramm: Die präoperative Linksbetonung der P-Zacken bildet sich recht gut zurück, zumeist normalisieren sich die P-Zacken.

Elektroventrikulogramm: Gute Rückbildungs- bzw. Normalisierungstendenz der Myokardhypertrophiezeichen, auch der allfällig verspäteten ENB links-präkordial und eventuell einer (zusätzlichen) Myokardalteration.

m) Das Elektrokardiogramm nach der Vorhofumkehroperation („Totalkorrekturoperation") bei kompletter Transposition der großen arteriellen Gefäße

Elektroatriogramm: Relativ häufig treten während der postoperativen Frühperiode Herzrhythmusstörungen auf. Es ist eine gute Rückbildungstendenz der Rechts- bzw. Doppelbetonung der P-Zacken (Rückbildung der Linksbetonung infolge der Shuntbeseitigung) zu beobachten. Bei Untersuchungen über Rhythmusstörungen nach der Mustard-Operation bei 60 Patienten wurde von GALAL EL-SAID u. Mitarb. (1972) nur bei 3 Patienten ständig ein Sinusrhythmus gesehen, am Ende des ersten postoperativen Jahres wurde bei 30% der Patienten und am Ende des dritten postoperativen Jahres nur bei 13% der Patienten ein Sinusrhythmus beobachtet. Die Häufigkeit der passiven Rhythmusstörungen blieb etwa gleich (etwa bei 50% der Patienten). Die aktiven Rhythmusstörungen wurden zunehmend häufiger festgestellt. Bei einem Patienten entwickelte sich ein bestehenbleibendes WPW-Syndrom, Typ A. Es wurde keine AV-Überleitungsblockierung beobachtet. Die pathologisch-anatomischen

Abb. 7B

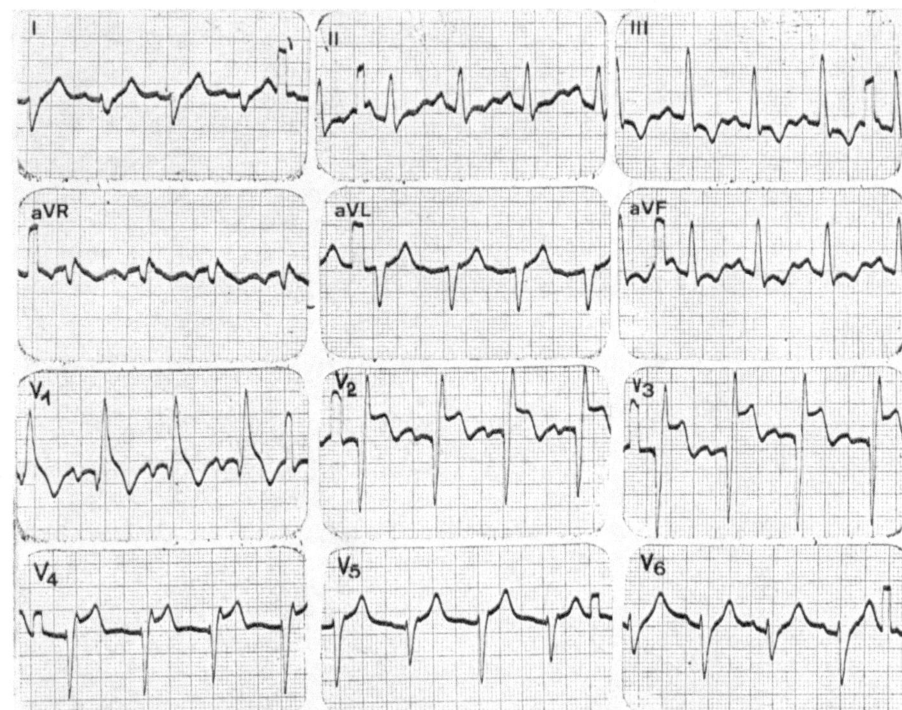

Abb. 7A u. B. Elektrokardiogramm *vor* und *nach* der Korrekturoperation (rechtsventrikulären Septektomie) einer idiopathischen, hypertrophen muskulären Subaortenstenose (systolischer Druckgradient 50 mm Hg) bei einem 35jährigen Patienten (J. B.). Auftreten eines ausgesprochenen Herzoperations-Rechtsschenkelblockbildes. (Papiergeschwindigkeit 25 mm/sec).

A. Elektrokardiogramm *vor* der Korrekturoperation. Sinusrhythmus, linksbetonte P-Zacken, Frequenz 62/min, AV-Intervall 0,2 sec, Rechtstyp, QRS-Dauer 0,1 sec, S/V_1-Typ (rS-Form), abnorme Q-Zacken in V_2, V_3 und V_4, hier auch eine kleine r-Zacke versenkt in eine Q-Zacke, eine tiefe Q-Zacke in V_5 und V_6. In aVL eine abnorme Q-Zacke, in welche eine kleine r-Zacke versenkt ist. Abwärtsverlaufende ST-Senkung in Abl. II und III, sowie in aVF. Positiver LVHI (unipol. Brustwandabl.).

B. Elektrokardiogramm einen Tag *nach* der Korrekturoperation. Sinusrhythmus, Frequenz 95/min, normale P-Zacken, AV-Intervall 0,18 sec, Rechtstyp, R/V_1-Typ, ST-Hebung von V_2 bis V_4 (Pericarditis irritativa postoperativa). In Abl. I, V_5 und V_6 ein elektrokardiographischer Alternans, angedeutete kleine r-Zacke in aVL. Ausgesprochenes Herzoperations-Rechtsschenkelblockbild

bzw. histologischen Untersuchungen dieser Autoren des Sinusknotens von 5 Patienten, welche später vermutlich an Herzrhythmusstörungen gestorben sind (2 Pat. während der frühen Genesungsperiode, 1 Pat. nach 4 Monaten, 1 Pat. nach 4 Jahren und 1 Pat. nach 5 Jahren), ergaben, daß bei den beiden Frühverstorbenen der Sinusknoten normal gelegen war und frische Blutungen in und um den Sinusknoten herum sowie akute entzündliche Veränderungen in der Umgebung der Nähte zu sehen waren. Bei 3 Patienten, welche nach 4 Monaten oder später gestorben sind, wurde eine beachtliche Intimasklerose und Mediahypertrophie der Sinusknotenarterie gesehen. Diese Sinusknotengegend zeigte eine dichte Bindegewebe- und Fettinfiltration. Gleich nach der Mustard-Operation beobachteten KHOURY u. Mitarb. (1966) bei 5 von 11 Patienten vorübergehend einen AV-Rhythmus bzw. Vorhofflattern.

Elektroventrikulogramm: Lagetyp (bei 7 Pat. nach der Vorhofumkehroperation [SENNING] und 1 Pat. nach Korrektur im ventrikulären Bereich [SENNING], Abb. 1). Nach der Vorhofumkehroperation (SENNING, MUSTARD) bleibt der Lagetyp, zumeist ein Rechts- bzw. überdrehter Rechtstyp, etwa unverändert. Bei dem einen Patienten mit der Korrektur auf Ventrikelebene sind auch ein partieller AV-Kanal und ein Ventrikelseptumdefekt korrigiert worden, dabei veränderte sich der präoperative Steiltyp postoperativ zu einem Linkstyp.

Die rechtsventrikuläre Myokard-Hypertrophie bleibt bestehen (Abb. 8) bzw. sie tritt eventuell nach Beseitigung eines zusätzlichen Kurz-

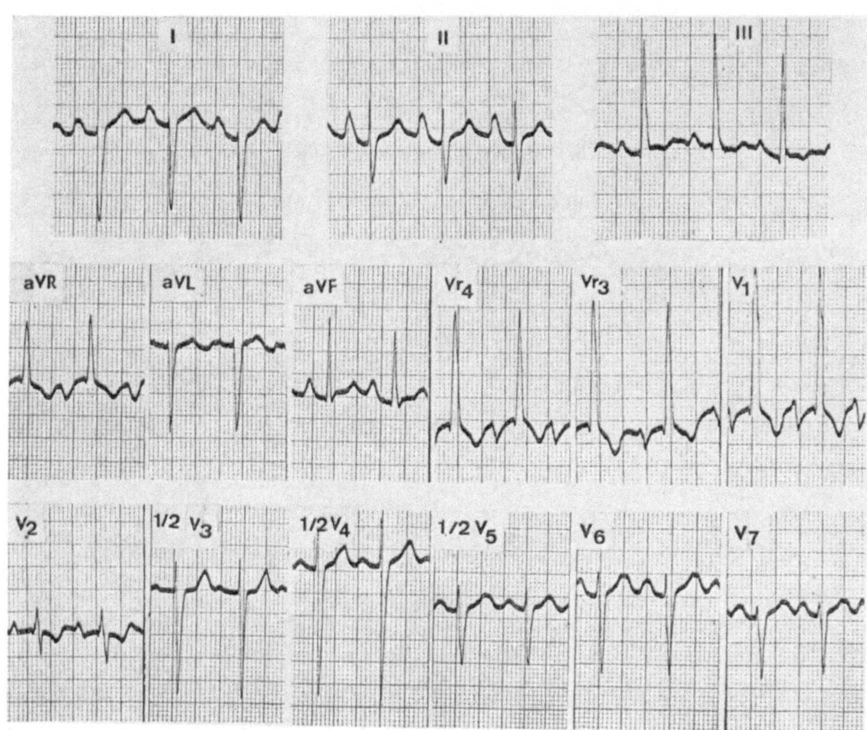

Abb. 8A

schlusses infolge Abnahme der linksventrikulären Myokardhypertrophie stärker in Erscheinung, da der rechte Ventrikel weiter den Systemkreislauf aufrechtzuerhalten hat. Es besteht eine sehr gute Rückbildungstendenz der elektrokardiographischen Zeichen einer zusätzlichen Myokardalteration, der Repolarisationsveränderungen, wahrscheinlich infolge besserer Sauerstoffversorgung des Myokards (Abb. 8).

Bei operativem Verschluß eines zusätzlichen Ventrikelseptumdefektes kann ein Herzoperations-Rechtsschenkelblockbild auftreten.

2. *Das Elektrokardiogramm nach Korrekturoperationen nicht-angeborener Anomalien des Herzens und der Gefäße*

Bei Patienten mit erworbenen Herzklappenfehlern, besonders höheren Schweregrades, bzw. bei Patienten, welche zur Herzklappenersatzoperation kommen, manifestieren sich präoperativ vielfach beträchtliche myokardiale Veränderungen (z.T. durch die zumeist die Endokarditis begleitende Myokarditis bzw. durch eine Myokardhypoxie infolge der pathologischen Hämodynamik). Ein Teil dieser Myokardveränderungen ist irreversibel, dies muß bei der postoperativen elektrokardiographischen Beurteilung berücksichtigt werden. Die Besserung der Myokardalteration nach einer erfolgreichen Herzklappenkorrektur ist bisweilen auch von der Rückbildung eventueller pulmonal-arterieller Gefäßveränderungen bzw. der pulmonalen Hypertonie abhängig.

Auch nach der Operation wegen Koronararterienerkrankungen ist von präoperativ her mit einer zum Teil irreversiblen Myokardschädigung zu rechnen. Deutliche Rückbildungszeichen im Elektrokardiogramm sind schon z.T. während der ersten postoperativen Monate erkennbar. Im allgemeinen sieht man bei den jugendlichen Patienten eine bessere Rückbildungstendenz. Bei langsamer Rückbildung muß man etwa 2 Jahre postoperativ abwarten, bis man ein abschließendes Urteil abgeben kann. So lange können im allgemeinen die postoperativen Umbauvorgänge am Herzen andauern. Bei einer mangelhaften elektrokardiographischen Rückbildung ist eine zusätzliche Komplikation differentialdiagnostisch zu erwägen.

Abb. 8B

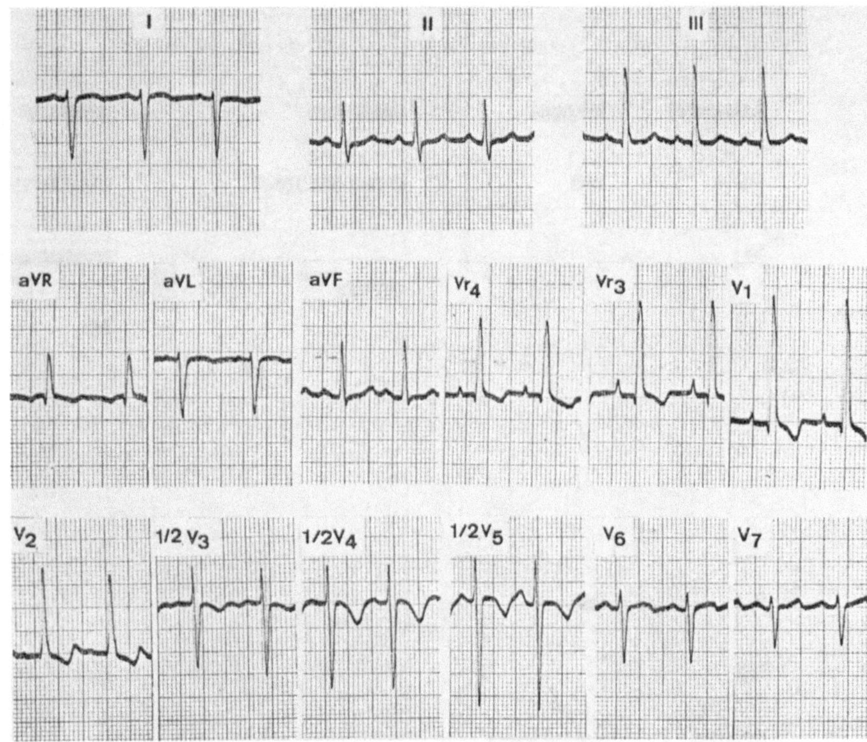

Abb. 8A u. B. Elektrokardiogramm bei einem 8jährigen Patienten (R. J.) mit einer kompletten Transposition der großen Gefäße (Arterien) mit einem intakten Ventrikelseptum, bei dem palliativ chirurgisch ein Vorhofseptumdefekt angelegt worden war, *vor* und *nach* der Korrektur durch Vorhofumkehroperation (Mustard-Operation)*. (Papiergeschwindigkeit 25 mm/sec).

A. Elektrokardiogramm *vor* der Korrekturoperation. Sinusrhythmus, doppelt betonte P-Zacken (P-Dauer 0,14 sec), AV-Intervall verlängert (0,24 sec), Rechtstyp, R/V_1-, S/V_6-Typ; Abrupter Übergang der R-Form in die r/S-Form in V_2. Positiver RVHI (unipol. Brustwandabl.). R/S Übergangszone bei V_1/V_2. Abwärts verlaufende ST-Senkung von Vr_4 bis V_2. Überwiegend positive Kammeranfangsschwankung in aVR. Massive rechtsventrikuläre Myokardhypertrophie.

B. Elektrokardiogramm 19 Tage *nach* der Korrekturoperation. Sinusrhythmus, doppelt betonte P-Zacken (Rechtsbetonung in Vr_3 sichtbar, P-Dauer jetzt auf 0,1 sec reduziert), AV-Intervall normal. Rechtstyp, R/V_1—S/V_6-Typ. Positiver RVHI (unipol. Brustwandabl.), der Index ist kleiner geworden. R/S-Übergangszone bei V_2/V_3. Normale ST-Strecken. Negative T-Wellen von Vr_4 bis V_5 (reaktives Folgestadium der Pericarditis irritativa postoperativa). Vorwiegend positive Kammeranfangsschwankung in aVR. Massive rechtsventrikuläre Myokardhypertrophie

a) Das Elektrokardiogramm nach der Korrekturoperation erworbener Herzklappenfehler

α) Das Elektrokardiogramm nach der Mitralstenoseoperation

Elektroatriogramm: Infolge des Vorhofoperationstraumas tritt auch nach eigenen Untersuchungen Vorhofflimmern häufiger als präoperativ auf. Über eine Häufigkeit des Auftretens des Vorhofflimmerns bei 30% der Patienten mit einem präoperativen Sinusrhythmus während oder kurz nach der Kommissurotomie, welches sich bei etwa 40% dieser Patienten zu einem Sinusrhythmus zurückbildete, berichtete HOLZMANN (1969). Die Elektrokardioversion war bei postoperativem Vorhofflimmern, wenn sie etwa 6 bis 8 Monate postoperativ durchgeführt wurde, bei 24% der Patienten erfolglos, bei 76% der Patienten trat ein Sinusrhythmus auf, davon hatten nach einem Jahr noch 75%, nach zwei

* Für die Elektrokardiogramme danke ich Herrn Prof. Dr. D. G. McNAMARA, Direktor der Kinderkardiologie des Texas Children's Hospital in Houston, Texas, USA. Der Patient wurde im St. Luke's Hospital in Houston, Texas, operiert.

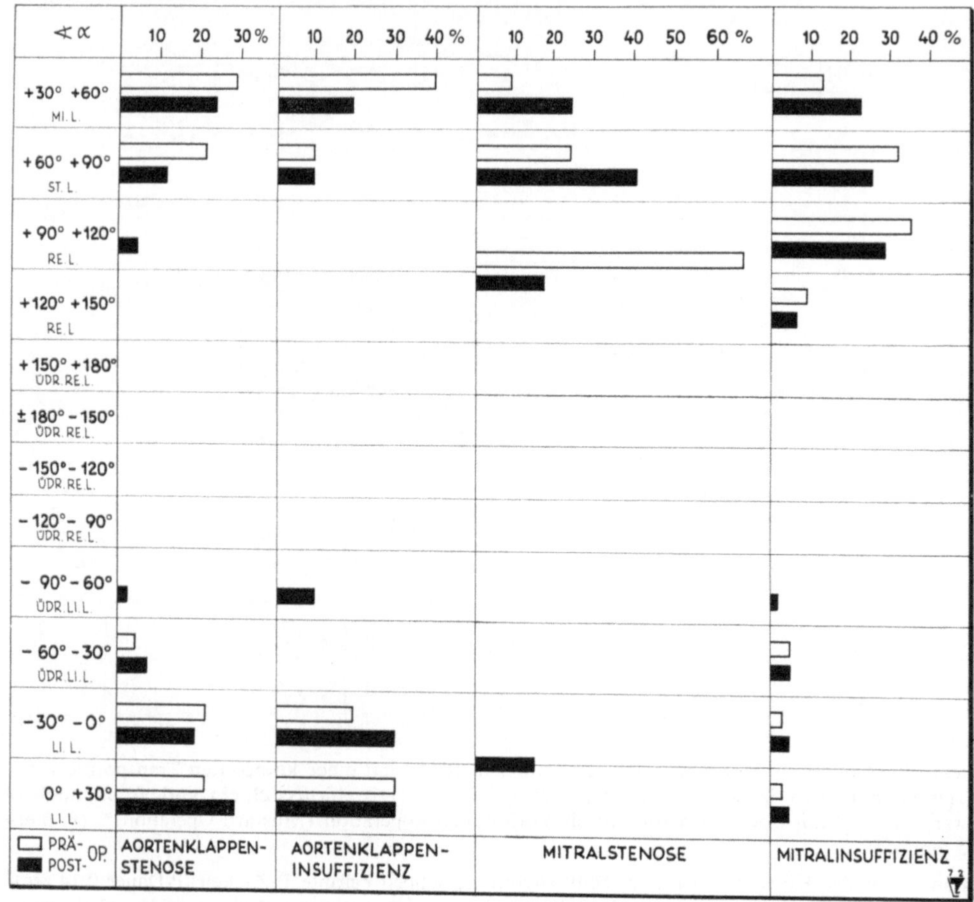

Abb. 9. Prä- und postoperative Lage des größten QRS-Vektors in der Frontalebene bei Patienten mit einer nichtangeborenen Herz- und Gefäßanomalie (überdrehter Linkstyp ∢ α über —30°; überdrehter Rechtstyp ∢ α über + 150°)

Jahren 60% und nach drei Jahren nur mehr 40% der Patienten einen Sinusrhythmus (STERZ, 1971, 1972). Die Langzeitergebnisse sind besser, wenn die Elektrokardioversion erst einige Monate nach der Operation durchgeführt wird.

Die Langzeitergebnisse der postoperativen Regularisierung mittels einer Kardioversion waren erwartungsgemäß besser als bei den nicht Operierten (FRIEDEMANN, 1968). Nach der 14 bis 30 Tage nach der Operation durchgeführten Elektrokardioversion beobachteten WINK und HAGER (1969) eine Rezidivquote von 40% der Patienten. Bei mehrere Jahre lang bestehendem Vorhofflimmern und bei mangelhafter Rückbildung der myokardialen Veränderungen im linken Vorhofsbereich ist mit einem fehlenden oder mangelhaften Therapieerfolg (Rezidiv) der Elektrokardioversion zu rechnen.

Die linksbetonten P-Zacken zeigen eine sehr gute Normalisierungs- bzw. Rückbildungstendenz. Bei Untersuchungen von 118 Patienten beobachteten LOOGEN u. Mitarb. (1971) 8 bis 9 Jahre nach der Mitralstenoseoperation bei 40 Patienten das Auftreten von Vorhofflimmern.

AV-Intervall: Eine Verlängerung kommt eher vereinzelt vor.

Elektroventrikulogramm: Lagetyp (bei 105 Pat., darunter 2 Pat. mit einem Herzklappenersatz, Abb. 9). Es besteht eine sehr gute Linksverlagerungstendenz des größten QRS-Vektors in der Frontalebene, wohl als Ausdruck des Operationserfolges. Der R/V_1-Typ zeigt eine recht gute rückbildende Tendenz zum S/V_1-Typ. Abb. 10 zeigt ein gutes Operationsergebnis bei einer 53jährigen Patientin. Wie diese Abbildung zeigt, ist es bei der Beurteilung des Operationserfolges

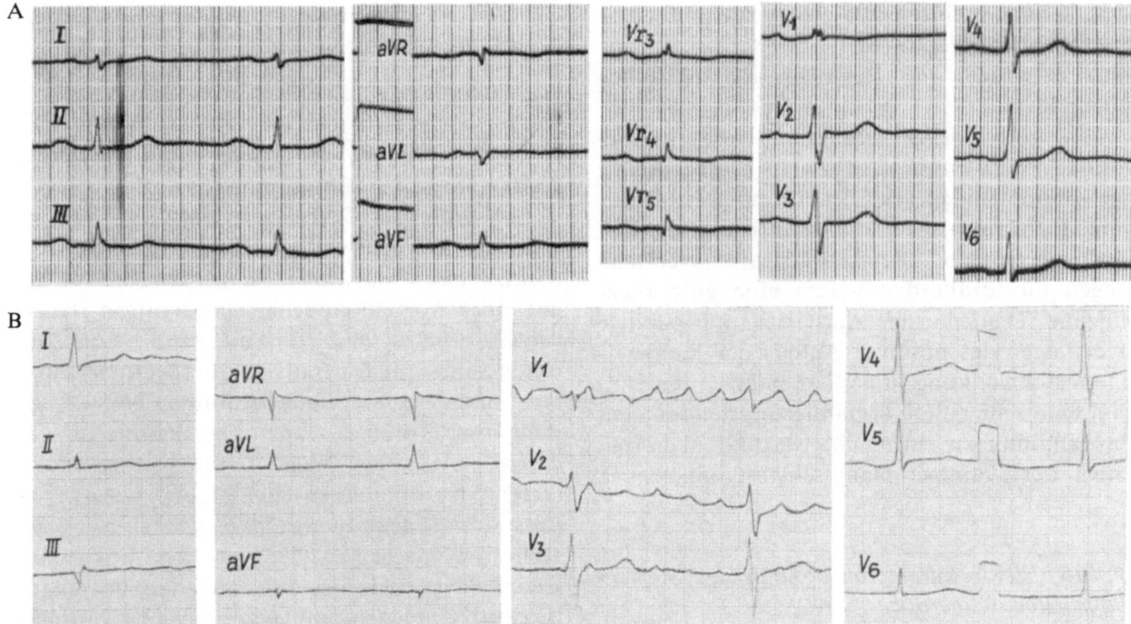

Abb. 10A u. B. Rückbildung elektrokardiographischer Veränderungen nach einer Mitralstenoseoperation (mittels Tubbs-Dilatators) bei einer 55jährigen Patientin (E. P.) mit einer Mitralstenose 3. Schweregrades (präoperativer Druck im rechten Ventrikel 110/O mm Hg, PC-Druck 60/35 mm Hg) (Papiergeschwindigkeit 50 mm/sec).

A. Elektrokardiogramm *vor* der Operation. Sinusrhythmus, linksbetonte P-Zacken (P-Dauer 0,15 sec, biphasische P-Zacken mit breitem negativem Anteil in V_1, zweigipfelige P-Zacken von V_3 bis V_5 mit einem P-Gipfelpunktabstand von 0,06 sec. Frequenz 63/min, AV-Intervall verlängert (0,24 sec), Steiltyp, QRS-Dauer 0,1 sec, R/V_1-Typ, ENB hier nach 0,05 sec, negativer RVHI aus den unipol. Brustwandabl.

B. Elektrokardiogramm 7 Jahre und etwa 11 Monate *nach* der Operation. Vorhofflimmern, Kammerfrequenz um 73/min, Linkstyp, S/V_1-Typ, ENB nach 0,05 sec, QRS-Dauer 0,08 sec, geringe aufwärts verlaufende ST-Senkung in V_6. Klinisch ein recht gutes Operationsergebnis (fast normale körperliche Leistungsbreite)

notwendig, alle Details des Elektrokardiogramms zu beobachten. Die Verspätung des Beginns der GNB bzw. ENB über dem rechten Ventrikel zeigt zumeist eine Rückbildung, aber nur selten eine Normalisierung. Auch das präoperativ geringgradige Rechtsschenkelblockbild (mit Verlängerung der QRS-Dauer) zeigt eine sehr gute Normalisierungstendenz der QRS-Dauer. Der positive rechtsventrikuläre Hypertrophieindex (aus den unipolaren Brustwandableitungen) normalisiert sich zumeist. Die Repolarisationsveränderungen rechtspräkordial zeigen eine recht gute rückbildende Tendenz und eine eher mäßige Normalisierungstendenz.

β) Das Elektrokardiogramm nach der Mitralinsuffizienzoperation

Elektroatriogramm: Etwas weniger häufig als präoperativ sieht man Vorhofflimmern bzw. -fibrilloflattern, da nach Beendigung des induzierten Kammerflimmerns (nach Abschalten des Elektrofibrillators) eventuell ein Sinusrhythmus auftritt. Die Linksbetonung der P-Zacken zeigt eine sehr gute Normalisierungstendenz.

AV-Intervall: Ganz vereinzelt tritt eventuell ein totaler AV-Block auf.

Elektroventrikulogramm: Lagetyp (bei 62 Pat., darunter 19 Pat. mit einer Starr-Edwards-Kugelventilprothese, bei 3 Pat. auch mit einer Aortenkugelventilprothese und 40 Pat. mit einer plastischen Korrektur, Abb. 9). Es zeigt sich eine gute Verlagerung des QRS-Hauptvektors in der Frontalebene nach links, besonders bei den kombinierten Mitralvitien.

Die Verspätung der GNB bzw. ENB rechts- und linkspräkordial zeigt eine gute Rückbildungstendenz, aber nur eine mäßige Normalisierungstendenz. Auch die geringgradigen Linksschenkelblockbilder zeigen eine gute Rückbildungstendenz. Ganz vereinzelt tritt postoperativ ein ausgesprochenes Rechts- oder Linksschenkelblockbild, eventuell ein Herzoperations-Schenkelblockbild auf.

Eine gute Normalisierungstendenz zeigen der positive rechtsventrikuläre bzw. linksventrikuläre Hypertrophieindex (aus den unipolaren Brustwandableitungen) bzw. die biventrikuläre Myokardhypertrophie. Die Repolarisationsveränderungen linkspräkordial weisen eine gute rückbildende Tendenz auf. Auch das präoperative Überwiegen des positiven Anteils der Kammeranfangsschwankung in aVR (bei 29% der Pat.) zeigt eine sehr gute Normalisierungstendenz mit Umwandlung zu einem überwiegend negativen Anteil der Kammeranfangsschwankung.

γ) Das Elektrokardiogramm nach der Aortenklappenstenoseoperation

Elektroatriogramm: Die Linksbetonung der P-Zacken normalisiert sich größtenteils.

AV-Intervall: Eine AV-Überleitungsverlängerung wird eher häufiger gesehen.

Elektroventrikulogramm: Lagetyp (bei 41 Pat., z.T. mit einer angeborenen Stenose, darunter 6 Pat. mit einem Klappenersatz [Kugelventilprothese], Abb. 9). Man sieht z.T. eine Linksverlagerung bzw. das Auftreten eines überdrehten Linkstyps. Dieser überdrehte Linkstyp infolge operativer Alteration des anterioren Astes des linken Tawara-Schenkels tritt nach eigenen Untersuchungen bei 5% der Patienten auf. Es handelt sich dabei um einen Herzoperations-Hemiblock. Der postoperative, bei 4,8% der Patienten zu beobachtende Rechtstyp ist wahrscheinlich operationsbedingt und durch eine Läsion des posterioren Astes des linken Tawara-Schenkels verursacht. Die Normalisierungstendenz der verlängerten QRS-Dauer ist gut, die der GNB bzw. ENB linkspräkordial ist eher mäßig. Die abnormen Q-Zacken in V_6 zeigen eine mäßige, dagegen der positive linksventrikuläre Hypertrophieindex (aus den unipolaren Brustwandableitungen) eine gute Normalisierungstendenz. Im allgemeinen besteht auch eine gute Rückbildungstendenz, aber eine eher mäßige Normalisierungstendenz der linkspräkordialen Repolarisationsveränderungen. Nach der Korrekturoperation angeborener Aortenklappenstenosen bei jugendlichen Patienten besteht im allgemeinen eine recht gute Normalisierungstendenz.

δ) Das Elektrokardiogramm nach der Aortenklappeninsuffizienzoperation

Elektroatriogramm: Die Linksbetonung der P-Zacken zeigt eine sehr gute Rückbildungs- bzw. Normalisierungstendenz. Sehr selten kommt das Auftreten von Vorhofflimmern vor.

AV-Intervall: Vereinzelt tritt eine operativ bedingte AV-Intervall-Verlängerung auf.

Elektroventrikulogramm: Lagetyp (bei 10 Pat. mit einer Aortenklappenersatzoperation [Kugelventilprothese], Abb. 9). Auffallend ist das Auftreten eines postoperativen überdrehten Linkstyps, nach eigenen Untersuchungen bei 10% der Patienten. Durch das Operationstrauma des vorderen Astes des linken Tawara-Schenkels ist dieser Herzoperations-Hemiblock, welcher die Entstehung des überdrehten Linkstyps verursacht, hervorgerufen. Der positive linksventrikuläre Hypertrophieindex (aus den unipolaren Brustwandableitungen) zeigt eine gute Normalisierungstendenz. LOOGEN u. Mitarb. (1969) beobachteten postoperativ relativ rasch eine Rückbildung der Hypertrophiezeichen, aber während dieser Zeit nur eine geringfügige, z.T. fehlende Rückbildung der Schädigungszeichen im Bereich des linken Ventrikels.

ε) Das Elektrokardiogramm nach Herzklappenersatzoperationen

Bei Aortenklappenersatzoperationen kann infolge operativer Entfernung von Verkalkungen bzw. Herzklappen eventuell durch die Nähte ein temporärer oder stationärer AV-Block entstehen. Diese Komplikation tritt nicht so selten auf, sie wurde bei ca. 12% der Operationen beobachtet (HOLZMANN, 1969). Hierbei ist bemerkenswert, daß besonders die Patienten mit einer präoperativen AV-Überleitungsverlängerung (1. Grades) besonders gefährdet sind; es entwickelt sich dabei sehr häufig ein totaler AV-Block, welcher eine Pacemakerimplantation erfordert (STARR, 1971). Vereinzelt tritt ein ausgesprochenes Herzoperations-Linksschenkelblockbild, das sich eventuell erst spät postoperativ entwickelt, auf. Nicht so selten entsteht infolge des Operationstraumas ein vorderer linksventrikulärer Astblock (ein Herzoperations-Hemiblock); seltener tritt ein posteriorer linksventrikulärer Astblock auf (FOLLATH u. GINKS, 1972). Ein ausgesprochenes Rechtsschenkelblockbild mit einem intermittierenden linksanterioren bzw. linksposterioren

Hemiblock (intraventrikulärer trifaszikulärer Block) wurde von SEIPEL u. Mitarb. (1972) nach der Aortenklappenersatzoperation bei einem 35jährigem Patienten mit postoperativ septischer Temperatur festgestellt. Auch nach einer Mitralklappenersatzoperation (Kugelventilprothese nach Starr-Edwards) kann ausnahmsweise ein ausgesprochenes Herzoperations-Linksschenkelblockbild auftreten.

Nach einer Trikuspidalklappenersatzoperation beobachteten ARAVINDAKSHAN u. Mitarb. (1970) bei 42,8% der Patienten ein ausgesprochenes oder geringgradiges Rechtsschenkelblockbild und bei 35% der Patienten einen linksanterioren Hemiblock, verursacht durch eine Läsion der beginnenden Bifurkation (Pseudobifurkation) des His-Bündels. Eine kleine Läsion kann hier gleichzeitig einen ausgesprochenen oder geringgradigen Rechtsschenkelblock und einen linksanterioren Hemiblock hervorrufen.

Bei Untersuchungen von 503 Patienten nach einer Herzklappenersatzoperation stellte ABLE (1970) bei 4,6% der Patienten gleich nach der Operation eine supraventrikuläre Tachykardie fest, an deren Folge 26% dieser Patienten gestorben sind. Die Elektrokardioversion von Vorhofflimmern bzw. -flattern nach Operationen unter Sicht des Auges bei 25 Patienten (darunter 11 Pat. mit einem Herzklappenersatz) zeigte bei 88% einen Regularisierungserfolg; während 10 Monaten kam es aber doch bei 35% der Patienten zu einem Rezidiv (SING SAN YANG u. Mitarb., 1966).

b) Das Elektrokardiogramm nach Operationen wegen Koronararterienerkrankungen

α) Das Elektrokardiogramm nach der direkten (koronarchirurgischen) Myokardrevaskularisierungsoperation

Es besteht eine besondere Gefährdung durch Kammerarrhythmien, die eventuell während der ersten postoperativen 24 Std, seltener einige Tage nach der Operation auftreten und vereinzelt tödlich verlaufen. Bei etwa 4% der Patienten trat ein frühzeitiger Myokardinfarkt auf. Etwas mehr als die Hälfte dieser Patienten hatte einen Verschluß des Venentransplantats. Selten sah man vorübergehend, während etwa 3–4 Tagen, die Zeichen eines akuten (transmuralen) Myokardinfarktes, welcher durch eine vorübergehende Ischämie, eventuell durch ein reversibles Operationstrauma hervorgerufen war. Wenn die elektrokardiographischen Zeichen eines transmuralen Myokardinfarktes länger als 3–4 Tage zu sehen waren, so konnte häufig ein Verschluß des Venentransplantats festgestellt werden (SHELDON u. GRINFELD, 1971, SHELDON, 1972). Bei der postoperativen Beurteilung sind selbstverständlich auch eventuelle elektrokardiographische Veränderungen infolge der Herzoperationsperikarditis (irritativa) zu berücksichtigen. Bei Untersuchungen von 20 Patienten mit einem einfachen oder zweifachen aortokoronaren Venenbypass 6 bis 8 Wochen postoperativ beobachteten AMSTERDAM u. Mitarb. (1970) eine deutliche Besserung auch bei körperlicher Belastung und beim Arbeitsbelastungs-Elektrokardiogramm eine Besserung oder völlige Rückbildung der ischämischen elektrokardiographischen (ST-, T-)Veränderungen. Einen auch im Arbeitsbelastungs-Elektrokardiogramm sichtbaren guten Operationserfolg bei einem 39jährigen Patienten zeigt Abb. 11 *. Der Patient hatte seit etwa 4 Jahren zunehmend stenokardische Beschwerden (zuletzt 3. bis 4. Schweregrades) und eine Hyperlipoproteinämie Typ IV (nach FREDERICKSON). Die Koronarangiographie zeigte einen totalen Verschluß der rechten A. coronaria und eine Einengung der A. coronaria ant. desc. auf über 70%.

β) Das Elektrokardiogramm nach der indirekten Myokardrevaskularisierungsoperation

Vorübergehende Rhythmusstörungen, zumeist eine Sinustachykardie oder Vorhofflimmern bzw. -flattern wurden bei 25% der Patienten von DITTRICH (1971) beobachtet. Supraventrikuläre Tachyarrhythmien waren nach einer einfachen Implantation der A. mammaria bei 6%, nach einer zweifachen Implantation bei 16% der Patienten aufgetreten. Diese Arrythmien waren vorübergehend und medikamentös oder mittels Kardioversion leicht unter Kontrolle zu bringen. Relativ häufig war ein postoperativer Myokardinfarkt feststellbar. Er trat noch im Krankenhaus bei 9,1% der Patienten mit einer einfachen Implantation, bei 15,5% der Patienten mit einer zweifachen Implantation auf. Eine Verkleinerung

* Für die klinischen Angaben und die Elektrokardiogramme bin ich Herrn Prof. Dr. R. FAVALORO, Buenos Aires, dankbar.

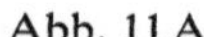
Abb. 11 A

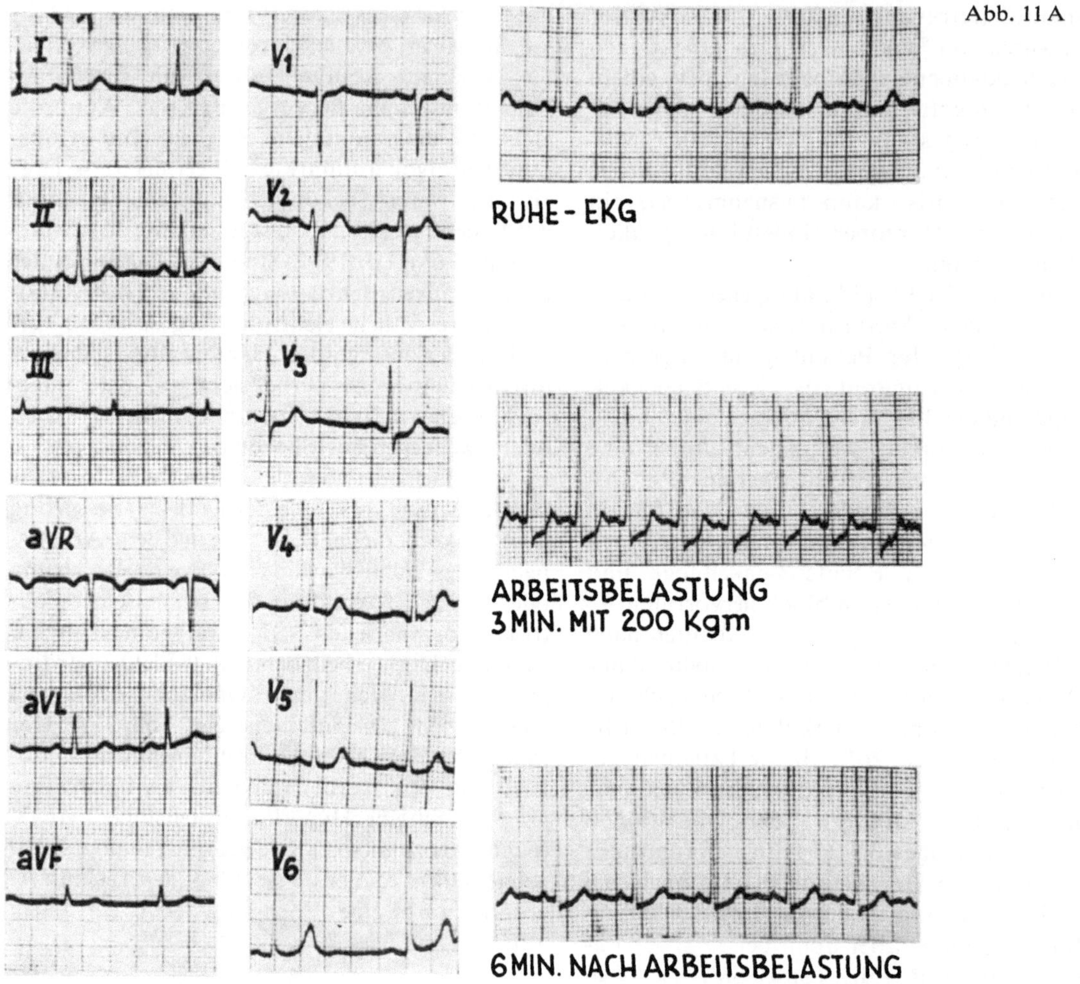

der R-Amplitude in V_1, V_2 bzw. V_3 kann eventuell durch eine Myokardalteration bei der operativen Anlage des Myokardtunnels hervorgerufen werden (RAZAVI, 1971, 1972). Bei der Operationserfolgsbeurteilung sind, wie schon erwähnt, die elektrokardiographischen Veränderungen infolge der Herzoperationsperikarditis, eventuell infolge einer zusätzlichen Myokardalteration, zu berücksichtigen. Zur genauen Beurteilung des Operationserfolges ist zunächst besonders vorsichtig eine stufenweise Arbeitsbelastungs-Elektrokardiogrammuntersuchung (Ergometrie) durchzuführen, da eher diffuse Koronararterienstenosen bestehen. Vergleichende elektrokardiographische Arbeits-Belastungsteste (mittels Tretmühle) wurden von KEMP (1969) durchgeführt. Dabei wurden 35 Patienten, bei welchen 1 Jahr zuvor eine Revaskularisierungsoperation durchgeführt worden war, ferner 22 Patienten, welche Koronardilatatoren erhielten, und 15 Patienten, welche an einem progressiven Übungsprogramm teilgenommen hatten, untersucht. 54% der Operierten leisteten bis zum Eintritt einer ST-Senkung eine deutlich größere Arbeitsbelastung gegenüber nur 7% der Übungsgruppe und 27% der mit koronargefäßerweiternden Medikamenten behandelten Patienten. Die Untersuchungen des Arbeitsbelastungs-Elektrokardiogrammes bzw. des Elektrokardiogrammes bei Hypoxämietest (Streßelektrokardiogramm) nach einer indirekten Revaskularisierungsoperation am Herzen (mittels einfacher oder zweifacher A. mammaria-Implantation, z.T. kombiniert mit einer Implantation der A. gastroepiploica bei 34 Patienten 2 bis 20 Monate postoperativ) von KASSEBAUM u. Mitarb. (1969) ergaben bei 50% der Patienten postoperativ eine Besserung der Symptome. Eine enge Korrelation des Streß-Elektrokardiogramms

Abb. 11B

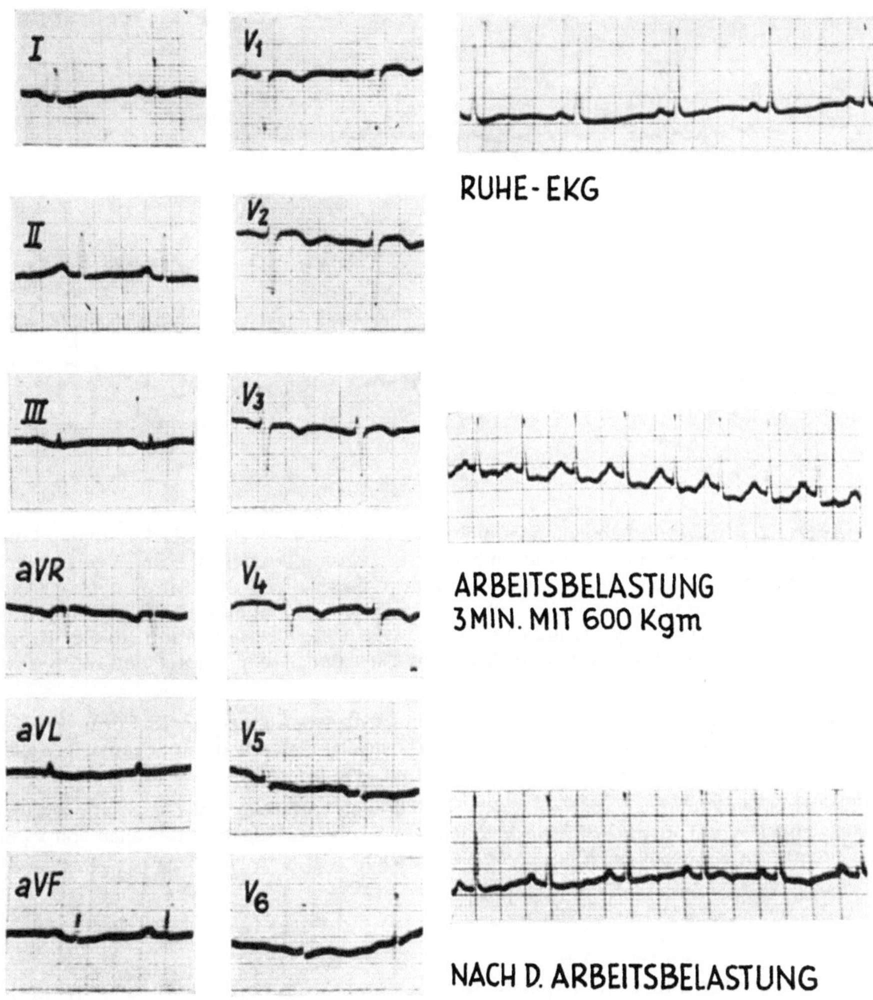

Abb. 11A u. B. Elektrokardiogramm in Ruhe und nach Arbeitsbelastung (mittels bipolarer transthorakaler Ableitungen) bei einem 35jährigen Patienten (R. A.) mit einer schweren Koronarsklerose mit typischen stenokardischen Beschwerden (Angina pectoris) *vor* und *nach* der operativen Behandlung (zweifacher aortokoronarer Bypass, ein Bypass zur rechten A. coronaria, der andere zur A. coronaria anterior descendens) durch R. Favaloro (Buenos Aires) (Papiergeschwindigkeit 25 mm/sec, Eichung 1 mV = 1 cm).

A. Elektrokardiogramm *vor* der Operation. Ruhe-EKg: Sinusrhythmus, Frequenz 85/min, Mittellage, normale P-Zacke, AV-Intervall 0,17 sec, QRS-Dauer 0,08 sec. Die ST-Strecke gesenkt nach aufwärts verlaufend in V_2, V_3 und V_5, gesenkt und abwärts verlaufend in V_4. Normale T-Wellen. Arbeitsbelastungs-EKg: In Ruhe vor der Arbeitsbelastung: Frequenz 95/min, Sinusrhythmus, geringe aszendierende ST-Senkung. Arbeitsbelastung — 3 min mit 200 kgm — Sinusrhythmus, Frequenz 150/min, 0,3 mV tiefe, aufwärts verlaufende ST-Senkung, flache T-Wellen (Auftreten stenokardischer Beschwerden 3.—4. Schweregrades). 6 Minuten nach der Arbeitsbelastung: Sinusrhythmus, Frequenz 100/min, mäßige aszendierende ST-Senkung (—0,15 mV), flache T-Wellen.

B. Elektrokardiogramm 3 Monate und 11 Tage *nach* der chirurgischen Durchführung eines zweifachen aortokoronaren Bypass. Derzeit ist der Patient frei von stenokardischen Beschwerden. Ruhe-EKg: Sinusrhythmus, Frequenz 80/min, Mitteltyp (T-Wellenveränderungen im Rahmen der postoperativen Myokardalteration bei der Pericarditis irritativa). Geringe aszendierende ST-Senkung (—0,06 mV) in V_4 und V_5. Negative T-Wellen von V_1 bis V_6. Arbeitsbelastungs-EKg: In Ruhe vor der Arbeitsbelastung: Sinusrhythmus, Frequenz 83/min, geringe aszendierende ST-Senkung, etwas flache T-Wellen. Arbeitsbelastung — 3 min mit 600 kgm — Sinusrhythmus, Frequenz 155/min, ST-Senkung (—0,1 mV), aszendierend verlaufend. Nach der Arbeitsbelastung: Sinusrhythmus, Frequenz 100/min, geringe aszendierende ST-Senkung

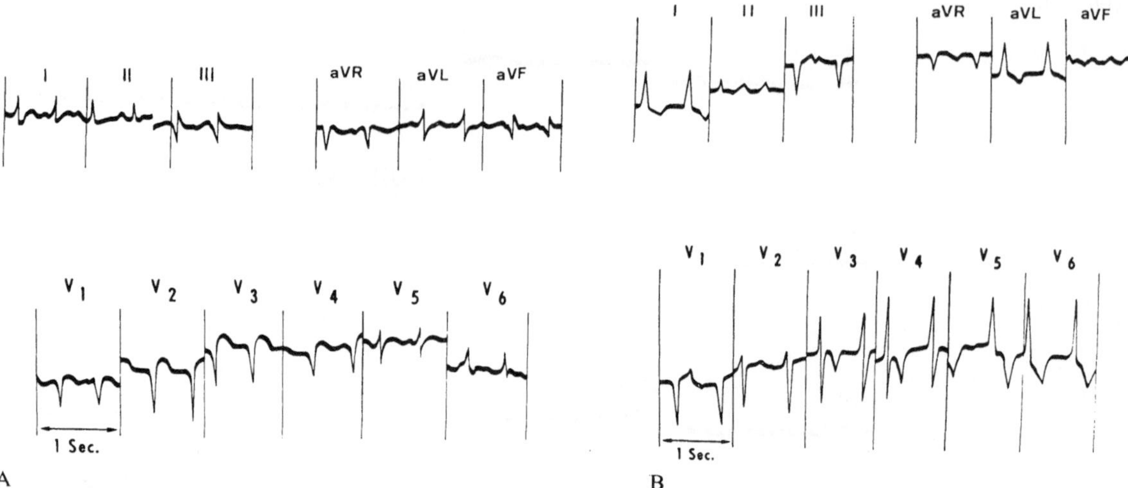

Abb. 12A u. B. Elektrokardiogramm unmittelbar *vor* und *nach* der Infarktektomie, kombiniert mit einem Patchverschluß der Ventrikelseptumperforation bzw. nach Exzision des nekrotischen Ventrikelseptums bei einem 56jährigen Patienten (B. M.). Ausgedehnter Vorderwandinfarkt, übergreifend auf den diaphragmalen Herzanteil mit einer 3 cm großen Ventrikelseptumperforation bei schwerer kardialer Dekompensation mit einem medikamentös therapieresistenten Lungenödem (erster Myokardinfarkt vor 12 Tagen). Bei der Operation (totaler Bypass) wurde das nekrotische Ventrikelseptum und das nekrotische Myokard (linksventrikulär 7,5× 4 cm, rechtsventrikulär 6× 3 cm) entfernt (Papiergeschwindigkeit 25 mm/sec).

A. Elektrokardiogramm *vor* der Operation. Sinusrhythmus, Linkstyp, QS-Form der Kammeranfangsschwankung von V_1 bis V_4, hier auch besonders von V_2 an ST-Hebung übergehend in negative T-Wellen. Kleine R-Zacken in V_5 (Zwischenstadium). Tiefe Q-Zacken in Abl. III und aVF.

B. Elektrokardiogramm 27 Tage *nach* der Notfall-Infarktektomie. AV-Dissoziation, Linkstyp, abnorme Q-Zacken verschwunden. Gut entwickelte R-Zacken auch von V_2 bis V_4. Negative T-Wellen von V_3 bis V_6 (postoperative Myokardalteration), z.T. kombiniert mit einer ST-Senkung

mit den angiographischen Ergebnissen bestand bei 83% der Patienten, bei denen ein Verschluß des Implantates oder keine Revaskularisierung im Angiogramm festgestellt werden konnte. Bei den Patienten, bei welchen eine deutliche Besserung der Revaskularisierung festgestellt worden ist, war das Streß-Elektrokardiogramm negativ (präoperativ war es positiv).

γ) Das Elektrokardiogramm nach der Infarktektomie

Rückbildung der Infarktzeichen, also Verschwinden abnormer Q-Zacken, Wiederauftreten von R-Zacken und Rückbildung der ST-Hebung (Abb. 12*). Dabei sind auch die EKG-Veränderungen infolge der postoperativen Myokardalteration zu berücksichtigen. Bei einem Weltüberblick war die Infarktektomie bei Vorhandensein therapieresistenter ventrikulärer Arrhythmien von großer Wirksamkeit (HEIMBECKER, 1971).

* Für die Überlassung des Elektrokardiogramms bin ich Herrn Prof. Dr. R. O. HEIMBECKER, Toronto, General Hospital, dankbar.

δ) Das Elektrokardiogramm nach der Aneurysmektomie von Ventrikelaneurysmen nach einem Myokardinfarkt

Elektroatriogramm: Meist Sinusrhythmus.
Elektroventrikulogramm: Die postoperative Lage des größten QRS-Vektors in der Frontalebene zeigt im Vergleich zu präoperativ (Untersuchungen an 27 Patienten) eine deutliche Abnahme der Rechts- und Steiltypen und eine Zunahme der Mitteltypen, Linkstypen sowie der überdrehten Linkstypen (Tabelle 1). Das Wegfallen des narbigen Aneurysmabereichs führt zu einer eher häufigen Normalisierung der Lage des größten QRS-Vektors in der Frontalebene. Das sprunghaft häufigere Vorkommen eines überdrehten Linkstyps ist auf einen linksventrikulären an-

terioren Astblock zurückzuführen. Die Lokalisation der Ventrikelwandaneurysmen war bei 21 Patienten anterior, je 1 Patienten anterolateral bzw. anteroinferior, 2 Patienten apikal, 1 Patienten lateral, 1 Patienten inferior.

Tabelle 1. Lage des größten QRS-Vektors in der Frontalebene vor und nach der linksventrikulären Aneurysmektomie bei 27 Patienten (BIRCKS, 1964; COKKINOS u. Mitarb., 1971)

Lage des größten QRS-Vektors in der Frontalebene	Häufigkeit in %	
	prä-operativ	post-operativ
Überdrehte Rechtslage	7,4	
Rechtslage	22,2	7,4
Steillage	7,4	3,7
Mittellage	14,8	25,9
Linkslage	18,5	25,9
Überdrehte Linkslage	29,6	37,0

Bei einem guten Operationserfolg sieht man zumeist eine völlige oder eventuell eine teilweise Rückbildung der ST-Hebung (der Repolarisationsveränderungen) und der abnormen Q-Zacken, bei einem präoperativen, völligen R-Verlust (QS-Form), eventuell ein Wiederauftreten der R-Zacken und bei einem präoperativen R-Amplitudenverlust eine Zunahme der R-Amplituden (Abb. 13). Wenn sich im postoperativen Elektrokardiogramm keine Rückbildungen im Bereich der abnormen Kammeranfangsschwankungen und der ST-Hebung bzw. der Repolarisationsveränderungen zeigen, so besteht im allgemeinen kein befriedigendes Operationsresultat (z.B. Zurückbleiben narbiger Myokardanteile, eventuell zusätzliche Randinfarzierung).

c) Das Elektrokardiogramm nach der Perikardektomie

Elektroventrikulogramm: In den ersten postoperativen Wochen können sich die T-Negativitäten vorübergehend infolge der verstärkten Myokardaußenschichtalteration durch das Operationstrauma bzw. die Umbauvorgänge verstärken. Nach einer gut gelungenen Perikardektomie erfolgt die Rückbildung der präkordialen Amplitudenkleinheit. Wenn die Myokardalteration rückbildungsfähig war, so kann eine Normalisierung der T-Negativität und der eventuellen ST-Senkung eintreten. T-Negativitäten bleiben öfters teilweise oder ganz bestehen. Man muß wissen, daß man nicht allein deswegen auf eine mangelhafte Perikardektomie schließen darf.

3. Das Elektrokardiogramm nach der Menschenherz-Transplantation

a) Das Elektroatriogramm von den Empfängerherzvorhofstümpfen

Die P_E-Zacken sind – wenn präoperativ vorhanden – postoperativ meistens, aber nicht immer und auch während des postoperativen Verlaufs nicht ständig zu sehen (Abb. 14B). Bei eigenen Untersuchungen nach 15 Menschenherztransplantationen, bei denen das Empfängerherz präoperativ einen Sinusrhythmus hatte, sind die P_E-Zacken bei drei Patienten nicht bzw. nicht sicher zu sehen (KRIEHUBER u. Mitarb., 1970). Das weist darauf hin, daß der Sinusknoten des Empfängerherzstumpfes nicht immer funktionstüchtig ist, entweder durch eine mangelnde arterielle Blutversorgung oder durch eine mechanische Läsion. Die relativ häufige Sichtbarkeit der P_E-Zacken ist bemerkenswert; die normale koronararterielle Blutversorgung des Sinusknotens ist unterbrochen und die arterielle Blutversorgung muß über extrakardiale Anastomosen erfolgen (SCHÖNMACKERS, 1954; PETELENZ, 1963; KRIEHUBER u. Mitarb., 1970). Gegenüber präoperativ ist postoperativ eine deutliche Verkürzung der P_E-Dauer und auch eine Verkleinerung der Amplitude der P_E-Zacken festzustellen.

Wenn beim Empfänger präoperativ Vorhofflimmern bestand, so war es eventuell auch postoperativ nachweisbar (LEACHMAN u. Mitarb., 1969).

Bemerkenswert ist eine Frequenzangleichung der P_E-Zacken an die Frequenz der P_S-Zacken (des Spenderherzens). Vereinzelt besteht der Eindruck einer Synchronisationstendenz der P_E- und P_S-Zacken (Abb. 16).

Nach der Arbeitsbelastung erfolgt ein normaler Frequenzanstieg und -abfall.

Für ein besseres Erkennen der kardialen Rejektion bringt die genaue Beobachtung des Elektroatriogramms vom Empfängerherzvorhofstumpf im allgemeinen keine Hilfe.

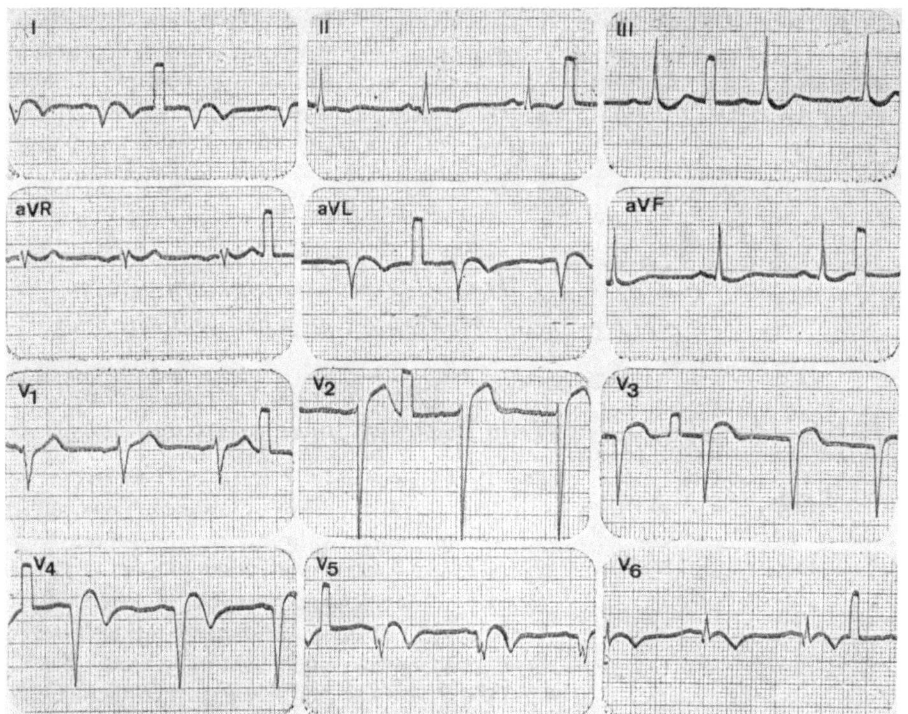

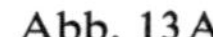
Abb. 13A

b) Spenderherz

Postoperativ können die elektrokardiographischen Stadien der Pericarditis irritativa gesehen werden.

Die autonome Innervation des Spenderherzens fehlt zunächst. Es ist noch nicht sicher geklärt, wann die Reinnervation erfolgt bzw. abgeschlossen ist. Bis 8 Monate nach der Menschenherztransplantation konnten Leachman u. Mitarb. (1970), bis ein Jahr nach der Transplantation Stinson u. Mitarb. (1970) keine funktionelle autonome Reinnervation des Spenderherzens nachweisen. Das Spenderherz funktioniert bei Patienten ohne Komplikation zufriedenstellend (etwa normales Herzminutenvolumen) und es ermöglicht eine normale Aktivität (Hallman u. Mitarb., 1969). Abb. 16 zeigt das Elektrokardiogramm eines Spenderherzens vor der Transplantation.

Kardiale Rejektion: Frühzeitiges, also rechtzeitiges Erkennen der kardialen Rejektion und auch eventuell die Beurteilung des Schweregrades derselben sind klinisch schwierig. Besonders bei der subakuten (chronischen) Verlaufsform kann die kardiale Rejektion beinahe unbemerkt verlaufen. Für ein frühzeitiges Erkennen der kardialen Abstoßungsreaktion ist die genaue Beobachtung des Elektrokardiogramms während des postoperativen Verlaufs eine wertvolle Hilfe. Man unterscheidet prinzipiell (Nora u. Mitarb., 1969) eine frühzeitige akute und eine späte chronische kardiale Abstoßungsreaktion.

Frühzeitige akute kardiale Rejektion: Nach bisherigen Erfahrungen Auftreten innerhalb der ersten vier postoperativen Wochen, eventuell schon am fünften postoperativen Tag (rascheres Auftreten nach einer 2. Menschenherztransplantation beobachtet) (Kriehuber u. Mitarb., 1970). Dabei kann u.a. eine Rejektionsperikarditis (Wiederauftreten oder Verstärkung von Perikardreiben) beobachtet werden. Histologie: Interstitielle Myokarditis und Vaskulitis. Im Myokard deutlich interstitielle Ödeme, interstitielle Rundzelleninfiltrate besonders perivaskulär angeordnet. Ähnliche Infiltrate in der Koronararterienintima. Kleine Myokardnekrosen können beobachtet werden.

Späte chronische kardiale Rejektion: Nach den bisherigen Erfahrungen im allgemeinen Auftreten in ihrer schweren klinischen Erscheinungsform nach der vierten postoperativen Woche. Histologie: Im Myokard interstitielles Ödem,

Abb. 13B

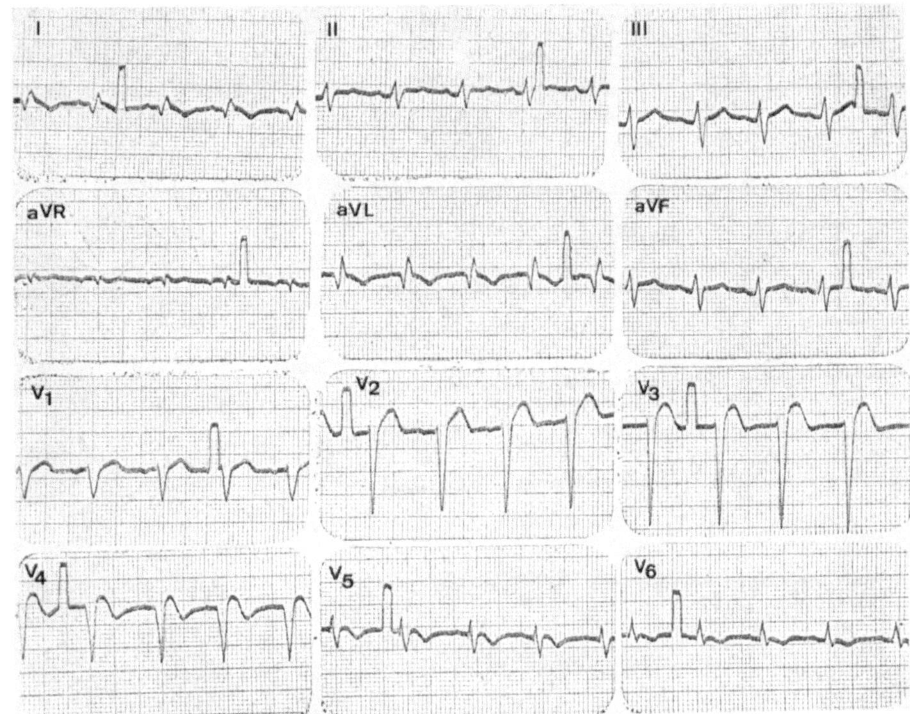

Abb. 13A u. B. Elektrokardiogramm *vor* und *nach* der Aneurysmektomie eines großen linksventrikulären anterolateralen Aneurysma, 15× 1× 0,3 cm, bei einem etwa 42jährigen Patienten (G. W.) mit deutlicher postoperativer Rückbildung der präoperativen elektrokardiographischen Veränderungen (Papiergeschwindigkeit 25 mm/sec).

A. Elektrokardiogramm *vor* der Operation. Sinusrhythmus, Frequenz 75/min, Rechtstyp, AV-Intervall 0,18 sec, QRS-Dauer 0,1 sec, Zwischen- und Folgestadium eines ausgedehnten Vorderwandinfarktes. Totaler R-Verlust (Q-Form) in Abl. I, aVL, V_3 und V_4, kleine in Q-Zacken versenkte R-Zacken in V_5, tiefe, breite Q-Zacken in V_6, hier relativ kleine R-Zacke, ST-Hebung von V_2 bis V_5 mit z.T. spitzen negativen T-Wellen.

B. Elektrokardiogramm *nach* der Aneurysmektomie. Sinusrhythmus, Frequenz 100/min, überdrehter Linkstyp (wahrscheinlich infolge eines linksventrikulären anterioren Astblockes). Wiederauftreten von R-Zacken in Abl. I, aVL (hier noch abnorme Q-Zacken), sowie in V_3, Verschwinden der abnormen Q-Zacken in V_5 und V_6. Teilweise Rückbildung der ST-Hebung

hier auch Rundzelleninfiltrate. Die Koronararterien zeigen eine Intimaverdickung bzw. Fibrose und rundzellige Infiltrate mit verschieden starker Einengung des Lumens. Herdförmige Myokardnekrosen.

Infolge der intensiven immunosuppressiven Therapie kommt es eventuell zu Remissionen, die vielfach auch im Elektrokardiogramm zum Ausdruck kommen. Dadurch sind eventuelle vorübergehende EKG-Verbesserungen zu erklären.

α) *Elektrokardiogramm nach der Menschenherz-Transplantation*

Elektroatriogramm: Die Sinusfrequenz (P_S) beträgt bei den Patienten ohne deutliche Komplikation im allgemeinen etwa um 70–100/min. Nach Arbeitsbelastung – Master-Test – zeigen die P_S-Zacken im allgemeinen einen nicht so schnellen Frequenzanstieg und eine etwas langsamere Normalisierung der Frequenz als bei normaler autonomer Herzinnervation. Gegenüber präoperativ ist bei Sinusrhythmus die Konfiguration der P_S-Zacken im wesentlichen unverändert. Diese P_S-Zacken leiten auf die Herzkammern über (Abb. 16). Besonders während der ersten postoperativen Tage kann ein wandernder Schrittmacher bzw. ein AV- oder Koronarsinusrhythmus beobachtet werden (Kriehuber u. Mitarb., 1970).

β) *Akute oder chronische kardiale Rejektion*

Elektroatriogramm: Im Vordergrund steht das Auftreten von Vorhofrhythmusstörungen. Sinus-

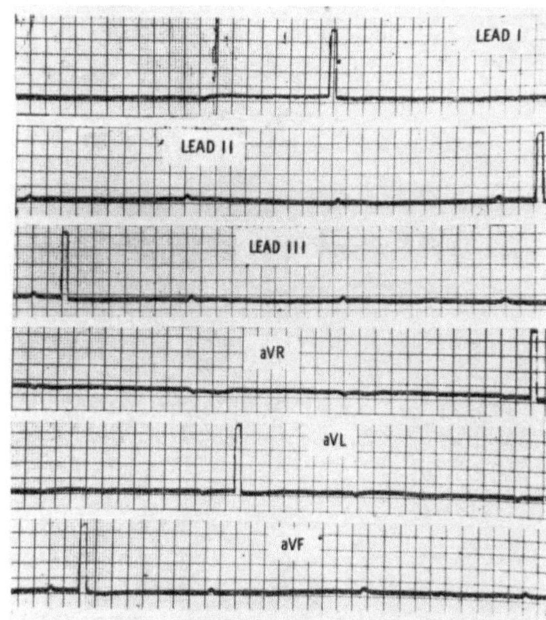

Abb. 14 A

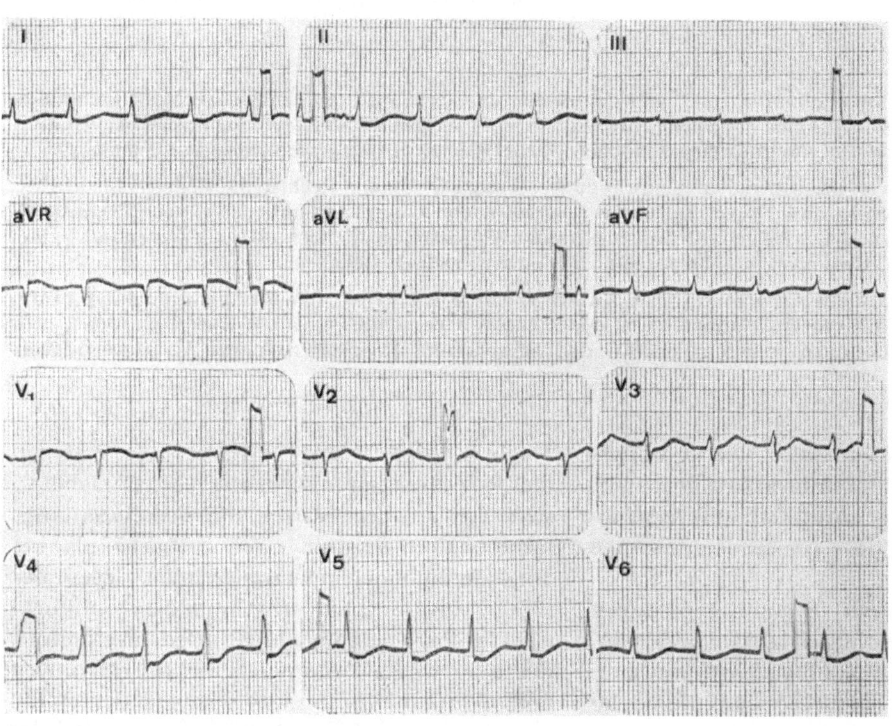

Abb. 14 B

tachykardie oder auch AV-Tachykardie eventuell vor oder bei klinischen Symptomen der kardialen Rejektion. Eine supraventrikuläre Extrasystolie vor oder während einer kardialen Rejektionsepisode ist eher selten. Einen besonderen diagnostischen Hinweis gibt das Auftreten von Vorhofflimmern oder -flattern, da diese besonders bei der kardialen Rejektion auftreten. Dies kann eventuell bei subakutem bzw. chronischem Verlauf, wenn noch andere klinische Symptome fehlen (außer eventuell einem positiven KRI), (einziger) Hinweis auf eine kardiale Rejektion

Abb. 14C

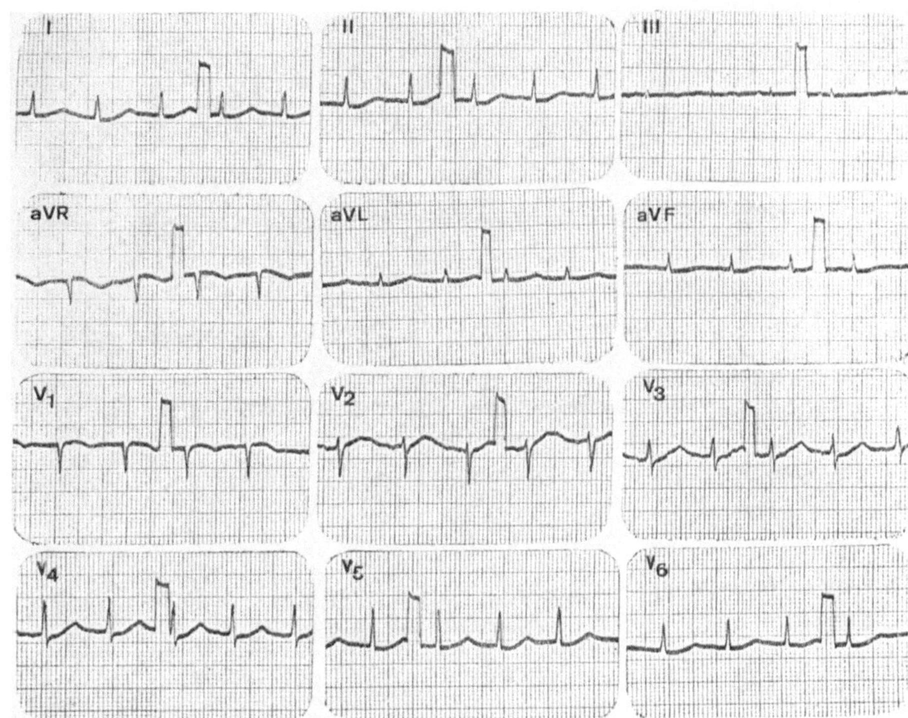

Abb. 14A–C. Das Elektrokardiogramm bei einem 47jährigen Patienten (H. K.) nach Implantation eines künstlichen Herzens (einer orthotopen Herzprothese [Cooley u. Mitarb.]) und nach einer Menschenherztransplantation (ohne kardiale Rejektion) wegen einer Koronarsklerose und einem großen linksventrikulären Aneurysma (Papiergeschwindigkeit 25 mm/sec).

A. Elektrokardiogramm etwa 2 Tage *nach* der Implantation eines künstlichen Herzens. Registrierung bei erhöhter Empfindlichkeit (Eichzacken größer als 1 cm). Man sieht nur P_E-Zacken (vom Empfängerherzstumpf), Frequenz 29/min, hochgradige Sinusbradykardie.

B. Elektrokardiogramm am Operationstag *nach* der Menschenherztransplantation. AV-Rhythmus, Frequenz 115/min, Mitteltyp, beträchtliche abwärts verlaufende Senkung der ST-Strecken in Abl. I, II, aVL, V_5, V_6, aufwärts verlaufende ST-Senkung in V_3 und V_4, flache T-Wellen V_4–V_6, KRI $= 7\,\frac{mV}{10}$. In Abl. II sieht man P_E-Zacken (von den Empfängervorhofstümpfen), Frequenz 108/min.

C. Elektrokardiogramm am ersten Tag *nach* der Transplantation. Sinusrhythmus, Frequenz 107/min, Mitteltyp, teilweise Rückbildung der ST-Senkung, eine abwärts verlaufende ST-Senkung ist nicht mehr vorhanden. Normale T-Wellen, KRI $= 9\,\frac{mV}{10}$ (Zunahme)

sein. Linksbetonte P-Zacken wurden von Griepp u. Mitarb. (1970) beobachtet.

AV-Intervall: Zumeist im Normbereich. Bei kardialer Rejektion tritt nur selten eine atrioventrikuläre Überleitungsverlängerung, eventuell eine Wenckebach Periodik und ein totaler AV-Block (Stinson u. Mitarb., 1970) auf. Ursache hierfür ist eine Alteration des Reizleitungssystems des Herzens durch die kardiale Abstoßungsreaktion, eventuell infolge mononukleärer Zellinfiltration im Reizleitungssystem (Bieber u. Mitarb., 1970) oder infolge einer Obliteration einer das Reizleitungssystem versorgenden Koronararterie, z. B. der AV-Knotenarterie.

Elektroventrikulogramm: Lage des größten QRS-Vektors in der Frontalebene. Bei späteren Untersuchungen von 19 Menschenherztransplantationen (darunter auch 2 Pat. ohne kardiale Rejektion) wurden u.a. nach fünf Transplantationen eine Rechtslage, einmal eine überdrehte Rechtslage, einmal eine überdrehte Linkslage und nach sieben Transplantationen eine Linkslage gesehen. Unter den 11 Patienten, bei welchen eine akute oder chronische kardiale Rejektion im Vordergrund stand, sah man bei 3 Patienten eine Rechtslage, bei dem Patienten nach der zweiten Herztransplantation eine überdrehte Linkslage, einmal eine überdrehte Rechtslage, nach vier

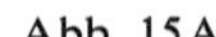

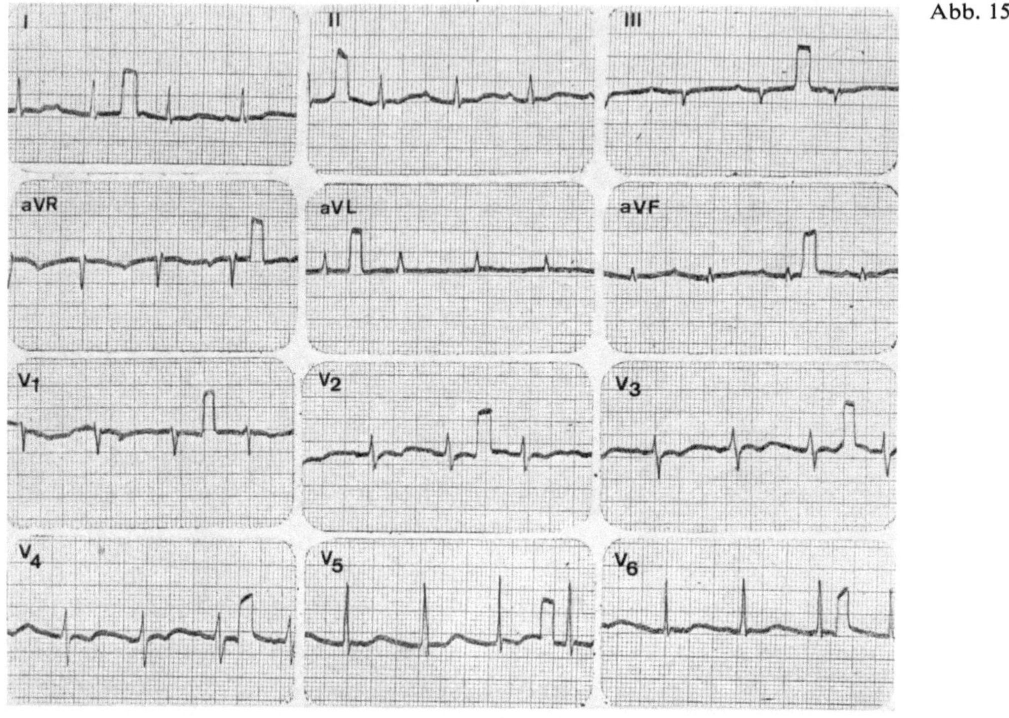

Abb. 15B

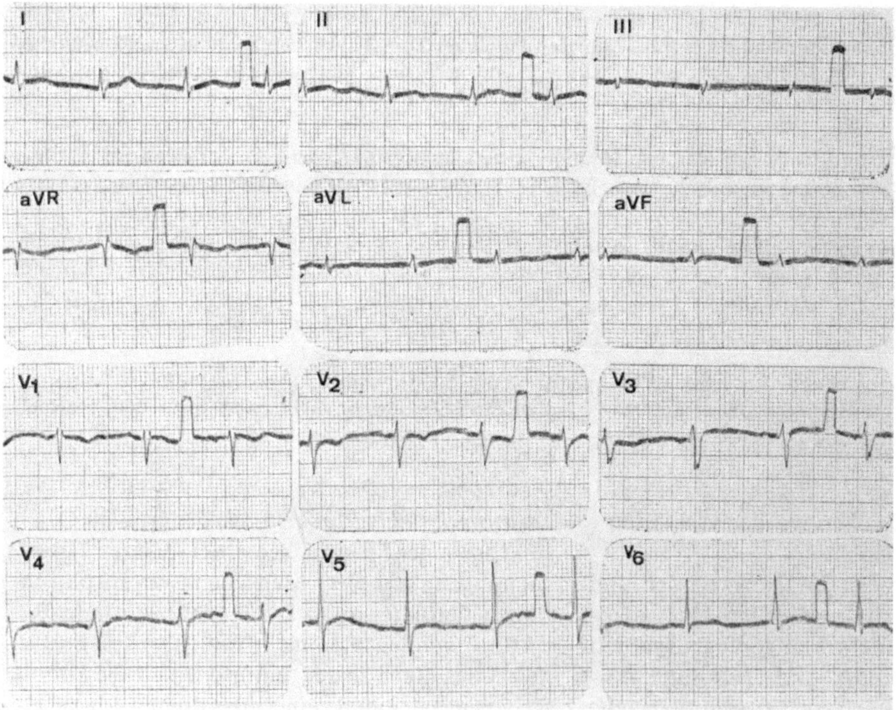

Abb. 15A—D. Elektrokardiogramm nach einer Menschenherztransplantation wegen einer schweren Koronarsklerose bei einem 54jährigen Patienten (M. W.) mit einer akuten kardialen Rejektion (Papiergeschwindigkeit 25 mm/sec).

A. Elektrokardiogramm am Tag *nach* der Transplantation. Wandernder Schrittmacher, Linkstyp, Frequenz 90/min, flache T-Wellen in aVL, biphasische, präterminal negative T-Wellen in V_2 bis V_5 (KRI = neg. = $11\ \frac{mV}{10}$).

B. Elektrokardiogramm am 7. postoperativen Tag, am Tag des klinischen Beginns der akuten kardialen Rejektion. Wandernder Schrittmacher, Frequenz 85/min, Linkstyp, geringgradige, atypische rechtsventrikuläre Erregungsleitungsveränderung, geringe ST-Hebung von V_3 bis V_6 (Perikarditis), biphasische präterminal negative T-Wellen in V_2, flache T in V_5. KRI = neg. = $12\ \frac{mV}{10}$.

Abb. 15C

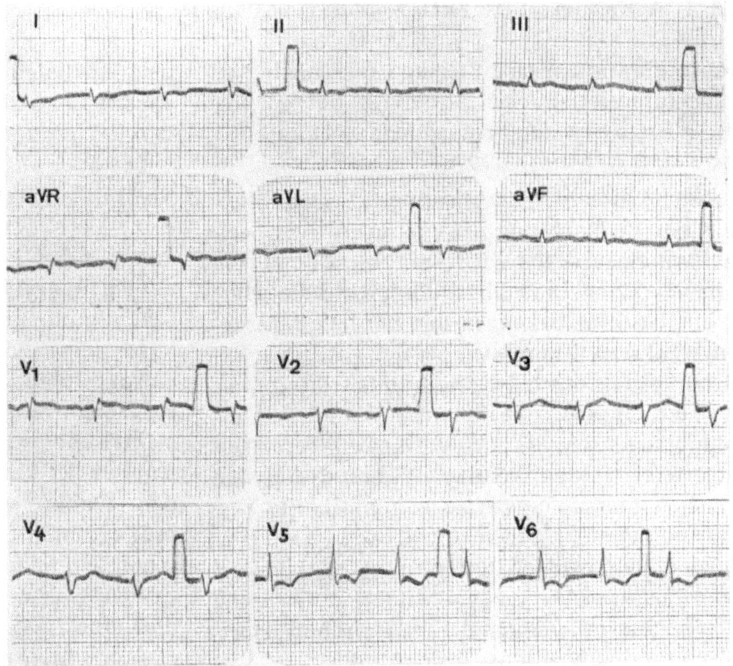

Abb. 15D

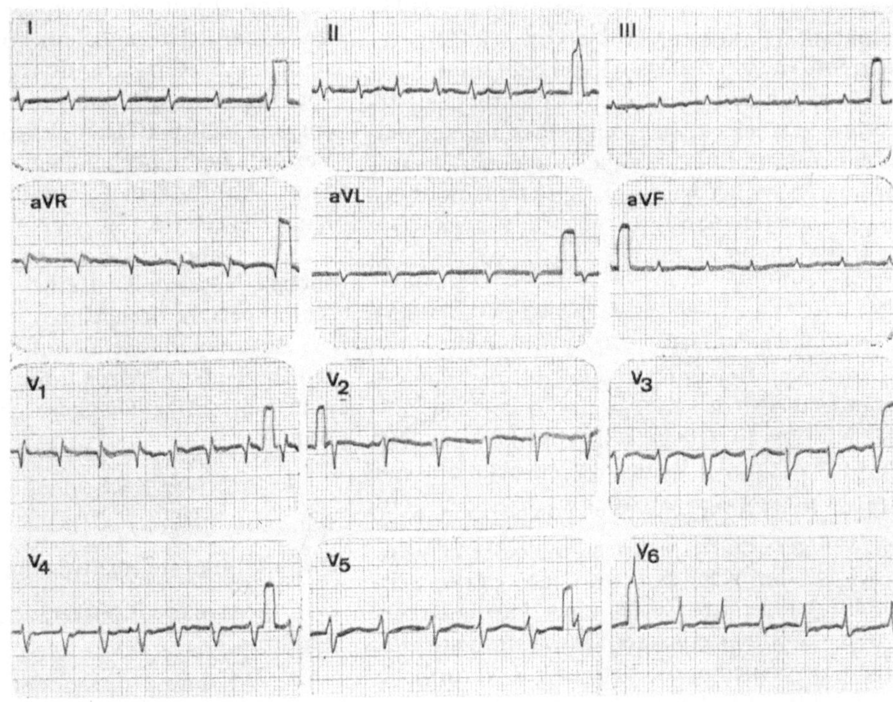

C. Elektrokardiogramm am 12. postoperativen Tag, am 5. Tag nach Beginn der akuten kardialen Rejektion. Sinusrhythmus, Frequenz 102/min, Steiltyp, geringgradige rechtsventrikuläre Erregungsleitungsveränderung. Die ST-Strecke abwärts verlaufend gesenkt in Abl. I, II, aVL, und V_5 bis V_6, hier auch biphasische präterminal negative T-Wellen. R/S Übergangszone bei V_4/V_5. KRI = pos. = $\frac{6{,}5 \text{ mV}}{10}$.

D. Elektrokardiogramm am 13. postoperativen Tag, am Tag des Ablebens. AV-Rhythmus, Frequenz 140/min, weiter geringgradige rechtsventrikuläre Erregungsleitungsveränderung. Infolge der intensiven immunosuppressiven Therapie teilweise Rückbildung der ST-Senkung. Abwärts verlaufende Senkung der ST-Strecke in V_6, hier auch biphasische präterminal negative T-Wellen. Verlagerung der R/S Übergangszone nach links (V_5/V_6). KRI = pos. = $\frac{6{,}5 \text{ mV}}{10}$

Transplantationen eine Steillage und nach zwei Transplantationen eine Mittellage des größten QRS-Vektors in der Frontalebene (KRIEHUBER, LEACHMAN u. Mitarb., 1970).

Nach diesen Untersuchungen ergab sich, auch bei Beobachtung der postoperativen Verlagerung des größten QRS-Vektors in der Frontalebene, keine brauchbare diagnostische Hilfe für ein besseres Erkennen der kardialen Abstoßungsreaktion, wenngleich bei der kardialen Rejektion mittels der Ultraschallechokardiographie eine beträchtliche Zunahme der Wanddicke sowohl des rechten, als auch des linken Ventrikels festgestellt werden konnte. Während bei den eigenen Untersuchungen keine signifikante Verlagerung der elektrischen Herzachse in der Frontalebene bei kardialer Rejektion festgestellt worden ist, glauben GRIEPP u. Mitarb. (1970), daß eine Rechtsverlagerung der elektrischen Herzachse von diagnostischer Bedeutung ist.

QRS-Amplitude: Für die Diagnose, insbesondere der frühzeitigen Diagnose der kardialen Rejektion ist die genaue Beobachtung der QRS-Amplitude (BARNARD, 1968; NORA u. Mitarb., 1969; SHUMWAY, 1971), besonders der unipolaren Brustwandableitungen, von wesentlicher Bedeutung. Dabei hat sich zur Erfassung der präkordialen Amplitudenkleinheit folgender elektrokardiographischer kardialer Rejektionsindex aus den unipolaren Brustwandableitungen (KRI) = größte QRS-Amplitude (pos. + neg.) in $\frac{\text{mV}}{10}$ in $\frac{V_1 + V_2 + V_5 + V_6}{4}$ als sehr brauchbar erwiesen (KRIEHUBER u. Mitarb., 1970). Für das Erkennen der kardialen Rejektion ist auch auf die relativen Veränderungen des KRI während der Verlaufsbeobachtung zu achten. Ein Absinken des KRI auf 10 (1 mV) oder weniger ist suspekt auf eine kardiale Rejektion, bei Werten von 8, 7 oder 6 $\frac{\text{mV}}{10}$ bzw. weniger erhärtet sich der diagnostische Wert. Dabei ist der KRI positiv. Diese präkordiale Amplitudenkleinheit ist bei einer kardialen Rejektion vor allem myokardial (u.a. interstitielles Ödem), eventuell auch perikardial verursacht. Zu beachten ist dabei, daß derartige niedrige KRI-Werte auch ausnahmsweise am Operationstag oder am darauffolgenden Tag als Operationsfolge auftreten können (Abb. 14).

Dieser KRI aus den unipolaren Brustwandableitungen (Ausschaltung extrakardialer Fehlerquellen, z.B. Unterschenkelödem) hat sich bei vergleichenden Untersuchungen zur Erfassung der kardialen Rejektion als empfindlicher erwiesen als die Feststellung der Niedervoltage aus den Extremitätenstandardableitungen (BARNARD, 1968) oder aus der Summe der QRS-Amplituden in Abl. I, II, III, sowie V_1 und V_6 (GRIEPP u. Mitarb., 1971). Vereinzelt können auch eine rechtsventrikuläre Erregungsleitungsveränderung bzw. ein geringgradiges oder ausgesprochenes Rechtsschenkelblockbild, eventuell vorübergehend, bei kardialer Rejektion gesehen werden. Kammerextrasystolen, auch in Ketten, Kammertachykardien, eventuell Kammerflimmern, sowie ein elektrischer Alternans (besonders terminal) können bei der kardialen Rejektion beobachtet werden. Dabei ist manchmal eine Verlagerung der präkordialen Übergangszone (R/S) nach links zu sehen. Repolarisationsveränderungen: Vereinzelt erfolgt eine neuerliche ST-Hebung. Vielfach ist dies eine ST-Senkung, welche einen gestreckten (waagrechten bzw. grabenförmigen) oder absteigenden Verlauf aufweist. Zumeist ist sie mit biphasischen, präterminal negativen T-Wellen, manchmal mit negativen T-Wellen (präterminalen, eventuell terminalen) kombiniert. Zum Teil sind diese Repolarisationsveränderungen noch vor einer klinisch faßbaren kardialen Rejektionsepisode sichtbar. Den elektrokardiographischen Verlauf bei einer akuten kardialen Rejektion zeigt Abb. 15, den Verlauf einer chronischen kardialen Rejektion zeigt Abb. 16.

QT-Dauer (in Frequenzabhängigkeit untersucht). Vereinzelt ist eine vorübergehende QT-Verlängerung feststellbar.

Zusammenfassend unterstützen das Auftreten folgender elektrokardiographischer Kriterien eine frühzeitige Diagnose der kardialen Rejektion:

1. Positiver KRI (aus den unipolaren Brustwandableitungen) = 10 $\frac{\text{mV}}{10}$ oder weniger, bzw. eine signifikante relative Abnahme des KRI.

2. Repolarisationsveränderungen (besonders ischämische).

3. Wiederauftreten oder Verstärkung einer ST-Hebung.

4. Spenderherz-Vorhofflimmern bzw. -flattern.

5. Verlagerung der präkordialen Übergangszone (R/S) nach links.

6. Kammerrhythmusstörungen.

7. AV-Block 1. bis 3. Grades.

Abb. 16A
(Legende s. S. 214)

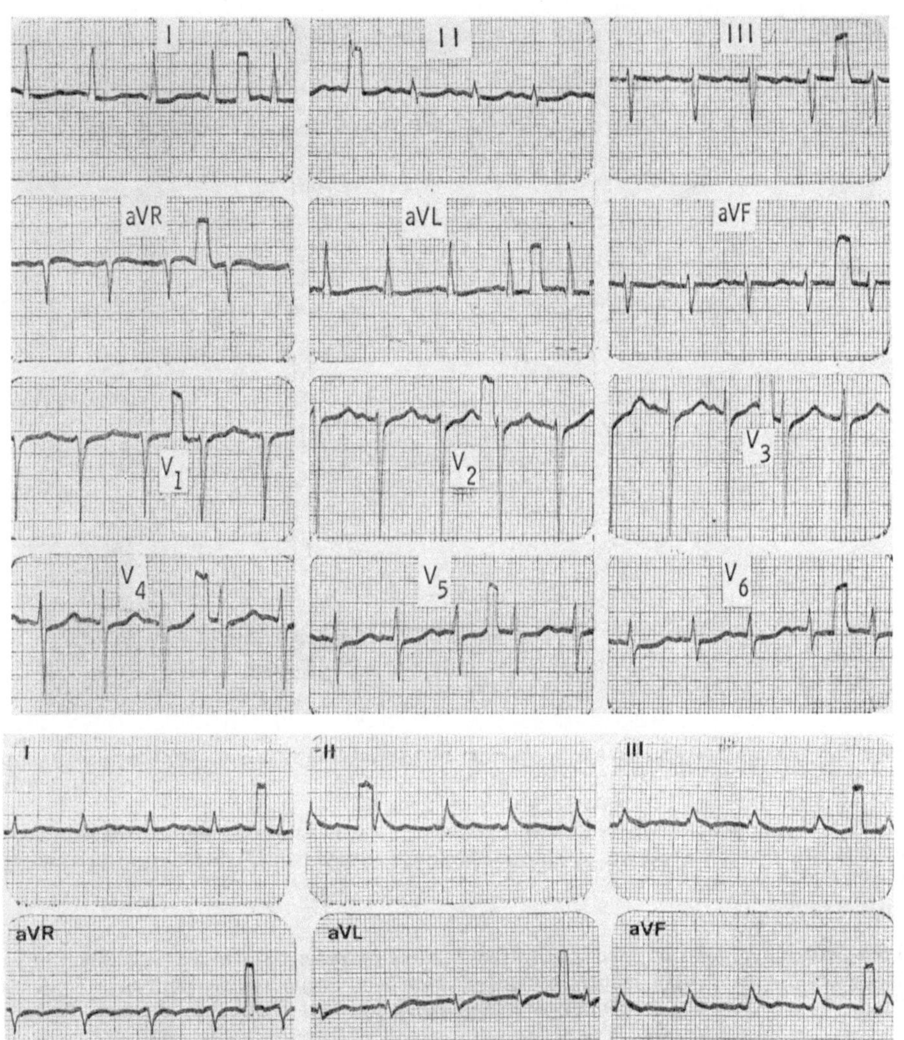

Abb. 16B
(Legende s. S. 214)

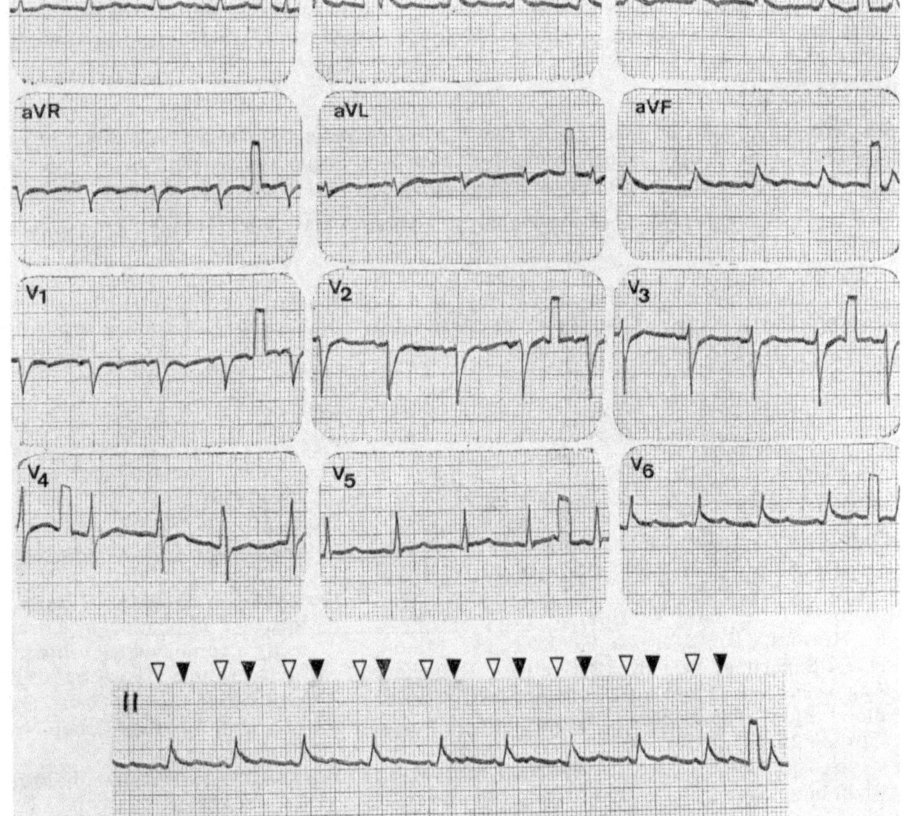

Abb. 16C

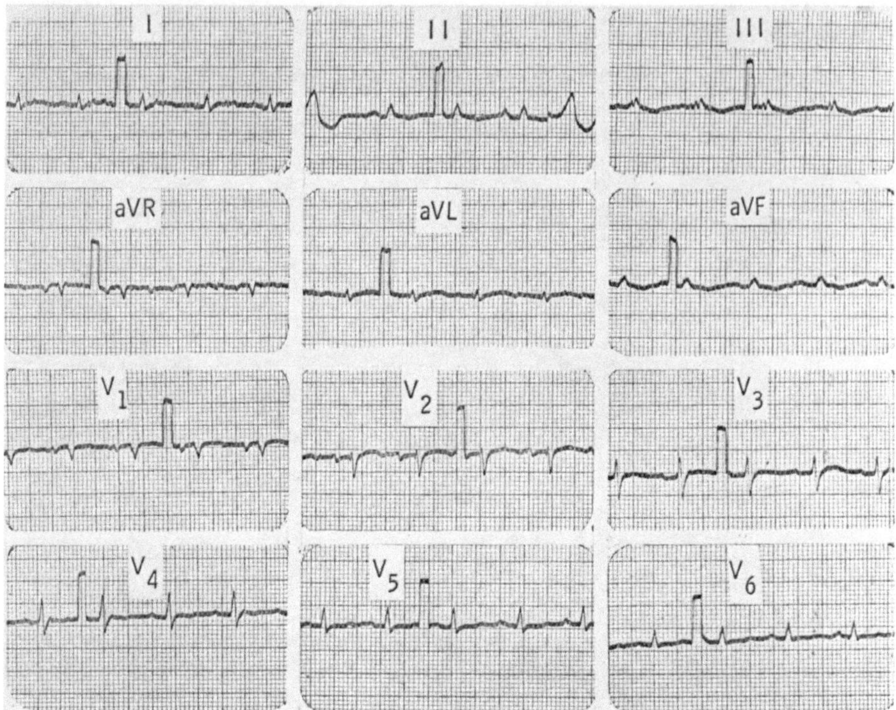

Abb. 16A—C. Elektrokardiogramm nach einer Menschenherztransplantation bei einem 50jährigen Patienten (L. B.) — wegen einer schweren Koronarsklerose mit Angina pectoris — mit einer chronischen kardialen Rejektion (Papiergeschwindigkeit 25 mm/sec). ▼ P_E-Zacken, ▽ P_S-Zacken.

A. Elektrokardiogramm des Spenderherzens *vor* der Transplantation. Sinusrhythmus, Frequenz 110/min, Linkstyp, abwärts verlaufende ST-Senkung in Abl. I, II, aufwärts verlaufende ST-Senkungen aVL und V_2 bis V_6, flache T-Wellen in Abl. I, aVL (Tachykardiefolge).

$$KRI = 20 \frac{mV}{10}.$$

B. Elektrokardiogramm am 7. postoperativen Tag (ohne klinische Zeichen einer kardialen Rejektion). Sinusrhythmus, Frequenz 100/min, Steiltyp; man sieht die P_S-Zacken (vom Spenderherzen) mit einer Frequenz von 100/min und auch die P_E-Zacken (von den Empfängervorhofstümpfen) mit einer Frequenzanpassung, P_E-Frequenz 100/min. Geringe ST-Hebung in V_5 und V_6 (postoperative Perikarditis irritativa). Pos. KRI $\left(10 \frac{mV}{10}\right)$, am Tag vorher war der KRI negativ $\left(14 \frac{mV}{10}\right)$.

C. Elektrokardiogramm 8 Monate und 25 Tage nach der Transplantation. Sinusrhythmus, Frequenz 107/min, Mitteltyp, Kammerextrasystolie, ST-Strecke in V_6 etwas gesenkt, biphasische präterminal negative T-Wellen in V_4 bis V_6. Positiver KRI $\left(5 \frac{mV}{10}\right)$.

Literatur

ABLE, R. M.: Supraventricular Tachycardia Following Cardiac Valve Replacement. Arch. Surg. **101/4**, 537 (1970).

AMSTERDAM, E. A., IBEN, A., HURLEY, E. J., MANSOUR, E., HUGHES, J. L., SALEL, A. F., ZELIS, R., MASON, D. T.: Saphenous Vein Bypass Graft for Refractory Angina Pectoris: Physiologic Evidence for Enhanced Blood Flow. The Ischemic Myocardium. Amer. J. Cardiol. **26**, 623 (1970).

ARAVINDAKSHAN, V., ELIZARI, M. V., ROSENBAUM, M. B.: Right bundle-branch block and left anterior fascicular Block (left anterior Hemiblock) following tricuspid valve replacement. Circulation **42**, 395 (1970).

BÄR, C. G.: Das Ekg bei Hypertonikern (Untersuchungen bei der Aortenisthmusstenose). Z. Kreisl.-Forsch. **45**, 259 (1956).

BARNARD, CH. N.: Human Heart Transplantation. The Diagnosis of Rejection. Amer. J. Cardiol. **22**, 811 (1968).

BARRATT-BOYES, B. G., O'BRIEN, K. P.: Surgical treatment of idiopathic hypertrophic subaortic stenosis using a combined left ventricular-aortic approach. In: Hypertrophic Obstructive Cardiomyopathy (G. E. W. WOLSTENHOLME, MAEVE O'CONNOR, Eds.), Ciba Foundation, Study Group Nr. 37. London: J. and A. Churchill 1971.

BARRILLON, A., BATOILLE, J., MONTAGNE, P., D'ALLAINES, CL., SOYER, R., LENEGRE, J.: Lavenir des tetralogies de Fallot après reparation complète. Ann. Cardiol. Angiol. **19**, 205 (1970).

BEKIER, I.: Die Auswirkungen der Vorhofinzision auf die Häufigkeit der postoperativen Herzrhythmusstörungen beim Verschluß des Vorhofseptumdefektes. Thoraxchirurgie **18**, 154 (1970).

BENZER, H.: Klinische Bedeutung der intra- und postoperativen Herzrhythmusstörungen beim kardiochirurgischen Patienten. In: Herzrhythmusstörungen, klinische Bedeutung und ihre Therapie (POLZER, K., ENENKEL, W., Hrsg.). Wien: Verl. der Med. Akademie 1971.

BIEBER, C. P., STINSON, E. B., SHUMWAY, N. E., PAYNE, R., KOSEK, J.: Cardiac transplantation in man. Cardiac allograft pathology. Circulation **41**, 753 (1970).

BIRCKS, W.: Aneurysmatische Veränderungen des Herzens und ihre operative Behandlung. Langenbecks Arch. klin. Chir. **308**, 652 (1964).

BIRCKS, W., FERBERS, E.: Kompletter atrio-ventrikulärer Block nach Verschluß eines Vorhofseptumdefektes. Thoraxchirurgie **8**, 117 (1960).

BRISTOW, J. D., MENASHE, V. D., GRISWOLD, H. E., STARR, A.: Total correction of tetralogy of Fallot. Complications and results. Amer. J. Cardiol. **8**, 358 (1961).

COGGIN, C. J., WAREHAM, E. E., SELVESTER, R. H.: Post-ventriculotomy-right-bundle branch block: Its etiology. Circulation **22**, 734 (1960).

COKKINOS, D. V., HALLMAN, G. L., COOLEY, D. A., ZAMALLOA, O., LEACHMAN, R. D.: Left ventricular aneurysm: Analysis of electrocardiographic features and postresection changes. Amer. Heart J. **82**, 149 (1971).

COOLEY, D. A., BLOODWELL, R. D., HALLMAN, G. L., LA SORTE, A. F., LEACHMAN, R. D., CHAPMAN, D. W.: Surgical Treatment of Muscular subaortic Stenosis. Results from Septectomy in Twenty six Patients. Circulation, Suppl. I, **25** und **36**, 124 (1967).

COOLEY, D. A., LIOTTA, D., HALLMAN, G. L., BLOODWELL, R. D., LEACHMAN, R. D., MILAM, J. D.: First human implantation of cardiac prothesis for stages total replacement of the heart. Trans. Amer. soc. Artif. Int. Organs **15**, 252 (1969).

COOLEY, D. A., MESSMER, B. J., HALLMAN, G. L., LEACHMAN, R. D., ROCHELLE, D. G.: Technique and Results of Human Heart Transplantation. Langenbecks Arch. klin. Chir. **326**, 5 (1969).

DAVIDSEN, H. G.: Atrial septal defect. Kopenhagen: Munksgaard 1960.

DERRA, E., BIRCKS, W.: Resultate der Korrektur der valvulären Pulmonalstenose unter direkter Sicht. Congress of the European society of cardiovasculary surgery, Athen. J. cardiovasc. Surg. **13**, 47 (1964).

DERRA, E., IRMER, W., TARBIANT, S.: Morphologie, operative Behandlung und deren Ergebnisse bei 139 Sinus venosus-Defekten. Dtsch. med. Wschr. **91**, 627 (1966).

DITTRICH, H.: Technique and results of the Vineberg Operation in Coronary heart Disease (M. KALTENBACH, P. LICHTLEN, Eds.). Stuttgart: Thieme 1971.

DOWNING, J. W., jr., KAPLAN, S., BOVE, K. E.: Post-surgical left anterior hemiblock and right bundle-branch block. Brit. Heart J. **34**, 263 (1972).

ENGLE, M. A., HOLSWADE, G. R., GOLDBERG, H. P., LUCAS, D. S., GLENN, F.: Regression after open valvotomy of infundibular stenosis accompanying severe valvular pulmonic stenosis. Circulation **17**, 862 (1958).

FAVALORO, R. G.: Surgical treatment of coronary arteriosclerosis. Baltimore: Williams and Wilkins 1970.

FERBERS, R.: Die Grundlagen des operativ bedingten AV-Blocks in der Herzchirurgie. Vortrag vor der Med. Fakultät der Univ. Düsseldorf, 1964.

FOLLATH, F., GINKS, W. R.: Changes in the QRS complex after aortic valve replacement. Brit. Heart J. **34**, 553 (1972).

FRIEDEMANN, M.: Die Kardioversion. Bern und Stuttgart: H. Huber 1968.

GALAL EL-SAID, ROSENBERG, H. S., MULLINS, CH. E., HALLMAN, G. L., COOLEY, D. A., MCNAMARA, D. G.: Dysrhythmias after Mustard's operation for transposition of the great arteries. Amer. J. Cardiol., **30**, 526 (1972).

GAMON, P., SELLERS, R., KANJUH, V., EDWARDS, J., LILLEHEI, W.: Complete heart-block following replacement of the aortic valve. Circulation, Suppl. 1, 152 (1966).

GARCIA-PALMIERI, M. R., RODRIGUEZ, R. C., GIROD, C. E.: The electrocardiogram and vectorcardiogram in congenital heart disease. New York: Grune and Stratton 1965.

GRIEPP, R. B., STINSON, E. B., CLARK, D. A., SHUMWAY, N. E.: A two year's experience with human heart transplantation. Calif. Med. **113**, 17 (1970).

GRIEPP, R. B., STINSON, E. B., DONG, E., jr., CLARK, D. A., SHUMWAY, N. E.: Acute rejection of the allografted human heart. Diagnosis and Treatment. Ann. thorac. Surg. **12**, 2 (1971).

GRIEPP, R. B., STINSON, E. B., DONG, E., jr., CLARK, D. A., SHUMWAY, N. E.: Hemodynamic performance of the transplanted human heart. Surgery **70**, 88 (1971).

GROSSE-BROCKHOFF, F.: Persönliche Mitteilung (1966).

GUNTEROTH, W. G.: Pediatric Electrocardiography. Philadelphia: Saunders 1965.

GUTHEIL, H.: Kinder-Ekg Fibel. Stuttgart: Thieme 1972.

HALLMAN, G. L., LEATHERMAN, L. L., LEACHMAN, R. D., ROCHELLE, R. D., BRICKER, D. L., BLOODWELL, R. D., COOLEY, D. A.: Function of the transplanted human heart. J. thorac. Surg. **58**, 318 (1969).

HEIMBECKER, R. O.: Surgery for massive myocardial infarction. Progr. cardiovasc. Dis. **11**, 338 (1969).

HEIMBECKER, R. O.: Persönliche Mitteilung (1971).

HEINECKER, R.: Ekg-Fibel. Stuttgart: Thieme 1967.

HOFFMANN, E., RINGLER, W.: Die chirurgische Bedeutung der Blutgefäßversorgung des AV-Knotens. Langenbecks Arch. klin. Chir. **314**, 165 (1966).

HOLZMANN, M.: Ekg und Elektrolyte. Cardiologia **31**, 209 (1957).

HOLZMANN, M.: Die Rhythmusstörungen des Herzens. In: Handbuch d. inn. Med. Band IX/2, herausgegeben von v. BERGMANN, G., FREY, W., SCHWIEGK, H. Berlin: Springer 1960.

HOLZMANN, M.: Die einseitige Kammerhypertrophie im Elektrokardiogramm. Acta Tertii europaei de cordis scientia conventus, Rom 1960. Amsterdam: Excerpta medica.

HOLZMANN, M.: Klinische Elektrokardiographie. 5. Aufl. Stuttgart: Thieme 1965.

HOLZMANN, M.: Ursachen und Entstehungsbedingungen der Rhythmusstörungen. Verh. dtsch. Ges. Kreisl.-Forsch. **35**, 56 (1969).

JAMES, T. N.: Pericarditis and the Sinus Node. Arch. int. Med. **110**, 305 (1962).

KASSEBAUM, D. G., JUDKINS, M. P., GRISWOLD, H.: Stress electrocardiography in the evaluation of surgical revascularisation of the heart. Circulation **40/3**, 297 (1969).

KATZ, L. N., WACHTEL, H., zit. nach GARCIA-PALMIERI, M. R., RODRIGUEZ, R. C., GIROD, C. E.: The electrocardiogram and vectorcardiogram in congenital heart disease. New York-London: Grune and Stratton 1965.

KEMP, G. L.: 41st Scientific session of Amer. Heart Ass. Bal Harbour 1969.

KHOURY, G. H., SHAKER, R. M., FOWLER, R. S., KEITH, J. D.: Preoperative and postoperative Electrocardiogram in complete transposition of the great vessels. Amer. Heart J. **72**, 199 (1966).

KIRKLIN, J. W., KARP, R. B.: The Tetralogy of Fallot. From a surgical viewpoint. Philadelphia-London-Toronto: Saunders 1970.

KLINNER, W.: Klinische und experimentelle Untersuchungen zur operativen Korrektur der Fallotschen Tetralogie. Ergebn. Chir. Orthop. **44**, 58 (1962).

KRIEHUBER, E.: Das Ekg nach Operationen am Herzen und an den großen Gefäßen. Stuttgart: Thieme 1968.

KRIEHUBER, E., KARNELL, J.: Das Elektrokardiogramm bei der Isthmusstenose der Aorta und seine differentialdiagnostische Bedeutung. Cardiologia **35**, 192 (1959).

KRIEHUBER, E., LEACHMAN, R. D., COKKINOS, D., MESSMER, B. J., COOLEY, D. A.: Das Elektrokardiogramm nach Menschenherztransplantationen und nach Implantation eines künstlichen Herzens am Menschen. Z. Kreisl.-Forsch. **59**, 780 (1970).

LAMB, I. E.: Electrocardiography, Vectorcardiography. Philadelphia: Saunders 1965.

LARBIG, D , KOCHSIEK, K.: Elektrokardiographische Veränderungen bei Patienten mit obstruktiver Kardiomyopathie. Z. Kreisl.-Forsch. **59**, 25 (1970).

LEACHMAN, R. D.: Persönliche Mitteilung. Texas Heart Institute, Houston 1972.

LEACHMAN, R. D., COKKINOS, D., ZAMALLOA, O., ALVAREZ, A.: Electrodiocardiographic behaviour of recipient and donor atria after human heart transplantation. Amer. J. Cardiol. **24**, 49 (1969).

LEACHMAN, R. D., NORA, J. J., ROCHELLE, D. G., LEATHERMAN, L. L., COKKINOS, D., CABRERA, R., ZAMALLOA, O.: Haemodynamic responses of the transplanted human heart. Laval Médical **41**, 577 (1970).

LEV, M.: The architecture of the conduction system in congenital heart disease. Arch. Path. **65**, 174 (1958).

LEV, M., FELL, E. H., ARCILLA, R., WEINBERG, M. H.: Surgical injury to the conduction system in ventricular septal defect. Amer. J. Cardiol. **14**, 464 (1964).

LEWIS, R. P., HERR, R. H., STARR, A., GRISWOLD, H. E.: Aortic valve replacement with the Starr-Edwards ballvalve prosthesis. Indications and results. Amer. Heart J. **71**, 549 (1966).

LINZBACH, A. J.: Umbauvorgänge des Herzens bei Belastungen durch Herzfehler. Verh. dtsch. Ges. inn. Med. **67**, 8 (1961).

LOOGEN, F., BOSTROEM, B., GLEICHMANN, U., KREUZER, H.: Aortenstenose und Aorteninsuffizienz. Forum cardiologicum **12** (1969), Boehringer, Mannheim.

LOOGEN, F. BOSTROEM, B., KARYTSIOTIS, J., KREUZER, H., VARVITSIOTIS, TH.: Spätergebnisse nach Operationen von Pulmonalstenosen ohne Ventrikelseptumdefekt. Z. Kreisl.-Forsch. **53**, 164 (1964).

LOOGEN, F., LÜDEMANN, U., SEIPEL, E.: Langzeitergebnisse nach Mitralkommissurotomie (Untersuchungsergebnisse der Operationsjahrgänge 1961 und 1962). Z. Kreisl.-Forsch. **60**, 487 (1971).

MEERSON, F. S.: Hyperfunktion, Hypertrophie und Insuffizienz des Herzens. Berlin: VEB Verlag Volk und Gesundheit 1969.

MEESSEN, H.: Ätiologie und pathologische Anatomie der Pericarditis. Minerva cardioangiol. europ. **4**, 3 (1956).

MEESSEN, H.: Persönliche Mitteilung (1966)

MORROW, A. G., EPSTEIN, S. E., ROGERS, B. M., BRAUNWALD, E.: Idiopathic hypertrophic subaortic stenosis: a current assessment of the results of operative treatment. In: Hypertrophic Obstructive Cardiomyopathy (G. E. W. WOLSTENHOLME, HEAVE O'CONNOR, Eds.), Ciba Found. Study Group Nr. 37. London: V. and A. Churchill 1971.

NORA, J. J., COOLEY, D. A., FERNBACH, D. J., ROCHELLE, D. G., MILAM, J. D., MONTGOMERY, J. R., LEACHMAN, R. D., BUTLER, W. T., ROSSEN, R. D., BLOODWELL, R. D., HALLMAN, G. L., TRENTIN, J. J.: Rejection of the transplanted human heart. Indexes of recognition and problem in prevention. New Engl. J. Med. **280**, 1079 (1969).

OBIDITSCH-MAYER, I.: Persönliche Mitteilung (1966).

PETELENZ, T.: Extracoronary Arteries of the Myocardium in man. Folia cardiol. (Milano) **22**, 223 (1963).

POCHE, R., OHM, H. G.: Lichtmikroskopische, histochemische und elektronenmikroskopische Untersuchungen des Herzmuskels vom Menschen nach induziertem Herzstillstand. Arch. Kreisl.-Forsch. **41**, 86 (1963).

RAZAVI, M.: Persönliche Mitteilung 1972.

RAZAVI, M.: Indirect myocardial revascularization. Surg. Clin. N. Amer. **51**, 1059 (1971).

RICHTER, M., KÖHN, K.: Hypoxämische Myokardschäden bei operierten und nicht operierten Herzfehler-Patienten. Z. Kreisl.-Forsch. **50**, 554 (1961).

ROSKY, L. P., RODMAN, T.: Medical Progress: Medical Aspects of open-heart surgery. New Engl. J. Med. **274**, 883 (1966).

RUDOLPH, W., BERNSMEIER, A., KLINNER, W., ZENKER, R.: Prä- und postoperative Beurteilung der Fallotschen Tetralogie. Verh. dtsch. Ges. inn. Med. **67**, 428 (1961).

SCHAUB, F. E.: Grundriß der klinischen Elektrokardiographie. Documenta Geigy. Basel: Geigy 1965.

SCHÖNMACKERS, J.: Extrakardiale Koronaranastomosen. Zbl. Path. **91**, 505 (1954).

SEBENING, F.: Über klinische und experimentelle Untersuchungen des Myokardstoffwechsels während der operativen Korrektur von Herzfehlern. Habilitationsschrift, München 1965.

SEBENING, H., HENSELMANN, L., SEBENING, F., KLINNER, W.: Diagnostik und Therapie der kongenitalen Koronarfistel. Verh. dtsch. Ges. Kreisl.-Forsch. **36**, 229 (1970).

SEIPEL, L., GLEICHMANN, U., LOOGEN, F.: Das elektrokardiographische Bild des Rechtsschenkelblockes mit intermittierendem links-anteriorem und links-posteriorem Hemiblock (intraventrikulärer trifaszikulärer Block). Z. Kreisl.-Forsch. **61**, 234 (1972).

SHELDON, W. C.: Persönliche Mitteilung 1972.

SHELDON, W. C., GRINFELD, L.: Direct Myocardial Revascularization: Venous autograft technique. Surg. Clin. N. Amer. **51**, 1043 (1971).

SHUMWAY, N. E.: Present status of heart transplantation in man. Proc. Amer. Phil. Soc. **115**, 267 (1971).

SING SAN YANG, MARANHAO, V., MONHEIT, R., ABLAZA, S. G. G., GOLDBERG, H.: Cardioversion following open-heart valvular surgery. Brit. Heart J. **28**, 309 (1966).

STARR, A.: Persönliche Mitteilung (1971).

STERZ, H.: Rhythmusstörungen bei rheumatischen Erkrankungen des Herzens. In: Herzrhythmusstörungen, klinische Bedeutung, moderne Therapie (K. POLZER, W. ENENKEL, Hrsg.). Wien: Verl. der Med. Akademie 1971.

STERZ, H.: Persönliche Mitteilung (1972).

STEWART, J., STEWART, W. K., MORGAN, H. G., MCGOWAN, S. W.: A clinical and experimental study of the egg changes in extreme acidosis and cardiac arrest. Brit. Heart J. **27**, 490 (1965).

STINSON, E. B., GRIEPP, R. B., CLARK, D. A., DONG, E., jr., SHUMWAY, N. E.: Cardiac transplantation in man. VIII. Survival and function. J. thorac. cardiovasc. Surg. **60**, 303 (1970).

STOERMER, J., GANDJOUR, A., STRECK, U.: Rechtshypertrophie, rechtsventrikulärer Druck. Elektrokardiographische Untersuchungen von 200 Kindern mit valvulärer Pulmonalstenose. 38. Jahrestag. Dtsch. Ges. Kreisl.-Forsch., Bad Nauheim 1972.

STOERMER, J., HECK, W.: Pädiatrischer Ekg-Atlas. 2. Aufl. Stuttgart: Thieme 1971.

SU CHIUNG CHEN, ARCILLA, R. A., MOULDER, P. V., CASSELS, D. E.: Postoperative conduction disturbances in atrial septal defect. Amer. Heart J. **22/5**, 636 (1968).

TUNG, K. S. K., THOMAS, N. J., EFFLER, D. B., MCCORMACK, L. J.: Injury of the sinus node in open heart operations. J. thorac. cardiovasc. Surg. **53**, 814 (1967).

WILLIAMS, J. F., MORROW, A. G., BRAUNWALD, E.: The Incidence and Management of "Medical" Complications following Cardiac Operations. Circulation **32**, 608 (1965).

WINGLE, E. D.: Muscular subaortic stenosis: The clinical syndrome, with additional evidence of ventricular septal hypertrophy. In: Cardiomyopathies (G. E. W. WOLSTENHOLME, M. O'CONNOR, Eds.). Boston: Little Brown 1964.

WINK, K., HAGER, W.: Elektrotherapie des Vorhofflimmerns bei operierten Mitralstenosen. Med. Klin. **64**, 837 (1969).

II. Die Herztransplantation

Cardiac Transplantation*

BRUNO J. MESSMER, DOMINGO LIOTTA, GRADY L. HALLMAN, and DENTON A. COOLEY

With 28 Figures

During the past two decades cardiac surgery has undergone a remarkable evolution. The introduction of cardiopulmonary bypass together with new and more sophisticated surgical techniques have facilitated correction or at least palliation of even complicated congenital and acquired heart lesions. Nevertheless, many patients with irreparable heart disease still die and could be salvaged only by total replacement of the heart with a cardiac transplant or, in appropriate cases, replacement of both heart and lungs with a cardiopulmonary transplant.

Cardiac transplantation, which was only an attractive hypothesis until the end of the last century, became a realistic goal worthy of serious contemplation when CARREL started his basic work on anastomosing the blood vessels. This work led to CARREL and GUTHRIE'S performance of the first cardiac heterotopic allotransplantation in a dog, accomplished by anastomosing the aorta, the pulmonary artery, one caval and one pulmonary vein to the cut ends of the recipient's carotid artery and jugular vein, respectively. The transplanted heart resumed activity but thrombosis in the cardiac chambers halted the experiment after two hours. No further experimental studies were reported until 1933, when MANN et al. described their technique of transplanting the heart of one dog into the neck of another to afford the opportunity of studying the denervated heart. The hearts they transplanted functioned for as long as eight days and often failed because of rejection. Several subsequent investigators (BING et al., 1962; REEMTSMA et al., 1960; WESOLOWSKI and FENNESSEY, 1953) used MANN'S technique in order to study the myocardial metabolism of the transplanted heart and the rejection phenomenon. In the early 1940's DEMIKHOV performed numerous experiments in anastomosing the donor heart to various intrathoracic vessels, thereby enabling it to perfuse a part of the recipient's intrathoracic organs. The first complete orthotopic transplantation of the heart was performed in dogs by NEPTUNE et al. (1953). Under deep hypothermia and without cardiopulmonary bypass they transplanted heart and lungs together, and achieved a maximum survival time of six hours.

The introduction of cardiopulmonary bypass made it possible to simplify the technique of orthotopic cardiac transplantation. While WEBB and HOWARD (1957) in their early experiments transplanted the heart together with one or both lungs, the same group later made multiple attempts at orthotopic transplantation of the heart anastomosing all vessels separately (WEBB et al., 1959). GOLDBERG et al. presented in 1957 an improved technique leaving the posterior left atrial wall with the attached pulmonary veins in place, thus reducing the number of anastomoses to five. A further step was taken in 1959, when CASS and BROCK introduced the classic technique leaving both posterior atrial walls with the attached veins in place and performing two atrio-atrial anastomoses. The same method was used by LOWER et al. (1961) in their studies on the performance of the transplanted heart in its normal anatomic position. They achieved survival times of as much as 21 days with the allograft. After extensive laboratory work and careful clinical preparation HARDY et al. (1964) attempted the first orthotopic cardiac xenotransplantation in man in January, 1964, using the heart of a chimpanzee. The xenograft resumed activity but was unable to maintain an adequate circulation, and the patient died one hour after the perfusion catheters had been removed.

On the basis of this unsuccessful attempt at xenotransplantation, and in recognition of the formidable problems in immunology and donor acquisition, SHUMWAY et al. in 1966, opined that

* From the Texas Heart Institute of St. Luke's and Texas Children's Hospital, Houston, Texas, U.S.A.

heart transplantation was still a strictly laboratory experiment. Meanwhile, KONDO et al. (1965b) using a slightly modified Lower-Shumway technique, obtained in their experimental series on puppies survival times up to 112 days without the use of immunosuppressive therapy. In May, 1967, SHUMWAY et al. predicted that clinical transplantation of the human heart might be successful before 1972. Just six months later, 3 December 1967, BARNARD performed the first cardiac allotransplantation in man. Since then, more than 250 allotransplantations of the human heart have been carried out all over the world in an attempt to save the lives of desperately ill patients.

1. Clinical Experience

During the one-and-half-year period between May 1968 and October 1969, 21 cardiac allotransplants have been performed at the Texas Heart Institute in 20 patients suffering from end-stage heart disease (Table 1). These figures include one cardiopulmonary transplant in a two-month-old baby with complete canalis atrioventricularis communis and severe pulmonary hypertension, and a second transplant in a patient who rejected the first allograft almost seven months after implantation. In one patient an orthotopic cardiac prosthesis was used in the first stage of a two-stage cardiac replacement to bridge the time until a suitable donor was found. In addition to this series was an attempt at cardiac xenografting made in a patient who was dying in the absence of an allograft.

Of 21 recipients ranging in age from two months to 62 years (average 47 years) 18 were males and three were females. All had end-stage heart disease not responsive to further medical treatment and not amenable to more conservative surgery. Advanced coronary artery disease was the most frequent indication. Other indications were cardiomyopathy, severe multivalvular rheumatic heart disease, and congenital heart disease.

The group of donors consisted of nine males and eleven females ranging in age from 24 hours to 50 years (average 30 years). Brain death had occurred in most patients after spontaneous intracranial hemorrhage, direct trauma to the brain, encephalomalacia, or as a result of brain tumor. In one case (cardiopulmonary transplant) an anencephalic newborn served as donor.

Histocompatibility between donor and recipient was tested in each case. All donor-recipient pairs were compatible as to major blood group. The direct lymphocyte cross match, designed to exclude preformed antibodies, was negative in all allograft cases. Determinations of the tissue match performed prospectively in our laboratory and retrospectively in collaboration with TERASAKI's laboratory yielded one grade C+ (later corrected to B), six grade C, five grade C minus, and nine grade D matches according to TERASAKI's matching scale (Table 1).

2. Immunologic Aspects

Although a satisfactory surgical technique for orthotopic cardiac transplantation has been perfected and its feasibility for clinical application established, major immunologic problems arise from the implantation of a complex antigen into the cardiac transplant recipient. Descriptions of graft rejection, both pathologic and anatomic, have been plentiful ever since organ transplantation was first attempted, but true illumination of the subject came in the early 1940's when MEDAWAR's (MEDAWAR, 1944) classic skin graft experiments demonstrated that tissue transplants between unlike genotypes were rejected while those between identical genotypes were tolerated. The decision to use identical twins for the first kidney transplantation in 1954 was based on this fundamental knowledge. In subsequent transplantations, kidneys from both related and unrelated living donors as well as from cadavers were used. During the past fifteen years results from clinical experience in renal transplantation have been pooled to provide the major source of information on immunologic reactions of organ transplant recipients.

An individual is characterized by his genetic constitution, and this determines the genotype. Within the genetic constitution several antigens — probably localized at one specific place in the chromosome — have been detected which seem to be responsible for histocompatibility and immunotolerance, respectively. Successful organ transplantation does not require that donor and recipient be identical in genotype; an isogenetic conformity of histocompatibility antigens be-

Table 1. Status and compatabilities of 21 cardiac allografts in 20 patients (plus one xenograft)

Case		Date of operation	Age/ sex	Blood type	Cerebral damage/ disease	Cross match/grade	Survival/ date death
1[a]	Donor		15/F	A	gun shot wound		
		2 May, 68				neg/C	
	Recipient		47/M	A	rheumatic multivalvular		205 days/23 Nov., 68
	Donor	21 Nov., 68	47/F	A	intracranial hemorrhage	neg/C	
2	Donor		15/M	0	blunt trauma		
		5 May, 68				neg/C	
	Recipient		48/M	A	coronary disease		3 days/8 May, 68
3	Donor		36/M	A	blunt trauma		
		7 May, 68				neg/C—	
	Recipient		62/M	A	coronary disease		8 days/14 May, 68
4	Donor		17/M	0	intracranial hemorrhage		
		21 May, 68				neg/C—	
	Recipient		54/M	B	coronary disease		145 days/14 Oct., 68
5	Donor		50/M	A	intracranial hemorrhage		
		2 July, 68				neg/D	
	Recipient		46/M	A	coronary disease		149 days/28 Nov., 68
6	Donor		33/F	0	encephalomalacia		
		20 July, 68				neg/C+	
	Recipient		58/M	0	coronary disease		266 days/13 April, 69
7	Donor		16/M	A	blunt trauma		
		23 July, 68				neg/C—	
	Recipient		57/M	A	coronary disease		170 days/9 Jan., 69
8	Donor		40/F	A	brain tumor		
		29 July, 68				neg/C	
	Recipient		49/F	A	coronary disease		55 days/23 Sept., 68
9	Donor		11/M	0	intracranial hemorrhage		
		18 Aug., 68				neg/D	
	Recipient		5/F	0	endocardial fibroelastosis myocardiopathy		8 days/25 Aug., 68
10	Donor		37/F	0	brain tumor		
		19 Aug., 68				neg/C—	
	Recipient		50/M	0	coronary disease		68 days/26 Oct., 68
Cardiopulmonary Transplant (only case no. 11)							
11	Donor		24 hrs/ F	0	anencephaly		
		15 Sept., 68				neg/C—	
	Recipient		2 mos/ F	0	total A-V canal pulmonary hypertension		14 hrs/16 Sept., 68
12	Donor		49/F	B	intracranial hemorrhage		
		25. Oct., 68				neg/C	
	Recipient		52/M	B	coronary disease		126 days/28 Feb., 69
13	Donor		15/M	A	blunt trauma		
		5 Nov., 68				neg/D	
	Recipient		50/M	A	myocardiopathy		7 days/12 Nov., 68
14	Donor		27/F	0	intracranial hemorrhage		
		9 Nov., 68				neg/C	
	Recipient		55/M	0	coronary disease		48 days/26 Dec., 68
15	Donor		38/F	A	intracranial hemorrhage		
		16 Nov., 68				neg/D	
	Recipient		50/M	A	coronary disease		498 days/28 March, 70

[a] Retransplant.

Table 1 (continued)

Case		Date of operation	Age/sex	Blood type	Cerebral damage/disease	Cross march/grade	Survival/date death
16	Donor	29 Nov., 68	40/M	A	intracranial hemorrhage	not/D done	
	Recipient		54/M	A	coronary disease		13 days/12 Dec., 68
17	Donor	4 March, 69	26/M	0	blunt trauma	neg/D	
	Recipient		56/M	B	coronary disease		99 days/11 June, 69
Two-Stage Cardiac Replacement (only case no. 18)							
18	Donor	7 April, 69	40/M	0	encephalomalacia	neg/D	
	Recipient		47/M	0	coronary disease		32 hrs/8 April, 69
19	Donor	3 June, 69	25/M	0	blunt trauma	neg/D	
	Recipient		52/M	0	coronary disease		142 days/23 Oct., 69
20	Donor	25 Sept., 69	41/F	0	encephalomalacia	neg/D	
	Recipient		54/M	A	coronary disease		26 days/21 Oct., 69
Xenograft							
	Donor (ram)	12 June, 68				pos	
	Recipient		48/M	A	coronary disease		operative death

tween the two may be sufficient to ensure the recipient's tolerance of the transplanted organ.

Based on leukoagglutination and lymphocyte toxicity reaction with allogenic antisera, several antigens or groups responsible for histocompatibility of leukocytes have been identified (HLA). The actual process of tissue typing entails the use of antisera to determine the leukocyte antigens of donor and recipient. Most centers favor the use of lymphocyte toxicity reaction as a guideline over the leukoagglutination test. The microdroplet lymphocyte cytotoxicity test described by TERASAKI et al. (1967a) is valuable because it can be easily reproduced and, in more than 6000 tests performed, had an error percentage of only 0.95 (MITTAL et al., 1968). The experience gained from retrospective typing between recipients and cadaver donors has shown that patients with no group mismatch enjoy better clinical results with superior graft function (OGDEN et al., 1967; PATEL et al., 1958; PAYNE et al., 1968; TERASAKI et al., 1966; TERASAKI et al., 1968) and have less tendency toward rejection. Moreover, a strong correlation exists between the histopathologic changes and the number of group mismatches in patients with kidney transplants (PORTER et al., 1960; PORTER et al., 1967; TERASAKI et al., 1966). Incidence of early failure has been similar in both matched and mismatched patients, but long-term survival (more than 1 year) has been generally better in patients without group mismatch (TERASAKI et al., 1967a). The importance of histocompatibility testing in renal transplantation is widely accepted today.

Since the heart represents an almost uniform mass of muscle cells, its antigenicity and susceptibility to rejection have been surmised to be less marked than that of the kidney, a highly differentiated parenchymatous organ. This supposition was supported by KONDO and KANTROWITZ's (KONDO et al., 1965b) experience in transplanting puppies' hearts without using immunosuppressive therapy. Early clinical experience with cardiac allograft recipients in 1968 also suggested that histocompatibility might play a minor role in outcome for these patients, but further experience showed that optimal histocompatibility was probably of equal, if not greater significance to results in cardiac transplantation than it was to results in renal transplantation (ELLIS et al., 1969; NORA et al., 1969a; STARZL et al., 1967).

Nevertheless, it is often difficult to achieve optimal tissue compatibility in heart transplantations. Even though we performed prospective tissue typing in all cases, most matches in our series were of grades C and D. Whereas a kidney transplant is in most cases an elective operation, cardiac transplantation often represents an emergency situation – one which precludes leisurely selection of an allograft. The cardiac transplant recipient, who by selection is likely to be a terminal case, can rarely survive the time which acquisition of an ideal matching donor (from the scarce supply available) would require. As long as these circumstances prevail, cardiac transplantation between a mismatched donor-recipient pair may be justified. Furthermore, histocompatibility antigens may be peculiar in type to each organ, and typing of lymphocyte antigens may therefore be of limited value. The relatively short history of clinical cardiac transplantation and the consequent lack of data on long-term results in matched and mismatched pairs add force to this argument for proceeding with cardiac transplantation. Minimal requirements, which must be observed, however, are compatibility between donor's and recipient's major blood groups and a negative direct crossmatch. PATEL and TERASAKI (1969) reported an 80% immediate failure of kidney grafts with a positive direct crossmatch. Yet, cardiac allograft patients seem to have significantly less incidence of preformed lymphocyte antibodies than have kidney transplant recipients, perhaps because kidney recipients have a higher risk of previous sensitization by multiple transfusions (STARZL et al., 1967). Actually, further experience with the immunologic behavior of matched and mismatched cardiac transplant pairs appears mandatory for eventual understanding of the true importance of lymphocyte antigen typing in cardiac transplantation.

3. *Indications for Cardiac Transplantation*

Since cardiac transplantation is strictly a palliative procedure, it should be limited to patients with end-stage heart disease no longer responsive to medical therapy and not amenable to more conservative surgical treatment. In our group diffuse coronary artery occlusive disease has indicated cardiac transplantation in 17 cases (77%), myocardiopathy in two. One patient each has received a cardiac allograft for advanced rheumatic triple valve disease, congenital heart disease, and irreversible rejection of a previous allograft (Table 2).

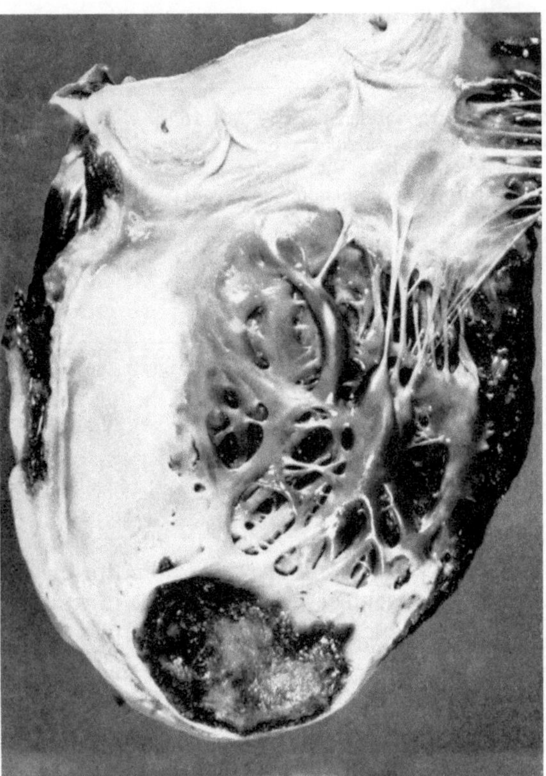

Fig. 1. Heart of a 46-year-old recipient with severe therapy-resistent myocardial insufficiency resulting from coronary arteriosclerosis. Diffuse myocardial fibrosis extends into the septum, and there is an apical aneurysm with thrombus formation

Most candidates for cardiac transplantation have generalized coronary artery disease and multiple scarified infarcted areas with or without aneurysm of the left ventricle (Fig. 1) (COOLEY et al., 1969b). Multivalvular rheumatic heart disease in an advanced stage may occasionally warrant cardiac transplantation. Uncorrectable congenital lesions such as tricuspid atresia or Eisenmenger's complex are legitimate indications for cardiac transplantation but call for particular caution in view of the negligible

Table 2. Indications for cardiac transplantation

Disease	No. of patients
Coronary arteriosclerosis	16
Rheumatic multivalvular disease	1[a]
Myocardiopathy and endocardial fibroelastosis	1
Myocardiopathy	1
Total A–V commune and pulmonary hypertension	1[b]
Total	20

[a] Irreversible rejection of the first allograft was indication for second allografting in this patient.
[b] Combined cardiopulmonary transplantation.

amount of experience to date in allografting in infants (COOLEY et al., 1969a). Palliation of patients with Eisenmenger's complex requires that both heart and lungs be transplanted. Discouraging results in lung transplants show that a cardiopulmonary transplant, as opposed to a cardiac transplant, further diminishes chances for long-term survival. Isolated cardiac transplantation in patients with markedly elevated pulmonary vascular resistance results in early right heart failure in most instances as shown by the Stanford group (DONG et al., 1972). Pulmonary hypertension, therefore, must be considered a contraindication to cardiac transplantation. Patients with end-stage myocardiopathy, a group of heart diseases of unknown etiology, probably represent a special category of recipients. In some the these patients an autoimmune process may have caused the original disease and may similarly endanger function of the allograft. Thus, preoperative evaluation should be especially thorough in these cases. In our experience with two cases of myocardiopathy, results were poor; both patients died within one week from acute rejection. Since both patients had unfavourable histocompatibility (grade D with two major group mismatches), it is impossible to decide whether a pre-existing autoimmune process was responsible for early failure of the allograft or whether failure was due to poor histocompatibility. The direct lymphocyte crossmatch was negative in both cases. KAHN et al. (1970) have shown that good results can be obtained in some patients undergoing cardiac transplantation for myocardiopathy. Retransplantation for irreversible rejection of an allograft seems to have a poor prognosis and resulted in our one case in hyperacute rejection.

Systemic infection or malignant neoplasm in a potential recipient are contraindications to transplantation, since immunosuppressive therapy would probably result in accelerated dissemination of the disease. A diabetic condition, whether overt or latent, would worsen with steroid medications used for immunosuppression; thus, diabetes should be considered another contraindication, especially in a patient with disseminated vascular disease. Patients with multiple organ disease that is unlikely to improve with better cardiac function are also poor candidates. Advanced age, since it is often accompanied by degenerative diseases of the liver, kidney, and lungs, could be considered a contraindication but would have to be interpreted according to the nature of the individual case. The emergency status of a recipient and the availability of an allograft are factors which influence to some degree each decision for or against operation.

Lastly, an important consideration in each transplant operation is the potential recipient's psychological status. He should be emotionally stable, aware of the risks involved, and realistically prepared to accept those risks.

4. Selection and Management of Donors

Experience with clinical cardiac allotransplantation so far has revealed that procurement of donors is difficult. Generally, they are selected from patients who have sustained irreversible and complete brain damage following a severe head injury, spontaneous intracranial hemorrhage, diffuse encephalomalacia, or in connection with primary brain tumors. Brain death must be confirmed by a neurologist or neurosurgeon as well as by an internist and is manifest by the following:

1. Flaccid neurologic state.
2. Absence of spontaneous respiration.
3. Isoelectric electroencephalogram for more than 24 hours in absence of deep hypothermia or intoxication.

Angiographic evaluation of circulation to the brain may be helpful in certain cases, since lack of blood supply to the brain is additional proof of the irreversible brain damage. Absence of indispensable cerebral parts qualifies an anencephalic newborn as a donor, even though spontaneous reflexes and respiration may be present for a short time. However, congenital heart defects are fairly common in anencephalic babies, so special care should be taken in evaluating cardiac health. An angiocardiogram may be performed by injecting contrast medium into the umbilical vein.

Donors for cardiac transplantation should not be selected from patients over 50 years of age to avoid those with coronary degeneration. Evaluation of the heart by a cardiologist on the basis of history, clinical findings, and electrocardiogram is essential in donor selection. Additional evaluation with cardiac catheterization and angiocardiogram including coronary arteriograms may be necessary in doubtful cases. Patients with transmissable infection or a malignant tumor other than a primary brain tumor are not acceptable as donors. While the donor is being carefully evaluated, his blood type is determined and the tissue type analyzed for assessment of histocompatibility with the recipient.

The number of suitable donors available for cardiac transplantation is reduced considerably by the multiple requirements they must meet. Selection is further restricted by the need of good tissue compatibility between donor and recipient. A possible solution to guarantee optimal use of the donor organ would be a central pool of data on all potential recipients with a nationwide or international network of cooperating hospitals and speedy transportation facilities. Thus, available donors, after being evaluated, could be sent to the place with the most suitable recipient. To facilitate the delivery of donor hearts, various methods of preserving an excised heart have been tried (BARSAMIAN et al., 1966; DIETHRICH et al., 1969; KONDO et al., 1965b; LACOMBE et al., 1967; MANAX et al., 1966; WEBB and HOWARD, 1958) but none of them is ready for safe clinical application. As long as prolonged extracorporeal preservation of a cardiac allograft remains a strictly laboratory experiment the donor himself must serve as the storage chamber. Failing circulation is a major inconvenience and often necessitates administration of vasopressors. When high doses of such drugs are needed it is advisable to proceed with transplantation as soon as possible, since our experience has shown that allografts from donors who have been maintained for a long time on vasopressors tend toward slower resumption of cardiac activity after transplantation.

Surgical Technique

1. General Considerations

The scheduling of cardiac transplantation depends upon the condition of the donor. Once brain death has been ascertained, the operation can proceed at any time as long as the donor heart continues to function adequately. Faster action is urged by a failing circulation demanding vasopressors.

Operation is performed with the donor and recipient in adjoining operating rooms. The donor heart is exposed first so that it can be carefully inspected for gross anatomic anomalies or, in patients who died from an accident, traumatic alterations. Palpation of the main coronary vessels is advisable to assess the general condition of the coronary blood supply in the potential allograft. After this preliminary appraisal of the donor heart, operation on the recipient begins.

Temporary cardiopulmonary bypass is used only for the recipient and is conducted under normothermia, using a disposable bubble oxygenator primed with 5% dextrose in distilled water (COOLEY et al., 1962). Adult patients generally require 20 ml of prime volume per kilogram of body weight, children tolerate a slightly higher volume. Infants under 12 kilograms of body weight should receive fresh-drawn heparinized blood. The quantity of gravity venous return determines the flow rate, which in adults ranges between 3500 and 6000 cc per minute. Duration of cardiopulmonary bypass varies mostly according to the technical ability of the surgeon. In our own experience with 21 cardiac allotransplantations the average pump time was 44 min (range: 29–61 min). Since donor and recipient hearts are excised simultaneously, this time also reflects the anoxic period of the allo-

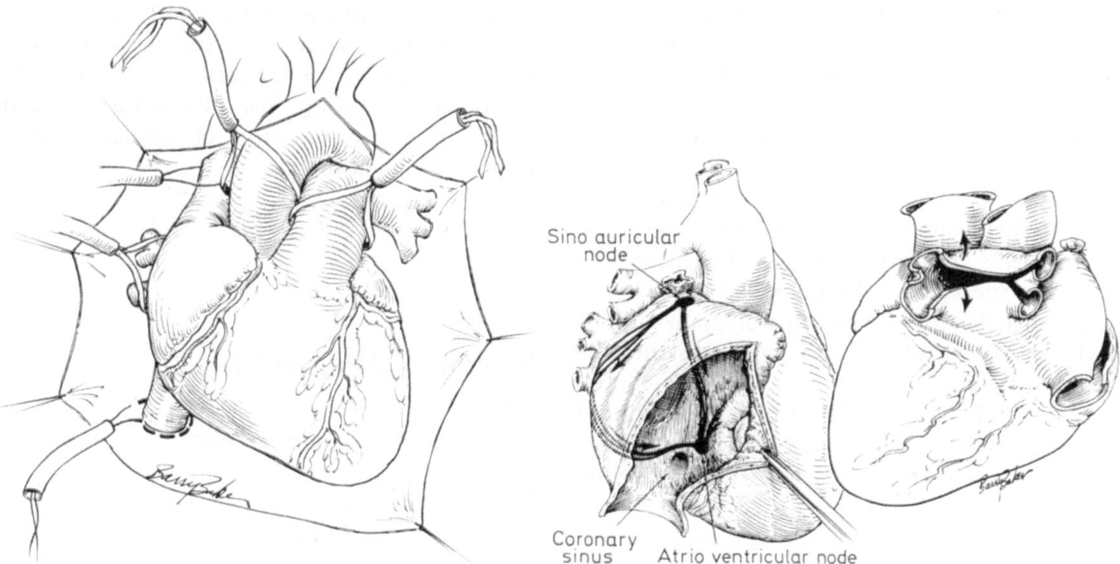

Fig. 2. Donor heart ready to be removed. Silk sutures placed around superior and inferior vena cava. Aorta, pulmonary artery and right-sided pulmonary veins are encircled with tapes

Fig. 3. Preparation of donor heart for transplantation. Incision in right atrium extends from inferior vena cava into appendage, avoiding S–A node. Left atrium opened posteriorly with incision connecting pulmonary veins

graft. This relatively short time of anoxia dispenses with the need for hypothermia in the donor patients, or cooling or perfusion of the allograft during its preparation and implantation.

2. *Preparation of the Allograft*

The donor patient receives respiratory assistance with pure oxygen during operation. The chest is opened by a midline sternotomy and the heart exposed through a longitudinal incision of the pericardium. When the heart has been adjudged suitable for allografting, the ascending aorta and pulmonary artery are surrounded with umbilical tapes. The superior vena cava is dissected up to the junction of the azygos vein and is encircled with heavy silk ligature. The inferior vena cava is dissected next, and a heavy silk purse-string suture is placed around its diaphragmatic part to ensure proper ligation and to prevent bleeding during excision of the heart. Finally, the pulmonary veins on the right side of the heart are dissected and surrounded with one single umbilical tape. With the exception of the pulmonary

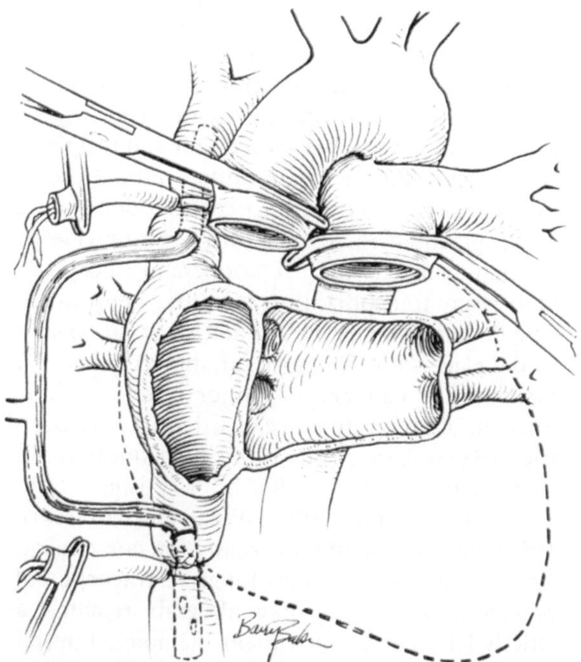

Fig. 4. Heart of the recipient excised. Posterior walls of right and left atrium with the attached veins remain in place. Cannulation of superior and inferior vena cava near the atrio-caval junction

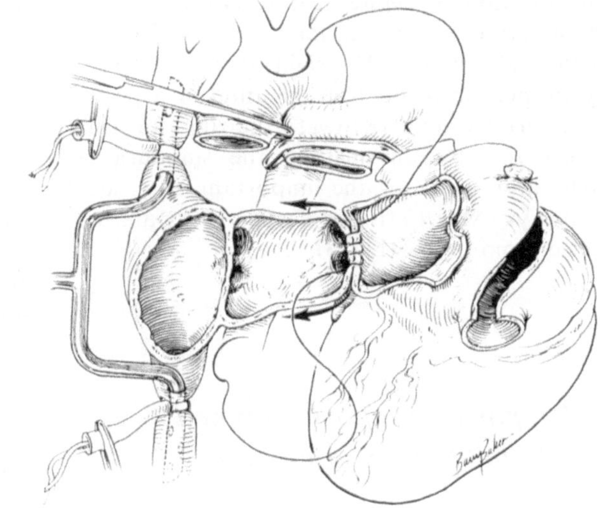

Fig. 5. Donor heart reversed and placed in pericardial sac. Suture line begins at left border of left atrium and is completed at atrial septum of recipient

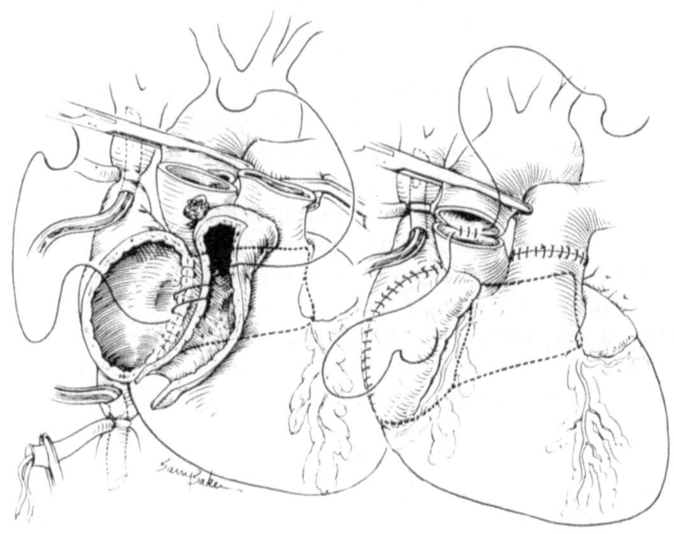

Fig. 6. Anastomosis of right atrium begins at atrial septum of recipient and is completed laterally. Operation is concluded with continuous suture anastomoses of the pulmonary artery and aorta, respectively

veins on the left, all cardiac vessels are snared and the heart is ready to be removed (Fig. 2).

To reduce anoxic time, excision of the recipient's diseased heart is carried out while the donor heart is being removed. After intravenous injection of heparin (3 mg/kg body weight), cardiac inflow is interrupted by tying the preplaced ligatures on the superior and inferior vena cava. The pulmonary artery, right-sided pulmonary veins, and ascending aorta are clamped. In special cases extrapericardial clampage of the pulmonary veins may be preferable to provide more space and permit severing at a greater distance from the left atrium.

Excision starts with the transection of the inferior vena cava. Whilst cutting the superior vena cava, care is taken to leave a long stump attached to the heart so that it can later be tied without injuring the adjacent sinoauricular node. Then the right-sided pulmonary veins, ascending aorta and pulmonary artery are easily divided. Division of left pulmonary veins completes the heart's removal.

The allograft is prepared for implantation by opening the posterior wall of the left atrium with cruciate incisions between the pulmonary veins (Fig. 3). This technique preserves all tissue and guarantees a left atrium of adequate size after implantation. A suture ligature is used to close the superior vena cava as far as possible from the atriocaval junction. The right atrium is opened by an incision made from the anterior aspect of the inferior vena cava toward the right auricular appendage. By this method the sinoauricular node and most of the important internodal pathways (MERIDETH and TITUS, 1968) are protected from injury (Fig. 3).

3. Preparation of a Combined Cardiopulmonary Allograft

Excision of both heart and lungs for a combined cardiopulmonary transplant is performed also through a midline sternotomy, and the pericardium is longitudinally split. A heavy silk purse-string suture is placed around the diaphragmatic part of the inferior vena cava, and the superior vena cava is dissected and surrounded with a silk string near the veno-azygos junction. An umbilical tape is placed around the ascending aorta. Both pleural spaces are entered, and the lower lobes of both lungs are mobilized by cutting the inferior pulmonary ligament. Then, a longitudinal pericardial incision is made behind and parallel to the phrenic nerve on each side. The mediastinal pleura is incised around both hili, which are mobilized giving special attention to the friable pulmonary arteries. At this point heart and lungs are ready to be removed en bloc.

Following i.v. administration of heparin, 3 mg/kg body-weight, the previously placed ligatures at the inferior and superior vena cava are tied, both vessels are cut, and the ascending aorta is cut between two vascular clamps. The right lung is pulled carefully through the pleuropericardial incision behind the phrenic nerve and lifted, making the remaining adhesions behind the right main stem bronchus accessible for division. The trachea is dissected at its lower portion and transected at 2–3 cm above the bifurcation. When adhesions behind the left main stem bronchus are dissected, the left lung can be delivered through the posterior pleuropericardial incision on the left, completely freeing the cardiopulmonary allograft en bloc (Fig. 7). The allograft requires no further preparation.

4. Cardiac Transplantation

Under general anesthesia, with the patient in the supine position, the recipient's chest is opened by a midline sternotomy and the heart exposed through a longitudinal incision of the pericardium. Without opening the pleural spaces, an additional small transverse incision is made on each side of the pericardium near the pericardiodiaphragmatic junction. Thus, the pericardium slips back to afford perfect exposure of the heart. After heparin is administered (3 mg/kg body weight), the superior and inferior venae cavae are cannulated at the corresponding atriocaval junction using either polyvinyl or right-angle metal cannulas. The arterial cannula is placed into the ascending aorta. Previously employed techniques of cannulating the femoral vein and/or femoral artery have been abandoned. Total cardiopulmonary bypass is instituted and conducted under normothermia. Specially designed clamps (COOLEY, 1970) are used to close the caval veins around the cannulas, and vascular clamps are placed across the ascending aorta and pulmonary artery. Excision of the diseased heart begins with a longitudinal incision into the right atrium. The incision is made anterior to the interatrial groove, curves in front of the caval veins, and extends toward the interatrial septum which is then cut longitudinally. The ascending aorta and the pulmonary artery are transected next. When the lateral wall of the left atrium is cut, the heart can be removed. The posterior walls of the right and left atria with attached caval and pulmonary veins and a rim of interatrial septum remain in place to facilitate attachment of the allograft (Fig. 4).

Implantation starts with a double-ended 3–0 polyester suture placed through the midpart of the remaining lateral wall of the recipient's left atrium and through the corresponding part of the allograft, which is then placed into the pericardial sac in a reversed position. Continuous suture technique is used for all anastomoses, starting with the first placed suture at the posterolateral aspect of the left atrium and running via its superior and inferior circumference toward the midpart of the interatrial septum (Fig. 5). The suture line for the right atrial anastomosis starts in the middle of the septal rim and ends at the lateral side of the right atrium (Fig. 6). Pulmonary artery and ascending aorta are tailored for proper fit and anastomosed, the pulmonary artery first (Fig. 6). When the suture line is completed, the partial occlusion clamps on the venae cavae, and the clamp on the pulmonary artery are removed. Needle and syringe are used to aspirate the remaining air from both ventricles and from the aortic root. Coronary blood flow is restored by releasing the aortic clamp, and cardiac action resumes either spontaneously or after defibrillation with direct current countershock. As soon as the heart provides adequate output, cardiopulmonary bypass is discontinued. Decannulation and careful control of hemostasis at all suture lines after neutralization of the heparin effect with Protamine sulfate completes the cardiac transplantation.

5. Combined Cardiopulmonary Transplantation

Combined cardiopulmonary transplantation may be the only effective treatment for patients suffering from end-stage Eisenmenger's complex. A single case – that of a two-month-old infant with complete A–V canal and severe pulmonary hypertension – constitutes our own clinical experience to date in this type of treatment.

Operation on the recipient is begun by exposing the heart and lungs through a midline sternotomy. The ascending aorta is snared with an umbilical tape, and tourniquets are placed around the superior and inferior venae cavae. After administration of heparin the venous cannulae, preferably right-angle metal tubes, are inserted as close as possible to the atriocaval junctions. In special cases venous cannulation through the femoral and jugular vein may be helpful in furnishing better exposure when the heart–lung allograft is implanted, and especially when the cavo–caval anastomoses are performed. It is advantageous to place the arterial cannula into the ascending aorta, although the femoral artery was used in our case.

Under total cardiopulmonary bypass the recipient's diseased heart and lungs are excised en bloc by the same technique used for preparing the cardiopulmonary allograft except that, in the recipient, a rim of right atrium is preserved adjacent to the cavae. The trachea is cut just above the bifurcation. Special attention is given to safeguarding both phrenic nerves. When the specimen is removed, only the cut end of the ascending aorta, the caval stumps, and attached rim of right atrium together with the pericardial sac, and the trachea remain from the patient's cardiorespiratory system (Fig. 8).

Implantation of the combined heart–lung allograft commences at the posterior wall of the trachea which has been trimmed to an appropriate length. After the first suture has been placed, both lungs are slipped through the posterior pleuro–pericardial incisions into their corresponding thoracic cavities. Continuous suture of a non-absorbable material (polyester) is used for the tracheal anastomosis (Fig. 9). Inferior and superior venae cava are anastomosed with running sutures of 3–0 Tycron. The superior vena cava anastomosis should be performed with particular care to avoid injuring the closely placed sinoauricular node. A running anastomosis of the ascending aorta completes the combined cardiopulmonary implantation (Fig. 10). Release of both caval tourniquets permits refilling of the heart with blood. Following aspiration of air from both ventricles and from the aortic root, coronary circulation is restored. Cardiopulmonary bypass is discontinued when the heart has regained adequate function with or without defibrillation.

6. Postoperative Care

Early postoperative care for cardiac transplant recipients differs from that for patients undergoing other cardiac surgery primarily in the degree of sterility required to minimize the risk of infection. Special postoperative care units enabling continuous disinfection are necessary. Constant monitoring of the electrocardiogram, arterial pressure, and venous pressure during the first 48 to 74 hours is mandatory. Small doses of isoproterenol may be necessary in the immediate postoperative period to compensate for eventual depletion of catecholamine in the transplanted heart. Digitalis is routinely given to all patients. Controlled or assisted respiration may be required for 24 hours after operation. The accuracy of ventilation and gas exchange is gauged by regularly drawn arterial blood gases. Tracheostomy is not recommended because each

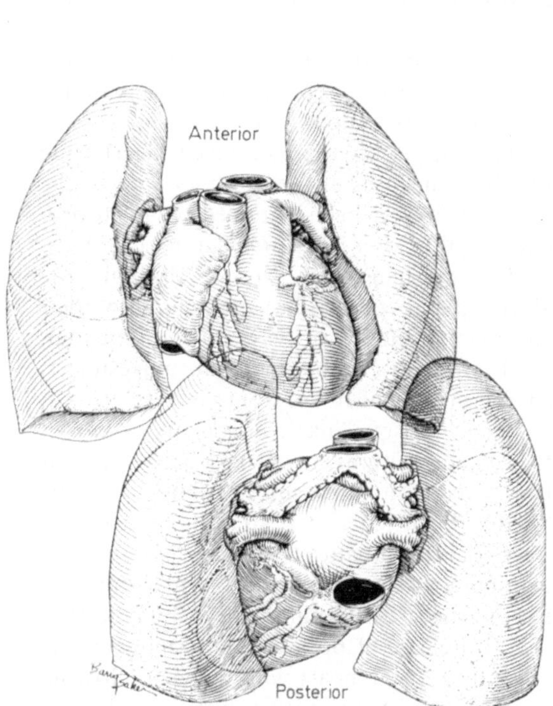

Fig. 7. Anterior and posterior aspects of the cardiopulmonary allograft

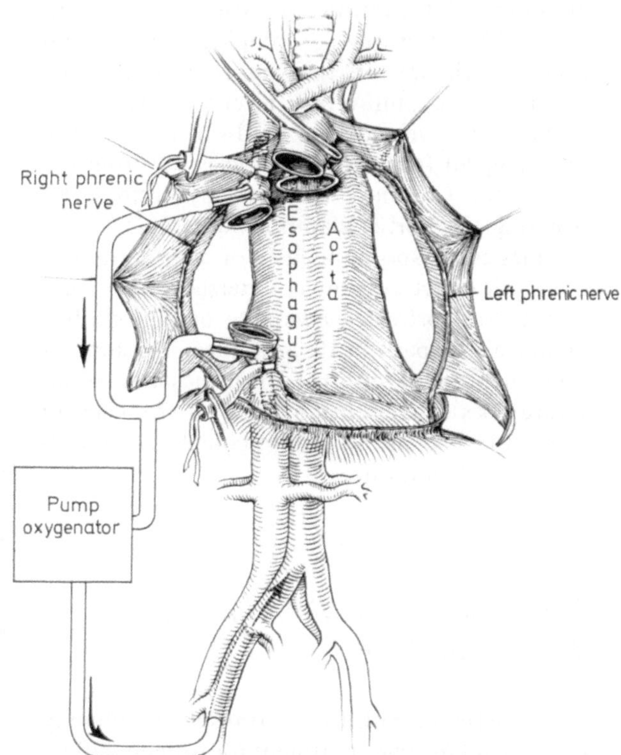

Fig. 8. Diagram of technique for cardiopulmonary transplantation. Appearance after removal of recipient heart and lungs. Cut ends of trachea, aorta, and cuffs of atrium at each vena cava orifice. Venous return to pump–oxygenator through metal cannulae; arterial perfusion into femoral artery. Phrenic nerves preserved on pedicles of pericardium

tracheostomy represents a possible source of infection. Prophylactic administration of antibiotics is strongly advised, since most failures in the early postoperative period have been attributed to infection. Early mobilization and intensive physical therapy are also advised to prevent atelectasis and retention of secretion in the lungs, both major causes of pulmonary infection, and to diminish the danger of venous stasis and thrombosis in the lower extremities, thus minimizing the risk of pulmonary emboli. Furthermore, early mobilization together with early institution of an adjusted diet are psychologically advantageous to the patient in that they tend to reassure him of the success of the operation and, consequently, help establish the positive mental attitude necessary for him to undergo the lengthy treatment which must follow. Proper postoperative care of a cardiac allograft recipient demands close cooperation and teamwork among the cardiac surgeon, anesthesiologist, cardiologist, pneumatologist, and immunologist, plus the support of experienced nursing specialists.

7. Immunosuppression and Recognition of Rejection

a) Immunosuppressive Therapy

Our regimen for immunosuppression in heart transplantation is adapted from that proposed by STARZL et al. (1967) for renal allografting between unrelated donors and recipients. The primary agents in our immunosuppressive therapy are azathioprine (Imuran), corticosteroids, and antilymphocytic globulin (ALG). Azathioprine is given to the recipient in an initial dose of 4 mg/kg body weight as soon as operation is

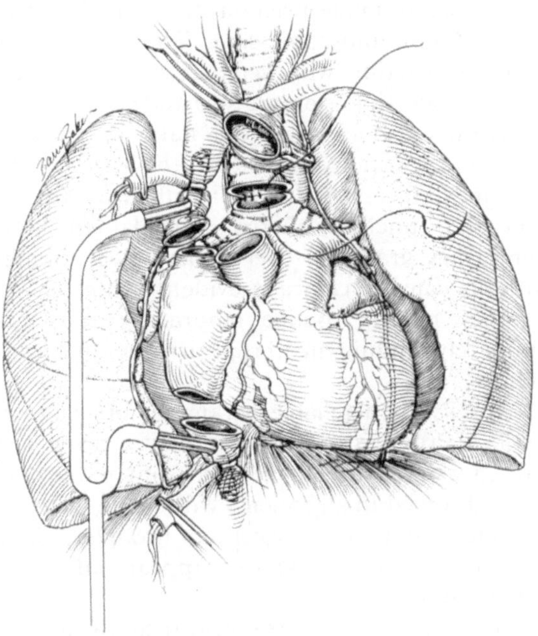
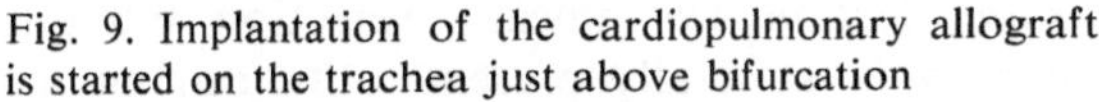

Fig. 9. Implantation of the cardiopulmonary allograft is started on the trachea just above bifurcation

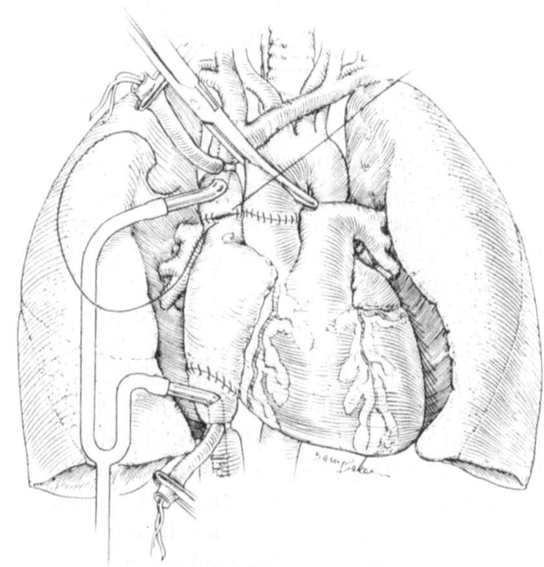

Fig. 10. Anastomoses of both caval veins and aorta complete insertion of the cardiopulmonary allograft

decided upon. Postoperatively the dose is decreased to 3 mg/kg for the following two days, and 2 mg/kg are given during the next three weeks. This is gradually reduced to a maintenance dose varying from 25 to 100 mg, depending upon the individual's white blood cell count.

Simultaneously with the first dose of azathioprine the patient receives prednisolone 1 mg/kg body weight orally and 5 mg/kg of hydrocortisone intravenously. These doses are repeated every six hours during the first postoperative day. The second postoperative day prednisolone 0.75/kg and hydrocortisone 2 mg/kg are administered every six hours. Hydrocortisone is then discontinued and prednisolone alone is given in a dose of 2 mg/kg per day. After three weeks this dose is gradually reduced to 1 mg/kg and by the time of discharge the daily dose ranges between 20 and 30 mg divided into three doses.

Heterologous antilymphocytic globulin, prepared in horses sensitized with human thymocyte and purified to an end product containing only IgG, is given daily for two weeks intravenously. Then it is administered every second day; later, every third day. The size of the dose depends upon the cyto-toxic titer and the biologic half-time of I^{125}-labeled ALG.

An optimal program for immunosuppressive therapy is not yet established. The least disputable drug is azathioprine. The value of administrating high doses of corticosteroids during the immediate postoperative period is also generally accepted. For maintenance, however, some groups prefer to give corticosteroids in weekly massive doses – a concept we employed in some cases by giving 200 mg of prednisolone one day a week. The use and the efficacy of ALG is still being disputed; nevertheless, prolonged function of heart grafts had been demonstrated in experiments when ALG was the only immunosuppressive agent used (HALPERN et al., 1969; HARDY et al., 1964). Based on their experience gained from kidney transplantation SHEIL et al. (1971) and SIMMONS et al. (1972) strongly believe that ALG can be a useful immunosuppressive agent especially during the early postoperative period. BUTLER et al. (1969) have studied the turnover of radioactive labeled ALG in 15 patients receiving azathioprine and corticosteroids simultaneously. They found a rapid immune elimination of the horse IgG indicating that ALG is highly antigenetic in man.

BRENDEL advocates administration of extremely high doses of ALG and supports his argument with the relatively good results obtained in patients so treated with the German-fabricated ALG.

In cases of clinically obvious rejection, doses of all three agents are massively increased and hydrocortisone is administered in doses as high as 10 mg/kg of body weight every two hours. During severe rejection crises cyclophosphamide may be used intravenously in addition to the standard agents.

Each of the immunosuppressive drugs has its side effects that may be deleterious to the patient. Azathioprine has been known to delete the bone marrow, resulting in leukopenia and thrombocytopenia and consequently encouraging infection and bleeding. After long-standing treatment with corticosteroids, steroid diabetes develops in most patients and may require insulin. Osteoporosis and atrophy of the skeletal muscles are other side effects of the corticosteroids which also enhance infection. Antilymphocytic globulin can produce severe allergic reactions and may also be responsible for severe viral infections as observed in our series and reported by others.

b) Recognition of Rejection

Early recognition of rejection is mandatory in cardiac transplant patients because the grafted heart cannot afford marked diminution of its function without major distability or death resulting. Rejection can progress hyperacutely, acutely, chronically, or subchronically. Hyperacute rejection appears within hours after implantation of an organ and has been described in kidney transplants (KISSMEYER-NIELSEN et al., 1966; TERASAKI et al., 1967b). In these patients there have been preformed antibodies against donor cells. Since preformed antibodies in prospective heart transplant recipients are less common (only in 4.3% in contrast to 19.2% in prospective kidney recipients), TERASAKI et al. (1969), hyperacute rejection is relatively rare in heart transplantation. It may be partially responsible for the immediate failure of cardiac xenografts. We have seen this type of rejection in one of our patients who received a second transplant when his first allograft was rejected after almost seven months. Acute rejection appears generally within three weeks after the operation and is caused by an intense immune reaction of the recipient in spite of immunosuppression. The outlook for patients reacting with acute rejection is poor. Chronic rejection is progressive and causes severe rejection episodes when the patient's immune reaction eventually overwhelms the action of the immunosuppressive drugs. In subchronic rejection the function of the transplanted heart diminishes gradually over a period of months without causing clinically evident symptoms or changes in the routine laboratory tests but ultimately ending in abrupt irreversible heart failure.

Malaise is a reliable parameter of acute rejection. Progressive loss of appetite, fever, and nausea as well as muscle and joint pains have been observed in all patients with acute rejection episodes. In chronic rejection, however, those symptoms may be absent or appear only at an advanced stage.

Intensification or reappearance of a *pericardial friction rub* indicates rejection but this criterion is generally present only during the first 4–6 weeks after operation.

Most important information on rejection is obtained from daily chest roentgenograms. A general increase of the heart shadow in the PA projection results from an increase of pericardial effusion and edematous enlargement of the heart, both of which accompany a rejection episode.

Congestive heart failure is a consistent sign of rejection but not highly reliable during the early postoperative period when most patients need digitalis and diuretics to sustain cardiac action. Increasing heart size, dyspnea, hepatomegalia, and peripheral edema occurring later in the postoperative period are usually related to rejection. A decrease in cardiac output may signal the onset of a rejection episode before its clinical appearance. An increase in left or right end-diastolic ventricular pressure or a decrease in either left or right ventricular dp/dt are particularly valuable parameters of rejection although they require cardiac catheterization (LEACHMAN et al., 1971).

The *electrocardiogram* provides the most reliable parameter for recognizing acute or chronic rejection once the early postoperative changes are stabilized. Significant findings are progressive decrease of the QRS voltage and depression of the S–T segment. These signs have been observed in all patients with acute, chronic,

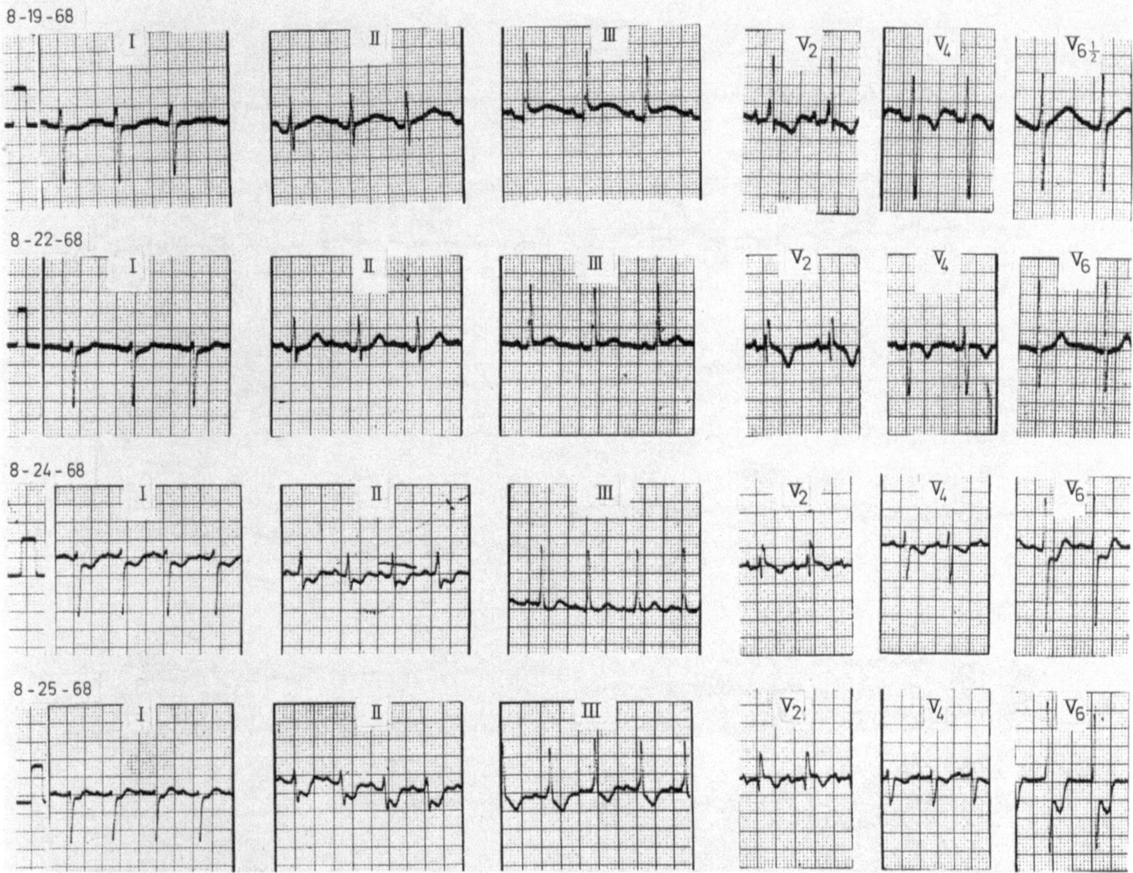

Fig. 11. Electrocardiogram series after cardiac transplantation in a 5-year-old child. Acute rejection characterized by fast decreasing voltage and marked S–T depression in leads II and V_6

or even subchronic rejection. A daily and considerable decrease in the QRS amplitude is seen in acute rejection (Fig. 11). In patients with chronic rejection, however, the differences between electrocardiograms performed daily or even weekly may be imperceptible. Thus, each electrocardiogram should be compared with electrocardiograms done one or several weeks previously (Fig. 12). Our experience also shows that judging low voltage from the limb leads alone is not sufficiently reliable. The precordial leads indicate more precisely small variations in the QRS voltage. The most sensitive indicator for voltage changes is the electrocardiographic rejection index, a mean value calculated of the QRS amplitude of V_1, V_2, V_5, and V_6 expressed in 0.1 MV (Kriehuber et al., 1970). Depression of the S–T segment as an expression of subendocardial injury or ischemia during rejection always occurs, but this is a less obvious sign since other factors such as digitalis may influence its appearance. Right QRS axis when present is a significant sign of rejection. Arrhythmias such as atrial fibrillation may be another sign, and, retrospectively, was the only clinical parameter in one of our patients who suffered from subchronic rejection.

Among the different *serum enzymes* only lactate dehydrogenase (LDH) isoenzymes have consistently shown a direct correlation with rejection. High total LDH values immediately after transplantation result from surgical trauma but are normalized within a few days. Relatively high levels of LDH-1 can be observed in patients with rejection during the first six weeks after transplantation, but later on the LDH-1 difference between patients with rejection and those without is no longer significant. An important parameter is the LDH-1 to LDH-2 relation; the presence of rejection may be strongly suspected

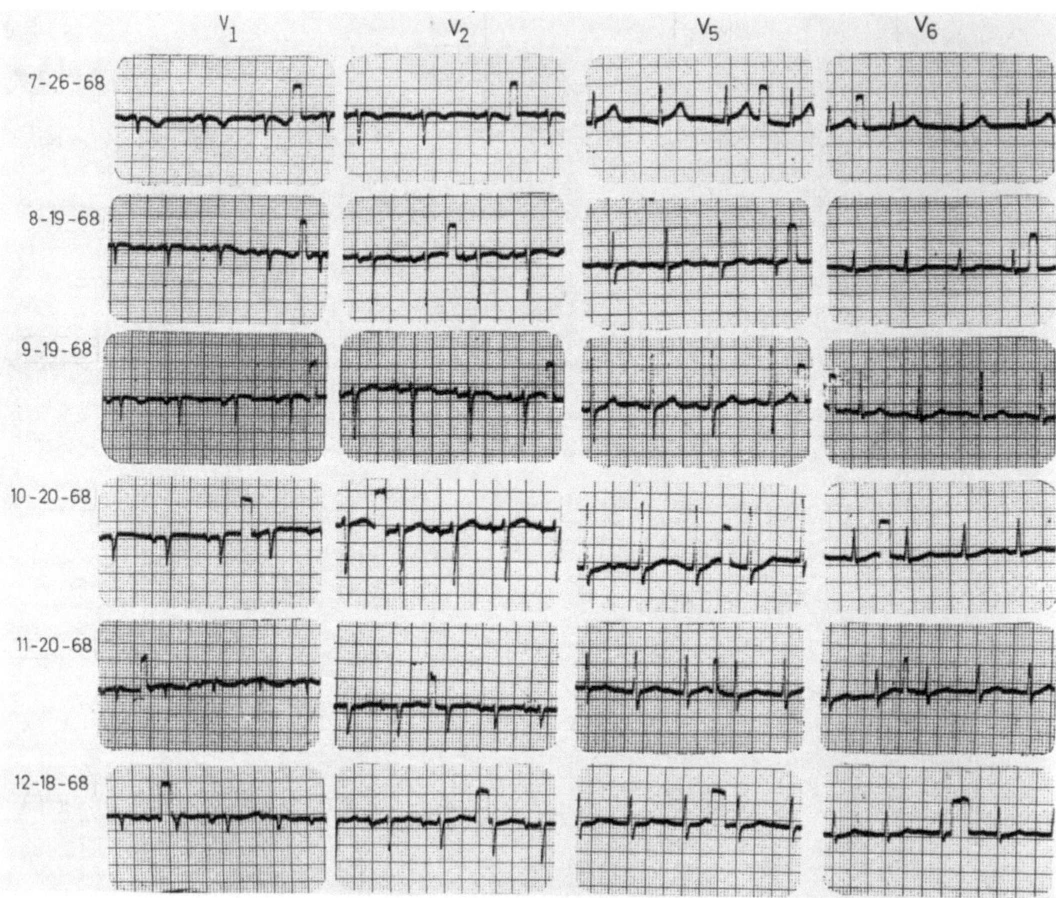

Fig. 12. Electrocardiographic serial studies in a 58-year-old patient transplanted on July 20, 1968. Subchronic rejection clinically not apparent. Slow but constant decrease of voltage between September and December 1968. Steady decrease of rejection. Index calculated of leads V_1, V_2, V_5, and V_6

when LDH-1 equals or exceeds LDH-2. The LDH isoenzyme determination qualifies as an early indicator of human cardiac allograft rejection and is especially helpful during the first four to six postoperative weeks when other parameters such as electrocardiographic changes are less reliable. Rejection must be suspected when LDH-1 > LDH-2; LDH-1 > 35% of total LDH, or when LDH-1 > 100 I.U. (NORA et al., 1969b).

Among other serum enzymes the creatine phosphokinase may be useful in some cases as an indicator of rejection, but it is not as accurate as LDH-isoenzymes.

Demonstration of fluorescent anti-heart antibodies could be the most reliable parameter for early detection of rejection. A correlation between clinical signs of rejection and appearance of fluorescent antibodies has been described by ELLIS et al. (1970).

8. Clinical Results

All our cardiac allografts resumed satisfactory action after implantation. Most patients were ambulatory within one week after the operation and felt marked improvement even in the early postoperative period. Four patients were able to leave the hospital. Three patients, all totally disabled before transplant surgery, achieved complete social rehabilitation after operation.

Function of the cardiac allograft was evaluated in six patients under various conditions and at different intervals after transplantation (Table 3). As previously reported, the resting heart rate was higher than normal in allografts because of their denervated state (BECK et al., 1969; HALLMAN et al., 1969). Increase of heart rate during exercise, being dependent upon humoral stimulation, was slower and less marked than in

Table 3. Functional studies in six patients after cardiac allotransplantation

Patient, date of transplant	Time	H.R.		C.O.		C.I.		Pulm. Pres.	Art. Rest	P.C.W.		R.A.		RVEDP	RV dp/dt	Status
		R	E	R	E	R	E			R	E	R	E	R	Rest	
No. 1																
2 May, 68	Pre-op	—	—	2.5	—	—	—	75/25		$\overline{38}$	—	—	—	—	—	Expired
	4 Wks.	108	120	5.9	6.0	3.5	3.7	65/20		—	—	$\overline{3}$	—	4	946	29 Wks.
	6 Wks.	112	142	4.9	6.0	2.7	3.4	55/25	$\overline{40}$	$\overline{12}$	$\overline{17}$	$\overline{4}$	$\overline{12}$	9	580	29 Nov., 68
	12 Wks.	111	120	5.6	—	3.0	—	55/30	$\overline{37}$	$\overline{27}$	$\overline{22}$	$\overline{7}$	—	10	565	
	27 Wks.	120	—	2.5	—	1.3	—	45/18	$\overline{30}$	$\overline{14}$	—	$\overline{12}$	—	15	275	
No. 2																
21 May, 68	Pre-op	—	—	—	—	—	—	—		—	—	—	—	—	—	Expired
	24 Hrs.	—	—	9.1	—	5.4	—	—		—	—	—	—	—	—	21 Wks.
	1 Wk.	90	115	5.6	9.6	2.4	—	—		—	—	$\overline{5}$	—	5	685	14 Oct., 68
	3 Wks.	96	110	5.8	—	3.5	—	43/15	$\overline{26}$	$\overline{12}$	$\overline{30}$	$\overline{7}$	$\overline{12}$	7	540	
	9 Wks.	96	108	4.6	8.1	2.7	4.7	35/15	$\overline{28}$	$\overline{17}$	$\overline{34}$	$\overline{10}$	$\overline{18}$	10	348	
No. 3																
2 July, 68	Pre-op	—	—	—	—	—	—	—		—	—	—	—	—	—	Expired
	48 Hrs.	—	—	3.9	—	2.2	—	—		—	—	—	—	—	—	21 Wks.
	6 Wks.	96	102	3.5	5.3	2.0	3.1	20/10	$\overline{12}$	$\overline{5}$	—	—	—	4	420	28 Nov., 68
	16 Wks.	108	114	2.7	5.3	1.6	3.1	26/10	$\overline{20}$	$\overline{11}$	$\overline{20}$	$\overline{4}$	$\overline{10}$	4	270	
No. 4																
20 July, 68	Pre-op	90	—	2.8	—	1.6	—	53/27	$\overline{35}$	$\overline{21}$	—	$\overline{5}$	—	8	—	Expired
	1 Wk.	78	90	4.8	13.5	2.9	8.1	27/13	$\overline{19}$	$\overline{15}$	$\overline{12}$	$\overline{10}$	$\overline{10}$	10	—	30 Wks.
	20 Wks.	104	108	5.1	7.2	2.9	4.2	27/10	$\overline{15}$	$\overline{5}$	$\overline{12}$	$\overline{5}$	10	5	—	13 April, 69
	34 Wks.	90	—	4.1	—	2.3	—	24/10	$\overline{14}$	$\overline{7}$	—	$\overline{5}$	—	5	—	
No. 5																
23 July, 68	11 Wks.	114	132	3.0	2.5	1.6	1.3	35/15	$\overline{22}$	$\overline{13}$	—	$\overline{7}$	—	7	—	Expired
	21 Wks.	108	—	3.5	—	1.8	—	40/12	$\overline{23}$	$\overline{18}$	—	$\overline{13}$	—	10	—	25 Wks.
																9 Sept., 69
No. 6																
16 Nov., 68	3 Days	110	—	4.8	—	2.3	—	—		—	—	—	—	—	—	Expired
	14 Wks.	108	120	5.9	10.6	2.8	5.1	19/7	$\overline{12}$	—	—	$\overline{4}$	—	2	—	71 Wks.
																28 March, 70

H.R. = Heart Rate, C.O. = Cardiac output L/min, C.I. = Cardiac output L/min/M^2, P.C.W. = Pulmonary Capillary Wedge Pressure, RA = Right atrial pressure, dp/dt = mm Hg/sec, R = Rest, E = Exercise, RVEDP = Right ventricular end-diastolic pressure.

a normal heart. Cardiac output and cardiac index ranged within normal limits in all early postoperative studies, and response to exercise was adequate. Over longer periods of time both values decreased in four patients but only one of these had simultaneous clinical signs of rejection, while decreasing voltage in the electrocardiogram indicated some rejection in two of the cases. These results show that serial cardiac output studies are helpful for early detection of rejection. The right ventricular dp/dt was determined in three patients, and in all cases a gradual diminution was found which corresponded to a decrease in electrocardiogram voltage. The right atrial pressure increased in three patients (1, 2, 5) parallel to an increase in the right ventricular end-diastolic pressure. Two of these patients (1, 5) had clinical signs, the third, electrocardiographic signs of clinical rejection.

Pulmonary artery pressure was elevated prior to transplantation in two patients (1, 4) and decreased within a few weeks after transplantation. Serial functional studies of the transplanted heart show that changes in cardiac output, right atrial pressure, right ventricular end-diastolic pressure, and right ventricular dp/dt occur in connection with rejection. Changes in the dp/dt of either the right or the left ventricle seems to reflect most accurately the actual status of an allograft in relation to rejection. The response of the transplanted heart to exercise is apparently directed humorally by catecholamines and by the Starling principle as long as the ven-

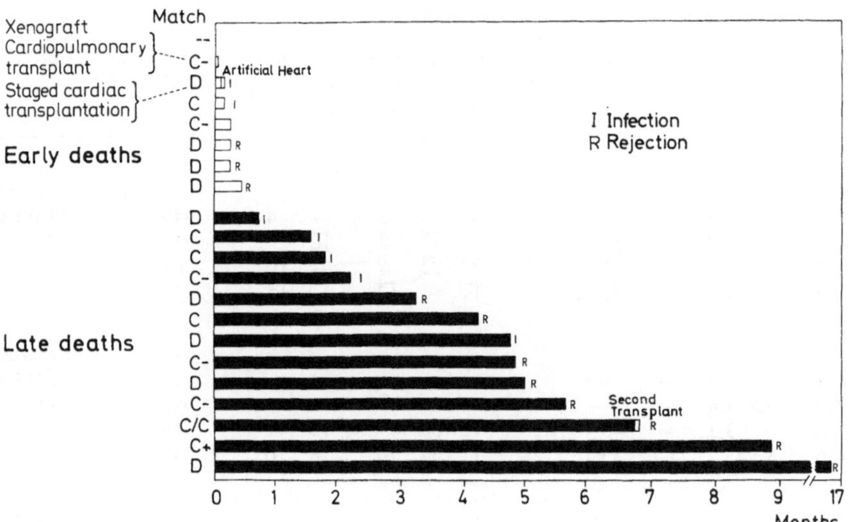

Fig. 13. Postoperative survival time (in months) of 21 cardiac transplant patients

tricular compliance ranges within normal limits (LEACHMAN et al., 1971).

Early deaths occurred in nine patients in the present series (Fig. 13), but none had to be attributed to technical difficulties. The cardiac xenograft which was inserted in a dying patient for whom no allograft was available never resumed proper activity and went into biventricular spasm shortly after coronary blood flow had been restored. The cardiopulmonary allograft implanted in a two-month-old infant functioned adequately in the early postoperative period, and the patient had spontaneous respiration for a short while. With assisted respiration arterial oxygen saturation was 78% with a pO_2 of 54 mm Hg and the pCO_2 was 27.5 mm Hg. However, postoperative bleeding necessitated re-exploration, which was tolerated poorly. Arterial blood gases deteriorated steadily, and the child died from respiratory insufficiency 14 hours after the combined cardiopulmonary transplantation. One patient who underwent staged cardiac replacement died from severe *Pseudomonas pneumonia* 32 hours after receiving the cardiac allograft. Among the remaining six patients who died in the early postoperative period, two succumbed to pneumonia 3 and 26 days, respectively, after operation. A hepatorenal syndrome caused death in one patient who had an unrecognized liver cirrhosis. Acute rejection was responsible for early death in three patients, all of whom were grade D mismatches. The fact that two of these patients underwent cardiac transplantation for end-stage myocardiopathy may be significant, although rough preoperative tests to exclude preformed antibodies were negative in each case.

Late deaths (Fig. 13) occurred in 12 patients $1^1/_2$ to $16^1/_2$ months after transplantation. Severe systemic infection was the primary cause of death in five of these patients. Chronic or subchronic rejection of the allograft ended in death for seven others in spite of heavy immunosuppression. In one of these patients an attempt at a second transplantation was made when the first allograft was irreversibly rejected after almost seven months. The second allograft failed within hours after implantation and the patient died from hyperacute rejection, indicating that retransplantation for rejection is not advisable. One patient, a 51-year-old man, lived for $16^1/_2$ months after transplantation before succumbing to chronic rejection complicated by pneumonia. Despite having a grade D tissue match with two major group incompatibilities, this patient survived longer than any other recipient in our series. However, his postoperative course was characterized by several major rejection episodes and a severe *Listeria monocytogenes* meningitis as well as a skin eruption due to an atypical strain of acid-fast bacteria.

Rejection was the primary cause of death, early or late, in a total of 12 patients (Table 4). Hyperacute rejection was seen in the patient who received a xenograft and in the one who underwent retransplantation for irreversible re-

Table 4. Causes of death in cardiac transplant recipients

Cause of death	Early deaths	Late deaths	Total
Acute rejection	3	–	3
Chronic rejection	–	7	7
Infection	3	5	8
Pulmonary insufficiency[a]	1	–	1
Pre-existing diseases	1	–	1

[a] Combined cardiopulmonary transplantation.

jection of the first allograft. Acute rejection was found only in patients with grade D mismatches, while patients with grade C-minus or better matches had chronic rejection. The patient with the best histocompatibility (grade C-plus) exhibited no clinical signs of rejection and lived a normal life for almost nine months until he suffered a sudden cardiac arrest. Histologic examination of his heart revealed evidence of chronic rejection.

The pathologic–anatomic picture of rejection was characterized by vitreous appearance and firm consistency of the heart. Subendocardial hemorrhage was a prominent finding in acute rejection but was less marked or absent in chronic and subchronic forms. Histologically there was disruption of the myocardial syncytium due to interstitial edema. Dense perivascular infiltration of pleomorphic lymphocytes, polymorphonuclear leukocytes, and histiocytes as well as minor degree of subintimal thickening of the coronary arteries were found in acute rejection (Fig. 14). In chronic rejection intimal and subintimal thickening of the coronary arteries resulting in irregular narrowing of the lumen prevailed (Fig. 15). Leukocytic infiltration was found but was less marked than in acute rejection (MILAM et al., 1970).

Severe infection stimulated and enhanced by the immunosuppressive therapy remains a serious problem in cardiac transplantation and ended fatally in eight of our patients. In six of these, death resulted from extensive pneumonia due to *Pseudomonas aeruginosa* (four), *Herpes simplex* (one), and *Klebsiella* and *Escherichia coli* (one). One patient died from hepatitis with yellow atrophy of the liver. Septicemia due to a highly resistant *Serratia marcescens* was the cause of death in the remaining patient. Infection was also present in several patients who died from irreversible rejection of the allograft. Microorganisms isolated from sputum, urine, blood, or wounds were *Pseudomonas aeruginosa*, *Proteus mirabilis*, *Serratia marcescens*, *Staphylococcus aureus* and *epidermoides*, and *β-hemolytic Streptococcus*. Meningitis due to *Listeria monocytogenes* was observed in two recipients. Atypical acid-fast bacilli caused a skin eruption in one patient. Evidentally, several micro-organisms responsible for severe infections in heart transplant recipients belong the normal flora which, in patients with poor general condition and diminished immune reaction become pathogenic. Systemic *Herpes simplex* infections, a rare occurrence in modern medicine, reappeared in transplant patients submitted to heavy immunosuppression and posed extreme difficulties in treatment.

During the two years of clinical experience with cardiac transplantation we have considered 42 additional patients for operation who did not receive allografts because of lack of donors, or in some cases because of a rare antigen combination which reduced chances for a matching donor. These patients represent a valuable control group relative to the survival of transplanted and nontransplanted patients (MESSMER et al., 1969). Excluding the xenograft and the combined cardiopulmonary transplant, 12 (63%) of the allograft patients survived the first month, eight (42%) survived four months, three (16%) survived six months, and one patient survived $16^1/_2$ months. Among the 42 potential, unoperated recipients, 24 (57%) survived one month, calculated from the time they were first considered as transplant candidates. Thirteen (31%) survived four months, and 12 (29%) survived six months. After 12 months, 11 (26%) of the potential recipients were still alive; two of these died later on (Fig. 16).

In assessing results thus far in cardiac transplantation as a procedure representing a new field in heart surgery, careful consideration must be given to the desperate preoperative condition of these patients. Several of the patients in our series and in others who before operation were severely or even totally disabled, were able to work and enjoy a normal life for various periods of time after transplantation, despite the multiple failures which have occurred discouraging both physicians and the public. Special efforts must be made to overcome the immune reaction by more effective immunosuppression or by enhancement of tolerance.

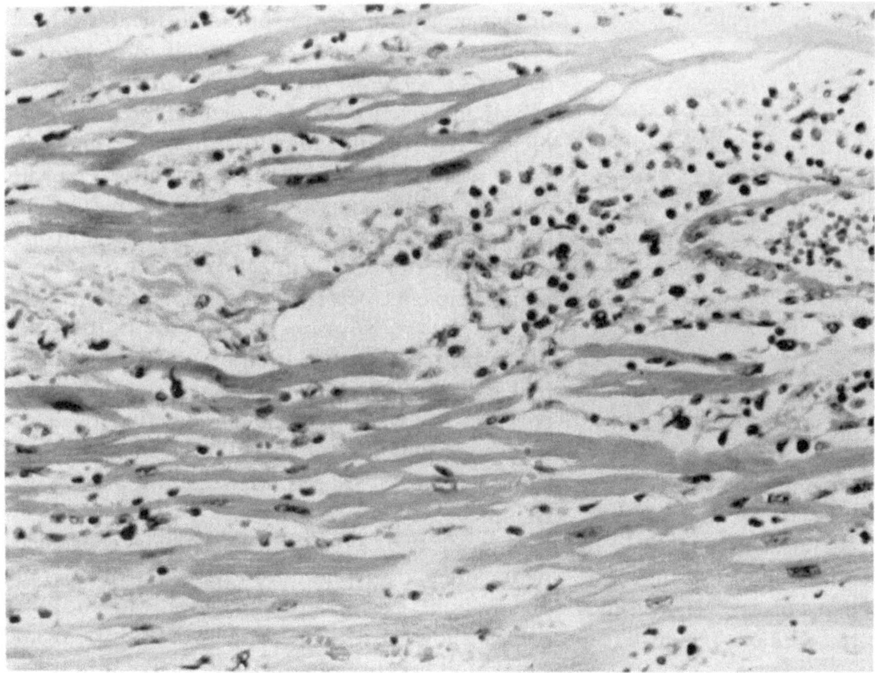

Fig. 14. Rejection, either acute or chronic, is biologically characterized by relaxation of the syncytium and round-cell infiltration

Encouraging reports in the field of cardiac transplantation have been published recently by GRIEPP et al. (1973) and STINSON et al. (1972). Their experience with 45 transplant patients shows an overall one-year survival rate of 40% and a three-year survival rate of 18%. Careful control of each patient by a highly specialized team and prevention of the vascular lesions in the transplanted heart by low cholesterol diet and long-term anticoagulation are primarily responsible for the outstanding results.

9. *Staged Cardiac Replacement*

During the first year of experience with human cardiac transplantation lack of donors was a major problem, especially in emergency situations. Many potential recipients died before an allograft was available. A possible solution to the problem could exist in temporary use of an artificial heart in order to bridge the time between complete failure of a patient's heart and availability of a suitable allograft.

Temporary mechanical circulatory support, partial and total, has been clinically applicable since 1955, when introduction of the Mayo–Gibbon pump oxygenator opened a new area in heart surgery. Yet despite major improvements in pump and oxygenator design, total circulatory support remains limited to a few hours with these devices. Main limiting factors are the nonpulsatile flow provided by the commonly used roller pumps and the blood damage which occurs within the actually used oxygenators. Various methods for partial circulatory support using steady as well as pulsatile flow have been developed and successfully applied (DENNIS et al., 1962; KANTROWITZ et al., 1966; LIOTTA et al., 1963). Outstanding contributions in development of an artificial heart for total circulatory support have been made by KOLFF and his group (AKUTSU et al., 1960; KAWAI et al., 1972; KWAN-GETT et al., 1968; NOSE et al., 1965) and LIOTTA et al. (1961). Since pulsatile blood flow and a membrane oxygenator are the basic requirements for prolonged total mechanical circulatory support, both features have been incorporated into the construction of long-term mechanical substitution devices.

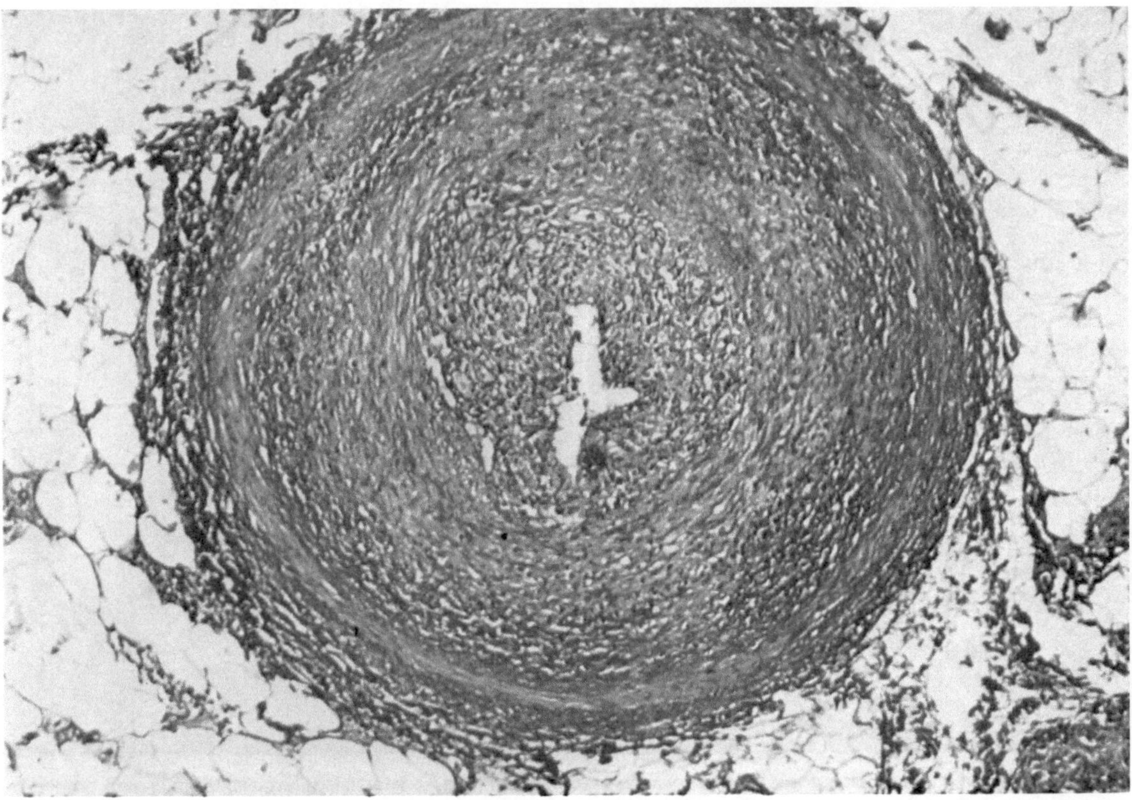

Fig. 15. On histologic examination of chronic rejection, the small and medium-size coronary arteries show narrowing of the lumen due to extensive intimal proliferation

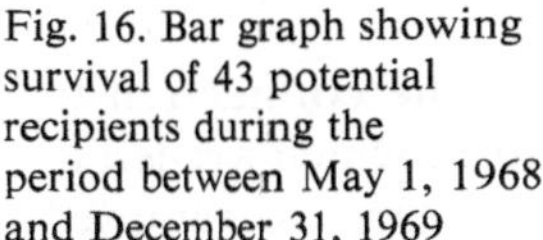

Fig. 16. Bar graph showing survival of 43 potential recipients during the period between May 1, 1968 and December 31, 1969

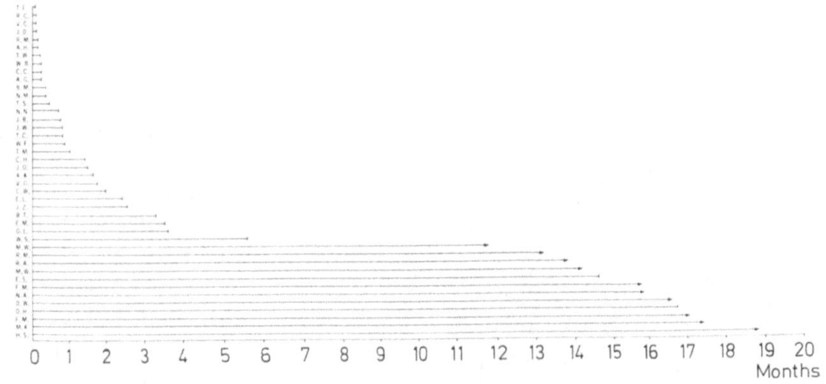

10. Cardiac Prosthesis and Control Unit

The pneumatically controlled cardiac prosthesis used for the first total mechanical substitution of the human heart consists of two independent chambers and is designed for orthotopic implantation in the pericardial sac. A prototype of this diaphragm-type pump was first described by LIOTTA et al. in 1961. Each chamber has three basic components: the body, the dome, and the diaphragm. Dome and body are fabricated of heavy Dacron embedded in Silastic. The diaphragm – approximately 0.5 mm in thickness – is made of a special reticular Dacron fabric. Cuff-

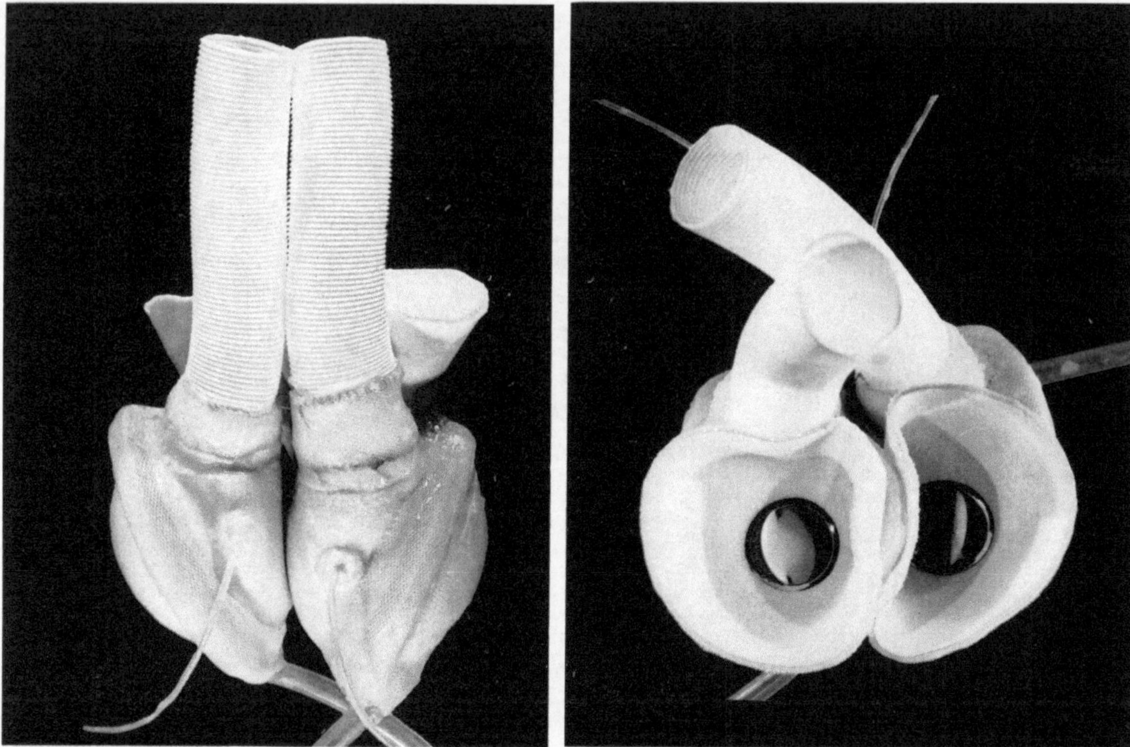

Fig. 17. First clinically used orthotopic cardiac prosthesis, consisting of two ventricles composed of Dacron embedded in Silastic. Cuff-shaped connectors to the atria and Dacron tube grafts for the corresponding great vessels. Flow directed by four Wada–Cutter valves. Gas energizing tubes and small tubes for ventricular pressure recording

shaped inflow tracts serve as the connection to the posterior walls of both atria, which are left in place when the recipient's heart is removed (Fig. 17). The outflow tracts of the prosthesis are connected to the corresponding great vessels by 25 mm of woven Dacron tubes. Tilting-disc valves placed in the inflow and outflow areas direct the blood flow (Fig. 18). The inner surface of the chamber and inflow tract are lined with a special reticular fabric* which allows swift and smooth deposition of a fibrinous lining, controlling the blood–foreign material interface problem.

* Philadelphia College of Textiles

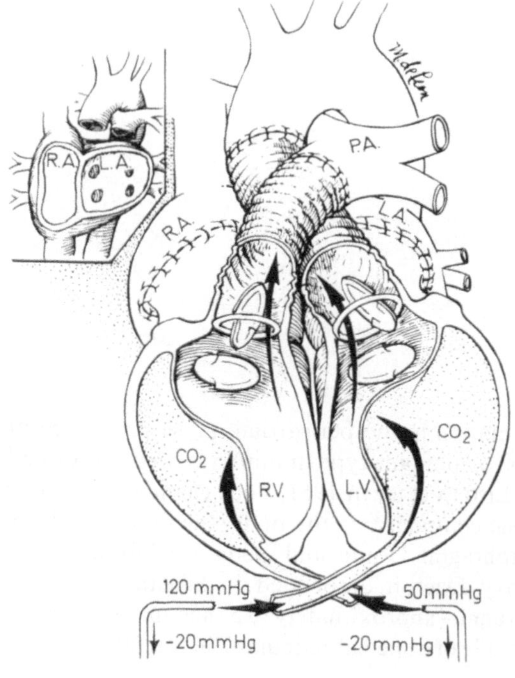

Fig. 18. Diagram of total cardiac prosthesis showing technique of implantation and method of activating the reciprocating pump units with an extracorporeal pneumatic system

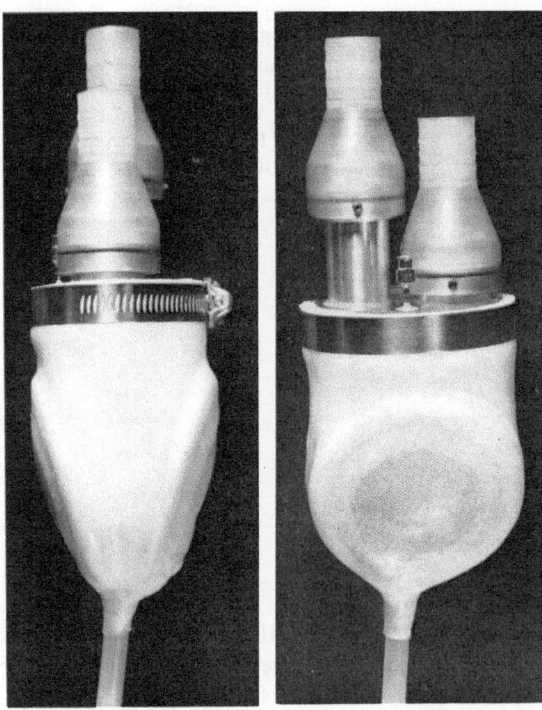

Fig. 19. Anterior and lateral view of modified type of cardiac prosthesis with an exchangeable specially designed valve housing and connector assembly used for *in vitro* tests

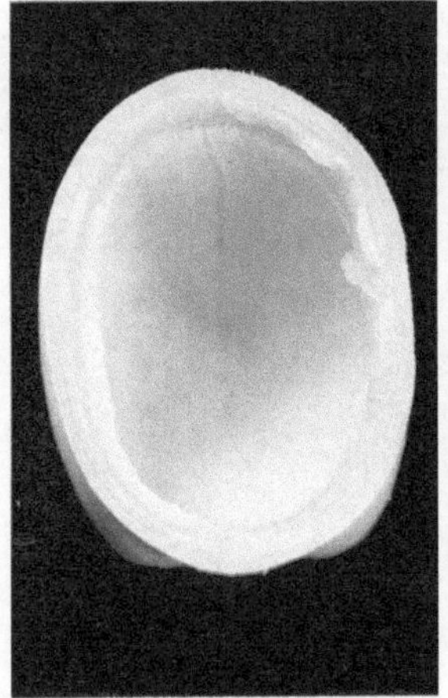
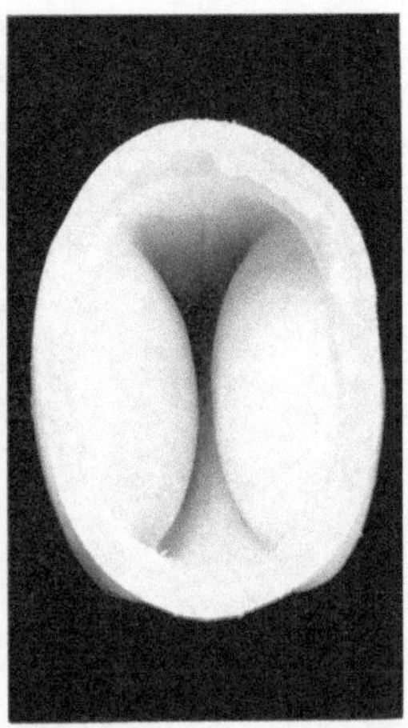

Fig. 20. Inside view of modified prosthetic ventricle. Two diaphragms provide improved output

A new type of pump fabricated by Cutter Laboratories* in collaboration with the Texas Heart Institute is currently being tested (Fig. 19). It is designed to have a stroke volume of 1.5 cc/kg body weight. While the first clinically used pump had only one diaphragm in each chamber, the new type is double diaphragmatic providing a reinforced central pumping (Fig. 20). *In vitro* studies with this new design resulted in flow rates up to 7 l/min at a pulse rate of 70 and a pneumatic systolic pressure of 125 mm Hg and a diastolic vacuum of 20 mm Hg. Different types of valves such as tilting-disc prostheses and tricuspid and bicuspid mounted fascia lata valves are under experimental evaluation in order to find the valve most suited for this type of pump (Fig. 21) (MESSMER et al., 1971).

The intrapericardially placed prosthesis is connected to the external energizing and control system by 5 mm I.D. silastic tubes covered with a special Dacron material to encourage tissue ingrowth and minimize sinus tract formation (LIOTTA et al., 1961). The portable control console (approximately 150 kg in weight) consists of two pneumatic power units, the pulse timer, and the physiologic data monitoring system (Fig. 22). Pressure (0–250 mm Hg) and vacuum (0–50 mm Hg) are delivered by the generators. Each pneumatic unit is connected to a pulse timer which controls the solenoid valve. Carbon dioxide is used as transmitting gas within the closed system. The rate can be adjusted from 10–120 bpm; the systolic duration, from 90–990 ms. Although it is possible to adjust each side separately, synchronization between the two units is necessary for correct functioning of the two-chambered cardiac prosthesis. Thus, for rate and onset of systole the right side can be automatically triggered by adjustment of the left side; but for systolic duration both right and left sides can be independently adjusted (290 ms being standard for the left side and 350 ms for the right). The optimal operating pressures for the present system are 125 mm Hg for the left chamber and 50 mm Hg for the right, while the vacuum is maintained at −20 mm Hg for both sides. The ideal pulse rate is 80 bpm.

A built-in oscilloscope provides eight physiologic data channels. Six of them can be recorded simultaneously for a lengthy period with a recording speed as low as 0.05 mm/sec.

As a general rule, the left and right ventricular pressures and both atrial pressures are recorded. Continuous-flow monitoring is provided by an additional electromagnetic flow meter fed into

* Cutter Laboratories, Berkeley, California.

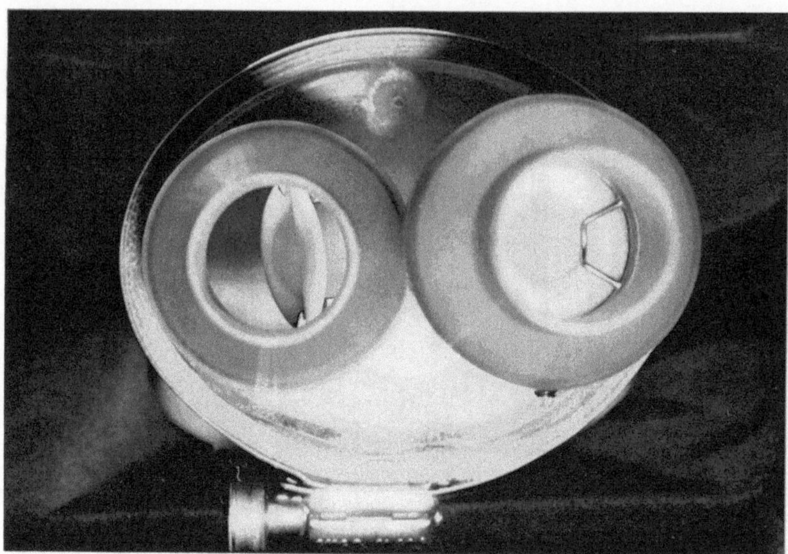

Fig. 21. Several types of valves are tested with the new type of cardiac prosthesis. View of the special valve housing with a Wada–Cutter valve in mitral and a Björk–Shiley prosthesis in aortic position

the system through the switching panel. An extensive technical description of the prosthesis and the energizing and control system has been reported elsewhere (COOLEY et al., 1970).

11. First Clinical Application of the Orthotopic Cardiac Prosthesis

A 47-year-old man was admitted to St. Luke's Hospital in March 1969, with advanced coronary artery disease and progressive heart failure. The patient had experienced his first myocardial infarction ten years prior to this admission and had a second severe attack in 1966. He had subsequently been hospitalized several times for arrhythmias and progressive heart failure. In May 1968, after three episodes of syncope, a transvenous pacemaker was inserted. A few months later a new episode of cardiac decompensation prompted larger doses of medication and an increase of the pacemaker rate to capture completely the ventricular response. In spite of adequate medication the patient continued to complain of angina, tachycardia, and dyspnea on the slightest exertion.

On admission the patient was orthopneic and mildly dyspneic at rest. Blood pressure was 110/80 mm Hg, and the pulse rate was regular at 72/min. The heart was enlarged with a grade 2/6 systolic murmur at the apex. Some crepitant rales were present in both lung bases. The liver was palpable two fingers-breadth below the costal margin. There was no peripheral edema.

Roentgenogram of the chest revealed cardiac enlargement with a prominent left atrium and left ventricle. The pacemaker electrode was surrounded by calcifications; its battery could be seen in a subcutaneous pocket in the right pectoral area. There was evidence of pulmonary emphysema and fibrosis (Fig. 23). Fluoroscopy showed poor contractility of the ventricles. Complete A–V block and ventricular complexes triggered by the pacemaker were demonstrated on electrocardiogram. Blood chemistry was normal.

On cardiac catetherization, left ventriculogram showed poor contraction and paradoxic expansion of the lateral wall and outflow tract. The pulmonary artery pressure was 45/19 mm Hg; the left ventricular end-diastolic pressure, 25 mm Hg. Coronary arteriograms revealed complete occlusion of the left anterior descending and left circumflex arteries and severe narrowing in the midpart of the right coronary artery, which partially supplied the left coronary system by collaterals.

The patient received intensive medical treatment for one month but did not improve. Although cardiac transplantation was recommended as the treatment of choice, he opposed this procedure, and a partial resection of the damaged left ventricular wall was attempted instead.

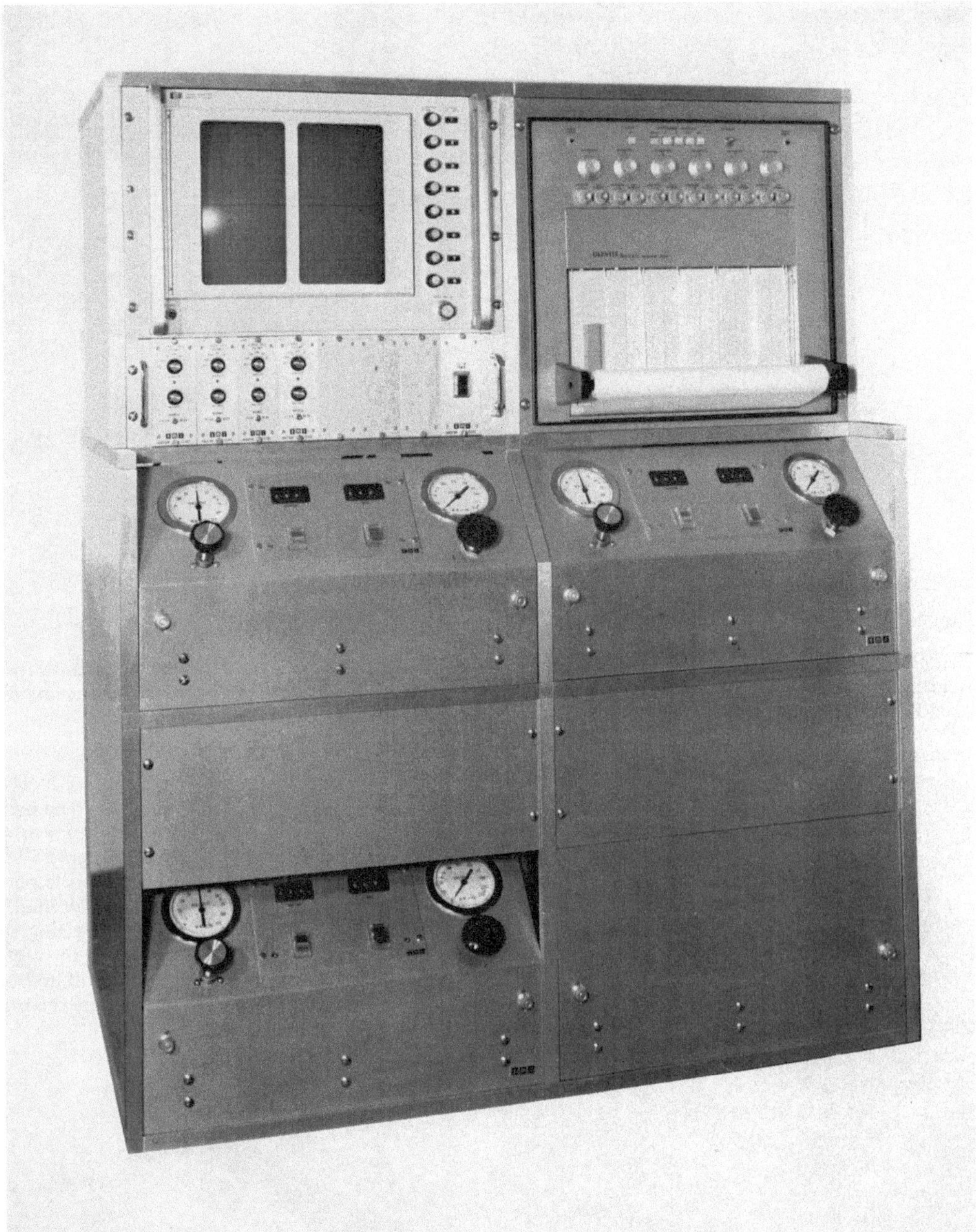

Fig. 22. Control console with power source and electronics for cardiac prosthesis. It consists of two synchronized pneumatic systems (a third unit as reserve) with frequency regulator and pulse timer. Eight-channel oscilloscope and 6-channel recorder

On April 4, 1969, under general anesthesia, the heart was exposed by a median sternotomy. Both cavae and the femoral artery were cannulated for total cardiopulmonary bypass. Heparin, 3 mg/kg body weight, was administered. Using a disposable plastic bubble-oxygenator primed with 5% glucose in water, cardiopulmonary bypass was conducted under normothermia with the aorta cross-clamped and without coronary perfusion. When the left ventricle was incised, fibrotic transformation of two-thirds of the ventricular wall and almost the entire septum could be observed. An extensive area of the fibrotic tissue including a part of the

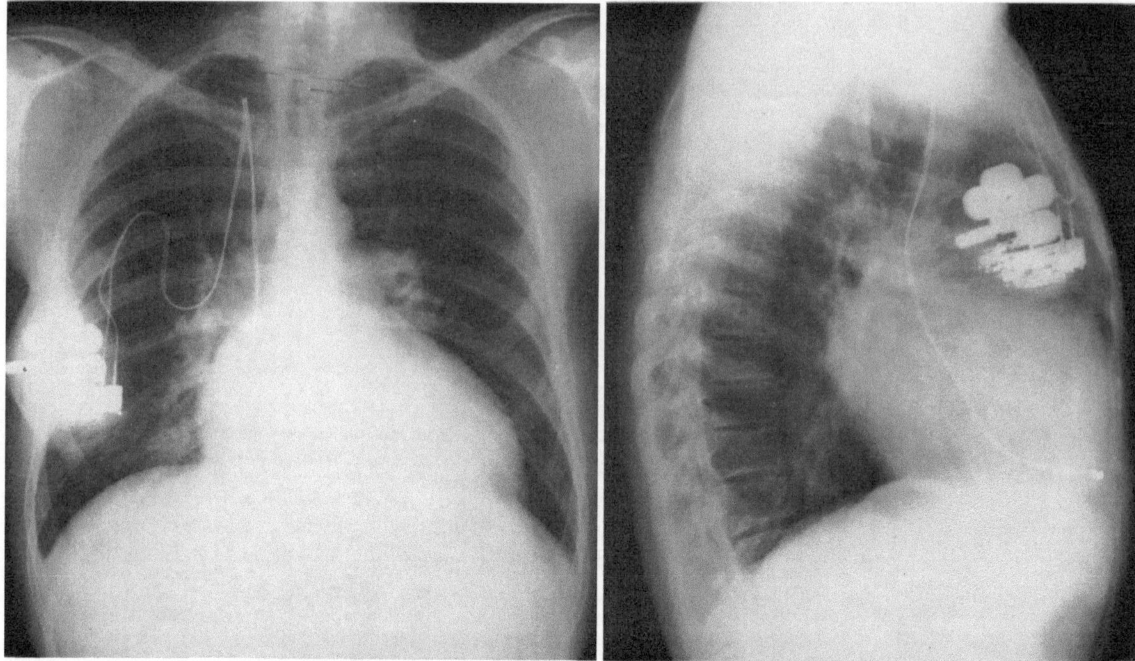

Fig. 23. Roentgenograms of the chest before operation in 47-year-old man who underwent implantation of orthotopic cardiac prosthesis. Marked cardiomegaly involving mostly the left ventricle. An intracardiac pacemaker electrode is placed in right ventricle with battery unit located subcutaneously in the right pectoral fold

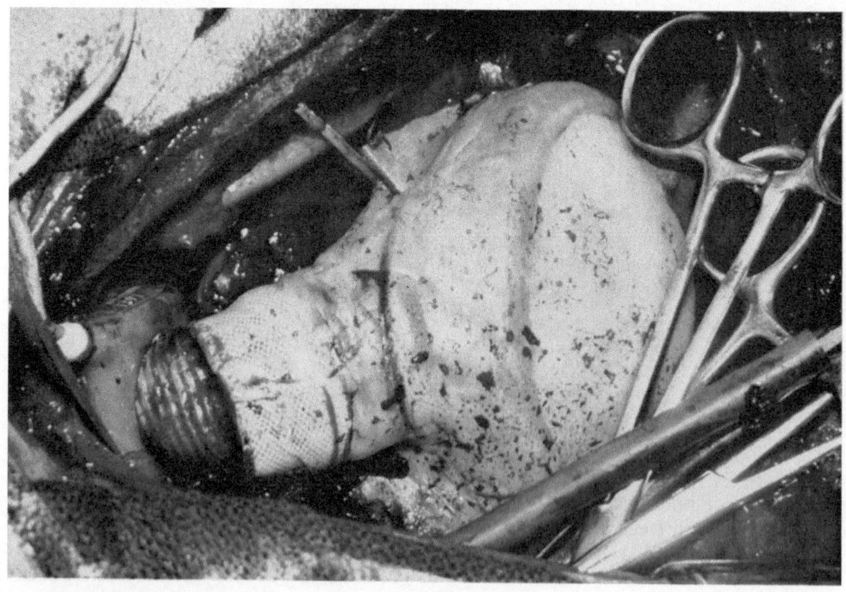

Fig. 24. The artificial heart *in situ* in 47-year-old patient. The prosthesis is placed intrapericardially and the gas energizing tubes are directed through the chest wall and connected to the energizing unit

septum and right ventricular wall were excised. On completion of the ventriculoplasty several unsucessful attempts were made to resuscitate the heart, resulting only in sporadic, weak contractions. A maximum systolic arterial pressure of 40 to 50 mm Hg as well as recurrent ventricular fibrillation forbade interruption of cardiopulmonary bypass. Since no cardiac allograft was immediately available, it was decided to use the orthotopic cardiac prosthesis to bridge the time

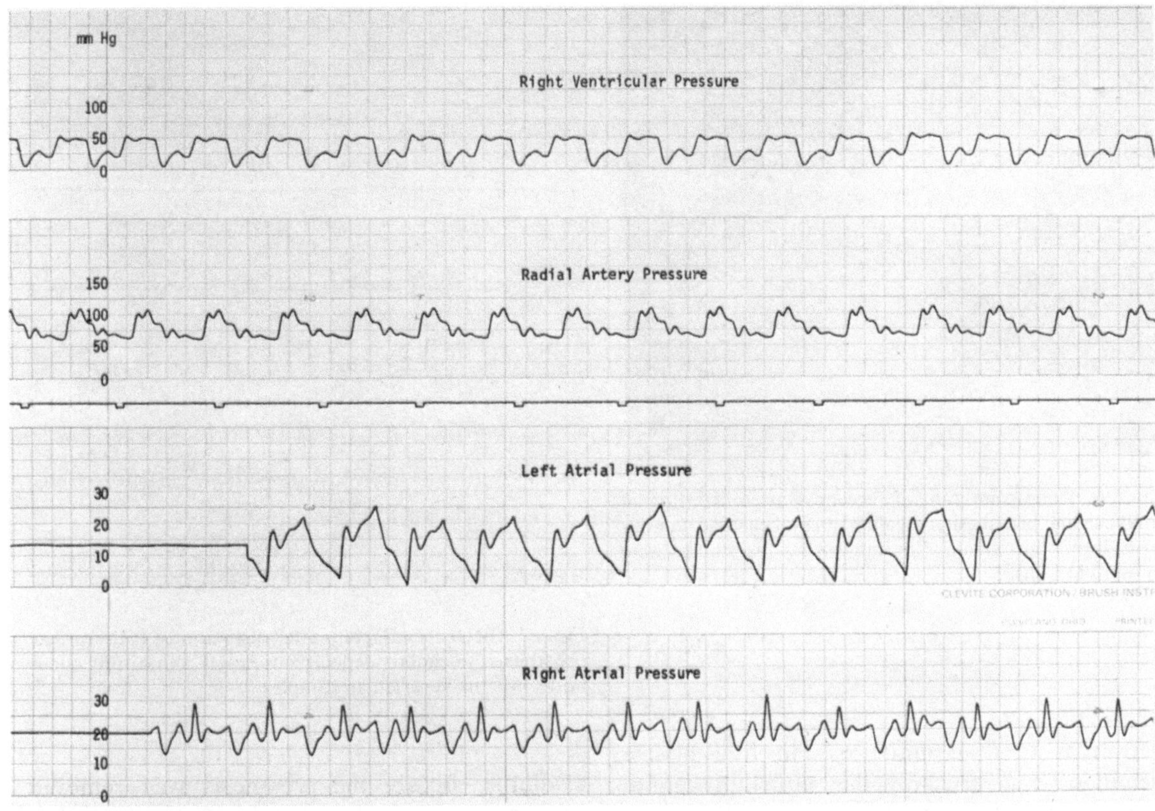

Fig. 25. Pressure recording of patient with cardiac prosthesis *in situ*. Right ventricular pressure 50/5 mm Hg, radial artery pressure (BP) 110/60, left atrial pressure (mean) 13 mm Hg, right atrial pressure (mean) 25 mm Hg

required for finding a suitable donor. The patient's unresponsive heart was removed in the same manner used for cardiac allotransplantation, leaving the posterior walls of both atria with the attached caval and pulmonary veins in place (Fig. 4). After appropriate tailoring, the funnel-shaped inflow tract of the left prosthetic ventricle was anastomosed to the left atrial wall, and the right prosthetic chamber similarly joined to the right atrial wall. Pulmonary artery and aorta were then sutured to the trimmed 25 mm Dacron grafts connecting the outflow tracts of the respective ventricles. Continuous suture technique was used for all anastomoses. The Silastic tubes connecting the prosthesis to the energizing system were directed through the chest wall. Both caval tourniquets were loosened and air was removed from both prosthetic chambers by special built-in catheters. Air was also aspirated from the ascending aorta and the aortic clamp removed. The prosthesis was activated and cardiopulmonary bypass discontinued (Fig. 24). It is important to stop cardiopulmonary bypass as soon as the prosthesis is functioning, since excessive negative pressure may result from inadequate filling pressure in the chambers and this may lead to air embolism. Protamine was given to counteract the heparin activity. Cardiac output was 4.5 l/min as measured with an electromagnetic flow meter placed around the pulmonary artery. The median sternotomy was then closed.

After operation the patient was kept in isolation, and the arterial pressure, the pulmonary artery pressure, and both atrial pressures were monitored continuously (Fig. 25). The patient shortly resumed full cerebral activity and 24 hours after operation was talking to attendants and taking fluids orally. In the immediate postoperative period hemoglobinuria was observed. Plasma hemoglobin level was 309 mg% but subsequently decreased to 32 mg%. This conforms to the findings of AKUTSU et al. (1960) who showed in animal ex-

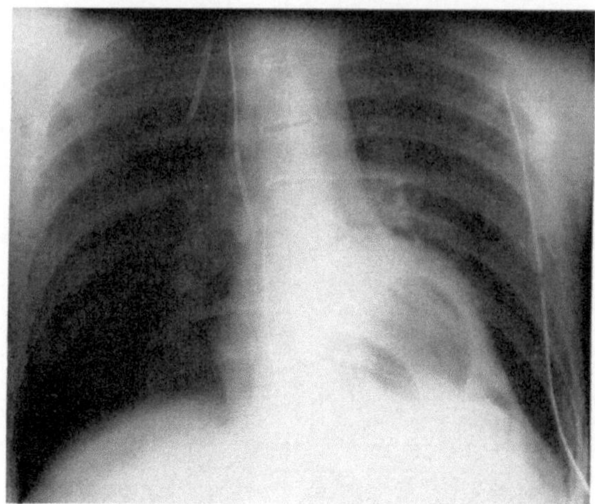

Fig. 26. Roentgenogram of the chest after insertion of total cardiac prosthesis, revealing normal cardiac contour with double gas shadow indicating that the pumps were in systolic phase

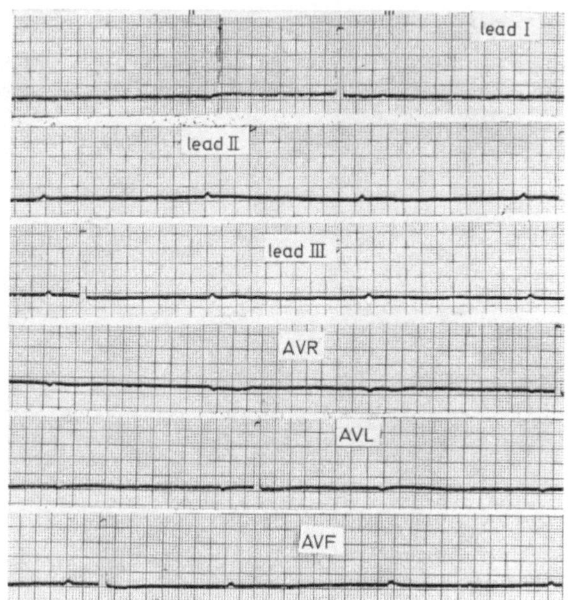

Fig. 27. Electrocardiogram after insertion of total cardiac prosthesis. Regular depolarization of remaining sinus node but no ventricular complex

periments that an initial rise in free plasma hemoglobin is primarily the sequel of cardiopulmonary bypass and that a gradual decrease in plasma hemoglobin occurs during mechanical pumping. Peripheral vasoconstriction was observed a few hours after implantation, and peripheral vascular resistance was calculated at 2880 dynes·sec·cm^{-5}. Following administration of Arfonad this dropped to 1200 dynes·sec·cm^{-5} and cardiac output simultaneously increased from 1.95 l/min to 2.95 l/min (as measured by dye dilution technique). In spite of adequate pressure and cardiac output, urinary output decreased until it reached anuric levels. In anticipation of cardiac transplantation immunosuppressive therapy was started with administration of Imuran (500 mg) and antilymphocytic globulin.

On postoperative chest films the silhouette of the prosthesis closely resembled that of a normal heart. Two air bubbles indicated that the prosthesis was in systole when the film was taken (Fig. 26). On electrocardiogram there was regular depolarization of the preserved sinus node in the remaining right atrial wall at a rate of 37/min (Fig. 27).

The cardiac prosthesis and its energizing system functioned without incident for 64 hours, keeping the patient alive until a donor became available. Before the prosthesis was removed and cardiac transplantation performed, cardiac output was again measured by electromagnetic flow meter and was 5.2 l/min.

The transplanted heart resumed activity in sinus rhythm with the aid of a single direct current countershock. Cardiac output was stimulated with a continuous isoproterenol drip. Renal function did not improve. Soon after transplantation a consolidation in the lower lobe of the right lung appeared on x-ray films and eventually resulted in extensive pneumonia (*Pseudomonas aeruginosa*) of that lung; and despite heavy doses of antibiotics and adequate respiratory support, the patient's blood gases deteriorated. He died from respiratory failure 32 hours after the allografting.

Extensive pneumonia (*Pseudomonas aeruginosa*) was found in both lungs, predominantly in the right lower lobe, at autopsy. Both chambers of the prosthesis were free of thrombus (Fig. 28), even though the patient had not received anticoagulants during the period of mechanical pumping. Sections of the prosthetic wall revealed fibrinous deposition between the network of the special Dacron fabric lining the inner surface of the prosthesis, resulting in a smooth interface between blood and prosthesis.

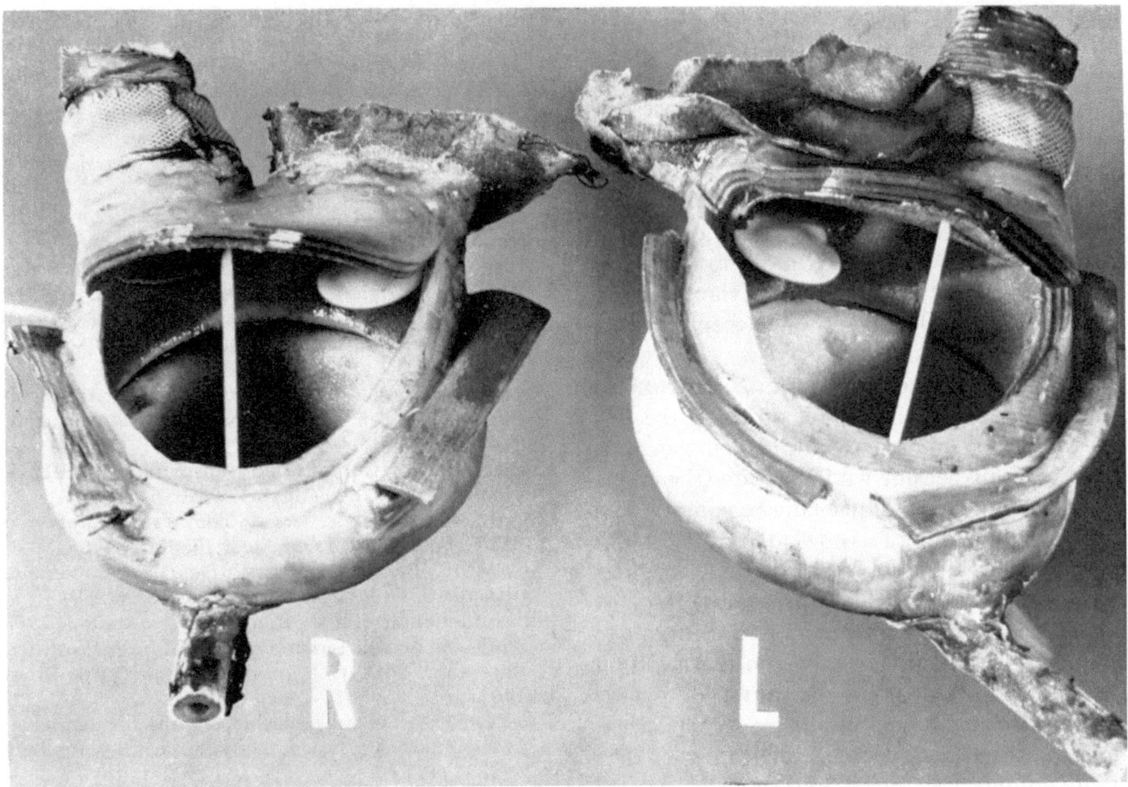

Fig. 28. Macroscopic photograph of prosthesis after removal showing smooth lining of both pumping chambers. All valves and the chambers were entirely free of thrombus

12. Moral, Ethical and Social Aspects of Cardiac Transplantation

Perhaps more than any other medical act, transplantation of the human heart has had far-reaching social significance in addition to representing a medical advance. As a surgical achievement it had been anticipated, although it occurred unexpectedly soon. Not anticipated, however, was the emotional interest it stirred in the lay public, the ripples of anxiety it caused in the moral conscience of society, and the urgent new legal questions it opened.

Why was world reaction to the first heart transplant so exaggerated, so hysterical? Kidney transplants, for instance, had been performed without attracting the numerous cries of denunciation which attended BARNARD's accomplishment on December 3, 1967. But kidneys have never figured prominently in romantic poems and songs, nor have kidneys been popularly held to house the soul or to be the source of courage or tenderness of mercy. Despite the establishment many years ago of the heart's proper role in the body – that of a pump – a surprisingly large number of people today still regard this organ in a metaphysical light. Superstition, then, has been one cause of the public furor surrounding cardiac transplantation; and, to some extent, cardiac transplantation has been instrumental in dissipating some of this superstition. The public which received news of the first clinical trial of an artificial heart with some composure on April 4, 1969, was considerably more educated about the actual properties of the human heart.

In addition to mitigating social ignorance about the heart, cardiac transplantation precipitated the quest for a new, valid definition of death. Transplant donors must have viable hearts, yet they must be legally dead. If a person is considered living as long as his heart keeps beating, cardiac transplantation would be a moral and legal transgression. Thus, the legal and medical professions were sharply prodded by Barnard's action to resolve finally and unequivocally the question – is death a process or event, and when exactly does it occur? With modern techniques a person's heart can be kept beating indefinitely; however, in the presence of brain death that beating heart is of no value to its original body. How much more rational it is to let that heart serve another, viable brain! Irreversible brain damage is now accepted as the main criterion for death.

Cardiac transplantation offers a great, exciting prospect for the future, pointing the way to a day when immunologic problems may be solved, thus dispensing with rejection (the downfall of most cardiac transplant recipients) and perhaps even leading to knowledge of a cure for cancer. It has already given impetus and direction to the artificial heart program; first, by proving the ability of a denervated allograft to sustain life and, consequently, the feasibility of a mechanical device doing the same; second, by showing that a simple ventricle type device, similar to an allograft, might suffice rather than a more complicated model; and third, by providing an opportunity (two-staged cardiac replacement) for testing the externally powered device which represents the current stage of development of the artificial heart. As a direct result of cardiac transplantation, research on the development of a totally implantable, durable artificial heart is proceeding swiftly, with an optimism hitherto lacking and unwarranted. But the most encouraging and significant effect of cardiac transplantation has been our enlightened attitude toward death, our expanded outlook on the possibilities of the future.

References

Akutsu, T., Houston, C. S., Kolff, W. J.: Artificial hearts inside the chest, using small electromotors. Trans. Amer. Soc. Artif. Int. Organs **6**, 299 (1960).

Akutsu, T., Takanu, H., Takagi, H., Turner, M. D., Henson, E. C., Crowell, J. W.: Pathophysiology and new problems in total artificial heart. J. thorac. cardiovasc. Surg. **64**, 762 (1972).

Barnard, C. N.: A human cardiac transplant: An interim report of a successful operation performed at Groote Schuur Hospital, Capetown. S. Afr. med. J. **41**, 1271 (1967).

Barsamian, E. M., Win, M. S., Cady, B., Brown, H., Collins, S. C.: Preservation of the heart in vitro. In: Heart substitutes, p. 263. Edit. by Brest, A. N. Springfield, Illinois: Charles C. Thomas 1966.

Beck, W., Barnard, C. N., Schrire, V.: Heart rate after cardiac transplantation. Circulation **49**, 437 (1969).

Bing, R. J., Chiba, C., Chrysohon, A., Wolf, P. L., Gudbjarnason, S.: Transplantation of the heart. Circulation **25**, 273 (1962).

Brendel, W.: Discussion to Kwan-Gett et al. (1968).

Butler, W. T., Rossen, R. D., Hersh, E. M., DeBakey, M. E., Diethrich, E. B., Brooks, D. K., Cooley, D. A., Nora, J. J., Leachman, R. D., Rochelle, D. G., Trentin, J. J., Judd, K. P., Beall, A. C., Jr., Jenkins, D. E., Morgen, R. O., Knight, V.: Prevention of rapid immune elimination of anti-lymphocytic globulin in transplant patients. Nature (Lond.) **224**, 856 (1969).

Carrel, A.: Anastomosis and transplantation of blood vessels. Amer. Med. **10**, 1645 (1905).

Carrel, A., Guthrie, C. C.: The transplantation of veins and organs. Amer. Med. **10**, 1101 (1905).

Cass, M. H., Brock, Sir Russel: Heart excision and replacement. Guy's Hosp. Rep. **108**, 285 (1959).

Ciba Foundation Study Group No. 29, London, 1967: Anti-lymphocytic serum. Edit. by G. E. W. Wolstenholme and Maeve O'Connor. Boston: Little Brown 1967.

Cooley, D. A.: Caval occlusion clamps for temporary cardiopulmonary bypass. J. thorac. cardiovasc. Surg. **59**, 292 (1970).

Cooley, D. A., Beall, A. C., Grondin, P.: Open heart operations with disposable oxygenators, 5 per cent dextrose prime and normothermia. Surgery **52**, 713 (1962).

Cooley, D. A., Bloodwell, R. D., Hallman, G. L., Nora, J. J., Harrison, G. M., Leachman, R. D.: Organ transplantation for advanced cardiopulmonary disease. Ann. thorac. Surg. **8**, 30 (1969a).

Cooley, D. A., Liotta, D., Messmer, B. J.: Orthotopic cardiac prosthesis for two-stage cardiac replacement. In: Advances in biochemical engineering and medical physics, S. N. Levine (editor), p. 47. New York: Interscience Publishers 1970.

Cooley, D. A., Messmer, B. J., Hallman, G. L., Bloodwell, R. D., Nora, J. J., Leachman, R. D.: Die Herztransplantation als Behandlungsmöglichkeit der schweren Koronarinsuffizienz. Langenbecks Arch. klin. Chir. **324**, 200 (1969b).

Demikhov, V. P.: Experimental transplantation of vital organs. Medgiz, Moscow: State Press for Medical Literature 1960, Engl. Ed.: New York: Consultant Bureau Enterprises, Inc. 1962.

Dennis, C., Hall, C. P., Moreno, J. R., Senning, Å.: Atrial septal puncture for total left heart bypass. Acta chir. scand. **123**, 267 (1962).

Diethrich, E. B., Liddicoat, J. E., DeBakey, M. E.: Extracorporeal preservation of the beating heart. J. Ass. Advance. Med. Instr. **3**, 237 (1969).

Dong, E., Griepp, R. B., Stinson, E. B., Shumway, N. E.: Clinical transplantation of the heart. Ann. Surg. **176**, 503 (1972).

Ellis, R. E., Lillehei, C. W., Zabriskie, J. B.: Heart reactive antibody in heart transplants. J. Amer. med. Ass. **211**, 1505 (1970).

FERNBACH, D , NORA, J. J., COOLEY, D. A.: Prospective tissue typing for heart transplants. Lancet **1969 I**, 425.

GOLDBERG, M., BERMAN, E. F., AKMAN, L.: Transplantation of the canine heart. J. int. Coll. Surg. **30**, 575 (1958).

GRIEPP, R. B., DONG, E., JR., STINSON, E. B., SHUMWAY, N. E.: Advances in human heart transplantation. Transplant. Proc. **5**, 835 (1973).

HALLMAN, G. L., LEATHERMAN, L. L., LEACHMAN, R. D., ROCHELLE, D. G., BRICKER, D. L., BLOODWELL, R. D., COOLEY, D. A.: Function of the transplanted heart. J. thorac. cardiovasc. Surg. **58**, 318 (1969).

HALPERN, B., CACHERA, J.-P., LACOMBE, M., HATHAWAY, A., CREPIN, Y., HUNG, B. M., LACASSAGNE, J. R., LEANDRI, J., MENDOZA, M., LAURENT, D., DUBOST, CH.: The efficiency of sheep antidog antilymphocyte serum in the prolongation of canine heart allografts. Transplant. Proc. **1**, 467 (1969).

HARDY, J. D., CHAVEZ, C. M., KURRUS, F. D., NEELY, W. A., ERASLAN, S., TURNER, M. D., FABIAN, L. W., LABECKI, T. D.: Heart transplantation in man. J. Amer. med. Ass. **188**, 1132 (1964).

JUDD, K. P., ALLEN, C. R., GUIBERLEAU, M. J., TRENTIN, J J.: Prolongation of murine cardiac allografts with antilymphocyte serum. Transplant. Proc. **1**, 470 (1969).

KAHN, D. R., REYNOLDS, E. W., WALTON, J. A., KIRSH, M. M., VATHAYANON, S., SLOAN, H. E.: Human heart transplantation for cardiomyopathy. Surgery **67**, 122 (1970).

KANTROWITZ, A., AKUTSU, T., CHAPTAL, P. A., KRAKAUER, J., JONES, R. T.: A clinical experience with an implanted mechanical auxiliary ventricle. J. Amer. med. Ass. **197**, 525 (1966).

KAWAI, J., PETERS, J., DONOVAN, F , HERSHGOLD, E J., ROWLEY, K., KOLFF, W. J.: Implantation of a total artificial heart in calves under hypothermia with 10 day survival. J. thorac. cardiovasc. Surg. **64**, 45 (1972).

KISSMEYER-NIELSEN, F., OLSEN, S., PETERSEN, V. P., FJELDBORG, O.: Hyperacute rejection of kidney allografts associated with pre-existing humoral antibodies against donor cells. Lancet **1966 I**, 662.

KONDO, Y., GRADEL, F. O., CHAPTAL, P.-A., MEIER, W., COFFEE, H. R., KANTROWITZ, A.: Immediate and delayed orthotopic homotransplantation of the heart. J. thorac. cardiovasc. Surg. **50**, 781 (1965a).

KONDO, Y., GRADEL, F., KANTROWITZ, A.: Heart homotransplantation in puppies. Long survival without immunosuppressive therapy. Circulation **31–32** (Suppl. 1), 181 (1965b).

KRIEHUBER, E., LEACHMAN, R. D., COKKINOS, D., MESSMER, B. J., COOLEY, D. A.: Das Elektrokardiogramm nach Menschenherztransplantation. Z. Kreisl.-Forsch. **59**, 780 (1970).

KWAN-GETT, C. S., CROSBY, M. J., SCHOENBERG, A., JACOBSEN, S. C., KOLFF, W. J.: Control systems for artificial hearts. Amer. Soc. Artif. Int. Organs **14**, 284 (1968).

LACOMBE, M., CACHERA, J. P., HUNG, B. M., VIGANO, M., LAURENT, D., DUBOST, CH.: Orthotopic homotransplantation of preserved hearts in dogs. J. cardiovasc. Surg. **8**, 298 (1967).

LEACHMAN, R. D., COKKINOS, D. V. P., ROCHELLE, D. G., ZAMALLOA, O., MILAM, J. D., HALLMAN, G. L., COOLEY, D. A.: Serial homodynamic study of the transplanted heart and correlation with clinical rejection. J. thorac. cardiovasc. Surg. **61**, 561 (1971).

LIOTTA, D., HALL, C. W., HENLY, W. S., COOLEY, D. A., CRAWFORD, E. S., DEBAKEY, M. E.: Prolonged assisted circulation during and after cardiac or aortic surgery: Prolonged partial left ventricular bypass by means of intracorporeal circulation. Amer. J. Cardiol. **12**, 399 (1963).

LIOTTA, D., TALIANI, T., GIFFONIELLO, A. H., DEHEZA, F. S., LIOTTA, S., LIZARRAGA, R., TOLOCKA, L., PANANO, J., BIANCIOTTI, E.: Artificial heart in the chest: Preliminary report. Trans. Amer. Soc. Artif. Int. Organs **7**, 318 (1961).

LOWER R. R., STOFER, R. C., SHUMWAY, N. E.: Homovital transplantation of the heart. J. thorac. Surg. **41**, 196 (1961).

MANAX, W. G., LARGIADER, F., LILLEHEI, R. D.: Whole canine organ preservation. J. Amer. med. Ass. **196**, 105 (1966).

MANN, F. C., PRIESTLEY, J. T., MARKOWITZ, J., YATER, W. M.: Transplantation of the intact mammalian heart. Arch. Surg. **26**, 219 (1933).

MEDAWAR, P. B.: Behavior and fate of skin autografts and skin homografts in rabbits. J. Anat. (Lond.) **78**, 176 (1944).

MERIDETH, J., TITUS, J. L.: The anatomic atrial connections between sinus and A-V node. Circulation **37**, 566 (1968).

MESSMER, B. J., LIOTTA, D., COOLEY, D. A.: Mechanische orthotope Substitution des Herzens. In vitro Untersuchungen kardialer Prothesen. Langenbecks Arch. klin. Chir. **325**, 375 (1971).

MESSMER, B. J., NORA, J. J., LEACHMAN, R. D., COOLEY, D. A.: Survival times after cardiac allografts. Lancet **1969 I**, 954.

MILAM, J. D., SHIPKEY, F. H., LIND, C. J., JR., NORA, J. J., LEACHMAN, R. D., ROCHELLE, D. G., BLOODWELL, R. D., HALLMAN, G. L., COOLEY, D. A.: Morphological findings in human cardiac allografts. Circulation **41**, 519 (1970).

MITTAL, K. K., MICKEY, M. R., SINGAL, D. P., TERASAKI P. I.: Serotyping for homotransplantation. XVII. Refinement of microdroplet lymphocyte cytotoxicity test. Transplantation **6**, 913 (1968).

NEPTUNE, W. B., COOKSON, B. A., BAILEY, C. P., APPLER, R., RAJKOWSKI, F.: Complete homologous heart transplantation. Arch. Surg. **66**, 174 (1953).

NORA, J. J., COOLEY, D. A., FERNBACH, D. J., ROCHELLE, D. G., MILAM, J. D., MONTGOMERY, J. R., LEACHMAN, R. D., BUTLER, W. T., ROSSEN, R. D., BLOODWELL, R. D., HALLMAN, G. L., TRENTIN, J. J.: Rejection of the transplanted human heart. New Engl. J. Med. **280**, 1079 (1969a).

NORA, J. J., COOLEY, D. A., JOHNSON, B. L., WATSON, S. C., MILAM, J. D.: Lactate dehydrogenase isoenzymes in human cardiac transplantation. Science **164**, 1079 (1969b).

NOSE, Y., TOPAZ, S., SENGUPTA, A., TRETBAR, L. L., KOLFF, W. J.: Artificial hearts inside the pericardial sac in calves. Trans. Amer. Soc. Artif. Int. Organs **11**, 255 (1965).

OGDEN, D. A., PORTER, K. A., TERASAKI, P. I., MARCHIORO, T. L., STARZL, T. E., HOLMES, J. H.: Chronic renal allograft function—correlation with histology and lymphocyte antigen matching. Amer. J. Med. **43**, 837 (1967).

PATEL, R., MICKEY, M. R., TERASAKI, P. I.: Serotyping for homotransplantation. XVI. Analysis of kidney transplant from unrelated donors. New Engl. J. Med. **279**, 501 (1958).

PATEL, R., TERASAKI, P. I.: Significance of positive cross-match test in kidney transplantation. New Engl. J. Med. **280**, 735 (1969).

PAYNE, R., PERKINS, H. A., NAJARIAN, J. S.: The relation between the postoperative course of the recipients of renal homografts and compatibility for defined leukocyte antigens. In: Advances in transplantation, p. 221. Baltimore: Williams and Wilkins Co. 1968.

PORTER, K. A., DOSSETOR, J. B., MARCHIORO, T. L., PEART, W., RENDALL, J. M., STARZL, T. E., TERASAKI, P. I.: Human renal transplants. I. Glomerular changes. Lab. Invest. **16**, 153 (1967).

PORTER, K. A., RENDALL, J. M., STOLINSKI, C., TERASAKI, P. I., MARCHIORO, T. L., STARZL, T. E.: Light and electron microscopic study of biopsies from 33 human renal allografts and isografts $1^1/_2$–$1^3/_4$ years after transplantation. Ann. N.Y. Acad. Sci. **129**, 615 (1960).

REEMTSMA, K., DELGADO, J. P., CREECH, O.: Transplantation of the homologous canine heart: Serial studies of myocardial blood flow, oxygen consumption and carbohydrate metabolism. Surgery **47**, 292 (1960).

SHEIL, A. G. R., KELLEY, G. E., STOREY, B. G., MAY, J., KALOWSKI, S., MEARS, D., ROGERS, J. H., JOHNSON, J. R., CHARLESWORTH, J., STEWART, J. H.: Controlled clinical trial of antilymphocyte globulin in patients with renal allografts from cadaver donors. Lancet **1971 I**, 359.

SHUMWAY, N. E., ANGEL, W. W., WUERFLEIN, R. D.: Recent advances in cardiac replacement. Surgery **62**, 794 (1967).

SHUMWAY, N. E., LOWER, R. R., ANGEL, W. W.: Present status of cardiac transplantation. Angiology **17**, 289 (1966).

SIMMONS, R. L., CONDIE, R., NAJARIAN, J. S.: Antilymphoblast globulin for renal allograft prolongation. Behring Inst. Res. Communication **51**, 119 (1972).

STARZL, T. E., MARCHIORO, T. L., HUTCHISON, D. E., PORTER, K. A., CERILLI, G. J., BRETTSCHNEIDER, L.: The clinical use of antilymphocyte globulin in renal homotransplantation. Transplantation **5**, 1100 (1967).

STINSON, E. B., GRIEPP, R. B., SCHROEDER, J. S., DONG, E., JR., SHUMWAY, N. E.: Hemodynamic observations one and two years after cardiac transplantation in man. Circulation **45**, 1183 (1972).

TERASAKI, P. I., DIEPOW, M. VON, DAVIDSON, C. J., MICKEY, M. R.: Serotyping for homotransplantation. XXIV. Heart transplantation. Amer. J. Cardiol. **24**, 500 (1969).

TERASAKI, P. I., MICKEY, M. R., SINGAL, D. P., MITTAL, K. K., PATEL, R.: Serotyping for homotransplantation. XX. Selection of recipients for cadaver donor transplants. New Engl. J. Med. **279**, 1101 (1968).

TERASAKI, P. I., THRASHER, D. L., HAUBER, T. H.: Serotyping for homotransplantation. XIII. Immediate kidney transplant rejection and associated preformed antibodies. In: Advances in transplantation, p. 225. Edit. by DAUSSET, J., HAMBURGER, J., and MATHE, G. Baltimore: Williams and Wilkins Co. 1967.

TERASAKI, P. I., VREDEVOE, D. L., MICKEY, M. R.: Serotyping for homotransplantation. X. Survival of 196 grafted kidneys subsequent to typing. Transplantation **5**, 1057 (1967a).

TERASAKI, P. I., VREDEVOE, D. L., PORTER, K. A., MICKEY, M. R., MARCHIORO, T. L., FARIS, T. E., HERRMAN, T. J., STARZL, T. E.: Serotyping for homotransplantation. V. Evaluation of a matching scheme. Transplantation **4**, 688 (1966).

WEBB, W. R., HOWARD, H. S.: Cardiopulmonary transplantation. Surg. Forum **8**, 313 (1957).

WEBB, W. R., HOWARD, H. S.: Restoration of function of the refrigerated heart. Surg. Forum **8**, 302 (1958).

WEBB, W. R., HOWARD, H. S., NEELY, W. N.: Practical methods of homologous cardiac transplantation. J. thorac. Surg. **37**, 361 (1959).

WESOLOWSKI, S. A., FENNESSEY, J. F.: Pattern and failure of the homografted canine heart. Circulation **8**, 750 (1953).

III. Die Ectopia cordis

Ectopia cordis

A. SELING

Mit 2 Abbildungen

I. Definition und Gliederung

Die angeborene Verlagerung des Herzens außerhalb der Brusthöhle wird als Ektopie bezeichnet. Verschiedene Formen und Schweregrade lassen sich nach dem anatomisch-pathologischen Erscheinungsbild unterscheiden. Die Bezeichnung der Formen erfolgt nach der topographischen Lage des Herzens:

1. Ectopia cordis cervicalis,
2. Ectopia cordis thoracalis,
3. Ectopia cordis thoraco-abdominalis,
4. Ectopia cordis abdominalis.

Für die Einteilung der Herzektopien sind verschiedene Schemata angegeben worden. Das oben angeführte berücksichtigt anatomische und klinische Gesichtspunkte und wird deshalb von den meisten Autoren bevorzugt. Die ergänzende Beurteilung nach Schweregraden ist für die Prognose von Wichtigkeit. Komplette Herzektopien werden gegen inkomplette abgegrenzt. Bei den inkompletten Formen liegt das Herz nicht allseitig frei, sondern ist größtenteils von anderen Organen schützend umgeben. Hat das Herz eine perikard-, membran- oder hautartige Umhüllung an der sichtbaren Oberfläche, ist die Bezeichnung gedeckte Ektopie zutreffend.

1. Ectopia cordis cervicalis

Mit 2,8% stellt diese Form der Herzektopie die kleinste Gruppe dar. Das Herz liegt kranial der oberen Thoraxapertur (E. cephalica cordis; E. cephalica suprathoracica; Zervikalherz). Diese Anomalie ist stets mit schweren mandibulären, oralen oder zervikalen Mißbildungen vergesellschaftet. Offensichtlich ist der Descensus cordis zum Zeitpunkt der Vereinigung der Halsmuskelsegmente ausgeblieben.

2. Ectopia cordis thoracalis

Diese Form ist mit 53,4% die häufigste und hat auch klinisch die größte Bedeutung (Abb. 1). Zusätzlich besteht immer ein mehr oder weniger großer Defekt der vorderen Brustwand (Abb. 2), insbesondere des unteren Sternums (sternale Ektopie; E. cordis pectoralis cum fissura sterni; Pektoralherz). Bei der Inspektion kann die Anomalie der vorderen Brustwand lediglich als umschriebener, knapp markstückgroßer, runder oder ovaler Defekt im Sternum imponieren, der den Gefäßdurchtritt zum Herzen ermöglicht. Das komplett (E. cordis thoracalis extrathoracalis) oder partiell aus dem Thorax austretende Herz kann vollständig frei liegen (E. cordis thoracalis nuda) oder von Perikard oder einer häutigen Membran bedeckt sein (E. cordis thoracalis tecta) (40%).

Tabelle 1. Aufstellung über die Ectopia cordis bis einschließlich 1971

Gruppe		Zahl der Fälle	%
I	Ectopia cordis cervicalis	8	2,8
II	Ectopia thoracalis	153	53,4
III	Ectopia cordis thoraco-abdominalis	35	12,2
IV	Ectopia cordis abdominalis	51	17,8
V	Nicht klassifiziert	39	13,8
	Gesamtzahl der Fälle	286	

3. Ectopia cordis thoraco-abdominalis

Bei der thoraco-abdominalen Form (12,2%) liegt vielfach eine ausgedehnte sternoepigastrische Spalt- oder epigastrische Bruchbildung mit Einbeziehung des Zwerchfells vor (E. cordis sterno-

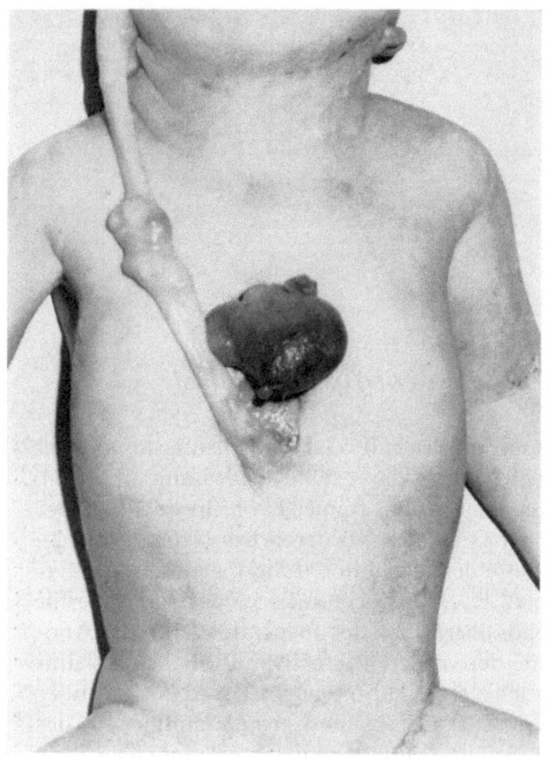

Abb. 1. Ectopia cordis thoracalis nuda (eigene Beobachtung)

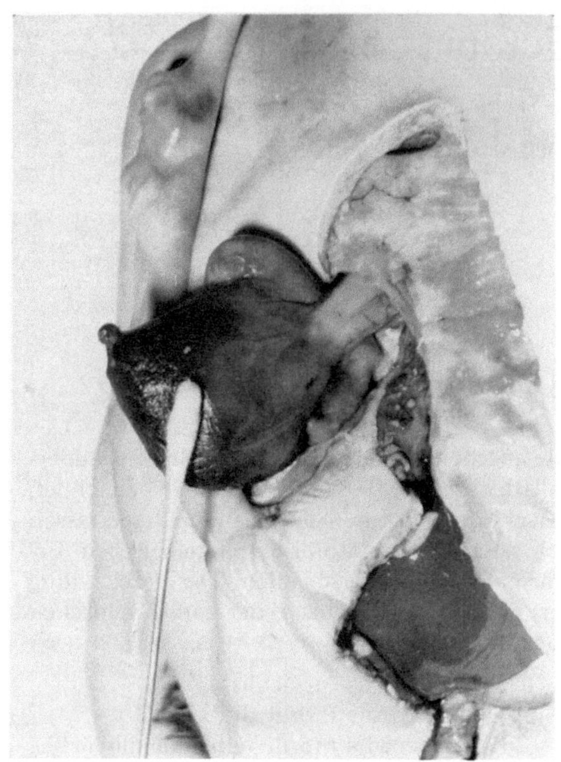

Abb. 2. Teilsektion zeigt distalen Sternumdefekt (gleicher Fall wie Abb. 1)

epigastrica). Drei miteinander in Verbindung stehende Entwicklungsdefekte sind bei der anatomischen Differenzierung dieser komplexen Fehlbildung in der überwiegenden Zahl der Fälle zu erwarten: Defekte des Brustbeins bzw. der Rippenbögen, des Zwerchfells und der epigastrischen Bauchwand oft unter Einschluß der Nabelregion. Die vordere Spaltbildung kann so ausgedehnt sein, daß die Herzektopie als Nebenbefund einer Coelioschisis anterior, Exomphalus oder Ectopia viscerum imponieren kann. Die in der Tabelle 1 als „nicht klassifiziert" eingestuften Fälle fallen, soweit die Literaturangaben Rückschlüsse erlaubten, z.T. darunter.

4. *Ectopia cordis abdominalis*

Das Herz liegt bei dieser Form (17,8%) der Herzektopie unterhalb des Zwerchfells im Bereich der Bauchhöhle. Zwei Varianten können hier unterschieden werden. Bei der einen liegt ein Zwerchfelldefekt unterschiedlicher Größe vor und gestattet den Durchtritt des Herzens in den Bauchraum bzw. den Durchtritt der großen Gefäße in den Thorax. Äußerlich kann in diesen Fällen nichts auf die dystope Lage des Herzens hinweisen (PAPILLON u. MOURRUT, 1931; SANTY u. DUROUX, 1951). Bei der zweiten Form ist das Herz innerhalb eines Nabelbruches oder einer Rektusdiastase als pulsierender Tumor erkennbar. Die dystope Lage des Herzens außerhalb des Brustkorbes, aber innerhalb der Bauchhöhle, ist im Schrifttum hinsichtlich ihrer Zuordnung umstritten.

II. *Häufigkeit des Vorkommens*

Seit der Erstbeschreibung durch STENSEN sind in der überschaubaren Weltliteratur bis 1971 286 Fälle (Tabelle 1) veröffentlicht worden. In der überwiegenden Mehrzahl handelt es sich um Fallbeschreibungen aus Kliniken oder pathologischen Instituten. Wahrscheinlich ist die Ectopia cordis häufiger, als es sich in den Publikationen widerspiegelt. Einzelbeobachtungen oder Totgeburten mit multiplen Mißbildungen werden sicher in vielen Fällen nicht publiziert. Diese Vermutung wird durch die Tatsache unterstrichen, daß sich für die Ectopia cordis, auf alle Geburten oder Sektionen bezogen, ein höherer Prozentsatz errechnen läßt. EHRAT gibt für europäische Verhältnisse die Häufigkeit unter Einschluß der ventralen Spaltbildung mit 0,4 bis 5,0‰ an. Die Geburtenzahlen der Städte München, Stuttgart, Tübingen und Basel dienten der Berechnung als Grundlage. JEDLICKA fand unter 49280 Sektionen 3 Herzektopien. ABBOTT berichtet über 8 Herzektopien unter 1000 angeborenen Herzfehlern.

Die statistische Differenzierung nach Geschlechtern ergibt an Hand der 286 Publikationen kein signifikantes Überwiegen eines Geschlechts. 78 waren männlich und 65 weiblichen Geschlechts. In den übrigen 143 Fällen fehlte die Angabe des Geschlechts. Hinweise für eine rassische oder familiäre Belastung mit dieser Fehlbildung sind nicht vorhanden.

Angaben über den Geburtstermin waren in 87 Fällen mit verläßlicher Genauigkeit angegeben. In 51 Fällen war die Geburt termingerecht. In weiteren 63 Fällen wurde die Ektopie bei Frühgeburten beobachtet. In den restlichen 199 Fällen fehlen Angaben über Geburtstermin und Schwangerschaftsverlauf, oder die Angaben sind unvollständig.

Die fötale und kausale Genese dieser komplexen Mißbildung ist weitgehend ungeklärt*. Genetische Faktoren haben in der Ätiopathogenese an Bedeutung verloren, seitdem eineiige Zwillinge beobachtet worden sind, von denen jeweils nur einer eine Mißbildung in Form einer Sternalfissur bis zur kompletten Ectopia cordis aufwies (HURWITT u. LEBENDIGER, 1959). Das diskordante Erscheinungsbild von eineiigen Zwillingen wird als Beweis dafür angesehen, daß genetischen Faktoren keine vorrangige Bedeutung in der Entstehung der Herzektopie zukommt. Die Kombination Zwerchfelldefekt, Herzbeuteldefekt, Ectopia cordis, Nabelschnurbruch u.a. läßt den Zeitpunkt des Beginns der Mißbildung in der 2. und 3. Embryonalwoche vermuten. Das gleichzeitige Vorkommen weiterer Fehlbildungen in topographisch unmittelbar benachbarten Regionen stützt die Annahme einer komplexen frühen Fruchtschädigung. Es liegt auch der Schluß nahe, daß es sich bei der Ectopia cordis primär nicht um eine Herzmißbildung im engeren Sinne, sondern um eine Fehlbildung der Umgebung, d.h. der vorderen Körperwand handelt. Die Ursache der Ectopia cordis als Sonderfall einer Fruchtschädigung in der Frühschwangerschaft ist im Einzelfall nicht bekannt. Diskutiert werden Sauerstoffmangel, Virusinfektion, Uterusmißbildung, Plazentaanomalien, traumatische und radiologische Schädigung und letztlich ökologische Einflüsse.

Auffallend häufig finden sich in der Literatur im Zusammenhang mit der Herzektopie Angaben über amniotische Verwachsungen. Amnionverklebungen mit dem Herzen sollen zu einer Hemmung des Verschlusses der vorderen Thoraxspalte führen (DILL, 1911; IFFERT, 1938; GREIFFENBERG, 1908; ROTH, 1939).

Einzelne Autoren sprechen der bei der Ektopie häufig beobachteten Makrokardie eine ursächliche Bedeutung zu. Insbesondere bei der thorakalen Form soll die große Herzanlage zur Hemmung der Brustvorderwandbildung und damit zur Fissura sterni führen. Beobachtungen von Verlagerung eines normal großen Herzens und zahlreiche Fälle abnorm großer Herzbildungen ohne Ektopie widersprechen jedoch dieser Ansicht.

* Siehe auch Handbuch der Thoraxchirurgie, Bd. II, Spezieller Teil 1: H. KRAUSS: Angeborene Mißbildungen der Brustwand!

III. Diagnose

Die Diagnostik des ektopisch verlagerten Herzens bereitet in typischen Fällen keine Schwierigkeiten. In der überwiegenden Mehrzahl handelt es sich um Neugeborene und Frühgeborene. Die Aktionen des ektopischen Herzens sind im zervikalen und thorakalen Bereich deutlich zu beobachten, auch wenn es sich um inkomplette und gedeckte Formen handelt. Bei der thorakalen Form der Ektopie liegt das Herz in der Regel der vorderen Brustwand auf oder hängt an seinem Gefäßstamm wie ein Apfel an seinem Stiel. In der Systole richtet sich die Herzspitze kinnwärts auf oder schlägt sogar gegen das Kinn. Die Diagnose einer Herzektopie ist dagegen bei der gedeckten thorakoabdominalen und bei der reinen abdominalen Form wiederholt erst im fortgeschrittenen Lebensalter, bei der Operation des „epigastrischen Bruches" oder bei der Autopsie gestellt worden. Pulsationen in einem epigastrischen Bruchsack sollen an eine Herzverlagerung denken lassen. Bei den epigastrischen Formen liegt in der Regel das Herz in einer „Delle" der ventralen Leberoberfläche. Die Sicherung der Diagnose einer reinen abdominalen Verlagerung des

Herzens gelingt dagegen nicht ohne Hilfsmittel. Der fehlende Auskultationsbefund an typischer Stelle und das „leere" untere Mediastinum bei der Thoraxübersichtsaufnahme sollten der Anlaß zu weiteren Maßnahmen sein wie Auskultation und Palpation des Abdomens, Abdomenleeraufnahme und Durchleuchtung des Abdomens.

Differentialdiagnostisch kann das kongenitale Herzwanddivertikel Schwierigkeiten bereiten. In diesen Fällen befindet sich das Herz an normaler Stelle in der Brusthöhle. Von der Ventrikelspitze nimmt die umschriebene Aussackung der Ventrikelwand meist ihren Ausgang. Ein derartiges Divertikel mit synchroner Pulsation kann eine partielle Herzektopie vortäuschen.

Tabelle 2. Herz- und Gefäßmißbildungen bei 61 Fällen von Ectopia cordis (verschiedene Fehler traten kombiniert auf)

VSD unterschiedlicher Größe	22
ASD	8
Pulmonalatresie, -hypoplasie	11
Dextroposition der Aorta	10
Vena cava superior sinistra persistens	9
Offener Ductus Botalli	7
Offenes Foramen ovale	16
Cor triloculare biventriculare(?)	5
Cor biloculare	5
Cor triloculare biatriatum	2
Kein Ductus Botalli	4
Fallotsche Tetralogie	3
Trikuspidalatresie	3

IV. Operationsindikation

Neugeborene mit einer kompletten und ungedeckten Ectopia cordis sind nicht lebensfähig. Infektion, Auskühlung, Austrocknung u.a. begrenzen ohne medizinische Hilfestellung die Lebenserwartung auf Stunden oder wenige Tage. Die Dringlichkeit einer chirurgischen Maßnahme steht außer Frage.

Darüber hinaus stellen funktionelle Störungen, die sich aus der Instabilität der vorderen Brust- und Bauchwand mit deren Folgen, paradoxer Beweglichkeit und abnormen intrathorakalen Druckverhältnissen mit Beeinträchtigung von Herz, Kreislauf und Gasaustausch ergeben, eine vitale Indikation dar. Entscheidend sind Form und Schweregrad der Ektopie. Die Indikation und der Zeitpunkt des operativen Vorgehens müssen deshalb der jeweiligen Situation angepaßt werden.

Bei den gedeckten thorakoabdominalen und bei den abdominalen Formen besteht in den ersten Lebenstagen in der Mehrzahl der Fälle keine dringliche Operationsindikation. Wenn sich überhaupt die Notwendigkeit zum operativen Vorgehen ergibt, so kann der Zeitpunkt manchmal über Monate und Jahre hinausgeschoben werden.

In jedem Fall ist die Überlegung anzustellen, ob unter Berücksichtigung zusätzlicher Fehlbildungen eine chirurgische Maßnahme quoad vitam sinnvoll ist. In einem hohen Prozentsatz (60%) finden sich bei Herzektopien weitere Fehlbildungen am Herzen selber oder an den großen Gefäßen. In Tabelle 2 sind nur jene begleitenden Anomalien (Herz und Gefäße) aufgeführt, die autoptisch verifiziert worden sind. Es muß an dieser Stelle darauf hingewiesen werden, daß mit der Herzektopie die großen

Tabelle 3. Schädel-, Thorax-, Abdominal- und Extremitätenmißbildungen bei 118 Fällen von Ectopia cordis

Schädelmißbildungen	gesamt	58
Lippenkiefergaumenspalte		20
Enzephalozele (11), Anenzephalus (6)		17
Hemikranie		6
Anophthalmie rechts oder beiderseits		3
Hydrocephalus internus		3
Arrhinenzephalie		2
Schädelmißbildung ohne genaue Angabe		2
Plazenta und Schädel verwachsen		4
Strangbildung Herz-Kinn		1
Thoraxmißbildungen	gesamt	79
Sternalfissur		51
Gänzliches Fehlen des Sternums		16
Einseitiges Fehlen der vorderen Thoraxwand		4
Anlage von nur 8 Rippen (1) oder überzählige Rippen (1)		2
Defekt an der Klavikula		1
Lungenmißbildungen		5
Abdominalmißbildungen	gesamt	68
Zwerchfelldefekt		15
Omphalozele		25
Vorfall von Leber (6), Magen (4), Milz (3)		13
Vorfall der rechten Niere (1) und Lappenniere (2)		3
Fehlen des Omentum majus (1) und Malrotation (2)		3
Hoden abdominal		3
Nebenmilzen		1
Strangbildung Nabel-Herz		5
Extremitätenmißbildungen	gesamt	15
Pes equinovarus rechts, links oder beiderseits		9
Fingerverstümmelung links		2
Syndaktylie links		2
Doppelter Daumen rechts		1
Fehlen des linken Armes		1

Gefäße zwangsläufig eine Verlagerung erfahren haben. Diese Gefäße können im Aspekt durchaus unauffällig „normal" sein. Bei der Reposition des ektopischen Herzens werden sie in unterschiedlicher Weise geknickt, gestaucht, gedehnt oder torquiert. Das bei der Operation nicht vermeidbare „Redressement" des herznahen Gefäßstiels muß bei der Operationsindikation in erster Linie erörtert werden und sich als wahrscheinlich praktikabel erweisen.

Neben den kardialen und vaskulären Begleitmißbildungen werden im Schrifttum weitere Anomalien erwähnt. Bei 118 Fällen aus dem Schrifttum ist ein genauer Körperbefund angegeben. Die Tabelle 3 gibt eine Übersicht der beschriebenen Begleitmißbildungen an Schädel, Thorax, Abdomen und Extremitäten. Unter den 286 Publikationen verschiedener Herzektopien waren insgesamt 27 Monstrositäten, d.h. der Körper zeigte multiple Mißgestaltungen, so daß die Herzektopie als Nebenbefund angesprochen werden konnte.

Mitralatresie, Transposition der großen Gefäße, Aortenstenose, Koronaranomalien, partielle Lungenvenenaplasie, Fehlen der V. cava inferior und Truncus arteriae communis wurden weiterhin beschrieben.

V. Vorbehandlung

Die Vorbehandlung ist in vielen Fällen eine unmittelbare Operationsvorbereitung. Entsprechend der Variationsbreite der Mißbildung ist ihre Notwendigkeit einschließlich Dauer von unterschiedlicher Dringlichkeit.

Neugeborene mit einer kompletten oder inkompletten Ektopie werden am besten im Inkubator untergebracht. Temperatur und Feuchtigkeitsgehalt der Inkubatorluft müssen sorgfältig überwacht werden, insbesondere dann, wenn noch ein Transport in eine geeignete Klinik notwendig ist. Wegen der drohenden Austrocknung eines frei liegenden Herzens ist zusätzlich eine wiederholte Beträufelung mit warmer, steriler Kochsalzlösung notwendig. Eine Monitorüberwachung der Herzaktion ist ratsam. Die Ableitung der Herzaktionströme sollte nicht nur aus Gründen der Dokumentation erfolgen. Für sich betrachtet, hat das EKG eines ektopischen Herzens wegen des gänzlich veränderten elektrischen Feldes eher den Wert eines Kuriosums. Die größere Aussagekraft liegt in der Verlaufskontrolle der registrierten Überleitungsverhältnisse. Ein venöser Zugang (Venae sectio!), die Bereitstellung von Konservenblut, die Flüssigkeitsbilanzierung, wiederholte Blutgasanalysen u.a. sollten für den risikoreichen Eingriff eingeplant und gesichert sein.

Bei den inkompletten und gedeckten Formen der Herzektopie kann sich die Vorbehandlung unter Umständen über Wochen und Monate erstrecken, wenn der konservativen Behandlung der Vorzug gegeben wird. Die allgemeine Entwicklung des Kindes ergibt dann in der Verlaufsbeobachtung auch Anlaß, die Operationsindikation hinsichtlich ihrer Notwendigkeit überhaupt zu überprüfen.

VI. Therapie

Einstweilen können bewährte Operationsanleitungen, insbesondere auf dem thoraxchirurgischen Sektor, nicht erwartet werden, da einerseits das Erfahrungsgut gering und andererseits die gewonnenen Erkenntnisse fast ausschließlich von Einzelbeobachtungen abgeleitet worden sind. Allerdings wird es auch künftig keinem Operateur, selbst an großen chirurgischen Zentren, vergönnt sein, im Laufe seiner Berufspraxis mehr als 1 oder 2 ähnlich gelagerte Fälle beobachten zu können. Vielfach haben die negativen Ausgänge die Operateure veranlaßt, neben der Darlegung des autodidaktischen Vorgehens neue operative Maßnahmen zu diskutieren, denen dann a priori größere Erfolgschancen zugebilligt werden.

Im Schrifttum liegen 44 zum Teil ausführliche Operationsprotokolle bei verschiedenen Formen von Herzektopien vor. Die thoraxchirurgisch interessanteste Form, die Ectopia cordis thoracalis, konnte bisher in ihrer kompletten Form in keinem Fall erfolgreich operiert werden. Lediglich bei den gedeckten und inkompletten Herzektopien ist der Eingriff in einigen Fällen günstig ausgegangen. Nach dem Schrifttum ist bisher auch nicht versucht worden, einen begleitenden Herzfehler und die Ektopie in einer Sitzung zu beheben. FUKUKEI berichtet von einem Patienten mit einer thorako-abdominalen Herzektopie, bei dem im 2. Lebensjahr (1956) eine Blalock-Anastomose angelegt und später (1961) die endgültige Korrektur der Fallotschen Tetralogie erfolgreich durchgeführt werden konnte. Die bisherigen Erfahrungen in der chirurgischen Behandlung ektopischer Herzen haben generell zu der Erkenntnis geführt, daß in erster Linie ein funktionelles oder weniger anatomisch korrektes Operationsziel anzustreben ist. Ein erster Erfolg chirurgischer Maßnahmen zeichnet sich bereits ab, wenn es gelingt, eine ungedeckte komplette in eine gedeckte inkomplette Form der Herzektopie zu verwandeln. Das Ausmaß der erreichten Reposition ist von nachgeordneter Bedeutung. Das operative Vorgehen ist entsprechend der Variationsbreite des anatomisch-pathologischen Erscheinungsbildes unterschiedlich.

1. Ectopia cordis cervicalis

Operabilität ist in diesen Fällen kaum gegeben. Das topographisch oberhalb des Manubrium sterni bis in die Mundregion lokalisierte Herz ist fast ausnahmslos von weiteren Mißbildungen umgeben, so daß selbst palliative Maßnahmen in Verbindung mit HNO-ärztlichen Korrektureingriffen wenig Aussicht auf Erfolg haben. Keiner der mitgeteilten Fälle lebte länger als 6 Tage. Hingewiesen sei auf einen cerviko-thorakalen Fall von SABISTON (1958)! Die Überlebenszeit betrug 2 Jahre.

2. Ectopia cordis thoracalis

Für die komplette Ektopie ist als operativer Zugang die mediane Sternotomie zu wählen. Vielfach ist der mediane partielle Sternumdefekt nach kranial durch Spaltung des Manubrium sterni lediglich zu vervollständigen. Nach distal geht die Schnittführung allerdings bis in eine Hautregion, die dem pulsierenden Herzen als Auflage dient und häufig nicht den Charakter einer normalen Haut hat, sondern eher ekzematös verändert aussieht (Abb. 1). Die mediane Sternotomie hat aber gegenüber der rechts- oder linksseitigen anterolateralen Thorakotomie neben der besseren Übersicht vor allem den Vorteil, die herznahen Gefäße besser in ihrem Verlauf verfolgen zu können. Die Freipräparation der großen Gefäße muß großzügig erfolgen, um das Ausmaß der spontanen Mobilität dieser Gefäße beurteilen zu können. Eine partielle Thymusresektion kann die Reposition des Herzens in ein medio-laterales Fach erleichtern. Resektionen von Rippenbögen, Leberverkleinerungen, Lobektomien u.a. tragen zwar zur Schaffung eines Raumes für das Herz bei, vergrößern aber den Eingriff, ohne das Kernproblem im Operationssitus zu beseitigen: *Mit seiner extrathorakalen Lage hat das Herz seine Achsenstellung ganz erheblich verändert.* Die Herzachse, einschließlich der der großen Gefäßabgänge, steht fast senkrecht zur Körperachse. Vielfach zeigt das Herz bereits mit seiner Spitze zum Kinn und richtet sich in der Systole vollständig auf und berührt dann in dieser Phase das Kinn. Die Rückverlagerung des Herzens in den Thoraxraum bedeutet zwar eine Annäherung an die normale Achsenstellung, aber für die großen Gefäße resultiert daraus eine Abknickung von ca. 90°. Alle negativen Ausgänge bisheriger Eingriffe haben in der deletären Gefäßabknickung ihre Ursache. Reagiert das reponierte Herz bei sonst räumlich nicht eingeschränkter Aktion mit einer Bradykardie, so ist bereits intra operationem oder wenige Zeit später der Operationserfolg in Frage gestellt.

Die negativen Ausgänge aller bisherigen operativen Maßnahmen bei der kompletten Form der thorakalen Herzektopie (Tabelle 4) trotz Anwendung der Erkenntnisse moderner thorax- einschließlich herz- und gefäßchirurgischer Erfahrung zwingen bei der nicht bestreitbaren Dringlichkeit des Eingriffes zu neuen Überlegungen. Diese sind im Schrifttum wiederholt angedeutet worden und lassen sich alternativ wie folgt zusammenfassen:

1. Die Reposition des ektopischen Herzens in ein Thorakalfach wird erreicht. Die deletäre Abknickung oder die Torquierung der Gefäße wird durch weitere gefäßchirurgische Maßnahmen behoben. Der Verschluß des Brustkorbes ist primär möglich.

2. Die Reposition gelingt trotz weitgehender Mobilisierung des Gefäßstiels unvollständig. Der primäre Thoraxverschluß ist nicht möglich. Die Umwandlung der kompletten Herzektopie in eine inkomplette und gedeckte ist nach Mobilisierung benachbarter Hautpartien, vorausgegangenen Resektionsbehandlungen (Leber, Thymus, Lunge u.a.), Verschiebeplastik u.a. erreicht. Weitere chirurgische Maßnahmen werden von der Entwicklung des Kindes abhängig gemacht.

Tabelle 4. Ergebnisse der chirurgischen Behandlung der Ectopia cordis thoracalis (komplette Formen)

1927 BLOCH	Operation am 1. Tag Exitus nach 8 Tagen
1948 BYRON	Operation am 1. Tag Exitus in tabula
1952 BECKER	Operation am 1. Tag Exitus nach 6 Std
1952 NGUYEN	Operation am 1. Tag Exitus in tabula
1955 HIENERT u. CAZES	Operation am 1. Tag Exitus nach 2 Std
1964 HELBIG u. HELBIG	Operation am 1. Tag Exitus nach 24 Std
1965 NICOLE u. Mitarb.	Operation am 1. Tag Exitus nach $2^1/_2$ Tagen

Über Notwendigkeit und Ausmaß der zu treffenden Maßnahmen können keine allgemeingültigen Regeln aufgestellt werden, da sie weitgehend der angetroffenen Situation angepaßt werden müssen. *Sie beinhalten aber z.T. aufwendige Maßnahmen wie Gefäßumpflanzungen, Gefäßersatz (Prothese) und darüber hinaus protektive Maßnahmen für das Gehirn und für das Myokard* (extrakorporaler Kreislauf!).

Bei den inkompletten Formen der thorakalen Herzektopie sind operative Eingriffe aussichtsreicher. Meist liegt das Herz innerhalb eines Sternumdefektes oder einer medianen Sternumspalte. Das Herz ist aber nicht prolabiert. Die Herzachse ist nicht wesentlich verlagert. In einigen Fällen gibt der Situs zu der berechtigten Vermutung Anlaß, daß erst der vorliegende Sternumdefekt die „Protrusio cordis" ermöglichte. An dieser Stelle erscheint der Hinweis notwendig, daß analoge Formen der Herzektopie sich auch im Schrifttum über mediane kongenitale Sternumspalten finden.

Operative Behandlungsmethoden haben neben dem schützenden Verschluß stabile Brustwandverhältnisse zum Ziel. Lokalisation und Ausdehnung des Defektes sowie das Operationsalter bestimmen das Operationsverfahren.

Die *primäre Vereinigung* der Sternalleisten durch Naht (Chromkatgut, Draht) nach Mobilisation der fast immer erkennbaren Perikardränder gelingt in den ersten Lebenswochen fast mühelos, ohne daß das Herz einen erkennbaren Kompressionseffekt erfährt. Modifikationen können zur besseren Adaption und Spannungsminderung notwendig werden: Anfrischen der Leisten, Keilen bzw. Durchtrennen bestehender Gewebebrücken, Querinzisionen bzw. Durchtrennen der Sternalleisten möglichst unter Schonung des Perichondriums, um die Kontinuität der Leisten zu erhalten. Muskelplastiken können verbleibende obere und untere Restlücken verschließen. Die freien Enden der distal abgesetzten Mm. sternocleidomastoidei werden nach medial fixiert (Diedioposition nach Asp und Sulamaa). Analog läßt sich eine untere Lücke mit Hilfe der Rektusmuskulatur korrigieren. Sabiston (1958) empfiehlt bei über 2jährigen Kindern mit geringerer Brustwandelastizität folgendes Vorgehen: Die Rippenknorpel werden in der Rippenverlaufsrichtung schräg von medial nach lateral durchtrennt (von außen nach innen unter Schonung der Pleura!). Dabei soll der Kontakt zwischen den aufeinander gleitenden Rippenknorpeln zur Erhaltung der Stabilität der Brustwand ohne Beeinträchtigung der physiologischen Brustwölbung bei ausreichender Mobilisation der Sternalleisten genügen.

Ein *autoplastischer Verschluß* ist mit zunehmendem Alter nicht zu umgehen. Die Approximation der Leisten selbst mit Chondrotomie und Querinzisionen führt nur zu geringer Mobilisation der Leisten. Kompressionserscheinungen des Herzens sind die unmittelbare Folge. Rippen-, Knochen-, Faszien- und in Ausnahmefällen auch alloplastische Transplantate können dann zur Anwendung kommen.

3. Ectopia cordis thoraco-abdominalis

Der Versuch, das Herz aus dem freiliegenden Organverband zu exponieren und in den Thoraxraum zu reponieren, mißlingt in der Regel. Die V. cava inferior erweist sich u.a. als zu kurz. Die angestrebte chirurgische Korrektur muß von der Tatsache ausgehen, daß hier die Herzektopie im Epigastrium nicht allein vorliegt. Das Sternum fehlt im unteren Drittel oder ist gespalten, ventral-medial besteht ein Zwerchfelldefekt, eine größere Diastase der vorderen Bauchwandmuskulatur (M. rectus abdominis) ist vielfach mit einer Omphalozele vergesellschaftet.

Die Dringlichkeit der operativen Behandlung beschränkt sich auf die primäre plastische Deckung dieser nicht nur das Herz betreffenden Ektopie. Von der Konzeption und Technik ist die operative Versorgung eine ausschließlich abdominal-chirurgische Maßnahme, wobei allerdings eine primäre Bauchwandplastik nach Ohlshausen und Gross wegen der allzugroßen Spannung der zu adaptierenden Wundränder nicht durchführbar ist. Mobilisierung der Defektränder, Verschiebeplastik, konservierte Amnionhaut, konservierte Koriumlappen, lyophilisierte Dura können hier ganz nach Erfahrung des Operateurs in der chirurgischen Behandlung großer angeborener Bauchwanddefekte (Omphalozele, vesikointestinale Spalte) zur Anwendung kommen. Eine Kollagenprothese als biologischer Ersatz hat den Vorteil, mit in die Heilungsvorgänge einbezogen und innerhalb kurzer Zeit durch körpereigenes Narbengewebe ersetzt zu werden. Ein Zweiteingriff zur Entfernung des implantierten Fremdmaterials erübrigt sich.

Bei primär inkompletten gedeckten Formen, die im Aspekt an eine Omphalozele erinnern, kann auch konservativ verfahren werden. Die tägliche Bepinselung mit 2%iger Mercurochromlösung führt zu einer Ätzverschorfung, unter der sich vom Rande her in der Regel eine rasche Epithelisierung beobachten läßt. Letztlich resultiert mit zunehmendem Wachstum des Kindes ein großer Bauchwandbruch, dessen Korrektur in einem Zweiteingriff Monate oder Jahre später erfolgen kann.

4. Ectopia cordis abdominalis

Ungedeckte abdominale Ektopien müssen bei Neugeborenen primär plastisch gedeckt werden. Es ist ausschließlich ein abdominalchirurgischer Eingriff analog der Behandlung von Bauchwanddefekten und Brüchen. Bei inkompletten und gedeckten Formen ist zu verfahren wie bei angeborenen Bruch- oder Spaltbildungen (Omphalozele u.a.). Ein Zuwarten ist in fast allen Fällen vertretbar. Es müßte prinzipiell möglich sein, die Operation in einen Zeitraum zu verlegen, der ein günstiges Operationsergebnis erwarten läßt.

Sofern diese Form der Herzverlagerung nicht mit einer Spalt- oder Bruchbildung der vorderen Bauchwand vergesellschaftet ist, besteht keine Operationsindikation. Operabilität ist auch kaum vorstellbar und hätte nach der Art und Größe des Eingriffes den Charakter einer Autotransplantation des Herzens. Die Organverlagerung hat lediglich den Krankheitswert einer kuriosen Lageanomalie. Diese Variante ist mit dem Leben vereinbar, wie in Einzelfällen mitgeteilt worden ist.

VII. Ergebnisse

Die mitgeteilten positiven Frühergebnisse lassen den Schluß zu, daß es sich in einigen Fällen ursprünglich um relativ benigne Mißbildungsformen gehandelt haben muß. Das Alter der Patienten zum Zeitpunkt der Operation betrug u.a. 3, 12, 14 und sogar 77 Jahre. Mitteilungen über Spätergebnisse finden sich im Schrifttum ganz selten.

Die Tabelle 5 gibt eine Übersicht über die Lebenserwartung bei Ectopia cordis ohne Berücksichtigung der Form, des Schweregrades, der begleitenden Mißbildungen und der evtl. getroffenen konservativen oder operativen Maßnahmen. Die Tabelle 5 basiert auf Schrifttumsangaben von 123 Fällen bis 1971 unter Einschluß von 13 Totgeburten. 68,2% aller Neugeborenen mit dieser Fehlbildung wurden nicht älter als 10 Tage.

Bei der Ectopia cordis cervicalis verstarben alle Kinder innerhalb dieser Frist. 1958 operierte SABISTON ein 28 Monate altes Kind mit einer kombinierten zerviko-thorakalen Ektopie, das nach 2 weiteren Jahren noch lebte.

Alle Operationsversuche bei einer kompletten thorakalen Ektopie gingen tödlich aus (Tabelle 4). Bei den 8 erfolgreich verlaufenden Eingriffen bei thorakalen Ektopien (von insgesamt 25 thoraxchirurgischen Operationen) handelte es sich stets

Tabelle 5. Angaben über die Überlebenszeit bei Ectopia cordis nach 123 Fällen aus dem Schrifttum bis 1971

Totgeburten	13		
Lebendgeburten	110	100%	
Lebensdauer:			
bis 1 Tag	42	38,2%	} 68,2%
2–10 Tage	33	30,0%	
bis 1 Jahr	12	10,9%	
1 bis 15 Jahre	1	0,9%	
15 bis 40 Jahre	—	—	
über 40 Jahre	2	1,8%	
Mit durchschnittlicher Lebenserwartung lebten	20	18,2%	

um inkomplette und gedeckte Formen, bei denen der plastische Verschluß des Sternumdefektes im Vordergrund stand.

5 von 14 Patienten mit thorakoabdominalen Ektopien überlebten den Eingriff. Bei der abdominalen Form verstarben 2 der 4 Patienten nach plastischer Deckung des Bauchwanddefektes. In der Tabelle 5 unter der Rubrik „mit durchschnittlicher Lebenserwartung lebten" sind neben den erfolgreich operierten Patienten auch jene erfaßt, bei denen die Lageanomalie keine Notwendigkeit zum chirurgischen Vorgehen ergab. Für die thorakoabdominale und für die abdominale Form der Ektopie geben die Schrifttumsangaben wahrscheinlich nicht den wahren Sachverhalt wieder. In der Zuordnung und Abgrenzung dieser vielfach komplexen Mißbildungen gegen andere Anomalien wie Bauchwandbrüche, partielle sternale Spaltbildungen, Omphalozelen, Gastroschisis u.a. liegt ein unbestreitbarer Unsicherheitsfaktor, der die Auswertung der Schrifttumsangaben erschwert.

Literatur

ABBOTT, M. E.: Atlas of congenital cardiac diseases, New York: Amer. Heart Association 1936.

ASP, K., SULAMAA, M.: Ectopia cordis. Acta chir. scand., Suppl. **283**, 52 (1961).

BECKER, T.: Über die Ectopia cordis. Zbl. Chir. **77**, 1446 (1952).

BLOCH, S.: Ein Fall von Ectopia cordis pectoralis. Zbl. Gynäk. **10**, 625 (1927).

Burton, J.: Method of correction of ectopia cordis. Arch. Surg. **54**, 79 (1947).

Byron, F.: Ectopia cordis. J. thorac. Surg. **17**, 717 (1948).

Dill, W.: Über Ectopia cordis pectoralis. Inaug. Diss., Bonn 1911.

Ehrat, R.: Die Mißbildungen an der Universitätsfrauenklinik Zürich 1921—1924. Inaug. Diss., Zürich 1948.

Fukukei: Zit. nach Takao, E., u. Mitarb.

Greiffenberg, M.: Ectopia subthoracica bei lebendem Kind. Z. Geburtsh. Gynäk. **62**, 453 (1908).

Helbig, G., Helbig, D.: Ein klinischer Beitrag zur Ectopia cordis. Arch. Kinderheilk. **171**, 157 (1964).

Hienert, G.: Ein Fall von Ectopia cordis. Klin. Med. (Wien) **10**, 274 (1955).

Hurwitt, E. S., Lebendiger, A.: Ectopia cordis in a twin. Arch. Surg. **78**, 197 (1959).

Iffert, G. W.: Zur Kenntnis der abdominalen Ektopie des Herzens. Inaug. Diss., Göttingen 1938.

Jedlicka, V.: Ectopia cordis pectoralis. Amer. J. Dis. Child. **38**, 1296 (1926).

Joppich, J.: Experimentelle und klinische Studien zum Bauchwandersatz. Habil.-Schrift, München 1971.

Logan, W. D.: Ectopia cordis. Case report and discussion of surgical management. Surgery **57**, 898 (1965).

Nguyen-Hun, Cazes, G.: L'ectocardie thoracique avec fissure sternale. Arch. franç. Pédiat. **9**, 915 (1952).

Nicole, R., Rippmann, E. P., Hodel, C.: Ectopia cordis thoracalis extrathoracica nuda. Z. Kinderchir. **5**, 171 (1967).

Papillon, P. H., Mourrut, E.: Ectopie cardiaque coexistant avec une atresie tricuspidienne. Bull. Soc. Pédiat. (Paris) **29**, 503 (1931).

Pulver, K. G.: Ectopia cordis congenita. In: Kremer, K.: Die chirurgische Behandlung der angeborenen Fehlbildungen. Stuttgart: Thieme 1961.

Roth, F.: Morphologie und Pathogenese der Ectopia cordis congenita. Frankf. Z. Path. **53**, 60 (1939).

Sabiston, D. C.: The surgical management of congenital bifid sternum with partial Ectopia cordis. J. thorac. Surg. **35**, 118 (1958).

Santy, P., Duroux, E.: Hernie diaphragmatique; Ectopie abdominale du cœur. Lyon chir. **46**, 356 (1951).

Shao-Tsu, L.: Ectopia cordis congenita. Thorac. chir. **5**, 191 (1957).

Takao, E., Tanabe, H., Nakaso, E., Taguchi, K.: Ectopia cordis thoracoabdominalis — operative Korrektur. Zbl. Chir. **87**, 569 (1962).

Wischnack, H.: Die Sternumspalte. Zbl. Chir. **95**, 878 (1970).

IV. Die angeborenen und erworbenen Erkrankungen der herznahen großen Blutgefäße

Die Anomalien des Aortenbogens

K. Kremer und H. Kivelitz

Mit 26 Abbildungen

A. Einleitung

Wie es Ekström in Band II dieses Handbuches (S. 497ff., 1959) bereits erwähnt hat, sind vaskuläre Anomalien im oberen Mediastinum auf Störungen der embryonalen Entwicklung des Aortensystems, der Pulmonalarterie und des Ductus arteriosus zurückzuführen. Teile der Kiemenbogenarterien, die sich normalerweise zurückbilden oder verschwinden, können persistieren. Das endgültige Resultat kann beispielsweise ein Spiegelbild des Normalbildes, somit eine strikt lokalisierte, vaskuläre Transposition sein. Gelegentlich kann der ursprünglich geteilt angelegte Aortenbogen bestehen bleiben und einen doppelten Aortenbogen bilden, welcher die Trachea und den Oesophagus einscheidet. Teile eines solchen vaskulären Ringes können aber auch obliterieren oder völlig verschwinden. Es bleibt dann ein fibröses Band, welches mit einem offenen Rest des Ringes in Verbindung steht, oder dieser Bogenanteil persistiert ohne Beziehung zu anderen vaskulären Strukturen. Atresien des Aortenbogens sind durch hypoplastische Anlage oder spätere Obliteration beider Bogenanteile zu erklären.

B. Klassifizierung

Die Hauptmißbildungen, die den Aortenbogen betreffen, sind:

1. die anomale Kommunikation mit dem Pulmonalarteriensystem durch den offenen Ductus arteriosus,
2. das Bestehenbleiben oder die Obliteration von Elementen des primitiven Aortensystems, welche Kompressionen des Oesophagus und/oder der Trachea hervorrufen, Mißbildungen, die unter dem Begriff des vaskulären Ringes zusammengefaßt werden,
3. die Obstruktion der Aorta.

I. Der Ductus arteriosus apertus

Zum Ductus arteriosus apertus siehe Kapitel „Patent Ductus Arteriosus“, Bd. II des Handbuches der Thoraxchirurgie!

II. Der vaskuläre Ring

Allgemein werden unter dem Begriff „vaskulärer Ring“ Mißbildungen des Aortenbogens gekennzeichnet, die mit der Funktion von Trachea und Oesophagus interferieren. Im folgenden Absatz sollen diese Fehlbildungen und diejenigen, die entwicklungsgeschichtlich damit verbunden sind, erörtert werden. Bei ihnen ist die Herzentwicklung meist normal, der Ductus arteriosus geschlossen. Dem letzteren bzw. dem Ligamentum arteriosum kommt eine große Bedeutung bei der Ringbildung zu. Wir benutzen den Ausdruck „Ductus arteriosus“ für das geschlossene oder sich schließende Gefäß. Soll ein Ductus arteriosus apertus beschrieben sein, so ist dies gesondert erwähnt.

Zum Verständnis der möglichen Fehlentwicklungen, die zu den verschiedenen Varianten des Aortenringsystems führen, müssen die einzelnen entwicklungsgeschichtlichen Phasen in Rechnung gestellt werden. Legt man das Standardschema von Rathke (zit. nach Edwards, J. E. – Abb. s. Handbuch der Thoraxchirurgie, Band II, S. 499ff., 1959) zugrunde, so hat man von 6 Aortenbogenpaaren auszugehen. Die Atresie oder die völlige Auflösung von Anteilen dieses Systems macht die Entstehung bereits bekannter Formen deutlich und läßt hypothetische Möglichkeiten für bisher nicht beschriebene Formen offen. Edwards weist auf verschiedene Interpretationsschwierigkeiten bei Zugrundelegung des Rathkeschen Diagramms hin und schlägt selbst ein hypothetisches Schema vor, das aus einem doppelten Aortenbogen mit einem rechten und einem linken Ductus arteriosus bzw. Ligamentum arteriosum besteht. Die deszendierende Aorta befindet sich in einer mittelständigen Position und steigt dann zur rechten oder zur linken Seite ab.

Die 4 wichtigsten Modifikationen des Aortenbogensystems, die infolge der erwähnten Systemänderung entstehen können, werden durch das Verschwinden des Ductus arteriosus auf einer Seite verursacht. Damit wird die Position der deszendierenden Aorta festgelegt. Alle 4 Untergruppen besitzen einen doppelten Aortenbogen. Die verschiedenen Kombinationen mit dem entweder rechts- oder linksseitig gelegenen Ductus, und der dann auf der rechten und der linken Seite deszendierenden Aorta bestimmen diese Grundtypen des doppelten Aortenbogens.

Edwards' Einteilung der Aortenbogenanomalien wurde später von Kirklin und Clagett und von ihm selbst modifiziert.

1. Grundtypen des doppelten Aortenbogens

Ausgangsschema: doppelter Aortenbogen und doppelter Ductus arteriosus (bzw. Ligamentum arteriosum).

Untergruppe A: linksseitiger Ductus arteriosus und linksseitig deszendierende Aorta.

Untergruppe B: linksseitiger Ductus arteriosus und rechtsdeszendierende Aorta.

Untergruppe C: rechtsseitiger Ductus arteriosus und rechtsseitig deszendierende Aorta.

Untergruppe D: rechtsseitiger Ductus arteriosus und linksseitig deszendierende Aorta.

Bisher ist kein Fall eines funktionierenden doppelten Aortenbogens mit bilateralem Ductus beschrieben worden (Abb. 1). Andere Mißbildungen mit doppeltem Ductus wurden jedoch beobachtet (Kelsey u. Mitarb., 1953).

Untergruppe A: Linksseitiger Ductus arteriosus bzw. Ligamentum arteriosum und linksseitig deszendierende Aorta.

Die Mehrzahl der Fälle folgt diesem Entwicklungsschema. Der rechte Ductus verschwindet, die deszendierende Aorta weicht zur linken Seite ab. Ein funktionell wirksamer doppelter Aortenbogen repräsentiert das Grundmuster, von dem alle Modifikationen der Untergruppe ausgehen.

2. Funktioneller, doppelter Aortenbogen

Der doppelte Aortenbogen hat folgende Charakteristika: Die aszendierende Aorta entspringt aus dem linken Ventrikel, teilt sich in 2 Bögen, einen rechten und einen linken. Der linke Bogen wird als vorderer bezeichnet und folgt dem normalen Aortenbogenverlauf, in dem er die Trachea vorn kreuzt, den linken Hauptbronchus überbrückt, sich dann in die deszendierende Aorta fortsetzt, die auf der linken Körperseite liegt. Der rechte, sogenannte hintere Aortenbogen überkreuzt den rechten Hauptbronchus, weicht dann in seinem Verlauf scharf zur linken Seite ab – dorsal des Oesophagus und ventral der Wirbelsäule –, und verbindet sich mit dem linken Bogen entweder links vom Oesophagus oder dorsal davon zur deszendierenden Aorta. Die Äste der Aortenbögen sind symmetrisch angelegt, rechte A. carotis communis und A. subclavia entspringen eigenständig, wie auch die entsprechenden Äste für die linke Seite. Der Ductus arteriosus bzw. das Ligamentum arteriosum inseriert in den linken Bogen zwischen ventral liegendem Abgang der linken A. subclavia und der dorsal liegenden Verbindung zwischen linkem und rechtem Aortenbogen. Nach unten hin verläuft das Duktusband zur Pulmonalarterie.

Bei funktionierendem Arcus aortae duplex schwanken die Bogendiameter, meist ist der rechte Bogen lumenstärker als der linke (Wolman, 1939; Neuhauser, 1946). Die Aortenkaliber sind gelegentlich gleich (Schall u. Johnson, 1940), manchmal überwiegt auch der des linken Bogens (Gordon, 1947) (Abb. 1, 2, 3).

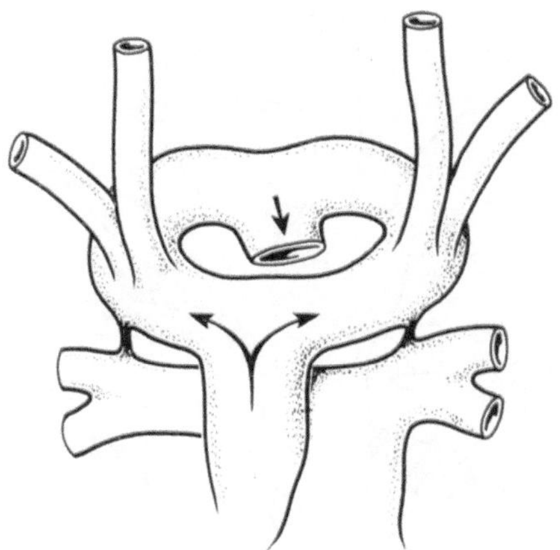

Abb. 1. Doppelter Aortenbogen mit bilateralem Ductus arteriosus

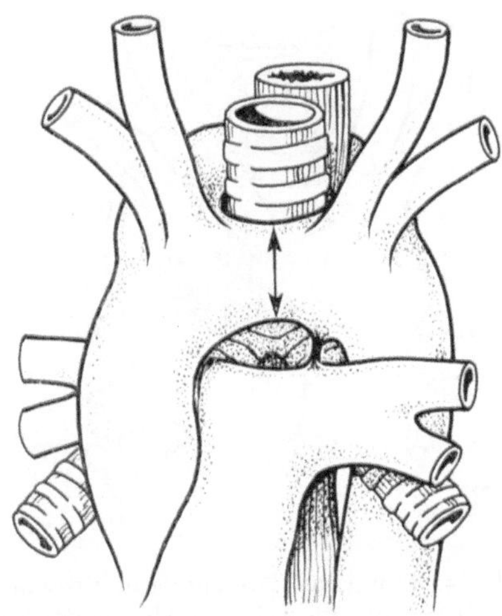

Abb. 2. Doppelter Aortenbogen mit linksseitigem Ductus arteriosus

3. Umschriebene Atresien eines Aortenbogens

Normalerweise liegt die Atresie im linken Bogen. Das schließt die theoretische Möglichkeit einer rechtsseitigen Atresie nicht aus. Drei anatomische Formen sind bisher bekannt. Hypothetisch kann die Atresie im Aortenbogenanteil zwischen dem Abgang der linken A. carotis communis und der linken A. subclavia gelegen sein (Abb. 4), oder auch zwischen dem Abgang der linken A. subclavia und der Einmündung des Ductus arteriosus bzw. Ligamentum arteriosum in die Aorta (Abb. 5). Atresien wurden auch am untersten Anteil des linken Aortenbogens zwischen der Aorteninsertion des Ductus arteriosus und der Region der hinteren Verbindung beider Bögen beobachtet (WATSON, 1877).

Beim doppelten Aortenbogen mit erkennbarem atretischen Anteil muß der Verschluß im späten Fetalleben aufgetreten sein oder aber erst nach der Geburt. Bei früher eingetretener Obliteration wird das verschlossene Segment verschwinden oder aber zur Geburtszeit nicht mehr zu identifizieren sein. Der doppelte Aortenbogen ist damit in seiner Einheit unterbrochen; solche Variationen kennzeichnen sich in den nun folgenden Formen:

a) Rechtsseitiger Aortenbogen mit retro-ösophagealem Verlauf und linksseitig deszendierender Aorta: Die linksseitige A. subclavia entspringt von einem Aortendiverticulum, einem Rest des linken Bogens. Dieses Divertikel liegt der linken Seite des Oesophagus an. Im unteren vorderen Anteil inseriert der Ductus arteriosus, der dann weiter nach unten zur linken Pulmonalarterie zieht.

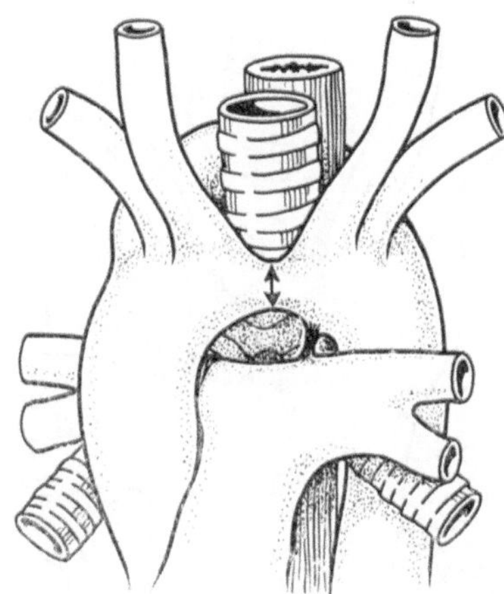

Abb. 3. Doppelter Aortenbogen mit schmalem, linkem Aortenbogen, linkem Ductus arteriosus

Die übrigen drei Abzweigungen des Aortenbogens – linke A. carotis communis, rechte A. carotis communis, rechte A. subclavia – nehmen ihren Ursprung nacheinander folgend im Verlauf des Bogens von ventral nach dorsal.

Das Segment des linken Aortenbogens zwischen Ursprung der linken A. carotis communis und der linken A. subclavia verschwindet in der

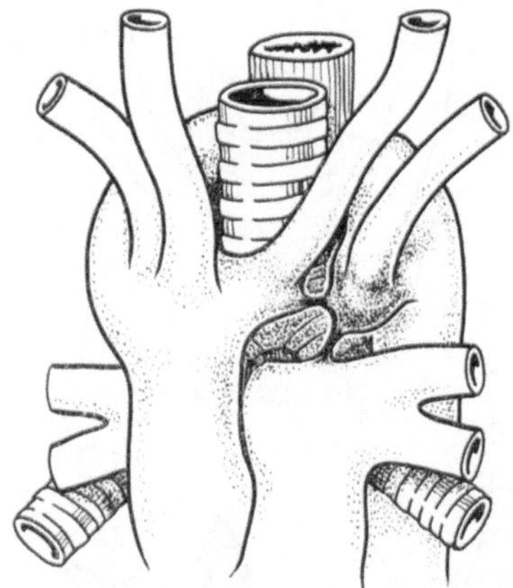

Abb. 4. Doppelter Aortenbogen, umschriebene Atresie des linken Bogens zwischen Abgang der linken A. carotis communis und der linken A. subclavia

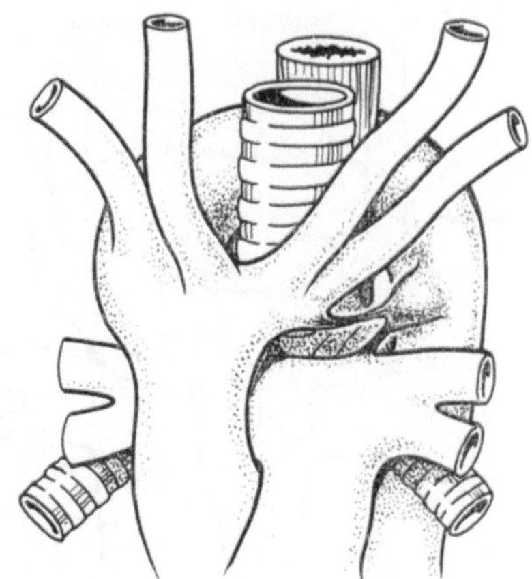

Abb. 5. Doppelter Aortenbogen, umschriebene Atresie des linken Bogens zwischen Abgang der linken A. subclavia und Einmündung des Ductus arteriosus in die Aorta

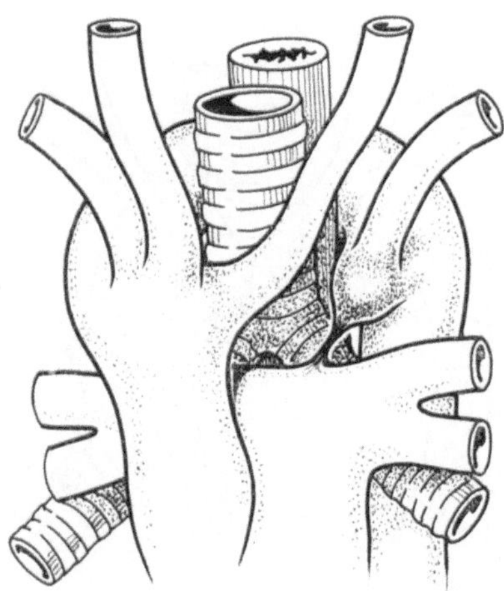

Abb. 6. Rechtsseitiger Aortenbogen. Erläuterungen s. Text

frühembryonalen Periode (Abb. 6). Es besteht nur ein kompletter Aortenbogen, der rechte. Er überquert den rechten Stammbronchus und zieht dann in Höhe des 3. oder 4. Thorakalwirbels zur linken Seite. Entweder direkt dorsal vom Oesophagus oder auf seiner linken Seite geht der Bogen in die linksseitig deszendierende Aorta über.

Obgleich das Segment des linken Aortenbogens zwischen dem Ursprung der linken A. subclavia und der A. carotis communis verschwunden und nicht mehr zu identifizieren ist und damit der symmetrisch einengende Effekt eines totalen doppelten Aortenbogens fehlt, bleibt die Trachea durch einen vaskulären Ring eingekreist; dieser wird rechts und dorsal vom rechten Aortenbogen, links vom Aortendiverticulum und dem Ductus arteriosus bzw. Ligamentum arteriosum und ventral von der linken A. carotis communis bzw. von der Bifurkation des Pulmonalstammes gebildet. Die A. subclavia sinistra ist an der Formation unbeteiligt.

Operativ muß der vaskuläre Ring durch Abtrennung des Ductus arteriosus gesprengt werden. Dadurch kann sich die Bifurkation des Pulmonalstammes von der Vorderfläche der Trachea lösen, die Kompression ist beseitigt. Da die linke A. carotis communis die Mittellinie und die Trachea ventral überkreuzt, empfehlen GROSS und WARE (1946) und GROSS (1958) ihre Verlegung, wenn sie die Trachea komprimiert.

b) Rechtsseitiger Aortenbogen mit retro-ösophagealem Verlauf und linksseitig deszendierender Aorta, linksseitige A. subclavia mit Ursprung von einem linken Truncus brachiocephalicus: Die Struktur ist gekennzeichnet durch den rechten Aortenbogen, welcher den rechten Hauptbronchus kreuzt und zwischen Oesophagus und Wirbelsäule zur linken Seite herüberzieht. Dorsal oder links vom Oesophagus mündet der Bogen in die linksseitig deszendierende Aorta. An der Verbindungsstelle ist eine Aussackung, in die der Ductus arteriosus inseriert (GRUBER, 1912). Die linke A. subclavia entspringt nicht von diesem Divertikel, sondern von einem linksseitigen

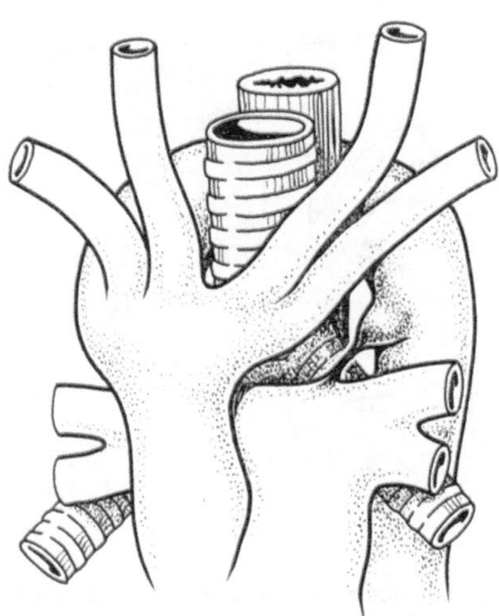

Abb. 7. Rechtsseitiger Aortenbogen. Erläuterungen s. Text

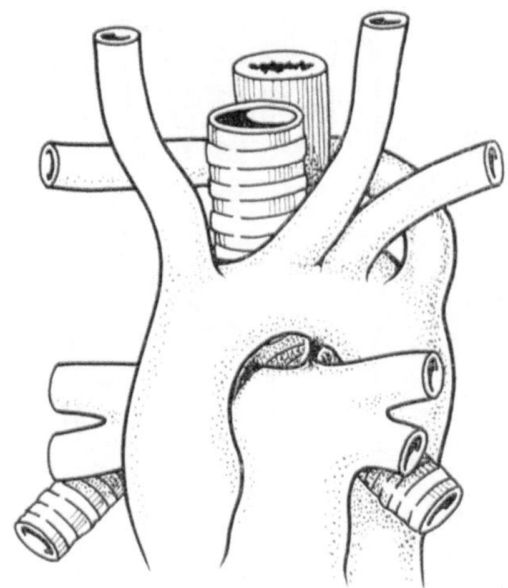

Abb. 8. Linksseitiger Aortenbogen, linksseitig deszendierende Aorta, Arteria subclavia dextra entspringt als 4. Ast der Aorta

Truncus brachiocephalicus, zusammen mit der linken A. carotis communis. Der linke Truncus brachiocephalicus ist der erste Ast des Aortenbogens, der zweite und dritte die rechte A. carotis communis und die rechte A. subclavia (Abb. 7).

c) Linksseitiger Aortenbogen und linksseitig deszendierende Aorta: Es bleibt als Grundverhaltensmuster der Untergruppe der linke Aortenbogen, der allein als kontinuierlich funktionierendes Gefäß besteht, wobei Portionen des rechten Bogens verschwunden sind, darzustellen.

Diese Variante wird anomale rechte A. subclavia genannt und ist charakterisiert durch das Verschwinden eines Segmentes der rechten Portion des doppelten Aortenbogens zwischen Ursprung der rechten A. carotis communis und der gleichseitigen A. subclavia. Konsequenterweise ist der erste Zweig des sonst normalen linksseitigen Aortenbogens, die rechte A. carotis communis, der zweite und dritte Ast die linke A. carotis communis und die linke A. subclavia. Die rechte A. subclavia entspringt als vierter Ast der Aorta entweder vom Aortenbogen oder vom kephalen Anteil der deszendierenden Aorta (Abb. 8). Vom linksseitigen Ursprung zieht sie nach kranial rechts und kreuzt dabei die Mittellinie zwischen Oesophagus und Wirbelsäule.

Beispiele einer rechten A. subclavia, die ventral von Oesophagus oder Trachea kreuzten, sind früher beschrieben worden, sie fehlen im modernen Schrifttum. Entwicklungsgeschichtlich

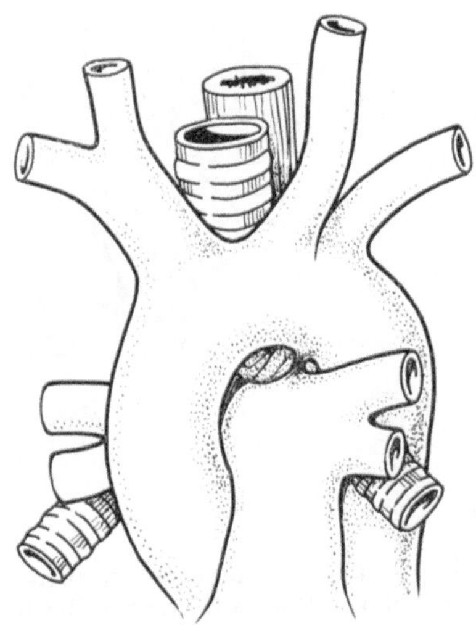

Abb. 9. Linksseitiger Aortenbogen, linksseitig deszendierende Aorta, normaler Bogen, normale Abgänge

wäre auch nur ein Kreuzen dorsal des Oesophagus verständlich.

Edwards (1953) fand in 200 Autopsien lediglich eine einzige A. subclavia, die nicht dorsal vom Oesophagus lag. Hier handelte es sich um eine *Blalock-Taussig*-Operation, bei der eine anomale rechte A. subclavia zwischen Oesophagus und Trachea gelegt worden war, bei sonst typischem Ursprung der rechten A. subclavia am vierten Aortenbogen. Die Operation mußte in dieser Form durchgeführt werden, um den Effekt eines vaskulären Ringes zu vermeiden, der durch eine einfache Anastomose zwischen der anomalen rechten A. subclavia und der A. pulmonalis entstanden wäre.

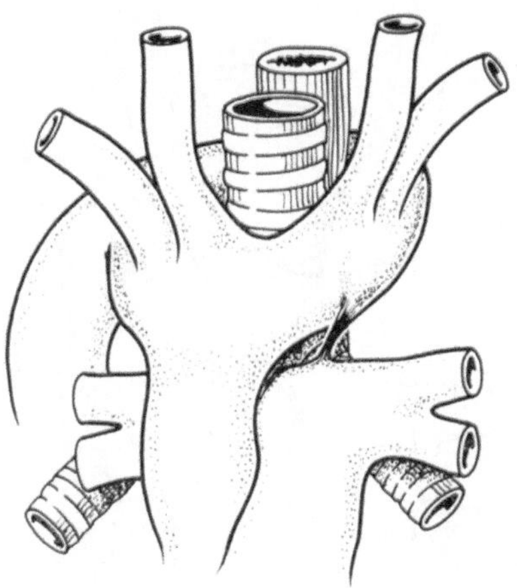

Abb. 10. Doppelter Aortenbogen, rechtsseitig deszendierende Aorta

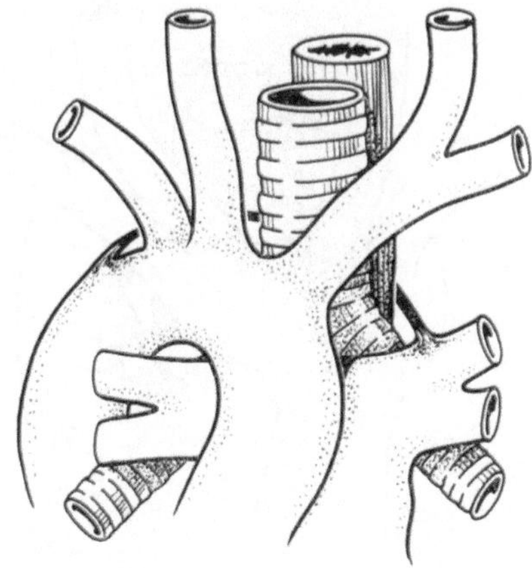

Abb. 11. Rechter Aortenbogen, rechtsseitig deszendierende Aorta, linker Ductus mit Insertion in die Aorta

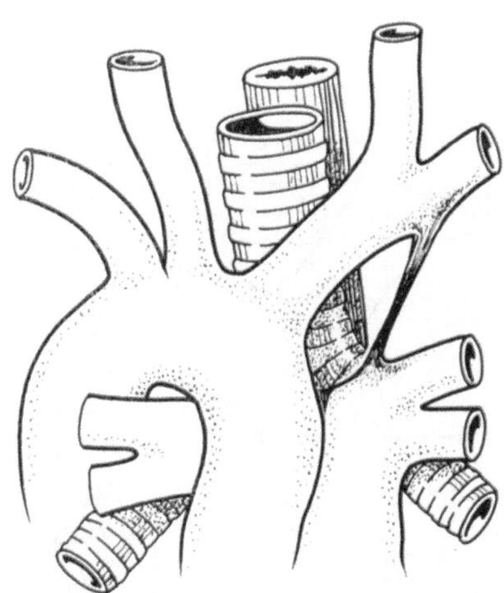

Abb. 12. Rechter Aortenbogen, rechts deszendierende Aorta, linker Ductus inseriert in die linke Arteria subclavia

Eine anomale rechte A. subclavia führt normalerweise nicht zu Symptomen; falls vorhanden, wird über eine Dysphagie geklagt.

d) Linksseitiger Aortenbogen und linksseitig deszendierende Aorta, normaler Bogen, normale Abgänge: Der Vollständigkeit halber sollte man die Anlage einer normalen Aorta in diesem Punkt darstellen, da auch sie als eine Modifikation des doppelten Aortenbogens angesehen werden kann (Abb. 9). Wenn im Grundschema der Untergruppe A der rechte Aortenbogen zwischen Beginn der rechten A. subclavia und der deszendierenden Aorta verschwindet, bekommt man das Bild des normalen Aortenbogens. Der erste Zweig des normalen Aortenbogens ist der Truncus brachiocephalicus, der sich in die rechte A. carotis communis und die rechte A. subclavia aufteilt. Der zweite Abgang ist die linke A. carotis communis, der dritte die linke A. subclavia. Die deszendierende Aorta liegt auf der linken Seite. Eine Kompression von Trachea und Oesophagus kann nicht eintreten. Der Ductus arteriosus (bzw. Ligamentum arteriosum) spannt sich von der linken Pulmonalarterie zur Aorta, etwas distal der linken A. subclavia.

Untergruppe B: Linksseitiger Ductus arteriosus und rechtsseitig deszendierende Aorta. Relativ selten steigt die deszendierende Aorta bei normalem Bogen und linksseitigem Ductus arteriosus auf der rechten Seite ab.

4. Funktionierender, doppelter Aortenbogen

Wie bei anderen Formen des Aortenbogens kreuzt je ein Bogen den entsprechenden Bronchus. Der linke Bogen liegt retroösophageal, verbindet sich mit dem rechten Bogen rechts von der Mittellinie und bildet die deszendierende Aorta, die ebenfalls rechts liegt. Zu jedem Bogen gehört eine A. carotis communis und eine A. subclavia. Der Ductus arteriosus (bzw. Ligamentum arteriosum) liegt auf der linken Seite und verbindet die linke Pulmonalarterie mit dem linken Bogen hinter dem Ursprung der linken A. subclavia (Abb. 10).

5. Partielle Atresie eines Bogens

Ein von ISSAJEW (1931) beobachteter Fall gehört dem Grundmuster nach in diese Untergruppe „doppelter Aortenbogen". Der linke Aortenbogen war jedoch zwischen dem Ursprung der linken A. subclavia und der linken A. carotis communis atretisch.

6. Rechter Aortenbogen, rechts deszendierende Aorta und linksseitiger Ductus arteriosus

Der Aortenbogen liegt rechts. Der Ductus arteriosus bzw. das Ligamentum arteriosum entspringt von der linken Pulmonalarterie und kann entweder in die Aorta oder in die linke A. subclavia einmünden. Drei Variationen sind in Abhängigkeit von der Unterbrechung des linken Aortenbogens zu unterscheiden:

a) Rechter Bogen, rechts deszendierende Aorta, linker Ductus mit Insertion in die Aorta: Der linke Bogen ist zwischen dem Ursprung der linken A. subclavia und dem Ductus arteriosus unterbrochen. Der Aortenbogen liegt rechtsseitig, sein erster Abzweig ist der Truncus brachiocephalicus, aus dem die linke A. carotis communis und die linke A. subclavia entspringen. Der Ductus kreuzt dorsal vom Oesophagus zur rechten Seite und inseriert in die deszendierende Aorta an seiner Übergangsstelle zum Aortenbogen (Abb. 11). Diese Form kann mit Symptomen trachealer und ösophagealer Kompression verbunden sein (NEUHAUSER, 1949).

b) Rechter Bogen, rechts deszendierende Aorta, linker Ductus inseriert in die linke A. subclavia, nach ihrem Abgang aus dem Truncus brachiocephalicus (Abb. 12): Bei dieser Form ist der linke Aortenbogen zwischen linker A. subclavia und dem Ductus arteriosus bzw. Ligamentum arteriosum und dorsal von der Insertionsstelle des Ductus in den Bogen unterbrochen. Die Kombination dieser Variante mit einer Fallotschen Tetralogie bei bestehendem rechten Aortenbogen wurde von BAHNSON und BLALOCK (1950) beobachtet.

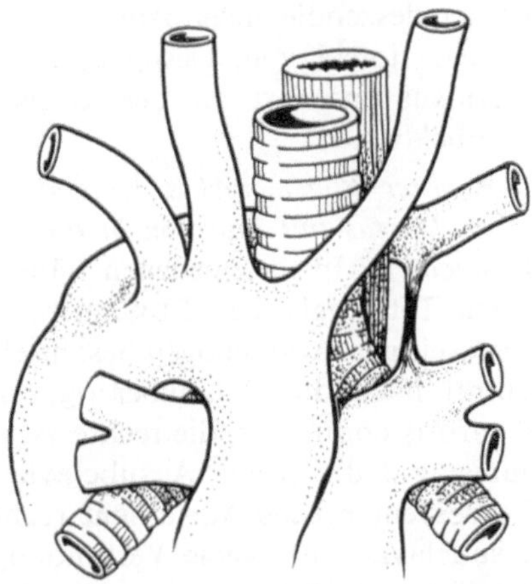

Abb. 13. Rechter Aortenbogen, rechts deszendierende Aorta mit Einmündung des linken Ductus arteriosus in die linke Arteria subclavia, nachdem sie als 4. Ast aus dem Aortenbogen entsprungen ist

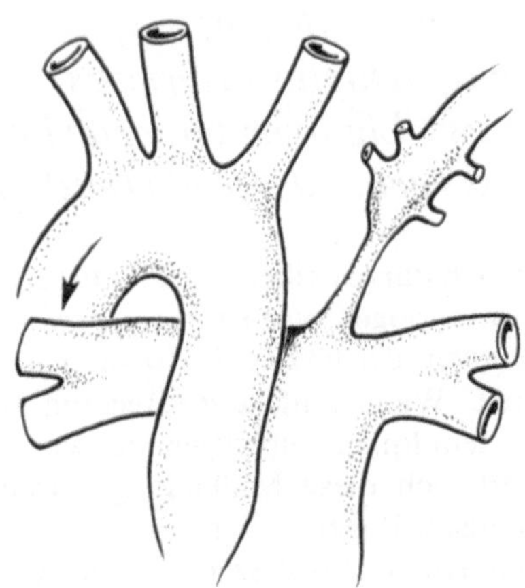

Abb. 14. Rechter Aortenbogen, rechts deszendierende Aorta, linker offener Ductus arteriosus mit Insertion in die isolierte linke Arteria subclavia

c) Rechter Aortenbogen, rechts deszendierende Aorta mit Einmündung des linken Ductus arteriosus (bzw. Ligamentum arteriosum) in die linke A. subclavia, nachdem sie als vierter Ast aus dem Aortenbogen entsprungen ist (Abb. 13): Wenn der linksseitige Bogen – bei doppeltem Aortenbogen – zwischen dem Ursprung der linken A. carotis communis und der linken A. subclavia unterbrochen ist, entspringt die linke Arteria subclavia als vierter Seitenast der Aorta oder von einem Diverticulum aus dem kranialen Anteil der deszendierenden Aorta und kreuzt links herüber dorsal vom Oesophagus. Der Ductus arteriosus inseriert an der Basis der linken A. subclavia.

d) Rechter Bogen, rechts deszendierende Aorta, linker Ductus mit Insertion in die isolierte linke A. subclavia: In verschiedenen Fällen der Fallotschen Tetralogie hat Edwards (1948) einen rechtsseitigen Aortenbogen beschrieben, der von ventral nach dorsal hinüberzog, um die linke A. carotis communis, die rechte A. carotis communis und die rechte A. subclavia abzugeben. Die deszendierende Aorta liegt rechts, die linke A. subclavia hatte keine Verbindung zum Aortenteil, sondern entspringt von einem offenen linksseitigen Ductus arteriosus (Abb. 14).

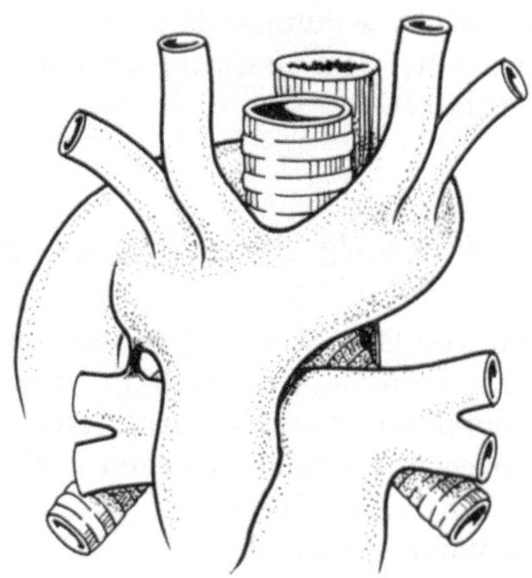

Abb. 15. Doppelter Aortenbogen, rechts deszendierende Aorta, rechtsseitiger Ductus arteriosus

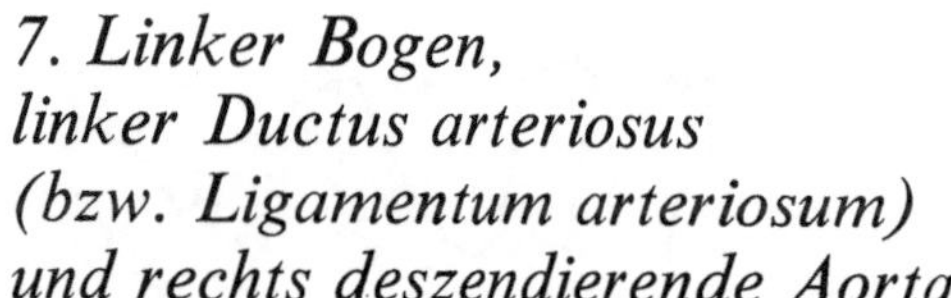

7. Linker Bogen, linker Ductus arteriosus (bzw. Ligamentum arteriosum) und rechts deszendierende Aorta

In den dargestellten Fehlbildungen mit nur einem Aortenbogen war ein rechter Aortenbogen vorhanden, der linke teilweise oder komplett obliteriert. Wenn Anteile des rechten Bogens bei intaktem linken zurückgebildet wurden, dokumentiert sich diese Mißbildung durch einen linksseitigen Bogen, einen linken Ductus arteriosus und eine rechts deszendierende Aorta. Diese Abarten sind theoretisch möglich.

Untergruppe C: Rechtsseitiger Ductus arteriosus und rechtsseitig deszendierende Aorta.

a) Kompletter doppelter Aortenbogen: Diese Untergruppe ist durch einen *funktionierenden* doppelten Aortenbogen gekennzeichnet (Abb. 15).

In einer von Sweet (1947) beobachteten Modifikation fehlte der Ductus arteriosus. Ein rechtsseitiger Ductus würde die Kriterien der Untergruppe voll erfüllen. Die deszendierende Aorta teilt sich ventral der Trachea, linker und rechter Bogen überkreuzen die Hauptbronchi. Da die kranialen Anteile der deszendierenden Aorta rechts liegen, kreuzt der linke Bogen hinter dem Oesophagus zur rechten Seite und verbindet sich dort mit dem rechten Bogen zur deszendierenden Aorta. A. subclavia und A. carotis communis entspringen unabhängig voneinander. Der Ductus verläuft zwischen der rechten A. pulmonalis und dem rechten Bogen und inseriert distal vom Ursprung der rechten A. subclavia.

b) Partielle Atresie eines Bogens: Die Form darf als hypothetisch angesehen werden. Klinische Fälle wurden nicht beobachtet.

8. Linksseitiger Aortenbogen mit retroösophagealem Segment und rechts deszendierender Aorta

a) Die rechte A. subclavia entspringt von einem Aortendivertikel: Wenn das Segment des rechten Aortenbogens obliteriert, entsteht nach Edwards folgendes Grundmuster:

Offener linker Bogen, der den linken Hauptbronchus kreuzt, dann dorsal vom Oesophagus nach rechts herüberzieht und sich mit der dort deszendierenden Aorta verbindet. Hier besteht normalerweise als Restanteil eines rechten Bogens ein Divertikel, in das der Ductus arteriosus inseriert (Abb. 16), und von dem die A. subclavia dextra entspringt.

b) Die rechte A. subclavia entspringt vom rechtsseitigen Truncus brachiocephalicus: In diesem Fall ist der rechte Bogen vor dem Truncus brachiocephalicus obliteriert. Die A. subclavia dextra entspringt zusammen mit der A. carotis communis, von einem rechtsseitigen Truncus brachiocephalicus. Der Bogen liegt auf der linken Seite

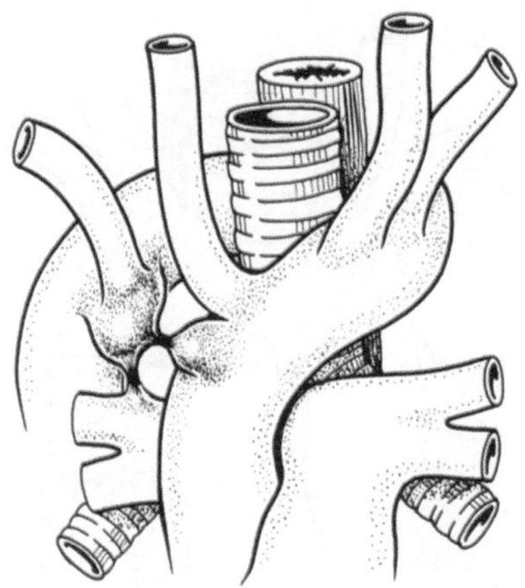

Abb. 16. Linker Aortenbogen mit retrooesophagealem Segment und rechts deszendierender Aorta. Obliteration des rechten Bogens zwischen rechter Arteria carotis communis und rechter Arteria subclavia

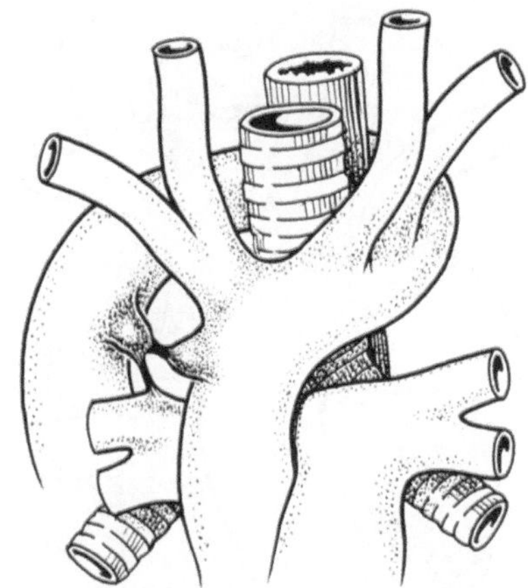

Abb. 17. Doppelter Aortenbogen, rechts deszendierende Aorta, Obliteration des rechten Bogens zwischen rechtem Truncus brachiocephalicus und Einmündungsstelle des Ductus arteriosus in die Aorta

und kreuzt nach Überqueren des linken Bronchus dorsal vom Oesophagus zur rechtsseitig deszendierenden Aorta (Abb. 17).

9. *Rechtsseitiger Aortenbogen und rechts deszendierende Aorta*

a) Die linke A. subclavia entspringt als vierte Arterie des Aortenbogens (Kopsch, 1914): Besteht eine Unterbrechung des linken Aortenbogens zwischen dem Ursprung der linken A. carotis communis und der linken A. subclavia, so verliert die linke A. subclavia diese Verbindung mit dem ventralen Anteil der Aorta und entspringt als 4. Ast der Aorta. Sie kreuzt dann dorsal vom Oesophagus von rechts nach links. Der rechts gelegene Ductus inseriert in die Aorta zwischen dem Ursprung von rechter und linker A. subclavia (Abb. 18).

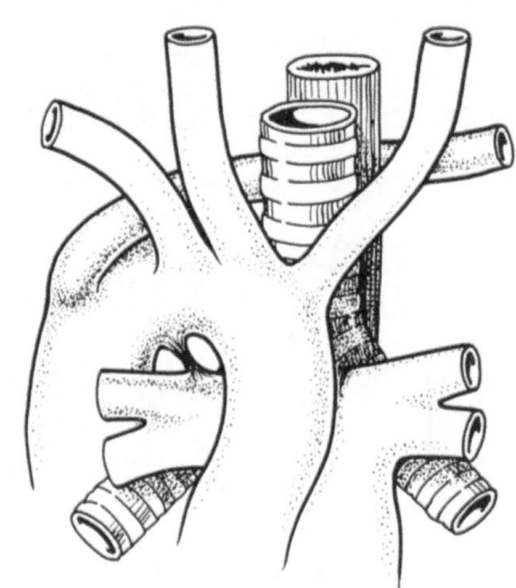

Abb. 18. Rechter Aortenbogen, rechts deszendierende Aorta, linke Arteria subclavia entspringt als 4. Arterie des Aortenbogens

b) Die linke A. subclavia entspringt vom linksseitigen Truncus brachiocephalicus (Sprong u. Cutler, 1930): Verschwindet der linke Aortenbogen dorsal vom Ursprung der linken Arteria subclavia, so entsteht das Spiegelbild des Normalverhaltens (Abb. 19). Die Konfiguration besteht aus einem rechten Aortenbogen mit einer rechts deszendierenden Aorta, einem Ductus arteriosus auf der rechten Seite und einem linken Truncus brachiocephalicus. Diese Variante kann ohne kardiale Mißbildungen auftreten, ist aber oft mit der Fallotschen Tetralogie kombiniert. Wie Bahnson und Blalock (1950) betont haben, liegt der Ductus arteriosus nicht unbedingt bei einem rechten Bogen und einer rechts deszendierenden Aorta auf der rechten Seite, er kann ebenso links lokalisiert sein.

Untergruppe D: Rechtsseitiger Ductus arteriosus und linksseitig deszendierende Aorta.

Die Strukturen dieser Untergruppe sind als Spiegelbild der Untergruppe B zu betrachten (Abb. 20).

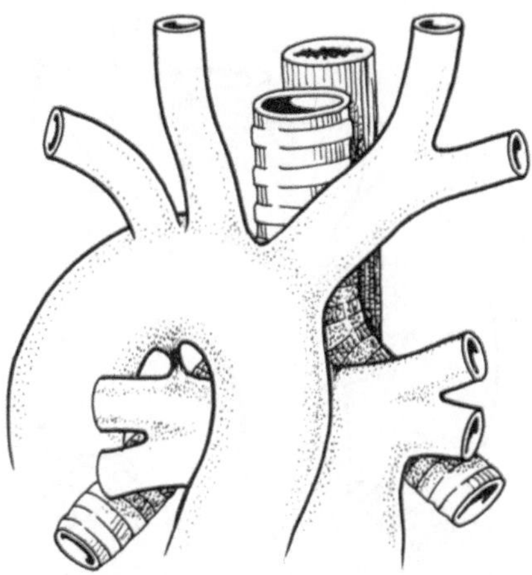

Abb. 19. Rechter Aortenbogen, rechts deszendierende Aorta, linke Arteria subclavia entspringt vom Truncus brachiocephalicus

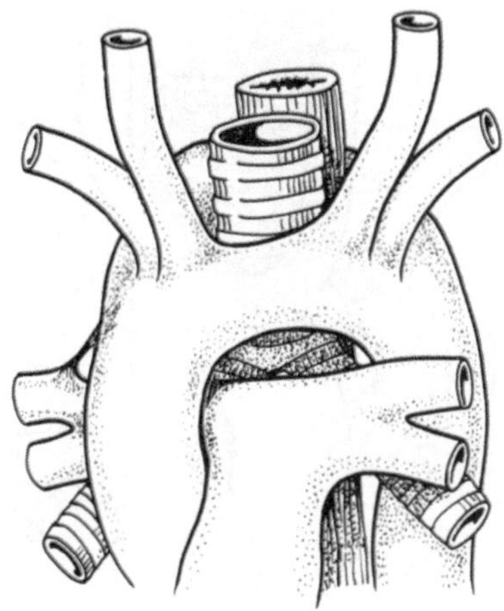

Abb. 20. Funktionierender doppelter Aortenbogen, rechtsseitiger Ductus arteriosus

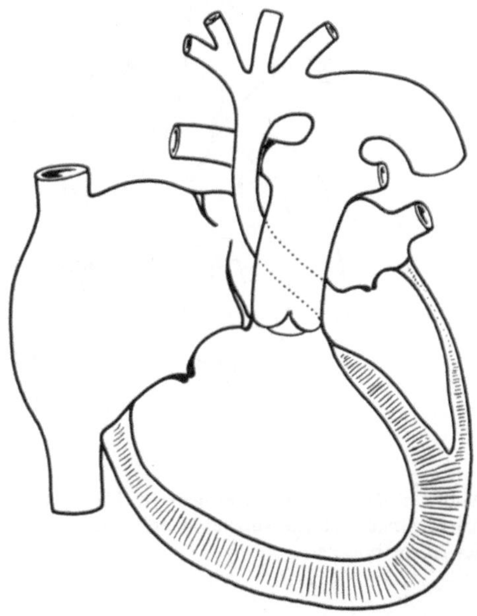

Abb. 21. Hypoplasie von Aorta, linkem Ventrikel und linkem Vorhof

III. Die Obstruktion der Aorta

Obstruktive Anomalien sind im Aortenbogenbereich oder am Übergang zur deszendierenden Aorta zu finden. Sie haben typische Merkmale und treten als Koarktation, tubuläre Hypoplasie oder als Atresie des Aortenbogens in Erscheinung.

Die Hypoplasie und Atresie des Aortenbogens

Zu den Charakteristika dieser Fehlbildung zählt eine deutliche Unterentwicklung der gesamten linken Herzseite: Eingeschlossen sind neben dem Bogen die Aorta ascendens, die Aortenklappe, der linke Ventrikel und der linke Vorhof. Demgegenüber ist die rechte Seite deutlich vergrößert: Großer rechter Vorhof, großer rechter Ventrikel, weit offener Ductus arteriosus, der die Aorta mit Blut versorgt (Abb. 21). Voraussetzung für die Lebensfähigkeit dieser Fehlbildung ist ein intrakardialer Links-Rechts-Shunt auf Vorhofebene oder eine anomale Pulmonalvenenmündung in den rechten Vorhof (BELLET u. GOULEY, 1932).

Es gibt graduelle Unterschiede der Hypoplasie des linken Herz- und Aortensystems. Allen gemeinsam ist jedoch eine deutliche Unterentwicklung der Aorta. In manchen Fällen ist die aszendierende Aorta noch gerade durchgängig. KEITH u. Mitarb. (1967) berichten, daß in 86 der von ihm beobachteten Fälle eine komplette Atresie der Aorta bestand, wogegen bei 14% noch ein geringes Lumen vorhanden war. 60% aller Fälle weisen eine endokardiale Fibroelastose auf. Die weitgehende Hypoplasie und Funktionslosigkeit des linken Herzens zwingt dem rechten die gesamte Kreislaufarbeit auf. Bei den ausreichend durch einen offenen Ductus arteriosus und einen intrakardialen Links-Rechts-Shunt auf *Ventrikelebene* kompensierten Formen kann die Funktion des linken Ventrikels ausreichend sein. Die Hypoplasie beschränkt sich auf den Aortenbogen oder auf Bogenanteile.

Die Atresie des Aortenbogens wurde erstmals von STEIDELE (1777) beschrieben. EVERTS-SUAREZ u. Mitarb. (1959) konnten 16 Fälle, ROBERTS u. Mitarb. (1962) bereits 53 Fälle zusammenstellen. In 26 von 50 Fällen war die Atresie zwischen linker A. subclavia und Ductusmündung, in 22 Fällen zwischen linker A. carotis communis und linker A. subclavia lokalisiert. Nur zweimal lag die Atresie zwischen dem Truncus brachiocephalicus und der linken A. carotis communis.

1965 berichteten MOLLER und EDWARDS über 105 Aortenbogenatresien und klassifizierten sie nach Sitz und Ausmaß. Als Resumé standen folgende zwei Lokalisationen im Vordergrund:

1. Unterbrechung des Aortenbogens distal der linken A. subclavia.

a) Zwei Trunci brachiocephalici entspringen vom Bogen (43 Fälle),

b) die rechte und linke A. carotis communis und die linke A. subclavia entspringen vom Bogen, die rechte A. subclavia von der deszendierenden Aorta (1 Fall).

2. Unterbrechung des Bogens distal der linken Arteria carotis communis.

Die linke A. subclavia entspringt von der deszendierenden Aorta.

a) Ursprung der rechten A. subclavia vom Truncus brachiocephalicus (33 Fälle),

b) rechte A. subclavia entspringt aus der deszendierenden Aorta (11 Fälle),

c) rechte A. subclavia geht aus der rechten Pulmonalarterie (3 Fälle) hervor.

3. Als Rarität gilt die Unterbrechung distal des Truncus brachiocephalicus; die linke A. carotis communis und die linke A. subclavia sinistra entspringen der deszendierenden Aorta (4 Fälle).

Das Überleben der Kinder mit einer Aortenbogenatresie wird in den meisten Fällen durch einen isolierten Ventrikelseptumdefekt oder eine andere intrakardiale Mißbildung in Verbindung mit einem Ventrikelseptumdefekt ermöglicht (s. oben!). So fanden MOLLER und EDWARDS (1965) bei den von ihnen beschriebenen Fällen 58mal einen Ventrikelseptumdefekt, 8mal einen Ventrikelseptumdefekt mit subaortaler Stenose und reitender Aorta, 7mal eine komplette Transposition der großen Gefäße, 7mal einen persistierenden Ductus arteriosus und 4mal entsprangen beide großen Gefäße vom rechten Ventrikel. 14mal lagen kombinierte Herzmißbildungen vor. PILLSBURY u. Mitarb. (1964) haben eine isolierte Atresie zwischen dem Truncus brachiocephalicus und linker A. carotis communis ohne extra- oder intrakardialen Kurzschluß beobachten können. Die operative Korrektur gelang durch prothetische Überbrückung. Hämodynamisch bestehen bei umschriebenen Aortenatresien zwei weitgehend getrennte Körperkreisläufe. Der vor der Atresie liegende Aortenabschnitt und seine Äste werden vom linken Ventrikel, die distal der Atresie liegende Aorta und ihre Äste dagegen vom rechten Ventrikel über den offenen Ductus arteriosus durchblutet (Abb. 22). Es bestehen demnach hämodynamisch enge Beziehungen zur präduktalen Aortenisthmusstenose. 76% der Kinder mit dieser Anomalie starben bereits im ersten Lebensmonat, 6 Kinder überlebten das erste Jahr.

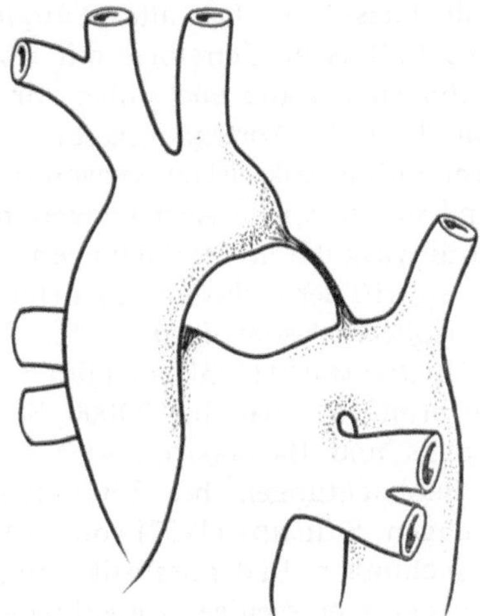

Abb. 22. Umschriebene Aortenatresie

C. Aortenbogenanomalie und kombinierte Vitien

Der doppelte Aortenbogen wird selten in Kombination mit weiteren kardialen Mißbildungen beobachtet (0,5%) (KEITH u. Mitarb., 1967). Immerhin sind einige Fälle von gemeinsamem doppelten Aortenbogen und Fallotscher Tetralogie bekannt (BAHNSON u. BLALOCK, 1950; DODRILL, 1952; BLUMENTHAL u. RAVITCH, 1957). WATERSTONE u. Mitarb. (1971) beschreiben den

Fall eines 6 Wochen alten Säuglings, bei dem eine Fallotsche Tetralogie mit doppeltem Aortenbogen bestand und wobei zur Shunt-Operation der linke Aortenbogen zur Anastomose mit dem Pulmonalkreislauf verwandt wurde. Während der doppelte Aortenbogen nur selten mit kardiovaskulären Mißbildungen vergesellschaftet ist, tritt der rechtsseitige Aortenbogen fast nie als isolierte Anomalie auf.

BIEDERMANN (1931) fand ihn bei 5000 Durchleuchtungen 7mal, bei 20000 Sektionen 8mal, SEGERS und BROMBART (1953) berichteten von 12 Beobachtungen bei 8500 Röntgenuntersuchungen, SCHMIDT (1957) von 45 bei 75000 Untersuchungen. In der Statistik von ABBOTT (1927) war der rechtsseitige Aortenbogen in 14% Begleitsymptom angeborener kardiovaskulärer Mißbildungen. Andererseits besteht bei einer rechts deszendierenden Aorta praktisch immer eine koordinierte intrakardiale Mißbildung (ASSMANN, 1924). Besonders häufig ist die Kombination mit der Fallotschen Tetralogie (20–32%, KEITH u. Mitarb., 1967) und dem Eisenmenger-Komplex (25%, HEIM DE BALSAC, 1954).

J. R. STEWART u. Mitarb. (1964) berichteten (Zehnjahreserfahrung der Mayo-Klinik) über drei Haupttypen des rechten Aortenbogens und damit kombinierten Vitien:

1. mit spiegelbildlichem Abgang der Hauptarterien, d.h. es entsteht ein Spiegelbild des normalen linken Aortenbogens,
2. mit aberrierender linker A. subclavia und
3. mit einer isolierten linken A. subclavia, die keine Verbindung zur Aorta mehr hatte.

Jeder dieser Haupttypen kann einen links- oder rechtsseitigen bzw. einen bilateralen Ductus arteriosus (Ligamentum arteriosum) besitzen. Von 298 Patienten mit rechtem Aortenbogen konnten 285 anatomisch analysiert werden. 98% der Fälle hatten entweder einen exakt spiegelbildlichen Abgang der Seitenäste oder eine aberrierende linke A. subclavia sowie einen linken Ductus arteriosus Botalli. Fast immer ist damit zu rechnen, daß andere kongenitale Herzmißbildungen oder ein kompletter vaskulärer Ring um Trachea und Oesophagus bestehen. Als die beiden Haupttypen nennen sie:

1. den rechten Aortenbogen mit spiegelbildlichem Abgang der Seitenäste, wie es dem normalen linken Aortenbogen entspricht,
2. einen rechten Aortenbogen mit einer aberrierenden linken A. subclavia und linkem Ductus arteriosus Botalli.

Der erste Typ war fast immer mit einem kongenitalen Herzfehler, in 90% mit einer Fallotschen Tetralogie kombiniert. Die übrigen 10% verteilen sich auf andere Herzmißbildungen, ohne Bevorzugung eines bestimmten Fehlers.

Der zweite Typ ist wahrscheinlich der häufigste überhaupt vorkommende. Er ist der entscheidende ringbildende Fehler, der mit Respirations- und Schluckbeschwerden während des frühen Lebens einhergeht und daher meist eine chirurgische Intervention erfordert. Allerdings gibt es Fälle, bei denen keine gewichtige Trachea- und Oesophagusbeeinträchtigung zu verzeichnen ist. Nur 12% der Patienten wiesen in der Beobachtungsreihe koordinierte kongenitale Herzmißbildungen auf.

Unter 555 Patienten mit Fallotscher Tetralogie besaßen 28% einen rechten Aortenbogen und ungefähr 93% davon die typischen spiegelbildlichen Abgänge der Seitenäste. Von 25 Patienten mit persistierendem Truncus arteriosus communis hatte jeder 3. einen rechten Aortenbogen.

D. Das klinische Bild

1. Das klinische Bild des vaskulären Ringes

ist im Handbuch der Thoraxchirurgie, Bd. II, S. 501 ff., 1959, beschrieben.

2. Das klinische Bild der Aortenhypoplasie und Aortenatresie

bedarf jedoch ergänzender Ausführungen.

a) Symptome

Position und Länge der atretischen Aortenbänder bestimmen den Grad der Behinderung von Oesophagus und Trachealfunktion. Das klinische Bild ist hier dem der Aortenringbildung ähnlich. Im Vordergrund der Symptomatik steht jedoch die Herzinsuffizienz in den ersten Lebensmonaten mit einer erheblichen Dyspnoe und einer Respirationsrate von 60 bis 120 Zügen pro Minute. Eine progressive Lebervergrößerung reflektiert die Insuffizienz des rechten Ventrikels. Die Zyanose am ersten oder zweiten Lebenstag ist meist unbedeutend, sie wird nach KEITH in einem Drittel der Fälle am ersten, in einem weiteren Drittel am zweiten Lebenstag manifest. In den übrigen Fällen verstrichen bis zu 14 Tage ohne klinische Zeichen. Dem entsprechen die Sauerstoffsättigungswerte im Blut, die wesentlich günstiger liegen als z.B. bei der Transposition der großen Gefäße, einer Trikuspidal- oder Pulmonalatresie.

Eine Tachykardie von 150–160/min ist obligatorisch. Dabei sind die Herztöne und Blutdruckwerte unauffällig (KEITH). Wird ein Geräusch beschrieben, so ist es stets auf die Systole beschränkt. Die Lokalisation ist uncharakteristisch, projiziert sich manchmal in das Feld der Pulmonalarterie oder an den linken Sternalrand.

b) Röntgenbefunde

Bei den Übersichtsaufnahmen zeigt sich regelmäßig eine deutliche Erweiterung des Herzens, das Gefäßband ist verbreitert, der Hilusschatten verstärkt, das rechte Atrium springt vor. Häufig vorkommende Atelektasen können diese Zeichen überdecken.

c) Elektrokardiogramm

Das Elektrokardiogramm liefert wesentliche Anhaltspunkte zur Differenzierung des Vitiums.

Die rechtsventrikuläre Hypertrophie ist in allen Ableitungen nachweisbar. KEITH beschreibt bei seinen Kindern verschiedene Formen von anormaler Hochvoltage, andererseits fand er gelegentlich nur Veränderungen der R/S-Relation in V1. Die T-Wellen sind in V1 positiv, in V5 oder V6 häufig negativ. Die rechtsventrikuläre Hypertrophie macht sich ebenfalls in der Veränderung des QR-Verhaltens bemerkbar. Das PR-Intervall variiert von 0,10–0,16 sec, ein P2 von 1,0–3,0 mm Höhe und einer mittleren, etwa 2 mm großen Spanne.

Die endgültige Diagnose ist nur mittels Herzkatheteruntersuchung und Angiographie zu stellen. Sie sind aber wegen des schlechten Allgemeinzustandes der meist herzinsuffizienten Kinder nicht immer durchführbar.

d) Differentialdiagnose

Das Herzversagen von Neugeborenen ist in den meisten Fällen auf eine Aortenbogenatresie zurückzuführen. Differentialdiagnostisch abzugrenzen sind die Fallotsche Tetralogie, die Trikuspidalatresie, der Single-Ventrikel mit Pulmonalstenose, eine Pulmonalklappenatresie, die Aortenisthmusstenose, die Transposition der großen Gefäße und die totale Fehlmündung der Pulmonalvenen.

Die Transposition der großen Gefäße zeichnet sich röntgenologisch durch klare charakteristische Zeichnung aus. Der Hilusschatten ist hierbei wesentlich mehr verstärkt als bei der Atresie.

Die typischen Symptome einer Koarktation fehlen, da es über den großen Ventrikelseptumdefekt zu einem Druckangleich beider Ventrikel und damit auch zu einem Druckangleich zwischen oberer und unterer Körperhälfte gekommen ist. Wegen des großen Links-Rechts-Shunts besteht nur selten eine Differential-Zyanose zwischen oberer und unterer Körperhälfte. Das von der Femoralarterie und der rechten Brachialarterie entnommene Blut kann aber signifikante Sauerstoffsättigungsdifferenzen aufweisen.

Ferner müssen alle Zustände in Betracht gezogen werden, die zu chronischen oder chronisch-rezidivierenden Schluck- und Atembeschwerden führen. In erster Linie sind der doppelte Aortenbogen, Ringbildungen bei Rechtslage des Aortenbogens, die A. subclavia lusoria, die Fehlabgänge von Aortenbogenästen und der Fehlverlauf der linken Pulmonalarterie gegeneinander abzugrenzen. Die angeborene Oesophagusatresie ist klinisch und röntgenologisch ohne Schwierigkeiten auszuschließen, ebenso sind es die Formen kleinkindlichen Stridors, die durch Kompression der Trachea (Schilddrüse, Tumoren usw.) bedingt sind. Eine schlaffe, vergrößerte oder deformierte Epiglottis ist durch eine Laryngoskopie leicht zu erkennen, ebenso wie Membranbildungen, Polypen im Kehlkopfbereich oder Stimmbandparalysen. Eine Glossoptosis bei Mikrognathie fällt durch den typischen Gesamtaspekt auf. Zungengrundzysten sind durch Palpation oder Inspektion festzustellen, Mißbildungen des 1. Halswirbelkörpers mit zusätzlichem ventralen Ossifikationszentrum durch Röntgenbilder oder einfache Palpation. Die Verlegung der Atemwege durch Fremdkörper oder ein Glottisödem und der sogenannte „Pseudo-Croup" durch diphtherische oder pseudodiphtherische Beläge sind Ursachen einer Atembehinderung, die im allgemeinen nicht unmittelbar postnatal auftreten.

E. Komplikationen und Prognose der Aortenbogenanomalien

Die Gefahren der Speiseröhrenkompression liegen in erster Linie auf der respiratorischen Seite, da durch Aspiration pneumonische Prozesse induziert und unterhalten werden können. Ernährungsstörungen sind nicht zu befürchten. Die ausreichende Nahrungszufuhr über eine Sonde ist immer möglich.

Eine ausgeprägte Dyspnoe durch Einengung der Trachea ist dagegen häufig nicht mit dem Leben vereinbar und bedarf sorgfältiger Überwachung, damit der günstige Zeitpunkt zum operativen Eingriff nicht versäumt wird. Verhaltungen des Bronchialsekretes gefährden den Säugling in gleicher Weise wie die Aspiration. Mit einer spontanen Rückbildung der Symptome ist bei der vollständigen Ringbildung nicht zu rechnen. Je länger man unter konservativer Behandlung abwartet, um so stärker wird die anatomische Deformierung der Trachea, desto eher muß man mit einer Tracheomalazie rechnen, die auch nach gelungener Operation ein bleibendes, gefahrvolles Atemhindernis darstellen kann. Die Prognose der unvollständigen Ringbildung ist dagegen in der Regel besser, da die durch sie hervorgerufenen Gefährdungen weniger bedrohlich sind. Eine abwartende Haltung ist eher gerechtfertigt, wenn entsprechende Vorsichtsmaßnahmen bei der Nahrungsaufnahme getroffen werden.

Die Bedeutung einer sekundären Tracheomalazie wurde von VASKO und CHANGWOO (1968) an Hand eines Beispieles unterstrichen: Bei einem 4 Tage alten Mädchen mußte wegen erheblicher respiratorischer Behinderung (Arcus aortae duplex) der vordere Bogen durchtrennt werden. Die verbleibende Atembehinderung durch eine bereits bestehende Tracheomalazie erforderte die sofortige Stabilisation der Trachea.

Die Prognose der Aortenhypoplasie und Aortenatresie ist wegen des drohenden Herzversagens sehr schlecht.

F. Therapie

1. Allgemeine Behandlung

a) Konservative Therapie der Aortenbogenanomalien

Die konservative Behandlung kann nur palliativ und prophylaktisch sein, hat aber für die Operationsvorbereitung wesentliche Bedeutung. Der Säugling wird mit gestrecktem Hals in einem Inkubator gelagert. Jede körperliche Anstrengung ist zu vermeiden. Die Kost soll flüssig sein und in kleinen, zahlreichen Portionen gereicht, notfalls über dünne Magensonden zugeführt werden. Nur bei sorgfältiger Überwachung ist in diesem kritischen Stadium eine abwartende Haltung erlaubt. Das Instrumentarium zur Maskenbeatmung und zur intratrachealen Intubation muß neben dem Bett bereitstehen. Jede Verschlechterung spricht für die chirurgische Intervention. Sie bietet im allgemeinen mehr Überlebenschancen als die konservative Behandlung.

Die erst nach einem Jahr manifest werdenden Anomalien führen praktisch nie zu so lebensbedrohlichen Symptomen. Die Behandlung, nach den gleichen Prinzipien durchgeführt, ist abwartend. Gehen die Symptome jedoch nicht zurück oder lassen sie keine normale Lebensführung zu, so sollte man sich zur Operation entschließen, zumal die Operationssterblichkeit jenseits des ersten Lebensjahres unter 1% liegt.

2. Die chirurgische Behandlung des vaskulären Ringes

Die erste erfolgreiche Operation einer Aortenbogenanomalie, die Arteriopexie einer prätracheal verlaufenden A. subclavia lusoria dextra, führte GIRARD (1913) durch. Andere Formen der vollständigen und unvollständigen Ringbildungen wurden von GROSS (1945) erstmals erfolgreich beseitigt: der Arcus aortae duplex, die Ringbildung durch rechtsseitigen Aortenbogen und linksseitiges Ligamentum arteriosum, die retroösophageal verlaufende Arteria subclavia dextra lusoria, die Trachealimpression durch einen fehlentspringenden Truncus bzw. durch eine fehlentspringende linke Arteria carotis communis.

a) Operationsindikation

Die Operationsindikation ist bei den vollständigen Ringbildungen immer dann gegeben, wenn Stridor oder erhebliche Schluckbeschwerden bestehen und zu rezidivierenden pneumonischen Prozessen geführt haben, da nur in den seltenen Fällen mit einer Spontanbesserung gerechnet werden kann und jedes Zuwarten das operative und postoperative Risiko vermehrt.

Bei der Operationsvorbereitung muß man für einen optimalen Ausgleich des Säure-, Basen-, Wasser- und Mineralhaushaltes sorgen. Eventuell bestehende broncho-pneumonische Infekte sollten nach Möglichkeit durch eine intensive gezielte Behandlung mit Antibiotika vorher ausgeheilt werden.

b) Operationsverfahren

Eine erhebliche Verantwortung hat der Anästhesist zu tragen, da vor, während und nach der Operation lebensbedrohliche Anfälle von Atembehinderungen durch Schleimhautschwellung in Trachea und Larynx oder durch verbleibende Trachealverformung auftreten können. Schon die Intubation kann bei einem engen Gefäßring außerordentlich schwierig sein.

MAHONEY und MANNING (1964) raten bei Kleinkindern zur trachealen Intubation vor der Anästhesie. Ein langer Endotrachealtubus, der die Trachealenge passiert, erlaubt zwar eine gute Ventilation der Lungen während der Operation, führt aber leicht zu reaktiver ödematöser Schleimhautverschwellung in der postoperativen Phase mit der Gefahr tödlicher Obstruktion. Es wird daher ebenfalls vorgeschlagen, einen kurzen Tubus, der nur bis zur Stenose reicht, zu verwenden. In unserer Klinik wird nicht über die Stenose hinaus intubiert. Wie jede überflüssige Manipulation durch den Anästhesisten zu vermeiden ist, muß der Chirurg sich davor hüten, die Trachea von außen zu traumatisieren oder abzuknicken und damit die Ventilation zu beeinträchtigen. Postoperative Atembehinderungen durch Trachealschwellung können die Folge sein.

Das Prinzip des operativen Vorgehens besteht bei den vollständigen Ringbildungen darin, daß man den Ring an einer für die Blutzirkulation bedeutungslosen Stelle unterbricht und eine verbleibende Umklammerung, nötigenfalls durch Fixierung der ventralen Gefäße an der vorderen Thoraxwand, erweitert. Beim doppelten Aortenbogen wird der minderlumige durchschnitten. Die Blutversorgung der Bogenäste sollte durch die Kontinuitätsunterbrechung nicht eingeschränkt werden. Bei den unvollständigen Ringbildungen mit prätrachealer Gefäßkreuzung wird das komprimierende Gefäß an der vorderen Thoraxwand fixiert, im Notfall durchtrennt.

Kreuzt das Gefäß retroösophageal oder zwischen Trachea und Oesophagus, so kann man es definitiv durchtrennen oder besser nach der Umlagerung wieder End-zu-End anastomosieren.

Über 90% aller Aortenbogenanomalien können von einer linksseitigen Thorakotomie aus operiert werden (KEITH u. Mitarb., 1967). Nur die seltenen Fälle eines dominierenden linken und kleinen rechten Aortenbogens mit rechts deszendierender Aorta sind oft nicht von links oder so nur mit großer Mühe zu versorgen. Ist ein derartiger Gefäßverlauf bekannt, so sollte man den Thorax von rechts eröffnen. Wurde der Verlauf aber nicht rechtzeitig erkannt und stellt sich nach linksseitiger Thorakotomie die Durchtrennung des Ringes als unmöglich heraus, so ist in der gleichen Sitzung die rechtsseitige Thorakotomie anzuschließen (NUBOER, 1956). Dieses Vorgehen ist deshalb zu empfehlen, weil es nach erfolglosem linksseitigen Vorgehen ohne Sprengung des Ringes durch die Manipulation im Mediastinum postoperativ zu einem akuten Ödem und damit zu einer tödlich endenden Verschlimmerung der Dyspnoe kommen kann.

c) Technik

Der Brustkorb wird durch eine antero-laterale (GROSS, 1947) oder postero-laterale (EKSTRÖM, 1959) linksseitige Thorakotomie im 3. oder 4. Interkostalraum eröffnet – notfalls mit zusätzlicher Durchtrennung des 2. und 3. Rippenknorpels. Der postero-laterale Zugang ergibt in den meisten Fällen den besten Überblick zum mittleren und hinteren Mediastinum. Nach Abdrängen der Lungen spaltet man die mediastinale Pleura zwischen Nervus phrenicus und Nervus vagus. Dem Verlauf des Nervus vagus nach kaudal folgend, sucht man den Nervus recurrens auf, der über die Lage des Ligamentum arteriosum orientiert. Nach Präparation des Ligamentum, der linken Pulmonalarterie und der deszendierenden Aorta wird das Ligamentum in üblicher Weise durchtrennt und jeder Stumpf durch Nähte versorgt. Die Darstellung der einzelnen Aortenbogenabschnitte und der davon abgehenden Äste im vorderen Mediastinum ist meist erst nach Exstirpation eines Teiles der Thymusdrüse möglich. Die Präparation des hinteren Mediastinums bis zur Wirbelsäule und darüber zur rechten Seite hinaus gelingt leicht. Mit größter Sorgfalt ist dabei auf den Ductus thoracicus zu achten.

Er verläuft hinter oder links neben der Aorta. Wird er verletzt, ist er folgenlos zu ligieren, um einem Chylothorax vorzubeugen. Sind alle Aortenbogenanteile und die davon abgehenden Äste im vorderen und hinteren Mediastinum übersichtlich dargestellt, so schafft man sich Klarheit darüber, wo der Ring am günstigsten zu unterbrechen ist. Dies muß stets so erfolgen, daß die Blutzufuhr zu den Aortenbogenästen, wenigstens aber zu den Carotiden, uneingeschränkt bleibt. Gross (1953) warnt davor, einen kleineren linken Aortenbogen herzwärts vor dem Abgang der linken Arteria carotis communis zu durchtrennen, da es hierbei besonders leicht zu schweren, unbeherrschbaren Blutungen kommen kann. In der Regel wird man die Unterbrechung zwischen linker Arteria carotis communis und linker Arteria subclavia vornehmen, gelegentlich auch distal der linken A. subclavia. In diesem Fall kann es erforderlich werden, den verbleibenden Teil des linken Bogens mit einigen Stichen an der vorderen Thoraxwand zu fixieren, um die Trachea ausreichend zu entlasten. Deszendiert die Aorta bei kleinem linken Bogen rechts, so muß der Dissektion des Ligamentum arteriosum und des linken Bogens die der A. subclavia sinistra folgen, da sonst keine ausreichende Erweiterung zu erzielen ist. Stets ist auf eine vollständige Durchtrennung der die Gefäße unter Umständen begleitenden Bindegewebsstränge zu achten. Stößt man auf einen rechtsseitigen Aortenbogen, der mit einem linken Ligamentum arteriosum einen Ring bildet, so wird neben dem Ligamentum auch immer die linke Arteria subclavia lusoria unterbrochen, wenn sie als 4. Ast vom Aortenbogen oder von einem Restdivertikel abgeht. Vor der endgültigen Durchtrennung des Gefäßes vergewissere man sich, ob nicht distal von der geplanten Unterbrechung eine A. carotis communis abgeht, d.h., ob nicht ein Truncus brachiocephalicus lusorius vorliegt!

Ist die Trachea ventral durch einen fehlentspringenden Aortenbogenast (Truncus brachiocephalicus oder A. carotis communis) eingeengt, so wird das entsprechende Gefäß nach der Empfehlung von Gross (1953) mit 3–4 Seidennähten (3 × 0 oder 4 × 0) an die vordere Thoraxwand herangezogen und dort fixiert. Die Fäden dürfen auf der Gefäßseite nur die Adventitia und nicht das Gefäßlumen erreichen. In der Thoraxwand fassen sie das Periost des Sternums. Ein möglichst gleichzeitiger und gleichmäßiger Zug an allen Nähten verhindert das Ausreißen der Adventitia. Ob man eine Drainage einlegt oder nicht, bestimmen Erfahrung und Gewohnheit. Gross verzichtet in der Regel darauf, wir legen sie an.

Zu den Grundregeln einer erfolgreichen Intervention gehört, daß nach Möglichkeit – d.h. wenn es die anatomischen Verhältnisse erlauben und ein funktionstüchtiger linker Bogen vorhanden ist – der hintere rechte durchtrennt wird. Fasziale Bänder und Verbindungen zwischen Trachea und Oesophagus sind sämtlich zu durchschneiden. Ein Ductus arteriosus oder ein entsprechendes Band werden auch dann durchtrennt, wenn sie nicht maßgebend an der Ringbildung beteiligt sind, um eine größere Mobilität der vaskulären Strukturen um Trachea und Oesophagus zu erreichen.

Bei der Gefahr einer unzureichenden Kollateralzirkulation und der Möglichkeit der Entwicklung eines Subclaviasteal-Syndromes soll versucht werden, die Kontinuität der A. subclavia, insbesondere bei älteren Patienten, wiederherzustellen.

3. Die Therapie der Aortenhypoplasie und Aortenatresie

Die konservative Behandlung ist in allen Fällen mit einer deutlichen Hypoplasie des linken Ventrikels wenig erfolgversprechend. Hier ist auch die Gabe von Sauerstoff und Digitalis nur von äußerst begrenztem Wert. Ist die Fehlbildung mit weitem offenen Ductus arteriosus und intrakar-

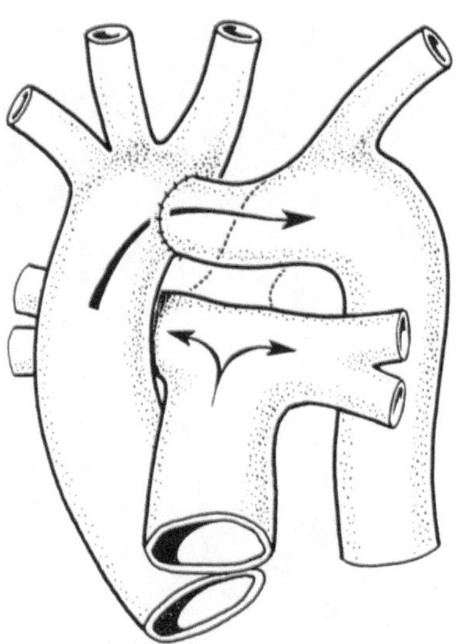

Abb. 23. Korrektur einer umschriebenen Aortenatresie. Erläuterungen s. Text

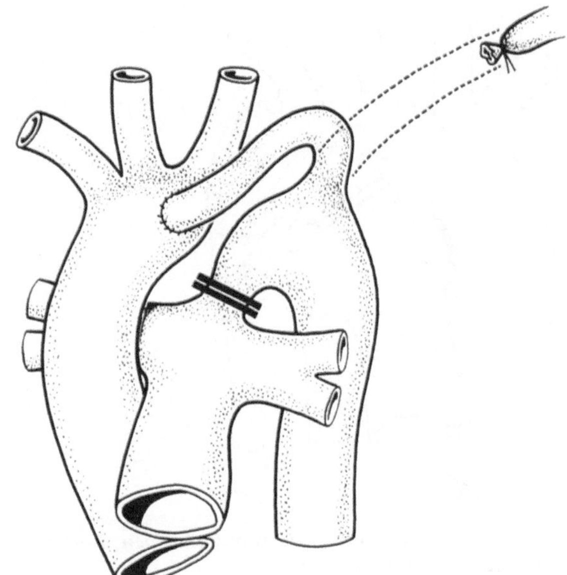

Abb. 24. Korrektur der umschriebenen Aortenatresie. Erläuterungen s. Text

dialem Links-Rechts-Shunt kombiniert und ein ausreichend funktionsfähiger linker Ventrikel vorhanden, kann eine operative Korrektur versucht werden.

Die ersten Versuche wurden von MERRILL u. Mitarb. (1957), VILLALOBOS u. Mitarb. (1962), BLAKE und MANION (1962) und ROBERTS u. Mitarb. (1962) unternommen. Die Kontinuität des Aortenbogens wird entweder durch eine direkte Anastomose oder durch Implantation einer Prothese hergestellt.

Die Zugangswege und die Freilegung der Mißbildungen decken sich mit dem Vorgehen, das zur Korrektur von Ringbildungen angegeben wurde (s. S. 281). Nahttechnik und Sicherung gegen Blutungen richten sich nach den allgemeinen Regeln der Gefäßchirurgie. Tunlichst sollte in Hypothermie oder unter Verwendung des partiellen Bypasses operiert werden.

Im einzelnen kann nach sorgfältiger Präparation der Aortenbogenäste und des Ductus arteriosus mit seiner Einmündung in die deszendierende Aorta die Ausbildung eines Kollateralkreislaufes dadurch beurteilt werden, daß der Ductus abgeklemmt wird und eine Druckmessung in der deszendierenden Aorta erfolgt. Die gleichzeitige Registrierung des Pulmonalarteriendruckes gibt Auskunft über die eventuelle Bedeutung des Ductus arteriosus als Notventil der Lungenzirkulation.

Die Korrektur besteht darin, daß der Ductus arteriosus zur Überbrückung der atretischen Strecke verwandt wird. Er wird End-zu-Seit mit der Anlage des Aortenbogens vereinigt (Abb. 23), so daß das Blut aus der zentralen Aorta über ihn in die Aorta descendens gelangt. Um den Ductus möglichst lang zu gestalten, wird er unmittelbar am Pulmonalarterienast durchtrennt. Eine weitere Entspannung des Ductus Botalli und damit die Vermeidung einer Lumenverengung bringt die Auslösung des Anfangsteiles der deszendierenden Aorta unter Opferung von 2—3 Interkostalarterienpaaren.

Da der Anfangsteil der Aorta descendens bzw. der Ductus arteriosus gelegentlich wegen mangelnder Lumenweite für eine direkte Anastomose ungeeignet sind, haben MERRILL u. Mitarb. (1957) die Überbrückung des Defektes durch Verwendung der A. subclavia oder der A. carotis communis sinistra vorgeschlagen. Entspringt bei relativ kurzem Ductus arteriosus die linke A. subclavia aus der Aorta descendens, so wird sie nach ausgiebiger Mobilisation genügend weit distal durchschnitten und mit der linken A. carotis termino-lateral oder mit dem Aortenbogen vor seiner Aufästelung anastomosiert. Zuletzt wird der Ductus durchtrennt und versorgt (Abb. 24).

Als Alternativlösung kann bei gleichartigen anatomischen Verhältnissen die hochabgetrennte

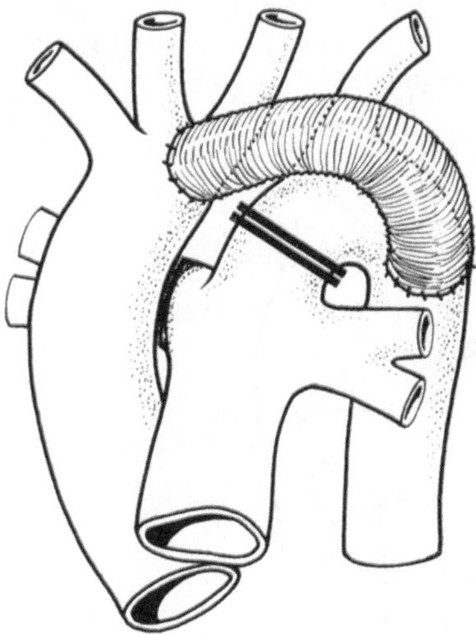

Abb. 25. Überbrückung einer umschriebenen Aortenatresie durch Kunststoffprothese

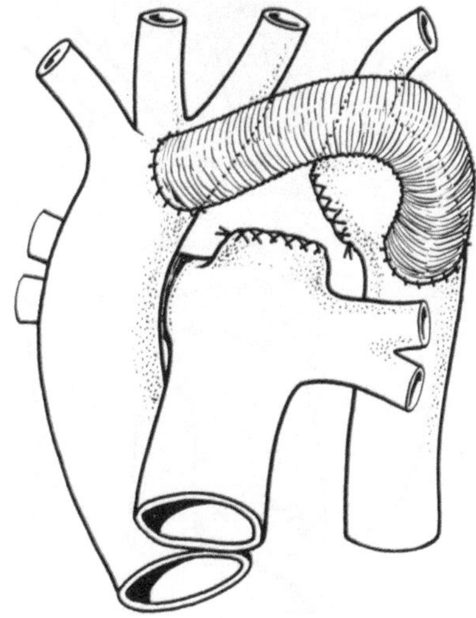

Abb. 26. Überbrückung einer Aortenatresie, Durchtrennung des Ductus arteriosus

A. carotis communis sinistra als Brückenstück Verwendung finden, ein Vorgehen, das hinsichtlich der zerebralen Durchblutung nicht risikofrei ist.

Entspringt die *Arteria subclavia sinistra* aus dem Aortenbogen, wird sie weit peripher durchschnitten, so daß eine End-zu-End-Anastomosierung mit dem von der Lungenschlagader abgesetzten Ductus arteriosus spannungsfrei realisierbar wird.

Vielfach ist leider die Inkongruenz beider Gefäßlumina so ausgeprägt, daß kein hämodynamisch ideales Ergebnis zu erreichen ist. Deshalb haben SIRAK u. Mitarb. (1959) sowohl die A. subclavia sinistra wie auch die A. carotis communis sinistra mobilisiert und beide Gefäße nach peripherer Durchtrennung zu einem einheitlichen Lumen vereinigt. Der erweiterte, zentrale Stumpf wird lang gehalten, damit eine spannungslose Anastomose mit der Aorta descendens oder mit einem genügend weiten Ductus arteriosus gelingt. Die Erweiterung der Lichtung wird dadurch erreicht, daß man die gegenüberliegenden Wände beider Schlagadern von der Durchtrennungsstelle aus auf ca. 5 mm längsspaltet und die hinteren und vorderen Spaltungsränder mit fortlaufender Naht vereinigt. Danach erfolgt die Durchschneidung des Ductus arteriosus und die Anastomosierung. Zirkulationsstörungen im Bereich des Gehirns oder der oberen Extremität sind bei den bisher in nur geringer Zahl operierten Fällen nicht aufgetreten. Selbstverständlich können Kunststoffarterien (Dacron) zur Verbindung von Aortenbogenrudiment mit der Aorta descendens implantiert werden. Die Prothese, die einen größeren Durchmesser haben darf als ein relativ kleinkalibriger Ductus arteriosus, wird zentral End-zu-Seit an die Aortenbogenanlage und peripher nach Abtrennung des Ductus arteriosus End-zu-End oder End-zu-Seit an die Aorta descendens angeschlossen (VILLALOBOS u. Mitarb., 1962) (Abb. 25 und 26).

Besteht von seiten eines Ventrikelseptumdefektes ein großer Links-Rechts-Shunt, so ist eine zusätzliche Bändelungsoperation der Pulmonalarterie frühzeitig angezeigt. Die Reduktion des Pulmonalarteriendruckes soll distal der Einschnürung die Hälfte des proximal gemessenen Druckwertes betragen. Eine stärkere Drosselung des Pulmonalarteriendruckes ist wegen des hohen pulmonalen Gefäßwiderstandes nicht zu empfehlen (SIRAK). Wenn das Kind in ein für die Vornahme der Operation mittels der extrakorporalen Zirkulation geeignetes Alter gelangt ist, kann der Verschluß des Ventrikelseptumdefektes und die Entfernung des Pulmonalarteriendrosselungsbändchens erfolgen.

Bei Kindern hat eine weit gewählte Überbrückung den Vorteil, daß die Prothese sich dem Wachstum allmählich angleicht. Häufig muß eine in genau vorgezeichneten Stationen durchgeführte Operation vorgenommen werden, da eine temporäre Unterbindung des Ductus arteriosus bei der Aortenbogenatresie zum Rechtsversagen führen kann. Der Ductus arteriosus wird nach Freigabe des Aortenbogenersatzes durchtrennt. Die Erfahrung mit dem Gebrauch von Prothesen zur Korrektion der Aortenatresie ist begrenzt (KUINN u. Mitarb., 1960).

Als Palliativmaßnahme wird von GAYLER u. Mitarb. (1970) die Anastomosierung zwischen Aorta ascendens und rechter Pulmonalarterie mit distaler Pulmonalarterienbändelung angegeben.

4. Postoperative Betreuung

Alle Kinder, die präoperativ an Atemstörungen litten, sollten postoperativ besonders sorgfältig beobachtet werden, da nicht selten eine vorübergehende Verschlimmerung der Symptome durch Schleimhautschwellung oder Infektion auftritt. Behandlung und Pflege müssen wie vor der Operation ausgeführt werden. Bestanden nur Schluckstörungen, so kann man schon bald mit der ersten Nahrungsaufnahme (zunächst kleine Mengen flüssiger und breiiger Kost) beginnen.

G. Operationsergebnisse

Inzwischen liegen über die chirurgische Behandlung der Aortenbogenmißbildungen Ergebnisse vor, die eine prozentuale Abschätzung des Operationsrisikos ermöglichen. Hiernach beziffert sich die Operationssterblichkeit für den doppelten Aortenbogen auf etwa 20–30% (HEBERER u. Mitarb., 1966; KEITH u. Mitarb., 1967). GROSS (1958) berichtete über 26 Kinder, von denen er 5 verlor, RIKER (1954) über 5 Todesfälle bei 18 Kindern. GAMMELGAARD u. Mitarb. (1963) verloren die Mehrzahl der Kinder (7 von 10). Erfreulicher sind die Mitteilungen von NUBOER (1956). 6 von ihm operierte Kinder überlebten. Bei EKSTRÖM (1959) sind es 3 Fälle.

Wesentlich geringer ist die Sterblichkeit bei den Operationen eines Ringes mit rechtsseitigem Aortenbogen und linkem Ligamentum arteriosum. Hier liegt die Sterblichkeit bei etwa 1%. RIKER und GROSS (1954) operierten 18 Kinder ohne Komplikationen. GROSS (1958) berichtet, daß die Operationssterblichkeit auch bei den übrigen die Trachea und den Oesophagus kreuzenden Gefäßen unter 1% liegt.

Auch wir konnten über erfolgreiche Operationen von Aortenbogenanomalien berichten. Unter ihnen findet sich der seltene Typ eines idealen symmetrischen doppelten Aortenbogens (ROTTHOFF u. Mitarb., 1960; IRMER u. Mitarb., 1961). Weitere Berichte stammen von KRAUSS (1953), HECK u. Mitarb. (1957), HANSSLER (1959), GALL (1963), SCHMIDT-HABELMANN (1968), MEDRANO-HEREDIA (1971). LINCOLN u. Mitarb. (1969) berichteten über 19 Fälle mit doppeltem Aortenbogen, über 4 mit einem rechten Bogen und linkem Ligamentum arteriosum oder offenem Ductus arteriosus Botalli und über 4 mit aberrierender A. subclavia. Sie verloren 2 dieser Kinder nach der Operation. Der sofortige postoperative Erfolg war sehr unterschiedlich. Bei 3 Patienten mit rechtem Aortenbogen, linkem Ligamentum oder Ductus und bei nur 2 Patienten mit doppeltem Aortenbogen war postoperativ der Stridor verschwunden. Normalerweise nahmen die Symptome in der ersten Woche nach Operation erheblich zu, um dann ab Ende der ersten bis zur zwölften Woche die langsame Besserung von den Kompressionssyndromen zu zeigen.

Das Risiko für die Kinder mit einer Aortenatresie ist hoch. APITZ beziffert die Sterblichkeit mit 100%. Diese Auffassung spiegelt sich in der Mehrzahl der Publikationen (GROSS, 1958; KEITH u. Mitarb., 1967; HEBERER u. Mitarb., 1966; KREMER, 1968; SUNDER-PLASSMANN, 1961). Der einzige uns bekannte und erfolgversprechende Versuch einer operativen Behandlung besteht in der Palliativoperation, die GAYLER u. Mitarb. (1970) beschreiben. Eine Korrektur bei hypoplastischem, aber funktionsfähigem linken Ventrikel scheint möglich. Die Überlebenschancen können jedoch nach den bisher vorliegenden Veröffentlichungen noch nicht abgeschätzt werden.

Literatur

ABALLI, A. J., PEREIRAS, R.: Compréssion traqueo-esophagica par arco aortico doble. Arch. Med. infant. **21**, 169 (1953).

ABBOTT, M. E.: (a) Specimen of right aortic arch. (b) Specimen of left aortic arch with abnormal arrangement of the branches. (c) Specimen of pulmonary valve with 4 segments. J. Anat. Physiol. (Proc. Anat. Soc. Great Britain and Ireland, Febr. 1892.) **26**, 13 (1892).

Abbott, M. E.: In Osler and McCrae: Modern Medicine London **4**, 772 (1927).

Abbott, M. E.: Coarctation of the Aorta of the Adult Type. II. A Statistical Study and Historical Retrospect of 200 Recorded Cases, With Autopsy, of Stenosis or Obliteration of the Descending Arch in Subjects Above the Age of Two Years. Am. Heart J. **3**, 574 (1928).

Abbott, M. E.: Congenital heart disease. Nelson's Loose-Leaf Medicine 4, p. 155. New York: Thomas Nelson & Sons 1932.

Abbott, M. E.: Atlas of congenital cardiac disease. Amer. Heart Ass. N.Y. (1936).

Abrams, H. L.: Pessistence of fetal ductus function after birth. Circulation **18**, 206 (1958).

Abundo, M. A., Pang, R. K. S.: Complete vascular ring as a cause of esophageal and tracheal compression. Hawaii Med. J. **26**, 412 (1967).

Adams, H. D., van Geertruyden, H.: Neurologic complications of aortic surgery. Ann. Surg. **144**, 574 (1956).

Albers, W. H., Nadas, A. S.: Unilateral chronic pulmonary edema and pleural effusion after systemic-pulmonary artery shunts for cyanotic congenital heart disease. Amer. J. Cardiol. **19**, 861 (1967).

Anson, B. J., Maddock, W. G.: Callander's Surgical Anatomy. Philadelphia and London: Saunders 1958.

Apitz, J., Schröter, H. J., Schmaltz, A. A., Gaissmaier, U.: Stenosen und Atresien der Aortenklappe und der thorakalen Aorta im Säuglingsalter. Thoraxchirurgie **19**, 402 (1971).

Apitz, J., Stoermer, J.: Klinik und Pathologie der Aortenatresie. Mschr. Kinderheilk. **115**, 365 (1967).

Apley.: Congenital Anomalies of the Aortic Arch and its Branches. Proc. roy. Soc. Med. **11** (1949).

Arendt, I., Wolf, A.: The vallecular sign. Its diagnosis and clinical significance. Amer. J. Roentgenol. **57**, 435 (1947).

Arey, L. B.: Developmental Anatomy. Philadelphia and London: Saunders 1940.

Arkin, A.: Totale Persistenz des rechten Aortenbogens im Röntgenbild. Wien. Arch. inn. Med. **12**, 385 (1926).

Arkin, A.: Double aortic arch with total persistence of the right and isthmus stenosis of the left arch: a new clinical and x-ray picture; report of six cases in adults. Amer. Heart J. **11**, 444 (1936).

Assmann, H.: Die hohe Rechtslage der Aorta. Klinische Röntgendiagnostik der inneren Erkrankungen. 3. Aufl. Leipzig: Vogel 1924.

Baffes, T. G.: Adaptation of Homologuos Aortic Grafts for Surgical Correction of Infantile Coarctation of the Aorta. Surgery **38**, 486 (1955).

Bahn, R. C., Edwards, J. D., DuShane, J.: Coarctation of the Aorta as a Cause of Death in Early Infancy. Pediatrics **8**, 192 (1952).

Bahnson, H. T.: Coarctation of the aorta and anomalies of the aortic arch. Surg. Clin. N. Amer. **32**, 1313 (1952).

Bahnson, H. T.: The aortic arch and the thoracic aorta. In: Surgery of the Chest (J. H. Gibbon, D. C. Sabiston, F. C. Spencer, Eds.). Philadelphia and London: Saunders 1969.

Bahnson, H. T., Blalock, A.: Aortic vascular rings encountered in the surgical treatment of congenital pulmonic stenosis. Ann. Surg. **131**, 356 (1950).

Bahnson, H. T., Cooley, R. N., Sloan, R. D.: Coarctation of the aorta at unusual sites. Am. Heart J. **38**, 905 (1949).

Bahnson, H. T., Spencer, F. C., Quattlebaum, J. K.: Surgical treatment of occlusive disease of the carotid artery. Ann. Surg. **149**, 711 (1959).

Bailey, C. P.: Vascular Compression of the Esophagus and/or Trachea. Surgery of the Heart, p. 181. Philadelphia: Lea and Febiger 1955.

Ballantyne, E. N.: Coarctation of the Aorta (Report of 3 Cases). Am. J. Dis. Child **50**, 642 (1935).

Barger, J. D., Bregman, E. H., Edwards, J. E.: Bilateral ductus arteriosus with right aortic arch and right sided descending aorta. Amer. J. Roentgenol. **76**, 758 (1956).

Barger, J. D., Creasman, R. W., Edwards, J. E.: Bilateral Ductus Arteriosus Associated with Interruption of the Aortic Arch. Am. J. Clin. Path. **24**, 441 (1954).

Barlow, T.: Congenital heart disease; two cases. Path. Soc. London Transactions **27**, 140 (1876).

Barry, A.: Aortic arch derivatives in human adult. Anat. Rec. **111**, 221 (1951).

Baumann, J.: Un cas de duplicité de l'aorte. Ann. Anat. path. **7**, 738 (1930).

Bayer, O., Loogen, F.: Das Röntgenbild der angeborenen Mißbildungen des Herzens und der großen Gefäße. Arch. Kreisl.-Forsch. **17**, 350 (1951).

Bayford, D.: An account of a singular case of obstructed deglutition. Mem. Med. Soc. Lond. **2**, 27 (1789).

Bayford, D.: Singular case of obstructed deglutition. Mem. Med. Soc. Lond. **2**, 275 (1794).

Bayford, D.: An account of a singular case of obstructed deglutition. Mem. Med. Soc. Lond. **2**, 275 (1794).

Becker, F. V.: In: Von den Krankheiten des Herzens und der großen Gefäße (J. Hope, Hrsg.), S. 385. Berlin 1833.

Becu, L. M., Tauxe, W. N., DuShane, J. W., Edwards, J. E.: A complex of congenital cardiac anomalies: Ventricular septal defect, biventricular origin of the pulmonary trunk, and subaortic stenosis. Am. Heart J. **50**, 901 (1955).

Bedford, D. E., Parkinson, J.: Right-Sided Aortic Arch. Brit. J. Radiol. **9**, 776 (1936).

Bellet, S., Gouley, B. A.: Congenital heart diesase with multiple cardiac anomalies. Report of a case showing aortic atresia, fibrous scar in myocardium and embryonal sinusoidal remains. Amer. J. med. Sci. **183**, 458 (1932).

Bernatz, P. E., Lewis, D. R., Edwards, J. E.: Division of Posterior Arch of Double Aortic Arch for Relief of Tracheal and Esophageal Obstruction. Proc. Mayo Clin. **34**, 173 (1959).

Bertin, J. E.: Traité des maladies du cœur, p. 433. Paris: Baillière 1824.

Biedermann, F.: Der rechtsseitige Aortenbogen im Röntgenbild. Fortschr. Röntgenstr. **43**, 168 (1931).

Bigo, A., Dali Acqua, R.: L'arteria lusoria. Radiol. med. (Milano) **45**, 234 (1959).

Binet, J. P., Carpentier, J., Pottemain, M., Langlois, J.: Double aortic arch associated with tetralogy of Fallot in infants. Report of two cases. J. thorac. cardiovasc. Surg. **51**, 116 (1956).

Biumi, F.: Observations Anatomicae. Scholiis Illustratae, Mediolani 133 (1755).

Blackford, L. M.: Coarctation of aorta. Arch. intern. Med. **41**, 702 (1928).

Blackford, L. M., Davenport, T. F., Bayley, R. H.: Right Aortic Arch. Amer. J. Dis. Child **44**, 823 (1932).

Blake, H. A., Manion, W. C.: Thoracic arterial arch anomalies. Circulation **26**, 251 (1962).

Blincoe, H., Lowance, M. I., Venable, J.: A Double Aortic Arch in Man. Anat. Rec. **66**, 505 (1936).

Blumenthal, S., Ravitch, M. M.: Seminar on aortic vascular rings and other anomalies of the aortic arch. Pediatrics **20**, 896 (1957).

Bonte, G., Chevat, H., Fournier, L., Caron, J.: Anomalie des vaisseaux de la crosse aortique. Demonstration pour aortographie rétrograde à partir de la fémorale. J. Radiol. Électrol. **39**, 453 (1958).

Bradham, R., Sealy, W. C.: The thoracic Aorta. J. S. Carolina Med. Ass. **63**, 221 (1967).

Bradham, R., Sealy, W. C., Young, W. G.: Respiratory Distress associated with Anomalies of the aortic Arch. Surg. Gynec. Obstet. **126**, 9 (1968).

Brean, H. P., Neuhauser, E. B. D.: Syndrome of aberrant right subclavian artery with patent ductus arteriosus. Amer. J. Roentgenol. **58**, 708 (1947).

Brigham, R. O.: A Right Aortic Arch. Ohio St. med. J. **18**, 484 (1922).

Brombart, M., Segers, M., Chaidron, E.: La crosse aortique double. J. belge Radiol. **35**, 457 (1952).

Brüner, S., Gammelgard, P. A., Petersen, O., Storm, O.: Arterial malformation in superior mediastinum. Acta radiol. (Stockh.) **53**, 105 (1960).

Budgen, W. F.: Surgical Correction of a Double Aortic Arch. J. thorac. Surg. **20**, 928 (1950).

Buschendorff, C.: Beitrag zur Kenntnis der Persistenz eines doppelten Aortenbogens und seine klinische Bedeutung. Zbl. Herz- u. Gefäßkr. **9**, 165 (1917).

Bussat, Ph. L., Roy, P.: Right aortic Arch with persistent left aortic Arch. Root. Vasc. Surg. **1**, 37 (1967).

Cairney, I.: The anomalous right subclavian artery considered in the light of recent findings in arterial development; with a note on two cases of an unusual relation of the innominate artery to the trachea. J. Anat. Physiol. **59**, 265 (1925).

Caldoney, M. M., Carson, M. J.: Coarctation of the Aorta in Early Infancy. J. Pediat. **37**, 46 (1950).

Cameron, A. H. F.: Notice of a case of peculiar malformation of the heart and great arteries. J. anat. et physiol. **5**, 339 (1870).

Carson, M. J., Goodfriend, J.: Constricting Vascular Rings. J. Pediat. **34**, 155 (1949).

Castellanos, A., Garcia, O., Gonzalez, E.: Complete interruption of the aortic arch with transposition of the great vessels (Report of a case diagnosed in vivo). Cardiologia **34**, 53 (1959).

Celoria, G. C., Patton, R. B.: Congenital absence of the aortic arch. Am. Heart J. **58**, 407 (1959).

Cobey, I. F.: An anomalous right subclavian artery. Anat. Rec. **8**, 15 (1914).

Congdon, E. D.: Transformation of the aortic-arch system during the development of the human embryo. Contr. Embryol. Carneg. Inst. **14**, 47 (1922).

Conrads, B.: Über die durch gesunde oder krankhaft veränderte Nachbarorgane bedingten Eindellungen der Speiseröhre und ihr Nachweis im Röntgenbild. Röntgenpraxis **9**, 750 (1937).

Contro, S., Miller, R. A., White, H., Potts, W. J.: Bronchial obstruction due to pulmonary artery anomalies (I. vascular sling). Circulation **17**, 418 (1958).

Cooley, D. A., DeBakey, M. E.: Surgical considerations of intrathoracic aneurysms of the aorta and great vessels. Ann. Surg. **135**, 660 (1952).

Cooley, D. A., McNamara, D. G., Latson, J. R.: Aorticopulmonary septal defect: Diagnosis and surgical treatment. Surgery **42**, 101 (1957).

Cooley, R. N., Sloan, R. D.: Radiology of the Heart and Great Vessels. Baltimore: Williams & Wilkins 1956.

Copleman, B.: Anomalous Right Subclavian Artery. Amer. J. Roentgenol. **54**, 270 (1945).

Corone, P., Nouaille, J., Schweisguth, O., Mathey, I., Binet, I. P.: Les anomalies des arcs aortiques chez le nourrisson (2 cas opérés). Arch. franç. Pédiat. **12**, 830 (1955).

Crawford, E. S., DeBakey, M. E., Cooley, D. A.: Clinical use of synthetic arterial substitutes in three hundred seventeen patients. A. M. A. Arch. Surg. **76**, 261 (1958).

Creech, O., jr., DeBakey, M. E., Mahaffey, D. E.: Total resection of the aortic arch. Surgery **40**, 817 (1956).

Cruveilhier, J.: Traite d'anatomie descriptive, edit. 2/II, p. 559. Paris: Labé 1843.

Crystal, D. K., Edmons, H. W., Betzold, P. F.: Symmetrical Double Aortic Arch. West. J. Surg. **55**, 389 (1947).

Curnow, J.: Double Aortic Arch Enclosing Trachea and Oesophagus. Trans. path. Soc. Lond. **26**, 33 (1875).

Currarino, G., Edwards, F. K., Kaplan, S.: Hypoplasia of the left heart complex. J. Dis. Child. **97**, 843 (1959).

D'Abreu, A. L., Astley, R., Parkes, A.: Double aortic arch treated surgically. Brit. J. Surg. **40**, 70 (1952).

Dahm, M.: Zur Eindellung der Speiseröhre bei links entspringender A. subclavia dextra. Fortschr. Röntgenstr. **62**, 108 (1940).

Dahm, M., Reuther, W.: Die Bewegungserscheinungen im Bereich der veränderten Lagebeziehungen von Aorta und Speiseröhre bei der hohen Rechtslage. Fortschr. Röntgenstr. **58**, 214 (1938).

Dalton, A., Alexander, W. F.: Anomalous right subclavian artery originating from the descending aorta. Anat. Rec. **97**, 328 (1947).

Daum, R., Hecker, W. Ch.: Beitrag zur Operationstechnik beim sog. vasculären Ring (doppelter Aortenbogen). Chirurg **36**, 510 (1965).

DeBakey, M. E., Cooley, D. A.: Successful resection of aneurysm of thoracic aorta and replacement by graft. J. Amer. med. Ass. **152**, 673 (1953).

DeBakey, M. E., Cooley, D. A., Crawford, E. S., Morris, G. C., jr.: Aneurysms of the thoracic aorta: Analysis of 179 patients treated by resection. J. thorac. Surg. **36**, 393 (1958).

DeBord, R. A.: Double aortic Arch in Infancy. Ann. Surg. **161**, 479 (1965).

DeBord, R. A., Vonachen, J. R., Cohen, M. H.: Double aortic arch. Surgery **38**, 585 (1955).

Dick.: Proc. Clin. Path. Society, May 4 (1904). Quoted by Abbott.

Dittrich, P.: Über einige Variantenmißbildungen im Bereiche des Arcus aortae. Z. Heilk. (Prag) **7**, 65 (1886).

Dodrill, F. D.: Double aortic arch. Surgery **31**, 204 (1952).

Doerr, W.: Pathologische Anatomie des congenitalen Herzfehlers. Fortschr. Röntgenstr. **71**, 754 (1949).

DOERR, W.: Pathologische Anatomie der angeborenen Herzfehler. In: Handbuch der inneren Medizin (H. SCHWIEGK, Hrsg.), Bd. 9, S. 3. Berlin-Göttingen-Heidelberg: Springer 1960.

DOLGOPOL, V. B.: Anomalous Origin of the Right Subclavian Artery from the Descending Arch of Aorta. J. techn. Meth. **18**, 112 (1934).

DOLTON, E. G., EVERLY, I. N.: Congenital anomalies of the aortic arch. Lancet **1952 I**, 537.

DONZELOT, E.: Traite des Cardiopathies Congenitales. Paris: Masson (1954).

DORNEY, E. R., FOWLER, N. O., MANNIX, E. P.: Unilateral Clubbing of the Fingers Due to Absence of the Aortic Arch. Ann. J. Med. **18**, 150 (1955).

DOTTER, C. T., STEINBERG, I.: Angiocardiography in congenital heart disease. Amer. J. Med. **12**, 219 (1952).

DRY, T. I., CLAGETT, O. T., SAXON, R. F., PUGH, D. G., EDWARDS, J. E.: Double aortic arch. Dis. Chest **23**, 36 (1953).

DUSHANE, J. W.: Clinico-pathologic correlation of some less common cyanotic congenital cardiac defects in infants. Med. Clin. N. Amer. **32**, 879 (1948).

DUSHANE, J. W., WEIDMAN, W. H., ONGLEY, P. A., SWAN, H. J. C., KIRKLIN, J. W., EDWARDS, J. E., SCHMUTZLER, H.: Clinical-pathologic conference. Amer. Heart. J. **59**, 782 (1960).

EDWARDS, J. E.: Retro-esophageal segment of the left aortic arch, right ligamentum arteriosum and right descending aorta causing a congenital vascular ring about the trachea and esophagus. Proc. Staff. Meet. Mayo Clin. **23**, 108 (1948).

EDWARDS, J.E.: Anomalies of Derivatives of Aortic Arch System. Med. Clin. N. Amer. **32**, 925 (1948).

EDWARDS, J. E.: Malformation of the Aortic Arch System Manifested as "Vascular Rings". Lab. Invest. **2**, 56 (1953).

EDWARDS, J. E.: In: Pathology of the Heart (S. E. GOULD, Ed.), p. 464. Springfield/Ill.: Thomas 1953.

EDWARDS, J. E.: Vascular compression of the trachea and oesophagus. Thorax **14**, 187 (1959).

EDWARDS, J. E.: Congenital malformations. H. Malformations of aortic arch system. In: S. E. GOULD, Pathology of the Heart (S. E. GOULD, Ed.), p. 438. Springfield/Ill.: Thomas 1960.

EDWARDS, J. E.: An Atlas of Acquired Diseases of the Heart and Great Vessels, p. 1119—1120, 1401. Philadelphia and London: Saunders 1961.

EDWARDS, J. E.: Congenital malformations of the heart and great vessels. H. Malformations of the thoracic aorta. In: Pathology of the Heart and Blood Vessels (S. E. GOULD, Ed.). Springfield/Ill.: Thomas 1968.

EDWARDS, J. E., BURCHELL, H. B.: The pathological anatomy of deficiencies between the aortic root and the heart including aortic sinus aneurysms. Thorax **12**, 125 (1957).

EDWARDS, J. E., CAREY, L. S., NEUFIELD, H. N., LESTER, R. G.: Congenital Heart Disease. Correlation of Pathologic Anatomy and Angiocardiography, Vol. 2, p. 416. Philadelphia-London 1965.

EIBACH, E.: Beitrag zu den Lageanomalien der Aorta. Fortschr. Röntgenstr. **71**, 736 (1949).

EISEN, D.: Right aortic arch with report of eight cases. Radiology **42**, 570 (1944).

EKSTRÖM, G.: Anomalies of the aortic arch with compression of the trachea or esophagus. In: Handbuch der Thoraxchirurgie (E. DERRA, Hrsg.), Bd. 2, S. 497. Berlin-Göttingen-Heidelberg: Springer 1959.

EKSTRÖM, G., SANDBLOM, PH.: Double Aortic Arch. Acta chir. scand. **102**, 183 (1951).

ELLIS, F. H.: CLAGETT, O. T., KIRKLIN, J. W.: Vascular Rings Produced by Anomalies of Aortic Arch System. Surg. Clin. N. Amer. **35**, 979 (1955).

EMANUEL, R. W., PATTINSSON, J. N.: Absence of the left pulmonary artery in Fallot's tetralogy. Brit. Heart J. **18**, 289 (1956).

ENDERLIN, F.: Dysphagie durch doppelten Aortenbogen. Helv. chir. Acta **24**, 380 (1957).

ESPINO-VELA, J., ACOSTA, A. R., DE LA CRUZ, M. W.: Interrupcion del istmo de la aorta: Estudio clinico y analisis embriologico. Arch. Inst. cardiol. México **19**, (1959).

EVANS, W.: Congenital Stenosis (Coarctation), Atresia and Interruption of the Aortic Arch. Quart. J. Med. **26**, 1 (1933).

EVANS, W.: The course of the esophagus in health and in disease of thelheart and great vessels. Special report ser. No. 208. Medical Research Council, London 53 (1936).

EVERTS-SUAREZ, E. A., CARSON, C. P.: The triad of congenital absence of aortic arch (isthmus aortae), patent ductus arteriosus and interventricular septal defect — a trilogy. Ann. Surg. **150**, 153 (1959).

EWALD, W.: Einige Fälle von Arcus Aortae dexter. Frankfurt. Z. Path. **34**, 87 (1926).

EXALTO, J., DICKE, W. K., AALSMEER, W. C.: Congenital Stricture of Trachea and Oesophagus by Double Aortic Arch. Arch. chir. neerl. **2**, 170 (1950).

FABER, R. K., HOPE, W. J., ROBINSON, F. L.: Chronic Stridor in Early Life. J. Pediat. **26**, 128 (1945).

FEARON, B., SHORTRED, R.: Tracheo-bronchial compression by congenital cardiovascular anomalies in children. Ann. Otol. **72**, 949 (1963).

FELL, E. H., GASUL, B. M., DAVIS, C. B.: Problems Associated with Surgery of the Heart and Great Vessels. Arch. Surg. (Chic.) **61**, 244 (1950).

FELSON, B., COHENS, S., COURTER, S. R., MCGUIRE, I.: Anomalous right subclavian artery. Radiology **54**, 340 (1950).

FELSON, B., PALAYEW, M. J.: The two types of right aortic arch. Radiology **81**, Nr. 5, 745 (1963).

FLEMING, H. A.: Absent left pulmonary artery and right sided aortic arch in Eisenmenger's complex. Thorax **13**, 272 (1958).

FOLEY, B. V.: Congenital interruption of the aortic arch. Arch. Dis. Childh. **33**, 131 (1958).

FOURNIER, P., ZAIDI, Z. H.: Congenital absence of the aortic arch. Am. Heart J. **59**, 148 (1960).

FRAENTZEL, O.: Ein Fall von abnormer Communication der Aorta mit der Arteria pulmonalis. Virchows Arch. path. Anat. **43**, 420 (1868).

FRANKE, H.: Über Entwicklungs- und Lageanomalien der Aorta. Fortschr. Röntgenstr. **73**, 267 (1950).

FRANKE, H.: Doppelter Aortenbogen beim Menschen. Fortschr. Röntgenstr. **73**, 280 (1950).

FRAY, W. W.: Right aortic arch. Radiology **26**, 27 (1936).

FREEDMAN, H. K.: Congenital absence of the aortic arch. Arch. Path. **72**, 143 (1961).

FRIEDMANN, M.: Right sided aorta. Radiology **25**, 106 (1935).

GALL, F.: Der doppelte Aortenbogen und vaskuläre Ringbildungen. Thoraxchirurgie **10**, 466 (1963).

GAMMELGAARD, A., THERKELSEN, F., BOESEN, I.: Surgical treatment of vascular aortic ring in infants. A follow-up examination. J. cardiovasc. Surg. **4**, 502 (1963).

GARIS, DE, C. F.: Aortic axillary collaterals and the pattern of arm arteries in anomalous right subclavian artery. Amer. J. Anat. **51**, 189 (1932).

GARLAND, L. H.: Persistent right-sided aortic arch. Am. J. Roentgenol. **39**, 713 (1938).

GASPAR, I.: Two of the Rarer Congenital Anomalies of the Heart. Am. J. Path. **5**, 285 (1929).

GAYLER, G. C., SMELOFF, E. A., MÜLLER, G. E.: Surgical Palliation of hypoplastic left side of the heart. New Engl. J. Med. **282**, 780 (1970).

GEFFERTH, K.: Über Dextropositio aortae im Kindesalter. Röntgenpraxis **14**, 86 (1942).

GERBODE, F., PURDY, A., ALWAY, R. H., PIEL, J. J., DACOSTA, I. A.: Surgical Treatment of Coarctation of the Aorta in Infancy. Am. J. Surg. **89**, 1138 (1955).

GHON, A.: Über eine seltene Entwicklungsstörung des Gefäßsystems. Verh. dtsch. Ges. Path. **12**, 242 (1908).

GIBSON, S.: Surgery for Congenital Cardiovascular Anomalies. Mod. Concepts Cardiovas. Dis. **17** (1948).

GIRARD, CH.: Dysphagia und Dyspnoea lusoria. Langenbecks Arch. klin. Chir. **101**, 997 (1913).

GIRARD, CH.: Versammlung der Dtsch. Ges. für Chir., Berlin. Dtsch. med. Wschr. **39**, 726 (1913).

GÖTZ, A.: Über den abnormen Ursprung und Verlauf der A. subclavia dextra (Dysphagia lusoria). Inaug. Diss. Königsberg (1896).

GORDON, S.: Double Aortic Arch. J. Pediat. **30**, 428 (1947).

GORDON, L. S., GILDENHORN, H. L., RUBENSTEIN, L. H.: Dextroposition of the descending aorta. Radiology **67**, 333 (1956).

GREIG, D.: Case of malformation of the heart and blood vessels of the fetus: Pulmonary artery giving off descending aorta and left subclavian. Monthly J. M. Soc. **15**, 28 (1852).

GREINEDER, K.: Die umklammernde hohe Rechtslage des Aortenbogens und ihre differentialdiagnostische Bedeutung. Fortschr. Röntgenstr. **57**, 535 (1938).

GRISWOLD, H. E., YOUNG, M. D.: Double aortic arch. Report of two cases and review of the literature. Pediatrics **4**, 751 (1949).

GROB, M.: Über Anomalien des Aortenbogens und ihre Genese. Helv. paediat. Acta **4**, 274 (1949).

GROB, M.: Anomalien des Aortenbogens mit Kompression von Oesophagus und Trachea. In: Lehrbuch der Kinderchirurgie (GROB, Hrsg.), S. 203. Stuttgart: Thieme 1957.

GROLLMANN, J. H., BEDYNEK, J. L., HENDERSON, H. S., HALL, R. J.: Right aortic arch with an aberrant retroesophageal innominate artery. Radiology **90**, 782 (1968).

GROLLMANN, J. H., HARRISCH, CH. H., LONGSTREET, C. H.: Congenital diverticula of the aortic arch. New Engl. J. Med. **276**, 1178 (1967).

GROSS, R. E.: Surgical Relief for Tracheal Obstruction from Vascular Ring. New Engl. J. Med. **233**, 586 (1945).

GROSS, R. E.: Surgical Treatment for Dysphagia lusoria. Ann. Surg. **124**, 532 (1946).

GROSS, R. E.: Surgical Treatment for Abnormalities of the Heart and Great Vessels; p. 39. Cardiac Surgery. Springfield/Ill.: Thomas 1947.

GROSS, R. E.: Vascular Anomalies in the Thorax Producing Compression of the Trachea or Esophagus; p. 913. The Surgery of Infany and Childhood. Philadelphia and London: Saunders 1953.

GROSS, R. E.: Arterial Malformations Which Cause Compression of Trachea or Esophagus. Circulation **11**, 124 (1955).

GROSS, R. E.: Surgery of Infancy and Childhood, p. 913. Philadelphia and London: Saunders 1958.

GROSS, R. E., NEUHAUSER, E. B. D.: Compression of the Trachea by an anomalous innominate artery. An operation for its relief. Amer. J. Dis. Child. **75**, 570 (1948).

GROSS, R. E., NEUHAUSER, E. B. D.: Compression of the trachea or oesophagus by vascular anomalies: surgical therapy in 40 cases. Pediatrics **7**, 69 (1951).

GROSS, R. E., WARE, P. F.: Surgical Significance of Aortic Arch Anomalies. Surg. Gynec. Obstet. **83**, 435 (1946).

GROSSE-BROCKHOFF, F., LOOGEN, F., SCHAEDE, A.: Angeborene Herz- und Gefäßmißbildungen. In: Handbuch der inneren Medizin (H. SCHWIEGK, Hrsg.), 4. Aufl., Bd. 9/3. Berlin-Göttingen-Heidelberg: Springer 1960.

GROSSE-BROCKHOFF, F., LOTZKES, H., SCHAEDE, A., THURN, P.: Verlaufsanomalien des Aortenbogens und der Arcusgefäße. Fortschr. Röntgenstr. **80**, 314 (1954).

GRUBER, G. B.: Zwei Fälle von Dextroposition des Aortenbogens. Frankfurt. Z. Path. **10**, 375 (1912).

GRUNMACH, E.: Über angeborene Dextrocardie, verbunden mit Pulmonalstenose und Septumdefekt des Herzens ohne Situs viscerum inversus. Berl. klin. Wschr. **27**, 22 (1890).

GÜNZEL, E.: Dysphagia lusoria bei Arcus aortae dexter und sinister. Röntgenpraxis **12**, 346 (1940).

GUILLAMET, L.: Aorte en situation droite et coexistence probable d'une petite aorte gauche. J. Radiol. Électrol. **23**, 269 (1939).

HALLMAN, G. L., COOLEY, D. A.: Congenital aortic vascular ring. Arch. Surg. **88**, 666 (1964).

HALLMAN, G. L., COOLEY, D. A., BLOODWELL, R. D.: Congenital vascular ring. Surg. Clin. N. Amer. **46**, 885 (1966).

HALPERT, B., SNODDY, W. T., BOHAN, K. E., FREEDE, CH. L.: Right aortic arch with vascular ring constricting esophagus and trachea report of two cases. Arch. Path. **47**, 429 (1949).

HAMBURGER, L. P., jr.: Congenital Cardiac Malformation Presenting Complete Interruption of the Isthmus Aortae with Transposition of the Great Arteries. Bull. Johns Hopkins Hosp. **61**, 421 (1937).

HAMDI: Eine seltene Aortenanomalie. Dtsch. med. Wschr. 1410 (1906).

HAMILTON, W. J., BOYD, J. D., MOSSMAN, H. W.: Human embryology. Cambridge: Heffer W. u. Sons 1946.

HAMMER, G.: Situs inversus arcus aorthae (hohe Rechtslage der Aorta). Fortschr. Röntgenstr. **34**, 517 (1926).

HANSSLER, H.: Beitrag zum Krankheitsbild des congenitalen Stridors bei doppeltem Aortenbogen. Arch. Kinderheilk. **160**, 60 (1959).

HARDERS, H., MEIER-SIEM, M.: Simultaneous occurrence of a dextroposition of the descending aorta in a pair of univitelline twins. Radiol. clin. (Basel) **26**, 187 (1957).

HARLEY, H. R. S.: Development and Anomalies of Aortic Arch and its Branches. Brit. J. Surg. **46**, 561 (1959).

HARRIS, H. A., WHITNEY, C.: Heart of Child Aged 19 Months Presenting Right and Left Aortic Arches with Multiple Anomalies of Heart and Great Vessels. Anat. Rec. **34**, 221 (1927).

HARRISON, J. H.: Synthetic materials as vascular prostheses. II. A comparative study of nylon, Dacron, Orlon, Ivalon sponge and Teflon in large blood vessels with tensile strenght studies. Am. J. Surg. **95**, 16 (1958).

HARRISON, J. H., DAVALOS, P. A.: Influence of porosity on synthetic grafts. Fate in animals. A. M. A. Arch. Surg. **82**, 8 (1961).

HARVEY, W.: Notes on two cases anomalous right subclavian artery. Anat. Rec. **12**, 329 (1917).

HASTINGS, W. S.: Case of right aortic arch with persistent left root. Tech. Meth. **14**, 69 (1935).

HASTREITER, A. R., D'CRUZ, I. A., CANTEZ, T., Part I. D'CRUZ', I. A., CANTEZ, T., NAMIN, E. P., LICATA, R., HASTREITER, A. R., Part II: Right-sided aorta. Brit. Heart J. **28**, 722 (1966).

HEATH, D., EDWARDS, J. E.: The pathology of hypertensive pulmonary vascular disease, a description of six grades of structural changes in the pulmonary arteries with special reference to congenital cardiac septal defects. Circulation **18**, 533 (1958).

HEBERER, G., RAU, G., LÖHR, H. H.: Aorta und große Arterien. Berlin-Heidelberg-New York: Springer 1966.

HECK, W., FINKE, H., KONCZ, J.: Zur Klinik des doppelten Aortenbogens. Medizinische **18**, 672 (1957).

HEIM DE BALSAC, R.: In: Traité des cardiopathies congénitales (E. DONZELOT, F. D'ALLAINES, eds.). Paris: Masson 1954.

HELLER, A.: Doppelter Aortenbogen. Münch. med. Wschr. **51**, 1660 (1904).

HERBUT, P. A.: Anomalies of the Aortic Arch. Arch. Path. (Chic.) **25**, 717 (1942).

HERBUT, P. A., SMITH, T. T.: Constricting double aortic arch; report of a case. Arch. Otolaryng. **37**, 558 (1943).

HERRINGHAM, W. P.: Right aorta with persistent left aortic root giving origin to the left subclavian. J. Anat. Physiol. (Proc. Anat. Soc. Great Britain and Ireland) **26**, 6 (1891).

HERRMANN, W. W.: Double Aortic Arch. Arch. Path. (Chic.) **6**, 418 (1928).

HERRNHEISER, G.: Pulmonalstenose mit hoher Rechtslage. der Aorta. Fortschr. Röntgenstr. **29**, 519 (1922).

HERZOG, W.: Über eine seltene Herzgefäßmißbildung. Fehlen des Aortenbogens. Frankfurt. Z. Path. **59**, 454 (1948).

HERZOG, B., BÜHLMEYER, K.: Stridor congenitus bei doppeltem Aortenbogen und Arcus aortae circumflexus. Fortschr. Med. **81**, 189 (1963).

HERZOG, F., FIRNBACHER, E.: Beitrag zu den Anomalien der Aorta und des Oesophagus. Fortschr. Röntgenstr. **35**, 1235 (1927).

HICKS, J. W.: Malformation of aorta and pulmonary artery. Path. Soc. London Transact. **15**, 85 (1864).

HIGASHINO, ST. M., RUTTENBERG, H. D.: Double aortic arch associated with complete transposition of the great vessels. Brit. Heart J. **30**, 579 (1968).

HOEPKE, H.: Über eine Varietät des Aortenbogens. Anat. Anz. **54**, 60 (1921).

HOLMAN, E.: The Surgery of Congenital Malformations of the Heart and Great Vessels. Stant. med. Bull **6**, 22 (1948).

HOLZAPFEL, G.: Ungewöhnlicher Ursprung und Verlauf der Arteria subclavia dextra. Anat. Hefte **12**, 369 (1899).

HOMMEL, L.: Commercium litterarium, Norimbergae, 161 (1737).

HOMMEL, L. (zit. von H. E. GRISWOLD und M. D. YOUNG. Double aortic arch. Report of two cases and review of the literature. Pediatrics **4**, 751 (1949).

HUNAULT: (zit. von R. HEIM DE BALSAC): In: Traité des cardiopathies congénitales (E. DONZELOT, F. D'ALLAINES, eds.). Paris: Masson 1954.

HURLEY, L. E., COATES, A. E.: Case of Right-Sided Aortic Arch and Persistent Left Superior Vena Cava. J. Anat. (Lond.) **61**, 333 (1927).

HYRTL, J.: Einige in chirurgischer Hinsicht wichtige Gefäßvarietäten. Med. Jb. österr. Staates **24**, 17 (1841).

HYRTL, I.: Lehrbuch der Anatomie des Menschen, S. 1029. Wien: 1889.

IRMER, W., ROTTHOFF, G.: Aortenringanomalien. Z. Tuberk. **117**, 214 (1961).

ISSAJEW, P. O.: Der doppelte Aortenbogen. Anat. Anz. **73**, 153 (1931).

JARVIS, J. F.: Asymptomatic right aortic arch in the adult. A case and discussion. Anat. Anz. **119**, 30 (1966).

JEW, E. W., jr., GROSS, P.: Aortic Origin of the Right Pulmonary Artery and Absence of the Transverse Aortic Arch. Arch. Path. **53**, 191 (1952).

JEW, E. W., jr., GROSS, P.: Aortic origin of right pulmonary artery and absence of transverse aortic arch; associated with patency of interventricular septum and ductus arteriosus. Arch. Path. **55**, 154 (1953).

JEW, E. W., jr., GROSS, P.: Absence of transverse arch of aorta associated with patency of the interventricular septum and the ductus arteriosus. Lab. Invest. **4**, 304 (1955).

JEX-BLAKE, A. J.: Obstruction of the Oesophagus caused by a Persistent Ductus Arteriosus. Lancet 542 (1926).

KAISER, E.: Drei Fälle von doppeltem Aortenbogen. Klin. Med. **3**, 903 (1948).

KAJAVA, Y.: Tre fall av variatoner i aortabågen och dess stora grenar. Finska Läk.-Sällsk. Handl. **1**, 67, 4 (1914).

KEITH, J. D., ROWE, R. D., VLAD, P.: Heart Disease in Infancy and Childhood. New York: Macmillan 1967.

KEJLSON, S., ARONSON, A.: Dextroposition of thoracic aorta. Polska gaz. lek. **12**, 651 (1953).

KELSEY, J. R., jr., GILMORE, C. E., EDWARDS, J. E.: Bilateral ductus arteriosus representing persistence of each sixth aortic arch. Report of a case in which there were associated isolated dextrocardia and ventricular septal defects. A.M.A. Arch. Path. **55**, 154 (1953).

KERWIN, A. J.: Persistent (partial) truncus arteriosus associated with double aortic arch. J. techn. Meth. **15**, 142 (1936).

KIKUTH, R.: Der doppelte Aortenbogen. Inaug. Diss. Düsseldorf (1958).

KINTNER, E. P.: Congenital malformation of the heart: interruption of the aortic arch, mitral valve orifice atresia, and persistent left superior vena cava. Lab. Invest. **2**, 388 (1953).

KIRCH, E.: Zur Kenntnis des linksseitigen Ursprungs der A. subclavia dextra und seiner Folgen. Z. Kreisl.-Forsch. **19**, 473 (1927).

KIRKLIN, J. W., CLAGETT, O. T.: Vascular "rings" producing respiratory obstruction in infants. Proc. Mayo Clin. **25**, 360 (1950).

KJELLBERG, S. R., MANNHEIMER, E., RUDHE, U., JONSSON, B.: Diagnosis of Congenital Heart Disease, p. 448. Chicago: The Year Book Publishers 1955.

KLEINERMAN, J., YANG, W., HACKEL, D., KAUFMAN, N.: Absence of the transverse aortic arch. Arch. Path. **65**, 490 (1958).

KLOES, C., EICHLER, R.: Crosse aortique double. Aspect radiologique et clinique. A propos de deux cas diagnostiqués sur le vivant. J. Radiol. Électrol. **36**, 186 (1955).

KÖRNER, G.: Kurze Mitteilung einer Aortenmißbildung. (Hohe Rechtslage mit Verlagerung des Oesophagus und der Trachea.) Fortschr. Röntgenstr. **52**, 400 (1935).

KOMMERELL, B.: Verlagerung des Oesophagus durch eine abnorm verlaufende Arteria subclavia dextra (Arteria lusoria). Fortschr. Röntgenstr. **54**, 590 (1936).

KOMMERELL, B.: Die Rechtslage des Aortenbogens. Ergebn. med. Strahlenforsch. **7**, 1 (1936).

KOPSCH, F.: RAUBER's Lehrbuch der Anatomie des Menschen, Bd. 3, S. 277. Leipzig: Thieme 1914.

KOTLJARTSCHUK, P. S.: Ein Fall von doppeltem Aortenbogen. Zbl. allg. Path. path. Anat. **60**, 116 (1934).

KRAUSS, H.: Einengung von Trachea und Oesophagus durch kongenitale Mißbildung der Mediastinalgefäße und ihre Behandlung. Thoraxchirurgie **1**, 25 (1953).

KRAVTIN, A., SCHLEY, F., MONACO, R.: A case of complete interruption of the isthmus aortae. J.M.A. Georgia **44**, 521 (1955).

KREMER, K.: Chirurgie der Arterien. Stuttgart: Thieme 1959.

KREMER, K.: Chirurgie angeborener Fehlbildungen. Stuttgart: Thieme 1961.

KREMER, K.: Aortenringanomalien. Thoraxchirurgie **16**, 393 (1968).

KREPLER, P.: Zur Klinik des angeborenen Stridors bei doppeltem Aortenbogen. Öst. Z. Kinderheilk. **3**, 225 (1954).

KUINN, J. W., PASSARO, E. P., SIRAK, H. D.: Tubular hypoplasia of a persistent right aortic arch with surgical correction. J. thorac. Surg. **39**, 649 (1960).

LANGSCH, G.: Gefäßveränderungen und -anomalien in ihren Auswirkungen auf den Ösophagus. Z. ges. inn. Med. **16**, 965 (1961).

LASHER, E. P.: Types of Tracheal and Esophageal Constriction Due to Arterial Anomalies of Aortic Arch, With Suggestions as to Treatment. Amer. J. Surg. **96**, 228 (1958).

LEBOUCQ, H.: Anomalies de la crosse de l'aorta et de ses collatérales. Ann. Soc. Méd. Gand **73**, 87 (1894).

LELONG, M., LE TAN VINH, ALAGILLE, D.: L'artère pulmonaire gauche anormale. Méd. et Hyg. (Genève) **492**, 160 (1961).

LE TAN VINH, ALAGILLE, D., NGUYEN VAN PHUOC: Artère pulmonaire gauche anormale. Arch. franç. Pédiat. **18**, 248 (1961).

LETTERER, E.: Kongenitaler Defekt des Aortenbogens. Centralbl. allg. Path. Path. Anat. **33**, 155 (1923).

LEV, M.: Pathologic anatomy and interrelationship of hypoplasia of the aortic tract complexes. Lab. Invest. **1**, 61 (1952).

LEWIS, C. W. D., PARRY, J. N. M.: Double Aortic Arch. Anat. Rec. **101**, 613 (1948).

LIAN, C., MARCHAL, M.: L'inversion de l'aorte. Arch. Mal. Cœur **30**, 549 (1937).

LIECHTY, J. D., SHIELDS, T. W., ANSON, B. J.: Variations pertaining to aortic arches and their branches; with comments on surgically important types. Quart. Bull. Northw. Univ. med. Sch. **31**, 136 (1957).

LINCOLN, J. C. R., DEVERALL, P. B., STARK, J., ABERDEEN, E., WATERSTON, D. J.: Vascular Anomalies Compressing The Oesophagus and Trachea. Thorax **24**, 295 (1969).

LINCOLN, J. C. R., STARK, J., TYNAN, M. J., ABERDEEN, E.: Constriction (banding) of Blalock-Taussig anastomosis for intractable congestive heart failure and pulmonary oedema. Thorax **23**, 524 (1968).

LIPCHICK, E. O., JOUNG, L. W.: Unusual symptomatic aortic Arch anomalies. Radiology **89**, 85 (1967).

LOCKHART, R. D.: Complete Double Aortic Arch. J. Anat. (Lond.) **64**, 189 (1930).

LOCKWOOD, C. B.: Right aortic arch. Trans. path. Soc. Lond. **35**, 132 (1884).

LOOGEN, F., RIPPERT, R., VIETEN, H.: Angeborene Herz- und Gefäßfehler. In: Handbuch der medizinischen Radiologie (L. DIETHELM, F. HEUCK, O. OLSSON, K. RANNIGER, F. STRNAD, H. VIETEN, A. ZUPPINGER, Hrsg.), Bd. 10/4. Berlin-Heidelberg-New York: Springer 1967.

LUBERT, M., EBSTEIN, H. C., MENDELSSOHN, H., FREEDLANDER, S. O.: An unusual variant of double aortic arch. Amer. J. Roentgenol. **67**, 763 (1952).

MAHONEY, E. B., MANNING, J. A.: Congenital anomalies of the aortic arch. Surgery **55**, 1 (1964).

MAHORNER, H., SPENCER, R.: Shunt grafts. Ann. Surg. **139**, 439 (1954).

MALAGARNE, V.: Trattato della Osservazioni di Chirurgia (Torino) **2**, 119 (1784).

MARDERSTEIG, K.: Persistenz des rechtsseitigen Aortenbogens im Röntgenbild. Fortschr. Röntgenstr. **44**, 163 (1931).

MARDERSTEIG, K.: Persistenz des rechtsseitigen Aortenbogens im Röntgenbild. Fortschr. Röntgenstr. **47**, 262 (1933).

MARTENS, G.: Zwei Fälle von Aortenatresie. Virchows Arch. path. Anat. **121**, 322 (1890).

MATHEY, I., FACQUET, J., ALHOMME, P., COMBAT, I.: La crosse aortique double incomplète. Presse méd. **60**, 1583 (1952).

MAYER, C. P., LEPERA, L., PATARO, F. A., QUERHEILHAC, H.: Anomalies congénitales de la crosse aortique. Crosse double et crosse située à droite. Radiologia (B. Aires) **3**, 6, 151 (1945); zit. in J. Radiol. Électrol. **29**, 87 (1948).

MCCALLEN, A. M., SCHAFF, B.: Aneurysm of an anomalous subclavian artery. Radiology **66**, 561 (1956).

MCGORKLE, R. G.: Esophageal obstruction caused by vascular anomaly. Dis. Chest. **36**, 332 (1959).

MCKIM, J. S., WIGLESWORTH, F. W.: Absence of left pulmonary artery; report of 6 cases with autopsy findings in 3. Amer. Heart J. **47**, 845 (1954).

MEDRANO-HEREDIA, J.: Die Ringbildung der Aorta und ihre verwandten Anomalien. Inaugural-Dissertation, Köln 1971.

Merrill, D. L., Webster, C. A., Samson, P. C.: Congenital Absence of the Aortic Isthmus. J. thorac. Surg. **33**, 311 (1957).

Metzger, H. N., Ostrum, H.: Right sided aortic arch. Amer. J. dig. Dis. Nutr. **6**, 32 (1939).

Moller, J. H., Edwards, J. E.: Interruption of aortic arch. Anatomic patterns and associated cardiac malformations. Amer. J. Roentgenol. **95**, 557 (1965).

Monie, J. W., De Pape, A. D. J.: Congenital aortic atresia. Report of one case with an analysis of 26 similar reported cases. Amer. Heart J. **40**, 595 (1950).

Mouton, C.: Über Anomalien der A. subclavia und ihre Folgezustände (Dysphagia lusoria). Brun's Beitr. klin. Chir. **115**, 365 (1919).

Muller, W. H., Warren, W. D., Blanton, F. S., jr.: A method for resection of aortic arch aneurysm. Ann. Surg. **151**, 225 (1960).

Mustard, W. T., Trimble, A. W., Trusler, G. A.: Mediastinal Vascular Anomalies Causing Tracheal and Esophageal Compression and Obstruction in Childhood. Canad. med. Ass. J. **87**, 1301 (1962).

Nadas, A. S.: Pediatric Cardiology, p. 378. Philadelphia: Saunders 1957.

Nadas, A. S.: Pediatric Cardiology. Philadelphia-London: Saunders 1963.

Neufeld, H. N., Ongley, P. A., Swan, H. J. C., Burgert, E. O., jr., Edwards, J. E.: Biventricular origin of the pulmonary trunk with subaortic stenosis above the ventricular septal defect. Am. Heart J. **61**, 189 (1961).

Neuhauser, E. B. D.: The roentgen diagnosis of double aortic arch and other anomalies of the great vessels. Am. J. Roentgenol. **56**, 1 (1946).

Neuhauser, E. B. D.: Tracheoesophageal Constriction Produced by the Right Aortic Arch. Amer. J. Roentgenol. **62**, 493 (1949).

Newcombe, C. P., Ongley, P. A., Edwards, J. E., Wood, E. H.: Clinical, pathologic and hemodynamic considerations in coarctation of the aorta associated with ventricular septal defect. Circulation **24**, 1356 (1961).

Noonan, J. A., Nadas, A. S.: The hypoplastic left heart syndrome. Pediat. Clin. N. Amer. **5**, 588 (1958).

Nora, J. J., McNamara, D. G.: In: Pediatric Cardiology (H. Watson, Ed.), p. 233. London: Lloyd-Duce 1968.

Nuboer, I. F.: Double aortic arch. J. thorac. Surg. **22**, 208 (1951).

Nuboer, J. F.: Die Chirurgie des doppelten Aortenbogens. Langenbecks Arch. klin. Chir. **284**, 204 (1956).

Ohara, I., Tanno, A.: Abnormal mediastinal shadows caused by the tortuous thoracic aorta. Amer. J. Roentgenol. **80**, 231 (1958).

Osler, W.: Cases of cardiac abnormalities. Montreal Gen. Hosp. Rep. Clin. Path. **1**, 177 (1880).

Paul, R. N.: A New Anomaly of the Aorta. J. Pediat. **32**, 19 (1948).

Peacock, T. B.: Malformation of the Human Heart, p. 153. London 1866.

Peirce, E. C.: II. Percutaneous femoral artery catheterization in man with special reference to aortography. Surg. Gynec. Obst. **93**, 56 (1951).

Pense, G.: Ein Fall von rechtsseitigem Aortenbogen und seine entwicklungsgeschichtliche Deutung. Anat. Anz. **70**, 257 (1930).

Pillsbury, R. C., Lower, R. R., Shumway, N. E.: Atresia of aortic arch. Circulation **30**, 749 (1964).

Pohl, V.: Der doppelte Aortenbogen in Kombination mit intrakardialen Mißbildungen. Inaugural-Dissertation, Bonn (1969).

Potts, I., Holinger, P. H., Rosenblum, A. H.: Anomalous left pulmonary artery causing obstruction to right main bronchus, report of a case. J. Amer. med. Ass. **155**, 1409 (1954).

Potts, W. J., Gibson, S., Rothwell, R.: Double Aortic Arch. Arch. Surg. (Chic.) **57**, 227 (1948).

Poynter, C. W. M.: Arterial Anomalies Pertaining to the Aortic Arches and the Branches Arising from Them. Lincoln University, Studies of the University of Nebraska **16**, 229 (1916).

Priman, I.: Notes on the anomalies of the aortic arch and its large branches. Anat. Rec. **42**, 335 (1929).

Quain, R.: The anatomy of the arteries of the human body with its application to pathology and operative surgery with a series of lithography drawings. London: Taylor & Walton 1844.

Quie, P. G., Novick, R., Adams, P., jr., Anderson, R. C., Varco, R. L.: Congenital interruption of the aortic arch. J. Pediat. **54**, 87 (1959).

Quiring, D. P.: Collateral Circulation. Philadelphia: Lea & Febiger 1949.

Radner, S.: Thoracal aortography by catheterization from the radial artery. Acta radiol. **29**, 178 (1948).

Raphael, R. L., Schnabel, T. G., Leopold, S. S.: A new method for demonstrating an aberrant right subclavian artery. Radiology **58**, 89 (1952).

Ravelli, A.: Zum Röntgenbild der angeborenen Rechtslage des Aortenbogens und der links entspringenden A. subclavia dextra. Radiol. clin. (Basel) **18**, 218 (1949).

Ravelli, A.: Die Arteria lusoria im Röntgenbild. Fortschr. Röntgenstr. **73**, 285 (1950).

Reich, N. E.: Diseases of the aorta: diagnosis and treatment. New York: MacMillan 1949.

Reid, D. G.: Three examples of a right aortic arch. J. Anat. Physiol. **48**, 174 (1914).

Reivich, M., u. Mitarb.: Reversal of Blood Flow Through Vertebral Artery and its Effect on Cerebral Circulation. New Engl. J. Med. **265**, 878 (1961).

Renander, A.: Roentgen-Diagnosed Anomaly of Oesophagus and Arcus Aortae. Acta radiol. (Stockh.) **7**, 289 (1926).

Rendu, A.: Mémoire pour servir à l'histoire des anomalies artérielles. Gaz. méd. Paris, Sér. 2, **10**, 129 (1842).

Reys, Ph., Morand, G., Oberling, G., Nussbaum, M. Th., Witz, J. P.: Les difficultés du diagnostic angiographique des malformations congenitales des arcs aortiques. Ann. Chir. thor. **6**, 94 (1967).

Richards, W. C. D., Elliott, C. E.: Aneurysm of an anomalous right subclavian artery. Brit. Heart J. **19**, 141 (1957).

Riker, W. L.: Anomalies of the Aortic Arch and their Treatment. Pediat. Clin. N. Amer. **1**, 181 (1954).

Robb, G. P.: An Atlas of Angiocardiography prepared for the American Registry of Pathology. Armed Forces Institute of Pathology, Washington, p. 84 (1951).

Roberts, W. C., Morrow, A. G., Braunwald, E.: Complete interruption of the aortic arch. Circulation **26**, 39 (1962).

ROCHE, U. J., STEINBERG, I., ROBB, G. P.: Right-Sided Aorta with Descending Aorta Simulating Aneurysm. Arch. intern. Med. **67**, 995 (1941).

ROGET, J., BEAUDOING, A., BERNARD, Y.: Un cas de double arc aortique chez un nouveau-né. Intervent. Guérison. Pédiat. **16**, 276 (1961).

RONCORONI, L.: Pure dextro-position of the aortic arch. Ann. Radiol. diagn. (Bologna) **29**, 315 (1956).

ROSCHDESTWENSKIJ, K. G.: Der doppelte Aortenbogen. Anat. Anz. **68**, 145 (1929).

ROSS, R. S., MCKUSICK, V. A.: Aortic arch syndromes. Arch. intern. Med. **92**, 701 (1953).

ROTTHOFF, G.: Über die Aortenringanomalien und ihre operative Behandlung. In: Die chirurgische Behandlung der angeborenen Mißbildungen (K. KREMER, Hrsg.). Stuttgart: Thieme 1961.

ROTTHOFF, G., FERBERS, E.: Über Aortenringanomalien und ihre operative Behandlung. Zbl. Chir. **85**, 1749 (1960).

ROUTIER, D., HEIM DE BALSAC, R.: Au sujet de deux cas d'aorte in situation droite. Soc. Radiol. Med. France **24**, 528 (1936).

ROUTIER, D., JOLY, F., HEIM DE BALSAC, R.: Les anomalies congénitales de la crosse aortique (trois cas cliniques personnels). Ann. Méd. **41**, 210 (1937).

RUIZ-VILLALOBOS, M. C., DEBALDERRAMA, D. P., LOPEZ, J. L. Y., CASTELLANOS, M.: Complete interruption of the aorta. Am. J. Cardiol. **8**, 664 (1961).

SADEGHI, H., SCHMUZIGER, M.: Les malformations des arcs aortiques avec compression de l'œsophage et de la tracheé. Rev. med. Suisse **617** (1968).

SALOMON, J., MORRIS, J. L.: Vascular Rings. Israel J. Med. Sci. **2**, 444 (1966).

SALTIKOW: Zit. bei HERXHEIMER, G.: Die Morphologien der Mißbildungen des Menschen und der Tiere. In: Hand- und Lehrbuch für Morphologen, Physiologen, Praktische Ärzte und Studierende (SCHWALBE, Hrsg.). Jena: Fischer 1910.

SAMET, P., STONE, D. I.: Right sided aortic arch. Amer. Heart J. **40**, 951 (1950).

SANDERUD, A.: Anomalies of aortic arch. T. norske Laegeforen **76**, 860 (1956).

SAUPE, E.: Über Dysphagia lusoria. Fortschr. Röntgenstr. **33**, 740 (1925).

SCHALL, L. A., JOHNSON, L. G.: Dyspnea due to Congenital Anomaly of the Aorta. Ann. Otol. (St. Louis) **49**, 1055 (1940).

SCHILLING, W.: Doppelter Aortenbogen in Verbindung mit Verkürzung des Oesophagus und teilweiser Verlagerung des Magens in die Brusthöhle. Anat. Anz. **74**, 344 (1932).

SCHLAMOWITZ, S. T., GIORGIO, S. DR., GENSINI, G. G.: Left aortic arch and right descending aorta. Amer. J. Cardiol. **10**, 132 (1962).

SCHLEUSSING, H.: Beiträge zu den Mißbildungen des Herzens. Virchows Arch. path. Anat. **254**, 579 (1925).

SCHMIDT, J.: Die Arteria lusoria. Arch. Kreisl.-Forsch. **19**, 1 (1953).

SCHMIDT, J.: Röntgendiagnostische Besonderheiten der Arteria lusoria. Fortschr. Röntgenstr. **86**, 188 (1957).

SCHMIDT, J.: Besonderheiten der Herzgefäßfigur im sagittalen Röntgenbild beim Rechtsaortenbogen. Fortschr. Röntgenstr. **87**, 597 (1957).

SCHMIDT, J., LANG, E.: Die klinische Feststellung einer Arteria lusoria. Herz/Kreisl. **2**, 97 (1970).

SCHMIDT-HABELMANN, P., KLINNER, W., MEISNER, H., SEBENING, F., STRUCK, E.: Frühkindlicher Stridor und Dysphagie. Dtsch. med. Wschr. **93**, 335 (1968).

SCHWARZ, H.: Herzchirurgie beim Säugling und Kleinkind. Berlin-Heidelberg-New York: Springer 1968.

SEGERS, M.: L'insertion gauche de l'artère sous-clavière droite. Acta cardiol. **5**, 182 (1950).

SEGERS, M., BROMBART, M.: La crosse aortique à droite. Acta cardiol. (Brux.) **5**, 431 (1950).

SEGERS, M., BROMBART, M.: La double crosse aortique. Acta cardiol. (Brux.) **5**, 623 (1950).

SEGERS, M., BROMBART, M.: La pathologie cardio-aortique et l'œsophage; les conséquences du déroulement aortique. Acta cardiol. (Brux.) Suppl. **5**, 120 (1952).

SEGERS, M., BROMBART, M.: L'œsophage en cardiologie. Paris: Masson 1953.

SEIDEL, J. F.: Index Muse: anatomiei Kiliensis, quem praefatus est illustris D. (Joannes Leonardus) Fischer, XIV, 80 pp, Kiliae, C. F. Mohr (1818).

SELLING, C. E., ERB, I. H.: Double Aortic Arch. Arch. Dis. Childh. **8**, 401 (1933).

SHAW, D. L.: An Aorta with a Double Arch. J. Amer. med. Ass. **28**, 538 (1897).

SIEBOLD, C. TH. V.: Ringförmige Aortenbogen bei einem neugeborenen blausüchtigen Kinde. J. Geburtsh. Frauenzimmer- und Kinderkrankh. **16**, 294 (1837).

SIEKERT, R. G.: An anomalous human heart, the left subclavia artery arising from a patent ductus arteriosus together with other defects. Anat. Rec. **103**, 701 (1949).

SIKE, H.: Unusual malformation of arterial trunk: Origin of a main branch of pulmonary artery from the aorta. Cas. Lék. čes. **91**, 1366 (1952).

SILANDER, T.: Anomalous origin of the right subclavian artery and its relation to coarctation of the aorta. Acta chir. scand. **124**, 412 (1962).

SILVESTRINI, M.: Right aortic arch with dysphagic symptoms. Cruore e Circol. **17**, 188 (1933).

SIRAK, H. D., BRITT, C. J.: A technic for taking down the Potts anastomosis. Circulation **25**, 110 (1962).

SIRAK, H. D., CLATWORTKY, H. W.: Interventricular septal defects in infancy. A two-stage approach to its surgical correction. New Engl. J. Med. **260**, 147 (1959).

SIRAK, H. D., HOSTER, D. M.: Creation of a temporary artificial ductus for the surgical correction of ventricular septal defects associated with severe pulmonary hypertension. J. thorac. Surg. **37**, 1 (1959).

SNELLING, C. E., ERB, J. H.: Double aortic arch. Arch. Dis. Childh. 401 (1933).

SNIDER, G. L., GILDENHORN, H. L., RUBENSTEIN, L. H.: Dextroposition of the descending thoracic aorta. Radiology **7**, 333 (1956).

SONES, F. M., jr., EFFLER, D. B.: Diagnosis and treatment of aortic rings. Cleveland Clin. Quart. **18**, 310 (1951).

SOULIÉ, P.: Cardiopathies Congenitales. L'Expansion Scientifique Française, p. 277. Paris 1956.

SPENCER, J., DRESSER, R.: Right-sided aorta. Am. J. Roentgenol. **36**, 183 (1936).

SPRAGUE, H. B., ERNLUND, C. H., ALBRIGHT, F.: Clinical Aspects of Persistent Right Aortic Root. New Engl. J. Med. **209**, 679 (1933).

SPRONG, D. H., jr., CUTLER, N. L.: A case of human right aorta. Anat. Rec. **45**, 365 (1930).

STAUFFER, H. M., POTE, H. H.: Anomalous right subclavian artery originating on the left as the last branch of the aortic arch. Amer. J. Roentgenol. **56**, 13 (1946).

Steen, R. E., Douglas, S. I.: Double aortic arch. Thorax **10**, 37 (1955).

Steidele, R. J.: Samlg. Verschiedener in der chirurg.-prakt. Lehrschule Gemachten Beobachtungen. **2**, 114 (1777).

Steinberg, I.: Anomalies (pseudocoarctation) of the arch of the aorta. Report of 8 new and review of 8 previously published cases. Amer. J. Roentgenol. **88**, 73 (1962).

Steinberg, I.: Left-sided patent ductus arteriosus and right-sided aortic arch. Angiocardiographic findings in three cases. Circulation **28**, 1138 (1963).

Steinberg, R.: Noisy Breathing and Hoarseness. Case Rep. Child. mem. Hosp. (Chic.) **7**, 1087 (1948).

Sterz, H.: Dysphagie durch eine seltene Anomalie der Aorta thoracalis: Arcus aortae sinister circumflexus und Dextroposition der Aorta descendens. Wien. Z. inn. Med. **42**, 420 (1961).

Stewart, J. R., Kincaid, O. W., Edwards, J. E.: An Atlas of Vascular Rings and Related Malformations of the Aortic Arch System, p. 171. Springfield/Ill.: Thomas (1964).

Stewart, J. R., Kincaid, O. W., Titus, J. L.: Right Aortic arch: Plain film diagnosis and significance. Amer. J. Roentgenol. **97**, 377 (1966).

Stewart, M.: Congenital interruption of the aortic arch. Arch. Dis. Childh. **23**, 63 (1948).

Storey, C. F., Crittenden, I. W.: Double aortic arch. Dis. Chest. **20**, 611 (1951).

Stutz, E.: Dysphagia lusoria. Klin. Wschr. **24/25**, 846 (1947).

Sunder-Plassmann, P., Menges, G., Ruland, U.: Aorten-Arkusstenose mit abnormem Abgang aller Hals- und Armgefäße, Aplasie der A. carotis sinistra und offenem Ductus arteriosus Botalli. Med. Klin. **56**, 574 (1961).

Sweet, G. H., Findlay, C. W., Reyersbach, G. C.: Diagnosis and Treatment of Tracheal and Esophageal Obstruction Due to Congenital Vascular Ring. J. Pediat. **30**, 1 (1947).

Tabakin, B. S., Hanson, J. S.: Congenital absence of the aortic arch associated with patent ductus arteriosus and ventricular septal defect. Am. J. Cardiol. **6**, 689 (1960).

Taussig, H. B.: Anomalies of the Aortic Arch. Congenital Malformations of the Heart. New York: Commonwealth Fund 1947.

Taussig, H. B.: Congenital Malformations of the Heart. Vol. II: Specific malformations, p. 316. Cambridge: Harvard Univ. Press 1960.

Taussig, H. B.: Congenital Malformations of the Heart. New York: Commonwealth Fund 1960.

Testut, L.: Traité d'anatomie humaine. V/2, 115 Paris (1905).

Theremin, E.: Études sur les affections congenitales du cœur. Paris (1895).

Thomas, H. W.: Congenital cardiac malformations. J. techn. Meth. **21**, 58 (1941).

Thomson, A.: Description of Dissection of Case of Right Aortic Arch, with Remarks on this and allied Disorders. Glasg. med. J. **11**, 1 (1862).

Thomson, A.: Question III. Variation in the arrangement of the branches arising from the arch of the aorta. J. Anat. Physiol. **27**, 189 (1893).

Thurnher, B.: Über Anomalien des linken Aortenbogens. Wien. Z. inn. Med. **31**, 434 (1950).

Thurnher, B.: Die angeborenen Anomalien der A. thoracica im Röntgenbild. Wien. Z. inn. Med. **32**, 289 (1951).

Tiedemann, F.: Abbildungen der Pulsadern des menschlichen Körpers. Fasc. 1, Tab. 2 u. 4. Karlsruhe: Müller 1822.

Treutler, H.: Aneurysma der linken Subklavia unter dem Bild eines doppelten Aortenbogens. Fortschr. Röntgenstr. **83**, 725 (1955).

Turner, W.: On Irregularities of the Pulmonary Artery, Arch of the Aorta, and the Primary Branches of the Arch. Brit. Foreign Med. Rev. **30**, 173 (1862).

Vasko, J. F., Changwoo, A.: Surgical management of secundary tracheo malazia. Ann. thorac. Surg. **6**, 268 (1968).

Vecchioni, R., Fontanin, O., Perrino, G., Cordiano, C., D'Amico, D., Tendella, E., Rosa, G.: Sull'importanza di alcune anomalie bronchiali e vascolari nella esplorazione endoscopica del mediastino. Acta Chir. Ital. **22**, 777—785 (1966).

Villalobos, M. C. R., Balderrama, D., Lopez y Lopez, J., Castellanos, M.: Complete interruption of the aorta. Am. J. Cardiol. **8**, 664 (1962).

Volbeding, A.: Klinische und pathologisch-anatomische Beiträge zu den fötalen Erkrankungen des Herzens. Inaugural-Dissertation zur Erlangung der Doctorwürde in der Medicin und Chirurgie der vereinigten Friedrichs-Universität Halle-Wittenberg, S. 155 (1881).

Wagenvoort, C. A., Neufeld, H. N., Birge, R. F., Caffrey, J. A., Edwards, J. E.: Origin of right pulmonary artery from ascending aorta. Circulation **23**, 84 (1961).

Wallgren, G. R.: Double aortic arch. Ann. Paediat. Fenn. **2**, 128 (1956).

Ward, D. H., Tamayo, R. P.: Left aortic arch and right descending aorta. Amer. J. Roentgenol. **76**, 762 (1956).

Waterston, D. J., Pohl, V., Kallfelz, H. C., Kreutzberg, B.: Shuntoperationen bei Fallotscher Tetralogie mit doppeltem Aortenbogen. Dtsch. med. Wschr. **96**, 28, 1191 (1971).

Watkins, E., jr., Hering, A. C.: Compression of trachea and oesophagus by anomalous great vessels: diagnosis and treatment. Surg. Clin. N. Amer. **41**, 821 (1961).

Watson, M.: Notes of a case of double aortic arch. J. Anat. Physiol. **11**, 229 (1877).

Weisman, D., Kesten, H. D.: Absence of Transverse Aortic Arch with Defects of Cardiac Septum. Am. J. Dis. Child. **76**, 326 (1948).

Welch, W. H.: Duplicature of Arch of Aorta with Aneurysm. Bull. Johns Hopk. Hosp. **2**, 142 (1891).

Wesolowski, S. A.: Evaluation of Tissue and Prosthetic Vascular Grafts. Springfield/Ill.: Thomas 1963.

Wheeler, D., Abbott, M. E.: Double aortic arch and pulmonary atresia with pulmonic circulation maintained through a persistent left aortic root. Comod M.A.J. **19**, 297 (1928).

Windle, W. F., Zeiss, F. R., Adamski, M. S.: Note on a case of anomalous right vertebral and subclavian arteries. J. Anat. Physiol. **62**, 512 (1928).

Wissler, H.: Stridor congenitus mit Schluckstörungen. Ann. pediat. (Basel) **162**, 280 (1944).

Wolman, I. J.: Syndrome of constricting double aortic arch in infancy; report of a case. J. Pediat. **14**, 527 (1939).

WOOD, J.: Two specimens of abnormal origin of the right subclavian artery. Trans. path. Soc. Lond. **10**, 119 (1859).

WURTZ, K. G., POWELL, N. B.: Two unusual Vascular and Cardiac Anomalies. J. Pediat. **33**, 722 (1948).

ZAGORSKIJ, P.: Mém. de l'Académie des Sciences de St. Petersbourg (1824).

ZDANSKY, E.: Röntgendiagnostik des Herzens und der großen Gefäße. Wien: Springer 1949.

ZIMMERMAN, H. A.: Intravascular Catheterization, p. 178. Springfield/Ill.: Thomas 1959.

ZUHDI, M. N., LYONS, H. A.: Angiocardiographic Study of Case of Double Aortic Arch Without Symptoms. Amer. J. Med. **18**, 1022 (1955).

Die Aortenisthmusstenose

K. KREMER und H. KIVELITZ

Mit 10 Abbildungen

A. Einleitung

KARNELL, CRAFOORD und BRODÉN haben bereits 1959 im Band II des Handbuches der Thoraxchirurgie das Problem der Aortenisthmusstenose sehr gründlich abgehandelt. Ihre Ausführungen haben im großen und ganzen heute noch Geltung. Einige neue Gesichtspunkte sind aber in der Zwischenzeit doch aufgetaucht, die im folgenden zur Ergänzung besprochen werden sollen.

B. Formen

Ursprünglich war es üblich, 2 Formen der Aortenisthmusstenose zu unterscheiden: die sogenannte Erwachsenen- und die infantile Form (BONNET). Bei der Erwachsenenform wird die Zirkulation des unteren Körperanteiles durch einen Kollateralkreislauf aufrechterhalten, der während des Fetallebens ausgebildet wurde.

Unter der infantilen Form der Aortenisthmusstenose ist eine mehr längliche Einengung des distalen Aortenbogenbereiches gemeint, bei der sich während des Fetallebens kein Kollateralkreislauf entwickelt. Die Blutversorgung des unteren Körperteiles erfolgt lediglich über den offengebliebenen Ductus arteriosus.

Diese alte klassische Einteilung der Isthmusstenose ist unzureichend, da sie nicht allen anatomischen Varianten gerecht wird. Darum hat NIEDNER (1961) vorgeschlagen, kurze oder typische von langen oder atypischen Isthmusstenosen zu differenzieren. Er unterteilte jede Gruppe weiter in supraduktale, duktale und infraduktale Formen. KREMER und ROTTHOFF (1958) haben in Anlehnung an die ursprüngliche Klassifizierung neben der Erwachsenenform einen kindlichen Typ ohne Kollateralkreislauf sowie eine Übergangsform mit Kollateralzirkulation unterschieden und darauf hingewiesen, daß nicht so sehr die anatomischen Gegebenheiten als vielmehr die hämodynamischen Verhältnisse bei der Unterteilung maßgebend seien. So ist es beispielsweise trotz eines exzessiv weiten Ductus Botalli möglich, daß primär ein Links-Rechts-Shunt vorliegt, der sich durch endangitische Veränderungen des kleinen Kreislaufes später umkehren kann (GROSSE-BROCKHOFF, 1960).

Die gebräuchlichste Einteilung stammt von CLAGETT u. Mitarb. (1954). Die Autoren unterscheiden

1. die postduktale Stenose. Die Stenose liegt unterhalb des Ductus arteriosus. Der Ductus arteriosus kann
   a) offen oder
   b) obliteriert sein.
2. Die duktale Stenose. Die Stenose liegt direkt im Einmündungsbereich des Ductus arteriosus, der in diesem Falle stets obliteriert ist.
3. Die präduktale Stenose. Die Stenose liegt oberhalb der Einmündungsstelle des Ductus arteriosus. Auch hier kann der Ductus
   a) offen oder
   b) obliteriert sein.

C. Differentialdiagnose

Gegen die Aortenisthmusstenose ist die Elongation des Aortenbogens, die man in der Literatur auch unter der Bezeichnung „Kinking", „Buckling", „Pseudocoarctation" finden kann (STEVENS, 1958; BARETT u. VERNEY, 1960; SARIC u. Mitarb., 1960; STEINBERG u. HAGSTROM, 1962), abzugrenzen. Auskultatorisch und röntgenolo-

---

Siehe auch Handbuch der Thoraxchirurgie Bd. II (1959), S. 365ff.

gisch kann dieses Krankheitsbild ähnliche Symptome wie die Aortenisthmusstenose verursachen. Das bei der Elongation entstehende systolische Geräusch, das dem der Aortenisthmusstenose sehr nahe kommt, wird durch eine Turbulenz im Bereich der Gefäßabknickung erklärt. Röntgenologisch sind die Isthmusstenose und die Elongation häufig nicht voneinander zu unterscheiden.

Demgegenüber ist die Differenzierung atypischer Stenosen im tiefen thorakalen oder abdominalen Bereich meist schon auskultatorisch möglich. Das systolische Geräusch verlagert sich mit seinem Maximalpunkt in die Lenden- oder Abdominalgegend. Röntgenologisch fehlen die typischen Rippenusuren oder sie liegen tiefer als der atypische Aortenknopf und die Impression im Bereich des linken Oesophagusrandes.

Gelegentlich muß die Kompression der Aorta durch einen Mediastinaltumor abgegrenzt werden, oder eine Stenose durch eine Aortenwandthrombose (ULLAL u. BRAIMBRIDGE, 1965). Hier dürfte die Diagnose in den meisten Fällen schon durch die Anamnese und die Thoraxübersichtsaufnahme geklärt werden.

Rippenusuren können auch beim Aortenbogensyndrom auftreten. Hier werden sie durch einen in umgekehrter Richtung funktionierenden Kollateralkreislauf erklärt.

Das Aortenbogensyndrom, das in der Literatur unter dem Namen „Martorell- oder Takayasu-Krankheit", umgekehrte Isthmusstenose, pulseless disease u.ä. zu finden ist, kann durch die typische, der Koarktation entgegengesetzte Symptomatik abgegrenzt werden.

Nach MUSSHOFF (1955), STURM und LOOGEN (1962) werden Rippenusuren gelegentlich auch bei Verlegung der Vena cava superior mit Ausbildung eines venösen Kollateralkreislaufes, der Fallotschen Trilogie und Pentalogie, arteriovenösen Fisteln an der Brustwand und Lunge, Abgangsstenosen der Arteria subclavia, einer generalisierten Arteriosklerose sowie der essentiellen und nephrogenen Hypertonie beobachtet. Ihre Differenzierung dürfte kein Problem darstellen.

Das gleiche gilt für periphere Durchblutungsstörungen, die mit einer Claudicatio intermittens einhergehen. Die hier fehlenden Bein- oder Fußpulse sind auf Verschlüsse im Bereich der Bauchaorta oder der Beckenarterien zurückzuführen und gehen meist mit erhöhtem, gelegentlich auch mit normalem Blutdruck im Bereich der oberen Extremitäten einher. Hier sind jedoch das Alter des Patienten, die Anamnese, die Beschwerden und das klinische Bild charakteristisch, so daß selbst ohne Arteriographie die Abklärung möglich ist.

D. Indikationen zur operativen Behandlung der Aortenisthmusstenose

Für die Indikationsstellung verweisen wir bezüglich der allgemeinen Gesichtspunkte auf das Handbuch der Thoraxchirurgie Bd. II, S. 436, 1959. Einige Momente verlangen aber nach dem heutigen Wissensstand doch aufgegriffen zu werden.

1. Altersfaktor

Da nur die sachgerechte Operation Schutz vor den schwerwiegenden Folgen der Isthmusstenose bietet, ist die Operationsindikation mit Ausnahme des Säuglings- und Kleinkindesalters mit der Diagnosestellung gegeben. Das günstige Operationsalter liegt zwischen dem 8. und 20. Lebensjahr. Sehr viel früher sollte man nur operieren, wenn auftretende Komplikationen das Leben gefährden.

Auf der anderen Seite haben zunehmende operative Erfahrung und die Verwendung von plastischem Gefäßersatz die Altersbegrenzung der Operationsindikation inzwischen erheblich nach oben verschoben. So wurden in den letzten Jahren Operationserfahrungen bei Kranken bis zum 6. Lebensjahr veröffentlicht.

a) Aortenisthmusstenose im höheren Lebensalter

Mit zunehmendem Alter steigt das Operationsrisiko sowohl durch die degenerativ bedingte, außerordentlich unangenehme und gefahrvolle Rigidität der Aorta als auch durch die vermehrte Gefährdung des Herzens und des Kreislaufes während des intrathorakalen Eingriffes. Eine Lungenfunktionsprüfung sollte in dieser Altersstufe klären, ob ausreichende Reserven für die Durchführung der Operation vorhanden sind.

Ein Erfordernishochdruck, der wegen der Gefahr einer zerebralen und koronaren Mangeldurchblutung keine brüske Blutdrucksenkung erlaubt, muß ausgeschlossen werden. Zur Klärung dieser Frage kann man den erhöhten Blutdruck präoperativ probatorisch durch Ganglienblocker senken. Der diastolische Ruheblutdruck sollte nicht über 100 mm liegen und ein belastungsbedingter Blutdruckanstieg den Ausgangswert nach wenigen Minuten wieder erreichen.

Eine Kontraindikation gegen die Operation besteht bei fortgeschrittener koronarer oder zerebraler Mangeldurchblutung oder bei deutlicher Einschränkung der Nierenfunktion. Gerade die Angina pectoris und die manifeste Herzinsuffizienz finden sich in höherem Alter sehr häufig (COOLEY u. Mitarb., 1956; BLOODWELL u. Mitarb., 1967). Die Resektionsbehandlung bietet außer den schon angeschnittenen chirurgisch-technischen Problemen auch solche pathophysiologischer Art (MORRIS, 1960; HEBERER, 1966; LINDER, 1963; COOLEY u. Mitarb., 1956; BLOODWELL u. Mitarb., 1967; TALA u. Mitarb., 1968).

Technisch zeigt sich bei der Präparation eine stark erhöhte Vulnerabilität der Interkostalgefäße, die häufig aneurysmatische Veränderungen aufweisen. Die höhere Zahl der intraoperativen und der postoperativen Blutungen spiegelt diese Schwierigkeit wider.

In den letzten Jahren haben wir in diesen Sonderfällen die indirekte Isthmoplastik (VOSSSCHULTE, 1961) als Ausweichverfahren kennengelernt und ohne Todesfälle und mit sehr guten funktionellen Ergebnissen ausgeführt (KREMER, 1968).

Degenerative Wandveränderungen der Aorta erschweren nach Resektion die Naht erheblich, so daß zur Vermeidung einer höheren Komplikationsrate auch nach eigener Erfahrung erheblich mehr Prothesen implantiert werden (HEBERER, 1963; COOLEY u. Mitarb., 1956; BLOODWELL u. Mitarb., 1967; DERRA jr. u. Mitarb., 1971). Morphologische Untersuchungen zeigten, daß bei Patienten mit Aortenisthmusstenose vom 30. Lebensjahr an ebenfalls degenerative Koronarveränderungen vorliegen (VLODAVER u. NEUFELD, 1968).

Blutverluste und Blutdrucksenkungen bei bzw. nach Resektion der Stenose können sowohl intra- als auch postoperativ zu Komplikationen in der Koronar- und Hirnzirkulation führen.

b) Aortenisthmusstenose im Kindesalter

Kleinkinder mit einer Aortenisthmusstenose und fehlenden klinischen Zeichen sind relativ wenig gefährdet. Problematisch sind Kinder im Alter unter einem Jahr, wenn sie eine klinische Symptomatik bieten. Ihre Sterblichkeit ist groß und erreicht im ersten Lebensjahr eine Quote von 60%. Die Hälfte davon stirbt bereits im ersten Monat. Bei der prognostisch ungünstigen präduktalen Form, die bei $^{2}/_{3}$ dieser gefährdeten Säuglinge vorkommt (KEITH u. Mitarb., 1967), liegen die Werte sogar bei 90% (GLASS u. Mitarb., 1960; KEITH u. Mitarb., 1967; MORTENSEN, 1959; NOUAILLE u. Mitarb., 1966; RODEWALD, 1964; SEBENING, 1971). Sie zeigt normalerweise schon in der ersten Lebenswoche deutliche klinische Zeichen, was beim postduktalen Typ relativ selten geschieht. Das häufige Herzversagen und die hohe Letalität beim präduktalen Typ steht in Zusammenhang mit der Vielzahl assoziierter Herzfehler. So ist die Aortenisthmusstenose die zweithäufigste Ursache für ein Herzversagen im Säuglingsalter (KEITH u. Mitarb., 1967).

Es ist daher verständlich, daß bereits sehr früh versucht wurde, auch diese gefährdeten Kleinstkinder durch eine Operation zu retten. BARONOFSKY und ADAMS (1954), MUSTARD u. Mitarb. (1955), GROSS (1964), HALLMAN u. Mitarb. (1967), KIRKLIN u. Mitarb. (1956), TAWES u. Mitarb. (1969) u.a. haben gezeigt, daß es technisch keine Schwierigkeiten bereitet, eine Aortenisthmusstenose im Säuglingsalter zu beseitigen. Die Aorta kann weitgehend mobilisiert und die Aortenisthmusstenose bzw. ein hypoplastisches Segment leicht reseziert werden.

Um die Indikation zur Operation stellen zu können, müssen die Erfahrungen von LANG und NADAS (1956), WATERSTONE (1960), WHITTEMOORE (1967) in Rechnung gestellt werden. Sie konnten nachweisen, daß eine ausreichende Digitalistherapie in der Lage ist, viele der Kinder über die kritische Periode hinauszubringen. Allerdings gehörten alle erfolgreich behandelten Kinder dem sogenannten postduktalen oder Erwachsenentyp an.

KEITH u. Mitarb. (1967) teilen die Kinder mit einer Aortenisthmusstenose in Beziehung zum Herzversagen in 3 Gruppen ein.

Gruppe I: Sie umfaßt die Kinder ohne Herzversagen. Die Operation kann auf eine günstigere Zeit verschoben werden.

Gruppe II: Diese Kinder entwickeln nach den ersten Lebensmonaten ein Herzversagen. Bei ihnen ist kein zusätzlicher Herzfehler vorhanden. Die konservative Therapie mit Digitalis zeigt gute Ergebnisse. Es besteht keine dringende Notwendigkeit, sofort zu operieren. Wird keine eindeutige Besserung durch die Digitalistherapie erreicht, ist die chirurgische Intervention angezeigt.

Gruppe III: Diese Kinder werden mit akutem Herzversagen in den ersten Lebensmonaten in die Klinik eingewiesen. Sie weisen normalerweise schwere zusätzliche Herzfehler auf und sind hochgradig gefährdet. Die Digitalistherapie zeigt keine Dauerwirkung. Werden die Kinder operiert, ist mit einer hohen Letalität zu rechnen, die nach Keith u. Mitarb. (1967) bei rechtzeitiger Anwendung von Digitalis zu senken ist. Bei den Kindern, die nicht auf Digitalis ansprechen, wird nur eine chirurgische Intervention Erfolg versprechen können. Zusätzliche komplizierte kongenitale Herzfehler erhöhen das an sich schon beträchtliche Risiko erheblich.

Wenn die Herzdekompensation beim postduktalen Typ vor allem einem assoziierten Ductus arteriosus apertus zuzuschreiben ist, hat die Operation ebenfalls sofort zu erfolgen. Da zur Entlastung des Herzens oft allein der Verschluß des Duktus genügt, kann die Beseitigung der Isthmusstenose zur Verringerung des Risikos evtl. auf einen späteren Termin verschoben werden (Nadas, 1963; Keith u. Mitarb., 1967).

In der Vergangenheit wurde häufig gegen eine Operation im frühen Kindesalter eingewendet, daß die Anastomose bei späterem Wachstum evtl. nicht mitwachsen würde. Experimentelle Studien haben jedoch gezeigt, daß eine ausreichende und dem Körperwachstum entsprechende Erweiterung der Anastomose bei jungen Tieren bis ins ausgewachsene Alter zu verfolgen ist (Moss u. Mitarb., 1959). Diese Entwicklung der Anastomose kann allerdings 2–3 Jahre hinter dem normalen Wachstum zurückbleiben (Sauvage u. Harkin, 1952). Mustard u. Mitarb. (1955) sowie Rathi und Keith (1964) bestätigen diese Ansicht auf Grund ihrer klinischen Erfahrungen; sie sahen auch im ersten postoperativen Jahr im Regelfall keine Rezidivstenose durch ein Sistieren des Aortenwachstums im Anastomosenbereich.

2. *Assoziierte Herzfehler*

Über assoziierte Herzfehler ist in den letzten Jahren verschiedentlich berichtet worden (Auger u. Douglas-Wigle, 1968: Mitralinsuffizienz; Awad u. Mannix, 1962: Aortenstenose und offener Ductus arteriosus; Behrer u. Mitarb., 1960: Offener Ductus arteriosus; Cooley u. Mitarb., 1956: Ductus arteriosus; Doug u. Mitarb., 1962: Ductus arteriosus; Edwards u. Mitarb., 1962: Aortenaneurysma; Goldring u. Mitarb., 1960: Ductus arteriosus; Newcombe u. Mitarb., 1961: Ventrikelseptumdefekt; Satter, 1965, Schulte u. Satter, 1971: Diverse Fehler).

Ein assoziierter Herzfehler stellt im Prinzip keinerlei Kontraindikation zur Operation dar. Er kann die Operationsindikation sogar unterstreichen. Das trifft z.B. für den offenen Ductus arteriosus zu. Die Belastung des linken Ventrikels wird in zweifacher Weise gemindert. Der pathologisch erhöhte Blutfluß im linken Ventrikel wird reduziert und die Widerstandsarbeit des linken Herzens herabgesetzt.

Die Aorteninsuffizienz mit mehr oder weniger ausgeprägter linkskardialer Erweiterung ist ebenfalls kein Hinderungsgrund zur Operation. Jede Entlastung des linken Ventrikels muß als besonders wünschenswert angesehen werden; sie wird durch eine adäquate Operation mit sicherem postoperativen Blutdruckabfall erreicht, der auch das etwas höhere Risiko mäßiger Insuffizienzen kompensiert. Eine erfolgreiche Beseitigung der Isthmusstenose kann allerdings die zweifelhafte Prognose der massiven Insuffizienzen nicht beeinflussen. Ein Faktor, der auch berücksichtigt werden muß, sind die bei der Aorteninsuffizienz vorhandenen großen Pulsationen der Aorta, welche eine besonders hohe Anforderung an die Qualität der Aortennaht stellen. Bei Zeichen eines Linksversagens ist es notwendig, vor der Operation festzustellen, ob die Myokardschwäche reversibel ist. Dies kann man daraus schließen, daß nach langer Bettruhe das Herzvolumen abnimmt. Subaortale Stenosen in Kombination mit der Aortenisthmusstenose verursachen eine starke Linkshypertrophie. Selbst wenn ein ausgezeichnetes Resektionsergebnis erzielt werden kann, bleibt es fraglich, ob mit einer Besserung des Befindens ohne Korrektur des koordinierten Fehlers zu rechnen ist.

3. Isthmusstenose und Gravidität

Eine Schwangerschaft stellt bei der Korrektur eine erhöhte Gefahr dar, zumal die Mißbildung oft nicht erkannt wird und unter der Diagnose einer essentiellen Hypertonie oder einer Präeklampsie behandelt wird (HALONEN u. Mitarb., 1956; MILLER u. FALOR, 1952). Während der Schwangerschaft nimmt das Herzminutenvolumen um etwa 30% zu (DIEMINGER, 1960). Der damit verbundene Blutdruckanstieg vergrößert die Gefahr der Aortenruptur. GOODWIN (1961) fand bei 123 Schwangeren mit einer Aortenisthmusstenose eine Sterblichkeit von 9,5%, BENHAM 1949 und SOULIÉ (1956) registrierten eine solche von 12–14%. Die operative Beseitigung der Coarctation ist deshalb bis zum 5. Monat der Schwangerschaft zu fordern (ROSENTHAL, 1955; DIEMINGER, 1960). Wird die Diagnose erst zu einem späteren Zeitpunkt gestellt, sollte die Operation nach der Entbindung durchgeführt werden. Bei der Geburt ist die Austreibungszeit möglichst kurz zu halten (GOODWIN, 1961). Eine Sectio ist angezeigt, wenn der Blutdruck gegen Ende der Schwangerschaft ansteigt oder sich Anzeichen für ein beginnendes Herzversagen einstellen (SHANAHAN u. Mitarb., 1958). Interruptio und Sterilisation sind nur in Ausnahmefällen notwendig (DIEMINGER, 1960).

E. Die chirurgische Therapie

Das Ziel der Therapie, die Beseitigung der Striktur und Herstellung normaler Zirkulationsverhältnisse in der Aorta, insbesondere die Normalisierung des Blutdruckes kann auf folgende Weise erreicht werden:

A) Durch Resektion oder plastische Erweiterung der Striktur.

1. Resektion der Stenose und termino-terminale Anastomose nach CRAFOORD-GROSS,

2. Resektion und Implantation einer Kunststoffprothese,

3. sogenannte direkte Isthmusplastik (VOSSSCHULTE),

4. sogenannte indirekte Isthmusplastik (VOSSSCHULTE),

5. Resektion der Stenose und termino-terminale Anastomose zwischen der durchtrennten A. subclavia sinistra und dem peripheren Aortenstumpf (CLAGETT),

6. Resektion der Stenose und Interposition der resezierten und umgedrehten A. subclavia sinistra (SHUMACKER).

B) Durch palliative Shuntoperationen.

1. Termino-laterale Anastomose zwischen durchtrennter A. subclavia sinistra und Aorta distal der Stenose (BLALOCK),

2. Kunststoff-Bypass zwischen A. subclavia sinistra und Aorta bzw. zwischen Truncus brachiocephalicus und Aorta abdominalis bei überlangen Stenosen.

Wir gehen auf die Operationsverfahren insoweit ein, als sie in Bd. II des Handbuchs 1959 nicht behandelt sind.

Allgemeine Gesichtspunkte

Die pathophysiologischen Voraussetzungen zur operativen Beseitigung einer Aortenisthmusstenose wurden von KARNELL u. Mitarb. eingehend erörtert (s. Abschnitte B. C. M., S. 387ff., 391ff., 433ff., Handbuch der Thoraxchirurgie 1959). Ergänzend ist darauf hinzuweisen, daß bei schlecht ausgebildetem Kollateralkreislauf die Hypothermie oder die extrakorporale Zirkulation Anwendung finden sollte. Sie verhindern die gerade in den letzten Jahren häufiger beobachteten postoperativen Rückenmarksschädigungen (BORST, 1965; s. auch S. 311). Außerdem sollte man bei älteren Patienten darauf achten, daß während der Operation und in der unmittelbaren Phase nach dem Eingriff wegen der Gefahren für Herz und Gehirn Kreislaufdepressionen vermieden werden. Gegebenenfalls ist der Blutdruck medikamentös bei sorgfältiger Überwachung der Kreislaufverhältnisse für 5–8 Tage auf Werten von 140–150 mm Hg zu halten.

1. Die Resektion der Stenose und termino-terminale Anastomose

Hinsichtlich der Operation typisch angelegter Stenosen hat sich in den vergangenen Jahren

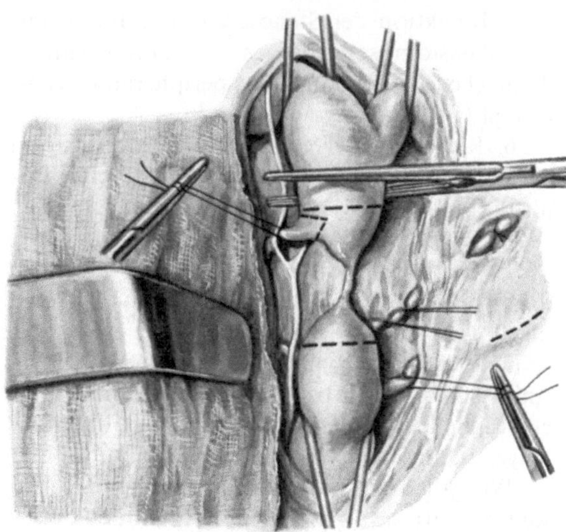

Abb. 1. Aortenisthmusstenose: Sicherung einer weiten Interkostalarterie durch zusätzliche periphere Ligatur

nichts Wesentliches zugetragen. Wir verweisen diesbezüglich auf DERRA u. Mitarb. (1963), die sich über „Weitere Entwicklungen in der Technik der Chirurgie des Herzens und seiner großen Gefäße" an anderer Stelle ausführlich ausgelassen haben.

Die Freilegung der Stenose gilt heute als unproblematisch. Zu erwähnen ist vielleicht, daß es meist einfacher ist, erst den poststenotischen Teil der Aorta zu isolieren, falls die Enge direkt an der A. subclavia liegt. Regeln für die Lokalisation und den Verlauf der Interkostalarterien lassen sich nicht aufstellen. Sie liegen oft paarweise dicht beieinander, oft aber auch mit gehörigen Abständen voneinander getrennt. Die vorderen linken Arterien sind leichter zu präparieren, sie verlaufen direkt unter der Pleura. Sie werden doppelt unterbunden und durchtrennt. Die oberste Arterie ist im allgemeinen am stärksten dilatiert und weist gelegentlich an der Aorta ein bis kirschgroßes Aneurysma auf. Tritt bei der Präparation eine Ruptur ein, blutet es beträchtlich aus der Aorta und auch retrograd aus der Arterie selbst. Bei exzessiv erweiterten Gefäßen empfiehlt es sich daher bisweilen, die Pleura neben dem Gefäß weit ab von der Aorta beiderseits zu schlitzen, die Arterie mit einer Präparierklemme zu umfahren und mit einem dicken Faden zu ligieren (Abb. 1). Erst dann wird die Ursprungsstelle an der Aorta angegangen. Große Aneurysmen der Interkostalarterien versorgen wir meist erst nach Abklemmung und Durchtrennung der Aorta. Bis dahin wird das Gefäß peripher zweimal und zentral vor dem Aneurysmasack einfach unterbunden und durchtrennt. Das Aneurysma verbleibt also erst einmal an der Aorta. Später, nach Ausschaltung dieses Aortenabschnittes aus dem Kreislauf, läßt es sich leichter bis auf einen schmalen Rand abtragen. Die kleine Öffnung in der Aorta wird durch eine U-Naht verschlossen und darüber eine fortlaufende Naht der stehen gebliebenen Ränder des Aneurysmasackes gelegt. Wir glauben, daß diese Behandlung der Interkostalaneurysmen bei der Brüchigkeit der Wandung erheblich sicherer und gefahrloser ist als die doppelte Ligatur, deren zentraler Faden die Arterie direkt an der Aorta abzuscheren vermag.

Die hinter der Aorta entspringenden rechtsseitigen Interkostalgefäße erreicht man am leichtesten, wenn die Aorta aus ihrem Bett gelöst worden ist. Dazu wird auch poststenotisch ein Sicherungszügel angelegt.

So läßt sich die Aorta anheben, nach medial ziehen und die Durchtrennung der rechten Interkostalarterien durchführen. Blindes Einführen von Instrumenten oder Fingern hinter die Aorta während der Mobilisation ist gefahrvoll und führt leicht zu erheblichen und schwer stillbaren Blutungen.

Die Isolierung und Durchtrennung der rechten Interkostalarterien kann in bestimmten Situationen dadurch erleichtert werden, daß man nach der Ablösung der linken Gefäßäste die Stenose zwischen zwei sicher fassenden Klemmen durchschneidet und dann die distale Aorta vorsichtig anhebt und nach unten abkippt. So lassen sich die rechten Äste schrittweise darstellen und versorgen (Abb. 2).

Die Zahl der zu opfernden Interkostalarterien läßt sich nicht vorausbestimmen. Man soll den Kollateralkreislauf so wenig wie möglich einengen, doch wird die Unterbindung von 2 Arterienpaaren wohl immer ausreichen und gut vertragen. Die temporäre Abklemmung der Interkostalarterien während der Resektion und Anastomosierung mit Hilfe kleiner Bulldogklemmen lehnen wir ab, da sie sehr leicht zu Verletzungen und damit zu Blutungen führt. Ist die Aorta genügend isoliert, kann sie ober- und unterhalb der Stenose abgeklemmt werden. Die Wahl der Klemme hängt von der anatomischen Situation und der Erfahrung des Operateurs ab. Die obere Klemme soll das Lumen der

A. subclavia nach Möglichkeit gar nicht oder wenigstens nur teilweise verschließen, um den Kollateralkreislauf nicht einzuengen und das Herz möglichst wenig zu belasten. Bei hochsitzenden, direkt an der A. subclavia gelegenen Stenosen ist jedoch die völlige Unterbrechung nicht zu vermeiden. Trotzdem sorgt der verbleibende Umgehungskreislauf fast immer für eine ausreichende Blutversorgung von Nieren und Rückenmark. Nicht ausreichende Kollateralen bei geringgradiger Stenose sind oft präoperativ, spätestens aber bei der Thorakotomie nachweisbar. Sicherheitsvorkehrungen wie die Hypothermie oder das Anlegen einer temporären Bypass-Verbindung können notwendig werden. Wir halten die extrakorporale Zirkulation zur partiellen Blutumleitung bereit, falls die linke A. subclavia abgeklemmt werden muß und dadurch der Mitteldruck in der distalen Aorta auf Werte unter 50–60 mm Hg absinkt.

Erst jetzt – nach Abklemmung der Aorta – versorgen wir den Ductus Botalli bzw. das Ligamentum arteriosum; denn es hat sich uns als nützlich erwiesen, dieses Gebilde nach Isolierung im unmittelbaren Aortenbereich erst nach Unterbrechung der Aortenstrombahn zu durchtrennen. Hierfür legen wir pulmonalwärts eine Ligatur, schneiden dann den Ductus am besten mit einem kleinen Bürzel aus der Aorta und versorgen dieses Ende nochmals mit einer Durchstechungsligatur.

Die Resektion der Striktur soll so sparsam wie möglich ausfallen, um eine spannungslose Naht zu gewährleisten. Andererseits muß aber der Anastomosenumfang mindestens 4 cm betragen, um funktionell wirksam zu sein (Abb. 3). Die Einmündungsstelle des Ligamentum arteriosum ist mit zu entfernen, weil die Aortenwand hier besonders brüchig und für die Naht ungeeignet ist. Welche Nahttechnik Anwendung finden soll, wird teilweise von der gegebenen Situation bestimmt. Wir benutzen unter normalen Bedingungen die Matratzennaht nach Danis-Blalock für die Hinterwand, deren Enden nach exakter Adaptation mit 2 an jeder Seite angelegten Einzel-U-Nähten verknüpft werden.

Die Vorderwand wird bei Erwachsenen ebenfalls durch eine Matratzennaht (4 × 0) vereinigt. Der evertierte Gefäßsaum kann noch zusätzlich mit einer überwendlichen Naht (Seide 5–6 × 0) gesichert werden. Bei kleinen, noch im Wachstum befindlichen Kindern vereinigen wir die Aortenstümpfe mit Einzel-U-Nähten oder verwenden sie wenigstens für die Vorderwand und sichern wiederum mit zusätzlicher Knopfnaht. Auch bei fortlaufender Vereinigung der Hinterwand ist das spätere Wachstum der Anastomose angeblich ausreichend gesichert.

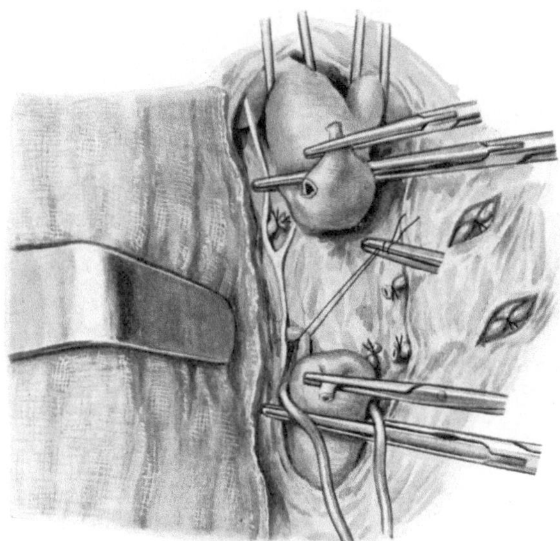

Abb. 2. Aortenisthmusstenose: Versorgung der Interkostalarterien nach Durchschneidung der Isthmusstenose

Nach Grob u. Mitarb. (1957) ist die zirkuläre Anastomosierung mit Einzelknopfnähten ebenfalls ausreichend.

Weist die Aortenwand bereits schwere Degenerationserscheinungen auf, kann die Blalocksche Hinterwandnaht beim Durchziehen des Fadens einschneiden, besonders leicht, wenn eine gewisse Spannung vorhanden ist. In einer solchen Situation ist es besser, die Hinterwand mit zwei in der Mitte liegenden U-Nähten und die Vorderwand mit einer gegenpolig applizierten Naht zu adaptieren, um dann den jeweiligen Faden der hinteren Stütznaht zur weiteren fortlaufenden Vereinigung zu benutzen. Die Naht ist fertig, wenn sie den mittleren Vorderwandfaden erreicht hat.

Bei der Freigabe des Blutstromes wird erst die distale Klemme geöffnet. Kleine Sickerblutungen stehen nach einigen Minuten durch Kompression mit einem kochsalzgetränkten Wattetupfer, stärkere Blutungen erfordern eine zusätzliche Naht. Ist die Anastomose trocken, wird die herznahe Klemme unter gleichzeitig verstärkter Transfusion und genauer Blutdruckkontrolle allmählich gelöst. Zu rasches Öffnen kann einen

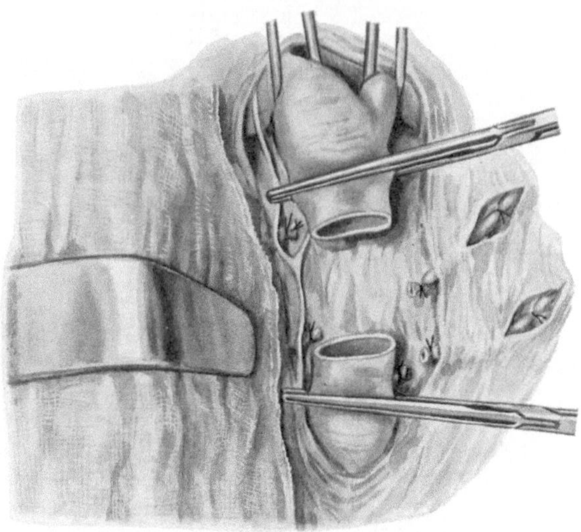

Abb. 3. Aortenisthmusstenose: Resektion der Stenose, ausreichender Anastomosenumfang

plötzlichen Herzstillstand infolge Versackens des Blutes in der Peripherie zur Folge haben (ENGLER u. Mitarb., 1963). Haben sich die Kreislaufverhältnisse stabilisiert, vereinigen wir die mediastinale Pleura über dem Anastomosengebiet mit einigen Situationsnähten, drainieren den Thorax am tiefsten Punkt in der Achsellinie und verschließen die Wunde nach sorgfältiger Blutstillung.

2. *Resektion und Implantation einer Kunststoffprothese*

KARNELL u. Mitarb. haben 1959 die homoioplastische Implantation von Aortenstücken vorgeschlagen, die von GROSS u. Mitarb. (1948), BROCK u. Mitarb. (1965) erfolgreich am Menschen durchgeführt wurde. Generell wurde jedoch diese Methode wieder verlassen. KREMER (1965), BORST u. Mitarb. (1966) wie KEEFER u. Mitarb. (1951) berichteten über Tierexperimente, FOSTER u. Mitarb. (1965), KNOX und BEGG (1957), SCHUSTER u. Mitarb. (1962), DENMAN u. Mitarb. (1958), HUMPHRIES u. Mitarb. (1963), ROB (1963) sowie TOLSTEDT u. Mitarb. (1963) über klinische Erfahrungen mit homoioplastischem Material. Während Aneurysmen sich besonders in Transplantaten abdominal-aortaler Segmente ausprägen (CRAFOORD u. NYLIN, 1945; DEWEESE, 1972; SZILAGYI u. Mitarb., 1956), sind Komplikationen bei Transplantationen thorakal aortaler Abschnitte selten (HALPERT u. Mitarb, 1960; BORST, 1971). Die oft auftretenden Schwierigkeiten bei der Beschaffung, Entkeimung und Konservierung machten die Entscheidung leicht, sich nur noch ausschließlich des alloplastischen Materials zu bedienen (HEBERER u. Mitarb., 1963; HERSHEY u. Mitarb., 1958; PAYNE u. Mitarb., 1960; ZETTLER, 1961; KREMER, 1968).

Für eine Prothesenimplantation gilt das gleiche operationstaktische Vorgehen wie auf S. 301 ff. beschrieben. Sie ist bei langen Stenosen und in Fällen mit schwer degenerativ veränderter Aortenwand erforderlich, die keine sichere direkte Anastomose erlauben.

Bei diesen meist älteren Patienten ist es besser, das für die Naht ungeeignete Aortensegment zu resezieren und auf ein Implantat zurückzugreifen, als eine gefährdete Direktanastomose zu erzwingen.

Das exakt eingepaßte, lumengerechte Implantat wird am sichersten mit einfacher überwendlicher Naht interponiert (Abb. 4). Die fortlaufende Matratzennaht gefährdet die Anastomose oft auf der Aortenseite. Das Implantat soll vor dem Einsetzen mit Blut benetzt werden (preclotting), um es so bereits abzudichten, und damit den späteren Blutverlust in Grenzen zu halten. Nach Beendigung der Anastomosen wird der Blutstrom stufenweise freigegeben, bis Implantat und Nahtreihe absolut dicht sind. Eine abschließende, sorgsame Deckung des Implantates mit mediastinaler Pleura ist nötig, um das Einsprossen von Bindegewebe und Gefäßen aus der Umgebung zu erleichtern.

Leider hat sich die Hoffnung auf Bildung einer neuen Arterienwandung im Implantat nicht voll erfüllt. Die porösen Prothesen – und hier sind es insbesondere die Dacron-Velourprothesen – begünstigen die Fibrinabscheidung mit nachfolgender Organisation (BORST, 1966; HEBERER, 1963; KREMER, 1965; POCHE, 1963; COOLEY u. Mitarb., 1956); jedoch läuft dieser Prozeß nur sehr ungleichmäßig ab. Eine feste Vereinigung zwischen organischem Gewebe und Prothese kommt insbesondere bei Teflon-Prothesen nicht zustande (HOFFMANN, 1964; WARREN u. Mitarb., 1961). CAIN und CARSTENSEN (1961) weisen darauf hin, daß die neue Gefäßwand rasch degenerativen Veränderungen unterliegt.

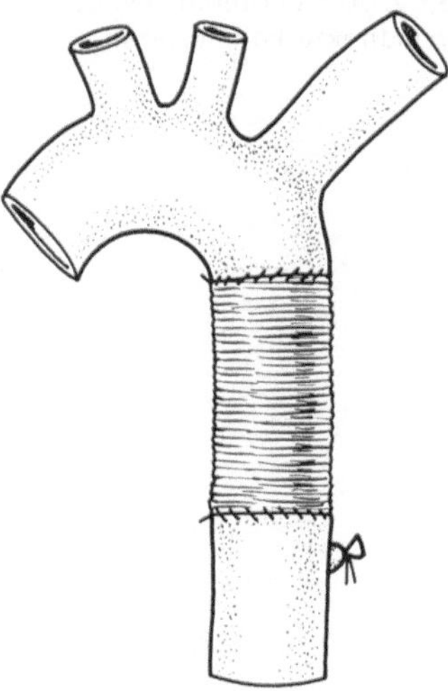

Abb. 4. Aortenisthmusstenose: Ein lumengerechtes Transplantat wird mit einfacher überwendlicher Naht nach Resektion interponiert

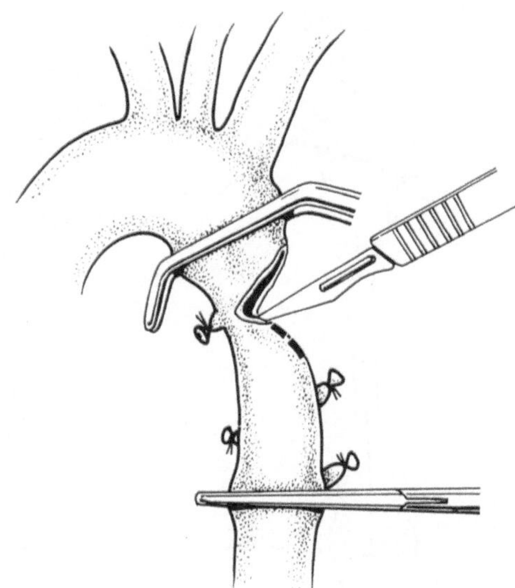

Abb. 5. Aortenisthmusstenose: Die direkte Isthmusplastik, Eröffnung des Aortenlumens

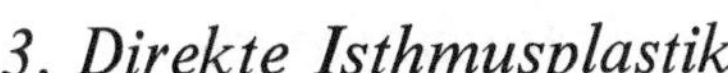

3. *Direkte Isthmusplastik*

Bei diesem Verfahren handelt es sich um eine Verbesserung der früher von BERNHARD inaugurierten latero-lateralen Anastomosierung. Leider ist es nur bei den sehr selten vorkommenden kurzen umschriebenen Strikturen anwendbar. Die Operation beginnt wie bei der typischen Resektion; die Mobilisation des Strikturbereiches braucht in anatomisch günstig gelagerten Fällen nicht zu weit getrieben werden, d.h. es genügt meist die Freilegung des ganzen prästenotischen Bürzels und eines kleinen poststenotischen Bezirkes mit Unterbindung und Durchtrennung eines Interkostalarterienpaares. Die Durchtrennung des Ligamentum arteriosum ist nicht immer erforderlich, sie sollte aber vorgenommen werden, wenn das Band bei einem probatorischen Adaptationsversuch die spätere Anastomose zu behindern scheint.

Ist die Striktur freigelegt, so wird sie durch 2 Gefäßklemmen, die divergierend von außen – oben bzw. außen – unten angelegt wurden, aus dem Kreislauf ausgeschlossen. Durch Annäherung der Klemmengriffe lassen sich die lateralen Ränder der Aorta so weit aneinanderlegen, daß nunmehr die Eröffnung des Lumens erfolgen kann (Abb. 5). Man gewinnt so einen guten Einblick in den Stenosebezirk und kann evtl. in das Lumen vorspringende Leisten abtragen. Die nun folgende Naht beginnt hinten – medial. Vorher kann in den lateralen Winkel eine Ecknaht zur Adaptation gelegt werden. Es empfiehlt sich aber, diese Naht erst zu knüpfen, wenn die Hinterwandnaht, die wir als Matratzennaht anlegen, diesen Punkt erreicht hat. Nachdem die Enden beider Fäden nochmals miteinander verknotet wurden, wird die Vorderwand mit einzelner Knopfnaht oder mit fortlaufender Naht versorgt (Abb. 6).

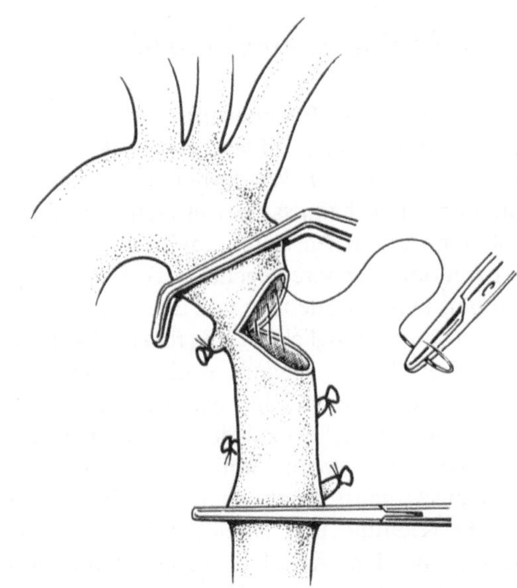

Abb. 6. Aortenisthmusstenose: Die direkte Isthmusplastik, Versorgung der Hinterwand

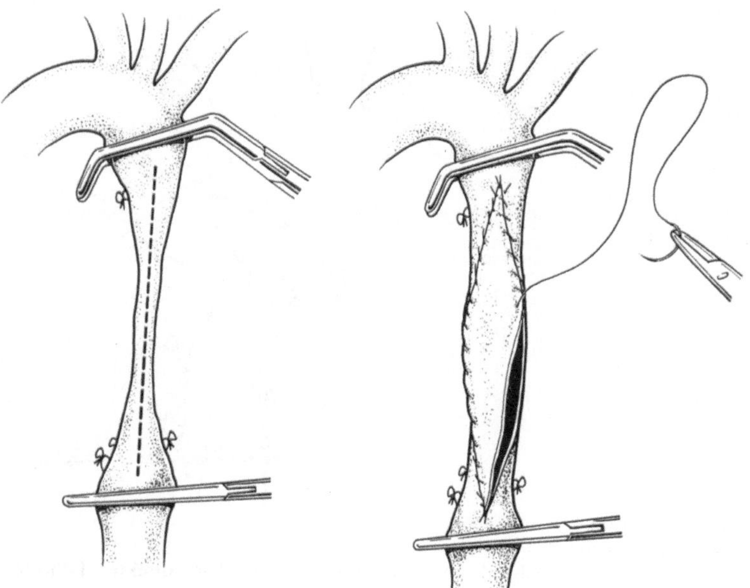

Abb. 7. Aortenisthmusstenose: Die indirekte Isthmusplastik

4. Indirekte Isthmusplastik

Diese plastische Erweiterung des Stenosebereiches ist eine ideale, einfache und risikoarme Ausweichmethode zur Wiederherstellung normaler Strombahnverhältnisse bei langen Stenosen und solchen, bei denen durch mehrere Lumendifferenzen oder schwere degenerative Wandveränderungen keine ideale und vor allem ungefährdete Anastomose möglich ist (STILLER, 1961; VOSSSCHULTE, 1961). Zugang und Präparation des Stenosebereiches erfolgt wie bei der typischen Resektion. Interkostalarterien brauchen fast nie geopfert zu werden, weil das zu erweiternde Aortensegment durch eine proximal querliegende Klemme und eine distal tangential fassende aus dem Kreislauf ausgeschaltet werden kann. Die Aorta wird dann an der Vorderseite längs gespalten und durch ein exakt zugeschnittenes Streifenkunststoffimplantat erweitert, nachdem vorher evtl. vorhandene Septen abgetragen wurden. Den Kunststoffstreifen stellt man sich am besten aus einer gespaltenen Aortenprothese her, deren Querschnitt in etwa dem der Aorta des Patienten entspricht. An beiden Enden, flach in zwei Zipfel auslaufend, vermag er nach der Einpflanzung das Lumen der Aorta vollkommen zu normalisieren (Abb. 7). Da das Streifentransplantat ohne jegliche Spannung eingenäht wird, ist die Gefahr postoperativer Komplikationen auch bei alten Patienten gering.

5. Resektion und Anastomosen nach Clagett

siehe Handbuch der Thoraxchirurgie Band II, S. 416 (1959)!

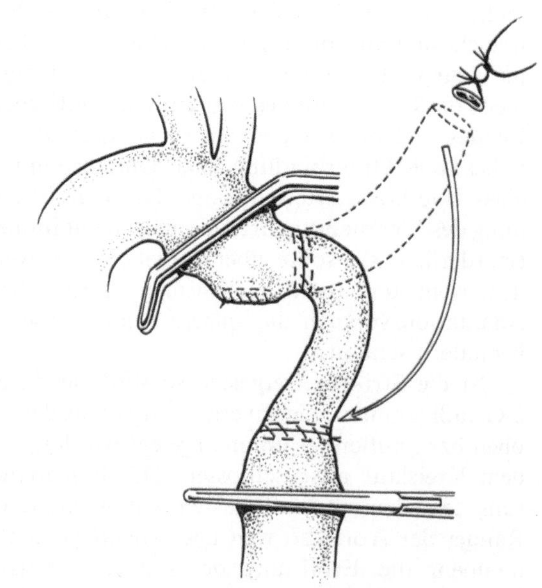

Abb. 8. Aortenisthmusstenose: Operation nach SHUMACKER. Überbrückung des Aortendefekts nach Resektion der Stenose durch ein Autotransplantat der Arteria subclavia

6. *Operation nach Shumacker*

Bei längeren Stenosen kann der Defekt nach der Resektion durch ein der Arteria subclavia entnommenes Autotransplantat überbrückt werden. Diese von SHUMACKER (1951) angegebene Methode vermeidet bei steil in die Thoraxapertur ziehender Arteria subclavia ein Abknicken an der Basis, wie es beim Verfahren von CLAGETT oder BLALOCK mit der Folge von Undurchgängigkeit, evtl. sogar von Nekrosen und tödlichen Blutungen leicht vorkommt. Das Prinzip ist in der Abb. 8 dargestellt.

7. *Termino-laterale Anastomose nach Blalock*

siehe Handbuch der Thoraxchirurgie Band II, S. 416ff. (1959)!

8. *Kunststoffbypass zwischen Arteria subclavia bzw. Truncus brachiocephalicus und poststenotischer Aorta*

Der Bypass zwischen der Arteria subclavia und der poststenotischen Aorta thoracalis mittels einer Kunststoffprothese ist eine absolute Palliativoperation, die nur für ältere Patienten in Betracht kommen kann, bei denen wegen schwerster degenerativer Wandveränderungen jeder Anastomosierungsversuch mit erheblichem Risiko verbunden ist. Der Bypass ist in der Lage, den Druck der oberen Körperhälfte zu entlasten. Das Wesen der Operation ist in Abb. 9 dargestellt. Das Verfahren wurde im Prinzip bereits von BLALOCK angegeben, später aber zugunsten der Resektionsverfahren verlassen. Gute Resultate wurden nicht erzielt.

Ein modifiziertes Verfahren stammt von KIYOSHI, INOKUCHI u. Mitarb.. Hier wird eine lange, bis über das Zwerchfell hinausreichende Stenose durch einen Bypass zwischen Truncus brachiocephalicus und Aorta abdominalis umgangen. Die Abb. 10 erklärt die technischen Einzelheiten.

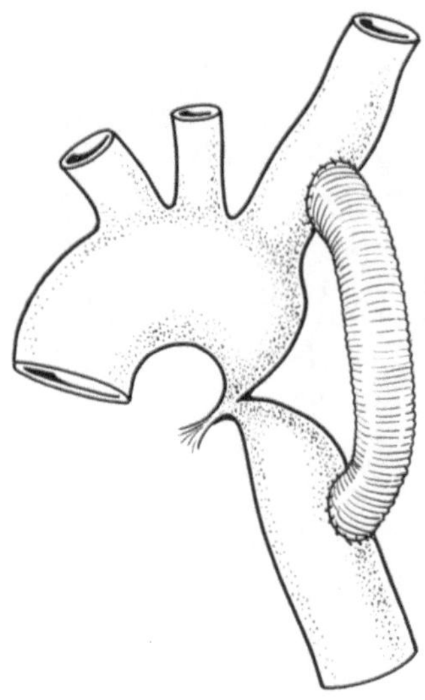

Abb. 9. Aortenisthmusstenose: Überbrückung der Stenose durch Kunststoffbypass zwischen Arteria subclavia bzw. Truncus brachiocephalicus und poststenotischer Aorta

F. Intraoperative Komplikationen

1. *Blutung*

Intraoperativ auftretende Blutungen sind die häufigsten Komplikationen im Rahmen der Aortenisthmusstenosenchirurgie. Im stärkeren Ausmaß werden sie bis zu 7,5% beobachtet (COOLEY u. Mitarb., 1956; HEBERER u. Mitarb., 1963; KREMER u. Mitarb., 1965; SHUMACKER u. Mitarb., 1968). Kleinkinder sind besonders gefährdet, weil bei dem an sich niedrigen Gesamtvolumen schon ein relativ gering erscheinender Blutverlust deletäre Folgen haben kann (NUBOER, 1954; KEITH u. Mitarb., 1967). Am ehesten reißen die Interkostalgefäße bei der Präparation bzw. Unterbindung ein. Aber auch Blutungen aus der Aorta, der linken A. subclavia oder A. carotis kommen vor. Die Ligatur eines Ductus arteriosus apertus kann durchschneiden oder abrutschen. Blutungen aus der Aorta und ihren großen Ästen können durch zu hart schließende Gefäßklemmen verursacht werden. Auch ist es möglich, daß die Anastomose nach Freigabe des Blutstromes durch Einreißen der Nahtreihe undicht wird.

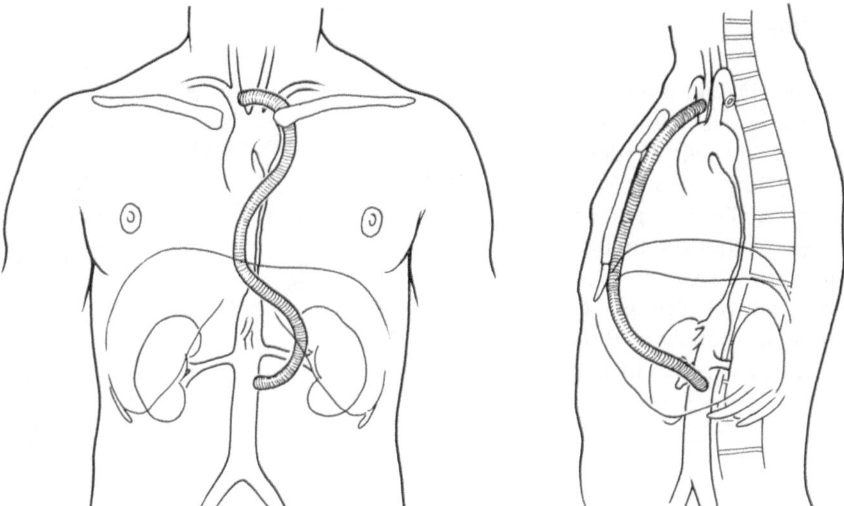

Abb. 10. Aortenisthmusstenose: Überbrückung einer langen Stenose durch Bypass zwischen Truncus brachiocephalicus und Aorta abdominalis

Blutungen aus den Interkostalgefäßen verhindert man am besten durch eine zusätzliche Ligatur weit peripher in ihrem subpleuralen Verlauf. Blutungen bei der Ligatur des Ductus Botalli haben wir nicht mehr gesehen, seitdem wir den Gang nach einer Durchstichligatur vor der Resektion der Isthmusstenose aus der Aorta schneiden.

2. *Herzstillstand*

Ein intraoperativ einsetzender Herzstillstand ist ein seltenes Ereignis, es sei denn, er ist Folge eines Volumenmangels bei schwerer Blutung. Ältere Patienten mit koordinierten Herzvitien und Patienten mit atypischer Lokalisation der Stenose und der Notwendigkeit, die A. subclavia sinistra total abzuklemmen, sind ebenso wie Säuglinge sehr gefährdet (BORST u. Mitarb., 1965; KEITH u. Mitarb., 1967; SATTER u. Mitarb., 1965; DERRA u. Mitarb., 1971).

3. *Verletzung des Ductus thoracicus*

Der Ductus thoracicus wird leicht verletzt, insbesondere bei Zweitoperationen. Wird die Quelle des Lymphflusses bei der Operation gesehen, so läßt sie sich mit einigen Durchstichligaturen verschließen. Bemerkt man den Lymphfluß erst später bei liegender Drainage, so kann diese meist bis zum Stillstand des Lymphstromes belassen werden. Die Lymphe wirkt bakterizid, der Zufluß sistiert meist spontan, wenn gleichzeitig diätetische Maßnahmen (Nahrungsbeschränkung, fettarme Kost) eingeleitet werden. 3mal kamen wir so zum Ziel. Insgesamt 7mal entstand ein postoperativer Chylothorax erst nach Entfernung der Drainagen. Er konnte jedesmal durch Punktionen beseitigt werden. Tritt jedoch kein spontaner Stop des Lymphflusses ein, wie es in Ausnahmefällen beschrieben wurde, so sollte man nach 3, spätestens jedoch nach 4 Wochen wegen der fortschreitenden Störungen im Eiweiß- und Elektrolythaushalt rethorakotomieren.

G. Postoperative Komplikationen

1. *Blutung*

Postoperative Blutungen entstammen meist Interkostalgefäßen, der A. thoracica interna oder insuffizienten Anastomosennähten (COOLEY u. Mitarb., 1956; HEBERER u. Mitarb., 1971; BORST u. Mitarb., 1963; KREMER u. Mitarb., 1965; KONCZ, 1971). Nach einer Sammelstatistik von

BAILEY (1957) starben von 1536 operierten Patienten 28 (1,8%) an einer Anastomoseninsuffizienz. Sie stellt die schwerste postoperative Komplikation dar, weil sie fast immer zu einer so massiven Blutung führt, daß alle operativen Reinterventionen zu spät kommen. Verletzungen der Interkostalarterien bzw. der A. thoracica interna können noch beim Verschluß des Thorax durch Anstechen oder später durch Abrutschen bzw. Durchschneiden von Ligaturen entstehen. Das Auftreten einer Nahtinsuffizienz ist in den ersten postoperativen Tagen immer möglich, die Gefahr mindert sich von Tag zu Tag.

Die Blutungen entgehen nicht der Beobachtung und sollten Anlaß zur Reintervention sein, wenn sie nicht spontan sistieren, d.h. wenn die zugeführten Blutmengen nicht ausreichen, um den Blutdruck und die Pulsfrequenz stabil zu halten. Auch bei röntgenologisch nachweisbaren Verschattungen des oberen Mediastinums durch einen Hämothorax entschließen wir uns sofort zur Wiedereröffnung des Thorax, weil die Blutungen aus den degenerierten und unelastischen Gefäßen einerseits nur selten spontan stehen und andererseits ein Hämatothorax nur ausnahmsweise durch Punktion zuverlässig beseitigt werden kann. Im übrigen ist er durch längere Thoraxdrainage infektionsgefährdet. Ein späterer Fibrothorax führt außerdem zur Einschränkung der Lungenfunktion. Jede Punktion kann bei den stark dilatierten und elongierten Kollateralgefäßen Anlaß einer erneuten Blutung sein. Die säuberliche Ausräumung der Koagula samt Revision des Operationsgebietes ist daher die sicherste Maßnahme. Im übrigen verweisen wir auf die diesbezüglichen Ausführungen im Band II (1959) des Handbuches der Thoraxchirurgie.

2. *Aneurysma verum*

Im Unterschied zum Aneurysma falsum, über das sich KARNELL u. Mitarb. in ihrem Handbuchbeitrag 1959 bereits geäußert haben, ist die Entwicklung eines Aneurysma verum eine sehr seltene Komplikation nach der Operation einer Isthmusstenose. Es sind nur Einzelfälle nach Einpflanzung eines Homoiotransplantates publiziert worden (SWAN u. Mitarb., 1950; DUCUING u. Mitarb., 1954; COOLEY, 1960; HUFNAGEL u. Mitarb., 1963; DAVIS u. Mitarb., 1965). Wir sahen es nie. Nach der Literatur soll sich die Ektasie zunächst an der Stelle der Anastomose oder in unmittelbarer Nähe ausbilden und sich dann auf das gesamte Pflanzstück ausdehnen. Dies wird mit der besonderen Belastung an der Anastomosenstelle und mit einer eventuellen Schädigung der implantierten Aortenwand durch die Nahttechnik begründet. Das Aneurysma erfaßt schließlich das gesamte Implantat, das zudem, wie wir oben darlegten, generell Degenerationsprozesse durchmacht. Hier sind es insbesonders die Implantate, die der abdominellen Aorta entnommen waren. Die Aorta thoracalis besteht bis zu 80% aus elastischem Material. Von ihr sind seltener Komplikationen zu erwarten (GWATHMEY u. THOMPSON, 1955; HALPERT u. Mitarb., 1960; HARDIN u. HENDREN, 1963).

Die Indikation zur Resektion eines solchen Aneurysma verum und der Ersatz des Aortenteiles durch eine Kunststoffprothese ist mit der Diagnose gegeben. Es hat sich bei fortlaufender Kontrolle gezeigt, daß solche Aneurysmen größer werden und die Gefahr einer Ruptur besteht (COOLEY, 1960; SHUMACKER, 1951; DUBOST u. BLONDEAU, 1957; KREMER, 1965; HEBERER u. Mitarb., 1966; SUNDER-PLASSMANN, 1968).

3. *Behandlung der subakuten Blutung und des falschen Aneurysmas*

Die subakute postoperative Blutung kann zu einem mediastinalen Hämatom führen, das zunächst von der Pleura und einer mehr oder weniger festen fibrinösen Schicht abgedeckt wird und später von einer festen fibrösen Kapsel umgeben ist, so daß wir dann von einem falschen Aneurysma sprechen. Besonders im frühen Stadium reißt die Umhüllung bei der Präparation leicht ein und bedingt somit eine fatale Blutung. Das Abklemmen der Aorta kranial und distal des Hämatoms kann erhebliche Schwierigkeiten bereiten. Schwierig wird die Situation aber auch, wenn wegen der Größe eines gedeckten Hämatoms die Abklemmung soweit peripher erfolgen muß, daß noch Interkostalarterien oder die A. subclavia sinistra lecknah aus der Aorta entspringen und damit die Blutung zwar eingeschränkt, aber nicht gestoppt wird. In dieser

Zwangslage ist es oft nötig, das gedeckte Pleurablatt aufzuschneiden und die Blutungsquelle erst einmal digital zu komprimieren. Wenn dann unter anhaltender Kompression übersichtliche anatomische Verhältnisse geschaffen wurden, läßt sich die Blutung durch Anlegen einer weiteren Klemme meist definitiv zum Stillstand bringen.

Wenn die Interkostalarterien aber zwischen den Aortenklemmen angeklemmt und ligiert werden können, ohne daß ein eingekapseltes Hämatom blutet, ist die Situation leicht zu übersehen. Das weitere Vorgehen hängt dann von anatomischen Verhältnissen im Bereich der Nahtinsuffizienz ab, wie es von KARNELL, CRAFOORD und BRODÉN im Bd. II des Handbuches beschrieben ist.

4. *Komplikationen von seiten des Magen-Darm-Traktes*

a) Ulkusblutung und Perforation

Magen- und Darmblutungen treten nicht nur infolge der Operation von Aortenisthmusstenosen, sondern auch nach anderen Eingriffen an Herz oder herznahen Gefäßen sowie nach lungenverkleinernden Operationen auf. Sie sind gelegentlich schon wenige Tage nach der Operation zu beobachten, können aber auch noch 2–3 Wochen postoperativ klinisch manifest werden (COOLEY, 1960; DEBAKEY, 1966; HEBERER u. Mitarb., 1966; ROTTHOFF u. Mitarb., 1958). Wir sahen sie nach der Operation einer Aortenisthmusstenose unabhängig vom Lebensalter in 6%. Teils wurden sie durch entsprechende subjektive Beschwerden offenkundig, teils dokumentierten sie sich in Teerstühlen mit zunehmender Anämie (ROTTHOFF u. Mitarb., 1958; KONRAD, 1962). Diese Blutungen erfolgten entweder aus multiplen, makroskopisch kaum sichtbaren Erosionen oder, wie es in der Mehrzahl der Fälle war, aus regulären Ulzerationen am Pylorus oder Duodenum, die auch perforieren können. In der überwiegenden Anzahl führte die konservative Behandlung der Blutung mit adäquater Volumensubstitution zum Ziel, wobei allerdings dreimal Blutmengen von 15–23 Konserven erforderlich waren. Bei nicht sistierender Blutung ist die Magenresektion nicht zu umgehen. Entsprechend der sonst gewonnenen Erfahrungen läßt sich die aus zahlreichen kleinen Erosionen erfolgende Blutung nur durch subtotale Magenresektion beherrschen. Bei einem 10jährigen Jungen, dem es jetzt gut geht, sind wir zu dieser Maßnahme gezwungen gewesen. Teilresektionen kommen bei umschriebenen Ulzerationen in Frage. Die seltener vorkommende Perforation wird übernäht.

Mit diesem Vorkommnis ist die Blutung aus dem Magen-Darm-Trakt infolge einer nekrotisierenden Arteriitis, die am 3.–8. Tag auftritt, nicht zu verwechseln. Sie soll im folgenden Abschnitt besprochen werden.

b) Akutes Abdomen und paradoxe Hypertonie

Nachdem LOBER und LILLEHEI (1954) zum ersten Mal über ileusartige Symptome berichtet hatten, die zusammen mit einer paradoxen Hypertonie in den ersten postoperativen Tagen aufgetreten waren, sind weitere Mitteilungen hierüber erschienen (BUCH u. Mitarb., 1963; DODRILL u. Mitarb., 1962; GAMMELGAARD u. Mitarb., 1959; HAYWARD, 1958; HURT u. HANBURY, 1957; INGOMAR u. TERSLEV, 1961; LANDTEMAN u. TUUTERI, 1959; LOBER u. LILLEHEI, 1954; MARCH u. Mitarb., 1960; REID u. DALLACHY, 1958; REY-BALTAR u. Mitarb., 1960; SEALY u. Mitarb., 1957; SINGLETON u. Mitarb., 1959; SEIDEL u. Mitarb., 1970, u.a.).

Der Blutdruck steigt bei diesen Patienten vor allem diastolisch über den präoperativen Wert an. Im Gegensatz zum präoperativen Befund wird auch an den unteren Extremitäten ein Hypertonus gemessen. Gleichzeitig können die Symptome eines akuten Abdomens (Leibschmerzen, Erbrechen, Blähungen, fehlende Darmgeräusche, Abwehrspannung, Fieber, Leukozytose) auftreten. Meist pflegen die Erscheinungen innerhalb weniger Tage wieder abzuklingen. Gelegentlich wurde aber eine Laparotomie wegen Magen- oder Darmnekrosen und anschließender Perforation nötig. Fälle mit tödlichem Ausgang sind bekannt geworden (BENSON u. SEALY, 1956; LANDTEMAN u. TUUTERI, 1959; LOBER u. LILLEHEI, 1954; SERFAS u. RAYMOND, 1962). Wir haben das Krankheitsbild bisher nicht in einer so schweren Form erlebt. Die akuten abdominalen Beschwerden klangen nach konservativer, abwartender Behandlung ab.

Blut wurde im Stuhl der erwähnten Patienten nicht nachgewiesen.

Die Angaben über die Häufigkeit dieser Komplikationen schwanken zwischen 8,3% (OWENS u. SWAN, 1963) und 28% (RING u. LEWIS, 1956).

Pathologisch-anatomisch handelt es sich um eine nekrotisierende Panarteriitis, die einer Periarteriitis nodosa sehr ähnlich ist und mit multiplen hämorrhagischen Infarkten im Bereich des Dünndarms, der Leber, der Milz und der Nieren einhergeht (RING u. LEWIS, 1956; HAYWARD, 1958). Der Entstehungsmechanismus ist nicht restlos geklärt. SROUJI und TRUSLER (1965) haben eine Nebennierenhyperaktivität und vaskuläre Spasmen dafür verantwortlich gemacht.

Prophylaktisch ist ein langsames Öffnen der Aortenklemmen nach vollzogener Isthmusstenosenkorrektur vielleicht von Bedeutung, wobei 10 min als Minimum zu fordern sind. Beim Auftreten einer paradoxen Hypertonie ist der Circulus vitiosus: erhöhter Blutdruck, Vasospasmus, weitere Blutdruckerhöhung durch eine Dauerinfusion von Ganglienblockern bzw. Sympathikolytika (IRMER u. KOSS, 1954; MARCH u. Mitarb., 1960) zu durchbrechen.

5. *Neurologische Komplikationen*

Über die Häufigkeit neurologischer Komplikationen nach Eingriffen an der thorakalen Aorta descendens liegen nur unvollständige Angaben vor, da Einzelbeobachtungen wohl in vielen Fällen nicht publiziert worden sind. Das *Auftreten von Rückenmarksschädigungen* nach Resektion von Isthmusstenosen wird in der Literatur mit einem Prozentsatz von 0,7 – 4,7 angegeben (BING 4,7% bei 21 Patienten, GROSS 0,7% bei 270 Patienten, GLENN 1,4% bei 70 Patienten, OWENS 2,5% bei 81 Patienten, BORST 2,4% bei 120 Patienten). Wir selbst beobachteten diese Komplikation in 0,8%.

Der Rückenmarksschaden führt meist zu einer teils schlaffen, teils spastischen Lähmung, die von einer leichten Parese bis zur vollständigen Paraplegie beider Beine reichen kann. Sensible Ausfälle sind nicht bei allen Kranken vorhanden. Die Rückenmarksschädigung betrifft die lumbosakrale Zone. Sie kann bis zum 8. Thorakalsegment reichen (ADAMS u. VAN GEERTRUYDEN, 1956). Glücklicherweise sind die Paraplegien nach Isthmusstenosenoperationen häufig reversibel. Dem schweren klinischen Bild der irreversiblen Paraplegie entspricht der typische pathologisch-histologische Schaden. Das Rückenmark ist hier im allgemeinen bis hinunter zu D 12 völlig normal. Abwärts lassen sich dann die Zerstörungen nachweisen (Degeneration der Ganglienzellen der Vorderhörner, Verlust der Nissl-Substanz, Formveränderungen mit Abrundung der Zellen und Verlust ihrer Fortsätze sowie die besonders charakteristische Schaumzellenbildung). Im Lendenmark sind häufig keine Ganglienzellen mehr zu erkennen. Die Hinterhörner und die weiße Substanz sind von diesem Prozeß nicht betroffen (BEATTIE u. Mitarb., 1953; BORST u. Mitarb., 1971).

Ungünstige anatomische Bedingungen in der Gefäßversorgung des Rückenmarkes spielen eine wesentliche Rolle bei der Entwicklung dieser postoperativen Paraplegie (BORST u. Mitarb., 1965). Unter den vielen Formen der Aortenisthmusstenose stehen die mit nur geringgradigen Stenosen bezüglich des Risikos einer Rückenmarksschädigung im Vordergrund. Wegen des dabei nur schwach ausgebildeten bzw. ganz fehlenden Kollateralkreislaufes steigt der proximale Aortendruck nach Abklemmen auf hohe Werte, der distale sinkt kritisch ab. Unterschreitet der systolische Wert 60 mm Hg, so sollte man zur Verhütung von Rückenmarksschädigungen eine partielle künstliche Kreislaufumleitung herstellen. Als Alternativmöglichkeit bietet sich die Stoffwechselsenkung des zentralen Nervensystems durch Hypothermie an (BEATTIE u. Mitarb., 1953; BIGELOW u. Mitarb., 1954; BLAIR u. Mitarb., 1959; COOLEY u. DEBAKEY, 1956; OWENS u. Mitarb., 1963). Sie ist übrigens für die Operation von Säuglingen zu empfehlen, da diese wegen des noch fehlenden oder nur mangelhaft entwickelten Umgehungskreislaufes stark gefährdet sind. Die hyperbare Oxygenation (BERNHARD u. Mitarb., 1961; BOEREMA, 1964; OWENS u. Mitarb., 1963) und die Liquordrucksenkung (BLAISDELL u. COOLEY, 1960; MIAMOTO u. Mitarb., 1960) haben keine klinische Bedeutung; COOLEY, 1960; CRAFOORD u. NYLIN, 1945; DEBAKEY u. Mitarb., 1966; GROVES u. EFFLER, 1960).

Eine weitere neurologische Verwicklung, die nicht übergangen werden darf, ist die *Rekurrensschädigung* bei Isthmusstenosenoperationen. Wegen der unmittelbaren anatomischen Lagebeziehung der Aortenisthmusstenose, des Ligamentum bzw. Ductus Botalli und des linken Nervus recurrens ist es verständlich, daß gelegentlich Nervenläsionen, insbesondere bei technischen Schwierigkeiten zur Bekämpfung intraoperativer Zwischenfälle (Blutungen!) oder bei einer erschwerten Präparation (Reoperationen!) eintreten können.

Derartige Rekurrensschädigungen werden im Schrifttum nur in Einzelfällen beschrieben. Sie kommen bei Ersteingriffen so gut wie nicht vor, jedoch gelegentlich bei Sekundäreingriffen und dann nicht selten als Dauerschädigung. Eine passagere, aber rückbildungsfähige Heiserkeit wurde mehrmals beobachtet. Sie ist nach IRMER u. Mitarb. (1964), COOLEY u. Mitarb. (1956), DEBAKEY u. Mitarb. (1966) sowie HEBERER u. Mitarb. (1966) in 3–5% aller an einer Isthmusstenose operierten Patienten zu erwarten, und auf eine intraoperativ gesetzte Schädigung durch Druck oder Zug bzw. auf ein Hämatom zurückzuführen.

H. Operative und frühe postoperative Letalität

Statistische Angaben über die Operationsletalität bei der Aortenisthmusstenose aus den vergangenen 20 Jahren lassen erkennen, daß sich die Ergebnisse mit zunehmender Erfahrung und mit Verbesserung des Instrumentariums und des Nahtmaterials laufend verbessert haben. So waren die ersten Resultate durch noch fehlendes atraumatisches Nahtmaterial, durch unsichere oder zu hart fassende Gefäßklemmen und selbstverständlich auch durch mangelnde Erfahrung (Nahttechnik usw.) des Operateurs belastet. Es wurden Letalitätszahlen zwischen 4,7 und 8,6% angegeben (CRAFOORD u. NYLIN, 1945; DUBOST u. BLONDEAU, 1957; KARNELL u. Mitarb., 1959; BAILEY, 1957; RUMEL u. Mitarb., 1957; KONCZ, 1971). Inzwischen konnten die Operationsergebnisse so weit verbessert werden, daß eine primäre Operationsletalität von 2% und darunter (REY-BALTAR u. Mitarb., 1960; EFSKIND u. SANDERUD, 1961) erreicht wird. Berücksichtigt man, daß auch einige Patienten noch nach der Krankenhausentlassung an Spätkomplikationen zugrunde gehen – nach unserer Erfahrung liegt die Zahl ebenfalls bei 1–2% –, so erhöht sich die tatsächliche Letalität entsprechend. Für Aortenisthmusstenosen mit assoziierten Herzfehlern liegt die Letalität erheblich höher (10–15%), selbstverständlich auch nach Reinterventionen, die erheblich größere Anforderungen an den Operateur bei meist schlechterer, allgemeiner körperlicher Ausgangslage des Patienten stellen. Nach einer alten Zusammenstellung des Am. College of Chest Physicians sind die Todesursachen in der Reihenfolge ihrer Häufigkeit folgende:

1. Herzversagen mit Lungenödem 37,7%
2. Hirnblutungen, Embolien, Infektionen 23,4%
3. Anastomoseninsuffizienz 22,4%
4. Intraoperative Blutungen 12,8%
5. Nekrotisierende Arteriitis mit Infarkten im Magendarmbereich (paradoxe Reaktion) 3,7%

Nach unseren Erfahrungen erscheint der Anteil mit 23,4% Hirnblutungen, Embolien und Infektionen sehr hoch zu sein. Wir können diese Zahl nicht bestätigen.

Auch für die Aortenisthmusstenose im Kindesalter konnte die Operationsletalität im Laufe der Jahre deutlich gesenkt werden. SCHUSTER und GROSS (1962) berichten über eine Letalitätsrate von 4,1%. Hier handelt es sich im wesentlichen um Kinder, die älter als 1 Jahr sind. Die günstigsten Voraussetzungen sind im Alter zwischen 5–15 Jahren gegeben (KEITH u. Mitarb., 1967). Werden Patienten, die ausschließlich eine Aortenisthmusstenose besitzen und keine Begleiterkrankungen aufweisen, beurteilt, so ergibt sich nach GROSS (1964) eine Operationsletalität von 1,6%.

Nach einer Statistik des Hospital for Sick Children beträgt die Operationsletalitätsrate beim postduktalen Typ 11%, jedoch 54% beim präduktalen. Hierbei ist in der letzteren Gruppe der Tod im wesentlichen auf zusätzliche Herzfehler zurückzuführen (offener Ductus arteriosus, Ventrikelseptumdefekt, Transposition der großen Gefäße, Vorhofseptumdefekt, Aortenstenose oder Single Ventrikel). Die Operationsletalität ist insbesondere im ersten Monat außerordentlich hoch und verbessert sich schon wesentlich im zweiten. Gelingt es, die Operation auf einen späteren Monat hinauszuschieben, wird die Prognose erheblich günstiger. Hieraus erklären sich die unterschiedlichen Angaben über die Operationssterblichkeit. So berichteten MATHEY u. Mitarb. (1954) über eine Letalität von 20%, ADAMS u. VAN GEERTRUYDEN (1956) von 25%, LESTER u. Mitarb.

(1957) von 40%, KEMPTOM und WATERSTON (1957) von 25%, MORTENSEN u. Mitarb. (1959) von 0%, MORRIS u. Mitarb. (1960) sowie BEHRER u. Mitarb. (1960) von 47%, GLASS u. Mitarb. (1960) von 41%, MALM u. Mitarb. (1963) von 50%, NOUAILLE u. Mitarb. (1966) von 37%.

I. Spätergebnisse und Nachuntersuchungen

Die von KARNELL u. Mitarb. (1959) beschriebenen günstigen postoperativen Ergebnisse konnten in der Folgezeit von zahlreichen Autoren bestätigt werden. Wesentliche neue allgemeine Gesichtspunkte kamen nicht hinzu.

Zusammenfassend lassen sich für die Beurteilung der Spätergebnisse 2 Kriterien angeben:

1. die Besserung des subjektiven Befindens und

2. das Verhalten des Blutdruckes.

Die subjektiven Beschwerden verschwinden fast immer unmittelbar nach erfolgreicher Operation.

Der Blutdruck kehrt nicht immer zum Normwert zurück. Unter den Patienten von BAILEY (1957) sowie RUMEL u. Mitarb. (1957) wurde in 72% an Armen und Beinen ein normaler Blutdruck gemessen. In 23,2% fiel der Blutdruck zwar ab, erreichte jedoch keine Normalwerte. In 4,8% blieb ein ausgesprochener Hypertonus bestehen.

Im Krankengut der Düsseldorfer Klinik sank der Blutdruck in 80% der Fälle zur Norm (IRMER u. PATHAK, 1964; KREMER, 1961). GROSS (1964) fand bei seinen Patienten noch in 13% einen postoperativen systolischen Blutdruck von über 150 mm Hg. In 37% lag er zwischen 130 und 150 mm Hg und in 50% unter 130 mm Hg. Die Verhältnisse hatten sich bei späteren Nachuntersuchungen weiter gebessert. Nur noch 4 Patienten der Kranken wiesen Werte von über 150 mm Hg auf, bei 36% lagen sie zwischen 130 und 150 mm Hg. SCHUSTER und GROSS (1962) registrierten bei 60% ihrer Patienten systolische Werte von weniger als 130 mm Hg, bei 30% wurden systolische Werte von 130–150 mm Hg und nur bei 4% über 150 mm Hg gemessen. Auch LÖHR u. Mitarb. (1971) fanden bei ihren Nachuntersuchungen, daß etwa 90% der Patienten völlige Normalisierung aufwiesen. Bei direkter Druckmessung waren noch geringe Differenzen im unmittelbaren Anastomosenbereich nachweisbar, die im Mittel bei etwa 15 mm Hg lagen. Zu vergleichbaren Resultaten kamen LINDER u. Mitarb. (1963) sowie HEBERER u. Mitarb. (1966). Insgesamt gesehen, unterstreichen diese Werte die überlegene Rolle der operativen Korrektur der Koarktation beim Erwachsenen und Kleinkind. So ließen sich bei 27 Kindern, die im Säuglingsalter operiert worden waren (Nachbeobachtungszeit 6–12 Jahre) in 67% normale Blutdruckwerte am rechten Arm registrieren (KEITH u. Mitarb., 1967) und bei 44% lag der Druck am Bein höher als am Arm. Von 95 Kindern, bei denen jenseits des Säuglingsalters die Stenose beseitigt wurde (Nachbeobachtungszeit 6 Monate bis 11 Jahre), wiesen 80% normale Blutdruckwerte am rechten Arm auf. Bei fast allen (78%) registrierte man am Bein höhere Werte als am Arm.

Resthypertonien mit pathologischer Differenz zwischen unterer und oberer Körperhälfte sind Folge einer Reststenose. Sie kann durch technische Mängel, anatomische Varianten oder mangelndes Mitwachsen der Anastomose bedingt sein und wird in der Hauptsache bei Kindern unter 10 Jahren beobachtet. Ein Resthypertonus ohne pathologische Druckdifferenzen zwischen Armen und Beinen – also trotz erfolgreicher Beseitigung des Strömungshindernisses – findet dagegen seine Erklärung in einer Fixierung des Hochdruckes. Vom 20. Lebensjahr an ist in zunehmender Häufigkeit mit einer derartigen Situation zu rechnen.

Prä- und postoperative Untersuchungen des renalen Blutflusses mit der PAH-Clearance-Methode zeigen, daß sich durch die Operation keinerlei Veränderungen ergeben. Lange wurde diskutiert, ob die Hypertension bei der Aortenisthmusstenose mechanisch bedingt ist oder ob ein renaler Faktor als Regulator des Blutdrucks anzunehmen ist. TOBIN u. Mitarb. (1957) machte die Abnahme der Pulsamplitude für die Induktion eines Renin-angiotensionmechanismus verantwortlich. SCHROEDER u. Mitarb. (1950) fanden bei ihren Untersuchungen keinen signifikanten Unterschied in der Plasmareninkonzentration bei Patienten mit und ohne Aortenisthmusstenosen.

K. Das Rezidiv der Aortenisthmusstenose

Ungünstige anatomische Ausgangslage, intraoperative Zwischenfälle und Schwierigkeiten, Fibrose im Nahtbereich sowie technische Fehler können dazu führen, daß im Laufe der postoperativen Phase eine durch appositionelle Thrombose zunehmende Stenose bzw. völlige Obliteration eintritt. Das klinische Bild der Aortenisthmusstenose tritt wieder auf bzw. war nie vollkommen verschwunden (Cerilli u. Lauridsen, 1965; Parsons, 1967).

Fibrotische Einschnürungen können den Prozeß unterstützen. Selbst thrombotische Totalverschlüsse bei interponierten Prothesen wurden beobachtet.

Lillehei u. Mitarb. (1963) berichteten über 20 Reststenosen (8,5%) bei 235 operierten Aortenisthmusstenosen. Das postoperative Intervall lag bei ihnen zwischen 2 Wochen und 15 Jahren. Sie berichten über 9 Fälle eines Rezidivs, die sich innerhalb von 5 Monaten entwickelten, 6 zeigten eine rasche Verschlechterung des Zustandsbildes. 19 Patienten wurden nachoperiert, 16mal mit zufriedenstellendem Ergebnis. 3 Patienten starben während der Reoperation, ein Patient 40 Tage nach der Operation aufgrund eines sogenannten falschen Aneurysmas an der Nahtlinie.

Indikationen zur Reoperation:

Die Reintervention ist erforderlich, wenn die Nachuntersuchungsergebnisse den Verdacht eines Rezidivs bestätigt haben. Geht die Restenose mit dem Wiederauftreten eines Herzversagens einher, sollte die Operation sofort durchgeführt werden; bei langsam zunehmender Stenose kann man zuwarten. Das Alter des Patienten ist zu berücksichtigen, es kann eine längere Vorbereitungszeit erfordern. Im übrigen ist die Indikation zur Reintervention gegeben, wenn bei Wiedereinsetzen der typischen Symptomatik eine Druckdifferenz von 40 mm Hg und mehr besteht.

Literatur

Adam, M., Johnson, A., Davis, M., Mitchell, B.: Surgical management of coarctation of the aorta in infancy. Ann. Thorac. Surg. **2**, 188 (1966).

Adams, H. D., van Geertruyden, H.: Neurologic complications of aortic surgery. Ann. Surg. **144**, 574 (1956).

Auger, P., Douglas-Wigle, E.: Coarctation of the Aorta associated with severe Mitral Insufficiency. Am. J. Cardiol. **21**, 190 (1968).

Awad, J. A., Mannix, E. P.: Congenital valvular and subvalvular aortic stenosis with associated coarctation of the aorta and patent ductus arteriosus. J. thorac. cardiovasc. Surg. **43**, 203 (1962).

Bailey, C. P.: Surgery of the Heart. Philadelphia: Lea & Febiger 1955.

Bailey, C. P.: Report of the section on cardiovascular surgery, American College of Chest Physicians. Surgical treatment of coarctation of the aorta. Dis. Chest **31**, 468 (1957).

Baronofsky, I. D., Adams, P., jr.: Resection of an aortic coarctation in a two-week-old infant. Ann. Surg. **139**, 494 (1954).

Barrett, A. F., Verney, G. I.: Kinking of the aortic arch associated with fusiform aneurysmal dilatation. Clin. Radiol. **11**, 106 (1960).

Beattie, E. J., Adovasio, D., Keshishian, J. M., Blades, B.: Refrigeration in Experimental Surgery of Aorta. Surg. Gynec. Obstet. **96**, 711 (1953).

Beattie, E. J., Nolan, J., Howe, J. S.: Paralysis following surgical correction of coarctation of the aorta. Surgery **33**, 754 (1953).

Behrer, M. R., Peterson, F. D., Goldring, D.: Coarctation of the aorta and associated patent ductus arteriosus. II. Postoperative studies of infants. J. Pediat. **56**, 246 (1960).

Benham, G. H. H.: Pregnancy and coarctation of aorta. J. Obstet. Gynaec. Brit. Emp. **56**, 606 (1949).

Benson, W. R., Sealy, W. C.: Arterial necrosis following resection of coarctation of the aorta. Lab. Invest. **5**, 359 (1956).

Bernhard, W. F., Navarro, R. U., Yagi, H., Carra, J. G., Barandiaran, L.: Cardiovascular surgery in infants performed under hyperbaric conditions. Vasc. Dis. **3**, 33 (1966).

Bernhard, W. F., Schwarz, H., Leand, P. M., Carr, J. G.: Studies in balanced hypothermic perfusion. Surgery **50**, 911 (1961).

Bigelow, W. G., Mustard, W. T., Evans, J. G.: Some Physiologic Concepts of Hypothermia and their Applications to Cardiac Surgery. J. thorac. cardiovasc. Surg. **28**, 463 (1954).

Bing, R. J., Handelsman, J. C., Campbell, J. A., Griswold, H. E., Blalock, A.: The surgical treatment and the physiopathology of coarctation of the aorta. Ann. Surg. **128**, 803 (1948).

Blair, E., Zimmer, R., Martin, L.: Hemodynamic effects of total circulatory occlusion during hypothermia. Surg. Gynec. Obstet. **108**, 13 (1959).

Blaisdell, F. W., Cooley, D. A.: Relationship of spinal fluid pressure and incidence of paraplegia following temporary aortic occlusion. Surg. Forum **11**, 153 (1960).

Bloodwell, R. D., Hallman, G. L., Beall, A. C., jr., Cooley, D. A.: Correction of congenital cardiovascular defects in patients over fifty years of age. Am. J. Surg. **114**, 751 (1967).

BOEREMA, I.: The value of hyperbaric oxygen in thoracic surgery. J. thorac. cardiovasc. Surg. **48**, 177 (1964).

BONNET, L. M.: Sténose congénitale de l'aorta. Rév. Méd. (Paris) **23**, 255, 355, 419, 481 (1903).

BORST, H. G.: Rückenmarkskomplikationen bei Resektion einer Aortenisthmusstenose. Wien. klin. Wschr. **77**, 405 (1965).

BORST, H. G.: Neurologische Komplikationen der thorakalen Aortenchirurgie. Thoraxchirurgie **19**, 408 (1971).

BORST, H. G., SCHMIDT-MENDE, M., KOVACICEK, S.: Distribution of extracorporeal blood flow in normothermia and hypothermia. J. Cardiov. Surg. **4**, 547 (1963)

BROCK, R. C.: The development of heart surgery in children. Arch. Dis. Childh. **40**, 123 (1965).

BROM, A. G.: Narrowing of the aortic isthmus and enlargement of the mind. J. thorac. cardiovasc. Surg. **50**, 166 (1965).

VON BUCH, K. G., EBERLEIN, H. J., GEHL, H.: Paradoxe Hypertonie nach Operation einer Aortenisthmusstenose. Thoraxchirurgie **10**, 419 (1963).

CAIN, H., CARSTENSEN, G.: Biologische Probleme des allo- und homoioplastischen Arterientransplantats. Thoraxchirurgie **9**, 344 (1961).

CERILLI, J. L., LAURIDSEN, P.: Reoperation for coarctation of the aorta. Acta chir. Scand. **129**, 391 (1965).

CLAGETT, O. T., KIRKLIN, J. W., EDWARDS, J. E.: Anatomic variations and pathologic changes in coarctation of the aorta. Surg. Gynec. Obstet. **98**, 103 (1954).

COOLEY, D. A.: Complications of procedures on the thoracic aorta. In: Complications in Surgery and their management (ARTZ, HARDY, Eds.). Philadelphia: Saunders 1960.

COOLEY, D. A., DEBAKEY, M. E.: Resection of Thoracic Aorta with Replacement by Homograft for Aneurysms and Constrictive Lesions. J. thorac. Surg. **29**, 216 (1955).

COOLEY, D. A., DEBAKEY, M. E.: Hypothermia in the surgical treatment of aortic aneurysms. Bull. Soc. intern. Chir. **15**, 206 (1956).

COOLEY, D. A., HALLMAN, G. L.: Surgery during the first year of life for cardiovascular anomalies. A review of 500 consecutive operations. J. thorac. cardiovasc. Surg. **5**, 584 (1964).

COOLEY, D. A., HALLMAN, G. L.: Cardiovascular surgery during the first year of life. Amer. J. Surg. **107**, 474 (1964).

COOLEY, D. A., HALLMAN, G. L.: Surgical Treatment of Congenital Heart Disease. Philadelphia: Lea & Febiger 1966.

COOLEY, J. C., KIRKLIN, J. W., CLAGETT, O. T., jr., DUSHANE, J. D., BURCHELL, H. B., WOOD, E. H.: Coarctation of the aorta associated with patent ductus arteriosus. Circulation **13**, 843 (1956).

CRAFOORD, C., NYLIN, G.: Congenital coarctation of the aorta and its surgical treatment. J. thorac. Surg. **14**, 347 (1945).

DANIS, zit. nach E. JEGER: Die Chirurgie der Blutgefäße und des Herzens. Berlin) Hirschwald 1913, Neuausgabe Berlin-Heidelberg-New York: Springer 1973.

DAVIS jr., C. B., FELL, E. H., TAYLOR, C. B.: Postoperative aneurysm following surgery for coarctation of aorta. Surg. Gynec. Obstet. **121**, 1043 (1965).

DEBAKEY, M.: Thoracic aorta and great vessels. In: BLADES, B. (Hrsg.): Surgical Diseases of the Chest (B. BLADES, Ed.), 2nd Ed., p. 551. St. Louis: C. V. Mosby 1961.

DEBAKEY, M. E.: Developments in cardiovascular surgery. Israel J. Med. Sci. **2**, 281 (1966).

DEBAKEY, M. E., GARRETT, H. E., HOWELL, J. F.: Coarctation of the abdominal aorta with renal arterial stenosis. Ann. Surg. **165**, 830 (1967).

DENMAN, F. R., BROWN, W. G., SKINNER, S. J., FITCH, E. A., GLASS, H. G.: Fate of human aortic homografts ten, twenty-four and twenty-seven months after transplantation. Arch. Surg. **76**, 944 (1958).

DERRA, E., IRMER, W., KREMER, K., LÖHR, B.: Weitere Entwicklungen in der Technik der Chirurgie des Herzens und seiner großen Gefäße. In: B. BREITNER, Chirurgische Operationslehre (B. BREITNER, Hrsg.), Bd. 3. Wien u. Innsbruck: Urban & Schwarzenberg 1963.

DERRA, E., jr., HOFFMANN, E., JÜNEMANN, A., KREMER, K., PATHAK, N. C.: Die alte Isthmusstenose. Chirurg **42**, 140 (1971).

DE WEESE, J. A.: Optimal Resaurces for Vascular Surgery. Circulation **44** A, 305 (1972).

DIEMINGER, H. J.: Aortenisthmusstenose und Schwangerschaft. Zbl. Gynäk. **82**, 1818 (1960).

DODRILL, F. D., BENSON, C. D.: Coarctation of the aorta with both subclavian arteries arising from the distal segment complicated by postoperative intussusception. Surgery **51**, 809 (1962).

DOUG, E., LOWER, R. R., HUSLEY, E. J., SHUMWAY, N. E.: Surgical management of patent ductus arteriosus with coarctation of the aorta. Am. J. Surg. **103**, 255 (1962). (1962).

DUBOST, C., BLONDEAU, P.: Les sténoses sous-isthmiques de l'aorte thoracique. J. Chir. (Paris) **74**, 113 (1957).

DUCUING, J., ENJALBERT, A., ESCHAPASSE, H., MOREAU, G.: Les suites d'une greffe d'aorte humaine conservée pour rétrécrissement de l'isthme de l'aorte. Mem. Acad. chir. Par. **80**, 406 (1954).

EDWARDS, B. F., GRAY, S. W., HOPKINS, W. A., DAVIS, B. M., SKANDALAKIS, J. E.: Coarctation of the aorta complicated by the formation of an aneurysm. Surgery **52**, 444 (1962).

EFSKIND, L., SANDERUD, A.: Surgical treatment of coarctation of the aorta. Acta chir. Scand. Suppl. **283**, 182 (1961).

ENGLER, H. S., ELLISON, L. T., MORETZ, W. H., SIMPSON, J. G., GLEATON, H. E., FREEMANN, R. A.: Shock following release of aortic cross-clamping. Arch. Surg. **86**, 791 (1963).

FOSTER, J. H., COLLINS, H. A., JACOBS, J. K., SCOTT, H. W., jr.: Long term follow-up of homografts used in the treatment of coarctation of the aorta. J. Cardiovasc. Surg. **6**, 111 (1965).

GAMMELGAARD, A., FRITS-HANSEN, B.: Acute abdominal reactions following operation for coarctation of the aorta. Acta chir. Scand. **119**, 361 (1960).

GAMMELGAARD, A., THERKELSEN, F., BOESEN, I.: Coarctation of the aorta in infants. Diagnosis and operability. Acta chir. Scand. Suppl. **245**, 307 (1959).

GAMMELGAARD, A., THERKELSEN, F., BOESEN, I.: The surgical treatment of coarctation of the aorta in infants. A follow-up examination. Act. chir. Scand. **122**, 269 (1961).

GLASS, J. H., MUSTARD, W. J., KEITH, J. D.: Coarctation of the aorta in infancy (Twelve years experience). Pediatrics **26**, 109 (1960).

GLENN, F., O'SULLIVAN, W. D.: Coarctation of the aorta. Ann. Surg. **136**, 770 (1952).

GOLDRING, D., PADILLA, H., FERGUSON, T. B., BEHRER, M. R., HARTMANN, A. F., ZWIRN, B., KRAUS, F. T.: Coarctation of the aorta and associated patent ductus arteriosus. J. Pediat. **56**, 11 (1960).

GOODWIN, J. F.: Pregnancy and coarctation of the aorta. Clin. Obstet. Gynec. **4**, 645 (1961).

GRAHAM, G. R.: Indikationen und Resultate chirurgischer Behandlung angeborener Herzfehler im Säuglingsalter. Chirurg **40**, 1 (1969).

GROB, M., STOCKMANN, M., BETTEX, M.: Lehrbuch der Kinderchirurgie. Stuttgart: Thieme 1957.

GROSS, R. E.: Hypertension from coarctation of the aorta. Am. J. Surg. **107**, 14 (1964).

GROSS, R. E.: Thoracic surgery for infants. J. thorac. cardiovasc. Surg. **48**, 152 (1964).

GROSS, R. E., HURWITT, E. S., BILL jr., A. H., PEIRCE, E. C.: Preliminary observations on the use of blood vessel grafts (human) in the treatment of certain cardiovascular defects. New Engl. J. Med. **239**, 578 (1948).

GROSSE-BROCKHOFF, F., LOOGEN, F., SCHAEDE, A.: Angeborene Herz- und Gefäßmißbildungen. In: Handbuch der inneren Medizin (H. SCHWIEGK, Hrsg.), Bd. 9. Berlin-Göttingen-Heidelberg: Springer 1960.

GROSSE-BROCKHOFF, F., SCHAEDE, A.: Aortenisthmusstenose. In: Handbuch der inneren Medizin (H. SCHWIEGK, Hrsg.), Bd. 9/3, S. 445. Berlin-Göttingen-Heidelberg: Springer 1960.

GROVES, L. K., EFFLER, D. B.: Problems in the surgical management of coarctation of the aorta. J. thorac. cardiovasc. Surg. **39**, 60 (1960).

GWATHMEY, O., THOMPSON, C. W.: Aneurysm formation in a homologous aortic graft in a human. J. thorac. Surg. **30**, 218 (1955).

HALLMAN, G. L., BLOODWELL, R. D., COOLEY, D. A.: Coarctation of the thoracic aorta. Surg. Clin. N. Amer. **46**, 893 (1966).

HALLMAN, G. L., YASHER, J. L., BLOODWELL, R. D., COOLEY, D. A.: Surgical correction of coarctation of the aorta in the first years of life. Am. thorac. Surg. **4**, 106 (1967).

HALONEN, P. I., SEPPÄLÄ, T., PUNSAR, S.: Coarctation of the aorta and pregnancy. Acta med. scand. **156**, 85 (1956).

HALPERT, B., DEBAKEY, M. E., JORDAN, G., L. jr., HENLY, W. S.: The fate of homografts and protheses of the human aorta. Surg. Gynec. Obstet. **111**, 659 (1960).

HARDIN, A., HENDREN, TH.: Fatal rupture of an eight-year-old homograft in the repair of coarctation. J. thorac. cardiovasc. Surg. **45**, 751 (1963).

HAYWARD, G.: Symposium on congenital heart disease. Coarctation: Complications of resection. Brit. Heart J. **20**, 261 (1958).

HEBERER, G., RAU, G., VON BUCH, K. G., GEHL, H.: Die chirurgische Behandlung der Coarctatio aortae (Aortenisthmusstenose) im höheren Lebensalter und bei zusätzlichen Herz- oder Gefäßanomalien. Dtsch. med. Wschr. **88**, 773 (1963).

HEBERER, G., RAU, G., LÖHR, H.: Aorta und große Arterien. Berlin-Heidelberg-New York: Springer 1966.

HEBERER, G., VOGEL, W., BREHM, H. VON: Rupturen und Aneurysmen der thorakalen Aorta nach stumpfen Brustkorbverletzungen. Langenbecks Arch. Chir. **330**, 10 (1971).

HEBERER, G., ZUM TOBEL, V., EIGLER, F. W.: Behandlung atypischer suprarenaler Stenosen der Aorta bei Hypertonikern. Dtsch. med. Wochenschr. **96**, 615 (1971).

HERSHEY, F. B., TRUMP, I. G., SOLOMON, H. J., WRIGHT, K. A., JOSEPH, S.: Electron-irradiated and freeze-dried arterial homografts. Experiences at the St. Louis City Hospital artery bank. Ann. Surg. **147**, 562 (1958).

HOFFMANN, E.: Ernährungsprobleme bei Gefäßtransplantaten. Langenbecks Arch. klin. Chir. **305**, 257 (1964).

HUFNAGEL, C. A., GILLESPIE, J. F., BREA, C., FRANCO, W.: Introduction to the concept of "autogenization" of vascular prothesis. In: Fundamentals of Vascular Grafting (WESOLOWSKI-DENNIS, Ed.), p. 209. New York: McGraw-Hill 1963.

HUMPHRIES, A. W., YOUNG, J. R., DE WOLFE, V. G., LEFEVRE, F. A.: Complications of abdominal aortic surgery. Part I: Aortoenteric fistula. Arch. Surg. **86**, 43 (1963).

HURT, R. L., HANBURY, W. J.: Intestinal vascular lesions simulating polyarteritis nodosa after resection of coarctation of the aorta. Thorax **12**, 258 (1957).

INGOMAR, C., TERSLEV, E.: Hypertension after resection of coarctation of the aorta. Brit. Heart J. **23**, 370 (1961).

INOKUCHI, K., KUSABA, A., ONO, K., SUGIMACHI, K.: Innomino-Abdominal Aortic Bypass Graft: A Safe Alternative for Coarctation of Aorta. Jap. J. Surg. **1**, 161 (1971).

IRMER, W., KOSS, F. H.: Experimentelle Voraussetzungen und praktische Anwendung der pharmakologischen Blockierung und der Hypothermie. In: Die Narkose (H. KILLIAN, W. WEESE, Hrsg.). Stuttgart: Thieme 1954.

IRMER, W., PATHAK, N. C.: Bericht über 360 operierte Aortenisthmusstenosen und die Begleitfehler. Früh- und Spätkomplikationen sowie Zweitoperationen. Ergebn. Chir. Orthop. **46**, 167 (1964).

KARNELL, J., CRAFOORD, C., BRODÉN, B.: Coarctation of the aorta. In: Handbuch der Thoraxchirurgie (E. DERRA, Hrsg.), Bd. 2. Berlin-Göttingen-Heidelberg: Springer 1959.

KEEFER, E. B. C., GLENN, F.: Evaluation of arterial homografts following six years of implantation in dogs. Surg. Forum **7**, 328 (1957).

KEEFER, E. B. C., GLENN, F., DOTTER, C.: Resection and end-to-end anastomosis of thoracic aorta in puppies; two and three quarter year follow-up. Ann. Surg. **134**, 969 (1951).

KEITH, J. D., ROWE, R. D., VLAD, P.: Heart disease in infancy and childhood. New York: Macmillan 1967.

KEMPTON, J. J., WATERSTON, D. J.: Coarctation of aorta presending a cardiac failure in early infancy. Brit. med. J. **1957 II**, 442.

KIYOSHI, I., KUSABA, A., ONO, K., SUGIMACHI, K.: Innomino-abdominal Aortic Bypass Graft: A Safe Alternative for Coarctation of Aorta. Jap. J. Surg. **1**, 161 (1971).

KNOX, G., BEGG, C. F.: Evaluation of the need for porosity in synthetic arterial protheses. Surgery **42**, 922 (1957).

KONCZ, J.: Aortenisthmusstenosen (persönliche Mitteilungen 1971).

KONRAD, R. M.: Postoperative Magen-Duodenalblutungen und -perforationen nach cardio-vasculären Eingriffen im Kindesalter. Zbl. Chir. **87**, 1551 (1962).

KONRAD, R. M., FAHMY, A. R., SCHULTE-BRINKMANN, W.: Die körperliche Entwicklung von Kindern mit einer Aortenisthmusstenose. Langenbecks Arch. klin. Chir. **297**, 139 (1961).

KONRAD, R. M., SCHMITZ, TH.: Das Verhalten der Acidität des Magensaftes während operativer Eingriffe. Langenbecks Arch. klin. Chir. **300**, 559 (1962).

KREMER, K.: Aortenisthmusstenosen. Z. Tuberk. **117**, 171 (1961).

KREMER, K.: Die chirurgische Behandlung der angeborenen Fehlbildungen. Stuttgart: Thieme 1961.

KREMER, K.: Über den Wert der direkten und indirekten Isthmusplastik nach VOSSSCHULTE zur Beseitigung der Aortenisthmusstenose. Zbl. Chir. **193**, 1273 (1968).

KREMER, K., IRMER, W.: Die Aortenisthmusstenose. Wien. klin. Wschr. **22**, 400 (1965).

KREMER, K., ROTTHOFF, F.: Über die Typeneinteilung der Aortenisthmusstenose. Dtsch. med. J. **9**, 162 (1958).

KUNDT, H. W., KREMER, K.: Die Aortenisthmusstenose. In: Die chirurgische Behandlung der angeborenen Fehlbildungen (KREMER, Hrsg.). Stuttgart: Thieme 1961.

LANDTEMAN, B., TUUTERI, L.: Vascular complications in coarctation of the aorta. Acta paediat. (Uppsala) **48**, 329 (1959).

LANG, H. T., NADAS, A. S.: Coarctation of the aorta with congestive heart failure in infancy. Medical treatment. Pediatrics **17**, 45 (1956).

LESTER, R. G., MARGULIS, A. R., NICE jr., C. M.: Roentgenographic evaluation of coarctation of the aorta in infants. J. Amer. med. Ass. **163**, 1022 (1957).

LILLEHEI, C. W., LEVY, M. J.: Transatrial exposure for correction of subaortic stenosis. JAMA **186**, 8 (1963).

LINDER, F., VOLLMAR, J., SCHMITZ, W.: Klinische Erfahrungen bei 350 alloplastischen Gefäßersatzoperationen. Dtsch. med. Wschr. **88**, 776 (1963).

LOBER, P. H., LILLEHEI, C. W.: Necrotizing panarteritis following repair of coarctation of the aorta. Surgery **35**, 950 (1954).

LÖHR, E., KREMER, K., VOLLKAMMER, D., JACOBS, G.: Klinische und röntgenologische Befunde nach Aortenisthmusstenose-Operationen. Dtsch. med. Wschr. **96**, 7, 271 (1971).

LOOGEN, F., KARYTSIOTIS, J., GREMMEL, H.: Zur Röntgensymptomatik der Aortenisthmusstenose. Radiologe **2**, 38 (1962).

MALM, J. R., BLUMENTHAL, S., JAMESON, A. G., HUMPHREYS, G. H.: Observations on coarctation of the aorta in infants. Arch. Surg. **86**, 96 (1963).

MARCH, H. W., HULTGREN, H. N., GERBODE, F.: Immediate and remote effects of resection on the hypertension in coarctation of the aorta. Brit. Heart J. **22**, 361 (1960).

MATHEY, J.: Traitement chirurgical de la stenose isthmique de l'aorte chez le nourrisson. Mem. Acad. Chir. **80**, 89 (1954).

MIAMOTO, K., WADA, T., UENO, A., KIMOTO, S.: A new and simple method of preventing spinal cord damage following temporary occlusion of the thoracic aorta by draining the cerebrospinal fluid. J. cardiovasc. Surg. **1**, 2 (1960).

MILLER, R. L., FALOR, H. W.: Surgical approach to coarctation of the aorta complicating pregnancy. J. Amer. med. Ass. **149**, 740 (1952).

MORRIS, G. C., COOLEY, D. A., DEBAKEY, M. E., CRAWFORD, E. S.: Coarctation of the aorta with particular emphasis upon improved techniques of surgical repair. J. thorac. Surg. **40**, 705 (1960).

MORRIS, G. C., DEBAKEY, M. E., COOLEY, D. A., CRAWFORD, E. S.: Subisthmic aortic stenosis and occlusive disease. Arch. Surg. **80**, 87 (1960).

MORRIS, G. C., jr., GARRETT, E.: Evaluation of late failures after reconstructive operation for occlusive lesions of the aorta and iliac, femoral, and popliteal arteries. Surgery **47**, 79 (1960).

MORTENSEN, J. D., CUTLER, P. R., VEASY, L. G.: Management of coarctation of the aorta in infancy. J. thorac. Surg. **37**, 502 (1959).

MORTENSEN, J. D., ELLSWORTH, H. S.: Coarctation of the aorta and pregnancy. J. Amer. med. Ass. **191**, 596 (1965).

MOSS, A. J., ADAMS, F. H., O'LOUGHLIN, B. J., DIXON, W. J.: The growth of the normal aorta and of the anastomotic site in infants following surgical resection of coarctation of the aorta. Circulation **19**, 338 (1959).

MUSSHOFF, K.: Über ein ungewöhnliches Zeichen bei Fallot'scher Tetralogie. Fortschr. Röntgenstr. **82**, 328 (1955).

MUSTARD, W. T., ROWE, R. D., KEITH, J. D., SIREK, A.: Coarctation of aorta with special reference to first year of life. Ann. Surg. **141**, 429 (1955).

NADAS, A. S.: Pediatric cardiology. Philadelphia-London: Saunders 1963.

NEWCOMBE, C. P., ONGLEY, P. A., EDWARDS, J. E., WOOD, E. H.: Clinical, pathologic and hemodynamic considerations in coarctation of the aorta associated with ventricular septal defect. Circulation **24**, 1356 (1961).

NIEDNER, F. J.: Die Chirurgie des Herzens und der großen Gefäße. Klinische Chirurgie für die Praxis, Bd. II. Stuttgart: Thieme 1961.

NOUAILLE, J., GAUTIER, M., LUCET, P., MERCIER LESURE, J.: La coarctation aortique du nourrisson. Arch. Mal. Cœur **59**, 35 (1966).

NUBOER, J. F.: Treatment of Certain Coarctation with Homologous Grafts, Fixed in 4% Formalin. Arch. chir. neerl. **6**, Fasc. 2 (1954).

OCHSNER, J. L., JORDAN, J. D.: Cardiac surgery in infancy. S. Clin. North America **46**, 1537 (1966).

OWENS, J. C., SWAN, H.: Complications in the repair of coarctation of the aorta. J. caidiovasc. Surg. **4**, 816 (1963).

PARSONS, C. G.: Recurrent coarctation of the aorta. Am. Heart J. **73**, 1 (1967).

PAYNE, W. S., EDWARDS, J. E., GRINDLAY, J. H., ELLIS, F. H., jr.: The ultimate fate of implanted aortic homografts preserved in acid buffered formalin. Arch. Surg. **80**, 61 (1960).

POCHE, R.: Über das Schicksal alloplastischer Teflonprothesen im Gefäßsystem. Langenbecks Arch. klin. Chir. **304**, 972 (1963).

Rathi, L., Keith, J. D.: Post-operative blood pressures in coarctation of the aorta. Brit. Heart J. **26**, 671 (1964).

Reid, H. C., Dallachy, R.: Infarction of the ileum following resection of coarctation of the aorta. Brit. J. Surg. **45**, 625 (1958).

Rey-Baltar, E., Lemmon, W. E., Bailey, C. P.: Experiencia con la coarctation aortica. Rev. clin. esp. **21**, 150 (1960).

Ring, D. M., Lewis, F. J.: Abdominal pain following surgical correction of coarctation of the aorta. J. thorac. Surg. **31**, 718 (1956).

Rob, C.: Arterial homografts. In: Fundamentals of Vascular Grafting (Wesolowski-Dennis, Ed.), p. 348. New York: McGraw-Hill 1963.

Rodewald, G.: Herzchirurgie bei Kleinkindern. Langenbecks Arch. klin. Chir. **303**, 613 (1964).

Rosenthal, L.: Coarctation of the aorta and pregnancy. Brit. med. J. **1955I**, 16.

Rotthoff, F., Konrad, R. M., Willmann, K. H.: Akute Magen- und Zwölffingerdarmgeschwüre nach Thoraxeingriffen. Langenbecks Arch. klin. Chir. **290**, 31 (1958).

Rumel, W., Bailey, C., Samson, P. S., Waterman, D. H., Bing, R. J.: Surgical treatment of coarctation of aorta. J. Amer. med. Ass. **164**, 5 (1957).

Saric, S., Vuletic, V., Gvozdanovic, V., Mark, B.: A case of kinking of the aortic arch. Circulation **21**, 1147 (1960).

Satter, P.: Probleme assoziierter Fehler bei Aortenisthmusstenosen. Wien. klin. Wschr. **22**, 407 (1965).

Satter, P.: Stenosen der thorakalen Aorta im Erwachsenenalter. Thoraxchirurgie **19**, 336 (1971).

Sauvage, L. R., Harkin, H. N.: Growth of vascular anastomoses: An experimental study of the influence of suture type and suture method with a note on certain mechanical factors involved. Bull. Johns Hopk. Hosp. **91**, 276 (1952).

Schroeder, H. A., Olsen, N. S.: Pressor substances in arterial hypertension. II. Demonstration of pherentasin, a vasoactive material produced from blood. J. Exper. Med. **92**, 545 (1950).

Schütz, W., Schmitz, W.: Chirurgische Erfahrungen bei 50 operierten Aortenisthmusstenosen. Chirurg **31**, 391 (1960).

Schulte, H. D., Satter, P.: Die Problematik assoziierter Fehler bei Aortenisthmusstenose. Thoraxchirurgie **19**, 415 (1971).

Schuster, S. R., Gross, R. E.: Surgery for coarctation of the aorta. A review of 500 cases. J. thorac. cardiovasc. Surg. **43**, 54 (1962).

Sealy, W. C.: Indications for surgical treatment of coarctation of the aorta. Surg. Gynec. Obstet. **97**, 301 (1953).

Sealy, W. C., Harris, J. S., Young, W. G., Callaway, H. A.: Paradoxical hypertension following resection of coarctation of aorta. Surgery **42**, 135 (1957).

Sebening, F.: Stenosen der thorakalen Aorta bei Säuglingen und Kleinkindern. Thoraxchirurgie **19**, 332 (1971).

Seidel, W., Borst, H. G., Martin, C.: Paradoxe Hypertonie und abdominelle Beschwerden als mögliche Folgen einer operativen Korrektur der Aortenisthmusstenose. Thoraxchirurgie **18**, 84 (1970).

Serfas, L. S., Raymond, B. A.: Perforated peptic ulcer as an early postoperative complication of resection of the coarctated aorta. Ann. Surg. **155**, 555 (1962).

Shanahan, W. R., Romney, S. L., Currens, J. H.: Coarctation of the aorta and pregnancy; report of ten cases with twenty-four pregnancies. J. Amer. med. Ass. **167**, 275 (1958).

Shumacker, H. B.: Use of the subclavian artery in the surgical treatment of coarctation of the aorta. Surg. Gynec. Obstet. **93**, 491 (1951).

Shumacker, H. B., jr., Freeman, L. W., Hutchings, L. M., Radigan, L.: Studies in vascular repair; further observations on growth of anastomosis and free vascular transplants in growing animals. Angiology **2**, 263 (1951).

Shumacker, H. B., Nahrwold, D. L., King, H., Waldhausen, J. A.: Coarctation of the Aorta. In: Current Problems in Surgery Year Book Med. Pub. Inc. (1968).

Singleton, A. O., McGinnis, L. S., Eason, H. R.: Arteriitis following correction of coarctation of the aorta. Surgery **45**, 665 (1959).

Skandalakis, J. E., Edwards, B. F., Gray, S. W., Davis, B. M., Hopkins, W. A.: Coarctation of the aorta with aneurysm. Surg. Gynec. Obstet. **111**, 307 (1960).

Soulié, A. P.: Cardiopathies congénitales. L'expansion: Scientifique Francaise, Editeur: Imprimerie Wallon Vichy 3–52. No. d'Edition 23, 897-No. d'impression. 175.

Soulié, P., DiMatteo, J., Tricot, R., Ellachar, E.: Sténose de l'isthme de l'aorte et grossesse. Sem. Hôp. Paris **27**, 593 (1951).

Srouji, M. N., Trusler, G. A.: Paradoxical hypertension and the abdominal pain syndrome following resection of coarctation of the aorta. Canad. Med. Ass. J. **92**, 412 (1965).

Steinberg, I., Hagstrom, J. W. C.: Congenital aortic valvular stenosis and pseudocoarctation ("kinking, buckling") of the arch of the aorta. Circulation **25**, 545 (1962).

Stevens, G. M.: Buckling of the aortic arch (pseudocoarctation, kinking): A roentgenographic entity. Radiology **70**, 67 (1958).

Stiller, H.: Die Behandlung der Aortenisthmusstenose mit der Isthmotomie und Isthmusplastik. Dtsch. med. Wschr. **86**, 72 (1961).

Sturm, A., Loogen, F.: Rippenusuren ohne Aortenisthmusstenose unter besonderer Berücksichtigung der Fallotschen Tetralogie und Pentalogie. Fortschr. Röntgenstr. **97**, 464 (1962).

Sunder-Plassmann, P.: Arterienverschlüsse. Dtsch. Ärztebl. **65**, 2695 (1968).

Swan, H., Maaske, C., Johnson, M. E., Grover, R.: Arterial homographs. Resection of thoracic aortic aneurysm using stored human arterial transplant. A.M.A. Arch. Surg. **61**, 732 (1950).

SZILAGYI, D. E., SMITH, R. F.: The causes of late failures in grafting therapy of peripheral occlusive arterial disease. Ann. Surg. **144**, 611 (1956).

TALA, P., PANTZAR, P., WAAL, A., SILTANEN, P.: Survey of surgically treated aortic coarctation in elderly patients. Ann. Chir. Gynaec. Fenn. **57**, 18 (1968).

TAWES, R. L., jr., ABERDEEN, E., WATERSTON, D. J., BONHAM, R. E.: Coarctation of the Aorta in Infants and Children. Circulation Suppl. **39** u. **40**, I, 173 (1969).

TOBIN, J. R., AUGUSTSSON, M., GASUL, B. M., FELL, E. H.: Congenital heart disease. In: Physiologic principles of surgery (L. M. ZIMMERMANN, R. LEVINE, Eds.), Chap. 14, p. 304. Philadelphia: Saunders 1957.

TOLSTEDT, G. E., JESSEPH, J. E., BELL, J. W.: Late intestinal complications of abdominal aortic homografts. Surg. Gynec. Obstet. **116**, 42 (1963).

ULLAL, S. R., BRAIMBRIDGE, M. V.: Acquired coarctation of the thoracic aorta due to calcified thrombus. Ann. Surg. **162**, 246 (1965).

VLODAVER, Z., NEUFELD, H. N.: The coronary arteries in coarctation of the aorta. Circulation **37**, 449 (1968).

VOSSSCHULTE, K.: Erfahrungen mit der Isthmusplastik bei der Aortenisthmusstenose. Klin. Med. (Wien) **16**, 180 (1961).

VOSSSCHULTE, K.: Surgical correction of coarctation of the aorta by an "Isthmusplastik" operation. Thorax **16**, 338 (1961).

VOSSSCHULTE, K., KNOTHE, W.: Operative Korrektur der Aortenisthmusstenose durch Isthmusplastik. Dtsch. med. Wschr. **90**, 704 (1965).

WARREN, R. J., SHEPHERD, H. T., VILLAVICENCIO, J. L.: Studies on patients with arteriosclerotic obliterative disease of femoral artery. Surgery **49**, 1 (1961).

WATERSTON, D. J.: Cardiac surgery in the first year of life. In: Modern Trends of Cardiac Surgery (HARLEY, Ed.). New York: Hoeber 1960.

WHITTEMOORE., zit. nach J. D. KEITH: Heart disease in infancy and childhood. New York: Macmillan 1967.

ZETTLER, F.: Gesichtspunkte bei der operativen Behandlung obliterierender Gefäßprozesse. Med. Klin. **56**, 2124 (1961).

Ductus arteriosus persistens

E. Hoffmann

Mit 11 Abbildungen

I. Einleitung

Die klinischen Erfahrungen der letzten 15 Jahre haben gezeigt, daß sich der Krankheitswert eines Ductus arteriosus bereits in der postnatalen Lebensperiode manifestieren kann und bei gestörter funktioneller Obliterationsphase die Gefahr einer Herzinsuffizienz, von Atemstörungen und der Ausbildung spontaner Ductusaneurysmen gegeben ist. An vielen Kliniken Mitteleuropas wurde die Thoraxchirurgie rasch nach Kriegsende aufgebaut. Erwähnenswert scheint, daß Hans Freiherr von Brücke bereits im Jahre 1944 im damaligen Luftwaffen-Lazarett Brüssel eine erfolgreiche Ductusunterbindung vornahm [64]. Die umfangreiche Literatur wurde vor allem unter chirurgischen Gesichtspunkten ausgewertet. So wurde versucht, die bestehende Kontroverse über die optimale Operationstechnik einem Konsensus zuzuführen und die operationstechnischen Erfahrungen bei komplizierenden Faktoren zu berücksichtigen. Der Ductuspersistenz in der Neugeborenenperiode, der pulmonalen Hypertension und den spontanen und postoperativen Ductusaneurysmen wurden eigene Kapitel gewidmet. Der Beitrag ist als Ergänzungsbeitrag zum Kapitel „Patent Ductus arteriosus" von Ekström im Handbuch der Thoraxchirurgie 2. Bd. anzusehen [120].

II. Entwicklungsgeschichtliche Vorbemerkungen

Aus dem dorsalen Abschnitt der 6. Kiemenbogenarterien geht beiderseits der primitive Ductus arteriosus hervor. Bald danach verschwindet die verbindende Gefäßstrecke zwischen dem 3. und 4. Bogen im Bereich der dorsalen Aortenwurzel. So wird der 3. Bogen zum Anfangsstück der Arteria carotis interna. Während dieser Phase ist das Aortenbogensystem noch symmetrisch ausgebildet. Im weiteren Ablauf der Entwicklung kommt es aber zum Überwiegen der linksseitigen Kollateralbahnen des Systems. Diese Lateralisation ist wahrscheinlich vorwiegend mechanisch und hämodynamisch und weniger phylogenetisch bedingt [157].

Während der aus dem Aortensack hervorgegangene Truncus arteriosus communis durch das wendelartige Septum aorticopulmonale aufgeteilt wird, wandert der Ursprung der rechten Pulmonalbogenarterie auf die Abgangsstelle der linken zu. Gleichzeitig wird der Anfangsteil der Arterie des linken Pulmonalbogens in den Truncus arteriosus einbezogen [53]. Die Verbindung des nach Septation des Truncus und Conus arteriosus entstandenen Truncus pulmonalis mit der linken Aorta dorsalis wird kürzer und direkter als rechterseits und vom Blutstrom bevorzugt, während sich im Bereich des rechten Ductus arteriosus und auch der rechten dorsalen Aorta eine Oligämie mit konsekutiver Involution einstellt. Die Prädominanz der linksseitigen Wege nimmt immer mehr zu. Congdon konnte den Beginn der Obliteration des rechten Ductus arteriosus bei einem 11 mm langen menschlichen Embryo erfassen, bei einem 14 mm langen Keim war der arterielle Gang bereits verschwunden [77]. Inzwischen sind mit dem Tiefertreten des Herzens in den Thorax die beiden 6. Segmentalarterien kranialwärts gewandert, bis sie gegenüber den Ductusmündungen aus den dorsalen Aorten entspringen. Die rechte Aorta dorsalis ist beim 18 mm langen Embryo zurückgebildet [77]. Aus der rechten 4. Bogenarterie gehen der Truncus brachiocephalicus und der Anfangsteil der Arteria subclavia dextra hervor, während der kor-

Siehe auch Handbuch der Thoraxchirurgie Bd. II (1959), S. 439ff.

respondierende Gefäßbogen als definitiver Arcus aortae persistiert. Damit sind die endgültigen Verhältnisse mit ihrer charakteristischen Asymmetrie erreicht.

Aus dem Gesagten geht hervor, daß ein Ductus arteriosus apertus oder ein Ligamentum arteriosum auf der rechten Seite eine sehr seltene Anomalie darstellt. Der Verlust beider dorsaler Anteile der Pulmonalbogenarterien führt dazu, daß nach der Geburt weder ein Ductus noch dessen obliteriertes Rudiment aufzufinden ist. Die bilaterale Persistenz der gesamten rechten Kiemenbogenarterie stellt ebenfalls eine extrem seltene Anomalie dar, von der nur wenige Fälle beschrieben sind.

III. Die Obliteration des Ductus arteriosus

Frühere Theorien über die Verschließung des Ductus arteriosus nach der Geburt gingen vor allem von mechanischen Vorstellungen aus, wobei dem Ductus selbst eine passive Rolle zugeschrieben wurde (Übersicht bei SCIACCA u. CONDORELLI [363] und HÖRNBLAD [207]).

Die Grundlagen unserer heutigen Vorstellungen gehen auf eine Hypothese von VIRCHOW zurück, daß durch Kontraktion der Muskulatur der Ductuswand nach der Geburt ein primärer Verschluß desselben zustande käme [414]. Nachdem die Virchowsche Vorstellung ihre anatomische Fundierung besonders durch Studien des Muskelfaserverlaufes durch VON HAYEK erhalten hatte [186], trat die Frage, welche Reize die Ductuskontraktion herbeiführen soll, in den Vordergrund. KENNEDY und CLARK sowie HEFNER und CLARK fanden eine direkte Wirkung von Sauerstoff auf die Ductuswand als ursächlichen Faktor für die Kontraktion desselben [192, 232]. Die experimentelle Grundlage dieser Vorstellungen war die Wirkung von in die Nabelvene injiziertem Sauerstoff auf die Ductuswand.

Der Verschluß des Ductus Botalli läßt 2 aufeinanderfolgende Phasen erkennen [148]. Die funktionelle Phase besteht in einer Verkürzung und Engstellung des Ganges unter dem Einfluß einer direkten Sauerstoffwirkung auf die Ductuswand, die beim Tier bis zum völligen Verschluß desselben führen kann [207]. Darauf folgt die obliterative Phase des Ductusverschlusses, die ca. 3–10 Wochen in Anspruch nimmt. Die funktionelle Phase des Ductusverschlusses tritt in wenigen Minuten ein. Dabei ist dem Ansteigen der Sauerstoffkonzentration im Blute, welches den Ductus durchströmt, kausale Bedeutung zuzumessen [46, 94, 232, 291, 292, 339, 441]. Dies setzt voraus, daß sich nach Einsetzen der Lungenatmung sehr rasch ein Links-Rechts-Shunt entwickelt [21, 46, 198]. Neben der Sauerstoffwirkung wurde auch anderen vaso-aktiven Substanzen Bedeutung zugemessen [232, 249, 375]. Die direkte Sauerstoffwirkung auf den Ductus arteriosus scheint auf einige Stunden nach der Geburt beschränkt zu sein, wie Tierversuche [46] und Beobachtungen am menschlichen Neugeborenen zeigen [291].

Bei unreifen Früchten läßt die geringere Masse der Ductusmuskulatur eine ausreichende Konstriktion in der funktionellen Phase des Ductusverschlusses nicht eintreten. Hinzu kommt, daß auch im Bereich des Lungengefäßbettes eine unzureichende Ausbildung der glatten Muskulatur der Gefäße besteht [301, 419], die ein rasches Absinken des pulmonalen Gefäßwiderstandes begünstigt und bei der Weite des Ductuslumens die rasche Ausbildung eines großen Links-Rechts-Shunts ermöglicht. Dies birgt die Gefahr einer Lungenüberflutung, die pathologisch-anatomisch als hämorrhagische Neugeborenenpneumonie bekannt ist [157].

Unter diesen Voraussetzungen tritt der Krankheitswert eines Ductus arteriosus apertus bereits in der postnatalen Lebensperiode in Erscheinung. Andererseits kann durch Asphyxie und Belüftungsstörungen der Lunge der pulmonale Gefäßwiderstand hoch bleiben und ein Rechts-Links-Shunt resultieren. Histologische Untersuchungen der Ductuswand mit dem Nachweis von Wandnekrosen bei unreifen Neugeborenen weisen darauf hin, daß ausreichend lange Episoden einer Minderdurchströmung und Kontraktion des Ductus arteriosus bestanden haben, jedoch eine Wiedereröffnung des Ganges eintrat.

Die Lokalisation der Wandveränderungen im Ductus lassen sich nach den bestehenden Erfahrungen, die auch an anderen Gefäßen bei Störung der Wandernährung gemacht wurden, als oligämische Ernährungsstörung auffassen. Die Bedeutung dieser präparatorischen Angiomalazie [200, 284] in der Ductuswand besteht darin, daß an der Grenze des Ductus zur Arteria pulmonalis und Aorta eine mesenchymale Grenzreaktion in Gang gesetzt wird, die zum endgültigen Verschluß des Ductus arteriosus führt [200, 202].

IV. Zur Persistenz des Ductus Botalli

ROKITANSKY fand an persistierenden Gängen einen abnormen histologischen Wandbau und bezog darauf das Ausbleiben oder die Verzögerung der Involution [345]. An 3 einschlägigen Operationspräparaten [187] und an Obduktionsmaterial [99, 137] wurde ein Wandbau vom elastischen Typus nachgewiesen und das Offenbleiben des Ductus arteriosus auf eine Gewebsmißbildung bezogen. Auch das Fehlen adrenergischer Nervenfasern in der Media persistierender Gänge könnte kausale Bedeutung besitzen [59].

RECORD und MCKEOWN nahmen unter Berücksichtigung experimenteller Untersuchungsergebnisse an, daß die Persistenz des Ductus Botalli ein sekundäres Ereignis einer Asphyxie zur Zeit der Geburt darstellt [336], andererseits macht die Verbindung einer Ductuspersistenz mit anderen Entwicklungsfehlern und mit mütterlichen Rubeolen in der Frühschwangerschaft die Annahme einer Störung bereits in einem sehr frühen Stadium möglich [322]. Auf ein familiäres Vorkommen der isolierten Ductuspersistenz und eventuelle genetische Faktoren wird immer wieder hingewiesen [50, 63, 120, 269, 316].

Sieht man von der Ductuspersistenz ab, die durch abnormen Wandbau entsteht [50, 99, 187, 345], so gewinnen alle jene Faktoren besonderes Gewicht, die geeignet sind, die postnatale Kreislaufumstellung zu behindern. Dabei spielen für die Aufrechterhaltung fetaler Zirkulationsverhältnisse im Ductus arteriosus nach der Geburt der Strömungswiderstand und die Druckverhältnisse in der Lungenstrombahn eine wichtige Rolle.

Für die Ductuspersistenz gewinnen bei Fehlen hämodynamisch wirksamer Begleitmißbildungen bestehende Lungenveränderungen vor und zur Zeit der Geburt besondere Bedeutung.

Bei teleologischer Betrachtung ist die Persistenz des Ductus Botalli auch im Rahmen komplexer Herzmißbildungen nicht verständlich. DOERR betont sein Offenbleiben in Fällen, wo er nicht gebraucht wird, und seine Obliteration, wo er wahrscheinlich lebenserhaltend oder lebensverlängernd wirken würde [107].

Die Häufigkeit eines Ductus arteriosus apertus beträgt bei einer normalen Population auf Seehöhe 0,04%. Die Inzidenz der Ductuspersistenz steigt auf 0,72% bei der Höhenbevölkerung [319]. Frühgeborene bieten hinsichtlich der Ductuspersistenz ein besonderes Problem. Bei Neugeborenen mit einem Geburtsgewicht von 1750 g oder weniger fanden sich 15,3% persistierende Gänge [242].

1. Verspäteter Ductusverschluß

Ein verspäteter Ductusverschluß ist in jedem Lebensalter möglich, scheint jedoch bei Frühgeborenen eher möglich und häufiger zu sein [64, 242]. POWELL beobachtete 5 Frühgeborene, bei denen der Ductusverschluß eine Woche bis 4 Monate nach der Geburt eintrat [326]. Bei 4 von diesen Kindern korrespondierte die Zeit des Ductusverschlusses mit der Erreichung eines normalen Geburtsgewichtes. DANILOWICZ u. Mitarb. konnten bei 5 Frühgeborenen einen verzögerten Ductusverschluß zwischen dem 3. und 8. Lebensmonat nachweisen [92]. In der Serie von KITTERMANN u. Mitarb. trat der Spontanverschluß bei 15 Frühgeborenen zwischen 1 bis 85 Tagen ein. Bei einem Säugling mit chronischer Lungenerkrankung erfolgte der Ductusverschluß erst nach 9 Monaten [242]. Die Indikation zum chirurgischen Verschluß eines offenen Ductus arteriosus bei Frühgeborenen ist daher nur beim symptomatischen Ductus sinnvoll. Beobachtungen über einen späten Ductusverschluß sind im Rahmen der Darstellung des natürlichen Verlaufes der Ductuspersistenz erwähnt.

2. Die bilaterale Ductuspersistenz

Außerordentlich selten findet sich beim Menschen auf beiden Seiten ein offener Ductus arteriosus. Auch das Vorhandensein eines offenen und eines obliterierten Ductus stellt eine Anomalie dar, die in diesem Zusammenhang erwähnt werden muß. In allen bisher publizierten Fällen war die beiderseitige Ductuspersistenz mit anderen kardiovaskulären Mißbildungen kombi-

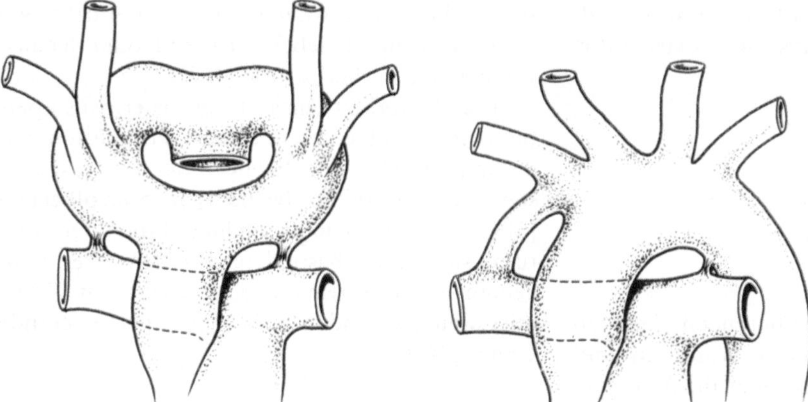

Abb. 1. Beispiel einer bilateralen Ductuspersistenz nach KELSEY u. Mitarb. Links im Bild die embryonalen Kreislaufverhältnisse, rechts der definitive Zustand

niert. BLAKE u. Mitarb. haben Fälle beobachtet, in denen sowohl beide Aorten- als auch beide Pulmonalbögen erhalten geblieben waren [43]. Ebenso selten sind diejenigen Fälle, in denen nur die beiden Pulmonalbogenarterien vollständig erhalten geblieben sind. Die erste Beschreibung eines Falles von bilateraler Ductuspersistenz scheint von BRESCHETT zu stammen [55]. Das Herz war extrem mißgebildet, beide Ductus waren offen, der rechte war jedoch enger als der linke, es bestand ein Linksaortenbogen mit linksdeszendierender Aorta (Abb. 1).

BARTHEL hat einen ähnlichen Fall mitgeteilt, wobei der Ductus sinister allerdings obliteriert war [27]. Die rechte Lungenarterie verlief ventral von der Aorta ascendens, die sich in einen Arcus sinister und eine linksdeszendierende Aorta fortsetzte. Aus dem Stamm der Pulmonalarterie entsprang der offene Ductus arteriosus dexter, der in die rechte Arteria subclavia mündete. Der Patient überlebte die doppelte Ligatur des rechtsseitigen Ganges. In allen anderen Fällen sind schwerwiegende Anomalien des Aortenbogensystems oder Atresien der Pulmonalarterie angetroffen worden. GOHN beschrieb die Befunde bei einem $4^1/_2$ Monate alten Mädchen, bei dem es sich um einen kleinen Ventrikelseptumdefekt mit einer mäßig starken Stenose des Pulmonalkonus, um ein durchgängiges Foramen ovale, einen Ductus arteriosus dexter bei Rechtsaortenbogen und um den Ursprung der Arteria subclavia sinistra aus der Arteria pulmonalis handelte [158]. Der rechtsseitige Ductus war von der Lungenarterie aus nicht mehr sondierbar, der Ductus sinister, der den proximalen, verengten Ursprungsabschnitt der Arteria subclavia sinistra bildete, war für eine mittelstarke Sonde leicht durchgängig. Ein weitgehend ähnlicher Fall ist von BARGER u. Mitarb. mitgeteilt worden [24]. Bei einem im Alter von 6 Tagen verstorbenen Kind waren beide Ductus noch offen. Der weit offene rechte Gang verband die rechte Pulmonalarterie mit dem Arcus aortae dexter, der enge linke Ductus entsprang von der linken Lungenarterie und ging in die dickere Arteria subclavia sinistra über. Einige sehr kleine Vorhofseptumdefekte und eine bikuspidale Pulmonalklappe waren die assoziierten Anomalien.

Der Ursprung einer Arteria subclavia aus der Lungenschlagader kommt ferner im Rahmen der sogenannten Unterbrechung des Aortenbogens vor. Da in derartigen Fällen die Aorta descendens stets über dem kontralateralen Ductus aus der Pulmonalarterie entspringt, liegt dabei auch eine beidseitige Ductuspersistenz vor [23, 29, 245]. Bei einer weiteren Gruppe von Fällen mit bilateraler Ductuspersistenz besteht als assoziierte Hauptmißbildung eine Atresie des Pulmonalisostiums oder des ganzen Pulmonalisstammes. Zwei derartige Fälle sind bisher mitgeteilt worden [231, 355].

Erwähnenswert ist die bilaterale Ductuspersistenz im Rahmen der Pseudoagenesie einer Lungenarterie. Hierbei entspringt die Lungenarterie entweder aus der aszendierenden Aorta oder aus dem Truncus brachiocephalicus. Dieses scheinbare einseitige Fehlen wurde von TAUSSIG Hemitruncus arteriosus [387] und von HEITZEN und TESKE Pseudoagenesie genannt [194]. Die meisten angloamerikanischen Autoren sprechen von einem Ursprung der Pulmonalarterie aus der Aorta (Aortic origin of the pulmonary artery).

Fälle, in denen eine abnorm entspringende Pulmonalarterie mit einem Anteil aus Ductusmaterial die Lunge mit Blut versorgt, sind relativ selten. Falls auf der kontralateralen Seite ein echter, Aorta und Pulmonalarterie verbindender Ductus vorhanden ist, kann von einer bilateralen Ductuspersistenz gesprochen werden [20, 28, 45, 54, 71, 72, 102, 104, 113, 256, 294, 307, 337, 356, 379, 412, 414, 421, 430].

In einem von STEINBERG u. Mitarb. veröffentlichten Fall ist die 6. Kiemenbogenarterie auf beiden Seiten vollständig erhalten geblieben [380]. Das Fehlen der linken Pulmonalarterie kann in diesem Fall nur durch eine Agenesie oder frühzeitige Involution der linken primitiven Pulmonalarterie entstanden sein. Eine anomale Lungenarterie ist nicht zu erwarten und tatsächlich führten nur vergrößerte Bronchialarterien zur linken Lunge. Der rechte Ductus arteriosus persistens führte von der Pulmonalarterie zum Arcus aortae dexter, während der linke offene Ductus die Lungenarterie mit dem linksgelegenen Truncus brachiocephalicus verband.

3. Ductuspersistenz im Rahmen von Varietäten und Mißbildungen des embryonalen Aortenbogensystems

Bei der Ausbildung eines doppelten Aortenbogens spielt die zusätzliche Persistenz eines Ductus arteriosus eine wichtige klinische Rolle. Es verdient hervorgehoben zu werden, daß bei allen Fällen mit doppeltem Aortenbogen und linksdeszendierender Aorta die Ductuspersistenz auf der linken Seite auftritt. Auch bei rechtsdeszendierender Aorta findet sich der Ductus meist auf der linken Seite.

Für das Verhalten des Ductus gelten grundsätzlich folgende Gesetzmäßigkeiten:

Bei linksabsteigender Aorta ist ein rechtsseitiger Ductus nicht zu erwarten. Das gilt für den Rechtsaortenbogen ebenso wie für den Arcus aortae sinister. Auch bei rechtsdeszendierender Aorta und Arcus aortae dexter ist der Ductus arteriosus meist links angelegt. Sehr viel seltener verbindet ein Ductus dexter den Rechtsaortenbogen mit der rechten Lungenarterie [48, 66, 223, 272, 273, 381]. Die Kombination des Rechtsaortenbogens mit einer linksdeszendierenden Aorta wird auch als Arcus aortae circumflexus dexter bezeichnet. WURTZ u. Mitarb. haben einen derartigen Fall veröffentlicht, wobei die linke Arteria subclavia und Arteria carotis communis aus dem offenen Ductus sinister zu entspringen schienen [437]. Bei rechtsdeszendierender Aorta mit Linksaortenbogen (Arcus aortae circumflexus sinister) ist bisher nur ein rechtsseitiger Ductus bzw. sein Ligament beobachtet worden [115]. Die Bedeutung des Ductus arteriosus für die Ausbildung konstringierender Ringe ist bei den Aortenbogenanomalien abgehandelt.

Wird eine der embryonalen Aortenbogenanlagen mehrfach unterbrochen oder werden beide embryonalen Aortenbögen partiell der Involution unterworfen, so verbindet ein offener Ductus arteriosus kleinere oder große Anteile des Systemkreislaufes mit der Lungenarterie. Bleibt die Unterbrechung auf einen Bogen beschränkt, so kann entweder die Arteria subclavia oder viel seltener ein linksseitiger Truncus brachiocephalicus aus dem Ductus Botalli und damit der Arteria pulmonalis entspringen. Bei der beidseitigen Unterbrechung der Aortenbogenanlage, die als Defekt, Fehlen oder als Unterbrechung des Aortenbogens bezeichnet wird, vermittelt der Ductus arteriosus die Verbindung zur Aorta descendens mit oder ohne Anteile der linksseitigen brachiozephalen Gefäße.

4. Partielle Persistenz des Ductus arteriosus

Rudimente des embryonalen Aortenbogensystems können als Divertikel in Erscheinung treten. Besondere Bedeutung erlangen diese Bildungen im Zusammenhang mit Aortenbogenanomalien.

Eine besondere Form von Divertikeln findet sich bei einseitigem Verschluß des Ductus arteriosus an seinem pulmonalen oder aortalen Ende. Blindsäcke, die mit der Aorta in Verbindung stehen, wurden als Aneurysmen des Ductus Botalli angesprochen. Diese Bildungen werden im Kapitel „Aneurysmen des Ductus arteriosus“ noch gesondert behandelt (Abb. 2).

Die Persistenz solcher Blindsäcke wurde bei Obduktionen [163], Operationen [201] und bei angiokardiographischen Untersuchungen gefunden [234, 244, 332].

Als Vorstufe oder Reste eines Verschlusses des Pulmonalisendes des Ductus arteriosus wurden Säume und Membranen beschrieben. ROKI-

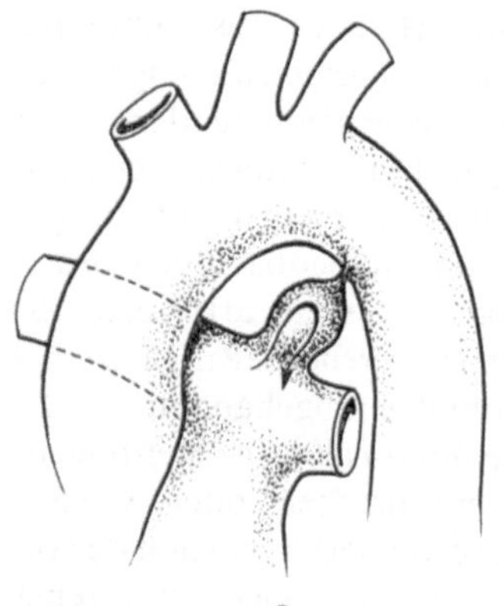

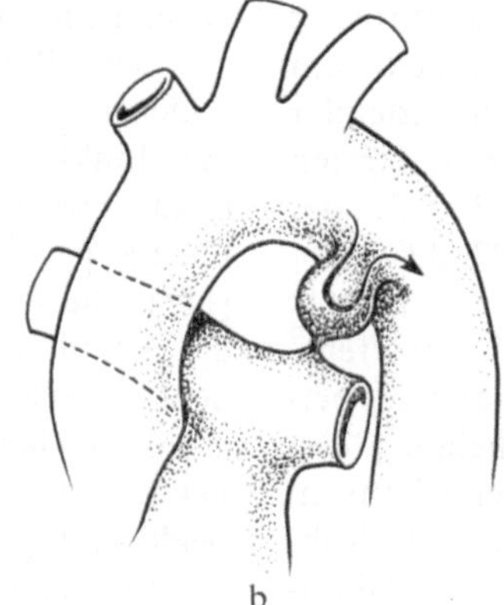

Abb. 2a u. b. Partielle Ductuspersistenz, (a) am pulmonalen, (b) am aortalen Ende

TANSKY und WILLIGK sahen in diesen Bildungen den Beweis für eine gewaltsame Wiederöffnung des pulmonalen Ductusendes [345, 429].

Wie MÖNCKEBERG, so glaubte TAUSSIG, daß eine Ruptur von pulmonaliswärts gelegenen Verschlußmembranen durch Blutdrucksteigerungen auftreten kann [286, 386], womit das Auftreten eines offenen Ductus arteriosus im späten Kindesalter und bei Erwachsenen erklärbar wäre. Auch das intermittierende Auftreten einer Ductuspersistenz wurde auf Membranen [230, 386] oder eine Abknickung des Ganges bezogen [247, 369]. Neben Membranen am pulmonalen Ostium wurden auch solche am aortalen Ende des Ductus arteriosus beschrieben, der Befund sehr verschiedenartig gedeutet [134, 157, 165, 228, 233, 264, 286, 345, 358, 362, 384, 422].

V. Aplasie der Ductus arteriosi

Selten fehlen bei der Geburt beide Ductus arteriosi. Grundsätzlich kann das Fehlen eines Ductus entweder durch eine Agenesie oder durch seine prämature Obliteration mit konsekutivem Verschwinden bedingt sein. In der Mehrzahl der Fälle ist die Anomalie auf die frühzeitige Rückbildung nicht nur des rechten, sondern auch des linken primitiven Ductus zurückzuführen. Nach BREITFELLNER und KUCSKO ist die Determinationsperiode in die 4. und 6. Embryonalwoche zu verlegen [52]. EDWARDS nimmt an, daß einer der beiden Ductus erst in der Fetalzeit der Involution anheimfällt [117]. Die Rückbildung beider arterieller Gänge ohne begleitende kardiovaskuläre Mißbildung scheint bisher nicht mitgeteilt worden zu sein, wenn es auch denkbar ist, daß der gesamte fetale Rechts-Links-Kurzschluß durch ein weites Foramen ovale erfolgen kann. Das Fehlen beider Ductus kommt am häufigsten beim Truncus arteriosus communis persistens vor [106]. Es wurde aber auch bei der Pulmonalatresie mit Ventrikelseptumdefekt [154, 166, 325], der Pulmonalstenose mit intaktem Ventrikelseptum, einer Pulmonalinsuffizienz mit Ventrikelseptumdefekt [52] und beim singulären Ventrikel beschrieben [117].

Der prämature Ductusverschluß im Tierexperiment zeigt, daß der Ductus arteriosus für die Aufrechterhaltung des intrauterinen Lebens nicht notwendig [175] und mit dem postnatalen Leben zu vereinbaren ist [15].

VI. Der natürliche Verlauf beim persistierenden Ductus arteriosus Botalli

Im natürlichen Verlauf der Ductuspersistenz interessieren vor allem zwei Fragen, nämlich die Häufigkeit eines Spontanverschlusses auch über die beobachteten Verschlußzeiten hinaus [75, 433] und die Mortalitätsrate bei Trägern dieses Fehlers. CAMPBELL hat eine Möglichkeit gefunden, die Ductuspersistenz unter Berücksichtigung der beiden oben erwähnten Fragen im natürlichen Verlauf abzuschätzen [69].

Eine anatomische Verschließung des Ganges findet sich zwischen 6 und 8 Wochen [75, 433]. Bis zum Ende des 1. Lebensjahres ist mit etwa 1% persistierender Gänge zu rechnen [57]. Nach diesem Zeitpunkt ist es weniger wahrscheinlich, daß es zum Spontanverschluß des Ductus kommt.

Ein Spontanverschluß ist jedoch in jedem Lebensalter beobachtet worden [17, 31, 40, 69, 80, 274, 368, 427]. CAMPBELL kam durch Analyse fremder und eigener Serien zu einer Kalkulation des Spontanverschlusses des Ductus arteriosus mit 0,6% pro Jahr. In den ersten 4 Lebensdekaden ist diese spontane Verschlußrate wahrscheinlich weitgehend konstant, danach auf die Hälfte zu schätzen. Bis zu einem Alter von 60 Jahren würden 20 ± 3% der offenen Gänge einem Spontanverschluß unterliegen.

Was die Mortalität betrifft, so kann diese nur in den ersten beiden Dekaden einigermaßen korrekt kalkuliert werden.

Besonders die Neugeborenenperiode ist mit einer hohen Mortalität belastet. Dieselbe fällt scharf und in einer Exponentialkurve von der ersten Woche zum Ende des ersten Jahres ab. Die prozentuale Todesrate innerhalb des 1. Lebensjahres beträgt etwa 30 ± 10% [68, 185]. In den nächsten beiden Lebensdekaden besteht eine kalkulierte Mortalitätsrate von 0,5% pro Jahr. Die Patienten dieser Altersgruppe haben weniger Risiko zu sterben, als daß sich eine Spontanverschließung des Ductus einstellt. Ein geringer Prozentsatz, vielleicht 3 oder 4%, entwickelt eine hohe pulmonale Hypertension.

Beim Übergang von der ersten zur zweiten Dekade steigt die Gefahr einer bakteriellen Endokarditis auf etwa 0,45% per annum, für die nächsten 40 Lebensjahre länger. Vom Beginn der dritten Dekade oder gelegentlich früher entwickeln Träger von Ductus mit großen Shuntvolumina ein größeres Herz, Dyspnoe und oft einen erhöhten Pulmonalarteriendruck. Diese Veränderungen führen zu einem Ansteigen der Mortalitätsrate durch Herzinsuffizienz. Bis zu einem Lebensalter von 30 Jahren zeigen die Kalkulationen von CAMPBELL, daß etwa $^1/_5$ der Patienten mit Ductuspersistenz verstorben sind.

Von der vierten Dekade an schreiten die Veränderungen fort und führen zu einer Erhöhung der Mortalitätsrate von 2,5–4% pro Jahr. Bis zum 45. Lebensjahr sind etwa 42% der Patienten gestorben. Bei fast einem Fünftel derselben hat sich ein Spontanverschluß des Ductus ereignet.

Bis zum Lebensalter von 60 Jahren sind über 60 ± 10% der Kranken gestorben und der Spontanverschluß des Ductus hat sich in 20 ± 3% ereignet. Diese kalkulierten Werte stehen in Übereinstimmung mit den früher bei Obduktionen gewonnenen Zahlen, wenn man die Quoten für den Spontanverschluß und die eingeschränkte Todesrate durch bakterielle Endokarditis berücksichtigt.

In der vorantibiotischen Ära stand die bakterielle Endokarditis mit 45% an der Spitze der Todesursachen bei Ductuspersistenz. Es folgten die Herzinsuffizienz mit 30%, andere kardiovaskuläre Ursachen mit 7% und nichtkardial bedingte bzw. unsichere Todesursachen mit 18%.

Neuere Publikationen zeigen eine starke Reduktion der Todesfälle, die durch bakterielle Endokarditis bedingt sind. CAMPBELL rechnet mit einer Inzidenz bakterieller Endokarditiden von 0,45% pro Jahr. Vor der Einführung der Antibiotika bedeutete dies eine hohe Mortalitätsrate von 4,5% pro Dekade. Die 45% Mortalität, bedingt durch bakterielle Endokarditis in den vorantibiotischen Beobachtungen, würde einer Inzidenz der Endokarditis von 1,5% pro Jahr entsprechen und einer durchschnittlichen Lebenserwartung von 30 Jahren. CAMPBELL schätzt diese Werte zu hoch ein und meint, daß die Mortalitätsrate endokarditischen Ursprungs über 0,45% und unter 1% pro Jahr betragen habe.

VII. Aneurysmen des Ductus arteriosus

Spontane Aneurysmen des Ductus arteriosus wurden zuerst beim Neugeborenen beschrieben und sehr verschieden interpretiert. THORE nahm bereits zur Terminologie Stellung und vermied wegen des Befundes einer gleichmäßigen Dilatation den Begriff Aneurysma [394]. Die Schwierigkeiten gehen aus den Bezeichnungen Dilatations- oder Traktionsaneurysma hervor.

WESTHOFF klassifizierte erstmalig die Ductusaneurysmen nach morphologischen Kriterien. Er unterschied das kugelige oder spindel-walzenförmige Aneurysma mit beiderseits verengten oder vollständig geschlossenen Ostien, das trichterförmige Aneurysma, bei welchem das erweiterte Ende des Ganges in der Regel der Aorta zugekehrt ist, und schließlich eine mehr zylindrische Form, bei der sich jedoch fast regelmäßig eine stärkere Ausdehnung nach der konvexen Seite des Ductus fand. Im Vergleich zur Gerhardtschen Einteilung der Typen des Ductus arteriosus würde nur die erstgenannte Form einem Aneurysma entsprechen [152]. Die beiden anderen Formen würden auch als trichterförmiges oder zylindrisches Offenstehen zu bezeichnen sein. POZZI hat die Fälle aus der Literatur wieder nach pseudoaneurysmatischen und aneurysmatischen Gängen geordnet [327]. BIRRELL rechnet mit dem infantilen Typ bis zum Ende des 2. Lebensmonats [39]. Beim Erwachsenentyp sind der heterogene Ursprung und die Tumorsymptomatik als wesentliche Kriterien betrachtet worden [327].

Die nachfolgend aufgezählten Faktoren werden als ursächlich für die Entstehung eines Ductusaneurysma diskutiert:

1. Partielle Persistenz [32, 39, 210, 321, 413, 422].
2. Trichterform [156, 165, 287, 391].
3. Infektion des Ductusgewebes [62, 156, 171, 268].
4. Hypoxie des Ductusgewebes bei der Geburt [268].
5. Abnorme Wandstruktur des Ductus [39, 114, 162, 165, 233, 246, 343].
6. Entwicklungsanomalie [47, 156, 233, 264, 345].
7. Abnorme Blutdruckschwankungen [169, 343].
8. Traumatische Einwirkungen [114, 270].

BOSMAN und LEONCINI haben, gestützt auf ihre eigenen Beobachtungen, die Kombination einer Isthmusstenose mit einer partiellen Ductuspersistenz für die Pathogenese des Ductusaneurysma herangezogen [47]. Der bei der Isthmusstenose typische Übergang von Ductusgewebe in die Aortenwand bietet nach Auffassung dieser Autoren die strukturelle Voraussetzung einer Mitbeteiligung der Aortenwand bei der Aneurysmaentstehung (Abb. 3).

1. Aneurysmen vom infantilen Typ

Bei der allgemeinen Bedeutung der präparatorischen Angiomalazie für den Ductusverschluß post partum kann die Auffassung vertreten werden, daß der Ductus in der Neugeborenenperiode als Locus minoris resistentiae des Gefäßsystems anzusehen ist. Zusätzliche pathogenetische Faktoren können auf dem Boden der physiologisch anzusehenden Wandveränderungen ein Aneurysma bedingen. Die Ductusaneurysmen bei Neugeborenen sind als Folgeerscheinung einer gestörten funktionellen Verschlußphase zu betrachten (TAUSSIG). Wie im Kapitel „Ductusobliteration" näher ausgeführt wurde, kommen die Wandveränderungen, die als nekrotisierend zu bezeichnen sind, durch Oligämie zustande. Dissektionen der Ductuswand können ähnlich wie beim dissezierenden Aortenaneurysma eine Ruptur der Vasa vasorum in die Pathogenese mit einbeziehen. Der hohe Prozentsatz von Infekten beim infantilen Typ der Ductusaneurysmen, insbesondere broncho-pulmonale Komplikationen, erklären die Wiedereröffnung des Ganges durch Hypoxie in der postnatalen Lebensperiode. Die eingetretene ischämische Schädigung der Ductuswand läßt nunmehr eine Dilatation des Ganges zu. Besonders dissezierende Wandveränderungen begünstigen eine Ruptur des Ductus arteriosus. Meistens mit frischkoaguliertem Blut prall gefüllt und dilatiert, erfüllt ein solcher Ductus die Kriterien eines Aneurysma. Das Ductusaneurysma ist selten. Unter 38300 Sektionen [Sammelstatistik: 1, 39, 103, 125, 139, 149, 295, 334, 345, 394] fanden sich nur 49 Ductusaneurysmen. Die Aussackungen können Kirsch- bis Nußgröße erreichen. 73 Beobachtungen liegen vor [30, 32, 37, 39, 62, 85, 103, 105, 110, 121, 128, 129, 135, 139, 149, 169, 193, 210, 215, 233, 246, 260, 273, 286, 288, 317, 321, 327, 343, 358, 360, 394, 416, 422, 424]. Bei 50 auswertbaren Fällen fand sich 37mal eine Thrombose des Ductus. Dabei sind geschichtete Thromben relativ selten [36, 233, 276, 422]. Zusätzliche Mißbildungen fanden sich 17mal [39, 103, 139, 149, 233, 268, 340, 413, 425], davon in 7 Fällen am Herz- und Gefäßsystem. Das Lebensalter der Säuglinge reicht von wenigen Stunden bis 63 Tage. Die meisten Todesfälle finden sich bis zum 21. Lebenstage. 40% der Säuglinge erreichten nur ein Lebensalter von 15 Tagen. Im Gegensatz zu den Beobachtungen bei der Ductuspersistenz dominiert das männliche Geschlecht mit 41 Patienten. 7mal handelte es sich um Frühgeborene [39, 85, 103, 210, 215, 246, 260] und bei 3 Ductusaneurysmen läßt sich wahrscheinlich eine mykotische Genese annehmen [260, 343, 360]. In 2 Fällen lag eine Lues vor [169, 293]. Was den Krankheits-

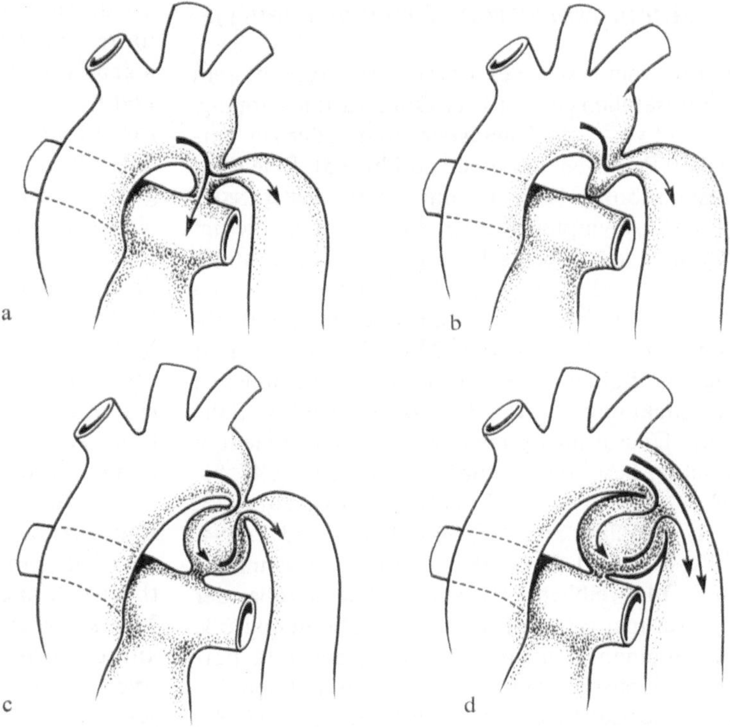

Abb. 3a–d. Phasen der Entstehung eines Ductusaneurysma auf der Basis einer Ductuspersistenz mit Isthmusstenose nach BOSMAN und LEONINI

wert der Aneurysmen vom infantilen Typ betrifft, so findet sich in 7 Fällen der Tod durch Aneurysmaruptur, davon mit einer Ausnahme, bei dissezierenden Aneurysmen [39, 129, 141, 215, 343, 360].

Der Tod durch thromboembolische Komplikationen, die mit großer Wahrscheinlichkeit ihren Ursprung im Ductus haben, tritt 7mal auf [121, 169, 215, 246, 288, 327, 422]. In allen übrigen Fällen dominieren Infekte, besonders des Respirationstraktes mit konsekutivem Herzversagen. Zusätzliche angeborene Mißbildungen als Todesursache sind selten.

Im günstigen Falle kann ein Spontanverschluß des Ductus arteriosus durch Organisation der Thrombose eintreten [39]. Wie oft dies allerdings vorkommt, läßt sich nicht abschätzen.

SCHEEF konnte erstmals ein Ductusaneurysma bei einem 14 Tage alten Säugling diagnostizieren [360]. Es zeigte sich röntgenologisch am linken Lungenhilus eine bohnengroße homogene Verschattung, die nach oben unscharf und streifig begrenzt war.

Die Verschattung nahm bei Kontrollaufnahmen zu und es kam zur Ausbildung eines Hämatothorax links, das Kind verstarb an der Ruptur des Aneurysma.

Der Wert der Röntgenuntersuchung wird durch weitere Beobachtungen unterstrichen [121, 215] und bekommt durch die beiden ersten, erfolgreich von HEIKKINEN und SIMILÄ operierten Säuglinge mit Ductusaneurysma diagnostische Bedeutung, zumal bei der fast regelmäßig zu erwartenden Thrombose des Aneurysma Geräuschphänomene fehlen und weitere Untersuchungsmethoden, wie Herzkatheter und Angiokardiographie, wenig erfolgversprechend sind [193].

Der einzige klinische Hinweis bestand in einer Heiserkeit der Säuglinge, ein Befund, der durch die Affektion des Nervus recurrens zu erklären ist und sowohl beim Ductusaneurysma als auch bei anderen Aussackungen im Isthmusbereich zu beobachten ist. BERGER u. Mitarb. fanden zusätzlich eine linksseitige Phrenicusparese [32]. Was die ersten operationstechnischen Erfahrungen angeht, so ließen sich die 2,5 × 1,6 cm großen Aneurysmen bei den 4 Wochen und 6 Tage alten Neugeborenen nach Mobilisation der Aussackung durch tangentiale Ausklemmung an den großen Gefäßen resezieren. Die Kommunikation zur Aorta betrug 5 mm. Zur Arteria pulmonalis bestand nur eine stecknadelkopfgroße Öffnung, zumal der pulmonale Ductusanteil nur 3 mm breit war.

2. Aneurysmen vom Erwachsenentyp

Beim Aneurysma des Erwachsenentyps besteht grundsätzlich ein gestörter Obliterationsvorgang, der entweder zur Ductuspersistenz oder zur partiellen Persistenz desselben geführt hat. Eine Erstbeschreibung [345] stammt von ROKITANSKY (1864). Asymptomatische Aneurysmen, die im Rahmen der Ductuschirurgie zur Beobachtung kamen, sind hier nicht näher angeführt. Nach unserem eigenen Krankengut und anderen Beobachtungen [42, 136, 196, 223, 225, 366] beträgt die Häufigkeit dieser intraoperativ gefundenen Aussackungen etwa 0,3%. Bisher sind 32 Fälle von Ductusaneurysmen vom Erwachsenentyp genauer beschrieben worden [3, 16, 25, 30, 47, 83, 93, 114, 118, 162, 165, 171, 180, 189, 201, 213, 264, 276, 286, 310, 327, 345, 366, 371, 377, 394, 404, 407, 416]. Es handelt sich um 18 männliche und 14 weibliche Patienten. Die Größe der Ductusaneurysmen schwankt von Haselnußgröße bis zu einem Durchmesser von 10 cm. Eine partielle Persistenz mit Verschluß des pulmonalen Ductusendes fand sich in 16 Fällen [16, 47, 83, 162, 171, 189, 201, 213, 225, 310, 366, 404, 407]. Bei den übrigen Beobachtungen war der Ductus offen. Dieser Blindsackbildung wurde für die Pathogenese des Ductusaneurysma große Bedeutung zugeschrieben. Eine Thrombose dieser Aussackung war in 3 Fällen Ausgangspunkt thromboembolischer Komplikationen [162, 171, 310]. Begleitende Mißbildungen fanden sich bei 10 Fällen, davon 8mal am Herzen und den großen Gefäßen, 6mal wurde eine Aortenstenose [47, 201, 264, 286: Fall 2, 327, 404], 1mal ein Rechtsaortenbogen beobachtet [162]. 5mal fanden sich zusätzliche Aneurysmen [189, 213, 264, 377, 404]. Infektionen verschiedener Art bestanden bei 13 Patienten, eine mykotische Genese des Ductusaneurysma konnte allerdings nur in wenigen Fällen angenommen werden [180, 225]. Rupturiert waren 12 Fälle [25, 47, 83, 114, 162, 171, 213, 286, 366, 371, 394].

Das Alter der Patienten mit Aneurysmaruptur schwankte zwischen $1^2/_3$ und 66 Jahren. 2 der Fälle fanden sich bei persistierendem Ductus arteriosus, 7 bei der partiellen Persistenz. Das Lebensalter der Patienten schwankte von $4^1/_2$ bis 66 Jahren. Das Maximum der Todesfälle ereignete sich im Alter von 20–30 Jahren (11 Fälle). Ein zweiter Gipfel fand sich im Alter von 50 bis 60 Jahren (6 Fälle). Die erste klinische Beschreibung eines 40jährigen Mannes mit Ductusaneurysma veröffentlichte HEBB. Der Patient hatte seit 7 Jahren des öfteren Husten mit gelegentlichem blutigen Auswurf. Eine Kurzatmigkeit bestand seit einem Jahr. Seit 6 Monaten verlor er an Gewicht, über der Brust fühlte man ein Schwirren. Bei der Obduktion war das Herz vergrößert, gegenüber der Öffnung der Arteria subclavia führte eine rundliche, etwa 0,3 cm im Durchmesser messende Öffnung in das walnußgroße Aneurysma, das völlig mit geronnenem Blut ausgefüllt war und eine dünne, fibröse Wand hatte. Auch am Hauptstamm der linken Arteria pulmonalis fand sich ein truthahneigroßes Aneurysma mit einem federkieldünnen Zugang. Die linke Arteria pulmonalis war obliteriert. Daneben bestand eine Lungen- und Darmtuberkulose.

GRAHAM fand intraoperativ zur Diagnose Ductusaneurysma. In einem zweiten Fall wurde ebenfalls ein Ductusaneurysma bei der Probethorakotomie festgestellt [162]. Im Falle von MACKLER und GRAHAM erfolgte wohl erstmalig aufgrund der Voruntersuchungen die präoperative Diagnose Ductusaneurysma. Nachdem dieser Patient die Aussackung nach einem Trauma entwickelte, bleibt die Frage offen, ob nicht ein falsches Aneurysma nach Aortenruptur an typischer Stelle bestand [270].

3. Differentialdiagnostische Betrachtungen

Der Versuch einer Zusammenstellung klinischer Befunde ist wenig ergiebig. Diese Tatsache überrascht nicht, da ja auch bei anderen Lokalisationen von Aneurysmen völlig symptomlose Verlaufsformen bekannt sind. Was die Beschwerdezeit betrifft, so ließ sich bei 18 Patienten mit Aneurysma des Erwachsenentyps in 6 Fällen eine Beschwerdezeit unter 1 Jahr, bei 12 Patienten eine Beschwerdezeit über 1 Jahr feststellen. Die längste Anamnese betrug wahrscheinlich 30 Jahre. Es handelte sich um Herzbeschwerden und Symptome eines Mediastinaltumors. Fast alle großen Aussackungen hatten eine Tumorsymptomatik. Auch bei kurzer Beschwerdezeit findet man bereits verkalkte Aneurysmenwände, so daß Ductusaneurysmen röntgenologisch als verkalkter Tumor imponieren können. Die Aortographie kann das Aneurysma zur Darstellung bringen. Auch Herzgeräusche

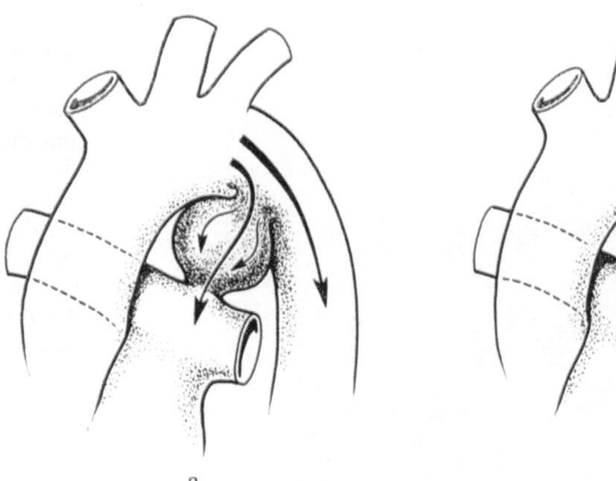

Abb. 4a u. b. Erscheinungsformen des Ductusaneurysma. (a) Aneurysma mit durchgängigem (rekanalisiertem) Ductus. (b) Ductusaneurysma bei partieller Persistenz desselben

sind für die Diagnose ein unsicherer Faktor, selbst in Kombination mit einer Aortenisthmusstenose sind sie nicht obligat. Herzgeräusche beim Erwachsenentyp des Ductusaneurysma fanden sich in 19 Fällen, davon 9mal bei persistierendem Ductus und ebenfalls 9mal bei der partiellen Persistenz. Die Blutdruckwerte bewegten sich mit Ausnahme von 2 Fällen im Bereich der Norm [201, 210]. Im EKG sind keine auffälligen Befunde nachweisbar. 2mal fand sich je eine Sinusbradykardie und Tachykardie mit Arrhythmie. Sonst bestanden leichtere Veränderungen, die im Sinne einer Linksbelastung zu deuten waren. Bei 5 Patienten bestand eine Recurrensparese.

Differentialdiagnostisch ist zu erwägen ein Aneurysma der Aorta bei offenem Ductus arteriosus, ein Aneurysma der Arteria pulmonalis bei offenem Ductus arteriosus, ein Aneurysma der Aorta mit Perforation in die Arteria pulmonalis und ein Aneurysma arteriovenosum. Röntgenologisch sind differentialdiagnostisch noch das Lymphosarkom, Bronchialkarzinom, Hamartome oder eine Echinokokkuszyste erwogen worden [310, 366].

Die operative Behandlung wird zusammen mit den postoperativen Pseudo-Aneurysmen abgehandelt.

4. Postoperative Aneurysmen des Ductus arteriosus

Postoperative Aneurysmen nach Ductusligatur oder Durchtrennung stellen eine seltene, jedoch schwere Komplikation dar. Wie bei spontanen Aneurysmen des Ductus arteriosus, so kann auch bei postoperativen Aussackungen die Aneurysmabildung auf das aortale Ende beschränkt bleiben [73, 177, 223, 330, 366, 407]. Bezogen auf die primäre Operationstechnik beim Ductusverschluß, sind Aneurysmen nach der Durchtrennung relativ selten [35, 81, 177, 223]. Ross konnte bis 1961 unter Einbeziehung von 5 eigenen Fällen 17 Patienten mit postoperativen Aneurysmen erfassen, von denen 12 nachoperiert wurden und 8 überlebten [349]. Weitere 22 Beobachtungen liegen nun vor [6, 73, 132, 167, 177, 203, 223, 225, 318, 330, 347, 361, 366, 407, 417]; auf weitere 10 Fälle wurde bei anderer Gelegenheit verwiesen [35, 136, 251, 278, 298, 411, 418].

Für die Genese postoperativer Aneurysmen sind technische Fehler, insbesondere bei der Ligiertechnik, zu diskutieren. Einen zusätzlichen Faktor, der ebenso für sich allein große pathogenetische Bedeutung besitzt, stellt die Infektion dar.

Was die technischen Fehler angeht, so können Ligaturen durch zu starkes Anziehen durchschneiden. Über ein pulsierendes Hämatom kommt es dann zur Rekanalisation und zur Ausbildung eines falschen Aneurysma. Wird das Hämatom durch umgebende Strukturen primär nicht abgegrenzt, so tritt die Ductusruptur in der frühen postoperativen Phase in Erscheinung [366]. Daas und Chesterman haben die besondere Bedeutung der Adventitia bei der Ductusligatur hervorgehoben [93]. Bei sehr stark angezogenen Ligaturen kann es zur Nekrose der Ductuswand kommen, ohne daß sich eine entsprechende Fibrosierung hätte ausbilden können. Für diese Vorstellung spricht, daß innerhalb der

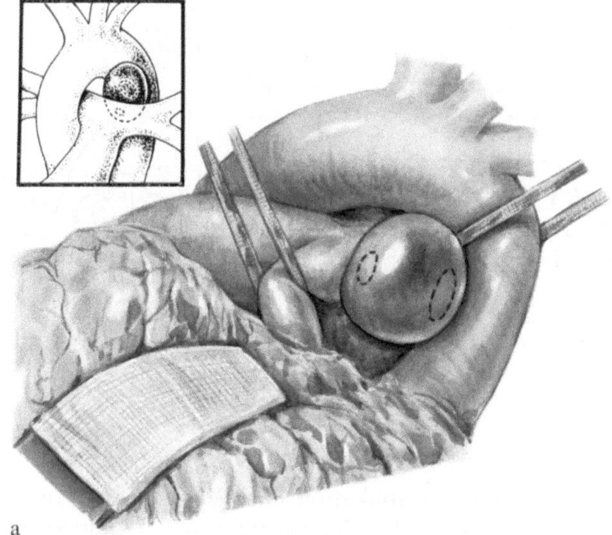

a

Abb. 5a—c. Darstellung des operativen Vorgehens beim Ductusaneurysma unter den Bedingungen eines atriofemoralen oder totalen kardiopulmonalen Bypass. (a) Operationssitus nach Präparation des Aneurysma. (b) Nach Ausklemmung des Aneurysmensackes aus der Zirkulation wird derselbe eröffnet und der Aneurysmensack reseziert. (c) Endgültiger Zustand nach Operation eines Ductusaneurysma. Die pulmonale Kommunikation wurde durch direkte Naht versorgt, die aortale Kommunikation mit Hilfe eines Kunststoff-Flickens verschlossen

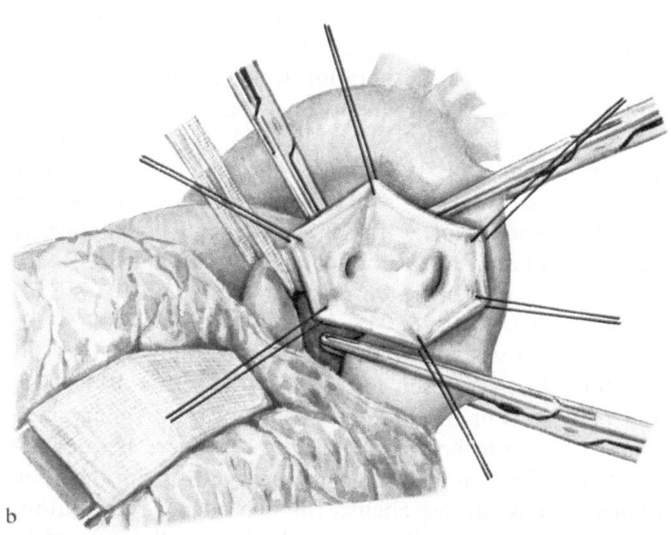

b

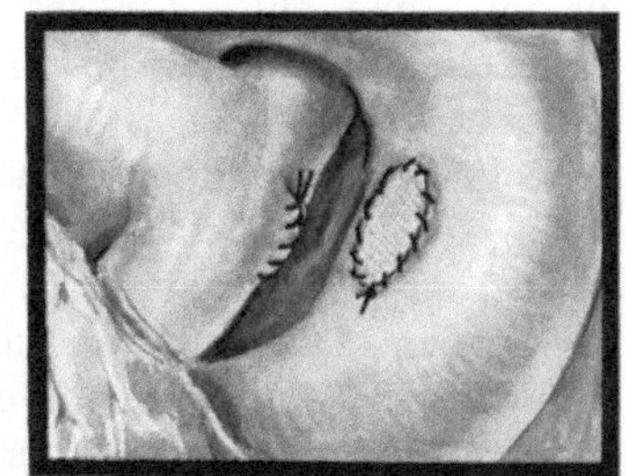

c

Aneurysmen die Ligaturen nach Erstoperation gefunden wurden [203, 206, 222, 361, 367, 400, 405]. Auch Embolien dieses Ligaturmaterials in die Lunge mit Ausbildung eines mykotischen Pulmonalisaneurysma wurden beschrieben [236]. Die mit Thromben ausgefüllten Aneurysmen sind nicht selten Ursprung thromboembolischer Komplikationen. Ross fand klinische Zeichen einer Lungenembolie bei 6 der 11 infizierten Fälle und bei 3 der nicht-infizierten Patienten.

Werden hingegen Ligaturen zu schlecht angezogen, was bei großem Ductus besonders am aortalen Ende wenigstens psychologisch verständlich erscheint, oder nicht senkrecht zur Ductusachse appliziert, so wird der Ductus in einen Blindsack verwandelt, der über ein mehr oder weniger großes Restlumen mit der Aorta kommuniziert. Dieser partiell persistente Ductus kann nun durch den Wanddruck ausgeweitet werden oder es kommt ein Mechanismus in Gang, wie er bei der Ausbildung der poststenotischen Dilatation besteht [206].

In einigen Fällen kann die Brüchigkeit der Ductuswand bei zusätzlich bestehender pulmonaler Hypertension eine Rolle gespielt haben [6: Fall 2, 177, 236, 285, 318: Fall 2, 349:

Fall 2, 407]. In der Mehrzahl der beobachteten Fälle war der Ductus 1 cm und breiter, doch sind auch Aneurysmenbildungen bei Ductus unter dieser Größenordnung, ja sogar bei 5 mm schmalen Gängen beobachtet worden [177, 330]. Eine Infektion fand sich in 23 von 39 Fällen. Gegen alle Erwartungen dominierte jedoch die Staphylokokkensepsis mit 17 Patienten. Infektionen vor der Erstoperation fanden sich nur 3mal gesichert [81, 223, 405].

Die Symptomatologie der postoperativen Infektion tritt meistens mit einer Latenzzeit in Erscheinung, die 10 Tage bis 2 Monate beträgt. Bis auf 4 Patienten, die erst zwischen $1^1/_2-2$ Monaten postoperativ septische Temperaturen entwickelten [6, 349: Fall 2, 361, 407], manifestierte sich die Infektion innerhalb des ersten postoperativen Monats. Bei DAAS und CHESTERMAN (Fall 1) bestand ein klinisch freies Intervall von 1 Jahr [93].

Die Infektion des Ductus bei der Erstoperation erfolgt wahrscheinlich durch kontaminiertes Nahtmaterial [27]. Diskrete bis schwere Rupturblutungen traten als Hämoptoe in Erscheinung [73, 93, 236, 318, 330, 407: Fall 2, 417]. Schwere Hämoptysen gaben Anlaß zu Notoperationen [73, 330, 417]. Gelegentlich wies eine Heiserkeit auf eine linksseitige Recurrensparese hin [223, 349]. Nicht-infizierte Patienten suchten wegen Beschwerden, die im Rahmen einer Herzinsuffizienz auftraten, einen Arzt auf. Die Gruppe nicht-infizierter postoperativer Ductusaneurysmen zeigt ein wesentlich längeres, beschwerdefreies Intervall, so daß Zweitoperationen oft erst viele Jahre später erfolgten.

Die Rekanalisation ließ sich mit Ausnahme der Fälle mit partieller Persistenz und schwerer pulmonaler Hypertension durch ein typisches, kontinuierliches Geräusch feststellen. In Einzelfällen beschränkte sich die Auskultation auf den Nachweis eines diastolischen Geräusches, dem eine Pulmonalinsuffizienz entsprach [236]. Was die röntgenologischen Zeichen anbetrifft, so ist hervorzuheben, daß sich bereits unmittelbar nach der Erstoperation die Verkleinerung des Pulmonalbogens und die Beseitigung des Links-Rechts-Shuntes röntgenologisch nachweisen läßt [318].

Eine Wiederherstellung der Kommunikation zwischen Aorta und Pulmonalis ist mit einer neuerlichen verstärkten Lungenfüllung verbunden, ohne daß das Aneurysma bereits sichtbar sein muß.

Das falsche Aneurysma stellt sich als mediastinale Verschattung dar [6, 73, 223, 318, 330, 417], die von den großen Gefäßen nicht abgrenzbar ist. Die Verschattung hat eine konvexe Begrenzung, die durch Pleurareaktionen irregulär konturiert sein kann; bei Ausdehnung der Verschattung in die Lunge oder in die Pleura kann eine rasche Vergrößerung des falschen Aneurysma erfolgen. Bei der Angiokardiographie vom linken Ventrikel aus gelangt das Kontrastmittel in die Pulmonalarterie und stellt dabei das falsche Aneurysma dar.

Differentialdiagnostisch besonders zu beachten sind eventuelle Hämatome im Operationsgebiet, wobei Röntgenkontrollen eine allmähliche Verkleinerung der Verschattung ergeben, während das falsche Aneurysma an Größe zunimmt. Außerdem findet sich keine verstärkte Lungenzeichnung durch den wiedereröffneten Shunt. Die Verschattung läßt sich unmittelbar nach der Ligatur des Ductus arteriosus nachweisen.

5. *Therapie der Ductusaneurysmen*

Spontane Aussackungen, die sich als akzidentelle Befunde bei gezielten Operationen persistierender Gänge fanden, haben keinen Anlaß zur Änderung der Operationstechnik gegeben. Die vorgesehene Durchtrennung des Ductus machte nur dann eine tangentiale Ausklemmung der Aorta oder die Anwendung der Crafoordschen Technik notwendig, wenn das Aneurysma breitbasig mit der Aorta kommunizierte. Das Vorgehen entspricht dem bei der Trichterform des Ductus arteriosus.

Bei allen Aneurysmen mit Rupturblutung ist die Kommunikation zum Bronchialsystem erwiesen und von vorneherein eine Blutungskomplikation bei Darstellung des Aneurysmensackes zu erwarten.

Das Risiko einer Nachoperation ist beim spontanen und postoperativen Ductusaneurysma hoch einzuschätzen. Insbesondere ist die Präparation des Aneurysmensackes mit der Gefahr profuser Blutungen verbunden. Eine Reihe von Kasuistiken zeigt diese Schwierigkeiten [6, 177, 330, 349, 361, 366].

Für die Resektion des Aneurysmensackes gilt die Voraussetzung, daß die Aorta proximal und distal des Aneurysma abgeklemmt werden und auch die linke Pulmonalarterie proximal des Aneurysmenhalses okkludiert werden kann. In Verbindung mit der Oberflächen-Hypothermie konnten auf diese Weise erfolgreiche Resektionen des Aneurysma durchgeführt werden. Es verbleibt jedoch die Gefahr, daß bereits bei der notwendigen Darstellung der genannten Gefäße eine Blutung aus dem Aneurysmensack eintritt. Unter diesen Voraussetzungen bietet sich die Verwendung eines partiellen oder totalen kardiopulmonalen Bypasses an. Mit Hilfe des atriofemoralen Bypasses konnten bisher 5 Fälle erfolgreich operiert werden [73, 132, 223, 225]. Der totale kardiopulmonale Bypass bietet zweifellos die größte Sicherheit [347, 407].

ROSENKRANZ u. Mitarb. erwähnen folgende Sicherheitsfaktoren: Die Kanülierung der Arteria femoralis, der aszendierenden Aorta und des rechten Atriums können ohne Kontakt mit dem Aneurysma erfolgen. Auch bei unerwarteten Blutungen kann die Pulmonalarterie abgeklemmt und die Aorta ober- und unterhalb des Aneurysma okkludiert (komprimiert) werden, obwohl die Aufrechterhaltung der Zirkulation über den Pumpoxygenator möglich ist. Nach Abklemmung der Aorta kann der Aneurysmensack eröffnet und die Kommunikation zur Aorta und Pulmonalis ohne Gefahr einer Ischämie für das Rückenmark verschlossen werden. Außerdem ist eine Dilatation des linken Ventrikels nicht zu befürchten.

Bisher wurden 29 postoperative Ductusaneurysmen operiert. 3 dieser Patienten befanden sich im Stadium der Rupturblutung und wurden einer Notoperation unterzogen. Bei der Erstoperation war in 26 Fällen eine Ligatur, in 3 Fällen eine Durchtrennung des Ductus arteriosus vorgenommen worden. Zeichen der postoperativen Infektion fanden sich bei 13 Kranken. Einige davon hatten bereits vor der Erstoperation eine Endocarditis lenta. Die Zeichen der Rekanalisation des Ductus Botalli ließen sich bei 22 Patienten nachweisen. Bei 7 hatte sich das Aneurysma im Bereiche des aortalen Ductusendes entwickelt (Tabelle 1).

Ein spontanes mykotisches Ductusaneurysma mit Rupturblutung konnte durch linksseitige Pneumonektomie und ein Aortenimplantat mit Hilfe eines Links-Bypass erfolgreich operiert werden (SHUMACKER u. KING). Der Patient verstarb 10 Monate später an einer rezidivierenden Infektion [371]. TUTTASAURA u. Mitarb. konnten mit Hilfe der HLM ein 4 × 4 cm messendes spontanes Ductusaneurysma resezieren. Die aortale Kommunikation wurde mit einem Dacron-Flicken versorgt [407].

VIII. Komplexe kardiovaskuläre Mißbildungen und Persistenz des Ductus arteriosus

Eine Persistenz des Ductus arteriosus findet sich fakultativ in Kombination mit fast allen Angiokardiopathien, wobei sich jedoch außerordentlich verschiedene Inzidenzen herausstellen. Eine obligate Ductuspersistenz findet sich nur bei der Aortenatresie. Extrem selten kommt die Ductuspersistenz in Kombination mit einem Truncus arteriosus communis persistens, einer schweren Pulmonalstenose ohne Ventrikelseptumdefekt oder einem Vorhofseptumdefekt vor. Häufig wird ein offener Ductus arteriosus in Verbindung mit einer Aortenisthmusstenose, einem Ventrikelseptumdefekt oder einer subvalvulären Aortenstenose beobachtet.

Wie aus Tabelle 2 ersichtlich, beträgt der Anteil von kardiovaskulären Begleitmißbildungen bei der Ductuspersistenz etwa 18 %. Als häufigste zusätzliche Kardiopathie findet sich der Ventrikelseptumdefekt mit 27,8 %. Es folgt die Isthmusstenose mit 13,8 %. Eine zusätzliche Beteiligung des Klappenapparates der Aorta oder der Valvula mitralis sind in jeweils 8,8 % zu erwarten. Falls die hämodynamische Situation es zuläßt, kann die Korrekturoperation in 2 Operationsakte aufgeteilt werden. Dabei ist beim alleinigen Ductusverschluß mit einer Mortalität von 6 %, bei der Totalkorrektur insgesamt mit einer Mortalität von 33 % zu rechnen. Genauere Hinweise finden sich bei den einschlägigen Kapiteln.

IX. Pulmonale Hypertension

Die Häufigkeit der pulmonalen Hypertension bei persistierendem Ductus arteriosus wird in Operationsserien mit 10–18 % angegeben [38, 124, 229, 243, 258, 311, 338, 408]. Höhere Prozentsätze fanden sich mit 35 % [18], 25 % [191]. In Serien

Tabelle 1. Postoperative Ductusaneurysmen

Autor	Zahl	Technik bei der Erstop.		Infekt.	Rekanalisation	Partielle Persistenz	Operationstechnische Besonderheit	Protektive Maßnahmen	Letalität	
		Lig.[a]/	Durchtr.[b]						früh	/spät
CRAFOORD (1947)	1		+	+	+				1	
HOLMAN u. Mitarb. (1953)	1	+		+	+					
LINDSKOG u. LIEBOW (1953)	1	+		−	+					
MILSTEIN u. BROCK (1954)	1	+		?	+				1	
DAS u. CHESTERMAN (1956)	2	+		1+	+		Pneumonekt.			
ROSS u. Mitarb. (1961)	5	+		3+	+				2	
SERVELLE u. Mitarb. (1954)	1	+		−	+		Endaneurysmorrhaphie			
PUNSAR u. Mitarb. (1962)	1	+		+		+		Hypothermie	1	
SCHIEPATTI u. Mitarb. (1964)	1	+		+	+					
KAISER u. Mitarb. (1964)	1	+		+	+			li. Bypass		
HALLMAN u. COOLEY (1964)	1		+			+	Patch	Hypothermie		
HOFFMANN u. IRMER (1964)	1	+		−	+		Prothese	Hypothermie		
ACTIS-DATO u. Mitarb. (1965)	2	+		−	+				1	
JONES (1965	1		+	+		+	Prothese	li. Bypass		
VOSSSCHULTE u. Mitarb. (1966)	1	+		−		+		Hypothermie	1	
ROSENKRANTZ u. Mitarb. (1967)	1	+		+	+			HLM		
CHALANT u. Mitarb. (1967)	2	+		−	+	+	1× Patch	li. Bypass		
FAIDUTTI u. HAHN (1969)	1	+		−	+		Endaort. Ductusverschluß	Patch, femor.-fem. Bypass		
TUTASSAURA u. Mitarb. (1969)	1	+		+		+		HLM		
SELDON u. WINDSOR (1969)	2	+		−		+		li. Bypass		
GROTHAUS (1970)	1	+		−	+			li. Bypass	1	
	29	26	3	13	22	7			8	

[a] Ligatur, [b] Durchtrennung

von Säuglingen findet sich eine Inzidenz von bis 62% [146] und 68% [225]. Die Mortalität chirurgisch behandelter Patienten steigt mit der Höhe der pulmonalen Hypertension stark an und kann 50% erreichen [124, 311, 258]. Bei allen bestehenden Unklarheiten scheint es, daß die abnorme Zirkulationsstörung im Bereiche der Lunge sehr früh im Leben in Erscheinung tritt.

Tabelle 2. Ductuspersistenz und Begleitfehler

Autor	Ductus-persistenz	Begleit-fehler	VSD	ASD	VSD+ASD	Isthmus-stenose	Pulmonal-stenose	Aortenklappenerkrankung	Mitralklappenerkrankung	Sonstige	Operationen*	
											Nur DAA	Totalkorrekturen
KROVETZ u. WARDEN (1962)	515	80	23	—	—	14	11	7	—	25	36 (4)	44 (20)
KAISER (1964)	413	97	26	2	—	29	4	—	—	—	—	43 (26)
JONES (1965)	909	116	31	7	—	38	9	—	—	31		
Chir. Univers.-Klinik Düsseldorf (1965)	833	151	27	1	4	11	8	21	45	34	95 (4)	51 (17)
MATHEY (1966)	138	26	12	7	—	—	2	—	—	6	—	—
PANAGOPOULOS (1971)	731	197	65	9	14	—	10	31	13	55	—	197 (28)
	3539	667	184	26	18	92	44	59	58	186	131 (8)	335 (111)
		18%	27,8%	3,9%	2,6%	13,8%	6,6%	8,8%	8,8%	27,6%	6%	33%

* () = Letalität, DAA = Ductus arteriosus apertus

Dies kann bereits bei der Geburt oder in der frühen Kindheit sein [146]. Die Beobachtung frühkindlicher Ductusfälle zeigt, daß ein kontinuierliches Geräusch, das gewöhnlich mit 6 Monaten bis $1^1/_2$ Jahren auftritt, seltener zu finden ist [86, 173]. Dies würde heißen, daß in der postnatalen Lebensperiode keine entsprechende Druckreduktion bzw. Reduktion des pulmonalen Gefäßwiderstandes eintritt. Andererseits gibt es jedoch zweifellos Patienten, die ihre pulmonale Druckerhöhung erst später entwickelten und im Laufe des Lebens ein kontinuierliches Geräusch einbüßten [87, 159, 224, 275]. In der Übergangssituation besteht ein bidirektionaler Shunt mit vorwiegendem Links-Rechts-Shunt. Auf der Höhe der Systole übersteigt der Aortendruck eindeutig den Pulmonalarteriendruck. Jedoch kann gerade nach Schluß der Aortenklappe eine Verschiebung vom Blut von rechts nach links erfolgen. Diese Patienten unterscheiden sich klinisch vom unkomplizierten Ductus arteriosus. Das kontinuierliche Geräusch wird durch ein lautes, rauhes Systolikum und ein weiches, frühdiastolisches Geräusch ersetzt. Diese Geräuschphänomene können leicht als Fehlerkombination einer Aorteninsuffizienz und Aortenstenose mißdeutet [144, 161, 226, 275] oder als VSD interpretiert werden [84, 159, 173, 226, 354]. Auch andere Möglichkeiten der Fehldiagnose wurden in Kombination mit einer Pulmonalinsuffizienz besonders hervorgehoben [142, 226, 348, 381, 431].

1. Ductusgröße und pulmonale Hypertension

Bei sehr weitem Ductus arteriosus kann eine Druckdifferenz zwischen Aorta und Pulmonalarterie nicht aufgebaut werden. Es fragt sich nun, wie groß der Ductus Botalli sein muß, um einen Druckangleich herbeizuführen. WOOD schätzt, daß ein Durchmesser von 0,7 cm die kleinste Ductusgröße in Verbindung mit einem Eisenmenger-Syndrom darstellt [434]. SMITH fand einen Druckangleich bei einem Durchmesser des Ductus von 0,75 cm [374].

Aus den experimentellen Untersuchungen von RUDOLPH u. Mitarb. am Hund läßt sich ersehen, daß Druckdifferenzen noch bei einer Ductusweite von 0,8 cm bestehen können [353]. Auch SHAPIRO u. Mitarb. haben am Menschen noch Druckdifferenzen bei Ductusweiten von 1 cm beobachtet [369].

Bei einer Ductusweite von 1,4 cm beobachteten TIKOFF u. Mitarb. eine Druckgleichheit in beiden Systemen [395]. Der Systemdruck war jedoch in der Systole 25—50 mm größer als der der Pulmonalarterie. Weitere Fälle eines diastolen Druckangleiches haben MYERS u. Mitarb. [300] und HULTGREN u. Mitarb. [212] beschrieben. Ein diastolischer Druckangleich ist bei geringerem Ductusdurchmesser möglich, da in der Diastole eine längere Zeitperiode für den

Druckangleich zur Verfügung steht. In solchen Fällen findet sich ein systolisches Geräusch, das sich durch den zweiten Ton erstreckt.

Nach dem Vorhergesagten können Durchmesser von 0,7 – 1,5 cm zu einem Druckangleich führen. Ein Ductus, der diese kritische Größe übersteigt, kann demnach als „groß" bezeichnet werden. Diese große Differenz läßt sich dadurch erklären, daß letztlich nicht die äußere Weite des Ductus, sondern die Lumengröße selbst entscheidend ist. Die letztere wird jedoch durch pathologische Wandveränderungen im Einzelfalle variiert [395].

Wood hat eine Klassifikation der pulmonalen Hypertension auf ätiologischer Basis vorgenommen und unterscheidet passive, hyperkinetische, obstruktive, obliterative und vasokonstriktorische Faktoren [435]. Die Einordnung von Patienten in dieses Schema gelingt nur bei Erhebung sämtlicher hämodynamischer Daten.

2. *Die passive pulmonale Hypertension*

läßt sich auf Bedingungen zurückführen, die geeignet sind, den venösen Pulmonaldruck zu erhöhen. Bei einer durchschnittlichen Erhöhung des Pulmonalarteriendruckes auf 57/36 mm fanden sich bei der PCV-Messung keine erhöhten Werte [385]. Auch in Einzelfällen von Ductuspersistenz mit schwerer pulmonaler Hypertension sind normale PCV-Werte gemessen worden [101, 184, 281, 370, 439]. Andererseits fanden sich in anderen Kollektiven Druckerhöhungen im pulmonalen Kapillarbett [123, 140, 243, 413], die nach Ductusverschluß absanken. Bei einem großen Links-Rechts-Shunt kann sich eine funktionelle Mitralstenose ausbilden. Diese Fälle sind durch eine Druckerhöhung ausgezeichnet, die das pulmonale Gefäßbett und das linke Atrium beteiligt. Die Druckwerte normalisieren sich nach Beseitigung des Shunts [413]. Auch mechanische Rückflußbehinderungen sind als Ursache venöser Druckerhöhungen gefunden worden [126]. Bei auftretender Herzinsuffizienz, die besonders im Säuglingsalter keine Seltenheit darstellt, kann die Linksinsuffizienz über eine Druckerhöhung im venösen Strombett der Lunge auch zur Druckerhöhung im arteriellen Schenkel führen. Dabei verschwindet mit dem Einsetzen der Herzinsuffizienz das kontinuierliche Geräusch [84].

3. *Die hyperkinetische pulmonale Hypertension*

Sie tritt bei der Volumenbelastung des pulmonalen Strombettes ein, wenn die Kompensationsmöglichkeiten, die wohl im wesentlichen auf eine Dilatation des Gefäßsystems zurückzuführen sind, überschritten werden [164]. Dexter fand bei seinen Patienten, daß erst eine Erhöhung des pulmonalen Blutflusses über 10 l/min/m² Körperoberfläche zur Druckerhöhung in der Pulmonalarterie führt [101]. Der Druck im pulmonalen Kapillarsystem blieb auf normaler Höhe, der Druckgradient zwischen Pulmonalarteriendruck und PCV wurde größer. Beobachtungen eines unmittelbaren Druckabfalles in der Pulmonalarterie beim Ductusverschluß sind daher hauptsächlich auf die Änderungen der Flußgröße im pulmonalen Strombett zu beziehen und werden als hyperkinetische pulmonale Hypertension eingestuft. Der Begriff der hyperkinetischen pulmonalen Hypertension schließt einen pulmonalen Gefäßwiderstand ein, der bei gesteigertem Flow nicht abfällt [435].

4. *Vasookklusive pulmonale Hypertension*

Diese Form wird durch funktionelle, vasokonstriktive oder vasoobstruktive und obliterative Reduktion des pulmonalen Strombettes herbeigeführt. Wood fand bei milder pulmonaler Hypertension mit Pulmonalarteriendrucken zwischen 40 und 48 mm Hg keine wesentliche Erhöhung des pulmonalen Gefäßwiderstandes, bei Pulmonalarteriendrucken zwischen 52 und 82 mm Hg hingegen einen hohen Widerstand [432].

Swan konnte bei 24 Patienten Werte zwischen 78 und 2800 dyn/sec/cm^{-5} beobachten [385]. Durchschnittliche Pulmonalarteriendrucke über 50 mm Hg waren mit erhöhten Werten des pulmonalen Gefäßwiderstandes verbunden. Auch Rudolph fand bei 7 Patienten mit Pulmonalarteriendrucken über 50 mm Hg Widerstandswerte zwischen 320 und 1110 dyn/sec/cm^{-5} [352]. Bei Shuntumkehr sind die Werte des pulmonalen Gefäßwiderstandes extrem hoch und können 2000 dyn/sec/cm^{-5} übersteigen [79, 281]. Selbst

Werte über 4000 dyn/sec/cm^{-5} wurden beobachtet [359, 420].

Der Effekt des Ductusverschlusses auf den pulmonalen Gefäßwiderstand ist variabel. Der pulmonale Gefäßwiderstand kann persistieren oder nach einiger Zeit fallen. Dabei scheint eine Erniedrigung des pulmonalen Gefäßwiderstandes postoperativ bei extrakardialen Shunts eher einzutreten als bei intrakardialen Kurzschlußverbindungen [265].

5. *Gefäßveränderungen in der Lungenstrombahn*

Die Veränderungen der Lungengefäße in Verbindung mit einem persistierenden Ductus arteriosus wurden vielfach beschrieben. Atheromatöse Veränderungen sind beim Erwachsenen an großen und mittelkalibrigen Arterien zu finden [74, 100, 130, 218, 219, 237, 261, 409, 426]. Ähnliche Befunde wurden gelegentlich auch bei Kindern beobachtet. Doch können diese Gefäßveränderungen selbst bei schwerer pulmonaler Hypertension vollständig fehlen [91, 116, 426].

Eine Media-Hypertrophie und Intima-Verdickungen in kleinen Arterien und Arteriolen wurden häufig bei der pulmonalen Hypertension nachgewiesen [10, 19, 67, 79, 90, 109, 116, 183, 188, 219, 257, 335, 423, 426].

Der fetale Typ muskulärer Lungengefäße mit dicker Media geht vor dem 6.–8. Lebensmonat in den Erwachsenentyp über [197, 259]. EDWARDS unterscheidet 2 Typen von Gefäßveränderungen [119]. Den 1. Typ mit einem hohen Widerstand und einer hohen Kompensationsfähigkeit mit Media-Hypertrophie und engem Lumen in kleinen Arterien oder Arteriolen und einen 2. Typ mit hohem Widerstand und kleiner Reserve, wobei sich Intima-Proliferationen in kleinen Gefäßen verbunden mit einem weiten Lumen in kleinen Arterien und Arteriolen vorfinden. Beide Typen können kombiniert vorkommen. Der 1. Typ ist nach der Operation rückbildungsfähig, der 2. irreversibel.

Intimaveränderungen lassen sich gewöhnlich erst nach dem 2. Lebensjahr nachweisen [89, 119, 423]. Die Media-Hypertrophie ist hauptsächlich durch hohen intravasalen Druck bedingt, während die Intima-Proliferationen das Resultat eines gesteigerten Blutflusses darstellen [119].

Thrombosen in kleinen Ästen der Pulmonalarterie wurden vielfach beobachtet [130, 218, 426], ebenso ältere Thromben mit Rekanalisationsvorgängen [90, 130, 426].

MEESSEN demonstrierte eine vermehrte Zahl von Anastomosen zwischen Pulmonal- und Bronchialarterien [282]. BREWER u. Mitarb. fanden dünnwandige Gefäße, die von Arterien entsprangen und sich vor die Obstruktion lokalisierten [56]. HEATH und EDWARDS bezeichnen eine Venalisation der Arterien mit kavernösen und angiomartigen Bildungen als späte Komplikationen der pulmonalen Hypertension [188].

Veränderungen der Lungenkapillaren sind elektronenmikroskopisch bei persistierendem Ductus nachgewiesen worden [406]. Die Lungengefäßveränderungen korrespondieren nicht mit der Schwere der pulmonalen Hypertension [18, 408]. Dies führte zur Auffassung, daß eine individuelle Anpassungsfähigkeit des Lungenstrombettes auf einen gesteigerten Blutfluß besteht [130, 257, 420, 432].

6. *Vasokonstriktive Faktoren*

Bei aller Unsicherheit der Beurteilung stellt die Konstriktion der Arteriolen die wahrscheinlichste Ursache für die Widerstandserhöhung in der Lungenstrombahn dar [101]. Durch Einatmen verschieden hoher Sauerstoffkonzentrationen konnte die Höhe und gelegentlich die Richtung des Shunts variiert werden. Den Abfall des pulmonalen Gefäßwiderstandes nach 100%iger Sauerstoffatmung demonstrierten SHEPERD u. Mitarb. [370].

Verschiedene andere Substanzen sind ebenfalls geeignet, den pulmonalen Gefäßwiderstand bei pulmonaler Hypertension herabzusetzen. So fanden sich positive Effekte bei Tetraäthylammoniumchlorid, Priscol und Azetylcholin. HARRIS zeigte die Abhängigkeit der Azetylcholinwirkung bei 47 Patienten in Abhängigkeit zur Höhe des Pulmonalarteriendruckes [184]. Bei normalen und stark erhöhten Druckwerten trat ein Effekt im Gegensatz zu mittleren Druckerhöhungen zwischen 50 und 80 mm Hg nicht ein. HARRIS bezog diese Abhängigkeit auf den Zustand der Muskulatur der kleinen Lungengefäße. Dieselben sind bei normalen Pulmonalarteriendrucken muskelschwach und zeichnen sich durch einen niedrigen Tonus aus, bei erhöhtem Druck hypertrophiert die Muskulatur und auch der Tonus ist wahrscheinlich gesteigert.

Wood zeigte, daß Azetylcholin den pulmonalen Gefäßwiderstand bei der primären pulmonalen Hypertension senken kann [436], andererseits bei hohem Lungengefäßwiderstand bei bestehender aortikopulmonaler Kommunikation ein Effekt auf Azetylcholin bei Erwachsenen und Kindern über 5 Jahre ausbleiben kann [435].

Bei Patienten mit pulmonaler Hypertension und Shuntumkehr fand sich ein Abfall der Pulmonalarteriendrucke auf Azetylcholin nur in der Gruppe mit Hypertrophie der Media der kleinen Lungenarterien. Bei den Fällen ohne Reaktion auf Azetylcholin konnten schwere Intima-Veränderungen nachgewiesen werden. Diese letzteren Patienten waren alle über 4 Jahre alt [82].

Der Einfluß von Serpasil auf die pulmonale Hypertension wird durch eine Erniedrigung des Gefäßwiderstandes erklärt [179]. Die Latenzzeit von etwa 20 min nach Applikation des Medikamentes spricht eher für eine Wirkung über das Nervensystem als eine direkte Gefäßwirkung [178].

Ein großer Druckabfall und eine Abnahme des pulmonalen Gefäßwiderstandes findet sich im Schlaf. Marx u. Mitarb. bestätigten diese Beobachtungen bei der Mitralstenose mit Druckabfällen bis 50% der Ausgangswerte [277].

Da zwischen Widerstandserhöhung und Shuntvolumen keine direkte Beziehung besteht, läßt sich nach Beseitigung des Shunts wohl die Drucksenkung, nicht jedoch die Widerstandsabnahme erklären. Da die pulmonale Hypertension gewöhnlich mit kurzem und breitem Ductus einhergeht, wird als wichtiger Faktor der Wegfall der Druckwelle von der Aorta in das pulmonale Strombett angesehen [33, 183].

7. *Operationsindikation*

Vom therapeutischen Standpunkt ist von größter Wichtigkeit, operable Patienten zu selektieren, was besonders im Grenzbereich der hämodynamischen Wende sehr problematisch werden kann. Postoperative Studien zeigen, daß bei Patienten mit Shuntumkehr eine Operation kontraindiziert ist [87, 111, 124, 311]. Es findet sich bisher kein gesicherter Fallbericht, der darauf hinweisen würde, daß sich ein Ductusverschluß bei dieser Patientengruppe objektivierbar günstig ausgewirkt hätte [87]. Der Ductusverschluß führt in diesen Fällen zur raschen Dilatation des rechten Ventrikels mit einem Abfall des Schlagvolumens und kardiogenem Schock, der für die meisten intra- und postoperativen Todesfälle verantwortlich ist. Die schweren Lungengefäßveränderungen sind größtenteils irreversibel. Maßnahmen zum schrittweisen Ductusverschluß in der Hoffnung, eine Reduktion der pulmonalen Gefäßveränderungen und damit einen Druckabfall zu erzielen, sind bisher nicht erfolgreich verlaufen. Es wird allgemein akzeptiert, daß alle Fälle operiert werden sollen, bei denen ein Links-Rechts-Shunt besteht und der Aortendruck nach probatorischer Abklemmung des Ductus ansteigt. Schwierigkeiten verursachen Fälle mit einem balancierten Shunt. Es fand sich, daß bei diesem Patiententyp die Sauerstoffatmung geeignet ist, eine Erhöhung des Links-Rechts-Shunts oder die Umkehr eines Rechts-Links-Shuntes zu erreichen. Die Patientengruppe mit positivem Effekt auf die Sauerstoffzufuhr ist für die Operation geeignet. Besondere kindliche Ductus fallen nicht selten in diese Gruppe.

Ein prognostischer Einblick in die eventuelle Reversibilität der pulmonalen Gefäßveränderungen scheint durch eine Lungenbiopsie kaum möglich, so daß Schnellschnittuntersuchungen in Zweifelsfällen eine Entscheidung nicht erleichtern [33].

Eine isolierte Rechts-Hypertrophie stellt auch in kindlichen Serien von Ductuspersistenz mit pulmonaler Hypertension einen seltenen Befund dar [33, 84, 86, 254, 364, 408]. Hingegen ist bei Patienten mit Shuntumkehr eine Rechtshypertrophie obligat [87]. Von der Höhenbevölkerung ist bekannt, daß auch gesunde Kinder, besonders unter 5 Jahren, eine Rechtshypertrophie mit erhöhtem Strömungswiderstand und milder pulmonaler Hypertension aufweisen.

Wesentlich scheint die Feststellung, daß die isolierte Rechtshypertrophie nicht als Zeichen der primären pulmonalen Hypertension anzusehen ist, die solche Patienten mit Ductuspersistenz von der Operation ausschließt. Auch hier sind die aufgezeigten Kriterien für die Operabilität eines Ductus mit pulmonaler Hypertension maßgebend, wie Operationsergebnisse zeigen [254, 393, 408]. In allen Zweifelsfällen scheint die probatorische Ductusabklemmung angebracht. Dieser probatorische Ductusverschluß kann nicht nur bei der Probethorakotomie, sondern

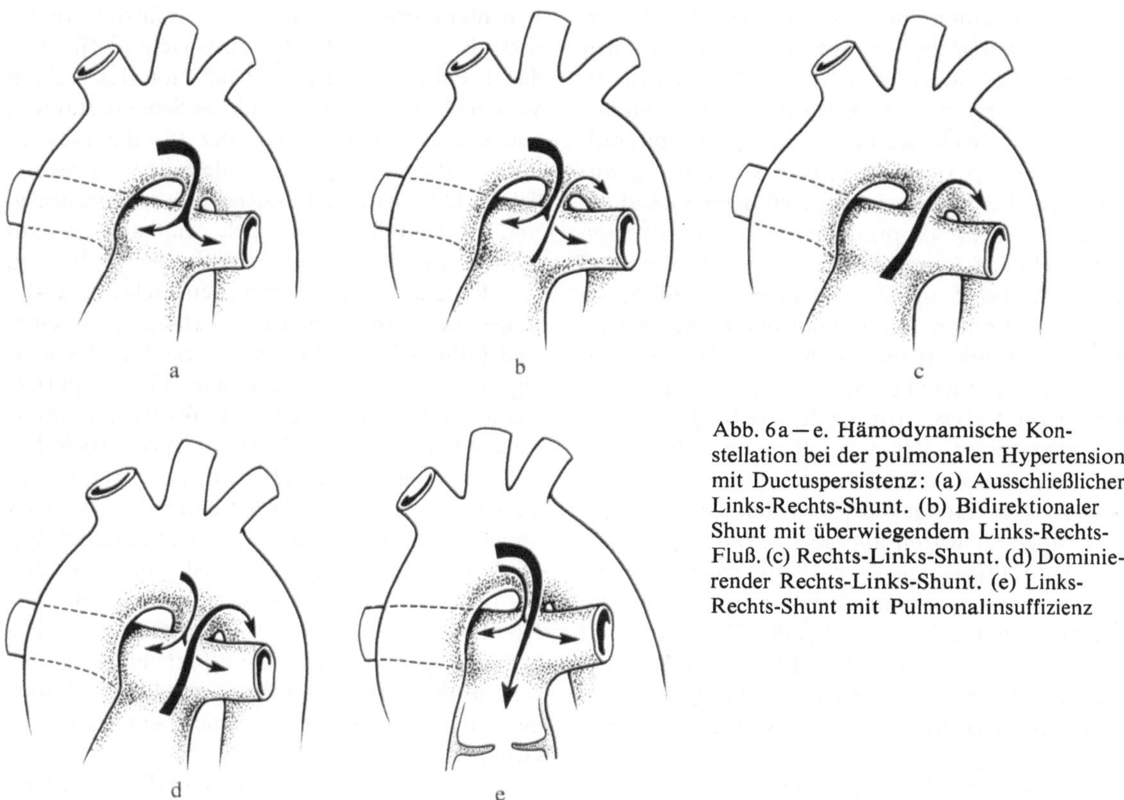

Abb. 6a—e. Hämodynamische Konstellation bei der pulmonalen Hypertension mit Ductuspersistenz: (a) Ausschließlicher Links-Rechts-Shunt. (b) Bidirektionaler Shunt mit überwiegendem Links-Rechts-Fluß. (c) Rechts-Links-Shunt. (d) Dominierender Rechts-Links-Shunt. (e) Links-Rechts-Shunt mit Pulmonalinsuffizienz

mittels eines Ballonkatheters ohne Thorakotomie durchgeführt werden [4, 341]. Steigt der Pulmonalarteriendruck an und fällt der Systemdruck ab oder tritt eine rechtsventrikuläre Dilatation ein, so sind dies Zeichen, daß der Ductus nicht verschlossen werden sollte. Die Meßergebnisse sind nur dann verwertbar, wenn eine Zirkulationsstörung der Lunge auf der Seite der Zugangsoperation durch Torsion oder Abknickung der Lungenwurzel oder durch Atelektasen vermieden wird [38].

Die Klassifikation der pulmonalen Hypertension mit Ductuspersistenz läßt sich hämodynamisch im Sinne der Abb. 6a–e durchführen. Alle Patienten der Gruppierung a und b sowie e sollten der Operation zugeführt werden, die Gruppe c und d ist als inoperabel anzusehen.

Es scheint in diesem Zusammenhang bemerkenswert, daß Patienten mit Shuntumkehr bei entsprechender medikamentöser Behandlung für etwa 15 Jahre noch am Leben erhalten werden können. Im Vergleich zur primären pulmonalen Hypertension ohne Ductuspersistenz scheinen solche mit Ductuspersistenz eine bessere Lebenserwartung zu haben [18, 33, 127].

8. Ductuspersistenz mit Shuntumkehr

Die Häufigkeit der Ductuspersistenz, kombiniert mit Shuntumkehr, beträgt im Rahmen kongenitaler Herzerkrankungen 2%. DAILEY konnte bis 1962 47 gut dokumentierte Fälle einer Analyse unterziehen. Frauen waren 2,5mal häufiger als Männer. Der jüngste Patient war 10 Jahre, der älteste 65 Jahre. Mit 33 Patienten fand sich eine Häufung zwischen 20. und 40. Lebensjahr [87].

Bei allen Patienten fand sich eine Dyspnoe, 25 der 47 Patienten gaben eine solche bereits vor dem 10. Lebensjahr an. Bei 5 Patienten bestand die Atemstörung seit der Geburt. Hämoptoen waren gewöhnlich mittelgradig bis schwer und verursachten 2 Todesfälle. Anginöse Beschwerden hatten $^1/_4$ der Kranken. Elektrokardiogramm und Autopsiebefunde ergaben keine signifikanten Veränderungen im Bereich des Koronargefäßsystems oder Myokards. Eine Lähmung des linken Stimmbandes fand sich bei 5 Patienten.

Das führende Symptom bei Patienten mit Ductuspersistenz, kombiniert mit Shuntumkehr, waren Zyanose und Trommelschlegelfinger oder beides. Da nicht-oxygeniertes Blut über die Aorta descendens abströmt, besteht eine Zyanose in den entsprechenden Körperregionen. Der Ursprung der linken Arteria subclavia kann nahe genug an der aortalen Ductusöffnung liegen, so daß auch im Bereich der linken oberen Extremität Zyanose und Trommelschlegelfinger auftreten können. Die rechte Hand erscheint normal, wenn nicht schwere pulmonale Veränderungen zu einer generalisierten Zyanose führen.

Auskultatorisch fand sich bei fast allen Fällen eine laute pulmonale Komponente des 2. Herztones. Der 2. Ton war gewöhnlich eng gespalten, die Spaltung relativ fixiert. Ein systolisches Auswurfgeräusch über der Pulmonalarterie war ebenso ein häufiger Befund. Das klassische Maschinengeräusch fand sich in keinem Fall. Bei 7 Patienten war ein Geräusch nicht festzustellen. Ein systolisches Geräusch, gewöhnlich mit Punctum maximum entlang der linken Sternumseite, wurde bei $^{2}/_{3}$ der Patienten registriert und auf den Blutfluß durch den Ductus durch eine dilatierte Pulmonalarterie oder auf eine Trikuspidalinsuffizienz bezogen. Bei der Hälfte der Patienten fand sich ein Graham-Stillsches Geräusch.

Röntgenologisch war eine prominierende Pulmonalarterie in allen Fällen festzustellen. Die Lungenfelder waren gewöhnlich abnorm klar und die Herzkonfiguration zeigte eine rechtsventrikuläre Vergrößerung. Von TIMPANELLI und STEINBERG wurde besonders auf Verkalkungen im Bereiche der Pulmonalarterien hingewiesen. Die Autoren sehen diese Veränderungen als pathognomonisch an. Weitere Verkalkungen finden sich in der Region des Ductus und an der Aortenwand, die der aortalen Ductusmündung gegenüberliegt.

Im EKG fanden sich die Zeichen einer rechtsventrikulären Hypertrophie und ein Rechtsschenkelblock. Nur 3 Patienten boten eine Hypertrophie beider Ventrikel.

Bei der Selektion der Patienten für eine eventuelle Operation scheint weniger die absolute Höhe des Pulmonalarteriendruckes von Wichtigkeit als das Verhältnis zwischen Pulmonal- und Systemdruck. Für die Kalkulation der Shuntvolumina ist die simultane Messung der Sauerstoffsättigung im Bereich einer Radial- und Femoralarterie zusätzlich zur Anfertigung von Farbstoffverdünnungskurven besonders wesentlich, da ja ein überwiegender Rechts-Links-Shunt die Operation verbietet.

Aus den Spätergebnissen von ELLIS u. Mitarb. ist zu ersehen, daß ein Rechts-Links-Shunt nicht notwendigerweise eine fixierte, pulmonale Hypertension anzeigt und daß der pulmonale Widerstand nach dem Verschluß einer aorticopulmonalen Kommunikation gesenkt werden kann. Allerdings erreichten diese Patienten keine normalen Pulmonalarterien-Druckwerte [124].

9. Operationsergebnisse einschließlich Spätergebnissen

Der Effekt der Operation auf die pulmonale Druckerhöhung ist zwar verschieden, doch findet sich in der Vielzahl der Fälle ein Absinken des Pulmonalarteriendruckes [8, 18, 38, 124, 146, 147, 191, 223, 225, 251, 311, 408]. Die Auswirkung der Operation auf den pulmonalen Gefäßwiderstand ist weniger klar, besonders in den Fällen, wo die Sauerstoffwerte in der Aorta und der Pulmonalarterie sich sehr nahe kommen, ist die Errechnung des präoperativen pulmonalen Gefäßwiderstandes durch Fehler belastet. Gewöhnlich wird der Abfall des Pulmonalarteriendruckes in Abhängigkeit zur Reduktion des pulmonalen Blutflusses gebracht, jedoch finden sich Fälle, in welchen erst später eine Abnahme des pulmonalen Gefäßwiderstandes nach Verschluß des Ductus arteriosus persistens eingetreten ist. Es scheint möglich, aus dem EKG den Effekt der Operation auf die pulmonale Hypertension abzuschätzen. In den Fällen mit auffälliger rechtsventrikulärer Hypertrophie präoperativ fand sich nur ein leichter bis mittlerer Abfall des Pulmonalarteriendruckes. Das Fortbestehen einer Rechtshypertrophie postoperativ war gelegentlich ein Zeichen einer weiter persistierenden pulmonalen Hypertension. Ein normales EKG schließt allerdings eine mittlere pulmonale Druckerhöhung nicht aus [408]. ANABTAWI u. Mitarb. klassifizierten aufgrund des postoperativen Verhaltens 13 von 35 Patienten mit pulmonaler Hypertension als hyperkinetisch bedingt. Bei 22 Patienten verblieb eine Druckerhöhung unmittelbar nach Ductusverschluß. Dabei war in 7 Fällen die pulmonale Hypertension mild, mittelgradig in 8 und schwer bei weiteren 7 Patienten. Nach 1–4 Jahren kam es bei der Gruppe mit milder Druckerhöhung zur Normalisierung des Druckes bis auf eine Ausnahme. In der Gruppe mit mittlerer

Druckerhöhung trat bei 6 von 8 Patienten die erwartete Drucksenkung nicht ein. Dieses Verhalten wurde auf vasookklusive Veränderungen im pulmonalen Strombett zurückgeführt. Der Pulmonalarteriendruck überschritt bei diesen Fällen 60 mm Hg systolisch. Von 7 Patienten mit schwerer pulmonaler Hypertension wurden 4 operiert, davon überlebten 2. Eine Verlaufsbeobachtung mit Herzkatheter zeigte eine Rückkehr zu normalen Druckwerten bei einem und eine persistierende Druckerhöhung beim anderen [18].

Druckwerte in der Pulmonalarterie über 60 mm Hg gehen beim größten Teil der Patienten mit pathologischen Lungengefäßveränderungen einher, eine völlige Normalisierung der Druckwerte läßt sich postoperativ nicht erwarten [18].

Von 13 nachuntersuchten Patienten von TSUJI u. Mitarb. mit schwerer pulmonaler Hypertension fand sich bei 12 eine Drucksenkung und bei einem ein Fortschreiten der pulmonalen Hypertension mit Tod nach $6^1/_2$ Jahren postoperativ [402]. TUUTERI u. Mitarb. haben 24 Patienten 6 Monate bis $4^1/_2$ Jahre nach der Operation exploriert. Es fand sich, daß bei Kindern unter 6 Jahren sich die Druckwerte in den meisten Fällen normalisiert oder fast normalisiert hatten. Bei 3 Kindern verblieb postoperativ eine leichte Rechtshypertrophie. Die Kinder hatten präoperativ Druckwerte in der Arteria pulmonalis zwischen 77 – 120 mm Hg und kleine Shuntvolumina.

Bei 2 Patienten mit isolierter Rechtshypertrophie und Druckangleich kam es nur zu geringen Drucksenkungen postoperativ. Der jüngere, 7jährige Patient hatte bei der Nachuntersuchung ein normales EKG, ein 13jähriger noch eine leichte Rechtshypertrophie [408].

BERLIND fand bei 9 seiner Patienten, davon 3 mit Druckangleich, ein Absinken der Pulmonalarteriendrucke und des Strömungswiderstandes [33].

GAMMELGAARD u. Mitarb. erfaßten 31 Kinder, die vor dem 2. Lebensjahr operiert worden waren. Alle 31 waren bei der Nachuntersuchung ohne kardiale Symptome. Bei 10 wurde ein Herzkatheterismus durchgeführt, dabei konnten Pulmonalarteriendrucke zwischen 30 und 40 mm Hg festgestellt werden. Bei älteren Kindern sind vergleichbare Ergebnisse nicht nachweisbar. GAMMELGAARD hebt den Wert der Frühoperation besonders hervor, da die Ausbildung irreversibler Gefäßveränderungen offenbar verhindert werden kann [146, 147]. Auch die Spätergebnisse von GYLLENSWÄRD und TRIPPESTAD unterstützen diese Auffassung [173, 399]. Eine Übersicht von Operationsergebnissen zeigt Tabelle 3.

X. Ductuspersistenz im Säuglingsalter

(Spezielle Gesichtspunkte bei klinisch schwerer Frühmanifestation)

Die Störungen, welche die Ductuspersistenz im Säuglingsalter symptomatisch bzw. maligne gestalten können, sind die Herzinsuffizienz, Belüftungsstörungen der Lunge und rezidivierende Infektionen im Bereich des Atmungstraktes. Ein weiterer wichtiger Gesichtspunkt ist das schlechte Gedeihen der Säuglinge. Die Häufigkeit dieser Komplikationen ist in einzelnen Serien zwar verschieden, doch dominiert die Herzinsuffizienz besonders bei Patienten innerhalb des ersten Lebensjahres [254, 315, 364, 393]. Die Herzinsuffizienz findet sich bei Säuglingen mit großem Links-Rechts-Shunt bereits im 1. – 2. Lebensmonat, bei Frühgeborenen kann ein Herzversagen noch früher eintreten [204]. Beide Ventrikel können isoliert oder gemeinsam insuffizient werden. Beim kleineren Ductus kann die Volumenarbeit des linken Ventrikels, unterstützt durch eine pulmonale Infektion, in eine Herzinsuffizienz ausmünden [329]. Beim Erwachsenen ist dies eine ungewöhnliche Grundlage für ein Herzversagen [208].

Bei der pulmonalen Hypertension kommt zur Volumenbelastung des linken Ventrikels eine Druckbelastung des rechten Ventrikels hinzu. Große Ductus mit relativ geringem Pulmonalgefäßwiderstand repräsentieren diesen Typ. In größeren Operationsserien von Säuglingen wird die Herzinsuffizienz mit einer Häufigkeit von 36 – 38% [254, 401], bis 56% [315] innerhalb des 1. Lebensjahres angegeben. Zwischen dem 1. und 2. Lebensjahr beträgt dieselbe 3% [254] bis 13% [401].

1. Auskultatorische Befunde

Abhängig von der hämodynamischen Situation und dem Verhalten des Lungengefäßwiderstan-

Tabelle 3. Ductusoperationen bei pulmonaler Hypertension

Autor	Zahl der Patienten	PA-Druckerh. leicht—mittel	Mortal. Zahl/%	PA-Druck-erh. schwer	Mortal. Zahl/%	Bemerkungen
* GYLLENSWÄRD (1959)	11	11	1/ 9,09	—	—	
ENGLE u. HOLSWADE (1961)	24	—	—	24	8/33,3	11 Säuglinge, 11 Begleitfehler, 2 bidirektionale Shunts
TSUJI u. Mitarb. (1963)	13	—	—	13	1/ 7,7	
KAISER (1964)	110	71	1/ 1,41	39	3/33,3	3 Shuntumkehr, 4 bidirektionale Shunts
JONES (1965)	25	—	—	25	9/36,0	mit Re-Li-Shunts
ANABTAWI u. Mitarb. (1965)	32	28	—	4	2/50,0	27 Kinder
* GAMMELGAARD u. Mitarb. (1965)	29	18	—	11	1/ 9,1	Bei 8 Patienten keine Druckmessung
* NOUAILLE u. Mitarb. (1966)	37	37	6/16,21	—	—	
* MATHEY u. Mitarb. (1966)	67	47	3	20	15/65,0	
BIRCKS (1966)	116	101	3/ 2,97	15	2/13,3	
OVERBECK (1966)	21	—	—	21	5/23,8	4 Re-Li-Shunts, 3 Rekanalisationen
TUUTERI u. BORKOWSKA (1966)	45	21	—	24	3/12,5	1 Rekanalisation
BERLIND u. Mitarb. (1967)	9	3	—	6	—	4 bidirektionale Shunts
ACTIS-DATO u. Mitarb. (1967)	21	3	—	18	2/11,1	
HEGEMANN u. Mitarb. (1968)	24	13	—	11	1/ 9,1	
LAUSTELLA u. Mitarb. (1968)	25	11	—	14	3/21,4	4 Rekanalisationen
	609	364	14	245	53	

* = Säuglinge und Kleinkinder unter 2 Jahren.

des läßt sich das typische Ductusgeräusch nur in 25–40% der Fälle nachweisen. In anderen Fällen bestehen ein lautes Systolikum mit kurzem frühdiastolischen Geräusch oder ausschließlich systolische Geräuschphänomene [254, 393].

Das kontinuierliche Geräusch läßt sich nur dann beobachten, wenn der Lungengefäßwiderstand niedrig genug ist, um den Shunt während der gesamten Herzaktion aufrechtzuerhalten. Bei den meisten Kindern finden sich diese Voraussetzungen zwischen dem 6. und 12 Monat [393]. Ausnahmen finden sich jedoch bereits bei Neugeborenen [326].

Bei relativ hohem Lungengefäßwiderstand besteht ein Druckgradient nur während der Systole und läßt daher nur ein systolisches Geräusch entstehen. Das Geräusch hat gewöhnlich eine Crescendokonfiguration mit einem späten systolischen Gipfel. Beim Phonokardiogramm kommt häufig eine diastolische Komponente dazu. Es besteht somit ein kontinuierliches Geräusch, das sich jedoch auskultatorisch nicht nachweisen läßt. Bei großem Ductus erfolgt der Druckangleich in beiden Gefäßsystemen so rasch, daß der diastolische Anteil des Geräusches sehr kurz sein kann oder völlig verschwindet.

Unmittelbar nach der Geburt bestehen fast gleichartige Druckverhältnisse in beiden Systemen und auch die peripheren Gefäßwiderstände sind so wenig unterschiedlich, daß keine wesentlichen Blutmengen über den Ductus verschoben werden und damit auch keine Geräuschphänomene zu beobachten sind. Die Geräusche können bei verschiedenen Untersuchungsterminen variieren. Das Geräusch kann auffällig verschwinden. Die möglichen Schlußfolgerungen beziehen sich nicht nur auf einen möglichen Spontanverschluß, sondern auf Veränderungen des Lungengefäßwiderstandes.

Bei sehr großem Links-Rechts-Shunt kann durch eine relative Mitralstenose ein diastolisches Geräusch mit Punctum maximum an der Herzspitze in Erscheinung treten. Ein Fehlen dieses Geräusches schließt allerdings einen hohen Links-Rechts-Shunt nicht aus. Manchmal ist dieses Geräusch sehr laut und kann bei großem Ductus mit pulmonaler Hypertension mit großem Links-Rechts-Shunt das einzige Geräusch darstellen.

Bei hoher pulmonaler Hypertension und geringem Shunt-Volumen, gleichgültig in welcher Richtung, läßt sich ein Geräusch nicht nachweisen. Bei diesen Patienten findet sich nur ein nicht-spezifisches Auswurfgeräusch, das in der erweiterten Pulmonalarterie entsteht. Ein frühdiastolisches Decrescendogeräusch ist häufig auf eine zusätzliche Pulmonalinsuffizienz zu beziehen.

Interessant ist das Verhalten der Herzgeräusche bei eintretender Herzinsuffizienz. Besteht nur ein Systolikum aus den oben erwähnten Gründen, so wird bei Eintreten eines Lungenödems eine diastolische Drucksenkung in der Pulmonalarterie eine zusätzliche diastolische Geräuschkomponente erlauben. Es kommt mit der Entwicklung der Herzinsuffizienz zum Auftreten des typischen Ductusgeräusches [84]. Andererseits verschwindet das klassische Geräusch bei eintretender Herzinsuffizienz oder pulmonaler Hypertension.

2. *Belüftungsstörungen der Lunge*

Die Inzidenz der Ductuspersistenz scheint bei unreifen Kindern mit Belüftungsstörungen der Lunge (respiratory distress syndrome) häufiger zu sein. Längere Episoden einer Hypoxie sind für die Ductuspersistenz kausal gewertet worden. Im Gegensatz zu reifen Kindern erfolgt offenbar bei Frühgeborenen häufiger ein verspäteter Ductusverschluß [326].

Die Einführung der assistierten Beatmung mit hohen Sauerstoffkonzentrationen bei der Behandlung von Belüftungsstörungen der Lunge hat den natürlichen Verlauf der Erkrankung verändert. Bei diesen Kindern finden sich pathologisch-anatomisch und röntgenologisch Veränderungen, die von NOTHWAY u. Mitarb. als bronchopulmonale Dysplasie bezeichnet wurden [303]. Auch KROVETZ und ROVE meinen, daß eine iatrogene Komponente für die Entwicklung der bronchopulmonalen Dysplasie verantwortlich ist [254]. Besteht zusätzlich zu diesen Atemstörungen eine Ductuspersistenz mit Links-Rechts-Shunt, so kann durch die operative Verschließung desselben eine dramatische Besserung des Krankheitsbildes erreicht werden. Die frühe Diagnose eines offenen Ductus arteriosus ist bei diesen Fällen besonders wichtig.

Bei Anwesenheit eines Links-Rechts-Shuntes auf Ductusebene läßt sich die beobachtete arterielle Sauerstoffuntersättigung nur durch einen großen intrapulmonalen Rechts-Links-Shunt erklären. Herzkatheter-Untersuchungen bestätigen diese Vorstellung. Grundsätzlich bestehen 3 Möglichkeiten für die Ausbildung eines Shunts, nämlich das Foramen ovale, der Ductus arteriosus und die Lungen. Neben der Ausbildung eines intrapulmonalen Shunts über das Bronchialgefäßsystem kann das Pulmonalarterienblut mit nicht entfalteten Alveolen in Kontakt treten. Bidirektionale Shuntrichtungen können bei allen Shuntlokalisationen auftreten. Dabei ist der Rechts-Links-Shunt eine Hauptursache für die Hypoxämie dieser Neugeborenen. Bei hypoxämischen Neugeborenen mit Belüftungsstörungen der Lunge steigt der Pulmonalarteriendruck an und der Ductusverschluß wird verzögert. Beide Faktoren erhöhen die Wahrscheinlichkeit eines Rechts-Links-Shunts auf Ductusebene. Bei schwerkranken Neugeborenen konnte jedoch meist nur ein kleiner Rechts-Links-Shunt auf Ductusebene nachgewiesen werden, so daß wahrscheinlich am Foramen ovale und in der Lunge die Blutverschiebung erfolgt [297, 342, 372]. Hingegen kamen GERSONY u. Mitarb. durch Ableitung einer neuen Gleichung zu einer wesentlich höheren Kalkulation von Rechts-Links-Shuntvolumina auf Ductusebene bei Belüftungsstörungen der Lunge [153]. Daneben bestehen mechanische Möglichkeiten von Belüftungsstörungen der Lunge im Zusammenhang mit einem Ductus arteriosus. Neben der Kompression der Trachea durch Ringbildungen, durch rechts-deszendierende Aorta und linksseitigen Ductus oder sein Rudiment, kann eine Stenosierung des linken Haupt- und Oberlappenbronchus zwischen dem weiten Ductus, dem Truncus pulmonalis, dem erweiterten linken Vorhof und der Aorta descendens erfolgen [333]. Auch eine ektatische bzw. aneurysmatisch veränderte Pulmonalarterie kann eine Kompression bedingen.

3. *Wachstumsstörungen*

Bei der Beurteilung von Wachstumsstörungen in der Adoleszenz finden sich unterschiedliche Angaben [120], doch wird dem frühen Verschluß überwiegend ein positiver Effekt auf die weitere körperliche Entwicklung zugeschrieben [255, 410]. KILMAN u. Mitarb. fanden in einer großen Serie bei 92% der Patienten mit Ductuspersistenz unter 2 Jahren Wachstumsstörungen, bei Kindern zwischen 2 und 5 Jahren konnten solche noch in 58%, ab dem 6. Lebensjahr in 38% festgestellt werden. Die körperliche Entwicklung der Kinder verlief günstiger, wenn sie vor dem 2. Lebensjahr operiert wurden [238]. Besonders hervorzuheben ist, daß Kleinkinder einen Ductusverschluß bei pulmonaler Hypertension besser tolerieren als ältere Kinder. In der Mehrzahl der Fälle findet sich bei Operationen unter dem 2. Lebensjahr eine Rückbildung der pulmonalen Hypertension. Auch die Häufigkeit der pulmonalen Hypertension scheint bei Kleinkindern geringer zu sein als später [146, 147].

4. *Operationsindikation*

Die Operationsindikation sollte beim symptomatischen Ductus arteriosus großzügig gestellt werden [76, 84, 86, 97, 146, 172, 173, 221, 225, 255, 312, 315, 326, 329, 364, 393, 401]. Das Risiko des operativen Ductusverschlusses ist vielfach geringer als bei konservativer Therapie [315]. Trotz massiver Digitalisierung sind Todesfälle durch Herzinsuffizienz nicht selten [221, 315]. ZIEGLER schrieb bereits 1952: "Early operation is the life saving procedure not of choice but of necessity."

Die Statistiken des natürlichen Verlaufes der isolierten Ductuspersistenz im Säuglingsalter mit der hohen Absterberate in den beiden ersten Lebensjahren unterstreichen die Notwendigkeit der Frühoperation beim symptomatischen Ductus.

Bei Belüftungsstörungen der Lunge in der postnatalen Lebensperiode sollte immer nach einem offenen Ductus arteriosus gefahndet werden. Ein solcher ist etwa in 15% der Fälle zu erwarten. Die Operationsindikation ergibt sich auch hier aus dem klinischen Verlauf. Vorliegende Erfahrungen bei Frühgeborenen mit Belüftungsstörungen der Lunge zeigen, daß ein frühzeitiger operativer Ductusverschluß nicht nur die Beatmungsprobleme rasch beseitigt, sondern der konservativen Therapie offensichtlich überlegen ist [76, 172].

Beim asymptomatischen Ductus arteriosus gilt es, den Aspekt der pulmonalen Hypertension und eventuell Wachstumsstörungen zu beachten. Während für das Gedeihen der Säuglinge die mütterliche Beobachtung in der Regel einen Beitrag leisten kann, läßt sich die Entwicklung eventueller pulmonaler Druckerhöhungen nur durch Kontrolluntersuchungen abschätzen. Die günstigen Operationsergebnisse bei pulmonaler Hypertension im Säuglingsalter sprechen eindeutig für die Frühoperation bis zum 2. Lebensjahr [146].

Nach dem 6. Lebensmonat ist die Mortalität des operativen Ductusverschlusses so gering, daß auch bei asymptomatischen Säuglingen die Operationsindikation gestellt werden kann [401].

Hingegen ist bei Frühgeborenen der Spontanverschluß des Ductus so häufig, daß nur bei vorliegenden Symptomen vor dem 1. Lebensjahr operiert werden sollte.

Auch psychologische Probleme bei Operationen im Kindesalter sprechen dafür, daß die Ductuspersistenz vor dem 2. oder nach dem 4. Lebensjahr behandelt werden sollte.

Wird die Diagnose erst in der späteren Kindheit gestellt, so entscheidet das Untersuchungsergebnis über die Dringlichkeit der Operation. Bei typischen Befunden läßt sich ein Operationstermin großzügig planen, da nach dem 2. Lebensjahr die Gefahr der Herzinsuffizienz oder einer Endokarditis sehr gering einzuschätzen ist und somit nur eventuelle Wachstumsstörungen zu beachten sind [97].

5. *Operationstechnik*

Als Operationstechnik wurde auch im Säuglingsalter sowohl die Ligiertechnik [2, 181, 312, 399, 438] als auch die Durchtrennung des Ductus an-

Tabelle 4. Ductusoperationen im 1. Lebensjahr

Autor	Zahl der Patienten	Alter	OP-Technik	Letalität		Bemerkungen
				früh	spät	
SCOTT u. GEARY (1960)	24	< 1 J	Durchtr.[a] oder Lig.[b]	—	—	Durchtr. über 10 mm Durchmesser
HARA u. Mitarb. (1962)	9	< 3 Mo	Lig.	2		Pulmon. Hypertension, Frühgeburt
PATE u. AINGER (1963)	31	< 1 J	Durchtr.	2		alle Herzinsuffizienz
COOLEY u. HALLMAN (1964)	97	< 1 J		8		assoziierte Begleitfehler
KAISER (1964)	44	17 < 6 Mo 27 < 1 J		—	—	68% pulmon. Hypertension 34% Herzinsuffizienz
JONES (1965)	59	< 1 J		9		5 der Todesfälle mit assoz. Fehlern
RODEWALD u. KECK (1968)	53	< 1 J	Lig. oder Durchtr.	2	—	
TRUSLER u. Mitarb. (1968)	208	126 < 1 J 82 < 2 J	Lig.	5 < 6 Mo		2 Rekanalisationen
ABERDEEN (1968)	179	< 1 J	Lig.	45	—	1 Rekanalisation, 41 Todesfälle mit Begleitfehlern
THERKELSEN (1968)	69	20 < 6 Mo 45 < 2 J		4		Pulmon. Hypertension
CLEVELAND u. Mitarb. (1969)	12	10 < 6 Mo	Durchtr.	—	—	6 Frühgeburten, Lig. nur Notfälle
THOMSON (1970)	105	75 < 1 J 30 < 2 J	Lig.	—	2	große Ductus durchtrennt
TRIPPESTAD u. EFSKIND (1971)	26	< 1 J	Lig.	1	1	2 Rekanalisationen

[a] Durchtrennung, [b] Ligatur

Tabelle 5. Ductusoperationen vor dem 2. Lebensjahr

Autor	Zahl der Patienten	OP-Technik	Letalität		Bemerkungen
			früh	spät	
ZERBINI u. Mitarb. (1964)	17	Durchtr. oder Ligatur	—	—	
GERBODE u. Mitarb. (1964)	39	—	2	—	
OCHSNER u. JORDAN (1966)	22	Ligatur oder Durchtr.	—	—	
NOUAILLE u. Mitarb. (1966)	118	Ligatur oder Durchtr.	9	3	43 Pat. pulmon. Hypertension
MATHEY u. Mitarb. (1966)	112	Durchtr. oder Ligatur	6	—	67 Pat. pulmon. Hypertension
GERARD u. Mitarb. (1967)	53	Ligatur	2	—	
HOFFMEISTER (1968)	34	—	1	—	
SEBENING (1968)	30	Durchtr.	1	—	
IWA u. Mitarb. (1969)	50	—	1	—	
KILMAN u. Mitarb. (1970)	115	Durchtr.	—	—	
	590		22	3	

gewendet [76, 238, 279, 315]. Neben der grundsätzlichen Bevorzugung einer Technik wird die Operationstechnik vom Lokalbefund, insbesondere der Ductusgröße, abhängig gemacht [364, 393]. Andere Autoren machen die Operationstechnik vom Allgemeinzustand abhängig unter der Vorstellung, daß bei schwerkranken Kindern eine möglichst kurze Operationszeit durch die Ligiertechnik erreicht werden kann [76, 306, 438].

Aus atemphysiologischen Überlegungen wurde auch der extrapleurale Zugang im Sinne von KING und MANDELBAUM empfohlen [225, 438]. Manche bevorzugen bei Säuglingen den vertikalen Zugang nach BROWNE [312]. Eine Übersicht von Operationsergebnissen im 1. und 2. Lebensjahr zeigen die Tabellen 4 und 5.

XI. Wandlungen und Entwicklungen in der Operationstechnik

1. Zugangswege für die Operation des Ductus arteriosus

Die anfangs wohl am meisten geübte Methode der Aufsuchung war die Darstellung des Ductus arteriosus zwischen Nervus phrenicus und Nervus vagus im Sinne von GROSS. TOUROF hat 1942 dieses Vorgehen insofern abgeändert, als die Inzision hinter dem Nervus vagus über der Aorta descendens erfolgt. Diese Art der Aufsuchung wird heute fast allgemein geübt.

Die gezielte Operation erfolgt von einer anterolateralen, lateralen oder posterolateralen Thorakotomie im 3. oder 4. Interkostalraum aus. Neben der transpleuralen hinteren Mediastinotomie hat sich bei der Operation von Säuglingen insbesondere mit pulmonalen Komplikationen auch der extrapleurale Zugang zum Ductus arteriosus bewährt.

a) Extrapleuraler Zugang

Nach KING und MANDELBAUM [240] wird nach Anlegen einer linksseitigen postero-lateralen Inzision die Durchtrennung der Muskelschichten wie gewohnt vorgenommen. Die Durchtrennung der äußeren und inneren Interkostalmuskulatur erfolgt nun mit größter Sorgfalt, um die Pleura parietalis nicht zu verletzen. Durch stumpfe Präparation gelingt es, die Pleura in der Schicht der Fascia endothoracica abzulösen. Am besten beginnt man mit der Ablösung des hinteren Anteiles der Pleura, da diese widerstandsfähiger ist als der vordere Abschnitt. Mit der fortschreitenden Ablösung des Pleurasackes kann die Inzision in zunehmendem Maße gespreizt werden. Nachdem die Aorta descendens erreicht ist, kann die Lunge samt dem abgelösten Pleurasack nach vorne verdrängt und die Operation wie üblich durchgeführt werden [416, 438].

b) Mediane Sternotomie

Die ursprüngliche Konzeption von MUNRO (1907), den Ductus arteriosus von einem vorderen Zugang her aufzusuchen, fand bei der isolierten Ductuspersistenz keine weitere Verbreitung [296]. Die Technik der intraperikardialen Versorgung spielt jedoch vor allem in der offenen Herzchirurgie eine wichtige Rolle, da ein persistierender Ductus arteriosus die häufigste Begleitmißbildung angeborener Herzfehler darstellt. Trotz sorgfältiger Diagnostik kann die zusätzliche Persistenz eines Ductus arteriosus übersehen werden, so daß nach Übergang in den totalen kardiopulmonalen Bypass Komplikationen entstehen, die sofortiges Handeln erfordern. Andererseits ist es möglich, die Präparation des Ductus arteriosus von vorne her vorzunehmen und die Unterbrechung desselben durchzuführen. Es bewährt sich, vor Einleitung der extrakorporalen Zirkulation sich von der Existenz eines offenen Ductus arteriosus zu überzeugen bzw. eine solche auszuschließen. Die Darstellung des Ductus arteriosus von vorne nach KIRKLIN und SILVER [241] erfolgt derart, daß nach Anlegen einer longitudinalen Perikardiotomie der Operateur mit seiner linken Hand, die entweder mit einem Zwirnhandschuh oder mit einem Gazeläppchen ausgerüstet ist, den Stamm der Arteria pulmonalis nach unten zieht. Die Perikardränder am oberen Ende der Inzision werden am besten angeklemmt und hochgezogen. Auf diese Weise wird der Recessus pulmonalis entfaltet und man kann nach Durchtrennung dieses zungenförmigen Perikardfortsatzes von innen her den Ductus arteriosus zur Ansicht bringen. Die Abb. 7a u. b zeigen dieses Vorgehen. Die Präparation des Ductus arteriosus muß scharf erfolgen. Dabei

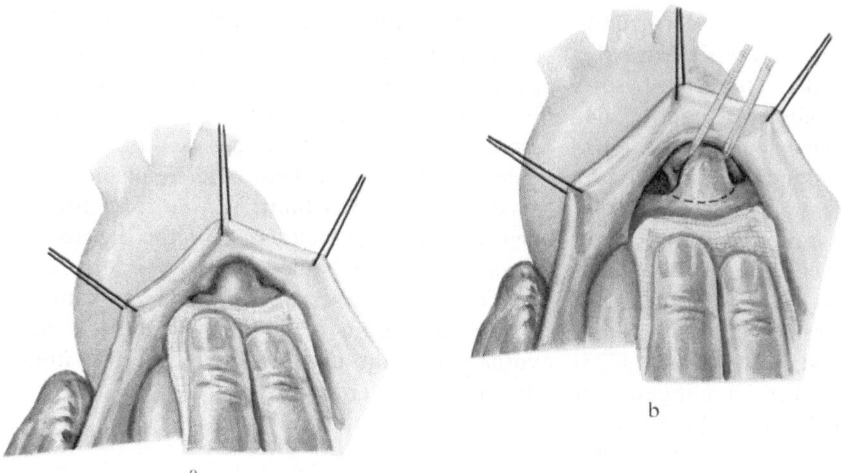

Abb. 7a u. b. Darstellung des Ductus arteriosus von vorne nach KIRKLIN und SILVER. (a) Der Herzbeutel ist eröffnet und im Bereiche des Recessus pulmonalis von innen her durchtrennt. (b) Der Stamm der Arteria pulmonalis wird nach unten gezogen

bewährt es sich, da die linke Hand des Operateurs durch die oben beschriebene Traktion der Arteria pulmonalis festgelegt ist, daß die erste Assistenz mit einer Pinzette das Bindegewebe anhebt, das durchtrennt werden soll. Nach allseitiger Mobilisierung des Ductus wird derselbe angeschlungen und nun versorgt. Dabei gelten für die Ligatur des Ductus arteriosus die gleichen Voraussetzungen, wie sie oben bereits angeführt worden sind. Ein langer und schmalkalibriger Ductus mit entsprechendem Elastizitätsgrad läßt sich in jedem Fall unterbinden. Insbesondere ist bei Neugeborenen die Notwendigkeit einer Durchtrennung als Ausnahmefall zu betrachten.

Falls die Situation eine Ligatur verbietet, wird die Durchtrennung des Ductus arteriosus von vorne im Sinne von MCGOON vorgenommen [160]. Vor Beginn der Perfusion wird der Ductus mit einer Gefäßklemme möglichst nahe seinem aortalen Ende verschlossen. Eine Linksventrikeldrainage wird sodann über die Herzspitze in den linken Ventrikel eingebracht. Falls die vorgesehene Operation eine rechtsseitige Ventrikulotomie erfordert, wird dieselbe nun angelegt und ein Koronarsauger in den Stamm der Arteria pulmonalis vorgeschoben. Ist eine Ventrikulotomie nicht vorgesehen, kann die Drainage über eine Stichinzision im rechten Ventrikel (Abb. 8) oder nach pulmonaliswärtiger Durchtrennung des Ductus direkt über diese Öffnung erfolgen. Danach erfolgt die Versorgung des Ductus. Die Methode scheint deswegen besonders sinnvoll, da es bei der Enge des Situs beim vorderen Zugang nur schwer möglich ist, den Ductus wie üblich zwischen zwei Klemmen zu durchtrennen. Wird der Ductus jedoch, wie oben erwähnt, einfach am pulmonalen Ende abgetrennt, so ergibt sich ein ausreichend langer, aortenwärts gelegener Stumpf, der gut versorgt werden kann. Bluten die Stichkanäle bei Abnahme der aortenwärts gelegenen Klemme, so empfiehlt MCGOON eine zusätzliche Ligatur des Ductusstumpfes. Nach seiner Ansicht besteht kein Zweifel, daß bei dieser Exposition des Ductus und dem hier beschriebenen Vorgehen der aortale Ductusstumpf länger bleibt als bei typisch durchgeführter Operation. Theoretisch wäre es möglich, daß dieser Stumpf im Sinne der partiellen Persistenz zum Ausgangspunkt eines Ductusaneurysmas wird. Bisher ist eine derartige Komplikation jedoch nicht beobachtet worden. Besonders bei der Koexistenz eines Ductus arteriosus mit einem Ventrikelseptumdefekt ermöglicht das erwähnte Vorgehen die Beseitigung beider Herzfehler in einem Operationsakt.

In Notsituationen ist die Versorgung des Ductus arteriosus im Sinne von GLOTZER und BLOOMBERG durch transpulmonale Fingertamponade und Naht des Ostiums möglich [155]. D'ALLAINES u. Mitarb. haben für Notfälle die tiefe Hypothermie bis 21° und den Kreislaufstillstand empfohlen [13]. BHATI u. Mitarb. verwenden für den temporären Ductusverschluß statt des Fingers den Fogarty-Katheter [34]. Die Methoden sind genauer im Kapitel „Ventrikelseptumdefekt“ erwähnt.

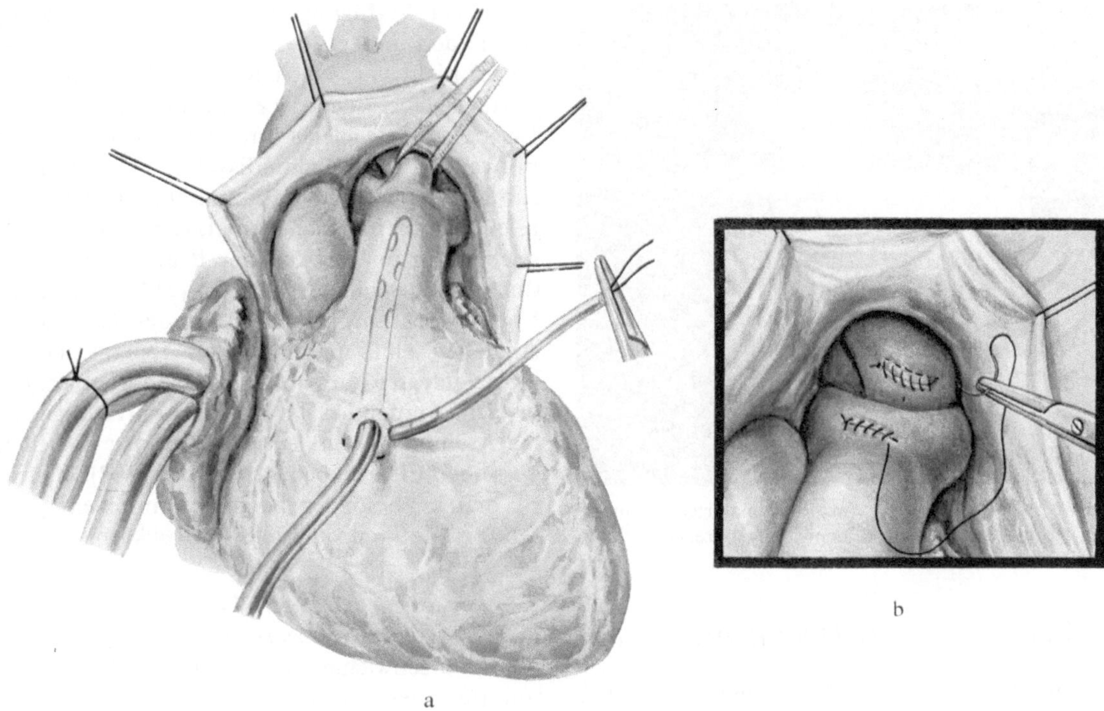

Abb. 8. Versorgung des Ductus arteriosus von vorne nach McGoon. Einzelheiten s. Text

c) Transpleural-transperikardialer Zugang nach Actis-Dato u. Mitarb.

In rechter Seitenlagerung wird eine linksseitige anterolaterale Thorakotomie im 3. Interkostalraum gelegt und der Herzbeutel vor dem Nervus phrenicus längs eröffnet. Zur besseren Übersichtigkeit kann ein zusätzlicher transversaler Schnitt angelegt werden, so daß eine T-förmige Eröffnung des Herzbeutels resultiert. Die Präparation erfolgt auf ähnliche Weise, wie bei Kirklin und Silver bereits beschrieben. Hervorzuheben ist, daß von diesem Zugang her insbesondere das aortale Ende des Ductus besser dargestellt werden kann. Die Methode eignet sich für Reoperationen am Ductus nach Rekanalisation [7, 382].

2. Darstellung des Ductus arteriosus

Der Nervus recurrens ist durch seine Beziehung zum Ductus arteriosus eine sichere Hilfe für die Identifizierung des Ganges. Aneurysmen des Ductus und der Arteria pulmonalis oder zusätzliche Stenosen im Isthmusbereich können diese Syntopie beeinträchtigen und intraoperative Irrtümer bedingen, die eventuell zur Durchtrennung der Pulmonalarterie oder der Aorta descendens führen. Besonders bei kindlichen Patienten kann die gewohnte Größenordnung der Strukturen durch große Gänge, eine ektatische Pulmonalarterie oder eine Hypoplasie des Aortenbogens gestört werden, so daß chirurgische Fehlleistungen möglich sind. Eine ausreichend präparatorische Darstellung der prä- und postduktalen Aortenabschnitte sowie die Darstellung der linken Pulmonalarterie bietet einen sicheren Schutz vor solchen Irrtümern [96] (Abb. 9). Die Präparation des Ductus arteriosus sollte scharf erfolgen. Es ist besonders darauf zu achten, daß der Recessus pulmonalis des Herzbeutels, der zungenförmig das pulmonale Ende des Ductus bedeckt, ausreichend weit abpräpariert wird, um die volle Länge des Ductus arteriosus darzustellen. Die zirkuläre Freilegung der Aorta wird nur dann notwendig, wenn eine Potts-Smithsche Klemme angelegt werden soll.

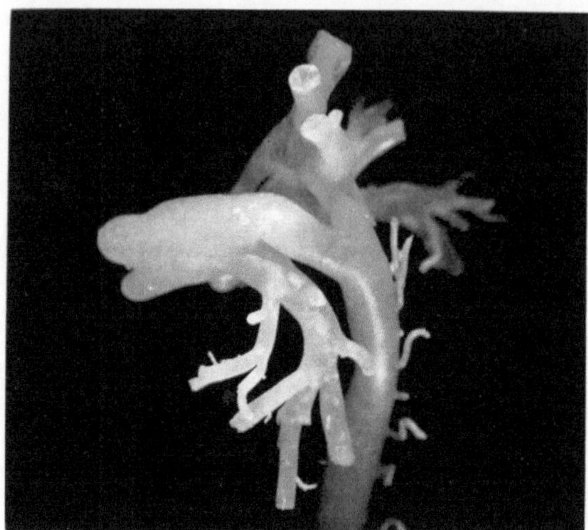

Abb. 9. Größenordnung von Pulmonalarterie, Ductus und Aorta descendens bei einem Neugeborenen

3. Versorgung des Ductus arteriosus

Bei der Abklemmung bzw. bei der Ligatur des Ductus arteriosus bewährt es sich, das aortale Ende zuerst zu verschließen, da sonst ein Blindsack resultiert, der bei den weiteren Verrichtungen einreißen kann.

Als Technik für die Durchtrennung hat sich die Pottsche Technik ausgezeichnet bewährt. Andere Autoren bevorzugen die Crafoordsche Technik (JONES) oder die nach KONKLIN (JOHNSTONE). JONES legt außerdem Wert auf eine quere Vernähung der Ductusöffnung in der Aorta. HUFNAGEL steppt nach der Durchtrennung und Vernähung der Ductusenden den Recessus pulmonalis des Herzbeutels auf das pulmonale Ductusende, um eine Rekanalisationsprophylaxe zu erzielen. Ist der Ductus kurz oder das Anlegen von Klemmen am aortalen Ductusende wegen Wandbrüchigkeit nicht sinnvoll, so kann durch Anwendung tangentialer Klemmen (POTTS-SMITH oder SATINSKI) an der Aorta oder durch die Verwendung der Crafoordschen Technik diese Schwierigkeit umgangen werden [403] (Abb. 10).

Wir bevorzugen bei der Ductusoperation die Ligiertechnik unter den oben angeführten Gesichtspunkten. Nach vollendeter Präparation wird ein Ductusfaden durchgeführt. In der Regel haben wir den Ligaturfaden als Schlinge durchgezogen, wobei die eine Hälfte blau eingefärbt war. Nach dem Durchziehen wird der Faden durchtrennt, so daß nunmehr 2 getrennte Ligaturen zur Verfügung stehen. Eine Verankerung der Fäden in der Adventitia nehmen wir in der Regel nicht vor. Nach Knoten des Fadens am aortalen Ductusende ist es nur bei relativ kurzem Ductus oder schlecht präparierter Hinterwand notwendig, die pulmonaliswärts gelegene Ligatur mit 2 Pinzetten festzuhalten, um eine ausreichende breite Brücke zu erzielen. Eine Durchstichligatur im Bereiche der Brücke vervollständigt den Verschluß des Ductus [214, 357]. Bei der Ligatur des aortalen Ductusendes kann durch Anziehen eines proximal des Ductus um die Aorta gelegten Gummizügels eine Drucksenkung erreicht werden [417]. Auch das kurzfristige Anlegen einer Aortenklemme kann zur Erzielung desselben Effektes benützt werden [182]. Manche bevorzugen besonders bei der pulmonalen Hypertension die kontrollierte Blutdrucksenkung [42, 159, 250].

Komplizierende Faktoren für die operative Versorgung des Ductus arteriosus sind

1. Verschwielung nach einfacher Rekanalisation (falsches Rezidiv),
2. Verkalkung des Ductus arteriosus,
3. Wandbrüchigkeit bei pulmonaler Hypertension und Endarteriitis,
4. Riesenductus,
5. Aneurysmen des Ductus arteriosus und
6. Ductuspersistenz im Rahmen anderer kardiovaskulärer Mißbildungen.

a) Rekanalisation des Ductus arteriosus

Die kontroverse Einstellung bei der Bewertung der beiden grundsätzlichen Operationsmethoden des Ductus arteriosus, nämlich Ligatur oder Durchtrennung, sind einem weitgehenden Konsensus gewichen. Der Prozentsatz von Rekanalisationen bei der einfachen Ligiertechnik betrug in der ersten Serie von GROSS 20%. Dieser Umstand hat zur völligen Abkehr eines Teiles der Chirurgen von der Ligiertechnik geführt. Auch innerhalb Deutschlands bestehen schulmäßig verschiedenartige Auffassungen. Die Einführung der doppelten Ligatur und Durchstichligatur durch BLALOCK (1946) hat einen deutlichen Wandel gebracht. Es scheint für das Ergebnis nicht von grundsätzlicher Bedeutung, ob die eben zitierte Technik der Ligatur oder die im angloamerikanischen Bereich weit verbreitete Suture-Ligature verwendet wird. Zweifellos bestehen eindeutige Einschränkungen für die Verwendung der Ligiertechnik. Es wird praktisch allgemein akzeptiert, daß nur schmale und lange Gänge ligiert werden sollen, während kurze und weitlumige Ductus eine Indikation zur Durchtrennung darstellen.

Wesentliche Voraussetzung für die exakte Verschließung des Ductus arteriosus bleibt in jedem Falle die exakte Präparation desselben. Betrachtet man die Faktoren, die zur Rekanalisation Anlaß geben können, so ist dem Verbleiben von Bindegewebe auf der Ductuswand besondere Bedeutung zuzumessen, da nach erfolgter Ligatur eine Nekrose dieses Gewebes eine partielle Wiedereröffnung verursachen kann. Bei der Ligatur selbst kann ein nicht ausreichend stark angezogener Faden und eine schräge Anbringung der Ligatur zur Ductusachse Anlaß zum partiellen Offenbleiben bzw. zur Rekanalisation geben [35, 357]. Besonders bei dickeren Gängen und dem Vorliegen einer pulmonalen Druckerhöhung kann die Sorge eines evtl. Durchschneidens des Fadens eine zu lockere Ligatur bedingen. Daß sehr dünne Ligaturen die Tendenz zum Durchschneiden haben, ist verständlich. Wir haben bei der Verwendung geflochtener Seide als „Ductusfaden" Stärke 000 nur selten eine bedrohliche Blutung bei der Ligatur beobachtet, dabei jedoch keinen Patienten verloren. Bickford untersuchte die Beziehung zwischen Ductus-Durchmesser und Rekanalisierung nach Ductusligatur [35]. Als Grenze für die Anwendung der Ligiertechnik werden Ductus mit einem Durchmesser von bis zu 7 mm angesehen. Über dieser Größenordnung wäre die Durchtrennung vorzuziehen. Unter Beachtung dieses Kriteriums konnte die Rekanalisation von 14% auf 4% gesenkt werden. Unter 228 Fällen fanden sich 115 in der Gruppe mit einem Durchmesser von 5–7 mm und nur 32 in der Gruppe größer als 10 mm. Es scheint bemerkenswert, daß 14 dieser 32 Patienten eine Rekanalisation nach Ductusligatur erlebten.

In anderen Kollektiven beträgt der Anteil großer Gänge über 10 mm zwischen 45% (Tripestad) [400] und 5% Actis-Dato [9]. Ductus mit einem Durchmesser über 12 mm sind nur in einer Häufigkeit von etwa 3% zu erwarten. Oldham u. Mitarb. fanden unter 817 Patienten mit Ductuspersistenz 3,8% Riesengänge (Giant Ductus) mit 15 mm und mehr Durchmesser [309]. Von 10 ligierten Gängen dieser Größe rekanalisierten sich 4. Bei einem entwickelte sich ein Aneurysma. Auch Ellis u. Mitarb. sahen eine

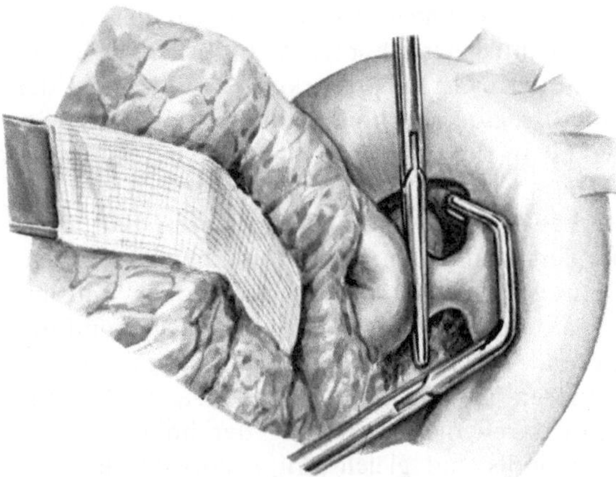

Abb. 10. Technik der Durchtrennung des Ductus arteriosus nach Tsuji u. Mitarb.

Rekanalisation bei 3 von 7 Patienten mit extrem großem Ductus [124]. Laustella sah 3 Fälle mit 30 mm Durchmesser und mehr [258]. Die auf technische Mängel bei der Erstoperation zurückzuführenden Rekanalisationen, die mit einer Wiedereröffnung des Ganges ohne Aneurysmabildung einhergehen, sind als falsche Rezidive zu bezeichnen [203]. Die echten Rezidive und die sie verursachenden Faktoren sind bei den postoperativen Aneurysmen des Ductus arteriosus abgehandelt worden.

b) Verkalkung des Ductus arteriosus

Degenerative Veränderungen am Ductus arteriosus, insbesondere Verkalkungen, sind im höheren Lebensalter häufiger. Keys und Shapiro fanden in einer Sammelstatistik von 60 Patienten im höheren Lebensalter mit Ductuspersistenz eine Verkalkung in 6 und eine atheromatöse Degeneration in 5 Fällen. Die jüngste Patientin mit Verkalkungen des Ductus war 24 Jahre. Bevorzugt ist das aortale Ende des Ductus [237]. Bei operierten Patienten [12, 44, 65, 133, 138, 143, 150, 208, 217, 271, 280, 290, 346, 392, 397] fanden sich gleichsinnige Befunde einschließlich einer Verkalkung der Aorta im Bereich der Ductusmündung. Die technischen Schwierigkeiten bestehen in der starken Einschränkung der Nahtfähigkeit bzw. Ligierfähigkeit des Ductus. So verbietet sich auch ein Anlegen von Klemmen im Ductusbereich selbst, wenn ausgedehnte Verkalkungen bestehen. Fast immer ist das pulmonale Ductusende frei von Verkalkungen.

Die erwähnten Risikoverfahren gehen entweder mit einer erhöhten Wandbrüchigkeit einher, oder es ist zu so starker Verschwielung der Ductusregion gekommen, daß die Hauptschwierigkeit in der präparatorischen Darstellung des Ganges besteht. Im ersten Falle sind technische Verbesserungen darauf ausgerichtet, Blutungen bei der Präparation sofort begegnen zu können. Dazu ist es notwendig, die Aorta ober- und unterhalb der Ductusmündung freizulegen und mit Gummizügeln oder Nabelschnurbändchen zu armieren [98, 225, 298, 417]. Diese Methode kann durch die Darstellung der linken Arteria pulmonalis und gleichsinnige Anzügelung derselben vor und hinter der Ductusmündung ergänzt werden. Bei kürzerem Ductus bringt diese Maßnahme eine Erleichterung des Anlegens von Klemmen und damit die volle Ausnützung der Ductuslänge, die nach der Durchtrennung auch eine gut nahtfähige Manschette stehen läßt. Große Ductus, insbesondere mit pulmonaler Hypertension, Verkalkungen der Ductuswand und Wandschwächung durch endarteriitische Vorgänge erhöhen die Blutungsgefahr. Bei Verwendung der Crafoord-Technik läßt sich bei bestehender Abklemmungsmöglichkeit des pulmonalen Ductusendes oder einer transperikardialen Okklusion der linken Pulmonalarterie die Operation gefahrlos durchführen. Bestehen Schwierigkeiten bei der Naht der Ductusenden, so läßt sich durch Verwendung von Kunststoff diese technische Schwierigkeit umgehen.

THOMAS u. Mitarb. haben unter Verwendung der Technik von KONKLIN eine Umhüllung des Aortensegmentes samt Ductuseinmündung mit Kunststoff empfohlen, wobei die Kunststoffmanschette zur Versorgung des aortalen Ductusendes in die Naht mit einbezogen wird [392]. Ligiertechniken sind auch bei verkalktem Ductus und bei der pulmonalen Hypertension verwendet worden. LAUSTELLA benützt in den Fällen, wo ein Durchschneiden der Ligatur zu befürchten ist, eine dünne Teflonumhüllung und ligiert über derselben [258]. ACTIS-DATO hat Ligaturen mit Polyäthylenröhrchen überzogen und verwendet diese bei zweifelhaften Fällen [8]. Dabei wird nach Legen des ersten Knotens die überschüssige Polyäthylenumhüllung des Fadens entfernt, um einen festsitzenden Knoten zu erzielen. Rekanalisationen traten danach nicht auf.

Die Operationsergebnisse unter Berücksichtigung von Rekanalisation, postoperativer Aneurysmenbildung sowie Letalität finden sich in Tabelle 6. Es zeigt sich, daß beide Operationsverfahren, nämlich Ligatur und Durchtrennung des Ductus arteriosus, statistisch nahezu gleichwertig sind, wenn man die Mortalität als Kriterium ansieht. Eine Sammelstatistik der in Tabelle 6 aufgeführten Ergebnisse ergibt für die Ligatur eine Mortalität von 2,1%, für die Durchtrennung eine solche von 2,5%.

Die Sammelstatistik von HOTCHKISS [209], betreffend Kliniken ohne thoraxchirurgische Spezialisierung, weist darauf hin, daß in ungeübten Händen die Durchtrennung eine wesentlich höhere Mortalität, nämlich 9,57% bedingt.

c) Atypische Versorgung des Ductus arteriosus

Ist die Ductusregion bei der Rezidivoperation stark verschwielt, was besonders nach Verwendung von Nabelschnurbändchen vorkommt, so ergibt sich die Möglichkeit, durch Darstellen des aortalen Ductusostiums auf transaortalem Wege, die Präparation des Ganges zu vermeiden. HOFFMANN und IRMER haben bei einer 30jährigen Patientin mit einem Ductusrezidiv bei schwerster Verschwielung der Ductusregion unter Verwendung der Crafoordschen Technik in Hypothermie einen transaortalen Verschluß der Ductusmündung erfolgreich durchgeführt. Da eine Präparation der linken Pulmonalarterie wegen der starken Verschwielung nicht gelang, wurde die pulmonale Ductusöffnung durch Invagination der Vorderwand mit dem Finger verschlossen. Unter diesen Bedingungen konnte ein Kunststoffflicken bei blutleerer Aorta aufgenäht werden [203] (Abb. 11).

GSCHNITZER empfiehlt zur temporären Abdichtung des Ductus beim transaortalen Vorgehen den Fogarty-Katheter [170].

MORROW u. Mitarb. haben das transaortale Vorgehen, wie oben beschrieben, unter dem Schutze eines totalen kardiopulmonalen Bypasses durchgeführt. Die Autoren empfehlen diese Operationstechnik für den Verschluß des verkalkten Ductus arteriosus und weisen darauf hin, daß bei schwerer pulmonaler Hypertension durch ein perforiertes Kunststoffplättchen eine graduelle Verschließung des Ductus arteriosus möglich sei [290].

PIFARRE u. Mitarb. benützen für die transaortale Vernähung des Ductusostiums mit einem Patch die externe Blutumleitung [320]. DUBOST

Tabelle 6. Operationen bei isolierter Ductuspersistenz

Autor	Zahl	OP-Technik Letalität ( )		Letal. gesamt	Re-kanalisation	Aneurysmen	Bemerkungen
		Ligatur	Durchtrennung				
FERGUSON u. CHESTNUT (1959)	35	8	27	1	—	1 spont.	
PYÖRÄLA u. Mitarb. (1959)	56	51	3	2	—	—	inklusive 6 pulmon. Hypertensionen, 2 Todesfälle bei Präparation
FAIRLEY u. GOODWIN (1959)	36	36	—	—	1	—	
HOTCHKISS (1960)	508	320 (12)	188 (18)	30	—	—	Sammelstatistik
BICKFORD (1960)	226	207	19	2	19	1 p. op.	
ENGLE u. HOLSWADE (1961)	104	78	26	—	—	—	
JACOBSON u. Mitarb. (1962)	157	144	13 (1)	1	—	—	
LORBECK (1962)	71	27 (2)	44	2	—	—	
KROVETZ u. WARDEN (1962)	435	32 (2)	403	10	—	—	
WADA (1962)	411	248	163	36	1	4 p. op.	Sammelstatistik
HERBST (1964)	143	129	14	3	1	1 spont.	
KAISER u. Mitarb. (1964)	206	?	206	4	5	1 spont., 1 p. op.	
JONES (1965)	642	61 (2)	581 (4)	6	12	4 spont., 2 p. op.	1 re-seitiger Ductus
HEBERER u. Mitarb. (1965)	69	—	69 (3)	3	—	—	
VOSSSCHULTE u. Mitarb. (1966)	66	66	—	—	1	1 p. op.	inklusive 6 Begleitfehler
HARDY u. Mitarb. (1966)	99	11	88	—	—	2 spont.	
BIRCKS (1966)	658	658 (8)	—	8	10	3 p. op.	
CAMPBELL u. Mitarb. (1967)	91	—	91	2	—	—	19 assoz. Fehler, 1 re-seitiger Ductus
WILCOX u. PETERS (1967)	122	85	37	—	—	—	
ACTIS-DATO u. Mitarb. (1967)	450	439	11	2	3	2 p. op.	
JOHNSTON (1967)	205	—	205 (2)	2	—	—	10 assoz. Fehler
SOKOL u. Mitarb. (1968)	100	100 (1)	—	1	—	—	inkl. pulmon. Hypertension
MERCIER (1968)	39	—	39	—	—	—	67 pulmon. Hypertensionen, 16†
URSINUS u. Mitarb. (1968)	357	357 (7)	—	7	1	2 p. op.	
HEGEMANN u. Mitarb. (1968)	95	—	95	—	—	—	
KRAFT-KINZ u. Mitarb. (1969)	71	3	68 (1)	1	—	—	
SØNDERGAARD (1971)	70	60	10	—	—	—	inkl. 16 pulmon. Hypertensionen
KRISHNAN u. SNELLING (1971)	183	130 (1)	53 (1)	3	—	—	6 assoz. Fehler
TRIPPESTAD u. EFSKIND (1972)	686	673	13	—	20	1 p. op.	
BLACK u. GOLDMAN (1972)	52	12	40	1	—	1 spont.	7 assoz. Fehler, 9 pulmon. Hypertensionen
	6443	3935 (35)	2506 (30)	127	74	10 spont. 17 p. op.	

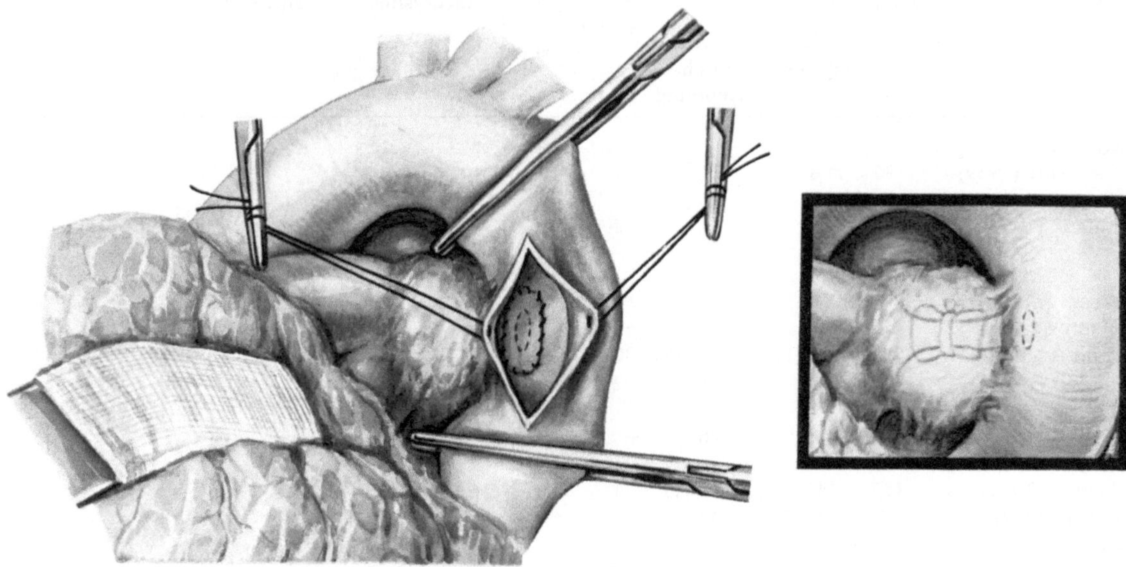

Abb. 11. Transaortaler Verschluß des Ductus arteriosus nach HOFFMANN und IRMER

u. Mitarb. haben unter Verwendung des totalen kardiopulmonalen Bypasses die transpulmonale Verschließung des schwierigen Ductus bzw. eines Ductusrezidivs empfohlen [112]. Beim transpulmonalen Ductusverschluß bleibt der Ductus als Blindsack in Kommunikation mit der Aorta, eine Situation, die im Hinblick auf den pathogenetischen Wert dieser Bildung besser unterbleiben sollte (s. Ductusaneurysmen!). Hingegen ist beim transaortalen Verschluß der partiellen Persistenz des Ductus keine größere Bedeutung beizumessen, es sei denn, es bestünde eine pulmonale Hypertension.

In Notfällen, insbesondere bei Blutungskomplikationen, kann es Schwierigkeiten bereiten, die Aortenabklemmung so kurz zu halten, daß die Ischämietoleranz des Rückenmarkes nicht überschritten wird. Beobachtungen von postoperativen Paraplegien unterstreichen diese Auffassung [278]. In dieser Situation bietet sich die Verwendung von Blutumleitungen an. Der atriofemorale Bypass ermöglicht eine risikolose Aortenabklemmung über längere Zeiträume und ist rasch zu installieren. Zwischenzeitlich läßt sich die Blutung durch Tamponade bzw. tangentiale Ausklemmung des Einrisses beherrschen [258, 308]. Besonders bei Aneurysmen des Ductus arteriosus spielen Blutumleitungen operationstaktisch eine wichtige Rolle. Zugunsten dieser Möglichkeiten wurden prophylaktische Maßnahmen, wie sie die Oberflächenhypothermie darstellt, weitgehend aufgegeben [9, 124, 278].

Maschinelle Verschlußmethoden haben bisher keine weitere Verbreitung gefunden. Es handelt sich um die Benützung eines in der Sowjetunion entwickelten Nahtgerätes (OAP 20, Modell 289). Das Gerät besteht aus zwei durch einen Schraubmechanismus bewegliche Branchen, die einander bis zum maximalen Schluß genähert werden können und dabei die Wände des Ductus breit adaptieren. Aus einem Magazinfenster werden danach die aufeinanderliegenden Wände des Ductus in ganzer Breite doppelreihig verschlossen. DALICHAU und UNGEHEUER sehen als besonderen Vorteil dieser Methode die Verteilung der Spannung auf den gesamten Ductusquerschnitt, während bei der Ligatur die Gefäßwand auf einen kleineren Umfang zusammengeschnürt wird und an dieser Stelle unter einer extremen Druckbelastung stünde. Bei 22 Eingriffen, sowohl bei Kindern und Erwachsenen, traten keine Komplikationen und kein Todesfall auf. Regressive Wandveränderungen und die pulmonale Hypertension werden nicht als Kontraindikation für diese Methode betrachtet [88].

DIPPMANN und HASCHE (1970) berichten über 101 Patienten, bei denen der Ductusverschluß mit Hilfe des obengenannten Nahtgerätes durchgeführt wurde. Darunter finden sich 14 Kinder unter 2 Jahren und Erwachsene mit einem Höchstalter von 55 Jahren, auch Kranke mit pulmonaler Hypertension über 70 mm Hg. Als Komplikationen werden einmal intraoperative Blutungen beschrieben, wobei in einem Falle das Nahtgerät unsachgemäß zusammengesetzt war. Im anderen Falle trat bei einer Rezidivoperation während der Präparation eine Blutung auf. Ein Todesfall ist nicht zu verzeichnen. Bei wiederholten Nachuntersuchungen der Patienten $^1/_2$ Jahr bis über 7 Jahre nach der Operation konnte kein Anhalt für eine Rekanalisation oder Aneurysmabildung gefunden werden [102].

Der Ductusverschluß mit Hilfe des mechanischen Nahtgerätes kann sehr schnell erfolgen. Begleitfehler und die pulmonale Hypertension sowie regressive Wandveränderungen erhöhen nicht die Gefahr einer Blutung, so daß sogar auf die Anzügelung der Aorta ober- und unterhalb des Ductus verzichtet werden kann. Auch eine Durchtrennung des Ductus zwischen den Nahtreihen kann gefahrlos erfolgen.

Die maximale Länge der Nahtreihe beträgt 20 mm, womit auch ein breiter Ductus vom Fenstertyp verschließbar ist. Auch bei Kindern bereitet das Einführen des Nähapparates keine Schwierigkeiten [102]. PARWINEN und VILKKI haben das Nahtgerät bei 25 Kindern verwendet und sehen als Kontraindikation eine sklerotische oder aneurysmatisch veränderte Aorta [314].

Auch bei anderen Gelegenheiten, wie beim aorto-pulmonalen Fenster und den Aortenringanomalien, ist das Gerät erfolgreich eingesetzt worden [102].

PORSTMANN u. Mitarb. haben einen Ductusverschluß ohne Thorakotomie angegeben. Das Verfahren besteht darin, einen Schaumstoffpfropfen über einen Führungskatheter in den Ductus einzubringen [323, 324]. Die anatomische Voraussetzung für dieses Vorgehen sehen die Autoren in einer konischen Konfiguration des Ductus arteriosus. Nach Freilegung von Arteria und Vena femoralis wird ein arterio-transduktalvenöser Draht gelegt, auf dessen arteriellem Ende eine individuell nach dem Aortogramm gewählter Verschlußpfropfen aufgefädelt wird. Dieser wird auf einen Draht mittels eines Applikators durch die Beckenarterie manipuliert und mit einem nachgeführten Katheter bis in den Ductus geschoben und in diesen durch Katheterdruck eingepreßt. Bisher wurden 16 Patienten auf diese Weise behandelt. Es handelte sich im wesentlichen um die isolierte Ductuspersistenz mit normalen oder eben leicht erhöhten Druckwerten im rechten Herzen. Ein Patient mit einer Rekanalisation nach Ductusligatur mit erheblicher Kyphoskoliose konnte mit dieser Methode erfolgreich behandelt werden. Säuglinge oder Patienten mit pulmonaler Hypertension wurden bisher nicht behandelt. Die Methode wird von den Autoren als Alternative zum üblichen chirurgischen Vorgehen betrachtet, insbesondere bei der Rekanalisation.

Literatur

1. ABBOTT, M. E.: Atlas of congenital cardiac disease. Am. Heart Ass. N.Y. (1936).
2. ABERDEEN, E.: Cardiac Surgery in the first months of life. Modern trends in cardiac surgery, Vol. 2. London: Butterworths 1968.
3. D'ABREU: Zit. nach DAS.
4. ACTIS-DATO, A., TARQUINI, A.: Evaluation of Operability in Patients with Pulmonary Hypertension by Catheterization and Occlusion of Patent Ductus Arteriosus. Circulation **19** (1959).
5. ACTIS-DATO, A., VENERE, G., GRANDE, A.: A proposito di un metodo per l'occlusione lenta del dotto di Botallo pervio con grave ipertensione polmonare. Minerva cardioangiol. **9**, 594 (1961).
6. ACTIS-DATO, A., MILOCCO, I., PANERO, G. B.: Aneurisma complicante la legatura del dotto di Botallo. Minerva cardioangiol. **13** (1965).
7. ACTIS-DATO, A., MILOCCO, I., PANERO, G. B.: La via di accesso transpericardica per la correzione della pervietà del dotto di Botallo. Minerva cardioangiol. **14**, 483 (1966).
8. ACTIS-DATO, A., MILOCCO, I., PANERO, G. B.: Accorgimenti tecnici nella correzione del dotto di Botallo pervio con ipertensione polmonare. Minerva cardioangiol. **15** (1967).
9. ACTIS-DATO, A., MILOCCO, I., PANERO, G. B.: La pervietà del dotto arterioso di Botallo. Minerva cardioangiol. **15**, 516 (1967).
10. ADAMS, F. H.: Pulmonary hypertension in children due to congenital heart disease. J. Pediat. **40**, 42 (1952).
11. ADAMS, F. H., LIND, J.: Physiologic studies on the cardiovascular status of normal newborn infants (with special reference to the ductus arteriosus). Pediatrics **19**, 431 (1957).
12. AIKEN, J. E., BIFULCO, E., SULLIVAN jr., J. J.: Patent Ductus Arteriosus in the Aged. J. Amer. med. Ass. **177**, 126 (1961).
13. D'ALLAINES, C., DE PARADES, B., BLONDEAU, P., PIWNICA, A., DUBOST, C.: Le contrôle simultané d'un canal artériel au cours des opérations à cœur ouvert. Ann. chir. thorac. cardiovasc. **4**, 561 (1965).
14. D'ALLAINES, C., DUBOIS, F.: Valeur de la simple ligature dans la cure chirurgicale des canaux artériels. Arch. Mal. Cœur **51**, 772 (1958).
15. ALLMOND, C.: Diskussionsbemerkung bei HALLER u. Mitarb.

16. ALTSCHULTE, M. D.: Aneurysm of the arch of the aorta due to the persistance of a portion of the ductus arteriosus in adult. Am. Heart J. **14**, 113 (1937).
17. AMANO, K., MORITA, S., SHIOKAWA, G.: Spontaneous Closure of P.D.A. Jap. J. thorac. Surg. **22** (1969).
18. ANABTAWI, I. N., ELLISON, R. G., ELLISON, L. T.: Natural History of Pulmonary Hypertension in Surgically Treated Patent Ductus Arteriosus. Circulation **31**, Suppl. I (1965).
19. ANDERSON, R. C., ADAMS P., jr., VARCO, R. L.: Patent ductus arteriosus with reversal of flow. Clinical study of ten children. Pediatrics **18**, 410 (1956).
20. ARMER, R. M., SHUMACKER, H. B., KLATTE, E. C.: Origin of the right pulmonary artery from the ascending aorta. Report of a surgically corrected case. Circulation **24**, 662 (1961).
21. ASSALI, M. D., MORRIS, J. A., MAJOR, M. C., SMITH, R. W., MANSON, A.: Studies on Ductus Arteriosus Circulation. Circulation Res. **13** (1963).
22. BAHNSON, H. T., SPENCER, F. C., BENNETT, I. L.: Staphylococcal Infections of the heart and great vessels due to the silk sutures. Ann. Surg. **146**, 399 (1957).
23. BARGER, J. D., CREASMAN, R. W., EDWARDS, J. E.: Bilateral ductus arteriosus associated with interruption of the aortic arch. Am. J. clin. Path. **24**, 441 (1954).
24. BARGER, J. D., BREGMAN, E. H., EDWARDS, J. E.: Bilateral ductus arteriosus with right aortic arch and right-sided descending aorta. Report of a case. Am. J. Roentgenol. **76**, 758 (1956).
25. BARGMANN, W., DOERR, W.: Das Herz des Menschen, Bd. 1. Stuttgart: Thieme 1963.
26. BARON: Zit. nach THORE.
27. BARTHEL, H.: Kombination eines rechtsseitigen offenen Ductus Botalli mit einer Mitralstenose. Thoraxchirurgie **5**, 105 (1957).
28. BEARD, D. Y.: Zit. nach POOL u. Mitarb. (1962).
29. BECU, L. M., TAUXE, W. N., DUSHANE, J. W., EDWARDS, J. E.: A complex of congenital cardiac anomalies: Ventricular septal defect, biventricular origin of the pulmonary trunc, and subaortic stenosis. Am. Heart J. **50**, 901 (1955).
30. BEDNAR: Zit. nach GERHARDT, v. SCHRÖTTER, LÜTTICH, GRUNER.
31. BENN, J.: Prognosis of patent ductus arteriosus. Brit. Heart J. **9**, 283 (1947).
32. BERGER, FERGUSON, HENDRY: Paralysis of the diaphragma and left vocal card and aneurysm of the ductus arteriosus in 7 week old infant. J. Pediatr. **56**, 800 (1960).
33. BERLIND, S., BOJS, G., KORSGREN, M., VARNAUSKAS, E.: Severe pulmonary hypertension accompanying patent ductus arteriosus Am. Heart J. **73** (1967).
34. BHATI, B. S., NANDAKUMARAN, C. P., SHATAPATHY, P., JOHN, S., CHERIAN, G.: Closure of patent ductus arteriosus during open-heart surgery. J. thorac. cardiovasc. Surg. **63**, 820 (1972).
35. BICKFORD, B. J.: Surgical Aspects of Patent Ductus Arteriosus. Arch. Dis. Childh. **35**, 93 (1960).
36. BILLARD, C. M.: Zit. nach THORE.
37. BINZER: Zit. nach VOSS.
38. BIRCKS, W.: Chirurgische Gesichtspunkte der pulmonalen Hypertension. Thoraxchirurgie **14**, 6 (1966).
39. BIRRELL, J. H. W.: Three aneurysms of the ductus arteriosus in the newborn (5 cases). Austral. Ann. Med. **3**, 37 (1954).
40. BISHOP, R. C.: Delayed closure of ductus arteriosus. Am. Heart J. **44**, 639 (1952).
41. BJÖRK, V. O., RUHDE, U., ZETTERQVIST, P.: Aortic origin of the right pulmonary artery and wide patent ductus arteriosus. Scand. J. thorac. cardiovasc. Surg. **4**, 87 (1970).
42. BLACK, L. L., GOLDMAN, B. S.: Surgical Treatment of the Patent Ductus Arteriosus in the Adult. Ann. Surg. **175**, 290 (1972).
43. BLAKE, H. A., MANION, W. C.: Thoracic arterial arch anomalies. Circulation **26**, 251 (1962).
44. BLOODWELL, R. D., HALLMAN, G. L., BEALL jr., A. C., COOLEY, D. A.: Correction of congenital cardiovascular defects in patients over fifty years of age. Am. J. Surg. **114**, 751 (1967).
45. BOPP, F.: Anormale arterielle Gefäßversorgung der rechten Lunge. Abgang der rechten Arteria pulmonalis aus der Aorta bei normaler Versorgung der linken Lunge durch die Pulmonalarterie. Zbl. allg. Path. Anat. **85**, 155 (1949).
46. BORN, G. V. R., DAWES, G. S., MOTT, J. C., RENNICK, B. R.: The construction of the ductus arteriosus caused by oxygen and by asphysia in newborn lambs. J. Physiol. (Lond.) **132**, 304 (1956).
47. BOSMANN, C., LEONCINI, B.: On pathogenesis of a case of ductus arteriosus aneurysm. Acta Cardiol. (Brux.) **22**, 279 (1956).
48. BOSSINA, K. K., TIO, G. I., HOMAN VAN DER HEIDE, J. N.: Persistent ductus arteriosus with a right aortic arch and right descending aorta. Arch. Chir. Neerl. **22**, 25 (1970).
49. BOUCHARD, F., LAFONT, H., GONTARD, F., CORNU, C.: Persistance du canal artériel et communication interventriculaire associée: problèmes de diagnostic. Arch. Mal. Cœur **10** (1967).
50. BOULAY, R. J.: Patent Ductus Arteriosus in Identical Twins. Am. J. Cardiol. **7** (1961).
51. BRADHAM, R. R., SEALY, W. C., YOUNG, W. G.: Respiratory distress associated with anomalies of the aortic arch. Surg. Gynec. Obstet. **126**, 9 (1968).
52. BREITFELLNER, G., KUCSKO, L.: Über die Agenesie des Ductus arteriosus Botalli. Zbl. allg. path. Anat. **105**, 491 (1963).
53. BREMER, J. L.: On the origin of the pulmonary artery in mammals. Anat. Rec. **3**, 344 (1909).
54. BRENNER, F.: Über Defekte der rechten Lungenarterie. Virchows Arch. path. Anat. **298**, 394 (1936).
55. BRESCHET: Zit. nach CHEVERS (1846).
56. BREWER, D. B.: Fibrous occlusion and anastomosis of the pulmonary vessels in a case of pulmonary hypertension associated with patent ductus arteriosus. J. Path. Bact. **70**, 299 (1955).
57. BROWN, J. W.: Congenital Heart Disease, 2nd Ed. London: Staples Press 1950.
58. BRÜCKE, H.: Über die Unterbindung des offengebliebenen Ductus Botalli. Z. Kreisl.-Forsch. **36**, 550–558 (1944).
59. BRUNDIN, T., NORBERG, K. A., SÖDERLUND, S.: Lack of adrenergic nerves in the circular smooth muscles of Ductus Arteriosus Persistens. Scand. J. thorac. cardiovasc. Surg. **5** (1971).

60. BÜHLMEYER, K.: Der offene Ductus Botalli beim Säugling und Kleinkind. Arch. Kinderheilk. **169**, 112 (1963).

61. BÜHLMEYER, K.: Indikationen zu Eingriffen im Säuglingsalter. Langenbecks Arch. klin. Chir. **322** (1968).

62. BUHL: Zit. nach SCHEFF, GRUNER, RÖDER, V. SCHRÖTTER.

63. BURMANN, D.: Familial Patent Ductus Arteriosus. Brit. Heart J. **23** (1961).

64. BURNARD, E. D.: Discussion on the significance of continuous murmur in the first few days of life. Proc. Roy. Soc. Med. **52**, 77 (1959).

65. CALNE, D. B., RAFTERY, E. B.: Patent Ductus Arteriosus in a elderly man. Brit. Heart J. **28**, 716 (1966).

66. CAMPBELL, D. C., HOOD, R. H., DOOLEY, B. N.: Patent Ductus Arteriosus. Review of literature and experience with surgical correction. Lancet **87**, 415 (1967).

67. CAMPBELL, M., HUDSON, R.: Patent ductus arteriosus with reversed shunt. Guy Hosp. Rep. **100**, 26 (1951).

68. CAMPBELL, M.: Incidence of malformations of the heart. In a textbook of Paediatric Cardiology (HAMISH WATSON, Ed.). London: Lloyd-Luke 1968.

69. CAMPBELL, M.: Natural History of Persistent Ductus Arteriosus. Brit. Heart J. **30** (1968).

70. CAPEK-SCHACHNER, E., VEITH, E.: Der Ductus Botalli im Säuglingsalter. Mschr. Kinderheilk. **117**, 4 (1969).

71. CARO, C., LERMANDA, V. C., LYONS, H. A.: Aortic origin of the right pulmonary artery. Brit. Heart J. **19**, 345 (1957).

72. CAUDILL, D. R., HELMSWORTH, J. A., DAOUD, G., KAPLAN, S.: Anomalous origin of left pulmonary artery from ascending aorta. J. thorac. cardiovasc. Surg. **57**, 493 (1969).

73. CHALANT, C. H., PONLOT, R., TREMOUROUX, J., JAUMIN, P.: Anévrismes sur canaux artériels liés. Acta Chir. Belg. **66** (1967).

74. CHAPMAN, C. B., ROBBINS, S. L.: Patent ductus arteriosus with pulmonary vascular sclerosis and cyanosis. Ann. Int. Med. **21**, 312 (1944).

75. CHRISTIE, A.: Normal closing times of the foramen ovale and the ductus arteriosus. Amer. J. Dis. Child. **40**, 323 (1930).

76. CLEVELAND, R. J., NELSON, R. J., EMMANOUILIDES, G. C., LIPPMANN, M., BLOOMER, W. E.: Surgical Management of Patent Ductus Arteriosus in Infancy. Arch. Surg. **99**, 516 (1969).

77. CONGDON, E. D.: Transformation of the aortic arch system during the development of the human embryo. Carnegie Inst. Contrib. Embryol. **14**, 47 (1922).

78. COOLEY, D. A., HALLMAN, G. L.: Surgery during the first year of life for cardiovascular anomalies. A review of 500 consecutive operations. J. cardiovasc. Surg. **5**, 584 (1964).

79. COSH, J. A.: Patent ductus arteriosus with pulmonary hypertension. Brit. Heart J. **15**, 423 (1953).

80. COSH, J. A.: Patent ductus arteriosus; follow-up study of 73 cases. Brit. Heart J. **19**, 13—22 (1957).

81. CRAFOORD, C.: Zit. nach EKSTRÖM.

82. CRITTENDEN, I. H., ADAMS, F. H., LATTA, H.: Preoperative evaluation of the pulmonary vascular bed in patients with pulmonary hypertension associated with left to right shunts. I: Effect of acetylcholine: Preliminary report. Pediatrics **24**, 448 (1959).

83. CRUICKSHANK, B., MARQUIS, R. M.: Spontaneous aneurysm of the ductus arteriosus. Am. J. Med. **25**, 140 (1958).

84. CRUZE, K., ELLIOTT, L. P., SCHIEBLER, G. L., WHEAT jr., M. W.: Unusual Manifestations of Patent Ductus Arteriosus in Infancy. Dis. Chest **43**, 563 (1963).

85. CUCURULLO, L.: Contributo allo studio delle dilatazioni aneurismatiche del dotto di Botallo. Riv. Anat. Pat. Oncol. **22**, 422 (1962).

86. DAHL, G.: Ductus Arteriosus with Pulmonary Hypertension. Dan. Med. Bull. **12** (1965).

87. DAILEY, F. H., GENOVESE, P. D., BEHNKE, R. H.: Patent Ductus Arteriosus with Reversal of Flow in Adults. Ann. Int. Med. **56** (1962).

88. DALICHAU, H., UNGEHEUER, E.: Zum Verschluß des Ductus Arteriosus Persistens (Botalli) mittels Nahtgerät. Thoraxchir. Kard. Chir. **16**, 522 (1968).

89. DAMMANN J. F., jr., MULLER jr., W. H.: The role of the pulmonary vascular bed in congenital heart disease. Pediatrics **12**, 307 (1953).

90. DAMMANN J. F., jr., BERTHRONG, M., BING, R. J.: Reverse ductus. A presentation of the syndrome of the ductus arteriosus with pulmonary hypertension and a shunting of blood flow from pulmonary artery to aorta. Bull. Johns Hopkins Hosp. **92**, 128 (1953).

91. DAMMANN J. F., jr., SELL, C. G. R.: Patent Ductus Arteriosus in the absence of a continuous murmur. Circulation **6**, 110 (1952).

92. DANILOWICZ, D., RUDOLPH, A. M., HOFFMAN, J. I.: Delayed Closure of the Ductus Arteriosus in Premature Infants. Pediatrics **37** (1966).

93. DAS, J. B., CHESTERMAN, J. T.: Aneurysm of the patent Ductus Arteriosus. Thorax **11**, 295 (1956).

94. DAWES, G. S., MOTT, J. C., WIDDICOMBE, J. G.: The foetal circulation in the lamb. J. Physiol. (Lond.) **126**, 563 (1954). The cardiac murmur from the patent ductus arteriosus in newborn lambs J. Physiol. (Lond.) **128**, 344 (1955) and D. G. WYATT: Changes in the lungs of the newborn lamb. J. Physiol. (Lond.) **121**, 141 (1953).

95. DECANCQ H. G., jr.: Repair of patent ductus arteriosus in a 1,417 Gm Infant. Amer. J. Dis. Child. **106**, 402 (1963).

96. DEMOS, N. J., TIMMES, J. J., POULOS, P. P.: Variations in the surgical anatomy of patent ductus arteriosus in infants. Am. Surg. **33**, 411 (1967).

97. DERRA, E., LOOGEN, E.: Operationsindikation bei Vitien im Rückblick der Operationsergebnisse. Verh. dtsch. Ges. inn. Med. **67**, 55 (1964).

98. DERRICK, J. R.: A safe and efficient technique for encircling patent ductus. Surgery **52**, 871 (1962).

99. DESLIGNERES, S., LARROCHE, J.: Anatomical and histological study of its development during the second half of gestation and its closure after birth. Histological study of a few cases of patent ductus arteriosus in infancy. Biol. Neonat. **16** (1970).

100. DETERLING jr., R. A., CLAGETT, O. T.: Aneurysm of the pulmonary artery. Review of the literature and report of a case. Am. Heart J. **34**, 471 (1947).

101. DEXTER, L., DOW, J. W., HAYNES, F. W., WHITTENBERGER, J. L., FERRIS, B. G., GOODALE, W. T., HELLEMS, H. K.: Studies on the pulmonary circulation in the man at rest. Normal variations and the interrelation between increased pulmonary blood flow,

elevated pulmonary arterial pressure and high pulmonary "capillary" pressures. J. clin. Invest. **29**, 602 (1950).

102. DIPPMANN, G., HASCHE, E.: Verschluß des Ductus Arteriosus apertus mittels mechanischer Naht. Zbl. Chir. **95**, 1305 (1970).
103. DÖRFFEL, F.: Über 2 Fälle von Aneurysma des Ductus Arteriosus. Med. Diss. Düsseldorf (1938).
104. DOERING, H.: Angeborener Defekt der rechten Lungenarterie. Studien zur Pathologie der Entwicklung **2**, 41 (1914—1920).
105. DOERR, W.: Klärung der Persistenz des Ductus arteriosus. Ärztl. Wschr. **4**, 293 (1949). — Mißbildungen des Herzens. In: Lehrbuch der spez. path. Anatomie (KAUFMANN, Hrsg.), Bd. 1. Berlin: de Gruyter 1955.
106. DOERR, W.: Morphogenese und Korrelation chirurgisch wichtiger angeborener Herzfehler. Ergebn. Chir. Orthop. **36**, 1 (1950).
107. DOERR, W.: Pathologische Anatomie der angeborenen Herzfehler. In: Handbuch der inneren Medizin, 4. Aufl., Bd. 9/3, S. 1. Berlin-Göttingen-Heidelberg: Springer 1960.
108. DOGLIOTTI, G. C.: Persistenza del dotto arterioso di Botallo. Minerva Med. **53**, 4091 (1967).
109. DOUGLAS, J. M., BURCHELL, H. B., EDWARDS, J. E., DRY, T. J., PARKER, R. L.: Systemic right ventricle in patent ductus arteriosus: Report of a case with obstructive pulmonary vascular lesions. Proc. Mayo Clin. **22**, 413 (1947).
110. DRY, D. M.: Congenital aneurysmal dilatation of the Ductus Arteriosus. Am. J. Dis. Child. **22**, 181 (1921).
111. DUBOST, C., D'ALLAINES, C.: Attitude chirurgicale vis-à-vis des canaux artériels avec hypertension pulmonaire majeure. J. Chir. **79**, 525 (1960).
112. DUBOST, C., D'ALLAINES, C., PIWNICA, A., CACHERA, J. P.: Technique de suture endo-pulmonaire des canaux artériels récidivés après ligature. Ann. chir. thorac. cardiovasc. **6**, 491 (1967).
113. DUSHANE, J. W.: Clinical-pathologic correlation of some less common cyanotic congenital cardiac defects in infants. Med. Clin. N. Amer. **32**, 879 (1948).
114. DVORAK, L., SCHMITTOVA, M.: Aneurysma arteriové duceje. Casop. Lek. Cesk. **92**, 1171 (1953).
115. EDWARDS, J. E.: Anomalies of the derivation of the aortic arch system. Proc. Mayo Clin. **32**, 925 (1948).
116. EDWARDS, J. E., DOUGLAS, J. M., BURCHELL, H. B., CHRISTENSEN, N. A.: Pathology of the intrapulmonary arteries and arterioles in coarctation of the aorta associated with patent ductus arteriosus. Am. Heart J. **38**, 205 (1949).
117. EDWARDS, J. E.: Congenital malformations of the heart and great vessels. In: Pathology of the heart (S. E. GOULD, Hrsg.). Springfield/Ill.: Thomas 1953a.
118. EDWARDS, J. E.: An atlas of acquired diseases of the heart and great vessels, Vol. 3. Philadelphia: W. B. Saunders 1961. — An atlas of congenital anomalies of the heart and great vessels. Springfield/Ill.: Thomas 1954.
119. EDWARDS, J. E.: Functional pathology of the pulmonary vascular tree in congenital cardiac disease. Circulation **15**, 164 (1957).
120. EKSTRÖM, G.: Patent Ductus Arteriosus. In: Handbuch der Thoraxchirurgie (E. DERRA, Hrsg.), Bd. 2. Berlin-Göttingen-Heidelberg: Springer 1959.
121. ELCHARDUS, J. F., CLOUP, M., NEVEUX, J., WATCHI, J., RIBIERRE, M.: Canal artériel anévrysmal du nouveau-né. Ann. Med. interne **123**, 1, 15—22 (1972).
122. ELDRIDGE, F. L., HULTGREN, H. N., WIGMORE, M. E.: The physiologic closure of the ductus arteriosus in newborn infants. J. clin. Invest. **34**, 987 (1955).
123. ELIASCH, H., ERIKSSON, K., WERKÖ, L.: Patent ductus arteriosus in the adult. Acta med. scand. **155**, 135 (1965).
124. ELLIS jr., F. H., KIRKLIN, J. W., CALLAHAN, J. A., WOOD, E. H.: Patent Ductus Arteriosus with Pulmonary Hypertension. J. thorac. Surg. **31**, 268 (1956).
125. EMERY: Zit. nach DAS.
126. EMSLIE-SMITH, D., HILL, I. G. W., LOWE, K. G.: Unilateral membranous pulmonary venous occlusion, pulmonary hypertension, and patent ductus arteriosus. Brit. Heart J. **17**, 79 (1955).
127. ENGLE, M. A., HOLSWADE, G. R.: Surgical Management of Patent Ductus Arteriosus. Surg. Chir. N. Amer. **41**, 369 (1961).
128. ERNST: Zit. nach MOLZ.
129. ESSER, J.: Ruptur des Ductus arteriosus Botalli. Arch. Kinderheilk. **33**, 398 (1902).
130. EVANS, W., SHORT, D. S.: Pulmonary hypertension in congenital heart disease. Brit. Heart J. **20**, 529 (1958).
131. EVERETT, N. B., JOHNSON, R. J.: A physiological and anatomical study of the closure of the ductus arteriosus in the dog. Anat. Rec. **110**, 103 (1951).
132. FAIDUTTI, B., HAHN, C.: Abord Endo-Aortique pour la Cure d'un Anévrisme sur canal artériel réperméabilisé après ligature. Ann. chir. thorac. cardiovasc. **8**, 311 (1969).
133. FAIRLEY, G. H., GOODWIN, J. F.: Patent Ductus Arteriosus in adult life. Brit. J. Dis. Chest **53**, 263 (1959).
134. FAY, J. E., TRAVILL, A.: The "Valve" of the Ductus Arteriosus — An Enigma. Canad. Med. Ass. J. **97**, 78 (1967).
135. FELL, H. E., DAVIS, C. B.: Surgical problems associated with treatment of patent ductus arteriosus. Arch. Surg. **61**, 738 (1950).
136. FERGUSON, C. C., CHESTNUT, H. W.: Patent Ductus Arteriosus. A review of thirty-six cases treated by surgery. Canad. J. Surg. **2**, 55 (1959).
137. FISCHER, F.: Über einen ductus arteriosus Botalli mit atypischem Wandbau. Anat. Anz. **129** (1971).
138. FISHMAN, L.: Patent Ductus Arteriosus in a Patient surviving to seventy-four years. Am. J. Cardiol. **6**, 685 (1960).
139. FOSSEL, M.: Mors subita neonatorum durch Ductusruptur. Verh. dtsch. Ges. Path. **43**, 195 (1959).
140. FOWLER, N. O., MANNIX, E. P.: Estimation of the size of the patent ductus arteriosus from hemodynamic data. J. clin. Invest. **34**, 1242 (1955).
141. FRITZ, E.: Ruptur des Ductus arteriosus. Dtsch. Z. ges. gerichtl. Med. **21**, 365 (1933).
142. FROMENT, R., CAHEN, P., SAINT-PIERRE, A., AGE, C.: Canaux artériels à sémiologie diastolique exclusive. Arch. Mil. Cœur **12**, 1811 (1965).

143. FURUSE, A., MIZUNO, A., NOHARA, F., ITO, K., SAIGUSA, M.: Calcified Patent Ductus Arteriosus. Jap. Heart J. **9**, 316 (1968).

144. GAHAGAN, T., LAM, C. R., DRAKE, E. H.: Patent Ductus Arteriosus Simulating Aortic-Valve Regurgitation. New Engl. J. Med. **271**, 463 (1964).

145. GAMBOA, R., MARTICORENA, E.: The Ductus Arteriosus in the Newborn Infant at High Altitude. Vasa **1** (1972).

146. GAMMELGAARD, A., SOLEM, G., THERKELSEN, F., BOESEN, I.: Late Results of Operation for Patent Ductus Arteriosus in Infants, especially those with Pulmonary Hypertension. Ann. Chir. Gyn. Fenn. **52** (1963).

147. GAMMELGAARD, A., SOLEM, G., THERKELSEN, F., BOESEN, I.: Late Results of Operation for Patent Ductus Arteriosus in Infants, especially those with Pulmonary Hypertension. J. cardiovasc. Surg. **5** (1965).

148. GERARD, G.: Le canal artériel. J. Anat. (Paris) **36**, 1 (1900). — De l'oblitériel, les théories et les faits. J. Anat. (Paris) **36**, 323 (1900).

149. GERARD, G.: De l'aneurysme du canal artériel. J. Anat. (Paris) **39**, 1 (1903).

150. GERBODE, F., KERTH, W. J., SABAR, E. F., SELZER, A., OSBORN, J. J.: The operative treatment of congenital heart lesions in adults. J. thorac. cardiovasc. Surg. **48**, 601 (1964).

151. GERBODE, F., O'BRIEN, M. F., KERTH, W. J., ROBINSON, S. J.: The surgical aspects of heart disease under the age of two years. J. cardiovasc. Surg. **5**, 591 (1964).

152. GERHARDT, C.: Persistenz des Ductus arteriosus. Jenaische Z. Med. u. Naturwiss. **3**, 105 (1867).

153. GERSONY, W. M., v. DUC, G., DELL, R. B., SINCLAIR, J. C.: Oxygen method for calculation of right to left shunt: new application in presence of right to left shunting through the ductus arteriosus. Cardiovasc. Res. **6**, 423 (1972).

154. GIAMPALMO, A., SCHOENMACKERS, J.: Die Lunge bei Morbus coeruleus. Beitr. path. Anat. **112**, 387 (1952).

155. GLOTZER, P., BLOOMBERG, A. E.: A method for controlling a patent ductus arteriosus during the open-heart surgery. J. thorac. cardiovasc. Surg. **40**, 47 (1960).

156. GOERTTLER, K.: Mißbildungen des Herzens. In: Lehrbuch der spez. path. Anatomie (KAUFMANN, Hrsg.), Ergänzungsband zu Bd. 1, 11. u. 12. Aufl. Berlin: deGruyter 1968. — Hämodynamische Untersuchungen über die Entstehungen der Mißbildungen des arteriellen Herzendes. Virchows Arch. path. Anat. Phys. **328**, 391 (1956).

157. GOERTTLER, K.: Entwicklungsgeschichte des Herzens. Die Mißbildungen des Herzens und der großen Gefäße. In: Das Herz des Menschen (W. BARGMANN, W. DOERR, Hrsg.), Bd. 1, S. 21 u. 422. Stuttgart: Thieme 1963.

158. GOHN, A.: Über eine seltene Entwicklungsstörung des Gefäßsystems. Verh. dtsch. Ges. Path. **12**, 242 (1908).

159. GONZALEZ-CERNA, J. L., WALTON LILLEHEI, C.: Patent Ductus Arteriosus with Pulmonary Hypertension. Simulating Ventricular Septal Def. Circulation **18** (1958).

160. GOON, D. C.: Closure of patent ductus arteriosus during the open-heart surgery. J. thorac. cardiovasc. Surg. **48**, 456 (1964).

161. GOTTSEGEN, G., WESSELY, J., KAMARAS, J.: Aortenklappeninsuffizienz und offener Ductus arteriosus Botalli. Acta paediatr. hung. **6**, 199 (1965).

162. GRAHAM, E. A.: Aneurysm of the Ductus arteriosus with consideration of its importance to the thoracic surgeon, report 2 cases. Arch. Surg. **41**, 324 (1940).

163. GREIG, H. W., ANSON, B. J., MCAFEE, D. K., KURTH, L. E.: The ductus arteriosus and its ligamentous remnant in the adult. Quart. Bull. Northw. Univ. med. Sch. **28**, 66 (1954).

164. GRISWOLD, H. E., BING, R. J., HANDELSMAN, J. C., CAMPBELL, J. A., LEBRUN, E.: Physiological studies in congenital heart disease. VII. Pulmonary arterial hypertension in congenital heart disease. Bull. Johns Hopkins Hosp. **84**, 76 (1949).

165. GROSS, G. W.: Das Krankheitsbild des persistenten Ductus arteriosus Botalli. Dtsch. med. Wschr. **75**, 1039 (1950). — Ein Fall von Aneurysma des Ductus arteriosus Botalli. Ärztl. Forsch. **2**, 67 (1948).

166. GROSSE-BROCKHOFF, F., LOOGEN, F., SCHAEDE, A.: Angeborene Herz- und Gefäßmißbildungen. In: Handbuch der Inneren Medizin (H. SCHWIEGK, Hrsg.), 4. Aufl., Bd. 9/3, S. 105—652. Berlin-Göttingen-Heidelberg: Springer 1960.

167. GROTHAUS, A.: Ductus arteriosus. Med. Diss. Heidelberg (1971).

168. GRUMBACH, R., DRAPEAU, P., MOULINET, M., KAPLAN, M.: Canal artériel malin Néo-Natal. Presse méd. **76**, 2383 (1968).

169. GRUNER, E.: Über einen Fall von wahrem Aneurysma des Ductus arteriosus mit Partialthrombose der Aorta. Med. Diss. Freiburg (1904).

170. GSCHNITZER, F.: Ballonkatheter zur temporären Abdichtung für den transaortalen Verschluß eines fensterartigen Rezidivductus. Thoraxchirurgie **21** (1973).

171. GUGGENHEIM, A.: Aneurysma des Ductus arteriosus mit Ruptur. Frankf. Z. Path. **40**, 436 (1930).

172. GUPTA, J. M., VAN VLIET, P. K. J., FISK, G. C., WRIGHT, J. S.: Ductus ligation in respiratory distress syndrome. J. thorac. cardiovasc. Surg. **63**, 642 (1972).

173. GYLLENSWÄRD, A.: Atypical Ductus arteriosus in Infancy. Acta paediat. scand., Suppl. **117** (1959).

174. HABERSANG, R., KAUFMANN, H. J.: Das Röntgenbild des offenen Ductus Arteriosus beim Neugeborenen. Arch. Kinderheilk. **181** (1970).

175. HALLER, J. A., MORGAN, W. W., BRADLEY, M. R., GENGOS, D. G., MARGULIES, S. I.: Chronic hemodynamic effects of occluding the fetal ductus arteriosus. Pathophysiologic and cineradiographic studies in fetal dogs. J. thorac. cardiovasc. Surg. **54**, 770 (1967).

176. HALLMAN, G. L., ROSENBERG, H. S.: Bilateral patent ductus arteriosus: case report. Angiology **15**, 140 (1964a).

177. HALLMAN, G. L., COOLEY, D. A.: False aortic aneurysm following division and suture of a patent ductus arteriosus: successful excision with hypothermia. J. cardiovasc. Surg. **5** (1964).

178. HALMAGYI, D., FELKAI, B., IVANYI, J., ZSOTER, T., SZÜCS, Z.: The role of the nervous system in the

maintenance of the pulmonary arterial hypertension in heart failure. Brit. Heart J. **15**, 15 (1953).
179. HALMAGYI, D., FELKAI, B., CZIPOTT, Z., KOVACS, G.: The effect of serpasil in pulmonary hypertension. Brit. Heart J. **19**, 375 (1957).
180. HAMMERSCHLAG, E.: Ein Fall von wahrem Aneurysma des Ductus arteriosus Botalli. Virchows Arch. path. Anat. Phys. **258**, 1 (1925).
181. HARA, M., DUNGAN, W. T., LINCOLN, B. M., MCCUTCHEON, F. B.: Patent Ductus Arteriosus in early infancy. Surgery **52**, 396 (1962).
182. HARDY, J. D., WEBB, W. R., TIMMIS, H., WATSON, D. G., BLAKE, T. M.: Patent Ductus Arteriosus: Operative Treatment of 100 Consecutive Patients, with isolated lesions without mortality. Ann. Surg. **164**, 877 (1966).
183. HARRIS, P.: Patent ductus arteriosus with pulmonary hypertension. Brit. Heart J. **17**, 85 (1955).
184. HARRIS, P.: Influence of acetylcholine on the pulmonary arterial pressure. Brit. Heart J. **19**, 272 (1957).
185. HAY, J. D.: Population and studies of congenital heart disease in Liverpool. Brit. med. J. **1966 II**, 661.
186. v. HAYEK, H.: Der funktionelle Bau der Nabelarterien und des Ductus Botalli. Z. Anat. Entwickl.-Gesch. **105**, 15 (1935).
187. v. HAYEK, H., WOLNER, E.: Über den Wandbau des offenbleibenden Ductus Botalli. Thoraxchirurgie **16** (1968).
188. HEATH, D., EDWARDS, J. E.: The pathology of hypertensive pulmonary vascular disease. A description of six grades of structural changes in the pulmonary arteries with special reference to congenital cardiac septal defects. Circulation **18**, 533 (1958).
189. HEBB, R. G.: Aneurysm of the Ductus Arteriosus and atheroma of the pulmonary artery. Trans. path. Soc. Lond. **44**, 45 (1893).
190. HEBERER, G., RAU, G., LÖHR, H. H.: Aorta und große Arterien. Berlin-Heidelberg-New York: Springer 1966.
191. HEGEMANN, G., GALL, F., BACHMANN, K., GUTHEIL, H., KÖHLER, A.: Ergebnisse bei der chirurgischen Behandlung des Ductus arteriosus Botalli. Thoraxchirurgie **16**, 1 (1968).
192. HEFNER, L., CLARK, S. L.: Further observations on the mechanism of closure of the ductus arteriosus of the guinea pig. Anat. Rec. **103**, 542 (1949).
193. HEIKKINEN, E. S., SIMILÄ, S.: Aneurysm of Ductus Arteriosus in Infancy: Report of two surgically treated cases. J. Pediat. Surg. **7** (1972).
194. HEITZEN, P., TESKE, I.: Die einseitige Agenesie der Lungenarterie. Arch. Kreisl.-Forsch. **32**, 263 (1958).
195. HENRY, E., GERARD, R., MONTIES, J. R., DEVIN, R., COURBIER, R., BAILLE, Y., JAQUENOUD, P.: Cinq ans, d'expérience dans la chirurgie des cardiopathies congénitales. Marseille Chir. **19**, 138 (1967).
196. HERBST, M.: Die operative Behandlung der angeborenen und erworbenen Vitien. Tag. Ber. Sekt. inn. Med. **1** (1964). — Z. ges. inn. Med. **19**, Suppl. (1964).
197. HERZENBERG, H., ESKELUND, V.: The morphological development of pulmonary arteries during the first year of life. Acta Paediat. **50**, 263 (1961).
198. HIRVONON, L., PELTONEN, T.: Röntgenkinematographische Untersuchungen über den Ductus arteriosus im Fetal- und Neonatalstadium. Z. Kinderheilk. **86**, 336 (1962).
199. HOCKERTS, T.: Indikationen zur Operation des Ductus Botalli im Säuglings- und Kleinkindesalter. Mschr. Kinderheilk. **117** (1969).
200. HOFFMANN, E.: Die Obliteration des Ductus arteriosus Botalli. Langenbecks Arch. klin. Chir. **306**, 289 (1964).
201. HOFFMANN, E.: Zur klinischen Bedeutung der partiellen Persistenz des Ductus arteriosus. Zbl. Chir. **89**, 1343 (1964).
202. HOFFMANN, E.: Ernährungsprobleme bei Gefäßtransplantaten. Langenbecks Arch. klin. Chir. **305**, 257 (1964).
203. HOFFMANN, E., IRMER, W.: Zweitoperationen am rekanalisierten oder noch offenen Ductus Botalli. Chirurg **11**, 484—488 (1964).
204. HOFFMANN, J. I. E.: Left-to-right Shunts in Infancy and Childhood. Postgrad. Med. **46**, 92 (1969).
205. HOFFMEISTER, H. E.: Postoperative Behandlung bei Herzchirurgie im Säuglingsalter. Langenbecks Arch. klin. Chir. **322**, 651 (1968).
206. HOLMAN, E., GERBODE, F., PURDY, A.: The patent ductus: A review of 75 cases with surgical treatment including an aneurysma of the ductus and one of the pulmonary artery. J. thorac. Surg. **25**, 111 (1953).
207. HÖRNBLAD, P. Y.: Experimental Studies on Closure of the Ductus Arteriosus Utilizing Whole-Body Freezing. Acta paediat. scand. Suppl. **190** (1969).
208. HORNSTEN, T. R., HELLERSTEIN, H. K., ANKENEY, J. L.: Patent ductus arteriosus in a 72-year-old woman. J. Amer. med. Ass. **199**, 580 (1967).
209. HOTCHKISS, W. S.: Patent Ductus Arteriosus and the occasional cardiac surgeon. J. Amer. med. Ass. **173**, 90 (1960).
210. HUDSON, R.: Cardiovascular Pathology, Vol. 2. London: Arnold 1965.
211. HUFNAGEL, C. A.: Patent Ductus Arteriosus, Aorto-Pulmonary Artery Fenestration, Coarctation of the Aorta and Pulmonic Stenosis. Carciovasc. Clin. **3**, 173 (1971).
212. HULTGREN, H., SELZER, A., PURDY, A., HOLMAN, E., GERBODE, F.: The syndrome of patent ductus arteriosus with pulmonary hypertension. Circulation **8**, 15 (1953).
213. HUTCHINSON, R.: A case of aneurysm of the Ductus arteriosus. Brit. J. Child. Dis. **19**, 85 (1922).
214. IRMER, W., ROTTHOFF, F.: Ductus Botalli apertus. Z. Tuberk. **117**, 168 (1961).
215. ITHURALDE, M., HALLORAN, K. H., BISHBONE, G., BRILL, S., DOWNING, E.: Dissecting Aneurysm of the Ductus Arteriosus in the Newborn Infant. Amer. J. Dis. Child. **122** (1971).
216. IWA, T.: Cardiac Surgery of 324 Cases under 2 Years old. Jap. J. thorac. Surg. **22**, 582 (1969).
217. JACOBSON W. V., jr., TROUT, R. G., IAIA, B. D., DAVILA, J. C.: Reappraisal of multiple ligation of the patent ductus arteriosus. Surg. Gynec. Obstet. **114**, 580 (1962).
218. JOHANSSEN, M. W., CONNOR, C. A. R.: Cor pulmonale with bilateral aneurysms of the pulmonary artery, interventricular septal defect, patent ductus arteriosus and terminal Ayerza's syndrome. Ann. intern. Med. **18**, 232 (1943).

219. Johnson, R. E., Wermer, P., Kuschner, M., Cournand, A.: Intermittent reversal of flow in a case of patent ductus arteriosus. Circulation **1**, 1293 (1950).

220. Johnston, F. R.: Safety Factors developed in 25 years of Experience with Patent Ductus Arteriosus. Am. Surg. **33**, 965 (1967).

221. Joly, J. B., Kachaner, J., Huault, G., Gautier, M., Saint-Martin, J., Binet, J. P., Langlois, J.: Une cause méconnue d'insuffisance cardiaque aigue mortelle du nouveau-né: la persistance du canal artériel. Arch. Franc. Pédiatr. **25**, 1105 (1968).

222. Jones, J. C., Dolley, F. S., Bullock, L. T.: The diagnosis and surgical therapy of patent ductus arteriosus. J. thorac. Surg. **9**, 413 (1940).

223. Jones, J. C.: Twenty-five years' experience with the surgery of patent ductus arteriosus. J. thorac. cardiovasc. Surg. **50**, 149 (1965).

224. Jose, A. D., Ferencz, C., Huntington Sheldon, Bahnson, H. T.: Progressive Rise in Pulmonary Vascular Resistance in a Patient with Patent Ductus Arteriosus. Case Report. Bull. Johns Hopkins Hosp. **108** (1961).

225. Kaiser, G. C., King, R. D., King, H., Shumacker, H. B., jr.: Patent Ductus Arteriosus. Acta chir. scand. **128**, 233 (1964).

226. Kato, H., Oda, T., Hirose, M., Yoshizawa, Y., Uryu, K., Oozono, I., Honda, S., Fukuda, H., Nagayama, T.: Infant with patent ductus arteriosus and pulmonary hypertension. Jap. Circulat. J. **32**, 1571 (1968).

227. Kaufmann, E.: Lehrbuch der spez. path. Anatomie, 1. Aufl. Berlin: Reimer 1896, S. 56 und 9.—10. Aufl. Berlin: W. de Gruyter 1931.

228. Keibel, F.: Bulbus arteriosus und Arterienwülste bei Petromyzonten. Z. mikr.-anat. Forsch. **5**, 353 (1926).

229. Keith, J. D., Rowe, R. D., Vlad, P.: Heart disease in infancy and childhood. New York: Macmillan 1958.

230. Keith, T. R., Sagarminaga, J.: Spontaneously disappearing murmur of patent ductus arteriosus: case report. Circulation **24**, 1235 (1961).

231. Kelsey, J. R., Gilmore, C. E., Edwards, J. E.: Bilateral ductus arteriosus representing persistence of each sixth aortic arch; case, in which there were associated isolated dextrocardia and ventricular septal defects. Arch. Path. **55**, 154 (1953).

232. Kennedy, J. A., Clark, S. L.: Observations on the ductus arteriosus of the Guinea-pig in relation to its method of closure. Anat. Rec. **79**, 349 (1941).

233. Keresztury, S., Simarszky, J.: Aneurysmen des Ductus Arteriosus Botalli. Zbl. allg. Path. **99**, 68 (1959).

234. Kerley, P., Strickland, B.: Blind Ductus Arteriosus. Brit. J. Radiol. **34** (1961).

235. Kerwin, A. J.: Observations on the heart size of natives living at high altitudes. Am. Heart J. **28**, 69 (1944).

236. Kerwin, A. J., Jaffe, F. A.: Postoperative Aneurysm of the Ductus Arteriosus. Am. J. Cardiol. **3**, 397 (1959).

237. Keys, A., Shapiro, M. J.: Patency of the ductus arteriosus in adults. Am. Heart J. **25**, 158 (1943).

238. Kilman, J. W., Sirak, H. D., Clatworthy H. W., jr., Craenen, J., Hosier, D. M.: The case of the early closure of a patent ductus arteriosus. Surgery **67**, 197 (1970).

239. Kimball, K. G., McIlroy, M. B.: Pulmonary hypertension in Patients with congenital heart disease. Am. J. Med. **41**, 883 (1966).

240. King, H., Mandelbaum, I.: Extrapleural approach for patent ductus arteriosus. Surgery **51**, 277 (1962).

241. Kirklin, J. W., Silver, A. W.: Technic of exposing the ductus arteriosus prior to establishing extracorporeal circulation. Proc. Mayo Clin. **33**, 423 (1958).

242. Kittermann, J. A., Edmunds, L. H., Gregory, G. A., Heymann, M. A., Tooley, W. H., Rudolph, A. M.: Patent Ductus Arteriosus in Premature Infants. Incidence, Relation to Pulmonary Disease and Management. New Engl. J. Med. **287** (1972).

243. Kjellberg, S. R., Mannheimer, E., Ruhde, U., Jonsson, B.: Diagnosis of congenital Heart Disease, p. 399. Chicago: Year Book Publishers 1955.

244. Kjellberg, S. R., Mannheimer, E., Ruhde, U., Jonsson, B.: Diagnosis of congenital heart disease, 2nd Edit. Chicago: Year Book Publishers 1959.

245. Kleinerman, J., Wen-Min, Y., Kaufman, N.: Absence of the transverse aortic arch. Arch. Path. **65**, 490 (1958).

246. Kneidel, J.: A case of aneurysm of the Ductus Arteriosus with postmortem roentgenologic study after instillation of Barium paste. Am. J. Roentgenol. **62**, 223 (1949).

247. Kohler, M., McNamara, D. G.: Experience and Reason. Pediatrics **39** (1967).

248. Kostis, J. B., Moghadam, A. N.: Patent Ductus Arteriosus in Early Infancy. Cardiovasc. Clin. **2**, Nr. 1 (1970).

249. Kovalcik, V.: The response of the isolated ductus arteriosus to oxygen and anoxia. J. Physiol. (Lond.) **169** (1963).

250. Kraft-Kinz, J., Finsterbusch, W., Friehs, G., Koch, G., List, W. F., Klein, W., Sterz, H., Eide, M.: Zur Korrektur angeborener, acyanotischer Herzfehler. Langenbecks Arch. klin. Chir. **324**, 294 (1969).

251. Krauss, H., Kümmerle, F., Overbeck, W., Steim, H., Reindell, H.: Erfahrungen und Ergebnisse beim Verschluß des offenen Ductus Botalli. Dtsch. med. Wschr. **86**, 633 (1961).

252. Krishnan, M., Snelling, Mr. J.: Persistens ductus arteriosus in Malaysian Patients. Brit. Heart J. **33**, 699 (1971).

253. Krovetz, L. J., Warden, H. E.: Patent Ductus Arteriosus. Dis. Chest **42**, 46 (1962).

254. Krovetz, L. J., Lester, R. G., Warden, H. E.: The diagnosis of Patent Ductus Arteriosus in Infancy. Dis. Chest **42**, 241 (1962).

255. Krovetz, L. J.: Weight gain in children with patent ductus arteriosus. Dis. Chest **44**, 274 (1963).

256. Kuyper, P. I., van der Maas, A. H., Busch, H. J.: Origin of the right pulmonary artery from the aorta with patent ductus arteriosus. J. thorac. cardiovasc. Surg. **57**, 185 (1969).

257. Landtman, B., Hjelt, L.: Pulmonary vascular changes in patent ductus arteriosus. Ann. Paediat. Fenn. **3**, 37 (1957).

258. Laustella, E., Tala, P., Halttunen, P.: Patent ductus arteriosus with pulmonary hypertension. J. cardiovasc. Surg. **9** (1968).

259. LEITER, L.: The role of sodium chloride in the mechanism and treatment of congestive heart failure. Bull. N.Y. Acad. Med. **24**, 702 (1948).
260. LENNOX, B., MCCARTHY, D.: Aneurysm of the Ductus Arteriosus and umbilical haemorrhage in a newborn. Arch. Dis. Child. **26**, 169 (1951).
261. LEVINE, S. A., GEREMIA, A. E.: Clinical features of patent ductus arteriosus with special reference to cardiac murmurs. Am. J. med. Sci. **213**, 385 (1947).
262. LIND, J., WEGELIUS, C.: Angiocardiographic studies on the human foetal circulation. Pediatrics **4**, 391 (1949).
263. LINDSKOG, G. E., LIEBOW, A. E.: Thoracic Surgery and Related Pathology. New York: Appleton-Century-Crofts 1953.
264. LISSAUER, M.: Über das Aneurysma am Stamme der Pulmonalarterie. Virchows Arch. path. Anat. **180**, 462 (1905).
265. LOOGEN, F.: Gegenwärtiger Stand der Behandlung angeborener Herzfehler. Dtsch. med. J. **20**, 601 (1967).
266. LORBEK, W.: Ergebnisse der chirurgischen Behandlung des offenen Ductus arteriosus Botalli. Klin. Med. **17**, 218 (1962).
267. LUCHT, U., SØNDERGAARD, T.: Late results of operation for patent ductus arteriosus. Scand. J. thorac. cardiovasc. Surg. **5**, 223 (1971).
268. LÜTTICH: Aneurysmen des Ductus arteriosus Botalli. Arch. Heilk. **17**, 71 (1876).
269. LYNCH, H. T., GRISSOM, R. L., MAGNUSON, C. R., KRUSH, A.: Patent Ductus Arteriosus. Study of two families. J. Amer. med. Ass. **194** (1965).
270. MACKLER, S., GRAHAM, E. A.: Aneurysm of the Ductus arteriosus Botalli as a surgical problem. J. thorac. Surg. **12**, 719 (1943).
271. MAHAIM, C., SAEGESSER, F.: Quelques réflexions à propos de la ligature d'un canal artériel persistant chez une femme de 60 ans. Cardiologia (Basel) **36**, 5 (1960).
272. MAHONEY, E. B., MANNING, J. A.: Congenital abnormalities of the aortic arch. Surgery **55**, 1 (1964).
273. MAIER, H. C., VAN DER WOUDE, R.: Right-sided patent ductus arteriosus with right aortic arch. J. thorac. cardiovasc. Surg. **56**, 401 (1968).
274. MARK, H., YOUNG, D.: Spontaneous Closure of the Ductus Arteriosus in a young adult. New Engl. J. Med. **269** (1963).
275. MARKS, A. D.: Patent Ductus Arteriosus. Am. J. med. Sci. **263** (1972).
276. MARTIN, ST., ANGE, M.: Zit. nach THORE.
277. MARX, H. H., SCHLEGEL, B., SCHÖLMERICH, P., STEIN, E., SCHLITTER, J.: Pharmacodynamic and physical factors influencing the pulmonary hypertension. IIIrd World Congress of Cardiology Abstracts of Communications, p. 177. Brussels (1958).
278. MATHEY, J., BINET, J. P., FREDET, J.: L'hypothermie modérée dans la chirurgie du canal artériel. J. Chir. **81**, 10 (1961).
279. MATHEY, J., BINET, J. P., GALEY, J. J., DUBOYS, Y., HAZAN, E.: Résultats du traitement chirurgical de la persistance du canal artériel chez le nourrisson. Arch. Mal. Cœur **59**, 1886 (1966).
280. MATHEY, J., GALEY, J. J., DUBOYS, Y., HAZAN, E., LOGEAIS, Y.: Traitement chirurgical des cardiopathies congénitales chez l'adulte. Arch. Mal. Cœur **62**, 79 (1969).
281. MCILROY, M. B., APTHORP, G. H.: Pulmonary function in pulmonary hypertension. Brit. Heart J. **20**, 397 (1958).
282. MEESSEN, H.: Morphologische Beiträge zur Pathologie des Lungen-Kreislaufes. IIIrd World Congress of Cardiology Abstracts of Symposia, p. 352. Brussels (1958).
283. MERCIER, J. N.: Traitement du canal artériel persistant. Sem. Hôp. Paris **44** (1968).
284. MEYER, W. W., SIMON, E.: Die präparatorische Angiomalazie des Ductus arteriosus Botalli als Voraussetzung seiner Engstellung und als Vorbild krankhafter Arterienveränderungen. Virchows Arch. path. Anat. **333**, 119 (1960).
285. MILSTEIN, B. B., BROCK, R.: Ventricular fibrillation during cardiac surgery. Guy's Hosp. Rep. **103**, 213 (1954).
286. MÖNCKEBERG, J. G.: Die Mißbildungen des Herzens. In: Handbuch der spez. path. Anatomie und Histologie, Bd. 2. Berlin: Springer 1924. — Einige Komplikationen bei Stenose des Isthmus aortae. Zbl. allg. Path. path. Anat. **18**, 816 (1907).
287. MOFFAT, D. B.: Pre- and postnatal changes in the left subclavian artery and their possible relationships to the coarctation of the aorta. Acta anat. (Basel) **43**, 347 (1961).
288. MOLZ, G.: Ruptur des Ductus arteriosus Botalli bei einem Neugeborenen. Zbl. allg. Path. path. Anat. **102**, 566 (1961).
289. MORRIS, J. A., BEKEY, G. A., ASSALI, N. S., BECK, R.: Dynamics of blood flow in the ductus arteriosus. Am. J. Physiol. **208**, 471 (1965).
290. MORROW, A. G., CLARK, W. D.: Closure of the calcified patent ductus. J. thorac. cardiovasc. Surg. **51**, 534 (1966).
291. MOSS, A. J., EMMANOUILIDES, G. C., DUFFIE, E. R.: Closure of the ductus arteriosus in the newborn infant. Pediatrics **32**, 25 (1963).
292. MOSS, A. J., EMMANOUILIDES, G. C., ADAMS, F. H., CHUANG, K.: Response of ductus arteriosus and pulmonary and systemic arterial pressure to changes in oxygen environment in newborn infants. Pediatrics **32**, 25 (1964).
293. MOTTA, C.: Zit. nach POZZI.
294. MUDD, J. G., WILLMAN, V. L., RIBERI, A.: Origin of one pulmonary artery from the aorta. Am. Rev. resp. Dis. **89**, 255 (1964).
295. MÜLLER, H.: Pathologisch-anatomische Untersuchungen über Aorten-Aneurysmata und Aortenrupturen. Med. Diss. Zürich (1952).
296. MUNRO, J. C.: Ligation of the ductus arteriosus. Am. Surg. **46**, 335 (1907).
297. MURDOCK, A. I., SWYER, P. R.: The contribution to Venous Admixture by Shunting through the Ductus Arteriosus in Infants with the Respiratory Distress Syndrome of the Newborn. Biol. Neonat. **13**, 194 (1968).
298. MUSTARD, W. T.: Operative Technics in Treatment of Congenital Heart Disease. Advanc. Surg. **1**, 11 (1965).
299. MUSTARD, W. T., BEDARD, P., TRUSLER, G. A.: Cardiovascular surgery in the first year of life. J. thorac. cardiovasc. Surg. **59**, 761 (1970).

300. MYERS, G. S., SCANNELL, J. G., WYMAN, S. M., DIMOND, E. G., HURST, J. W.: Atypical patent ductus arteriosus with absence of the usual aortic-pulmonary pressure gradient and of the characteristic murmur. Am. Heart J. **41**, 819 (1951).
301. NAEYE, R. L.: Arterial changes during the prenatal period. Arch. Path. **71**, 121 (1961).
302. NEILL, C., MOUNSEY, P.: Auscultation in patent ductus arteriosus with a description of two fistulas simulating patent ductus. Brit. Heart J. **20**, 61 (1958).
303. NORTHWAY W. H., jr., ROSAN, R. C., PORTER, D. Y.: Pulmonary disease following respirator therapy of Hyaline-Membrane disease. New Engl. J. Med. **276**, 357 (1967).
304. NOUAILLE, J., THIBERT, M., GAUTIER, M., LUCET, P., MERCIER, J. N., JEUNE, M.: Indications et résultats de la chirurgie du canal artériel du nourrisson. Arch. Mal. Cœur **59**, 1099 (1966).
305. NOUAILLE, J., THIBERT, M., LUCET, P., GAUTIER, M., MATHEY, J., BINET, J. P., GALEY, J. J.: La persistance du canal artériel chez le nourrisson. Etude clinique et hémodynamique; résultats opératoires. Arch. Mal Cœur **53**, 961 (1960).
306. OCHSNER, J. L., JORDAN, J. D.: Cardiac Surgery in Infancy. Surg. Clin. N. Amer. **46**, 1537 (1966).
307. ODELL, J. E., SMITH, J. C.: Right pulmonary artery arising from ascending aorta. Am. J. Dis. Child. **105**, 53 (1963).
308. OELERT, H., BORST, H. G., DRAGOJEVIC, D.: Die atrio-femorale Kreislaufumleitung bei Noteingriffen an der Aorta descendens. Langenbecks Arch. Chir. **327**, 674 (1970).
309. OLDHAM, H. N., COLLINS, N. P., PIERCE, G. E., SABISTON D. C., jr., BLALOCK, A.: Giant Patent Ductus Arteriosus. J. thorac. cardiovasc. Surg. **47** (1964).
310. OTTO, L.: Tödliche Ruptur eines Aneurysma des Ductus arteriosus Botalli im Erwachsenenalter. Thoraxchirurgie **3**, 340 (1964).
311. OVERBECK, W.: Zum Verschluß des Ductus Botalli bei gleichzeitiger pulmonaler Hypertension. Thoraxchirurgie **14**, 6 (1966).
312. PANAGOPOULOS, P. G., TATOOLES, C., ABERDEEN, E., WATERSTON, D. J., BONHAM, CARTER, R. E.: Patent Ductus Arteriosus in infants and children. Thorax **26**, 137 (1971).
313. PARISE, M.: Zit. nach THORE.
314. PARVINEN, T., VILKKI, P.: Anwendung des Nähapparates bei der Operation des Ductus arteriosus Botalli. Z. Kinderchir. **8**, 233 (1970).
315. PATE, J. W., AINGER, L. E.: Aggressive approach to malignant patent ductus arteriosus. Surgery **53**, 811 (1963).
316. PATTERSON, D. F., DETWEILER, D. K.: Hereditary transmission of patent ductus arteriosus in the dog. Am. Heart J. **74** (1967).
317. PAYAN, H., BLAUSTEIN, A.: Aneurysm of the Ductus Arteriosus. Am. J. clin. Path. **44**, 449 (1965).
318. PAYNE, R. F., OBST, D., JORDAN, S. C.: Postoperative aneurysms following ligation of the patent ductus arteriosus. Brit. J. Radiol. **41** (1968).
319. PENALOZA, D., ARIAS-STELLA, J., SIME, F., RECAVARREN, S., MARTICORENA, E.: The Heart and Pulmonary Circulation in Children at High Altitudes. Pediatrics **34** (1964).
320. PIFARRE, R., RICE, P. L., NEMICKAS, R.: Surgical treatment of calcified patent ductus arteriosus. J. thorac. cardiovasc. Surg. **65**, 635 (1973).
321. PINNIGER, J. L.: Aneurysm of the Ductus Arteriosus. J. Path. Bact. **61**, 458 (1943).
322. POLANI, P. E., CAMPBELL, M.: Factors in causation of persistent ductus arteriosus. Am. J. Hum. Genet. **24**, 343 (1960).
323. PORSTMANN, W., WIERNY, L., WARNKE, H.: Der Verschluß des Ductus arteriosus persistens ohne Thorakotomie. Thoraxchirurgie **15**, 199 (1967).
324. PORSTMANN, W., WIERNY, L., WARNKE, H.: Der Verschluß des Ductus Arteriosus persistens ohne Thorakotomie. Fortschr. Röntgenstr. **109**, 133 (1968).
325. POWELL, M. L., HILLER, H. G.: Congenital ductopulmonary atresia. Med. J. Aust. **44**, 684 (1957).
326. POWELL, M. L.: Patent Ductus Arteriosus in Premature Infants. Med. J. Aust. **50 II** (1963).
327. POZZI, L.: Aneurismi e dilatazioni pseudo-aneurismatiche del dotto arteriosi di Botallo. Arch. De Vecchi **10**, 145 (1947).
328. PREC, K. J., CASSELS, D. E.: Dye dilution curves and cardiac output in newborn infants. Circulation **11**, 789 (1955).
329. PREC, K. J., CASSELS, D. E., RABINOWITZ, M., MOULDER, P. V.: Cardiac failure and patency of the ductus arteriosus in early infancy. J. Pediat. **61** (1962).
330. PUNSAR, S., SCHEININ, T., TALA, P., TELIVUO, L.: Postoperative Aneurysm of the ductus arteriosus. Ann. Chir. Gynaec. Fenn. **51** (1962).
331. PYÖRÄLA, K., SEPPÄLA, T., LAUSTELA, E.: Surgical Treatment of Patent Ductus Arteriosus in adults. Ann. Chir. Gynaec. Fenn. **48**, 369 (1959).
332. QUIROGA, C.: Partial Persistence of the Ductus Arteriosus. Acta Radiol. **55** (1961).
333. RAU, G., SCHRAMM, G., MENNICKEN, U.: Ductus arteriosus und Belüftungsstörungen der Lunge. Langenbecks Arch. klin. Chir. **322**, 611 (1968).
334. RAUCHFUSS, C.: Über Thrombose des Ductus arteriosus. Virchows Arch. path. Anat. Physiol. **17**, 376 (1859). — Die angeborenen Entwicklungsfehler und die Fötalkrankheiten des Herzens und der großen Gefäße. In: Handbuch der Kinderkrankheiten von GERHARDT, Bd. 4, Abt. 1 (1878).
335. RAVINES, H. T.: Dissecting Hematomas of intrapulmonary arteries in a case of pulmonary hypertensions associated with patent ductus arteriosus. J. thorac. cardiovasc. Surg. **39** (1960).
336. RECORD, R. G., MCKEOWN, T.: Observations relating to the aetiology of patent ductus arteriosus. Brit. Heart J. **15**, 376 (1953).
337. REDO, S. F., FOSTER, H. R., ENGLE, M. A., EHLERS, K. H.: Anomalous origin of the right pulmonary artery from the ascending aorta. J. thorac. cardiovasc. Surg. **50**, 726 (1965).
338. REID, J. M., STEVENSON, J. G., COLEMAN, E. N., BARCLAY, R. S., WELCH, T. M., FYFE, W. M., INALL, J. A.: Moderate to severe pulmonary hypertension accompanying patent ductus arteriosus. Brit. Heart J. **26**, 600 (1964).
339. REIS, R. L., ANDERSON, R. P.: Constriction of the ductus arteriosus. Experimental observations in the newborn lamb. J. Surg. Res. **4**, 356 (1964).

340. RENAUT: Deux cas d'aneurysme du canal artériel. Bull. Soc. Anat. de Paris **45**, 238 (1870).
341. RIVIER, J. L., SAEGESSER, F., DESBAILLETS, P.: A propos du traitement chirurgical de la persistance du canal artériel de Botal avec hypertension pulmonaire. Cardiologia (Basel) **35** (1959).
342. ROBERTON, N. R. C., DAHLENBURG, G. W.: Ductus Arteriosus Shunts in the Respiratory Distress Syndrome. Pediat. Res. **3**, 149 (1969).
343. RÖDER, H.: Ein Fall eines solid thrombosierten Dilatationsaneurysma des Ductus arteriosus Botalli. Virchows Arch. path. Anat. Physiol. **166**, 513 (1901). — Bln. klin. Wschr. **38**, 72 (1901).
344. RODEWALD, G.: Statistik und Anfall von Herzoperationen im Säuglingsaltei. Langenbecks Arch. klin. Chir. **322**, 626 (1968).
345. ROKITANSKY, K. v.: Über einige der wichtigsten Krankheiten der Arterien. Denkschrift der kaiserl. Akademie der Wissenschaften. Wien: Kaiserl.-Königl. Staatsdruckerei 1852, Bd. 4. — Über die Persistenz des Ductus arteriosus. Zeitschrift der K.K.-Gesellschaft der Ärzte. Wien, Jg. **1**, 137 (1864).
346. ROKSETH, R.: Congenital disease in middle-aged adults. Acta med. scand. **183**, 131 (1968).
347. ROSENKRANTZ, J. G., KELMINSON, L. L., PATON, B. C., VOGEL, J. H. K.: False Aneurysm after Ligation of a Patent ductus Arteriosus. Ann. thorac. Surg. **3** (1967).
348. ROSENTHAL, T., KARIV, I.: A Pathognomonic Murmur of "Atypical" Patent Ductus arteriosus. Dis. Chest **56** (1969).
349. ROSS, R. S., FEDER, F. P., SPENCER, F. C.: Aneurysms of the previously ligated Patent Ductus Arteriosus. Circulation **23**, 350 (1961).
350. ROTTA, A.: Physiologic condition of the heart in the natives living at high altitudes. Am. Heart J. **33**, 669 (1947).
351. ROTTA, A., CANEPA, A., HURTADO, A., VELASQUEZ, T., CHAVES, R.: Pulmonary circulation at sea level and at high altitude. J. appl. Physiol. **9**, 328 (1956).
352. RUDOLPH, A. M., MAYER, F. E., NADAS, A. S., GROSS, R. E.: Patent ductus arteriosus. A clinical and hemodynamic study of 23 patients in the first year of life. Pediatrics **22**, 892 (1958).
353. RUDOLPH, A. M., SCARPELLI, E. M., GOLINKO, R. J., GOOTMAN, N. L.: Hemodynamic basis for clinical manifestations of patent ductus arteriosus. Am. Heart J. **68**, 447 (1964).
354. SAKAMOTO, T., TAKABATAKE, Y., UOZUMI, Z., KAWAI, N.: Atypical Response of Intermittent Continuous Murmur of patent Ductus Arteriosus to Vasoactive Agents, with particular Reference to the external and intracardiac Phonocardiography. Jap. Heart J. **8** (1967).
355. SALZER, G.: Über einen Fall von doppelseitigem Ductus Botalli. Beitr. path. Anat. **81**, 671 (1928/29).
356. SANGER, P. W., TAYLOR, F. H., ROBICSEK, F., NAJIB, A.: Aortic origin of the right pulmonary artery with patent ductus arteriosus. Ann. thorac. Surg. **1**, 179 (1965).
357. SATTER, P.: Der Ductus arteriosus persistens. In: Die chirurg. Behandlung der angeborenen Fehlbildungen (K. KREMER, Hrsg.). Stuttgart: Thieme 1961.
358. SCHATTMANN, P.: Über Aneurysmenbildung am Ductus arteriosus Botalli. Med. Diss. Breslau (1919).
359. SCHAUB, F., BÜHLMANN, A.: Offener Ductus Botalli mit pulmonaler Hypertonie und Rechts-Links-Shunt. Schweiz. med. Wschr. **87**, 19 (1957).
360. SCHEFF, S.: Über die Ruptur eines mykotischen Aneurysma des erweiterten Ductus arteriosus Botalli. Arch. Kinderheilk. **117**, 234 (1939).
361. SCHIEPATTI, E., VIOLA, A. R., LEYRO-DIAZ, R.: Postoperative Infected Aneurysm of Patent Ductus Arteriosus. Report of a case. Dis. Chest **46** (1964).
362. SCHWARTZ-KARSTEN, H.: Über den Bau der Arterienabzweigungen beim Menschen. Z. Anat. Entwickl. **119**, 302 (1956). — Über den Bau der Abgangsstellen der Arteriae intercostales bei Mensch, Kaninchen und Katze. Acta anat. (Basel) **36**, 320 (1959).
363. SCIACCA, A., CONDORELLI, M.: Involution of the Ductus arteriosus. A morphological and experimental study, with a ciitical review of the literature. Basel-New York: Karger 1960.
364. SCOTT, O., GEARTY, G. F.: Patent ductus arteriosus in infancy. Arch. Dis. Childh. **35** (1960).
365. SEBENING, F.: Herzchirurgische Noteingriffe im Säuglingsalter. Langenbecks Arch. klin. Chir. **322**, 633 (1968).
366. SELDON, W. A., WINDSOR, H. M.: The complicated Patent Ductus Arteriosus. Med. J. Aust. **56 II** (1969).
367. SERVELLE, M. J., SOULIE, P., COUMEL, H., ISORNI, P., ROUGEULLE, J., DELAHAYE, G., CHAMBATTE, C., GIRARD, J., JANEAU, H., BROWERS, H.: Aneurisme du canal artériel. Poumon et le cœur **10**, 647 (1954).
368. SHAPIRO, M. J., KEYS, A.: The prognosis of untreated patent ductus arteriosus and the results of surgical intervention. Am. J. med. Sci. **206**, 174 (1943).
369. SHAPIRO, W., SAID, S. I., NOVA, P. I.: Intermittent disappearance of the murmur of patent ductus arteriosus. Circulation **22**, 226 (1960).
370. SHEPERD, J. T., WEIDMAN, W. H., BURKE, E. C., WOOD, E. H.: Hemodynamics in patent ductus arteriosus without a murmur. Circulation **11**, 404 (1955).
371. SHUMACKER H. B., jr., KING, H.: Surgical Management of Rapidly Expanding Intrathoracic Pulsating Hematomas. Surg. Gynec. Obstet. **109**, 155 (1959).
372. SIASSI, B., EMMANOUILIDES, G. C., CLEVELAND, R. J., HIROSE, F.: Patent Ductus Arteriosus complicating prolonged assisted ventilation in respiratory distress syndrome. J. Pediat. **74**, 11 (1969).
373. SIME, F., BANCHERO, N., PENALOZA, D., GAMBOA, R., CRUZ, J., MARTICORENA, E.: Pulmonary hypertension in children born and living at high altitudes. Am. J. Cardiol. **11**, 143 (1963).
374. SMITH, G.: Patent Ductus Arteriosus with pulmonary hypertension and reversed shunt. Brit. Heart J. **16**, 233 (1954).
375. SMITH, R. W., MORRIS, J. A., ASSALI, N. S.: Effects of chemical mediators on the pulmonary and ductus arteriosus circulation in the fetal lamb. Am. J. Obstet. Gynec. **89**, 252 (1964).
376. SOKOL, S., NARKIEWICZ, M., MALECKA-DYMNICKA, S., JUNGOWSKA, A.: Przeglad 100 Dzieci Operowanych Z Powodu Przetrwalego Przewodu Tetniczego. Polski Przeglad Chir. **40**, 20 (1968).
377. SOMMER, H.: Kasuistische Beiträge zur pathologischen Anatomie des Herzens. Frankfurt. Z. Path. **5**, 103 (1920).

378. SPATH, F., KRAFT-KINZ, J.: Zur Korrektur des offenen Ductus Botalli. Wien. klin. Wschr. **77**, 893 (1965).

379. STANTON, R. E., DURNIN, R. E., FYLER, D. C., LINDESMITH, G. G., MEYER, B. W.: Right pulmonary artery originating from ascending aorta. Am. J. Dis. Child. **4**, 403 (1968).

380. STEINBERG, I., MISCALL, L., GOLDBERG, H. P.: Congenital Absence of Left Pulmonary Artery with Patent Ductus Arteriosus. Treatment by Closure of Ductus and Left Pneumonectomy. J. Amer. med. Ass. **190**, 394 (1964).

381. STERZ, H.: Offener Ductus Botalli mit relativer Pulmonalinsuffizienz bei mittelgradiger pulmonaler Hypertonie. Z. Kreisl.-Forsch. **49**, 827 (1960).

382. STILLER, H.: Zur Klinik und operativen Behandlung des offenen Ductus Botalli, unter besonderer Berücksichtigung spezieller Krankheitsbilder. Münch. med. Wschr.**103**, 1682 (1961).

383. STOUT J. J., jr., MOSHER, W. E., LAMBERT, E. C.: Status of Congenital Heart Disease. Patients 10 to 15 years after surgery. Publ. Health Rep. **79**, 377 (1964).

384. STRASSMANN, P.: Anatomische und physiologische Untersuchungen über den Blutkreislauf beim Neugeborenen. Arch. Gynäk. **45**, 393 (1894).

385. SWAN, H. J. C., ZAPATA-DIAZ, J., BURCHELL, H. B., WOOD, E. H.: Pulmonary hypertension in congenital heart disease. Am. J. Med. **16**, 12 (1954).

386. TAUSSIG, H. B.: Congenital Malformation of the Heart. London-Oxford: Commonwealth Fund 1947.

387. TAUSSIG, H. B.: Congenital Malformation of the Heart. Cambridge: Harvard Univ. 1960.

388. TAYLOR, B. E., POLLACK, A. A., BURCHELL, H. B., CLAGETT, O. T., WOOD, E. H.: Studies on the pulmonary and systemic arterial pressure in cases of patent ductus arteriosus with special reference to effects of surgical closure. J. clin. Invest **29**, 745 (1950).

389. THERKELSEN, F.: Congenital cardiac diseases in infants. Scand. J. thorac. cardiovasc. Surg. **2**, 10 (1968).

390. THIBERT, M., BINET, J. P., LUCET, P., NOUAILLE, J.: Canal Artériel du Nourrisson. Diagnostic, Indications, Opératoires et Résultats. Arch. Franc. Pédiat. **16**, 619 (1959).

391. THOMA, R.: Über das Aneurysma. Dtsch. med. Wochenschr. **16–19** (1889). — Rückwirkungen des Verschlusses der Nabelarterie und des arteriosen Ganges auf die Struktur der Aortenwand. Virchows Arch. path. Anat. **93**, 433 (1883). — Über das Tractionsaneurysma der kindlichen Aorta. Virchows Arch. path. Anat. **122**, 535 (1890).

392. THOMAS, E. A., MARTINEZ, H. E., WILSON, H. E., MCSWAIN, H. T.: A technique for the division of difficult patent ductus arteriosus and report of its successful use in a sixty year old woman. J. cardiovasc. Surg. **6**, 509 (1965).

393. THOMSON, N. B.: Patent ductus arteriosus in infancy. J. cardiovasc. Surg. **11** (1970).

394. THORE: Über das Aneurysma des Ductus arteriosus. J. Kinderkrankh. **15**, 332 (1850).

395. TIKOFF, G., ECHEGARAA, H. M., SCHMIDT, A., KUIDA, H.: Patent Ductus Arteriosus complicated by heart failure. Am. J. Med. **46**, 43 (1969).

396. TIMPANELLI, A. E., STEINBERG, I.: Calcification of the pulmonary Artery in Patent Ductus Arteriosus with Reversal of Blood Flow. Am. J. Med. **30**, 405 (1961).

397. TOGHI, H., MATSUSHITA, S., HATTORI, M., MURATA, K.: A case of patent ductus arteriosus in a 60-year-old Female. Jap. Heart J. **8**, 94 (1967).

398. TOUROFF, A. S. W.: Rationale of operative treatment of subacute bacterial endocarditis superimposed on patent ductus arteriosus. Am. Heart J. **23**, 847 (1942).

399. TRIPPESTAD, A.: Treatment of Patent Ductus Arteriosus in Infancy. Scand. J. thorac. cardiovasc. Surg. **5**, 220 (1971).

400. TRIPPESTAD, A., EFSKIND, L.: Patent ductus arteriosus. Surgical Treatment of 686 Patients. Scand. J. thorac. cardiovasc. Surg. **6**, 38 (1972)

401. TRUSLER, G. A., ARAYANGKOON, P., MUSTARD, W. T.: Operative Closure of Isolated Ductus Arteriosus in the first two years of life. Canad. med. Ass. J. **99**, 879 (1968).

402. TSUJI, H., SHAPIRO, M., MAGIDSON, O., DUNNE, E., DYKSTRA, P., KAY, J. H.: Chirurgical Treatment of High Pressure Patent Ductus Arteriosus. Circulation **27**, 652 (1963).

403. TSUJI, H. K., REDINGTON, J. V., KAY, J. H.: A technique for divison of the Patent Ductus Arteriosus. Arch. Surg. **96**, 85 (1968).

404. TSUNG, O. C.: Aneurysm of a nonpatent ductus arteriosus. Dis. Chest **55**, 497 (1969).

405. TUBBS, O. S.: The effect of ligation on infection of the patent ductus arteriosus. Brit. J. Surg. **32**, 1 (1944).

406. TURUNEN, M., STJERNVALL, L.: Submicroscopic structure of the pulmonary capillaries in patent ductus arteriosus. Acta chir. scand. **117**, 131 (1959).

407. TUTASSAURA, H., GOLDMAN, B., MOES, A. F., MUSTARD, W. T.: Spontaneous aneurysm of the Ductus Arteriosus in childhood. J. thorac. cardiovasc. Surg. **57**, 180 (1969).

408. TUUTERI, L., BORKOWSKA, K.: Patent Ductus Arteriosus with Pulmonary Hypertension. Acta paediat. scand. **55**, 497–509 (1966).

409. ULRICH, H. L.: Report of a case of patent ductus arteriosus with some unusual features. Acta med. scand., Suppl. **196**, 160 (1947).

410. UMANSKY, R., HAUCK, A. J.: Factors in the Growth of children with patent ductus arteriosus. Pediatrics **30**, 540 (1962).

411. URSINUS, W., HERBST, M., URSINUS, K., WEISSBACH, G.: Einige Erfahrungen bei 2500 Herz- und Gefäßoperationen unter besonderer Berücksichtigung des Operationsrisikos. Z. ges. inn. Med. **23**, 1216 (1968).

412. VASQUEZ, S. F., TREVINO, C. P., ANGALO, O.: Origin of Right Pulmonary Artery from Aorta and Right Endocardial Fibroelastosis. Arch. Inst. Cardiol. Mex. **36**, 184 (1966).

413. VERNANT, P., MATHEY, J., BOUCHARD, F., OUSTRIERES, G.: Le syndrôme mitral dans la persistance du canal artériel. IInd European Congress of Cardiology, Abstracts of Papers, p. 262. Stockholm (1956).

414. VIRCHOW, R.: Die Thrombosen der Neugeborenen. In: Gesammelte Abhandlungen zur wissenschaft-

lichen Medicin, Bd. 4, S. 591—597. Frankfurt a.M.: Meidinger 1856.
415. VLAD, et LAMBERT: Zit. nach ARMER, SHUMACKER u. KLATTE (1961).
416. VOSS, M.: Ein Aneurysma des Ductus arteriosus Botalli. Med. Diss. Kiel (1900).
417. VOSSSCHULTE, K., HEHRLEIN, F., KNOTHE, W.: Die Ligaturtechnik zur Beseitigung des offenen Ductus arteriosus. Thoraxchirurgie **14**, 344 (1966).
418. WADA, J., UEDA, S., ITOH, T.: Clinical Results of P.D.A. Surgery in Japan. Jap. Circulat. J. **26**, 329 (1962).
419. WAGENVOORT, C. A., NEUFELD, H. N., EDWARDS, J. E.: The structure of the pulmonary arterial tree in fetal and early postnatal life. Lab. Invest. **10**, 751 (1961).
420. WAGNER, E., HERMANUZ, N., L'ALLEMAND, H.: Beitrag zur pulmonalen Hypertension beim Ductus arteriosus persistens Botalli. Z. Kreisl.-Forsch. **47**, 50 (1958).
421. WEINTRAUB, R. A., FABIAN, C. E., ADAMS, D. E.: Ectopic Origin of one Pulmonary Artery from the ascending Aorta. Radiology **86**, 666 (1966).
422. WEISSER, E.: Aneurysma des Ductus arteriosus und thrombotischer Verschluß der absteigenden Aorta beim Kind. Frankfurt. Z. Path. **73**, 149 (1963).
423. WELCH, K. J., KINNEY, T. D.: The effect of patent ductus arteriosus of interauricular and interventricular septal defects on the development of pulmonary vascular lesions. Am. J. Path. **24**, 729 (1948).
424. WELLER, C. V.: 2 rare cardiac malformations. Intern. A. M. Museums Bull. **5**, 121 (1915).
425. WESTHOFF: Über ein sog. Aneurysma des Ductus arteriosus Botalli. Med. Diss. Göttingen (1873).
426. WHITAKER, W., HEATH, D., BROWN, J. W.: Patent Ductus Arteriosus with Pulmonary Hypertension. Brit. Heart J. **17**, 121 (1955).
427. WHITE, P. D.: In M & R Laboratories. Congenital Heart Diseases: Report of fourteenth M & R Pediatric Research Conference (held under auspices of Department of Pediatrics of School of Medicine, University of California, at Medical Center, Los Angeles on November 17—19, 1954), p. 34. Columbus/Ohio: M & R Laboratories 1955.
428. WILCOX, B. R., PETERS, R. M.: The Surgery of Patent Ductus Arteriosus. Ann. thorac. Surg. **3**, 126 (1967).
429. WILLIGK: Zit. nach GERHARDT, WAGNER.
430. WINSHIP, W. S., BECK, W., SCHRIRE, V.: Congenital "Absence" and Anomalous origin of the Main Pulmonary Arteries. Brit. Heart J. **29**, 39 (1967).
431. WOLFF, F., PETER, R., LAURENS, L., KIENY, R.: L'insuffisance valvulaire pulmonaire isolée. Cœur Med. int. **12**, 307 (1973).
432. WOOD, P.: Pulmonary hypertension. Brit. med. Bull. **8**, 348 (1952).
433. WOOD, P.: Diseases of the Heart and Circulation. 2nd Ed. London: Eyre and Spottiswoode 1956.
434. WOOD, P.: The Eisenmenger syndrome or pulmonary hypertension with reversed central shunt. Brit. med. J. **1958 II**, 755.
435. WOOD, P.: Pulmonary hypertension with special reference to vasoconstrictive factor. Brit. Heart J. **20**, 557 (1958).
436. WOOD, P., BESTERMANN, E. M., TOWERS, M. K., MCILROY, M. B.: The effect of acetylcholine on pulmonary vascular resistance and left atrial pressure in mitral stenosis. Brit. Heart J. **19**, 279 (1957).
437. WURTZ, K. G., POWELL, N. B.: Two unusual vascular and cardiac anomalies. J. Pediat. **33**, 722 (1948).
438. YAO, J. K. Y., MUSTARD, W. T.: The extrapleural ligation of patent ductus arteriosus in the seriously ill infant. Angiology **20**, 585 (1969).
439. YU, P. N., LOVEJOY, F. W., jr., JOOS, H. A., NYE, R. E., jr., BEATTY, D. C.: The syndrome of patent ductus arteriosus with marked pulmonary hypertension. Am. Heart J. **48**, 544 (1954).
440. ZERBINI, E. J., VERGINELLI, G., BITENCOURT, D., JATENE, A., KAPLAN, M., GEMBRINI, P., MACRUZ, R., MOURA CAMPOS, C.: Surgical treatment of congenital heart diseases in patients under two years of age. J. cardiovasc. Surg. **5**, 608 (1964).
441. ZOPOL, W. M., KOLOBOW, T., DOPPMAN, J., PIERCE, J. E.: Response of ductus arteriosus and pulmonary blood flow to blood oxygen tension in immersed lamb fetuses perfused through an artificial placenta. J. thorac. cardiovasc. Surg. **61**, 891 (1971).

Das aortopulmonale Fenster

E. HOFFMANN

Mit 7 Abbildungen

I. Einleitung

Der aortopulmonale Septumdefekt stellt eine sehr seltene Mißbildung dar. Die Lösung diagnostischer und therapeutischer Probleme kann mit großen Schwierigkeiten verbunden sein, zumal diese Kurzschlußverbindungen sehr häufig mit einer schweren pulmonalen Hypertension verbunden sind. Eine Shuntumkehr ist wesentlich häufiger und früher zu erwarten als beim Ductus arteriosus, so daß die Frühdiagnose exzessiven Wert besitzt.

Die Operationstechnik wurde durch die Einführung der Oberflächen-Hypothermie und des kardiopulmonalen Umgehungskreislaufes zur Defektbeseitigung durch COOLEY u. Mitarb. richtunggebend beeinflußt [10].

Der vorliegende Ergänzungsbeitrag wurde auf den operationstechnischen Fortschritt abgestimmt. Es wurde versucht, die Vor- und Nachteile der einzelnen Operationsverfahren aufzuzeigen. Wesentlich scheint die Auffassung, daß es sich beim aortopulmonalen Septumdefekt um einen echten Substanzverlust handelt, der nur auf Kosten der Pulmonalarterie oder mit Hilfe prothetischen Materials ausgeglichen werden kann. Die Notwendigkeit einer Rekonstruktion des Foramen aorticopulmonale ist ein vordergründiger Gesichtspunkt bei der operativen Behandlung dieser Mißbildung.

II. Vorbemerkungen zur Embryologie

Die Trennung der Herzhöhlen und des Truncus arteriosus erfolgt durch die Bildung von Septen. So geht vom Scheitelpunkt der Ventrikelschleife die Bildung einer Scheidewand aus, die zur unvollständigen Trennung einer linken und rechten Kammer führt. Beide Hohlräume kommunizieren über dem Rande des Septum interventriculare. Der Verschluß dieser Öffnung muß nun so erfolgen, daß das Kammerseptum Anschluß nicht nur an die Vorhofscheidewand, sondern auch an das Bulbusseptum gewinnt. Dies geschieht dadurch, daß das Wachstum des Ventrikelseptums einen spiralig gewundenen Verlauf nimmt [57, 60]. Am Abschluß des Foramen interventriculare sind nicht nur das Kammerseptum, sondern auch das Bulbusseptum beteiligt, da der proximale Bulbusabschnitt in die Kammern mit einbezogen wird. Der aus dem Bulbusseptum entstehende Teil des Septum interventriculare wird zum späteren Septum membranaceum.

Bereits vor der Ausbildung der Anlagen der Kammerscheidewand entstehen im Bulbus cordis zwei Endokardverdickungen, im Truncusabschnitt 4 Endokardwülste. Zwischen dem rechts und vorne gelegenen Bulbuswulst a und der links und hinten verlaufenden Truncusleiste I kommt es zur Ausbildung eines spiralig verlaufenden, durchgehenden Sporns. Der links und hinten liegende Bulbuswulst b verbindet sich auf gleichartige Weise mit der Truncusleiste III. Schließlich verschmelzen beide Leisten zum Septum aorticopulmonale (Abb. 1).

Durch diese Vorgänge wird die Trennung von Aorta und Arteria pulmonalis bei Embryonen von 20 mm Länge in der Zeit von der 5. bis 8. Woche der fetalen Entwicklung erreicht [57].

Hebt man die Aortentorsion auf und stellt sich die septierenden Strukturen in einer Ebene vor, so findet sich von proximal nach distal das Septum aorticopulmonale mit den Septumleisten I und III, die zum Bulbusseptum verschmelzenden Bulbuswülste a und b und das Ventrikelseptum.

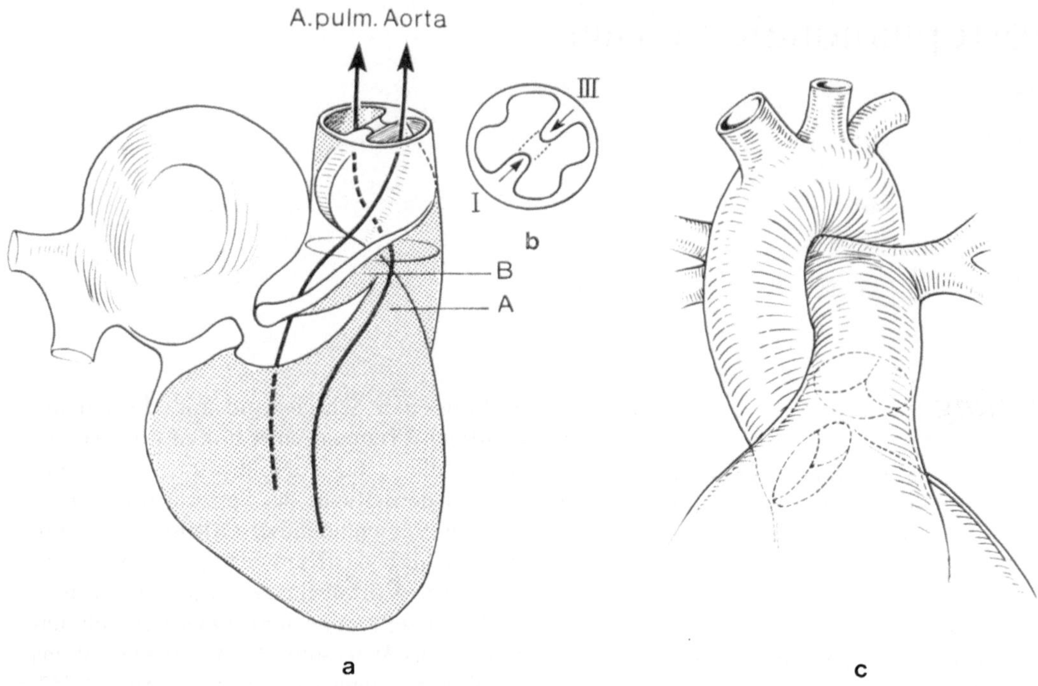

Abb. 1a—c. Schematisch idealisierte Darstellung der Truncus- und Bulbusentwicklung. Ansicht auf die Herzsepten von rechts, punktiert das Septum interventriculare und der Ausflußtrakt des rechten Ventrikels sowie die Arteria pulmonalis. Am oberen Ende des Septum interventriculare erkennt man das Foramen interventriculare und im Bereiche der kommaartigen Fortsetzung die Bulbuswülste (B) oben und (A) unten. Die Truncusleisten I und III sind auf dem Truncusquerschnitt (b) durch Pfeile bezeichnet. (c) zeigt den definitiven Zustand

Bei Störungen der Entwicklung im Bereiche des Truncusseptums resultiert der aorticopulmonale Septumdefekt. Ein völliges Fehlen des Septum trunci wird auch als besondere Form des Truncus arteriosus communis angesehen. Bei intaktem Bulbusseptum sollte der aorticopulmonale Septumdefekt eine klare Abgrenzung vom Truncus arteriosus persistens erfahren [26].

Die Defekte können nur wenige Millimeter groß sein oder das gesamte Septum einnehmen. Im chirurgischen Krankengut sind Defektgrößen von 0,5—3 cm Durchmesser am häufigsten beobachtet worden [9, 11, 14, 17, 32, 36, 41, 42, 56, 66].

Der anomale Ursprung einer Kranzarterie kann durch eine dystope Aussprossung derselben oder durch eine Fehlentwicklung des Septum trunci bedingt werden. In den vorliegenden Fällen von dystop entspringenden Koronargefäßen, in Kombination mit einem aortopulmonalen Fenster, waren offenbar beide Entwicklungsvorgänge gestört. Wir folgen bei der Klassifikation des aortopulmonalen Septumdefekts den Angaben von GOULD, in der Modifikation von MEISNER u. Mitarb. [39].

Beim distalen Typ des Defektes [67] besteht im Bereiche der Semilunarklappen eine deutliche Trennung von Aorta und Arteria pulmonalis durch eine Leiste von mindestens 0,5 cm Höhe [41]. Die Unterteilung dieser distalen Variante in Typ I und II bezieht sich auf die Ausdehnung des Defektes nach proximal. Beim Typ II besteht die Trennung der großen Gefäße nur auf einer mehr oder weniger großen Strecke oberhalb der Klappenebene bei sonst fehlender Septierung.

Beim proximalen Typ der Defektbildung ist ein Septumrest zwischen den beiden Semilunarklappen nicht ausgebildet. Ein solcher findet sich in einer Ausdehnung von 0,5—1 cm vor der Bifurkation der Arteria pulmonalis beim Typ III [16, 54, 55].

Beim Typ IV fehlt das Septum aorticopulmonale vollständig. Es findet sich ein gemeinsamer Gefäßstamm, aus dessen Hinterwand die Pulmonalarterien entspringen und sich die Aorta als Bogen fortsetzt [13, 27].

Abb. 2a–d. Klassifikation des Foramen aorticopulmonale. Persistenz nach MEISNER u. Mitarb. (a) u. (b) Distale Form des aortopulmonalen Fensters. Beim Typ I wird die Kommunikation sowohl proximal wie distal von einem Septumanteil begrenzt. Bei Typ II besteht nur ein proximal gelegener Septumrest. (c) u. (d) Proximale Form des aortopulmonalen Fensters. Eine proximale Begrenzung ist nicht ausgebildet. Beim Typ III findet sich ein distal gelegener Septumrest. Beim Typ IV ist ein Septum aorticopulmonale nicht ausgebildet

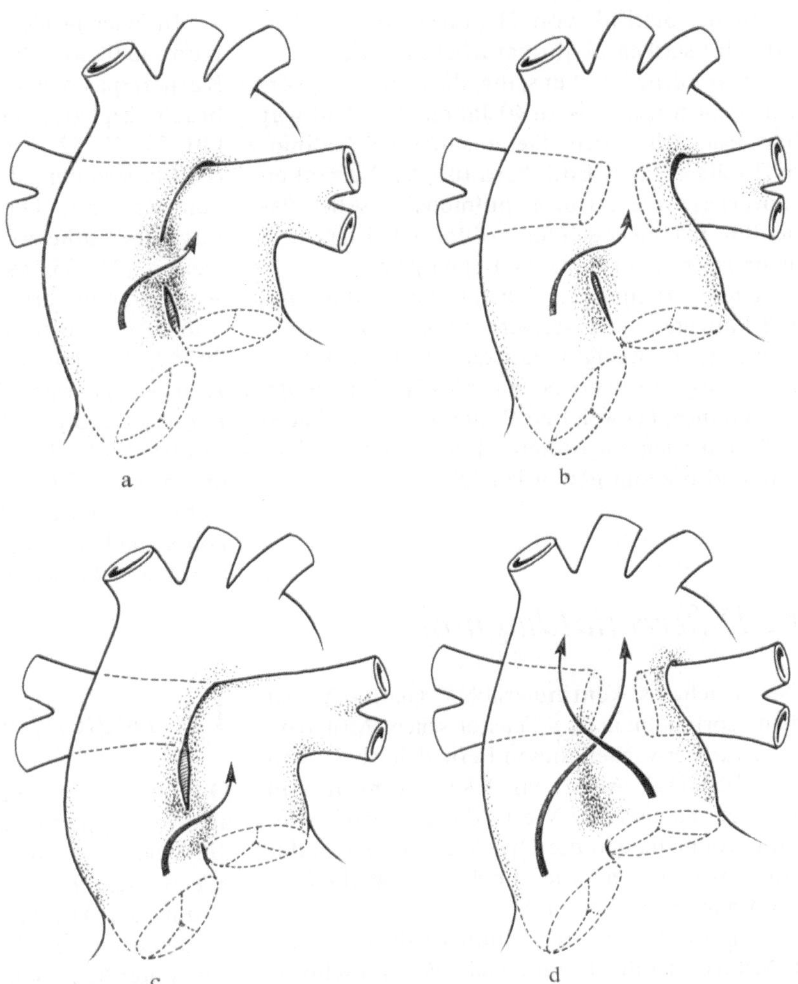

Die einzelnen Typen des aortopulmonalen Septumdefektes sind in Abb. 2 schematisch dargestellt.

III. Häufigkeit

MORROW u. Mitarb. (1962) konnten seit der ersten klinischen Beschreibung durch ELLIOTSON im Jahre 1830, einschließlich 6 eigener Beobachtungen, 71 Fälle sammeln. Die Autoren weisen jedoch darauf hin, daß wahrscheinlich durch fehlende Illustration und nicht ausreichend exakte Beschreibung bei früheren Beobachtungen eine Anzahl von Fällen mit Truncus arteriosus communis mit einbezogen wurde [42].

MEISNER u. Mitarb. fanden unter 3000 Herzpatienten 8 einschlägige Fälle [39]. GROSSE-BROCKHOFF u. Mitarb. konnten unter 3000 angeborenen Herzfehlern 2mal eine aortopulmonale Fenestration diagnostizieren [23].

IV. Natürlicher Verlauf

Die Existenz eines aortopulmonalen Fensters bedeutet eine ernste Einschränkung der Lebenserwartung. Dabei spielt die Defektgröße eine entscheidende Rolle, da große Kommunikationen keinen Druckgradienten zwischen den beiden Systemen erlauben. Die Auswirkungen werden durch den Lungengefäßwiderstand variiert, therapeutische Möglichkeiten durch die Entwicklung obstruktiver Gefäßveränderungen begrenzt. Die häufigste Todesursache stellt die Herzinsuffizienz dar, die auch die hohe Sterblichkeit in den ersten beiden Lebensjahren bedingt.

In der Statistik von 71 Fällen (MORROW u. Mitarb.) starben 21 im natürlichen Verlauf, davon 8 vor dem 2. Lebensjahr, die anderen in verschiedenem Alter, bis zu 40 Jahren. Der Tod war hauptsächlich durch Herzinsuffizienz bedingt, in 2 Fällen durch Endokarditis. Bei 2 Kranken rupturierte die Arteria pulmonalis. Alle Patienten mit einer Defektgröße von 1 cm und mehr starben vor dem 20. Lebensjahr.

Diese Erfahrungen führten zur Auffassung, daß Patienten mit Fistelverbindungen über 1 cm Durchmesser wenig Chancen haben, mehr als 20 Lebensjahre zu erreichen [41, 42]. Nur wenige Ausnahmen, bei welchen Patienten mit größeren Defekten auch ein höheres Lebensalter erreichten, sind bekannt geworden [39].

V. Differentialdiagnose

Der Nachweis kontinuierlicher Geräusche ist beim aortopulmonalen Fenster selten. MORROW u. Mitarb. erwähnen diesen Befund nur bei 9 von 56 Fällen [42]. Auch das EKG ist nicht von pathognomonischem Wert, da die Größe der Shuntvolumina und die Druckverhältnisse in der Lungenzirkulation alle Formen ventrikulärer Dominanz ermöglichen.

Bei 28 Katheteruntersuchungen, die MORROW u. Mitarb. erwähnen, fand sich ein durchschnittlicher systolischer Druck im rechten Ventrikel bzw. in der Pulmonalarterie von 78 mm Hg.

Die Auswertung von O_2-Sättigungsdaten und von Farbstoffverdünnungskurven ergibt in der Regel nur die Indizien zur weiteren Exploration des Patienten.

Ausführliche Darstellung der differentialdiagnostischen Schwierigkeiten und entsprechender diagnostischer Maßnahmen finden sich bei GROSSE-BROCKHOFF u. Mitarb. [23], KITLAK u. Mitarb. [31], BENDER und DOERR [2] sowie LOOGEN u. Mitarb. [35].

Das aortopulmonale Fenster muß von anderen Kardiopathien, insbesondere vom atypischen Ductus arteriosus, dem Ventrikel-Septumdefekt mit Aorteninsuffizienz und dem Truncus arteriosus communis abgegrenzt werden. Die Diagnose basiert auf dem Nachweis der Shuntverbindung auf Höhe der Aorta ascendens — Arteria pulmonalis, bei intaktem Klappenapparat beider großen Gefäße.

In einer großen Zahl von Fällen konnte die Kommunikation beider großen Gefäße durch die Katheterpassage in die Aorta ascendens bzw. die brachiozephalen Gefäße nachgewiesen werden [30, 39, 41, 42, 46]. Bei der gleichzeitigen Kontrastdarstellung ist der Links-Rechts-Shunt zu demonstrieren. Die Shuntumkehr läßt sich bei Lage des Katheters in der Pulmonalarterie nachweisen [23, 35, 49]. Besonders die retrograde Aortographie erwies sich als Verfahren von hohem diagnostischen Wert [11, 14, 17, 21, 30, 36, 42, 48], obwohl auch hier die Darstellung des Klappenapparates der großen Gefäße mißlingen kann, so daß getrennte Angiogramme des Ausflußtraktes beider Ventrikel mit den großen Gefäßen notwendig werden [48]. Koexistierende Fehler vergrößern die diagnostischen Schwierigkeiten und sind ohne Einsatz der Angiokardiographie nicht sicher abzuklären.

VI. Begleitfehler

Den häufigsten Begleitfehler stellt der Ductus arteriosus apertus dar. Im allgemeinen werden die beiden aortopulmonalen Verbindungen bei der Differentialdiagnose eines extrakardialen Shunts als Alternative und nicht als koexistierende Läsion betrachtet. NEUFELD u. Mitarb. fanden unter 66 Fällen von aortopulmonalem Fenster 8mal Ductus als assoziierte Fehler [45]. Seither wurden weitere 8 Beobachtungen mitgeteilt [9, 12, 14, 33, 38, 41].

Interventrikuläre Kommunikationen sind offenbar häufiger als bisher angenommen, wie 7 einschlägige Beobachtungen zeigen [8, 14, 38, 40, 41, 49].

Vorhofseptumdefekte [38, 42], Isthmusstenosen [55], subaortale Stenosen [42] und bikuspidale Aortenklappen sind selten [45].

6mal wurde ein Rechts-Aortenbogen angegeben [14, 42, 45, 49].

Ursprungsanomalien der Koronargefäße

Der Fehlabgang der linken Koronararterie aus der Arteria pulmonalis stellt eine klinisch bedeutsame Anomalie dar. Nach den Erstbeschreibern als Bland-White-Garland-Syndrom bezeichnet, verbindet sich damit die Vorstellung eines Links-Rechts-Shunts, der von der rechten Koronararterie über interkoronare Anastomosen und das linke Kranzgefäß die Pulmonalarterie erreicht. Dabei ist das linke Kranzgefäß gewöhnlich stark geschlängelt und erweitert [4].

Agius hat einen derartigen Fehlabgang des linken Kranzgefäßes in Verbindung mit einem aortopulmonalen Fenster beobachtet. Dabei entsprang die linke Kranzarterie vom anterolateralen Sinus Valsalvae der Pulmonalarterie und teilte sich regelrecht in einen Ramus descendens und circumflexus auf. Das aortopulmonale Fenster vom Typ II war von proximal her durch eine 0,6 cm hohe Septumleiste zwischen den beiden Semilunarklappen begrenzt. Das Kind verstarb nach Bändelungsoperation der beiden Pulmonalarterienäste [48].

Ein Fehlabgang der rechten Koronararterie bei aortopulmonaler Fistel wurde öfter beobachtet [8, 14, 38, 42, 53]. Dabei scheint bemerkenswert, daß die fehlabgehenden Gefäße im Gegensatz zum Bland-White-Garland-Syndrom nicht als Kollaterale funktionieren, sondern von normaler Größe und Form sind. Die Druckverhältnisse in der Arteria pulmonalis lassen offenbar eine orthograde Durchströmung des fehlentspringenden Kranzgefäßes zu.

VII. Operationsindikation

Bei Kenntnis der ernsten Prognose des aortopulmonalen Fensters im natürlichen Verlauf ist bei allen Fällen mit Links-Rechts-Shunt die Operation indiziert. Da bei diesem Typ der aortopulmonalen Kommunikation noch wesentlich häufiger und rascher wie beim Ductus arteriosus irreversible Lungengefäßveränderungen zu erwarten sind, ist die Frühoperation anzustreben. Für die Selektion der Patienten in hämodynamischer Hinsicht gelten dieselben Voraussetzungen, wie sie im Kapitel „pulmonale Hypertension beim Ductus arteriosus“ beschrieben wurden. Auch hier verbietet ein vorwiegender Rechts-Links-Shunt die Operation.

Im Säuglingsalter sind symptomatische Fälle, deren Herzinsuffizienz auf Digitalis nicht gebessert werden kann, der Operation zuzuführen. Dabei sind neben der Verschließung der Fenestration auch Maßnahmen palliativer Art zu erwägen. Andererseits kann der Operationstermin bei asymptomatischen Patienten bis zum 2. Lebensjahr aufgeschoben werden. Nach den Ergebnissen der Frühoperation und histologischer Studien des Lungengefäßsystems beim Ductus arteriosus sind irreversible Gefäßveränderungen wahrscheinlich auch beim aortopulmonalen Fenster vor diesem Lebensalter kaum zu erwarten.

VIII. Entwicklungen in der Operationstechnik

Die zuerst angewandten, geschlossenen Techniken (Gross, 1949; Bailey, 1955) hat bereits Ekström [19] genauer erwähnt. Einen wesentlichen Fortschritt in der Operationstechnik brachte die Anwendung der Hypothermie und der extrakorporalen Zirkulation (Cooley u. Mitarb. [10]). Sieht man von Operationen im Säuglingsalter ab, so ist die Anwendung der HLM in Verbindung mit der Hypothermie zur Methode der Wahl geworden. Die technische Durchführung der Perfusion wird allerdings durch die aorticopulmonale Kommunikation ebenso erschwert wie bei der Persistenz des Ductus arteriosus. Da es selten möglich ist, die Fistel direkt abzuklemmen, muß die Aorta oberhalb der Fistelverbindung verschlossen werden, was eine ungünstige Koronarischämie bedingen kann. Auswege wurden in einer manuellen Kompression der Fistel [48, 66] mit improvisierter Perfusion und der Drosselung beider Pulmonalarterien gesucht. Letzteres Verfahren setzt allerdings eine Kompetenz der Pulmonalklappen voraus. Weitere Möglichkeiten bestehen in einer lokalen Kühlung des Herzens mit kalter Kochsalzlösung [48] oder der selektiven Koronarperfusion [6]. Meisner u. Mitarb. konnten bei ihren Fällen auf eine selektive Perfusion der Koronararterien verzichten, da die Ischämie des Myokards in keinem Fall länger als 10 min bestand. Die Oesophagustemperatur betrug 26° [39].

Als Zugang eignet sich am besten die mediane Sternotomie. Bei diagnostischen Irrtümern (Verwechslung mit einem Ductus arteriosus apertus) läßt sich die linksseitige anterolaterale Thorakotomie zur bilateralen transsternalen Inzision erweitern.

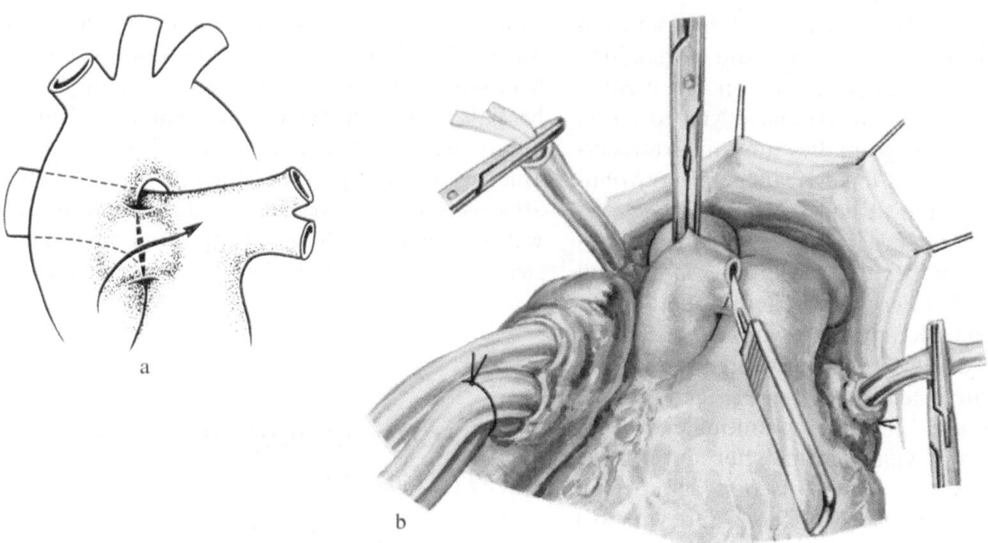

Abb. 3a–d. Offene Durchtrennung einer aortopulmonalen Fistel. (Einzelheiten s. Text)

1. Technik der Durchtrennung

Die Präparation der Fistel erfolgt erst nach Installierung des kardiopulmonalen Umgehungskreislaufes [39, 41, 42, 48]. Schon bei der Inspektion der Fistel läßt sich durch den Nachweis eines Sulcus an der Basis der beiden großen Gefäße [11, 36, 54] die Ausdehnung der Fistel nach unten abschätzen. Besteht eine solche Trennung, so handelt es sich um den Typ I oder II der aortopulmonalen Kommunikation. Die Präparation der Fistel erfolgt in der subepikardialen Schicht, wobei die Umschlagstellen zum Perikard durchtrennt werden, um bis zur Aufteilung der Pulmonalarterie Übersicht zu gewinnen. Die Hinterwand der Aorta muß freipräpariert werden, wobei der rechte Stamm der Lungenarterie abgelöst wird, um die Aortenhinterwand bis zum Sinus transversus pericardii freizulegen (Abb. 3).

Je nach der Breite der Fistel kann die Durchtrennung zwischen Klemmen [11, 36, 49, 56] oder offen erfolgen [17, 39]. Die offene Durchtrennung bietet den Vorteil, daß das Ostium der linken Koronararterie eingesehen werden kann und mögliche Schädigungen dieses Gefäßes unterbleiben. Außerdem bietet sich die Möglichkeit, die hintere Durchtrennungslinie, wenn notwendig auf Kosten der Arteria pulmonalis, zugunsten des Aortenumfanges festzulegen. MEISNER u. Mitarb. [39] benützen für diese Prozedur eine um die Fistel geführte Präparierklemme, mit der die Hinterwand nach vorne gezogen werden kann und die adäquate Durchtrennungslinie festgelegt wird. Die Durchtrennung reicht im Bereiche der Arteria pulmonalis bei größeren Fisteln meistens in den rechten Hauptstamm. Bei allen direkten Techniken zur Beseitigung einer aortopulmonalen Fistel ist zu bedenken, daß es sich um einen echten Wanddefekt handelt, der nicht immer durch eine entsprechende Ektasie der Gefäße ausgeglichen wird. Auf diese Weise kann die direkte Naht zu Verengungen und Taillierungen der Gefäße führen [3, 10, 14, 42, 49].

Zur Vermeidung dieser technischen Fehler kann das oben erwähnte Vorgehen nach MEISNER u. Mitarb. [39] dienen, bei dem die Aortenrekonstruktion auf Kosten der Pulmonalarterie erfolgt. Die letztere kann sodann mit Hilfe eines Kunststoffflickens auf adäquate Weite gebracht werden.

2. Geschlossene Fisteldurchtrennung

Diese Form der Fistelbeseitigung scheint nur bei relativ hochliegenden kleinen Fenestrationen vom Typ I angebracht. Die Präparation muß die Fistel und beide Gefäßstämme weitgehend isolieren, um ein Anlegen tangentialer Klemmen zu ermöglichen. GROSS empfiehlt zur Abklem-

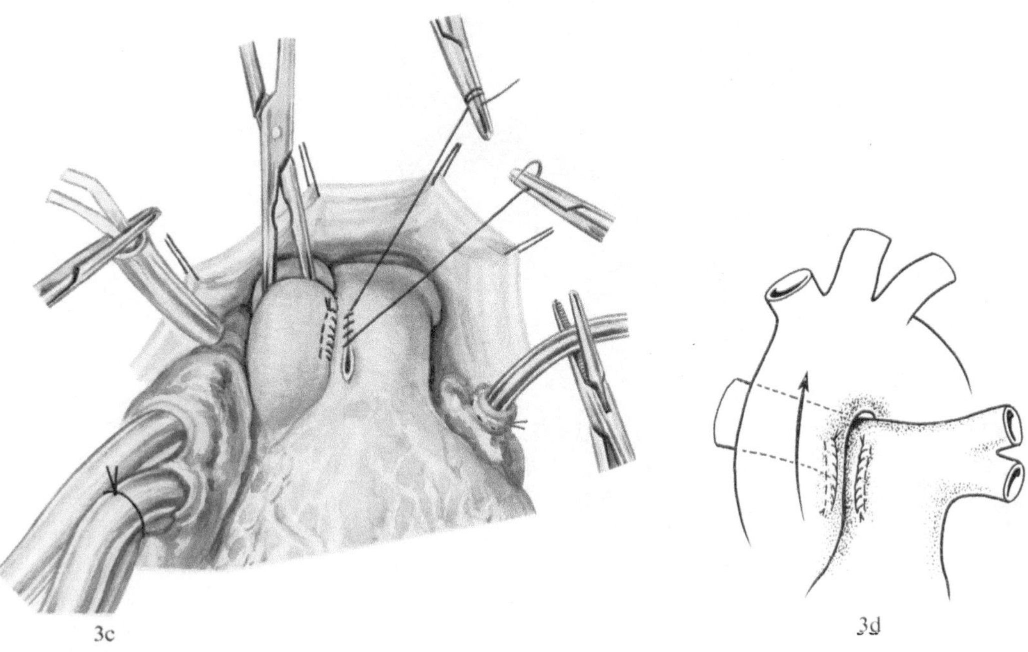

mung der Aorta die Potts-Smithsche Klemme. Dabei muß die Klemme hoch genug angelegt werden, um die Koronarzirkulation nicht zu behindern. Ist die Klemme appliziert, läßt sich an der nunmehr weichen Arteria pulmonalis leicht eine tangentiale Klemme anlegen. Nach Durchtrennung der Fistelverbindungen können beide Stümpfe versorgt werden. Eine Sicherung der Aortennaht durch eine zusätzliche Teflonumhüllung [42] scheint wegen der Möglichkeit einer Nekrose der Gefäßwand und der eventuellen Entstehung einer supravalvulären Stenose nicht sinnvoll [28, 39] (Abb. 4).

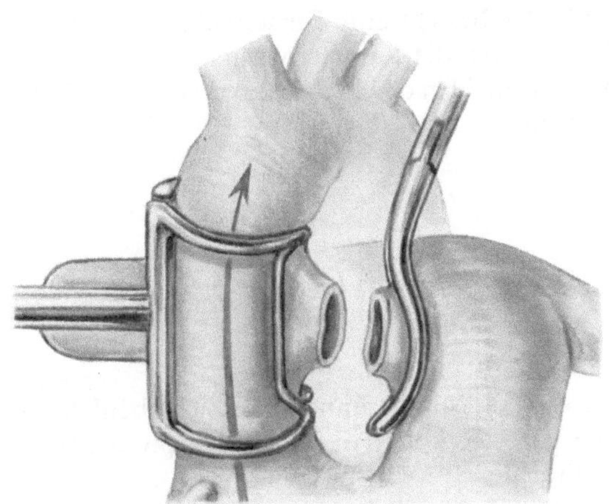

Abb. 4. Geschlossene Durchtrennung einer aortopulmonalen Fistel nach GROSS. (Einzelheiten s. Text)

3. Transvasale Methoden

Sollen die Schwierigkeiten der Präparation und der direkten Naht der Fistelstümpfe vermieden werden oder besteht eine traumatische aortopulmonale Fistel mit starker Verschwielung, so kann ein Fistelverschluß auf transpulmonalem oder transaortalem Wege erfolgen. Die Verfahren sind mit der Gefahr des inkompletten Verschlusses und der Rekanalisation belastet (Abb. 5).

Der transaortale Weg (WRIGHT u. Mitarb.) ist wegen der besseren Nahtfähigkeit der Aorta und einer sicheren Vermeidung einer Läsion der linken Koronararterie zweifellos vorzuziehen [14, 41, 50, 66]. Die Methode eignet sich besonders zum Verschluß kleinerer Defekte. Dabei muß sorgfältig erwogen werden, ob eine direkte Naht möglich ist oder ob besser eine Rekonstruktion des Septums mit Hilfe eines Flickens durchgeführt werden soll.

Der transpulmonale Fistelverschluß unter Hypothermie wurde von SHUMWAY vorgeschlagen und im Experiment erprobt. Die Technik wurde in Einzelfällen angewandt [14, 37, 38, 41, 65], bei Fistelverbindungen traumatischer Genese besonders empfohlen [29, 59]. Die Methode besitzt den Vorteil, daß die in Hypothermie verfügbare Zeitspanne für den Fistelverschluß aufgewendet werden kann, da die Arteriotomie nach

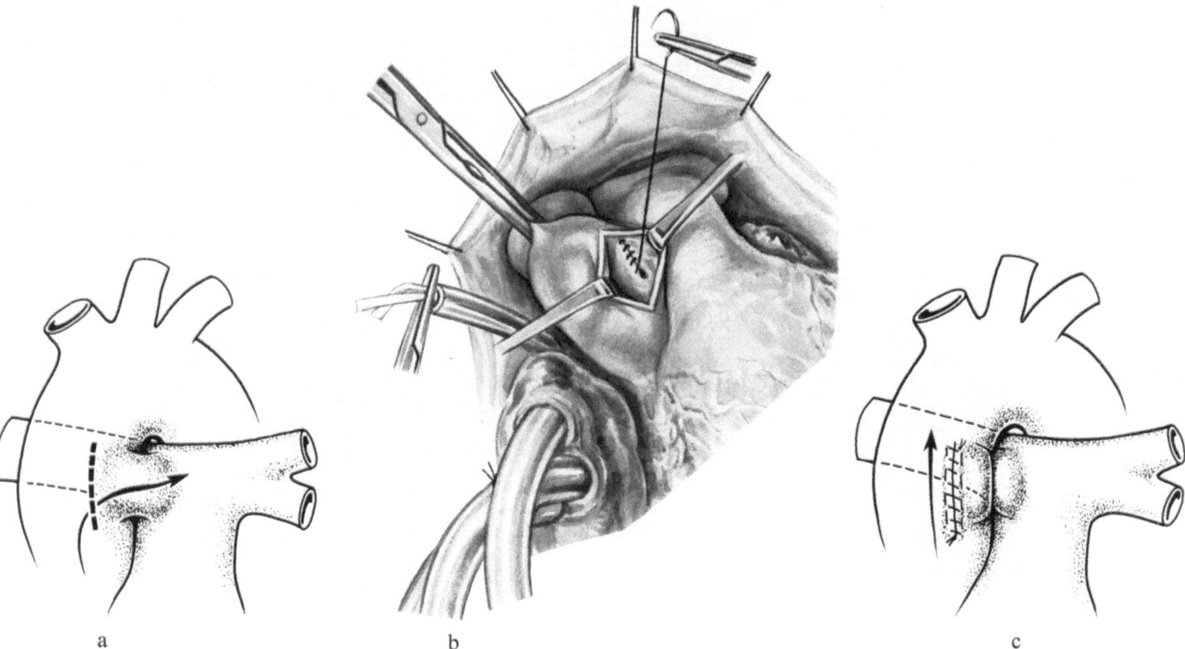

Abb. 5a—c. Transaortaler Verschluß einer aortopulmonalen Fistel nach WHIGHT. (Einzelheiten s. Text)

tangentialer Ausklemmung bereits nach Freigabe der Zirkulation versorgt werden kann.

Als technischen Nachteil läßt sich anführen, daß ein pulmonalwärts aufgelegter Flicken wesentlich leichter ausreißen kann, als dies beim aortalen Vorgehen möglich ist. Hinzu kommt die schlechte Nahtfähigkeit der dünnwandigen, ektatischen Pulmonalarterie und die fehlende Lokalisationsmöglichkeit des Abganges der linken Koronararterie [14, 41]. Ein gewisser Vorteil besteht darin, daß nach Freigabe der Aortenzirkulation die Nahtdichtigkeit überprüft werden kann [41] (Abb. 6).

DEVERALL u. Mitarb. sahen sich nach direktem Defektverschluß durch fortlaufende Naht auf transpulmonalem Wege wegen eines inkompletten Defektverschlusses und einer Einengung der Aorta bei unbefriedigendem Operationssitus veranlaßt, die Fistel von einer Aortotomie aus mit einem Dakron-Flicken zu verschließen [14].

Wird der kardiopulmonale Umgehungskreislauf eingesetzt, so ist der aortale Zugang vorzuziehen, da die oben erwähnten Nachteile zu vermeiden sind.

BURAKOWSKI u. Mitarb. benützen den pulmonalen Zugang bei Defekten von 1—2 cm Durchmesser für den direkten Nahtverschluß. Bei größeren Defekten wird eine plastische Versorgung des Defektes mit Hilfe von Kunststoffflicken sowohl von der aortalen wie pulmonalen Seite vorgenommen. Zu diesem Zwecke wird auch die Aorta ascendens längs eröffnet und die Koronarperfusion installiert. Danach werden zwei Kunststoffflicken zugerichtet, die nun mit U-Nähten von beiden Seiten dem Defekt aufgelegt werden. Die Nahtführung erfolgt mit doppelt armiertem Faden von der Aorta zur Arteria pulmonalis. Nach Versenken des aortalen Flickens wird derselbe durch zusätzliche Nähte fixiert und nunmehr der pulmonale Flikken unter Verwendung der gelegten U-Nähte von der pulmonalen Seite eingebracht. Nach Knoten der Fäden besteht eine Einscheidung der Defekträn der durch die Kunststoffflicken, wodurch ein Durchschneiden der Nähte zuverlässig verhindert wird [6].

4. *Sandwich-Technik*

(BIRCKS, NEGRÉ, NAVRÀTIL)

Bei dieser Technik handelt es sich ebenfalls um eine echte Rekonstruktion des Septum aorticopulmonale.

Die Fistel wird ventral gespalten, so daß Aorta und Pulmonalis wie ein geöffnetes Buch

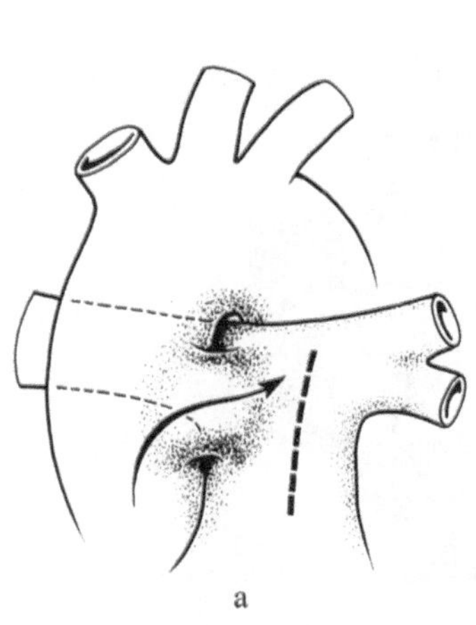
a

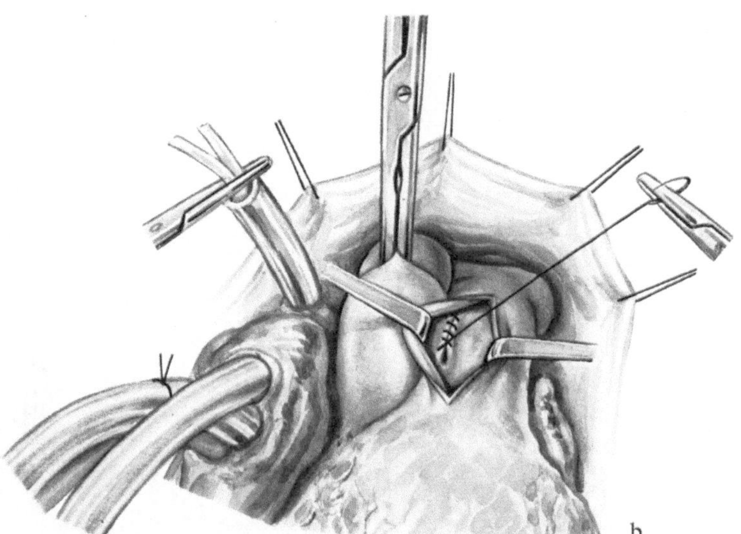
b

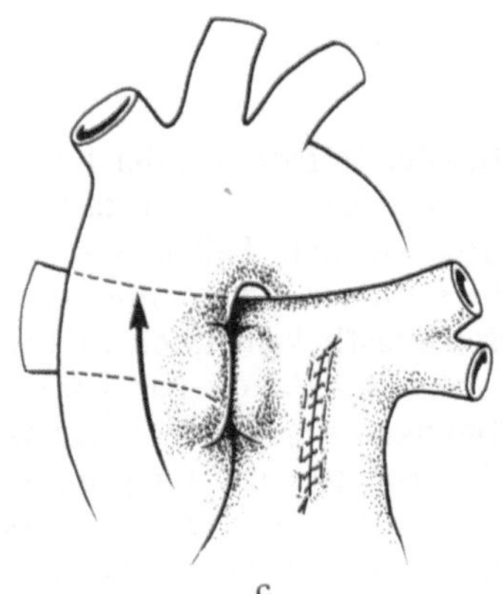
c

Abb. 6a—c. Transpulmonaler Verschluß einer aortopulmonalen Fistel nach SHUMWAY. (Einzelheiten s. Text)

auseinanderweichen. Die hintere Brücke stellt etwa $^1/_4$ der gesamten Zirkumferenz dar. Sie besteht im wesentlichen aus der direkt mit beiden Gefäßen verbundenen Brücke. Nun erfolgt die Zurichtung eines entsprechend großen Teflonstückes aus gepreßtem Dreischichten-Material, das dorsal dem Defektrand aortenseitig aufgelegt und ventral zwischen die evertierten Ränder der Gefäßinzision gelegt wird. Die Fixierung der Prothese erfolgt durch Einzelnähte. Eine sichernde zweite überwendlige Nahtreihe legt die Adventitia fest auf die Gefäßwunde [3, 43, 44].

Die Abb. 7a—e zeigen das operative Vorgehen. Der Vorteil dieser Methode besteht darin, daß auf eine Präparation der Fistel verzichtet werden kann und die Schwierigkeiten der direkten Naht durch die Verwendung von Kunststoff entfallen.

5. *Operation beim Säugling*

Beim Säugling stellt die Perfusion an sich ein Problem dar, besonders dann, wenn es sich um sehr unterentwickelte Kinder handelt. So spielt in diesem Lebensalter die Technik der Durchtrennung zwischen Klemmen noch immer eine wichtige Rolle, obwohl die Gefährlichkeit dieser Technik außer Zweifel steht.

SCOTT und SABISTON haben auf die Bedeutung eines Sulcus an der unteren Fistelbegrenzung hingewiesen, der beim Typ I und II der Fistelverbindung das Ausmaß der Trennung beider großen Gefäßstämme widerspiegelt [54]. Ohne eine derartige Trennungslinie ist die präparatorische Darstellung der Fistel an der unteren Begrenzung äußerst gefährlich. Eine Fistelverbindung ohne Sulcus sollte daher ohne HLM nicht angegangen werden [11, 36]. PUTNAM und GROSS weisen darauf hin, daß die Durchtrennung zwischen Klemmen nur angestrebt werden sollte, wenn die Fistel lang ist und weit genug vom Ursprung der linken Kranzarterie entfernt liegt [49]. LYNCH u. Mitarb. betonen den Vorteil der kleinen Verhältnisse beim Säugling bei eventuellen Blutungskomplikationen und meinen, daß in diesem Lebensalter die Durchtrennung und Naht am ehesten durchführbar sei [36].

Falls eine sichere Durchtrennung nicht möglich ist, sollte die Bändelungsoperation der Pul-

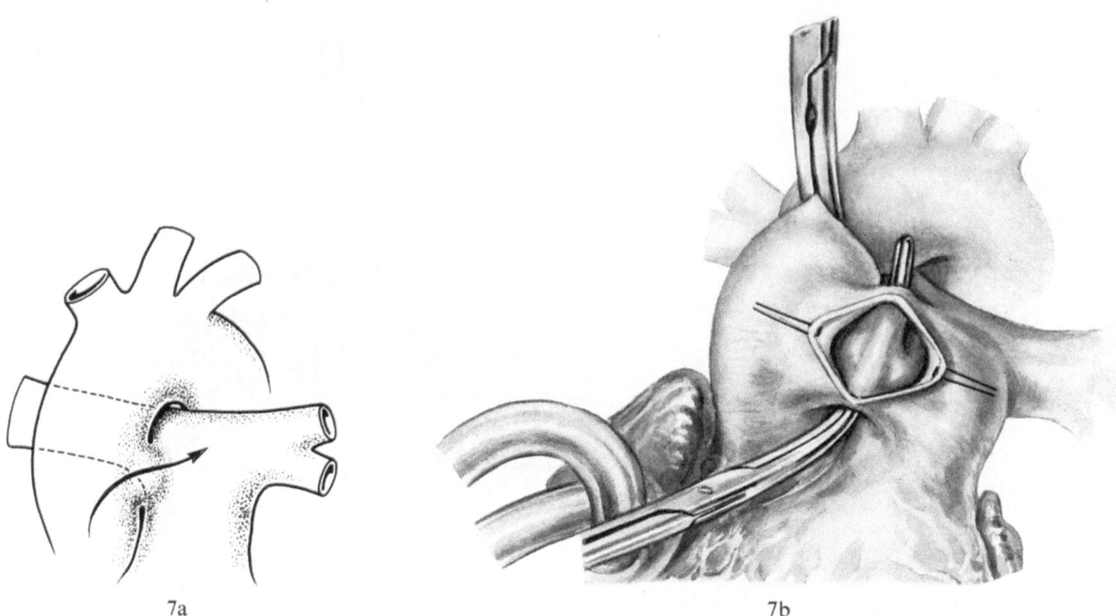

7a 7b

monalarterie angestrebt werden, um die Lungenzirkulation zu schützen, bis eine Radikaloperation möglich ist. Die notwendige Präparation zur Umschlingung der Pulmonalarterie ist jedoch abhängig von der Ausdehnung der Fenestration nach distal. Beim Typ II der aortopulmonalen Kommunikation ist die Isolierung des Pulmonalarterienstammes distal der Fistel nicht möglich, so daß auf die beiden Äste der Lungenarterie ausgewichen werden muß. Operationstechnisch ist zu erwähnen, daß das Anlegen von Klemmen parallel der Hauptstämme nur bei langen Fistelverbindungen und ausreichend großem Situs möglich ist, wobei die Größe des Operationsfeldes bei Säuglingen das Anlegen der Klemmen senkrecht zur Aorta notwendig machen kann. Zur Erhaltung eines nahtfähigen Saumes sind bei kürzeren Fistelverbindungen tangentiale Ausklemmungen notwendig, die im Bereich der Aorta bzw. der Arteria pulmonalis liegen.

HASCHE u. Mitarb. haben einen Verschluß einer aortopulmonalen Fistel im Säuglingsalter in Hypothermie und Einflußsperre mit Hilfe des russischen Nahtgerätes durchgeführt [25].

6. *Operationstechnik bei Koronaranomalien*

Bei den bisher korrigierten Fällen war es möglich, die Fenestration so weit pulmonaliswärts zu durchtrennen, daß bei der Versorgung der Fistel der Ursprung der Kranzarterie in die Aorta verlagert werden konnte. In den Fällen war es trotzdem möglich, die Pulmonalarterie ohne Verwendung eines Erweiterungsflickens durch direkte Naht zu versorgen [8, 42]. VARCO hat vorgeschlagen, bei Fehlabgängen der Koronarien das Gefäß samt einer Manschette des Ursprungsgefäßes zu transplantieren [63]. Auch BURROUGHS u. Mitarb. halten dieses Vorgehen für die Methode der Wahl, wenn die Erhaltung des aberrierenden Gefäßes aus hämodynamischen Gründen notwendig ist [8]. Dabei ist allerdings ein hoher Ursprung der dystopen Kranzarterie Voraussetzung, da sonst die Länge des Gefäßstammes bis zur Aufteilung eine Verlagerung in die Aorta nicht zuläßt.

7. *Rezidivoperationen*

DEVERALL u. Mitarb. berichten über zwei erfolgreiche Rezidivoperationen nach Ligatur der Fistel. In einem Falle wurde die Fisteldurchtrennung praktiziert, wobei eine Blutungskomplikation bei der Präparation auftrat. Beim zweiten Patienten konnte der Fistelverschluß transaortal ohne technische Schwierigkeiten durchgeführt werden [14].

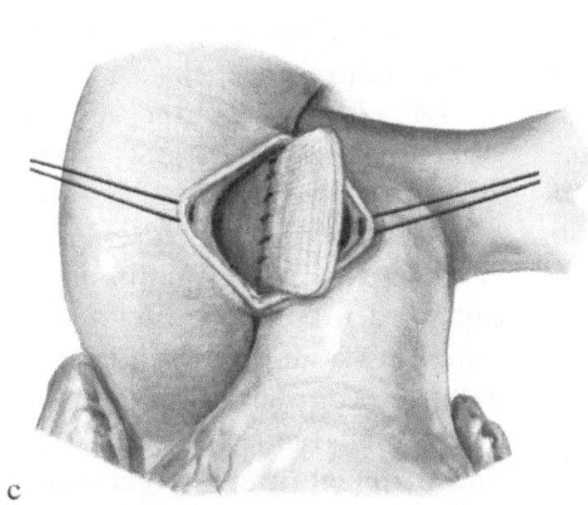

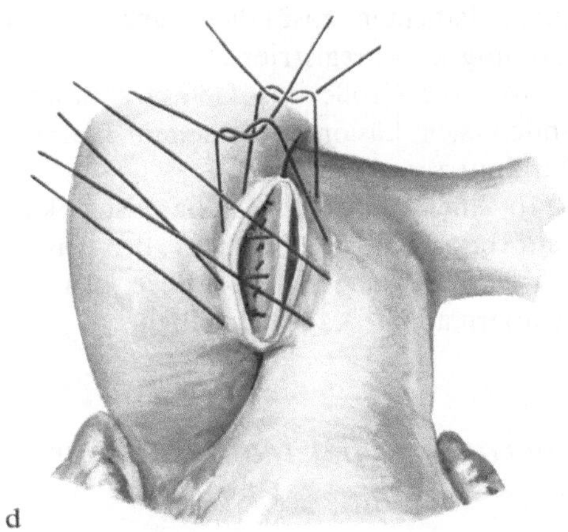

Abb. 7. (a) Typ I einer aortopulmonalen Fistel mit Links-Rechts-Shunt. (b) Die vordere Zirkumferenz der Fistel wurde eröffnet. Durch Unterfahren der Fistel mit einer Präparierklemme (MEISNER u. Mitarb.) läßt sich abschätzen, ob eine direkte Durchtrennung möglich ist oder ob besser eine Rekonstruktion des Septums erfolgt. (Einzelheiten s. Text.) (c) u. (d) Ein Teflonflicken aus Dreischicht-Material wurde an der Hinterwand fixiert. Mit Einzelnähten erfolgt die weitere Fixation des Flickens unter Miterfassen des aortalen und pulmonalen Schnittrandes der Fistel (d). (e) Die Einzelnähte wurden geknotet. Als zweite Nahtreihe wird eine fortlaufende, einfach überwendliche Naht angelegt

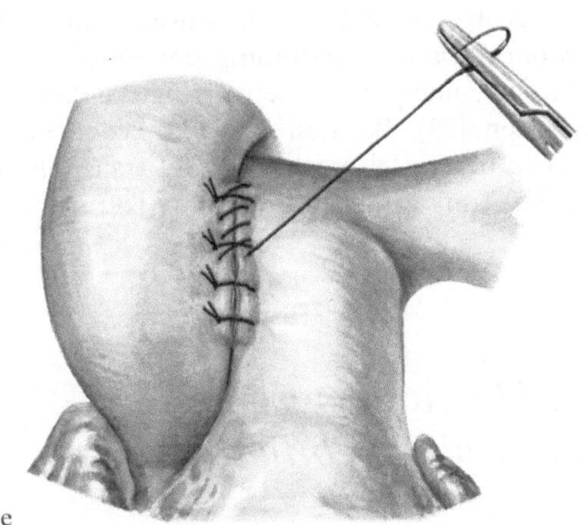

IX. Traumatische aortopulmonale Fisteln

Aortopulmonale Fisteln traumatischer Genese stellen eine Rarität dar. Bei den bisher beschriebenen 7 Fällen handelt es sich um 4 Stich- und 3 Schußverletzungen [29]. Als Verletzungsmechanismus ist die gleichzeitige Läsion der Aorta und der Arteria pulmonalis Voraussetzung. Gewöhnlich führt die massive mediastinale Blutung zum Tode. Dabei scheint die intraperikardiale Verletzung der Gefäße eine bessere Prognose zu besitzen [15].

Die Verletzungen fanden sich ausschließlich im Bereiche der vorderen Brustwand. Die Penetrationsstelle lag 4mal im 2. Interkostalraum, 2mal im 1. Interkostalraum. Im Falle von LA FLECHE finden sich keine genaueren Angaben [34].

Ein kontinuierliches Geräusch ließ sich in der Regel erst nach einer gewissen Latenzzeit registrieren. Nur in einem Falle war ein solches Geräuschphänomen bereits innerhalb von 24 Std nachweisbar. Ansonsten betrug das Intervall 5–72 Tage.

Röntgenologisch war das Herz von normaler Größe oder es bestand eine leichte Herzvergrößerung. Bei 3 der Verletzten entwickelte sich eine Herzinsuffizienz.

Im Elektrokardiogramm fand sich mit einer Ausnahme, bei der ein Hinterwandinfarktbild bestand, kein auffälliger Befund.

Bei 6 der 7 Fälle wurde ein Herzkatheterismus und die Aortographie durchgeführt, bei einem Patienten zusätzlich eine Farbstoffverdünnungskurve registriert.

Was die Größe des Defektes anbetrifft, so fanden sich Läsionen zwischen 3 und 14 mm Durchmesser.

In einem Falle wurde die Fistellokalisation nicht besonders beschrieben. Bei den übrigen 6 Fistellokalisationen handelte es sich um eine intraperikardiale Lage derselben.

Operationen bei traumatischer aortopulmonaler Fistel

Der Operationssitus ist durch eine Verschwielung der großen Gefäßstämme ausgezeichnet. Eine präparatorische Darstellung der Fistel und eine Durchtrennung derselben erfolgte daher nur in 2 Fällen [29]. Bei den übrigen Beobachtungen wurde der Fistelverschluß 4mal transpulmonal, einmal transaortal durchgeführt [29].

X. Operationsergebnisse und Spätergebnisse

Im Gegensatz zu früheren Mitteilungen [39, 42] ist die Technik der Ligatur seltener angewendet worden. Wir fanden 12 weitere Mitteilungen mit 3 Rekanalisationen und 2 Todesfällen [9, 14, 32, 38, 41, 45, 49].

Am häufigsten wurde die Durchtrennung der Fistel mit Hilfe der extrakorporalen Zirkulation mit oder ohne Hypothermie praktiziert. MORROW u. Mitarb. berichten über 8 einschlägige Fälle [42]. Weitere 5 Durchtrennungen wurden ohne diese Hilfsmaßnahmen durchgeführt und verliefen 3mal erfolgreich.

Seither wurden weitere 37 einschlägige Operationen mit Hilfe der HLM veröffentlicht [1, 5, 8, 11, 12, 14, 17, 30, 36, 38, 39, 41, 45, 48, 56, 58]. Die Letalität betrug 13,6%. Von 8 Durchtrennungen der aortopulmonalen Kommunikation ohne kardiopulmonalen Umgehungskreislauf verstarben 2 Patienten [1, 11, 49, 56].

Das transaortale Vorgehen wurde 8mal erfolgreich angewendet [14, 41, 50, 66], transpulmonale Eingriffe wurden 4mal mit 1 Todesfall durchgeführt [14, 37, 38, 41, 65].

Bei den traumatischen Fisteln wurde dieselbe 4mal transpulmonal, einmal transaortal verschlossen. Zwei dieser Kommunikationen wurden durchtrennt [29].

Die als Sandwichtechnik bezeichnete Operationsmethode (NEGRÉ) wurde 6mal realisiert. 3 Patienten verstarben [3, 43, 44].

Während die technischen Risiken durch die erwähnten Hilfsmaßnahmen weitgehend beseitigt werden konnten, bleibt die Gefährdung von seiten des häufig vorhandenen schweren pulmonalen Hochdrucks bestehen. Vor allem bei Patienten mit bidirektionalem Shunt und solchen mit fortgeschrittenen Veränderungen der Lungenstrombahn ergeben sich gleichartige Probleme, wie sie bei der Ductuspersistenz aufgezeigt wurden. Es steht jedoch außer Frage, daß bei bidirektionalem Shunt mit dominierendem Links-Rechts-Kurzschluß befriedigende operative Erfolge möglich sind [10, 39, 41].

Ob mit der Verwendung einer perforierten Prothese, wie sie REIS u. Mitarb. verwendeten, in Zweifelsfällen eine Rechtsüberlastung vermieden werden kann und eine graduelle Reduktion des Lungengefäßwiderstandes erreicht wird, läßt sich kaum entscheiden. Im zitierten Falle wurde nach Anwendung dieser Technik ein Jahr postoperativ bei klinischer Besserung die Perexistenz des bidirektionalen Shunts festgestellt [50].

Bei offenbar hyperkinetischen Formen der pulmonalen Hypertension konnte bereits intraoperativ eine signifikante Drucksenkung im kleinen Kreislauf nachgewiesen werden [12, 25, 39, 42, 44]. MORROW u. Mitarb. konnten trotz hoher Ausgangsdrucke bei 4 ihrer 5 Patienten bei der Nachuntersuchung fast normale pulmonale Druckwerte registrieren [42]. Andere Autoren beschrieben eine auffällige klinische Besserung bis zur völligen Beschwerdefreiheit [11, 14, 41, 49].

Literatur

1. BARANOVSKY, I. D., GORDON, A. J., GRISHMAN, A., STEINFELD, L., KREEL, I.: Aortopulmonary septal defect: Diagnosis and report of a case successfully treated. Am. J. Cardiol. **5**, 273 (1960).
2. BENDER, F., DOERR, F. F.: Zur Diagnostik atypischer aortopulmonaler Kommunikationen. Z. Kreisl.-Forsch. **49**, 695 (1960).
3. BIRCKS, W.: Herz. In: Intra- und postoperative Zwischenfälle (G. BRANDT, H. KUNZ, R. NISSEN, Hrsg.), Bd. 1: Allgemeiner Teil — Thorax — Hals. Stuttgart: Thieme 1967.

4. Bland, E. F., White, P. D., Garland, J.: Congenital anomalies of the coronary arteries. Report of an unusual case associated with cardia hypertrophy. Am. Heart J. **8**, 787 (1933).
5. Bosher, L. H., jr., Moore McCue, C.: Diagnosis and surgical treatment of aorto-pulmonary fenestration. Circulation **25**, 456 (1962).
6. Burakowskij, W. J., Konstantinow, B. A., Plotnikowa, L. R.: Defekt der aortopulmonalen Scheidewand. *Ref.* Zbl. Chir. **91**, 1566–1567 (1966).
7. Burgemeister, G., Rautenburg, H. W.: Beitrag zur speziellen Diagnostik des offenen Ductus Botalli. Z. Kreisl.-Forsch. **48**, 1 (1959).
8. Burroughs, J. T., Schmutzer, K. J., Linder, F., Neuhaus, G.: Anomalous origin of the right coronary artery with aortico-pulmonary window and ventricular septal defect. Report of a case with complete operative correction. J. cardiovasc. Surg. **3**, 142 (1962).
9. Coleman, E. N., Barclay, R. S., Reid, J. M., Stevenson, J. G.: Congenital Aorto-pulmonary Fistula Combined with Persistent Ductus Arteriosus. Brit. Heart J. **29**, 571 (1967).
10. Cooley, D. A., McNamara, D. G., Latson, J. R.: Aorticopulmonary septal defect: diagnosis and surgical treatment. Surgery **42**, 101 (1957).
11. Cordell, A. R., McKone, R. C., Van P. Wilson, H.: Management of Aorticopulmonary Septal Defect in Early Infancy. Am. Surg. **33**, 962 (1967).
12. Cronje, R. E., Van der Spuy, J. C., Venter, C.: Aortic-pulmonary window. S. Afr. Med. J. **47** (1973).
13. Dadds, H. J., Hoyle, C.: Congenital aortic septal defect. Brit. Heart J. **11**, 390 (1949).
14. Deverall, P. B., Lincoln, J. C., Aberdeen, E., Bonham-Carter, R. E., Waterston, D. J.: Aortopulmonary Window. J. thorac. cardiovasc. Surg. **57**, 479 (1969).
15. Dively, W. L., Daniel, R. A., Scott, H. W.: Surgical management of penetrating injury of the ascending aorta and aortic arch. J. thorac. cardiovasc. Surg. **41**, 23–33 (1961).
16. Downing, D. F., Bailey, C. P., Maniglia, R., Goldberg, H.: Defect of the aortic septum. Am. Heart J. **45**, 305 (1953).
17. Dubost, Ch., Chevrier, J. L.: A propos d'un cas de fistule aortopulmonaire traitée avec succés sous circulation extra-corporelle. J. Chir. **79**, 42 (1960).
18. Edwards, J. E., Carey, L. S., Neufeld, H. N., Lester, R. G.: Aorticopulmonary Septal Defect. Congenital heart disease. Vol. 1. Philadelphia: Saunders 1965.
19. Ekström, G.: Defect of the Aortico-Pulmonary-Septum. In: Handbuch der Thoraxchirurgie (E. Derra, Hrsg.), Bd. 2. Berlin-Göttingen-Heidelberg: Springer 1959.
20. Fraentzel, O.: Ein Fall von Kommunikation der Aorta mit der Arteria pulmonalis. Virchows Arch. path. Anat. **43**, 420 (1968).
21. Gasul, B. M., Arcilla, R. A., Fell, E. H., Lynfield, J., Bicoff, P., Luan, L. L.: Congenital coronary arteriovenous fistula, clinical, five patient. Pediatrics **25**, 531 (1960).
22. Gross, R. E.: An Atlas of children's Surgery. Philadelphia: Saunders 1970.
23. Grosse-Brockhoff, F., Loogen, F., Schaede, A.: Angeborene Herz- und Gefäßmißbildungen. In: Handbuch der Inneren Medizin (H. Schwiegk, Hrsg.), 4. Aufl., Bd. 9/3, S. 105–652. Berlin-Göttingen-Heidelberg: Springer 1960.
24. Halonen, P. I., Siltanen, P., Laustela, E.: Traumatic aortopulmonary fistula. Ann. Chir. Gynaec. Fenn. **521**, 541–546 (1963).
25. Hasche, E., Becker, P., Eger, H.: Zur Korrektur des aortopulmonalen Septumdefektes. Thoraxchirurgie **17**, 251 (1969).
26. Heilmann, K.: Aortopulmonary Septal Defect. Virchows Arch. Abt. A **354**, 99 (1971).
27. Hektoen, L.: Rare cardiac anomalies: congenital aortopulmonary communication. Path. Soc. (Chic.) **4**, 97 (1900).
28. Hoffmann, E.: Verstärkungsoperationen in der Gefäßchirurgie. Langenbecks Arch. klin. Chir. **308**, 830 (1964).
29. Jeresaty, R. M., Khan, A. H., Knight, H. F.: Traumatic Aorticopulmonary Fistula. Cardiology **57**, 358 (1972).
30. Kalter, J. E., Pauzner, Y. M., Shem-Tov, A., Deutsch, V.: Aortopulmonary septal defect. J. cardiovasc. Surg. **11**, 321 (1970).
31. Kitlak, W., Berger, G., Bellmann, G.: Diagnostische Schwierigkeiten in der Abgrenzung eines offenen Ductus arteriosus Botalli von einem aortopulmonalen Septumdefekt. Z. Kreisl.-Forsch. **55** (1966).
32. Kossakowski, J.: Some remarks about the surgical treatment of cardiovascular anomalies in infants. J. cardiovasc. Surg. **5**, 622 (1964).
33. Kuhlgatz, G., Spahn, U.: Kombination von aortopulmonalem Septumdefekt, offenem Ductus arteriosus Botalli und Aberration der linken Arteria pulmonalis. Thoraxchirurgie **9**, 539 (1961/62).
34. La Fleche, L. R., Telmosse, F., David, A., Gratton, J. D.: Communication aorto-pulmonaire traumatique. Un méd. Can. **92**, 999–1002 (1963).
35. Loogen, F., Rippert, R., Vieten, H.: Aortopulmonaler Septumdefekt. In: Handbuch der med. Radiologie (H. Vieten, Hrsg.), Bd. 10, Teil 4. Berlin-Heidelberg-New York: Springer 1967.
36. Lynch, M. F., Katkov, H., Jensen, N. K., Peterson, C. A.: Aorticopulmonary Septal Defect. Am. J. Surg. **117**, 748 (1969).
37. Mason, G. A.: Modern trends in cardiac Surgery, Chap. 11. New York: Hoeber 1960.
38. Meier, K.: Die Ergebnisse der Behandlung des kongenitalen aortopulmonalen Septumdefektes. Med. Diss. Univers. Düsseldorf (1970).
39. Meisner, H., Schmidt-Habelmann, P., Sebening, F., Klinner, W.: Das aortopulmonale Fenster. Ergebn. Chir. Orthop. **48**, 159 (1966).
40. Meisner, H., Schmidt-Habelmann, P., Sebening, F., Klinner, W.: Surgical Correction of Aortopulmonary Septal Defects. A review of the literature and report of eight cases. Dis. Chest **53**, 750 (1968).
41. Morino, F., Santarelli, P., Possati, F., Poletti, G. A., Bergui, G. C., Giraudi, G.: Fistola aortopulmonare. Considerazioni fisiopatologiche, cliniche e chirurgiche a proposito di 9 casi operati. Minerva Cardioangiol. **21** (1973).
42. Morrow, A. G., Greenfield, L. J., Braunwald, E.: Congenital Aortopulmonary Septal Defect. Clini-

cal and Hemodynamic Findings, Surgical Technic, and Results of Operative Correction. Circulation **25**, 463 (1962).

43. NAVRÁTIL, J., BEDNARIK, B., MEDRICKY, O., OLEJNIK, O.: Prispevek K Chirurgické Náprave Defektu Aortopulmonálni Prepázky. Rozhledy Chir. (Praha) **47**, 166 (1968).
44. NEGRÉ, E., CHAPTAL, P. A., MARY, H.: Fistules aorto-pulmonaires. Détails techniques de leur fermeture. Ann. chir. thorac. cardiovasc. **7**, 65 (1968).
45. NEUFELD, H. N., LESTER, R. G., ADAMS, P., ANDERSON, R. C., LILLEHEI, C. W., EDWARDS, J. E.: Aorticopulmonary septal defect. Am. J. Cardiol. **9**, 12 (1962).
46. PATEL, I., LEGER, L.: Fistula aorto-pulmonaire. Nouveau Traité de Technique Chirurgicale. Publ. de I. PATEL et L. LEGER Tome IV: Cœur, Gros vaisseaux, Péricarde. Paris: Masson 1972.
47. PARKER, B. M., BURFORD, T. H., CARLSSON, E. C., BUCHNER, E. P.: The diagnosis of aorticopulmonary septal defect. Am. Heart J. **65**, 534 (1963).
48. PEREZ-ALVAREZ, J., PÉREZ-TREVINO, C., RUBIO-ALVAREZ, V.: Defecto septal aorto-pulmonar. Communicación de un caso operado con éxito. Arch. Inst. Cardiol. México **38**, Vol. 38 (1968).
49. PUTNAM, T. C., GROSS, R. E.: Surgical management of aortopulmonary fenestration. Surgery **59**, 727 (1966).
50. REIS, R. L., GAY, W. A., BRAUNWALD, N. S., MORROW, A. G.: The gradual closure of aortopulmonary septal defects. J. thorac. cardiovasc. Surg. **49**, 955 (1965).
51. RIKER, W. L., IDRISS, F. S.: Unusual Congenital Cardiac Anomalies Encountered During Open Heart Surgery. Surg. Clin. N. Amer. **44**, 1459 (1964).
52. ROSS, D. N.: Aortopulmonary Defect. In: A surgeons Guide to Cardiac Diagnostic. Part II: The clinical picture (D. N. ROSS, Ed.). Berlin-Heidelberg-New York: Springer 1967.
53. SCHUMACKER, H. B.: In discussion of COOLEY, D. A., MCNAMARA, D. G., LATSON, J. R.: Aorticopulmonary septal defect: diagnosis and surgical treatment. Surgery **42**, 120 (1957).
54. SCOTT, H. W., jr., SABISTON, D. C., jr.: Surgical treatment for congenital aortico-pulmonary fistula. J. thorac. Surg. **25** (1953).
55. SPRENGEL, A. R., BROWN, A. F.: Aortic septum defect. Am. Heart J. **48**, 796 (1954).
56. STALPAERT, G. L., LACQUET, A., VAN DER HAUWAERT, L., JOOSSENS, J. V.: Observations cliniques. Fistule aorto-pulmonaire. Acta Cardiol. **15**, 369 (1960).
57. STARCK, D.: Entwicklung der Organe des Kreislaufes. In: Embryologie (D. STARCK, Hrsg.). Stuttgart: Thieme 1955.
58. SWAN, H. J. C., BAHNSON, H. T.: Zit. nach H. B. TAUSSIG, Congenital malformations of the heart. Cambridge: Harvard Univ. Press 1960.
59. SYMBAS, P. N., SCHLANT, R. C., LOGAN, W. D., jr., LINDSAY, J., MCCANNELL, K. L., ZAKARYIA, M.: Traumatic Aorticopulmonary Fistula Complicated by Postoperative Low Cardiac Output Treated with Dopamine. Ann. Surg. **165**, 614 (1967).
60. TAUSSIG, H. B.: Aortic Septal Defect. TAUSSIG: Congenital Malformations of the Heart. 2nd Edit. Vol. II: Specific Malformations. Cambridge: Harvard Univ. Press 1960.
61. TRONCONI, L., VIGANO, M., PAGNIN, A., ANGOLI, L.: L'elettrocardiogramma nelle fistole aorto-polmonari. Minerva Cardioangiol. **18**, 546 (1970).
62. VAN PRAAGH, R., VAN PRAAGH, S.: The Anatomy of Common Aorticopulmonary Trunk (Truncus Arteriosus Communis) and Its Embryologic Implications. Am. J. Cardiol. **16**, 406 (1965).
63. VARCO: Zit. nach BURROUGHS.
64. VASSALLO AGIUS, P., RUSHWORTH, A., CONNOLLY, N.: Anomalous origin of left coronary artery from pulmonary artery associated with an aorto-pulmonary septal defect. Brit. Heart J. **32**, 708 (1970).
65. VAYSSE, G., D'ALLAINES, CL., PERRIN, C., PEBRIER, A., RICORDEAU, G.: Fermeture sous réfrigération d'une communication aortopulmonaire congénitale. Arch. Mal. Cœur **49**, 42 (1956).
66. WRIGHT, J. S., FREEMAN, R., JOHNSTON, J. B.: Aortopulmonary fenestration. A Technique of surgical management. J. thorac. cardiovasc. Surg. **55**, 280 (1968).
67. ZITTEL, R. X., STEIM, H., OVERBECK, W.: Zur Klinik kongenitaler aortopulmonaler Fehlbildungen. Z. Kreisl.-Forsch. **49**, 842 (1960).

Die Aneurysmen der thorakalen Aorta

CH. DUBOST, D. GUILMET, R. SOYER

Mit 41 Abbildungen*

A. Allgemeines

1. Einleitung

Aneurysmen der Aorta sind erst seit verhältnismäßig kurzer Zeit einer erfolgreichen chirurgischen Therapie zugänglich geworden. Zu Beginn dieses Jahrhunderts wurden zwar schon vereinzelt Versuche unternommen, sackförmige Aneurysmen zu resezieren. Als erster hat dies TUFFIER (1902) bei einem Aneurysma der Aorta ascendens gewagt. Sein Eingriff, den er einige Jahre später wiederholt hat, war der Zeit weit voraus und endete erfolglos. So waren Aortenaneurysmen für Jahrzehnte rein internistische Leiden. Erst die palliativen Techniken des Drahtens und der Cellophanumhüllung rückten sie erneut in den Bereich chirurgischen Handelns.

Diese beiden Methoden befriedigten durchaus nicht restlos, und von neuem wurde die Beseitigung des Aneurysmas mit anschließender Naht der Aorta beim sackförmigen und mit Aortenersatz beim spindelförmigen empfohlen. Diese Bestrebungen wurden besonders durch die Arbeiten von LAM und ARAM, DE BAKEY, COOLEY und BAHNSON belebt. Ihre Verwirklichung hängt aber ebenso mit den allgemeinen Fortschritten nicht nur in der Chirurgie, sondern auch auf den Gebieten der Anästhesie und Intensivpflege sowie mit der Entwicklung geeigneter Gefäßprothesen zusammen.

2. Ätiologie

Lange Zeit galt die Syphilis als fast ausschließliche Ursache des Aortenaneurysmas. Heute dagegen überwiegen atherosklerotische Veränderungen. Diese beiden sind also die ätiologisch wesentlichen Grunderkrankungen. Das syphilitische Aneurysma bevorzugt die thorakale Aorta, das atherosklerotische die abdominale.

DE BAKEY hat bei einer Untersuchung von 500 thorakalen Aortenaneurysmen folgende ätiologische Verteilung gefunden:

syphilitisch 40%,
atherosklerotisch 40%,
traumatisch 10%,
poststenotisch 10%.

Ganz anders verhält es sich mit den abdominalen Aneurysmen. ESTES fand neben 100 atherosklerotischen nur 2 syphilitische, und DE BAKEY gibt die Atherosklerose als Ursache in 95% der Fälle an. Das Aneurysma der Bauchaorta ist eine Erkrankung des fortgeschrittenen Lebensalters. Das Durchschnittsalter der Patienten mit einem Aneurysma des subrenalen Aortenabschnittes beträgt etwa 60 Jahre. Dabei handelt es sich keineswegs um eine isolierte Erkrankung, sondern meist um diffuse Gefäßveränderungen, welche sich ebenso im ileofemoralen Bereich wie auch an den Koronar- und Zerebralgefäßen finden. Auch für die übrigen, selteneren Ursachen lassen sich Prädilektionsorte feststellen.

Traumatische Aneurysmen betreffen in 95% der Fälle die Isthmusregion (Abb. 1), manchmal den Beginn des Aortenbogens und nur ganz selten die Bauchaorta (STRANAHAN, HARDIN, PIERANGELI u. GUERNELLI). Sie entstehen bei unvollständiger Wandruptur nach heftigem Dezelerationstrauma, wie es für Auto- und Eisenbahnunfälle oder Sturz aus großer Höhe typisch ist.

---
* Sämtliche Abbildungen dieses Beitrages wurden übernommen aus: CH. DUBOST, D. GUILMET, R. SOYER, La chirurgie des anèvrysmes de l'aorte. Paris: Masson , 1970
Siehe auch Handbuch der Thoraxchirurgie Bd. II (1959), S. 516ff.

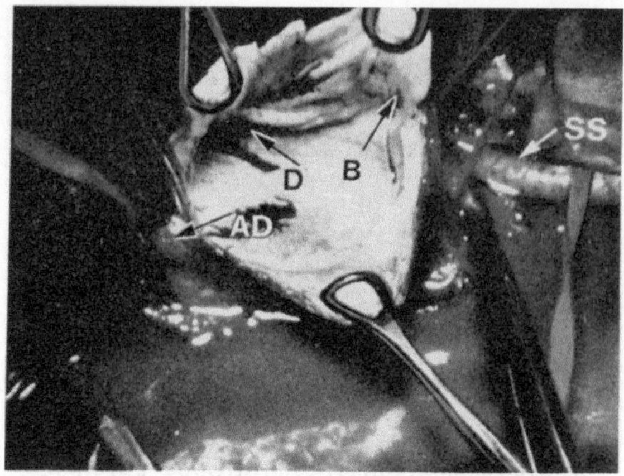

Abb. 1. Operationssitus bei eröffnetem traumatischem Aneurysma. Man erkennt, daß die obere retrahierte Wand nur mit einer schmalen Brücke mit der hinteren Aortenwand in Verbindung steht. *SS* A. subclavia sin. *B* Eingang zum Aortenbogen. *AD* Eingang zur Aorta descendens. *D* Dissektion

a) Poststenotische Aneurysmen bei Coarctatio aortae

Unter ihnen lassen sich 3 anatomische Varianten unterscheiden (Abb. 2):

Am häufigsten sind Aneurysmen unterhalb der Stenose. Zu ihrer Entstehung tragen ein mechanisches und oft ein infektiöses Element bei. Der Hals des Aneurysmas befindet sich in der Regel gegenüber dem Stenosekanal. Eine bakterielle Besiedelung begünstigt die Entwicklung.

Aneurysmen am Abgang der Interkostalarterien.

Selten kommen Aneurysmen oberhalb der Stenose vor, in unserem eigenen Material in 2 Fällen von insgesamt 700 Aortenisthmusstenosen.

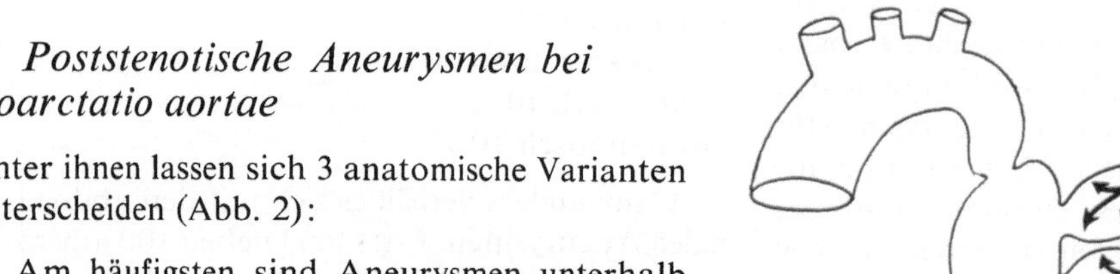

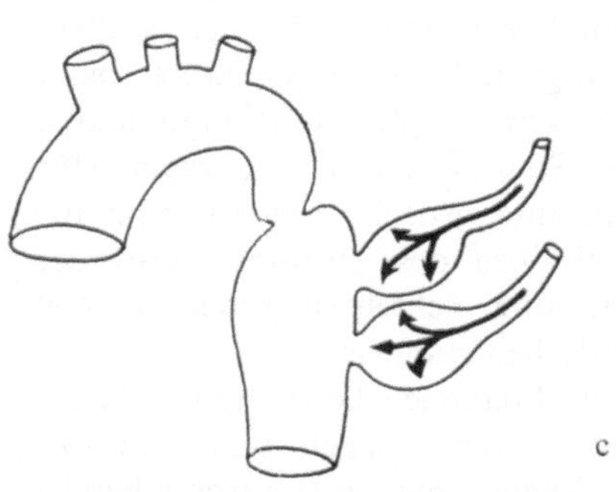

Abb. 2a–c. Aneurysmaformen bei Coarctatio aortae: (a) prästenotisch, (b) poststenotisch, (c) Interkostalarterien

b) Aneurysmen infolge Elastikadystrophie der Media

Diese Form wird beim Marfan-Syndrom, einer hereditären, beide Geschlechter betreffenden Anomalie beobachtet. Beträchtlich ist mit 50% (STEINBERG, SOULIÉ) bis 55% (FABRE) der Anteil der spindelförmigen Aneurysmen. Seltener kommen Aneurysmen beim Ehlers-Danlos-Syndrom und beim Groenblad-Strandberg-Syndrom vor.

3. Chirurgische Anatomie

Je nach Lokalisation des Aneurysmas ergeben sich sehr verschiedenartige operative Probleme. Deshalb ist es zweckmäßig, eine Unterteilung der Aorta in einzelne Segmente vorzunehmen.

Segment I: Aorta ascendens von der Aortenwurzel bis zum Truncus brachiocephalicus.

Segment II: Aortenbogen mit Abgang der 3 Hauptgefäße der oberen Körperhälfte.

Segment III: Thorakale Aorta descendens.

Segment IV: Subdiaphragmatische Aorta abdominalis mit dem Abgang der essentiellen Gefäße Truncus coeliacus, A. mesenterica superior und Aa. renales.

Segment V: Untere Aorta abdominalis distal der Nierenarterien. Dieser vom chirurgischen Standpunkt aus wichtige Abschnitt gibt außer der A. mesenterica inferior, deren Ligatur zulässig ist, keine wichtigen Äste ab.

Eine solche Unterteilung ist trotz ihrer Willkür angebracht, auch wenn aneurysmatische Veränderungen die Grenze zwischen 2 Segmenten überschreiten können. Sie berücksichtigt die Tatsache, daß es für die verschiedenen Formen von Aortenaneurysmen Prädilektionsorte gibt und daß die Möglichkeiten des Abklemmens, z.B. ober- und unterhalb der Nierenarterien, ganz verschieden sind.

4. *Pathologisch-anatomische Entwicklung eines Aneurysmas*

Unabhängig von der Ätiologie wird die Bildung eines Aneurysmas von 3 Faktoren bestimmt:

Mediaerkrankung mit Auflockerung der muskulo-elastischen Strukturen.

Systolische Pulsation, unter deren Einfluß sich das Aneurysma zunehmend ausweitet und dabei benachbarte Organe verdrängt oder komprimiert.

Perianeurysmatische entzündliche Reaktion, welche zusätzlich zur Schrumpfung und Verdrängung angrenzender Strukturen führt.

Der weitere Entwicklungsgang ist unterschiedlich. Entweder kommt es zur Thrombosierung oder zur Ruptur. In seltenen Fällen fehlt die Tendenz zur Vergrößerung, dann nämlich, wenn die Wand des Aneurysmas verkalkt, das Aneurysma sich mit Thromben anfüllt und zusätzlich durch mediastinales Narbengewebe fixiert wird. Im Gegensatz dazu ist eine stetige Zunahme der Aneurysmagröße häufig. Benachbarte Organe werden verdrängt und destruiert bis zur Penetration. Die Art der resultierenden Komplikationen hängt sehr von der topographischen Lage des Aneurysmas ab.

a) Aneurysmen der Aorta ascendens (Segment I)

Adhärenzen mit Nachbarorganen sind selten, weil ein wesentlicher Teil des Aneurysmas intraperikardial liegt. Bei Kompression der V. cava superior treten die Zeichen einer oberen Einflußstauung auf, während eine Kompression des rechten Hauptstammes der A. pulmonalis meistens ohne Symptome bleibt. Das Aneurysma dehnt sich nach rechts in Höhe des 2. oder 3. Interkostalraumes aus. Bei der häufigen intraperikardialen Ruptur entwickelt sich eine rasch tödliche Herztamponade.

b) Aneurysmen des Bogens (Segment II)

Aneurysmen dieser Lokalisation treten in enge Beziehung mit wichtigen Mediastinalorganen: V. cava superior, Trachea und A. pulmonalis. Die 3 Brachiozervikalgefäße liegen meist auf der ventralen Seite, das Aneurysma entwickelt sich in der Regel nach dorsal und führt zur Arrosion der Tracheavorderwand. Bei einer Ausdehnung nach kranial – meist verbunden mit einem Übergreifen des Aneurysmas auf den Truncus brachiocephalicus – trifft man auf einen pulsierenden, bis in die Höhe des Jugulum reichenden retrosternalen Tumor. Bei Ausdehnung nach ventral kann es zur vollständigen Destruktion des Manubrium sterni kommen. Rupturen in die Trachea oder das Mediastinum sind nicht selten, Rupturen nach außen hingegen die Ausnahme.

c) Aneurysmen des Isthmus und der thorakalen Aorta descendens (Segment III)

Diese Aneurysmen zeichnen sich durch eine vielfältige Symptomatologie aus, weil sie frühzeitig auf zahlreiche anatomische Strukturen, etwa den N. recurrens oder den linken Hauptbronchus (bis zur totalen Kompression), einwirken. Dorsal kann die Wirbelsäule arrodiert werden. Auch ein

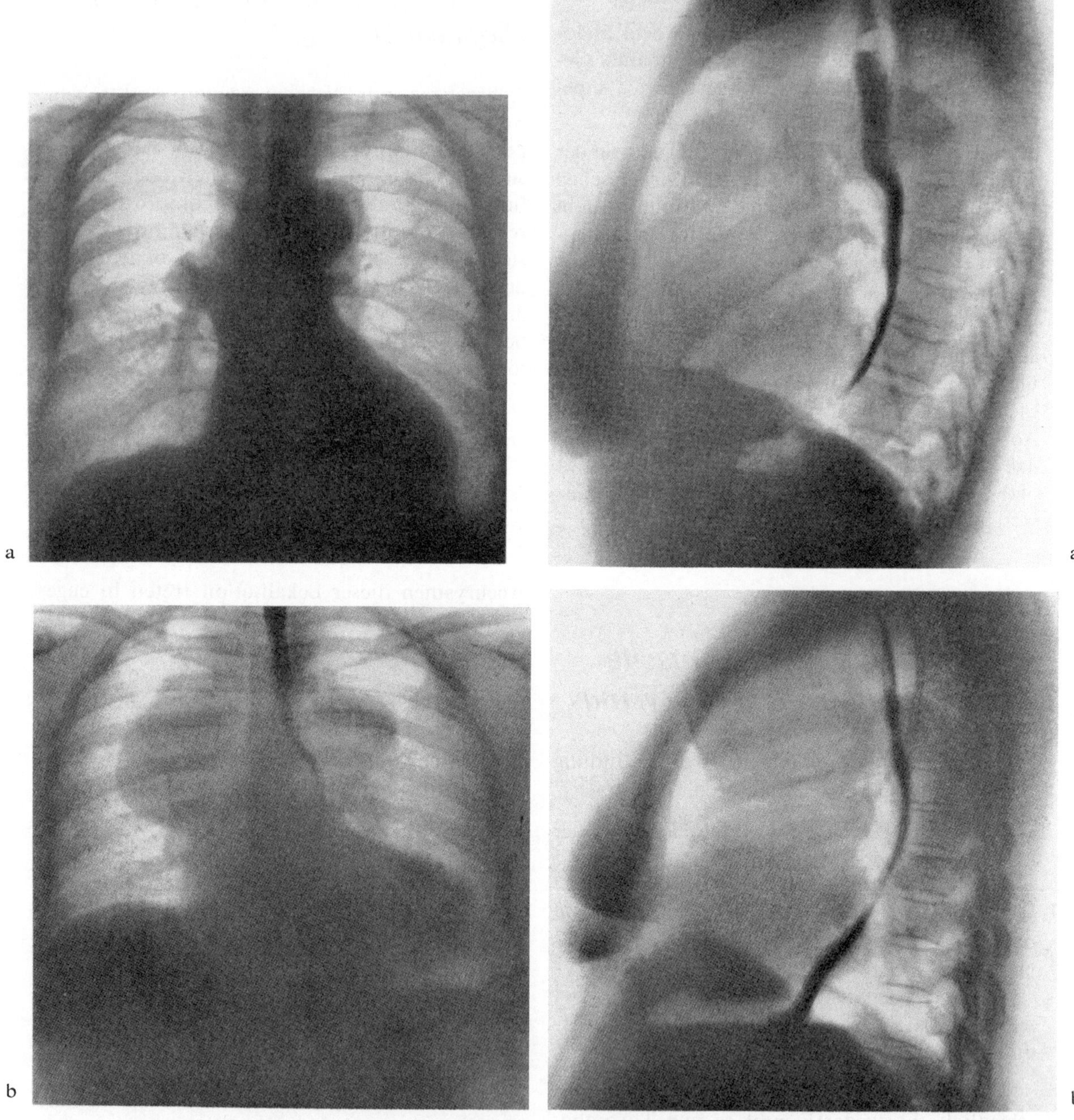

Abb. 3. (a) Röntgenaufnahme a.p. (li) und seitlich (re) bei kleinem Aneurysma der Aorta ascendens. Von vorn springt das Aneurysma scharf begrenzt in das rechte Oberfeld vor. Im Seitenbild projiziert es sich auf die Aorta ascendens. (b) Röntgenaufnahmen a.p. (li) und seitlich (re) bei sehr großem, sackförmigem Aneurysma der Aorta ascendens. Ausdehnung auf das rechte Lungenoberfeld bei sagittaler Projektion, im Seitenbild liegt das Aneurysma vor dem Oesophagus und verdeckt Aorta ascendens und den Beginn des Aortenbogens

Vordringen gegen den Oesophagus oder nach links in die Pleurahöhle ist möglich. Es kommen Durchbrüche in den Oesophagus, die linke Lunge oder die linke Pleurahöhle vor. Ebenso kann die Thoraxwand paravertebral links durchdrungen werden.

d) Thorako-abdominale (Segment III und IV) und abdominale (Segment V) Aneurysmen

Intraabdominal entwickeln sich die Aneurysmen mit geringer Destruktionsneigung. Sie schieben die Bauchorgane vor sich her, so daß lange Zeit Kompressionserscheinungen fehlen. Manchmal werden sympathische oder parasympathische Nervenäste irritiert oder die Wirbelsäule arrodiert. Nach rechts ausladende Aneurysmen treten zur V. cava inferior in Beziehung, wobei schwere Kompressionen nur ausnahmsweise beobachtet werden. Kranial-ventral wird das Duodenum in Mitleidenschaft gezogen. Aneurysmen dieser Lokalisation rupturieren fast immer in den Retroperitonealraum und nur selten in den Darm (Duodenum) oder die V. cava inferior. Die so entstehenden massiven retroperitonealen Hämatome dehnen sich vom Zwerchfell bis in das Becken aus. Dabei werden die anatomischen Strukturen umspült und folglich ein chirurgischer Eingriff beträchtlich erschwert.

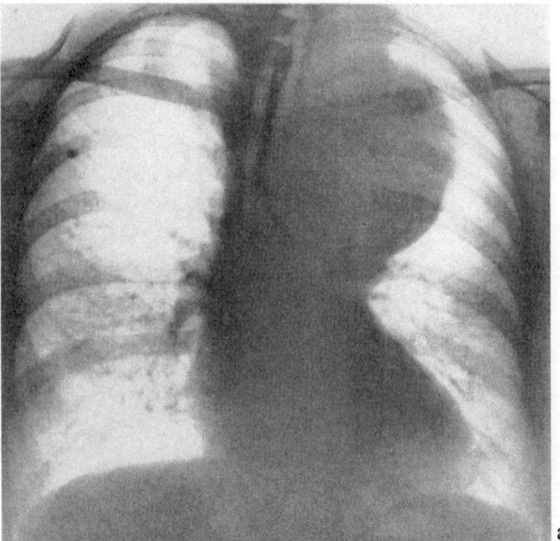
a

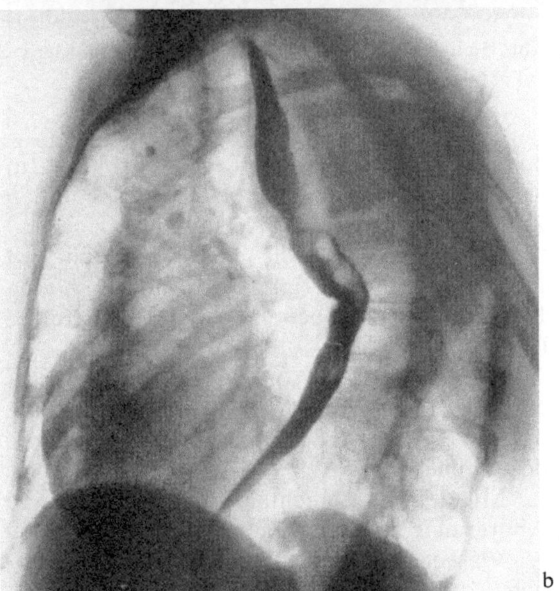
b

Abb. 4a u. b. Thoraxaufnahmen a.p. (a) und seitlich (b) bei großem, atheromatösem Aneurysma des Isthmus aortae. Ausdehnung auf das linke Lungenoberfeld (a.p.). Verdrängung und Überlagerung des Oesophagus (seitlich)

5. Klinik und Diagnose

Das subjektive Hauptsymptom beim Aortenaneurysma ist der Schmerz. Er fehlt nur selten und ist von mehr oder weniger ausgeprägter Dyspnoe begleitet. Hinzu kommen oft Hustenreiz und bei Recurrensschädigung Heiserkeit. Bei der zuweilen vorkommenden Kompression der V. cava superior können sich Ödem und Kollateralzirkulation der Thoraxweichteile zeigen. Durchdringt das Aneurysma die Thoraxwand nach außen, so ist die Diagnose einfach; denn man findet eine pulsierende Masse an der vorderen Thoraxwand. Weitaus am häufigsten jedoch wird die Diagnose röntgenologisch gestellt.

Seitliche oder schräge Projektionen sind dabei am aufschlußreichsten. Man findet Verschattungen, welche sich in keiner der Projektionen vom Aortenschatten trennen lassen. Derartige Röntgenaufnahmen erlauben eine ungefähre Beurteilung der Lokalisation und die Unterscheidung zwischen sackförmigem oder spindelförmigem Aneurysma.

Bei Aneurysmen der Aorta ascendens projiziert sich die Verschattung auf das rechte Lungenfeld (Abb. 3). Aneurysmen des Aortenbogens, welche nicht über den Abgang der A. subclavia sinistra hinwegreichen, lassen den Aortenknopf im Röntgenbild unverändert erscheinen.

Aneurysmen des Isthmus ergeben eine kugelige Verschattung oberhalb des Bogens mit Aus-

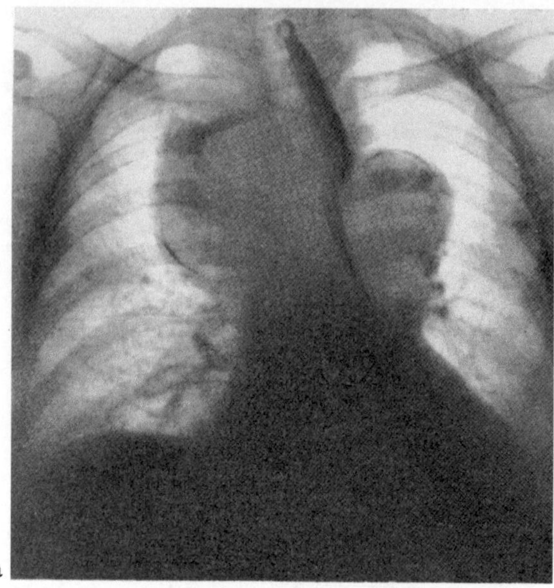
a

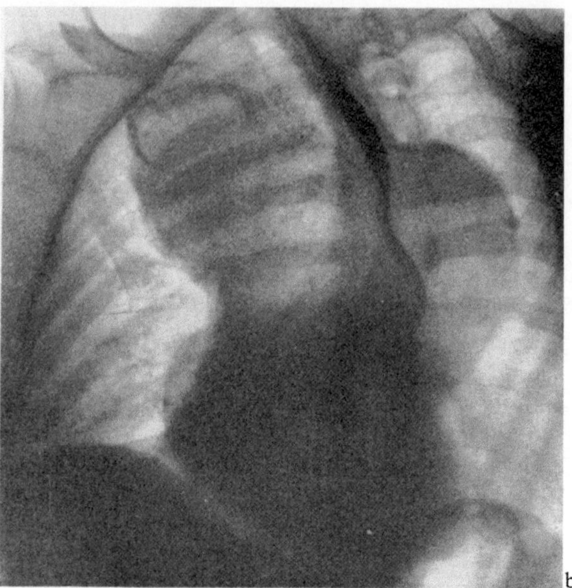
b

Abb. 5a u. b. Aufnahmen a. p. (a) und in linker vorderer Schrägprojektion (b) bei einem Aneurysma des Aortenbogens mit Wandverkalkungen

dehnung auf das linke Lungenoberfeld. Im Seitenbild erkennt man die dorsale Lage und den Zusammenhang mit der Aorta (Abb. 4).

Bei Aneurysmen, die sich auf Bogen *und* Isthmus erstrecken, ergibt sich radiologisch eine Kombination der oben beschriebenen Befunde (Abb. 5).

Aneurysmen der Aorta descendens verursachen eine Verschattung parakardial links. Die dorsale Position im Seitenbild trägt zur Klärung des Befundes bei.

Mit Hilfe von Schichtaufnahmen läßt sich die Abgrenzung gegen das Zwerchfell beurteilen.

Vor einer chirurgischen Intervention ist letztlich jedoch die Kontrastmitteldarstellung unerläßlich.

Das ungefährlichere Verfahren ist die intravenöse Injektion des Kontrastmittels mit anschließender radiologischer Dokumentation der peripher-arteriellen Phase. Mit dieser Technik erhält man kontrastärmere Bilder, die jedoch ausreichen, um die Diagnose zu sichern und die Ausdehnung zu beurteilen.

Die direkte Aortographie über einen arteriell eingeführten Katheter liefert Aufnahmen mit besserem Kontrast. Dieses Verfahren ist jedoch nicht ungefährlich und sollte nach Möglichkeit vermieden werden.

Im Angiogramm erscheint das Aneurysma oft kleiner, als es in Wirklichkeit ist, da Wand und abgelagerte Thromben vom Kontrastmittel nicht angefärbt werden (Abb. 6).

Mit Hilfe der Aortographie lassen sich einerseits das Aneurysma mit seinen Verbindungen zur Aorta und der Zustand der übrigen Aorta selbst beurteilen; andererseits können differentialdiagnostische Alternativen wie Aneurysmen des Truncus brachiocephalicus, der A. pulmonalis oder Mediastinaltumoren, die sich nach der Standardaufnahme bieten, ausgeschlossen werden.

B. Grundlagen der chirurgischen Behandlung

1. Entwicklung

Die wichtigsten Fortschritte in der Chirurgie der Aneurysmen der thorakalen Aorta wurden in den letzten 15 Jahren erzielt, so daß heute ihre Resektion unabhängig von Typ und Lokalisation möglich ist. Davor liegen viele Jahre, in denen versucht wurde, die Progredienz eines Aneurysmas einzudämmen. Im Vordergrund standen pal-

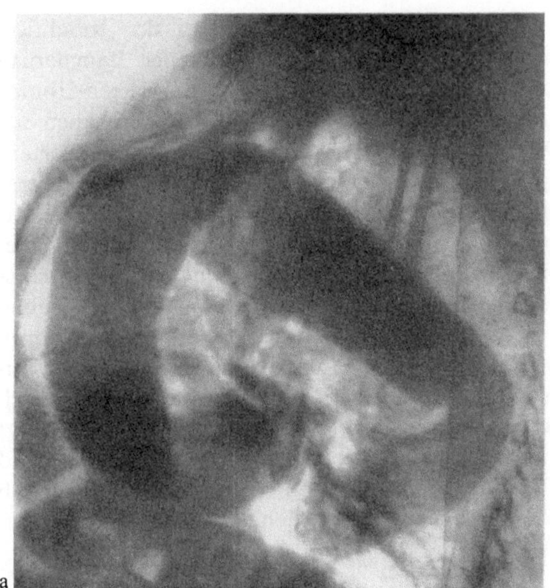
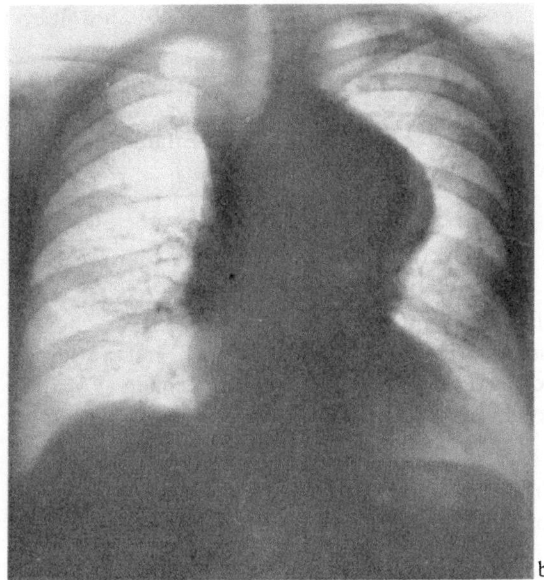

Abb. 6. (a) Aortogramm bei teilweise thrombosiertem Aneurysma des Isthmus. Angiographisch gestreckter Verlauf. (b) Erst in Kombination mit der Standardaufnahme wird die Diagnose des Aneurysmas gesichert

liative Maßnahmen; denn weder die Grundlagen der Thorax- noch der Gefäßchirurgie reichten für radikalere Eingriffe aus. Die angewandten Palliativoperationen sind in dieser zeitlichen Folge das Umhüllen mit Cellophan und die intraluminale Drahtaufspulung.

a) Die Cellophanumhüllung ("wrapping")

Das Aneurysma wird mit Cellophan-Polythän umwickelt. Dieses Material enthält Diacethylphosphat, eine Substanz, welche zur Gewebssklerosierung führt, während das Polythän selbst nur als deren Träger dient. Die Cellophanumhüllung war sehr verbreitet (POPPE, BLAKEMORE, THOMERET, WEISS, ABBOTT). Die Technik ist in der Theorie einfach. Das Aneurysma wird aus seiner Umgebung ausgelöst und mit Cellophanstreifen umwickelt. In der Praxis bestehen jedoch große Schwierigkeiten. In erster Linie ist die Isolierung der aneurysmatischen Ektasie heikel und manchmal unmöglich. In solchen Fällen muß man sich mit einer nur teilweisen und oft wenig wirksamen Umwicklung begnügen. Außerdem ist die sklerogene Wirkung unterschiedlich und nicht immer von langer Dauer.

DE BAKEY berichtet über 8 Patienten, bei denen 7–41 Monate nach einer Cellophanumhüllung die Resektion durchgeführt wurde. Er stellte fest, daß die subjektiven Symptome nach anfänglicher Besserung innerhalb weniger Monate wieder vorhanden waren. Bei den Reoperationen war die Resektion der Aneurysmen einfach, weil entgegen der Erwartung keine wesentliche narbige Reaktion hervorgerufen worden war.

b) Die Drahtspulung ("wiring")

Die Idee und die erste Anwendung dieser Methode, bei der durch das Einführen langer Metallfäden in das Aneurysmalumen eine Thrombosierung ausgelöst werden soll, geht auf MOORE (1896) zurück. Die Methode wurde von MATAS und später LINTON wieder aufgegriffen, jedoch waren die Erfolge an einem kleinen Kollektiv wenig ermutigend. Indessen gab sie den Anstoß zu der Modifikation von BLAKEMORE, der 1938 durch elektrisch induzierte Erwärmung des eingeführten Metallfadens den thrombosierenden Effekt verstärkte. Zehn Jahre nach den ersten Versuchen konnte BLAKEMORE über 63 so behandelte Fälle berichten, von denen 34 unter deutlicher Besserung der Symptome 2–4 Jahre überlebten.

Das „wiring“ war zweifellos die wirksamste und risikoärmste Maßnahme. Darüber hinaus hat es dazu beigetragen, unsere Erfahrungen mit Aortenaneurysmen voranzutreiben.

c) Die Resektion

Sie blieb immer das eigentliche Ziel der chirurgischen Therapie, konnte jedoch erst verwirklicht werden, nachdem die folgenden Voraussetzungen geschaffen worden waren:

Vervollkommung der Narkoseverfahren,
Erfahrungen in der postoperativen Behandlung,
Entwicklung von Aortenprothesen und Nahtmaterial,
Entwicklung von Herz-Lungen-Maschinen.

Zur Resektion boten sich zunächst *sackförmige*, meist von der Aorta ascendens ausgehende Aneurysmen an, deren Resektion ohne totales Abklemmen möglich war. Das Verdienst, den ersten Versuch bei einem derartigen syphilitisch bedingten Aneurysma unternommen zu haben, gebührt TUFFIER (1902). Nach dem Studium anatomischer Präparate im Musée Dupuytren kam er zu der Auffassung, daß eine derartige Abtragung möglich sein sollte. TUFFIER versorgte den Hals des Aneurysmas mit einer Ligatur. 13 Tage später erlag sein Patient einer Massenblutung infolge Nekrose im Bereiche dieser Ligatur. Auch sein zweiter Versuch im Jahre 1909 sowie ein weiterer von KÜMMELL 1914 endeten erfolglos.

1947 gelang MONOD als erstem, ein Aneurysma mit engem Hals an der Konkavität des Aortenbogens zu resezieren.

1951 konnte einer von uns die vollständige Resektion eines sakkulären Aneurysmas der Aorta ascendens durchführen. Wenig später (1953) folgte BAHNSON in den Vereinigten Staaten. Dieser Eingriff hat unter gewissen Voraussetzungen auch heute noch seine Berechtigung. Diese Voraussetzungen sind eine begrenzte Ausdehnung des Aneurysmas ohne Beteiligung des Truncus brachiocephalicus sowie ausreichende Qualität der Aortenwand, welche eine sichere Naht gewährleisten muß.

Bei der Resektion von *fusiformen Aneurysmen* bestand die Schwierigkeit lange Zeit darin, die Kontinuität der Aorta wiederherzustellen. 1951 haben wir dieses Problem bei der Resektion eines subrenalen Aneurysmas der Bauchaorta mit der Implantation eines konservierten Homotransplantates lösen können. Seither haben sowohl die Entwicklung verträglicher Aortenprothesen aus Dacron und Teflon, der extrakorporale Kreislauf und eine ausgereifte Nahttechnik dazu beigetragen, daß Aneurysmen beliebiger Lokalisation mit zunehmender Erfolgsaussicht operativ beseitigt werden können. Neben die totale Resektion ist in den letzten Jahren ersatzweise auch die partielle Exzision mit anschließender Versorgung des Defektes durch einen Patch getreten. Diese Technik verkürzt und erleichtert die Operation. Infektions- und Blutungsrisiko werden verringert und folglich auch die sehr beträchtliche Operationsmortalität.

2. Wahl des Zugangs

Wir betrachten in diesem Abschnitt die gebräuchlichen Thorakotomien je nach Art und Lokalisation der Aortenaneurysmen.

a) Zugang zur Aorta ascendens einschließlich Truncus brachiocephalicus

Die Sternumlängsspaltung mit Verlängerung der Inzision nach dem Hals eignet sich vorzüglich. Bei dieser Inzision sind auch die A. carotis sinistra und die A. subclavia sinistra gut erreichbar. Der Anschluß an den extrakorporalen Kreislauf und Eingriffe an der Klappe im Falle einer begleitenden Aorteninsuffizienz sind einfach. Dieser Zugang gestattet die Resektion der Aorta ascendens und des Aortenbogens bis hin zur A. carotis communis sinistra. Greift die Läsion auf die linke Subclavia über, reicht er allein jedoch nicht aus (Abb. 7a).

b) Zugang zum Aortenbogen

Dieser Abschnitt ist schwer zugänglich und erfordert eine ausgedehnte Freilegung. Zwei Inzisionen kommen in Frage:

Bilaterale Thorakotomie mit schräger Sternotomie vom 2. ICR rechts bis zum 5. ICR links

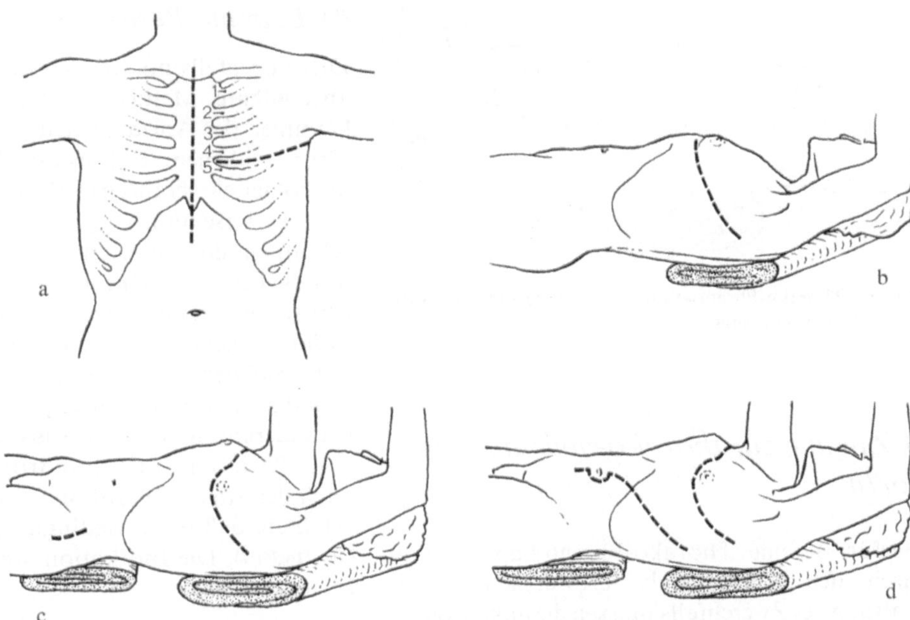

Abb. 7a—d. Schnittführungen für Thorakotomien bei Aortenaneurysmen. (a) Sternumlängsspaltung, eventuell ergänzt durch vordere Thorakotomie links. (b) Laterale Thorakotomie in Höhe der 5. Rippe. (c) Bilaterale Thorakotomie mit Querspaltung des Sternum vom 2. ICR rechts nach dem 4. oder 5. ICR links. (d) Doppelte Thorakotomie: 1. In Höhe der 4. Rippe links, eventuell verlängert zur bilateralen Thorakotomie. 2. Thorakotomie in Höhe der 7. Rippe, ausdehnbar zu einer Thorako-Phreno-Laparotomie

(Abb. 7c). Man erhält damit eine gute Übersicht in Höhe der Gefäßabgänge am Bogen, die allerdings nach kranial eingeschränkt ist. Der Anschluß an den extrakorporalen Kreislauf ist leicht herzustellen, der Zugang zur Aortenwurzel ist allerdings durch das untere Sternum etwas behindert.

Sternumlängsspaltung mit zusätzlicher Thorakotomie links im 4. oder 5. ICR (Abb. 7a).

Die Kombination dieser beiden Inzisionen schafft eine befriedigende Übersicht. Gewisse Schwierigkeiten können beim Wundverschluß und bei der Sternumosteosynthese auftreten.

Beide Wege stellen einen Kompromiß für den Zugang zur Aortenklappe auf der einen und der Aorta descendens auf der anderen Seite dar.

c) Zugang zur Aorta descendens

Üblich ist die laterale Thorakotomie im Bett der 5. linken Rippe in Rechtsseitenlage. Damit ist die Aorta vom Isthmus bis in Höhe von Th7/Th8 gut zugänglich. Ebenso hat man die Möglichkeit, einen atriofemoralen Bypass zu verwenden. Bei Läsionen der Isthmusregion unter Einschluß des dorsalen Bogenabschnittes kann die bereits im vorangegangenen Abschnitt beschriebene bilaterale Thorakotomie günstiger sein. Bei zwerchfellnahe gelegenen Befunden wird die Thorakotomie weiter kaudal gelegt und eventuell durch eine Phreno-Laparotomie erweitert, sofern das Aneurysma in den Sinus phrenico-costalis hinabreicht (Abb. 7b).

d) Zugang zur gesamten thorakalen Aorta

In einer solchen Situation ist eine doppelte Thorakotomie erforderlich, nämlich eine mediane Sternotomie oder bilaterale Thorakotomie (2. ICR rechts/4. ICR links) für den Zutritt zur Aorta ascendens und den Aortenbogen und getrennt davon eine Thorako-Phreno-Laparotomie im 7. ICR links, welche eine Darstellung des Hiatus aorticus erlaubt. Eine solche Kombination beeinträchtigt die respiratorische Funktion zwar schwer, ist bei entsprechendem Befund aber durchführbar (Abb. 7d).

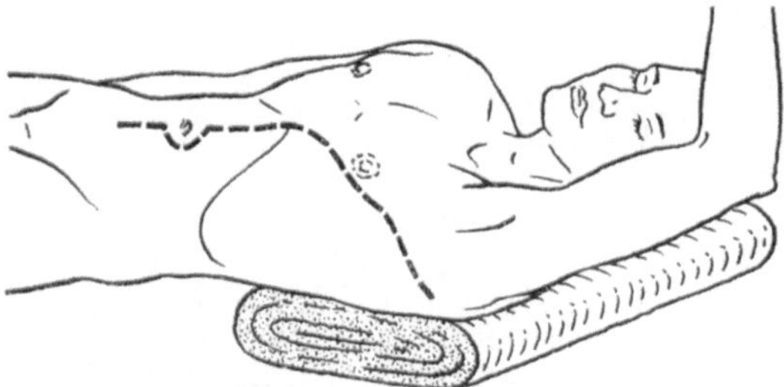

Abb. 8. Thorako-Phreno-Laparotomie bei thorako-abdominalem Aneurysma

e) Zugang zur thorako-abdominalen Aorta

Hierfür ist eine Thorako-Phreno-Laparotomie durch den 7. ICR links erforderlich. Nach Spaltung des Zwerchfells müssen die linke Colonflexur sowie der Pankreasschwanz abgedrängt und auf diese Weise die subdiaphragmatische Aorta retroperitoneal exponiert werden (Abb. 8).

3. Chirurgische Techniken

a) Technische Verfahren bei der Entfernung des Aneurysmas

α) Endoaneurysmorrhaphie

Diese zuerst von Matas beschriebene Methode ist beim Aortenaneurysma verhältnismäßig selten anwendbar. Man eröffnet das Aneurysma und stellt nach partieller Resektion ein normales Kaliber wieder her. Das Verfahren eignet sich für sackförmige Aneurysmen mit engem Hals, deren totale Resektion zusammen mit dem betroffenen Aortenabschnitt schwierig ist. Die Aorta wird zu beiden Seiten des Aneurysmas angeschlungen und abgeklemmt. Vom eröffneten Aneurysmasack her läßt sich der Hals sehr leicht verschließen. Ist das Aneurysma sehr unzugänglich, kann der Verschluß des Halses von der eröffneten Aorta her, also eigentlich im Sinne einer Endoaortorrhaphie, vorgenommen werden.

β) Laterale Resektion

Diese ebenfalls nur bei sakkulären Aneurysmen anwendbare Methode macht ein totales Abklemmen der Aorta überflüssig. Durch Anlegen einer seitlichen Exklusionsklemme wird der pathologisch veränderte Wandabschnitt isoliert. Auf die Resektion folgt der zweischichtige Verschluß mit durchgreifenden U-Nähten und überwendlicher Naht. Zur Erzielung einer rascheren Blutstillung kann diese Naht mit 2 Streifen von Teflonfilz gepolstert werden. Die Resektion muß mit absoluter Gewißheit im Gesunden erfolgen, weil die Naht im Bereiche pathologischer Wandveränderungen nicht zuverlässig hält. Eine Reihe von Rezidiven und foudroyanten Blutungen nach derartigen Operationen lassen sich dadurch erklären, daß diese Bedingung nicht erfüllt war (Bahnson). Die Indikation sollte deshalb streng gestellt werden.

γ) Resektion mit Aortenersatz

Sie ist die Methode der Wahl und wurde 1951 von Ch. Dubost u. Mitarb. erstmalig bei einem subrenalen Aortenaneurysma eingeführt. Nach beidseitiger Exklusion wird der aneurysmatragende Aortenabschnitt reseziert und an seiner Stelle eine Prothese End-zu-End eingefügt. Dies scheint die beste Form der chirurgischen Therapie zu sein. Allerdings stößt eine solche radikale Resektion bei Verwachsungen mit umliegenden Organen oft auf Schwierigkeiten. Wir haben deshalb eine technische Variante entwickelt, welche wir „la mise à plat-greffe“ nennen. Bei dieser Methode wird die Aorta zu beiden Seiten des Aneurysmas abgeklemmt. Dieses wird sodann längs eröffnet, jedoch nicht reseziert. Von innen her werden die aus dem aneurysmatischen Bereich entspringenden Arterien versorgt. Erst dann wird der pathologisch veränderte Abschnitt an beiden Enden abgesetzt und die Kontinuität mit Hilfe einer Prothese, wie oben beschrieben, wiederhergestellt. Dieses Verfahren vermeidet die Risiken einer gelegentlich recht gefährlichen Resektion der gesamten Aneurysmatasche und verringert die Operationsmortalität erheblich.

b) Die Aortennaht

Die chirurgische Anwendung der von Carrel und Gutrie erarbeiteten Prinzipien hat erst nach dem 2. Weltkrieg eingesetzt. Die entscheidenden Fortschritte begannen mit den Eingriffen an der Aortenklappe nach Entwicklung des extrakorporalen Kreislaufs. Jetzt nämlich kam es zur Konfrontation mit dem schwierigen Problem der blutdichten Naht an der oft brüchigen Aortenwand bei totaler Aufhebung der Blutgerinnung. Erste Versuche einer Aortennaht unter diesen Bedingungen wurden mit einer Reihe von Mißerfolgen bezahlt. Deshalb unternahm GUILMET systematische experimentelle Untersuchungen; denn allein die perfekte Naht gewährleistet eine dichte Gefäßanastomose.

α) Nahtmaterial

Der ideale Faden soll fein und dabei doch haltbar, atraumatisch und gewebefreundlich sein. Er darf nicht thrombogen wirken, soll sich gut knüpfen lassen und nicht rutschen. Durch die Entwicklung moderner Kunstfasern konnten zahlreiche der geforderten Kriterien erfüllt werden; dennoch gibt es auch heute noch keinen vollkommenen Faden. Die beiden Materialien, welche heutzutage den Forderungen am nächsten kommen, sind monofile Kunststoffäden sowie Fäden aus Dacron oder Teflon.

Der monofile Kunststoffaden aus Polyäthylen oder Polypropylen bietet in bezug auf Festigkeit und Gewebefreundlichkeit die gleichen Vorteile wie der Dacronfaden. Er ist atraumatisch und vermeidet Stichkanalblutungen aus Läsionen der Aortenwand. Nachteilig ist seine Transparenz und schlechte Sichtbarkeit, wie auch die allen monofilen Fäden eigene Neigung zu gleiten. Man muß deshalb 5–6 gegensinnige Knoten legen. Einige Chirurgen schlagen sogar vor, den Knoten mit Hilfe eines Thermokauters zu verlöten. Der geflochtene Dacronfaden mit Teflonüberzug verbindet Festigkeit und gute Handhabung mit den atraumatischen Eigenschaften des monofilen Fadens. Wenn er leicht paraffiniert wird, gleitet er schonend durch die Gefäßwand. Auch bei diesem Material sind mehrere Knoten notwendig.

β) Technik der Aortennaht

Alle Techniken sind gut, wenn sie fehlerfrei angewendet werden. Das Hauptproblem bei der Aortennaht ist ihre Dichtigkeit. Die klassischen Techniken der Gefäßnaht sind

die einfache überwendliche Naht als Basisprinzip der gesamten Gefäßchirurgie,
die fortlaufende U-Naht nach BLALOCK,
die Einzelknopfnaht.

Letztere bietet ein großes Maß an Sicherheit. Bei Verwendung von feinem Nahtmaterial (5–0) und kleinem Abstand der Striche erzielt man eine gute Abdichtung. Das Verfahren ist zeitraubend und schwieriger, ist aber bei vorgeschädigter Gefäßwand sehr zuverlässig. Induration, Verkalkung und Brüchigkeit des Gefäßes können bei dem gleichmäßigen Zug der fortlaufenden Naht nicht in gleicher Weise berücksichtigt werden.

γ) Nahttechnik unter Antikoagulation

Auch bei totaler Aufhebung der Gerinnbarkeit soll die Gefäßnaht von Anfang an bluttrocken sein. Zu weit gestochene oder durchschneidende Nähte können zu einer katastrophalen Blutung führen. Die Forderung nach einer dichten Naht unter diesen Bedingungen läßt sich mit verschiedenen Mitteln erfüllen.

Zweischichtige Naht:

Nach unseren Erfahrungen aus experimentellen Arbeiten an der Hundeaorta wenden wir die folgenden Prinzipien auch am Menschen an: Wir legen eine erste evertierende U-Naht und adaptieren die evertierten Gefäßränder mit einer einfachen überwendlichen Naht. Diese doppelte Naht gewährt eine gute primäre Blutstillung (Abb. 9).

Teflongepolsterte Naht:

Dieses sehr gute Verfahren wurde von SHUMWAY erfolgreich bei der Herztransplantation an ausgewachsenen Hunden verwendet (die Nahtschwierigkeiten an der Hundeaorta sind bekannt). U-Naht und überwendliche Naht werden durch beidseitig aufgelegte Streifen aus Teflonfilz gestochen. Die sehr feinen Fasern des Filzes dichten die Stichkanäle ab. Eine so gepolsterte Naht ist bei brüchiger und verkalkter Aortenwand und ganz besonders nach Durchschneiden einer primär ungepolsterten Naht zu empfehlen (Abb. 10).

Einige technische Details verdienen besondere Erwähnung: Bei der Herstellung der Anastomose sollte der Abstand der Stiche weniger als 2 mm betragen. Der Umfang der abgeklemmten und schlaffen Aorta ist um fast ein Drittel kleiner als bei der unter Druck stehenden, so daß die zunächst eng erscheinenden Stichdistanzen deutlich auseinanderrücken.

Zusätzliche Nähte bei Blutung:

Es ist manchmal schwierig, bei einem Leck ergänzende Nähte zu setzen, besonders an der Hinterwand des Gefäßes. Unter allen Umständen muß die Aorta vor einer solchen Maßnahme erneut abgeklemmt werden. Versucht man Nähte an der unter Druck stehenden Aorta zu knüpfen, schneidet der Faden meist durch, und es kommt zu einer massiven Blutung.

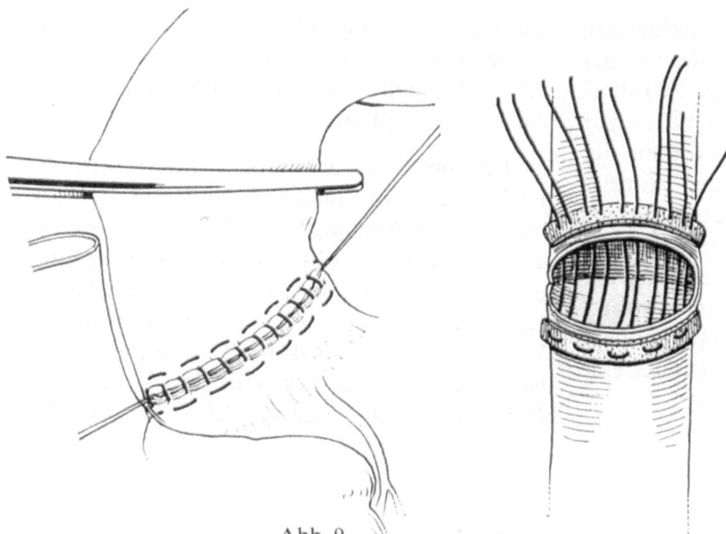

Abb. 9 Abb. 10

Abb. 9. Zweischichtige Nahttechnik schematisch. Fortlaufende U-Naht, ergänzt durch einfache überwendliche Naht

Abb. 10. Nahttechnik mit Teflonpolsterung. Nach Knüpfen der U-Einzelknopfnähte werden die Gefäßränder mit einer überwendlichen Naht adaptiert

Anastomosen mit schwierigem Zugang:

Wenn sich die Aorta nicht ausreichend mobilisieren läßt, ist es nicht unbedingt nötig, die Nähte der Hinterwand außen zu knüpfen. Bei Verwendung von feinem und nicht thrombogenem Nahtmaterial ist es ausnahmsweise und im Gegensatz zu den klassischen Grundsätzen der Gefäßnaht zulässig, den Knoten innen unter Kontrolle des Auges und unter Schonung des Gewebes zu legen.

Fassen wir die wesentlichen Punkte zusammen:

Verwendung von feinen, festen, atraumatischen Fäden,

Verwendung feiner und atraumatischer Nadeln,

Einzelknopf- oder fortlaufende Nähte,

bei Aufhebung der Blutgerinnung und bei brüchiger, atherosklerotischer Aortenwand zweischichtige Naht und/oder Teflonpolsterung,

in sehr schwierigen Fällen innen geknüpfte Hinterwandnähte.

c) *Aortenprothesen*

Die Verwendung von Transplantaten in der Aortenchirurgie ist relativ neu. Sie wurde möglich durch die Arbeiten von GROSS, welche, auf experimentelle Erfahrungen von CARREL zurückgreifend, bewiesen haben, daß es möglich ist, die Aorta zu konservieren und später zu implantieren. Mit dieser Erkenntnis trat an die Stelle der palliativen Eingriffe sehr rasch die radikale Resektion des erkrankten Aortenabschnittes mit anschließendem Ersatz durch ein passendes Transplantat. GROSS, OUDOT sowie CH. DUBOST haben als erste konservierte Leichenaorta beim Menschen benützt. Eine Reihe von Nachteilen hat jedoch Anlaß gegeben, nach Materialien zu suchen, welche sich für die Herstellung einer Kunststoffprothese eignen. Es ist das Verdienst von DE BAKEY und EDWARDS, die Dacron- resp. die Teflonprothese entwickelt zu haben. Die heutigen Erfahrungen aus Tausenden von Fällen machen die Überlegenheit der Kunststoffprothese deutlich.

Die synthetischen Prothesen

Überzeugende Vorteile liegen darin, daß eine Gefäßbank überflüssig ist und daß die Prothesen in beliebiger Länge und mit beliebigem Durchmesser hergestellt werden können. Es müssen eine Reihe von Eigenschaften gefordert werden, nämlich das Fehlen von:

Toxizität,
allergener Wirkung,
kanzerogener Wirkung,
thrombogener Wirkung (leichte Porosität).

Wichtige *mechanische* Eigenschaften sind: zeitlich unbegrenzte Haltbarkeit und ein gewisses Maß an Elastizität und Biegsamkeit. Alle diese Eigenschaften dürfen durch die Sterilisation nicht beeinträchtigt werden.

Am besten haben sich bis heute Prothesen aus Dacron und Teflon bewährt. Sie kommen den gestellten Anforderungen am nächsten: die *Dacronprothese* nach DE BAKEY (Handelsname für Polyäthylen-Glykol-Terephtalat) und die

Teflonprothese nach EDWARDS (Polytetrafluoräthylen) (Abb. 11–13). Diese Prothesen sind inert und von großer Festigkeit. Sie sind als gerade und als Bifurkationsprothesen erhältlich. Durch ihre quere Rippung lassen sie sich bis 90° biegen ohne abzuknicken. Die Porosität hängt von der Verarbeitung des Fadens ab. Es gibt gestrickte und gewobene Prothesen. Die Art der Herstellung erlaubt bei der gestrickten Prothese die Wahl zwischen 3 Wandstärken: sehr fein, mittel und stark. Ihre große Biegsamkeit ist dann von Vorteil, wenn sie in Windungen verlegt werden muß.

Die gewobene Prothese ist praktisch sofort blutdicht. Man verwendet sie deshalb vorteilhafterweise, wenn es um die Vermeidung größerer Blutverluste geht, z.B. bei Operationen unter totaler Antikoagulation.

Vor dem Gebrauch sollte man die Gefäßprothese ein wenig kneten und dehnen, um sie geschmeidiger zu machen. Durch eine solche Behandlung wird die Fältelung nicht beeinträchtigt. Zur Abdichtung der Maschen empfiehlt sich eine Benetzung der Innenseite mit Blut (Präkoagulation).

Die genannten, sehr widerstandsfähigen und gut verträglichen Gefäßprothesen werden nicht eigentlich vom Gewebe eingebaut. Noch Jahre nach einer Implantation lassen sie sich leicht aus der sie umgebenden fibrösen Umhüllung herauslösen. Entsprechend gibt es auch keine wirkliche Narbenbildung an den Anastomosen, so daß diese nur so lange halten wie die Naht bzw. der dazu verwendete Faden.

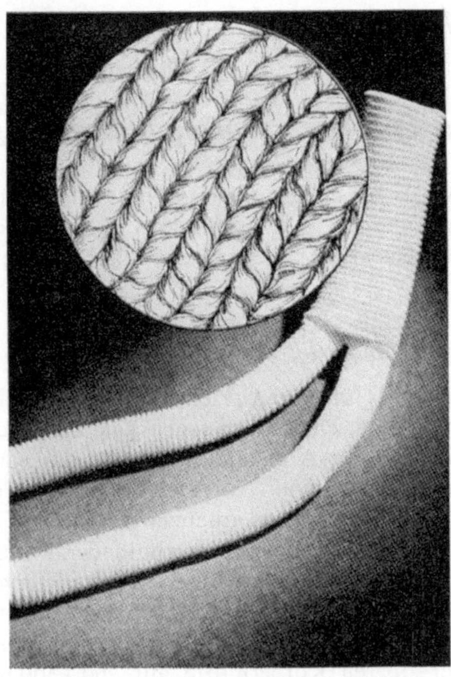

Abb. 11. Gestrickte Dacronprothese nach DEBAKEY

Abb. 12a u. b. Vergrößerter Ausschnitt einer *gestrickten* Dacronprothese (nach DEBAKEY): (a) schematisch, (b) mikroskopisch

Abb. 13a u. b. Vergrößerter Ausschnitt einer *gewobenen* Dacronprothese: (a) schematisch, (b) mikroskopisch werden die engschließenden Fäden sichtbar

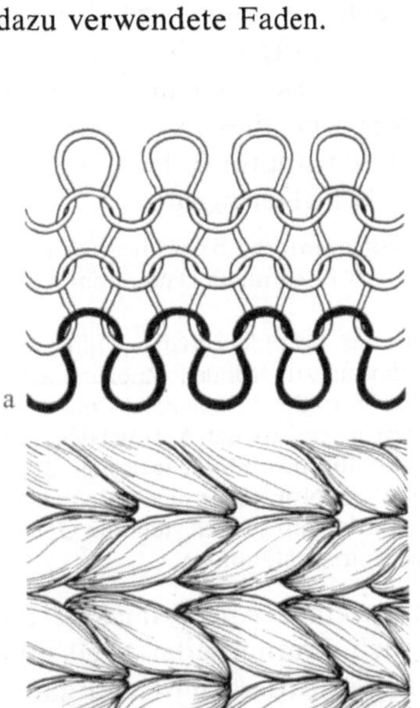

Abb. 12

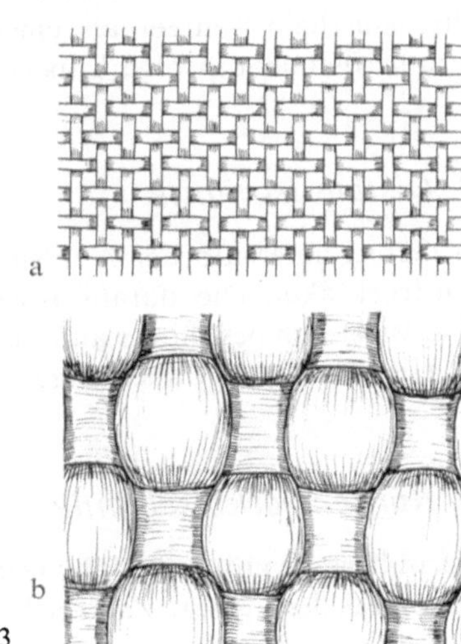

Abb. 13

4. Aortenexklusion

a) Folgen der Aortenabklemmung

Außer bei kongenitaler Isthmusstenose führt ein Abklemmen der Aorta zur akuten arteriellen Hypertension proximal und zur Ischämie distal.

α) Proximale Hypertension

Je nach Höhe der Abklemmung ist dieses Phänomen unterschiedlich ausgeprägt. Zahlreiche experimentelle Arbeiten, besonders die von BLALOCK, CIER und GELLER, haben eine genaue Kenntnis der Konsequenzen vermittelt.

Ein Abklemmen unterhalb der Nierenarterien führt nur zu geringer Blutdrucksteigerung. Abklemmen distal der A. subclavia sinistra hat einen sofortigen und starken Blutdruckanstieg in der oberen Körperhälfte auf 200–300 mm Hg systolisch zur Folge. Allerdings ist dieser Druckanstieg passager, und innerhalb von 10–20 min fallen die Blutdruckwerte auf die Norm oder geringfügig erhöhte Werte. Junge Patienten mit elastischen Gefäßen und gesundem Myokard ertragen diese hypertone Phase im allgemeinen gut. Im Gegensatz dazu können bei älteren und bei an Arteriosklerose leidenden Patienten zerebrale Insulte und kardiale Störungen wie extreme Bradykardie oder Kammerflimmern auftreten, so daß man gezwungen ist, die Klemme zu entfernen. Deshalb sollte man vor der Eröffnung der Aorta stets für einige Minuten zur Probe abklemmen. Ein Abklemmen der Aorta ascendens proximal vom Truncus brachiocephalicus führt innerhalb weniger als einer Minute zum Kammerflimmern infolge Linksüberlastung.

β) Distale Ischämie

Im Gebiet unterhalb der Abklemmung fällt der Blutdruck akut. Die daraus resultierende Ischämie wirkt sich besonders auf das Rückenmark, die Nieren und die Baucheingeweide aus.

γ) Rückenmarksischämie

Hierin liegt die größte Gefahr beim Abklemmen der thorakalen Aorta. Zahlreiche klinische und experimentelle Arbeiten wurden diesem Problem in den letzten Jahren gewidmet. PONTIUS, ADAMS und VAN GERTRUYDEN, EISEMAN und SUMMERS, COOLEY und DE BAKEY haben experimentell und klinisch die neurologischen Auswirkungen untersucht. LAZORTHES u. Mitarb. sowie CORBIN haben die Topographie des Spinalkreislaufes und dessen anatomisch-pathologische Zusammenhänge aufgeklärt. Die wesentlichen Schwierigkeiten bei allen Untersuchungen in diesem Bereich liegen in der großen Zahl der anatomischen Varianten. Die arterielle Versorgung erfolgt über 6–10 Wurzelarterien (Abb. 14). Es handelt sich um 1–2 kleine Äste der Vertebralarterien und um 4–5 größere Äste, die über den Truncus posterocervicalis aus der A. subclavia gespeist werden. Man nennt sie auch die Arterien der Intumescentia cervicalis. 2–3 Arterien versorgen das dorso-lumbale Mark. Die wichtigste von ihnen ist die Adamkiewiczsche Arterie im Bereiche der Intumescentia lumbalis (CORBIN). Diese Adamkiewiczsche Arterie ist in fast 50% der Fälle eine Art „Endarterie“ des thorakalen Rückenmarks. Sie entspringt in 80% der Fälle aus Interkostal- bzw. Lumbalarterien zwischen Th9 und L2, am häufigsten in Höhe von Th10–11. Sie wird von 1–2 thorakalen Arterien und manchmal einem dünnen lumbalen Ast unterstützt. Das System bildet leiterförmige Anastomosen über die wichtige vordere Spinalarterie und die unbedeutenderen hinteren Spinalarterien. Diese Anastomosen sind jedoch keineswegs ausreichend, so daß eine Unterbrechung des zervikalen wie auch des dorso-lumbalen Zuflusses zu einer ausgeprägten Ischämie des zugeordneten Rückenmarksabschnittes führen kann. Klinisch äußert sich dies in irreversiblen Lähmungen. Aus diesen anatomischen Verhältnissen ergeben sich als Folgerungen:

Abklemmung der Aorta unterhalb der Nierenarterien bleibt auch nach mehr als zweistündiger Dauer ohne nachteilige Folgen.

Proximal vom Truncus brachiocephalicus führt das Abklemmen unter anderem zur totalen Rückenmarksischämie mit irreversiblen Schäden in wenigen Minuten. – Ein Abklemmen der Aorta jenseits der A. subclavia sinistra reduziert das Risiko für das Mark, je weiter distal die Klemme gelegt wird. In Normothermie bedeutet ein Abklemmen für mehr als 15 min jedoch stets die Gefahr einer irreversiblen Rückenmarkslähmung.

Bei der Resektion eines Aneurysmas ist die Situation jedoch noch komplizierter, weil eine *doppelte Abklemmung* erforderlich ist und damit mögliche Kollateralverbindungen noch stärker

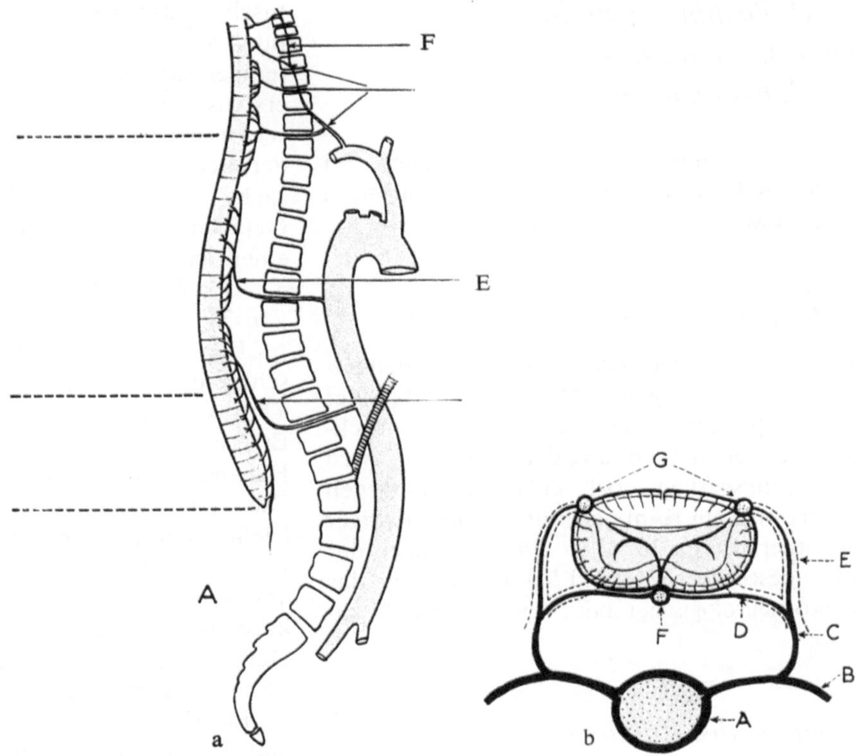

Abb. 14a u. b. Gefäßversorgung des Rückenmarks (nach LAZORTHES. (a) Seitenschema mit den wesentlichen zuführenden Arterien. (b) Querschnitt durch das Rückenmark mit Darstellung der horizontalen Aufzweigungen. *A* Aorta, *B* Interkostalarterie, *C* A. dorsospinalis, *D* A. radicularis anterior, *E* A. radicularis posterior, *F* A. spinalis anterior, G Aa. spinales posteriores

beeinträchtigt sind. Hinzu kommt, daß man zur Ligatur eines oder mehrerer Interkostalarterienpaare in der kritischen Zone zwischen Th 9 und L 2, dem Bereich der Adamkiewiczschen Arterie, gezwungen sein kann. LAM und ARAM haben bei 10 Hunden sämtliche Interkostalarterien ligiert und nur bei zweien eine Paraplegie beobachtet. Trotzdem muß man davon ausgehen, daß mit zunehmender Zahl unterbrochener Interkostalarterien entsprechend wachsender Distanz der Abklemmungspunkte und Ausdehnung der Resektion die Gefahr einer Rückenmarksschädigung zunimmt. Sie ist besonders groß bei zwerchfellnahe gelegenen Läsionen. Ein weiterer Unsicherheitsfaktor ist die Beschaffenheit des arteriellen Gefäßsystems am Rückenmark selbst. Arteriosklerose und sekundäre Thrombose einer oder mehrerer Wurzelarterien oder der vorderen Spinalarterie gefährden die Durchblutung zusätzlich und können bei Abklemmung schwerste Ausfälle verursachen. Im Gegensatz dazu ist die Situation bei Patienten mit thrombosierten Aneurysmen unter Umständen günstiger, wenn sich als Folge eines Verschlusses von Interkostalarterien bereits ein Kollateralkreislauf entwickeln konnte. Dies erklärt das Ausbleiben von Paraplegien bei manchen Resektionen ausgedehnter Aneurysmen der thorako-abdominalen Aorta.

δ) Ischämie der Abdominalorgane

Am empfindlichsten sind die Nieren. Die Ischämie ist um so ausgeprägter, je weiter distal die untere Klemme gesetzt werden muß. Bei einer hohen Abklemmung der Aorta descendens scheint eine Abklemmzeit von 30–40 min in Normothermie ohne Schäden toleriert zu werden. Bei einer Abklemmung in unmittelbarer Nähe der Nierenarterien beträgt die Toleranz in Normothermie maximal 8 min. Leber, Milz und Intestinum ertragen bei einer Körpertemperatur von 37° C Abklemmzeiten von 40–50 min.

b) Maßnahmen zum Schutz vor Rückenmarks- und Eingeweide-Ischämie

Zur Vermeidung ischämischer Schäden bei Aortenresektionen oberhalb der Nierenarterien stehen 4 Möglichkeiten zur Verfügung:

α) Mäßige Hypothermie

Der Sauerstoffverbrauch nimmt exponentiell zur Temperatursenkung ab. Man schätzt, daß der Sauerstoffbedarf bei 30° C auf die Hälfte zurückgeht. Bei weiterer Senkung der Temperatur wird die O_2-Einsparung noch eklatanter, hingegen riskiert man ein Kammerflimmern. Bei mäßiger Hypothermie von 30° C ist ein Abklemmen der Aorta descendens während 50–60 min ohne das Risiko neurologischer oder renaler Ausfälle zulässig.

β) Die aktive Kühlung

Der intubierte Patient wird nach Einführen einer ösophagealen und einer rektalen Temperatursonde sowie arterieller und venöser Druckmeßkanülen in ein Wasserbad von 17° C gebracht und manuell beatmet. Die Wassertemperatur wird schrittweise auf 10–11° C gesenkt. Mit der von Sellick vorgeschlagenen Weichteilmassage läßt sich die Kühlungszeit merklich verkürzen. Oesophagus- und Rektaltemperatur werden fortlaufend mit elektronischen Thermometern verfolgt. Die Temperatursenkung kommt meistens nach anfänglicher Latenz in Gang, um dann rasch fortzuschreiten. Es ist daher eine subtile Überwachung erforderlich. Zusätzlich muß man einen weiteren, sekundären Temperatursturz nach Beendigung der Kälteexposition berücksichtigen. Deshalb muß die aktive Kühlung schon vor Erreichen der angestrebten Temperaturerniedrigung abgebrochen werden. Adipöse Patienten zeigen einen raschen initialen und manchmal ausgeprägten sekundären Temperaturabfall. Dieser sekundäre Temperatursturz muß mit 1,5–3 oder 3,5° C eingeschätzt werden. Bis zu einem gewissen Grade kann man durch Applikation von Heizdecken und von warmer Infusionslösung auf die sekundäre Abkühlung Einfluß nehmen. Am geöffneten Thorax läßt sich durch Einfüllen kalter oder warmer isotonischer Lösung die Temperatur nach der einen oder anderen Richtung korrigieren. Die Idealtemperatur dürfte bei 31–32° C liegen; denn erstens nimmt die Temperatur in den Körperregionen unterhalb der Abklemmung während der Ischämiezeit weiter ab, und zweitens verursacht die Freigabe des Blutstroms am Ende des Gefäßeingriffes eine abermalige Abkühlung. Bei einer angestrebten Oesophagustemperatur von 32° C sollte der Patient deshalb nach Erreichen von 34° C aus dem Bad gehoben werden.

Die aktive Erwärmung beginnt nach Abschluß des Eingriffes an der Aorta. Solange der Thorax offen ist, steigt die Temperatur langsam. Erst bei Operationsende kann der Patient mit Heizdecken wirksam wieder erwärmt werden. Die intraoperativen Blutverluste werden mit leicht erwärmten Transfusionen ersetzt, und die Korrektur der metabolischen Azidose im Ischämiegebiet durch gleichzeitige Zufuhr von Glukose und Bikarbonat oder THAM korrigiert. Der Patient verläßt den Operationssaal erst, wenn eine Temperatur von 34–35° C erreicht ist.

Bei sorgfältiger Anwendung dieser Technik und bei Beachtung der strengen noch zu erörternden Indikationen, sowie der Art des Abklemmens und Freigebens der Aorta, läßt sich ein Kammerflimmern als wesentliches Risiko der Methode weitgehend vermeiden.

γ) Externer Shunt

Man anastomosiert eine Dacronprothese ober- und unterhalb der Läsion mit der Aorta. Einfacher noch ist die Umgehung mit Hilfe eines PVC-Schlauches, welcher proximal in die Aorta oder in die A. subclavia sinistra eingeführt und mit einer Tabaksbeutelnaht gesichert wird. Über diesen Shunt fließt das Blut in die A. femoralis oder direkt in die distale Aorta descendens. Der Vorteil einer solchen Maßnahme liegt in der rasch möglichen Anwendung auch in Kliniken, denen keine Herz-Lungen-Maschine zur Verfügung steht. Zwei wesentliche Nachteile sind der Platzbedarf und die Störung der Übersicht im Operationsfeld sowie die Thromboemboliegefahr während des Eingriffes.

δ) Atriofemoraler Bypass

Bei dieser Methode wird Blut aus dem linken Vorhof mit Hilfe einer Pumpe über die A. femoralis in die untere Körperhälfte geleitet. Es ist das Verfahren der Wahl bei Aneurysmen der Aorta descendens.

ε) *Totaler extrakorporaler Kreislauf*

Theoretisch ist dies das ideale Verfahren, um das gesamte Blut vom Herzen und dem betroffenen Aortenabschnitt abzuleiten. Hingegen gibt es gewisse Probleme, wenn die Rückführung in mehrere Versorgungsgebiete erfolgen muß, sofern durch die Abklemmung vitale Organe ausgeschaltet werden. Auf die prinzipiellen Möglichkeiten des extrakorporalen Kreislaufes werden wir im Zusammenhang mit den einzelnen Lokalisationen eingehen.

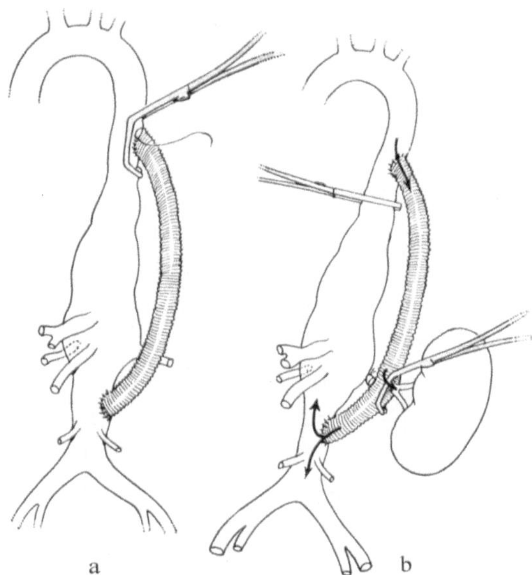

Abb. 15a u. b. Resektionstechnik bei thorako-abdominalem Aneurysma (nach DE BAKEY). (a) Umgehungsprothese End-zu-Seit mit der Aorta ober- und unterhalb des Aneurysmas anastomosiert. (b) Implantation der linken Nierenarterie

C. Spezielle chirurgische Therapie bei den einzelnen Lokalisationen thorakaler Aortenaneurysmen

1. Thorako-abdominale Aneurysmen

Die zugleich intrathorakale wie intraabdominale Lage und der Abgang zahlreicher Gefäßäste zu den Eingeweiden erklärten die Schwierigkeiten beim chirurgischen Eingriff und die technische Komplexizität der Rekonstruktion.

a) Aortenexklusion und Protektion des Ischämiegebietes

Das Ischämiegebiet nach Abklemmung ist sehr ausgedehnt, und die betroffenen Organe sind auf Hypoxie besonders empfindlich. Die ausschließliche Verwendung einer mäßigen Hypothermie von 30° C reicht nicht aus. Die damit zulässige Abklemmzeit von 60 min ist für die Resektion des Aneurysmas, die Implantation der Prothese und die Anastomosierung der Eingeweidearterien (Truncus coeliacus, A. mesenterica superior, Aa. renales) ungenügend. Die Hypothermie ist deshalb lediglich eine Ergänzung zu einem der möglichen Bypassverfahren.

α) Der inerte Shunt

Eine Dacronprothese wird proximal und distal vom Aneurysma End-zu-Seit mit der Aorta anastomosiert. Nach Herstellung dieses Kurzschlusses folgt die schrittweise Anastomosierung der Eingeweidearterien mit der Prothese. Erst nach Abschluß der Reimplantation in die Prothese wird das Aneurysma reseziert (Abb. 15). Dieses Verfahren nach DE BAKEY hat den Nachteil, daß viele Anastomosen angelegt werden müssen. Darüber hinaus ist vor allem die obere End-zu-Seit-Anastomose mit der Aorta hämodynamisch etwas unbefriedigend.

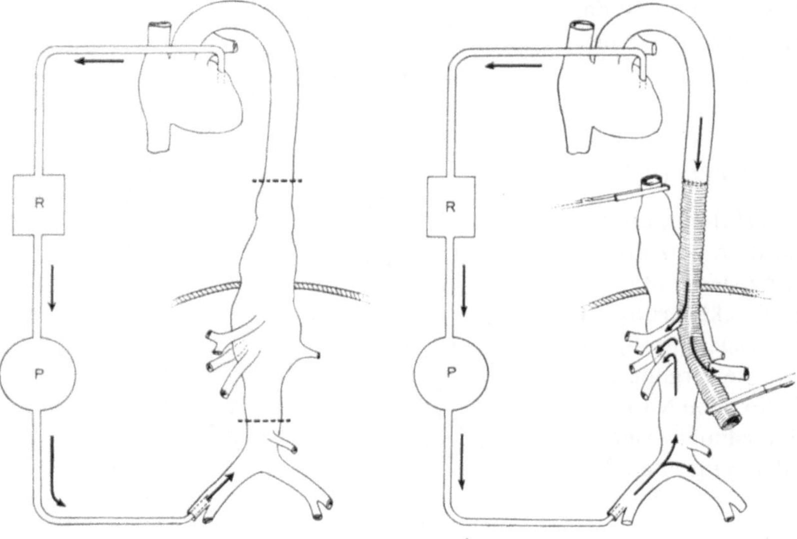

Abb. 16a u. b. Resektion eines thorako-abdominalen Aneurysmas am atriofemoralen Bypass. (a) Schema des Umgehungskreislaufes zwischen linkem Vorhof und A. femoralis. (b) Implantation der Prothese

β) Atriofemoraler Bypass

Unter Anwendung des atriofemoralen Bypass' kann die Aorta proximal durchtrennt und End-zu-End mit einer Dacronprothese anastomosiert werden. Die Reimplantation der Viszeralarterien wird in kranio-kaudaler Reihenfolge vorgenommen (Abb. 16). Diese grundsätzlich befriedigende Technik hat jedoch den Nachteil, daß man einen extrakorporalen Kreislauf und damit eine Heparinisierung benötigt.

γ) Technik der retrograden Revaskularisation

Wir selbst bevorzugen die von HOU YU LIN ursprünglich für Aortenbogenaneurysmen angegebene Methode (Abb. 17). Dabei wird die Prothese zuerst End-zu-Seit distal vom Aneurysma mit der Aorta anastomosiert. Sodann werden die Viszeralarterien mit Ausnahme der rechten Nierenarterie nacheinander implantiert und durch retrograden Flow über die Prothese perfundiert. Es folgt die Durchtrennung der thorakalen Aorta proximal des Aneurysmas und die End-zu-End-Anastomose mit der Prothese. Nach Längseröffnung des Aneurysmas wird die rechte Nierenarterie vom Lumen her isoliert und ebenfalls an die Prothese angeschlossen. Die Ischämiezeit für jedes Organ mit Ausnahme der rechten Niere beträgt entsprechend dem Zeitbedarf für die jeweilige Anastomose 10–15 min. Dieses Zeitintervall wird sehr gut toleriert, besonders bei zusätzlich angewandter gemäßigter Hypothermie.

b) Operative Technik

Bei der Präparation des Aneurysmas beschränken wir uns auf das notwendige Minimum und schlingen die Aorta zu beiden Seiten an, ebenso wie die Hauptäste A. renalis sinistra, A. coeliaca und A. mesenterica superior. Die vom Aneurysma verdeckte A. renalis dextra wird, wie bereits erwähnt, erst zuletzt vom Aneurysmalumen her aufgesucht. Ist die Prothese implantiert, klappen wir das Aneurysma auf und versorgen sämtliche kleinen Äste von innen her. Die A. renalis dextra wird umschnitten und nachträglich mit der Prothese anastomosiert. Vor dem definitiven Verschluß der distalen Aorta überprüfen wir die Durchblutung von Darm und Nieren. Wandreste des Aneurysmas werden in situ belassen, um Blutungen durch weitere Präparation zu vermeiden.

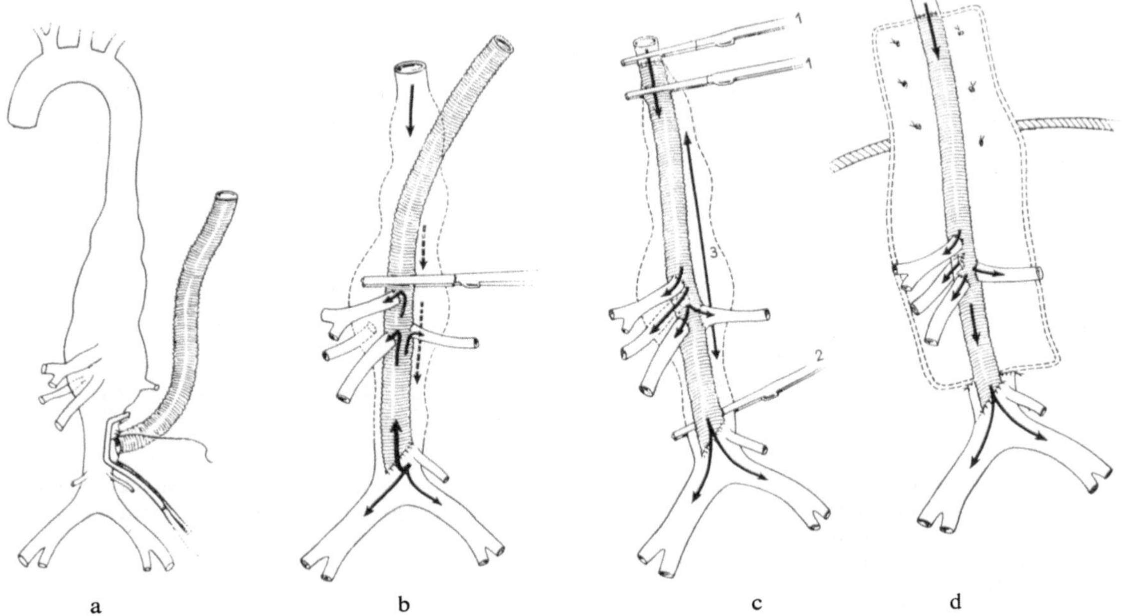

Abb. 17a—d. Resektion eines thorako-abdominalen Aneurysmas nach der Technik der retrograden Revaskularisation. (a) Distale End-zu-Seit-Anastomose zwischen Prothese und Aorta. (b) Anastomosierung der Viszeralarterien (ohne rechte A. renalis) in kaudo-kranialer Reihenfolge: retrograde Organperfusion. (c) Quere Durchtrennung der Aorta oberhalb des Aneurysmas und End-zu-End-Anastomose mit der Prothese (1.). Abklemmung und Durchtrennung der Aorta oberhalb der distalen Anastomose (2). Längsinzision des Aneurysmas und Implantation der rechten A. renalis (3). (d) Situation nach Verschluß des distalen Aortenstumpfes

2. *Intrathorakale Aneurysmen der Aorta descendens (Segment III)*

Unter den thorakalen Aneurysmen ist diese Lokalisation der chirurgischen Therapie besonders zugänglich. Dies liegt daran, daß, abgesehen von der Adamkiewiczschen Arterie, im distalen Abschnitt keine essentiellen Gefäße entspringen, daß ferner der Zugang mit einer einfachen posterolateralen Thorakotomie günstig ist und schließlich, daß lange Abklemmzeiten mit einfachen Hilfsmitteln möglich sind.

a) Exklusion und Protektion des Ischämiegebietes

α) Mäßige Hypothermie

Diese sehr einfache und sichere Methode macht zusätzliche Kanülierungen, Anastomosen und Heparinisierung überflüssig. Während der Blutdruck in der oberen Körperhälfte nur geringgradig beeinflußt wird, nimmt die Ischämietoleranz des Rückenmarks beträchtlich zu und erlaubt eine Abklemmzeit von 45—60 min. Diese Zeit steht also für die Resektion des Aneurysmas sowie die Implantation der Prothese zur Verfügung. Bei großen Aneurysmen und bei schlechter Beschaffenheit der Aortenwand ist dies eine knappe Frist, so daß die Indikation für das genannte Verfahren beschränkt ist.

β) Externer Shunt

Ein solcher Shunt kann mit einer Dacronprothese, welche ober- und unterhalb des Aneurysmas mit der Aorta anastomosiert wird, oder mit einer Schlauchverbindung zwischen A. subclavia sinistra und A. femoralis errichtet werden (Abb. 18). Nachteile bei diesem Vorgehen sind beschränkte Perfusion der unteren Körperhälfte je nach Shuntvolumen, Störung der Übersicht, Verlängerung der Operationszeit und Thrombosegefahr.

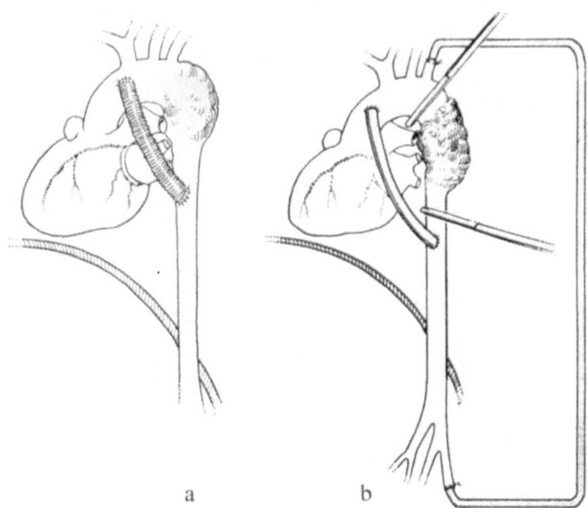

Abb. 18a u. b. Exklusionsmöglichkeiten bei Aneurysmen der thorakalen Aorta descendens. (a) Temporärer aorto-aortaler Shunt mit Dacronprothese. (b) Temporärer externer Shunt mit Polyäthylenschlauch aorto-aortal oder subclavio-femoral

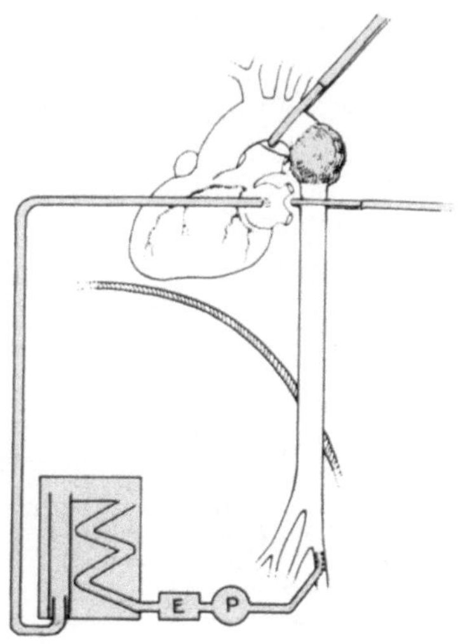

Abb. 19. Exklusion eines Aneurysmas der thorakalen Aorta descendens mit Hilfe des atriofemoralen Bypass'

γ) *Atriofemoraler Bypass*

Ein Teil des Herzminutenvolumens wird über einen extrakorporalen Kreislauf, bestehend aus Reservoir, Wärmeaustauscher und arterieller Pumpe, vom linken Vorhof in die linke A. femoralis geleitet. Von Vorteil ist die Verwendung eines Bubble-Oxygenators. Das Volumenreservoir gestattet eine gut angepaßte Perfusion. Durch zusätzliche Oxygenation kann das Perfusionsvolumen reduziert werden. Gleichzeitig vermindert sich die globale Untersättigung, die bei der oft vollständigen Atelektase der linken Lunge erheblich sein kann. Schließlich kann man von diesem partiellen leicht auf einen totalen Bypass mit tiefer Hypothermie übergehen, wenn eine schwer zu beherrschende Blutung etwa beim Anschlingen der Aorta auftreten sollte (Abb. 19).

δ) *Totaler kardiopulmonaler Bypass*

Das venöse Blut wird vom rechten Herzohr oder, wenn dieses schlecht zugänglich ist, vom rechten Ausflußtrakt abgeleitet. Nachteilig ist beim totalen Bypass die Notwendigkeit, zwei getrennte Gebiete zu perfundieren (Abb. 20). Der Vorteil liegt in der Möglichkeit, auf tiefe Hypothermie überzugehen, wenn man die Aorta ohne Kreislaufstillstand nicht sichern kann. Daraus ergeben sich als Indikationen Beteiligungen der Bogenarterien und rupturierte Aneurysmen mit Hämomediastinum.

Partielle Umleitungen mit Hilfe eines extrakorporalen Kreislaufes müssen sehr vorsichtig und mit langsam zunehmendem Flow erfolgen, damit eine Hypotension in der oberen Körperhälfte vermieden wird. Es ist besonders auf den in der rechten A. radialis blutig gemessenen Druck zu achten. Unter strenger Beachtung eines für die zerebrale Durchblutung ausreichenden arteriellen Druckes wird sehr langsam ein Flow von 1,5 bis maximal 2 l pro Minute für die untere Körperhälfte aufgebaut. Eine zusätzliche Sicherung ist die kontinuierliche Kontrolle des EEG. Die Registrierung des arteriellen Druckes in der unteren Körperhälfte ist fakultativ. Man kann sich hier auf die Kontrolle des Liniendruckes beschränken. Unter Umständen ist eine Kombination mit gemäßigter Hypothermie zum Schutz des Rückenmarks vor Ischämieschäden günstig. Die Wiedererwärmung muß noch während der maschinellen Perfusion erfolgen, weil die Patienten eventuelle Blutverluste und Bluttransfusionen nach Weggehen vom extrakorporalen Kreislauf in Normothermie wesentlich besser ertragen.

Die Vorteile des extrakorporalen Kreislaufes sind unbestreitbar. Das Operationsfeld wird wenig beeinträchtigt, und die Abklemmzeiten können nötigenfalls auf mehrere Stunden ausgedehnt werden. Hingegen sind infolge der notwendigen Heparinisierung die Blutverluste während und nach der Operation höher. Sie lassen sich durch Präkoagulation und Tamponade der Prothese jedoch in erträglichen Grenzen halten. Die Indikation zum Einsatz des extrakorporalen Kreislaufes bei Aneurysmen der hier besprochenen Lokalisation sollte grundsätzlich sehr großzügig gestellt werden.

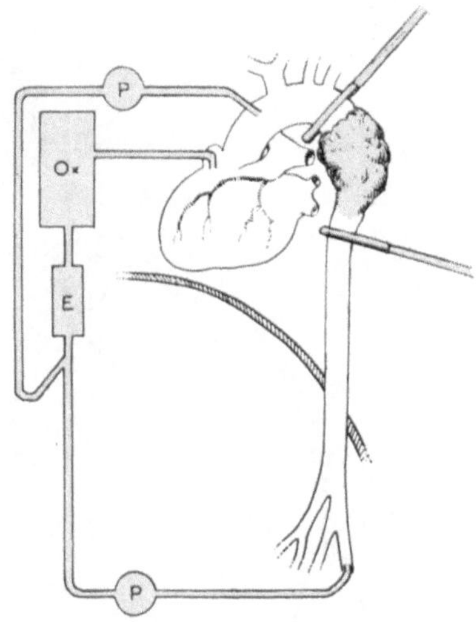

Abb. 20. Exklusion eines Aneurysmas der thorakalen Aorta descendens mit Hilfe des totalen extrakorporalen Kreislaufs. Teilung der arteriellen Perfusion für obere und untere Körperhälfte

b) *Operative Technik*

Die Art der Thorakotomie richtet sich nach der individuellen Größe und Ausdehnung des vorliegenden Aneurysmas. Einzelheiten wurden bereits früher behandelt.

Auch im thorakalen Bereich beschränken wir uns bei der Präparation auf das Nötigste (Abb. 21). Zuerst wird die Aorta proximal angeschlungen. Dabei können verschiedene Schwierigkeiten auftreten. Häufig gelingt es wegen der erheblichen Verwachsungen nicht, die adventitielle Schicht zu präparieren. Derartige Verwachsungen können Folge eines primären Hämomediastinums bei traumatischen Aneurysmen oder Folge entzündlicher Prozesse bei Aneurysmen anderer Genese sein. Ein weiteres Problem liegt in der Topographie der Recurrensschleife.

Das Anschlingen der distalen Aorta ist in der Regel einfach. Hier besteht lediglich die Gefahr einer Läsion der rechtsseitigen Interkostalarterien. Man vermeidet sie durch digitales Tasten vor der Umfahrung mit einem Instrument.

Pulmonale Verwachsungen müssen sparsam gelöst werden. Meist genügt es, das Aneurysma auf der linken Seite längs zu inzidieren und es aufzuklappen. Ein forciertes Abpräparieren der Lunge kann zu zahlreichen Parenchymläsionen mit Blutverlust und Luftaustritt in der postoperativen Phase führen. Außerdem besteht bei beginnender Invasion des Aneurysmas in die Lunge die Gefahr der Ruptur. Das Lösen der Verwachsungen der rechten Seite des Aneurysmas, sowie von Verwachsungen nach dorsal und gegen den Oesophagus zu, ist nutzlos und gefährlich.

Bei Verwendung eines atriofemoralen Bypass' und Heparinisierung des Patienten wählt man eine gewobene Dacronprothese. Das Kaliber soll einen Mittelwert zwischen dem oberen und unteren Aortendurchmesser darstellen, weil sowohl die zu enge als auch die zu weite Prothese bei der Anastomosierung Schwierigkeiten bereitet.

Natürlich kann die radikale Resektion des Aneurysmas ins Auge gefaßt werden. Sie ist jedoch mit ausgedehnter Präparation und der Gefahr von Blutung und Begleitverletzungen anderer Organe verbunden. Verletzungen des N. recurrens, der A. pulmonalis oder des Oesophagus sind dabei besonders schwerwiegend.

Nach Anschlingen und Abklemmen zu beiden Seiten des Aneurysmas und dessen Längsinzision wird die Aorta an beiden Enden quer durchtrennt. Retrograde Blutungen aus den Interkostalarterien in die Aneurysmatasche werden vom Lumen her mit U-Nähten, welche die Ostien ausreichend tief umgreifen, gestillt. Die Prothese wird eingepaßt und zuerst die Anastomose mit dem schwierigeren Zugang hergestellt. Vor dem Beginn mit der zweiten Anastomose wird die Dichtigkeit der ersten durch provisorisches Umsetzen der Klemme auf die Prothese geprüft. Damit präsentiert sich auch die Prothese unter Druck, so daß die passende Länge bestimmt und überraschende Siphonbildungen bei der definitiven Freigabe des Blutstromes vermieden werden. Wir entlüften sehr sorgfältig, auch wenn die Hirnarterien proximal vom Operationsgebiet

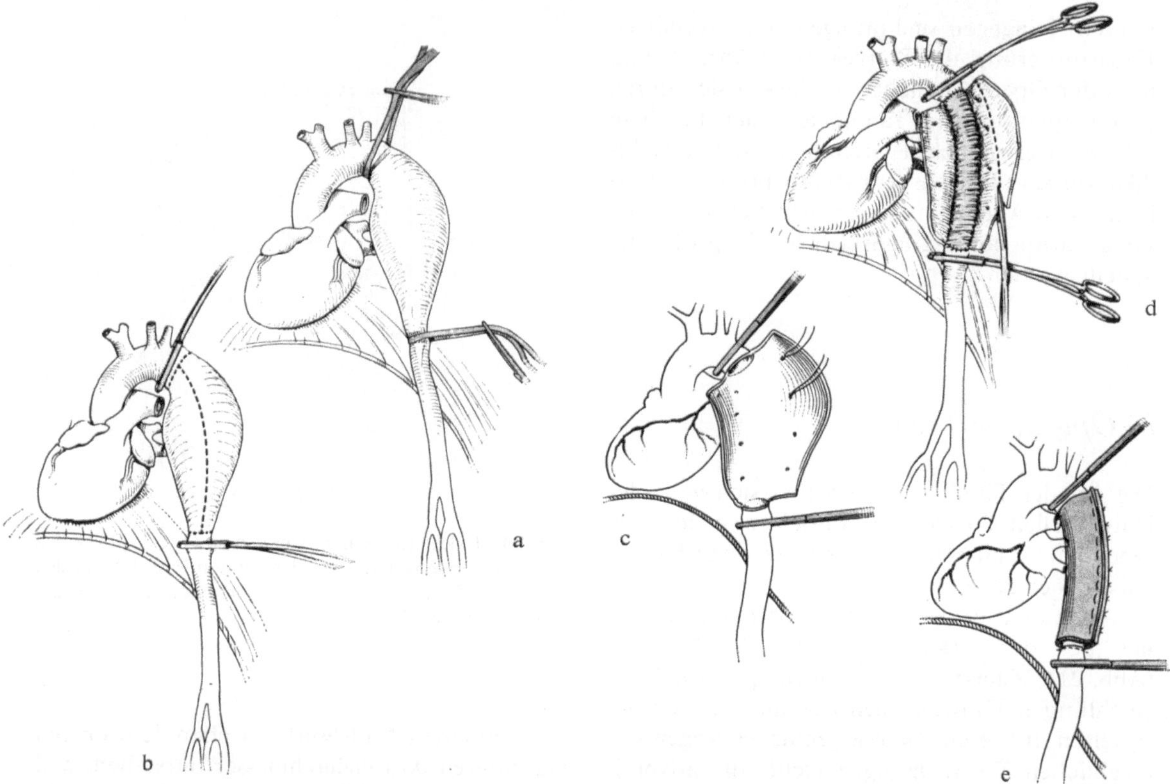

Abb. 21a–e. Resektion eines Aneurysmas der thorakalen Aorta descendens. (a) Beiderseitiges Anschlingen der Aorta. (b) Schnittführung für die Aufklappung des Aneurysmas. (c) Versorgung der Interkostalarterien vom Lumen her mit durchgreifenden U-Nähten. (d) Implantation der Prothese und partielle Resektion des Aneurysmas. (e) Deckung der Prothese mit belassener Aneurysmawand

liegen und nicht betroffen sind. Dazu wird vor dem vollständigen Abschluß der zweiten Anastomose die distale Klemme kurz geöffnet. Nach Abschluß der Rekonstruktion muß die proximale Klemme sehr langsam geöffnet werden, damit das Gleichgewicht des extrakorporalen Kreislaufs nicht gestört wird. Bei guter Funktion des atriofemoralen Bypass' sollten nach Entfernung der Klemmen keine Blutdruckveränderungen auftreten. Der extrakorporale Kreislauf wird nach abschließender sorgfältiger Überprüfung der Anastomosen beendet. Thromben, welche einen idealen Nährboden für Bakterien liefern und Ausgangspunkt einer postoperativen Infektion sein können, werden digital und mit stumpfen Curetten ausgeräumt. Die Aneurysmawand selbst bleibt größtenteils in situ, nur die freien Anteile werden reseziert. Der Rest wird manschettenartig um die Prothese geschlossen, so daß diese nicht unmittelbar mit Nachbarorganen in Berührung kommt und die Anastomosen gleichzeitig gestützt und verstärkt werden.

c) Besondere Formen

Eine besonders schwierige Situation liegt vor, wenn ein aneurysmatischer Prozeß die gesamte Aorta descendens betrifft. Die Schwierigkeit des Zugangs wurde bereits erörtert und ebenso das Problem der arteriellen Versorgung des Rückenmarks. Man muß damit rechnen, daß bei einer Unterbrechung der Zuflüsse zur Adamkiewiczschen Arterie in etwa der Hälfte der Fälle die Funktion dieses Gefäßes nicht durch Kollateralen übernommen wird, so daß der Patient durch eine definitive Paraplegie gefährdet wird. Ist daher nach dem Operationssitus die Gefahr einer Rückenmarksischämie gegeben, muß die Reimplantation der Interkostalarterien Th8 bis L2 erwogen werden. Hierfür kommen zwei Möglichkeiten in Frage:

Implantation eines Aortenpatches mit 2 bis 3 Arterienpaaren (Abb. 22), die Bildung einer „neuen" Arterie. Der periphere Aortenteil mit

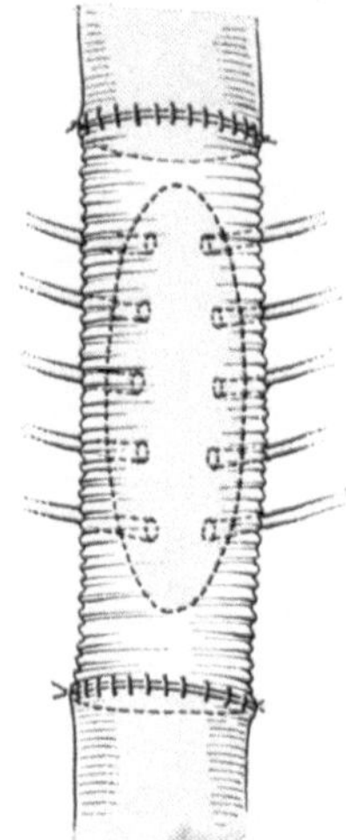

Abb. 22. Resektion eines Aneurysmas der thorakalen Aorta descendens mit Ausdehnung kaudal von Th 8. Erhaltung der Interkostalarterien durch Reimplantation eines Aortenpatches. Technik schematisch

den entsprechenden Interkostalarterien wird zu einem Rohr geformt und anschließend mit der Prothese anastomosiert (Abb. 23).

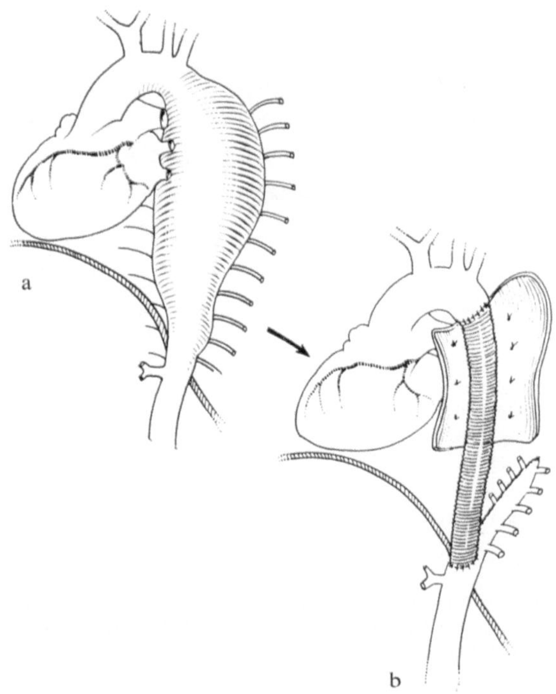

Abb. 23a u. b. Resektion eines Aneurysmas der thorakalen Aorta descendens mit Ausdehnung kaudal von Th 8. Erhaltung der Interkostalarterien durch Formung einer „neuen Arterie". Schematische Darstellung (a) des Aneurysmas und (b) der Operationstechnik

3. Aneurysmen des Aortenbogens (Segment II)

Die 1955 von COOLEY inaugurierte Behandlung von Aneurysmen des Aortenbogens bietet stets große Schwierigkeiten. Die Gründe dafür sind der ausgedehnte Zugang bei meist sehr großen Aneurysmen, die Ischämiegefahr für das Gehirn und schließlich die Brüchigkeit der Aortenwand. Dies erklärt die unterschiedlichen Techniken der verschiedenen Schulen.

a) Möglichkeiten der Exklusion

α) Externer Shunt

Dieses Verfahren wurde erstmals von COOLEY gewählt. Mit Hilfe einer Dacronprothese und End-zu-Seit-Anastomosen wird eine Umleitung von der Aorta ascendens quer zur Aorta descendens geschaffen. Von dieser Prothese aus werden Verbindungen zum Truncus brachiocephalicus sowie zur A. carotis communis sinistra hergestellt. Danach kann der betroffene Abschnitt des Aortenbogens durch Klemmen exkludiert werden. Das Aneurysma wird reseziert und die definitive Prothese proximal und distal mit End-zu-End-Anastomosen eingefügt. Daran anschließend werden Truncus brachiocephalicus und A. carotis communis sinistra mit dem künstlichen Aortenbogen anastomosiert. Die linke A. subclavia wird entweder ebenfalls implantiert oder aber ligiert. Endlich werden die provisorische Umgehungsprothese entfernt und die Aorteninzisionen verschlossen. Das Verfahren hat den Vorzug, ohne einen extrakorporalen Kreislauf auszukommen. Der Eingriff ist jedoch langwierig und mit großen Blutverlusten verbunden. Voraussetzung ist ferner eine gesunde Aorta ascendens, bei Aneurysmen des Aortenbogens eher ein Ausnahmefall.

β) Extrakorporaler Kreislauf mit Karotisperfusion

DE BAKEY empfiehlt die Ergänzung des üblichen extrakorporalen Kreislaufes durch eine separate

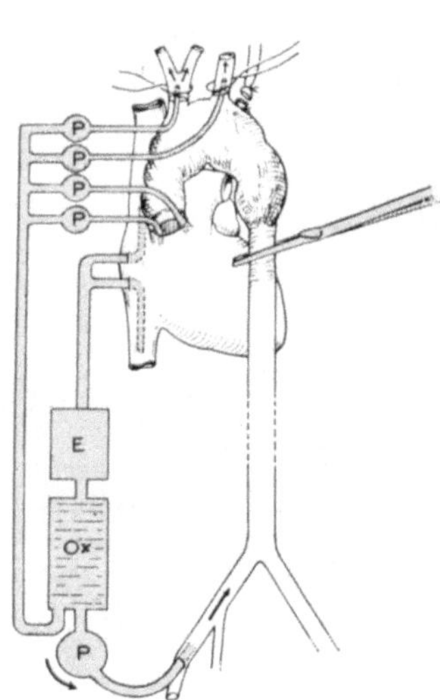

Abb. 24. Aneurysma des Aortenbogens. Extrakorporaler Kreislauf mit Perfusion der Zerebralgefäße durch unabhängige Pumpen

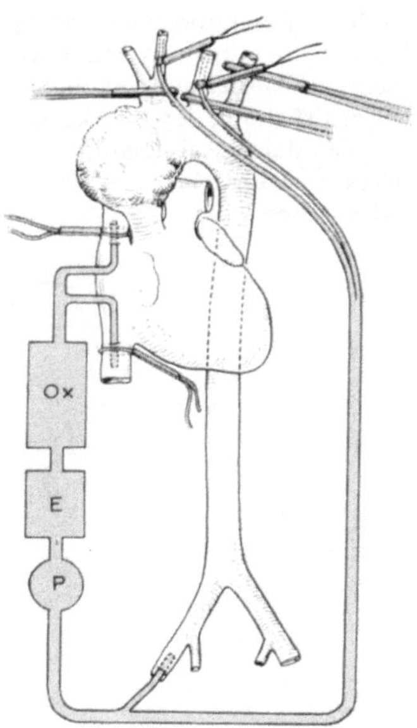

Abb. 25. Aneurysma des Aortenbogens. Exklusion am extrakorporalen Kreislauf. Ableitung der Karotiskanülen von der arteriellen Linie

Perfusion von Truncus brachiocephalicus und A. carotis sinistra (Abb. 24). Die Perfusion wird durch unabhängige Pumpen besorgt. Außerdem müssen in Anbetracht der langen Abklemmzeit die Koronararterien perfundiert werden. Für den Operateur bedeutet diese Bypasstechnik eine gewisse Erleichterung. Allerdings ist es nicht einfach, die Perfusion der Hirnarterien befriedigend zu lösen. Ein zu hoher Perfusionsdruck, ebenso wie ein zu geringer Flow, führen zu rasch auftretenden und irreversiblen zerebralen Störungen, welche die häufigen Mißerfolge erklären.

γ) Extrakorporaler Kreislauf mit selbstregulierender Karotisperfusion

Bei sonst klassischer Anordnung des extrakorporalen Kreislaufs zwischen Hohlvenen und A. femoralis werden von der arteriellen Linie über Y-Verbindungen Perfusionskanülen für die beiden Hirnarterien abgezweigt (Abb. 25). Dabei müssen mehrere Einzelheiten beachtet werden:

Möglichst großes Kaliber der Karotiskanülen. Deren freies Ende muß abgeschrägt sein und darf dem ausströmenden Blut keinen Widerstand entgegensetzen.

Die Karotiden werden über Stichinzisionen kanüliert.

Durch Prüfung des Refluxes muß gesichert sein, daß die Kanüle frei im Lumen liegt.

Das Ende der Kanüle muß im Lumen der A. carotis frei beweglich sein und darf nicht durch eine angezogene Umschlingung fixiert werden.

Der Truncus brachiocephalicus muß sehr weit proximal, d.h. vor Abgang der A. subclavia dextra, abgeklemmt werden, damit die rechte A. vertebralis perfundiert wird. Sollte dies wegen zu großer Ausdehnung des Aneurysmas nicht möglich sein, so muß die A. subclavia dextra zusätzlich mit einer weiteren Kanüle versehen werden. Günstig ist die Verwendung von Flowmeßgeräten in jeder Linie. Während der Perfusion muß das EEG laufend überwacht und bei Störungen das System auf mögliche Abknickungen überprüft werden.

Wenn die Montage sorgfältig und unter Vermeidung von Obstruktionen ausgeführt wird, ergibt sich eine Autoregulation der Perfusion in Abhängigkeit vom peripheren Gefäßwiderstand. Aneurysmaresektionen von mehr als zweistündiger Dauer können dann ohne Störungen des EEG durchgeführt werden. Die beschriebene Bypasstechnik eignet sich besonders für jene

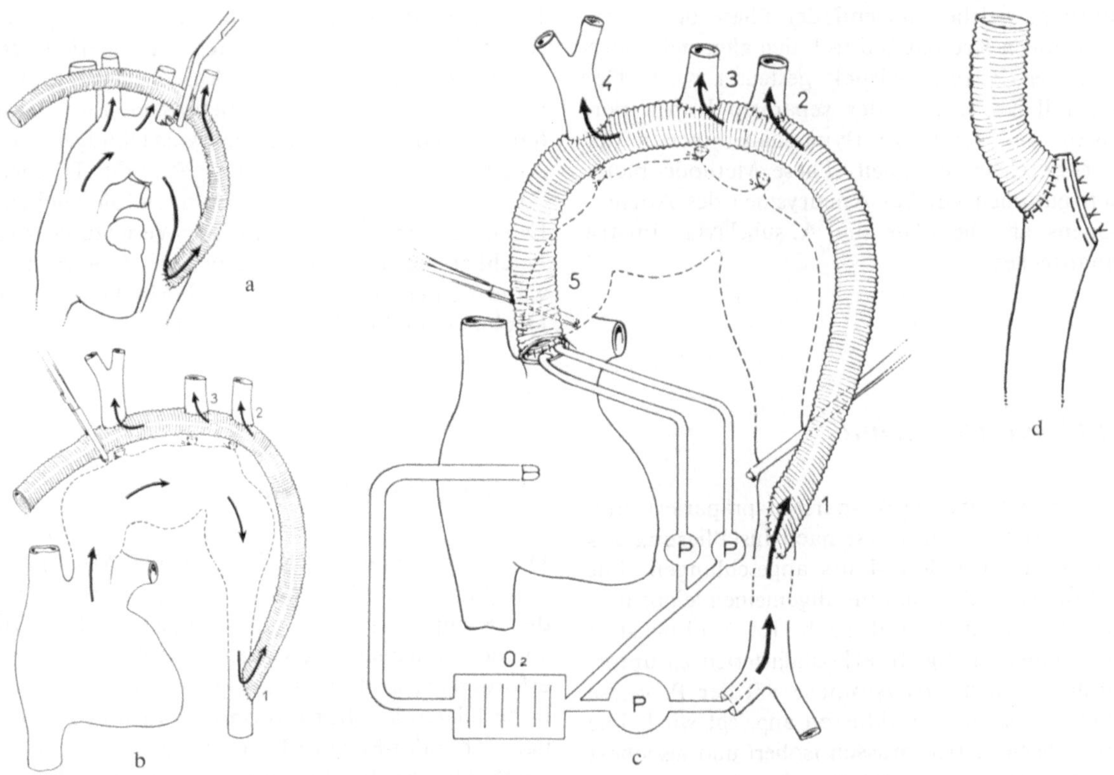

Abb. 26a—d. Resektion eines Aneurysmas des Aortenbogens (Segment II). Technik der retrograden Revaskularisation unter gemäßigter Hypothermie. (a) End-zu-Seit-Anastomose zwischen Prothese und Aorta descendens. Implantation der linken A. subclavia und Abklemmung gegen das freie Ende unmittelbar oberhalb davon. (b) Schrittweise Implantation der übrigen Bogengefäße in die Prothese. (c) Zweite Operationsphase am extrakorporalen Kreislauf mit Koronarperfusion. Das Aneurysma ist exkludiert. Proximale Anastomose zwischen Aortenwurzel und Prothese. (d) Schräge Resektionslinie an der distalen Aorta in Höhe der Prothesenanastomose (funktionelle End-zu-End-Anastomose)

Aneurysmen, bei denen einerseits eine Abklemmung der Hirnarterien erforderlich ist, die andererseits jedoch nicht über den Ursprung der A. subclavia sinistra hinausgehen. Als Zugang reicht eine mediane Sternotomie aus.

δ) *Technik der retrograden Revaskularisation*

Dieses Verfahren wird von dem chinesischen Chirurgen Hou Yu Lin empfohlen (Abb. 26). In einer ersten Phase wird in Normothermie oder gemäßigter Hypothermie die definitive Gefäßprothese End-zu-Seit in die Aorta descendens implantiert. Sie wird dann in der linken Thoraxhöhle bis in Höhe der A. subclavia sinistra geführt, welche an die Prothese angeschlossen wird. Oberhalb der Anastomose wird die Prothese abgeklemmt, so daß die A. subclavia sinistra von retrograd perfundiert wird. In gleicher Weise folgt die schrittweise Implantation der übrigen Bogenarterien, so daß alle Gefäße schließlich retrograd versorgt werden. Die Klemme verschließt die Prothese nun jenseits des Truncus brachiocephalicus. In der zweiten Operationsphase wird mit Hilfe des extrakorporalen Kreislaufes das freie Ende der Prothese mit der Aortenwurzel anastomosiert. Die Dauer der extrakorporalen Zirkulation ist im allgemeinen so kurz, daß auf eine Koronarperfusion verzichtet werden kann. In der dritten Operationsphase wird das Aneurysma reseziert und die Aorta descendens unmittelbar proximal der Implantationsstelle der Prothese verschlossen. Der wesentliche Vorteil bei dieser Methode ist die primäre Herstellung der zerebralen Hirndurchblutung, welche während der Phase des extrakorporalen Kreislaufs durch den allgemein herrschenden Perfusionsdruck gesteuert wird. Der Wegfall des Risikos der separaten Karotisperfusion und die kurze Bypassdauer dienen der chirurgischen Sicherheit. Diese Methode bietet sich natürlich nur bei Aneurysmen des Aortenbogens an, die über die A. subclavia sinistra hinausgehen.

b) Operative Technik

Das Aneurysma wird sparsam präpariert und die proximale Aorta erst nach Installierung des extrakorporalen Kreislaufs angeschlungen. Die distale Aorta läßt sich im allgemeinen leicht umfahren. Bei der Technik nach Hou Yu Lin ist es nicht einmal nötig, Interkostalarterien zu unterbinden, weil die Anastomose mit der Prothese über eine seitliche Exklusion angelegt wird. Die drei Bogenarterien müssen isoliert und gesichert werden. Dies ist in der Regel einfach, weil sie auf der Vorderseite liegen. Meist ist eine Durchtrennung der V. anonyma unerläßlich. N. vagus und N. phrenicus werden angeschlungen und geschont. Ein wesentliches technisches Detail liegt in der Bestimmung der richtigen Prothesenlänge, besonders in der Phase vor der Anastomose mit der Aortenwurzel. Ein Zuviel kann nach Freigeben des Blutstroms und der dann eintretenden Dehnung zur Knickung und Beeinträchtigung der Perfusion im Bereiche der anastomosierten Bogenarterien führen. Bei der von uns angegebenen Technik der Autoperfusion über separate Kanülierung der Hirngefäße ist es sogar zweckmäßig, die herznahe Anastomose zuerst anzulegen. Man stellt dann häufig fest, daß es nötig ist, den Truncus brachiocephalicus mit einem Zwischenstück zu verlängern, um eine harmonische Krümmung des Prothesenbogens zu erhalten.

Bei Anwendung des Verfahrens nach Hou Yu Lin sollte der blinde Verschluß der Aorta descendens möglichst schräg verlaufen. Damit wird erreicht, daß die End-zu-Seit-Anastomose mit der Gefäßprothese sich funktionell einer End-zu-End-Anastomose annähert. Der Aortenstumpf wird zweischichtig verschlossen, das Aneurysma sodann inzidiert und bei denjenigen Fällen, in denen es bis zur Aorta descendens reicht, die Hämostase der Interkostalarterien von innen her vorgenommen. Anschließend räumt man die Thromben sehr behutsam aus; denn häufig sind divertikelartige Aussackungen des Aneurysmas vorhanden, die gegen die Trachea oder weiter dorsal gegen die Wirbelsäule reichen. Daher besteht die Gefahr der Verletzung von Nachbarorganen. Die Reste der Aneurysmawand werden belassen und nach Möglichkeit zur Deckung der Prothese verwendet.

c) Besondere Formen

Die Aneurysmakrankheit kann alle Abschnitte der intrathorakalen Aorta betreffen, also von der Klappe bis zum Diaphragma reichen. In solchen Fällen sind gewisse technische Varianten erforderlich, so etwa die doppelte Thorakotomie: hohe bilaterale Thorakotomie vorn und zusätzliche Thorako-Phreno-Laparotomie. Im übrigen empfiehlt sich die Anwendung der Technik von Hou Yu Lin. Beachtung verdient das Problem der Rückenmarksperfusion und deren Erhaltung.

4. Aneurysmen der Aorta ascendens (Segment I)

Die zwei anatomisch grundsätzlich verschiedenen Formen, nämlich die sackförmigen Aneurysmen meist syphilitischer Ätiologie und die fusiformen Aneurysmen bei Elastikaschwund, bieten auch in operativer Hinsicht ungleiche Probleme und werden deshalb getrennt behandelt.

a) Das sackförmige Aneurysma

Die Art der Aortenexklusion und der Resektion richtet sich nach der Beschaffenheit und Größe des Aneurysmahalses. Bei engem Hals ist die Korrektur ohne extrakorporalen Kreislauf möglich. Nach tangentialem Anlegen von Satinsky-Klemmen kann der erkrankte aneurysmatragende Wandabschnitt entfernt werden. Oft ist es zweckmäßig, nach aktiver Kühlung in mäßiger Hypothermie zu operieren, wodurch Herzminutenvolumen und arterieller Druck gesenkt werden. Dies bietet den Vorteil, daß die tangentialen Exklusionsklemmen nach Drosselung der Hohlvenen unter kurzfristigem Kreislaufstillstand an der schlaffen Aorta angelegt werden können. Eignet sich der Befund nicht für eine tangentiale Exklusion, muß ein totaler extrakorporaler Kreislauf eingerichtet werden. Eine Koronarperfusion ist nur nötig, wenn die Operationsdauer 60 min überschreitet. Indessen sollte man dafür gerüstet sein, falls diese Frist unvorhergesehen überschritten wird.

α) *Operative Technik*

Nach Sternumlängsspaltung läßt sich das Aneurysma bei dieser Lokalisation meist einfach präparieren. Bei einem Durchbruch gegen die Thoraxwand kann die Thorakotomie indessen Schwierigkeiten bereiten, und man muß sich bemühen, weit seitlich am Aneurysma vorbeizukommen, eventuell aber auch auf eine bilaterale quere Thorakotomie zurückgreifen. Die Aortennaht über der Exklusionsklemme muß absolut sicher sein und wird mit Vorteil in der bereits beschriebenen Weise mit Teflonfilz gepolstert.

Im Falle einer ausgedehnteren Resektion mit Hilfe des extrakorporalen Kreislaufes gibt es prinzipiell zwei Wege (Abb. 27). Kleine Wanddefekte an der Aorta können mit einem gewobenen Dacronpatch verschlossen werden. Nimmt der Aneurysmahals jedoch mehr als die halbe Aortenzirkumferenz ein, reseziert man besser den Aortenabschnitt und überbrückt den Defekt mit einer Prothese. Dabei ist es zweckmäßig, zunächst die herznahe Anastomose herzustellen. Die distale Anastomose wird mit zwei vom hinteren Scheitelpunkt ausgehenden überwendlichen Nähten über je eine halbe Zirkumferenz vorgenommen. Man entlüftet sorgfältig durch leichtes Öffnen der herznahen Klemme, bei gleichzeitiger Drosselung der venösen Drainage. Vor der definitiven Freigabe wird die Prothese am höchsten Punkt mit einer dicken Entlüftungsnadel punktiert, um hier gefangene Blasen zu eliminieren.

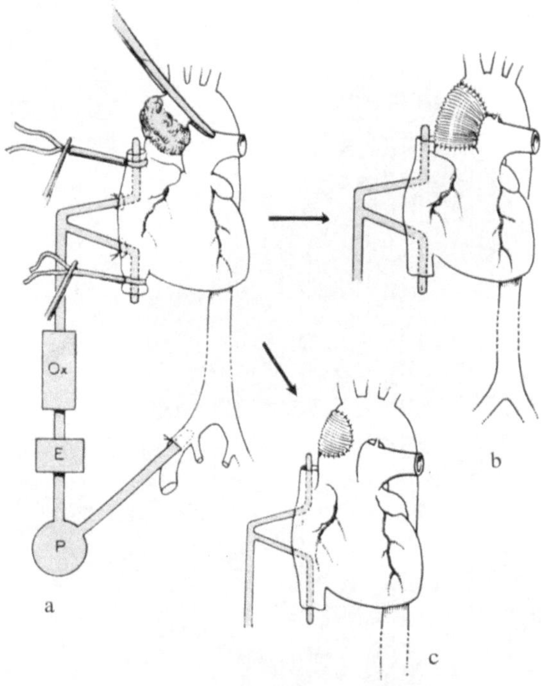

Abb. 27a—c. Resektion eines Aneurysmas der Aorta ascendens am extrakorporalen Kreislauf. (a) Aneurysma und extrakorporale Zirkulation schematisch. (b) Rekonstruktion der Aorta durch schlauchförmige Prothese. Schema und Operationssitus nach Rekonstruktion. (c) Rekonstruktion des Defektes mit Dacronpatch schematisch, Operationssitus nach Resektion eines syphilitischen Aneurysmas

b) *Das spindelförmige Aneurysma*

Fusiforme Aneurysmen der Aorta ascendens werden im allgemeinen im Rahmen einer Systemerkrankung und, wie wir sahen, typischerweise beim Marfan-Syndrom beobachtet. Eine Elastikadystrophie kommt aber auch im Zusammenhang mit anderen Erkrankungen oder gelegentlich isoliert an der Aorta vor.

α) *Exklusion*

Die Exklusion muß unter totalem kardiopulmonalen Bypass vorgenommen werden. Die venöse Drainage läuft über separate Hohlvenen- oder aber eine einzelne rechtsatriale Kanüle. Koronarperfusion ist zu empfehlen, besonders wenn gleichzeitig eine valvuläre Aorteninsuffizienz vorliegt, die übrigens oft die Hauptindikation zur Operation darstellt.

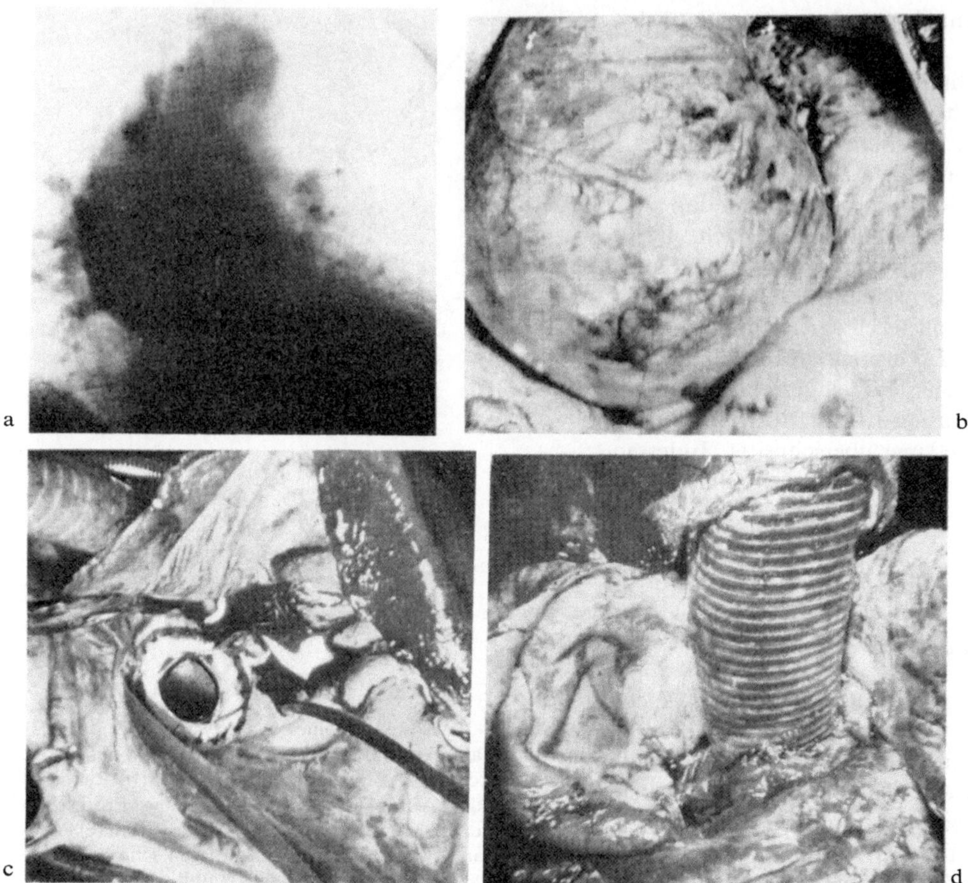

Abb. 28a—d. Resektion eines Aneurysma der Aorta ascendens bei Marfan-Syndrom. (a) Angiographische Darstellung eines riesigen fusiformen Aneurysmas. (b) Operationssitus: Das Aneurysma reicht von der Aortenbasis bis zum Abgang des Truncus brachiocephalicus. (c) Ansicht nach Eröffnung des Aneurysmas und Implantation einer Starr-Prothese wegen valvulärer Insuffizienz. (d) Zustand nach abgeschlossener Rekonstruktion

β) *Operative Taktik*

Die beiden Hauptschritte der Operation sind die Behandlung der valvulären Insuffizienz und die Behandlung des Aneurysmas. Steht die valvuläre Insuffizienz im Vordergrund, kann man sich möglicherweise auf den Klappenersatz mit einer Starr-Prothese beschränken. Damit liegt die Naht der supravalvulären Aortotomie zwangsläufig im Bereiche aneurysmatischer Wandveränderungen. Bei dünner Aneurysmawand besteht die Gefahr einer Ruptur im Nahtgebiet, wobei der systolische Jet über der Prothese eine auslösende Rolle spielen kann. Wegen mehrfacher Komplikationen bei konservativer Haltung gegenüber dem Aneurysma und alleinigem Klappenersatz, nämlich Blutungen aus der Aortotomie und Dissektion mit sekundärer Entwicklung riesiger Aneurysmen, bevorzugen wir den gleichzeitigen Aortenersatz.

γ) *Operative Technik*

Die Aorta wird proximal vom Truncus brachiocephalicus abgeklemmt und das Aneurysma längs eröffnet (Abb. 28). Man wendet sich dann der Korrektur der valvulären Insuffizienz zu. Es wurden verschiedene konservative Verfahren für die Wiederherstellung der Klappenfunktion vorgeschlagen, etwa die Kommissuroplastik oder die Bikuspidalisation nach GARAMELLA. Mit den meisten Autoren ziehen wir die Implantation einer Starr-Klappe vor. Man muß allerdings berücksichtigen, daß bei schlechtem Gewebe die Einheilung gestört sein kann und das Risiko eines paravalvulären Lecks besteht. Meistens benötigt man wegen der Ausweitung des Klappenrings große Prothesen.

δ) Behandlung der aneurysmatisch veränderten Aorta ascendens

Die einfache Resektion eines längsovalen Segmentes der Aneurysmawand korrigiert zwar die radiologische Silhouette, läßt aber eine pathologisch veränderte Aortenwand zurück. In jedem Fall muß der Nahtverschluß zweischichtig sein. Trotzdem geht man das Risiko per- und postoperativer Blutungen ein. Deshalb klappen wir das Aneurysma in den meisten Fällen lieber auf und implantieren eine Prothese. Bei der kranialen Anastomose treffen wir meist gut erhaltene Aortenwand an. Die herznahe Anastomose liegt dagegen in einer Übergangszone mit verminderter Wandqualität; denn wenigstens im Bereiche der Koronarostien muß ausreichend viel Aortenwand stehenbleiben. Die Prothese wird unter Aussparung der Koronarabgänge möglichst nahe der Klappenbasis anastomosiert. Auf diese Weise wird die Gefahr einer sekundären Aortendissektion am Aufprallpunkt des systolischen Jets verringert. Am Ende des Eingriffs wird die Prothese mit der Aneurysmawand gedeckt.

ε) Spezielle Formen

Kurze Aneurysmen bei elongierter und gut beweglicher Aorta ascendens erlauben unter Umständen eine aorto-aortale Anastomose unter Verzicht auf eine Gefäßprothese. Bei insgesamt 30 Fällen konnten wir fünfmal in dieser Weise vorgehen.

Bei Übergreifen des Aneurysmas auf den Bogen bis zum Abgang des Truncus brachiocephalicus oder gar der linken A. carotis communis muß die Karotisperfusion eingeplant werden. Manchmal gelingt es jedoch durch schräge Resektion, das Aneurysma unter Erhaltung jener Partie, welche die Bogenarterien abgibt, vollständig zu entfernen (Abb. 29).

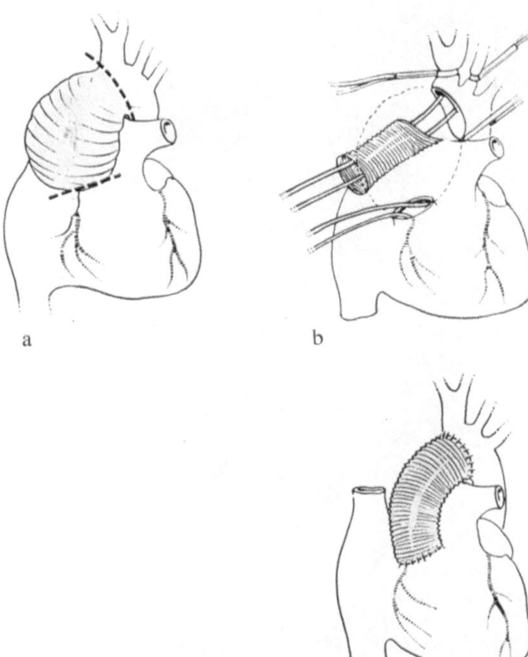

Abb. 29 a—c. Resektion eines Aneurysmas bei Elastikadystrophie der Aorta ascendens mit Übergreifen auf den Aortenbogen (nach D. A. COOLEY). (a) Schema der Aneurysmaausdehnung und Resektionslinien. (b) Technik der Kanülierung der Hirnarterien. Die Kanülen werden durch das Aorten- bzw. Prothesenlumen hindurchgeführt. (c) Schema nach Abschluß der Rekonstruktion

5. Die Aneurysmaruptur

Die Ruptur ist eine außerordentlich schwere Komplikation, die in mehr als 50% der Fälle für den tödlichen Ausgang verantwortlich ist. Die chirurgische Behandlung bietet sehr große Schwierigkeiten. Gewiß tritt der Tod selten ganz plötzlich ein, und eine Stabilisierung der Kreislaufsituation nach spontaner Hämostase erlaubt noch oft den Transport in eine Spezialklinik und den Notfalleingriff. Die sich dann stellenden technischen Probleme sind jedoch schwer lösbar.

a) Ruptur in ein Organ

Bei Ruptur in den Oesophagus oder die Lunge zeigt sich die Blutung klinisch in Form einer Hämatemesis oder Hämoptoe, die durch spontane Hämostase wieder zum Stehen kommt. Diese Phase muß für die Notfalloperation genutzt werden. Bei der Operation muß man in erster

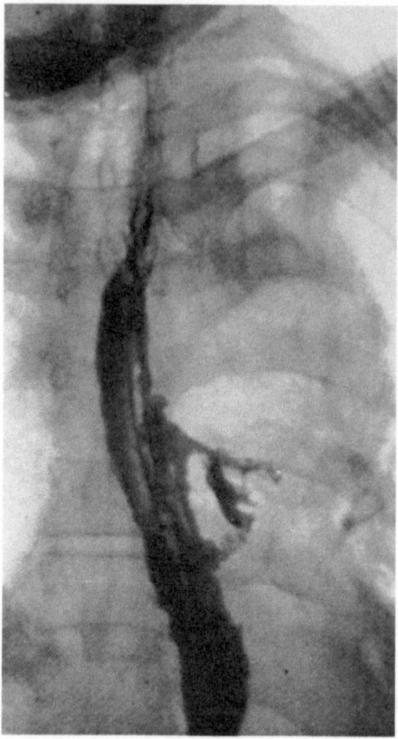

Abb. 30. Atherosklerotisches Aneurysma der Aorta mit Ruptur in den Oesophagus. Chirurgische Intervention am atriofemoralen Bypass mit prothetischem Aortenersatz. Primäre Naht der Oesophagusläsion. Nahtinsuffizienz bei entzündlicher Gewebsveränderung. Darstellung der oesophagealen Fistel im Oesophagogramm (akuter Tod infolge foudroyanter Blutung, wahrscheinlich bei sekundärer Anastomoseninsuffizienz)

Linie vermeiden, die Rupturstelle anzutasten. Im allgemeinen ist es jedoch leicht, die Aorta proximal und distal anzuschlingen. Erst wenn der extrakorporale Kreislauf in Betrieb ist, sucht man die Penetration in das jeweils betroffene Organ nach Eröffnung der Aneurysmatasche auf. Dann allerdings steht man vor dem schwierigen Problem, die Läsion an dem in Mitleidenschaft gezogenen Organ zu versorgen. Es handelt sich nämlich nicht um punkt- oder schlitzförmige Läsionen, sondern meistens um einen breitflächigen Substanzdefekt, der durch die langsame Arrodierung etwa des Oesophagus oder eines Bronchus hervorgerufen wurde.

b) Läsion des Oesophagus

Man kann die Primärnaht versuchen, welche bei dem geschädigten Gewebe jedoch kritisch ist und zur Stenose oder Fistelbildung mit Infektionsgefahr für die später einzusetzende Prothese führen kann (Abb. 30). Wir haben dies in einem Fall beobachtet. Bei ausgedehnter Schädigung ist daher die Ausschaltung mittels hoher und tiefer Ableitung nach Thorek nötig. Die Wiederherstellung der Kontinuität wird auf einen späteren Zeitpunkt verschoben.

c) Ruptur in Bronchus oder Lunge

Nach Möglichkeit vermeidet man eine Pneumonektomie, weil die Aortenprothese in einer leeren Pleurahöhle dem Infektionsrisiko ganz besonders ausgesetzt ist. Auch dies haben wir bei einem Aneurysma der Aorta ascendens selbst beobachtet, nachdem wegen ausgedehnter Penetration in die linke Lunge eine Pneumonektomie nicht zu umgehen war. Wenn irgend möglich, muß die Läsion mit einem konservativen Verfahren oder einer Teilresektion, eventuell in Verbindung mit einer Bronchusanastomose, versorgt werden.

d) Durchbruch in Mediastinum oder Pleurahöhle

Die Ruptur in das Mediastinum muß wie eine frische traumatische Aortenruptur angegangen werden. Bei einem voll ausgebildeten Hämomediastinum ist die gesamte Aorta einbezogen und sowohl die distale als auch die proximale Anschlingung aussichtslos. Als Ausweg bleibt lediglich, auf tiefe Hypothermie und Kreislaufstillstand zurückzugreifen und nach Anschlingen und Abklemmen der Aorta auf den extrakorporalen Kreislauf überzugehen. Zur Versorgung beider Körperhälften ist eine doppelte arterielle Kanülierung erforderlich. Je nach Befund kann als Kanülierungsort für die obere Körperhälfte die Aorta ascendens, die A. subclavia oder die rechte A. brachialis in Frage kommen. Während des Kreislaufstillstandes in tiefer Hypothermie besteht die Möglichkeit des Lufteintrittes in die Aorta und die Gefahr einer zerebralen Luftembolie. Um dies zu vermeiden, muß man danach trachten, die Aorta ständig unter einem gewissen Füllungsdruck zu halten. Man erreicht dies durch Kopftieflagerung. Truncus brachiocephalicus und Carotis communis sinistra werden vorrangig abgeklemmt. Sobald der extrakorporale Kreislauf in Betrieb genommen ist, wird eine Entlüftungspunktion der Aorta noch vor Entfernung dieser Klemmen vorgenommen.

6. Postoperativer Verlauf

a) Überwachung

Sie entspricht in ihren Grundzügen den allgemeinen Regeln nach thorakalen bzw. thorakoabdominalen Eingriffen.

b) Frühkomplikationen

Bei den ausgesprochen langdauernden und mit großen Blutverlusten verbundenen Eingriffen ist der Patient durch eine Reihe postoperativer Komplikationsmöglichkeiten gefährdet.

α) Blutung

Der Blutverlust ist stets erheblich und wird von der Art der Thorakotomie, dem Ausmaß der chirurgischen Präparation sowie eventueller Verwendung einer Herz-Lungen-Maschine beeinflußt. Die Folgen der Blutung lassen sich beherrschen, wenn nicht zusätzlich eine Koagulopathie hinzutritt oder aber eine chirurgische Blutungsquelle besteht. Grundsätzlich muß der Thorax ausgiebig drainiert und die Drainage auf Durchgängigkeit geprüft werden, so daß alle Blutverluste erfaßt und durch Frischblut ersetzt werden können.

β) Infektionen

Operationsdauer und Größe des Eingriffes, vor allem aber auch undrainierte Hämatome, erhöhen das Infektionsrisiko. Es droht die jeder antibiotischen Therapie widerstehende Septikämie und bei einer Infektion im Bereich der Prothese die sekundäre Anastomoseninsuffizienz. Bei radiologischem Nachweis eines Pleuraergusses muß postoperativ stets punktiert werden, um der Entwicklung eines Pleuraempyems zuvorzukommen.

γ) Respiratorische Komplikationen

Diese bedrohen alle und besonders alle alten und geschwächten Patienten. Die Gefährdung wächst nach bilateralen Thorakotomien oder Thorako-Phreno-Laparotomien. Langzeitintubation oder Tracheotomie sowie künstliche Beatmung sind absolut notwendig. Ein bedeutendes Problem ist die Entwöhnung, welche so früh wie möglich und im allgemeinen zwischen dem 2. und 5. postoperativen Tag beginnen sollte. Häufig beobachtet man eine bronchiale Hypersekretion, die Folge einer chronischen Bronchitis nach Kompression durch das Aneurysma sein kann. Sie erfordert ein häufiges Absaugen unter Beachtung aseptischer Kautelen; denn eine der Hauptgefahren der Langzeitbeatmung ist die Infektion mit resistenten Keimen, welche ihrerseits zur tödlichen Septikämie oder zur Infektion des Wundgebietes führen kann.

δ) Neurologische Komplikationen

Neurologische Ausfälle müssen nach Erwachen des Patienten sofort erfaßt werden. Hemiplegien sind meistens Folge entweder einer Luftembolie oder einer mechanischen Drosselung bzw. zu langen Abklemmung einer der Hirnarterien. Derartige Hemiplegien haben eine gute Prognose, solange im EEG eine befriedigende Grundaktivität nachweisbar ist. Oft erlebt man in den ersten 24–48 Std eine sekundäre Verschlechterung infolge Hirnödems, der zwischen dem 4. und 8. postoperativen Tag eine progressive Rückbildung der Ausfallserscheinungen folgt. Gleichwohl wird die Gesamtprognose durch neurologische Komplikationen stets negativ beeinflußt, weil Sekundärfolgen wie Dekubitus oder Bronchopneumonie begünstigt werden. Der postoperativen Betreuung kommt daher eine vorrangige Bedeutung zu, und exakte Tracheotomie sowie peinliche Bronchialtoilette sind für den weiteren Verlauf ausschlaggebend.

Ferner sind bei Auftreten neurologischer Ausfälle epileptiforme Anfälle zu befürchten. Je nach Bewußtseinslage und täglich zu kontrollierenden EEG-Befunden muß eine Behandlung mit Luminal eingeleitet werden. Ohne diese Prophylaxe entwickelt sich aus der Krampfbereitschaft gelegentlich ein manifester generalisierter Krampfzustand, der sich mit Bromchloral und Hemineurin nur mühsam beherrschen läßt.

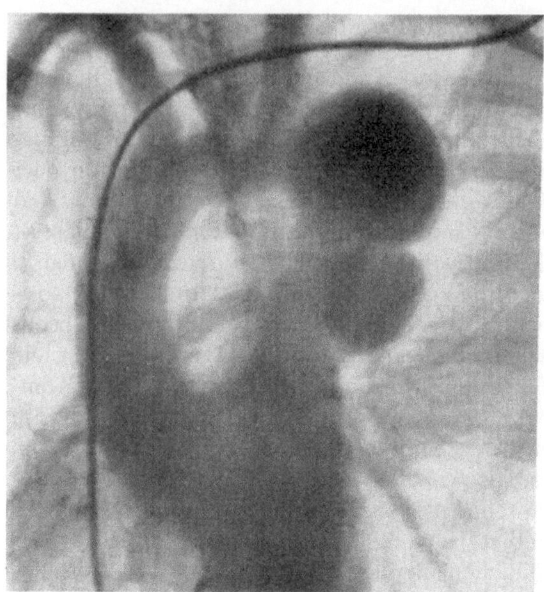

Abb. 31. Erneute Aneurysmabildungen 7 Jahre nach Ersatz des Aortenisthmus durch formalin-konserviertes Homotransplantat

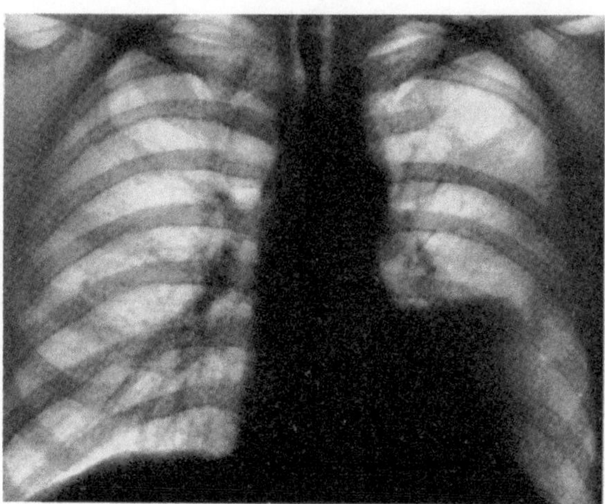

Abb. 32. Falsches Aneurysma in Höhe der Anastomose zwischen Prothese und Aorta. Parakardiale Verschattung links (primär nicht auf Aneurysma verdächtig)

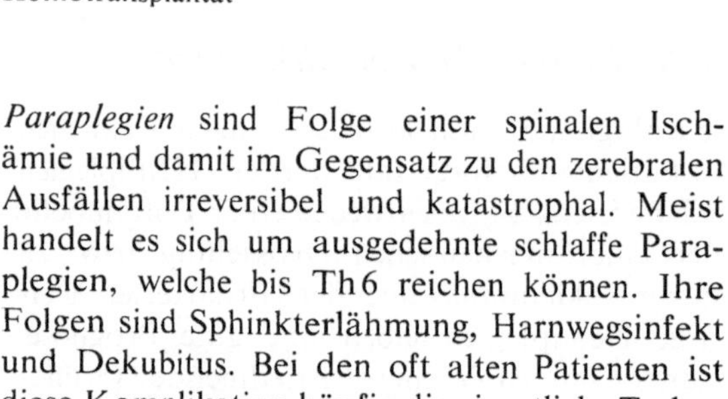

Paraplegien sind Folge einer spinalen Ischämie und damit im Gegensatz zu den zerebralen Ausfällen irreversibel und katastrophal. Meist handelt es sich um ausgedehnte schlaffe Paraplegien, welche bis Th6 reichen können. Ihre Folgen sind Sphinkterlähmung, Harnwegsinfekt und Dekubitus. Bei den oft alten Patienten ist diese Komplikation häufig die eigentliche Todesursache.

ε) *Renale Komplikationen*

Eine postoperative Anurie kann sehr wohl Folge zu langer Abklemmdauer sein. Bei thorakoabdominalen Aneurysmen sollte man in erster Linie aber an eine mechanische Ursache, nämlich die Thrombosierung der Nierenarterien, denken. Im Zweifelsfall darf man bei einer Anurie in den ersten Stunden nach der Operation mit einer Reintervention nicht zögern, sondern muß die Autotransplantation durchführen. Tritt die Anurie mit größerer Latenz auf, kann ein Isotopennephrogramm darüber Aufschluß geben, ob eine Störung der Perfusion oder aber eine Funktionsstörung bei erhaltener Perfusion vorliegt. Diese Differentialdiagnose ist von großer therapeutischer Bedeutung und entscheidet über Reoperation oder konservative Maßnahmen zur Stimulation der Diurese, einschließlich Überwindung der anurischen Phase mit der Dialyse.

ζ) *Intestinale Komplikationen*

Wie die renalen so sind auch die intestinalen Störungen naturgemäß nach Resektionen thorakoabdominaler Aneurysmen zu fürchten. Das Auftreten von Melaena ist pathognomonisch für einen Mesenterialinfarkt und verlangt die Reintervention. Bei Ikterus kommt differentialdiagnostisch die ischämische Lebernekrose in Frage. Sehr häufig handelt es sich jedoch lediglich um Hämolyse nach Transfusionen.

c) *Spätkomplikationen*

Echte Aneurysmen an der Aorta ober- oder unterhalb der Primärläsion als neue Manifestation der Grundkrankheit sind selten (Abb. 31). Häufiger und als echte Spätkomplikation wird die Entwicklung falscher Aneurysmen, ausgehend von Anastomosenfisteln, beobachtet (Abb. 32). In einer Serie von 60 notfallmäßig operierten thorakalen Aortenaneurysmen haben wir diese

Komplikation nur zweimal zu verzeichnen. In einem Fall handelte es sich um ein Ivalon-implantat, dessen schlechte Verträglichkeit für die Anastomoseninsuffizienz verantwortlich sein kann. In einem anderen Fall wurde jedoch bei einem jungen Patienten mit poststenotischem Aneurysma und gesunder Aortenwand eine gestrickte Dacronprothese implantiert.

Die Komplikation verläuft unter einem Bild, das durch Thoraxschmerz, die Zeichen mediastinaler Kompression und bei Fistelbildung zwischen falschem Aneurysma und Lunge oder Oesophagus durch Hämoptoe bzw. Hämatemesis gekennzeichnet ist. Andererseits können Symptome fehlen und der Befund durch eine Röntgenkontrolle aufgedeckt werden. Deshalb gehört die jährliche röntgenologische Thoraxkontrolle bei jedem Patienten mit einer Aortenprothese zum guten Stil.

Eine Mediastinalverschattung oder Hämatemesis sind ohne weitere Diskussion der Ätiologie ausreichende Indikation zur erneuten Operation.

Die chirurgische Therapie ist sehr komplex. Man steht praktisch vor der Situation eines perforierten Aneurysmas. Im günstigen Fall finden wir ein umschriebenes Hämomediastinum. Dann ist es möglich, bei gemäßigter Hypothermie die Aorta proximal und distal anzuschlingen, das Hämomediastinum zu eröffnen und die Prothese mitsamt dem oft engen Fistelkanal aufzusuchen. Man kann versuchen, die Fistelöffnung mit einigen Stichen zu verschließen, tut aber meist besser daran, die Prothese zu entfernen und eine erneute Rekonstruktion im Gesunden vorzunehmen.

Schwieriger ist die Situation bei ausgedehntem Hämomediastinum, welches die gesamte Aorta umgeben kann, so daß keine primäre Exploration möglich ist. Man muß dann in tiefer Hypothermie und Kreislaufstillstand operieren.

Eine Spätinfektion von Prothesen wurde unseres Wissens bisher nicht mitgeteilt.

D. Das Aneurysma dissecans

1. Einführung

Seit dieser Begriff von LAENNEC 1819 geprägt wurde, dauerte es mehr als ein Jahrhundert bis zur chirurgischen Therapie eines Aneurysma dissecans. 1935 berichteten GURIN, BAUMER und DERBY über den wohl ersten operierten Fall mit abdomino-iliakaler Lokalisation. 1948 veröffentlichten PAULIN und JAMES einen von ABOTT operierten Fall: Bei einem chronischen Aneurysma dissecans der Aorta descendens wurde eine Cellophanumhüllung ausgeführt. 1959 nahmen JOHNS und dann SHAW Dissektionen der Aorta abdominalis in Angriff, aber mit sehr kurzdauerndem Erfolg. Auf erste günstige Ergebnisse konnte 1955 die Schule von Houston mit COOLEY und DE BAKEY blicken. Unter 6 operierten Fällen waren lediglich 2 postoperative Todesfälle zu verzeichnen. Ein Jahr später hatten beide Autoren 14 Fälle mit 7 Überlebenden. Im weiteren Verlauf verbesserten sich Technik und Resultate. Im Vergleich mit dem Spontanverlauf dieser Erkrankung, dargestellt durch die Fälle von HIRST und SHENNON, erscheinen die Ergebnisse der operativen Therapie von DE BAKEY u. Mitarb. günstig.

2. Pathologisch-anatomische Definition

Man versteht unter Dissektionen der Aorta eine Spaltbildung der Aortenwand, welche sich im Bereiche der Media entwickelt und in jedem beliebigen Abschnitt der Aorta beginnen kann. Aus dem initialen Spaltraum entwickelt sich eine mehr oder weniger ausgedehnte Höhle zwischen den Wandschichten, die durch eine oder mehrere Öffnungen mit dem wahren Aortenlumen in Verbindung steht. Die Risse erfassen den inneren Anteil der Media und die Intima. Jene Risse, die am Beginn der Dissektion lokalisiert sind, lassen das Blut in die Dissektionshöhle eindringen, während die peripher gelegenen dessen Rückkehr in das wahre Lumen erlauben (Abb. 33). Die Aneurysmahöhle enthält neben Blut oft Massen von Thromben, welche das wahre Aortenlumen teilweise komprimieren können. Die Ausdehnung der Dissektion ist sehr unterschiedlich. Sie kann sich auf ein Segment beschränken, am häufigsten thorakal, sie kann sich aber auch auf die gesamte Aortenlänge ausdehnen, die Aortenbifurkation überschreiten und auf die Aa. iliacae übergreifen. Ebenso ist eine Ausdehnung auf andere Aortenäste, insbesondere die Bogenarterien und die

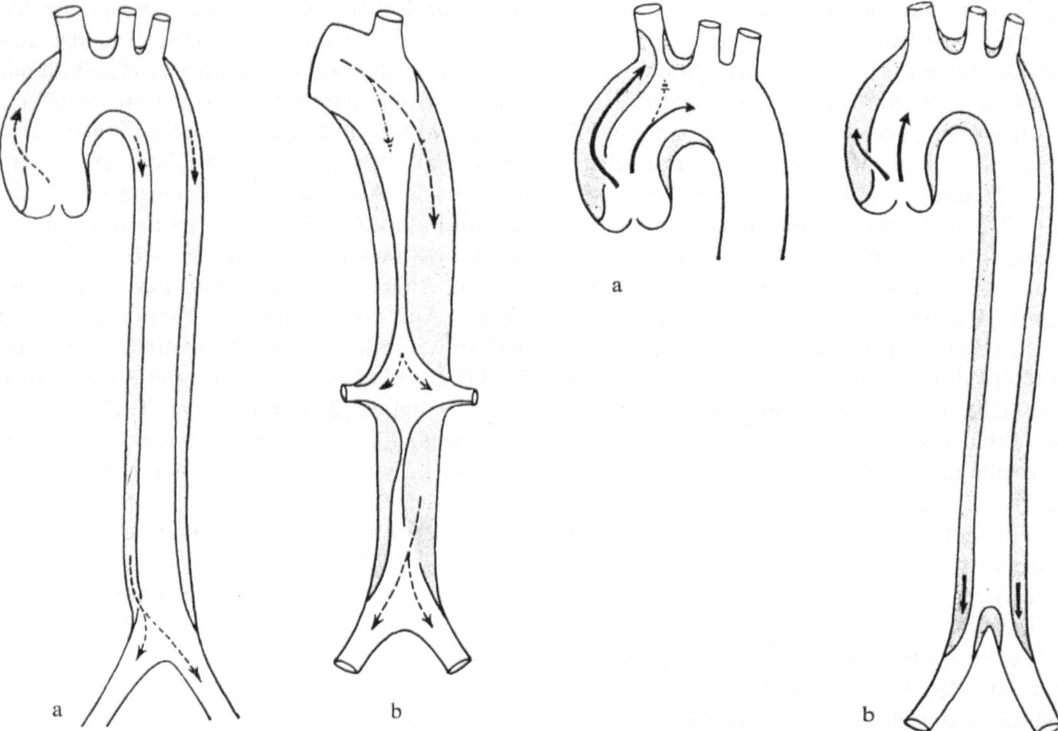

Abb. 33a u. b. Schema einer Dissektion mit Re-entry. (a) Der distale Wiedereintritt verbessert die Durchblutung der abhängigen Versorgungsgebiete. (b) Trotz Vorliegen eines Re-entry Verminderung der Durchblutung aortaler Gefäßäste (hier der Nierenarterien)

Abb. 34a u. b. Schema einer Dissektion ohne Re-entry. Der systolische Druck im Dissektionskanal kann zur Obstruktion der wesentlichen Aortenäste führen. (a) Obstruktion des Truncus brachiocephalicus. (b) Obstruktion der Aa. iliacae

Nierenarterien möglich. Wird das Lumen dieser Gefäße durch Kompression eines Wandhämatoms eingeengt, so können Ischämie oder Nekrose der von diesen Arterien abhängigen Organe resultieren (Abb. 34).

Der Spontanverlauf der Dissektion endet oft schon rasch mit einer Ruptur. Je nach dem Ort einer solchen Ruptur durch die Adventitia kann es zu Blutungen in den Herzbeutel, manchmal in die Thoraxhöhle und das Mediastinum und seltener in das Peritoneum kommen. Andererseits sind protrahierte Verläufe möglich, insbesondere, wenn ein Re-entry entstanden ist, über den das Blut wieder in das wahre Aortenlumen fließen kann. Der Spaltraum organisiert sich, seine Ränder werden von Bindegewebe und manchmal von einem Endothel bekleidet und verstärkt. Auf diese Weise bildet sich gewissermaßen ein neuer Aortenkanal.

Die histologischen und pathogenetischen Probleme der Aortendissektion sind noch nicht restlos geklärt. Der wesentliche histologische Befund scheint eine Degeneration der Muskelfasern der Media zu sein, besonders in ihrem Mittelteil. Hinzu kommen in der Regel auch Veränderungen der elastischen Fasern, die bis zur vollständigen Zerstörung gehen können. Zonen, in denen die für die mechanische Belastung wesentlichen Elemente der Media untergegangen und durch amorphes Gewebe ersetzt sind, finden sich typischerweise bei der zystischen Medianekrose Erdheim. Die zur Schwächung führenden degenerativen Vorgänge in der Media der Aorta sind noch nicht vollständig erforscht; neben Störungen der Vaskularität der Media kommen solche im Mukopolysaccharidstoffwechsel der Grundsubstanz in Frage.

3. *Häufigkeit*

Die Dissektion der Aorta ist eine relativ häufige Erkrankung. Zirka 1% aller Todesfälle auf kardiologischen Notfallabteilungen und etwa 0,33% der Todesfälle nichtspezialisierter Aufnahmestationen gehen auf ein Aneurysma dissecans der Aorta zurück, zusätzlich 1–5% der sog. „plötzlichen Todesfälle". Gewöhnlich sind Patienten zwischen dem 40. und 70. Lebensjahr betroffen, Männer zwei- bis viermal häufiger als Frauen. Doch auch oberhalb der Altersgrenze von 70 Lebensjahren ist die Dissektion nicht ganz ungewöhnlich (ca. 10% der Fälle). Zu 20% sind Patienten unter 40 Jahren – auch Kinder – betroffen.

4. Ätiologie

Bei Erwachsenen scheint die arterielle Hypertonie eine wesentliche Ursache zu sein, und sie wird von den meisten Autoren als solche anerkannt. Man trifft sie in etwa 60% der Fälle an. Einige Autoren haben die vielleicht auslösende Rolle wesentlicher Blutdruck*schwankungen* betont, insbesondere auch unter Hypertoniebehandlung mit Ganglienblockern.

Die Atheromatose der Aorta scheint im Gegensatz dazu keine wichtige Rolle zu spielen. Dafür spricht, daß die Aorta ascendens, der häufigste Ausgangspunkt von Dissektionen, kein Prädilektionsort der Atheromatose ist, und ferner, daß die Intimarisse sehr oft in einer scheinbar gesunden und von Atheromen verschonten Zone liegen. Syphilitische Veränderungen sind nur in etwa 3% der Fälle nachzuweisen. Nach Ansicht einiger Autoren kann eine Aortenhypoplasie von Bedeutung sein.

Bei jungen Patienten scheinen drei ätiologische Faktoren gehäuft vorzukommen:

Aortenisthmusstenose in 10% der Fälle unter 40 Jahren,

Schwangerschaft (Statistiken zeigen, daß die Hälfte an einem Aneurysma dissecans gestorbener Frauen unter 40 Jahren gravide war. Die Dissektion ereignet sich gegen Ende der Schwangerschaft oder postpartal. Begleitend können Koarktation, Hochdruck oder Marfan-Syndrom hinzutreten),

das Marfan-Syndrom (Die Dissektion der Aorta ist Hauptgrund für die Mortalität beim Marfan-Syndrom. Die Skelettveränderungen können voll ausgebildet oder auf eine Arachnodaktylie beschränkt sein. Bei der „forme fruste" sind zwei Befunde von diagnostischem Wert: Anomalien am Linsenapparat (Schlotterlinsen) und Vererblichkeit der Mißbildung).

Die klinischen, therapeutischen und diagnostischen Probleme hängen sehr davon ab, ob es sich um eine akute Dissektion mit dramatischem Verlauf oder um eine chronische unter dem Bild der langsam fortschreitenden Aortenerkrankung handelt.

5. Akute Dissektion

Die Symptomatologie wechselt stark und richtet sich nach Sitz und Ausdehnung sowie danach, ob und welche Äste der Aorta einbezogen sind. Deshalb ist die Diagnose oft schwierig. Aus der Zeit vor 1933 konnte Shennan lediglich 6 Fälle sammeln, bei denen die Diagnose vor der Autopsie gestellt wurde. Mit besserer Kenntnis der Erkrankung wurde die Diagnostik sicherer, so daß bereits 25% der Fälle in der 1948 von Baer und Goldburgh publizierten Serie klinisch erkannt wurden. Heute liegt die Treffsicherheit bei rund zwei Dritteln der Fälle.

a) Initialsymptome

Der Beginn ist außerordentlich schmerzhaft. In den meisten Fällen werden Brustschmerzen angegeben, die durch ihr heftiges Einsetzen mit sogleich maximaler Intensität charakterisiert sind. Die vernichtenden und reißenden Schmerzen sind durch Opiate kaum beeinflußbar. Sie werden diffus, aber auch im hinteren wie im vorderen Thorax lokalisiert. Sie können lange, bisweilen mehrere Tage anhalten. Auch kurzdauernde, weniger intensive Schmerzen kommen vor. Ein retrosternales Schmerzerlebnis mit Ausstrahlung in Arm- oder Kiefergegend kann einen Myokardinfarkt vortäuschen. Auch extrathorakale Schmerzformen (abdominal oder lumbal) werden beobachtet. Charakteristisch, wenn auch nicht konstant, ist ein Wandern des Schmerzes. Nach retrosternalem Beginn verlagert er sich in die Region zwischen den Schulterblättern, steigt gegen Abdomen, Flanken, Gesäß und manchmal die Beine ab. Selten fehlt das Schmerzereignis gänzlich, oder aber es wird durch Bewußtseinsverlust im kardiogenen Schock maskiert. Häufige Begleitsymptome sind Dyspnoe, die bereits genannte Bewußtlosigkeit, vorübergehende Paresen und Blutdruckabfall. Temperaturerhöhungen auf 38° C oder darüber sind die Regel und können einige Tage andauern. Gleichzeitig liegt eine Erhöhung der Senkung und eine Leukozytose mit Vermehrung der Polymorphkernigen vor.

b) Diagnostik

Bei diesem dramatischen Krankheitsbild, unter welchem ebenso ein Myokardinfarkt, eine Lungenembolie oder ein akutes Abdomen (Pankreatitis, Ulkusperforation) ablaufen können, deuten einige klinische Zeichen auf eine Dissektion hin.

Besonders aufschlußreich sind aortendiastolisches Geräusch, Gliedmaßenischämien, neurologische Ausfälle und Frühsymptome einer inneren Blutung.

Das Auftreten eines *aortendiastolischen Geräusches* im Verlauf oder nach Abflauen eines Thoraxschmerzes ist ein bedeutsamer Hinweis auf eine Dissektion und in 20–25% der akuten Fälle vorhanden. Oft ist auch ein *systolisches* Geräusch über der Basis zu hören, dessen Aussagewert bei Patienten mit Hypertonie und Arteriosklerose jedoch geringer ist.

Durchblutungsstörungen an den Extremitäten sind ein weiterer Hinweis. In etwa 20% der Fälle fehlt der Puls an den oberen Gliedmaßen, oder er ist abgeschwächt, besonders rechts. In 10% der Fälle kann man ein Fehlen oder eine Abschwächung der Femoralpulse beobachten. Diese Symptome treten im allgemeinen zu Beginn oder kurz nach erfolgter Dissektion auf.

Die *neurologischen Ausfälle* sind vielfältig, und man sieht sie in etwa 20% der Fälle. Es kommen Hemiplegien, schlaffe Paraplegien oder Monoplegien vor. Sie sind Ausdruck zerebraler, spinaler oder peripher-nervöser Ischämie.

Renale Funktionsstörungen bei nachlassendem Thoraxschmerz sind ein weiteres Zeichen von klinischer Bedeutung. Bei Verdacht auf Aortendissektion sollte deshalb systematisch nach der häufigen Mikrohämaturie und Albuminurie gesucht werden; Makrohämaturie und Anurie sind seltener.

Symptome einer *inneren Blutung* können frühzeitig auftreten. Nicht selten kann man als unmittelbare Folge einer Dissektion ein Perikardreiben hören. Dieses weist auf ein Hämoperikard mit drohender Tamponade hin. Ein meist linksseitig sich allmählich bildender Hämatothorax beweist eine Ruptur der Adventitia.

Einige zusätzliche Untersuchungen können zur Diagnosestellung der akuten Dissektion beitragen. Das EKG erlaubt den Ausschluß eines akuten Myokardinfarktes. Oft ist allerdings die Repolarisation gestört, dies jedoch meist nur diskret und nicht generalisiert. Man muß aber daran denken, daß eine Dissektion, die auf eine Koronararterie übergreift, durchaus zu einem Myokardinfarkt führen kann. Mit einer Inzidenz von 5% ist diese Komplikation eher selten. Rhythmus- und Überleitungsstörungen (ventrikuläre Extrasystolen, Vorhofflimmern, AV-Blockierungen) wurden ebenfalls schon beobachtet. Ein Ausbleiben erhöhter Serum-Transaminasen in den Tagen nach einer Aortendissektion hilft in der Differentialdiagnose weiter.

α) Röntgenuntersuchungen

Eine ausgiebige Röntgendiagnostik ist praktisch nicht durchführbar, so daß man sich mit einer einfachen a.p.-Aufnahme im Bett begnügen muß. Dennoch kann diese signifikante Veränderungen zeigen. An erster Stelle steht die Verbreiterung des Aortenschattens, die ihren eigentlichen Wert erst dann gewinnt, wenn sich eine Zunahme beim Vergleich einer Bilderfolge zeigt. Sie ist dann fast pathognomonisch.

Die schnabelförmige Kontur des Aortenknopfes ist selten (Abb. 35). Die Doppelkontur am Aortenknopf läßt sich auf Standardaufnahmen nur schwierig darstellen (Abb. 36).

Schließlich kann das Röntgenbild einen Pleura- oder Perikarderguß zeigen.

Alle diese Befunde sind nicht konstant, und ein normales Röntgenbild darf nicht zum Ausschluß einer Dissektion führen.

Die *Angiographie* ist die wichtigste Untersuchung, und sie sichert die Diagnose. Trotz der kontrastärmeren Bilder empfehlen wir die venöse Kontrastmittelinjektion. Sie demonstriert die Doppelkontur der Aorta und erlaubt mit einiger Genauigkeit eine Abgrenzung.

c) Verlauf

Akute Aortendissektionen entwickeln sich sehr rasch tödlich. Die grundlegende Statistik von

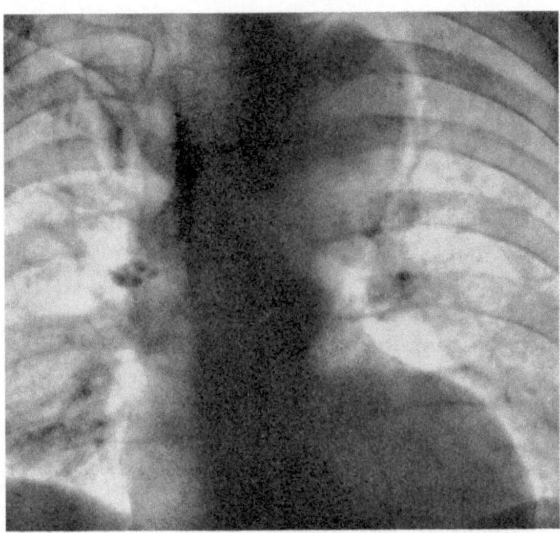

Abb. 35. Standard-Thoraxaufnahme bei Aortendissektion. Schnabelförmiger Aspekt des Aortenknopfes

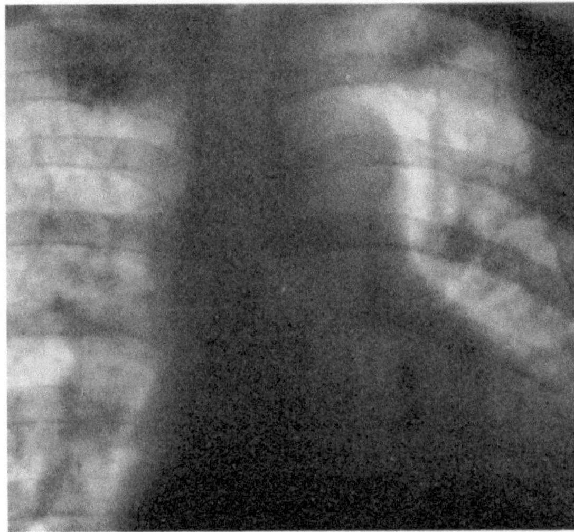

Abb. 36. Standardaufnahme bei Aortendissektion: Doppelkontur in Höhe des Aortenknopfes

Hirst über 425 Fälle enthält die folgenden Prozentzahlen der Sterbequote bei unbehandelten Dissektionen:

21% in den ersten 24 Std,
37% in den ersten 48 Std,
62% in der ersten Woche,
80% im ersten Monat.

Todesursache ist meist die Ruptur der Aneurysmawand mit anschließender Blutung. 80% dieser Blutungen sind intraperikardial, der Rest intrapleural oder mediastinal. Weitere frühe Todesursachen sind Niereninsuffizienz, Myokardinfarkt, Darm- oder Gliedmaßengangrän. Eine protrahierte Entwicklung ist möglich, aber selten. Nach Hirst leben nur 8% der Patienten länger als 6 Monate und nur 4% länger als 2 Jahre.

6. *Chronische Dissektionen*

Die Umstände, welche zur Diagnose führen, sind recht unterschiedlich. Häufig offenbart sich die Dissektion durch eine massive Aorteninsuffizienz mit Herzinsuffizienz. In anderen Fällen wird der Verdacht erst durch eine Routine-Thoraxaufnahme erweckt, und er wird erhärtet, wenn andere ätiologische Erklärungen (Lues, Atherosklerose) fehlen und besonders, wenn eine rasch progrediente Vergrößerung beobachtet werden kann. Seltener ist eine Angina pectoris bei Anstrengung oder im Liegen erstes Symptom der chronischen Dissektion. Gar nicht ungewöhnlich sind asymptomatische Formen, die zu Lebzeiten unerkannt bleiben.

Von der Klinik her ist die Diagnose nicht einfach zu stellen. Anamnestische Hinweise können gänzlich fehlen. Periphere Pulsveränderungen sind selten. Das EKG zeigt keine spezifischen Veränderungen: Zeichen der Linkshypertrophie entweder als Folge einer Aorteninsuffizienz oder einer arteriellen Hypertension sind möglich.

Einen Hinweis gibt die Röntgenuntersuchung des Thorax. Die Aortenfiguration auf der Standardaufnahme ist dabei sehr variabel. Gelegentlich besteht eine meist spindelförmige Verbreiterung häufiger der Aorta ascendens oder aber der Aorta descendens mit unterschiedlicher Ausdehnung. Die Aorta ist elongiert und verbreitert und unter Durchleuchtung pulsierend. Im sagittalen Strahlengang kann ein Ausladen nach rechts und manchmal eine Doppelkontur des Bogens sichtbar sein. Bei geringfügigen Abweichungen vom normalen Erscheinungsbild bedeutet die stetige und relativ schnelle Größenzunahme des Aortenschattens ein schwerwiegendes Argument für die chronische Dissektion.

Auch beim chronischen Aneurysma ist die Angiographie eigentlicher Schlüssel zur Diagnose. Eine retrograde Aortographie über die A. femoralis liefert technisch gute Aufnahmen, ist jedoch mit den Gefahren einer Via falsa, einer Ruptur des äußeren Dissektionszylinders unter dem Druck der Kontrastmittelinjektion oder peri-

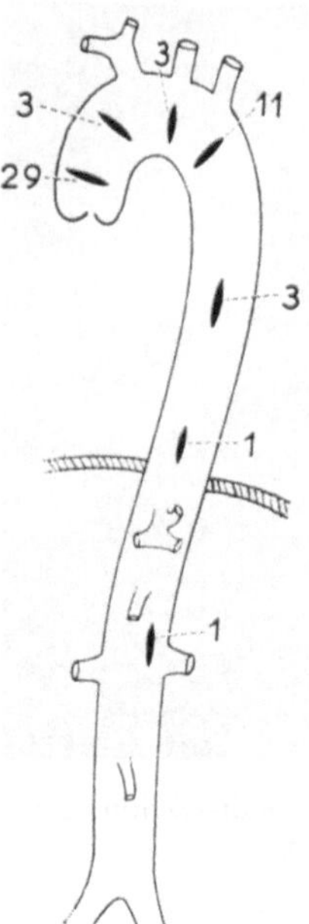

Abb. 37. Schema der Lokalisation des möglichen Dissektionsbeginns nach Häufigkeit (nach PORTER und HUME, 51 Fälle)

pherer Embolien verbunden. Mit der bereits beschriebenen transvenösen Angiographie kann die Eintrittsstelle in den Dissektionskanal nur in Ausnahmefällen sichtbar gemacht werden, dafür aber die charakteristische Wandverdickung und die weniger strahlendichte Doppelkontur, welche das mit Kontrastmittel gefüllte Aortenlumen umgibt. Eine Wanddicke von 10 mm gilt als sehr verdächtig. Darüber liegende Werte sind pathognomonisch. Die Ausdehnung der Doppelkontur läßt Rückschlüsse auf die Topographie und das Ausmaß der Dissektion zu.

7. Chirurgische Behandlung

a) Therapie der chronischen Dissektion

Typisch ist bei dieser protrahierten Verlaufsform der relativ hohe Beginn der Dissektion, die Existenz eines Wiedereintritts und das Fehlen einer arteriellen Hypertonie. Für die Resektion gelten die bereits bei den verschiedenen Formen von Aortenaneurysmen anderer Ätiologie besprochenen Richtlinien. Immerhin bleibt die Resektion häufig unvollständig, besonders, wenn die Dissektion die Zwerchfellgrenze überschreitet.

b) Therapie der akuten Dissektion

Die sehr ungünstige Prognose mit einer spontanen Letalität von 80% während der ersten 30 Tage ermutigt zum Versuch einer chirurgischen Therapie, obwohl diese unter sehr schwierigen Notfallbedingungen stattfinden muß. Hinzu kommt, daß oft alte Patienten mit bereits manifesten Funktionsausfällen meist renaler Art betroffen sind und daß bei oft fehlendem Re-entry und bei Durchbruch in das Perikard der Tod plötzlich eintreten kann (80% der Fälle von HIRST).

Die chirurgische Behandlung wird, entsprechend den verschiedenen Lokalisationen, in 4 Abschnitten erörtert (Abb. 37):

Gruppe A: Bei dieser häufigsten Form beginnt die Dissektion an der Aorta ascendens (SHENNAN, POUMAILLOUX, ORCEL, FAIVRE).

Gruppe B: Die Eintrittsöffnung liegt in der horizontalen Partie des Aortenbogens. Nach GORE und SEIWERT macht diese Lokalisation, deren Behandlung besonders schwierig ist, 28% der Fälle aus, nach HUME und PORTER allerdings nur 6%.

Gruppe C: Der Intimariß befindet sich distal vom Abgang der A. subclavia sinistra im Bereiche der thorakalen Aorta descendens. Die Angaben über die Häufigkeit dieses Typs schwanken zwischen 7 und 20% (GORE u. BURCHELL, HUME u. PORTER).

Gruppe D: Die Dissektion beschränkt sich auf die abdominale Aorta (2% der Fälle).

Schließlich müssen wir jene Form mit multiplen Intimarissen an verschiedenen Punkten erwähnen (BOUVRAIN).

α) Chirurgische Behandlung beim Typ A

Die Dissektion beginnt an der Aorta ascendens, und eventuelle Re-entries können an irgendeinem Ort der distalen Aortenabschnitte, der Becken- oder in seltenen Fällen der Femoralarterien vorhanden sein. Für die Behandlung bieten sich zwei Möglichkeiten:

αα) Die Fenestration der thorakalen Aorta descendens

Diese Technik wurde zuerst von DE BAKEY 1955 beschrieben. Die Fenestration zielt auf eine Entlastung des Dissektionskanals, indem sie den Blutstrom in das wahre Aortenlumen zurücklenkt und damit ischämische Störungen distal davon verhindert (Abb. 38).

Die Aorta wird oberhalb der A. subclavia sinistra abgeklemmt und im Descendensbereich quer durchtrennt. In Höhe der Durchtrennung werden innerer und äußerer Zylinder sichtbar. Vom kranialen inneren Zylinder wird ein 1 cm breiter Streifen reseziert. Bei der anschließenden Anastomose werden proximal nur der äußere, distal jedoch beide Zylinder von der Naht gefaßt. Auf diese Weise entsteht ein zirkulärer Wiedereintritt in das wahre Lumen. Dem Anschein nach ist die Technik relativ einfach, indessen kann man bei Brüchigkeit des äußeren Aneurysmazylinders auf der proximalen Seite in große Schwierigkeiten geraten. Im übrigen lassen sich die beiden Hauptursachen für die Mortalität der Erkrankung nicht beseitigen, nämlich die Ruptur und das Fortschreiten der Dissektion. Ein besonderer Gefahrenpunkt ist die Rupturmöglichkeit in das Perikard beim Abklemmen. Wir selbst haben dies an 2 eigenen Fällen, DE BAKEY bei einem von 4 Operierten und MULLER und WARREN bei einem von 3 operierten Fällen erlebt. Aus diesem Grund haben wir, wie die meisten Autoren, diese Technik verlassen.

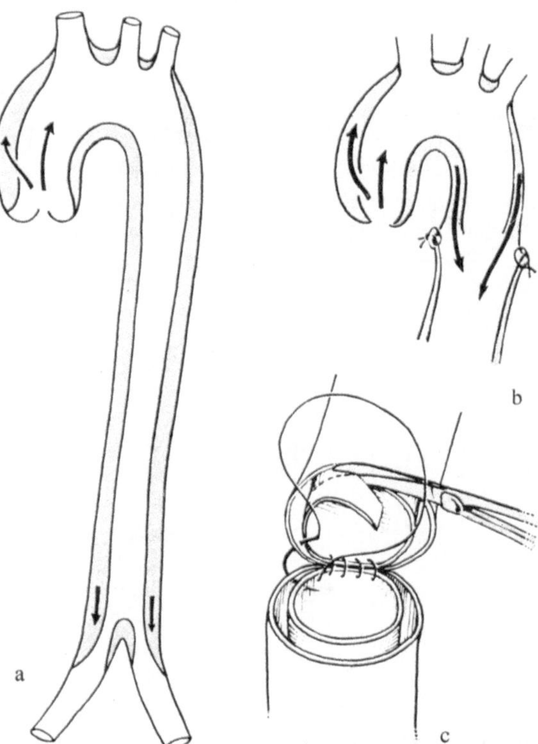

Abb. 38a—c. Chirurgische Behandlung eines Aneurysma dissecans Typ A: Fenestration. (a) Dissektion schematisch. (b) Prinzip der Fenestration. (c) Operationstechnik schematisch. Proximale Resektion des Intimazylinders und Verschluß der Aortotomie unter Fassen beider Wandschichten distal

ββ) Verschluß des Dissektionskanals an der Aorta ascendens

Bei diesem Verfahren wird der Blutstrom in das zentrale Aortenlumen wiederhergestellt. Die Operation muß mit Hilfe eines extrakorporalen Kreislaufs durchgeführt werden. Bei frischer Dissektion trifft man eine blutig imbibierte Aortenwand an, welche gelegentlich so dünn ist, daß man durch den äußeren Wandzylinder Strömungswirbel im Dissektionskanal erkennen kann. Bei älteren Dissektionen ist der Aspekt von außen fast unauffällig.

Nach Abklemmen der Aorta proximal vom Truncus brachiocephalicus wird herznahe quer aortotomiert. Der Eingang in den Dissektionskanal findet sich meist etwa 2 cm oberhalb der Aortenbasis in Form eines queren Intimarisses. Längsrisse oder spiralförmige, die sich bis zum Truncus brachiocephalicus erstrecken, kommen vor.

Eine Ausweitung des Dissektionsprozesses gegen die Klappenbasis führt zur Aorteninsuffizienz. Die Kommissuren werden abgehoben, und die Klappentaschen sinken gegen das Ventrikelinnere. Ausnahmsweise und prognostisch ungünstig greift die Dissektion auf die Koronararterien über. Die operative Sanierung besteht in zwei Schritten:

γγ) Therapie der Aorteninsuffizienz

In den meisten Fällen wird man eine Klappenprothese implantieren. Einige Autoren haben vorgeschlagen, äußere und innere Schicht zu adaptieren und so das Absinken des Klappenapparates zu verhindern. Nach unserer Ansicht ist der Klappenersatz günstiger, weil er die Gewähr für eine zuverlässige Korrektur bietet. Eine sehr geringfügige Aorteninsuffizienz darf vernachlässigt werden.

δδ) Rekonstruktion der Aorta

Je nach Situation bieten sich zwei Lösungen an. Bei geringer Ausweitung des äußeren Wand-

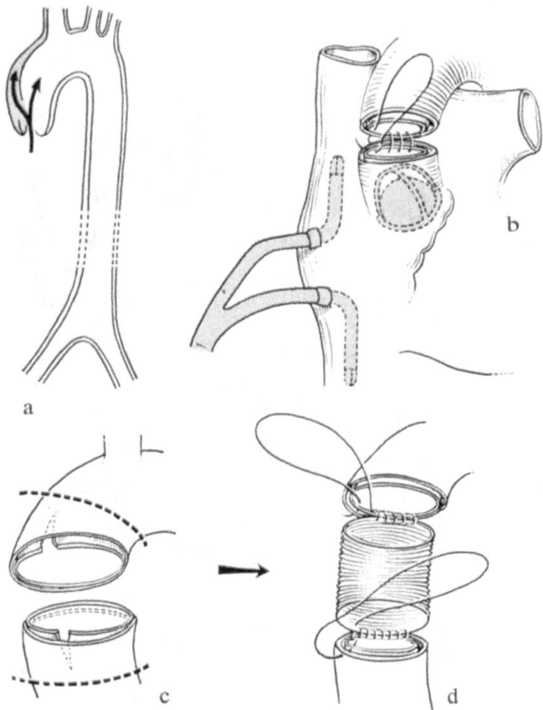

Abb. 39a–d. Chirurgische Therapie der Aortendissektion vom Typ A. (a) Schema der Dissektion. (b) Aorto-aortale Reanastomose unter beidseitigem Fassen der dissezierten Wandschichten nach Aortenklappenersatz. (c) Resektion bei spiraligem oder longitudinalem Verlauf des Intimarisses. (d) Rekonstruktion mit Aortenprothese. Bei den Anastomosen mit der Prothese werden aortal beide Wandschichten der Dissektion gefaßt und der Dissektionskanal verschlossen

zylinders und kurzem Intimariß kann man diesen mit 2–3 auf Teflonfilz gepolsterten Nähten verschließen. Bei der Naht der Aortotomie werden beidseits die dissezierten Wandschichten adaptiert. Ist jedoch eine starke Dilatation des äußeren Zylinders vorhanden, liegt ein großer oder gar spiraliger Intimariß vor, oder bestehen Zweifel an der ausreichenden Festigkeit der Gefäßwand, kommt nur eine Resektion mit anschließender Implantation einer gewobenen Dacronprothese in Frage. Bei der herznahen Anastomose, welche möglichst nahe an der Klappenbasis vorgenommen werden sollte, werden ebenfalls innerer und äußerer Wandzylinder vereinigt (Abb. 39). Entsprechendes gilt für die distale Anastomose. Es kann vorkommen, daß sich die Prothese nach Entfernung der Klemmen nicht füllt. Dies ist ein Hinweis dafür, daß von der femoralen Kanülierung her hauptsächlich der Dissektionskanal und nicht das wahre Lumen perfundiert wird. In diesem Fall muß unverzüglich über eine Stichinzision in der Prothese eine aortale Kanüle eingesetzt werden. Auf diese Weise wird unter Drosselung der femoralen Perfusion die Organdurchblutung gewährleistet.

εε) Besondere Formen

Es gibt Dissektionen, deren Re-entry noch proximal vom Truncus brachiocephalicus liegt. Bei einer derartigen Begrenzung ist die gleiche Therapie möglich, wie wir sie für die spindelförmigen Aneurysmen angegeben haben. Das Ziel ist ebenfalls die radikale Sanierung mittels Resektion des gesamten betroffenen Segmentes.

β) Operationstechnik beim Typ B

Die Behandlung dieser Dissektionen, die vom horizontalen Teil des Aortenbogens ausgehen, ist besonders schwierig. Die Operation muß unter Zuhilfenahme der Karotisperfusion am extrakorporalen Kreislauf durchgeführt und der betroffene Abschnitt reseziert werden.

γ) Operationstechnik beim Typ C

Die jenseits der A. subclavia sinistra beginnende Dissektion kann sich auf die thorakale Aorta beschränken oder sich auf den abdominalen Abschnitt ausdehnen. Die operative Behandlung ist in beiden Fällen ähnlich und wird als Einheit dargestellt (Abb. 40 und 41).

In der Regel wird ein atriofemoraler Bypass gewählt, manchmal könnte eine mäßige Hypothermie genügen, doch wird oft die dann erlaubte Abklemmzeit überschritten, besonders wenn bei brüchiger Aortenwand höchste Präzision der Naht notwendig ist.

Die operative Technik bei der Behandlung dieser Aneurysmen folgt den Prinzipien, wie sie für Aortenaneurysmen anderer Genese angegeben wurden. Zwischen den einerseits in Höhe der A. subclavia sinistra, andererseits in Höhe des Zwerchfells angelegten Klemmen werden Dissektionskanal und wahres Lumen der Länge nach eröffnet. Die Resektion nach distal wird auf das zulässige Minimum eingeschränkt, um die Interkostalarterien unterhalb Th9 zu schonen. Die Kontinuität wird durch eine End-zu-End eingesetzte Dacronprothese wiederherge-

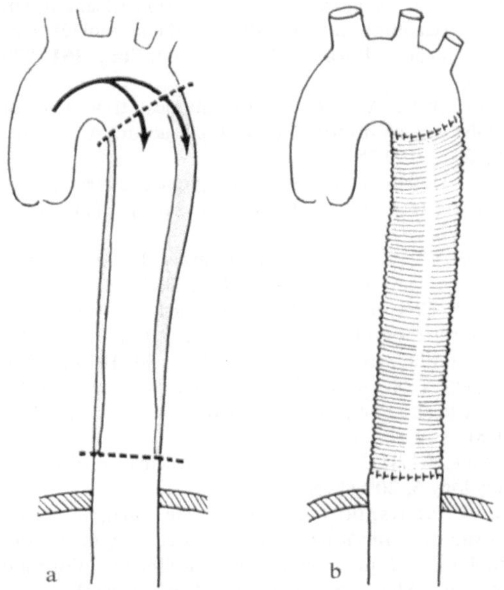

Abb. 40a u. b. Resektion bei Aneurysma dissecans Typ C (distal begrenzt). (a) Dissektion schematisch. (b) Rekonstruktion mit Dacronprothese nach Resektion des dissezierten Abschnitts

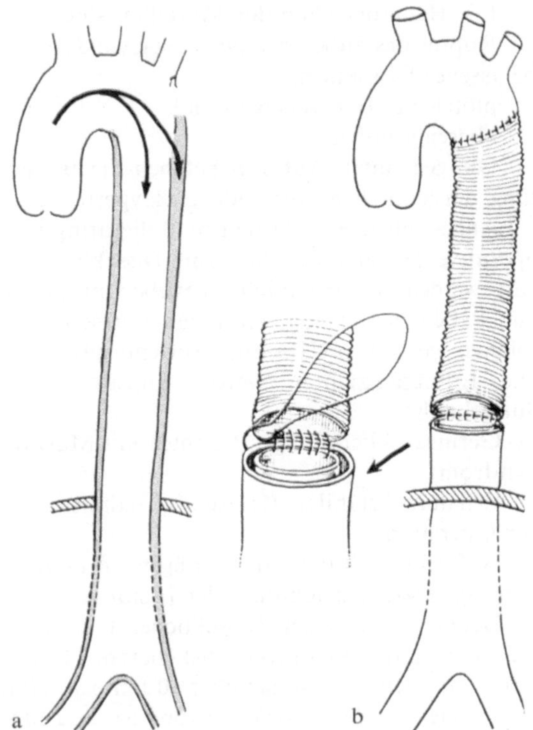

Abb. 41 a u. b. Resektion bei Aneurysma dissecans Typ C mit Ausdehnung auf die Aorta abdominalis. (a) Schema der Dissektion des thorakalen Aortenabschnittes und Implantation einer Dacron-Prothese. (b) Bei der distalen Anastomose wird der Dissektionskanal durch Fassen des äußeren und inneren Wandzylinders verschlossen

stellt. Die proximale Anastomose sollte im Gesunden, d.h. oberhalb der Dissektion, liegen. Distal werden beim Einnähen der Prothese beide Wandschichten der dissezierten Aorta gefaßt, sofern die Dissektion bis zum Zwerchfell oder weiter reicht.

8. Ergebnisse der chirurgischen Behandlung

Unsere persönliche Erfahrung auf diesem Gebiet ist begrenzt, aber wir sind mit allen Autoren darin einig, daß hinsichtlich der Behandlungsergebnisse klar zwischen den beiden Formen der chronischen und der akuten Dissektion unterschieden werden muß. Therapie und Prognose des chronischen Aneurysma dissecans sind identisch mit denen von Aneurysmen anderer Ätiologie, aber gleicher Lokalisation. Bei den akuten Dissektionen ist die Prognose wesentlich ungünstiger. In der Klinik für Kardiovaskuläre Chirurgie des l'Hôpital Broussais haben wir 14 chronische Dissektionen operiert, 10 im Bereiche der Aorta ascendens und 4 distal der A. subclavia sinistra. Neben 12 erfolgreichen Resektionen mit prothetischem Ersatz gab es 2 lediglich explorative Eingriffe. Dagegen haben wir 9 akute Dissektionen operiert. 5 Patienten verstarben zwischen dem 2. und 5. postoperativen Tag infolge eines Rezidivs der Dissektion. 4 Patienten überlebten bis zu 2 Jahren. Bei diesen wurde die Aorta ascendens durch eine Prothese ersetzt und die distalen Dissektionsränder gleichzeitig adaptiert. Die Aorteninsuffizienz wurde durch Einnähen von Starr-Prothesen behoben.

De Bakey und Cooley haben 1961 eine Serie von 72 Fällen publiziert. Davon entfallen 12% auf den Typ I und wurden zur Hauptsache mit der Fenestrationstechnik operiert. 6% gehören zum Typ II, 80% zum Typ III, wobei allerdings in ihrer Arbeit keine Differenzierung zwischen chronischen und akuten Dissektionen getroffen wird.

Die Hauptursachen der Mortalität sind:

Ruptur des äußeren Aneurysmazylinders bei belassener Dissektion,

plötzliches Herzversagen und

Niereninsuffizienz.

Die genannten Autoren betonen die Bedeutung der zusätzlich vorhandenen Hypertonie.

Angesichts dieser Zahlen muß die dringliche operative Therapie für die akute Dissektion bejaht werden. Unbehandelt überleben praktisch nur Patienten mit sog. stummen Formen oder solchen vom Typ III ohne Aorteninsuffizienz. Die Erfolgsaussichten werden günstig beeinflußt durch:

Geringes Alter (junge Patienten mit Marfan-Syndrom),

Erhaltung stabiler Kreislaufverhältnisse bis zur Operation,

Aufrechterhaltung einer genügenden Diurese und begrenzte Ausdehnung der Läsion.

Bei den chronischen Dissektionen kann man die Operationsindikation diskutieren. Lange Überlebenszeiten – sogar über 10 Jahre – sind beobachtet worden. Voraussetzung ist eine Stabilisierung der Dissektion. Deshalb sollte der chirurgische Eingriff beim chronischen Aneurysma dissecans der Aorta descendens von einer röntgenologisch erfaßten Größenzunahme abhängig gemacht werden. Beim Typ A wird die Operationsindikation in erster Linie von der valvulären Insuffizienz und erst in zweiter Linie von der Volumenzunahme des Aneurysmas bestimmt werden.

Literatur

ADAMS, H. D.: Shunt graft with resection for aneurysm of arch of aorta. J. Amer. med. Ass. **159**, 1195 (1955).

ADAMS, H. D., BOYD, D. P.: Surgical treatment of aortic aneurysm. Surg. Clin. N. Amer. **36**, 619 (1956).

ADAMS, H. D., GEERTRUYDEN, H. H. VAN: Neurologic complications of aortic surgery. Ann. Surg. **144**, 574 (1956).

AGOSTINI, G.: Anévrysmes de l'aorte thoracique et traumatisme; la region de l'isthme aortique: locus minoris resistentiae. Arch. Mal. Cœur **46**, 550 (1953).

BAER, S., GOLDBURGH, H. L.: Varied clinical syndrome produced by dissecting aneurysm. Amer. Heart J. **35**, 198 (1948).

BAHNSON, H. T.: Definitive treatment of saccular aneurysms of aorta with excision of sac and aortic suture. Surg. Gynec. Obstet. **96**, 383 (1953).

BAHNSON, H. T., NELSON, A. R.: Cystic médial necrosis as cause of localised aortic aneurysms amenable to surgical treatment. Ann. Surg. **144**, 519 (1956).

BAHNSON, H. T., SPENCER, F. C.: Excision of aneurysm of the ascending aorta with prosthetic replacement during cardiopulmonary bypass. Ann. Surg. **151**, 879 (1960).

BICKFORD, B. J.: A note on the surgical treatment of syphilic aneurysm of the thoracic aorta. Acta chir. belg. **55**, 295 (1956).

BIESSY, R.: De l'exploration radiologique des anévrysmes de l'aorte thoracique et du tronc brachiocéphalique. Lyon: Thèse 1954.

BINET, J. P., CORMIER, J. M., AIGUEPERSE, J.: Anévrysmes aortiques. Rev. Prat. (Paris) **8**, 1923 (1958).

BINET, J. P., CORMIER, J. M., AIGUEPERSE, J.: Anévrysme de l'aorte thoracique descendante, réséqué et greffé sous hypothermie. Mém. Acad. Chir. **84**, 1014 (1958).

BLAKEMORE, A. H., KING, B. G.: Electrothermic coagulation of aortic aneurysms. J. Amer. med. Ass. **3**, 1821 (1938).

BLAKEMORE, A. H., VORHEES, A. B.: Aneurysm of aorta. Angiology **5**, 209 (1954).

BLONDEAU, P.: Rapport au congrés de chirurgie, 1967.

BLONDEAU, P., CHEVRIER, J. L.: Coarctation de l'aorte compliquée d'un anévrysme sacciforme d'origine oslèrienne. Mém. Acad. Chir. **84**, 642 (1958).

CIER, J. F., GELLER, A.: L'occlusion de l'aorte thoracique. Lyon chir. **46**, 563 (1951).

COOLEY, D. A., DEBAKEY, M. E.: Surgical considerations of intrathoracic aneurysms of aorta and great vessels. Ann. Surg. **135**, 660 (1952).

COOLEY, D. A., DEBAKEY, M. E.: Surgical considerations of excisional therapy for aortic aneurysms. Surgery **34**, 1005 (1953).

COOLEY, D. A., DEBAKEY, M. E.: Resection of thoracic aorta with replacement by homograft for aneurysms and constrictive lesions. J. thorac. Surg. **29**, 216 (1955).

COOLEY, D. A., DEBAKEY, M. E.: Resection of entire ascending aorta in fusiform aneurysm using cardiac bypass. J. Amer. med. Ass. **162**, 1158 (1956).

COOLEY, D. A., DEBAKEY, M. E., MORRIS, G. C.: Controlled extracorporal circulation in surgical treatment of aortic aneurysm. Ann. Surg. **146**, 473 (1957).

COOLEY, D. A., MAHAFFEY, D. E., DEBAKEY, M. E.: Total excision of aortic arch for aneurysm. Surg. Gynec. Obstet. **101**, 667 (1955).

CORBIN, J. L.: Recherches anatomiques sur la vascularisation arterielle de la mœlle. Leur contribution à l'étude de l'ischémie médullaire d'origine artérielle. Paris: Thése 1960.

CORNET, E., KERNEIS, J. P., LUCAS, J., DUPONT, H., FERTIL, P., COIFFARD, P.: Deux années d'anévrysmes syphilitiques de l'aorte thoracique ou les surprises de la chirurgie thoracique. Poumon **13**, 231 (1957).

CREECH, O.: Endoaneurysmography and treatment of aortic aneurysm. Ann. Surg. **164**, 935 (1966).

CREECH, O., DEBAKEY, M. E., MAHAFFEY, D E : Total excision of the aortic arch. Surgery **40**, 817 (1956).

D'ALLAINES, C., SANANES, P.: Les coarctations de l'aorte compliquées d'anévrysmes. J. Chir. **80**, 67 (1960).

DEBAKEY, M. E.: Vascular surgery. Surg. Clin. N. Amer **46**, 823 (1966).

DEBAKEY, M. E., COOLEY, D. A.: Successful resection of aneurysm of thoracic aorta and replacement by graft. J. Amer. med. Ass. **152**, 673 (1953).

DeBakey, M. E., Cooley, D. A.: Successful resection of aneurysm of distal aortic arch and replacement by graft. J. Amer. med. Ass. **155**, 1398 (1954).

DeBakey, M. E., Cooley, D. A., Crawford, E. S., Morris, G. C.: Aneurysms of the thoracic aorta. J. thorac. Surg. **36**, 393 (1958).

DeBakey, M. E., Cooley, D. A., Creech, O.: Teratment of aneurysms and occlusive disease of aorta by resection. J. Amer. med. Ass. **157**, 203 (1955).

DeBakey, M. E., Cooley, D. A., Creech, O.: Surgical considerations of dissecting aneurysm of aorta. Ann. Surg. **142**, 586 (1955).

DeBakey, M. E., Cooley, D. A., Creech, O.: Resection of aneurysms of thoracic aorta. Surg. Clin. N. Amer. **36**, 969 (1956).

DeBakey, M. E., Crawford, E. S., Cooley, D. A., Morris, G. C.: Successful resection of fusiform aneurysm of aortic arch with replacement by homograft. Surg. Gynec. Obstet. **105**, 657 (1957).

DeBakey, M. E., Creech, O., Cooley, D. A., Halpert, B.: Failure of polyethylene wrapping in treatment of aortic aneurysms. Arch. Surg. **70**, 65 (1955).

Delaage, M., Torresani, J., Jouve, A.: Anévrysme disséquant chez un homme de 23 ans, Maladie de Marfan. Soc. Franç. cardiol. **20**, (1957).

DiMaria, G., Binet, J. P.: La chirurgie des anévrysmes de l'aorte. Rev. Prat. **16**, 667 (1966).

Di Matteo, J.: Propos sur l'étiologie des anévrysmes de l'aorte. Rev. Prat. **18**, 1875 (1958).

Dubost, Ch., Blondeau, P.: Coarctations aortiques anormales et compliquées. Ann. Chir. **13**, 995 (1959).

Dubost, Ch., D'Allaines, C.: Anévrysme de l'aorte thoracique largement extériorisé à la peau. Résection et greffe Guèrison. Mém. Acad. Chir. **85**, 507 (1959).

Dubost, Ch., Dubost, Cl.: Traitement chirurgical des anévrysmes de l'aorte. Les possibilités d'exérése. J. Chir. **69**, 581 (1953).

Dubost, Ch., Guilmet, D.: Chirurgie des anévrysmes de l'aorte thoracique. E.M.C.-Fasc. 42609.

Dubost, Ch., Guilmet, D., Soyer, R.: La chirurgie des anévrysmes de l'aorte. Paris: Masson 1970.

Dubost, Ch., Heim de Balzac, R.: Anévrysme de l'aorte ascendante, exérése, guérison. Mém. Acad. Chir. **77**, 858 (1951).

Eiseman, B., Summers, W. B.: Factors affecting special cord ischemia during aortic occlusion. Surgery **38**, 1063 (1955).

Ellis, F. H., Kirklin, J. W., Bruwer, A. J.: Surgical experiences in the treatment of aneurysms of the thoracic aorta. Surg. Gynec. Obstet. **106**, 179 (1958).

Erb, B. D., Tullis, I. F.: Dissecting aneurysm of the aorta. Clinical study of thirty autopsied cases. Circulation **22**, 315 (1960).

Faivre, G., Cherrier, F., Rebeix, G.: La médianécrose aortique. Les dissections aortiques. Paris: Masson 1965

Gore, I., Seiwert, V. J.: Dissecting aneurysm of aorta; pathologic aspects, analysis of fatal cases. Arch. Path. **53**, 121 (1952).

Guilmet, D.: Les sutures vasculaires mécaniques étanches. Paris: Thése 1962.

Guilmet, D., Chlecq, F., Vanet, H., Prigent, C., Dubost, Ch.: Nouvelle méthode de traitement chirurgical des anévrysmes intéressant les segments II et IV de l'aorte. Arch. Mal. Cœur **60**, 372 (1967).

Guilmet, D., Scetbon, V., Ricordeau, G., Besse, P.: Un cas d'anévrysme de la totalité de la crosse aortique traité avec succés par résection-greffe. Mém. Acad. Chir. **92**, 479 (1966).

Guilmet, D., Soyer, R., Gandjbakhch, R., Dubost, Ch. Nouvelles techniques de cure chirurgicale des anévrysmes de l'aorte thoracique. Communication au 2éme congrés du collége français de pathologie vasculaire. Fev.-mars 1968.

Guilmet, D., Soyer, R., Gontard, F., Weiss, M., Audouin, J., Cucumel, J., Vourch, G.: Un cas d'anévrysme traumatique traité avec succè par resection-greffe. Arch. Mal. Cœur **60**, 1673 (1967).

Guthrie, C. C.: Surgery of blood vessels. Réimpression, S. P. Harbison, B. Fisher (imprimerie de l'université de Pittsburgh, 1959).

Halpert, B., Brown, C. A.: Dissecting aneurysm of the aorta. Arch. Path. **60**, 378 (1955).

Halpert, B., Willms, R. K.: Aneurysms of the aorta: an analysis of 249 necropsies. Arch. Path. **74**, 163 (1962).

Hirst, A. E., Jr., Johns, V. J., Jr., Kime, S. W.: Dissecting aneurysm of the aorta. A review of 505 cases. Medicine (Baltimore) **37**, 217 (1958).

Hou Yu Lin, Shang Teh-Yen, Wu Ying-K'ai: Traitement chirurgical de l'anévrysme de l'aorte thoracique. Chin. med. J. **83**, 740 (1964).

Jay, J. B., French, S. W.: Traumatic rupture of thoracic aorta. Arch. Surg. **68**, 657 (1954).

Johnston, J. B., Kirklin, J. W., Brandenburg, R. O.: Symposium on recent advances in surgical treatment of aneurysms; treatment of saccular aneurysms of thoracic aorta. Proc. Staff Meet. Mayo Clinic **28**, 723 (1953).

Kampmeier, R. H.: Saccular aneurysm of thoracic aorta. Ann. intern. Med. **12**, 624 (1938).

Kremer, K.: Die chirurgische Behandlung thorakaler Aneurysmen. Zbl. Chir. **84**, 1845 (1959).

Langlois, J.: Thése Paris 1961. Président Mathey J.

Levinson, D. C., Edmeades, D. T., Griffith, G. C.: Dissecting aneurysm of aorta; its clinical, electrocardiographic and laboratory features. Circulation **1**, 360 (1950).

Liozon, F.: Contribution à l'étude des dissections de l'aorte. Paris: Thése 1960.

Liozon, F., Blondeau, M.: Les dissections aortiques (anévrysmes disséquant de l'aorte). Rev. Prat. **13**, 403 (1963).

Malm, J. R., Deterling, R. A.: Traumatic aneurysm of the thoracic aorta - simulating coarctation. J. thorac. Surg. **40**, 271 (1960).

Marfan, A. B.: Un cas de déformation congénitale des quatre-membres plus prononcées aux extrémités, caractérisée par un allongement des os avec un certain degré d'amincissement. B.M. Soc. med. Hop. (Paris) **13**, 220 (1896).

Martin, W. J., Kirklin, J. W., Dushane, J. W.: Aortic aneurysm and aneurysmal endarteritis after resection of coarctation. J. Amer. med. Ass. **160**, 871 (1956).

Mathey, J., Binet, J. P., Cormier, J. M.: Un cas d'anévrysme de l'aorte thoracique et un cas d'anévrysme aorto-innominé, opérés sous hypothermie. Arch. Mal. Cœur **52**, 97 (1959).

Mathey, J., Binet, J. P., Cormier, J. M.: Du choix du procédé de cure à utiliser devant un anévrysme intéressant la crosse aortique. Mém. Acad. Chir. **87**, 858 (1961).

McKUSICK, V. A.: Cardiovascular aspects of Marfan's syndrome; heritable disorder of connective tissue. Circulation **2**, 321 (1955).

MONOD, O.: Résection d'un anévrysme de la crosse de l'aorte. Suture latérale de l'aorte et conservation du cours du sang dans le vaisseau. Mém. Acad. Chir. **75**, 52 (1949).

MOORE, P.: A propos des anévrysmes de l'aorte thoracique. Mém. Acad. Chir. **77**, 873 (1951).

MULLER, W. H., WARREN, W. D., BLANTON, F. S.: A method for resection of aortic arch aneurysm. Ann. Surg. **151**, 225 (1960).

MULLER, W. H., WARREN, W. D., DAMMANN, J. F.: Surgical correction of cardiovascular deformities in Marfan's syndrome. Ann. Surg. **152**, 506 (1960).

MULLER, W. H., WARREN, W. D., DAMMANN, J. F., BECKWITH, J., Wood, J. E.: Surgical relief of aortic insufficiency by direct operation on the aortic valve. Circulation **21**, 587 (1960).

NATALI, J.: Sutures et anastomoses. E.M.C. Fasc. 43035.

PONTIUS, R. G., BROCKMANN, H. L., HARDY, E. G., COOLEY, D. A., DEBAKEY, M. E.: Use of hypothermia in prevention of paraplegia following temporary aortic occlusion. Surgery **36**, 33 (1954).

POPPE, J. K.: Cellophane treatment of syphilitic aneurysms with report of results in six cases. Amer. Heart J. **36**, 252 (1948).

POUMAILLOUX, M., VERNANT, P.: Les anévrysmes disséquants et la médianécrose disséquante de l'aorte. Arch. Mal. Cœur **43**, 481 (1950).

SERVELLE, M., PEDOYA, C., ROUGEULLE, U., CARAMANIAN, M., LAVERDANT, C., CORNU, C., DELAHAYE, G., MONtagne, J.: Anévrysme traumatique de l'aorte thoracique. Résection et homogreffe. P.M. **67**, 2066 (1959).

SHENNAN, T.: Dissecting aneurysms. Medical research Council. Special report series. His Majesty's Stationery Office, London 1934.

SOULIÉ, P., BOUVRAIN, Y.: Anévrysme sacciforme et anévrysme disséquant du cœur. Arch. Mal. Cœur **39**, 183 (1946).

SOULIÉ, P., DEGEORGES, M., ACAR, J.: Manifestations cliniques et radiologiques des dissections aortiques. Arch. Mal. Cœur **55**, 1241 (1962).

SOULIÉ, P., VERNANT, P., CORONE, P., CARAMANIAN, M., PITON, A., ACAR, J., ALBOU, E., HAYEM, F., RAPPAPORT, R.: Les manifestations cardiovasculaires de la maladie de Marfan. Arch. Mal. Cœur **54**, 121 (1961).

STEINBERG, I.: Chronic traumatic aneurysm of the thoracic aorta. New Engl. J. Med. **257**, 913 (1957).

STEINBERG, I.: Aneurysms of the thoracic aorta. Amer. J. Cardiol. **1**, 736 (1958).

STRASSMAN, G.: Traumatic rupture of aorta. Amer. Heart J. **33**, 508 (1947).

Symposium sur les dissections aortiques. Arch. Mal. Cœur **55**, No. 11 (1962).

Tuffier, T.: Intervention chirurgicale directe pour anévrysme de la crosse aortique. P.M. **1**, 267 (1902).

WALDHAUSEN, J. A.: Excision et remplacement de l'aorte thoracique entiére pour anévrysme. J. thorac. Surg. **48**, 78 (1964).

WARREN, W. D., BECKWITH, J., MULLER, W. H.: Problems in surgical management of acute dissecting aneurysm of aorta. Ann. Surg. **144**, 530 (1956).

WIEN, S. VAN, HENROTIN, E.: Anévrysmes de l'aorte thoracique. Acta Chir. Belg. **55**, 555 (1956).

ZEHNDER, M. A.: Ruptures aortiques au cours des traumatismes thoraciques fermés. Helv. Chir. Acta **26**, No. 5–6 (1959).

Erworbene Affektionen der A. pulmonalis
Die Lungenembolien

R. Soyer, Ch. Dubost

Mit 12 Abbildungen

A. Einleitung

Seit Virchow den Zusammenhang zwischen Thrombosen in peripheren Venen und Thromben in der A. pulmonalis erkannt hat, haben sich die medizinischen Vorstellungen von der Lungenembolie wesentlich erweitert. Neben den akuten und massiven Lungenembolien, die auch heute noch therapeutische Probleme aufgeben, gibt es subakute, protrahierte und rezidivierende Formen, die dadurch gekennzeichnet sind, daß sie sich schwer diagnostizieren lassen. Die großen Fortschritte in der Erforschung der Lungenembolie beruhen auf der technischen Entwicklung, der besseren Kenntnis der Hämodynamik sowie der Entwicklung von Angiokardiographie und Szintigraphie.

Gleichzeitig haben die Entdeckung der Antikoagulantien einerseits und die Chirurgie andererseits – von den ersten Versuchen von Trendelenburg (1907) bis zur modernen kardiovaskulären Chirurgie mit der Herz-Lungen-Maschine (Sharp und Cooley, 1961) – zu einer wirksameren Therapie dieser Krankheit geführt. Hinter diesem Fortschritt stehen auch die fundamentalen Arbeiten von McGinn und White sowie von Lenègre als Basis anatomisch-klinischer Methoden.

B. Pathologie

1. Häufigkeit und Ursachen

Trotz mancher Abweichungen stimmen die meisten Statistiken darin überein, daß die Lungenembolie ein häufiges Krankheitsbild ist und mit 2–4% einen bedeutenden Platz unter den Ursachen der allgemeinen Mortalität innehat. Vielleicht sind diese Zahlen sogar zu niedrig geschätzt; denn autoptische Kontrollen zeigen eine 2–3fach größere Häufigkeit. Frischoperierte, Traumatisierte und Frauen im Wochenbett sind besonders gefährdet. So gehen ein Viertel der postoperativen und sogar die Mehrzahl der postpartalen Todesfälle zu Lasten der Lungenembolie. Zahlenmäßig überwiegt jedoch die Lungenembolie im internmedizinischen Bereich, besonders bei Herzkrankheiten. Etwa ein Drittel dieser Patienten, sofern sie nicht mit Antikoagulantien behandelt sind, stirbt an der Lungenembolie. Diese Beobachtung gilt besonders für den Herzinsuffizienten, aber auch für Patienten mit kompensierten Kardiopathien, speziell Mitralvitien.

Die Embolie geht fast immer von einer Venenthrombose im Becken oder den unteren Gliedmaßen aus und wird durch Bettlägerigkeit, gleich welcher Dauer, begünstigt. Es ist bekannt, daß sich eine Venenthrombose auch innerhalb sehr kurzer Zeit, etwa im Verlaufe einer kurzen Operation oder nach einem Trauma entwickeln kann. Das Tückische daran ist, daß sie überraschend auftritt und daß tiefe Thrombosen der Waden oder des Beckens latent und in mehr als der Hälfte der Fälle nicht diagnostizierbar sind. Himbert schreibt: „Die besten Indizien für eine Venenthrombose der Beine erhält man durch die Palpation der Waden bei in Rückenlage angewinkelten und auf die flache Unterlage gestellten Beinen. In dieser Stellung ist die Wade normalerweise entspannt und indolent. Eine auch nur diskrete Druckempfindlichkeit oder eine verdächtige geringfügige Schwellung sind diagnostische Hinweise, um so mehr, als manchmal ein leichtes Ödem und eine oberflächliche Venendilatation hinzukommen. Im Gegensatz dazu darf man für die Diagnose der latenten Venenthrombose von Laboruntersuchungen, einschließlich Gerinnungsanalysen, keine Hilfe erwarten."

Siehe auch Handbuch der Thoraxchirurgie Bd. II (1959), S. 574ff.

2. *Pathophysiologie*

Die pathophysiologischen Kennzeichen der Lungenembolie sind das Versagen und die akute Dilatation des rechten Ventrikels. Diese wiederum sind Folge einer massiven pulmonalarteriellen Hypertension und einer geringen Auswurfleistung. Die Verlegung einer Pulmonalarterie durch ein Blutgerinnsel löst eine Reihe zirkulatorischer Störungen aus, welche mit der Größe des Embolus und mit der Reaktion des pulmonalarteriellen Gefäßsystems variieren.

a) Folgen der mechanischen Obstruktion

Embolien sind dann tödlich, wenn sie den Truncus, die Bifurkation oder beide Hauptstämme total verlegen, oder häufiger, wenn Emboli unterschiedlicher Größe und im Verlaufe mehrerer Tage anfänglich nicht erkannt oder unter ungenügender Behandlung eingeschwemmt werden. Es kommt dann zu einer nicht mehr tolerablen Einschränkung der Lungendurchblutung, welche bei 65–90% liegt. Bei Herzkranken genügen weniger obstruierende Embolien, um das labile Gleichgewicht des Kreislaufs zu stören. HIMBERT und LENÈGRE haben eine Serie von 40 tödlichen Lungenembolien untersucht und festgestellt, daß bei 10 Herzgesunden mit einem mittleren Herzgewicht von 413 g im Mittel 81% des pulmonalarteriellen Gefäßbettes ausgeschlossen waren. Bei 30 Herzkranken im Stadium einer beträchtlichen Insuffizienz (mittleres Herzgewicht 615 g) reichte ein Ausfall von nur durchschnittlich 32% des pulmonalarteriellen Systems für die tödliche Dekompensation aus.

b) Die pulmonalarterielle Vasokonstriktion

Neben dem rein mechanischen Faktor hat man die Rolle einer allgemeinen Reaktion beim Eintreffen einer pulmonalarteriellen Embolie als Erklärung für die hämodynamischen Folgen erkannt. Der experimentelle Verschluß eines Gebietes mit einer eingeschwemmten Kugel oder durch Abklemmen erzeugt keine Hypertension. Im Gegensatz dazu bewirkt die Injektion von Bimssteinpulver mit einer Partikelgröße von 15 μ eine Drucksteigerung (VILLARET, JUSTIN, BESANÇON, BOUDIN).

Der plötzliche Anstieg des arteriolären Gefäßwiderstandes, welcher für die Hypertension verantwortlich ist, geht demnach auf einen vasokonstriktorischen Reflex in den Arteriolen zurück. Hämodynamische Kontrollen bei Lungenembolien haben das Vorliegen einer pulmonalarteriellen Hypertension in zwei Drittel der Fälle und dabei Werte über 50 mm Hg in einem Viertel der Fälle bestätigt. Angiographische Studien von LENÈGRE und HATT haben die arterioläre Vasokonstriktion ebenfalls bewiesen, indem sie Kaliberverminderungen und auch totalen Ausfall der Gefäßzeichnung im Gebiet der Embolie zeigten.

Neben dem auf einer Irritation des Gefäßendothels beruhenden Reflex spielen andere Faktoren eine Rolle. So steigert eine durch Bronchospasmus begünstigte Hypoxie den pulmonalarteriellen Widerstand zusätzlich. Diese Vasokonstriktion ist vorübergehender Natur, womit erklärt wird, daß sich ein Cor pulmonale nach akutem Beginn innerhalb weniger Stunden zurückbilden kann. Es ist daher schwierig, allein mit klinischen und elektrokardiographischen Befunden eine genaue Vorstellung über das Ausmaß der anatomischen Obstruktion bei der frischen Lungenembolie zu gewinnen. Nur Angiographie oder Szintigraphie können einen genaueren Aufschluß darüber liefern.

c) Folgen der pulmonalarteriellen Hypertension

Die Drucksteigerung im kleinen Kreislauf bedingt eine plötzliche Mehrbelastung des rechten Ventrikels, die sehr schnell zum Versagen führt. Die pulmonalvaskuläre Sperre führt zur Verminderung des Strömungsvolumens und löst damit eine systemische Hypotension aus. Zunahme der Rechtsherzbelastung, Hypoxie und Blutdruckabfall führen zur funktionellen Koronarinsuffizienz, die ihrerseits das Rechtsherzversagen beschleunigt. Es entwickelt sich also ein Circulus vitiosus, der schnell zu Kreislaufzusammenbruch und Herzstillstand führt. Mit der Abnahme des Herzminutenvolumens, Rückgang des Blutdruckes und arterieller Hypoxie entwickelt sich außerdem eine metabolische Azidose, die den Zusammenbruch fördert.

3. *Pathologische Anatomie*

a) Der Embolus

Der Embolus ist in der Regel rot oder leicht grau gefärbt und auf dem Schnitt homogen oder gestreift. Makroskopisch kann er geschlängelt sein und damit den Ausguß einer Becken- oder Beinvene darstellen. Man findet aber auch bröckelige oder heterogene Formen, die aus mehreren aneinandergereihten Elementen unterschiedlichen Alters bestehen.

Bei den schweren Formen der Lungenembolie wird ein Hauptstamm oder sogar der Truncus der A. pulmonalis verlegt. Daneben kommen disseminierte Formen vor, bei denen das pulmonalvaskuläre Gebiet an verschiedenen Orten weiter peripher und beidseits obstruiert ist (Abb. 1).

Der solide Embolus wächst gewöhnlich durch appositionelle Gerinnung nach peripher und führt zum Ausguß des Gefäßbaums. Das Gerinnsel haftet nicht an der Gefäßwand und läßt sich mit einem Sauger oder einer Pinzette oder durch einfaches Ausdrücken der Lunge entfernen.

b) Das Lungenparenchym

Es bleibt während 24 Std unverändert. Nach 48 Std bildet sich eine hämorrhagische Infarzierung vom Typ LAENNEC aus. Der Infarkt kann durch eine serofibrinöse Pleuritis und durch Infizierung bis zum Abszeß kompliziert werden.

c) Das Herz

Im allgemeinen finden sich geringe Veränderungen, da es sich um eine akute Insuffizienz handelt. Die wesentlichen Befunde sind Rechtsdilatation ohne Hypertrophie und fakultativ Thromben im rechten Ventrikel mit oder ohne Zusammenhang mit jenen in der A. pulmonalis. Deshalb ist im Falle einer Embolektomie stets auch eine Austastung des rechten Ventrikels notwendig.

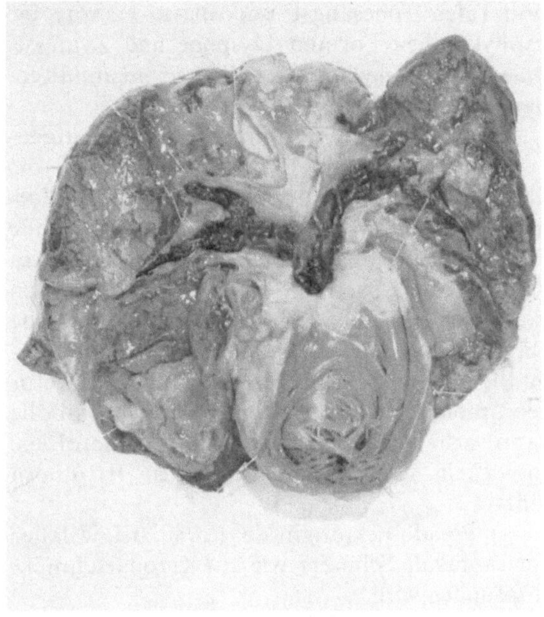

Abb. 1. Massive Lungenembolie. Große geknäuelte Thromben im Truncus und beiden Hauptstämmen der A. pulmonalis. Herzgröße und -aussehen normal

C. Klinik

Das Bild der Lungenembolie ist nicht einheitlich. Neben der dramatischen, unerwarteten oder im Verlauf einer Phlebitis auftretenden massiven Lungenembolie, die akut oder wenigstens sehr rasch zum Tode führt, gibt es eine Reihe weiterer Formen. Sie verlaufen protrahierter, so daß Zeit für therapeutische Maßnahmen bleibt. Solche schweren, aber nicht foudroyanten Embolien haben ein klassisches Erscheinungsbild. Sie beginnen schlagartig unter starken Schmerzen und rufen Todesangst und Blässe hervor, bei asphyktischen Formen Dyspnoe und Zyanose. Alle Phänomene können sich in einem anhaltenden Kollapszustand vereinigen.

Seit man die Symptomatologie der Lungenembolie besser kennt, ist es auch möglich, die „forme fruste" sowie atypische oder leichte Formen zu diagnostizieren; man kann oft folgende Entwicklung beobachten: plötzliches intensives Seitenstechen, nach 36–48 Std Auftreten von Fieber (38–39° C), Hämoptoe, auskultatorische Dämpfung, radiologische Verschattung und häufig Pleuraerguß. Dies ist das Bild des „l'infarctus hémoptoique de Laennec". Die Lungenembolie kann sich auch unter einer Symptomatologie entwickeln, die zu diagnostischen Irrtümern führt:

a) Pseudo-pektanginöse Form, bei welcher der thorakale Schmerz wie ein Koronarschmerz empfunden wird.

b) Abdominale Schmerzform, welche an eine Affektion des Gastrointestinal- oder Urogenitaltraktes denken läßt, bis z.B. das rostbraune Sputum zur Korrektur der Diagnose führt.

c) Pseudopneumonische Form, welche nur Seitenstiche und Fieber erzeugt.

Wiederum anders können sich Lungenembolien im Verlaufe langer Bettlägerigkeit, nach Phlebitis oder Operation manifestieren, nämlich durch kurzdauernde Atemnot, Tachykardie, Engegefühl mit Kollaps, Fieber über 38° C (Lenègre) oder durch einen entzündlichen Pleuraerguß.

D. Diagnose

1. Allgemeines

Die Diagnose ist bei typischen Formen einfach und stützt sich auf die Zeichen des akuten Cor pulmonale im EKG, auf Röntgenuntersuchung und Szintigraphie. Schwieriger ist sie bei verdeckten Formen. Es kommen Verwechslungen mit postoperativer Atelektase, mit kardialer Stauung beim Herzinsuffizienten, mit Stauungserguß, Myokardinfarkt, akutem Lungenödem (das auch sanguinolent sein kann), mit Pneumonie oder mit Leberkoliken vor.

Die foudroyante Form, welche in kurzer Zeit tödlich endet, ist klinisch leicht zu diagnostizieren. Befindet sich der Patient in einer chirurgischen Klinik, besteht die Chance einer Rettung mit der Trendelenburgschen Operation. Schwere, aber langsamer verlaufende Formen, die einen geplanten chirurgischen Eingriff ermöglichen, werden eingehend behandelt, weil Diagnostik und Behandlung in fortwährender Entwicklung stehen.

Gorham hat 1961 eine Untersuchung von 100 tödlichen Lungenembolien vorgelegt, bei welcher die Frist vom Einsetzen der Symptome bis zum Tod bei 95 Fällen genau angegeben werden konnte. Diese Frist betrug

in 41 Fällen <10 min,
in 3 Fällen 15 min,
in 22 Fällen 15 min bis 2 Std,
in 8 Fällen 2 Std bis 24 Std,
in 6 Fällen 24 Std bis 48 Std,
in 7 Fällen 3 Tage bis 14 Tage.

In fast der Hälfte dieser Fälle wäre also eine chirurgische Intervention mit Hilfe des extrakorporalen Kreislaufes möglich gewesen.

2. Das EKG

Die elektrokardiographischen Veränderungen verraten sehr deutlich die Situation, welcher der rechte Ventrikel ausgesetzt ist. An erster Stelle stehen die Rechtsdrehung der Achse und der rechtsventrikuläre Strain. Die Bedeutung dieser Zeichen ist besonders deshalb groß, weil sie ohne Aufwand erhältlich und von allen kardialen Zeichen der Lungenembolie am einfachsten zu interpretieren sind. Sie wurden 1935 von McGinn und White beschrieben und haben seither zur Erkennung des akuten Cor pulmonale oft beigetragen. Weitere kardiale Zeichen sind Tachykardie, meist inkompletter Rechtsschenkelblock, ein S_1/Q_3 mit negativem T_3 und T-Inversion in den präkordialen Ableitungen V_{1-3}, seltener bis V_4 oder V_5. Ein Zusammentreffen von zweien dieser Hauptindizien ist fast pathognomonisch für die Lungenembolie, so etwa die Kombination

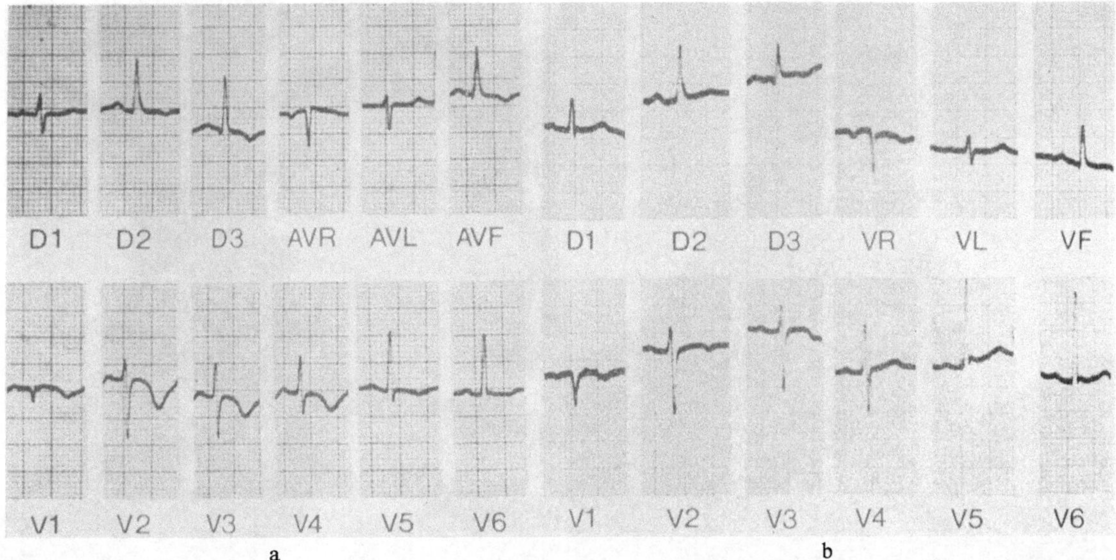

Abb. 2a u. b. EKG-Befunde bei Lungenembolie. (a) Präoperatives EKG bei Lungenembolie mit zunehmender Dekompensation: Rechtsdrehung der Achse, gestörte Repolarisation V_1-V_6 · S_1/Q_3-Bild. (b) Postoperative Kontrolle beim gleichen Patienten. Alle Zeichen des Cor pulmonale haben sich zurückgebildet

S_1/Q_3 (oder auch nur S_1/T_3 zusammen mit T-Inversion rechts präkordial) oder die Kombination S_1/Q_3 und inkompletter Rechtsschenkelblock. Treten die einzelnen Zeichen isoliert auf, sind sie zweifelhaft, weil auch andere Umstände dafür verantwortlich sein können. Für eine korrekte Interpretation müssen mehrere EKGs registriert werden, so daß charakteristische, jedoch verschieden schnell ablaufende Veränderungen verfolgt werden können. Der initiale Rechtsschenkelblock verschwindet schon nach einigen Stunden. Das S_1/Q_3 bildet sich langsamer zurück und verschwindet erst nach einigen Tagen ganz. Die T-Negativität in den rechten Brustwandableitungen bleibt bis zu einigen Wochen nachweisbar (Abb. 2).

Bei alledem darf nicht vergessen werden, daß die genannten Zeichen nicht konstant sind. Darüber hinaus sind die mit dem EKG erfaßbaren Veränderungen damit noch nicht erschöpft. So gibt es nicht selten Störungen des Sinusrhythmus, besonders paroxysmales Vorhofflimmern. Häufiger noch sind solitäre ST-Senkungen als Hinweis auf eine akute, vorübergehende Koronarinsuffizienz und auf subendokardiale Läsion der Vorderwand.

Der komplette Rechtsschenkelblock ist sehr selten, er tritt früh auf und ist prognostisch ungünstig (HIMBERT).

3. *Die Röntgenuntersuchung*

Die Standard-Thoraxaufnahme zeigt beim voll ausgebildeten Lungeninfarkt vom Typ Laennec runde oder zipflige, gegen den Hilus ausgezogene Verschattungen 24–48 Std nach dem Primärgeschehen. Diese Zeichen werden in der Regel deshalb nur zur retrospektiven Diagnose einer kleineren Lungenembolie dienen.

Interessanter ist die Erörterung sehr früher Aufnahmen. Einen wertvollen Hinweis bildet die entweder lokalisierte oder bei schweren Formen ein ganzes Lungenfeld umfassende Transparenzvermehrung mit Aufhebung der peripheren Gefäßzeichnung (Abb. 3a, b).

Gelegentlich kann man einen einseitigen Zwerchfellhochstand mit oder ohne Zunahme der Transparenz der Lunge beobachten. Die Veränderungen des Herzschattens sind auf einer im Bett angefertigten Thoraxaufnahme schwer zu erfassen. Röntgenologische Zeichen der akuten Rechtsdilatation sind auf der a.p.-Aufnahme eine Verbreiterung nach rechts (Vergrößerung des rechten Vorhofes) und gleichzeitig Prominenz des Pulmonalisbogens (Dilatation des Truncus pulmonalis). Auf dem Seitenbild erkennt man die Dilatation des rechten Ventrikels in einer die Norm überschreitenden Ausfüllung des Retrosternalraumes durch den Herzschatten.

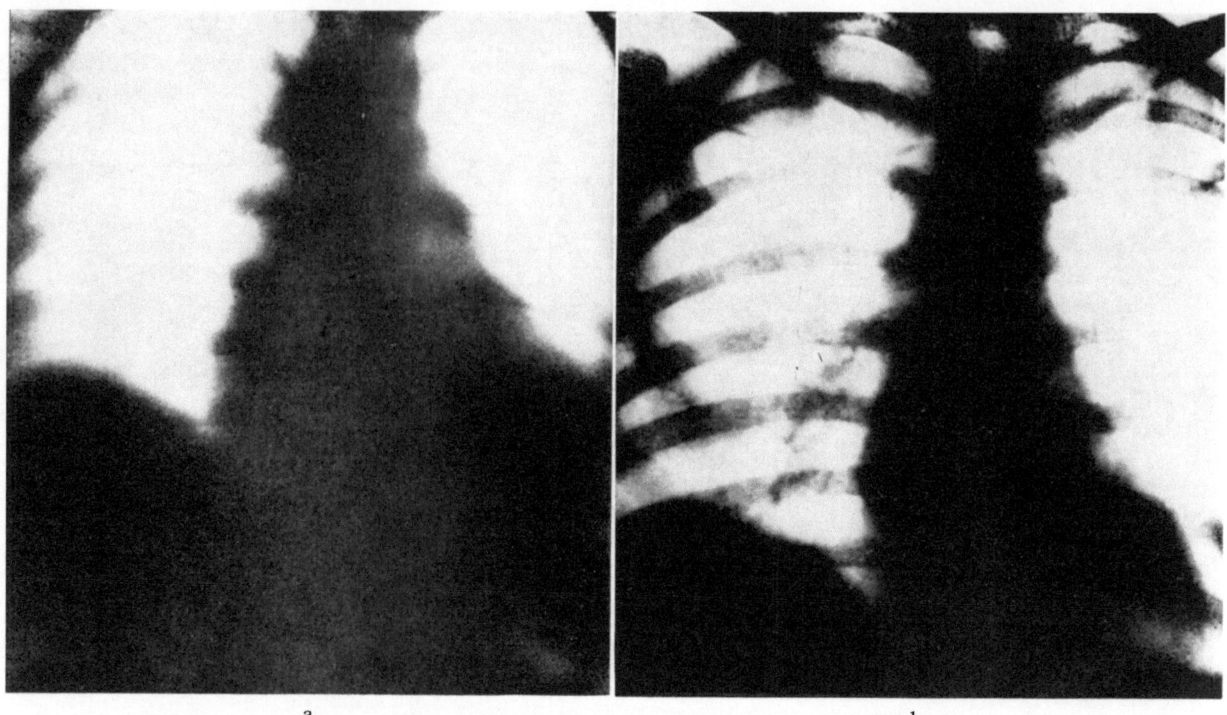

Abb. 3a u. b. Massive Lungenembolie. Diagnostischer Wert der einfachen Thoraxaufnahme. (a) Einige Stunden vor Embolektomie: vermehrte Transparenz beidseits. Prominenter Pulmonalisbogen, rechtsbetonte Herzdilatation. (b) Thoraxaufnahme am 10. postoperativen Tag

4. Die Angiographie

Die bisher aufgezählten Zeichen der typischen Lungenembolie erwecken den Eindruck, daß die Diagnose leicht zu stellen sei. Dies trifft oft, aber nicht immer zu, und so wurde bereits vielfach über diagnostische Irrtümer berichtet (Nyström, 1930; Shoberg, Cooley u. Beall, 1968; Dubost, Wilman). So ist etwa die Verwechslung mit einem Myokardinfarkt oder einem septischen Schock möglich. Daraus ergibt sich, daß man zur Bestätigung der Diagnose auf ergänzende Untersuchungen zurückgreifen muß, sobald die Kreislaufverhältnisse stabilisiert sind und die Operationsbereitschaft hergestellt ist. Keinesfalls darf ein so schwerwiegender Eingriff wie die Embolektomie ohne eine präzise Diagnose vorgenommen werden. Thonay empfiehlt die notfallmäßige Rechtsangiographie mit Herstellung von Serienaufnahmen oder Cineangiogramm. Diese Technik erlaubt eine präzise Lokalisierung der Embolie, welche im Falle der Operation dem Chirurgen wichtige Hinweise gibt. Andere Autoren bevorzugen eine vereinfachte Technik, die am Krankenbett durchführbar ist. 4 sec nach rascher Injektion von 50 – 100 ml eines Kontrastmittels in eine Armvene wird eine Einzelaufnahme angefertigt (Abb. 4). Sashara hat diese Technik für die Diagnose in 2 Fällen nicht sehr massiver Lungenembolie angewandt. Williams hat sie bei 50 Patienten erprobt.

Beim Vorliegen einer Lungenembolie sind folgende angiographische Befunde zu beobachten:

Verlangsamter Kontrastmitteltransport im rechten Vorhof und rechten Ventrikel und unter Umständen sogar massiver Reflux in V. azygos und die Halsvenen.

Kontrastmittelabbruch in Höhe eines oder sogar beider Pulmonalishauptstämme.

Ausfall zentraler oder peripherer Gefäßaufzweigungen; Teile der Lungen bleiben sowohl in der arteriellen wie in der venösen Phase ohne Kontrastmittelanfärbung.

Kontrastaussparungen im Truncus pulmonalis oder in der Bifurkation durch den Schwanz des Thrombus.

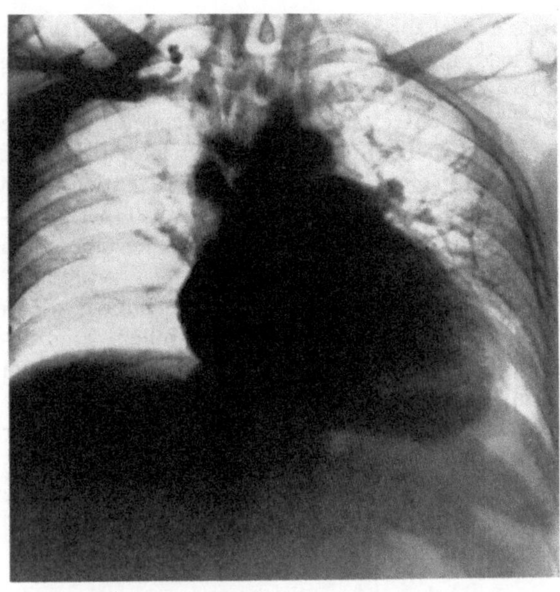

Abb. 4. Pulmonalisangiogramm. Keine Darstellung der rechten Lungenarterien. Erhebliche Erweiterung der rechten Herzhöhlen

Die Untersuchung ist mindestens bei sehr massiver Lungenembolie nicht ganz ungefährlich. In dreien unserer Fälle war sie für die rasche Dekompensation verantwortlich. Jedoch ist sie nach BEALL und COOLEY die einzige Methode, welche die Diagnose sichert. Dem Untersuchungsrisiko wird mit dem Einsatz einer batteriebetriebenen Herz-Lungen-Maschine auf dem Transport und während der Untersuchung begegnet.

5. Die Szintigraphie

Die Lungenszintigraphie ist eine gefahrlose Untersuchung und kann mehrfach wiederholt werden. Zahlreiche Autoren bedienen sich ihrer deshalb sowohl zur Diagnostik als auch zur Verlaufsbeobachtung der Lungenembolie (WAGNER, SABISTON, BAILLET, MOSER, HAYNIE, POE, SHIBATA). Man verwendet mit Jod 131 markiertes Albumin-Makroaggregat oder aber Lösungen von Xenon 133 oder Krypton 85 (Abb. 5). Nach einer Stunde lassen sich Speicherausfälle über den Lungenfeldern feststellen. Auch wir bevorzugen z.Z. diese Untersuchungsmethode.

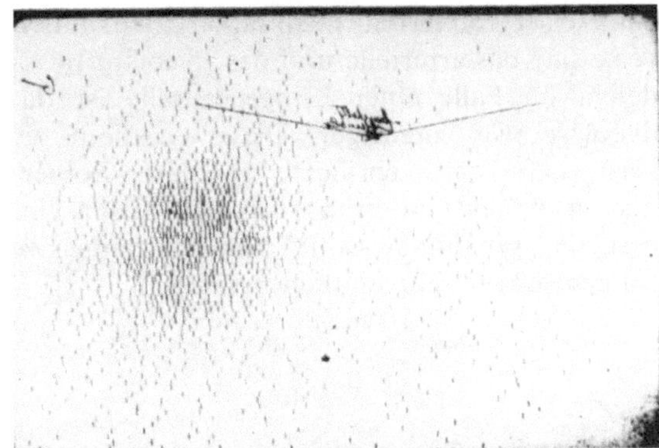

Abb. 5. Lungenszintigramm bei massiver Lungenembolie mit Verlegung des linken Hauptstammes und der rechten Unterlappenarterie. Aufhebung der Perfusion der gesamten linken Lunge und des rechten Unterlappens

6. Der Herzkatheter

Als erster hat wahrscheinlich WILMAN vom notfallmäßigen Herzkatheterismus Gebrauch gemacht. Er ist nach der Technik von RADNER vorgegangen und hat mit einer langen Kanüle vom Jugulum her punktiert und nacheinander die Drucke in der Aorta, der A. pulmonalis und im linken Vorhof registriert. Die hämodynamischen Kriterien der Lungenembolie sind arterielle Hypotension und pulmonalarterielle Hypertension bei normalem oder erniedrigtem Druck im linken Vorhof. Der Autor berichtet über 6 Fälle.

Wir selbst ziehen die klassische Katheteruntersuchung mit einem Cournand-Katheter vor, wobei eine Erhöhung des pulmonalarteriellen Druckes meßbar ist. Gleichzeitig kann gemischtvenöses Blut aus der A. pulmonalis zur Bestimmung der Sauerstoffsättigung aspiriert werden. Diese ist mit 37–45% außerordentlich niedrig und beweist eine starke Verminderung des Herzminutenvolumens. Die Sauerstoffuntersättigung ist von großer diagnostischer Bedeutung.

7. Bestimmung des alveolar-arteriellen Kohlensäure-gradienten (Robin-Test)

Man benötigt für die Untersuchung eine arterielle Blutentnahme und eine gleichzeitig gewonnene Probe der Alveolarluft (Ausatmungsluft am

Ende einer forcierten Exspiration). Normalerweise sind das arterielle und das alveoläre pCO_2 gleich. Im Falle einer Lungenembolie ist das alveoläre pCO_2 niedriger. Dieser Gradient beweist, daß noch ventilierte alveoläre Gebiete nicht mehr perfundiert werden. Mit dieser Untersuchungsmethode kann man eine massive Lungenembolie sehr einfach bestätigen.

E. Therapie

1. Prophylaxe

Es ist naheliegend, Maßnahmen zur Verhütung der Lungenembolie zu ergreifen. Obwohl mit gewissen Mühen verbunden, ist eine gewisse Prophylaxe angesichts der Vielzahl von Embolien und latenten Venenthrombosen, die in 60% der Fälle asymptomatisch sind, gerechtfertigt. Unter diesen Umständen sollte man eine systematische Antikoagulation für alle gefährdeten Patienten vorsehen: Frischoperierte, Traumatisierte, Herzkranke, Bettlägerige aller Art, besonders wenn sie älter als 30 Jahre sind. Mit Prothrombinhemmern wird ein Prothrombinwert von 30 bzw. von 15% nach dem Owren-Test eingestellt, so daß eine freie Hypokoagulabilität erreicht wird. Noch besser ist die subkutane Applikation von Heparin mit 12stündlichen Einzelgaben von 0,1 ml pro 10 kg unter Kontrolle der Zitratzeit nach HOWELL, die zwei- bis dreifach verlangsamt sein soll.

Die Prophylaxe muß früh einsetzen und unter korrekter Überwachung 3–4 Wochen über die Mobilisierung des Patienten hinaus fortgesetzt werden. Die Frühmobilisierung nach Operation oder Entbindung und die Physiotherapie werden durch diese Maßnahmen keineswegs überflüssig.

2. Konservative Therapie der manifesten Lungenembolie

Man gibt Heparin intravenös entweder in Einzelgaben oder als Dauertropfinfusion. Neben der Antikoagulation wird bei Schockzustand Isoproterenol zur Stabilisierung des Kreislaufes eingesetzt, um Diurese und zerebrale Durchblutung zu gewährleisten. Wenn der Zustand des Patienten nicht eine sofortige Trendelenburgsche Operation erzwingt, ist doch stets eine gewisse Zeitspanne für den Transport des Patienten in eine Spezialklinik, die Festlegung der Operationsindikation und die Vorbereitung einer Operation mit dem extrakorporalen Kreislauf notwendig.

Die neuen Fibrinolytika scheinen nicht alle in sie gesetzten Hoffnungen zu erfüllen. Die Behandlung mit Streptokinase kann zwar wirksam sein, ist jedoch relativ gefährlich. Sie stellt eine Kontraindikation für eine spätere Operation dar und macht die Hinzuziehung eines Gerinnungsspezialisten notwendig (SAUTTER, 1967). Eine Behandlung mit Thromboklase scheint harmloser, aber auch weniger wirksam zu sein.

3. Chirurgische Behandlung

a) Historisches

Als erster hat TRENDELENBURG 1907 zwei Operationen bei Lungenembolie ausgeführt. In einem dieser Fälle war die Intervention erfolgreich, allerdings starb der Patient später an einer Infektion.

1924 berichtete KIRSCHNER über den ersten Langzeiterfolg. Es folgten VALDONI, MEYER (1927), NYSTROM (1930), CRAFOORD (1951) und LEWIS; denn mit dem allgemeinen Aufschwung in der Thoraxchirurgie rückte auch dieser spezielle Eingriff stärker in den Bereich der Realität.

1961 kamen SHARP und COOLEY zu der Überlegung, den extrakorporalen Kreislauf bei der Embolektomie einzusetzen. Die Voraussetzung dafür war gegeben, nachdem Oxygenatoren (Travenol, Rygg) zur Verfügung standen, mit denen sich unter Notfallbedingungen und mit geringen Mengen von Konservenblut ein extrakorporaler Kreislauf einrichten ließ. Auf der ganzen Welt sind inzwischen erfolgreiche Operationen nach diesem Prinzip unternommen worden. Die Technik der Embolektomie mit dem extrakorporalen Kreislauf hat sich überall durchgesetzt und wurde verfeinert: Es geht nicht nur um die Rettung aus der lebensbedrohenden Situation, sondern auch um die möglichst vollständige Entfernung der Thromben, damit die schwerwiegenden Folgen einer noch verbleibenden partiellen Okklusion, nämlich das chronische Cor pulmonale bei sekundärer pulmonalarterieller Hypertension vermieden werden. Trotz allem bleibt die pulmonale Embolektomie im Vergleich zu der Vielzahl der Lungenembolien eine seltene Operation, und in ganz Frankreich gibt es bislang nicht einmal 100 Fälle. Der Grund dafür liegt darin, daß sich die chirurgische Intervention gegen die kleinere Zahl sehr schwerer protrahierter Lungenembolien richtet, und daß bei den fulminanten und in wenigen Minuten zum Tode führenden Lungenembolien keine Zeit für die Operation bleibt. Die geeigneten Fälle sind also jene, die von MARION (1953) treffend als „langsam tödliche Lungenembolien" bezeichnet wurden, welche trotz optimaler medikamentöser Therapie innerhalb von Stunden oder Tagen letal enden würden. Es sind Embolien, die entweder akut beginnen oder aber bei primär leichtem Beginn durch Rezidive in die schwere Form übergehen.

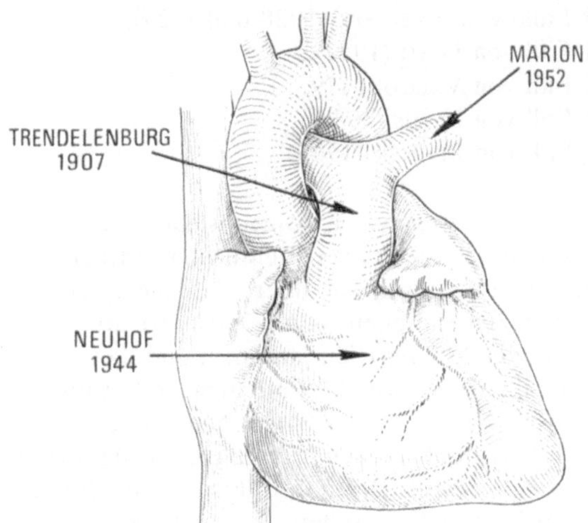

Abb. 6. Klassische Embolektomie. Vorteile: Überall möglich, schnell durchführbar. Nachteile: Anoxieperiode, unvollständige Ausräumung

b) Die klassische Embolektomie ohne extrakorporalen Kreislauf

Nicht nur wegen des historischen Interesses ist die klassische Embolektomie auch nach Einführen des extrakorporalen Kreislaufs eine beachtenswerte Möglichkeit der aktuellen Therapie. Die Indikation stellt sich, wenn entweder keine Herz-Lungen-Maschine zur Hand ist oder aber keine Zeit für deren Bereitstellung bleibt. Die Technik dieser Operation wurde in den letzten Jahren weiterentwickelt, und wir werden die verschiedenen Möglichkeiten und die Resultate behandeln (Abb. 6).

α) Operation nach Trendelenburg-Meyer

Trunkuläre Embolektomie mit extrapleuralem Zugang

Mit der von TRENDELENBURG 1907 und 1908 zweimal erfolglos angewendeten Methode hatte anscheinend lediglich sein Schüler KIRSCHNER im Jahre 1924 Erfolg. Die von 1927–1940 übliche Technik wurde von W. MEYER entwickelt. Sie behielt allerdings den Namen Trendelenburgsche Operation. Das Operationsverfahren ist durch die allgemein für die damalige Thoraxchirurgie kennzeichnenden Einschränkungen geprägt. Weil man noch keine Möglichkeit zur endotrachealen Beatmung hatte, mußte um jeden Preis die Eröffnung der Pleura vermieden werden. Die einzelnen Operationsschritte sind:

T-förmige Inzision bei Rückenlage. Der horizontale Schnitt verläuft über dem 2. ICR links, der vertikale links paramedian.

Nach Durchtrennung des M. pectoralis major erfolgt die Resektion der Rippenknorpel II und III bis zum Sternum.

Die A. mammaria interna wird durchtrennt und der Pleurasack vorsichtig nach lateral abgeschoben.

Das Perikard wird über der Herzbasis eröffnet. Anschließend werden A. pulmonalis communis und Aorta gemeinsam mit einem Gummizügel angeschlungen. Durch Zug an diesem Zügel können beide Gefäße verschlossen, die A. pulmonalis eröffnet und der Embolus so schnell wie möglich extrahiert werden.

Die pulmonale Arteriotomie wird mit einer Exklusionsklemme verschlossen und die Okklusion der beiden Gefäßstämme aufgehoben.

Nach Naht der Inzision der A. pulmonalis folgt der Wundverschluß.

Mit wenigen Modifikationen wurde diese Technik bei allen Operationen bis 1945 befolgt. Es überrascht nicht, daß die Erfolge nicht sehr zahlreich waren. Sie wurden sämtlich publiziert:

3 Fälle von W. MEYER (1927, 1928, 1931),
3 Fälle von CRAFOORD (1927, 1928, 1933),

2 Fälle von NYSTROM (1928 und 1929),
1 Fall von LOTH (1927),
1 Fall von VALDONI (1935),
1 Fall von LEWIS (1938),
1 Fall von LEHNER (1945).

Diesen wenigen Erfolgen steht eine große Zahl meist nicht veröffentlichter Mißerfolge gegenüber. Man weiß aber, daß die 3 erfolgreichen Operationen von CRAFOORD aus einer Serie von 22 Eingriffen stammen und diese Zahl sich ihrerseits auf 80 Patienten mit Lungenembolie bezieht. Auch STEENBURG weist bei seinem Bericht über die erste erfolgreiche Operation am Peter Bent Brigham Hospital in Boston darauf hin, daß zwischen 1933 und 1943 14 vergebliche Versuche unternommen worden waren.

Eigentlich ist es erstaunlich, daß mit diesem Verfahren, dessen enger Zugang keine Herzmassage zuließ, bei dem nur wenige Sekunden für die Embolektomie zur Verfügung standen und die Wahrscheinlichkeit der unvollständigen Entfernung groß war, und schließlich, bei dem das Risiko der Pleuraeröffnung bestand, überhaupt Erfolge erzielt wurden. Mit dem allgemeinen Fortschritt in der Thoraxchirurgie wurde die Methode selbstverständlich verlassen. Allerdings haben überraschenderweise STEENBURG und WARREN 1958 in Boston eine übrigens erfolgreiche Embolektomie durchgeführt und dabei noch eine große parasternale Inzision links mit Resektion von 5 Rippenknorpeln gewählt.

β) Die trunkuläre Embolektomie mit transpleuralem Zugang

Dieses Verfahren trat die Nachfolge der Technik von MEYER an, nachdem die Weiterentwicklung von Anästhesie und Thoraxchirurgie die Gefahren der Pleuraeröffnung reduziert hatte. Die einzelnen Operationsphasen sind:

In Rückenlage wird eine vordere Thorakotomie im 3. ICR links unter Durchtrennung des 2. und 3. Rippenknorpels angelegt (FONTAINE). CH. DUBOST bevorzugt die Inzision im 2. ICR und verlängert sie nach rechts durch quere Spaltung des Sternums.

Nach breiter Eröffnung des Perikards wird die A. pulmonalis selektiv angeschlungen und über einer seitlichen Exklusionsklemme längs inzidiert. Die Ränder der Arteriotomie werden mit Haltefäden versehen.

Nach Abklemmen der Basis der A. pulmonalis und Wegnahme der Exklusionsklemme bleiben 2 min für die Darstellung des Embolus und dessen möglichst vollständige Ausräumung (Extraktion, Absaugen, Curettage).

Die ersten Erfolge mit dieser Technik in Frankreich wurden von VAN DE CASTEELE (1955), FONTAINE und KIENY (1958), CH. DUBOST (1961) erzielt. Eine große Zahl von Autoren anderer Länder haben über ähnliche Erfolge berichtet, u.a. GÜTGEMANN, WIEBERDINK, BOERREMA, SCHUBER, HAMPSON, STANTON und HAYWARD. Aber gemessen an der Gesamtheit der meist nicht publizierten Versuche, blieb die Zahl der Erfolge gering. Als Beispiel kann die bedeutendste Serie in Frankreich dienen, nämlich die von FONTAINE und KIENY. Bei 19 Versuchen zwischen 1945 und 1965 gab es 18 Embolektomien (eine Fehldiagnose) mit 5 Früherfolgen und 3 definitiv Überlebenden. 1970 ergab eine Umfrage von MARION in Frankreich 59 Versuche mit 10 Erfolgen.

γ) Trunkuläre Embolektomie mit Sternumlängsspaltung und Kreislaufunterbrechung durch Cavaokklusion

Mit der Entwicklung der Chirurgie am offenen Herzen wurde auch die Technik der Embolektomie bei Lungenembolien weiterentwickelt. Das Verfahren der Kreislaufunterbrechung durch Abklemmen der Hohlvenen wurde anscheinend 1959 zum ersten Mal durch die beiden Gruppen um NISSEN und VOSSSCHULTE praktisch angewendet.

Nach extrapleuralem Zugang durch Sternumlängsspaltung werden das Perikard breit eröffnet und beide Hohlvenen angeschlungen. Die A. pulmonalis wird über einer Exklusionsklemme längs inzidiert.

Der Kreislauf wird durch Abklemmen der Hohlvenen für maximal 2–3 min unterbrochen. In dieser Zeit werden die Thromben möglichst vollständig ausgeräumt. Wenn nötig, kann nach 15 min in der gleichen Weise ein zweiter Kreislaufstillstand durchgeführt werden.

Im Prinzip handelt es sich um die gleiche Technik, mit der die Korrektur valvulärer Pulmonalstenosen durchgeführt wird. Obwohl sie einleuchtend ist und verhältnismäßig befriedigende Resultate brachte, haben andere Gruppen sie anscheinend nicht übernommen. NISSEN hat 2 Erfolge publiziert, VOSSSCHULTE 6 Erfolge bei 42 Embolien, die nach verschiedenen Techniken operiert wurden. LINDER hatte ebenfalls 2 Erfolge bei 6 Operierten, CLARK 2 Erfolge bei 5 Operierten.

Diesem Verfahren vergleichbar ist jenes von ALLISON, der 1958 eine Embolektomie in gemäßigter Oberflächenhypothermie erfolgreich vornahm. Man muß allerdings annehmen, daß der Zustand seines Patienten, der die Abkühlungsprozedur ohne Kammerflimmern ertrug, nicht sehr dramatisch gewesen sein kann. Man würde dieses Prozedere in keinem Fall bei Patienten in kritischer kardiorespiratorischer Situation empfehlen können.

δ) *Embolektomie über einen Pulmonalisast (retrograde oder periphere Embolektomie)*

Da die trunkuläre Embolektomie eine Kreislaufunterbrechung bedingt, liegt es nahe, eine Methode zu suchen, die dies vermeidet. Bei der Embolektomie über den rechten oder linken Hauptstamm der A. pulmonalis besteht die Möglichkeit, daß der rechte Ventrikel während der Extraktion fast ununterbrochen auf die Gegenseite auswerfen kann. Die Idee geht auf MARION zurück, der eine retrograde Embolektomie über den linken Hauptast der A. pulmonalis 1952 praktisch angewendet hat.

Der Patient wird in 45°-Schräglage oder 90°-Seitenlage gebracht und im 4. Interkostalraum thorakotomiert (BORJA).

Der linke Ast der A. pulmonalis wird isoliert und unter Eröffnung des Perikards angeschlungen. In einer ersten Phase wird die A. pulmonalis sinistra an der Bifurkation abgeklemmt, so daß nur die rechte Lunge perfundiert wird.

Distal von der Abklemmung wird die linke Pulmonalarterie inzidiert und von hier aus ausgeräumt. In einer zweiten Phase wird bei bilateraler Embolisierung die A. pulmonalis communis trunkulär abgeklemmt und nach Entfernen der peripheren Klemme von der gleichen Inzision her mit Faßzange, Sauger oder Curette rechts von Thromben befreit.

Es ist eigenartig, daß MARION diese von ihm selbst empfohlene Methode in der Zeit von 1952 bis 1969 nur dreimal, dabei zweimal erfolgreich angewandt hat, obwohl er in dieser Zeit 19 Embolektomien ausführte. Bekannt sind weiter ein Fall von NEGRE in Frankreich, 3 Fälle mit 2 Erfolgen von BORJA in den USA und weitere 11 Operationen mit 6 Erfolgen in den USA, über welche CROSS u. Mitarb. 1966 in einer Zusammenstellung berichtet haben.

Man muß im Zusammenhang mit dem hier behandelten Verfahren auch die periphere Embolektomie von rechts erwähnen, die von BRADLEY u. Mitarb. (1964) und FRATER u. Mitarb. (1966) propagiert wurde. Sie läßt sich nur anwenden, wenn die Lungenembolie ausschließlich rechts lokalisiert ist. Bei der rechtsseitigen Thorakotomie ist der Zugang für die Herzmassage behindert. CAMISHION u. Mitarb. (1966) haben die Sternumlängsspaltung vorgeschlagen.

ε) *Die transventrikuläre Embolektomie*

Der Vollständigkeit halber muß erwähnt werden, daß einige Chirurgen die Embolektomie über eine rechtsventrikuläre Inzision vorgeschlagen haben, mit dem Argument, daß bei einem solchen Zugang die Herztätigkeit während der Entfernung der Thromben am wenigsten beeinträchtigt werde. Den rechtsventrikulären Zugang, der von NEUHOF empfohlen und von TEMPLETON praktisch angewendet wurde, hat kürzlich YASARGIL wieder aufgegriffen, allerdings bei 5 Versuchen ohne Erfolg. MARION spricht, ohne dabei technische Einzelheiten zu erwähnen, über einen rechtsatrialen Zugang, der sehr umständlich erscheint, und den er zweimal erfolglos versucht hat.

Zusammenfassend kann man sagen, daß die Embolektomie ohne extrakorporalen Kreislauf nur für den Notfall zu diskutieren ist. Die trunkuläre extrapleurale und die transkardiale Embolektomie wird man nicht mehr in Betracht ziehen, sondern zwischen den 3 Techniken der transpleuralen trunkulären (sog. klassischen) Embolektomie wählen, weil sie am raschesten ausgeführt und für den extremen Notfall am besten geeignet ist. In Frage kommen weiter die zeitlich etwas aufwendigere moderne trunkuläre Embolektomie und schließlich die retrograde, die besonders bei einseitigen Lungenembolien interessant zu sein scheint.

c) *Embolektomie mit Hilfe des extrakorporalen Kreislaufs*

α) *Allgemeines*

Die Möglichkeiten des seit 1955 für die Chirurgie am offenen Herzen im Gebrauch stehenden extrakorporalen Kreislaufes wurden erstmalig 1961 von SHARP für eine pulmonale Embolektomie eingesetzt (Abb. 7), kurz danach von COOLEY. 10 Jahre nach dieser Wende in der Chirurgie der Lungenembolie kann man feststellen, daß die Operation mit Hilfe der Herz-Lungen-Maschine

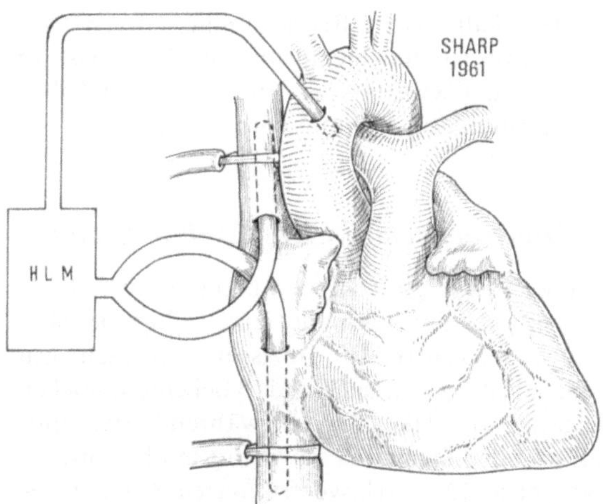

Abb. 7. Embolektomie am extrakorporalen Kreislauf (HLM = Herz-Lungen-Maschine). Überlegene Technik. Voraussetzung: Spezialteam und -gerät

das Verfahren der Wahl ist. Auf Grund der bisher gesammelten Erfahrungen hat sich eine allseitig anerkannte Methode etabliert. Untergeordnete Differenzen im technischen Vorgehen werden wir noch berücksichtigen.

β) *Präoperative Phase*

Während die Operation geplant wird, muß der Patient, dessen Zustand meist sehr kritisch ist, in sinnvoller Weise vorbereitet werden. Die fast obligate Hypotonie wird mit Vasopressoren behandelt. Es können Metaraminol (Aramin) oder besser Isuprel, gelöst in 5%iger Glukose, verwendet werden. Wegen der respiratorischen Insuffizienz verabreicht man reinen Sauerstoff über eine Maske. Die Intubation ist in dieser Phase gewöhnlich kontraindiziert, da sie zum Herzstillstand führen kann. Selbst im Operationssaal sollte erst dann intubiert werden, wenn der extrakorporale Kreislauf sofort in Betrieb genommen werden kann. Nur der bewußtlose Patient mit offensichtlicher Hypoventilation oder bereits durchgemachtem Kreislaufstillstand muß natürlich intubiert werden. Die akute Hypoxie bei gleichzeitig beeinträchtigter Hämodynamik drückt sich in einer Erniedrigung des arteriellen pO_2 aus, so daß man mit einer schweren metabolischen Azidose rechnen und diese mit Natriumbikarbonat oder THAM korrigieren muß. Nicht minder wichtig ist die fortlaufende Überwachung der Diurese nach Einlegen eines Blasenkatheters und die Behandlung einer Oligurie mit hypertonischer Glukoselösung oder Mannit.

Die gewöhnlich bereits eingeleitete Antikoagulation wird durch intravenöse Heparingaben fortgesetzt. Einige Autoren befürworten die Zufuhr von niedermolekularem Dextran zur Verbesserung der Kapillarperfusion und zur Verhinderung appositioneller Thrombenbildungen. Voraussetzung ist, daß keine Anurie oder Oligurie vorliegt.

Schließlich wird im Zuge der heutigen Vorliebe für dieses Medikament von verschiedenen Seiten die Gabe von Steroiden in hoher Dosierung empfohlen. Allerdings ist der Wirkungsmechanismus nicht ganz klar, und man sollte auch die Gefahren einer solchen Therapie nicht unterschätzen.

γ) *Operationsvorbereitung*

Parallel mit der Behandlung des Patienten läuft die Bereitstellung der Herz-Lungen-Maschine. Es wird ein möglichst einfaches System mit venöser Falldrainage gewählt, bestehend aus einem Bubble-Oxygenator, einer arteriellen Pumpe und einem Entschäumer. Das Material steht steril zur Verfügung und kann innerhalb einer halben Stunde einsatzbereit sein. Diese niedervolumigen Systeme können mit Elektrolytlösung gefüllt werden, obwohl es vorteilhafter ist, in Anbetracht der schon bestehenden Gewebshypoxie gruppengleiches Frischblut zu verwenden.

δ) *Einleitung der Operation*

Bei besonders kritischer Situation mit ausgeprägter Hypotonie, Hypoxie und Azidose ist die Intubation sehr riskant. Es empfiehlt sich deshalb, den Patienten bei fortgesetzter Spontanatmung unter Sauerstoffmaske im Operationssaal zu lagern, die Operationsfelder vorzubereiten und abzudecken und in Lokalanaesthesie A. und V. femoralis freizulegen und anzuschlingen. Nach Heparinisierung werden eine arterielle Kanüle in die A. femoralis und eine lange gerade Kanüle über die V. femoralis in die V. cava inferior vorgeschoben und beide an die Herz-Lungen-Maschine angeschlossen (Abb. 8). Von jetzt an ist es jederzeit möglich, bei intolerabler Herzinsuffizienz oder Herzstillstand an den partiellen Bypass zu gehen. Ist der Zustand des Patienten stabil, wird erst jetzt intubiert und künstlich

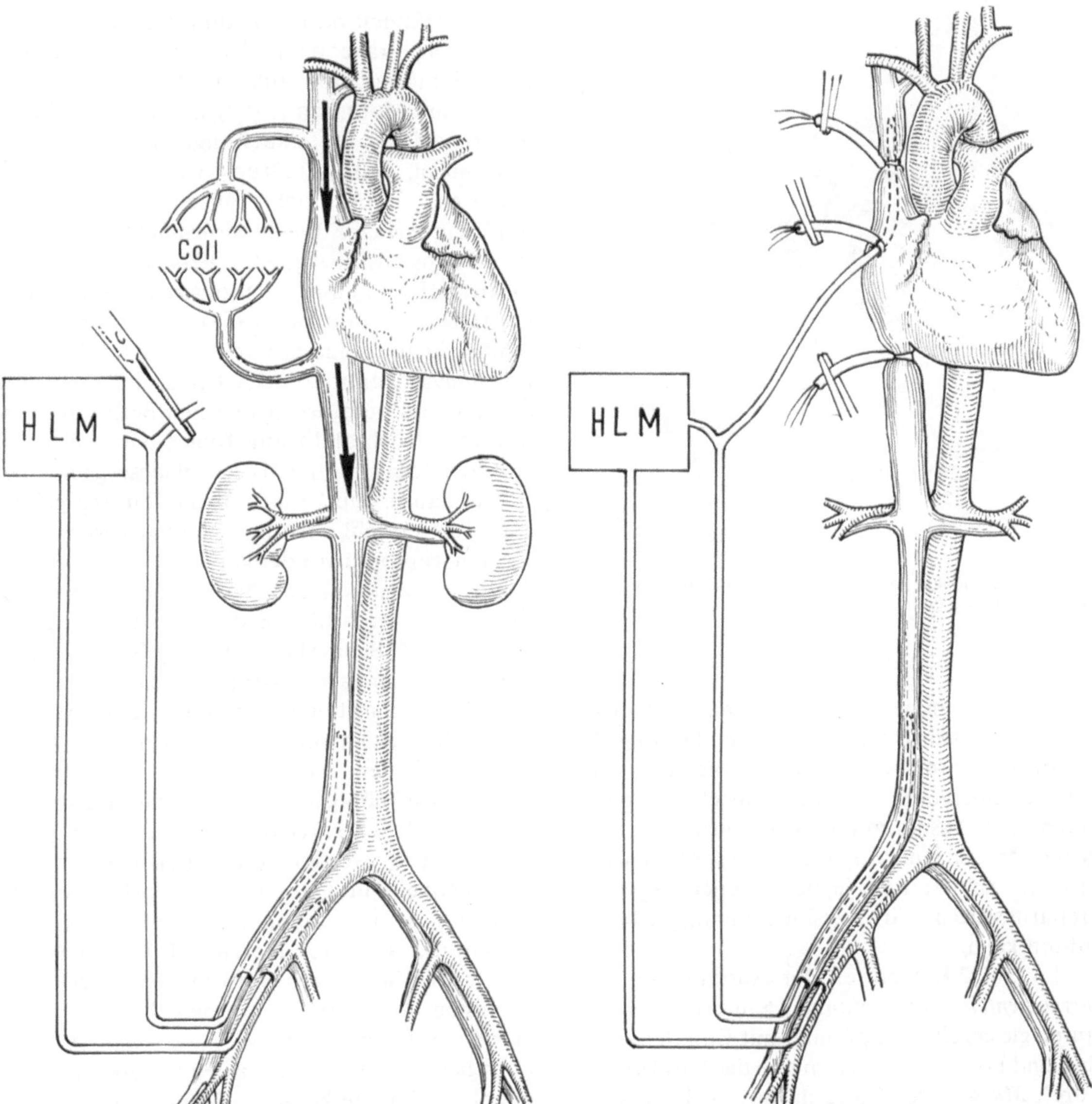

Abb. 8. Femoro-femoraler Bypass schematisch (Anlegung in Lokalanästhesie)

Abb. 9. Zusätzliche venöse Drainage der V. cava superior. Venöse Drainage der unteren Körperhälfte weiterhin über femorale Kanüle

beatmet. Es folgen Sternumlängsspaltung und Perikardinzision. Nach Möglichkeit wird in dieser Phase ein klassischer extrakorporaler Kreislauf mit separater Kanülierung beider Hohlvenen eingerichtet.

Kommt es jedoch zu einer akuten Herzinsuffizienz oder zum Herzstillstand, kann man den partiellen Bypass in Betrieb nehmen und nur ergänzend die V. cava superior mit einer zusätzlichen venösen Kanüle versehen, während die untere Hohlvene über die femoral eingelegte Kanüle drainiert wird (Abb. 9).

ε) *Extraktion der Thromben*

Nach Anklemmung beider Hohlvenen werden der Truncus der A. pulmonalis längs inzidiert und zentral gelegene Thromben extrahiert. Sie können ausgebreitet eine beachtliche Länge erreichen, während sie in situ oft geknäuelt und durch den systolischen Druck komprimiert sind. Die Extraktion derartig langer Thromben bedeutet noch keine vollständige Ausräumung. Oft sind noch periphere Aufzweigungen durch abgerissene Thromben verlegt. Diese dürfen nicht

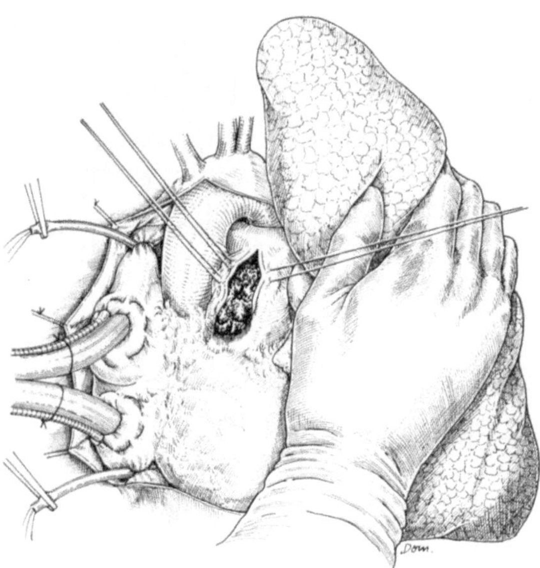

Abb. 10. Manöver nach COOLEY: Exprimierung peripherer Emboli

belassen werden, weil eine schwere Restobstruktion zurückbleiben kann. In der Entfernung der peripheren Thromben liegt die größte Schwierigkeit der Operation. Es gibt zahlreiche Möglichkeiten der Ausräumung, wobei man sich vergegenwärtigen muß, daß die Wand der Pulmonalarterien zart ist und jegliche Verletzung beim Heparinisierten zu irreversiblen Blutungsschäden führen kann.

Es gibt 2 Kategorien der Ausräumung. Die *instrumentelle* mit schlanken Saugern, eventuell unter gleichzeitiger Spülung, mit Curetten, Sonden und Fogarty-Kathetern und die Ausräumung durch *Massage* der Lungen, mit der die Thromben nach zentral befördert werden. Diese Maßnahme wurde 1962 von COOLEY empfohlen (Abb. 10). Das Ausdrücken der Lungen hat sich als ein essentieller Bestandteil der Embolektomie erwiesen. Bei pleuralen Verwachsungen ist sie nicht immer möglich, und bei bereits vorliegenden Infarzierungen besteht die Gefahr, eine endobronchiale oder parenchymatöse Blutung auszulösen. Wir selbst wurden in einem derartigen Fall zu einer Lobektomie gezwungen. Weniger gebräuchlich ist die retrograde Perfusion der Lungenvenen mit dem Ziel, die Thromben nach zentral zu spülen. Es wird ein Katheter über das linke Herzohr in den linken Vorhof eingeführt und bei abgeklemmter Aorta unter Druck Flüssigkeit injiziert (Abb. 11). Das an sich einleuchtende Verfahren ist nicht unproblematisch. Heikel ist die Frage nach dem ohne Provokation eines Lungenödems zulässigen Maximaldruck. DAILY und MOULDER (1967) sind auf Grund tierexperimenteller Untersuchungen zu dem Schluß gekommen, daß ein Druck von 60 mm Hg für höchstens 1 min nicht überschritten werden darf. Ein weiterer Diskussionspunkt ist die Art der Perfusionsflüssigkeit. Verwendet wurden Dextran (DAILY) und Rheomacrodex (GUILMET). GAHAGAN u. Mitarb. (1967) haben bei 2 Patienten 50 ml 5%ige Glukoselösung mit 50000 E Fibrinolysin benutzt und ließen nach 15 min eine Spülung des pulmonalarteriellen Bettes mit isotonischer Kochsalzlösung folgen. Obwohl diese Autoren über ein gutes Behandlungsergebnis berichtet haben, muß man an die Blutungsgefahr auch bei anschließender Neutralisierung mit ε-Aminocapronsäure denken.

Es wird deutlich, daß die Ausräumung schwieriger ist, als es zunächst den Anschein hat, und daß sie mit Beharrlichkeit ausgeführt werden muß, was nur am extrakorporalen Kreislauf möglich ist. Zusätzlich muß daran erinnert werden, daß sich Thromben in den rechten Herzhöhlen befinden oder entwickeln können und deshalb regelmäßig über eine Atriotomie rechter Vorhof und Ventrikel revidiert werden müssen. Anschließend werden die Inzisionen an der A. pulmonalis und am rechten Vorhof vernäht und die Cavaumschlingungen gelöst. Bei noch bestehender schwerer Herzinsuffizienz oder metabolischen Störungen muß mit unterstützender Perfusion fortgefahren werden, bis die Herzarbeit verbessert und eine eventuelle Azidose korrigiert ist. In manchen Fällen erreicht man über lange Phasen keine Wandlung der Situation. Dennoch darf man nicht zu früh aufgeben, da auch noch nach 2 Std ein erfolgreiches Wegkommen vom Bypass möglich ist. Nach definitivem Sistieren der extrakorporalen Zirkulation und nach Dekanülierung wird das Heparin neutralisiert. Trotz gegensätzlicher Ansichten empfehlen wir eine komplette Neutralisierung wegen der sonst drohenden Gefahr intrapulmonaler Blutungen.

d) Unterbrechung der V. cava inferior

Es ist nicht umstritten, daß zusätzlich zur Embolektomie zur Verhütung des Rezidivs eine Unterbrechung der V. cava inferior durchgeführt werden muß. In Übereinstimmung mit den meisten Autoren *ligieren* wir die V. cava inferior distal der Nierenvenen von einem extraperitonealen Zugang her, noch bevor der Thorax verschlossen wird. Bezüglich Zeitpunkt und Technik gibt es zahlreiche Varianten. ENJALBERT und SAUTTER empfehlen die Cavaligatur noch während des extrakorporalen Kreislaufs aus Furcht vor einem Embolierezidiv in der Zeit zwischen Dekanülierung und dem Eingriff an der V. cava. Die Befürchtung ist nicht unberechtigt; denn sowohl in unserer eigenen Serie wie in der von MARION ist je ein Patient in dieser Phase an einem Rezidiv gestorben. Zu erwähnen ist noch die Technik von MONTIES u. Mitarb., die darin besteht, die Cava inferior und die Beckenvenen vom rechten Vorhof aus von Thromben zu befreien und anschließend die Vv. femorales zu ligieren. Auf andere Möglichkeiten der Cavaunterbrechung wird später eingegangen.

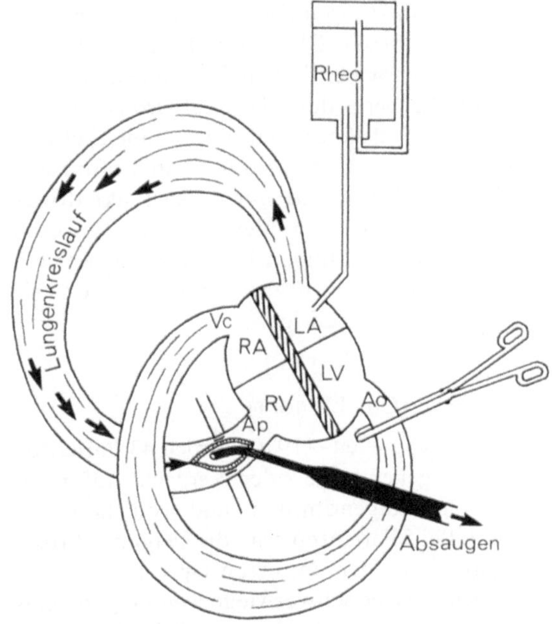

Abb. 11. Spülung des pulmonalarteriellen Gefäßbettes durch Gegenperfusion über das linke Herzohr

e) Postoperative Behandlung

Auch nach gut gelungener Operation ist die Nachbehandlung oft schwierig. Trotz künstlicher Beatmung und ausreichender Hämodynamik ist der postoperative Verlauf meist durch eine Hypoxie charakterisiert, welche über mehrere Tage eine kritische Situation unterhalten kann. In günstigen Fällen tritt nach 48 Std eine Besserung ein, umgekehrt gibt es auch Verschlechterungen unter dem Bild zunehmender kardiorespiratorischer Insuffizienz, hervorgerufen durch ausgedehnte hämorrhagische Infiltrationen oder Infarzierungen der Lungen oder durch irreversible zerebrale und renale Funktionsstörungen.

Umstritten bleibt der Zeitpunkt der Wiederaufnahme der Antikoagulation. Während u.a. CABROL mit der Heparinisierung (200 mg für die ersten 24 Std) nach der Operation fortfährt, fürchten wir, daß unter Aufrechterhaltung der Gerinnungshemmung Komplikationen wie Hämoperikard und endobronchiale oder Blutungen in infarzierte Lungenpartien auftreten können. Es scheint uns günstiger, mit der Antikoagulation erst nach Normalisierung der Gerinnungsverhältnisse etwa am 3. postoperativen Tag zu beginnen.

f) Ergebnisse der Embolektomie mit Hilfe des extrakorporalen Kreislaufes

Zwei Gründe machen es schwierig, eine präzise Bilanz zu ziehen. Zum einen ist die Operation verhältnismäßig selten, so daß jedes einzelne Zentrum für kardiovaskuläre Chirurgie nur eine kleine Zahl von Fällen überblickt. In der Literatur gibt es kaum vergleichbare Serien und unseres Wissens keine, die mehr als 15 Fälle umfaßt. Durch Umfragen ließen sich kleine Kollektive für größere Sammelstatistiken heranziehen. So haben CROSS u. Mitarb. 1966 115 Fälle von 40 Arbeitsgruppen in den USA gesammelt. 1970 hat MARION in Frankreich 121 Fälle, darunter 59 am extrakorporalen Kreislauf operierte, von 13 Arbeitsgruppen zusammengetragen. Diese kollektiven Serien können wegen ihrer Heterogenität und der geringen Präzision der Angaben nur einige allgemeine Schlußfolgerungen zulassen, die in sich sogar widersprüchlich sind.

Ein anderer Grund für die Schwierigkeit einer objektiven Bilanz ist die Tendenz vieler Gruppen, zwar die Erfolge, aber nicht die Mißerfolge zu publizieren. Auch der Schweregrad der Embolie ist schwer einzuschätzen. Einige glänzende Serien geben ein zu optimistisches Bild von Risiko und Gefahr dieser Chirurgie. Deshalb stützen wir uns in den wesentlichen Punkten einer Analyse auf die Serie des l'Hôpital Broussais, die sich durch Vollständigkeit und Einheitlichkeit auszeichnet. Unter insgesamt 67 in Frankreich publizierten Fällen sind nur 37 so exakt dokumentiert, daß sie zum Vergleich mit unseren persönlichen Erfahrungen herangezogen werden können. In einigen Punkten werden wir die Serie von CROSS berücksichtigen.

Eigene Fälle (CH. DUBOST)

In der Zeit von 1964—1970 wurden 43 Patienten wegen Lungenembolie oder Verdacht auf Lungenembolie aufgenommen und von diesen 31 operiert. Bei 5 Patienten war die Diagnose falsch und führte zu einer unnützen Operation. 4 sind gestorben, was die schwerwiegenden Folgen eines solchen Irrtums deutlich macht. Bei 6 Patienten wurde die Fehldiagnose rechtzeitig erkannt, sie wurden nicht operiert, und 5 überlebten.

32 Patienten hatten tatsächlich eine massive Lungenembolie. Von ihnen wurden 26 operiert, während bei 6 anderen unter medikamentöser Therapie eine Besserung eintrat. Von ihnen starben allerdings 3 sekundär, so daß die negative Beurteilung der Operationsindikation retrospektiv vielleicht falsch war. Bei 31 Patienten war die Diagnose allein von der Klinik her klar. Häufigste Symptome neben der typischen Anamnese waren Zyanose und respiratorische Insuffizienz, venöse Stauung, Hypotonie und EKG-Veränderungen. In den meisten Fällen erlaubte der Zustand der Patienten weder Rechtsherzkatheter noch Pulmonalisangiogramm. Einzige unter tragbarem Risiko zumutbare zusätzliche Untersuchung war das Szintigramm. Es hat sich uns als wertvollstes Hilfsmittel bei der Entscheidung in zweifelhaften Fällen erwiesen. Die 5 unter der Fehldiagnose operierten Patienten stammen aus der Zeit vor 1968 ohne Szintigraphie, während die 6 rechtzeitig erkannten Fehldiagnosen nach 1968 durch das Szintigramm korrigiert wurden. Nach unserer Erfahrung verbirgt sich in den meisten Fällen hinter der falschen Diagnose ein Schock bei gram-negativer Sepsis. Wir haben unter der Szintigraphie einmal einen Herzstillstand erlebt. Die Zuverlässigkeit der Untersuchung ist sehr befriedigend, da in keinem Fall falsch-positive oder falsch-negative Resultate vorkamen.

Das Alter der 26 operierten Patienten lag zwischen 17 und 69 Jahren, bei leichtem Überwiegen der Frauen. Nur 8 Patienten haben die Embolektomie definitiv überlebt. Die hohe Operationsmortalität wird zum Teil dadurch erklärt, daß wir die Operation auch bei „hoffnungslosen" Patienten nach einem oder mehrfachem Kreislaufstillstand und trotz Zeichen renaler oder zerebraler Schäden vorgenommen haben. Der einzige Erfolg innerhalb dieser Gruppe scheint unsere Haltung jedoch zu rechtfertigen. Auch bei den etwas leichteren Fällen liegt die Mortalität über 40%. Der Zeitpunkt des letalen Ausgangs betrifft verschiedene Phasen: Zur Hälfte starben die Patienten im Operationssaal, meist auf Grund einer unbeeinflußbaren Herzinsuffizienz am Ende der Operation. Die andere Hälfte der Todesfälle ereignete sich in der postoperativen Phase, entweder früh als Folge kardiorespiratorischer Insuffizienz oder später infolge viszeraler Störungen. Nur bei 3 von 8 überlebenden Patienten bestanden postoperativ keine Schwierigkeiten. Die restlichen 5 Patienten bedurften wegen respiratorischer Störungen einer Langzeitbeatmung und hatten ferner hämodynamische und renale Probleme. Trotzdem konnte eine vollständige klinische Heilung erzielt werden, wenn auch die Rückbildung von Residuen einen Zeitraum von einigen Monaten bis zu Jahren beanspruchte.

Kontroll-Szintigraphien bei 3 Fällen haben die Wiederherstellung einer normalen oder annähernd normalen Vaskularisation der Lungen gezeigt.

Eine Frau, welche wir im 7. Schwangerschaftsmonat operiert haben, konnte die Schwangerschaft beenden; das Kind war normal entwickelt.

g) Überlegungen zur Indikation

Die Operationsindikation ist in der Theorie einfach zu stellen. Jene Lungenembolien müssen operiert werden, die trotz medikamentöser Therapie einen tödlichen Verlauf zu nehmen drohen. Die Chancen, welche die Operation bietet, müssen an den Aussichten des Spontanverlaufs gemessen werden. In der Literatur gibt es eine Reihe wichtiger Arbeiten über dieses Problem. Nimmt man die mehr als 1300 Fälle aus 5 Arbeiten (COON u. WILLIS, 1959; DONALSON u. Mitarb.,

1963; ROSENBERG u. Mitarb., 1964; LINDER u. Mitarb., 1967; GIFFORD u. GROVES, 1969) zusammen, so zeigt sich, daß bei 30–60% der an Lungenembolie Gestorbenen das Zeitintervall bis zum Tode 30–120 min betrug. Diese Frist würde für eine klassische Embolektomie vom Typ der Trendelenburgschen Operation ausreichen. Nur 20–30% leben länger als 2 Std, welche als Minimalfrist für die Organisation einer Operation mit der Herz-Lungen-Maschine angesehen werden müssen. Diese allein wirklich befriedigende Methode kann demnach nur bei einem Viertel der tödlich verlaufenden Lungenembolien geplant werden. Kontraindikationen und Schwierigkeiten wie etwa zu große Entfernung von einer geeigneten Klinik schränken den Prozentsatz weiter ein und drücken ihn auf unter 10%.

Eines der schwierigen praktischen Probleme ist die Beurteilung, ob eine vitale Gefährdung vorliegt. Dies ist anzunehmen bei primär schwerem Beginn ohne rasche Besserung unter medikamentöser Therapie und bei unter einer solchen auftretenden Rezidiven einer zunächst „benignen“ Lungenembolie. Der chirurgische Eingriff muß zumindest diskutiert werden, wenn er nicht sogar formell indiziert ist. Sodann muß der frühzeitige Transport in eine Klinik für kardiovaskuläre Chirurgie zur Überwachung und definitiven Entscheidung für oder gegen eine Operation ververanlaßt werden. Wir halten die unlängst vorgeschlagene Lösung, ein spezialisiertes Team mit den nötigen Geräten an den Ort des Patienten zu entsenden, für weniger gut. Mit dieser Taktik sind zwar einige Erfolge in Frankreich, vor allem durch BINET und durch SOOTS erzielt worden, doch sind zahlreiche Nachteile damit verbunden. Es fehlt die Möglichkeit, die Diagnose mit ergänzenden Untersuchungen zu erhärten, und die prä- und postoperative Intensivüberwachung ist stark erschwert. Die oft mangelhaften technischen Vorbedingungen für die Installation transportabler Herz-Lungen-Maschinen führen zu Verzögerungen.

Die Überwachung in der Spezialklinik richtet sich nach klinischen Aspekten und laborchemischen Daten. Parallel laufen die intensive konservative Therapie und die zur Diagnosesicherung nötigen Ergänzungsuntersuchungen. Bei persistierender oder zunehmender Verschlechterung kann die Operation innerhalb kurzer Zeit eingeleitet werden. Andererseits wird man auf die Embolektomie verzichten können, wenn auch nach Absetzen vasopressorischer Substanzen die Kreislaufsituation gebessert und ferner, wenn die Ausfälle im Szintigramm rückläufig sind. Bei rezidivierenden Lungenembolien ist die Ligatur der V. cava inferior zu diskutieren. Auf Grund eigener Erfahrungen und dem Verlust einer Patientin am foudroyanten Rezidiv nach zunächst erfolgreicher medikamentöser Therapie befürworten wir diese Maßnahme in all jenen Fällen, in denen der operative Eingriff der Embolektomie erwogen werden mußte.

Besonders problematisch ist die Indikation zur Embolektomie, wenn keine unmittelbare vitale Gefährdung vorhanden ist, aber das Szintigramm einen sehr ausgedehnten Verschluß des Pulmonalarteriengefäßsystems zeigt. Einige Autoren raten zur Embolektomie im Sinne der Prophylaxe einer ausgedehnten Obliteration, welche nach CLARK 30% der Patienten, die unter medikamentöser Therapie überlebt haben, bedroht. Es sind pulmonalarterielle Hypertension und das chronische Cor pulmonale. Andererseits dürfen die zahlreichen gesicherten Beobachtungen der spontanen Thrombolyse und sekundären Wiederherstellung der Perfusion primär verschlossener Gefäßgebiete nicht vergessen werden (SAUTTER, FRED, SABISTON). Es ist sicher berechtigt, in diesen Fällen die Wirkung der thrombolytischen Behandlung lungenszintigraphisch zu kontrollieren. Bei Persistenz ausgedehnter Gefäßverschlüsse ergibt sich vielleicht die Indikation zur operativen Ausräumung mit aufgeschobener Dringlichkeit. Damit läßt sich die technisch schwierige, wenig befriedigende und gefährliche Spätembolektomie bei pulmonalarterieller Hypertension vermeiden. Dieses Konzept ist allerdings noch nicht durch eine ausreichende klinische Erfahrung gestützt.

Abschließend bleibt zu erörtern, welche Haltung man bei Patienten einnehmen soll, die in gewissermaßen aussichtsloser Situation zur Aufnahme kommen, Herzstillstände und Reanimationen durchgemacht haben, anurisch und komatös sind. Zweifellos ist es gerechtfertigt, die Operation angesichts der oft bestehenden Überlastung abzulehnen. Dafür kann auch sprechen, daß der berechtigte Kredit, den die Operation an sich verdient, nicht durch zuviele Mißerfolge belastet werden sollte. Wir selbst haben jedoch bei diesen Kranken den hoffnungslos erscheinenden Versuch auch dann noch unternommen, wenn der Patient schon längere Zeit unter Herzmassage stand. Die investierten Bemühungen sind stets außerordentlich groß, weil die Operation gewöhnlich zu einem guten Ende geführt werden kann und sich der Mißerfolg erst nach etlichen Stunden abzeichnet. Wir hatten einen unerhofften Erfolg unter 13 Patienten, die dieser Gruppe angehörten. Es gibt weitere Beispiele in französischen Serien, so den Bericht von HAZAN u. Mitarb. (1970). Sie operierten eine 45jährige tief komatöse Patientin. Nach einem Monat anhaltender Bewußtlosigkeit kam es zur Wiederherstellung ohne neurologische Spätfolgen.

Auch eine Anurie ist prognostisch nicht unbedingt fatal. Unter unseren Patienten wurden 2 mit persistierender Anurie unter Dialyse geheilt. Einzige absolute Kontraindikation dürfte das stumme EEG sein.

h) Lungenembolie nach Pneumonektomie

Eine spezielle Situation bildet die Lungenembolie beim Pneumonektomierten. Sie wirkt sich naturgemäß besonders schwer aus, vor allem auch im postoperativen Verlauf nach einer Pneumonektomie. Eine Heilungschance ist nur durch die sofortige Embolektomie gegeben. Die Zahl der publizierten Fälle ist klein und die der Erfolge noch geringer. LANGLOIS hat 1970 nur 3 Fälle in der Literatur sammeln können, denen er 2 persönliche hinzufügt. Das taktische Vorgehen wird sehr wesentlich von der Seitenlokalisation beeinflußt. Bei einer Embolie links ist die linksseitige Thorakotomie zu bevorzugen. Die Herz-Lungen-Maschine wird an A. und V. femoralis angeschlossen. Die Embolektomie ist ohne Eröffnung der rechten Pleurahöhle und unter Vermeidung des Infektionsrisikos möglich.

Im Gegensatz dazu ist bei einer rechtsseitigen Embolie der Zugang über die Thorakotomie rechts ungünstig, weil sowohl Truncus pulmonalis wie auch Ventrikel schlecht erreichbar sind. In diesem Fall ist die Sternumlängsspaltung mit Kanülierung der Hohlvenen und der Aorta ascendens vorzuziehen.

F. Prophylaktische Unterbrechung der V. cava inferior

R. SOYER, PH. BLONDEAU, CH. DUBOST

1. Einleitung

Der pulmonalarterielle Embolus stammt in der überwiegenden Zahl der Fälle aus den Venen des Beckens oder der unteren Gliedmaßen. Nach CORDELL u. Mitarb. (1969) trifft dies für mehr als 85% der Fälle zu. 9% entstehen im rechten Herzen und 5% in anderen Gebieten des venösen Systems. Daraus läßt sich folgern, daß mit einer Unterbrechung der V. cava inferior eine wirksame Schranke gegen die Einschwemmung venöser Thromben errichtet werden kann. Die Cavaligatur als Ergänzung zur Embolektomie ist nicht mehr umstritten und wird fast überall durchgeführt. Die Cavaligatur als isolierte Operation im Sinne der Prophylaxe der Lungenembolie hingegen wird stark diskutiert. Für den oft geschwächten oder sogar stark reduzierten Patienten stellt sie einen großen Eingriff dar. Die unmittelbare Operationsbelastung und die zirkulatorischen Folgen sind gegen das hypothetische Risiko einer Lungenembolie abzuwägen, so daß die Entscheidung nur selten leicht fällt. Es scheint uns deshalb unerläßlich, diesen Fragenkomplex anhand der bisherigen Erfahrungen zu erörtern.

2. Ligatur der V. cava inferior

a) Technik

Die Unterbrechung der V. cava inferior sollte möglichst herznahe geschehen, d.h. gerade unterhalb der Einmündung der Nierenvenen. Dagegen ist die wegen ihrer Einfachheit verlockende Ligatur der Vv. femorales nicht zu empfehlen; denn die zirkulatorischen Folgeerscheinungen sind schwerer und die Wirksamkeit geringer. Die subrenale Cavaligatur ist an sich eine einfache Operation; ein Gefahrenmoment liegt allerdings in der Exposition der unteren Hohlvene in der Tiefe des Operationsgebietes. Die Diskussionen über den am besten geeigneten Zugangsweg halten im übrigen an.

Die meisten Chirurgen bevorzugen den extraperitonealen Zugang. Der Patient befindet sich in Rücken- oder rechts leicht angehobener Lage. Die Schnittführung ist horizontal oder leicht schräg und beginnt am Außenrand des M. rectus abdominis oberhalb des Nabels. Die schrägen Bauchmuskeln werden durchtrennt. Der Peritonealsack wird abgeschoben und die Ligatur unterhalb der Nierenvenen gelegt. Die Wunde wird nach Einlegen einer Saugdrainage verschlossen. Nachteil bei diesem Vorgehen ist die große retroperitoneale Wundhöhle mit dem Risiko der Blutung unter Antikoagulantientherapie.

Deshalb bevorzugen andere Chirurgen den transperitonealen Zugang. Durch Ablösen des Duodenum in Höhe des Treitzschen Winkels und nötigenfalls auch Hochziehen des Mesocolon transversum wird die V. cava inferior dargestellt. Diese Methode ist durch die allgemeinen Gefahren der Eröffnung der Peritonealhöhle bei schwerkranken Patienten belastet.

Die Entscheidung über den Zugang muß nach persönlicher Vorliebe getroffen werden, wenn nicht zusätzliche Faktoren den einen oder anderen Weg nahelegen.

b) Resultate

Die Operationsmortalität ist anscheinend akzeptabel. Zahlen sagen jedoch wenig aus; denn sie hängt weitgehend vom Zustand des Patienten ab und davon, wie stark dieser bei der Indikationsstellung gewürdigt wurde. Anders ist es mit der Beurteilung der Wirksamkeit als Emboliepropbylaxe und mit der Beurteilung der Folgen, mit denen diese Prophylaxe bezahlt wird.

Ein günstiges Bild ergeben die Berichte von Mozes u. Mitarb. (1966) mit 118 und von Ochsner u. Mitarb. (1970) mit 286 Operationen. Ochsner hat keine einzige neue Lungenembolie beobachtet, Mozes lediglich 4, von denen eine nachweislich vom rechten Herzen ausging. Schwere Thrombosen außerhalb der V. cava inferior wurden nicht beobachtet. 40% der Operierten zeigten keine Veränderungen an den Beinen. 4% der Operierten von Ochsner und 13% derjenigen von Mozes behielten schwere Dauerfolgen in Form massiver Beinödeme und Ulzerationen. Die übrigen Patienten wiesen geringere Störungen, etwa diskrete Ödeme, auf, die sich leicht durch elastische Bandagen behandeln ließen.

Diesen günstigen und allgemein anerkannten Ergebnissen stehen einige völlig anderslautende Publikationen gegenüber. Piccione u. Mitarb. (1970) stellten bei 30 Nachuntersuchungen in der Hälfte der Fälle rezidivierende Lungenembolien, ausgehend von den Venenkollateralen oder der V. cava inferior zwischen Ligatur und Vv. renales fest. Darüber hinaus fanden sie bei 24 Patienten schwerwiegende Folgeerscheinungen, nämlich 15mal unbeeinflußbare Ödeme und Ulzera sowie 9mal diskrete Ödeme mit Varikosis. Vielleicht läßt sich dieses ungünstige Bild dadurch erklären, daß die Mehrzahl der nachuntersuchten Patienten bereits zum Zeitpunkt der Cavaligatur an invalidisierenden chronischen Thrombophlebitiden litt.

Tatsächlich darf als gesichert gelten, daß die Ligatur der V. cava inferior keine oder nur geringe Folgen hinterläßt, wenn die venöse Grunderkrankung wenig ausgeprägt und rückbildungsfähig ist. Deshalb zwingt eine ausgeprägte etablierte Thrombophlebitis zur Zurückhaltung bei der Indikation zur Cavaligatur.

3. Partielle Cavaunterbrechung

Im Bestreben, Häufigkeit und Ausmaß der Schäden nach Cavaligatur zu reduzieren, werden seit 15 Jahren Techniken entwickelt, die die Passage potentieller Emboli ohne gänzliche Unterbrechung des venösen Blutstroms zu verhindern suchen. Von 1958–1963 hat De Weese bei 24 Patienten mit Hilfe von lockeren U-Nähten im Abstand von 2–3 mm ein horizontales Gitter gelegt (Abb. 12a). Diese etwas umständliche Technik wurde inzwischen verlassen.

Spencer (1967) hat die Methode vereinfacht, indem er mit 3–4 U-Nähten im gleichen Abstand von 3 mm Hinter- und Vorderwand adaptierte, so daß das Cavalumen in 4–5 kleine Kanäle unterteilt wird (Abb. 12b). Seine angiographischen Kontrollen zeigten eine erhaltene Durchgängigkeit in 75–85% der Fälle.

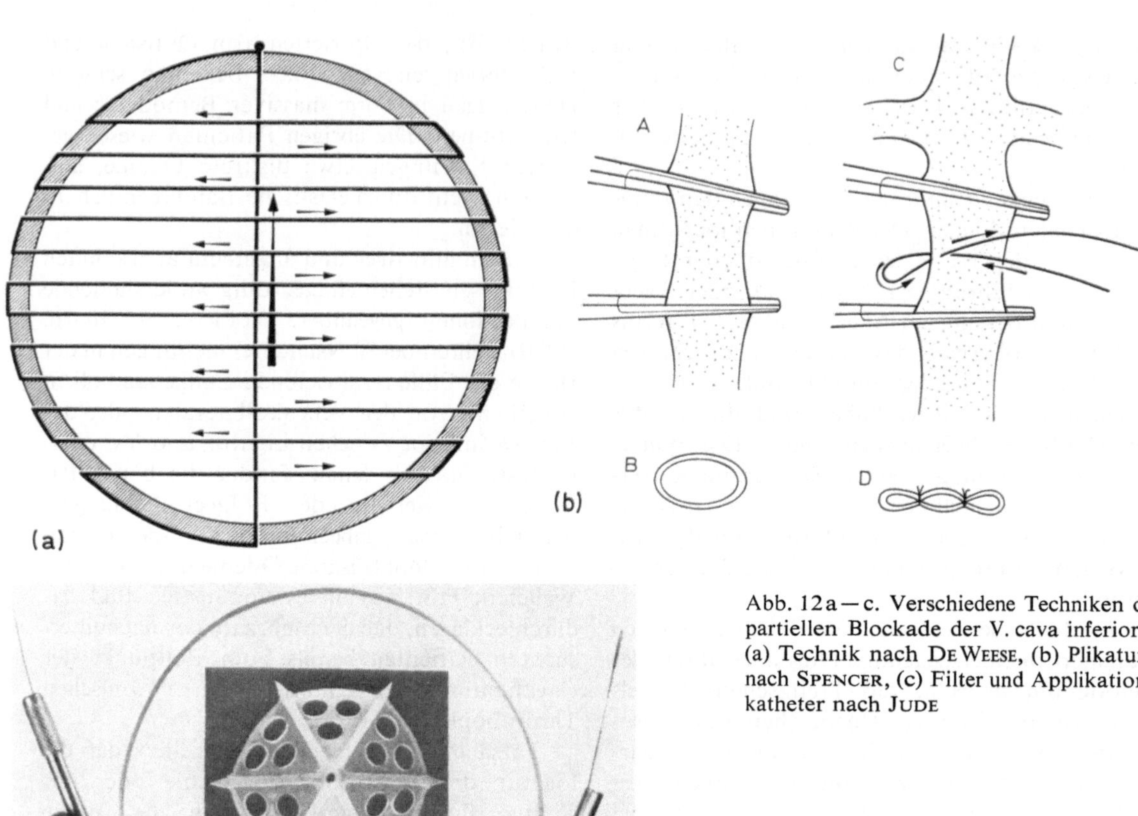

Abb. 12a—c. Verschiedene Techniken der partiellen Blockade der V. cava inferior. (a) Technik nach DeWeese, (b) Plikatur nach Spencer, (c) Filter und Applikationskatheter nach Jude

Allerdings besteht die größte Gefahr nicht in einer sekundären totalen Obstruktion, sondern darin, daß durch Durchschneiden der Nähte im Laufe der Zeit die Operation unwirksam wird. Experimentelle Untersuchungen von Coupland u. Mitarb. zeigen, daß sich die Venenwand dehnt und das Durchschneiden der Nähte begünstigt, so daß nach 2—3 Monaten der Durchmesser einzelner Kanäle auf 1 cm anwächst.

Eine derartige Insuffizienz kann nach dem Bericht von Williams schon wesentlich früher auftreten. 4 Tage nach einer Embolektomie mit anschließender Cavaplikatur nach Spencer stellte sich bei einem Patienten erneut eine schwere Lungenembolie ein. 2 Wochen nach der wiederholten Embolektomie zeigte ein Cavogramm keinerlei Unterbrechung der Cava inferior.

Das Wiederauftreten großer Lücken bei den Plikaturmethoden gab Anlaß dazu, nach solideren Möglichkeiten zur partiellen Unterbrechung der V. cava inferior zu suchen. Moretz hat seit 1957 Teflonclips, bestehend aus 2 vorderen und 2 hinteren Branchen im Abstand von 4 mm, verwendet. Damit erhält die Vene eine abgeplattete 4 mm dicke Form. Bis 1963 hat Moretz 24 Fälle nach dieser Methode operiert. Es gab ein Rezidiv einer Lungenembolie; die Durchgängigkeit blieb nach radiologischen Kontrollen in 60% der Fälle erhalten.

Größere Verbreitung hat die Anwendung eines gezahnten Clips nach MILES gefunden, der die V. cava inferior an 4 Punkten komprimiert und damit enge Kanäle schafft. Bis 1970 hatte MILES selbst innerhalb von 7 Jahren den Clip 120mal benutzt. Er berichtet über 4 Rezidive einer Lungenembolie. Im Vergleich mit einer eigenen Serie von 40 Ligaturen kommt er zu dem Eindruck, daß die Folgeerscheinungen mit dem Clip geringer sind.

OCHSNER vergleicht 25 Fälle, in denen er den Miles-Clip verwendet hat, mit seiner Serie von 286 Cavaligaturen und gelangt zur gegenteiligen Ansicht. Seine Kontroll-Cavographien haben einen Verschluß der Cava in 50% der Fälle nach einer Woche und in 75% der Fälle nach einem Jahr gezeigt. Darüber hinaus seien die festgestellten Folgeerscheinungen bei der Cliptechnik häufiger und schwerwiegender.

Von weiteren beschriebenen Verfahren sei nur noch die Technik mit dem russischen Nähapparat erwähnt, die von RAVITCH empfohlen wird!

4. *Transvenöse Cavaunterbrechung*

Gesondert sind die nicht operativen Methoden zu nennen, bei denen transvenös ein Filter in der Cava inferior subrenal eingesetzt wird. WILLIAMS u. Mitarb. (1969) empfehlen das Einführen eines an seiner Spitze mit einem aufklappbaren Metallfilter versehenen Katheters während der kritischen Phase, der sich nach einigen Tagen wieder entfernen läßt.

JUDE u. Mitarb. verwenden ebenfalls einen perforierten Schirm, der von einer Jugularvene aus eingeführt und unterhalb der Nierenvene in der unteren Hohlvene aufgespannt wird (Abb. 12c). Ihr Schirm fixiert sich mit Hilfe von Stacheln an der Venenwand, während der zur Placierung verwendete Katheter zurückgezogen wird. Die Autoren haben diesen Filter 50mal ohne Zwischenfall benutzt und sind mit dem Resultat zufrieden. Innerhalb einer Woche kommt es zur kompletten Obstruktion der V. cava; der Vorteil ist jedoch, daß dem Patienten eine Operation erspart bleibt.

Es ist angesichts der zahlreichen Publikationen nicht ganz einfach, sich ein Urteil über die verschiedenen Verfahren der partiellen Cavaunterbrechung zu bilden. Offensichtlich sind sie im Hinblick auf die Prophylaxe der Lungenembolie der Ligatur überlegen. Ob sie die nachteiligen Begleiterscheinungen vermindern können, ist nicht ganz bewiesen, da diese weit stärker von der Schwere des venösen Grundleidens als von der Art des Verfahrens abhängen.

5. *Probleme der Indikation*

Es erhebt sich die Frage, bei welchen Patienten, zu welchem Zeitpunkt und nach welcher Methode die Blockade der V. cava inferior durchzuführen ist, abgesehen von den Fällen, wo sie eine Ergänzung zur Embolektomie darstellt.

Eindeutigste und häufigste Indikation sind rezidivierende Embolien unter Antikoagulation. Weniger klar, aber nach unserer Ansicht wünschenswert ist die V. cava-Blockade bei massiven Lungenembolien, die gut auf konservative Maßnahmen reagieren und keine Embolektomie rechtfertigen.

Seltenere Indikationen sind Undurchführbarkeit einer Antikoagulantientherapie bei Patienten mit Lungenembolien oder aber auch das Vorliegen einer akuten entzündlichen Beckenvenenthrombose.

Auf der anderen Seite muß man zurückhaltend sein, wenn eine akute Thrombophlebitis des Beins mit bereits bestehendem Ödem vorliegt. Man würde den primär ungünstigen Zustand verschlechtern.

Wird die Indikation befürwortet, sollte der Eingriff ohne Verzögerung folgen. Die Wahl der Technik ist Sache persönlicher Überzeugung. Die einfachste Lösung bei Fehlen schwerwiegender thrombophlebitischer Veränderungen der Beine ist die Ligatur. Unter den Techniken der partiellen Blockade dürften die Clips den Nahtverfahren vorzuziehen sein. Bei besonders schlechtem Zustand oder bei sehr hohem Alter bieten sich transvenös einzuführende Filter an.

Literatur

Allison, P. R., Dunnill, M. S., Marschall, R.: Pulmonary embolism. Thorax **15**, 273 (1960).

Baillet, J., Cachera, J. P.: Les embolies pulmonaires. Considérations diagnostiques et thérapeutiques. Presse méd. **77**, 1165 (1969).

Benichoux, R.: Le traitement chirurgical de l'embolie pulmonaire massive. Rev. méd. Nancy **77**, 523 (1952).

Binet, J. P., Langlois, J.: Embolie pulmonaire chez un malade de 69 ans. Mém. Acad. Chir. **91**, 832 (1965).

Blondeau, P., Soyer, R.: Problèmes actuels du traitement des embolies pulmonaires. Congrès de la société de pathologie vasculaire, Avril 1971.

Borja, A. R., Lansing, A. M.: Technique of selective pulmonary embolectomy without bypass. Surg. Gynec. Obstet. **130**, 1073 (1970).

Bradley, M. N., Bennett, A. L., Lyons, C.: Successful unilateral pulmonary embolectomy without cardiopulmonary bypass. New Engl. J. Med. **271**, 713 (1964).

Cabrol, C., Cabrol, A., Guiraudon, G., Conso, C., Leon, L., Luciani, J., Legendre, M., Bertrand, M., Bollot, C., Gratadour, C.: Le traitement des embolies pulmonaires à l'aide de la circulation extra corporelle. Ann. Chir. thorac. cardiovasc. **8**, 11 (1969).

Cachera, J. P., Gandjbakch, I., de Biase, H., Guery, J., Lissac, J., Maurice, P., Dubost, C.: Embolectomie pulmonaire chez une femme enceinte de 7 mois. Accouchement à 8 mois d'un enfant normal. Mém. Acad. Chir. **93**, 607 (1967).

Cachera, J. P., Piwnica, A., Guilmet, D., de Parades, B., Virag, R., Dubost, C.: Diagnostic et traitement de l'embolie pulmonaire. Ann. Chir. thorac. cardiovasc. **8**, 21 (1969).

Camishion, R. C., Pierucci, L., Fishman, N. H., Fraimon, W., Grenning, R.: Pulmonary embolectomy without cardio-pulmonary bypass. Amer. J. Surg. **111**, 723 (1966).

Chalnot, P., Grosdidier, J., Mathieu, P., Gayet, A.: Deux cas d'embolectomie pratiquée avec succès sous circulation extra corporelle. Ann. Chir. thorac. cardiovasc. **5**, 77 (1966).

Chalnot, P., Mathieu, P., Sommelet, Ch.: Traitement des embolies pulmonaires sous circulations extracorporelles. Ann. Chir. thorac. cardiovasc. **8**, 61 (1969).

Clarke, D. B.: Pulmonary embolectomy using normothermic venous inflow occlusion. Thorax **23**, 131 (1968).

Cooley, D. A., Beall, A. C.: Embolectomy for acute massive pulmonary embolism. Surg. Gynec. Obstet. **126**, 807 (1968).

Coon, W. W., Coller, F. A.: Clinicopathologic correlations in thrombo-embolism. Surg. Gynec. Obstet. **109**, 259 (1959).

Coon, W. W., Willis, P. W.: Deep venous thrombosis and pulmonary embolism: prediction, prevention and treatment. Amer. J. Cardiol. **4**, 611 (1959).

Cordell, A. R., Podgorny, G., Ferguson, C., Hudspeth, A. S., Johnston, F. R.: Pulmonary embolism revisited. Ann. Surg. **169**, 947 (1969).

Cornet, E., Mussini, J., Dupon, H., Laboux, L., Dubigeon, P., Michaud, J. L.: Difficultés diagnostiques de l'embolie pulmonaire. Ann. Chir. thorac. cardiovasc. **8**, 57 (1969).

Coupland, G. A. E., Reeve, T. S.: Recurrent pulmonary emboli following inferior vena caval plication. Surgery **67**, 639 (1970).

Crafoord, C.: The surgical treatment of massive pulmonary embolism. Report of 22 cases of Trendelenburg's operation. J. int. Chir. **2**, 464 (1951).

Cross, F. S., Mowlen, A.: A survey of the current status of pulmonary embolectomy for massive pulmonary embolism. Circulation **35**, Suppl. 1, 86 (1967).

Daily, P. O., Moulder, P. V.: Guidelines for pulmonary vein perfusion dislodgement of emboli. Ann. thorac. Surg. **3**, 242 (1967).

Deweese, M. S., Hunter, D. C.: A vena cava filter for the prevention of pulmonary embolism: 5 years clinical experience. Arch. Surg. **86**, 852 (1963).

Donalson, G. N., Williams, L., Scannell, G., Shaw, R.: A reappraisal of the application of the Trendelenburg operation to massive fatal embolism. New Engl. J. Med. **268**, 171 (1963).

Dor, V., Boutin, C., Bory, M., Noirclerc, M., Aubert, J., Pons, R., Dor, J.: Embolectomie ou thrombectomies pulmonaires atypiques. Ann. Chir. thorac. cardiovasc. **8**, 69 (1969).

Dor, V., Francois, G., Pons, R., Boyer, J., Malmejac, C., Bory, M., Metras, D., Montfort, G., Serradimigni, A.: Embolie pulmonaire grave après traumatisme du thorax épanchement péricardique purulent. Péricardectomie, embolectomie sous circulation extra corporelle. Mém. Acad. Chir. **94**, 674 (1968).

Dubost, Cl., Duranteau, A., Jouasset, D.: Embolie pulmonaire massive. Opération de Trendelenburg et ligature de la veine cave inférieure. Mém. Acad. Chir. **87**, 344 (1961).

Dubost, Cl., Testart, J.: L'embolectomie pulmonaire; ses indications et ses techniques. J. Chir. **89**, 425 (1965).

Enjalbert, A., Mathe, J., Mignon, J. P., Puel, P., Graulle, A., Pecoul, R.: Une forme prolongée d'embolie pulmonaire opérée avec succés sous circulation extra corporelle. Ann. Chir. thorac. cardiovasc. **8**, 53 (1969).

Enjalbert, A., Mathe, J., Mignon, J. P., Puel, P., Graulle, A., Pecoul, R., Barthelemy, R., Suc, J. M., Bierme, R.: Un nouveau cas d'embolie pulmonaire massive opéré avec succès sous circulation extra corporelle. Mém. Acad. Chir. **92**, 137 (1966).

Fontaine, R., Kieny, R.: A propos de 5 embolectomies pulmonaires réalisées sans circulation extra corporelle, techniquement réussies, avec 3 succès définitifs. Mém. Acad. Chir. **90**, 237 (1964).

Fontaine, R., Kieny, R.: Quatrième succès obtenu par l'embolectomie pulmonaire cette fois sous circulation extra corporelle. Mém. Acad. Chir. **91**, 908 (1965).

Fontaine, R., Redon, M.: Identification et traitement des embolies pulmonaires. Rapport au 49è Congrès Français de chirurgie 1946.

Frater, R. W., Schneider, I. J., Kaplan, M., Tirschwell, P.: An approach to the surgical treatment of pulmonary embolism. J. Amer. med. Ass. **11**, 196 (1966).

Fred, H. L., Axelrad, M. A., Lewis, J. M., Alexander, J. K.: Rapid resolution of pulmonary thromboembolism in man. Angiographic study. J. Amer. med. Ass. **196**, 1137 (1966).

Gahagan, T., Manzor, A., Mathur, A. N., Grodsinsky, C.: Retrograde injection of fibrinolysin into the pulmonary veins in the removal of impacted pulmonary emboli. J. cardiovasc. Surg. **8**, 77 (1967).

GIFFORD, R. W., GROVES, L. K.: Limitation in the feasibility of pulmonary embolectomy: a clinicopathologic study of 101 cases of massive pulmonary embolism. Circulation **39**, 523 (1969).

GUILMET, D., REY, A., BERRETTI, E., BEUZELIN, J. A., LESOURD, G., GRATADOUR, C., DUBOST, C.: Un cas d'embolie pulmonaire aigue traitée sous circulation extra corporelle avec perfusion à contre courant du lit pulmonaire. Ann. Chir. thorac. cardiovasc. **6**, 507 (1967).

HAZAN, E., NEVEUX, J. Y., BLOCH, G., LOGEAIS, Y., VANETTI, A., DEQUIROT, A., CORNU, P., MATHEY, J.: L'embolectomie pulmonaire: une série de 8 cas opérés avec 7 succès. Mém. Acad. Chir. **96**, 113 (1970).

JUDE, J. R.: Discussion du travail de A. OCHSNER. Ann. Surg. **171**, 937 (1970).

KIRSCHNER, M.: Erfolgreiche Operation wegen Embolie der Arteria pulmonalis. Arch. klin. Chir. **33**, 313 (1924).

LANGLOIS, J., BINET, J. P.: Deux cas d'embolie pulmonaire aigue massive aprés pneumonectomie, opérés avec succés sous circulation extra corporelle. Mém. Acad. Chir. **96**, 133 (1970).

LANGLOIS, J., BINET, J. P., DAVID, P., LEIVA-SEMPER, A.: L'embolie pulmonaire massive. Problèmes d'urgence concernant le diagnostic et le traitement. Ann. Chir. thorac. cardiovasc. **8**, 31 (1969).

LANGLOIS, J., MOINE, D., MINE, J., GOURVES, J., HERRERA, D.: Un cas d'embolie pulmonaire aigue massive opérée avec succès dans un centre chirurgical non spécialisé à l'aide d'un appareil cœur-poumon portatif. Mém. Acad. Chir. **96**, 127 (1970).

LEMOINE, G., NEVEUX, J. Y., LOGEAIS, Y., CONSO, J. F., MATHEY, J.: Cœur pulmonaire aigu par embolies pulmonaires itératives. Embolectomie sous circulation extra corporelle. Ann. Chir. thorac. cardiovasc. **8**, 65 (1969).

LINDER, F., SCHMITZ, W., ENCKE, A., TREDE, M., STORCH, H. H.: A study of 605 fatal pulmonary embolisms and 2 successful embolectomies. Surg. Gynec. Obstet. **125**, 82 (1967).

MARION, P.: Cœur pulmonaire. Artériotomie pulmonaire gauche. Embolectomie rétrograde partielle. Guérison. Mém. Acad. Chir. **79**, 239 (1953).

MARION, P., ESTANOVE, S.: L'opération de Trendelenburg par voie pulmonaire rétrograde gauche. Justification et technique. Ann. Chir. **10**, 833 (1956).

MARION, P., ESTANOVE, S.: Embolectomie pulmonaire. Bilan de notre expérience des formes lentes. Ann. Chir. thorac. cardiovasc. **8**, 17 (1969).

MARION, P., ESTANOVE, S.: Traitement chirurgical actuel de l'embolie pulmonaire grave. A propos de 121 embolectomies pratiquées en France et de notre expérience. Mém. Acad. Chir. **96**, 109 (1970).

MEYER, A. W.: Erfolgreiche Trendelenburg'sche Operation bei Embolie der Arteria pulmonalis. Dtsch. Z. Chir. **205**, 1 (1927).

MIALARET, J., CABROL, C.: Embolectomie pulmonaire d'urgence sous circulation extra corporelle. Mém. Acad. Chir. **91**, 789 (1965).

MILES, R. M.: Discussion de A. OCHSNER. Ann. Surg. **171**, 937 (1970).

MOBIN UDDIN, K., GOLDOKI, H., JUDE, J. R.: Intravenous caval interruption for pulmonary embolism in cardiac disease. Circulation **41**, Suppl. 2, 154 (1970).

MONTIES, J. R., BAILLE, Y., GOUDARD, A., JAUSSERAN, J. P., SERRA, P., HENRY, E.: L'embolie pulmonaire massive (expérience de 10 cas dont 8 opérés). Ann. Chir. thorac. cardiovasc. **9**, 325 (1970).

MORETZ, W. H., RHODE, C. M., SHEPARIT, M. H.: Prevention of pulmonary embolism by partial occlusion of the inferior vena cava. Amer. Surg. **25**, 617 (1959).

MOZES, M., BOGOKOWSKY, H., ANTEBI, E., TZUR, N. N., PENCHAS, S.: Inferior vena cava ligation for pulmonary embolism: review of 118 cases. Surgery **60**, 790 (1966).

NEGRE, E., THEVENET, A., PUJOL, H., MARY, H.: Embolectomies pulmonaires sous circulation extra-corporelles. J. Chir. **92**, No. 5 (1966).

NEGRE, E., THEVENET, A., PUJOL, H., CHAPTAL, P.: Problémes pratiques posés par les embolectomies pulmonaires. Ann. Chir. thorac. cardiovasc. **8**, 29 (1969).

NEUHOF, H.: Problem of embolism of pulmonary artery; transcardiac operation. Ann. Surg. **120**, 488 (1944).

NISSEN, R.: Embolektomie bei der protrahiert tödlichen Lungenembolie. Schweiz. med. Wschr. **91**, 793 (1961).

NYSTROM, G.: Pulmonary embolism: experiences with Trendelenburg's operation. Ann. Surg. **92**, 498 (1930).

OCHSNER, A., OCHSNER, J. L., SANDERS, H. S.: Prevention of pulmonary embolism by caval ligation. Ann. Surg. **171**, 923 (1970).

PICCONE, V. A., VIDAL, E., YARNUZ, M., GLASS, P., LE VEEN, H. H.: The late results of caval ligation. Surgery **68**, 980 (1970).

PIWNICA, A., SOYER, R., GANDJBAKHCH, I., VIRAG, R., GUERY, J., HAMLADJI, O., PRIGENT, C., DELAIR, F., DUBOST, C.: Embolectomie pulmonaire et auriculaire droite. Presse méd. **77**, 917 (1969).

RAVITCH, M. M., SNODGRASS, E., MCENANY, T., RIVAROLA, A.: Compartmentation of the vena cava with the mechanical stapler. Surg. Gynec. Obstet. **122**, 561 (1966).

ROSENBERG, P., PEARCE, C., MCMULLY, J.: Surgical treatment of pulmonary embolism. J. thorac. Surg. **47**, 1 (1964).

ROTHMAN, D., FRATER, R. W. M., MIRANA, M. A. S., SIVER, L., WEBER, C.: Bilateral pulmonary embolectomy through the left pulmonary artery. Arch. Surg. **96**, 970 (1968).

SABISTON, D. C., WOLFE, W. G.: Experimental and clinical observation on the natural history of pulmonary embolism. Ann. Surg. **168**, 1 (1968).

SASHARA, A. A., STEIN, M., SIMON, M., LITTMANN, D.: Pulmonary angiography in the diagnosis of thromboembolic disease. New Engl. J. Med. **270**, 1075 (1964).

SAUTTER, R.: The technique of pulmonary embolectomy with the use of cardiopulmonary bypass. J. thorac. cardiovasc. Surg. **53**, No. 2 (1967).

SAUTTER, R. D.: FLETCHER, F. W., OUSLEY, J. L., WENZEL, F. J.: Extremely rapid resolution of a pulmonary embolism. Dis. Chest **52**, 825 (1967).

SHARP, E. M.: Pulmonary embolectoming: successful removal of massive pulmonary embolism with support of cardiopulmonary bypass. Ann. Surg. **156**, 1 (1962).

SHIBATA, H. R., ROSS, W., STEPHENS-NEWSHAM, L., MACLEAN, L. D.: Diagnostic au lit du malade de l'embolie pulmonaire massive. Arch. Surg. **93**, 250 (1966).

SOOTS, G., HARBART, A., NEIDHART-AUDION, M., LERCHE, E., STANKOWIAK, C., POMMIER, J., BOURETZ, J. C., VANDAMME, B.: Embolectomie pulmonaire sous circulation extra corporelle. A propos d'une observation. Ann. Chir. thorac. cardiovasc. **8**, 49 (1969).

SPENCER, F. C.: Plication of the vena cava for pulmonary embolism. Surgery **62**, 388 (1967).

STEENBURG, R. W., WARREN, R., WILSON, R. E., RUDOLF, L. E.: A new look at pulmonary embolectomy. Surg. Gynec. Obstet. **107**, 214 (1958).

STEIN, P. D.: The angiographic diagnosis of acute pulmonary embolism: Evaluation of criteria. Amer. Heart J. **73**, 730 (1967).

TESTARD, J.: L'embolie pulmonaire. Paris: Thèse 1964.

TRENDELENBURG, F.: Über die operative Behandlung der Embolie der Lungenarterie. Arch. klin. Chir. **86**, 686 (1908).

VANDECASTEELE, J., LINQUETTE, M., DESRUELLES, J.: Un cas d'embolectomie pulmonaire couronnée de succès. Arch. Mal. Cœur **48**, 872 (1955).

VOSSSCHULTE, K., STILLER, H., ISENREICH, F. E.: Emergency embolectomy by the transsternal approach in acute pulmonary embolism. Surgery **58**, 317 (1965).

WILLIAMS, G. D., WESTBROOK, K. C., CAMPBELL, G. S.: 2 successful pulmonary embolectomies in the same patient, failure of vena cava plication. J. thorac. Surg. **58**, 140 (1969).

WILLIAMS, R. W., SCHENK, W. G.: A removable intracaval filter: prevention of pulmonary embolism. Surgery **68**, 999 (1970).

YARSARGIL, E. C.: Simplified pulmonary embolectomy. J. cardiovasc. Surg. **8**, No. 1 (1967).

V. Die Erkrankungen des Herzbeutels

Erkrankungen des Perikards

H. von Elmendorff und R. von Elmendorff

Mit 4 Abbildungen

A. Angeborene Fehlbildungen des Perikards

In Band II des „Handbuch der Thoraxchirurgie" hat Johannson über Fehlbildungen des Herzbeutels berichtet. Der heutige Stand des Wissens verlangt, daß man sich eingehender mit dem Komplex befaßt, über den in der Zwischenzeit eine ganze Reihe von Publikationen erschienen ist.

1. Perikardzysten

Wenn auch noch grundsätzlich die Meinung von Johannson gilt, daß die meisten Perikardzysten keine Beschwerden verursachen und daher eine Operation nicht unbedingt erforderlich ist, mehren sich in den letzten Jahren die Stimmen, die eine chirurgische Intervention (transthorakale Exstirpation) in jedem Fall anraten. Die meisten Autoren führen als Begründung für diese Einstellung an, daß mit dem Größenwachstum der Gebilde praktisch immer Beschwerden auftreten. Reisner und Huzly (1965) operierten 12 ihrer 30 Fälle, De Roover u. Mitarb. (1962) alle drei, Werner u. Mitarb. (1961) zwei beobachtete Fälle. Aus dem eigenen Krankengut wurden 19 Fälle von 20 beobachteten operiert (Irmer u. Gremmel, 1959). Werner und Sigurjönsson geben an, daß etwa 40% der Perikardzysten keine Beschwerden machten, doch haben ihre eigenen Fälle alle unter Herzirritationen und Bronchusverlegungen (wie auch ein Fall von Roover), substernalen Schmerzen und Atemnot, Stichen im rechten Thorax und Druckgefühl gelitten. Ähnliche Beschwerden hatten auch die Fälle von Michailow (1968).

Zur Präzisierung der Diagnostik dieser Zysten empfiehlt Michailow Punktion und Auffüllung mit Luft. Da es sich um einen geschlossenen Hohlraum handelt, stellt sich die Zyste in der Folge deutlich dar. Reisner und Huzley (1965) stellen die Diagnose während einer Thoraxdurchleuchtung: Die scharf begrenzte Verschattung (Hewitson u. Schrire, 1963) zeigt im Exspirium eine scheinbare Größenveränderung sowie ein Schwabbeln im Schnupfversuch.

2. Perikarddivertikel

Reisner und Huzley (1965) unterscheiden von den isoliert liegenden Perikardzysten die Ausstülpungen oder Hohlräume, die mit der Perikardhöhle in Verbindung stehen als „Perikarddivertikel". Tricot u. Mitarb. (1958), die ein Divertikel bei der Sektion als Zufallsbefund antrafen, raten von einer Operation solcher Divertikel ab, da Beschwerden nicht zu erwarten sind. Diese Einstellung mag im allgemeinen richtig sein. Es gibt aber auch Ausnahmen, die ein aktives Vorgehen indizieren. So berichteten Davis u. Mitarb. (1961) über einen 10jährigen Jungen mit wiederholten Infektionen der Atemwege in der Anamnese, rechtsseitigen präkordialen Schmerzen, Kurzatmigkeit, verlangsamter Entwicklung und Verlagerung des Herzspitzenstoßes nach rechts. Die röntgenologisch sichtbare Teilatelektase der rechten Lunge mit Mediastinalverschiebung nach rechts war als Folge einer Einengung durch ein perikardiales Divertikel bedingt. Die Operation erbrachte Heilung.

Siehe auch Handbuch der Thoraxchirurgie Bd. II (1959), S. 614ff.

3. Arteriovenöse Fistel des Perikards

CULLHEAD u. Mitarb. (1962) beschrieben die Erkrankung eines 21jährigen Mannes mit einem systolischen Geräusch, das zufällig bei einer Einstellungsuntersuchung entdeckt wurde. Der Patient hatte keine Beschwerden. Weitere pathologische Zeichen ließen sich nicht feststellen. Bei der nachfolgenden Operation stellten sie eine arteriovenöse Fistel der Gefäße des linken Perikards fest, die nach Ligatur der Anastomose abheilte.

4. Angeborene Defekte des Perikards

JOHANNSON teilte die angeborenen Defekte des Herzbeutels in 3 Gruppen ein:

I. Gemeinsame linksseitige Pleuroperikardhöhle.

II. Großer Herzbeuteldefekt mit Verlagerung des Herzens.

III. Kleiner Herzbeuteldefekt in Herzohrhöhe ohne Verlagerung des Herzens.
(Siehe auch SCHULTE u. Mitarb., 1969!)

Während noch JOHANNSON glaubte, daß über 50% der Fälle zur Gruppe I gehörten, ergibt die Durchsicht der weiter unten angeführten Fälle, daß die Gruppe III überwiegt, wenn man die operativ gesicherten Fälle nimmt, und daß das Verhältnis der Gruppen I:II:III bei den radiologisch und operativ gesicherten Fällen 29:3:42 ist. Alle diese Defekte lagen auf der linken Seite. Nur HIPONA und CRUMY berichteten 1964, BROADBENT u. Mitarb. 1966 und CHANG und ARMORY 1965 über einen rechtsseitigen Defekt.

Etwa die Hälfte der Fälle hatte zusätzliche Mißbildungen verschiedener Art.

Die Häufigkeit der begleitenden Mißbildungen verteilte sich, wie in Tabelle 1 angegeben.

Tabelle 1

Erkrankung	Gesamtzahl	Autoren (Anzahl der Fälle)
VSD	5	BROADBENT (1), BAUER (1), BOR (1), SCHULTE (1), MURPHY (1)
Perikardzyste	3	SCHULTE (1), MUKERJEE (1), SCHULTE (1)
Ductus arteriosus	6	BROADBENT (1), BOR (1), CHANG (1), SCHUSTER (1), KJELLBERG (1), FERUGLIO (1)
Zwerchfelldefekt	4	BROADBENT (1), KINCAID (1), MURPHY (1)
Fallot	2	HIPONA (2)
ASD	3	BAUER (1), FISHER (1), OVERBECK (1)
Mitralstenose	2	SCHULTE (1), WOLFE (1)
Aortenisthmusstenose und subvalvuläre Aortenstenose	1	SCHULTE (1)
Mediastinaltumor	3	WARBER (1), HAMILTON (1), GEISLER (1)
Nebenlunge	1	GEISLER (1)
Truncus arteriosus comm.	1	SCHULTE (1)
Bronchiektasen	2	BROADBENT (1), KINCAID (1)

Im Schrifttum wurden bisher 148 Fälle beschrieben (SCHUMACHER u. Mitarb., 1967; VARRIALE, 1967; SCHULTE u. Mitarb., 1969). Es handelt sich dementsprechend um eine relativ seltene Erkrankung. Dies liegt vielleicht daran, daß die Erkrankung beim Lebenden wegen der zumeist fehlenden Beschwerden nicht erkannt wird. Einige Autoren beschrieben uncharakteristische Beschwerden, die rückblickend mit dem später nachgewiesenen Herzbeuteldefekt in Verbindung gestanden haben könnten. Die Patienten klagten bisweilen über leichte Ermüdbarkeit (CHARY u. LEIGH, 1961), Anfälle von Atemnot (SCHUMACHER u. DERRICK, 1967), Schmerzen im linken Thorax (ELLIS u. Mitarb., 1959; TUCKER u. Mitarb., 1963), intermittierende präkordiale Schmerzen (ELLIS u. Mitarb., 1959; HERING u. Mitarb., 1960). Nur 5 Fälle (ausnahmslos Defekte der Gruppe II) sind bisher bekannt geworden (HORT, 1962; BRUNING, 1962; LAJOS, 1970), bei denen es infolge einer Prolapsbildung des Herzens durch den Perikarddefekt zu einer hämorrhagischen Infarzierung des Herzens gekommen war. Immer handelte es sich um Kinder, die nach plötzlichen heftigen Hustenanfällen und starken präkordialen Schmerzen mit Apnoe und Zyanose bewußtlos wurden und innerhalb von 10–15 min starben.

Zur Diagnostik der Defekte wird praktisch nur noch die Röntgenologie verwandt. Sie erspart unnütze operative Eingriffe. Der erste Verdacht sollte durch eine ungewöhnliche Vorwölbung des Pulmonalbogens geweckt werden (STEI-

NER, 1964; JIRSCH, 1970). CHARY und LEIGH (1961), DIMMICH u. Mitarb. (1965) sowie ELLIS u. Mitarb. (1959), FISHER und EHRENHAFT (1964) bevorzugen zur Diagnostik das Anlegen eines künstlichen Pneumothorax. Die eingelassene Luft vermag in den Perikardraum einzudringen und hebt das noch vorhandene Blatt vom Herzen ab, so daß eine Doppelkontur entsteht. SCHULTE u. Mitarb. (1969) empfehlen, auf eine markante Inzisur zwischen Arcus aortae und A. pulmonalis zu achten. Auch im EKG konnten sie bisweilen Veränderungen – wenn auch uncharakteristische – registrieren. So bestand bei größeren Defekten eine Rechtsabweichung der Herzachse und ein verzögerter Ablauf der R-Zacke in den Brustwandableitungen (s. auch BROADBENT, 1966!). Nur ELLIS u. Mitarb. (1959), CHARY und LEIGH (1961) und DIMICH u. Mitarb. (1965) berichteten über pathologische Herzgeräusche, seien sie kontinuierlich oder systolisch.

Mit wenigen Ausnahmen wird von den Autoren der vergangenen Jahre eine abwartende Haltung angeraten. Handelt es sich um einen Defekt der Gruppe I, so ist ein Verschluß meist nicht nötig, da eine Gefahr der Prolapsbildung des Herzens kaum besteht. Defekte der Gruppe II werden, wenn sie zufällig gefunden werden, zumeist verschlossen, oder so weit eröffnet (TUCKER u. Mitarb., 1963), daß sich das schlagende Herz nicht einklemmen kann. SCHUMACHER und DERRICK (1967) schafften ein neues Perikard durch Umwickeln des Herzens mit Silastic, da die Lingula vom schlagenden Herzen abgeknickt wurde. Kleinere Löcher im Perikard (Gruppe III) wurden nur von HIPONA und CRUMY (1964), BAKER u. Mitarb. (1965), CHARY und LEIGH (1961) sowie HERING u. Mitarb. (1960) behoben wegen erheblicher Beschwerden der Patienten. So drang bei einem rechtsseitigen Defekt wiederholt Lunge hinter das Herz. Fast immer wurden Pleuralappen verwandt, wenn man auch zugeben muß, daß aufgesteppte Kunststoffnetze nach Erfahrung der Düsseldorfer Klinik heute sehr wohl in Frage kommen. Die anderen Autoren (s. auch SCHULTE u. Mitarb., 1969!) ließen den Defekt unbehandelt, selbst wenn das linke Herzohr bisweilen hervorschaute. Einklemmungserscheinungen dieses Herzohres wurden bisher nicht beschrieben.

SCHULTE u. Mitarb. (1969) weisen übrigens darauf hin, daß das Vorliegen eines Perikarddefektes die Leistungsfähigkeit und die Überlebenswahrscheinlichkeit nicht beeinträchtigen.

B. Perikarditis

Wenn wir die Perikarditis jetzt eher mit dem Worte „Reizzustand des Perikards" denn als entzündliche Veränderung des Perikards erklären, wie man noch vor einem Jahrzehnt zu definieren geneigt war, so hat dies seine Ursache in den zahlreichen ätiologischen Momenten, die zu einer solchen „Perikarditis" führen können. Der Verlauf der Erkrankung nimmt oft den für die Grundkrankheit ganz charakteristischen Verlauf, so daß die Krankheit mehr in das internistische Fachgebiet fiele, wenn nicht doch bei praktisch jeder bekannten Ätiologie die Notwendigkeit eines chirurgischen Eingriffs bekannt geworden wäre, sei es als Perikardiotomie, sei es als Perikardresektion. Im folgenden seien die einzelnen ursächlichen Faktoren besprochen, die zur Perikarditis führen können!

1. Tuberkulöse Perikarditis

Die tuberkulöse Genese der Parikarditis ist während der entzündlichen Phase durch Bakteriennachweis oder histologische Untersuchung möglich. Später fällt die Häufigkeit der nachgewiesenen Fälle von tuberkulöser Infektion des Perikards auf unter 5%. So sind unter den insgesamt 368 operierten Perikarditiden von SODEMANN und SMITH (1958), CAYLER (1963), LOOGEN (1966), SOUNDERS (1963), ITURRINO (1963), CASTRONOPOL (1958) und ROSHE (1959) nur 20 sicher tuberkulöser Genese. Während SOULIÉ (1960) und RAKOW (1960) bei der konstriktiven Perikarditis noch eine spezifische Infektion als sicher annehmen, fordert LOOGEN (1966) für die sichere Diagnostik der tuberkulösen Ätiologie entweder den Bakteriennachweis oder einen stark positiven Hauttest. Häufig wurden tuberkulöse Perikarditiden wegen starker Ergußbildung operiert. CASTRONOPOL u. Mitarb. (1958) warnen vor einer protrahierten Punktionsbehandlung und ziehen die Perikardresektion vor mit Unterstützung durch Tuberkulostatika.

2. Eitrige Perikarditis

Akute eitrige Perikarditiden sind ebenfalls nur selten anzutreffen, nach SODEMAN und SMITH

(1958) in weniger als 15% der Fälle. PETSEL (1960) beschreibt einen Fall nach Pneumokokkenpneumonie, ROSE u. Mitarb. (1967) bei akuter bakterieller Endokarditis und Perikarditis. Hier führte eine akute Hämorrhagie mit Herztamponade zum Tode. LIU u. Mitarb. (1967) operierten einen 63jährigen Neger mit purulenter Perikarditis bei Perforation eines Ulcus pepticum ins Perikard.

MUNNELL und HAMMARSTEN (1962) behandelten eine eitrige Perikarditis nach retropharyngealem Abszeß. BILGER u. Mitarb. (1958) heilten eine Staphylokokkenperikarditis mit Punktionen und intraperikardialen Injektionen von Kortison, Penicillin und Streptomycin. MUNNELL, PETSEL und MATHEY, WEVEUX, ROCHE und YANETTI (1968) unterstreichen die Bedeutung der chirurgischen Dauerdrainage, wenn man mit der Punktion nicht in kürzester Zeit zum Ziele kommt. Diese letzte sollte am besten mit der von MARFAN empfohlenen Methode von kaudal nach kranial hinter dem Xiphoid durchgeführt werden.

Die chirurgische Drainage kann z.B. nach GAGNON und TELMOSE (1960) durch Entfernung des 4. und 5. linken Rippenknorpels, Eröffnung des Perikards, Ausspülen des Eiters und Einlegen eines Gummischlauches durchgeführt werden. Außerdem sollten fibrinolytische Fermente injiziert werden. Die nicht ausreichend behandelte eitrige Perikarditis hat nach NADAS und LEVY (1961) eine sehr schlechte Prognose (50% Mortalität).

3. *Perikarditis nach Myokardinfarkt*

Die perikarditischen Entzündungszeichen nach Myokardinfarkt werden auch als Dressler-Syndrom bezeichnet (DRESSLER, 1960; THIBAULT, 1962; MARKOFF, 1968). Es tritt in etwa 2% der Fälle von Infarkt auf. Umgekehrt sind ca. 9% der Perikarditiden durch den Myokardinfarkt bedingt (SODEMAN u. SMITH, 1958). MARKOFF (1968) sieht die Ursache in einer Bindung von Autoimmunkörpern gegen das Herz. Solche Perikarditiden können außerordentlich langwierig sein. Ein Fall DRESSLERS (1960) rezidivierte 28 Monate immer wieder, um dann spontan abzuklingen.

Eine chirurgische Bedeutung hat diese Form der Perikarditis nicht. Sie verdient nur Berücksichtigung, da sie die Differentialdiagnostik eines Herzinfarktes und einer Herzbeutelentzündung außerordentlich erschwert (BULLINGTON und BULLINGTON, 1959; DURANT, 1958).

4. *Perikarditis nach infektiöser Mononukleose*

Sowohl SHUGOLL (1957) wie auch GERBAUT u. Mitarb. (1958) beschreiben je einen Fall von Perikarditis bei infektiöser Mononukleose. Die Therapie bestand in Punktionen, bei der man eine gelbe Flüssigkeit serö-fibrinöser Beschaffenheit erhielt, sowie in hohen Dosen Corticoiden und Aureomycin. Unter diesem Regime erholten sich die Patienten vollständig innerhalb weniger Wochen.

5. *Perikarditis bei progressiver Systemsklerose*

SACKNER u. Mitarb. (1966) und NASSER u. Mitarb. (1968) wiesen darauf hin, daß die Perikarditis zu den Hauptsymptomen der Systemsklerosen, insbesondere der Sklerodermie gehört. Sie beobachteten allein 18 Fälle, die am Herzversagen starben. Alle hatten abnorme EKG's, Kardiomegalie und keine Herzgeräusche wie Reiben usw. Eine Therapie war nicht möglich.

6. *Cholesterinperikarditis*

BRAWLEY u. Mitarb. stellten 1966 nur 47 Fälle von Cholesterinperikarditis zusammen, zu denen noch je ein Fall von DUCLOS u. Mitarb. (1962), DOHERTY und JENKINS (1966), MOE und CAMPOS (1957), RIEDENHOUR und KIPHART (1967) und GRIFFIN und SWAN (1963) kamen. Diese Form der Perikarditis ist immer durch Ergußbildung gekennzeichnet. Der Erguß enthält Cholesterin in Konzentrationen von ca. 960 mg-% (DUCLOS), 8—130 mg-% (DOHERTY), 85 mg-% (BRAWLEY). Der Ergußcholesteringehalt hatte keine Beziehung zum Serumcholesteringehalt. Dieser letzte war oft völlig normal (BRAWLEY). In etwa 25% der Fälle wird als Begleiterkrankung ein Hypothyreoidismus erwähnt. Der Herzbeutel ist immer etwas verdickt, mit einigen entzündlichen Infiltrationen und bisweilen Kristallinkrustationen von Cholesterin. Die Perikardresektion wird von allen zitierten Autoren bis auf MOE empfohlen. Die Resultate sind dabei sehr befriedigend. Die Patienten werden beschwerdefrei.

7. *Gichtperikarditis*

Auch im Gefolge der Gicht finden sich perikarditische Schübe. PAULLEY u. Mitarb. berichteten 1963 über drei solcher Patienten, die an wiederholten Schüben litten. Eine chirurgische Therapie dieser Form ist nicht möglich.

8. Perikarditis bei Urämie

Nach BAILEY u. Mitarb. (1968) kann bei 41% der Patienten, die wegen Nierenversagens dialysiert werden, eine urämische Perikarditis nachgewiesen werden. Mit der erfolgreichen Dialyse verschwinden die perikardialen Symptome fast immer. Ähnliches berichteten COHEN u. Mitarb. (1968). Etwa die Hälfte der urämischen Patienten hatten einen mit ^{131}I-Albumin nachweisbaren Perikarderguß. Umgekehrt sind nach SODEMAN und SMITH (1958) 15% aller Perikarditiden urämischer Natur. Die Ergüsse verschwinden nach der Dialyse wie auch die Perikarditis. Doch berichteten sowohl BAILEY u. Mitarb. (1968), wie auch COHEN u. Mitarb. (1968), daß bisweilen Perikardergüsse erst nach der Dialyse auftreten. In solchen Fällen muß eine andere als die urämische Ursache angenommen werden. Zunächst sollte man die Ergüsse perkutan abpunktieren, um eine Herztamponade zu verhindern (COLLINS u. Mitarb., 1970). Erst bei Versagen dieser Therapie muß eine Perikardresektion in Erwägung gezogen werden. Dies ist nur in etwa 2—3% der Fälle indiziert (COHEN u. Mitarb., 1968; BAILEY u. Mitarb., 1968). LINDSAY (1970) beobachtete eine Pericarditis constrictiva nach urämischer Perikarditis.

9. Seltene Fälle von Perikarditis durch Protozoen und Pilze

TAKARO und BOUD (1958) konnten 293 thorakale Komplikationen bei Amöbiasis beobachten. In 8% war das Perikard beteiligt. Zumeist bei Sektionen entdeckt, waren die Perikarditiden Nebenerscheinungen einer pulmonalen Amöbiasis. Die chirurgische Therapie bestand in einer Drainage des Abszesses. KAPLAN und SHERWOOD (1963) beschrieben einen konservativ behandelten Fall von akuter Perikarditis durch Histoplasma capsulatum, WEBB und HERRING (1962) zwei weitere. Ein Fall entwickelte eine konstriktive Perikarditis. FRANMENI und FEAR (1962) sahen eine eitrige Perikarditis bei Aspergillose, die durch Punktion bzw. mit Amphotericin B behandelt wurde.

10. Rheumatische Perikarditis und Kollagenerkrankung

Der Anteil des rheumatischen Fiebers bzw. des akuten Rheumatismus als ätiologischer Faktor verminderte sich seit JOHANNSON erheblich. Er ist von etwa 25% auf ca. 10—15% abgesunken (SODEMAN u. SMITH, 1958; NADAS u. LEVY, 1961). ROSE u. Mitarb. (1967) weisen darauf hin, daß in der Liste der Todesursachen Rheumatismus eine sinkende Tendenz hat, während die Häufigkeit der Diagnose rheumatischer Perikarditis unverändert bleibt. Man muß daher viele der sog. rheumatischen Perikarditiden anderweitig unterordnen, da die Diagnose offensichtlich unrichtig war. Andernteils meinen KENNEDY u. Mitarb. (1966), daß eine rheumatische Perikarditis doch häufiger sei, als man gemeinhin annehme. Sie basieren diese Angabe aufgrund von drei eigenen Fällen. Doch soll hier darauf hingewiesen werden, daß in der älteren Literatur meist nicht die rheumatoide, sogenannte Kollagenerkrankung vom rheumatischen Fieber abgetrennt wurde. Nach NADAS und LEVY (1961) und SODEMAN und SMITH (1958) und CAYLER u. Mitarb. (1963) sind weitere 2—5% solchen Kollagenerkrankungen zuzuordnen.

Die konservativ behandelte rheumatische Perikarditis hat nicht unbedingt eine günstige Prognose. Einesteils sind die Perikardergüsse kompliziert, andernteils sind Fälle bekannt, bei denen nach Abbrechen der Steroidbehandlung Hämorrhagien in das Perikard zur Herztamponade und damit zum Tode führten (STERN u. SOBEL, 1961). Von den sechs konservativ behandelten Kindern mit rheumatischer Perikarditis von NADAS und LEVY (1961) starben drei.

Nur selten wird die rheumatische, nicht konstringierende Perikarditis chirurgisch angegangen. KENNEDY u. Mitarb. (1966) operierten drei Patienten wegen der auf konservativem Wege nicht beeinflußbaren Ergüsse und entfernten das Perikard soweit als möglich.

11. Traumatische Perikarditis-Postperikardiotomiesyndrom

Die eigentliche traumatische Perikarditis ist vom sogenannten Postperikardiotomiesyndrom, früher auch Postkommissurotomiesyndrom genannt, sorgsam zu trennen, da hier verschiedene ätiologische Faktoren wirksam sind (MEESSEN, 1955; NÜSS, 1955). Die Häufigkeit der eigentlich traumatischen Perikarditis wird von SODEMAN und SMITH (1958) mit etwa 2—3% aller Perikarditiden angegeben, die des Postkommissurotomiesyndroms bei Kindern von CAYLER u. Mitarb. (1963) mit über 20%. KISSANE und ROSE

(1961) untersuchten die histologischen Veränderungen der traumatischen Perikarditis. Diese entsteht entweder nach offenen Verletzungen durch Messer, Knochenfragmente und Kugeln oder durch stumpfe Verletzungen. In der Folge kommt es zu perikardialen und epikardialen Rissen und Hämorrhagien, Gerinnseln und nachfolgender Organisation dieser Verletzung. TABATZNIK und ISAACS (1961) berichteten über 50 Überlebende nach traumatischem Hämoperikard infolge von Stich- und Schußwunden. 68% hatten innerhalb von 14 Tagen nach der Verwundung perikardiale Erscheinungen, weitere 10% bis zu 3 Wochen und 22% bis zu 208 Tagen. Sie unterschieden eine Gruppe mit sofort auftretendem Erguß, eine mit verspätet auftretendem Erguß und eine dritte mit rezidivierenden Ergüssen und Pleurabeteiligung. SEGAL und TABATZNIK (1960) berichteten über eine traumatische Perikarditis bei zwei jungen Negern einige Monate nach der Erstverletzung. Diese Untersuchung leitet über zu den Postperikardiotomiesyndromen. Diese sind als eine spät auftretende perikardiale und pulmonale Reaktion nach Eröffnung des Herzbeutels aufzufassen. Die Symptome sind folgende:

Fieber bis über 39 Grad, Zeichen perikardialer und pleuraler Erkrankung mit Reibegeräuschen, selten Herzgeräusche. Dabei zeigt das Perikard alle Formen von Entzündungen von der einfachen Rötung bis zu eitrigen Belägen (SPREER, 1964). URICCHIO (1963) wie auch SCHRAMEL konnten es in 30% der Überlebenden nach Septumdefektoperationen und in 10–40% nach Kommissurotomien beobachten, LOGUE und PUTUNJI (1962) etwas seltener.

Die Erklärungen für diesen Effekt reichen von Kälteeinwirkung auf das Perikard bei Unterkühlungsoperationen (SPEICHER u. Mitarb., 1962) bis zur Bildung von Herz- oder Blutantikörpern (CONNOLLY u. BURCHELL, 1961). VAN DE GELD (1964) wies in 13 von 15 Patienten mit Postperikardiotomiesyndrom, in 23 von 167 Patienten mit rheumatischen Herzerkrankungen sowie 8 von 14 Patienten mit Postmyokardinfarktsyndrom Herzantikörper nach. Dagegen konnten SCHRAMEL, DE WITT, MOSS und CREECH keine Antikörper gegen Blut oder Herz entdecken. SMITH (1961) beobachtete ein Postkommissurotomiesyndrom mit Hämoperikard als Folge einer Antikoagulantienbehandlung. Auch nach erweiterten Lungenresektionen, bei denen Perikard mit entfernt werden mußte, konnten Perikarditiden beobachtet werden (in 22 von 80 Fällen von MUHAR und STRAHBERGER, 1966).

Der Verlauf der eigentlichen traumatischen Perikarditis ist nicht so sicher vorauszusagen wie der des Postperikardiotomiesyndroms. Das Blut sollte immer abpunktiert werden, da sonst konstringierende Prozesse auftreten können (TABATZNIK u. ISAACS, 1961). Das Postperikardiotomiesyndrom führt dagegen niemals zu einer Constrictio pericardii. Es heilt nach Kortikoidbehandlung ab. LOGUE und PUTUNJI (1962) empfehlen 40–60 mg Prednisolon täglich für 2–3 Wochen.

12. Akute idiopathische benigne Perikarditis

Das Literaturstudium der Fälle, die unter diesem Namen beschrieben und eingegliedert wurden, läßt erkennen, daß es sich weder um eine akute, noch eine idiopathische, noch eine benigne Erkrankung handelt, und daß es wahrscheinlich diese Erkrankung als Einheit überhaupt nicht gibt. Offensichtlich neigt man zur Zeit mehr der Ansicht zu, die idiopathische Perikarditis als Folge einer Virusinfektion aufzufassen. EVANS (1961) und SOUDERS (1963) führen folgende Möglichkeiten an: Coxsackiose, Rickettsiose, wie Q-Fieber, infektiöse Mononukleose, Lupus erythematoides, Lymphogranuloma venereum u.a. GIBBONS u. Mitarb. (1965) konnten eine Coxsackieinfektion nachweisen, SPAHN (1963), HOWARD und MAIER (1968) glaubten ebenfalls eine solche gefunden zu haben.

LOOGEN (1966) berichtete über 27 eigene Fälle von idiopathischer Perikarditis. Das Verhältnis ♂:♀ war 13:14. Infekte der oberen Luftwege wurden bei 68% der Patienten anamnestisch erhoben, 68% hatten substernale Schmerzen, 56% Fieber, 44% Leukozytose und 68% BSG-Erhöhung. Rezidive wurden bei 44% beobachtet. Ähnliche Angaben finden sich bei KROSCH (1960) und MCCALL und HERBERT (1958), die die registrierten Symptome in fast 90% der 20 Patienten beobachten konnten. WITHERBEE und PEARCE (1958) beschrieben in 2 von 3 Patienten im Vordergrund stehende Schocksymptome mit Oberbauchschmerzen, ebenso wie BOLES und HOSIER (1963). Im EKG fanden sich nach DRESSLER (1966) und SOFFER (1960) immer Veränderungen, wie Sinustachykardie und ST- und T-Veränderungen. Bei sehr starker Ergußbildung wurde von RAFTOPOULOS und COSTEAS (1966) ein elektrischer Alternans registriert (s. S. 14!). Infolge der ähnlichen Beschwerden ist die Fehldiagnose Vorderwandinfarkt nicht selten (SINGER, 1959; BARFOD, 1959).

FREMONT u. Mitarb. (1958 u. 1959) arbeiteten zur Diagnostik der akuten idiopathischen Perikarditis den

Fibrinogenpolymerisationstest aus. Der Test war bei der idiopathischen, aber auch der rheumatischen Perikarditis positiv. Die SGOT war nach KALMANSOHN und KALMANSOHN (1958) bei Perikarditis immer etwas erhöht (34—165 E). Der Antistreptolysintiter und das C-reaktive Protein waren nach FREMONT (1958) und SPAHN (1963) unzuverlässige Indikatoren. Nach SMITH (1970) ist bei der benignen Perikarditis sehr häufig der Virusnachweis im Stuhl stark positiv. ebenso wie die Antikörperreaktion im Serum auf Coxsackieviren (1:40). Die idiopathische Perikarditis kann sich als Pleuroperikarditis manifestieren und läßt sich dann durch eine in Querlage des Patienten deutlich konstante endständige Verschattung sowie schrumpfende Prozesse in den Lungenlappen röntgenologisch nachweisen (STOLZE u. SCHILLING, 1969). Wie der Bezeichnung der Erkrankung zu entnehmen ist, wurde die Prognose als durchaus gutartig angesehen und die Therapie war dementsprechend expektativ (SINGER, 1959; NADAS u. LEVY, 1961; WETZEL, 1958; RIEDERER, 1957). Gegen die Schmerzen empfahlen WEISSBEIN und HELLER (1961) eine Stellatumblockade. Einige Patienten zeigen gute Besserung nach Steroidmedikation (Prednisolon). AUPHEN und LEVINE (1970) hatten eine immunologische Komponente angenommen und wandten bei diesen Kranken mit Erfolg Azathioprine an, während MCGINN (1970) Indomethacin verabfolgt.

Doch entwickelten sich zumindest die zwei Fälle von Coxsackieperikarditis zur Pericarditis constrictiva (GIBBONS u. Mitarb., 1965; HOWARD u. MAIER, 1968). Wegen der wiederholt auftretenden starken Ergußbildung mit nachfolgender Verdickung des Perikards haben ABRAHAMSEN und BROCH (1962), BROWN (1966) und WINK und HAGER (1970) die perikardiale Fenestrierung zur ständigen Ableitung der Flüssigkeit propagiert. ITURRINO und HOLLAND (1963) befürworten die Frühperikardresektion zur Vermeidung der Notwendigkeit eines Eingriffes unter lebensgefährlichen Bedingungen, während JAFFE und KALLMANN (1959), JAMPLIS u. Mitarb. (1963) und JAMPLIS (1964) die Perikardresektion bei rekurrierenden Ergüssen empfehlen. Doch halten GOLDFARB u. Mitarb. (1966) diesen Eingriff bei der rekurrierenden Perikarditis nicht immer für ungefährlich. In zwei Fällen kam es zu erheblichen Perikardschmerzen nach solchen Operationen. Möglicherweise liegt die Ursache darin, daß die besonders sensiblen Perikardgebiete um das Zwerchfell herum nicht mitentfernt wurden.

C. Perikardergüsse und Herztamponade

Als Folge der vorgenannten Entzündungsformen kann es teilweise zu recht ausgedehnten Ergüssen im Herzbeutel kommen. Erfolgt diese Ergußbildung langsam über viele Jahre hinweg, so kann sie vollkommen symptomlos bleiben (DRESSLER u. Mitarb., 1966).

Kleine Ergüsse unter 300 cm^3 sind auch im Röntgenbild nicht sichtbar (SODEMAN u. SMITH, 1958).

Es muß noch erwähnt werden, daß nicht nur die erwähnten malignen Veränderungen und Perikarditiden zu Ergußbildungen führen. Ein Erguß nach Pankreatitis mit hohem Amylasegehalt wurde von WARTER u. Mitarb. (1962) beobachtet und SCHEUER (1960), sowie SEMMLER u. Mitarb. (1960) wiesen auf die oft ausgedehnten Ergüsse nach chronischem Herzversagen hin.

Für das Zustandekommen einer Tamponade ist immer die Geschwindigkeit der Ergußbildung verantwortlich, bei langsamer Zunahme gibt es keine Tamponade (ACAR u. Mitarb., 1960).

Physiopathologisch führt der Erguß zu einer Erhöhung des systolischen Ventrikeldruckes. Dies veranlaßte ROSENBERG u. Mitarb. (1964) zu Versuchen, bei denen an Hunde- und Leichenherzen mit Hilfe eines in das Herz eingeführten Latex-Ballons eine rhythmische Aufblähung und Entlastung des Herzbeutels erzielt wurde.

Die Verfasser glauben, ein solches Verfahren könnte zur Entlastung eines durch Infarkt geschwächten Herzens führen. Sie berücksichtigten aber nicht die Untersuchungen von ACAR u. Mitarb. (1960), daß ein Erguß auch zur Verminderung der systolischen Ausschüttung sowie zur Verminderung des Blutdruckes führt (Untersuchungen an 100 Fällen). Zu ähnlichen Ergebnissen kamen auch CRAIG u. Mitarb. (1968). So führt eine Narkose bei Perikarderguß und Tamponade bis zum Kollaps (BURSTEIN u. Mitarb., 1959).

Außer den bereits bekannten Veränderungen im Elektrokardiogramm wird bei größeren Ergüssen der elektrische Alternans beobachtet (LITTMANN u. SPODICK, 1958; CURRAN, 1961; SPODICK, 1962). Es handelt sich hierbei um eine gleichzeitige Alternierung atrialer und ventrikulärer Komponenten, die durch rotierend-undulierende Bewegungen des Herzens bei einer von der Pulsgeschwindigkeit unabhängigen Frequenz bedingt sind. Diese Erscheinung verschwindet nach Perikardiozentese. Eine weitere Besonderheit des EKG's bei Patienten mit Herzbeutelergüssen beobachteten FRIEDMAN und MCCLURE (1962). Normalerweise findet sich nach Schlucken kalten Wassers eine Verschiebung des T-Vektors nach oben von der gekühlten Stelle fort. Dies äußert sich in einer verstärkten Positivität oder verminderten Negativität in Ableitung 2 und 3 sowie AVF etwa 2 min nach dem Schlucken. Bei Perikardergüssen wird eine solche Veränderung nicht auftreten. Übrigens kann ein Perikarderguß nach BRUCK (1964) dazu führen, daß die Impulsbeantwortung nach Schrittmacherimplantation gestört wird, vermutlich durch Kurzschluß.

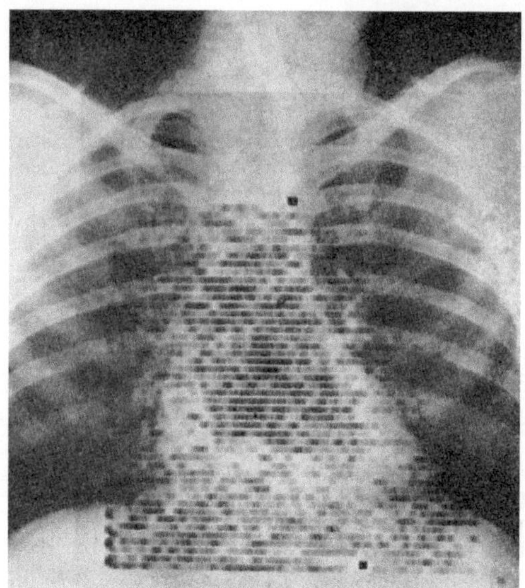

Abb. 1. Darstellung des Herzinnenraumes mit ^{99}Te markiertem Albumin, welches intravenös injiziert wird. Der Thorax wird mit dem Scanner abgetastet und das erhaltene Radiogramm mit dem Röntgenbild des Herzens verglichen. Ist die Herzsilhouette wesentlich größer als das radioaktive Feld, so ist eine Ergußbildung die wahrscheinliche Ursache (WAGNER, MCAFFEE und MOZLEY, 1961)

Im Röntgenbild ist das erste Zeichen des Ergusses die sich vergrößernde Herzsilhouette mit geringer werdenden Pulsationen. Doch ist aus verschiedenen Gründen das rechtzeitige Erkennen der Ergußbildung außerordentlich wichtig und schwierig. Im folgenden seien die Bemühungen um eine gute Technik zum Nachweis von Perikardergüssen beschrieben!

JORGENS u. Mitarb. (1962), STEWARD und KINCAID (1963) sowie JAMES und TORRANCE (1965) glaubten, daß dem Nachweis der perikardialen Fettpolster, die sich kinefluorographisch mittels Bildwandlers und Röntgenbildes erkennen lassen, eine besondere diagnostische Bedeutung zukommt. Das perikardiale Fett trennt sich dann von dem subepikardialen Fettpolster, es kommt zur Doppelkonturbildung, einem Wandern eines hellen Saums nach zentral. Dies ist im normalen Röntgenbild wegen der Herzaktion nicht sichtbar.

HAUBRICH (1963) zeigte, daß sich mittelgroße Perikardergüsse durch die reduzierten Randpulsationen im Kymogramm gut sichtbar machen lassen. SOLOFF und ZATUCHNI (1957), PREGER u. Mitarb. (1965) sowie DINSMORE u. Mitarb. (1965) wandten die venöse Angiokardiographie an.

Hier wird insbesondere der Dicke der Wand des rechten und linken Vorhofes Aufmerksamkeit geschenkt. Diese sollte nicht stärker als 0,5 cm sein. SOLOFF und ZATUCHNI (1957) kombinierten die Angiographie mit einer Injektion von Kohlendioxyd, wie auch später PHILIPPS u. Mitarb. (1961) und SHUFORD u. Mitarb. (1965). In seitlicher Lagerung werden schnell ca. 50 cm^3 CO_2 intravenös injiziert. Die Röntgenaufnahme wird seitlich angefertigt. Das Kohlendioxyd bleibt als Gasblase im rechten Vorhof und läßt die Konturen an der Wand erkennen. Die Gasblase wird von einem dünnen Band bei normaler Wand und einem verdickten bei Erguß oder Wandhypertrophie begrenzt. SHUFORD u. Mitarb. (1965) wiesen aber darauf hin, daß die CO_2-Methode und die Angiokardiographie nicht selten differierende Ergebnisse zeitigten, da die Flüssigkeit im Perikard in die abhängigen Partien absinken kann.

Eine weitere Möglichkeit, die Herzkonturen radiologisch darzustellen, beruht auf der Füllung der Herzinnenräume mit radioaktiv markiertem Albumin, Messen der Radioaktivität mit dem Scanner und Vergleich des so erhaltenen Scintigramms mit dem entsprechenden Röntgenbild. Bei Herzerweiterung müssen die Vergleichsbilder etwa identisch sein, bei Ergüssen im Herzbeutel haben die Scintigramme eine geringere Ausdehnung. Während fast alle führenden Autoren etwa 100 microcurie ^{131}I-Albumin anwandten (O'MEALLIE u. Mitarb., 1961; WAGNER u. Mitarb., 1961), wird jetzt vorzugsweise mit ^{99}Te-Albumin gearbeitet. Dieses hat eine sehr viel intensivere Strahlung, da es eine kurze Halbwertzeit hat und gibt schärfere Bilder (COHEN u. Mitarb., 1968; HAUSER u. Mitarb., 1968) (s. Abb. 1!). Doch auch mittels dieser Methoden ist eine Fehldiagnose nicht ganz zu vermeiden (s. HAUSER, 1968!).

Eingehende Untersuchungen beschäftigen sich mit der Bestimmung der Herzgrenzen mittels der Ultraschallgeräte. FEIGENBAUM u. Mitarb. (1965) untersuchten 60 Personen auf Perikardergüsse mit einem Schallerreger (von 1,7 cm ∅, 2,25 megacycl., 200 Hz).

Immer wird dabei die hintere Herzwand deutlich identifiziert. Bei Ergüssen sieht man statt einer einzigen Zacke für die Hinterwand einen Doppelausschlag (s. Abb. 2 und 3!). SOULEN u. Mitarb. (1966) bestätigten diese Beobachtung. FEIGENBAUM u. Mitarb. (1966) fanden bei 148 Untersuchungen keine falsch-negativen und nur drei falsch-positive Resultate bei ausgeprägtem Lungenemphysem. PATE u. Mitarb. (1967) wiesen auf die Bedeutung der Methode bei Verdacht auf Hämoperikard nach Herztraumen hin. Sie stellten eine gewisse Unzuverlässigkeit der Resultate bei Perikardfibrose fest, KLEIN und SEGAL (1968) bei einem Thrombus zwischen Epi- und Perikard. ROTHMAN u. Mitarb. (1967) führten die Untersuchung sowohl von dorsal wie auch anterior durch. GOLDSCHLAGER u. Mitarb. (1967) beobachteten falsch-positive Resultate immer bei Pleuraergüssen. Eine weitere Vervollkommnung der Methode sieht FEIGENBAUM (1967, 1969) in einer Zeitbewegungsdarstellung, bei der die Bewegungen des Oszillogramms in Abhängigkeit von der Herzaktion immer wieder über den Bildschirm wandern und bei Dauerbelichtung die Doppelkonturierung der Hinterwand noch besser zur Darstellung bringen.

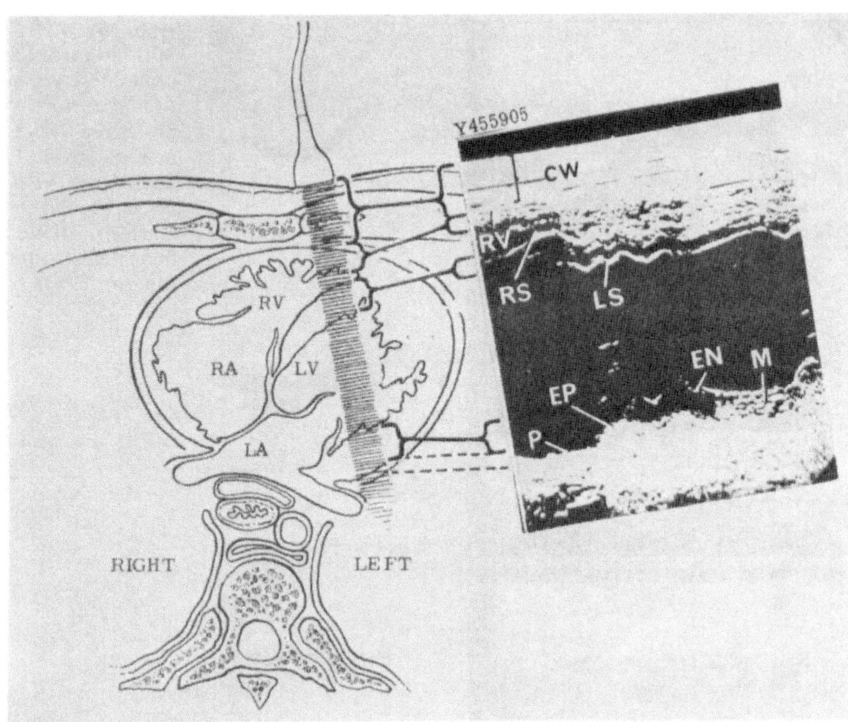

Abb. 2. Echogramm einer Patientin ohne Perikarderguß. *CW* Thoraxwand, *EN* Endokard, *EP* Epikard, *LS* Linkes Septum, *M* Myokard, *P* Perikard, *RS* Rechte Seite des Septum interventriculare, *RV* vordere rechte Ventrikelwand (nach FEIGENBAUM u. Mitarb., 1970)

Um festzustellen, ob nach Herzoperationen die resultierende Vergrößerung des Herzschattens einem Erguß oder einer Herzvergrößerung wegen Muskelinsuffizienz zuzuschreiben war, wurden auf das Epikard zwei Silberclips aufgeheftet (JOHNSON u. Mitarb., 1967). Diese lassen an der linken Herzspitze deutlich die Herzumrisse erkennen.

Die Therapie des pathophysiologisch sich auswirkenden Herzbeutelergusses besteht zunächst einmal grundsätzlich in der Punktion (ROYSTER u. BOSHER, 1958). Die Autoren schwanken, ob man besser direkt im 4. ICR (HEINTZEN u. VIETOR, 1961; KILPATRICK u. CHAPMAN, 1965) oder aber nach REHN (1962) bzw. SCHUH substernal in das Perikard eindringen soll. HEINTZEN, NORDENSTROM (1966), TALBOTT (1967) empfehlen das Einführen eines dünnen Polyvinylkatheters durch die Punktionskanüle zum langsamen Ablassen des Exsudates bei einer Tropfgeschwindigkeit von ca. 10–20 cm^3/Std. COTSMAN und SCHRIRE (1966) warnen vor der Möglichkeit der Verletzung des Herzens und der Herzgefäße durch die Punktionskanüle. Sie entwickelten eine Spezialnadel, die mit dem EKG verbunden war. Wird die Nadel in das Myokard eingestochen, dann kommt es zu charakteristischen ventrikulären Extrasystolen sowie Verletzungspotentialen im EKG, die den Operateur warnen durch Erhöhung des ST-Segmentes (KERBER u. Mitarb., 1970).

Wie schon im Abschnitt Perikarditis ausgeführt, haben mehrere Autoren bei rezidivierenden Ergüssen zunächst die Fenestration (CASSEL u. CULLUM, 1967) oder sogar die Perikardresektion empfohlen. Praktisch alle Autoren sind sich aber einig, daß erst eine längere konservative (Punktion) Periode verstreichen sollte, bevor man die Perikardresektion wagt (ZINSSER u. Mitarb., 1959; CASTRONOPOL u. Mitarb., 1958; ROSHE u. SHUMACKER, 1959; RAKOW, 1960).

D. Chyloperikard

Eine recht seltene Erkrankung ist das Chyloperikard. Insgesamt wurden bisher in der Literatur etwa 10 Fälle beschrieben. So referierten HUDSPETH und MILLER (1966)

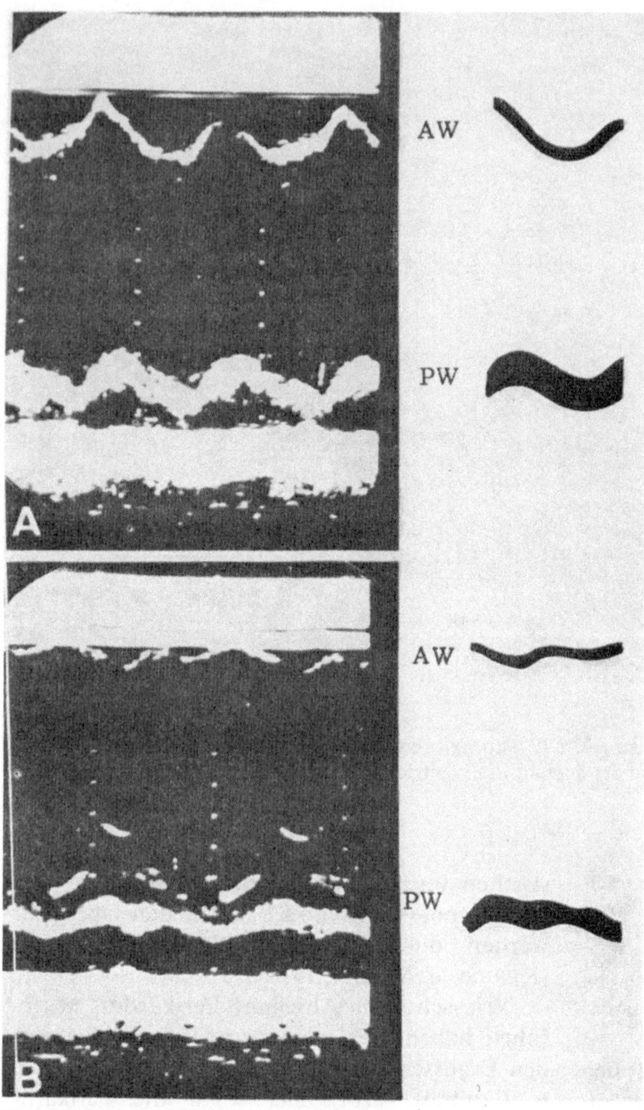

Abb. 3A u. B. Echogramme eines Patienten mit Perikarderguß vor und nach Perikardiocentese: A vor und B nach Perikardiocentese (*AW* anteriore Ventrikelwand rechts und *PW* posteriore linke Ventrikelwand). In A sieht man die große Distanz zwischen Thoraxwand und Ventrikel sowie die weiten Amplituden beider Ventrikelwände, bei gleichsinnigen Ausschlägen. Diese Phänomene sind nach Punktion verschwunden (nach FEIGENBAUM u. Mitarb., 1970)

den angeblich fünften Fall, jedoch KNIGHT (1965) bereits den sechsten Fall. Hinzu kommen noch Einzelbeobachtungen von KNIGHT (1965), HOLMAN und STEINBERG (1958) und YANKOPOULOS u. Mitarb. (1967).

Die meisten Patienten haben zunächst und für lange Zeit keine Beschwerden angegeben. Auffällig war nur der stark vergrößerte Herzschatten. Später klagten sie progressiv über Dyspnoe, Husten und Orthopnoe (KNIGHT, 1965). Alle angeführten Patienten waren Männer; das Alter schwankte zwischen 22 und 62 Jahren. Die Punktion des Ergusses ergab Chylus mit einem Fettgehalt von ca. 1,3 mg-% (YANKOPOULOS u. Mitarb., 1967). Bei der Lymphangiographie waren keine Anomalitäten zu verzeichnen. Eine Verbindung des Ductus thoracicus mit dem Perikard war niemals nachweisbar. Die Behandlung erschöpfte sich bisweilen in der mehrmaligen Punktion. KNIGHT (1965) erreichte sein Ziel mit Umstechung des Ductus thoracicus und Perikardfenestration, ebenso wie YANKOPOULOS und KNIGHT-HOLMAN. STEINBERG und HUDSPETH führten die Perikardresektion mit sorgfältiger Umstechung des gesamten verbleibenden Randes durch.

E. Die Perikarditis constrictiva

Eine eingehende Überprüfung der Literatur ergab, daß praktisch alle Formen der Perikarditis zu einem Panzerherz, d.h. zu einer Verdickung

Tabelle 2

Autor	Fallzahl	Ursachen				
		Tbc	Rheuma	unspezifisch Virus	Bestrahlung	unbekannt, andere Schäden
Beg u. Mitarb.	15	0	0	2	–	13
Chiche u. Mitarb.	23	7	–	–	–	16
Corone u. Mitarb.	60	19	1	–	–	40
Darke u. Mitarb.	4	2	1	1	–	–
Dayem u. Mitarb.	26	2	–	–	–	24
Degeorges	30	–	–	–	–	30
v. Elmendorff	115	31	25	–	–	49
Fleming u. Mitarb.	4	–	–	–	–	4
Galey	77	–	–	–	–	77
Haas	1	–	–	–	1	–
Madaras	17	4	–	–	–	13
McPhall	30	20	–	–	–	10
Muggia	1	–	–	–	–	–
Portal u. Mitarb.	56	14	–	–	–	42
Robertson	21	9	–	–	–	12
Soulié	12	9	–	–	–	3
Stojanovic	65	27	–	–	–	38
Sutton	1	–	1	–	–	–
Tubbs	3	–	3	–	–	–
Uehlinger	22	4	–	–	–	18
Whitacre	26	2	–	–	–	24
Wood	40	1	–	–	–	39
Gesamt	649	151	31	3	1	462

und Einschnürung des Perikards führen können. Eine Übersicht zeigt die Häufigkeit der ätiologischen Faktoren bei einzelnen Autoren (Tabelle 2).

Der vorliegende Auszug ist insofern unvollkommen, als zahllose Autoren versichern, ein weiterer großer Prozentsatz der Panzerherzen sei sicher ebenfalls spezifisch-tuberkulösen Ursprungs, man habe nur weder den histologischen noch den bakteriologischen Nachweis führen können. Es wird als Beweis dafür angeführt, daß die Verkalkung, wie sie bekanntlich häufig bei Panzerherzen beobachtet wird, ein typisches Zeichen einer tuberkulösen Infektion sei, und daß man Verkäsungen, wie sie ebenfalls nicht selten in den derben Schwielen beobachtet werden können, auch nur bei Tuberkulose kenne. Von den Gegnern der Theorie der überwiegend tuberkulösen Genese wird eingeworfen, daß Verkalkungen ein typisches Zeichen der Neutralisierung nekrotischen Gewebes seien.

Die Verkäsung könnte als Kolliquationsnekrose aufgefaßt werden. In der Tat fehlt für die Feststellung einer tuberkulösen Verkäsung fast immer der Bakteriennachweis. Und gerade Tuberkelbakterien sind für die Umwandlung von Gewebe in verkäste Massen notwendig, wie wir es bei der Lungentuberkulose beobachten können.

Die ätiologischen Faktoren sind landschaftlich verschieden. So findet sich die höchste Zuschreibung zur Tuberkulose in Indien (McPhail u. Mitarb., 1967) (50%) und Frankreich (ca. 80%), die niedrigste in England und Amerika mit ca. 10% im Durchschnitt.

Auf die Bedeutung der rechtzeitigen ätiologischen Zuschreibung der Panzerherzen weisen Degeorges u. Slama (1960), Chiche u. Mitarb. (1960) hin, da in Fällen einer noch nicht abgeheilten Tuberkulose eine zusätzliche tuberkulostatische Therapie unbedingt angezeigt ist.

Die Entwicklungsdauer von der floriden Perikarditis bis zur Konstriktion variiert außerordentlich von 2–3 Monaten bis zu 23 Jahren (Chiche u. Mitarb., 1960; Corone u. Mitarb., 1960). Nach Dayem u. Mitarb. (1967) liegt in etwa 30% der Fälle das Intervall unter einem Jahr, bei Stojanovic (1961) noch kürzer. Bei eingehenden anamnestischen Befragungen mußten allerdings v. Elmendorff, Niemann und Gremmel (1960) feststellen, daß die meisten Patienten mit Panzerherzen überhaupt keine frühere Perikarderkrankung angeben konnten, daß also eine sichere Intervalldauer in mehr als 50% der Fälle nicht bestimmt werden kann.

F. Zur Diagnostik

Die früheren Anhaltspunkte, wie z.B. die Becksche Trias, haben sich als sehr unzuverlässig herausgestellt. Es gibt weder typische Symptome noch sichere Befunde beim Panzerherzen (EFFLER, 1961).

Dies bedingt eine große Anzahl von besonderen Zeichen und Untersuchungsmethoden, die jedoch alle keine sichere Diagnostik erlauben und insbesondere vor der Fehldiagnose „akutes Herzversagen" und Endokardmyofibrose nicht schützen. Hinzu kommt, daß weniger als die Hälfte der Patienten über Herzbeschwerden klagen (BUHL, 1965). Da konstriktive Perikarditiden nicht immer mit Kalkeinlagerungen einhergehen, müssen besondere Röntgenuntersuchungen veranlaßt werden. Das kleine stille Herz ist in weniger als 40% nachweisbar (BOONE u. MARSH, 1964).

CONDORELLI (1958) empfiehlt die Durchführung eines Pneumomediastinums. Dabei wird infolge der begleitenden Schwiele und Entzündung eine hintere Mediastinoperikarditis dargestellt. Doch BEEBE und CONKLIN (1960) konnten 6 Fälle ohne Mediastinalverziehung beobachten. Nach ZATUCHNI u. Mitarb. (1962) ist normalerweise die rechte Herzgrenze vorgewölbt. Ist sie flach, so gilt dies als Zeichen für eine feste Verwachsung. Nur ist nach SOULIÉ und CHICHE (1960) zumeist das linke Herz betroffen.

DESILETS u. Mitarb. (1966) stellten mittels radioangiographischer Methoden die abnorme diastolische Wiederauffüllung des Panzerherzen dar. Es kam bei ihren 4 Patienten immer zu einem plötzlichen absoluten Abbruch der diastolischen Auffüllung, dem diastolischen Schnappen.

Die früher als signifikant beschriebene systolische Brustwandeinziehung kommt nicht nur beim Panzerherzen, sondern auch bei gesunden Personen vor, wenn sie in etwa 45 Grad zurückgelehnt liegen. Beim Panzerherzen findet man sie besonders in der anulären Form (Konstriktion im Sulcus cordis) mit begleitender Accretio, dagegen überhaupt nicht bei der das ganze Herz umfassenden Konstriktion (BOICOURT u. Mitarb., 1965).

SANZ (1967) konnte den Herzspitzenstoß zugleich mit einem dritten Herzton, dem Perikardton, feststellen. Dieser Spitzenstoß ließ sich mit Hilfe der Kinetokardiographie graphisch darstellen (s. auch REIST u. SCHWEIZER, 1953!). BECK u. Mitarb. (1962) untersuchten die Ursachen der Spaltung des zweiten Herztones. Dieser beruhte auf einem nicht-synchronen Schluß der Aorten- und Pulmonalklappen, der wiederum durch die Reduktion des Schlagvolumens des linken Ventrikels bedingt ist.

WAREMBOURG u. Mitarb. (1968) untersuchten mittels des Ballistokardiogramms die Funktion des rechten Herzens und den venösen Rückstrom. In 10 von 11 Fällen waren die Ausschläge verringert. Die Spitze J lag vor B2 in 7 Fällen. In 6 Fällen wurde eine FH-Welle in gleicher Höhe wie J gefunden.

Die elektrokardiographischen Untersuchungen von v. ELMENDORFF u. Mitarb. (1960), VERNANT und DUBOIS (1960) sowie KANEHL und PARSI (1966) kamen im wesentlichen zu den gleichen Resultaten, daß nämlich eine Diagnose aus dem EKG nicht gestellt werden kann. Die Befunde variieren stark und sind untypisch ($^1/_4$ der Fälle Arrhythmien, 80% Niedervoltage, $^2/_3$ Steil- bzw. Rechtstyp). Die Niedervoltage wird von VERNANT und DUBOIS (1960) als Folge der Atrophien der Muskelfasern gedeutet, bei Kurzschlußeffekt mit dem Perikardsack.

Nur selten wurde noch die Elektrokymographie zur Sicherung der Diagnose verwandt (KOPPERMANN u. Mitarb., 1957; LACONI, 1958). Sie habe den Vorteil des geringeren Risikos und Aufwandes gegenüber der Herzsonde und intrakardialer Druckmessung (ein Todesfall von JACKSON [1967] durch Perforation des Herzens und Tamponade).

CHICHE u. Mitarb. (1960) weisen darauf hin, daß die typischen hämodynamischen Komplikationen, die mit dem Herzkatheter meßbar werden, sich nicht bei einfachen Verklebungen des Perikards, sondern nur bei der echten Konstriktion finden lassen. Auch bei Ummauerung der großen Gefäße sind Beeinflussungen der Meßwerte nicht nachweisbar.

Die Ventrikelkonstriktion blockiert die diastolische Erweiterung der Myokardfasern, und die Füllung der Ventrikel findet sich limitiert durch die mangelnde Ausdehnbarkeit des perikardialen Sackes, die sogenannte ventrikuläre Adiastole. Aus diesem Grunde müssen die Füllungsdrucke erhöht werden, und zwar um so höher, je stärker die Wiederausdehnung verhindert wird. Sichtbar wird dies durch die Erhöhung der Venen- und Pulmonalvenendrucke. Aber auch die Lebervenen- und Leberkapillardrucke sind erhöht (MONIZ DE BETTENCOURT u. Mitarb., 1961). Alle Druckschwankungen im rechten Vorhof werden sogleich auf die V. cava und die Lebervenen übertragen (s. auch CHICHE u. Mitarb., 1957!).

Die Katheterdrucke lassen sich durch Anstrengungen und Histamin beeinflussen (LINDELL u. Mitarb., 1963), und zwar sinken Blutdruck, Pulmonalarteriendruck und Druck im rechten Vorhof sowie das Herzminutenvolumen nach Histamin um ca. 10% und steigen nach Anstrengungen um ca. 15% (NAKHJAVAN u. OLDBERG, 1970). Die Herzdruckkurve wird nach MOUQUIN u. Mitarb. (1959) kaum verwertbar. wenn nur der Druck im rechten Herzen gemessen wird. Erst im Vergleich mit den Kurven des linken Ventrikels lassen sich für die Diagnose Panzerherz verwertbare Aussagen treffen. Auch dort muß sich der protodiastolische Abfall (early diastolic dip) mit schnellem Anstieg und hohem diastolischen Niveau nachweisen lassen; denn FRIESE und SACHS konnten bereits 1957 einen solchen protodiastolischen Abfall im rechten Herzen bisweilen bei Gesunden beobachten. Er kommt nur bei Patienten mit konstriktiver Perikarditis wegen des erhöhten enddiastolischen Druckes besser zur Darstellung. FRIESE und SACHS (1967) verglichen überdies die intrakardialen Druckkurven mit dem Ösophagoatriogramm, welches ebenfalls charakteristische Veränderungen zeigen soll, nämlich einen steilen Anstieg der Welle 3, die der früheren Diastole entspricht. CHICHE u. Mitarb. (1957) sind den Fehlerquellen der Herzsondierungen bei Panzerherzen nachgegangen. So kann die Sonde im Endokard blockiert sein, zweitens sind die Druckkurven bei starker Tachykardie sehr verändert, und schließlich verändert auch tiefes Ein- und Ausatmen die Tiefe des early diastolic dips. BARTLE und HERMANN (1967) mußten erfahren, daß auch ein Abriß der Chordae tendineae nach Mitralstenosenoperation ähnliche falsche Ergebnisse zeitigt.

Beim Panzerherzen findet sich nach PETERSEN und OTTOSEN (1964) im Ductus thoracicus ein erhöhter Lymphfluß, der vermutlich durch eine Erhöhung der Lymphdrucke in der Leber und den intestinalen Lymphgefäßen bedingt ist. Durch diese Lymphe wird sehr viel Albumin gebunden. Dies mag einer der Gründe sein, warum Patienten mit Panzerherzen praktisch immer eine Hypalbuminämie aufweisen (HAGGENMÜLLER u. Mitarb., 1958).

Die Druckergebnisse haben als Differentialdiagnose die Herzhämochromatose, die Amyloidose und die schwere Endomyokardfibrose zu berücksichtigen (s. Abb. 4!). Alle drei Erkrankungen vermögen das klinische Erscheinungsbild eines Panzerherzens zu bieten (ACAR u. GODEAU, 1960). Auch bei Hämochromatose, die als Ursache eine Eiseninfiltration des Myokards hat, und die aus der Ventrikelmuskulatur fibröse Säcke macht, finden wir Hepatomegalie, Ödeme, Ascites und Niedervoltage. Der Patient von WASSERMANN u. Mitarb. (1962) zeigte auch in der Herzdruckkurve den „early diastolic dip“, sowie eine Niedervoltage im EKG. MOIRAGHI (1962) und v. HOYNINGEN-HÜHNE (1964) behandelten jeweils eine Patientin mit allgemeiner Amyloidose zunächst unter der Diagnose Panzerherz, da beide die typischen Befunde dieser Erkrankung boten, deren eigentliche Ursache dann durch die Sektion geklärt werden konnte. Den differentialdiagnostischen Merkmalen der schweren Endomyokardfibrose widmeten mehrere Autoren eingehende Untersuchungen. ACAR und GODEAU (1960) wiesen darauf hin, daß die Ursache dieser Erkrankung unbekannt ist.

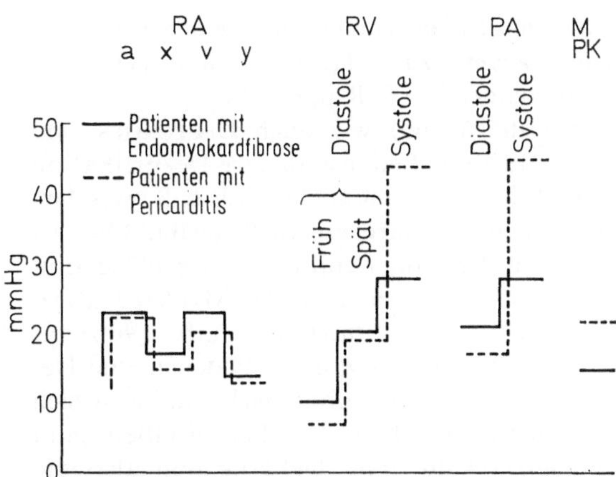

Abb. 4. Vergleich der Mitteldrucke von 20 Patienten mit Endokardiomyofibrose und 10 Patienten mit konstriktiver Perikarditis (nach SOMERS u. Mitarb., 1968)

G. Zur Therapie

Die einzige zur Zeit empfehlenswerte Therapie ist weiterhin die Operation, die Dekortikation des Herzens. In vielen Fällen wird von irgendeiner Vorbehandlung selbst bei schlechtesten Fällen abgesehen. SOULIÉ (1960) und die französische Schule empfehlen bei geringstem Verdacht tuberkulostatische Medikamente. Größere Pleuraergüsse sollten abpunktiert werden, um dem Herzen sogleich nach der Operation optimale Bedingungen anzubieten (DEGEORGES u. SLAMA, 1960). ROBERTSON und ARNOLD (1960), BARTLEY u. Mitarb. (1967), wie auch v. ELMENDORFF u. Mitarb. (1960) empfehlen die Frühoperation, d.h. eine Operation, sobald hämodynamische Zeichen nachweisbar sind, die auf eine ventrikuläre Adiastole hinweisen. Weder Alter (erfolgreiche Dekortikation bei einem 10monatigen Jungen von CASTELLANOS, 1969) noch Schwangerschaft (RICHARDSON, 1970) sind Kontraindikationen.

Der Zugang zum Perikard ist sehr individuell. Kaum ein Autor beschränkt sich nur auf eine einzige Schnittführung. So wurde bei den 112 Fällen v. ELMENDORFFS in der Mehrzahl die linksseitige anterolaterale Thorakotomie vorgezogen, doch in Einzelfällen auch die mediane Sternotomie und die bilaterale transsternale transpleurale Thorakotomie gewählt. EFFLER (1961), FLEMMING und BARTEL (1967) entschlossen sich bei Kindern zur medianen Sternotomie, andere zum Türflügelschnitt (Uglow, 1960) von der 2.–6. Rippe links.

Mathey (1960) wie auch Degeorges und Slama (1960) stellten fest, daß die Dekortikation zumeist dadurch ermöglicht wird, daß zwischen Panzer und Myokard ein Spalt bleibt. Dies ist aber nicht der Fall, wenn eine tuberkulöse Epikarditis mit Kalkzapfen in das Myokard abgelaufen ist (v. Elmendorff u. Mitarb., 1960). Es sind Fälle beobachtet worden, in denen eine Dekortikation deswegen unmöglich war, weil sich der Panzer zwischen Herzkranzgefäßen und Myokard befand, eine Dekortikation also die Gefäßversorgung des Myokards unterbrochen hätte. In solchen Fällen ist das Aufbrechen des Panzers in viele kleinere Fragmente und das Zerbrechen der Umklammerung durch Entnahme einiger dieser Fragmente der einzig mögliche Ausweg. Man sollte bei ausgedehnten Verkalkungen immer daran denken, daß die Muskulatur des Herzens sehr geschädigt und atrophiert ist. Dines u. Mitarb. (1958) untersuchten die Dicke der Myokardfasern und maßen eine Verminderung des Muskelfaserdurchschnitts um ca. 20–30%.

Komplikationen vermögen bei der Operation dadurch aufzutreten, daß entweder die Verkalkungen andere Herzfehler vortäuschen oder aber, daß noch zusätzliche Herzfehler vorhanden sind. Unter den 178 Fällen von Panzerherzen, die bis 1965 in Düsseldorf operiert wurden, konnte Gschnitzer (1965) folgende assoziierte Herzfehler beobachten: 21 rheumatische Herzfehler, 19 Mitralvitien, 2 Ostia prima, 2 Ostia secunda. Barris und Gomez (1967), McGaff u. Mitarb. (1963), Holstein u. Mitarb. (1964) und Weglicki u. Mitarb. (1965) mußten feststellen, daß eine ursprünglich diagnostizierte Pulmonalstenose eine zirkuläre Einschnürung der Arterie bei einem partiellen Panzerherz war.

Die hämodynamischen Werte bessern sich nach Perikardresektion im allgemeinen langsam, auch bei nur partiell erforderlicher Dekortikation, wahrscheinlich in Abhängigkeit von der Regeneration des Myokards (Kloster u. Mitarb., 1965; Murphy u. Mitarb., 1958; Marshall u. Pantridge, 1957; Moniz de Bettencourt u. Mitarb., 1961). Die Druckwerte im rechten Herzen normalisieren sich oft nicht. Nur Fitzpatrick (1962) vertritt die Meinung, daß Herzinnendrucke und Venendruck innerhalb von Tagen zur Norm zurückfinden.

Allerdings verschwindet die protodiastolische Depression nach Bouchard u. Mitarb. (1962) sofort nach erfolgreicher Operation. Sie empfehlen daher, während der Operation einen Herzkatheter liegen zu lassen.

Die Mortalität der Operation wird unterschiedlich angegeben und ist bei den einzelnen Autoren nicht vergleichbar. Man könnte sich etwa so ausdrücken: Sie sinkt, je weniger Schwiele entfernt wird, je mehr die Perikarditis rein schwielig war, je jünger die Patienten sind und je kürzer die Anamnesendauer ist (v. Elmendorff u. Mitarb., 1960). Diese einzelnen Faktoren werden von den zahlreichen Autoren nicht ausreichend berücksichtigt und daher sind ihre Resultate nicht vergleichbar. Bei schwieligen Perikarditiden von Kindern liegt die Mortalität bei 0% (Flemming u. Bartel, 1967). Bemüht man sich dagegen bei einer vorwiegend älteren Klientele mit einem großen Prozentsatz ausgedehnter Verkalkungen um eine (z.T. auch die Vorhöfe umfassende) ausgedehnte Entrindung, so läßt sich die Operationsmortalität wohl selten unter 10% bringen (Dayem u. Mitarb., 1967, 9%; Whitacre u. Mitarb., 1964, 11%; McPhail u. Mitarb., 1967, 23%; Madaras u. Mitarb., 1967, 7%; Portal u. Mitarb., 1966, 3%; Galey u. Mitarb., 1967, 10%; Stojanovic, 1961, 21%; Robertson u. Arnold, 1965, 0%; Bergh u. Mitarb., 1964, 13%; Wood, 1961, 11%; Malm, 1963, 15%; v. Elmendorff u. Mitarb., 1960, 18%; Shum, 1969, 12%). Bei einer jetzt über 200 Fälle umfassenden eigenen Erfahrung muß man resignierend zugeben, daß trotz bester komplikationsloser Operation sich manche Patienten nicht mehr retten lassen. Das Herz wird am Tage nach der Operation oder etwas später plötzlich sehr weit und kraftlos. Der Patient stirbt am Herzversagen, das therapeutisch völlig unbeeinflußbar bleibt, da die Muskelfasern zu sehr geschädigt waren.

H. Spätresultate

Überleben die Patienten die Operation und wurde ausreichend viel von der umklammernden Schwarte entfernt, so sind die Spätresultate sehr befriedigend. Nur etwa 10% der Patienten bleiben schwerkrank (GALEY u. Mitarb., 1967; MADARAS u. Mitarb., 1967; RÜCKARDT, 1967). Dies liegt einesteils, wie erwähnt, an der nicht ausreichenden Entrindung, aber auch an dem schweren irreversiblen Muskelschaden, teils im Leberschaden. Die Rehabilitationsphase dauert mindestens 3 Monate, oft Jahre (v. ELMENDORFF u. Mitarb., 1960; PORTAL u. Mitarb., 1966; KANEHL u. PARSI, 1966). MADARAS u. Mitarb. (1967) mußte auch ein Kreislaufversagen bei einer durch das Panzerherz verursachten Lungenfibrose beobachten.

NEY (1960), PORTAL u. Mitarb. (1966), STEHR und RUTENFRANZ (1961) sowie v. ELMENDORFF u. Mitarb. (1960) beschäftigten sich mit den Möglichkeiten eines Rezidivs nach Panzerherzen. Genauere Vergleiche der postoperativen Röntgenbilder mit solchen, die bei erneutem Auftreten von Beschwerden angefertigt wurden, zeigten, daß wohl kaum echte Rezidive, also Neubildungen von Kalkspangen nach Perikardektomie auftreten. Immer sind es die belassenen Perikardschwielen, die wieder oder noch Beschwerden verursachen.

EIFRIG u. Mitarb. (1961) konnten feststellen, daß eine gute Rehabilitation nach Panzerherzoperation, eine ausreichende Dekortikation vorausgesetzt, auch weitgehend von der psychischen Ausgangslage abhängig war. Bestanden Depressionen und Gefühle allgemeiner Insuffizienz, so war die Rehabilitation schwierig. Auch spielt in Einzelfällen der Rentenwunsch eine Rolle.

Eine Anzahl der Patienten (ca. 5–10%) stirbt nach der Operation zumeist an Tuberkulose oder an chronischer Herzinsuffizienz (v. ELMENDORFF u. Mitarb., 1960; FARROW u. Mitarb., 1965). Panzerherzen, die als Folge von Bestrahlung auftreten, haben eine sehr schlechte Prognose (JONES u. Mitarb., 1970).

Literatur

ABRAHAMS, D. G., PARRAY, E. H. O.: Chronic pericardial effusion complicating endomyocardial fibrosis. Circulation **28**, 221–231 (1963).

ABRAHAMSEN, A. M., BROCH, O. J.: Chronic exsudative pericarditis treated by pleuro-pericardial fenestration. Acta med. scand. **172**, 359–362 (1962).

ACAR, J., GODEAU, P.: Les difficultés du diagnostic dans les péricardites constrictives le diagnostic des adiastolies. Rev. Prat. **10**, 1423–1429 (1960).

ACAR, L., LAINEE, R., BEREST, N., CHICHE, P.: Les compressions du cœur au cours des péricardites liquidiennes. Rev. Prat. **10**, 1417–1422 (1960).

ASPLEN, CH. H., LEVINE, H.: Azathioprine therapy of steroid-responsive pericarditis. Am. Heart J. **80**, 109–111 (1970).

BAILEY, G. L., HAMPERS, C. L., HAGER, E. B., MERRILL, J. P.: Uremic pericarditis. Circulation **38**, 582–591 (1968).

BAKER, W. P., SCHLANG, H. A., BALLENGER, F. P.: Congenital partial absence of the pericardium. Am. J. Cardiol. **16**, 133–136 (1965).

BARFOD, H.: Zur Frage der sogenannten benignen idiopathischen Perikarditis. Medizinische **10**, 432–434 (1959).

BARTLEY, T. D., WHEAT, M. W., BURFORD, T. H., LOVE, J. W. Constrictive pericarditis. Am. Surg. **33**, 112–117 (1967).

BAUER, I., WOLFART, W., OVERBECK, W.: Über drei Fälle von angeborenem Defekt im Bereiche des parietalen Perikards. Zbl. Chir. **92**, 2668–2671 (1967).

BECK, W., SCHRIRE, V., VOGELPOEL, L.: Splitting of the second heart sound in constrictive pericarditis with observation on the mechanism of pulsus paradoxus. Am. Heart J. **64**, 765–778 (1962).

BEEBE, R. T., CONKLIN, W. H.: Constrictive pericarditis, absence of mediastinal shift with unilateral pleural effusion. Arch. Int. Med. **105**, 755–757 (1960).

BERGH, N. P., KRAUSE, F., LINDER, E.: Some aspects of diagnosis and treatment in chronic pericarditis. Acta chir. scand. **128**, 683–697 (1964).

BOICOURT, O. W., NAGLE, R. E., MOUNSEY, J. P. D.: Clinical significance of systolic retraction of the apical impulse. Brit. Heart J. **27**, 379–391 (1965).

BOLES, E. TH., HOSIER, D. M.: Abdominal pain in acute myocarditis and pericarditis. Am. J. Dis. Child. **105**, 70–76 (1963).

BOONE, J. S., MARSH, G. B.: Diagnosis of adhesive constrictive pericarditis. Am. Heart J. **68**, 576–577 (1964).

BOR, J., KAFKA, K.: Aplasia of the pericardium. J. Cardiovasc. Dis. **2**, 386–395 (1961).

BOUCHARD, F., BICAL, R., MATHEY, J.: Contrôle des pressions ventriculaires droites et gauches au cours des operations pour péricardites constrictives. Arch. Mal. Cœur **55**, 882–889 (1962).

BRAWLEY, R. K., VASKO, J. S., MORROW, A. G.: Cholesterol pericarditis. Am. J. Med. **41**, 235–248 (1966).

BROADBENT, J. C., CALLAHAN, J. A., KINCAID, O. W., Ellis, F. H.: Congenital deficiency of the pericardium. Dis. Chest **50**, 137–144 (1966).

BROWN, A. K.: Chronic idiopathic pericardial effusion. Brit. Heart J. **28**, 609–614 (1966).

BRUCK, A.: Der Perikarderguß als Ursache eines Nichtansprechens auf den implantierten Schrittmacher. Z. Kreisl.-Forsch. **53**, 1061–1066 (1964).

BRUNING, E. G.: Congenital defect of the pericardium. J. clin. Path. **15**, 133–135 (1962).

BUHL, H.: Die Pericarditis calculosa. Münch. med. Wschr. **107**, 1938–1946 (1965).

BULLINGTON, R. H., BULLINGTON, J. D.: Pseudoinfarction phenomena of acute pericarditis. J. Amer. med. Ass. **171**, 2205–2208 (1959).

BURSTEIN, CH. L., CILIBERTI, B. J., GRATANELLI, A., MAZZIA, V., WALLACE, G.: Cardiovascular collapse in cardiac tamponade. N.Y. med. J. **59**, 3628—3630 (1959).

Cassel, P., Cullum, P.: The management of cardiac tamponade. Brit. J. Surg. **54**, 620—626 (1967).

Castellanos, A., Mercado, H., Traggis, D. G., Altmann, D. H.: Successful surgical treatment of constrictive pericarditis in a ten months old infant. Acta Cardiol. Brux. **24**, 633—643 (1969).

Castronopol, P., Kroop, J. H., Levy, G.: Management of pericardial effusion by pericardiectomy. N.Y. St. J. Med. **58**, 2367—2374 (1958).

Cayler, G. G., Taybi, H., Riley, H. D., Simon, J. L.: Pericarditis with effusion in infants and children. J. Pediat. **63**, 264—272 (1963).

Chang, C. H., Amory, H. I.: Congenital partial right pericardial defect associated with herniation of the right atrial appendage. Radiology **84**, 660—662 (1965).

Chary, G. H., Leigh, T. F.: Congenital partial defect of the pericardium associated with herniation of the left atrial appendage. Am. J. Roentgenol. **86**, 517—522 (1961).

Chiche, P., Agar, J., Jullien, J.-L.: Péricardites à évolution constrictive subaigue. Rev. Prat. **10**, 1397—1402 (1960).

Chiche, P., Carlotti, J., Acar, J.: Etude sur le diagnostic de constriction dans les péricardites chroniques. Arch. Mal. Cœur **50**, 585—616 (1957).

Chiche, P., Carlotti, J., Joly, F.: Physiologopathologie et hèmodynamique des péricardites constrictives. Rev. Prat. **10**, 1359—1370 (1960).

Cohen, M. B., Gral, Th., Sokol, A., Rubini, M. E., Blahd, W. H.: Pericardial effusion in chronic uremia. Arch. intern. Med. **122**, 404—407 (1968).

Collins, H. A., Killen, D. A., Gobbel, W. G., Ginn, H. E.: Pericardiectomy for uremic pericardial tamponade. Ann. thorac. Surg. **9**, 327—334 (1970).

Collins, H., Woods, L. P., Daniel, R. A.: Late results of pericardiectomy. Arch. Surg. **83**, 921—927 (1964).

Condorelli, L.: Das Pneumomediastinum. Ärztl. Forsch. **12**, I, 381—396 (1958).

Connolly, D. C., Burchell, H. B.: Pericarditis. A ten year survey. Am. J. Cardiol. **7**, 7—14 (1961).

Corone, P., Pernot, J.-M., Chiche, P.: Etiologie générale des péricardites constrictives. Rev. Prat. (Paris) **10**, 1353—1357 (1960).

Craig, R. J., Whalen, R. E., Behar, V. S., McIntosh, H. D.: Pressure and volume changes of the left ventricle in acute pericardial tamponade. Am. J. Cardiol. **22**, 65—74 (1968).

Cullhead, I., Björk, L., Björk, V.: Congenital pericardial arteriovenous fistula. Am. Heart J. **64**, 111—116 (1962).

Curran, R.: Electrical alternans in association with hemorrhagic pericardial effusion. Am. J. Cardiol. **8**, 453—455 (1961).

Darke, C. S., Chestermann, J. T.: Chronic labelled constrictive pericarditis. Brit. J. Surg. **46**, 615—620 (1959).

Dayem, M. K. A., Wasfi, F. M., Bentall, H. H., Goodwin, J. F., Cleland, W. P.: Investigation and treatment of constrictive pericarditis. Thorax **22**, 242—252 (1967).

Davis, W. C., Garmann, J. D., Johnson, N. J.: Pericardial diverticulum causing pulmonary obstruction. Arch. Surg. **82**, 285—289 (1961).

Degeorges, M., Slama, R.: Les péricardites calcaires constrictives. Rev. Prat. **10**, 1405—1415 (1960).

Desilets, D. T., Grollmann, J H., MacAlpin, R. N.: Cineangiographic demonstration of the diastolic snap in constrictive pericarditis. Radiology **86**, 1056—1063 (1966).

Dimmich, I., Grossmann, H., Bowmann, F. O., Griffiths, S. A.: Congenital absence of the left pericardium. Am. J. Dis. Child. **110**, 309—314 (1965).

Dines, D. E., Edwards, J. E., Burchell, H. C.: Myocardial atrophy in constrictive pericarditis. Proc. Mayo Clin. **33**, 93—99 (1958).

Dinsmore, R. E., Miller, A. R., Potsaid, M. S., Shawdon, H. H.: Cineangiographic patterns in pericardial disease. Radiology **86**, 425—429 (1966).

Doherty, J. E., Jenkins, B. J.: Radiocarbon cholesterol turnover in cholesterol pericarditis. Am. J. Med. **41**, 322—330 (1966).

Dressler, W.: Percussion of the sternum, aid to differentiation of pericardial effusion and heart dilatation. J. Amer. med. Ass. **173**, 761—764 (1960).

Dressler, W.: Management of pericarditis secondary to myocardial infarction. Progr. cardiovasc. Dis. **3**, 134—140 (1960).

Dressler, W.: Effect of respiration on pericardial friction. Am. J. Cardiol. **7**, 130—131 (1961).

Dressler, W.: Sinus tachycardia complicating and outlasting pericarditis. Am. Heart J. **72**, 422—423 (1966).

Dressler, W., Leavitt, S. S.: Pericarditis after acute myocardial infarction, relapses of periods of 28 months J. Amer. med. Ass. **173**, 1225—1226 (1960).

Dressler, W., Levin, E. J., Axelrod, M.: Huge pericardial effusion of 15 years duration. J. Amer. med. Ass. **195**, 1064—1066 (1966).

Duclos, F., Zambrano, A., Bohorquez, A., Mora, I., Bermudo, J.: Péricardite à cholestérol-traitement chirurgical. Arch. Mal. Cœur **55**, 675—689 (1962).

Durant, T. M.: The recognition of pericardial disease. Mod. Conc. cardiov. Dis. **27**, 455—459 (1968).

Effler, D. B.: Chronic constrictive pericarditis treated with pericardiectomy. Am. J. Cardiol. **7**, 62—68 (1961).

Eifrig, D. E., Imboden, J. B., McKusick, U. A., Canter, A. D.: Constrictive Pericarditis: Psychic aspects of convalescence following pericardectomy. J. Chron. Dis. **13**, 12—52 (1961).

Ellis, K., Leeds, N. E., Himmelstein, A.: Congenital deficiencies in the parietal pericardium. Am. J. Roentgenol. **82**, 125—137 (1959).

Elmendorff, H. von, Gremmel, H., Niemann, B.: Klinik und Therapie des Panzerherzens. Langenbecks Arch. klin. Chir. **193**, 764—780 (1960).

Evans, E.: Symposion on pericarditis: Introduction. Am. J. Cardiol. **7**, 1—6 (1961).

Farrow, C. D., Brom, A. G., Nauta, J.: The surgical treatment of pericarditis: follow-up study. Dis. Chest. **48**, 478—483 (1965).

Feigenbaum, H.: Ultrasonic techniques in cardiology. Dis. Chest. **55**, 59—62 (1969).

Feigenbaum, H., Waldhausen, J. A., Hyde, L. P.: Ultrasound diagnosis of pericardial effusion. J. Amer. med. Ass. **191**, 711—714 (1965).

Feigenbaum, H., Zaky, A., Waldhausen, J. A.: Use of ultrasound in the diagnosis of pericardial effusion. Ann. Int. Med. **65**, 443—452 (1966).

Feigenbaum, H., Zaky, A., Waldhausen, J. A.: Use of reflected ultrasound in detecting pericardial effusion. Am. J. Cardiol. **19**, 84—90 (1967).

Fisher, D. F., Ehrenhaft, J. L.: Congenital pericardial defects. J. Amer. med. Ass. **188**, 78—81 (1964).

Fitzpatrick, D. P., Wyso, E. M., Bosher, L. H., Richardson, D. W.: Restauration of normal intracardial pressures after extensive pericardiectomy for constrictive pericarditis. Circulation **25**, 484—492 (1962).

Flemming, G. F., Bartel, J.: Die Pericarditis constrictiva im Kindesalter. Zbl. Chir. **92**, 86—96 (1967).

Franmeni, J. F., Fear, R. E.: Purulent pericarditis in aspergillosis. Ann. Int. Med. **57**, 823—828 (1962).

Fremont, R. E., Losner, S., Volk, B. W.: The fibrinogen polymerization test in nonspecific myocarditis an pericarditis. Arch. intern. Med. **102**, 41—49 (1958).

Fremont, R. E., Losner, S., Volk, B. W.: Newer laboratory aids in the differential diagnosis of acute pericarditis with particular emphasis on the value of fibrinogen polymerization test. Am. J. Cardiol. **1**, 480—487 (1958).

Fremont, R., Volk, B. W.: Newer aspects of diagnostic and therapeutic management of acute idiopathic pericarditis. Dis. Chest **36**, 319—327 (1959).

Friedmann, B., McClure, H. H.: A simple bloodless and painless presumptive test for pericardial fluid and thickening. Am. J. Med. Sci. **244**, 321—333 (1962).

Friese, G., Sachs, D.: Das Oesophagoatriogramm der konstriktiven Perikarditis. Z. Kreisl.-Forsch. **46**, 940—946 (1957).

Gagnon, E. O., Telmose, F.: Acute cardiac emergencies. Surg. Clin. N. Amer. **40**, 1355—1365 (1960).

Galey, J.-J., Vanetti, A., Duboys, Y., Neveux, J. Y., Logeais, Y., Mathey, J.: Traitement chirurgical des pericardites chroniques constrictives. Presse méd. **75**, 1881—1884 (1967).

Geisler, P., Beverungen, W.: Nebenlunge und totale Perikardaplasie. Langenbecks Arch. klin. Chir. **305**, 202—212 (1964).

Geld, H. van der: Anti-heart antibodies in the postpericardiotomy and the postmyocardial infarction syndromes. Lancet **1964 II**, 617—621.

Gerbaut, P., Hadot, S., Pernot, C., Lorrain, J.: Péricardite au cours d'une mononucléose infectueuse. Arch. Mal. Cour **51**, 184—191 (1958).

Gibbons, J., Goldblom, R. B., Dobell, A. R. C.: Rapidly developing pericardial constriction in childhood following acute nonspecific pericarditis. Am. J. Cardiol. **15**, 863—867 (1965).

Goldfarb, B., Gold, D., Latts, E., Wexler, H., Wang, Y.: Recurrent pericardial pain after pericardiectomy for recurrent acute benign pericarditis. Circulation **33**, 283—286 (1966).

Goldschlager, A. W., Freemann, L. M., Davis, P. L.: Pericardial effusions and echocardiography, false results with the ultrasound reflexion method. N.Y. St. J. Med. **67**, 1854—1858 (1967).

Gotsman, M. S., Schrire, V.: A pericardiocentesis electrode needle. Brit. Heart J. **28**, 566—569 (1966).

Griffin, S. G., Swan, G. A.: Massive pericardial effusion with cholesterol crystal treated by pericardectomy. Brit. Heart. J. **25**, 825—828 (1963).

Gschnitzer, F.: Die Bedeutung assoziierter Herzfehler für die operative Behandlung der Pericarditis constrictiva. Chirurg **36**, 439—441 (1965).

Haas, J. M.: Symptomatic constrictive pericarditis developing 45 years after radiation therapy to the mediastinum. Am. Heart J. **77**, 89—95 (1969).

Haggenmüller, W., Hegelein, H., Geschke, H. J.: Die präoperative Diagnostik der Pericarditis constrictiva. Ärztl. Forsch. **12**, 170—180 (1958).

Haubrich, R.: Über die Kymographie bei Herzmuskel- und Herzbeutelerkrankungen. Radiologe **3**, 287—295 (1963).

Hauser, W., Atkins, H., Richard, P.: Amyloidosis of the heart. Possible pitfall in the diagnosis. J. Amer. med. Ass. **204**, 628—630 (1968).

Heintzen, P., Vietor, K. W.: Sondierung und Drainage des Herzbeutels als therapeutische Maßnahme bei exsudativer Pericarditis. Med. Welt **10**, 464—465 (1961).

Hering, A. C., Wilson, J. S., Ball, R.: Congenital deficiency of pericardium. J. thorac. Surg. **40**, 49 (1960).

Hewitson, R. P., Schrire, V.: Pericardial cyst presenting as a hilar mass. Brit. J. Dis. Chest **57**, 107—109 (1963).

Hipona, F. A., Crumy, J.: Congenital pericardial defect associated with tetralogy of Fallot. Circulation **29**, 132—135 (1964).

Holman, C. W., Steinberg, I.: The role of angiocardiography in the surgical treatment of massive pericardial effusions. Surg. Gynec. Obstet. **107**, 639—647 (1958).

Holstein, J., Kanehl, E., Richter, K., Geissler, W., Porstmann, W.: Funktionelle Pulmonalstenosen bei Pericarditis constrictiva und Mediastinaltumoren. Fortschr. Röntgenstr. **101**, 272—277 (1964).

Hort, W.: Hämorrhagische Infarzierung des Herzens bei angeborenem Herzbeuteldefekt. Zbl. allg. Pathol. **103**, 392—399 (1962).

Howard, E. J., Maier, H. C.: Constrictive pericarditis following Coxsackie viral pericarditis. Am. Heart J. **75**, 247—250 (1968).

Hoyningen-Hühne, J. von: Systemic amyloidosis presenting as constrictive pericarditis. Am. Heart J. **67**, 290—294 (1964).

Hudspeth, A. S., Miller, H. S.: Isolated primary chylopericardium. J. thorac. cardiovasc. Surg. **51**, 528—531 (1966).

Irmer, W., Gremmel, H.: Mediastinaltumoren. Z. Tuberk. **113**, 303—312 (1959).

Iturrino, J., Holland, R. H.: The emergency surgical management of acute pericarditis. J. thorac. Surg. **45**, 324—333 (1963).

Iturrino, J., Holland, R. H.: The surgical management of acute pericarditis. Dis. Chest **45**, 416—420 (1964).

Jackson, F.: Cardiac tamponade in constrictive pericarditis following cardiac catheterization. Brit. Heart J. **29**, 282—284 (1967).

Jaffe, R. J., Kallmann, H.: Pericardiectomy for massive recurrent pericardial effusion. Ann. Int. Med. **51**, 363—371 (1959).

James, E., Torrance, D. J.: Pericardial fat simulating cardiomegaly. Am. Heart J. **69**, 93—95 (1965).

James, T. H.: Pericarditis and the sinus node. Arch. intern. Med. **110**, 305—311 (1962).

Jamplis, R. W., North, F. S., Lee, R. H.: Pericardiectomy in recurrent idiopathic pericarditis. Surg. Clin. N. Amer. **43**, 1323—1329 (1963).

Jamplis, R. W.: Surgical treatment of recurrent idiopathic pericarditis. Am. J. Surg. **108**, 191—197 (1964).

Jirsch, D. W., Sterns, L. P.: Congenital absence of the pericardium. Canad. J. Surg. **13**, 311—314 (1970).

Johnson, W. D., Lepley, D., Lange, R., Botticelli, J.: A simple method to differentiate postoperative pericardial fluid from cardiac enlargement. Ann. thorac. Surg. 3, 68—70 (1967).

Jones, J. E., Bernhard, W. F., Lafarge, C. G., Gross, R. E.: Results of surgery of constrictive pericarditis in pediatric patients. Am. J. Surg. **119**, 465—468 (1970).

Jorgens, J., Kundel, R., Lieber, A.: The cinefluorographic approach to the diagnosis of pericardial effusions. Am. J. Roentgenol. **87**, 911—916 (1962).

Just, H., Mattingly, Th. W.: Interatrial defect and pericardial disease. Am. Heart J. **76**, 157—167 (1968).

Kalmansohn, R. B., Kalmansohn, R. W.: An evaluation of the serum glutamic oxacetic transaminase activity in pericarditis. Am. Heart J. **55**, 739—742 (1958).

Kanehl, E., Parsi, R. A.: Das Elektrokardiogramm der Pericarditis constrictiva prä- und postoperativ. Z. ges. inn. Med. **21**, 112—113 (1966).

Kaplan, M. H., Sherwood, L. H.: Acute pericarditis due to Histoplasma capsul. Ann. Int. Med. **58**, 862—867 (1963).

Kennedy, W. P. U., Partridge, R. E. H., Matthews, B.: Rheumatoid pericarditis with cardiac failure treated by pericardiectomy. Brit. Heart J. **28**, 602—608 (1966).

Kerber, R. E., Ridges, J. D., Harrison, D. C.: Electrocardiographic indications of atrial puncture during pericardiocentesis. New Engl. J. Med. **282**, 1142—1143 (1970).

Kilpatrick, Z. M., Chapman, C. B.: On pericardiocentesis. Am. J. Cardiol. **16**, 722—728 (1965).

Kissane, R. W., Rose, St.: Traumatic pericarditis. Am. J. Cardiol. **7**, 97—101 (1961).

Klein, J. J., Segal, B. L.: Pericardial effusion diagnosed by reflectes ultrasound. Am. J. Cardiol. **22**, 57—64 (1968).

Kloster, F. E., Crislip, R. L., Bristow, J. D., Herr, J. D., Ritzmann, L. W., Griswold, R.: Hemodynamic studies following pericardiectomy for constrictive pericarditis. Circulation **32**, 415—424 (1965).

Knight, H. F.: Primary cholypericardium. J. thorac. cardiovasc. Surg. **50**, 567—570 (1965).

Krosch, H.: Die akute benigne oder idiopathische Perikarditis. Z. ges. inn. Med. **15**, 535—539 (1960).

Laconi, A.: The dynamics of the left ventricular border in chronic constrictive pericarditis. Amer. Heart J. **56**, 73—78 (1958).

Lajos, T. Z., Bunnell, I. L., Colokathis, B. P., Schimert, G.: Coronary artery insufficiency secondary to congenital pericardial defect. Chest **58**, 73—76 (1970).

Lindell, S. E., Svanborg, A., Søderholm, B., Westerling, H.: Haemodynamic changes in chronic constrictive pericarditis during exercise and histamine infusion. Brit. Heart J. **25**, 35—41 (1963).

Lindsay, J., Crawley, I. S., Callaway, G. M.: Chronic uremic pericarditis following uremic hemopericardium. Am. Heart J. **79**, 390—393 (1970).

Littmann, D., Spodick, D. H.: Total electrical alternans in pericardial disease. Circulation **17**, 912—917 (1958).

Liu, D. H.-Y., Crastnopol, Ph., Philipps, W.: Perforation of a gastrojejunal ulcer into the pericardium. Arch. Surg. **94**, 294—298 (1967).

Logue, B., Putunji, P.: The use of steroids in pericarditis. Amer. Heart J. **64**, 570—571 (1962).

Loogen, F.: Perikarditis. Cardiologia **48**, 302—317 (1966).

Madaras, J. S., Taber, R. E., Lam, C. R.: Constrictive pericarditis: Diagnosis and operative treatment. Dis. Chest **52**, 746—753 (1967).

Malm, A.: Chronic constrictive pericarditis with special reference to pre- and postoperative hemodynamics. Dis. Chest **44**, 307—312 (1963).

Markoff, R.: Klinische Bedeutung des Dressler-Syndroms. Dtsch. med. Wschr. **93**, 627—633 (1968).

Marshall, J. R., Pantridge, J. F.: Pericardiectomy for chronic constrictive pericarditis. Lancet **1957 II**, 1039—1040.

McGaff, C. J., Haller, J. A., Light, L., Towery, B. T.: Subvalvular pulmonary stenosis due to constriction of the right ventricular outflow tract by pericardial band. Am. J. Med. **34**, 142—146 (1963).

McPhail, J. L., Sukumar, I. P., Vytilingam, K. I., Cherian, G., John, St.: Surgical management of constrictive pericarditis. J. thorac. cardiovasc. Surg. **53**, 360—365 (1967).

Meessen, H.: Pericarditis. Minerva Cardiol. **1**, 2—8 (1955).

Michailow, M. L.: Über die Differentialdiagnose der Perikardzysten. Münch. med. Wschr. **110**, 1079—1081 (1968).

Moiraghi, P.: Lo scompenso cardica in corso di degenerazione amiloide o paraamiloide del cuore e sua analogia con i sintomi propri della pericardite costrittiva. Minerva med. **53**, 309—316 (1962).

Moniz de Bettencourt, J., Barreto-Fragosa, J. C., Silva-Carvalho, J.: L'hemodynamique hépatique dans la péricardite constrictive après péricardiectomie. Arch. Mal. Cœur **54**, 133—144 (1961).

Mouquin, M., Brom, P., Chartrain, E., Pelletier, B.: Péricardites chroniques constrictives et cathéterisme biventriculaire, application de la voie intraarterielle retrograde. Arch. Mal. Cœur **52**, 133—139 (1959).

Muggia, F. M., Cassileth, P. A.: Constrictive pericarditis following radiation therapie. Am. J. Med. **44**, 116—123 (1968).

Muhar, F., Strahberger, E.: Über die funktionellen Auswirkungen bei Erweiterungen der Lungenresektion auf Perikard und Vorhof. Thoraxchirurgie **14**, 21—29 (1966).

Mukherjee, S.: Congenital partial left pericardial defect with a bronchogenic cyst. Thorax **19**, 176—179 (1964).

Munnell, E. R., Hammarsten, J. M.: Purulent pericarditis—a potential surgical problem. Am. Rev. resp. Dis. **86**, 917—924 (1962).

Murphy, T. R., Meyer, J. H., Chase, J.: Constrictive pericarditis: serial hemodynamic studies with an explanation for the reversible congestive phenomena. Circulation **18**, 526—532 (1958).

Nadas, A. S., Levy, J. M.: Pericarditis in children. Am. J. Cardiol. **7**, 109—117 (1961).

Nakhjavan, F. K., Goldberg, H.: Hemodynamic effects of catecholamine stimulation in constrictive pericarditis. Circulation **42**, 487—490 (1970).

Nasser, W. K., Mishkin, M., Rosenbaum, D., Genovese, P. D.: Pericardial and myocardial disease in pregressive systemic sclerosis. Am. J. Cardiol. **22**, 538—542 (1968).

NEY, H. R.: Die Operation der schwieligen Perikarditis aus der Sicht der Spätrezidive. Chirurg **31**, 545—556 (1960).

NÜSS, F. J.: Untersuchungen über die Ätiologie der Perikarditis. Ärztl. Forsch. **11**, 521—524 (1955).

O'MEALLIE, L. P., LOVE, W. D., BURCH, G. E.: Differentiation of massive pericardial effusion from cardiac dilation using I^{131}Albumin. Am. Heart J. **62**, 453—456 (1961).

PARSI, R. A., GEISSLER, W., KANEHL, F.: Hämodynamik der Pericarditis constrictiva vor und nach der Perikardektomie. Zbl. Chir. **90**, 1361—1364 (1965).

PATE, J. W., GRADNER, C., NORMAN, R. S.: Diagnosis of pericardial effusion by echocardiography. Ann. Surg. **165**, 826—829 (1967).

PAULLEY, J. W., BARLOW, K. E., CUTTING, P. E. J., STEVENS, J.: Acute gouty pericarditis. Lancet **1963I**, 21—22.

PETERSEN, V. P., OTTOSEN, P.: Albumin turnover and thoracic duct lymph in constrictive pericarditis. Acta med. scand. **176**, 335—344 (1964).

PETSEL, M.: Indications therapeuthiques des péricardites aigues. Presse méd. **68**, 67 (1960).

PHILIPPS, J. H., BURCH, G. E., HELLINGER, R.: The use of intracardiac carbondioxide in diagnosis of pericardial disease. Amer. Heart J. **61**, 748—755 (1961).

PORTAL, R. W., BESTERMAN, A. M. M., CHAMBERS, R. J., SELLORS, TH. H., SOMMERVILLE, W.: Prognosis after operation for constrictive pericarditis. Brit. med. J. **1966I**, 563—569.

PREGER, L., DAYEM, M. K. A., GOODWIN, J. F., STEINER, R. E.: Angiocardiographic studies of pericardial disease. Lancet **1965II**, 701—706.

RAFTOPOULOS, J., COSTEAS, FR.: L'alterans electrique dans les pericardites malignes. Arch. Mal. Cœur **59**, 1413—1420 (1966).

RAKOW, H. L.: Changing concepts of therapy of etiologically obscure pericarditis. N.Y. J. Med. **60**, 4071—4078 (1960).

REHN, J.: Die posttraumatische peritoneopericardiale Zwerchfellruptur. Thoraxchirurgie **10**, 277—283 (1962).

REISNER, K., HUZLY, A.: Die sogenannten Perikardzysten, ihre Differentialdiagnose und Ätiologie. Fortschr. Röntgenstr. **103**, 1—20 (1965).

RICHARDSON, P. M., ROUX, B., ROGERS, N. M. A., COTSMAN, M. S.: Pericardiectomy in pregnancy. Thorax **25**, 627—630 (1970).

ROBERTSON, R., ARNOLD, C. R.: Constrictive pericarditis with particular reference to etiology. Circulation **26**, 525—529 (1962).

ROBERTSON, R., ARNOLD, C. R.: Acute constrictive pericarditis. J. thorac. cardiovasc. Surg. **49**, 91—101 (1965).

ROMHILT, D. W., ALEXANDER, W. J.: Pneumopericardium secondary to perforation of benign gastric ulcer. J. Amer. med. Ass. **191**, 141—142 (1965).

DE ROOVER, PH., MAISIN, J., LAQUET, A.: Congenital pleuro-pericardial cysts. Thorax **18**, 146—150 (1962).

ROSE, G.: Errors in the classification of fatal pericarditis. Lancet **1966II**, 851.

ROSE, R. L., HIGGINS, L. S., HELGASON, A. H.: Bacteril endocarditis, pericarditis and cardiac tamponade. Am. J. Cardiol. **19**, 447—451 (1967).

ROSENBERG, N., MARCHESE, F. P., DE CASTRO, J., HASHEMINIJAD, A., MAKINO, M.: Rythmic intrapericardial tamponade, a method of assisting or maintaining circulation. Surgery **56**, 980—985 (1964).

ROSHE, J., SHUMACKER, H. B.: Pericardiectomy for chronic cardiac tamponade in children. Surgery **46**, 1152—1161 (1959).

ROTHMAN, J., CHASE, N. E., KRICHEFF, I. I., MAYORAL, R., BERANBAUM, E. R.: Ultrasonic diagnosis of pericardial effusion. Circulation **35**, 358—364 (1967).

ROYSTER, H. P., BOSHER, L. H.: Aspiration treatment of cardiac tamponade. Arch. Surg. **77**, 117—122 (1958).

SACKNER, M. A., HEINZ, E. R., STEINBARG, A. J.: The heart in scleroderma. Amer. J. Cardiol. **17**, 542—559 (1966).

SANZ, E.: Der „falsche" Spitzenstoß, ein Leitsymptom zur Diagnose der Pericarditis constrictiva. Cardiologia (Basel) **50**, 227—231 (1967).

SCHEUER, J.: Chronic idiopathic pericardial effusion. Circulation **21**, 41—48 (1960).

SCHULTE, H. D., BIRCKS, W., WILKE, K. H.: Angeborene Defekte des Herzbeutels. Thoraxchirurgie **17**, 271—283 (1969).

SCHUMACHER, CH. A., DERRICK, J. R.: Congenital absence of the left pericardium with surgical correction. Am. J. Cardiol. **19**, 452—456 (1967).

SEGAL, F., TABATZNIK, B.: Postpericardiotomy syndrome following stab wounds of the chest, comparison with the postcommissurotomy-syndrome. Am. Heart J. **59**, 175—183 (1960).

SEMMLER, H. J., BRANDENBURG, R. O., KIRKLIN, J. W.: Pericardial disease complicating congenital heart disease. Ann. Int. Med. **53**, 494—509 (1960).

SHUFORD, W. H., SYBERS, R. G., ACKER, J. J., WEENS, H. S.: A comparison of carbon dioxyde and angiocardiographic methods in the diagnosis of pericardial effusion. Radiology **86**, 1064—1069 (1966).

SHUGOLL, G. S.: Pericarditis associated with infectious mononucleosis. Arch. intern. Med. **100**, 630—634 (1957).

SINGER, H. H.: Acute idiopathic pericarditis. Am. Heart J. **58**, 568—575 (1959).

SMITH, W. G.: Coxsackie B myopericarditis in adults. Am. Heart J. **80**, 34—46 (1970).

SODEMAN, A., SMITH, R. H.: A reevaluation of the diagnostic criteria for acute pericarditis. Am. J. med. Sci. **235**, 672—676 (1958).

SOFFER, A.: Electrocardiographic abnormalities in acute convalescent and recurrent stages of idiopathic pericarditis. Am. Heart J. **60**, 729—738 (1960).

SOLOFF, L. A., ZATUCHNI, J.: The definitive diagnosis of effusive or constrictive pericarditis. Am. J. med. Sci. **234**, 687—695 (1957).

SOMERS, K., BRENTON, D. P., D'ARBELA, P. G., FOWLER, J. M., KANYEREZI, B. R., SOOD, N.: Hemodynamic features of severe endomyocardial fibrosis of right ventricle. Brit. Heart J. **30**, 322—332 (1968).

SOUDERS, C.: Pericarditis, a problem in diagnosis. Med. Clin. N. Amer. **47**, 295—314 (1963).

SOULEN, R., LAPAYOWKER, M. S., GIMENEZ, J. L.: Echocardiography in the diagnosis of pericardial effusion. Radiology **86**, 1047—1051 (1966).

SOULIÉ, P.: Avant-propos. Rev. Prat. **10**, 1349—1350 (1960).

SOULIÉ, P., CHICHE, P.: Etude clinique des péricardites constrictives. Rev. Prat. **10**, 1378—1384 (1960).

Soulié, P., Chiche, P., Acar, J.: Péricardites chroniques et constrictive péricardite. Presse méd. **66**, 579—582 (1958).

Spahn, U.: Die akute benigne Perikarditis im Kindesalter. Mschr. Kinderheilk. **111**, 30—34 (1963).

Speicher, C. E., Ferrigan, L., Wolfson, S. K., Jalaw, F. H., Rawson, A. J.: Cold injury of the pericardium and myocardium in cardiac hypothermia. Surg. Gynec. Obstet. **114**, 659—665 (1962).

Spodick, O. H.: Electric alternation of the heart, its relation to the kinetics and physiology of the heart. Am. J. Cardiol. **10**, 155—165 (1962).

Spreer, F.: Pathologisch-anatomische Befunde nach Herzoperationen. Z. ges. inn. Med. **19**, 26—30 (1964).

Stehr, K., Rutenfranz, J.: Über die Veränderungen verschiedener Kreislaufgrößen beim operierten Panzerherz. Arch. Kinderheilk. **164**, 59—70 (1961).

Steiner, J., Formanek, G.: Der angeborene Defekt des Perikards und der Pleura. Z. Kreisl.-Forsch. **53**, 594—598 (1964).

Stern, J. B., Sobel, H. J.: Hemorrhagic rheumatoid pericarditis. Am. J. Cardiol. **8**, 670—674 (1961).

Steward, J. R., Kincaid, Q. W.: A simple radiographic screening method for the diagnosis of pericardial effusion. Proc. Mayo Clin. **38**, 339—344 (1963).

Stojanovic, V.: Traitement chirurgical des péricardites. Chirurgie **96**, 731—738 (1970).

Stojanovic, V. K.: Contributions to the clinical aspects and surgical treatment of constrictive pericarditis. J. cardiovasc. Dis. **2**, 195—205 (1961).

Stolze, Th., Schilling, W. H.: Zur Diagnostik der idiopathischen Pleuroperikarditis. Radiologe **9**, 74—79 (1969).

Sutton, R. A. L.: Constrictive pericarditis. Brit. med. J. **1968I**, 631.

Tabatznik, B., Isaacs, J. P.: Postpericardiotomy syndrome following traumatic hemopericardium. Am. J. Cardiol. **7**, 83—96 (1961).

Takaro, J., Boud, W. M.: Pleuropulmonary pericardial and cerebral complications of amebiasis. Surg. Gynec. Obstet. **107**, 209—229 (1958).

Talbott, H. J.: Percutaneous catheterization of the pericardium. J. Amer. med. Ass. **199**, 753 (1967).

Thibault, Ph.: Le syndrome de Dressler. Presse méd. **70**, 285—286 (1962).

Tricot, R., Caldier, L., Aldevete, B.: Etude sur le diverticule du pericarde. Arch. Mal. Cœur **51**, 84—89 (1958).

Tubbs, O. S., Slade, P. R. H., Turner-Warwick, M.: Constrictive pericarditis in association with rheumatoid arthritis. Thorax **19**, 555—560 (1964).

Tucker, D. H., Miller, E., Jacoby, W. J.: Congenital partial absence of the pericardium with herniation of the left atrial appendage. Am. J. Med. **35**, 560—565 (1963).

Uehlinger, A., Schaub, F., Bühlmann, A.: Klinik und Pathologie der Pericarditis constrictiva. Schweiz. med. Wschr. **89**, 853—862 (1959).

Uglov, G. F.: Diagnosis and surgical treatment of constrictive pericarditis. Surgery **47**, 247—259 (1960).

Uricchio, J. F.: The postcommissurotomy (postpericardiotomy) syndrome. Am. J. Cardiol. **12**, 436—438 (1963).

Varriale, Ph., Rossi, P., Grace, W. J.: Congenital absence of the left pericardium and complete heart block. Dis. Chest **52**, 405—410 (1967).

Vernant, P., Dubois, Y.: L'electrocardiogramme dans la péricardite constrictive. Rev. Prat. **10**, 1385—1395 (1960).

Wagner, H. N., McAffee, J. G., Mozley, J. M.: Diagnosis of pericardial effusion by radioisotope scanning. Arch. intern. Med. **108**, 679—684 (1961).

Warembourg, H., Flament, G., Lantrebecq, P., Merlen, J. F., Descruelles, J.: Le ballistogramme d'ultrabasse frequence dans la péricardite constrictive. Ballistography, Bibliotheca Cardiologica **21**, 130—135 (1968).

Warter, J., Weill, J. P., Storck, D.: Epanchement pericardique d'origine pancreatique. Presse méd. **70**, 255—257 (1962).

Wassermann, A. J., Richardson, O. W., Baird, C. L., Wyso, E. M.: Cardiac hemochromatosis simulating constrictive pericarditis. Am. J. Med. **32**, 316—323 (1962).

Webb, W., Herring, J.: Pericarditis due to histoplasmosis. Am. Heart J. **64**, 679—685 (1962).

Weglicki, W. B., Lee, J. F., Brown, I. W., Whalen, R. E.: Infundibular stenosis due to a pericardial band. Am. J. Cardiol. **16**, 262—266 (1965).

Weinberg, M., Fell, E., Lyndell, J.: Diagnostic biopsy of the pericardium and myocardium. Arch. Surg. **76**, 825—829 (1948).

Weissbein, A., Heller, F. H.: A method of treatment for pericardial pain. Circulation **24**, 607—612 (1961).

Werner, H., Sigurjönsson, F.: Über angeborene Perikardcysten. Bruns Beitr. klin. Chir. **203**, 333—341 (1961).

Wetzel, M.: Die idiopathische oder benigne Perikarditis. Med. Klin. **53**, 2160—2162 (1958).

Whitacre, W. B., Blakemore, W. S., Johnsson, J.: Surgical therapy of chronic constrictive pericarditis: 26 cases. Surgery **56**, 874—880 (1964).

Wink, K., Hager, W.: Der chronische idiopathische Perikarderguß. Dtsch. med. Wschr. **94**, 2160—2163 (1969).

Witherbee, H. R., Pearce, M.: Shock and acute abdominal symptoms complicating acute isiopathic pericarditis. Ann. Int. Med. **49**, 876—884 (1958).

Wolf, W., Porst, Ann, W., Albert, M.: Perikardaplasie. Thoraxchirurgie **11**, 338—344 (1964).

Wood, P.: Chronic constrictive pericarditis. Am. J. Cardiol. **7**, 48—61 (1961).

Yankopoulos, N. A., Akbarian, M., Starkey, G. W. B., Abelmann, W. H.: Isolated cholypericardium. Am. J. Cardiol. **19**, 440—446 (1967).

VI. Septumdefekte des Herzens

Die Vorhofseptumdefekte

A. Genese und pathologische Anatomie

H. BREINING und J. SCHOENMACKERS

Mit 6 Abbildungen

I. Allgemeiner Teil

1. Definition

Der Definition und Einteilung der Vorhofseptumdefekte können praktisch-chirurgische, morphologische oder entwicklungsgeschichtliche Gesichtspunkte zugrunde gelegt werden. Funktionelle Rückwirkungen der Vorhofseptumdefekte werden von hämodynamischen und zeitlichen Faktoren und von zwei morphologischen Größen – Durchmesser und Topographie – bestimmt. Von der Größe des Defektdurchmessers hängt es hauptsächlich ab, ob sie sich funktionell auswirken, also auch zu klinischen Symptomen führen.

Defekte im Vorhofseptum, durch die Blut aus dem linken Vorhof in den rechten Vorhof fließt, führen bei zu großem Shuntvolumen und langer Zeitdauer zur Volumenüberlastung der rechten Herzhälfte und des Lungenkreislaufes. Funktionell haben „Lungenvenentranspositionen" den gleichen Effekt, da aus ihnen ebenfalls zusätzliches Blut in den rechten Vorhof gelangen kann.

DERRA (1959) hatte den Einfluß anatomischer Eigentümlichkeiten auf die Operationstechnik zum Leitgedanken seiner Darstellung gemacht. CRAFOORD und BJÖRK (1959) halten es für zweckmäßig, danach einzuteilen, ob Vorhofseptumdefekte isoliert, d.h. ohne zusätzliche Fehlbildungen auftreten, oder ob sie beispielsweise durch Klappenanomalien oder Lungenvenentranspositionen kompliziert sind.

GOERTTLER (1963, 1969) hat die Einteilung der Ventrikelseptumdefekte nach ROKITANSKY (1875) auf die Vorhofseptumdefekte übertragen. Wir übernehmen diese Einteilung der Vorhofseptumdefekte, haben sie allerdings etwas modifiziert. Sie stützt sich auf morphologische und entwicklungsgeschichtliche Kriterien und gestattet darüber hinaus eine Erweiterung nach speziellen chirurgischen Erfordernissen.

2. Einteilung der Vorhofseptumdefekte

Foramen ovale persistens
Kompletter Vorhofseptumdefekt = Aplasie des Vorhofseptums
Partielle Vorhofseptumdefekte
  Defekte des Septum secundum
Defekte im Grenzgebiet zwischen Vorhof und Ventrikel
  Unterer hinterer Vorhofseptumdefekt
  Defekte des Septum primum
Partieller und totaler Atrioventrikularkanal
Vorhofseptumdefekte, Fehlbildungen und dystopische Einmündungen von Venen
  Oberer hinterer Vorhofseptumdefekt
  Fehleinmündungen von Lungenvenen und Vorhofseptumdefekt
  Fehlbildungen der oberen Hohlvenen und Vorhofseptumdefekt

Siehe auch Handbuch der Thoraxchirurgie Bd. II (1959), S. 298ff. u. 325ff.

3. Allgemeine Bemerkungen zur Häufigkeit

Die Häufigkeit der Vorhofseptumdefekte und ihrer verschiedenen Formen wird auf Grund klinischer oder pathologisch-anatomischer Unterlagen unterschiedlich angegeben. Die Vergleichbarkeit vieler Statistiken ist jedoch eingeschränkt, weil dem Begriff „angeborene Herzfehler" ganz verschiedene Fehlergruppen angehören können.

Auf die pathologisch-anatomische Häufigkeitsverteilung (s. Tabelle 1 und 2!) haben in erster Linie die Größe des Einzugsgebietes oder kardiologisch orientierte Zentren einen erheblichen Einfluß (GROSSE, 1964; HOFFHEINZ u. Mitarb., 1964).

STOERMER (1966) gibt auf Grund klinischer Untersuchungen für Säuglinge eine Häufigkeit von 3,6% an. SELDON u. Mitarb. (1962) haben in Australien bei Röntgenreihenuntersuchungen von 502000 über 14jährigen Personen 25 bisher unerkannte – symptomlose – Vorhofseptumdefekte gefunden, ohne sie näher zu klassifizieren. Die Häufigkeit der Vorhofseptumdefekte beträgt bei Personen bis zu 15 Jahren in Sydney 1:5700, bei Personen zwischen 7 und 16 Jahren in Schweden 1:2500 (SELDON u. Mitarb., 1962).

Nach DERRA u. Mitarb. (1965) sollen bei Erwachsenen 17% der angeborenen Herzfehler isolierte Vorhofseptumdefekte sein.

Weitere Angaben über die Häufigkeit angeborener Herz- und Gefäßfehler s. ESSBACH (1963), GOERTTLER (1963, 1969), GROSSE-BROCKHOFF u. Mitarb. (1960), HACKENSELLNER (1959), KUCSKO (1962), ZSCHOCH (1960), SCHULTRICH (1961).

4. Erblichkeit

Familiäre Häufungen von Herzfehlern speziell der Vorhofseptumdefekte sprechen nach HOWITT (1961), IVENS (1962), SACKNER u. Mitarb. (1961) und ZETTERQVIST (1960) für eine genetische Disposition, möglicherweise mit dominantem Erbgang.

5. Experimenteller Herzfehler

Untersuchungen über experimentelle Erzeugung von Herzfehlern, darunter auch von Vorhofseptumdefekten, finden sich bei GOERTTLER (1958) und WEGENER (1961). KOTTMEIER und WHEAT (1967) konnten nach experimentellem operativen Vorhofseptumdefekt, bei dem die Beobachtungszeit bis zu 18 Monate betrug, im Myokard besonders des rechten Ventrikels eine signifikante Vermehrung der Lysosomen nachweisen. Sie sei dadurch zu erklären, daß gerade der rechte Ventrikel unter den gewählten experimentellen Bedingungen der stärksten hämodynamischen Belastung ausgesetzt sei, der natürlich eine Steigerung des Stoffwechsels parallel gehen muß. Diese Erhöhung der Lysosomenzahl sei reversibel.

6. Entwicklungsgeschichte

Siehe PUFF (in diesem Band)! Es sei daher hier nur auf folgende Literatur hingewiesen: BÜCHNER (1952), CRAFOORD und BJÖRK (1959), DERRA u. Mitarb. (1965), DOERR (1960), GOERTTLER (1958, 1963, 1969), GROSSE-BROCKHOFF u. Mitarb. (1960), HARLEY (1958), KREMER und ROTTHOFF (1961), SCHELLONG (1942), STOERMER (1966), TÖNDURY (1955), WEGENER (1961).

II. Spezieller Teil

1. Foramen ovale persistens
(Abb. 1)

Synonyma: Foramen interatriale.
Häufigkeit: Das Foramen ovale ist in etwa 20 bis 30% der obduzierten Herzen ein sondierbarer Spalt (DOERR, 1960; GOERTTLER, 1963; GOULD, 1960).
Morphologie: Bei sondierbarem offenen Foramen ovale ist die Valvula foraminis ovalis nicht vollständig mit der Vorhofscheidewand verwachsen. Es gibt so lange keine funktionellen Rückwirkungen, wie die sondierbare Lücke im Vorhofseptum kulissenartig verschlossen ist. Erst infolge von Druckdifferenzen zwischen den Vorhöfen kann Blut aus dem einen in den anderen Vorhof übertreten. Unter diesen Bedingungen

Tabelle 1. Häufigkeit angeborener Herzfehler und Vorhofseptumdefekte auf Grund pathologisch-anatomischer Unterlagen

Autoren	Zahl der ausgewerteten Fälle	Zahl der angeborenen Herzfehler absolut	%	Vorhofseptumdefekte primum	Vorhofseptumdefekte secundum	Atrioventrikularkanal und sonstige Herzfehler
BANKL (1970)	29484 (1954–1964)	729	1,7	11	29	42
BÜHLER (1959)	9071	79	0,87	insgesamt 8		
GOERTTLER (1969)				10–13%	15%	
HACKENSELLNER (1959)	25467 (1931–1954)	116				
HOFFHEINZ u. Mitarb. (1964)	62393 (1948–1960)	488	0,78	4	44	13
HOFFHEINZ u. Mitarb. (1964)	–	1826	–	41	378	13
KUCSKO (1962)	20924 (1950–1959)	264	1,25			14 kleine Vorhoflücken 12 Cossio-Syndrom 7 Lutembacher-Syndrom
MÖRL (1964)	20894 (1954–1964)	107	0,5	2	12	3
ZSCHOCH (1960)	34306 (1933–1939, 1948–1957)	660		248 Vorhof- und Ventrikelseptumdefekte		

Tabelle 2a. Häufigkeit angeborener Herzfehler und Vorhofseptumdefekte auf Grund klinischer Unterlagen. Differenzierung der Vorhofseptumdefekte

Autoren	Zahl der Fälle	Vorhofseptumdefekte primum	Vorhofseptumdefekte secundum	Atrioventrikularkanal und sonstige Defekte
BEDFORD (1960)	300	–	–	davon 180 op.
BEDFORD (1961)	400	–	–	davon 252 op.
FORREST (1959)	9	3	6	
GROSSE-BROCKHOFF u. Mitarb. (1960)	114	13%	87%	
HAGER (1969)	137	17	91	29 hohe Vorhofseptumdefekte
KREMER u. Mitarb. (1961)	405 op.	–	–	48 Sinus venosus-Defekte
MATHEY u. Mitarb. (1961)	25	–	–	8 Sinus venosus-Defekte
RAHIMTOOLA u. Mitarb. (1968)	696	–	90,5%	9,5% Sinus venosus-Defekte
STORSTEIN (1964)	240	28	212	

Tabelle 2b. Häufigkeit der Vorhofseptumdefekte bei angeborenen Herzfehlern

Autoren	Zahl der Fälle	Zahl der Vorhofseptumdefekte	Vorhofseptumdefekte primum	Vorhofseptumdefekte secundum	Atrioventrikularkanal und sonstige Defekte
DERRA u. Mitarb. (1965)	4050	686	72	614	
KEITH u. Mitarb. (1958)	–	–	–	–	2% Atrioventrikularkanal
SCHRIRE u. Mitarb. (1964)	1439	245	–	–	

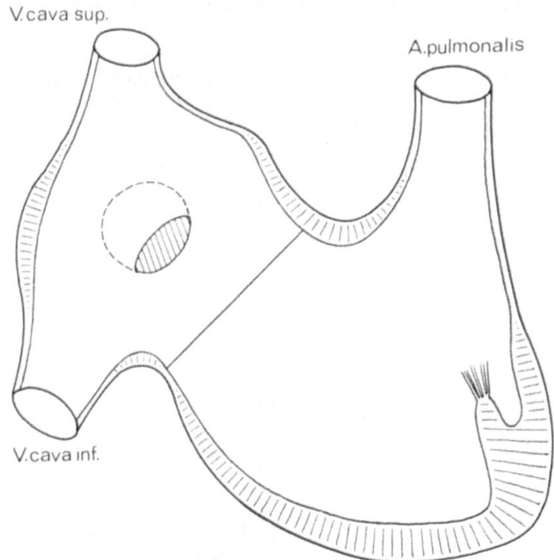

Abb. 1. Foramen ovale persistens (schraffiert), rechte Herzhälfte eröffnet. (Schemazeichnungen modifiziert nach GOERTTLER, 1969)

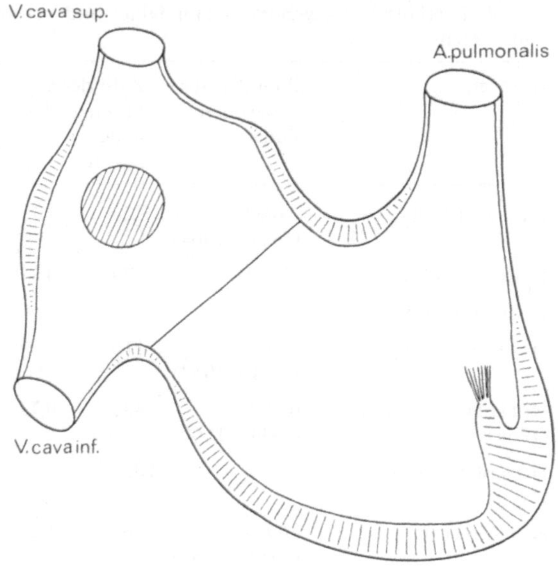

Abb. 2. Septum secundum-Defekt

Tabelle 2c. Häufigkeit der Vorhofseptumdefekte in der Population

Autoren	Zahl der Fälle	Zahl der Vorhofseptumdefekte	Vorhofseptumdefekte		Atrioventrikularkanal und sonstige Defekte
			primum	secundum	
KEITH u. Mitarb. (1958)	47000 Geburten	—	—	—	etwa 1 Atrioventrikularkanal
MITCHELL u. Mitarb. (1971)	56109 Geburten	—	20	34	457 Herzfehler allgemein
SELDON u. Mitarb. (1962)	502000 Röntgenreihenuntersuchungen	25 symptomlose	—	—	
STOERMER (1969)	1700 Säuglinge	3,6%	—	—	3,9% Atrioventrikularkanal

oder durch druckbedingte Dehnung des Vorhofseptums mit Vergrößerung der Vorhöfe wird das kulissenartig geschlossene Foramen ovale offen. Shuntrichtung und -volumen richten sich dann nach dem Druckgefälle, also nach hämodynamischen Faktoren, die z.T. vom Foramen ovale selbst unabhängig sein können.

Das „Syndrom der weiten Vorhoflücke" kann sowohl bei einem Vorhofseptumdefekt mit offenem Foramen ovale als auch bei einem Defekt vom Sekundumtyp auftreten. Die weite Vorhoflücke führt im Laufe der Zeit auf dem Wege eines Links-Rechts-Shunts zur Rechtsherzhypertrophie und Dilatation der A. pulmonalis.

Häufig liegt gleichzeitig auch eine „kombinierte Entwicklungsstörung linksseitiger Herzteile" vor; das Mitralostium kann z.B. stenotisch sein (Lutembacher-Syndrom).

2. *Vorhofseptumdefekte*

a) Aplasie des Vorhofseptums

Synonyma: Kompletter oder totaler Vorhofseptumdefekt; Agenesie oder Aplasie des Vorhofseptums.

Häufigkeit: Komplette Vorhofseptumdefekte sind selten. ABBOTT (1936) beispielsweise fand unter 1000 Herzmißbildungen nur 5 komplette Vorhofseptumdefekte.
Morphologie: Der komplette Vorhofseptumdefekt ist die größtmögliche Verbindung zwischen beiden Vorhöfen. Steht noch ein schmaler Septumsaum, so spricht man von einem subtotalen Defekt (DERRA u. Mitarb., 1965). Funktionell handelt es sich um ein Cor monoatriale. Gleichzeitig sei meistens auch ein Defekt des Kammerseptums vorhanden; der komplette Vorhofseptumdefekt sei häufig mit „Anomalien der Pulmonalvenen" sowie der Hohlvenen kombiniert (GOERTTLER, 1969).

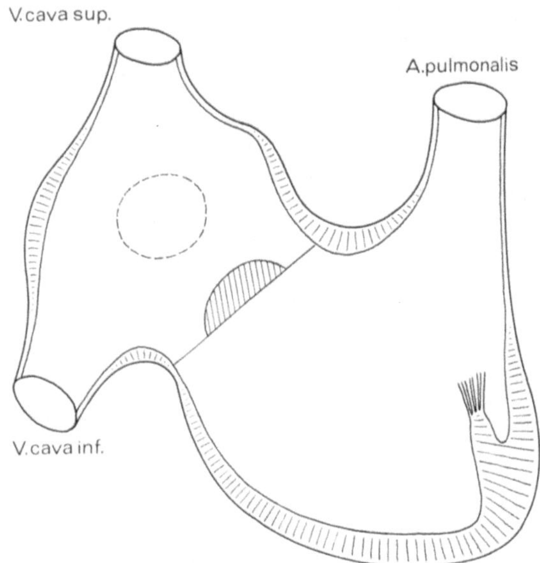

Abb. 3. Septum primum-Defekt

3. *Partielle Vorhofseptumdefekte*

a) Defekte des Septum secundum
(Abb. 2)

Synonyma: Partieller Vorhofseptumdefekt; mittlerer oder zentraler Vorhofseptumdefekt; Fossa ovalis-Defekt; Sekundumdefekt.
Häufigkeit: Defekte vom Sekundumtyp kommen überwiegend beim weiblichen Geschlecht vor und sind teilweise dominant vererblich (s. GOERTTLER, 1969!). Etwa 15% der angeborenen Herzfehler sind Defekte vom Sekundumtyp. GROSSE-BROCKHOFF u. Mitarb. (1960) geben die Häufigkeit isolierter Vorhofseptumdefekte mit etwa 10% aller angeborenen Herz- und Gefäßmißbildungen an; in operierten Fällen waren 8,7% der Fälle Foramina ovalia oder ein persistierendes Ostium secundum. 70–80% der kombinierten Herzfehler haben gleichzeitig auch einen Vorhofseptumdefekt vom Sekundumtyp (GOERTTLER, 1969).
Morphologie: Beim Defekt vom Sekundumtyp hängt der Blutfluß zwischen den Vorhöfen nicht nur von der Defektgröße und den Druckverhältnissen, sondern auch von Morphologie und Funktion der Segelklappen ab. Die Kombination mit einer Mitralstenose (Lutembacher-Syndrom) bedingt einen Abfluß vom linken zum rechten Vorhof. Mitralatresien sind nur dann mit dem Leben vereinbar, wenn sie einen Vorhofseptumdefekt und eine weitere „Links-Rechtsverbindung" besitzen. Bei Stenose oder Atresie der Trikuspidalklappen oder Ebstein-Syndrom kann meistens durch den Vorhofseptumdefekt Blut aus dem rechten in den linken Vorhof fließen.

b) Defekte im Grenzgebiet zwischen Vorhof und Ventrikel

Unterer hinterer Vorhofseptumdefekt.
Synonyma: Sinus coronarius-Defekt.
Häufigkeit: Selten; keine Zahlenangaben bekannt.
Morphologie: Wenn die untere Hohlvene über dem Vorhofdefekt „reitet", gelangt venöses Blut in beide Vorhöfe (MCCORMACK u. Mitarb., 1968).

c) Septum primum-Defekte
(Abb. 3)

Synonyma: Unterer Vorhofseptumdefekt; anteriorer Vorhofseptumdefekt; Endokardkissendefekt; ventraler Defekt.
Häufigkeit: Etwa 10–13% aller Vorhofscheidewanddefekte (DERRA, 1959; DERRA u. Mitarb., 1965; GOERTTLER, 1963, 1969; GROSSE-BROCKHOFF u. Mitarb., 1960; SOMERVILLE, 1965).

4. *Partieller und totaler Atrioventrikularkanal*
(Abb. 4 und 5)

Synonyma: Ostium atrioventriculare commune; sonst ergeben sich Nomenklatur- und Kombina-

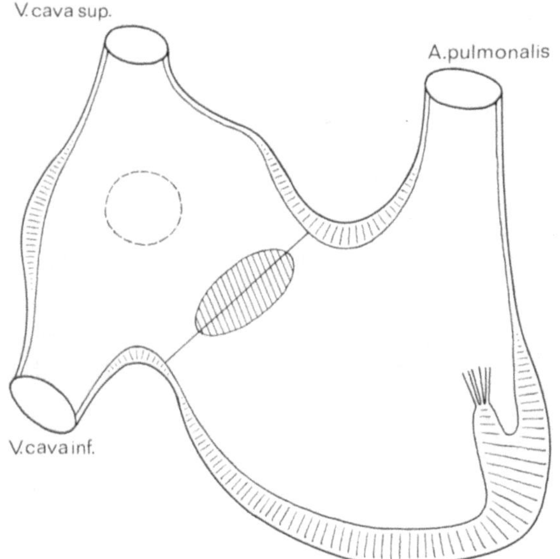

Abb. 4. Atrioventrikularkanal

tionsmöglichkeiten der verschiedenen Formen des partiellen und totalen Atrioventrikularkanals mit verschiedenen Arten der Klappenbeteiligung aus Tabelle 3 und Abb. 5.

Häufigkeit: Genaue Zahlenangaben über die Häufigkeit beider Formen des Atrioventrikularkanals sind selten. Insgesamt ist der Atrioventrikularkanal jedoch selten, seine Häufigkeit liegt unter 5% aller angeborenen Herzfehler (s. Tabelle 1 und 2!): Hoffheinz u. Mitarb. (1964) etwa 1,5%, Keith u. Mitarb. (1958) 2%, Mörl (1965) etwa 3%, Stoermer (1966) 3,9%.

Morphologie des Septum primum-Defektes und Atrioventrikularkanals: Der Septum primum-Defekt entsteht etwa in der 6. embryonalen Woche durch fehlerhafte Entwicklung der Ohrkanalendokardkissen („Endokardkissendefekt") (s. Puff in diesem Band). Der typische Septum primum-Defekt liegt im unteren basalen, also kammerwärts gelegenen Anteil des Vorhofseptums. Bei der Kombination von Primum- und Sekundumdefekt trennt ein breiter endokardialmuskulärer Strang in der Regel beide Defekte.

Wenn an dem Primumdefekt die Valvula mitralis oder Valvula tricuspidalis oder eines ihrer Segel beteiligt sind, gehört der Fehler schon zum partiellen Atrioventrikularkanal, der also ein Defekt im unteren Anteil des Vorhofseptums mit Beteiligung der Mitral- und Trikuspidalklappe ist (Crafoord u. Björk, 1959; Wakai u. Edwards, 1956). Die weiteren Kombinationen von Defekten und Klappenbeteiligung sowie die Nomenklatur des partiellen und totalen Atrioventrikularkanals und die verschiedenen Arten der Klappenbeteiligung ergeben sich aus Tabelle 3 und Abb. 5 (modifiziert nach Stoermer, 1966).

Wahrscheinlich handelt es sich bei den Spaltbildungen in der Trikuspidalklappe nicht um eine echte Spaltung des septalen Trikuspidalsegels, sondern um eine Dehiszenz des medialen und anterioren Segels mit Klaffen der Kommissur zwischen beiden Segeln. Sie sollte daher besser als Trikuspidalkommissurendefekt bezeichnet werden (Derra, 1960). Bei der Mitralklappe handelt es sich im Gegensatz dazu um eine echte Spaltung des septalen (großen) Segels.

Der Primumdefekt mit Klappenbeteiligung (= partieller Atrioventrikularkanal) steht zwischen isoliertem Primumdefekt (s. Band II, S. 327, Abb. 1b!) und totalem Atrioventrikularkanal, bei dem auch noch ein Defekt des Ventrikelseptums vorhanden ist. Aus den Spalten in den septalen Segeln der Mitral- oder Trikuspidalklappe können wesentliche Störungen von Funktion und Schlußfähigkeit dieser Klappen resultieren. Kiely u. Mitarb. (1958) haben 11 verschiedene Kombinationen der Spaltung der septalen Segel von Trikuspidalklappe und Mitralklappe mit Defekten im Vorhof- und Kammerseptum herausgearbeitet. In ausgeprägten Fällen fehlen das Vorhofseptum ganz, das Kammerseptum teilweise oder weitgehend. Dann handelt es sich morphologisch und hämodynamisch um ein Cor biloculare, natürlich immer mit Fehlern der Atrioventrikularklappen.

Arnfred (1964) unterscheidet noch einen anterioren Defekt, bei dem nur ein kleiner Gewebsrand zwischen Defekt und Atrioventrikularklappe vorhanden ist, von einem Primumdefekt.

5. *Vorhofseptumdefekte, Fehlbildungen und dystopische Einmündungen von Venen*

a) Oberer hinterer Vorhofseptumdefekt (Abb. 6)

Synonyma: Partielle Defekte des venösen Herzeinganges; Sinus venosus-Defekt; hinterer Vorhofseptumdefekt; hoher Vorhofseptumdefekt; oberer Randdefekt; oberer Hohlvenendefekt;

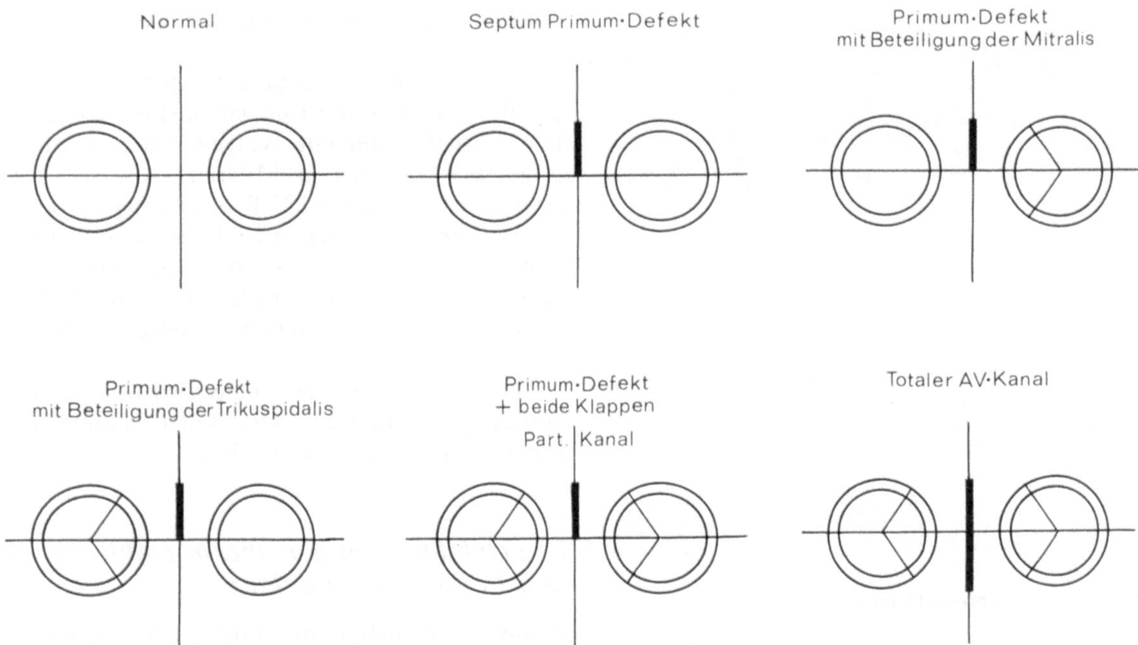

Abb. 5. Die verschiedenen anatomischen Formen des Atrioventrikularkanals mit unterschiedlicher Klappenbeteiligung (schematisiert). (Modifiziert nach STOERMER, 1966)

Tabelle 3. Nomenklatur des Primumdefektes mit Klappenbeteiligung und des AV-Kanals. (Aus: STOERMER, 1966)

PAUL	CAMPBELL u. MISSEN	WAKAI u. EDWARDS	DERRA u. LOOGEN
Persistierendes Ostium primum (mit Spaltung der Mitralis)	Endocardial cushion defect (Gruppe I)	Persistierender AV-Kanal, partielle Form	Isoliertes Foramen primum
Persistierendes Ostium primum (mit Spaltung der Mitralis und Tricuspidalis)	Endocardial cushion defect (Gruppe II)	Persistierender AV-Kanal, Übergangsform	Partieller AV-Kanal
Persistierender AV-Kanal	Endocardial cushion defect (Gruppe III)	Persistierender AV-Kanal, komplette Form	Totaler AV-Kanal

hoher Defekt mit Lungenvenentransposition; oberer Sinus septum-Defekt; partielle Pulmonalvenentransposition.

Häufigkeit: 10% aller klinisch diagnostizierten Vorhofseptumdefekte (DERRA u. Mitarb., 1965).

Morphologie: Es handelt sich meist um kleinere Defekte nahe der Mündung der oberen Hohlvene zwischen oberer Hohlvene selbst und Fossa ovalis. Sie können aber auch 6 cm und größer sein (DOERR, 1970).

Der Defekt unterscheidet sich von den übrigen Vorhofseptumdefekten dadurch, daß in die Lücke des Vorhofseptums die Ursprungsstelle der primitiven Vena pulmonalis einbezogen wird. Später rückt die Vorhofwand durch Verschiebung hinter das Vorhofseptum nach links (KREMER u. ROTTHOFF, 1961).

Sinus venosus-Defekte sind fast immer kombiniert mit Lungenvenentranspositionen. Entwicklungsgeschichtlich und morphologisch handelt es sich in der Mehrzahl der Fälle um eine partielle Transposition der Lungenvenen in die V. cava cranialis, während ihre Mündungen in einem kleineren Teil der Fälle an typischer Stelle liegen. Eine „Pseudo-Transposition“ kann funktionell durch die Lücke im Septum atriorum vorgetäuscht werden; dabei wird Blut aus den Lungenvenen direkt in den rechten Vorhof geleitet

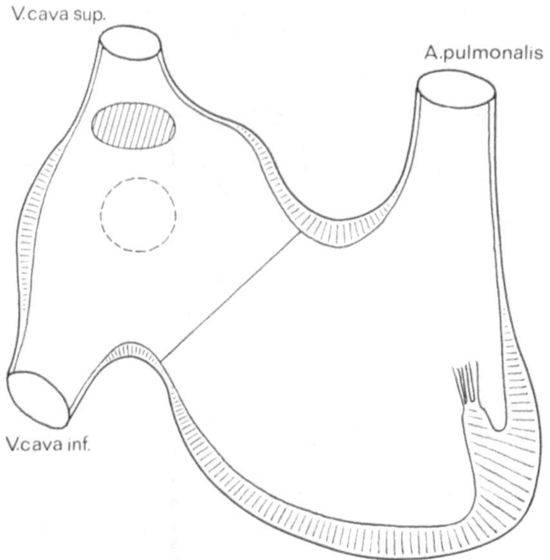

Abb. 6. Sinus venosus-Defekt

(GOERTTLER, 1958; KREMER u. ROTTHOFF, 1961). Es handelt sich dann um eine funktionelle Transposition, von der in charakteristischer Weise die rechte Ober- und Mittellappenvene betroffen sind. DERRA u. Mitarb. (1966) haben die bei 139 Sinus venosus-Defekten vorkommenden morphologischen Variationen der Einmündung der Lungen- und oberen Hohlvene beschrieben und schematisch vier Hauptvarianten festgestellt: Es können die Venen des Oberlappens und des Mittellappens über ein oder mehrere Ostien in den Vorhof bzw. in die V. cava cranialis münden; auch die Segmentvenen des Oberlappens können ihr Blut über ein oder mehrere Ostien in die obere Hohlvene abgeben. Die Ostien der transponierten Lungenvenen liegen in der Nähe der Einmündung der Vena cava superior und weiter vorn als normal.

b) Fehleinmündungen von Lungenvenen und Vorhofseptumdefekt

Synonyma: Keine.
Häufigkeit: Die Häufigkeit der Kombination von Vorhofseptumdefekt und Lungenvenentransposition wird auf etwa 15–25% aller Vorhofseptumdefekte geschätzt (BRAUNWALD u. Mitarb., 1960; D'ALLAINES u. Mitarb., 1960; DERRA u. Mitarb., 1967; DOERR, 1960; GROSSE-BROCKHOFF u. Mitarb., 1960).
Morphologie: Bei der totalen Lungenvenentransposition münden alle Lungenvenen in den rechten Vorhof oder in vorgeschaltete Gefäße (GROSSE-BROCKHOFF u. Mitarb., 1960). HAGER (1969) berichtet über 137 Patienten mit Vorhofseptumdefekt, von denen 35 außerdem eine partielle Lungenvenentransposition aufwiesen. Bei Sinus venosus-Defekt wurde bei 27 von 29 Patienten eine Lungenvenentransposition beobachtet.

TREBBIN (1965) beobachtete die Einmündung von Lungenvenen über den erweiterten Sinus coronarius in den rechten Vorhof.

c) Fehlbildungen der oberen Hohlvene und Vorhofseptumdefekt

RAGHIB u. Mitarb. (1965) fanden bei 8 Patienten die Einmündung einer persistierenden linken oberen Hohlvene in den linken Vorhof, die bei 3 Patienten durch Autopsie bestätigt werden konnte; bei ihnen fehlte außerdem der Koronarsinus. Ferner bestand im hinteren unteren Winkel des Vorhofseptums ein Defekt. Die Autoren betrachten diese 3 Anomalien als zusammengehörigen Mißbildungskomplex. Klinische Befunde von 13 Patienten mit einem atypischen Vorhofseptumdefekt und verschiedenen anderen komplizierenden Fehlbildungen wurden von SENN u. Mitarb. (1960) mitgeteilt.

6. Vorhofseptumdefekt, Reizleitungssystem und Atrioventrikularknoten

Topographische oder pathologisch-anatomische Veränderungen des Reizleitungssystems sind bei Vorhofseptumdefekt selten, da das Reizleitungssystem schon vor Verschluß des Vorhofseptums fast vollständig ausgebildet ist (CHUAQUI, 1972; DOERR, 1970; JIPP, 1962; SCHIEBLER u. Mitarb., 1963).

Dennoch fanden VISIOLI u. Mitarb. (1962) bei 5 von 48 Patienten mit Vorhofseptumdefekt Verlagerungen von Teilen des Reizleitungssystems oder Fehlen eines Schenkels des Hisschen Bündels. FELDT u. Mitarb. (1970) beschreiben Verlagerungen des Reizleitungssystems bei partiellem oder komplettem Atrioventrikularkanal. Solche topographischen Verlagerungen des Reizleitungssystems können für EKG-Veränderungen nach operativem Verschluß eines Vorhofseptumdefektes verantwortlich sein.

Nach operativem Verschluß des Vorhofseptumdefektes sind ferner Rhythmusstörungen beobachtet worden, wenn durch die Operation die arterielle Blutversorgung des Atrioventrikularknotens und besonders des Sinusknotens in Mitleidenschaft gezogen wurde (BIRCKS u. Mitarb., 1960; LEUTSCHAFT u. Mitarb., 1967; LINDE u. Mitarb., 1964; REID u. Mitarb., 1967). Nach BEKIER (1971) treten persistierende oder intermittierende Herzrhythmusstörungen signifikant seltener auf, wenn bei operativem Verschluß des Vorhofseptumdefektes die Topographie des Sinusknotens und seiner Blutversorgung berücksichtigt wird.

LEV u. Mitarb. (1967) konnten bei 2 Patienten mit Vorhofseptumdefekt vom Sekundumtyp und totalem Atrioventrikularblock entzündliche Veränderungen in den Schenkeln des Reizleitungssystems nachweisen, die sie aber als sekundär betrachten. Sie glauben, durch hämodynamische Überbeanspruchung könne es zu degenerativen Veränderungen am Reizleitungssystem kommen.

a) Endokarditis

GRIFFITHS (1961) teilt einen Fall von bakterieller Endokarditis als Komplikation des Vorhofseptumdefektes vom Sekundumtyp mit, die aber offenbar außerordentlich selten ist. Bis 1961 seien nur 4 Fälle von Endokarditis beobachtet worden. Einen weiteren Fall beschrieben 1966 GARCIA u. Mitarb.

b) Perikarditis

Entzündungen des Perikards bei Vorhofseptumdefekt sind selten. JUST u. Mitarb. (1968) berichten über 4 Fälle und fanden in der Literatur 63 ähnliche Fälle. Bei 3 Patienten von JUST war die Kombination klinisch bedeutsam. Wahrscheinlich beruhen die Perikardadhäsionen auf einer Perikarditis constrictiva oder auf Perikardergüssen nach pulmonalen Infektionen. Demnach könne der Zusammenhang zwischen Vorhofseptumdefekt und Perikarditis noch nicht befriedigend erklärt werden, möglicherweise handelt es sich um ein zufälliges Zusammentreffen.

c) Kombination von Vorhofseptumdefekten mit konnatalen Herz- und Gefäßfehlern

Bei der Untersuchung konnataler Herz- und Gefäßfehler fällt auf, daß bei Patienten, die zumindestens mehrere Jahre mit ihrem Klappenfehler gelebt haben, gerade jene Verbindungen zwischen Vorhöfen und Kammern offen sind, die zur Erhaltung der Hämodynamik, also der Lebensfähigkeit notwendig sind. Dazu gehören auch Verbindungen zwischen beiden Vorhöfen, durch die Blut je nach der Hämodynamik des Fehlers von der einen zur anderen Seite ausweichen kann. Diese offenen Rechts-Linksverbindungen sollte man streng von selbständigen Fehlbildungen des Vorhofseptums mit eigenem klinischen Krankheitsbild abtrennen. Wenn man hämodynamisch notwendige Verbindungen zwischen den beiden Kreisläufen operativ unterbindet, so ist dieser Verschluß oft mit dem Leben nicht vereinbar (SCHAEDE u. SCHOENMACKERS, 1950). Auf die hämodynamische Bedeutung des Vorhofseptumdefektes für die Prognose der kompletten Transposition ist schon oft, so von BOESEN (1963) und BREINING u. Mitarb. (1965), hingewiesen worden. Deshalb hatte einer von uns (SCHOENMACKERS, 1958) vorgeschlagen, hämodynamische Verbindungen zwischen Vorhöfen als Foramen interatriale und zwischen Ventrikeln als Foramen interventriculare zu bezeichnen, um auch dadurch den hämodynamischen Charakter solcher Verbindungen zu unterstreichen.

Da man nicht immer sicher unterscheiden kann, ob es sich um eine Fehlbildung oder um eine hämodynamisch erforderliche Verbindung handelt, sind Aussagen über die statistische Häufigkeit offener Verbindungen zwischen beiden Vorhöfen, wenn sie nicht von sich aus einen eindeutigen Fehlercharakter haben, nur unter Berücksichtigung dieser Überlegungen auszuwerten (BANKL, 1970; HOFFHEINZ u. Mitarb., 1964; KUCSKO, 1969; LOOGEN, 1958).

Alle diese Überlegungen liegen den Vorschlägen von BLALOCK und HANLON (1950) sowie von RASHKIND und MILLER (1966) zugrunde, den akuten hämodynamischen Notsituationen der kompletten Transposition durch Anlage eines künstlichen Vorhofseptumdefektes bzw. durch Vergrößerung des Vorhofseptumdefektes zu begegnen; vgl. auch BEUREN u. Mitarb. (1972). Die passagere Anlage eines Vorhofseptumdefektes bessert natürlich die Prognose der Transposition und schafft somit die Vorbedingung, daß die Patienten ein Alter erreichen, in dem ihr Fehler endgültig korrigiert werden kann.

d) Funktionelle Rückwirkungen

Die Pathohämodynamik aller Vorhofseptumdefekte ist wesentlich durch Volumenüberlastung des kleinen Kreislaufs bedingt. Da Volumenarbeit vom Herzen über längere Zeit geleistet werden kann als Druckarbeit, kommt es verhältnismäßig spät zu Rechtsherzhypertrophie und Lungengefäßveränderungen.

Das Shuntvolumen hängt — wenn wir uns auf morphologische Grundlagen stützen und zyanotisierende Effekte außer acht lassen — wesentlich von der Größe und Lage des Defektes ab. Jenseits des 40. Lebensjahres sind etwa 40% der Vorhofseptumdefekte mit Rechtshypertrophie und pulmonalem Hochdruck kombiniert. Mit steigendem pulmonalen Druck kommt es im Laufe der Zeit zur Mehrbelastung des rechten Ventrikels, Shuntumkehr und Mischungszyanose (irreversible Intimaverbreiterung und Proliferation und arteriitische Veränderungen) (s. auch LOOGEN, 1958, 1961!).

Bei einem Nebeneinander von Vorhofseptumdefekt und Ventrikelseptumdefekt wird die Pathohämodynamik entscheidend vom funktionell wirksameren Ventrikelseptumdefekt bestimmt. Große Ventrikelseptumdefekte mit systolischem Druckangleich zwischen linkem und rechtem Ventrikel können das klinische Bild so weitgehend bestimmen, daß die Hämodynamik nur einem isolierten großen Ventrikelseptumdefekt entspricht. PRADO u. Mitarb. (1967) berichten über 22 Patienten, bei denen ein Vorhofseptumdefekt mit einem Ventrikelseptumdefekt kombiniert war.

7. *Vorzeitiger und verspäteter Verschluß des Foramen ovale*

Der Verschluß des Foramen ovale vor der Geburt ist selten (GOERTTLER, 1969; LEV u. Mitarb., 1963). LEV u. Mitarb. (1963) fanden in der Literatur 26 und berichten über 10 eigene Fälle. GOERTTLER (1969) hat 8 Fälle beobachtet, ein weiterer Hinweis findet sich bei HUDSON (1965).

Die Kombination mit einer Fibroelastose sei in diesen Fällen mit vorzeitigem Verschluß des Foramen ovale so häufig, daß ein Kausalzusammenhang angenommen werden müsse. Wahrscheinlich werden vorzeitige Verschlüsse gelegentlich übersehen oder klinisch unter Fibroelastose des Herzens eingeordnet. Hämodynamisch komme es dann nach der Geburt infolge des Blutzuflusses aus den Lungenvenen zu einer plötzlichen Volumenüberflutung des linken Herzens.

Gelegentlich schließt sich das offene Foramen ovale auch verspätet. HARTMANN u. Mitarb. (1967) berichten über ein Kind, bei dem der Verschluß des Foramen ovale erst im 18. Lebensmonat durch Katheteruntersuchung und Angiographie festgestellt werden konnte. Über die Häufigkeit des verspäteten Verschlusses des Foramen ovale persistens sei sonst nichts bekannt, ebenso nicht über den Mechanismus.

8. *Lebenserwartung*

Es gibt immer wieder Kinder und Jugendliche, die mit einem offenen Foramen ovale oder einem Defekt vom Sekundumtyp lange beschwerdefrei sind oder die mit einer guten oder zumindest ausreichenden kardialen Leistung ein hohes Lebensalter erreicht haben. Trotzdem ist die Lebenserwartung statistisch deutlich reduziert. Morphologisch bestimmt in erster Linie der Durchmesser die hämodynamische Wirksamkeit des Vorhofseptumdefektes. Im allgemeinen wird er, wenn keine zusätzlichen Komplikationen (Klappenfehler, Entzündungen) vorhanden sind, bei Säuglingen und Kleinkindern etwa in einer Größe ab 8 mm, bei Erwachsenen ab 15 mm hämodynamisch wirksam.

Die durchschnittliche Lebenserwartung von Patienten mit Vorhofseptumdefekt ohne Herzklappenbeteiligung liegt bei 35–40 Jahren (DERRA u. Mitarb., 1965; MARK, 1963). Wenn die Patienten das 40. Lebensjahr überschritten haben, können sie durchschnittlich ein Lebensalter von etwa 55 Jahren erreichen (MARKMAN u. Mitarb., 1965). Mitteilungen über Patienten mit Vorhofseptumdefekt, die älter als 40 Jahre wurden, stammen von ADAMS (1965), CRAIG u. Mitarb. (1968), DAICOFF u. Mitarb. (1967), KUZMAN (1967), MARKMAN (1965), MÖRL (1965), NOVACK u. Mitarb. (1963), RODSTEIN u. Mitarb. (1961), SOMMER u. Mitarb. (1961), VONK (1960), WENGER u. Mitarb. (1962). Von den Patienten mit einem Defekt vom Septum primum-Typ werden nur etwa 5% älter als 30 Jahre.

Patienten mit einem Atrioventrikularkanal haben eine wesentlich kürzere Lebenserwartung als Patienten mit Vorhofseptumdefekt. Ihre Lebenserwartung ist neben der Größe des Defektes davon abhängig, wie schwer und welcher Art die Klappendeformitäten sind. Mehr als 50% der Patienten mit Atrioventrikularkanal sterben im 1. Lebensjahr. Von den Überlebenden stirbt die Mehrzahl im 2. Lebensjahr; nur ein kleiner Teil erreicht also das 3.–4. Lebensjahr; nur wenige Kinder werden älter (GROSSE-BROCKHOFF u. Mitarb., 1965; STOERMER, 1966).

Literatur

ABBOTT, M. E.: Atlas of congenital cardiac disease, p. 60. New York: The American Heart Association 1936.

ADAMS, C. W.: A reappraisal of life expectancy with atrial shunts of the secundum type. Dis. Chest **48**, 357–375 (1965).

ARNFRED, E.: A new terminology for the subdivision of atrial septal defects. Thorax **19**, 490–492 (1964).

ARNFRED, E.: Surgical treatment of atrial septal defect of anterior type with the aid of extracorporeal circulation. Acta chir. scand. **128**, 597–603 (1964).

BANKL, H.: Das konnatale Herzvitium in der Sektionsstatistik. — Häufigkeit, Mißbildungskorrelation, Überlebenszeit und Todesursachen. Arch. Kreisl.-Forsch. **62**, 118—151 (1970).

BEDFORD, D. E.: The anatomical types of atrial septal defect. Their incidence and clinical diagnosis. Amer. J. Cardiol. **6**, 568—574 (1960).

BEDFORD, D. E.: Atrial septal defect. Proc. Roy. Soc. Med. (Lond.) **54**, 779—781 (1961).

BEKIER, J.: Die Anatomie des Reizleitungssystems bei Operationen von Vorhofseptumdefekten. Thoraxchirurgie **19**, 41—46 (1971).

BEUREN, A. J., KEUTEL, J., GANDJOUR, A., VESSELINOVA, T., STOERMER, J., HAYEK, H.: Künstlicher Vorhofseptumdefekt nach Rashkind. Dtsch. med. Wschr. **97**, 148—151 (1972).

BIRCKS, W., FERBERS, E.: Kompletter atrio-ventrikulärer Block nach Verschluß eines Vorhofseptumdefektes. Thoraxchirurgie **8**, 117—122 (1960).

BLALOCK, A., HANLON, C. R.: The Surgical Treatment of Complete Transposition of the Aorta and Pulmonary Artery. Surg. Gynec. Obstet. **90**, 1 (1950).

BOESEN, I.: Complete transposition of the great vessels: Importance of septal defects and patent ductus arteriosus. Circulation **28**, 885—888 (1963).

BRAUNWALD, E., LOMBARDO, C. R., MORROW, A. G.: Drainage pathways of pulmonary veins in atrial septal defect. Brit. Heart J. **22**, 385—390 (1960).

BREINING, H., NEUMANN, W., GUTHEIL, H.: Überlegungen zur Hämodynamik bei der Transposition der großen Gefäße. Z. Kreisl.-Forsch. **54**, 1—9 (1965).

BÜCHNER, F.: Zur Biologie und Pathologie der Entwicklung. Med. Klin. **47**, 605—611 (1952).

BÜCHNER, F.: Allgemeine Pathologie. München-Berlin: Urban & Schwarzenberg 1962.

BÜHLER, U.: Beitrag zur Morphologie und Ätiologie der kongenitalen Herzvitien. Ann. Paediat. **192**, 257—281 (1959).

CAMPBELL, M., MISSEN, A. K.: Endocardial cushion defects: Common atrial-ventricular canal and ostium primum. Brit. Heart J. **19**, 403 (1957).

CHUAQUI, B. J.: Über die Ausbreitungsbündel des Sinusknotens. — Eine kritische Analyse der wichtigsten Arbeiten. Virchows Arch. Abt. A Path. Anat. **355**, 179—208 (1972).

CRAFOORD, C., BJÖRK, V. O.: Surgical treatment of atrial septal defects. In: Handbuch der Thoraxchirurgie (E. DERRA, Hrsg.), Bd. 2, S. 298. Berlin-Göttingen-Heidelberg: Springer 1959.

CRAIG, R. J., SELZER, A.: Natural history and prognosis of atrial septal defect. Circulation **37**, 805—815 (1968).

DAICOFF, G. R., BRANDENBURG, R. O., KIRKLIN, J. W.: Results of operation for atrial septal defect in patients forty-five years of age and older. Amer. Heart Ass., Monogr. Nr. **16**, 143—147 (1967).

D'ALLAINES, C., SANANES, P.: Les coarctations de l'aorte compliquées d'anévrysme. J. Chir. (Paris) **80**, 67—82 (1960).

DERRA, E.: Der operative Verschluß des Vorhofseptumdefektes unter direkter Sicht des Auges mit Hilfe der Hypothermie. In: Handbuch der Thoraxchirurgie (E. DERRA, Hrsg.), Bd. 2/1, S. 325. Berlin-Göttingen-Heidelberg: Springer 1959.

DERRA, E.: Das Foramen primum und seine operative Behebung. Langenbecks Arch. klin. Chir. **295**, 597—609 (1960).

DERRA, E., GREMMEL, H., NIEMANN, F.: Über plastische Umpflanzungen der oberen Hohlvene bei der Korrektur von Vorhofseptumdefekten mit Lungenvenentranspositionen. Zbl. Chir. **92**, 1—12 (1967).

DERRA, E., GROSSE-BROCKHOFF, F., LOOGEN, F.: Der Vorhofseptumdefekt. Ergebn. inn. Med. Kinderheilk. **22**, 211—267 (1965).

DERRA, E., IRMER, W., TARBIAT, S.: Morphologie, operative Behandlung und deren Ergebnisse bei 139 Sinus-venosus-Defekten. Dtsch. med. Wschr. **91**, 627—633 (1966).

DOERR, W.: Pathologische Anatomie der angeborenen Herzfehler. In: Handbuch der inneren Medizin (H. SCHWIEGK, Hrsg.), Bd. 9/3. Berlin-Göttingen-Heidelberg: Springer 1960.

DOERR, W.: Prinzipien der Pathogenese angeborener und erworbener Herzfehler. Schweiz. med. Wschr. **94**, 1097—1104 und 1129—1134 (1964).

DOERR, W.: Allgemeine Pathologie der Organe des Kreislaufes. In: Handbuch der allgemeinen Pathologie (H. W. ALTMANN, F. BÜCHNER, H. COTTIER, E. GRUNDMANN, G. HOLLE, E. LETTERER, W. MASSHOFF, H. MEESSEN, F. ROULET, G. SEIFERT, G. SIEBERT, Hrsg.), Bd. 3/4, S. 205. Berlin-Heidelberg-New York: Springer 1970.

ESSBACH, H.: Paidopathologie. Edition Leipzig, 1963.

FELDT, R. H., DUSHANE, J. W., TITUS, J. L.: The atrioventricular conduction system in persistent common atrioventricular canal defect. Circulation **42**, 437—444 (1970).

FORREST, J. N.: The peristent ostium primum atrial septal defect. A.M.A.J. Dis. Child. **97**, 42—47 (1959).

GARCIA, R., TABER, R. E.: Bacterial endocarditis of the pulmonic valve. Association with atrial septal defect of the ostium secundum type. Amer. J. Cardiol. **18**, 275—280 (1966).

GOERTTLER, K.: Normale und pathologische Entwicklung des menschlichen Herzens. Ursachen und Mechanismen typischer und atypischer Herzformbildungen, dargestellt auf Grund neuer Befunde. Zwangl. Abhdlg. a. d. Geb. d. norm. u. patholog. Anat. Heft 4. Stuttgart: Thieme 1958.

GOERTTLER, K.: Die Mißbildungen des Herzens und der großen Gefäße. In: Das Herz des Menschen (BARGMANN, DOERR, Hrsg.). Stuttgart: Thieme 1963.

GOERTTLER, K.: Die Mißbildungen des Herzens und der großen Gefäße. In: Lehrbuch der speziellen pathologischen Anatomie (E. KAUFMANN, M. STAEMMLER, Hrsg.). Berlin: de Gruyter 1969.

GOULD, S. E.: Pathology of the heart. Springfield/Ill.: Thomas 1960.

GRIFFITHS, S. P.: Bacterial endocarditis associated with atrial septal defect of the ostium secundum type. Amer. Heart J. **61**, 543—547 (1961).

GROSSE, H.: Über „Berkons Fallacy" und die Selektion durch den Tod. Virchows Arch. path. Anat. **337**, 573—578 (1964).

GROSSE-BROCKHOFF, F., LOOGEN, F., SCHAEDE, A.: Angeborene Herz- und Gefäßmißbildungen. In: Handbuch der inneren Medizin (H. SCHWIEGK, Hrsg.), Bd. 9/3. Berlin-Göttingen-Heidelberg: Springer 1960.

HACKENSELLNER, H. A.: Mißbildungen des Herzens und der großen Gefäße unter 25467 Obduktionen. Klin. Med. (Wien) **14**, 61—71 (1959).

HAGER, W.: Hämodynamik und Klinik des Vorhofseptumdefektes. Münch. med. Wschr. **111**, 931—938 (1969).

HARLEY, H. R. S.: The sinus venosus type of interatrial septal defect. Thorax (Lond.) **13**, 12—27 (1958).

HARTMANN, A. F., ELLIOTT, L. P.: Spontaneous physiologic closure of an atrial septal defect after infancy. Amer. J. Cardiol. **19**, 290—292 (1967).

HOFFHEINZ, H., GADERMANN, E., KECK, E., RODEWALD, G., STELZNER, F.: Relative Häufigkeit und Altersverteilung angeborener Herzfehler im Sektionsgut und im klinischen Krankengut (Bericht über 1826 Fälle). Med. Klin. **59**, 1302—1307 (1964).

HOFFHEINZ, H. J., GLASER, E., RODEWALD, G.: Über die Häufigkeit angeborener Herzfehler im Hamburger Sektionsgut. Zbl. Chir. **89**, 326—340 (1964).

HOWITT, G.: Atrial septal defect in three generations. Brit. Heart J. **23**, 494—496 (1961).

HUDSON, R. E. B.: Cardiovascular pathology. 2 vol. London: Edward Arnold Publ. 1965.

IVENS, K.: Angeborene Herzfehler bei fünf Geschwistern. Münch. med. Wschr. **104**, 769—772 (1962).

JIPP, P.: Zur Technik der makroskopisch-präparativen Darstellung des atrioventrikulären Verbindungsbündels. Zbl. Path. **104**, 6—10 (1962).

JIPP, P.: Topographie des Atrioventrikularsystems. Z. Kreisl.-Forsch. **51**, 698—708 (1962).

JUST, H., MATTINGLY, T. W.: Interatrial septal defect and pericardial disease. Coincidence or causal relationship? Amer. Heart J. **76**, 157—167 (1968).

KEITH, J. D., ROWE, R. D., VLAD, P.: Heart disease in infancy and childhood. New York: Macmillan 1958.

KIELY, B., ADAMS, P., Jr., ANDERSON, R. C., LESTER, R. G.: The ostium primum syndrome. Amer. J. Dis. Child. **96**, 381 (1958).

KOTTMEIER, C. A., WHEAT, M. W., Jr.: Myocardial lysosomes in experimental atrial septal defects. Circulat. Res. **21**, 17—24 (1967).

KREMER, K., ROTTHOFF, F.: Der hintere „Vorhofseptumdefekt", „Hoher Vorhofseptumdefekt", „Sinus-venosus-Defekt". Dtsch. med. Wschr. **86**, 1426—1433 (1961).

KUCSKO, L.: Beitrag zur Frage der Koppelung kardialer kongenitaler Verbildungen untereinander und mit Anomalien anderer Organe. Arch. Kreisl.-Forsch. **39**, 1—20 (1962).

KUZMAN, W. J.: Atrial septal defects in the older patient. Geriatrics **22**, 107—111 (1967).

LEUTSCHAFT, R., STÖRMER, I. D.: Postoperative Rhythmusstörungen beim Vorhofseptumdefekt und ihre Behandlung. Thoraxchirurgie **15**, 622—625 (1967).

LEV, M., ARCILLA, R., RIMOLDI, H. J. A., LICATA, R. H., GASUL, B. M.: Premature narrowing or closure of the foramen ovale. Amer. Heart J. **65**, 638 (1963).

LEV, M., PAUL, M. H., CASSELS, D. E.: Complete atrioventricular block associated with atrial septal defect of the fossa ovalis (secundum) type. A histopathologic study of the conduction systems. Amer. J. Cardiol. **19**, 266—274 (1967).

LINDE, L. M., GOLDBERG, S. J., SEIGEL, S.: The natural history of arrhythmias following septal defect repair. J. thorac. cardiovasc. Surg. **48**, 303—309 (1964).

LOOGEN, F.: Der pulmonale Hochdruck bei angeborenen Herzfehlern mit hohem pulmonalen Stromvolumen. Arch. Kreisl.-Forsch. **28**, 1—55 (1958).

LOOGEN, F.: Zur Frage des Vorhofseptumdefektverschlusses bei Pulmonalstenosen ohne Ventrikelseptumdefekt. Minerva cardioangiol. europ. **7**, 164—168 (1959).

LOOGEN, F., SCHAUB, W., TOKER, Y.: Spätergebnisse nach operativem Verschluß eines Vorhofseptumdefektes (Foramen secundum-Typ) I und II. Z. Kreisl.-Forsch. **50**, 1062—1083 und 1138—1144 (1961).

MARK, H.: Natural history of atrial septal defect with criteria for selection for surgery. Amer. J. Cardiol. **12**, 66—74 (1963).

MARKMAN, P., HOWITT, G., WADE, E. G.: Atrial septal defect in the middle-aged and elderly. Quart. J. Med. N.S. **34**, 409—426 (1965).

MATHEY, J., NOUAILLE, J., VERNANT, P., DUBOYS, Y., LEMOINE, G.: Communication interauriculaire haut avec retour veineux pulmonaire anormal du type sinus venosus. Arch. Mal. Cœur **54**, 387—407 (1961).

MCCORMACK, R. J. M., PICKERING, D., SMITH, I. I.: A rare type of atrial septal defect. Thorax (Lond.) **23**, 350—351 (1968).

MITCHELL, S. C., KORONES, S. B., BERENDES, H. W.: Congenital heart disease in 56,109 births. — Incidence and natural history. Circulation **43**, 323—332 (1971).

MÖRL, H.: Überlebenszeit und Todesursache nichtoperierter kongenitaler Angiokardiopathien. Arch. Kreisl.-Forsch. **45**, 1—19 (1965).

NOVACK, P., SEGAL, B., KASPARIAN, H., LIKOFF, W.: Atrial septal defect in patients over 40. Geriatrics **18**, 421—428 (1963).

PAUL, M. H.: Endocardial cushions defects. Persistent common atrioventricular canal and persistent ostium primum. Pediatric Cardiology, Ped. Clin. North Amer. Philadelphia and London: Saunders 1958.

PRADO, S., ADAMS, P., Jr., AMPLATZ, K., GIROD, D., ANDERSON, R. C.: Coexistent atrial and ventricular septal defects. A report of twenty-two cases. Dis. Chest **51**, 412—421 (1967).

RAGHIB, G., RÜTTENBERG, D. H., ANDERSON, R. C., AMPLATZ, K., ADAMS, P., EDWARDS, J. E.: Termination of left superior vena cava in left atrium, atrial septal defect, and absence of coronary sinus. A development complex. Circulation **31**, 906—918 (1965).

RAHIMTOOLA, S. H., KIRKLIN, J. W., BURCHELL, H. B.: Atrial septal defect. Circulation **38**, Suppl. 5, 2—12 (1968).

RASHKIND, W. J., MILLER, W. W.: Creation of an atrial septal defect without thoracotomy. A palliative approach to complete transposition of the great arteries. J. Amer. med. Ass. **196**, 991 (1966).

REID, J. M., STEVENSON, J. C.: Cardiac arrhythmias following successful surgical closure of atrial septal defect. Brit. Heart J. **29**, 742—747 (1967).

RODSTEIN, M., ZEMAN, F. D., GERBER, I. E.: Atrial septal defect in the aged. Circulation **23**, 665—674 (1961).

ROKITANSKY, C. v.: Die Defekte der Scheidewände des Herzens. Wien: Braunmüller 1875.

SACKNER, M. A., ROBINSON, M. J., JAMISON, W. L., LEWIS, D. H.: Isolated right ventricular hyperplasia with atrial septal defect of patent foramen ovale. Circulation **24**, 1388—1402 (1961).

SCHAEDE, A., SCHOENMACKERS, J.: Zur Differentialdiagnose des offenen Ductus arteriosus Botalli. Cardiologia **17**, 234—244 (1950).

SCHELLONG, G.: Herz- und Gefäßmißbildungen beim Hühnchen durch kurzfristigen Sauerstoffmangel. Beitr. path. Anat. **114**, 212 (1942).

SCHIEBLER, TH. H., DOERR, W.: Orthologie des Reizleitungssystems. In: Das Herz des Menschen (W. BARGMANN, W. DOERR, Hrsg.). Stuttgart: Thieme 1963.

SCHOENMACKERS, J.: Über Herzklappenfehler bei angeborenen Herz- und Gefäßfehlern. Z. Kreisl.-Forsch. **47**, 107—118 (1958).

SCHOENMACKERS, J., MEESSEN, H.: Beitrag zur pathologischen Anatomie der Fallotschen Tetralogie. Minerva cardioangiol. europ. **9**, 5 (1961).

SCHRIRE, V., VOGELPOEL, L : Atrial septal defect. Amer. Heart J. **68**, 263—277 (1964).

SCHULTRICH, S.: Morphologie und Häufigkeit der angeborenen Herzfehler. Wiss. Z. Univ. Leipzig, Math.-nat. Reihe **10**, 245 (1961).

SELDON, W. A., RUBINSTEIN, C., FRASER, A. A.: The incidence of atrial septal defect in adults. Brit. Heart J. **24**, 557—560 (1962).

SENN, A., STAMPBACH, O., SØNDERGAARD, T., GOETZSCHE, H.: Atypische Vorhofseptumdefekte. Schweiz. med. Wschr. **90**, 229—237 (1960).

SOMERVILLE, J.: Ostium primum defect: factors causing deterioration in the natural history. Brit. Heart J. **27**, 413—419 (1965).

SOMMER, L. S., VOUDOUKIS, I. J.: Atrial septal defect in older age groups. With especial reference to atypical clinical and electrocardiographic manifestations. Amer. J. Cardiol. **8**, 198—202 (1961).

STOERMER, J.: Der Vorhofseptumdefekt. In: Handbuch der Kinderheilkunde (H. OPITZ, F. SCHMID, Hrsg.), S. 678—708. Berlin-Heidelberg-New York: Springer 1966.

STOERMER, J., FEHLIG, E.: Häufigkeit kongenitaler Herzfehler im Säuglingsalter und entsprechende therapeutische Konsequenzen. Mschr. Kinderheilk. **117**, 137—143 (1969).

STORSTEIN, O.: The diagnosis of atrial septal defect of the primum type. Acta chir. scand. **128**, 574—577 (1964).

TÖNDURY, G.: Entwicklungsmechanik des Herzens. Verh. Dtsch. Ges. Kreisl.-Forsch. **23**, 177 (1955).

TREBBIN, H.: Zur Hämodynamik konnataler Herzfehler. Landarzt **41**, 727 (1965).

VISIOLI, O., BARAGAN, J., LENEGRE, J.: Les voies de la conduction intracardiaque dans les cardiopathies par anomalie congénitale du septum. Étude anatomique. Arch. Mal. Cœur **55**, 1024—1041 (1962).

VONK, J. TH. CH.: Silent atrial septal defect. Folia med. neerl. **3**, 49—61 (1960).

WAKAI, C. S., EDWARDS, J. E.: Development and pathologic considerations in persistent common atrioventricular canal. Proc. Mayo Clin. **31**, 487 (1956).

WEGENER, K.: Über die experimentelle Erzeugung von Herzmißbildungen durch Trypanblau. Arch. Kreisl.-Forsch. **34**, 99—144 (1961).

WENGER, R., MÖSSLACHER, H., HUPKA, K., KRIEHUBER, E.: Zur Diagnostik des Vorhofseptumdefektes im Alter. Wien. klin. Wschr. **74**, 848—850 (1962).

ZETTERQVIST, P.: Multiple occurrence of atrial septal defect in a family. Acta paediat. (Uppsala) **49**, 741—747 (1960).

ZSCHOCH, H.: Zur Statistik angeborener Herz- und Gefäßbildungen. Zbl. Path. **100**, 426—431 (1960).

Die Vorhofseptumdefekte

B. Internistischer Teil

U. GLEICHMANN, F. LOOGEN und L. SEIPEL

Mit 12 Abbildungen

I. Diagnose

Beim Vorhofseptumdefekt (ASD) werden im wesentlichen 4 verschiedene Formen unterschieden, deren Entstehung abhängig von der Art und dem Zeitpunkt der Entwicklungsstörung ist (BEDFORD, 1960; DERRA u. Mitarb., 1965; EDWARDS u. Mitarb., 1965):

1. Das offene Foramen ovale.
2. Der Ostium secundum-Defekt.
3. Der Sinus venosus-Defekt („hoher Defekt", in der Regel mit partieller Lungenvenenfehlmündung verbunden).
4. Der posterior-inferiore Septumdefekt („tiefer Defekt" im Bereich der unteren Cavamündung).

Vom Vorhofseptumdefekt im engeren Sinne sind embryologisch und pathologisch-anatomisch die Endokardkissendefekte (Ostium primum-Defekt, persistierender partieller und totaler AV-Kanal) abzugrenzen. Die Einteilung dieser Formen wird unter I,5. besprochen.

Daneben kommen multiple Durchlöcherungen der Vorhofwand und Kombinationsformen (z.B. Ostium primum- mit Ostium secundum-Defekt) sowie völliges Fehlen der Vorhofscheidewand (singulärer Vorhof) (MUNOZ-ARMAZ u. Mitarb., 1968) vor.

Die Embryologie, die pathologische Anatomie und die wesentlichen Grundzüge der pathologischen Physiologie wurden bereits in dem Hauptband von CRAFOORD und BJÖRK beschrieben. Auf diese Kapitel soll daher in diesem Beitrag nur beim Auftreten neuer Gesichtspunkte eingegangen werden. So wurden beispielsweise ergänzende Hinweise zur pathologischen Physiologie in das Kapitel I,4. (Herzkatheteruntersuchung) aufgenommen und ergänzende pathologisch-anatomische Bemerkungen zum Ostium primum-Defekt in Kapitel I,5.

1. Klinische Befunde

Das Bild des hämodynamisch bedeutsamen Vorhofseptumdefektes ist so charakteristisch, daß in der Regel auf Grund der klinischen Befunde und der unblutigen Untersuchungsverfahren (Elektrokardiogramm, Phonokardiogramm, Röntgenuntersuchung) die Diagnose gestellt werden kann. Die Herzkatheteruntersuchung dient der Bestätigung der Diagnose, der Abklärung zusätzlicher Anomalien, der Erfassung des Schweregrades und damit der Operationsindikation. In manchen Fällen können jedoch auch bei hämodynamisch bedeutsamem ASD die klinischen Befunde sehr diskret sein.

a) Häufigkeit und Geschlechtsverteilung

Der Vorhofseptumdefekt ist einer der häufigsten angeborenen Herzfehler. Die Häufigkeitsangaben schwanken in der Literatur erheblich, je nach untersuchtem Kollektiv werden Zahlen zwischen 1 und 0,1‰ der jeweiligen Bevölkerungsgruppe genannt (KEITH u. Mitarb., 1958; DAVIDSEN, 1960; SELDON u. Mitarb., 1962; MITCHELLI u. Mitarb., 1971). Die relative Häufigkeit unter den angeborenen Herzfehlern wird mit 7–25% angegeben (ABBOTT, 1936; DRY, 1948; WOOD, 1950; WAGNER u. GRAHAM, 1957; GROSSE-BROCKHOFF u. Mitarb., 1960; DERRA u. Mitarb., 1965; SCHRIRE u. Mitarb., 1966; BANKL, 1970; MITCHELLI u. Mitarb., 1971). In dem Düsseldorfer Patientengut wurden in den Jahren 1949–1969 12739 Herzkatheteruntersuchungen durchgeführt. Bei 7107 Fällen lag eine angeborene Herz- oder Gefäßerkrankung vor. In 1538 dieser Fälle (21,6%) konnte ein Vorhofseptumdefekt nachgewiesen werden, darunter 180 Patienten (2,5% des Gesamtkollektivs) mit Ostium primum-Defekt.

Siehe auch Handbuch der Thoraxchirurgie Bd. II (1959), S. 298ff. u. 325ff.

Beim Secundum-Defekt überwiegt das weibliche Geschlecht mit etwa 60–70%, während beim Endokardkissendefekt keine Geschlechtsdifferenz besteht (ROESLER, 1934; BEDFORD u. Mitarb., 1941; ROGERS u. EDWARDS, 1948; COSBY u. GRIFFITH, 1949; WAKAI u. EDWARDS, 1958; DAVIDSEN, 1960; SCHRIRE u. Mitarb., 1963; DERRA u. Mitarb., 1965; ZAVER u. NADAS, 1965; PETERSSON, 1967; SILTANEN, 1968; BANKL, 1970). Nur WEYN u. Mitarb. (1965) fanden für Primum-Defekte eine ähnliche Geschlechtsverteilung wie für Secundum-Defekte.

b) Klinisches Bild und Beschwerden

Das klinische Bild und die Beschwerden des Patienten werden im wesentlichen von 3 Faktoren bestimmt: Defektgröße, Alter und Komplikationen (z.B. pulmonale Hypertonie). Die Größe des Kurzschlußvolumens ist sehr viel bedeutsamer als die Lokalisation des Defektes. Kleine Vorhofseptumdefekte können bis ins hohe Alter klinisch latent bleiben oder nur zufällig entdeckt werden. Auch Patienten mit funktionell bedeutsamem Defekt zeigen in der Mehrzahl über mehrere Jahrzehnte eine gute Leistungsfähigkeit (COSBY u. GRIFFITH, 1949; WOOD, 1962; SCHEU u. Mitarb., 1966; DALEN u. Mitarb., 1967; CRAIG u. SELZER, 1968). Stärkere Leistungseinschränkung im jugendlichen Alter ist auf eine pulmonale Hypertonie verdächtig (WOOLF, 1963; HANLON u. Mitarb., 1969; RESSL u. Mitarb., 1969). Es besteht eine deutliche Altersabhängigkeit der Beschwerden. In der Regel treten im 4.–5. Jahrzehnt kardiale Symptome auf, wobei die Belastungsdyspnoe ganz im Vordergrund steht (s. unter IV!). Relativ oft wird wegen der späten Manifestation des Beschwerdebildes die Diagnose erst in dieser Altersstufe gestellt (DAVIDSEN, 1960; SOMMER u. VOUDOUKIS, 1961; ALDRIGE u. YAO, 1967). 41% der oben angeführten 1538 katheterisierten Fälle mit Vorhofseptumdefekt wurden erst nach dem 20. Lebensjahr katheterisiert (vergleichsweise Ventrikelseptumdefekt 18%).

Andererseits kann die Lungenüberflutung schon im Säuglingsalter zu bronchopulmonalen Infekten führen. Das betrifft besonders die relativ seltenen Fälle mit pulmonaler Druckerhöhung in diesem Alter. Wichtigste, aber nicht krankheitsspezifische Symptome bei diesen Kindern sind Trinkschwäche und verzögerte Entwicklung (Untergewicht). Periphere Ödeme oder Zyanose als Ausdruck des gekreuzten Kurzschlusses sind in diesem Alter ungewöhnlich (DISENHOUSE u. Mitarb., 1954; HASTREITER u. Mitarb., 1962; ADAMS, 1965; AINGER u. PATE, 1965; DÜRR, 1969; DARSINOS u. Mitarb., 1971).

Der Angleich der Druck- und Widerstandsverhältnisse und die hierdurch bedingte Blausucht treten, wenn überhaupt, meist erst im Erwachsenenalter auf. Häufiger sind bei älteren Patienten eine Akrozyanose als Ausdruck eines verminderten Herzzeitvolumens mit erhöhter arteriovenöser Differenz der Sauerstoffsättigung nachweisbar. Dabei kann eine „typische" Facies mitralis auftreten, die zu klinischen Fehldiagnosen führt.

c) Palpation und Mechanokardiographie

Beim hämodynamisch bedeutsamen Vorhofseptumdefekt fallen vermehrte präkordiale Pulsationen auf, die auf die Volumenbelastung des rechten Ventrikels zurückzuführen sind. Diese Pulsationen können durch das rechtsventrikuläre Apexkardiogramm dokumentiert werden. In allen Fällen mit pulmonaler Druckerhöhung findet man dabei eine hohe a-Welle. Diese kann auch in der Venenpulskurve nachgewiesen werden. Bei großen Defekten ist in der Venenpulskurve zusätzlich eine hohe zweite Welle (v-Welle) als Ausdruck des vermehrten Bluteinstromes in den rechten Vorhof zu erkennen (REINHOLD, 1955; WOOD, 1962; TAVEL, 1968; CHERRIER u. Mitarb., 1970). Bei manchen Patienten ist über dem 2. ICR. links parasternal systolisches Schwirren palpabel, welches ausschließlich durch die relative Pulmonalstenose hervorgerufen werden kann. In derartigen Fällen muß jedoch auch an das Vorliegen zusätzlicher Anomalien (valvuläre Pulmonalstenose, Ventrikelseptumdefekt) gedacht werden. Ein stark dilatierter rechter Ventrikel kann zu Thoraxdeformierungen (Herzbuckel) führen.

d) Auskultation und Phonokardiographie

Der Auskulationsbefund beim Vorhofseptumdefekt kann manchmal sehr diskret sein. Bei einem Teil der Fälle mit hämodynamisch bedeutsamem Defekt findet sich ein betonter und gespaltener I. Herzton. Die Ursache dieses Auskultationsphänomens ist umstritten (LEATHAM u. GRAY,

1956; FLEISCH u. Mitarb., 1957; LIU u. JACONDO, 1958; DIMOND u. BENCHIMOL, 1959; EISENBERG u. HULTGREN, 1959; RUDOLPH u. Mitarb., 1959; LOPEZ u. Mitarb., 1962; STAMPACH, 1964; BARRIT u. Mitarb., 1965; SANCHEZ u. Mitarb., 1969; ZAKRZEWSKI u. Mitarb., 1969; TAVEL u. Mitarb., 1970; PLASS u. Mitarb., 1971). Im typischen Fall ist ein mittellautes (3/6) systolisches Geräusch niederer bis mittlerer Frequenz im 2.–3. ICR links parasternal zu hören. Im Phonokardiogramm zeigt das Geräusch meist Spindelform mit früh- bis mesosystolischem Maximum. Das Geräusch kann sich über die ganze Systole erstrecken, oder mehr oder weniger früh vor dem II. Ton enden. Selten hat das Geräusch Decrescendocharakter. Es besteht eine gewisse Beziehung zwischen der Lautstärke und dem Kurzschlußvolumen (LOOGEN u. Mitarb., 1961; REINDELL u. Mitarb., 1962). Dieser Befund läßt sich gut mit der Vorstellung vereinbaren, daß das Geräusch ein Strömungsgeräusch an der Pulmonalklappe darstellt (LEATHAM u. GRAY, 1956; BAYER, 1957; FLEISCH u. Mitarb., 1957; EISENBERG u. HULTGREN, 1959). Dieses Geräusch ist nämlich auch bei isolierter Lungenvenentransposition nachweisbar und läßt sich mittels intrakardialer Phonokardiographie (s. unter I,4!) direkt an der Pulmonalklappe lokalisieren. Ein weiterer wichtiger Auskultationsbefund ist die Spaltung des II. Herztones über das physiologische Intervall von 0,03 sec hinaus. In typischer Weise ist das Intervall nicht oder nur gering atemabhängig, d.h. fixiert. Die Ursache dieses Befundes ist umstritten. Am wahrscheinlichsten handelt es sich um einen verspäteten Pulmonalklappenschluß bei volumenbedingter bzw. durch den Rechtsschenkelblock verlängerter rechtsventrikulärer Systole (LEATHAM u. GRAY, 1956; FLEISCH u. Mitarb., 1957; KELLY u. LYONS, 1958; DIMOND u. BENCHIMOL, 1959; EISENBERG u. HULTGREN, 1959; RUDOLPH u. Mitarb., 1959; SHAFTER, 1960; AYGEN u. BRAUNWALD, 1962). Nach anderen Autoren besteht keine Beziehung zwischen dem zweiten Anteil des II. Tones und der mechanischen Ventrikelaktion bzw. dem Pulmonalklappenschluß (EFFERT u. Mitarb., 1960; BARRITT u. Mitarb., 1965; MEYER u. MISHRA, 1965; CASTLE, 1967; KUMAR u. LUISADA, 1971).

Bei großem Kurzschlußvolumen kann zusätzlich über dem 4.–5. ICR links parasternal ein protodiastolisches Geräusch niedriger Frequenz gehört werden. Manchmal ist bei Sinusrhythmus auch ein präsystolisches Geräusch nachweisbar. Es handelt sich hierbei um ein Strömungsgeräusch an der Trikuspidalklappe durch das vergrößerte Schlagvolumen (LEATHAM u. GRAY, 1956; BAYER, 1957; EISENBERG u. HULTGREN, 1959; RUDOLPH u. Mitarb., 1959; BARRIT u. Mitarb., 1965; DERRA u. Mitarb., 1965; NADAS u. ELLISON, 1967). Das protodiastolische Geräusch unterscheidet sich in seinem Charakter deutlich von dem Geräusch einer Pulmonalklappeninsuffizienz, z.B. bei pulmonaler Hypertonie. In seltenen Fällen kann ein durchgehendes systolisch-diastolisches Geräusch zu differentialdiagnostischen Schwierigkeiten führen (s. unter 2!). Bei großem Kurzschlußvolumen können III. und IV. Herztöne auftreten (EFFERT u. Mitarb., 1957; LIU u. JACONDO, 1958; DIMOND u. BENCHIMOL, 1959). Ein erster Hinweis für das Vorliegen eines Ostium primum-Defektes kann ein hochfrequentes systolisches Geräusch über der Herzspitze als Ausdruck einer Mitralinsuffizienz sein (BLOUNT u. Mitarb., 1956; WITHAM u. ELLISON, 1957; KIELY u. Mitarb., 1958; DERRA u. LOOGEN, 1960; GROSSE-BROCKHOFF u. Mitarb., 1960; GERBODE u. Mitarb., 1961).

Es muß festgestellt werden, daß die extrakardial hörbaren Auskultationsphänomene nicht am Scheidewanddefekt selbst entstehen (s. unter Intrakardiale Phonokardiographie I,4!).

2. *Elektrokardiogramm*

Das Elektrokardiogramm zeigt beim Vorhofseptumdefekt charakteristische Normabweichungen, wobei den Veränderungen des QRS-Komplexes besondere Bedeutung zukommt.

Bei der Mehrzahl der Patienten besteht ein Sinusrhythmus mit normaler AV-Überleitung. In etwa 80% der Fälle ist die P-Welle unauffällig. Die bei einem Teil der Patienten nachweisbaren hohen bzw. verbreiterten P-Wellen zeigen nur geringe Korrelation zu hämodynamischen Größen (BARBER u. Mitarb., 1950; BURCH u. DEPASQUALE, 1959; BLONDEAU u. Mitarb., 1962; REINDELL u. Mitarb., 1962; SANCHEZ-CASCOS u. DEUCHAR, 1963; DERRA u. Mitarb., 1965; PETERSSON, 1967; SILTANEN, 1968). In 5–25% der Fälle mit Secundum-Defekt ist ein AV-Block I. Grades nachweisbar. Höhere Blockierungen sind sehr selten. Bei Endokardkissendefekten kommen dagegen AV-Blockierungen auch höheren Grades häufiger vor (EFFERT u. Mitarb., 1957; WITHAM u. ELLISON, 1957; KIELY u. Mitarb., 1958; PRYOR u. Mitarb., 1959; BURCHEL u. Mitarb., 1960; DERRA u. LOOGEN, 1960; GERBODE u. Mitarb., 1961; SCOTT u. Mitarb., 1962; AL OMERI u. Mitarb., 1965; SOMMERVILLE, 1965; BLONDEAU u. Mitarb., 1966; FERNANDEZ-CAAMANO, 1966; KULBERTUS u. Mitarb., 1968). Bei einem großen Teil der Fälle über 40 Jahren (30–50%) ist Vorhofflimmern oder -flattern nachweisbar, dessen Ursachen nicht eindeutig geklärt sind (BARBER u. Mitarb., 1950; CAMPBELL u. Mitarb., 1957; KELLY u. LYONS, 1958; KAVANAGH-GRAY u. MATHUR, 1959; WOOD, 1962; STORSTEIN u. EFSKIND, 1963; DERRA u. Mitarb., 1965; KUZMAN u. YUKIS, 1965; GAULT u. Mitarb., 1968; SILTANEN, 1968; HANLON u. Mitarb., 1969). Neben der Vorhofüberdehnung müssen zusätzliche Faktoren, z.B. Koronarsklerose, diskutiert werden (PAPP, 1958).

Das elektrokardiographische Leitsymptom stellt der unvollständige Rechtsschenkelblock dar, der in den unterschiedlichsten Formen auftreten kann. Meist liegt das typische Bild des inkompletten Wilson-Blocks mit rSR′ bzw. rsR′ in Ableitung V1 und deutlichen S-Zacken in I und V6 vor. Dieser Befund ist in 70–90% aller Fälle nachweisbar. Bei 5–25% der Patienten ist der QRS-Komplex über 0,11 sec verbreitert, d.h. es liegt ein kompletter Rechtsschenkelblock vor. Das Ausmaß der QRS-Verbreiterung läßt jedoch keine quantitativen Rückschlüsse auf die Größe des Kurzschlusses zu. Etwa 5% der Patienten zeigen bei fehlender Rechtsverspätung eine deutlich erhöhte R-Zacke in den rechtspräkordialen Ableitungen (BARBER u. Mitarb., 1950; WALKER u. Mitarb., 1956; EFFERT u. Mitarb., 1957, 1958; BURCH u. DEPASQUALE, 1959; SOULIÉ u. Mitarb., 1959; BLONDEAU u. Mitarb., 1962; ALDRIGE u. YAO, 1967; PETERSSON, 1967; PAWLOW, 1968; SILTANEN, 1968; HANLON u. Mitarb., 1969).

Der inkomplette Rechtsschenkelblock wird einerseits auf eine diastolische Ventrikelüberdehnung bzw. eine Hypertrophie der rechtsventrikulären Ausflußbahn zurückgeführt (CABRERA u. MONROY, 1952; WALKER u. Mitarb., 1956; BLOUNT u. Mitarb., 1957; EFFERT u. Mitarb., 1957; SILVERBLATT, 1957; DEOLIVEIRA u. ZIMMERMAN, 1958; BURCH u. DEPASQUALE, 1959; DREIFUS u. Mitarb., 1959; PRYOR u. Mitarb., 1959; BLONDEAU u. Mitarb., 1962; BOINEAU u. Mitarb., 1964). Andererseits wird angenommen, daß neben diesen Faktoren noch eine zusätzliche Leitungsstörung im rechten Schenkel vorliegt, da sich der Rechtsschenkelblock postoperativ nicht völlig zurückbildet (BAYER, 1957; STAMPBACH, 1964; PETERSSON, 1967; PORCIELLO, 1971). Für diese Theorie spricht die Tatsache, daß auch kleine Defekte ohne hämodynamische Auswirkung diesen elektrokardiographischen Befund zeigen. Für die Fälle mit vollständiger Normalisierung des EKG-Befundes nach Verschluß des Defektes muß die Volumenbelastung des rechten Ventrikels als der entscheidende Faktor angesehen werden (s. unter VI,2!). Die Beziehungen zwischen der Höhe der R-Zacke in V1 und dem Druck im kleinen Kreislauf sind nur sehr lose. Auch Patienten mit pulmonaler Drucksteigerung können einen „unauffälligen" Wilson-Block aufweisen. Bei hoch positiver Relation des R/S-Quotienten oder reinem R-Typ in V1 besteht allerdings der Verdacht auf einen erhöhten Druck im kleinen Kreislauf (FELLMANN u. Mitarb., 1957; DEOLIVEIRA u. ZIMMERMAN, 1958; PRYOR u. Mitarb., 1959; DAVIES, 1960; BESTERMAN, 1961; REINDELL u. Mitarb., 1962; STORSTEIN u. EFSKIND, 1963; KULBERTUS u. Mitarb., 1968). Eine weitere Differenzierung zwischen verzögerter Erregungsleitung beim Rechtsschenkelblock und Ventrikelhypertrophie kann u.U. vektorkardiographisch erfolgen. Gleichzeitig ist hiermit eine zusätzliche Information über die QRS-Achse gegeben (SILVERBLATT u. Mitarb., 1957; LIEBMANN u. NADAS, 1960; PILLEGI u. Mitarb., 1961; LEE u. SCHERLIS, 1962; ARNTZENIUS u. Mitarb., 1963; ENGSTFELD u. Mitarb., 1967; PAWLOW, 1968).

In Ausnahmefällen ist auch beim hämodynamisch bedeutsamen Vorhofseptumdefekt das EKG völlig unauffällig (BEDFORD u. Mitarb., 1957; FELLMANN u. Mitarb., 1957; BLONDEAU u. Mitarb., 1962; HARRISON u. MORROW, 1963; ALDRIGE u. YAO, 1967; PETERSSON, 1967; SILTANEN, 1968).

Der charakteristische elektrokardiographische Befund des Endokardkissendefektes (Ostium-Primum) ist neben dem inkompletten Rechtsschenkelblock der überdrehte Linkstyp, d.h. eine Abweichung des Hauptvektors von QRS in der Frontalebene auf mehr als −30° (beim Erwachsenen), während beim Secundum-Defekt Rechts- bis Normtypen dominieren (BRANDENBURG u. DUSHANE, 1956; DREIFUS u. Mitarb., 1959; PRYOR u. Mitarb., 1959; BURCHEL u. Mitarb., 1960; LIEBMAN u. NADAS, 1960; SOMMERVILLE, 1961; BLONDEAU u. Mitarb., 1966; FERNANDEZ-

CAAMANO u. Mitarb., 1966; KULBERTUS u. Mitarb., 1968). Dieser Befund ist mit großer Wahrscheinlichkeit der Ausdruck einer Anomalie des Reizleitungssystems im Bereich des links-anterioren Schenkels (BURCHELL u. Mitarb., 1960; SUMNER u. Mitarb., 1965; DURRER u. Mitarb., 1966; KULBERTUS u. Mitarb., 1968; GRABENSEE u. Mitarb., 1971; PORCIELLO, 1971). Hierfür spricht, daß der Befund auch bei Familienangehörigen von Patienten mit Ostium primum-Defekten nachgewiesen werden kann, die selbst keinen Herzfehler aufweisen (SUMNER u. Mitarb., 1965). Die Anomalie des Reizleitungssystems bei Endokardkissendefekten wurde auch histologisch gesichert (LEV, 1958; VISIOLI u. Mitarb., 1962; FELDT u. Mitarb., 1970) (Abb. 1). Trotz der starken „Penetranz" des links-anterioren Hemiblocks beim Endokardkissendefekt kommen Einzelfälle ohne überdrehten Linkstyp vor (BLOUNT u. Mitarb., 1956; WITHAM u. ELLISON, 1957; BECK u. Mitarb., 1960; DAVIDSEN, 1960; DERRA u. LOOGEN, 1960; GERBODE u. Mitarb., 1961; BROCKENBROUGH u. Mitarb., 1962; WEYN u. Mitarb., 1965; SOMMERVILLE u. JEFFERSON, 1968; MORGAN u. Mitarb., 1971). Bei einem Teil der in der Literatur berichteten Fälle ist allerdings nicht sicher zu klären, ob die Diagnose korrekt war, oder ob es sich um einen tiefen Vorhofseptumdefekt im Bereich der unteren Cava-Mündung (s. unter I!) handelte (ANDERSON u. COLES, 1961). Da der links-anteriore Hemiblock auch eine erworbene Anomalie sein kann, ist verständlich, daß auch bei Vorhofseptumdefekten vom Secundum-Typ in Einzelfällen ein überdrehter Linkstyp nachgewiesen werden kann (EFFERT u. Mitarb., 1957; MILNOR u. BERTRAND, 1957; BURCHEL u. Mitarb., 1960; DUSHANE u. Mitarb., 1960; ANDERSON u. COLES, 1961; SOMMERVILLE, 1961; REINDELL u. Mitarb., 1962; DERRA u. Mitarb., 1965; ENGSTFELD u. Mitarb., 1967; SILTANEN, 1968; WOLF u. Mitarb., 1968).

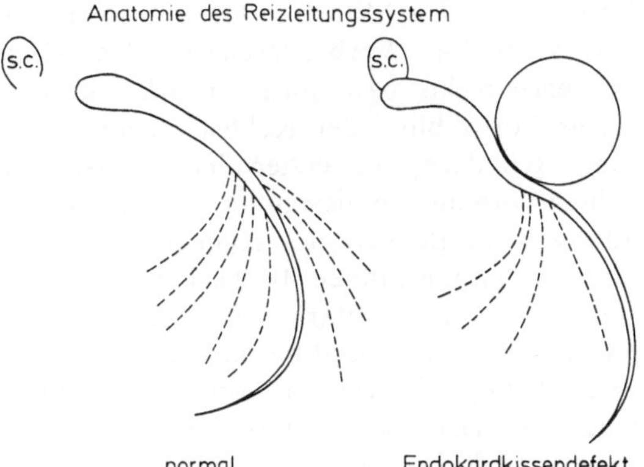

Abb. 1. Schematische Darstellung des Reizleitungssystems im Normalfalle und beim Endokardkissendefekt. Die Abbildung basiert auf Serienschnittuntersuchungen von VISIOLI u. Mitarb. (1962). Durchgezogen gezeichnet sind der AV-Knoten, das Hissche Bündel und der rechte Schenkel. Die nach unten links abgehenden gestrichelten Linien entsprechen dem links-posterioren Bündel, die nach unten rechts abgehenden dem links-anterioren Bündel des linken Tawara-Schenkels. Beim Endokardkissendefekt ist der AV-Knoten nach dorsal zum Sinus coronarius (s.c.) verlagert, das Hissche Bündel verläuft am unteren Rande des Defektes (Kreis). Der links-anteriore Schenkel fehlt

3. *Röntgenbefunde*

Bei der Röntgenuntersuchung des Thorax lassen sich aus der Größe des Herzens und dem Verhalten der Lungenstrombahn Rückschlüsse auf eine Vergrößerung des Stromvolumens im kleinen Kreislauf ziehen. Bei kleinen, teilweise auch bei mittelgroßen Defekten kann das Röntgenbild jedoch völlig unauffällig sein. Meist besteht allerdings auch in diesen Fällen eine mehr oder weniger ausgeprägte Vorwölbung des Pulmonalbogens (LOOGEN u. Mitarb., 1967).

Bei hämodynamisch bedeutsamen Vorhofseptumdefekten ist das Herz insgesamt vergrößert, was im wesentlichen auf eine Dilatation des rechten Herzens zurückzuführen ist (TAUSSIG u. Mitarb., 1938; KRAEMER u. Mitarb., 1955; GROSSE-BROCKHOFF u. Mitarb., 1960; REINDELL u. Mitarb., 1962; DERRA u. Mitarb., 1965; LOOGEN u. Mitarb., 1967) (Abb. 5a). Die Erweiterung der rechten Herzkammer betrifft sowohl die Einfluß- als auch die Ausflußbahn. Durch die vergrößerte Einflußbahn wird die Herzspitze mehr nach links verlagert und abgerundet. In ausgeprägten Fällen ist der linke Ventrikel nach dorsal verlagert, so daß die Herzspitze ganz vom rechten Ventrikel gebildet wird. Die Erweiterung bzw. Hypertrophie der Ausflußbahn führt zu einer Verlagerung der linken oberen Herzkontur nach kranial und lateral, wodurch die Herztaille verstrichen erscheint. Die Dilatation des rechten Ventrikels ist also im p.a. Strahlengang in erster Linie an einer Linksverbreiterung des Herzens zu erkennen (ROESLER, 1934; SOULIÉ u. Mitarb.,

1959; REINDELL u. Mitarb., 1962; LOOGEN u. Mitarb., 1967). Eine Verbreiterung des Herzschattens nach rechts bzw. eine verstärkte konvexbogige Vorwölbung der rechten unteren Herzkontur geht dagegen in erster Linie zu Lasten des rechten Vorhofes. In diesem Falle werden kymographisch im Bereich des rechten Herzrandes reine Vorhofpulsationen beobachtet (OEDMAN, 1955; REINDELL u. Mitarb., 1962). In der Übersichtsaufnahme ist allerdings in vielen Fällen die Vergrößerung des rechten Vorhofes schwer zu sichern (KJELLBERG u. Mitarb., 1959; DERRA u. Mitarb., 1965; LOOGEN u. Mitarb., 1967).

Im seitlichen Strahlengang ist der Retrosternalraum durch die Ausflußbahn des rechten Ventrikels eingeengt. Bei starker Dilatation der rechten Kammer kann der Herzhinterraum durch Verdrängung des linken Herzens nach hinten insgesamt etwas verschmälert sein. Eine isolierte Einengung in Vorhofhöhe besteht dagegen nicht, da der linke Vorhof im Gegensatz zum rechten Atrium nicht vergrößert ist. Dies kann differentialdiagnostische Bedeutung gegenüber rheumatischen Vitien bzw. der Mitralinsuffizienz beim Ostium primum-Defekt haben (HEALEY u. Mitarb., 1950; KJELLBERG u. Mitarb., 1959; REINDELL u. Mitarb., 1962; LOOGEN u. Mitarb., 1967).

Im allgemeinen ist die Herzvergrößerung bei Patienten über 40 Jahren deutlicher ausgeprägt als bei jüngeren. Es finden sich aber auch in dieser hohen Altersgruppe Fälle mit operationswürdigem Vorhofseptumdefekt und normaler röntgenologischer Herzgröße. Bei extremer Herzvergrößerung müssen ursächlich noch andere Faktoren (z.B. Karditis) diskutiert werden. Das röntgenologisch bestimmte Herzvolumen zeigt nach einigen Autoren eine positive Korrelation zur Größe des Kurzschlusses (KJELLBERG u. Mitarb., 1959; DAVIDSEN, 1960; REINDELL u. Mitarb., 1962; FOUCHE u. Mitarb., 1963; ARNFRED, 1967). Diese Beziehungen können in anderen Untersuchungen nicht mit gleicher Deutlichkeit bestätigt werden (ALDRIGE u. YAO, 1967; PETERSSON, 1967; SILTANEN, 1968).

Im Bereich der Lungenstrombahn ist infolge des erhöhten Herzzeitvolumens eine Erweiterung der zentralen Lungengefäße im Vergleich zu der relativ schmalen Aorta nachweisbar. Durch das vermehrte Schlagvolumen sind deutliche pulsatorische Kaliberschwankungen der zentralen Lungenarterien (sog. Eigenpulsationen) bei der Durchleuchtung zu beobachten. Diese Pulsationen sind aus anatomischen Gründen bei den Gefäßen der rechten Pulmonalarterie besonders gut zu erkennen. Kymographisch läßt sich ein deutlicher Unterschied der starken Randpulsationen an der Pulmonalis zu den geringen Aortenexkursionen nachweisen (THURN, 1951; GROSSE-BROCKHOFF u. Mitarb., 1960; REINDELL u. Mitarb., 1962; DERRA u. Mitarb., 1965; LOOGEN u. Mitarb., 1967). Allerdings bestehen nur mäßige Relationen zwischen dem Kurzschlußvolumen und den Veränderungen an der Pulmonalarterie (HEALEY u. Mitarb., 1950; KRAEMER u. Mitarb., 1955; FOUCHE u. Mitarb., 1963; ARNFRED, 1967).

Wenn es zur Entwicklung einer pulmonalen Drucksteigerung kommt, kann die Prominenz des Pulmonalbogens stärker in Erscheinung treten. Die Herzgröße kann unverändert bleiben. Wichtiger für die Diagnose einer pulmonalen Hypertonie ist jedoch der Nachweis eines Kalibersprunges zwischen zentralen und peripheren Lungengefäßen.

Aus dem Röntgenbild des Thorax lassen sich keine zuverlässigen differentialdiagnostischen Kriterien zur Abgrenzung eines Septumdefektes vom Primum-Typ gegenüber den Secundum-Defekten ableiten. Allerdings erscheint der Herzschatten beim Primum-Defekt meist relativ groß, da fast immer ein bedeutsamer Kurzschluß vorliegt. Besteht in diesen Fällen eine Mitralinsuffizienz, ist der linke Vorhof meist vergrößert, wenn auch nicht in dem Ausmaße wie bei einer Mitralinsuffizienz ohne Vorhofseptumdefekt (ROGERS u. EDWARDS, 1948; BLOUNT u. Mitarb., 1956; WITHAM u. ELLISON, 1957; KIELY u. Mitarb., 1958; PAUL, 1958; KJELLBERG u. Mitarb., 1959; BEDFORD, 1960; DAVIDSEN, 1960; EVANS u. Mitarb., 1961; GERBODE u. Mitarb., 1961; SCHRIRE u. Mitarb., 1963).

Zusätzliche Lungenvenentranspositionen können u.U. röntgenologisch, insbesondere tomographisch vermutet werden (LOOGEN u. Mitarb., 1954; DERRA u. Mitarb., 1959; BEDFORD u. Mitarb., 1960; DALITH u. NEUFELD, 1960; EVANS u. Mitarb., 1961; EDWARDS u. Mitarb., 1965).

4. Herzkatheteruntersuchung und Angiokardiographie

Aus den bisherigen Ausführungen ist ersichtlich, daß die Diagnose eines Vorhofseptumdefektes bereits aus den klinischen Befunden gestellt werden kann. Allerdings reichen die klinischen Daten alleine nicht aus, um über die Operationsindikation sicher zu entscheiden, da diese nicht immer streng mit den hämodynamischen Befunden korrelieren. Daher ist zur sicheren Klärung der hämodynamischen Situation eine Herzkatheteruntersuchung erforderlich. Ziel dieser Untersuchung ist:

1. Direkter Nachweis des Defektes,
2. Bestimmung des Kurzschlußvolumens,
3. Bestimmung der Druck- und Widerstandsverhältnisse im kleinen Kreislauf,
4. Ausschluß oder Nachweis zusätzlicher Anomalien (z.B. Lungenvenentransposition).

Hinsichtlich der Kathetertechnik sei auf BAYER, LOOGEN u. WOLTER (1967) sowie LOOGEN u. GLEICHMANN (1969) verwiesen.

Im allgemeinen gelingt es beim Vorliegen eines Vorhofseptumdefektes, die Katheterspitze durch den Defekt in den linken Vorhof vorzuführen. Allerdings beweist das Erreichen des linken Atriums allein noch nicht die Existenz eines echten Vorhofseptumdefektes, da in 20–25% der Erwachsenen und in 30% der Kinder ein offenes Foramen ovale vorliegt (PATTEN, 1931; HACKENSELLNER, 1956). In diesen Fällen kann die Valvula foraminis ovalis durch die Katheterspitze ohne Schwierigkeiten aufgestoßen werden. Oft gelingt es, durch die Katheterlage nach Passage der Vorhofscheidewand hochsitzende und tiefe Defekte voneinander zu trennen. Der Nachweis eines tiefen Defektes kann jedoch nur im Zusammenhang mit anderen Befunden (z.B. überdrehter Linkstyp) als Hinweis für einen Primum-Defekt gewertet werden, da differentialdiagnostisch auch tiefsitzende Vorhofseptumdefekte im Bereich der unteren Cavamündung in Frage kommen.

Entscheidend für die Untersuchung ist die Bestimmung des Kurzschlußvolumens aus den an verschiedenen Stellen entnommenen Blutgasanalysen und ggf. aus den zusätzlich angewandten Indikatorverdünnungsmethoden. Im Mittel finden sich bei großen Untersuchungsserien Kurzschlußvolumina in der Größenordnung des Großkreislaufminutenvolumens. Im Extremfall werden Werte angegeben, die das Mehrfache des Herzzeitvolumens im Körperkreislauf betragen (TAYLOR u. Mitarb., 1948; DEXTER u. Mitarb., 1950; LOOGEN, 1958; WINCHEL u. BASHOUR, 1958; SOULIÉ u. Mitarb., 1959; GROSSE-BROCKHOFF u. Mitarb., 1960; DERRA u. Mitarb., 1965). Der transseptale Fluß weist (entsprechend der hohen v-Welle) in der Phase der späten Systole bis frühen Diastole sein Maximum auf (LEVIN u. Mitarb., 1968; BENCHIMOL u. Mitarb., 1970).

In einem Teil der Fälle mit isoliertem Vorhofseptumdefekt ist neben dem sprunghaften Anstieg der Sauerstoffsättigung im Vorhofbereich zusätzlich ein weiterer Anstieg auf Ventrikelebene nachweisbar. Dieser Befund kann dadurch verursacht sein, daß besonders bei tiefsitzenden Defekten die Strömungsrichtung des Kurzschlusses direkt auf die Trikuspidalklappe ausgerichtet ist (DERRA u. LOOGEN, 1960). Dadurch kann ein zusätzlicher Ventrikelseptumdefekt vorgetäuscht werden. Besteht der Verdacht auf einen Endokardkissendefekt, muß neben einem Primum-Defekt an einen AV-Kanal gedacht werden. Umgekehrt kann auch bei einem isolierten Ventrikelseptumdefekt im Bereich der Pars membranacea des Ventrikelseptums mit Strömungsrichtung des Kurzschlusses direkt in den rechten Vorhof ein Anstieg der Sauerstoffsättigung im rechten Vorhof nachweisbar sein. Dies ist bei Ventrikelseptumdefekten oberhalb der Trikuspidalklappe der Fall, oder bei subvalvulären Defekten mit Trikuspidalinsuffizienz bzw. Spaltbildung der AV-Klappen (TAYLOR u. Mitarb., 1948; PERRY u. Mitarb., 1949; STAHLMAN u. Mitarb., 1955; FERENCZ, 1957; ELLIOTT u. Mitarb., 1965). Eine weitergehende Klärung dieser Befunde kann mittels Injektion von Indikatorsubstanzen (Röntgenkontrastmittel, Farbstoffe usw.) in den linken Ventrikel erfolgen. Der Nachweis des vorzeitigen Erscheinens des Indikators im rechten Ventrikel beweist bei intakten AV-Klappen das Vorliegen eines Kurzschlusses auf Ventrikelebene. Bei gleichzeitiger Mitralinsuffizienz kann allerdings der Indikator über den linken Vorhof und den Vorhofseptumdefekt vorzeitig in den rechten Ventrikel gelangen.

Mit Hilfe der Indikatorverdünnungsmethoden gelingt es auch meistens, sog. transponierte Lungenvenen zu erfassen. Sie sind in 10–20% der Vorhofseptumdefekte, besonders beim „hohen" Sinus venosus-Defekt, nachweisbar (BEDFORD u. Mitarb., 1957; CAMPBELL u. Mitarb., 1957; DERRA u. Mitarb., 1959; DAVIDSEN, 1960; COOLEY u. Mitarb., 1961; EVANS u. Mitarb., 1961; GROSS, 1962; CHERNIACK, 1963; COHN u. Mitarb., 1967; PETERSSON, 1967; HAGER, 1969; BEKIER, 1970). Im Düsseldorfer Krankengut wurde unter 780 Patienten mit Vorhofseptumdefekt (Primum-Defekte ausgenommen) 154mal

(20%) eine Lungenvenentransposition nachgewiesen. In 112 Fällen (14%) lag eine Fehlmündung in die obere Hohlvene, in 42 Fällen (6%) in den rechten Vorhof vor. Bis auf 2 Ausnahmen handelte es sich um rechtsseitige Lungenvenen (DERRA u. Mitarb., 1965). Bei einem sprunghaften Anstieg der Sauerstoffsättigung im vorhofnahen Anteil der oberen Hohlvene muß neben dem Versuch einer direkten Sondierung solcher fehlmündenden Lungenvenen von der oberen Hohlvene aus zusätzlich Indikatorsubstanz in die rechte und linke Lungenarterie injiziert werden. Da es sich meistens um Venen der rechten Lungenhälfte handelt, ist nur bei Injektion in die rechte Pulmonalarterie eine verkürzte Kreislaufzeit in der oberen Hohlvene nachweisbar (KIRKLIN u. Mitarb., 1955; SWAN u. Mitarb., 1957; DERRA u. Mitarb., 1965; BAYER u. Mitarb., 1967). Allerdings muß daran gedacht werden, daß es bei großen Vorhofseptumdefekten auch ohne Lungenvenentransposition zu einem Rückfluß des Kurzschlußblutes aus dem Vorhof in die obere Hohlvene kommen kann (GOTSMAN u. Mitarb., 1965). Bei Fehlmündung von Lungenvenen in den rechten Vorhof ist die Situation häufig weder durch direktes Sondieren noch durch Indikatorverdünnungsmethoden mit letzter Sicherheit zu klären (BRANNON u. Mitarb., 1945; SWAN u. Mitarb., 1953; LOOGEN u. Mitarb., 1954; DERRA u. Mitarb., 1959; GOTSMAN u. Mitarb., 1965). Es fließt nämlich auch beim isolierten Vorhofseptumdefekt ohne transponierte Lungenvenen hauptsächlich das Blut aus der rechten Lunge durch den Defekt in den rechten Vorhof, das Blut der linken Lunge dagegen in den linken Ventrikel (SILVER u. Mitarb., 1954; KIRKLIN u. Mitarb., 1955; SWAN u. Mitarb., 1956). Bei tiefen Defekten (z.B. Ostium primum) stammt das Kurzschlußblut allerdings aus beiden Lungen (WAKAI u. EDWARDS, 1956; WEIDMAN u. Mitarb., 1957; ANDERSON u. COLES, 1961). Der Verdacht auf transponierte Lungenvenen kann in diesen Fällen dann ausgesprochen werden, wenn bei differenter links- und rechtsatrialer Druckkurve (= kleiner Vorhofseptumdefekt s. u.) ein starker Anstieg der Sauerstoffsättigung im Vorhof zu verzeichnen ist (GROSSE-BROCKHOFF u. Mitarb., 1960; DERRA u. Mitarb., 1965; BAYER u. Mitarb., 1967).

In seltenen Fällen ist auch ohne Shuntumkehr bei pulmonaler Hypertonie eine arterielle Untersättigung des Blutes gegenüber dem Lungenvenenblut nachweisbar (SELZER u. LEWIS, 1949; DEXTER, 1956; ANDERSON u. COLES, 1961; DERRA u. Mitarb., 1965; BAYER u. Mitarb., 1967). Dieser Befund kann einmal dadurch bedingt sein, daß die Stromrichtung des venösen Blutes aus den Hohlvenen, insbesondere der V. cava inferior, direkt gegen den Defekt gerichtet ist (SELZER u. LEWIS, 1949; SILVER u. Mitarb., 1954; SWAN u. Mitarb., 1954; KIRKLIN u. Mitarb., 1955; KJELLBERG u. Mitarb., 1959; WINTERS u. Mitarb., 1967). Zum anderen besteht durch den unterschiedlichen Druckablauf im rechten und linken Vorhof auch bei differenten Mitteldrucken die Möglichkeit eines Übertrittes von venösem Blut nach links in bestimmten Phasen der Herzaktion (COURNAND u. Mitarb., 1947; TAUSSIG, 1947; TAYLOR u. Mitarb., 1948; CALAZEL u. Mitarb., 1951; BAYER u. Mitarb., 1953; LOOGEN u. Mitarb., 1964; DERRA u. Mitarb., 1965; COHN u. Mitarb., 1967; LEVIN u. Mitarb., 1968). Bei deutlicher Untersättigung muß in jedem Falle eine Blutentnahme aus einer Lungenvene erfolgen, um eine Lungendiffusionsstörung sicher auszuschließen. Eine Untersättigung des Lungenvenenblutes lediglich durch verkürzte Kontaktzeit bei großen Kurzschlußvolumina (KJELLBERG u. Mitarb., 1959) ist unter normalen Bedingungen nicht nachweisbar (BAYER u. Mitarb., 1967).

Neben den Blutgasanalysen kann auch das Verhalten der Vorhofdruckkurven einen Hinweis auf die Größe des Defektes geben. Im Normalfall unterscheidet sich die Druckkurve des linken Vorhofes von der des rechten formal durch eine hohe zweite Welle (v-Welle) (COURNAND u. Mitarb., 1947). Bei großen Kurzschlußvolumina kommt es zum formalen Angleich der Druckkurven in beiden Vorhöfen. Gleichzeitig vermindert sich die Differenz der Mitteldrucke in beiden Vorhöfen, wobei allerdings unter normalen Bedingungen der Druck im rechten Vorhof nur gering ansteigt (GROSSE-BROCKHOFF u. Mitarb., 1957; DERRA u. Mitarb., 1965). Bei sehr großen Defekten ist für das Ausmaß des Kurzschlusses letztlich die Differenz der links- und rechtsventrikulären Füllungsdrucke verantwortlich (DOW u. DEXTER, 1950; BAYER u. Mitarb., 1953; GIBSON, 1958; KJELLBERG u. Mitarb., 1959; DAVIDSEN, 1960; ROWE u. Mitarb., 1961; DERRA u. Mitarb., 1965; TIKOFF u. Mitarb., 1965). Diese Füllungsdrucke stehen wieder in enger Korrelation zum Widerstand der nachgeschalteten Kreislaufabschnitte (SWAN u. Mitarb., 1958; HAGER, 1969).

Die Druckkurve des linken Vorhofes ist bei zusätzlichen Läsionen der Mitralklappe (Lutembacher-Syndrom, Endokardkissendefekte) nicht so typisch verändert, wie es bei gleichem Klappenvitium ohne Vorhofseptumdefekt der Fall sein würde. Dies gilt sowohl für die absolute Druckhöhe als auch für die formale Analyse. Die Ursache hierfür liegt in dem „Leck" des Vorhofes zum venösen System. Die Kurzschlußvolumina sind häufig größer als bei einem isolierten Vorhofseptumdefekt gleicher Größe (BAYER u. Mitarb., 1954; WAKAI u. EDWARDS, 1956; GROSSE-BROCKHOFF u. Mitarb., 1960; BRAUNWALD u. MORROW, 1966).

In etwa 80% der Fälle mit hämodynamisch bedeutsamem Defekt ist ein Druckgradient an der Pulmonalklappe von 10 mm Hg bis maximal 40 mm Hg nachweisbar, ohne daß eine organische Pulmonalstenose vorliegt. Der Drucksprung ist Ausdruck einer volumenbedingten relativen Pulmonalstenose (McDONALD, 1958; GROSSE-BROCKHOFF u. Mitarb., 1960; REINDELL u. Mitarb., 1962; SCHRIRE u. Mitarb., 1963; NAKAMURA u. Mitarb., 1964). Es besteht allerdings keine streng lineare Korrelation zwischen dem Kurzschlußvolumen und dem Gradienten an der Pulmonalklappe (McDONALD, 1958; DAVIDSEN, 1960; STORSTEIN u. EFSKIND, 1963; PETERSSON, 1967).

Die Drucke in der Pulmonalarterie können bei großen Kurzschlüssen erhöht sein, wobei besonders das systolische Maximum, weniger der Mitteldruck angehoben ist. Da die Lungenstrombahn über große Kompensationsmöglichkeiten verfügt, tritt eine volumenbedingte Drucksteigerung erst bei einem Durchfluß von mehr als 10 l/min/m² ein (DEXTER u. Mitarb., 1950). Bei einer Zunahme des pulmonalen Widerstandes steigt auch der diastolische Druck und damit der Mitteldruck. Eine pulmonale Hypertonie mit einem Mitteldruck über 20 mm Hg in der Pulmonalarterie ist im Düsseldorfer Krankengut in 13% der Fälle nachweisbar (DERRA u. Mitarb., 1965). Zur Pathogenese der pulmonalen Hypertonie s. unter III.!

Das Verhalten der verschiedenen hämodynamischen Parameter unter Belastung bei Patienten mit Vorhofseptumdefekt wird in der Literatur sehr unterschiedlich beurteilt. Von großer Bedeutung scheint hierbei die hämodynamische Ausgangssituation in Ruhe zu sein. Hierdurch kann ein Teil der widersprüchlichen Ergebnisse der Literatur erklärt werden. Während es im großen Kreislauf mit Anstieg des Herzzeitvolumens unter Belastung zu einer Widerstandsabnahme kommt, bleibt bei Patienten mit Vorhofseptumdefekt ohne pulmonale Hypertonie der pulmonalarterielle Widerstand meist konstant, da es bei ansteigendem Durchflußvolumen nur zu einem mäßigen Druckanstieg kommt. Bei Patienten mit schon in Ruhe erhöhtem Widerstand steigt dieser unter Belastung weiter an (HICKAM, 1949; SCEBAT u. Mitarb., 1957; SWAN u. Mitarb., 1958; BAEDEKER, 1970). Die Kurzschlußvolumina unter Belastung werden sehr unterschiedlich angegeben. Einerseits wird eine Abnahme der absoluten Größe des Links-Rechts-Kurzschlusses verzeichnet (JONSSON u. Mitarb., 1957; SCEBAT u. Mitarb., 1957; SWAN u. Mitarb., 1958; KJELLBERG u. Mitarb., 1959; STRAEDE-NIELSEN u. FABRICIUS, 1968). Nach anderen Autoren bleibt zumindestens bei Fehlen einer pulmonalen Hypertonie der Kurzschluß absolut gleich oder nimmt sogar zu, so daß nur eine relative Abnahme zu dem gesteigerten Herzzeitvolumen im großen Kreislauf resultiert (DAVIES u. GAZETOPOULOS, 1966; FLAMM, 1968; BAEDEKER, 1970).

Die in der ersten Auflage dieses Buches beschriebene Methode zur Größenbestimmung des Defektes durch Passage des Septums mit einem aufblasbaren Ballonkatheter hat keine größere Verbreitung gefunden. Wie schon von CRAFOORD und BJÖRK erwähnt, besteht der Nachteil der Methode darin, daß multiple Defekte nicht erfaßt werden können. Es ist daher auch nicht möglich, auf Grund eines Restkurzschlusses nach Okklusion des Defektes durch den Ballon eine Fehlmündung von Lungenvenen sicher zu diagnostizieren.

Die intrakardiale Phonokardiographie vermag beim Vorhofseptumdefekt keine wesentlichen diagnostischen Befunde zu erbringen. Sie gehört daher nicht zum Routineprogramm bei der Herzkatheteruntersuchung. Es läßt sich jedoch mit dieser Methode gut die Entstehung des systolischen Geräusches an der Pulmonalklappe und des protodiastolischen Geräusches an der Trikuspidalklappe nachweisen. Darüber hinaus lassen sich im rechten Vorhof kurzschlußbedingte systolische und diastolische Geräusche feststellen, die extrakardial nicht zu hören sind (LIU u. JACONDO, 1958; LUISADA u. TESTELLI, 1958; FERUGLIO u. SREENIVASAN, 1959; EFFERT u. Mitarb., 1960; BARRIT u. Mitarb., 1965; SOMMERVILLE u. RESNEKOV, 1965; WENNEVOLD, 1966; GÜNTHER, 1969; PLASS u. Mitarb., 1971).

Angiokardiographie

Beim unkomplizierten Vorhofseptumdefekt ist eine routinemäßige Anwendung der Angiokardiographie nicht erforderlich. Auch bei spezieller Injektionstechnik (BJÖRK u. Mitarb., 1954; COELHO u. Mitarb., 1957; HILGER u. Mitarb., 1962; EDWARDS u. Mitarb., 1965) gelingt es nicht, die anatomische Situation des Defektes sicher zu beurteilen (COSBY u. GRIFFITH, 1949; KJELLBERG u. Mitarb., 1959; DERRA u. Mitarb., 1965; BAYER u. Mitarb., 1967). Die Indikation zur Angiokardiographie ist dagegen gegeben:

1. Bei pulmonaler Druckerhöhung zur Beurteilung der Lungenstrombahn (Kontrastmittelinjektion in den rechten Ventrikel),
2. zum Nachweis zusätzlicher Lungenvenenanomalien (Injektion in rechte und linke Pulmonalarterie sowie retrograde Auffüllung),
3. zur Klärung der anatomischen Situation bei Endokardkissendefekten (Injektion in den linken Ventrikel).

Bei pulmonaler Hypertonie läßt sich der Grad der anatomischen Veränderungen im Bereich der Pulmonalarterie gut beurteilen. Bei Verdacht auf zusätzliche Lungenvenentranspositionen ist neben einer antegraden Darstellung über die rechte und linke Pulmonalarterie auch eine retrograde Auffüllung sinnvoll, um die Mündungsstelle genau zu lokalisieren (DERRA u. Mitarb., 1965; EDWARDS u. Mitarb., 1965; GOTSMAN u. Mitarb., 1965).

Entscheidende Bedeutung kommt der Angiokardiographie bei den Endokardkissendefekten zu (BRAUNWALD u. Mitarb., 1959; KJELLBERG u. Mitarb., 1959; SCOTT u. Mitarb., 1962; CORNELL, 1965; EDWARDS u. Mitarb., 1965; GIROD u. Mitarb., 1965; AL OMERI u. Mitarb., 1965; RUBINSTEIN u. Mitarb., 1966; LOOGEN u. Mitarb., 1967; SOMMERVILLE u. JEFFERSON, 1968; PAULY-LAUBRY u. Mitarb., 1970). Bei retrograder oder antegrader Injektion in den linken Ventrikel kann insbesondere bei Einsatz der Cineangiokardiographie mit hohem zeitlichen Auflösungsvermögen in einem Teil der Fälle geklärt werden, ob der rechte Ventrikel direkt (über einen Ventrikelseptumdefekt) oder bei Mitralinsuffizienz über den linken Vorhof (beim Primum-Defekt) gefüllt wird. Allerdings ist auch bei diesem Verfahren nicht immer eine sichere Beurteilung der Situation möglich. Abgesehen von dem Nachweis eines Ventrikelseptumdefektes und einer Mitralinsuffizienz kann eine Aussage über die Deformierung des anterioren Mitralsegels gemacht werden. Das ballonartige Vorwölben des deformierten anterioren Mitralsegels in die linksventrikuläre Ausflußbahn führt im Angiokardiogramm zum typischen „Schwanenhalsphänomen“ (FERENCZ, 1957; BARON u. Mitarb., 1964; RASTELLI u. Mitarb., 1967; SCHLESINGER u. Mitarb., 1967; GOTSMAN u. Mitarb., 1968; BARNARD u. SCHRIRE, 1969; FERNANDEZ u. Mitarb., 1971) (Abb. 2). In manchen Fällen kann hierdurch sogar ein Druckgradient im Bereich der linksventrikulären Ausflußbahn im Sinne einer subvalvulären Aortenstenose bedingt sein (FERENCZ, 1957; SELLERS u. Mitarb., 1964; GRIFFITHS u. Mitarb., 1969; FERNANDEZ u. Mitarb., 1971).

5. *Endokardkissendefekte*

Unter Endokardkissendefekten versteht man kardiale Mißbildungen, die durch fehlende oder unvollständige Vereinigung des anterioren und posterioren Endokardkissens entstehen. Der Begriff „Endokardkissendefekt“ (endocardial cushion defect) wurde 1955 von WATKINS und GROSS geprägt. Bei dieser Mißbildung können 5 verschiedene Anomalien gemeinsam oder isoliert auftreten:

1. Der sog. Ostium primum-Defekt. Diese Bezeichnung ist insofern nicht korrekt, als es sich hierbei nicht um einen Defekt im Bereich des Septum primum handelt, sondern das Septum primum keinen Anschluß an den kranialen Endokardkissenanteil bekommt (CAMPBELL u. MISSEN, 1957; KIELY u. Mitarb., 1958; VAN MIEROP u. Mitarb., 1962; BARON u. Mitarb., 1964; NETTER u. Mitarb., 1969).
2. Deformierung des anterioren Mitralsegels mit und ohne „Spaltbildung“ und Sehnenfädenanomalien sowie verändertem Ansatzpunkt der Klappenbasis (s. Abb. 2 u. 10!).
3. Fehlbildungen der Trikuspidalklappe, meist in Form einer verbreiterten, klaffenden anterioren Kommissur des medialen Segels.
4. Defekt im membranösen Ventrikelseptum.
5. Anomalie des Reizleitungssystems im Bereich des links-anterioren Schenkels (links-anteriorer Hemiblock).

Zusätzlich können eine ganze Reihe anderer Mißbildungen vorliegen. Am häufigsten kommen dabei folgende Anomalien vor: Secundum-

Defekt mit und ohne partielle Lungenvenentransposition, Pulmonalstenose (z.T. bikuspidale Klappe), Anomalie des Koronarsinus, linkspersistierende obere Hohlvene, subvalvuläre Aortenstenose (CAMPBELL u. MISSEN, 1957; BURCHELL u. Mitarb., 1960; DERRA u. LOOGEN, 1960; SELLERS u. Mitarb., 1964; WEYN u. Mitarb., 1965; LILLEHEI u. Mitarb., 1969).

Das isolierte Auftreten eines Primum-Defektes ohne Mitralklappenanomalie ist sehr selten (KIELY u. Mitarb., 1958; DERRA u. LOOGEN, 1960; NEUFELD u. Mitarb., 1961; WEYN u. Mitarb., 1965; FERBERS, 1970). Dasselbe gilt für Mitralklappenspaltbildungen ohne Primum-Defekt (BARON u. Mitarb., 1964; PIFARRÉ u. Mitarb., 1968) bzw. in Kombination mit einem Ventrikelseptumdefekt (STAHLMAN u. Mitarb., 1955; MCGOON u. Mitarb., 1959). Beim Ostium primum-Defekt sind Anomalien der Mitralklappe sehr viel häufiger als solche der Tricuspidalis (KIELY u. Mitarb., 1958; DERRA u. LOOGEN, 1960; AL OMERI u. Mitarb., 1965; RASTELLI u. Mitarb., 1966; FERBERS, 1970). Typische Primum-Defekte mit Fehlbildung der Mitralis machen etwa 10% der Vorhofseptumdefekte aus (GELFMAN u. LEVINE, 1942; BEDFORD, 1960; DERRA u. LOOGEN, 1960). Es braucht allerdings nicht in allen Fällen eine Mitralinsuffizienz zu resultieren (FRATER, 1965; SOMMERVILLE, 1966; SCHLESINGER u. Mitarb., 1967). Die Möglichkeit eines suffizienten Klappenschlusses trotz Spaltbildung veranschaulicht Abb. 10. Zum überdrehten Linkstyp (links-anteriorer Hemiblock) sei auf Kapitel I,2. verwiesen!

Wegen der Vielfalt der Kombinationsmöglichkeiten der einzelnen Mißbildungen fällt eine Einteilung der Endokardkissendefekte schwer. Es ist deswegen auch verständlich, daß von verschiedenen Autoren unterschiedliche anatomische Einteilungsprinzipien vorgeschlagen wurden (Tabelle 1). Anstelle des Oberbegriffes „Endokardkissendefekte" werden synonym die Begriffe „gemeinsamer persistierender AV-Kanal" bzw. „Ostium primum-Defekt" verwendet. Die Anatomie der schwersten Form der Mißbildung, des gemeinsamen AV-Kanals, wird von allen Autoren gleichermaßen beschrieben. Unterschiede bestehen bei der Definition der partiellen Form. In der angelsächsischen Literatur werden die Ostium primum-Defekte, die lediglich mit einem Mitralspalt einhergehen, von denen mit Mitral- und Trikuspidalspalt unterschieden. Ein zusätzlicher Ventrikelseptumdefekt im membranösen Septum kann vorkommen. Hierbei existiert aber im Gegensatz zur kompletten Form eine Gewebsbrücke als medianer Ansatzpunkt der beiden AV-Klappen. DERRA und LOOGEN (1960) trennen von den partiellen Formen noch die isolierten Primum-Defekte mit intaktem AV-Klappenapparat als „echten Ostium primum-Defekt" ab. Diese Form ist sehr selten und wird von WAKAI und EDWARDS (1956) nicht beschrieben. Zur Veranschaulichung der anatomischen Situation bei den häufigsten Kombinationen der Mißbildungen bei den Endokardkissendefekten sei auf Abb. 3 verwiesen!

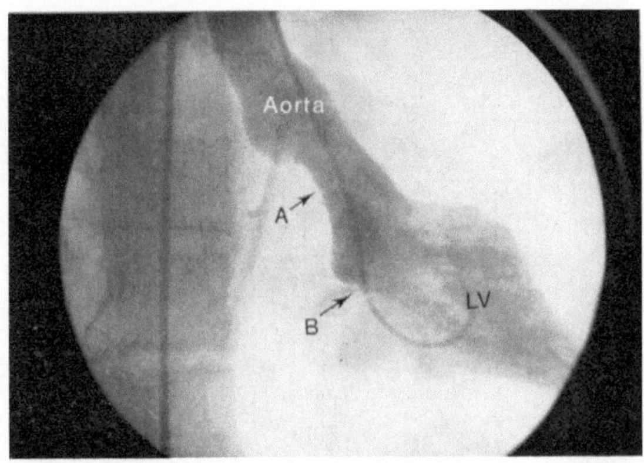

Abb. 2. Linksventrikuläre Angiographie bei einer 19jährigen Patientin mit Endokardkissendefekt. Links-Rechts-Kurzschluß 80%. Ballonartige Vorwölbung des anterioren Mitralsegels in die Ausflußbahn der linken Kammer mit Entstehung des sog. Schwanenhalsphänomens. Leichte Mitralinsuffizienz

Das klinische Bild ist bei Primum-Defekten ohne hämodynamisch bedeutsame Mitralinsuffizienz nicht sicher von anderen Vorhofseptumdefekten zu unterscheiden. Da es sich aber in der Regel um größere Defekte handelt, sind die Zeichen eines erheblichen Links-Rechts-Kurzschlusses deutlich ausgeprägt. Beim kompletten AV-Kanal imponiert das klinische Bild meist wie ein großer Ventrikelseptumdefekt (DERRA u. LOOGEN, 1960; GERBODE u. Mitarb., 1961). Das Herz ist im Durchschnitt größer als beim Secundum-Defekt, die röntgenologischen Zeichen der Lungenüberflutung sind deutlich ausgeprägt (s. unter I,3!). Das systolische Geräusch über der Herzbasis ist im typischen Falle lauter als beim Secundum-Defekt, zusätzlich ist noch über der Spitze ein Mitralinsuffizienzgeräusch zu hören (s. unter I,1!). Das wichtigste Unterscheidungs-

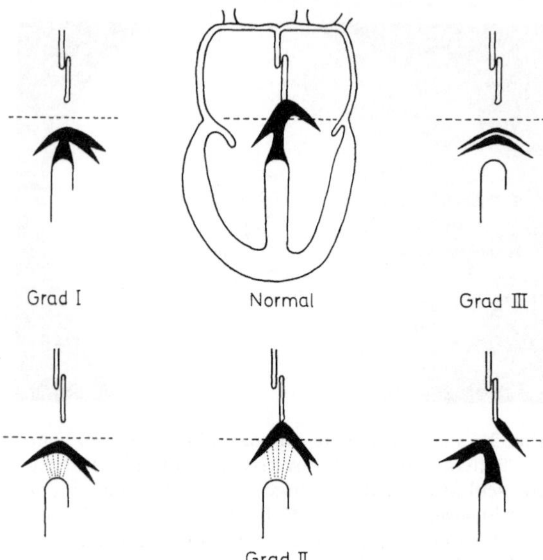

Abb. 3. Schematische Darstellung der häufigsten Formen von Endokardkissendefekten eingeteilt nach Schweregraden (nach AL OMERI u. Mitarb., 1965). Die schwarz gezeichneten Anteile entwickeln sich aus dem anterioren und dorsalen Endokardkissen. Typisches Beispiel des I. Schweregrades ist der Ostium primum-Defekt mit Spaltbildung im anterioren Mitralsegel. Der Ansatzpunkt der Mitralklappenbasis ist dabei spitzenwärts auf die Höhe der Trikuspidalklappe verlagert. Unter Grad II sind verschiedene partielle Formen des AV-Kanals dargestellt. Grad III entspricht dem totalen AV-Kanal mit einer gemeinsamen AV-Klappe

Tabelle 1. Einteilung der Endokardkissendefekte nach anatomischen Gesichtspunkten

Autor	WAKAI u. EDWARDS (1956 u. 1958)	CAMPBELL u. MISSEN (1957)	DERRA u. LOOGEN (1960)
Oberbegriff	Persistent common atrioventricular canal	Endocardial cushion defect	Foramen primum-Defekte
Graduelle Einteilung			Echtes Ostium primum mit intakten AV-Klappen
	Partial form Ostium primum-Defekt, Spalt im anterioren Mitralsegel. Normale oder nahezu normale Trikuspidalklappe	*Grade I* wie WAKAI u. EDWARDS	*Canalis atrioventricularis partialis*
	Intermediate form Ostium primum-Defekt, Spalt im anterioren Mitral- und septalen Trikuspidalsegel mit verbleibender medialer Gewebebrücke zwischen Mitral- und Trikuspidalklappe. Kleiner Ventrikelseptumdefekt möglich.	*Grade II* wie WAKAI u. EDWARDS (jedoch keine Angabe zum evtl. Vorliegen eines Ventrikelseptumdefektes)	Ostium primum-Defekt mit Spaltbildung in Mitral- und evtl. auch in Trikuspidalklappe
	Complete form Gemeinsame AV-Klappe mit einem anterioren und einem posterioren Segel, subvalvuläre interventrikuläre Verbindung, tiefsitzender Vorhofseptumdefekt.	*Grade III* wie WAKAI u. EDWARDS	*Canalis atrioventricularis totalis* wie WAKAI u. EDWARDS

merkmal gegenüber dem isolierten Ventrikelseptumdefekt ist der Befund des überdrehten Linkstyps (s. unter I,2!).

Beim totalen AV-Kanal besteht sowohl auf Vorhof- als auch auf Ventrikelebene ein Links-Rechts-Kurzschluß. Je nach anatomischer Situation steht dabei der Vorhof- oder Ventrikelseptumdefekt im Vordergrund. In den meisten Fällen sind beide Defekte funktionell bedeutsam (DERRA u. LOOGEN, 1960; GROSSE-BROCKHOFF u. Mitarb., 1960). Zu der Volumenbelastung des Herzens durch den Kurzschluß kommt die zusätzliche Belastung durch die Mitral- bzw. Trikuspidalinsuffizienz. Auch bei der Herzkatheteruntersuchung kann die Differenzierung der verschiedenen Formen schwierig sein, da auch ein erneuter Anstieg der Sauerstoffsättigung im Ventrikelbereich nicht für die Diagnose beweisend ist. Auch bei Anwendung aller Hilfsmittel (Indikatorverdünnungsmethode, Cineangiokardiographie) handelt es sich in manchen Fällen um eine Verdachtsdiagnose, die erst intraoperativ endgültig bestätigt werden kann (s. unter I,4!).

II. Differentialdiagnose

Das Bild des funktionell bedeutsamen Vorhofseptumdefektes im Kindes- und frühen Erwachsenenalter ist auch ohne spezielle Untersuchungsmethoden so charakteristisch, daß sich kaum differentialdiagnostische Schwierigkeiten ergeben. Eine Herzkatheteruntersuchung ist jedoch in jedem Falle zur Abklärung zusätzlicher Anomalien erforderlich.

Eine zusätzliche partielle Lungenvenentransposition kann klinisch und röntgenologisch nicht mit genügender Sicherheit abgeklärt werden (s. unter I,3., I,4!). Bei kompletter Lungenvenentransposition ist dagegen im typischen Falle (suprakardialer Typ mit Einmündung der Lungenvenen in die obere Hohlvene) als charakteristischer röntgenologischer Befund die Acht-Form bzw. Schneemannform nachweisbar (SNELLEN u. ALBERS, 1952; DU SHANE u. Mitarb., 1960; CARTER u. Mitarb., 1969; GATHMAN u. NADAS, 1970). Andere Formen der Lungenvenentransposition können allerdings nur durch Herzkatheteruntersuchungen abgeklärt werden.

In der Altersstufe über 40 Jahren kann der Vorhofseptumdefekt klinisch das Bild eines Mitralvitiums mit pulmonaler Druckerhöhung vortäuschen (ROESLER, 1934; TINNEY, 1940; TAUSSIG, 1947; COULSHED u. LITTLER, 1957; GROSSE-BROCKHOFF u. Mitarb., 1960; BROCKENBROUGH u. Mitarb., 1962; KUZMAN u. YUKIS, 1965). Dies ist um so mehr der Fall, wenn eine rheumatische Anamnese vorliegt, und der Patient Vorhofflimmern aufweist, was in dieser Altersstufe beim Vorhofseptumdefekt sehr häufig vorkommt (s. unter IV!). Röntgenologisch ist jedoch beim Vorhofseptumdefekt der linke Vorhof nicht vergrößert. Die Zeichen der chronischen Lungenstauung treten gegenüber denen der Lungenüberflutung zurück, was besonders bei der Durchleuchtung an Eigenpulsationen zu erkennen ist. Es muß in solchen Fällen auch an das Zusammentreffen eines Vorhofseptumdefektes mit einer Mitralstenose gedacht werden (LUTEMBACHER, 1916; BAYER u. Mitarb., 1954; SOULIÉ u. Mitarb., 1954; GRIESSER, 1956; TANDON u. Mitarb., 1971). Dieses Syndrom ist jedoch sehr selten. Unter den in unserer Klinik mittels Herzkatheter untersuchten Patienten macht das Lutembacher-Syndrom etwa 1‰ aller angeborenen Herzfehler aus.

Eine Abgrenzung gegenüber anderen Vitien mit vermehrter Lungendurchblutung ist besonders dann erschwert, wenn eine pulmonale Druckerhöhung vorliegt. Zu dieser Gruppe sind in erster Linie der Ductus arteriosus apertus und der Ventrikelseptumdefekt zu zählen. Bei pulmonaler Druckerhöhung verschwindet das sonst für den offenen Ductus typische Maschinengeräusch. Da das diastolische Geräusch mit steigendem Druck im kleinen Kreislauf gegenüber dem systolischen Geräusch zurücktritt, kann um so eher ein Vorhofseptumdefekt vorgetäuscht werden. Röntgenologisch ist in vielen Fällen der Herzhinterraum insgesamt etwas eingeengt. Dies beruht aber im Gegensatz zum Vorhofseptumdefekt auf einer Vergrößerung des volumenbelasteten linken Vorhofes und Ventrikels. Außerdem ist beim offenen Ductus die Aorta meist deutlich erweitert. Ein weiteres wichtiges Zeichen für den Ductus ist auch die Linksbelastung im Elektrokardiogramm.

Manchmal kann die Abgrenzung eines kleinen, nicht operationswürdigen Vorhofseptumdefektes gegenüber einer leichten Pulmonalstenose, einem kleinen Ventrikelseptumdefekt, einer Pulmonalektasie ohne Vitium, einem akzidentellen Geräusch, in Ausnahmefällen auch gegenüber einer leichten Aortenstenose schwierig sein (BEDFORD u. Mitarb., 1941; BARBER u. Mitarb., 1950; BAYER u. Mitarb., 1953; DISENHOUSE u. Mitarb., 1954; REINDELL u. Mitarb., 1962; DERRA u. Mitarb., 1965). Allerdings läßt sich auch in diesen Fällen mit klinischen Mitteln der Herzfehler meistens schweregradmäßig einstufen, selbst wenn die Differentialdiagnose nicht endgültig geklärt werden kann.

III. Komplikationen

Die wichtigste Komplikation stellt die pulmonale Hypertonie dar. Sie tritt in 5–15% aller Fälle mit Vorhofseptumdefekt auf (WEIDMAN u. Mitarb., 1957; BESTERMAN, 1961; WOOD, 1962; LOOGEN, 1964; DERRA u. Mitarb., 1965; CRAIG u. SELZER, 1968). Dabei findet sich jedoch nur in 3% aller ASD-Fälle eine stärkere pulmonale Widerstandserhöhung (> 800 dyn sec cm^{-5}) (LOOGEN, 1966). Es lassen sich hierbei zwei Formen unterscheiden, die wahrscheinlich eine unterschiedliche Pathogenese haben (LOOGEN, 1958; WOOD, 1958; DAVIDSEN, 1960; STORSTEIN u. EFSKIND, 1963; ADAMS, 1965; DERRA u. Mitarb., 1965). Die pulmonale Druckerhöhung kann einmal als „primäre Form" schon im Säuglings- und Kindesalter nachweisbar sein. Hierbei muß ätiologisch ein kongenitaler Faktor („Persistenz der fetalen Kreislaufverhältnisse") diskutiert werden (CIVIN u. EDWARDS, 1950; EVANS, 1951; SELZER, 1954; LOOGEN, 1958; WOOD, 1958; DAVIDSEN, 1960; BESTERMAN, 1961). Die zweite, „sekundäre Form" betrifft das Erwachsenenalter. Die Ätiologie dieses Prozesses ist nicht völlig geklärt. Eine mittlere Druckerhöhung ist wahrscheinlich ausschließlich auf die chronische Volumenbelastung der Lungenstrombahn mit sekundärer Gefäßsklerose zurückzuführen. Es findet sich nämlich bei wiederholter Untersuchung derselben Patientengruppe in größeren zeitlichen Abständen ein pulmonaler Druckanstieg gegenüber der Voruntersuchung (DEXTER, 1956; CAMPBELL u. Mitarb., 1957; BURCHELL, 1959; DAVIDSEN, 1960; WEYN u. Mitarb., 1965; DALEN u. Mitarb., 1967). Allerdings trifft das nicht für alle Fälle zu (ZAVER u. NADAS, 1965; BELLER u. DEXTER, 1966). Auch haben bei Querschnittsuntersuchungen ältere Patienten mit Vorhofseptumdefekt insgesamt einen höheren pulmonalarteriellen Druck als Jugendliche (Abb. 4) (DEXTER, 1956; FELLMANN u. Mitarb., 1957; KELLY u. LYONS, 1958; LOOGEN, 1958; BESTERMAN, 1961; WOOD, 1962; MARK, 1963; HIMBERT u. Mitarb., 1965; KUZMAN u. YUKIS, 1965; TIKOFF u. Mitarb., 1965; ZAVER u. NADAS, 1965; DALEN u. Mitarb., 1967; GAULT u. Mitarb., 1968; LEACHMAN u. Mitarb., 1971). Für die exzessiven Drucksteigerungen im kleinen Kreislauf ist wahrscheinlich die chronische Volumenbelastung nur ein ätiologischer Teilfaktor. Ihr Auftreten steht allerdings nicht in statistisch signifikanter Beziehung zur Größe des Kurzschlusses (CHAPMAN u. FRASER, 1953; BLOUNT u. Mitarb., 1954; SELZER, 1954; WOOD, 1958; BURCHELL, 1959; STORSTEIN u. EFSKIND, 1963; DERRA u. Mitarb., 1965; DALEN u. Mitarb., 1967; HANLON u. Mitarb., 1969; LEACHMAN u. Mitarb., 1971). Aus Abb. 4 ist zu entnehmen, daß die reine Volumenbelastung beim Vorhofseptumdefekt zu geringeren Drucksteigerungen im kleinen Kreislauf als bei anderen Fehlern mit Links-Rechts-Kurzschluß führt. Als zusätzliche Faktoren werden Thrombosen im Bereich der Pulmonalarterie, rezidivierende Mikroembolien aus dem dilatierten rechten Herzen sowie entzündliche Prozesse diskutiert. Weiterhin können konstitutionelle Momente eine Rolle spielen (EVANS, 1951; SELZER, 1954; LOOGEN, 1958; WOOD, 1958; DERRA u. Mitarb., 1965). Hierfür spricht das relativ häufigere Auftreten bei Frauen (WOOD, 1962; DERRA u. Mitarb., 1965; CRAIG u. SELZER, 1968). Während bei Patienten mit Vorhofseptumdefekt ohne pulmonale Druckerhöhung histologisch an den Lungengefäßen weitgehend ähnliche Befunde wie bei gleichaltrigen Normalpersonen gefunden wurden (WINCHELL u. BASHOUR L, 1958; WAGENVOORT u. Mitarb., 1967), treten bei pulmonaler Hypertonie typische Veränderungen auf, die besonders die Gefäßmedia betreffen (EVANS, 1951; BLOUNT u. Mitarb., 1953; HEATH u. WHITAKER, 1957; WEIDMAN u. Mitarb., 1957; LOOGEN, 1958; BURCHELL, 1959; SCHOENMACKERS, 1966).

Klinisch äußert sich das Auftreten einer pulmonalen Hypertonie in einer Einschränkung der körperlichen Leistungsfähigkeit. Wenn im Endstadium die Druck- und Widerstandsverhältnisse des kleinen Kreislaufes die des arteriellen Systems erreicht haben oder sogar übersteigen, kommt es zur Mischungszyanose und finaler, nicht beeinflußbarer Herzinsuffizienz.

Pneumonische Komplikationen treten besonders bei Patienten auf, die schon im Säuglings- oder Kindesalter eine pulmonale Druckerhöhung aufweisen. Auch bei Einsatz aller therapeutischen

Mittel können diese Prozesse lebensbedrohlich sein.

Als weitere Komplikation sind rheumatische Endokarditiden, besonders an der Mitralklappe zu nennen. Nach einigen Literaturangaben weisen bis zu 60% der Patienten mit Vorhofseptumdefekt rheumatische Klappenläsionen auf (ROESLER, 1934; BURRET u. WHITE, 1945; BASHOUR u. SIMMONS, 1958; DAVIDSEN, 1960; BANKL, 1970). Nach anderen Angaben werden rheumatische Klappenaffektionen bei diesen Patienten sehr viel seltener beobachtet. Sie können daher nicht als besondere Komplikation des Vorhofseptumdefektes angesehen werden (GELFMAN u. LEVINE, 1942; COSBY u. GRIFFITH, 1949; CHAPMAN u. FRASER, 1953; DEXTER, 1956; KELLY u. LYONS, 1958; DAVIDSEN, 1960; CHERNIACK, 1963; ALDRIGE u. YAO, 1967; PETERSSON, 1967; CRAIG u. SELZER, 1968). Auch der Zusammenhang mit einer Perikarditis beim Vorhofseptumdefekt wird in der Literatur diskutiert (JUST u. MATTINGLY, 1968).

Bakterielle Endokarditiden stellen beim Vorhofseptumdefekt eine große Seltenheit dar (TAUSSIG u. Mitarb., 1938; BEDFORD u. Mitarb., 1941; GELFMAN u. LEVINE, 1942; COSBY u. GRIFFITH, 1949; SCHRIRE u. VOGELPOEL, 1964).

Als Spätkomplikationen können Lungeninfarkte, Lungenarterienthrombosen und besonders bei Vorhofflimmern arterielle Embolien auftreten (BEDFORD u. Mitarb., 1941; SANCETTA u. ZIMMERMAN, 1950; DAVIDSEN, 1960; BESTERMAN, 1961; HIMBERT u. Mitarb., 1965; HANLON u. Mitarb., 1969).

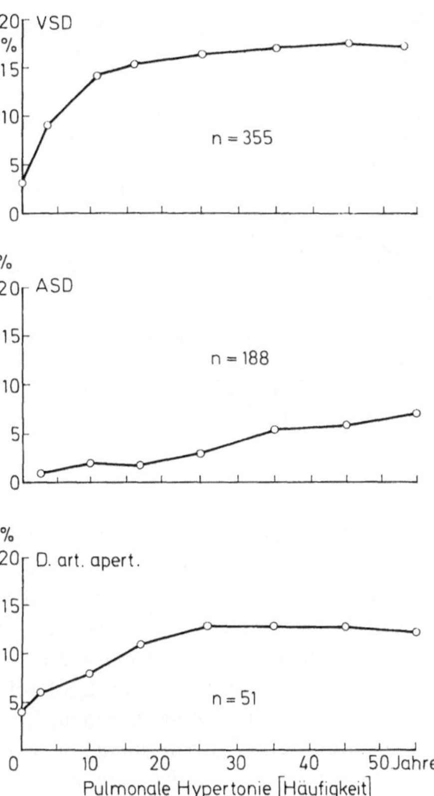

Abb. 4. Häufigkeit der pulmonalen Hypertonie in % des Gesamtkollektivs in Abhängigkeit vom Alter bei 3 angeborenen Herzfehlern. Es ist ersichtlich, daß die pulmonale Hypertonie beim Vorhofseptumdefekt (ASD) seltener und später auftritt als beim Ventrikelseptumdefekt (VSD) und Ductus arteriosus apertus (D. art. apert.) (nach LEACHMAN u. Mitarb., 1971). Es ist möglich, daß unter Berücksichtigung der Absterberate der Prozentsatz der Fälle mit pulmonaler Hypertonie in der VSD-Gruppe bis zum zweiten Lebensjahrzehnt noch höher ist

IV. Prognose und Verlauf ohne Operation

Nach übereinstimmenden Angaben in der Literatur wird die Prognose des Vorhofseptumdefektes als ernst bezeichnet. Es sind zwar von vielen Autoren Einzelfälle berichtet worden, die trotz des Herzfehlers ein hohes Alter (bis über 90 Jahre) erreichten (COSBY u. GRIFFITH, 1949; COULSHED u. LITTLER, 1957; KELLY u. LYONS, 1958; CHIONG, 1960; ELLIS u. Mitarb., 1960; MARK, 1963; ADAMS, 1965; TIKOFF u. Mitarb., 1965; ZAVER u. NADAS, 1965; WOLF u. Mitarb., 1968). Es sind jedoch ebenso zahlreiche Todesfälle im Säuglings- und Kindesalter belegt (DISENHOUSE u. Mitarb., 1954; HASTREITER u. Mitarb., 1962; ADAMS, 1965; AINGER u. PATE, 1965; DÜRR, 1969; DARSINOS u. Mitarb., 1971). Insgesamt geben zahlreiche Autoren eine mittlere Lebenserwartung bei Patienten mit hämodynamisch bedeutsamem Vorhofseptumdefekt von 35–40 Jahren an (ROESLER, 1934; TINNEY, 1940; BEDFORD u. Mitarb., 1941; BURRET u. WHITE, 1945; TAUSSIG, 1947; DAVIDSEN, 1960; CAMPBELL, 1970). Andererseits werden über bedeutend günstigere Lebenserwartungen (bis in das 6. Jahrzehnt) berichtet (COSBY u. GRIFFITH, 1949; WOOD, 1962; BELLER u. DEX-

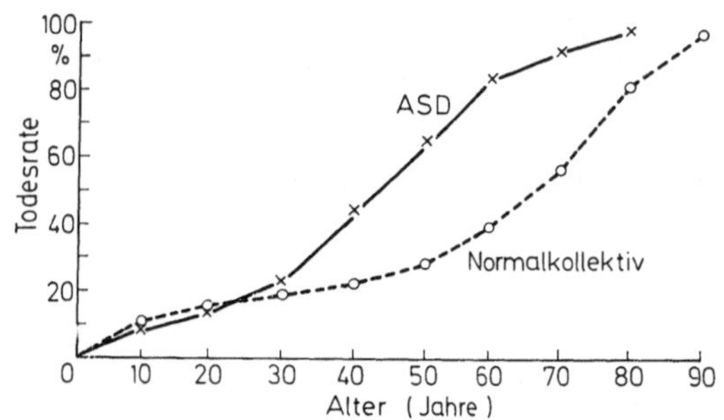

Abb. 5. Überlebensstatistik von 95 Patienten mit Vorhofseptumdefekt (ASD) im Vergleich mit einem Normalkollektiv während des gleichen Zeitraumes (1929—1956). (Nach DAVIDSEN, 1960)

TER, 1966; SCHEU u. Mitarb., 1966; DALEN u. Mitarb., 1967; CRAIG u. SELZER, 1968). Diese Zahlen sind allerdings nur bedingt zu verwerten, da es sich hierbei um summarische Angaben ohne Zuordnung zu hämodynamischen Größen handelt. Hinzu kommt, daß die Beobachtungen naturgemäß aus einer Zeit stammen, in der ein Vorhofseptumdefekt noch nicht operativ verschlossen werden konnte bzw. noch ein größeres nicht operiertes Krankengut existierte. Zu diesem Zeitpunkt wurden auch Antibiotika, Antikoagulantien, Digitalispräparate und Diuretika noch nicht so selbstverständlich eingesetzt wie heute. Durch die Fortschritte der Medizin ist die Prognose des nicht operierten Patienten verbessert worden. Vergleichbare Statistiken über den natürlichen Verlauf der Erkrankung sind aber zum jetzigen Zeitpunkt wegen der operativen Möglichkeit nicht mehr durchführbar. Eine Überlebensstatistik über den natürlichen Verlauf der Erkrankung aus einem Zeitraum, in der Korrekturoperationen praktisch nicht durchgeführt wurden, zeigt die Abb. 5.

Soweit sich die Situation abschätzen läßt, ergibt sich für die Prognose ohne Operation folgendes Bild: Wenn man die relativ kleine Patientengruppe ausklammert, bei der es zur frühzeitigen Entwicklung einer pulmonalen Hypertonie kommt, ist im Vergleich zu anderen Herzfehlern die Prognose gut (BELLER u. DEXTER, 1966; CRAIG u. SELZER, 1968). Eine reine Volumenbelastung wird vom Herzen gut toleriert. Da beim Fehlen einer pulmonalen Hypertonie unter körperlicher Belastung eine Steigerung des Herzzeitvolumens noch möglich ist, sind die subjektiven Beschwerden selbst bei größeren Defekten bis ins mittlere Erwachsenenalter relativ gering. Entscheidend für die Lebenserwartung ist in erster Linie die Größe des Kurzschlusses.

Bei kleinem Kurzschluß (unter 30% des Großkreislaufminutenvolumens) besteht eine nahezu normale Lebenserwartung, wenn von einzelnen besonderen Komplikationen abgesehen wird (GROSS, 1962). Die körperliche Leistungsfähigkeit ist nicht wesentlich eingeschränkt. Beschwerden in Form von Belastungsdyspnoe treten, wenn überhaupt, erst im höheren Lebensalter auf. Normalerweise kommt es nicht zur Entwicklung einer pulmonalen Hypertonie. Bei Fällen mit mittelgroßem Links-Rechts-Kurzschluß auf Vorhofebene (entsprechend etwa dem Herzzeitvolumen im großen Kreislauf) ist die durchschnittliche Lebenserwartung eingeschränkt. Von besonderen Komplikationen abgesehen, machen sich meist erst im 5. Jahrzehnt stärkere Beschwerden mit Einschränkung der Leistungsfähigkeit bemerkbar (BARBER u. Mitarb., 1950; CAMPBELL u. Mitarb., 1957; DAVIDSEN, 1960; ELLIS u. Mitarb., 1960; RODSTEIN u. Mitarb., 1961; SOMMER u. VOUDOUKIS, 1961; NOVACK u. Mitarb., 1963; HIMBERT u. Mitarb., 1965; MARKMAN u. Mitarb., 1965; SCHEU u. Mitarb., 1966; ALDRIGE u. YAO, 1967; GAULT u. Mitarb., 1968; SILTANEN, 1968; BEKIER, 1970). Hiermit ist besonders bei Vorhofflimmern zu rechnen, was in dieser Altersgruppe in etwa 50% der Fälle eintritt (DAVIDSEN, 1960; WOOD, 1962; HIMBERT u. Mitarb., 1965). In diesem Alter häufen sich auch pulmonale Komplikationen. Durch das Zusammentreffen von altersphysiologischen degenerativen Prozessen und der jahrzehntelangen Volumenbelastung des rechten Herzens ist die Grenze der kardialen Kompensation auch unter Ruhebedingungen bald erreicht. Die typische Komplikation stellt daher die Rechtsherzinsuffizienz dar, die auch ohne pulmonale Druckerhöhung auftreten kann (BEDFORD u. Mitarb., 1941; CAMPBELL u. Mitarb., 1957; COULSHED u. LITTLER, 1957; RODSTEIN u. Mitarb., 1961; WOOD, 1962; SCHRIRE u. Mitarb., 1963; NOVACK u. Mitarb., 1963; ALDRIGE u. YAO, 1967; DAICOFF u. Mitarb., 1967). Dieser Prozeß wird durch das Auftreten einer pulmonalen Hypertonie noch beschleunigt. Eine Voraussage über die Entwicklung einer pulmonalen Hypertonie in dieser Patientengruppe ist im Einzelfall nicht möglich (BLOUNT u. Mitarb., 1954; DALEN u. Mitarb., 1967; LEACHMAN u. Mitarb., 1971).

Bei sehr großem Kurzschluß kann eine pulmonale Hypertonie bereits in den ersten Lebensmonaten nachweisbar sein. Durch die kombinierte Druck- und Volumenbelastung des rechten Ventrikels tritt manchmal ein konservativ nicht beherrschbares Rechtsherzversagen schon in diesem Alter ein. Als zusätzliche Komplikationen sind pneumonische Infekte auf Grund der Lungenstauung zu nennen. Auch wenn es unter Ausnutzung aller konservativen Möglichkeiten gelingt, diese Komplikationen zu beherrschen, verläuft die körperliche Entwicklung des Kindes deutlich verzögert. Die Lebenserwartung ist in diesen Fällen eingeschränkt (DISENHOUSE u. Mitarb., 1954; HARNED u. Mitarb., 1955; HASTREITER u. Mitarb., 1962; WEINBERG u. Mitarb., 1966; DÜRR, 1969).

Die Prognose des Endokardkissendefektes hängt ganz von der anatomischen Situation ab. Ein einfacher Primum-Defekt ohne weitere Mißbildungen hat eine Lebenserwartung entsprechend einem gleichgroßen Secundum-Defekt. Beim totalen AV-Kanal kommt es dagegen zur schnellen Entwicklung einer pulmonalen Hypertonie und einer Herzinsuffizienz, so daß viele Fälle nicht das erste Lebensjahr erreichen (ROGERS u. EDWARDS, 1948; WAKAI u. EDWARDS, 1958; WOOD, 1958; SCOTT u. Mitarb., 1962; SOMMERVILLE, 1965; WEYN u. Mitarb., 1965; SHAH u. Mitarb., 1969).

V. Operationsindikation

Bei der Indikationsstellung zur operativen Korrektur müssen verschiedene Gesichtspunkte berücksichtigt werden:

1. Die Prognose des Vitiums ohne Operation,
2. operative Korrekturmöglichkeit des Fehlers,
3. operative Komplikationen,
4. Prognose nach gelungener operativer Korrektur.

Die Indikation zur Operation wird unter der Voraussetzung gestellt, daß durch den Eingriff der Verlauf des Leidens wesentlich verbessert wird. Gerade aber die Beurteilung dieses Punktes ist im Einzelfall besonders schwierig (BLOUNT u. Mitarb., 1954; ADAMS, 1965; BELLER u. DEXTER, 1966; SCHEU u. Mitarb., 1966; CRAIG u. SELZER, 1968; WOLF u. Mitarb., 1968). Wie schon unter IV. ausgeführt, ist mit Ausnahme von sehr großen Defekten die Prognose schwer abzuschätzen, da das Auftreten von Komplikationen nicht voraussehbar ist. Daher sind einige Autoren der Meinung, daß jeder Vorhofseptumdefekt bei dem relativ niedrigen Operationsrisiko verschlossen werden sollte (DALEN u. Mitarb., 1967). Andererseits wird von den Untersuchern, die eine relativ günstige Prognose des Vorhofseptumdefektes unter ihren Patienten ermitteln konnten (s. unter IV!), die Operationsindikation nur mit Zurückhaltung gestellt.

Aus den in den früheren Kapiteln gemachten Ausführungen wird ersichtlich, daß die Operationsindikation mit Sicherheit nur bei einem erheblichen Links-Rechts-Kurzschluß gegeben ist, d.h. bei einem Quotienten von Kleinkreislauf- zu Großkreislaufminutenvolumen von über 1,5. In dieser Situation ist die Operationsindikation auch bei beschwerdefreien Patienten gegeben (BEDFORD u. Mitarb., 1941; DERRA u. Mitarb., 1955; KIRKLIN u. Mitarb., 1955; MARK, 1963; ALDRIGE u. YAO, 1967; COHN u. Mitarb., 1967; HAGER, 1969; BEKIER, 1970). Die Lebenserwartung dieser Patienten ist ohne Operation stark eingeschränkt, das Risiko des Eingriffs ist demgegenüber relativ gering.

Beträgt der Kurzschluß weniger als 30% des Großkreislaufminutenvolumens, ist im allgemeinen wegen der normalen Lebenserwartung von einer Operation abzusehen.

Die Beurteilung der Operationsindikation bei mittleren Kurzschlußvolumina (Lungendurchfluß/Großkreislaufminutenvolumen = 1,3 – 1,5) kann nicht pauschal erfolgen. Hier ist neben den hämodynamischen Befunden die Leistungsfähigkeit des Patienten und seine Einstellung zur Operation entscheidend (DERRA u. Mitarb., 1965).

Wie schon in den vorangehenden Kapiteln betont, wird die Prognose mit Auftreten einer pulmonalen Hypertonie besonders ungünstig. Daher sollte bei beginnender pulmonaler Drucksteigerung die Operation in jedem Falle auch bei kleinen Defekten durchgeführt werden. Hierbei ist jedoch das Alter des Patienten zu berücksichtigen (s.u.!). Da der Eingriff vor der Manifestation einer pulmonalen Hypertonie erfolgen sollte, ist eine frühzeitige Diagnostik anzustreben (LOOGEN, 1958; GROSS, 1962; HASTREITER u. Mitarb., 1962; ADAMS, 1965; AINGER u. PATE, 1965; DERRA u. Mitarb., 1965; WEINBERG u. Mitarb., 1966; ALDRIGE u. YAO, 1967; HANLON u. Mitarb., 1969; HAWE u. Mitarb., 1969). Beim Nachweis einer stärkeren pulmonalen Drucksteigerung ist auch im Säuglingsalter die Korrektur indiziert, zumal Palliativeingriffe nicht in Frage kommen (GROSS, 1962; HASTREITER u. Mitarb., 1962; SELLERS u. Mitarb., 1966; WEINBERG u. Mitarb., 1966). Die dringende Operationsindikation gilt auch bei fehlender pulmonaler Hypertonie, wenn im Säuglingsalter eine Rechtsherzinsuffizienz mit konservativen Mitteln nicht zu beherrschen ist.

In Fällen ohne frühkindliche pulmonale Drucksteigerung wird die Operation meist zwischen dem 5. und 10. Lebensjahr durchgeführt (BLOUNT u. Mitarb., 1959; REINDELL u. Mitarb., 1962; MARK, 1963; STORSTEIN u. EFSKIND, 1963; DERRA u. Mitarb., 1965). Die genannten Kriterien zur Operationsindikation gelten prinzipiell auch für Patienten über 40 Jahre. In der Regel wird man sich bei einem großen Kurzschluß selbst in diesem Alter für eine Operation entscheiden (ELLIS u. Mitarb., 1960; ALDRIGE u. YAO, 1967; DAICOFF u. Mitarb., 1967; GAULT u. Mitarb., 1968; HANLON u. Mitarb., 1969). Problematisch wird die Operationsfrage in der Patientengruppe über 50 Jahren. Diese Patienten weisen in vermehrtem Maße alle Faktoren auf, die das operative Risiko erhöhen: Alter über 40 Jahre, Vorhofflimmern, pulmonale Druckerhöhung, manifeste Herzinsuffizienz (KAVANAGH-GRAY u. MATHUR, 1959; MCGOON u. Mitarb., 1959; LIDDLE u. Mitarb., 1960; CHAPMAN u. Mitarb., 1961; MARK, 1963; ALDRIGE u. YAO, 1967; ARNFRED, 1967; BILLIG u. Mitarb., 1968; GAULT u. Mitarb., 1968; HANLON u. Mitarb., 1969; HAWE u. Mitarb., 1969; TIKOFF u. Mitarb., 1969; OVERBECK u. Mitarb., 1970). Daher steigt die Operationsmortalität in dieser Altersgruppe. Das Operationsresultat ist auch bei vollständiger anatomischer Korrektur nicht immer befriedigend (KAVANAGH-GRAY u. MATHUR, 1959; ALDRIGE u. YAO, 1967; ARNFRED, 1967; DAICOFF u. Mitarb., 1967; GAULT u. Mitarb., 1968; WOLF u. Mitarb., 1968; TIKOFF u. Mitarb., 1969). Man muß auf der anderen Seite berücksichtigen, daß unter konsequenter konservativer Therapie bei diesen Patienten in den meisten Fällen noch eine deutliche Lebensverlängerung, wenn auch bei eingeschränkter Leistungsfähigkeit, erzielt werden kann. In allen diesen Fällen müssen vor dem Eingriff zusätzliche Faktoren, die die Operationsmortalität beeinflussen können, sicher abgeklärt werden (Lungenfunktionsprüfung, Koronarographie).

Für die Beurteilung der Operationsindikation bei Patienten mit pulmonaler Druckerhöhung spielt die Bestimmung des Widerstandes im kleinen Kreislauf eine wichtige Rolle. Eine operative Korrektur wird man in solchen Fällen durchführen, die trotz einer erheblichen systolischen Drucksteigerung in der Pulmonalarterie noch einen niedrigen diastolischen Druck aufweisen (unter 30 mm Hg). Bei dieser Druckrelation findet sich in der Regel noch ein großer Links-Rechts-Kurzschluß mit verhältnismäßig geringgradigem Widerstand im kleinen Kreislauf. Daher ist nach Beseitigung des Kurzschlusses ein wesentlicher Druckabfall zu erwarten (DERRA u. Mitarb., 1955; BAYER, 1957; BESTERMAN, 1961; STORSTEIN u. EFSKIND, 1963; BIRCKS, 1966; KLINNER, 1966; MEISNER, 1966; OVERBECK u. Mitarb., 1970). Bei Patienten mit hohem pulmonalen Widerstand, insbesondere bei gekreuztem Kurzschluß oder Shuntumkehr, ist von einem Verschluß des Septums keine Besserung der hämodynamischen Situation zu erwarten (BEDFORD, 1957; BAYER u. Mitarb., 1959; KAVANAGH-GRAY u. MATHUR, 1959; BECK u. Mitarb., 1960; LIDDLE u. Mitarb., 1960; BESTERMAN, 1961; GROSS, 1962; MARK, 1963; DERRA u. Mitarb., 1965; HANLON u. Mitarb., 1969; OVERBECK u. Mitarb., 1970).

Bei den Endokardkissendefekten einschließlich dem Ostium primum ist die operative Korrektur häufig sehr viel schwieriger durchzuführen. Entscheidend ist hierfür der Zustand der AV-Klappen. Die Operationsmortalität ist höher als beim Secundum-Defekt, Komplikationen (z.B. totaler AV-Block) sind häufiger (s. unter VI!). Bei Stellung der Operationsindikation muß in diesen Fällen die ernste Prognose ohne Operation gegen Operationsrisiko und die Möglichkeit einer hämodynamisch befriedigenden Korrektur abgewogen werden (MCGOON u. Mitarb., 1959; COOLEY, 1960; DERRA u. LOOGEN, 1960; SCOTT u. Mitarb., 1962; YOUNG, 1963; MUSTARD u. Mitarb., 1965; AL OMERI u. Mitarb., 1965; WEYN u. Mitarb., 1965; BRAUNWALD u. MORROW, 1966; BOURAKOVSKI u. Mitarb., 1967). Generelle Richtlinien können daher nicht aufgestellt werden. Bei entsprechend deformiertem Klappenapparat ist eine Korrektur häufig sehr unbefriedigend, wenn nicht unmöglich (BROCKENBROUGH u. Mitarb., 1962; BARON u. Mitarb., 1964; LEVY u. Mitarb., 1964; FRATER, 1965; MUSTARD u. Mitarb., 1965; AL OMERI u. Mitarb., 1965; RASTELLI u. Mitarb., 1965; BRAUNWALD u. MORROW, 1966; SOMMERVILLE, 1966; BOURAKOVSKI u. Mitarb., 1967; SOMMERVILLE u. JEFFERSON, 1968; FERBERS, 1970). In schweren Fällen wird die Implantation von Klappenprothesen auch im Kindesalter (AL OMERI u. Mitarb., 1965; CASTANEDA u. Mitarb., 1971) oder nur eine einfache „Bändelung" der Pulmonalarterie ohne Korrektur (MUSTARD u. Mitarb., 1965) erwogen.

VI. Postoperative Befundänderung

Das Ausmaß der postoperativen Befundänderung ist von folgenden Faktoren abhängig:

1. Präoperative anatomische und hämodynamische Situation,
2. Alter des Patienten,
3. Vollständigkeit der operativen Korrektur,
4. spezielle Komplikationen.

Zur Beurteilung des Operationserfolges werden klinische, elektrokardiographische und Röntgenbefunde herangezogen. In der überwiegenden Mehrzahl der Fälle läßt sich mit ihnen schon eine zuverlässige Aussage über den Operationserfolg machen. Allerdings können kleine Restdefekte klinisch nicht mit letzter Sicherheit ausgeschlossen werden (s. unter VI.4!). Darüber hinaus erleichtert auch bei sicherem Verschluß des Septums die Herzkatheteruntersuchung die Beurteilung der postoperativen hämodynamischen Situation, besonders dann, wenn sie mit einer dosierten Belastungsuntersuchung verbunden ist (REINDELL u. Mitarb., 1962; SILTANEN, 1968). Die Herzsondenuntersuchung ist allerdings in allen Fällen angezeigt, in denen mit klinischen Mitteln keine sichere Aussage über den Operationserfolg gemacht werden kann (bei Verdacht auf Restdefekte, postoperative Mitral- und Trikuspidalinsuffizienz und präoperativer pulmonaler Druckerhöhung).

1. Klinische Befundänderung

Bei der Mehrzahl der Patienten ist aus den subjektiven Angaben über die Leistungsfähigkeit nach dem Eingriff keine sichere Beurteilung des Operationserfolges möglich. Dies gilt besonders dann, wenn der Patient vorher beschwerdefrei war (LOOGEN u. Mitarb., 1961; REINDELL u. Mitarb., 1962; PETERSSON, 1967). Es ist allerdings auffällig, daß ein Teil insbesondere der älteren Patienten postoperativ keine Besserung der Leistungsfähigkeit verspürt. Von einigen Autoren wurden in derartigen Fällen bei Untersuchung des Herzzeitvolumens in Ruhe und unter Belastung erniedrigte Werte bzw. nur geringe Steigerungen gemessen (BECK u. Mitarb., 1960; PETERSSEN, 1967; SILTANEN, 1968; LEUKER u. Mitarb., 1969). Ursächlich werden hierfür neben irreversiblen Veränderungen des rechten Herzens und der Lungenstrombahn infolge der langen Volumenbelastung eine latente Linksherzinsuffizienz unklarer Genese (unterentwickelter linker Ventrikel) diskutiert (JONSSON u. Mitarb., 1957; REHDER u. Mitarb., 1962; FLAMM u. Mitarb., 1968; SILTANEN, 1968; TIKOFF u. Mitarb., 1969; DAVIES u. Mitarb., 1970).

Bei der klinischen Untersuchung lassen sich in typischen Fällen keine oder nur noch geringe präkordiale Pulsationen nachweisen. Das systolische Geräusch hat an Lautstärke erheblich abgenommen oder ist nicht mehr zu hören. Allerdings kann auch bei komplettem Verschluß des Defektes noch ein frühsystolisches Geräusch fortbestehen, das wahrscheinlich auf Turbulenzen im Bereich der ektatischen Pulmonalarterie zurückzuführen ist. Die Spaltung des II. Tones ist auch nach Defektverschluß nachweisbar, doch ist sie gegenüber dem präoperativen Befund enger bzw. sie zeigt eine stärkere Atemabhängigkeit. Ein hochfrequentes systolisches Geräusch über der Spitze oder im 5. ICR links parasternal ist verdächtig auf Läsionen der Mitral- bzw. Trikuspidalklappe (BLOUNT u. Mitarb., 1954; EFFERT u. Mitarb., 1957; DIMOND u. BENCHIMOL, 1959; LOOGEN u. Mitarb., 1961; AYGEN u. BRAUNWALD, 1962; REINDELL u. Mitarb., 1962; DERRA u. Mitarb., 1965; SELLERS u. Mitarb., 1966; ARNFRED, 1967; PETERSSON, 1967; GOTSCH u. KLEIN, 1969).

2. Elektrokardiogramm

Das elektrokardiographische Bild des kompletten bzw. inkompletten Rechtsschenkelblocks persistiert postoperativ bei den meisten Patienten. Allerdings wird der QRS-Komplex in vielen Fällen schmaler und die endgültige Negativitäts-

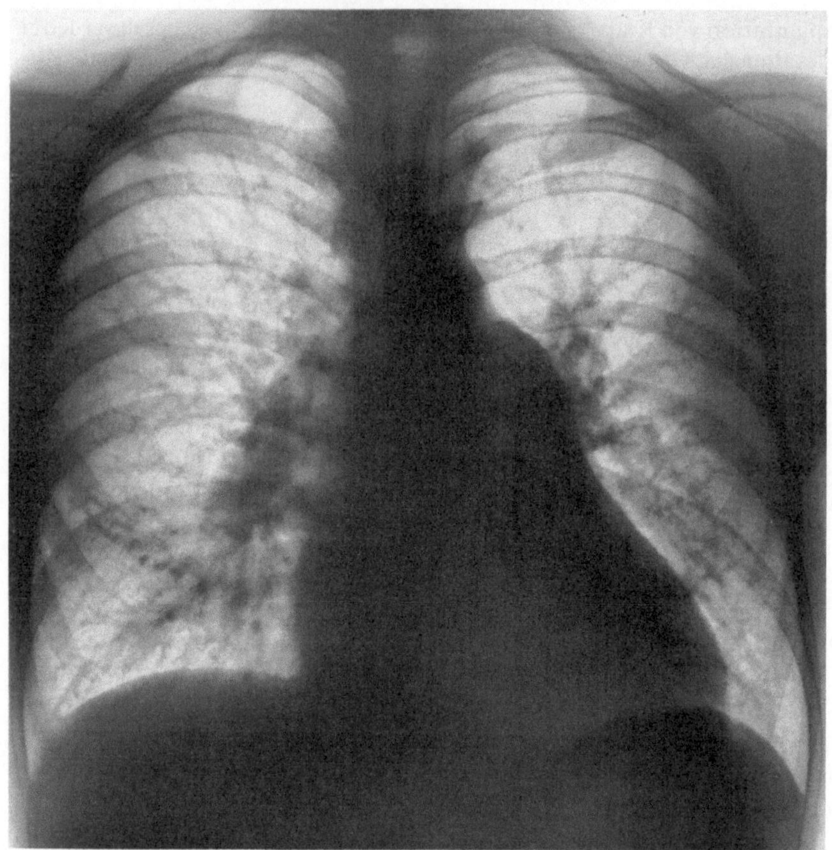

Abb. 6a

Abb. 6a u. b. Herzfernaufnahme eines 22jährigen Patienten (W. Ma.) mit hämodynamisch bedeutsamem Secundum-Defekt vor (a) und $1^1/_2$ Jahre nach (b) der Operation. Postoperativ deutliche Abnahme der Herzgröße und der Lungengefäßzeichnung bei Fortbestehen der Prominenz des Pulmonalbogens und der weiten zentralen Lungengefäße. Die Herzgröße hat sich nicht völlig normalisiert

bewegung in V 1 setzt gegenüber dem präoperativen Befund früher ein (EFFERT u. Mitarb., 1957; DE OLIVEIRA u. ZIMMERMAN, 1958; DREIFUS u. Mitarb., 1959; PRYOR u. Mitarb., 1959; BEREGOVICH u. Mitarb., 1960; DAVIES u. Mitarb., 1960; LOOGEN u. Mitarb., 1961; PILEGI u. Mitarb., 1961; ARNFRED, 1967; PETERSSON, 1967). In einigen Fällen kann postoperativ ein vorher nicht nachweisbarer kompletter Rechtsschenkelblock als Ausdruck der Traumatisierung des rechten Schenkels auftreten (REINDELL u. Mitarb., 1962; CHEN u. Mitarb., 1968; GOTSCH u. KLEIN, 1969). Nur in 15–20% aller Fälle wird eine völlige Normalisierung des Elektrokardiogramms beobachtet (LOOGEN u. Mitarb., 1961; SILTANEN, 1968). Mit Rückbildung der Rechtsverspätung kommt es teilweise auch zur Normalisierung der rechtsventrikulären Kammerendteilveränderungen. Unmittelbar postoperativ auftretende Außenschichtalterationen, die sich meist auf die gesamten Brustwandableitungen erstrecken, sind als Zeichen einer postoperativen Perikarditis zu werten und bilden sich häufig wieder zurück (LOOGEN u. Mitarb., 1961; DERRA u. Mitarb., 1965; PETERSSON, 1967; GOTSCH u. KLEIN, 1969). In den meisten Fällen mit hoher rechtspräkordialer R-Amplitude ist nach Defektverschluß eine Rückbildung zu verzeichnen. Ein rechtstypischer QRS-Vektor dreht postoperativ häufig in Richtung Steil- bzw. Normtyp. Der überdrehte Linkstyp des Endokardkissendefektes bleibt unverändert (BLOUNT u. Mitarb., 1954; WALKER u. Mitarb., 1956; MILNOR u. BERTRAND, 1957; DE OLIVEIRA u. ZIMMERMAN, 1958; BEREGOVICH u. Mitarb., 1960; DAVIDSEN, 1960; DAVIES, 1960; LOOGEN u. Mitarb., 1961; REINDELL u. Mitarb., 1962; DERRA u. Mitarb., 1965; ARNFRED, 1967).

Abb. 6b

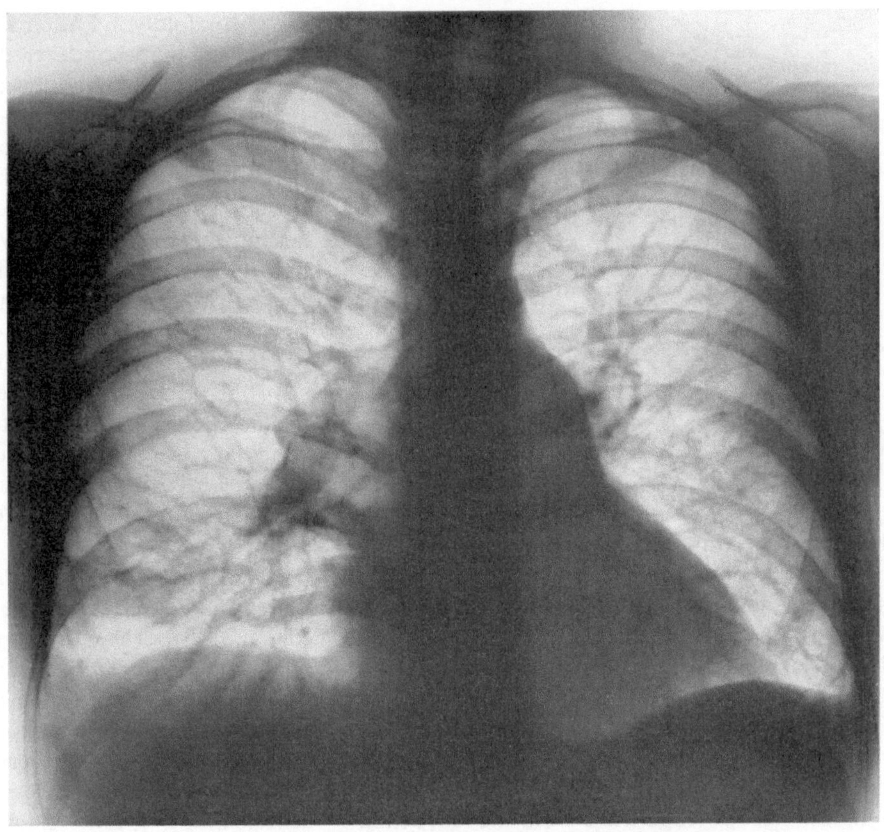

In einigen Fällen kann präoperativ bestehendes Vorhofflimmern postoperativ in Sinusrhythmus übergehen (ALDRIGE u. YAO, 1967). Häufiger tritt bei präoperativem Sinusrhythmus postoperativ Vorhofflimmern auf. Darüber hinaus kann es unmittelbar postoperativ zu Rhythmusstörungen, insbesondere Knotenrhythmen und Vorhoftachykardien kommen, die eine gute Normalisierungstendenz haben (DAVIES u. Mitarb., 1960; POPPER u. Mitarb., 1962; DERRA u. Mitarb., 1965; ROTHLIN u. CHUKWUEMEKA, 1966; SELLERS u. Mitarb., 1966; ALDRIGE u. YAO, 1967; BEDFORD u. Mitarb., 1957; COHN u. Mitarb., 1967; REID u. STEVENSON, 1967; CHEN u. Mitarb., 1968; BEKIER, 1970; SQUARCIA u. Mitarb., 1971). Eine besondere postoperative Komplikation stellt das Auftreten eines totalen AV-Blockes dar. Dieses Ereignis ist beim Secundum-Defekt relativ selten, wird aber beim Endokardkissendefekt bis in etwa 10% der Fälle beobachtet. Die Blockierung kann unmittelbar nach dem Eingriff oder in den ersten postoperativen Wochen auftreten. Eine spontane Rückbildung des Blockes ist bis zu zwei Monaten postoperativ beobachtet worden. In Fällen mit konstanter totaler Blockierung und niedrigem Ersatzrhythmus ist nach einer entsprechenden Beobachtungszeit die Implantation eines dauerhaften künstlichen Schrittmachers indiziert. In Einzelfällen kam es bei Kindern mit hohem Eigenrhythmus bei fortbestehendem AV-Block einige Monate nach der Entlassung aus stationärer Behandlung zum plötzlichen Exitus (WATKINS u. GROSS, 1955; MCGOON u. Mitarb., 1959; DERRA u. LOOGEN, 1960; LEVY u. Mitarb., 1964; AL OMERI u. Mitarb., 1965; WEYN u. Mitarb., 1965; BRAUNWALD u. MORROW, 1966; SELLERS u. Mitarb., 1966; COHN u. Mitarb., 1967; CHEN u. Mitarb., 1968; HANLON u. Mitarb., 1969; LILLEHEI u. Mitarb., 1969).

3. *Röntgenbefunde*

Nach Verschluß des Vorhofseptumdefektes ist röntgenologisch meist eine Rückbildung der

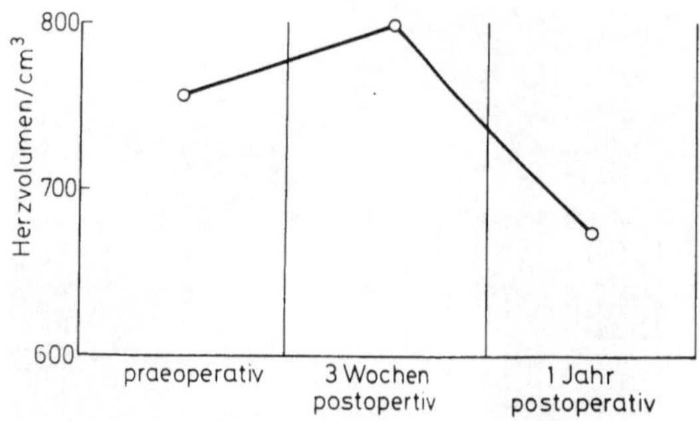

Abb. 7. Röntgenologisch bestimmtes Herzvolumen (Mittelwerte von 40 Patienten) mit Secundum-Defekt ohne pulmonale Druckerhöhung präoperativ sowie 3 Wochen und 1 Jahr nach der Operation (nach KREUZER u. Mitarb., 1971)

Herzvergrößerung zu beobachten (Abb. 6). Parallel hierzu ist eine Umformung der Herzsilhouette nachweisbar (REINDELL u. Mitarb., 1962; DERRA u. Mitarb., 1965; ARNFRED, 1967; LOOGEN u. Mitarb., 1967; SILTANEN, 1968; GOTSCH u. KLEIN, 1969). Die Verkleinerung des Herzschattens ist dabei meist in der ersten postoperativen Phase festzustellen. Dies ist einerseits auf die Beseitigung des Kurzschlusses, andererseits auf die postoperative Bettruhe zurückzuführen. Mit zunehmender körperlicher Belastung kann es wieder zu einer Größenzunahme kommen (REINDELL u. Mitarb., 1962; KREUZER u. Mitarb., 1971). Wie weit dieser Vorgang auf eine Vergrößerung des linken Ventrikels zurückgeht oder auf eine erneute Dilatation des rechten Herzens, ist nicht bekannt. Teilweise ist bei längerer Beobachtungszeit doch noch eine Verkleinerung nachweisbar (Abb. 7). Eine völlige Normalisierung ist nur bei einem Teil der Patienten zu verzeichnen (LOOGEN u. Mitarb., 1961; REINDELL u. Mitarb., 1962; DERRA u. Mitarb., 1965; ARNFRED, 1967; PETERSSON, 1967; SILTANEN, 1968; TIKOFF, u. Mitarb., 1969; KREUZER u. Mitarb., 1971; YOUNG, 1971). Mit zunehmendem Alter wird die Rückbildungsfähigkeit des Herzens geringer. Nach LOOGEN u. Mitarb. (1961) weisen in der Altersgruppe über 20 Jahre 59% aller Patienten postoperativ noch eine Herzvergrößerung auf, in der Altersgruppe unter 10 Jahren zeigen 10% keine Normalisierung des Herzschattens. Eine mangelnde Rückbildung bei verschlossenem Defekt kann nur durch irreversible Strukturveränderungen des Myokards bedingt sein (LOOGEN u. Mitarb., 1961; REINDELL u. Mitarb., 1962; DERRA u. Mitarb., 1965; PETERSSON, 1967; SILTANEN, 1968). In solchen Fällen konnten diffuse Fibrosierungen insbesondere der subendokardialen Muskelschichten nachgewiesen werden (MEESSEN, 1959; OKADA u. Mitarb., 1968). Interessant ist hierbei, daß alle Fälle mit chirurgisch induzierter Fehlmündung der unteren Hohlvene in den linken Vorhof postoperativ eine deutliche Herzverkleinerung zeigen (DERRA u. Mitarb., 1965; LOOGEN u. Mitarb., 1967). Dies kann nur als Hinweis für eine günstige Beeinflussung der Herzverkleinerung durch massive Volumenentlastung gedeutet werden. Eine fehlende Rückbildung der Herzvergrößerung ist noch kein Beweis für einen Restdefekt. Es ist zu erwarten, daß die Leistungsfähigkeit dieser Patienten mit postoperativer Herzvergrößerung eingeschränkt sein muß (REINDELL u. Mitarb., 1962; KREUZER u. Mitarb., 1971).

Die Prominenz des Pulmonalbogens und die Erweiterung der zentralen Lungengefäße persistieren postoperativ in den meisten Fällen. Allerdings sind bei der Durchleuchtung die charakteristischen Eigenpulsationen nicht mehr nachweisbar. In manchen Fällen können allerdings durch die fortbestehende Gefäßerweiterung Eigenpulsationen vorgetäuscht werden. Die periphere Lungenzeichnung nimmt nach Defektverschluß ab (DERRA u. Mitarb., 1955; REINDELL u. Mitarb., 1962; ARNFRED, 1967; LOOGEN u. Mitarb., 1967; SILTANEN, 1968; GOTSCH u. KLEIN, 1969).

4. Herzkatheteruntersuchung

Die postoperative Herzkatheteruntersuchung wird aus folgenden Gründen durchgeführt:

1. Feststellung eines Restdefektes,
2. Bestimmung der postoperativen Druck- und Widerstandsverhältnisse,
3. Beurteilung der postoperativen Belastungsfähigkeit,
4. Beurteilung der AV-Klappenfunktion.

Wie schon ausgeführt wurde, gelingt es in den meisten Fällen mit den klinischen Methoden eine Aussage über das Operationsergebnis zu machen. Ein Restdefekt kann dabei aber in einem Teil der Fälle nicht genügend sicher ausgeschlossen werden (BLOUNT u. Mitarb., 1959; REINDELL u. Mitarb., 1962; ARNFRED, 1967; GOTSCH u. KLEIN, 1969; HOFFMANN u. Mitarb., 1969; LEUKER u. Mitarb., 1969). Aus diesen

Gründen wäre eine generelle postoperative Herzkatheteruntersuchung aller Patienten wünschenswert. Eine postoperative Herzsondierung ist obligat bei klinischem Verdacht auf einen Restdefekt, bei präoperativer pulmonaler Druckerhöhung und bei allen Endokardkissendefekten. Dabei muß bei unauffälligen Blutgasanalysen zum Ausschluß eines kleinen Restdefektes eine Kurzschlußdiagnostik mit einer Indikatorverdünnungsmethode angewandt werden.

Unter dieser Voraussetzung betragen die postoperativen Restdefekte nach Verschluß mit Hilfe der extrakorporalen Zirkulation beim Secundum-Defekt etwa 10% (SELLERS u. Mitarb., 1966; HOFFMANN u. Mitarb., 1969). Im eigenen Material von 146 Secundum-Defekten, die mit Hilfe von Hypothermie operiert und postoperativ untersucht wurden, fand sich ein Restdefekt in 24%. Im Gegensatz zu den oben genannten Gruppen wurde intraoperativ keine Shuntdiagnostik mit Hilfe von Indikatorverdünnungsmethoden vorgenommen. Außerdem handelt es sich um eine negative Auslese. Es wurde nämlich bei den Patienten, bei denen präoperativ keine pulmonale Hypertonie bestand und postoperativ auf Grund der klinischen Befunde kein Verdacht auf einen Restdefekt vorlag, keine Herzkatheteruntersuchung vorgenommen. Für die Annahme einer negativen Auslese im obigen Krankengut spricht auch das Ergebnis einer weiteren Untersuchungsreihe. Unter 21 Patienten mit ASD, die postoperativ konsekutiv nachuntersucht wurden, wiesen 2 Fälle (10%) einen Restdefekt auf. Diese Patientengruppe ist nicht in den oben erwähnten 146 Fällen enthalten.

Bei der postoperativen Druckmessung ist infolge des Defektverschlusses wieder ein normaler Druckablauf im rechten Atrium zu registrieren. In Einzelfällen finden sich Hinweise für eine Trikuspidalregurgitation, die möglicherweise durch eine Verziehung der Klappenbasis bedingt ist (DERRA u. Mitarb., 1965). Auffällig ist, daß bei einem Teil der Patienten mit normalen postoperativen Drucken im kleinen Kreislauf der enddiastolische Druck im rechten Ventrikel erhöht ist. Dies kann auch im Kindesalter vorkommen. Es wird als prognostisch ungünstiger Befund aufgefaßt (gestörte Dehnbarkeit) (YOUNG, 1971).

Nach Verschluß des Defektes ist der volumenbedingte Gradient an der Pulmonalklappe nicht mehr nachweisbar. In den meisten Fällen ist eine

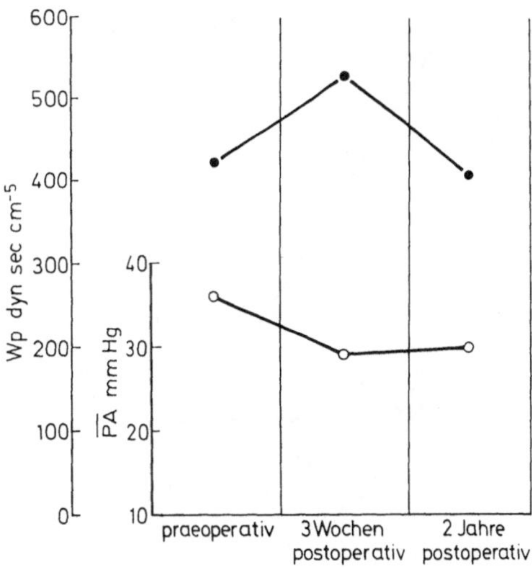

Abb. 8. Prä- und postoperative Druck- und Widerstandsverhältnisse bei 20 Patienten mit Secundum-Defekt und präoperativer Druckerhöhung. Obwohl eine Abnahme des Druckes zu verzeichnen ist, kommt es nicht zu einer Abnahme des Widerstandes im kleinen Kreislauf (nach KREUZER u. Mitarb., 1971). •—•: Widerstand in der Pulmonalarterie (*Wp*); o—o: Pulmonalarterienmitteldruck (*PA*)

Abnahme bzw. Normalisierung der präoperativ erhöhten Drucke im kleinen Kreislauf zu erwarten. Allerdings ist das Druckverhalten bei stärkerer pulmonaler Hypertonie nicht sicher voraussagbar. Je nach dem Grad der organischen Veränderungen können hierbei die Drucke unverändert sein oder postoperativ sogar weiter ansteigen. Bei niedrigen präoperativen Ausgangswerten nimmt postoperativ der Widerstand im kleinen Kreislauf zu, ohne jedoch in der Regel normale Werte zu übersteigen. Ein stark erhöhter präoperativer Widerstand ist gar nicht oder nur teilweise rückbildungsfähig (BLOUNT u. Mitarb., 1954; DERRA u. Mitarb., 1955; KIRKLIN u. Mitarb., 1956; BAYER, 1957; MCDONALD, 1958; WINCHEL u. BASHOUR, 1958; BECK u. Mitarb., 1960; LOOGEN u. Mitarb., 1961; BRAUNWALD u. Mitarb., 1962; REEVE u. Mitarb., 1966; ARNFRED, 1967; COHN u. Mitarb., 1967; LOOGEN, 1967; PETERSSON, 1967; GAULT u. Mitarb., 1968; SILTANEN, 1968). Abb. 8 zeigt die prä- und postoperativen Druck- und Widerstandsverhältnisse in der Pulmonalarterie bei 20 Patienten mit Secundum-Defekt. In dieser Gruppe hatte präoperativ eine pulmonale Hypertonie vorgelegen. Obwohl eine Abnahme des Mitteldruckes zu verzeichnen ist, kommt es zu keiner entscheidenden

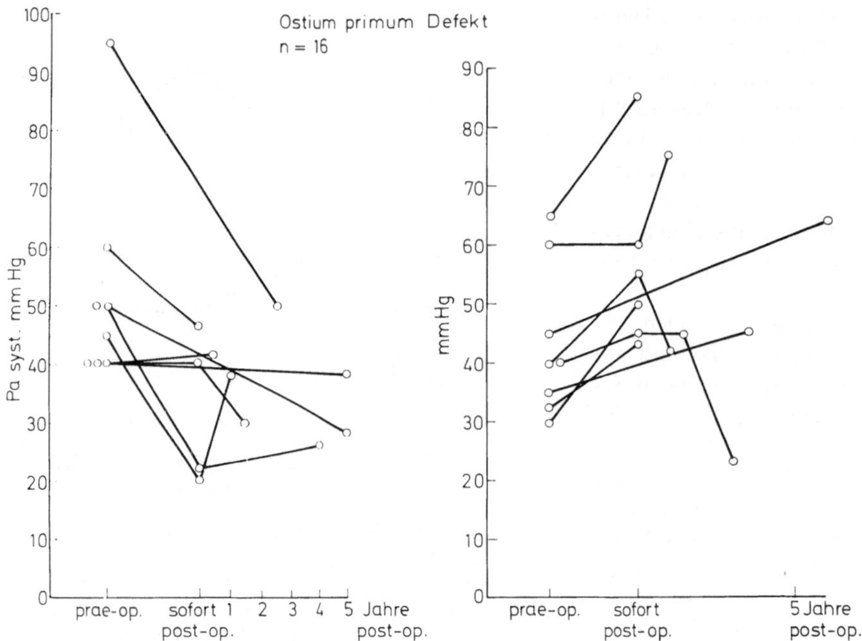

Abb. 9. Prä- und postoperative Druckwerte bei 16 Patienten mit Primum-Defekt und präoperativer Druckerhöhung. Auf der linken Seite sind die Fälle gezeichnet, die bei der ersten Nachuntersuchung einen gleichbleibenden oder abnehmenden Druck, rechts diejenigen, die einen zunehmenden Druck aufwiesen

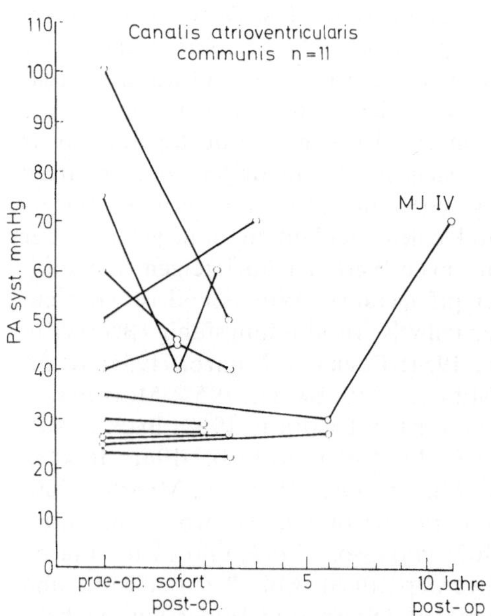

Abb. 10. Prä- und postoperatives Druckverhalten bei 11 Patienten mit Canalis atrioventricularis communis mit präoperativer Druckerhöhung. In einem Fall exzessive postoperative Drucksteigerung durch Neuauftreten einer hochgradigen Mitralinsuffizienz (*MI IV*)

Senkung des Widerstandes im kleinen Kreislauf (KREUZER u. Mitarb., 1971). Ein gleichartiger Befund wurde von WANG (1971) mitgeteilt. Unter Belastung wird bei einem Teil der Patienten nach der Operation ein weiterer Anstieg des Drucks und des Widerstandes im kleinen Kreislauf beobachtet (BECK u. Mitarb., 1960; BESTERMAN, 1961; PETERSSON, 1967; SILTANEN, 1968; LEUKER u. Mitarb., 1969). Dieses Verhalten wird zum Teil durch organische Veränderungen, zum Teil durch einen erhöhten Gefäßtonus erklärt. Dies kann ein wichtiger Befund zur Erklärung der eingeschränkten Belastungsfähigkeit mancher Patienten nach Defektverschluß sein (s. unter VI,1!). Die prä- und postoperative Bestimmung der Druck- und Widerstandsverhältnisse im kleinen Kreislauf unter Belastung ergibt daher insbesondere bei älteren Patienten eine wichtige zusätzliche Information (REINDELL u. Mitarb., 1962; SILTANEN, 1968).

Die postoperativen Herzkatheterbefunde beim unkomplizierten Ostium primum-Defekt unterscheiden sich nicht grundsätzlich von denen des Ostium secundum-Typs. Die von den verschie-

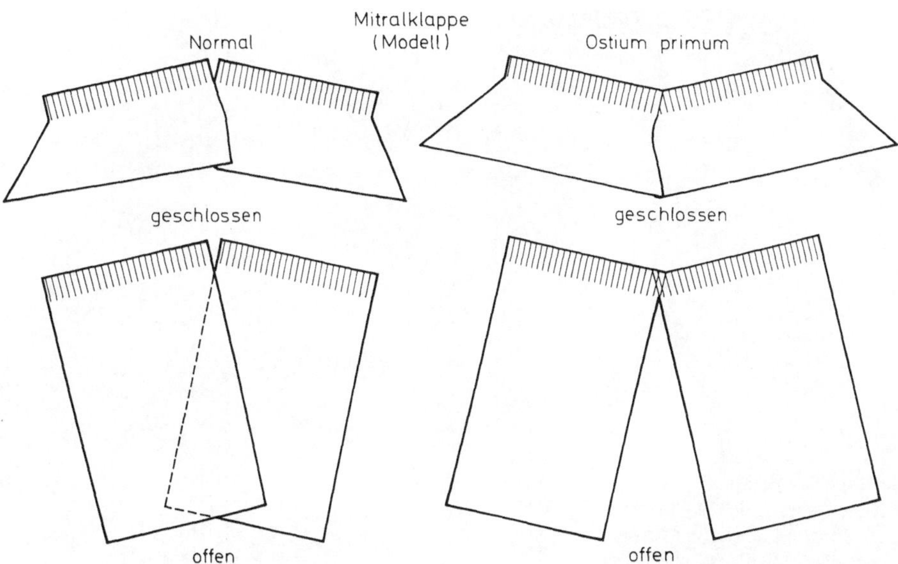

Abb. 11. Schematische Darstellung der Funktion des anterioren Mitralsegels im Normalfall und bei Endokardkissendefekten an Hand zweier Papierbögen. Im Normalfall verläuft der Ansatz des anterioren Segels nach oben konvex, bei den meisten Fällen von Ostium primum-Defekt dagegen konkav. Das Modell zeigt, daß trotz Klappenspalts ein ausreichender Klappenschluß erzielt werden kann. Wird der Klappenspalt operativ durch Naht verschlossen, kann die Öffnungsbewegung der Klappe behindert werden, so daß eine Mitralstenose resultiert (nach NETTER u. Mitarb. 1969)

denen Arbeitsgruppen postoperativ untersuchten Kollektive weisen jedoch nur relativ kleine Fallzahlen auf. Die Häufigkeit eines Restdefektes liegt bei 10–20% (BRAUNWALD u. MORROW, 1966; LILLEHEI u. Mitarb., 1969; eigenes Patientengut). Bei erfolgreichem Verschluß des Defektes kommt es meistens zur Abnahme des Pulmonalarteriendruckes (LEVY u. Mitarb., 1964; BRAUNWALD u. MORROW, 1966; GRIFFITHS u. Mitarb., 1969; LILLEHEI u. Mitarb., 1969). Dies ist jedoch in gleicher Weise wie beim Secundum-Defekt nicht in jedem Falle zu beobachten, teilweise kann sogar eine weitere Zunahme festgestellt werden (Abb. 9). Beim kompletten AV-Kanal sind die Verhältnisse nicht grundsätzlich anders (Abb. 10).

Beim inkompletten und kompletten AV-Kanal ist neben der Frage des Defektverschlusses das Problem der AV-Klappenfunktion postoperativ von besonderer Bedeutung. Da in einem Teil der Fälle keine befriedigende Korrekturmöglichkeit besteht, kann die hämodynamische Situation gegenüber dem Ausgangsbefund sogar verschlechtert sein. Nach Verschluß des Defektes ergibt die Druckkurve des rechten Vorhofes Hinweise für das Vorliegen einer Trikuspidalinsuffizienz. Eine Mitralinsuffizienz kann u.U. schon aus der „Pulmonalkapillardruckkurve" diagnostiziert werden. Eine weitere Klärung ist durch eine retrograde Sondierung des linken Ventrikels mit Angiokardiographie möglich. Außer dem Nachweis einer postoperativ resultierenden Mitralinsuffizienz kann so die charakteristische Deformierung des Mitralsegels dargestellt werden. Das ist deshalb von Bedeutung, weil nach Naht eines Mitralklappenspaltes die Beweglichkeit der Klappe eingeschränkt sein kann. In ungünstigen Fällen resultiert hieraus eine zusätzliche Mitralstenosierung. In Einzelfällen kann durch das deformierte Mitralsegel eine subvalvuläre Aortenstenose hervorgerufen werden. Selbstverständlich ist bei Endokardkissendefekten die Angiokardiographie auch zur Überprüfung des Verschlusses des Ventrikelseptumdefektes geeignet (LEVY u. Mitarb., 1964; AL OMERI u. Mitarb., 1965; SOMMERVILLE u. JEFFERSON, 1968; GRIFFITHS u. Mitarb., 1969; LILLEHEI u. Mitarb., 1969).

5. *Postoperative Komplikationen*

Auf die postoperativen Komplikationen wurde in den vorausgehenden Kapiteln im einzelnen

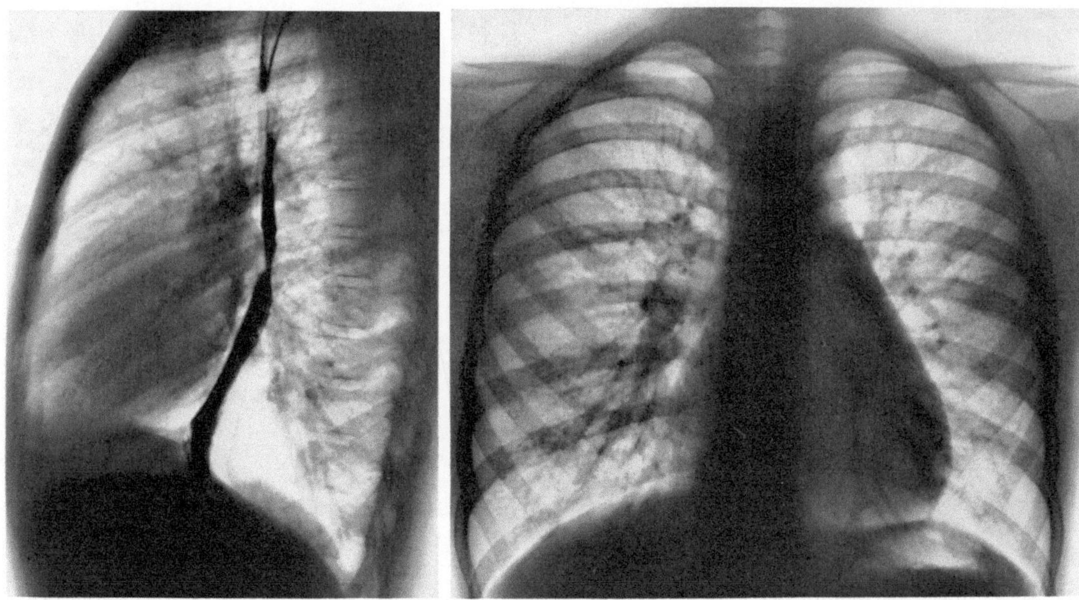

Abb. 12a. Präoperative Herzaufnahme (p.a. und seitlich) einer 12jährigen Patientin (I. Ga.) mit Ostium primum-Defekt. Gering linksbetontes Herz mit Zeichen der vermehrten Lungendurchblutung. Druck in der Pulmonalarterie (*PA*) 40/12 mm Hg, rechter Vorhof (*RA*) 8/0 mm Hg, linker Vorhof (*LA*) 14/0 mm Hg. Kein Hinweis für Mitralinsuffizienz

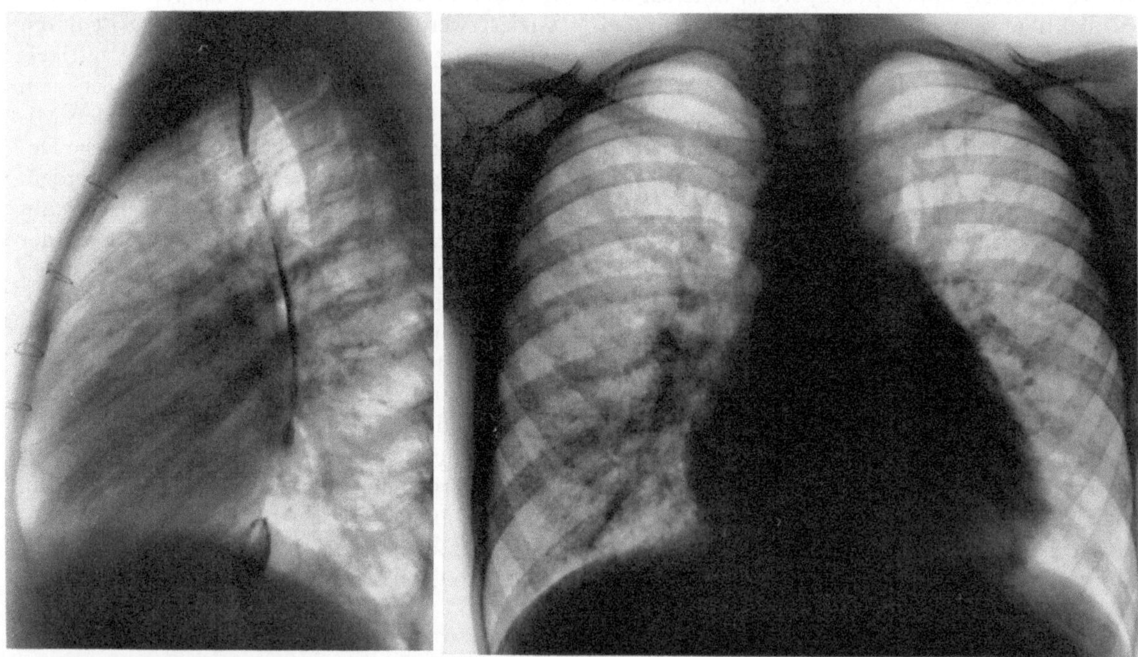

Abb. 12b. Herzfernaufnahme (p.a. und seitlich) derselben Patientin 2 Monate postoperativ. Bei Operation Verschluß des Defektes und Naht des Mitralklappenspaltes trotz fehlender Regurgitation. Die Herzgröße hat zugenommen, besonders auch die Größe des linken Ventrikels (Seitenaufnahme). Postoperative Katheteruntersuchung: *PA* 40/20 mm Hg, *RA* 20/0 mm Hg, *LA* 30/10 mm Hg. Erhebliche Trikuspidal- und Mitralinsuffizienz entsprechend einem klinischen Schweregrad IV. Gasanalytisch Restdefekt

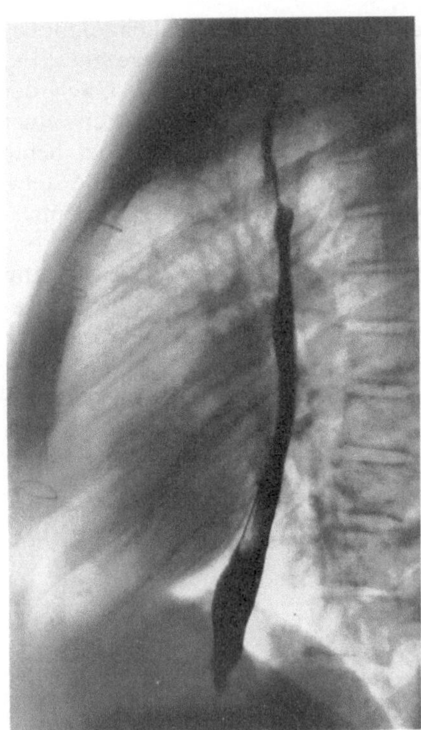
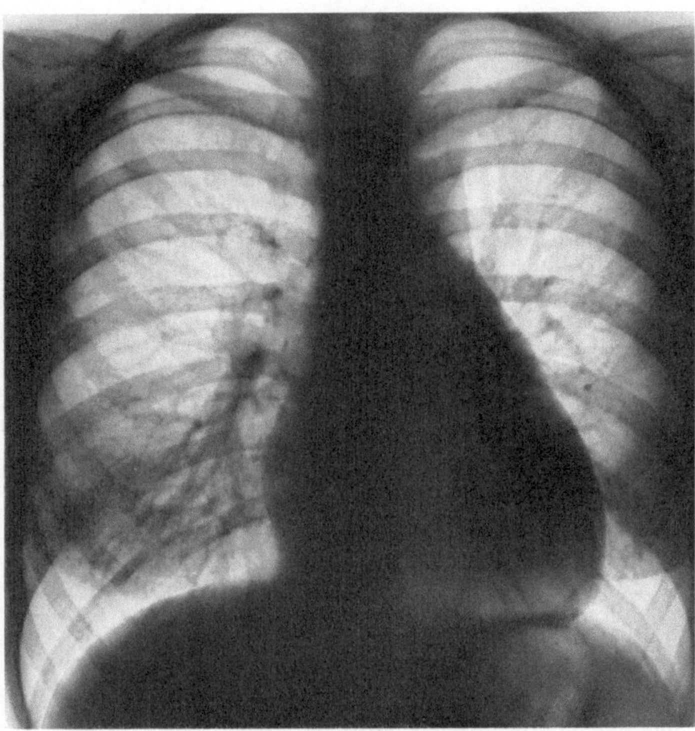

Abb. 12c. Herzfernaufnahme (p.a. und seitlich) derselben Patientin 2 Jahre nach Zweiteingriff (Verschluß des Defektes mit Patch, chirurgische Rekonstruktion des Mitral- und Trikuspidalklappenapparates). Herzkatheteruntersuchung unmittelbar postoperativ: *RA* 5/0 mm Hg, *PA* 35/15 mm Hg, „*PC*" 32/14 mm Hg. Klinisch Rest-Mitralinsuffizienz. Röntgenologisch Abnahme der Lungenzeichnung, Verkleinerung des linken Ventrikels. Das Herz ist jedoch noch deutlich größer als vor der 1. Operation

schon eingegangen: Zur pulmonalen Hypertonie s. Kapitel VI,4.! Hinsichtlich der Prognose des postoperativ entstandenen totalen AV-Blocks bei den Endokardkissendefekten sei auf das Kapitel VI,2. verwiesen!

Die Mitralinsuffizienz bei Endokardkissendefekten kann postoperativ weiterbestehen oder sogar stärker in Erscheinung treten. Dies ist einerseits durch den Verschluß des „Überlaufventils", andererseits durch eine anatomisch verschlechterte Klappenfunktion bedingt. Hierfür sind folgende Faktoren verantwortlich zu machen:

1. Der Verschluß des Mitralklappenspaltes führt möglicherweise nicht zu einer Verbesserung der Klappenfunktion, sondern durch Einschränkung der Beweglichkeit des anterioren Segels zur Verschlechterung (Abb. 11).

2. Durch die Implantation der Prothese zum Verschluß des Defektes kommt es zu einer Verziehung der AV-Klappenebene, was auch die Trikuspidalklappenfunktion beeinträchtigen kann.

3. Die Klappenfunktion ist durch die Abtrennung von atypischen Sehnenfäden beeinträchtigt.

Eine durch diese Faktoren hervorgerufene Mitralinsuffizienz kann hämodynamisch so wirksam sein, daß eine Zweitoperation (u.U. mit Klappenersatz) erforderlich wird. Ein Teil der postoperativen Todesfälle ist auf derartige Mitralinsuffizienzen zurückzuführen. Besonders schwerwiegende und bedrohliche Situationen treten postoperativ dann auf, wenn zu der Mitralinsuffizienz eine stärkere Trikuspidalinsuffizienz hinzukommt und gleichzeitig noch ein Restdefekt besteht (Levy u. Mitarb., 1964; Braunwald u. Morrow, 1966; Griffiths u. Mitarb., 1969; Lillehei u. Mitarb., 1969) (Abb. 12).

In seltenen Fällen kann nach Verschluß von „tiefen" oder „hohen" Vorhofseptumdefekten im Mündungsbereich der unteren oder oberen Hohlvene postoperativ eine partielle oder totale Fehlmündung der V. cava in den linken Vorhof resultieren (Blount u. Mitarb., 1959; Loogen u.

Mitarb., 1961; Storstein u. Efskind, 1963; Derra u. Mitarb., 1965; Sellers u. Mitarb., 1966; Overbeck u. Mitarb., 1970).

Besonders gefürchtet sind postoperative arterielle Embolien, die in maximal 5% der Fälle auftreten können (Kavanagh-Gray u. Mathur, 1959; Aldrige u. Yao, 1967; Hawe u. Mitarb., 1969). Außerdem können sich im rechten Vorhof nach Verschluß des Defektes Thromben bilden, die zu Lungenembolien führen (Sellers u. Mitarb., 1966).

VII. Konservative Therapie vor und nach der Operation

Beim unkomplizierten Vorhofseptumdefekt ist weder prä- noch postoperativ eine medikamentöse Therapie erforderlich.

Eine Digitalistherapie ist in jedem Falle mit manifester Herzinsuffizienz angezeigt. Auch bei erheblicher Druck- und Volumenbelastung sollte vor Eintritt einer Insuffizienz schon eine Digitalisierung eingeleitet werden. Das gilt auch für entsprechende Befunde im Säuglingsalter. Ebenso ist bei Patienten mit funktionell bedeutsamem Vorhofseptumdefekt in der Altersgruppe über 40 Jahren die Gabe eines Glykosids angezeigt, da bei diesen Patienten eine Einschränkung der Belastungsfähigkeit auch ohne manifeste Herzinsuffizienz besteht. Bei den aufgeführten Patientengruppen ist es sinnvoll, diese Therapie auch nach der Operation noch fortzuführen. Dies gilt insbesondere für alle Fälle mit fehlender Rückbildung der Herzgröße und mangelhafter Belastbarkeit nach der Operation trotz völligem Defektverschluß. Zu dieser Gruppe gehören selbstverständlich auch alle Patienten mit postoperativ bedeutsamer Mitral- oder Trikuspidalklappeninsuffizienz. Gelingt mit Bettruhe, salzarmer Diät und Digitalis mit Kaliumsubstitution die Rekompensation nicht, so müssen zusätzlich Diuretika bzw. Spirolactone eingesetzt werden. Durch letztere wird der postoperative Hyperaldosteronismus sinnvoll korrigiert (Gleichmann u. Mitarb., 1965, 1967).

Bei spontan auftretendem Vorhofflimmern ist ein Rhythmisierungsversuch nicht sinnvoll, da bei Fortbestehen der hämodynamischen Situation ein Rezidiv zu erwarten ist. Möglicherweise ist in diesen Fällen eine Antikoagulantientherapie zur Embolieprophylaxe angezeigt (Ellis, 1969; Hawe u. Mitarb., 1969). Nach der Operation sollte dagegen der Versuch einer Rhythmisierung gemacht werden, wobei heute die Elektroreduktion ganz im Vordergrund steht. Dies gilt insbesondere, wenn diese Rhythmusstörung erst postoperativ auftritt.

Ein postoperativer totaler AV-Block kann sich teilweise während der ersten 2 postoperativen Monate wieder zurückbilden, so daß nur eine temporäre Stimulation erforderlich ist. Tritt das nicht ein, unterscheidet sich die Indikationsstellung zur Implantation eines Schrittmachers nicht von anderen Fällen mit dieser Rhythmusstörung.

Literatur

Abbott, M. E.: Atlas of congenital cardiac disease. Amer. Heart Ass., New York 1936.

Adams, C. W.: A reappraisal of life expectancy with atrial shunts of the secundum type. Dis. Chest **48**, 357 (1965).

Ainger, L. E., Pate, J. W.: Ostium secundum atrial septal defects and congestive heart failure in infancy. Amer. J. Cardiol. **15**, 380 (1965).

Aldrige, H. E., Yao, J.: Secundum atrial septal defect in the adult: Repair using cardiopulmonary bypass in 133 patients. Canad. med. Ass. J. **97**, 269 (1967).

Anderson, I. M., Coles, H. M. T.: Endocardial cushion defects. Brit. med. J. **1961 I**, 696.

Arnfred, E.: A clinical and hemodynamic evaluation of the results of surgical correction of atrial septal defect. J. cardiovasc. Surg. (Torino) **8**, 93 (1967).

Arnfred, E.: The significance of the radiological examination in evaluating the results of surgical treatment of atrial septal defect. J. cardiovasc. Surg. (Torino) **8**, 230 (1967).

Arntzenius, A. C., Nauta, J., Brom, A. G., Snellen, H. A.: Vectorcardiogram and anatomy of atrial septal defect. Thorax **18**, 162 (1963).

Aygen, M. M., Braunwald, E.: The splitting of the second heart sound in normal subjects and in patients with congenital heart disease. Circulation **25**, 328 (1962).

Baedeker, W.: Das Verhalten des Links-Rechts-Shunts bei angeborenen Herzfehlern während ergometrischer Belastung. II. Der Einfluß der ergometrischen Belastung auf das Shuntvolumen. Z. Kreisl.-Forsch. **59**, 400 (1970).

Bankl, H.: Das konnatale Herzvitium in der Sektionsstatistik. Häufigkeit, Mißbildungskorrelation, Überlebenszeit und Todesursachen. Arch. Kreisl.-Forsch. **62**, 118 (1970).

Barber, J. M., Magidson, O., Wood, P.: Atrial septal defect. With special reference to electrocardiogram, the pulmonary artery pressure, and the second heart sound. Brit. Heart J. **12**, 277 (1950).

Barnard, C. N., Schrire, V.: The surgical correction of endocardial cushion defects. Surgery **49**, 500 (1961).

Barnard, C. N., Schrire, V.: Die Chirurgie der häufigen angeborenen Herzmißbildungen. IV. Vorhofseptumdefekt, S. 43. Berlin-Heidelberg-New York: Springer 1969.

Baron, M. G., Wolf, B. S., Steinfeld, L., Mierop, L. H. S. van: Endocardial cushion defects. Specific diagnosis by angiocardiography. Amer. J. Cardiol. **13**, 162 (1964).

Barritt, D. W., Davies, D. H., Jacob, G.: Heart sounds and pressures in atrial septal defect. Brit. Heart J. **27**, 90 (1965).

Bashour, F. A., Simmons, D. H.: Atrial septal defect with mitral valvulitis. Ann. intern. Med. **48**, 1194 (1958).

Bayer, O.: Zur Diagnose und Differentialdiagnose des Vorhofseptumdefekts. Schweiz. med. Wschr. **87**, 535 (1957).

Bayer, O., Loogen, F., Rippert, R., Wolter, H. H.: Klinische und physiologische Untersuchungsergebnisse beim Vorhofseptumdefekt. (Bericht über 16 Fälle.) Z. Kreisl.-Forsch. **42**, 335 (1953).

Bayer, O., Loogen, F., Wolter, H. H.: Die Herzkatheterisierung bei angeborenen und erworbenen Herzfehlern. Stuttgart: G. Thieme 1967.

Bayer, O., Rippert, R., Wolter, H. H., Loogen, F.: Klinische und physiologische Befunde bei 5 Fällen mit Lutembacher-Syndrom. Arch. Kreisl.-Forsch. **20**, 2 (1954).

Bayer, O., Wolter, H. H., Bachmann, D.: Zur Beurteilung der pulmonalen Hypertonie bei angeborenen Herzfehlern mit Links-Rechts-Shunt. Z. Kreisl.-Forsch. **48**, 243 (1959).

Beck, W., Swan, H. J. C., Burchell, H., Kirklin, J. W.: Pulmonary vascular resistance after repair of atrial septal defects in patients with pulmonary hypertension. Circulation **22**, 938 (1960).

Bedford, D. E.: The anatomical types of atrial septal defect: Their incidence and clinical diagnosis. Amer. J. Cardiol. **6**, 568 (1960).

Bedford, D. E., Papp, C., Parkinson, J.: Atrial septal defect. Brit. Heart J. **3**, 37 (1941).

Bedford, D. E., Sellors, T. H., Sommerville, W., Belcher, J. R., Besterman, E. M. M.: Atrial septal defects and its surgical treatment. Lancet **1957I**, 1255.

Bekier, J.: Die Auswirkungen der Vorhofinzision auf die Häufigkeit der postoperativen Herzrhythmusstörungen beim Verschluß des Vorhofseptumdefektes. Thoraxchirurgie **18**, 154 (1970).

Beller, B. M., Dexter, L.: Clinical and hemodynamic stability in a patient with a large atrial septal defect. J. Amer. med. Ass. **195**, 588 (1966).

Benchimol, A., Barreto, E. C., Gartlan, J. L.: Right atrial flow velocity in patients with atrial septal defect. Amer. J. Cardiol. **25**, 381 (1970).

Beregovich, J., Bleifer, S., Donoso, E., Grishman, A.: Vectorcardiographic and electrocardiographic changes following surgical correction of atrial septal defects. Amer. Heart J. **59**, 329 (1960).

Besterman, E.: Atrial septal defect with pulmonary hypertension. Brit. Heart J. **23**, 587 (1961).

Billig, D. M., Hallman, G. L., Bloodwell, R. D., Cooley, D. A.: Surgical treatment of atrial septal defects in patients with angina pectoris. Ann. thorac. Surg. **5**, 566 (1968).

Bircks, W.: Chirurgische Gesichtspunkte der pulmonalen Hypertonie. Thoraxchirurgie **14**, 521 (1966).

Björk, V. O., Crafoord, C., Jonsson, B., Kjellberg, S. R., Rudhe, U.: Atrial septal defects. Acta chir. scand. **107**, 499 (1954).

Blondeau, M., Maurice, P., Lenègre, J.: L'électrocardiogramme de la communication interauriculaire. Arch. Mal. Cœur **55**, 1004 (1962).

Blondeau, M., Maurice, P., Lenègre, J.: L'électrocardiogramme dans la persistance du canal atrioventriculaire. Arch. Mal. Cœur **59**, 112 (1966).

Blount, S. G., Balchum, O. J., Gensini, G.: The persistent ostium primum atrial septal defect. Circulation **13**, 499 (1956).

Blount, S. G., Davies, D. H., Swan, H.: Atrial septal defect. Result of surgical correction in one hundred patients. J. Amer. Ass. **169**, 210 (1959).

Blount, S. G., Munyan, E. A., Hoffman, M. S.: Hypertrophy of the right ventricular outflow tract; a concept of electrocardiographic findings in atrial septal defects. Amer. J. Med. **22**, 784 (1957).

Blount, S. G., Swan, H., Gensini, G., McCord, M. C.: Atrial septal defect. Clinical and physiologic response to complete closure in five patients. Circulation **9**, 801 (1954).

Blount, S. G., Jr., Gensini, G., McCord, M. C.: The pulmonary hemodynamic pattern in patients with atrial septal defects before and after closure. J. Lab. clin. Med. **42**, 785 (1953).

Boineau, J. P., Spach, M. S., Ayers, C. R.: Genesis of the electrocardiogram in atrial septal defect. Amer. Heart J. **68**, 637 (1964).

Bourakovski, V. I., Bukharin, V. A., Romashov, F. N.: Experiences in the surgical treatment of patients with common atrio-ventricular canal. Brit. Heart J. **29**, 96 (1967).

Brandenburg, R. O., DuShane, J. W.: Clinical features of persistent common atrioventricular canal. Proc. Mayo Clin. **31**, 509 (1956).

Brannon, E. S., Weens, H. S., Warren, J. V.: Atrial septal defect. Study of hemodynamics by the techniques of right heart catheterization. Amer. J. med. Sci. **210**, 480 (1945).

Braunwald, E., Morrow, A. G., Cooper, T.: Left ventricular angiocardiography in the diagnosis of persistent atrioventricular canal and related anomalies. Amer. J. Cardiol. **4**, 802 (1959).

Braunwald, N. S., Braunwald, E., Morrow, A. G.: The effects of surgical abolition of left-to-right shunts on the pulmonary vascular dynamics of patients with pulmonary hypertension. Circulation **26**, 1270 (1962).

Braunwald, N. S., Morrow, A. G.: Incomplete persistent atrioventricular canal. Operative methods and the results of pre- and postoperative hemodynamic assessments. J. thorac. cardiovasc. Surg. **51**, 71 (1966).

Brockenbrough, E. C., Braunwald, E., Roberts, W. C., Morrow, A. G.: Partial persistent atrioventricular canal simulating pure mitral regurgitation. Amer. Heart J. **63**, 9 (1962).

Burch, G. E., De Pasquale, N.: The electrocardiogram and ventricular gradient in atrial septal defect. Amer. Heart J. **58**, 190 (1959).

Burchell, H. B.: Studies in pulmonary hypertension in congenital heart disease. Brit. Heart J. **21**, 255 (1959).

Burchell, H. B., DuShane, J. W., Brandenburg, R. O.: The electrocardiogram of patients with atrioventricular cushion defects. (Defects of the atrioventricular canal.) Amer. J. Cardiol. **6**, 575 (1960).

Burret, J. B., White, P. D.: Large interauricular septal defect with particular reference to diagnosis and longevity. Report of two new cases. Amer. J. med. Sci. **209**, 355 (1945).

Cabrera, E., Monroy, J. R.: Systolic and diastolic loading of the heart. II. Electrocardiographic data. Amer. Heart J. **43**, 669 (1952).

Calazel, P., Gerard, R., Daley, R., Draper, A., Foster, J., Bing, R. J.: Physiological studies in congenital heart disease. XI. A comparison of the right and left auricular, capillary and pulmonary artery pressures in 9 patients with auricular septal defect. Bull. Johns Hopk. Hosp. **88**, 20 (1951).

Campbell, M.: Natural history of atrial septal defect. Brit. Heart J. **32**, 820 (1970).

Campbell, M., Missen, G. A. K.: Endocardial cushion defects. Common atrioventricular canal and ostium primum. Brit. Heart J. **19**, 403 (1957).

Campbell, M., Neill, C., Suzman, S.: The prognosis of atrial septal defect. Brit. med. J. **1957I**, 1375.

Carter, R. E. B., Capriles, M., Noe, Y.: Total anomalous pulmonary venous drainage. A clinical and anatomical study of 75 children. Brit. Heart J. **31**, 45 (1969).

Castaneda, A. R., Nicoloff, D. M., Moller, J. H., Lucas, R. V., Jr.: Surgical correction of complete atrioventricular canal utilizing ball-valve replacement of the mitral valve. J. thorac. cardiovasc. Surg. **62**, 927 (1971).

Castle, R. F.: Variables affecting the splitting of the second heart sound in atrial septal defect. Amer. Heart J. **73**, 468 (1967).

Chapman, C. B., Fraser, R. S.: Clinical and hemodynamic features of uncomplicated interatrial septal defect in adults. Amer. Heart J. **46**, 352 (1953).

Chapman, D. W., Cooley, D. A., Dennis, E. W., Peterson, P. K.: "Risk quotient" in selection of atrial septal defect for surgery. Circulation **24**, 903 (1961).

Chen, S.-C., Arcilla, R. A., Moulder, P. V., Cassels, D. E.: Postoperative conduction disturbances in atrial septal defect. Amer. J. Cardiol. **22**, 636 (1968).

Cherniack, N. S.: A study of the frequency of associated cardiac and pulmonary disease in patients with defects of atrial septum coming in necropsy. Dis. Chest **43**, 397 (1963).

Cherrier, F., Müller, L., Langard, C., Knoery, B.: Diagnostic des communications interauriculaires à l'aide des mécanogrammes. Evaluation du shunt gauche-droite avec ou sans hypertension artérielle pulmonaire. Arch. Mal. Cœur **63**, 521 (1970).

Chiong, M. A.: Interatrial septal defect and longevity. Canad. med. Ass. J. **83**, 1012 (1960).

Civin, W. H., Edwards, J. E.: Pathology of pulmonary vascular tree. I. Comparison of the intrapulmonary arteries in the Eisenmenger complex and in stenosis of ostium infundibuli associated with biventricular origin of the aorta. Circulation **2**, 545 (1950).

Coelho, E., Paiva, E. de, Nunes, A.: Selective angiocardiography in the diagnosis of atrial septal defect (ostium secundum type). Amer. J. Cardiol. **7**, 167 (1957).

Cohn, L. H., Morrow, A. G., Braunwald, E.: Operative treatment of atrial septal defect: Clinical and haemodynamic assessments in 175 patients. Brit. Heart J. **29**, 725 (1967).

Colmers, R. A.: Atrial septal defects in elderly patients. Report of three patients aged 68, 72 and 78. Amer. J. Cardiol. **1**, 768 (1958).

Cooley, D. A.: Results of surgical treatment of atrial septal defects. Particular consideration of low defects including ostium primum and atrioventricular canal. Amer. J. Cardiol. **6**, 605 (1960).

Cooley, D. A., Ellis, P. R., Bellizzi, M. E.: Atrial septal defects of the sinus venosus type surgical considerations. Dis. Chest **39**, 185 (1961).

Cornell, S. H.: Angiocardiography in endocardial cushion defects. Radiology **84**, 907 (1965).

Cosby, R. S., Griffith, G. C.: Interatrial septal defect. Amer. Heart J. **38**, 80 (1949).

Coulshed, N., Littler, T. R.: Atrial septal defect in the aged. Brit. med. J. **1957I**, 76.

Cournand, A., Motley, H. L., Himmelstein, A., Dresdale, D., Baldwin, J.: Recording of blood pressure from the left auricle and the pulmonary veins in human subjects with interauricular septal defect. Amer. J. Physiol. **150**, 267 (1947).

Craig, R. J., Selzer, A.: Natural history and prognosis of atrial septal defect. Circulation **37**, 805 (1968).

Daicoff, G. R., Brandenburg, R. O., Kirklin, J. W.: Results of operation for atrial septal defect in patients forty-five years age and older. Circulation (Suppl.) **35**/I, 143 (1967).

Dalen, J. E., Haynes, F. W., Dexter, L.: Life expectancy with atrial septal defect. J. Amer. med. Ass. **200**, 442 (1967).

Dalith, F., Neufeld, H.: The radiological diagnosis of anomalous pulmonary venous connection. A tomographic study. Radiology **74**, 1 (1960).

Darsinos, J., Athanassiadis, P., Papadatos, P., Moulopoulos, S.: Incidence and types of congenital heart disease among 99245 new-borns. Acta cardiol. (Brux.) **26**, 28 (1971).

Davidsen, H. G.: Atrial septal defect. Copenhagen: Munksgaard 1960.

Davies, D. H., Pryor, R., Blount, S. G.: Electrocardiographic changes in atrial septal defect following surgical correction. Brit. Heart J. **22**, 274 (1960).

Davies, H., Gazetopoulos, N.: Hemodynamic changes on exercise in patients with left-to-right shunts. Brit. Heart J. **28**, 579 (1966).

Davies, H., Oliver, G. C., Rappaport, W. J., Gazetopoulos, N.: Abnormal left heart function after operation for atrial septal defect. Brit. Heart J. **32**, 747 (1970).

Derra, E., Bayer, O., Grosse-Brockhoff, F.: Der Vorhofseptumdefekt und sein operativer Verschluß unter Sicht des Auges in Unterkühlungsanästhesie. Dtsch. med. Wschr. **80**, 1277 (1955).

Derra, E., Grosse-Brockhoff, F., Loogen, F.: Der Vorhofseptumdefekt. Ergebn. inn. Med. Kinderheilk. **22**, 211 (1965).

DERRA, E., LOOGEN, F.: Klinik und operative Behandlung der Vorhofseptumdefekte vom Typ des Foramen primum. Dtsch. med. Wschr. **85**, 1669 (1960).

DERRA, E., LOOGEN, F., ROTTHOFF, F.: Der Vorhofseptumdefekt mit Lungenvenentransposition und seine operative Beseitigung. Wien. med. Wschr. **109**, 11 (1959).

DEXTER, L.: Atrial septal defect. Brit. Heart J. **18**, 209 (1956).

DEXTER, L., DOW, J. W., HAYNES, F. W., WHITTENBERGER, J. L., FERRIS, B. G., GOODALE, W. T., HELLEMS, H. K.: Studies of the pulmonary circulation in man at rest. Normal variations of the interrelations between increased pulmonary blood flow, elevated pulmonary arterial pressure and high pulmonary "capillary" pressures. J. clin. Invest. **29**, 602 (1950).

DIMOND, E. G., BENCHIMOL, A.: Phonocardiography in atrial septal defect: Correlation between hemodynamics and phonocardiographic findings. Amer. Heart J. **58**, 343 (1959).

DISENHOUSE, R. B., ANDERSON, R. C., ADAMS, P., NOVICK, R., JORGENS, J., LEVIN, B.: Atrial septal defect in infants and children. Acta paediat. (Uppsala) **44**, 269 (1954).

DOW, J. W., DEXTER, L.: Circulatory dynamics in atrial septal defects (Abstr.). J. clin. Invest. **29**, 809 (1950).

DREIFUS, L. S., BENDER, S., GOLDBERG, H., DOWNING, D. F.: The electrocardiogram in atrial septal defect. Dis. Chest **36**, 521 (1959).

DRY, T. J.: Atrial septal defects. Med. Clin. N. Amer. **32**, 895 (1948).

DÜRR, D. K.: Die maligne Verlaufsform des Vorhofseptumdefektes im ersten und zweiten Lebensjahr. Helv. paediat. Acta **24**, 160 (1969).

DURRER, D., ROOS, J. P., DAM, R. T. VAN: The genesis of the electrocardiogram of patients with ostium primum defects (ventral atrial septal defects). Amer. Heart J. **71**, 642 (1966).

DUSHANE, J. W., WEIDMAN, W. H., BRANDENBURG, R. O., KIRKLIN, J. W.: Differentiation of interatrial communications by clinical methods. Ostium secundum, ostium primum, common atrium, and total anomalous pulmonary venous connection. Circulation **21**, 363 (1960).

EDWARDS, J. E., CARLEY, L. S., NEUFELD, H. N., LESTER, R. G.: Congenital heart disease. Vol. I. Philadelphia-London: Saunders Comp. 1965.

EFFERT, S., GROSSE-BROCKHOFF, F., LOOGEN, F.: Intrakardiale Phonokardiographie. Dtsch. med. Wschr. **85**, 2316 (1960).

EFFERT, S., RIPPERT, R., SCHAUB, W.: Elektrokardiogramm und Phonokardiogramm bei Vorhofseptumdefekt. Arch. Kreisl.-Forsch. **27**, 171 (1957).

EISENBERG, R., HULTGREN, H. N.: Phonocardiographic features of atrial septal defect. Circulation **20**, 490 (1959).

ELLIOTT, L. P., GEDGAUDAS, E., LEVY, M. J., EDWARDS, J. E.: The roentgenologic findings in left ventricular-right atrial communication. Amer. J. Roentgenol. **93**, 304 (1965).

ELLIS, F. H., Jr.: Diskussion HANLON u. Mitarb., 1969.

ELLIS, F. H., BRANDENBURG, R. O., SWAN, H. J. C.: Defect of the atrial septum in the elderly. Report of successful surgical correction in five patients sixty years of age or older. New Engl. J. Med. **262**, 219 (1960).

ENGSTFELD, G., EFFERT, S., PANAYOTOPOULOS, S., KARYTSIOTIS, J.: Elektrokardiographische und vektorkardiographische Befunde und ihre Beziehung zur Hämodynamik beim Vorhofseptumdefekt. Arch. Kreisl.-Forsch. **53**, 107 (1967).

ENGSTFELD, G., LOOGEN, F., TSILOS, T.: Elektrokardiographische Untersuchungen zur Differenzierung partieller und totaler Formen des Canalis atrioventricularis. Arch. Kreisl.-Forsch. **54**, 26 (1967).

ESPINO-VELA, J.: Rheumatic heart disease associated with atrial septal defect. Clinical and pathologic study of 12 cases of Lutembacher's syndrome. Amer. Heart J. **57**, 185 (1959).

ESPINO-VELA, J., MURAD-NETTO, S., RUBIO-ALVAREZ, V.: Differential diagnosis between persistent atrioventricular canal and the combination of atrial and ventricular septal defects. Amer. J. Cardiol. **6**, 589 (1960).

EVANS, J. R., ROWE, R. D., KEITH, J. D.: The clinical diagnosis of atrial septal defect in children. Amer. J. Med. **30**, 345 (1961).

EVANS, W.: Congenital pulmonary hypertension. Proc. roy. Soc. Med. **44**, 600 (1951).

FELDT, R. H., DUSHANE, J. W., TITUS, J. L.: The atrioventricular conduction system in persistent common atrioventricular canal defect. Correlation with electrocardiogram. Circulation **42**, 437 (1970).

FELLMANN, M., SCHAUB, F., BÜHLMANN, A., FLEISCH, A. O.: Zur Klinik und Pathophysiologie des Vorhofseptumdefektes. Schweiz. med. Wschr. **87**, 775 (1957).

FERBERS, E.: Fehlbildungen der Mitral- und Tricuspidalklappe bei persistierendem AV-Kanal. Thoraxchirurgie **18**, 380 (1970).

FERENCZ, C.: Atrioventricular defect of the membranous septum. Left ventricular-right atrial communication with malformed valve simulating aortic stenosis. Report of a case. Bull. John Hopk. Hosp. **100**, 209 (1957).

FERNANDEZ, F., SANMARTI, J., SCEBAT, L., LENEGRE, J.: Cine-angiocardiographie selective du ventricule gauche dans les formes incompletes de canal atrio-ventriculaire commun. Acta cardiol. (Brux.) **26**, 491 (1971).

FERNANDEZ-CAAMANO, F., BOUCHÉ-FERNANDEZ, C., HELLER, J.: Étude anatomo-électrique dans 10 cas de canal atrio-ventriculaire common incomplet. Arch. Mal. Cœur **59**, 1077 (1966).

FERUGLIO, G. A., SREENIVASAN, A.: Intracardiac phonocardiogram in 30 cases of atrial septal defect. Circulation **20**, 1087 (1959).

FLAMM, M. D., COHN, K. E., HANCOCK, E. W.: Left ventricular function in atrial septal defect. Clin. Res. **16**, 136 (1968).

FLEISCH, A. O., SCHAUB, F., BÜHLMANN, A.: Phonokardiographische Befunde beim Vorhofseptumdefect. Z. Kreisl.-Forsch. **46**, 62 (1957).

FOUCHE, R. F., BECK, W., SCHRIRE, V.: The roentgenologic assessment of the degree of left-to-right shunt in secundum type atrial septal defect. Amer. J. Roentgenol. **89**, 254 (1963).

FRATER, R. W. M.: Persistent common atrioventricular canal. Anatomy and function in relation to surgical repair. Circulation **32**, 120 (1965).

GATHMAN, G. E., NADAS, A. S.: Total anomalous pulmonary venous connection. Clinical and physiologic observations of 75 pediatric patients. Circulation **42**, 143 (1970).

GAULT, J. H., MORROW, A. G., GAY, W. A., Jr., ROSS, J., Jr.: Atrial septal defect in patients over the age of forty years. Clinical and hemodynamic studies and the effects of operation. Circulation **37**, 261 (1968).

GELFMAN, R., LEVINE, S. A.: The incidence of acute and subacute bacterial endocarditis in congenital heart disease. Amer. J. med. Sci. **204**, 324 (1942).

GERBODE, F., JOHNSTON, J. B., ROBINSON, S., HARKINS, G. A., OSBORN, J. J.: Endocardial cushion defects: Diagnosis and technique of surgical repair. Surgery **49**, 69 (1961).

GIBSON, R.: The cause of the continued left-to-right shunt in A.S.D., when the right atrial pressure is high. Brit. Heart J. **20**, 267 (1958).

GIROD, D., RAGHIB, G., WANG, Y., ADAMS, P., Jr., AMPLATZ, K.: Angiocardiographic characteristics of persistent common atrioventricular canal. Radiology **85**, 442 (1965).

GLEICHMANN, U., BIRCKS, W., BOSTROEM, B., KREUZER, H.: Untersuchungen über den Einfluß des Aldosteron-Antagonisten Aladiene-Kalium auf den sekundären Aldosteronismus nach Operation mit der Herzlungenmaschine. Arzneimittel-Forsch. **17**, 741 (1967).

GLEICHMANN, U., BOSTROEM, B., KREUZER, H., LÖHR, B.: Sekundärer Aldosteronismus nach Operationen mit der Herz-Lungen-Maschine und seine Beeinflussung durch Aldactone. Anaesthesist **14**, 355 (1965).

GOTSCH, K., KLEIN, W.: Zur Wertigkeit der Phonokardiographie und einiger anderer Untersuchungsverfahren in der postoperativen Beurteilung angeborener Angiokardiopathien. Arch. Kreisl.-Forsch. **58**, 187 (1969).

GOTSMAN, M. S., ASTLEY, R., PARSONS, C. G.: Partial anomalous pulmonary venous drainage in association with atrial septal defect. Brit. Heart J. **27**, 566 (1965).

GOTSMAN, M. S., BECK, W., SCHRIRE, V.: Left ventricular cine-angiocardiography in endocardial cushion defect. Brit. Heart J. **30**, 182 (1968).

GRABENSEE, B., SEIPEL, L., KELLER, P.: Die klinische Bedeutung des überdrehten Linkstyps. Verh. dtsch. Ges. inn. Med. **77**, 449 (1971).

GRIESSER, G.: Der Vorhofseptumdefekt und das Lutembacher-Syndrom des Herzens. Ergebn. Chir. Orthop. **40**, 26 (1956).

GRIFFITHS, S. P.: Bacterial endocarditis associated with atrial septal defect of the ostium secundum type. Amer. Heart J. **61**, 543 (1961).

GRIFFITHS, S. P., ELLIS, K., BURRIS, J. O., BUMENTHAL, S., BOWMAN, F. O., Jr., MALM, J. R.: Postoperative evaluation of mitral valve function in ostium primum defect with cleft mitral valve (partial form of atrioventricular canal). Circulation **40**, 21 (1969).

GROSS, R. E.: Atrial septal defects of the secundum type. Progr. cardiovasc. Dis. **4**, 301 (1962).

GROSSE-BROCKHOFF, F., LOOGEN, F., SCHAEDE, A.: Angeborene Herz- und Gefäßmißbildungen. VI. Vorhofseptumdefekt, S. 249. Handbuch der inneren Medizin, 4. Aufl., Bd. IX/3, S. 105. Berlin-Göttingen-Heidelberg: Springer 1960.

GROSSE-BROCKHOFF, F., LOOGEN, F., WOLTER, H. H.: Analyse von Vorhofdruckkurven zur Größenbeurteilung von Vorhofseptumdefekten. Z. Kreisl.-Forsch. **46**, 854 (1957).

GÜNTHER, K. H.: Vergleichende extrakardiale und intrakardiale Phonokardiographie auf haemodynamischer Grundlage. Berlin: Akademie 1969.

HACKENSELLNER, H. A.: Über einige typische Varietäten, Anomalien und Mißbildungen des Herzens und der herznahen Gefäße unter 1234 Obduktionen. Act. morph. Acad. Sci. hung. **6**, 403 (1956).

HAGER, W.: Hämodynamik und Klinik des Vorhofseptumdefektes. Münch. med. Wschr. **111**, 931 (1969).

HANLON, C. R., BARNER, H. B., WILLMAN, V. L., MUDD, J. G., KAISER, G. C.: Atrial septal defect: Results of repair in adults. Arch. Surg. **99**, 275 (1969).

HARNED, H. S., CROTHERS, C. H., WHITTENMORE, R.: Diagnosis of atrial and ventricular septal defect. Amer. J. Dis. Child. **90**, 211 (1955).

HAROUTUNIAN, L. M., NEILL, C. A., OTIS, A. B.: The contour of the right atrial wave in twenty-seven cases of atrial septal defect and other cardiac conditions. Bull. John Hopk. Hosp. **102**, 176 (1958).

HARRISON, D. C., MORROW, A. G.: Electrocardiographic evidence of left-axis deviation in patients with defects of the atrial septum of the secundum type. New Engl. J. Med. **269**, 743 (1963).

HASTREITER, A. R., WENNEMARK, J. R., MILLER, R. A., PAUL, M. H.: Secundum atrial septal defects with congestive heart failure during infancy and early childhood. Amer. Heart J. **64**, 467 (1962).

HAWE, A., RASTELLI, G. C., BRANDENBURG, R. O., MCGOON, D. C.: Embolic complications following repair of atrial septal defects. Circulation **39/40**, Suppl. I, 185 (1969).

HEALEY, R. F., DOW, J. W., SOSMAN, M. C., DEXTER, L.: The roentgenographic appearence of atrial septal defect. Amer. J. Roentgenol. **63**, 646 (1950).

HEATH, D., WHITAKER, W.: The small pulmonary blood vessels in atrial septal defect. Brit. Heart J. **19**, 327 (1957).

HICKAM, J. B.: Atrial septal defect. A study of intracardiac shunts, ventricular outputs, and pulmonary pressure gradient. Amer. Heart J. **38**, 801 (1949).

HILGER, H. H., THURN, P., DÜX, A., SCHAEDE, A.: Ein neues Verfahren zum angiokardiographischen Nachweis eines Vorhofseptumdefektes. Fortschr. Röntgenstr. **96**, 591 (1962).

HIMBERT, J., RENAIS, J., GARCIA-MOLL, M., SCEBAT, L., LENEGRE, J.: Histoire naturelle des communications interauriculaires. Arch. Mal. Cœur **58**, 690 (1965).

HOFFMAN, L. E., KROVETZ, L. J., MIEROP, L. H. S. VAN, GESSNER, I. H., WHEAT, M. W., Jr., BARTLEY, T. D., SCHIEBLER, G. L.: Secundum atrial septal defects in children. A postoperative evaluation in 65 cases. Ann. thorac. Surg. **7**, 104 (1969).

JONSSON, B., LINDERHOLM, H., PINARDI, G.: Atrial septal defect. A study of physical working capacity and hemodynamics during exercise. Acta med. scand. **159**, 275 (1957).

JUST, H., MATTINGLY, T. W.: Interatrial septal defect and pericardial disease. Coincidence or causal relationship? Amer. Heart J. **76**, 157 (1968).

KAVANAGH-GRAY, D., MATHUR, B. B.: Atrial septal defect as it appears in patients over the age of forty. Canad. med. Ass. J. **80**, 350 (1959).

KEITH, J. D., ROWE, R. D., VLAD, P.: Heart disease in infancy and childhood. New York: Macmillan Comp. 1958.

KELLY, J. J., LYONS, H. A.: Atrial septal defect in aged. Ann. intern. Med. **48**, 267 (1958).

KIELY, B., ADAMS, P., ANDERSON, R. C., LESTER, R. G.: The ostium primum syndrom. Amer. J. Dis. Child. **96**, 381 (1958).

KIRKLIN, J. W., SWAN, H. J. C., WOOD, E. H., BURCHEL, H. B., EDWARDS, J. E.: Anatomic, physiologic, and surgical considerations in repair of interatrial communications in man. J. thorac. Surg. **29**, 37 (1955).

KIRKLIN, J. W., WEIDMAN, W. H., BURROUGHS, J. T., BURCHEL, H. B., WOOD, E. H.: The hemodynamic results of surgical correction of atrial septal defects: A report of 33 cases. Circulation **13**, 825 (1956).

KJELLBERG, S. R., MANNHEIMER, E., RUDHE, U., JONSSON, B.: Diagnosis of congenital heart disease. Chicago: Year Book Publishers 1959.

KLINNER, W.: Probleme der Korrektur von angeborenen Herzfehlern mit pulmonaler Hypertonie. Thoraxchirurgie **14**, 530 (1966).

KRAEMER, W. F., GENSINI, G., BLOUNT, S. G., Jr., LANIER, R. R.: Roentgen aspects of atrial septal defect, ostium secundum. Act. radiol. (Stockh.) **44**, 441 (1955).

KREUZER, H., BOTH, A., SEIPEL, L.: Die Belastbarkeit von Patienten mit angeborenen und erworbenen Herzfehlern nach der Operation. Verh. dtsch. Ges. Kreisl.-Forsch. **37**, 122 (1971).

KULBERTUS, H. E., COYNE, J. J., HALLIDIE-SMITH, K. A.: Electrocardiographic correlation of anatomical and haemodynamic data in ostium primum atrial septal defects. Brit. Heart J. **30**, 464 (9681).

KUMAR, S., LUISADA, A. A.: The second heart sound in atrial septal defect. Amer. J. Cardiol. **28**, 168 (1971).

KUZMAN, W. J., YUKIS, A. S.: Atrial septal defect in the older patient simulating acquired valvular heart disease. Amer. J. Cardiol. **15**, 303 (1965).

LEACHMAN, R. D., FRANCESCHI, A. DE, RUNGE, T. M., COKKINOS, D. V.: Frequency of pulmonary hypertension in patients of differing ages with atrial or ventricular septal defects and patent ductus arteriosus. Acta cardiol. (Brux.) **26**, 480 (1971).

LEATHAM, A., GRAY, J.: Auscultatory and phonocardiographic signs of atrial septal defect. Brit. Heart J. **18**, 193 (1956).

LEE, Y. C., SCHERLIS, L.: Atrial septal defect, electrocardiographic, vectorcardiographic and catheterization data. Circulation **25**, 1024 (1962).

LEUKER, R. D., VOGEL, J. H. K., BLOUNT, S. G., Jr.: Cardiovascular abnormalities following surgery for left-to-right shunts. Observations in atrial septal defects, ventricular septal defects and patent ductus arteriosus. Circulation **40**, 785 (1969).

LEV, M.: The architecture of the conduction system in congenital heart disease. I. Common atrioventricular orifice. Arch. Path. **65**, 174 (1958).

LEVIN, A. R., SPACH, M. S., BOINEAU, J. P., CANENT, R. V., CAPP, M. P., JEWETT, P. H.: Atrial pressure-flow dynamics in atrial septal defects (secundum type). Circulation **37**, 476 (1968).

LEVY, M. J., CUELLO, L., TUNA, N., LILLEHEI, C. W.: Atrioventricularis communis. Clinical aspects and surgical treatment. Amer. J. Cardiol. **14**, 587 (1964).

LIDDLE, H. V., MEYER, B. W., JONES, J. C.: The results of surgical correction of atrial septal defect complicated by pulmonary hypertension. J. thorac. cardiovasc. Surg. **39**, 35 (1960).

LIEBMANN, J., NADAS, A. S.: The vectorcardiogram in the differential diagnosis of atrial septal defect in children. Circulation **22**, 956 (1960).

LILLEHEI, C. W., ANDERSON, R. C., FERLIC, R. M., BONNABEAU, R. C., Jr.: Persistent common atrioventricular canal. Recatheterization results in 37 patients following intracardiac repair. J. thorac. cardiovasc. Surg. **57**, 83 (1969).

LIU, C. K., JACONDO, A.: Phonocardiography in atrial septal defect. External and intracardiac phonocardiograms. Amer. J. Cardiol. **2**, 714 (1958).

LOOGEN, F.: Der pulmonale Hochdruck bei angeborenen Herzfehlern mit hohem pulmonalen Stromvolumen (Ductus arteriosus apertus, Ventrikelseptumdefekt, Vorhofseptumdefekt). Arch. Kreisl.-Forsch. **28**, 1 (1958).

LOOGEN, F.: Operationen am Herzen. Erfolge und Mißerfolge aus der Sicht des Internisten. Z. ges. inn. Med. **19**, 12 (1964).

LOOGEN, F.: Pulmonale Hypertension. Kardiologische Gesichtspunkte. Thoraxchirurgie **14**, 486 (1966).

LOOGEN, F.: Gegenwärtiger Stand der Behandlung angeborener Herzfehler. Dtsch. med. J. **13**, 601 (1967).

LOOGEN, F., BAYER, O., RIPPERT, R., WOLTER, H. H.: Über die Einmündung von Lungenvenen in den rechten Vorhof und dessen Zuflußgebiet. (Ein Bericht über 5 eigene Beobachtungen.) Z. klin. Med. **151**, 340 (1954).

LOOGEN, F., GLEICHMANN, U.: Methodik der Herzkatheterisierung. In: Handbuch der medizinischen Radiologie von L. DIETHELM, O. OLSSON, F. STRNAD, H. VIETEN und A. ZUPPINGER, S. 243. Berlin-Heidelberg-New York: Springer 1969.

LOOGEN, F., GLEICHMANN, U., GREMMEL, H.: Komplette Transposition der großen Gefäße mit Vorhofseptumdefekt. Fortschr. Röntgenstr. **101**, 352 (1964).

LOOGEN, F., RIPPERT, R., VIETEN, H.: Angeborene Herz- und Gefäßfehler. In: Handbuch der medizinischen Radiologie. Berlin-Heidelberg-New York: Springer 1967.

LOOGEN, F., SCHAUB, W., TOKER, Y.: Spätergebnisse nach operativem Verschluß eines Vorhofseptumdefektes (Foramen Sekundum-Typ). T. I. und II. Z. Kreisl.-Forsch. **50**, 1062 u. 1138 (1961).

LOPEZ, J. F., LINN, H., SHAFFER, A. B.: The apical first heart sound as an aid in the diagnosis of atrial septal defect. Circulation **26**, 1296 (1962).

LUISADA, A. A., SLODKI, S. J., METHA, S., GUPTA, P. D.: Two mechanisms of split second heart sound in a patient with atrial septal defect. Amer. J. Cardiol. **18**, 788 (1966).

LUISADA, A. A., TESTELLI, M. R.: Atrial septal defect: Intracardiac phonocardiography. Amer. J. Cardiol. **1**, 134 (1958).

LUTEMBACHER, R.: De la stenose mitrale avec communication interauriculaire. Arch. Mal. Cœur **9**, 237 (1916).

MARK, H.: Natural history of atrial septal defect, with criteria for selection for surgery. Amer. J. Cardiol. **12**, 66 (1963).

MARKMAN, P., HOWITT, G., WADE, E. G.: Atrial septal defect in the middle-aged and elderly. Quart. J. Med. **34**, 409 (1965).

McDONALD, L.: The significance of a pressure gradient across the pulmonary valve in A.S.D. Brit. Heart J. **20**, 268 (1958).

McGOON, A. C., DUSHANE, J. W., KIRKLIN, J. W.: The surgical treatment of endocardial cushion defects. Surgery **46**, 185 (1959).

McGOON, D. C., SWAN, H. J. C., BRANDENBURG, R. O., CONNOLLY, D. C., KIRKLIN, J. W.: Atrial septal defect: Factors affecting the surgical mortality rate. Circulation **19**, 195 (1959).

MEESSEN, H.: Klinisch-pathologisch-anatomisches Kolloquium. Fall 9. Dtsch. med. Wschr. **84**, 1651 (1959).

MEISNER, H.: Zur Operationsindikation beim Vorhofseptumdefekt mit pulmonaler Hypertension. Thoraxchirurgie **14**, 545 (1966).

MEYER, W., MISHRA, B. R.: Das Intervall zwischen dem Aortensegment und dem Pulmonalsegment des II. Herztones beim Vorhofseptumdefekt. Z. Kreisl.-Forsch. **54**, 288 (1965).

MIEROP, L. H. S. VAN, ALLEY, R. D., KAUSEL, H. W., STRANAHAN, A.: The anatomy and embryology of endocardial cushion defects. J. thorac. cardiovasc. Surg. **43**, 71 (1962).

MILNOR, W. R., BERTRAND, C. A.: The electrocardiogram in atrial septal defect. A study of twenty-four cases, with observation on the RSR≙V_1 pattern. Amer. J. Med. **22**, 223 (1957).

MITCHELLI, S. C., KORONES, S. B., BERENDES, H. W.: Congenital heart disease in 56109 births. Incidence and natural history. Circulation **43**, 323 (1971).

MORGAN, B. C., RICKETTS, H. J., WINTERSCHEID, L. C.: Inferior clockwise frontal plane forces in a child with endocardial cushion defect. Amer. Heart J. **82**, 275 (1971).

MUÑOZ-ARMAS, S., GORRÍN, D. J. R. D., ANSELMI, G., HERNÁNDEZ, P. B., ANSELMI, A.: Single atrium. Embryology, anatomy, electrocardiographic and other diagnostic features. Amer. J. Cardiol. **21**, 639 (1968).

MUSTARD, W. T., NIGUIDULA, F. N., TRUSLER, G. A.: Endocardial cushion defects in infants and children. Ten years surgical experience. Brit. Heart J. **27**, 768 (1965).

NADAS, A. S., ELLISON, R. C.: Phonocardiographic analysis of diastolic flow murmurs in secundum atrial septal defect and ventricular septal defect. Brit. Heart J. **29**, 684 (1967).

NAKAMURA, F. F., HAUCK, A., NADAS, A. S.: Atrial septal defect in infants. Pediatrics **34**, 101 (1964).

NETTER, F. H., ALLEY, R. D., MIEROP, L. H. S. VAN: Congenital anomalies. In: The Ciba Collection of medical illustrations, Vol. 5: Heart, 1969.

NEUFELD, H. N., TITUS, J. L., DUSHANE, J. W., BURCHELL, H. B., EDWARDS, J. E.: Isolated septum defect of the persistent common atrioventricular canal type. Circulation **23**, 685 (1961).

NOVACK, P., SEGAL, B., KASPARIAN, H., LIKOFF, W.: Atrial septal defect in patients over 40. Geriatrics **18**, 421 (1963).

OEDMAN, P.: Electrokymographic studies of normal and abnormal right auricles with special reference to changes in atrial septal defect and valvular pulmonary stenosis. Acta radiol. (Stockh.) **44**, 353 (1955).

OKADA, R., GLAGOV, S., LEV, M.: Different effects of increased volume and increased pressure on endocardial structure in hearts with atrial septal defect. Brit. Heart J. **75**, 474 (1968).

OLIVEIRA, J. M. DE, ZIMMERMAN, H. A.: The electrocardiogram in interatrial septal defects and its correlation with hemodynamics. Amer. Heart J. **55**, 369 (1958).

OMERI, M. AL, BISHOP, M., OAKLEY, C., BENTALL, H. H., CLELAND, W. P.: The mitral valve in endocardial cushion defects. Brit. Heart J. **27**, 161 (1965).

OVERBECK, W., STEIM, H., DOBBERSTEIN, H. H., DOBBERSTEIN, I.: Vorhofseptumdefekt und pulmonale Hypertonie. Thoraxchirurgie **18**, 34 (1970).

PAPP, C.: Cardiac syncope in atrial septal defect. Brit. Heart J. **20**, 9 (1958).

PATTEN, B. M.: The closure of the foramen ovale. Amer. J. Anat. **48**, 19 (1931).

PAUL, M. H.: Endocardial cushion defects: Persistent common atrioventricular canal and persistent ostium primum. Pediat. Clin. N. Amer. **5**, 1011 (1958).

PAULY-LAUBRY, C., GAVELLE, P., CAMPAGNAC, J.: Contribution de la cineangiographie a l'etude du canal atrioventriculaire. Cœur Méd. interne **9**, 343 (1970).

PAWLOV, Z.: Ein neues orthogonales elektrokardiographisches System. Studien über Akulinitschevs vektorkardiographisches Dreiflächensystem. IV. Mitteilung: Das Vektorkardiogramm nach Akulinitschevs Dreiflächensystem beim Vorhofseptumdefekt. Terminaler rechter Schenkelblock. Zur Unterscheidung der Volumen- bzw Druckbelastung der rechten Herzkammer. Z. Kreisl -Forsch. **57**, 536 (1968).

PERLOFF, J. K., HARVEY, W. P.: Mechanisms of fixed splitting of the second heart sound. Circulation **18**, 998 (1958).

PERRY, E. L., BURCHELL, H. B., EDWARDS, J. E.: Congenital communication between the left ventricle and the right atrium: Co-existing ventricular septal defect and double tricuspid orifice. Mayo Clin. Proc. **24**, 198 (1949).

PETERSSON, O.: Atrial septal defect of secundum type. A clinical study before and after operation with special reference to hemodynamic function. Acta paediat. scand., Suppl. **174** (1967).

PIFARRÉ, R., DIETER, R. A., HOFFMAN, F. G., NEVILLE, W. E.: Atrial secundum septal defect and cleft mitral valve. Ann. thorac. Surg. **6**, 373 (1968).

PILLEGI, F., BOCCALANDRO, I., EBAID, M., MALLETA, C. A., TRANCHESI, J., MACRUZ, R., DÉCOURT, L. V.: The vectorcardiogram in interatrial septal defect and persistent atrioventricular canal. Amer. Heart J. **62**, 447 (1961).

PLASS, R., SCHMIDT, K. H., GUENTHER, K. H.: Intracardiac sounds and murmurs in atrial septal defect. Amer. J. Cardiol. **28**, 173 (1971).

POPPER, R. W., KNOTT, J. M. S., SELZER, A., GERBODE, F.: Arrhythmias after cardiac surgery. I. Uncomlicated atrial septal defect. Amer. Heart J. **64**, 455 (1962).

PORCIELLO, P. I.: Il significato della deviazione assiale sinistra nell'ostium primum. Minerva cardioangiol. **19**, 365 (1971).

PRYOR, R., WOODWARD, M. G., BLOUNT, S. G.: Electrocardiographic changes in atrial septal defects: Ostium secundum defect versus ostium primum (endocardial cushion) defect. Amer. Heart J. **58**, 689 (1959).

RASTELLI, G. C., KIRKLIN, J. W., KINCAID, O. W.: Angiocardiography of persistent common atrioventricular canal. Mayo Clin. Proc. **42**, 200 (1967).

RASTELLI, G. C., KIRKLIN, J. W., TITUS, J. L.: Anatomic observations to complete form of persistent common atrioventricular canal with special reference to atrioventricular valves. Mayo Clin. Proc. **41**, 296 (1966).

RASTELLI, G. C., WEIDMAN, W. H., KIRKLIN, J. W.: Surgical repair of the partial form of persistent common atrioventricular canal, with special reference to the problem of mitral valve incompetence. Circulation, Suppl. **31**/I, 1 (1965).

REEVE, R., SELZER, A., POPPER, R. W., LEEDS, R. F., GERBODE, F.: Reversibility of pulmonary hypertension following cardiac surgery. Circulation, Suppl. **34**/I, 107 (1966).

REHDER, K., KIRKLIN, J. W., THEYE, R. A.: Physiologic studies following surgical correction of atrial septal defect and similar lesions. Circulation **26**, 1302 (1962).

REID, J. M., STEVENSON, J. C.: Cardiac arrhythmias following successful surgical closure of atrial septal defect. Brit. Heart J. **29**, 742 (1967).

REINDELL, H., DOLL, E., STEIM, H., BILGER, R., KÖNIG, K., GEBHARDT, W., EMMRICH, J.: Das prä- und postoperative Röntgenbild angeborener Herzfehler, seine Bedeutung für Diagnose, Prognose und Pathophysiologie. Mitteilung II. Der Vorhofseptumdefekt. Arch. Kreisl.-Forsch. **38**, 71 (1962).

REINHOLD, J.: Venous pulse in atrial septal defect: A clinical sign. Brit. med. J. **1955I**, 695.

RESSL, J., KUBIS, M., LUKL, P., VYKYDAL, J., WEINBERG, J.: Resting hyperventilation in adults with atrial septal defect. Brit. Heart J. **31**, 118 (1969).

RODSTEIN, M., ZEMAN, F. D., GERBER, I. E.: Atrial septal defect in aged. Circulation **23**, 665 (1961).

ROESLER, H.: Interatrial septal defect. Arch. intern. Med. **54**, 338 (1934).

ROGERS, H. M., EDWARDS, J. E.: Incomplete division of the atrioventricular canal with patent interatrial foramen primum (persistent common atrioventricular ostium). Report of five cases and review of the literature. Amer. Heart J. **36**, 28 (1948).

ROSS, J., Jr., BRAUNWALD, E., MASON, D. T., BRAUNWALD, N. S., MORROW, A. G.: Interatrial communication and left atrial hypertension. A cause of continuous murmur. Circulation **28**, 853 (1963).

ROTHLIN, M., CHUKWUEMEKA, A.: Rhythmusstörungen beim operierten Vorhofseptumdefekt. Cardiologia (Basel) **48**, 397 (1966).

ROWE, G. G., CASTILLO, C. A., MAXWELL, G. M., CLIFFORD, J. E., CRUMPTON, C. W.: Atrial septal defect and the mechanism of shunt. Amer. Heart J. **61**, 369 (1961).

RUBINSTEIN, B. M., YOUNG, D., PINALS, D., JACOBSON, H. G.: The roentgen spectrum in persistent common atrioventricular canal. Radiology **86**, 860 (1966).

RUDOLPH, W., BERNSMEIER, A., BLÖMER, H.: Die Diagnose des Vorhofseptumdefektes aus phonokardiographischen und auskultatorischen Befunden. Arch. Kreisl.-Forsch. **31**, 112 (1959).

SANCETTA, S. M., ZIMMERMAN, H. A.: Congenital heart disease with septal defects in which paradoxical brain abscess causes death. A review of literature and report of two cases. Circulation **1**, 593 (1950).

SANCHEZ, J., RODRIGUEZ-TORRES, R., LIN, J. S., GOLDSTEIN, S., KAVETY, V.: Diagnostic value of the first heart sound in children with atrial septal defect. Amer. Heart J. **78**, 467 (1969).

SÁNCHEZ-CASCOS, A., DEUCHAR, D.: The P wave in atrial septal defect. Brit. Heart J. **25**, 202 (1963).

SCEBAT, L., VORIDES, E., RENAIS, J., LENÈGRE, J.: Étude du méchanisme des shunts dans les communications interauriculaires, interventriculaires et aortopulmonaires. Arch. Mal. Cœur **50**, 818 (1957).

SCHEU, H., ALSLEBEN, U., CHUKWUEMEKA, A., ROTHLIN, M., RUTISHAUSER, W., LÜTHY, E.: Zum Verlauf des nicht operierten Vorhofseptumdefektes. Verh. dtsch. Ges. Kreisl.-Forsch. **32**, 211 (1966).

SCHLESINGER, Z., DEUTSCH, V., YAHINI, J. H., NEUFELD, H. N.: Deformed anterior mitral valve leaflet without mitral insufficiency in persistent common atrioventricular canal. Anatomic and angiocardiographic correlation. Amer. Heart J. **73**, 742 (1967).

SCHOENMACKERS, J.: Zur Pathologie der pulmonalen Hypertension. Veränderungen der Lungen-, Bronchial- und Lymphgefäße. Thoraxchirurgie **14**, 465 (1966).

SCHRIRE, V., BECK, W., BARNARD, C. N.: An analysis of cardiac surgery at Groote Shuur and Red Cross War Memorial Childrens Hospitals, Cape Town for the fourteen years April 1951 — April 1965. S. Afr. med. J. **40**, 461 (1966).

SCHRIRE, V., BECK, W., VOGELPOEL, L., NELLEN, M., BARNARD, C. N.: Atrial septal defect. Part I. Secundum and sinus venosus defects. S. Afr. med. J. **37**, 737 (1963).

SCHRIRE, V., BECK, W., VOGELPOEL, L., NELLEN, M., BARNARD, C. N.: Atrial septal defect. Part 2. Endocardial cushion defects. S. Afr. med. J. **37**, 849 (1963).

SCHRIRE, V., VOGELPOEL, L.: Atrial septal defect. Amer. Heart J. **68**, 263 (1964).

SCOTT, L. P., HAUCK, A. J., NADAS, A. S., GROSS, R. E.: Endocardial cushion defect. Preoperative and postoperative survey. Circulation **26**, 218 (1962).

SELDON, W. A., RUBENSTEIN, C., FRASER, A. A.: Incidence of atrial septal defect in adults. Brit. Heart J. **24**, 557 (1962).

SELLERS, R. D., FERLIC, R. M., STERNS, L. P., LILLEHEI, C. W.: Secundum type atrial septum defects: Early and late results of surgical repair using extracorporeal circulation in 275 patients. Surgery **59**, 155 (1966).

SELLERS, R. D., LILLEHEI, C. W., EDWARDS, J. W.: Subaortic stenosis caused by anomalies of the atrioventricular valves. J. thorac. cardiovasc. Surg. **48**, 289 (1964).

SELZER, A.: Pulmonary hypertension and its relation to congenital heart disease. Dis. Chest **25**, 253 (1954).

SELZER, A., LEWIS, A. E.: The occurrence of chronic cyanosis in cases of atrial septal defect. Amer. J. med. Sci. **218**, 516 (1949).

SHAFTER, H. A.: Splitting of the second heart sound. Amer. J. Cardiol. **6**, 1013 (1960).

SHAH, C. V., PATEL, M. K., HASTREITER, A. R.: Hemodynamics of complete atrioventricular canal and its evolution with age. Amer. J. Cardiol. **24**, 326 (1969).

SILTANEN, P.: Atrial septal defect of secundum type in adults. Clinical and haemodynamic studies of 129 cases before and after surgical correction under cardiopulmonary bypass. Act. med. scand., Suppl. **497** (1968).

SILVER, A. W., SWAN, H. J. C., KIRKLIN, J. W.: Demonstration by dye dilution technics of preferential flow across atrial septal defects from right pulmonary veins and inferior vena cava (Abstr.). Fed. Proc. **13**, 138 (1954).

SILVERBLATT, M. L., ROSENFELD, I., GRISHAM, A., DONOSO, E.: The vectorcardiogram and electrocardiogram in interatrial septal defect. Amer. Heart J. **53**, 380 (1957).

SNELLEN, H. H., ALBERS, F. E.: The clinical diagnosis of anomalous pulmonary venous drainage. Circulation **6**, 801 (1952).

SOMMER, L. S., VOUDOUKIS, I. J.: Atrial septal defect in older age groups. With special reference to atypical clinical and electrocardiographic manifestation. Amer. J. Cardiol. **8**, 198 (1961).

SOMMERVILLE, J.: The significance of atypical electrocardiograms in atrioventricular and atrial septal defects. Brit. Heart J. **23**, 459 (1961).

SOMMERVILLE, J.: Ostium primum defect: Factors causing deterioration in the natural history. Brit. Heart J. **27**, 413 (1965).

SOMMERVILLE, J.: Clinical assessment of the function of the mitral valve in atrioventricular defects related to the anatomy. Amer. Heart J. **71**, 701 (1966).

SOMMERVILLE, J., AGNEW, T., STARK, J., WATERSTONE, D. J., ABERDEEN, E., CARTER, R. E. B., WAICH, S.: Banding of the pulmonary artery for common atrioventricular canal. Brit. Heart J. **29**, 816 (1967).

SOMMERVILLE, J., JEFFERSON, K.: Left ventricular angiocardiography in atrioventricular defects. Brit. Heart J. **30**, 446 (1968).

SOMMERVILLE, J., RESNEKOV, L.: The origin of an immediate diastolic murmur in atrioventricular defects. Circulation **32**, 797 (1965).

SOULIÉ, P., BOUVRAIN, Y., SIBILLE, A.: A propos de cinq observations de syndrome de Lutembacher. Arch. Mal. Cœur **47**, 97 (1954).

SOULIÉ, P., CARLOTTI, J., JOLY, F., ACAR, J., FORMAN, J.: Les communications inter-auriculaires. À propos de 81 cas. Sem. Hôp. Paris **35**, 669 (1959).

SQUARCIA, U., MERIDETH, J., MCGOON, D. C., WEIDMAN, W. H.: Prognosis of transient atrioventricular conduction disturbances complicating open heart surgery for congenital heart defects. Amer. J. Cardiol. **28**, 648 (1971).

STAHLMAN, M., KAPLAN, S., HELMSWORTH, H. A., CLARK, L. C., SCOTT, H. W.: Syndrome of left ventricular-right atrial shunt resulting from high interventricular septal defect associated with defective septal leaflet of the tricuspid valve. Circulation **12**, 813 (1955).

STAMPBACH, O.: Zur Dynamik der Ventrikelkontraktion und zur Genese des I. Tones beim Vorhofseptumdefekt. Arch. Kreisl.-Forsch. **44**, 76 (1964).

STORSTEIN, O., EFSKIND, L.: Atrial septal defect. Clinical and hemodynamic findings and results of open heart surgery. Acta chir. scand. **125**, 52 (1963).

STRAEDE-NIELSEN, J. S., FABRICIUS, J.: The effect of exercise on the size of the shunt in patients with atrial septal defects. Act. med. scand. **183**, 91 (1968).

SUMNER, R. G., JACOBY, W. J., PHILIPS, J. H., TUCKER, D. H.: Forme fruste of endocardial cushion defect. Amer. J. Cardiol. **15**, 148 (1965).

SWAN, H. J. C., BURCHELL, H. B., WOOD, E. H.: Differential diagnosis at cardiac catheterization of anomalous pulmonary venous drainage related to atrial septal defects or abnormal venous connections. Mayo Clin. Proc. **28**, 452 (1953).

SWAN, H. J. C., BURCHELL, H. B., WOOD, E. H.: The presence of venoatrial shunts in patients with interatrial communications. Circulation **10**, 705 (1954).

SWAN, H. J. C., HETZEL, P. S., BURCHELL, H. B., WOOD, E. H.: Relative contribution of blood from each lung to the left-to-right shunt in atrial septal defect. Circulation **14**, 200 (1956).

SWAN, H. J. C., KIRKLIN, J. W., BECU, L. M., WOOD, E. H.: Anomalous connection of right pulmonary veins to superior vena cava with interatrial communications. Hemodynamic data in eight cases. Circulation **16**, 54 (1957).

SWAN, H. J., MARSHALL, H. W., WOOD, E. H.: The effect of exercise in the supine position on pulmonary vascular dynamics in patients with left- to-right shunts. J. clin. Invest. **37**, 202 (1958).

TANDON, R., MANCHANDA, S. C., ROY, S. B.: Mitral stenosis with left-to-right shunt at atrial level. Brit. Heart J. **33**, 773 (1971).

TAUSSIG, H. B.: Congenital malformations of the heart. New York: Commonwealth Fund 1947.

TAUSSIG, H. B., HARVEY, A. M., FOLLIS, R. H.: The clinical and pathological findings in interauricular septal defects. Bull. Johns Hopk. Hosp. **63**, 61 (1938).

TAVEL, M. E.: Phonocardiography and venous pulsations. The use of the jugular pulse in the diagnosis of atrial septal defect. Dis. Chest **54**, 58 (1968).

TAVEL, M. E., BAUGH, D., FISCH, C., FEIGENBAUM, H.: Opening snap of the tricuspid valve in atrial septal defect. A phonocardiographic and reflected ultrasound study of sounds in relation to movements of the tricuspid valve. Amer. Heart J. **80**, 550 (1970).

TAYLOR, B. E., GERACI, J. E., POLLACK, A. A., BURCHEL, H. B., WOOD, E. H.: Interatrial mixing of blood and pulmonary circulatory dynamics in atrial septal defects. Mayo Clin. Proc. **23**, 500 (1948).

THURN, P.: Röntgenkymographische Befunde bei kongenitalen Herzfehlern. Fortschr. Röntgenstr. **74**, 151 (1951).

TIKOFF, G., KEITH, T. B., NELSON, R. M., KUIDA, H.: Clinical and hemodynamic observations after surgical closure of large atrial septal defect complicated by heart failure. Amer. J. Cardiol. **23**, 810 (1969).

TIKOFF, G., SCHMIDT, A. M., KUIDA, H., HECHT, H. H.: Heart failure in atrial septal defect. Amer. J. Med. **39**, 533 (1965).

TINNEY, W. S.: Intraauricular septal defect. Arch. intern. Med. **66**, 807 (1940).

TOSCANO-BARBOZA, E., BRANDENBURG, R. O., SWAN, H. J. C.: Atrial septal defect. The electrocardiogram and its hemodynamic correlation in 100 proved cases. Amer. J. Cardiol. **2**, 698 (1958).

VISIOLI, O., BARAGAN, J., LENÈGRE, J.: Les voies de conduction intracardiaque dans les cardiopathies par anomalie congénitale du septum. Étude anatomique. Arch. Mal. Cœur **55**, 1024 (1962).

WAGENVOORT, C. A., NAUTA, J., SCHAAR, P. J. VAN DER, WEEDA, H. W. H., WAGENVOORT, N.: Effect of flow and pressure on pulmonary vessels. A semiquantitative study based on lung biopsies. Circulation **35**, 1028 (1967).

WAGNER, J., GRAHAM, G. R.: Atrial septal defect in children. Brit. Heart J. **19**, 318 (1957).

WAKAI, C. S., EDWARDS, J. E.: Developmental and pathologic considerations in persistent common atrioventricular canal. Mayo Clin. Proc. **31**, 487 (1956).

WAKAI, C. S., EDWARDS, J. E.: Pathologic study of persistent common atrioventricular canal. Amer. Heart J. **56**, 779 (1958).

WALKER, W. J., MATTINGLY, T. W., POLLOCK, B. E., CARMICHAEL, D. B., INMON, T. W., FORRESTER, R. H.: Electrocardiographic and hemodynamic correlation in atrial septal defect. Amer. Heart J. **52**, 547 (1956).

WANG, Y.: Pulmonary vascular disease in secundum type atrial septal defect in adults. Circulation, Suppl. **44**/II, 238 (1971).

WATKINS, E., Jr., GROSS, R. E.: Experiences with surgical repair of atrial septal defects. J. thorac. Surg. **30**, 469 (1955).

WEIDMAN, W. H., SWAN, H. J. C., DUSHANE, J. W., WOOD, E. H.: A hemodynamic study of atrial septal defect and associated anomalies involving the atrial septum. J. Lab. clin. Med. **50**, 165 (1957).

WEINBERG, M., MILLER, R. A., HASTREITER, A. R., RAFFENSPERGER, J. G., FELL, E. H., BUCHELERES, H. G.: Congestive heart failure in children with atrial septal defect. J. thorac. cardiovasc. Surg. **51**, 81 (1966).

WENNEVOLD, A.: Diastolic murmur of atrial septal defects as detected by intracardiac phonocardiography. Circulation **34**, 132 (1966).

WEYN, A. S., BARTLE, S. H., NOLAN, T. B., DAMMANN, J. F., Jr.: Atrial septal defect — primum type. Circulation **31**/**32**, Suppl. III, 13 (1965).

WINCHELL, P., BASHOUR, F.: Some physiologic features of atrial septal defect. Observations in 38 adult patients. Amer. J. Cardiol. **2**, 687 (1958).

WINTERS, W. L., CORTES, F., MCDONOUGH, M., TYSON, R. R., BAIER, H., GIMENEZ, J., DAVILA, J. C.: Venoatrial shunting from inferior vena cava to left atrium in atrial septal defects with normal right heart pressures. Amer. J. Cardiol. **19**, 293 (1967).

WITHAM, A. C., ELLISON, R. G.: Diagnosis of ostium primum defects of the atrial septum. Amer. J. Med. **22**, 593 (1957).

WOLF, P. S., VOGEL, J. H. K., PRYOR, A., BLOUNT, S. G.: Atrial septal defect in patients over 45 years of age. Merits of surgical versus medical therapy. Brit. Heart J. **30**, 115 (1968).

WOOD, P.: Congenital heart disease (Part I. u. II.). Brit. med. J. **1950 II**, 639 and 693.

WOOD, P.: The Eisenmenger syndrome. Brit. med. J. **1958 II**, 701 and 755.

WOOD, P.: Atrial septal defect. In: Congenital heart disease, p. 49. Oxford: Blackwell 1962.

WOOLF, C. R.: Pulmonary function in adults with intracardiac septal defect. Circulation **27**, 261 (1963).

YOUNG, D.: Criteria for surgery in persistent common atrioventricular canal. Amer. J. Cardiol. **12**, 80 (1963).

YOUNG, D.: Later results of closure of secundum atrial defects in children. Circulation, Suppl. **43**/**44**, II, 72 (1971).

ZAKRZEWSKI, T. K., SLODKI, S. J., LUISADA, A. A.: The first heart sound in atrial septal defect. Amer. Heart J. **78**, 476 (1969).

ZAVER, A. G., NADAS, A. S.: Atrial septal defect — secundum type. Circulation, Suppl. **31**/**32**, III, 24 (1965).

Die Vorhofseptumdefekte

C. Chirurgischer Teil

A. Seling

Mit 28 Abbildungen

I. Vorderer, hinterer seitlicher, hinterer oberer und hinterer unterer Defekt

Neben der Unterscheidung von Ostium primum- und Ostium secundum-Defekten hat sich eine weitere Differenzierung der Secundum-Defekte durchgesetzt (Goerttler, 1958). Der große, weit offene Foramen ovale-Defekt, der bisherige Prototyp eines Secundum-Defektes, wird als vorderer Defekt bezeichnet. Gegen diese Defektform werden die hinteren Defekte abgegrenzt. Diese werden wiederum in obere, seitliche und untere Defektformen aufgeteilt. Die oberen hinteren Defekte sind im Schrifttum als Sinus venosus-Defekte bekannt. Die unteren hinteren Defekte (tiefe Defekte, posterior-inferiore Defekte) finden sich im Bereich der unteren Hohlvenenmündung. Die präoperative Diagnostik kann in der Regel zur anatomischen Differenzierung der Secundum-Defekte keine verläßliche Auskunft geben. Die endgültige Differenzierung ist erst unter Operationsbedingungen, d.h. nach der digitalen Exploration und Inspektion möglich. Eine Aufschlüsselung des Krankengutes der Düsseldorfer Chirurgischen Universitätsklinik bis 1967 ergab u.a. eine Häufigkeit der Foramen ovale-Defekte von 48%. Bei Defekten mit Lungenvenentranspositionen, die insgesamt in einer Häufigkeit von 15% vorkamen, handelte es sich überwiegend um Sinus venosus-Defekte (Tabelle 1 und 2).

Tabelle 1. Art der Secundum-Defekte (Krankengut bis 1967, Chirurg. Univ.-Klinik Düsseldorf)

Foramen ovale-Defekte	48,3%
Defekte ohne untere Begrenzung	26,6%
Einmüdung der unteren Hohlvene hinter dem unteren Defektrand	1,8%
Defekte ohne obere Begrenzung und rinnenartige Defekte ohne sichere obere und untere Begrenzung	0,5%
Mehrfache Defekte	2,4%
Fenestrierte Defekte	5,0%
Defekte mit Lungenvenentransposition	15,4%

Tabelle 2. 148 Defekte mit Lungenvenentransposition (Krankengut bis 1967, Chirurg. Univ.-Klinik Düsseldorf)

Hintere obere Defekte (Sinus venosus-Defekte)	118
Hintere seitliche Defekte	16
Hintere untere Defekte	2
Transpositionen bei vorderen Secundum-Defekten (= Foramen ovale-Defekten)	12
	148

1. Vordere Vorhofseptumdefekte

Die Atrioseptopexie und die Zirkumklusion (Bd. II, C. Crafoord u. V. O. Björk) sind als Operationsverfahren weitgehend verlassen worden zugunsten der Operation unter direkter Augensicht.

Diese offenen Operationen des Secundum-Defektes werden alternativ unter Hypothermiebedingungen (30° C) oder mit Hilfe des extrakorporalen Kreislaufs durchgeführt. Für den unkomplizierten Defekt des Kindes und des Jugendlichen – das ist die überwiegende Mehrzahl der Fälle – ist die Hypothermie ausreichend (Bd. II, E. Derra). Ergibt die präoperative Diagnostik Verdacht auf eine Lungenvenentransposition, wird heute vielfach dem extrakorporalen Kreislauf der Vorzug gegeben, obwohl, wie es Derra in Bd. II skizziert und andernorts mit Mitarbeitern (Derra u. Mitarb., 1963) genauer

Siehe auch Handbuch der Thoraxchirurgie Bd. II (1959), S. 298ff. u. 325ff.

ausgeführt hat, partielle Lungenvenenfehlmündungen namentlich in Kombination mit einem Secundum-Defekt auch in künstlicher Unterkühlung zu korrigieren sind. Heute sollten jedenfalls Risikopatienten (d.h. Alter über 20 Jahre, begleitende Reizleitungsstörung, Vorhofflimmern, pulmonale Druckerhöhung, pektanginöse Beschwerden u.a.) mit Hilfe der Herz-Lungen-Maschine operiert werden.

Operationstechnisch hat sich gezeigt, daß der rechtsseitige antero-laterale Zugang im 4. ICR sowohl in Hypothermie als auch bei Anwendung der Herz-Lungen-Maschine ein ausreichender Zugang ist. Die bilaterale transsternale Thorakotomie und die mediane Sternotomie haben allerdings den Vorteil der besseren Übersicht. Hinsichtlich der Operationsphasen und der Nahttechnik unter Hypothermiebedingungen wird auf Bd. II, S. 325ff., verwiesen.

Für die Anwendung des *extrakorporalen Kreislaufs* sind bei der Freilegung des Herzens keine zusätzlichen Vorkehrungen zu treffen. Die Kanülierung beider Hohlvenen mit großkalibrigen Kathetern erfolgt über eine gemeinsame oder über 2 getrennte Herzohr- bzw. Vorhofinzisionen. Diese werden mit Tabaksbeutelnähten abgesichert. Eine weitere venöse Kanüle kann notwendig sein (über den Sinus coronarius), wenn eine größere linkspersistierende obere Hohlvene vorliegt. Die arterielle Zustromkanüle wird über eine kleine Aortotomie im Bereiche der Aorta ascendens eingeführt. Im totalen Umgehungskreislauf wird nach Schließen der Aortenklemme der rechte Vorhof eröffnet. Es empfiehlt sich, eine Vorhofinzision in querer Verlaufsrichtung zu wählen, wenn nicht die kraniale Herzohrinzision zum Zwecke der venösen Kanülierung nach laterodorsal und kaudal erweitert wird. Die quere Eröffnung des Vorhofes hat erfahrungsgemäß die geringste Quote postoperativer Rhythmusstörungen. Roux- oder Venenhaken oder applizierte Haltefäden besorgen einen ausreichenden Situsüberblick durch die Assistenz. Mit dem Koronarsauger wird der rechte Vorhof leergesaugt. Eine sogenannte Linksdrainage ist in der Regel nicht notwendig. Sie kann wahlweise von der linken Ventrikelspitze in den Ventrikel oder ventral der rechtsseitigen Lungenvenenmündung in den linken Vorhof eingeführt werden.

In der Regel läßt sich der Verschluß eines normal begrenzten Foramen ovale-Defekts durch eine fortlaufende atraumatische Naht (3/0 bis 4/0) spannungsfrei erreichen. Bei ovalären Defekten verläuft wegen der geringen Spannung die Naht in der Längsachse des Ovals. Gewinnt man den Eindruck, daß die Naht nicht spannungsfrei abgeschlossen werden kann, sollte man besonders bei älteren Patienten mit dilatiertem Vorhof mit dem Einnähen einer entsprechend vorbereiteten Prothese (Kunststoffflicken oder Perikardläppchen) nicht zögern. Postoperative Rhythmusstörungen und Nahtinsuffizienzen lassen sich dadurch in einem hohen Maße vermeiden. Das Einnähen der Prothese erfolgt mit fortlaufender atraumatischer Naht (3/0 bis 4/0). Größtes Gewicht ist auf die sorgfältige Entlüftung des linken Herzens zu legen. Mit Hilfe des Anästhesisten wird zu diesem Zweck beim Knüpfen der letzten Naht der linke Vorhof durch Auspressen der Lungenvenen aufgefüllt. Sicherheitshalber wird außerdem die Ventrikelspitze angehoben und der linke Ventrikel mit einer dicken Kanüle punktiert. Auf diese Weise wird mit einer großen Zuverlässigkeit einer koronaren oder zerebralen Luftembolie vorgebeugt. Abschließend wird die Vorhofinzision fortlaufend mit atraumatischer Naht (4/0) überwendlich vernäht. Ein Auffüllen des rechten Vorhofes mit Kochsalzlösung ist nicht notwendig, da sich das rechte Herz nach Lösen der Aortenklemme sehr rasch über den Koronarsinus auffüllt. Die zusätzliche Entlüftung des rechten Herzens einschließlich der Pulmonalarterie wird noch vor Knüpfen des letzten Vorhofnahtstiches durch kurze manuelle Kompression von außen herbeigeführt. Eine Entlüftungspunktion der A. pulmonalis und des rechten Ventrikels ist anzuraten.

Vielfach, insbesondere bei Kindern, nach kurzer Abklemmungszeit, kann nach Reduzierung des extrakorporalen Kreislaufs unter guten hämodynamischen Bedingungen vom Umgehungskreislauf abgegangen werden. Die venöse und arterielle Dekanülierung beenden den Eingriff. Kammerflimmern und vorübergehende Blockierungen werden nach kurzdauernder Aortenabklemmung (10 min) selten beobachtet. Während das spontane Verschwinden bei wechselnden Blockierungen die Regel ist, wird das Kammerflimmern mittels Elektroschocks behoben. Der Eingriff kann in Normothermie durchgeführt werden. Lediglich bei älteren Patienten sollte zur besseren Toleranz der Ischämiezeit bei Beginn des extrakorporalen Kreislaufs die Bluttemperatur mittels Wärmeaustauschers auf 30° C gesenkt werden. Es ist auch möglich und bei älteren myokardial geschädigten Patienten durchaus vertretbar, den Eingriff ohne Koronarischämie vorzunehmen. In solchen Fällen ist es ratsam, elektrisch Kammerflimmern zu induzieren.

Die Versorgung des eröffneten Perikards, die Drainage des Thorax und der schichtweise Thoraxverschluß beinhalten keine Besonderheiten.

Einige morphologische Abweichungen bedürfen einer speziellen Betrachtung. Sie sind, sofern die präoperative Diagnostik keine Hinweise ergab, spätestens bei der digitalen Exploration zu eruieren. Sie haben bereits im Bd. II (E. Derra) Berücksichtigung gefunden. Prinzipiell besteht heute Einigkeit darüber, komplizierte anatomische Varianten mit Hilfe des extrakorporalen Kreislaufs operativ anzugehen. Die bei Hypothermieverfahren gewonnenen Erkenntnisse hinsichtlich der Nahttechnik werden dabei sinnvollerweise übernommen. Als Beispiele sind zu nennen: die Versorgung eines Secundum-Defektes „ohne untere Begrenzung" (Fehlen der Valvula foraminis ovalis), Mündung der V. cava inferior hinter dem unteren Defektrand, Identifizierung einer Doppelmündung des Koronarsinus (Lungenvenentransposition!), Mündung des Koronarsinus direkt am Defektrand, Defekte mit fehlender oberer und unterer Begrenzung u.a.

a) Partielle Lungenvenentransposition bei vorderen Vorhofseptumdefekten

Eine partielle Lungenvenentransposition kann mit einem vorderen Vorhofseptumdefekt vergesellschaftet sein. Häufiger ist allerdings die Kombination mit hinteren Defekten (Irmer u. Seling, 1967). Korrekterweise sind diese Transpositionen als „paradox mündende Lungenvenen" zu bezeichnen. Der Links-Rechts-Kurzschluß ist nicht das Resultat einer Seitenverkehrung. Es liegt lediglich ein Persistieren embryonaler Querverbindungen zwischen zwei Gefäßsystemen vor.

Die Variationsbreite partieller Lungenvenentranspositionen ist groß. Fehlmündungen in Hohlvenen, Halsvenen, Pfortader, Leber und Sinus coronarius sind einzeln und in Kombination bekannt. Diese denkbaren, präoperativ kaum zuverlässig festlegbaren Variationsmöglichkeiten sind der Grund, warum man jetzt dazu neigt, bei Lungenvenentranspositionen die extrakorporale Zirkulation heranzuziehen. Dabei bleibt unbestritten, daß die einfache Lungenvenentransposition ventral eines Secundum-Defektrandes oder bei Fehlen der lateralen Begrenzung, wie bereits erwähnt, nach der Inversionstechnik von Lewis durchaus in Hypothermie behoben werden kann. Analog kann verfahren werden, wenn ein sehr kleiner Foramen ovale-Defekt mit Lungenvenentransposition vorliegt. Der erste Schritt ist dann die Spaltung des Septums vom Defekt ausgehend in Längsrichtung, so daß der mediale Rand anschließend zur Inversionsnaht zu verwenden ist (Abb. 1).

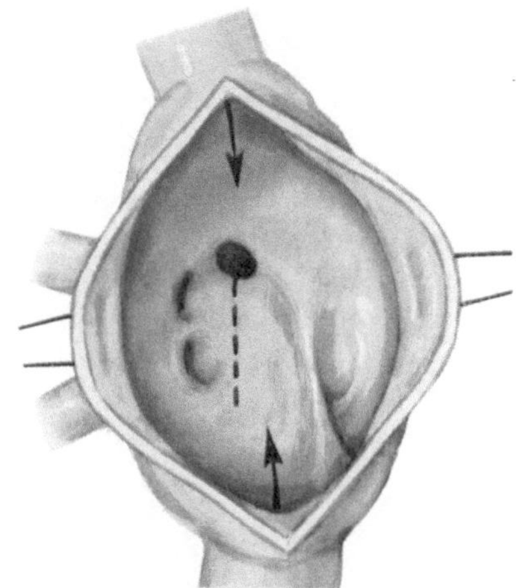

Ab. 1. Kleiner Foramen ovale-Defekt und Lungenvenentransposition. Spaltung des Vorhofseptums nach kaudal, so daß der mediale Septumrand für die Inversionstechnik verwendet werden kann

Schwieriger wird die Situation, wenn die untere Hohlvene hinter dem unteren Defektrand mündet und gleichzeitig eine transponierte Lungenvene vorliegt. Es handelt sich hier um eine extrem seltene Kombination (Eigenbeobachtung von Derra). Die Versorgung mit Hilfe eines Perikard- oder Kunststoffläppchens in extrakorporaler Zirkulation ist wesentlich unproblematischer als die Umleitung des Venenblutes in den linken Vorhof mittels gesonderter Nahtführung und der anschließende Defektverschluß unter Beachtung der Kavamündung. Aus dem kaudalen Vorhofseptum, das einer vorderen intraatrialen „Hohlvenenwand" entsprechen könnte, muß zuvor noch zum freien Abfluß des Blutes in den rechten Vorhof eine Portion herausgeschnitten werden. Bei intraatrialen Lungenvenenfehlmündungen kann in der Regel mit einem Perikard- oder Kunststoffläppchen sowohl die Umleitung des Lungenvenenblutes in den linken Vorhof, als auch der Verschluß des Defektes mühelos erreicht werden (Abb. 2a–d).

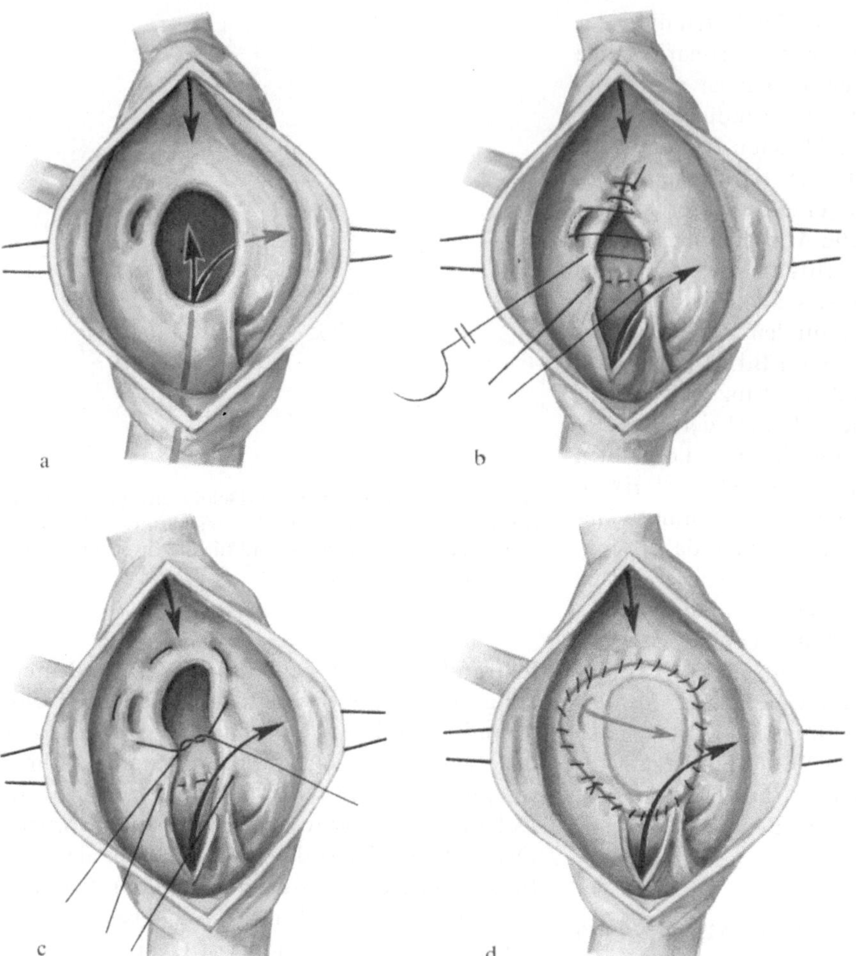

Abb. 2a–d. Foramen secundum-Defekt. Fehlmündung der unteren Hohlvene hinter dem unteren Defektrand und Lungenvenentransposition (a). Defektverschluß nach Keilexzision aus dem unteren Defektrand mit direkter Naht (b u. c) und mit Hilfe einer Prothese (d)

Fehlmündungen von Lungenvenen in das Kavasystem machen Umpflanzungen notwendig. Bei der Korrektur der Fehlmündungen aller rechtsseitigen Lungenvenen in die V. cava inferior (z.B. beim Scimitar-Syndrom) sind unterschiedliche Operationstechniken zur Anwendung gekommen. KIRKLIN führte als erster 1956 eine Korrektur durch. Unter Hypothermiebedingungen pflanzte er den Venenstamm in den rechten Vorhof ein und leitete mittels einer Atrioseptopexie das Lungenvenenblut durch den Vorhofseptumdefekt in den linken Vorhof. Um auch bei ungünstigen anatomischen Bedingungen eine Korrektur zu ermöglichen, wird heute der Eingriff mit der Herz-Lungen-Maschine bevorzugt. Das operative Vorgehen der Wahl bei partieller Lungenvenentransposition in die untere Hohlvene ist die direkte Implantation des Venenstammes in den linken Vorhof (Abb. 3). Die größte Schwierigkeit für eine direkte Anastomose resultiert aus einer Hypoplasie des linken Vorhofes. Jener Vorhofanteil, der der Aufnahme der rechtsseitigen Lungenvenen dient, ist nicht angelegt, so daß bei direkter Implantation in den linken Vorhof eine Einengung der linksseitigen Lungenvenen droht. Die Hypoplasie ist besonders ausgeprägt, wenn gleichzeitig ein größerer Vorhofseptumdefekt vorliegt. Dieser Umstand, der auch durch eine eigene Beobachtung bestätigt wird, veranlaßte einige Chirurgen (BJÖRK u. Mitarb., 1962; SHUMACKER u. JUDD, 1964), die Vene in den rechten Vorhof einzupflanzen. Mit Hilfe eines Teflonflickens wurde dann das Lungenvenenblut über einen vorhandenen oder erweiterten oder künstlich angelegten Vorhofseptumdefekt in den linken Vorhof geleitet. Wir verwendeten anstelle des Kunststoffes ein Perikardläppchen (Abb. 4). Das gleiche Verfahren ist

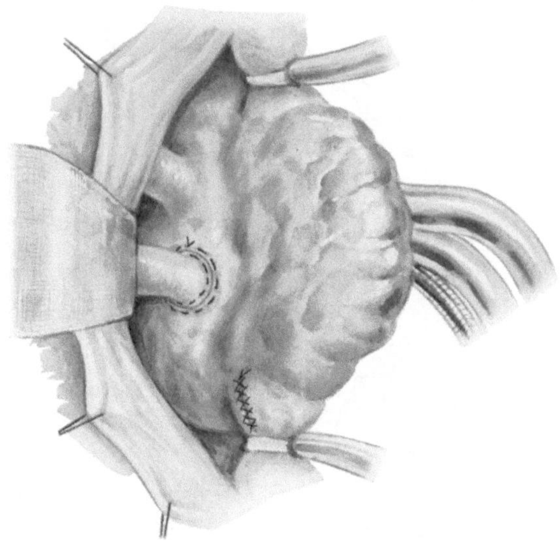

Abb. 3. Implantation einer in die untere Hohlvene transponierten Lungenvene in den linken Vorhof. Die Abtrennungsstelle an der unteren Hohlvene ist fortlaufend vernäht

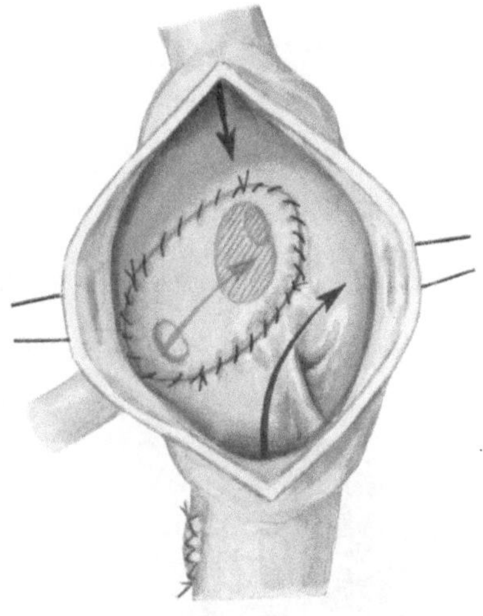

Abb. 4. Korrektur der Scimitarvene. Der kurze venöse Gefäßstamm ist von der unteren Hohlvene abgesetzt und mit dem rechten Vorhof anastomosiert. Der kleine Foramen ovale-Defekt ist erweitert worden (schraffiertes Oval). Ein Perikard- oder Kunststoffläppchen besorgt die Umleitung des Venenblutes in den linken Vorhof

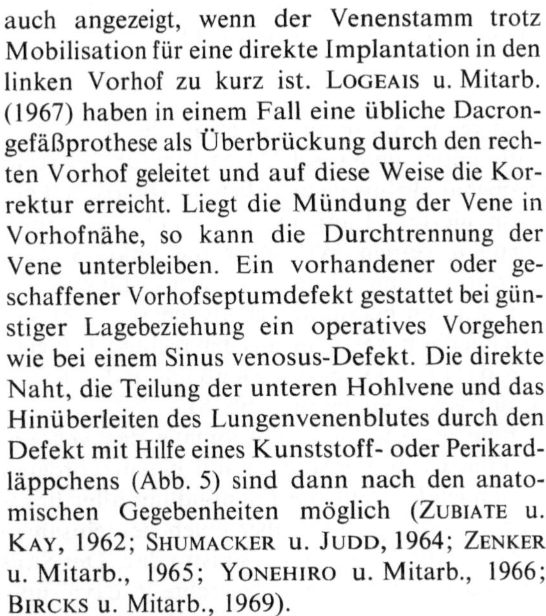

auch angezeigt, wenn der Venenstamm trotz Mobilisation für eine direkte Implantation in den linken Vorhof zu kurz ist. Logeais u. Mitarb. (1967) haben in einem Fall eine übliche Dacrongefäßprothese als Überbrückung durch den rechten Vorhof geleitet und auf diese Weise die Korrektur erreicht. Liegt die Mündung der Vene in Vorhofnähe, so kann die Durchtrennung der Vene unterbleiben. Ein vorhandener oder geschaffener Vorhofseptumdefekt gestattet bei günstiger Lagebeziehung ein operatives Vorgehen wie bei einem Sinus venosus-Defekt. Die direkte Naht, die Teilung der unteren Hohlvene und das Hinüberleiten des Lungenvenenblutes durch den Defekt mit Hilfe eines Kunststoff- oder Perikardläppchens (Abb. 5) sind dann nach den anatomischen Gegebenheiten möglich (Zubiate u. Kay, 1962; Shumacker u. Judd, 1964; Zenker u. Mitarb., 1965; Yonehiro u. Mitarb., 1966; Bircks u. Mitarb., 1969).

Bei Fehlmündungen von Lungenvenen (Oberlappen- oder Segmentvenen des Oberlappens) in die obere Hohlvene hat man von der Möglichkeit der kavanahen Abtrennung des Gefäßes mit anschließender termino-lateraler Anastomose in den Mittel- oder Unterlappenstamm Abstand genommen (Abb. 24, S. 347, Bd. II, E. Derra). Thrombosierungen zwangen zu lungenverkleinernden Eingriffen. Die einfache Unterbindung

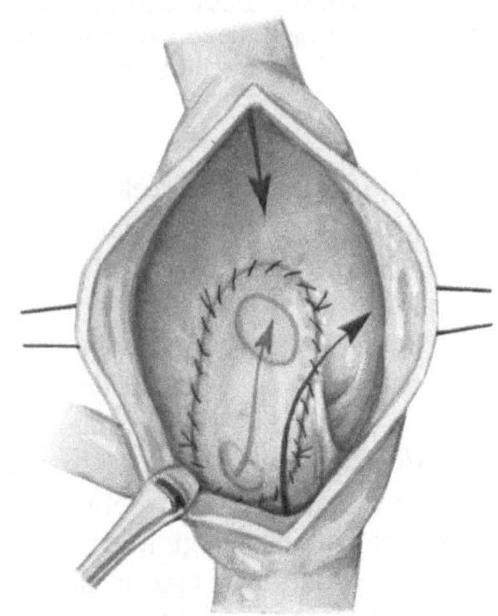

Abb. 5. Kavanahe Einmündung einer transponierten Lungenvene und Foramen ovale-Defekt. Umleitung des Venenblutes in den linken Vorhof mittels eines Perikard- oder Kunststoffläppchens

entsprechender Lungenarterienäste kann eine Reduzierung des Kurzschlusses nur unzuverlässig garantieren, da ein kompensatorischer Kollateralkreislauf sich über Gefäße benachbarter Lungenlappen einstellen kann bzw. sich die Bronchialarterienzirkulation vermehrt.

Als Rarität ist die Kombination eines vorderen Defektes mit der Fehlmündung der V. cava

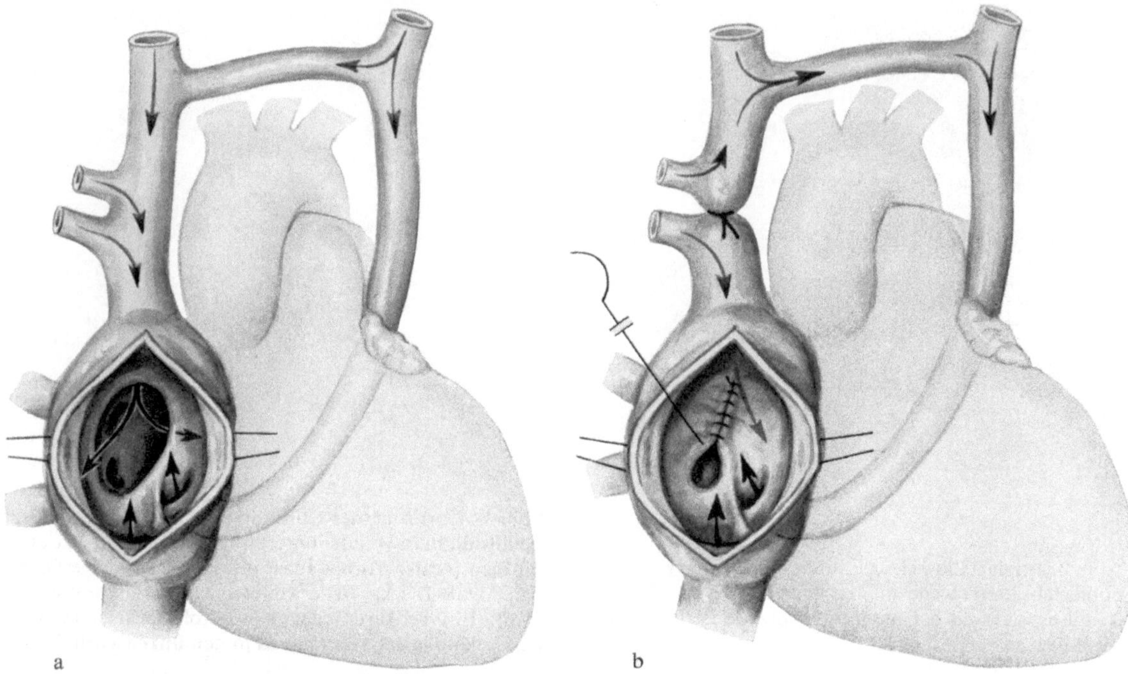

Abb. 6a u. b. Foramen secundum-Defekt und Einmündung der oberen Hohlvene hinter dem oberen Defektrand in den linken Vorhof. Zusätzlich bestehen eine Transposition der rechten Oberlappenvene in die obere Hohlvene und eine linkspersistierende obere Hohlvene (a). Vollständige Korrektur durch Ligatur der oberen rechten Hohlvene zwischen der V. azygos und der transponierten Lungenvene und fortlaufende Defektvernähung (b)

superior in die obere rechte Lungenvene anzusehen, die dann hinter dem oberen Defektrand in den linken Vorhof mündet. Diese Anomalie ist in Verbindung mit einer linkspersistierenden oberen Hohlvene beobachtet worden. Eine V. anonyma war ausgebildet. Die Korrektur dieser komplexen Fehlbildung gestaltet sich relativ einfach. Während der Septumdefekt in Hypothermie oder in extrakorporaler Zirkulation verschlossen wird, erfolgt unterhalb der Mündung der V. azygos die Ligatur der rechten oberen Hohlvene. Die Korrektur ist damit vollständig. Das Blut aus der rechten oberen Hohlvene passiert die V. anonyma sinistra und gelangt über den Sinus coronarius in den rechten Vorhof. Der Defektverschluß behebt den Kurzschluß auf Vorhofebene.

In seltenen Fällen kann in Verbindung mit Anomalien des venösen Rückflusses folgende Situation angetroffen werden: Die obere Hohlvene ist rechts und links angelegt. Die rechte Oberlappenvene mündet in die rechte obere Hohlvene, die sich hinter dem oberen Defektrand eines unauffälligen Foramen secundum in den linken Vorhof ergießt (Abb. 6a). Bei ausgebildeter V. anonyma sinistra ist die Korrektur relativ unproblematisch. Nach Ligatur der rechten oberen Hohlvene zwischen V. azygos und der transponierten Lungenvene nimmt das Hohlvenenblut seinen Weg über die linke V. cava superior in den Sinus coronarius. Durch den rechtsseitigen herznahen Hohlvenenstumpf fließt ausschließlich das Blut aus der rechten Lungenvene, das nach Defektverschluß nur in den linken Vorhof gelangen kann (Abb. 6b).

Eine weitere seltene Anomalie des venösen Rückflusses in Verbindung mit einem vorderen Septumdefekt stellt die Einmündung aller linksseitigen Lungenvenen über einen gemeinsamen Stamm in die V. anonyma sinistra dar. Der Situs kann noch durch eine in die rechte V. cava superior einmündende rechtsseitige Oberlappenvene kompliziert sein (Abb. 7a). Falls die Korrektur dieser Vene problematisch ist, wird sie von den weiteren chirurgischen Maßnahmen ausgeschlossen. Der linksseitige gemeinsame Lungenvenenstamm wird umgepflanzt (Abb. 7b). Die Ligatur und Durchtrennung der Vene an ihrer Einmündungsstelle in die V. anonyma und die Einpflanzung des Venenstammes in das linke

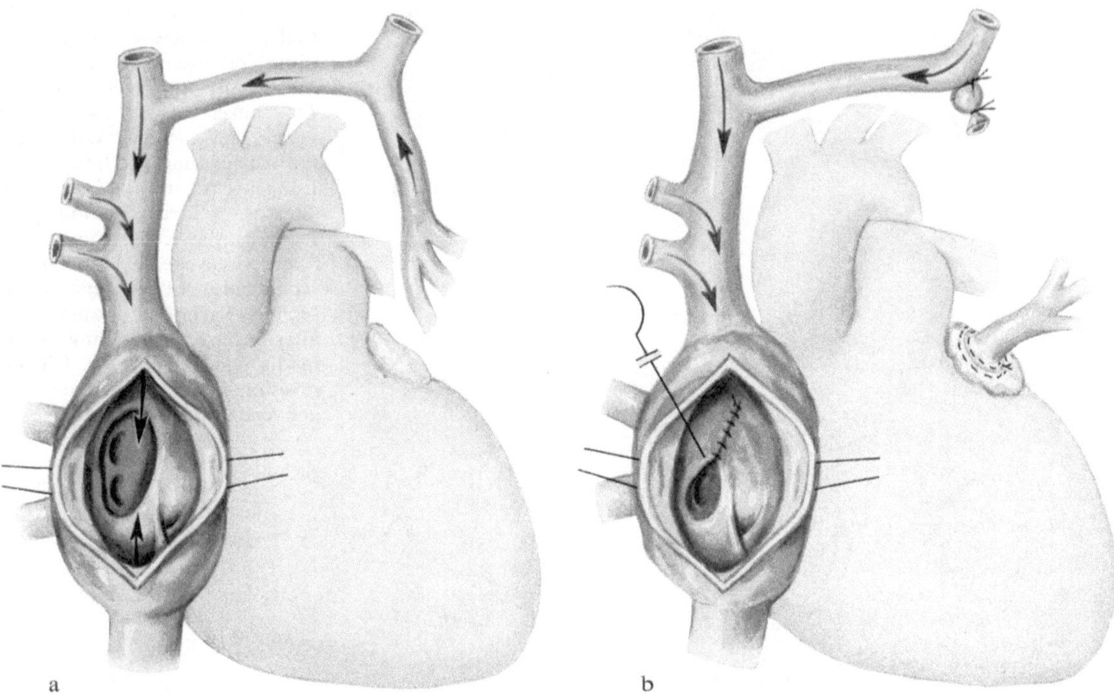

Abb. 7a u. b. Foramen secundum-Defekt mit Fehlmündung der rechten Oberlappenvene in die obere Hohlvene und Fehlmündung sämtlicher linksseitiger Lungenvenen in die V. anonyma (a). Teilkorrektur nach Umpflanzung des gemeinsamen linksseitigen Venenstammes in das linke Herzohr und Defektverschluß durch fortlaufende Naht. Die transponierte rechtsseitige Lungenvene ist nicht korrigiert (b)

Herzohr oder auch in einen hypoplastischen linken Vorhof können technisch ohne Hilfe der Herz-Lungen-Maschine praktiziert werden. Die Anwendung der extrakorporalen Zirkulation ist sicherer. Für den Defektverschluß sind natürlich die Hypothermie oder die extrakorporale Zirkulation notwendig.

b) Partielle Lungenvenentransposition mit einem funktionell unbedeutenden Foramen ovale

Diese seltenen Fälle gelangen in der Regel unter der Diagnose eines Vorhofseptumdefektes zur Operation. Das Vorkommen partieller Lungenvenentranspositionen ohne Vorhofscheidewanddefekt ist noch seltener.

Die Mitteilungen im Schrifttum und das eigene chirurgische Erfahrungsgut basieren auf Einzelbeobachtungen. Bei dem erwähnten Scimitar-Syndrom kann diese Situation angetroffen werden. Das offene Foramen ovale ist funktionell bedeutungslos, oder das Vorhofseptum ist intakt. Der Kurzschluß ist ausschließlich durch die Transposition gegeben. Bei Fehlen eines Vorhofscheidewanddefektes handelt es sich in der überwiegenden Mehrzahl um Transpositionen der rechtsseitigen Lungenvenen, während die linksseitigen regelrecht in einen hypoplastischen linken Vorhof münden. In Abb. 8a–f sind die wesentlichsten Lungenvenentranspositionen ohne Vorhofscheidewanddefekt schematisch dargestellt. Die Gliederung ist in Anlehnung an FRYE u. Mitarb. (1969) gewählt, dabei wurde die Mündung der anomalen Vene in das Kavasystem bzw. in den rechten Vorhof für eine übersichtliche Gruppierung herangezogen. Weitere begleitende Anomalien betreffen in erster Linie die Lunge. Varianten in der Lungenlappung, Hypoplasien der rechten Lunge mit Dextrokardie, Agenesie eines Lappens und korrespondierende Anomalien in der arteriellen Versorgung der Lungenlappen sind beobachtet worden. Die Patienten sind vielfach asymptomatisch oder kommen erst in fortgeschrittenem Lebensalter in klinische Behandlung.

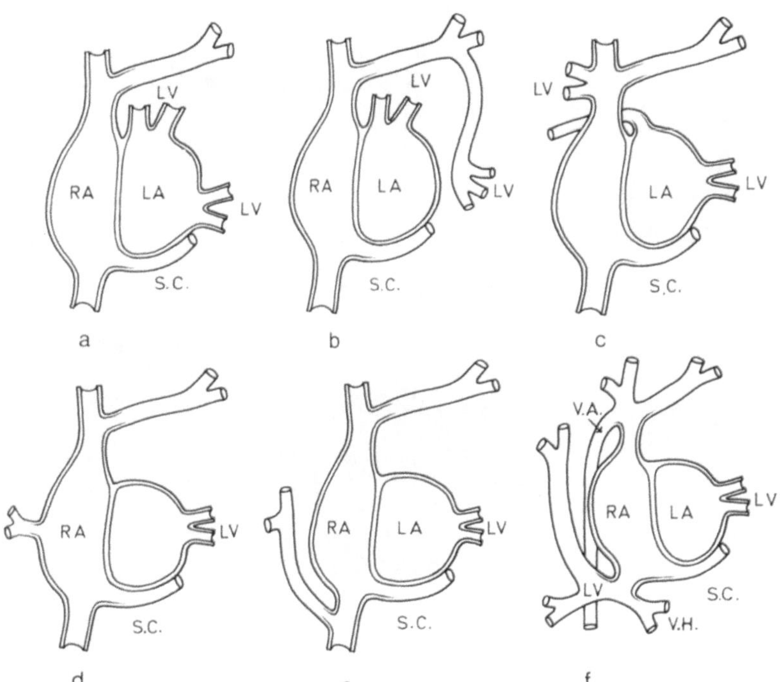

Abb. 8a–f. Übersicht der partiellen Lungenvenentransposition ohne Vorhofseptumdefekt. a Normaler Situs. *R. A.* rechter Vorhof, *L. A.* linker Vorhof, *L. V.* Lungenvene, *S. C.* Sinus coronarius. b Fehlmündung der linksseitigen Lungenvenen in die V. anonyma sinistra. c Transposition einer rechtsseitigen Lungenvene in die obere Hohlvene. d Transposition rechtsseitiger Lungenvenen in den rechten Vorhof. e Transposition aller rechtsseitigen Lungenvenen in die untere Hohlvene. f Transposition der rechtsseitigen Lungenvene in die V. hepatica

Die chirurgische Korrektur zur Aufhebung des Links-Rechtskurzschlusses ist entsprechend der Variationsbreite unterschiedlich. Um allen Situationen hinsichtlich der intraoperativen genauen Exploration, insbesondere bei Fehlen eines Angiogramms, und der notwendigen chirurgischen Maßnahme gewachsen zu sein, ist die Anwendung der Herz-Lungen-Maschine empfehlenswert und in einigen Fällen unumgänglich. Vielfach sind die zu treffenden Korrekturen nicht von den bereits beschriebenen bei Lungenvenentranspositionen mit Vorhofscheidewanddefekt abweichend.

Im einzelnen wird man bei Fehlmündung der linksseitigen Lungenvenen in eine sogenannte Vertikalvene (Abb. 8b) die direkte Anastomose des Venenstammes mit dem linken Vorhof anstreben. Diese Technik ist in Abb. 7b beschrieben.

Die partielle oder vollständige rechtsseitige Lungenvenentransposition in die obere Hohlvene, wie Abb. 8c zeigt, entspricht dem Befund bei einem Sinus venosus-Defekt. Der obere Kavatrichter ist in der Regel erweitert. Es fehlt lediglich der hohe Vorhofseptumdefekt. In der Schaffung eines derartigen hohen Scheidewanddefektes und der anschließenden Blutumleitung mit Hilfe einer Prothese besteht die Korrektur. Hinsichtlich des Operationsverfahrens und der verschiedenen Operationsphasen wird auf die Ausführung auf S. 536–539 verwiesen.

Bei der Fehlmündung der rechtsseitigen Lungenvenen in den rechten Vorhof (Abb. 8d) kann die Umleitung des Venenblutes in den linken Vorhof relativ einfach herbeigeführt werden, wenn das Mündungsostium in unmittelbarer Nachbarschaft zum interatrialen Sulcus liegt. In diesem Fall kann chirurgisch ein lateraler Vorhofseptumdefekt von knapp Markstückgröße gesetzt werden. Der geschaffene Defektrand wird dann in der bereits bekannten Inversionstechnik an den freien Rand des Venenostiums fixiert. Mündet die Vene weiter ventral, ist eine spannungsfreie Inversionsnaht nicht möglich. Für eine direkte Anastomose des transponierten Venenstammes mit dem linken hypoplastischen Vorhof ist der Venenstamm meist zu kurz. In diesem Fall empfiehlt es sich, das Venenostium zu belassen und nach Schaffung eines Septumdefektes das Blut mit Hilfe eines Perikardläppchens oder einer Kunststoffprothese in den Vorhof umzuleiten. Dieses Verfahren ist auf S. 529 bereits beschrieben.

Die Korrektur der Fehlmündung sämtlicher rechtsseitigen Lungenvenen über einen gemeinsamen Stamm in die untere Hohlvene ohne Vorhofseptumdefekt (Abb. 8e) beinhaltet gegenüber

Abb. 9a u. b. Suprakardialer Typ der totalen Lungenvenentransposition. Anastomose zwischen linkem Vorhof und dem Lungenvenenstamm (a). Blutstromrichtung nach Ligatur der Vertikalvene (b)

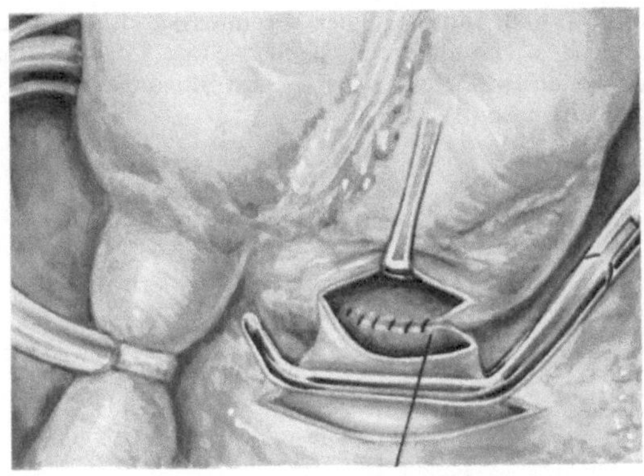

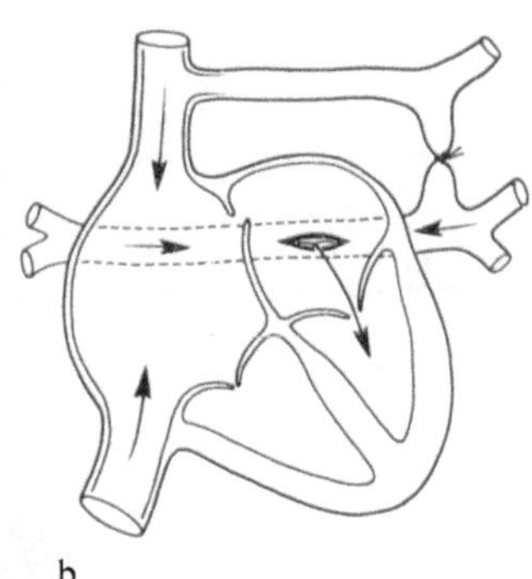

den Ausführungen auf S. 529 keine Besonderheiten. Gelingt die direkte Anastomose des Venenstammes mit dem linken Vorhof nicht, wird man nach Umpflanzung des Venenstammes in den rechten Vorhof wiederum einen künstlichen Septumdefekt setzen und die Umleitung des Blutes in den linken Vorhof analog der beschriebenen Technik mit Hilfe eines Perikard- oder Kunststoffläppchens herbeiführen.

Für die in Abb. 8f wiedergegebene Transposition rechtsseitiger Lungenvenen in die V. hepatica ist die subdiaphragmale Lage der Fehlmündung typisch. Nach subtiler Präparation der tiefen Zwerchfellregion kann im günstigsten Fall die einfache Ligatur des Venenstammes in Höhe der Einmündung in die V. hepatica erfolgen. Der tangentiale Verlauf des deszendierenden Venenstammes begünstigt eine spannungsfreie Seit-zu-Seit-Anastomose mit dem linken Vorhof, sofern dieser nicht stark hypoplastisch ist. Eine bessere Mobilisation des Venenstammes ist natürlich gegeben, wenn dieser unmittelbar in Höhe der Einmündungsstelle abgesetzt wird. Bei hypoplastischem linken Vorhof ist die Einpflanzung des Venenstammes in den rechten Vorhof risikoärmer. In diesem Falle muß die Operation wiederum mit einem künstlichen Vorhofseptumdefekt, durch den das Blut mit Hilfe einer Prothese umgeleitet wird, abgeschlossen werden.

c) *Vorhofseptumdefekte mit Transposition aller Lungenvenen*

Das Wesen der totalen Lungenvenentransposition ist, daß alle Lungenvenen direkt oder indirekt (über ein zwischengeschaltetes Gefäß) in den rechten Vorhof münden. Kombinationen von direkter und indirekter Einmündung sind bekannt. Der zusätzliche Vorhofscheidewanddefekt garantiert, daß die Träger dieser schweren Anomalie überhaupt lebensfähig sind. Als Variationen lassen sich suprakardiale (52%), kardiale (30%), infrakardiale (12%) und Einmündungen an verschiedenen Stellen (6–7%) unterscheiden. Dem entspricht von Fall zu Fall die Verschiedenheit des operativen Vorgehens. Wir nehmen voraus, daß bei diesem jeweils der Verschluß des Vorhofseptumdefektes die letzte Operationsphase ist. Zu erwähnen ist ferner, daß der linke Vorhof durch fehlenden Zufluß des Lungenvenenblutes hypoplastisch sein kann. Solchenfalls wurde diskutiert, den Vorhofseptumdefekt erst in einer zweiten Sitzung zu beseitigen oder den ursprünglichen Abfluß (Drainagevenenstamm) vorübergehend ganz oder teilweise offen zu lassen.

Auf S. 348 (Abb. 25a–c) von Band II des Handbuches der Thoraxchirurgie sind 3 Spielarten angeführt, die BAILEY mitgeteilt hat. Er hat dabei die Korrektur der indirekten Pulmonalvenenzuflüsse durch Blutumleitung mittels einer Anastomosierung des von der Anomalie betroffenen Gefäßes mit dem linken Herzohr praktiziert und dann den Vorhofseptumdefekt bzw. in den rechten Vorhof eintretende Lungenvenen in der üblichen Weise berichtigt. Derartige Operationen sind in Hypothermie (30° C) vorgenommen worden. Heute ist aber zu sagen, daß dieses Hilfsmittel allgemein durch die extrakorporale Zirkulation verdrängt worden ist.

Verläuft retrokardial ein das Blut der rechten und linken Seite führender Lungenvenenstamm, kommen Operationstechniken in Betracht, die auf einer Anastomosierung dieses Venenstammes mit der Hinterwand des linken Vorhofes beruhen. Da die große Mehrheit totaler Lungenvenentranspositionen dieser Art ist, werden im fol-

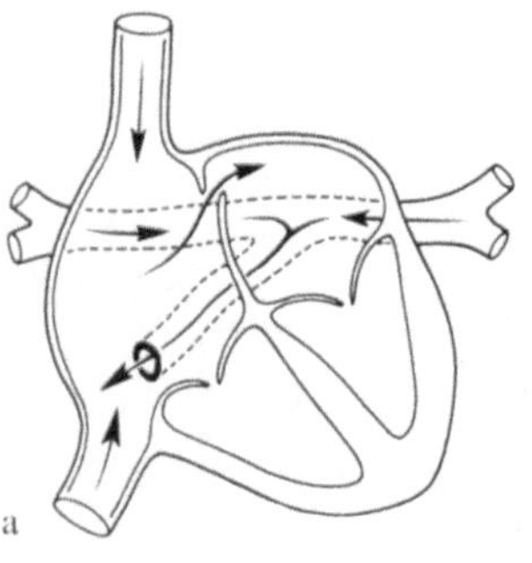

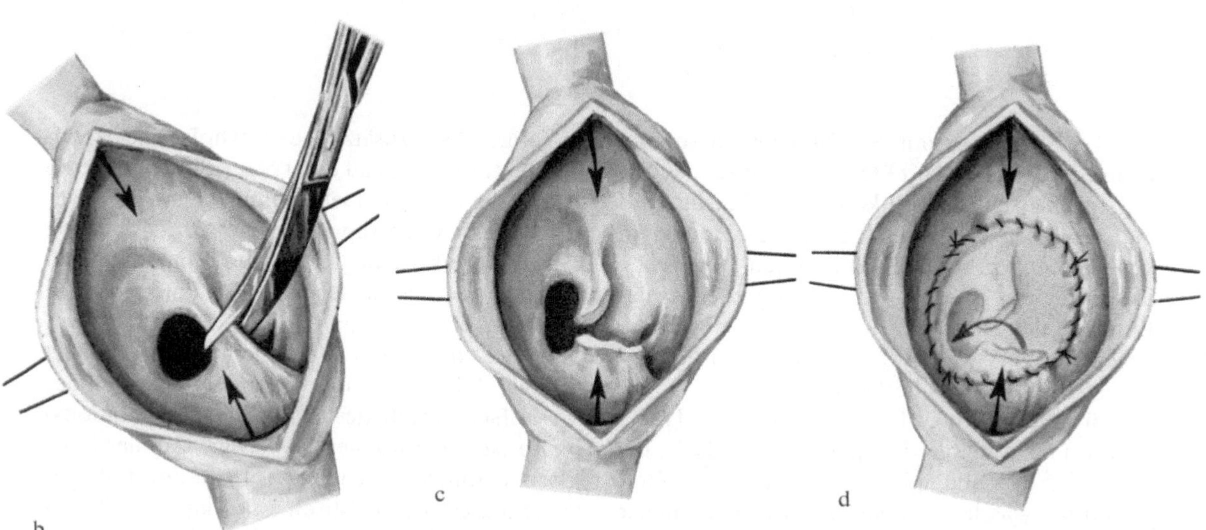

Abb. 10a—d. Intrakardialer Typ mit Mündung der Lungenvenen über den Sinus coronarius. Hämodynamische Skizze (a). Korrektur nach Leilexzision in Richtung des Secundum-Defektes (b u. c) und Blutumleitung in den linken Vorhof mit Hilfe einer Prothese (d)

genden die wesentlichen Gesichtspunkte des operativen Vorgehens kurz geschildert, wobei die ausführliche Darstellung (sog. suprakardialer Typ oder figure-of-eight-syndrome), die DERRA und IRMER in der Operationslehre von BIER-BRAUN-KÜMMELL (8. Aufl., Bd. III/2) gebracht haben, zugrunde gelegt wird.

Die Freipräparation einer an der linken Mediastinalseite vom gemeinsamen Pulmonalvenenstamm zur V. anonyma sinistra ziehenden Verbindung (Vertikalvene), die einer linkspersistierenden Hohlvene gleichkommt, und die Umschlingung derselben zum Abdrosseln bei Beginn der Perfusion leitet die Korrekturmaßnahmen ein. Sobald die extrakorporale Zirkulation eingesetzt hat und die Aorta abgeklemmt wurde, wird nach Hochheben des Herzens das hintere Blatt des Perikards in Verlaufsrichtung des hinter dem Herzen durchziehenden Pulmonalvenenstammes quer aufgeschnitten. Anschließend werden zwei genügend lange, parallele und quer zur Körperlängsachse geführte Inzisionen in die linke Vorhofwand und den Lungenvenenstamm gemacht und dann die vorderen und hinteren Schnittränder miteinander vereinigt. Hierzu kann die Inzision des Lungenvenenstammes tangential abgeklemmt werden, wenn die die Lungenvenen drainierende Vertikalvene nicht zuvor gedrosselt wurde (Abb. 9). Bei kleinen Verhältnissen (Säuglingen) ist die tangentiale Klemme aber eine unnötige Behinderung im Situs. In solchen Fällen verschließt man die Vertikalvene besser mit einem Fadentourniquet unmittelbar vor Inzision des Lungenvenensinus und saugt das nach Aortenquerabklemmung im Situs nur spärlich anfallende Blut mit einem Kardiotomiesauger ab. — Nach Fertigstellung der Anastomose wird transatrial in gewohnter Weise der Vorhofseptumdefekt vernäht. Im Anschluß daran wird vorübergehend die Vertikal-Venendrosselung gelöst, um eine „Linksherzdrainage“ zu erzielen. Es folgt die Eröffnung der Aortenklemme. Hat das Herz seine Spontanaktion aufgenommen, wird schließlich die Vertikalvene an einer aus der schematischen Abb. 9b ersichtlichen Stelle endgültig ligiert.

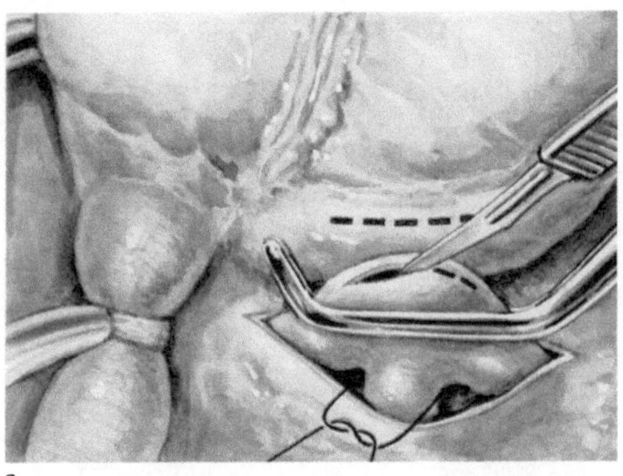

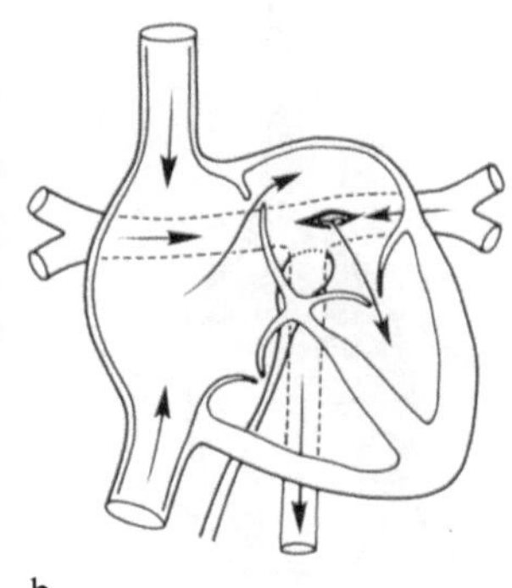

a b

Abb. 11. Intrakardialer Typ. Anastomose zwischen linkem Vorhof und dem Venenstamm. Ligatur der deszendierenden Vene (a). Hämodynamische Skizze (b)

Bei intrakardialem Eintritt der falsch mündenden Lungenvenen über dem Sinus coronarius ist dieser stark erweitert (Abb. 10a). Aus der Vorderwand des Sinus coronarius-Ostium erfolgt in Richtung auf den Vorhofseptumdefekt eine Keilexzision (Abb. 10b u. c). Es droht bei zu großzügiger Keilexzision eine Verletzung des Reizleitungssystems. Der Septumdefekt und der Sinus coronarius werden abschließend mit einem gemeinsamen Perikard- oder Kunststoffläppchen gegen den rechten Vorhof abgedeckt (Abb. 10d). Das gesamte Koronarvenenblut wird auf diese Weise in den linken Vorhof übergeleitet. Die Lungenvenentransposition ist damit behoben. Unbedeutend ist der Rechts-Links-Kurzschluß durch die jetzt vorliegende Umleitung des eigentlichen Koronarvenenblutes. Das Einnähen dieser Prothese geschieht fortlaufend mit einer 3–4/0 atraumatischen Naht. In der Nähe der Basis der Trikuspidalklappe ist wegen der Gefahr der Reizleitungsschädigung oberflächlich gestochenen Einzelnähten der Vorzug zu geben.

Eine weitere Form, bei der sich die Anastomosierung mit dem linken Vorhof anbietet, ist die infrakardiale Einmündung der transponierten Lungenvenen, bei der die beiderseitigen Lungenvenen wie bei der supra- und intrakardialen einen gemeinsamen Truncus bilden, der deszendiert und gewöhnlich in die V. cava inferior übergeht. Die Thorakotomie, die in der bei Anwendung der Herz-Lungen-Maschine geübten Weise geschieht, die Handhabung der extrakorporalen Zirkulation, die Darstellung der Herzhinterseite im aufgeschnittenen Herzbeutel, die Inzision der hinteren Herzbeutelwand und die Anastomosierungstechnik zwischen Lungenvenenrohr und linkem Vorhof sind dieselben wie beim suprakardialen Typ. Der deszendierende Venenstamm wird hinter dem Herzbeutel ausgelöst und zum eventuellen Abdrosseln am höchsten Punkt mit einem kräftigen Faden umschlungen (Abb. 11a), der nach Herstellung der Anastomose für die definitive Ligierung des Gefäßes benutzt wird. Zur Anastomosierung von Lungenvenen und Hinterwand des linken Atriums wählt man tunlichst den linken Balken des noch transversal gerichteten Venenstammes (Abb. 11b).

d) *Sinus venosus-Defekte (hintere obere Vorhofseptumdefekte, hohe Vorhofseptumdefekte, obere Randdefekte, kavale Pseudotrunci venosi)*

Dieser hohe Vorhofscheidewanddefekt hat seine kraniale Begrenzung an der Einmündung der oberen Hohlvene. In dem erweiterten Mündungstrichter der V. cava cranialis sind in typischen Fällen die rechtsseitigen Ober- und Mittellappenvenen transponiert. Die Mündungsöffnungen (1–3 Ostien) können sich weit hinauf in die distale V. cava cranialis erstrecken. Die Zahl der Öffnungen erlaubt keinen sicheren Rückschluß auf die Zahl der transponierten Lappenvenen (Derra u. Mitarb., 1966). Oberlappen- und Mittellappenvenen können unmittelbar vor der Einmündung in den venösen Sinus konfluieren, so daß nur ein Ostium resultiert. Sind drei Ostien vorhanden, dann gehört in der Regel das kraniale zum apikalen Oberlappensegment, das mittlere zum basalen Oberlappensegment und das distale zum Mittellappen (Abb. 12a–d).

Die operative Versorgung der Sinus venosus-Defekte erfolgt heute fast ausschließlich in extrakorporaler Zirkulation. Die Zirkumklusions-

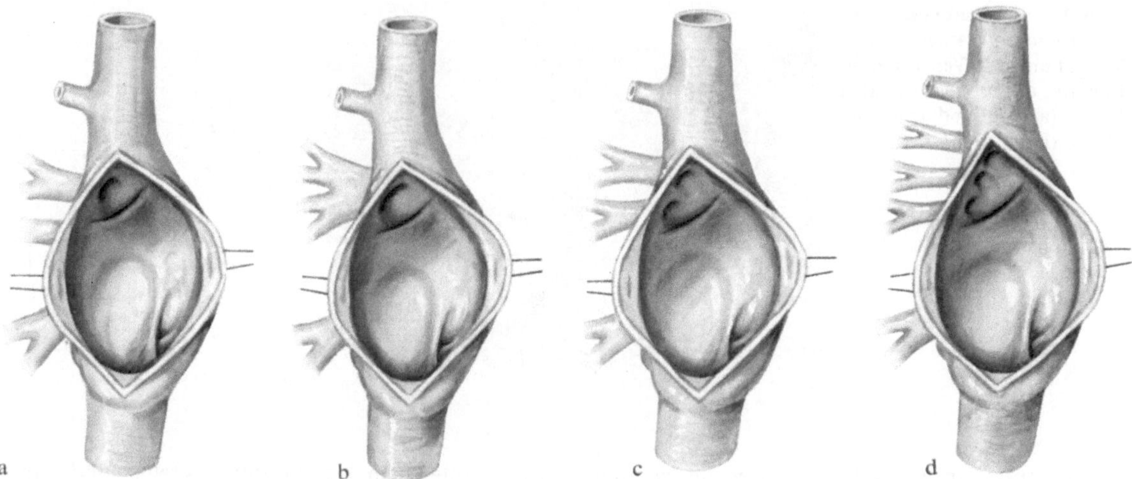

Abb. 12a—d. Variationsbreite der Lungenvenentransposition beim Sinus venosus-Defekt (a—d)

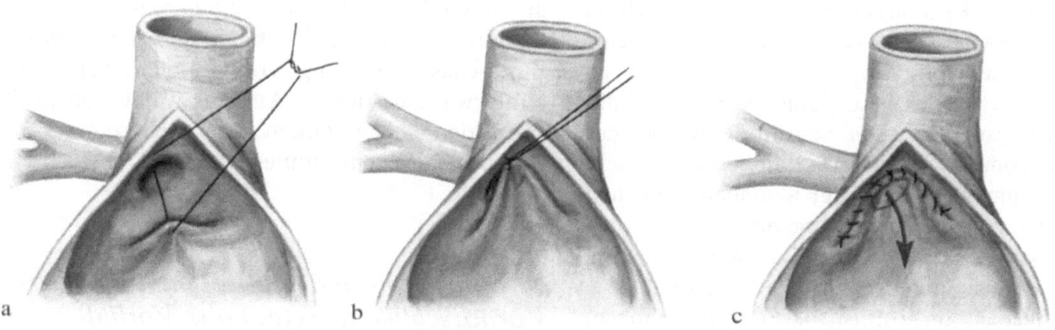

Abb. 13a—c. Inversionstechnik beim Sinus venosus-Defekt. Die erste Naht beginnt im mittleren Anteil des unteren Defektrandes

technik und die Korrektur unter Hypothermiebedingungen sind weitgehend verlassen worden.

Operationstechnisch ist abweichend von der Versorgung der vorderen Septumdefekte eine weitgehende Auslösung der oberen Hohlvene aus der Perikardumschlagfalte notwendig. Die Präparation der Hohlvene nach kranial muß bis zum Abgang der V. azygos erfolgen. Das Ausmaß der Transposition läßt sich dann bei der Inspektion bereits erkennen. Als weitere Anomalie des venösen Rückflusses kann eine linkspersistierende obere Hohlvene vorkommen. Bei der digitalen Exploration über das rechte Herzohr gelangt man von der oberen Hohlvene ohne erkennbaren Übergang in den hochgelegenen Defekt. Die halbmondförmige distale Defektbegrenzung kann dabei als kräftiger Rand getastet werden. Zusätzlich kann noch ein kleinerer Foramen ovale-Defekt vorliegen. Die Ostien der transponierten Lungenvenen sind nicht selten mit der Fingerkuppe abtastbar.

Für die Eröffnung des rechten Vorhofes nach venöser und arterieller Kanülierung und begonnener extrakorporaler Zirkulation ist die Erweiterung der Herzohrinzision in Richtung der oberen Kavaeinmündung zur Schonung des Sinusknotens zu meiden. Besser ist eine mehr rechtsseitlich gelegene Inzision, die von kaudal her nach ventral verlaufend bis in die obere Hohlvene verläuft. Der Operationssitus läßt sich durch Einsetzen des gebogenen Koronarsaugers in die unteren Wundwinkel und durch Beiseiteziehen des oberen Hohlvenenkatheters mit einem Venenhaken gut einstellen. Ein evtl. zusätzlich vorhandener Foramen ovale-Defekt wird zuletzt verschlossen. Er kann den Kardiotomiesauger aufnehmen und zum Schluß zur linksatrialen Entlüftung benutzt werden. Der Verschluß eines

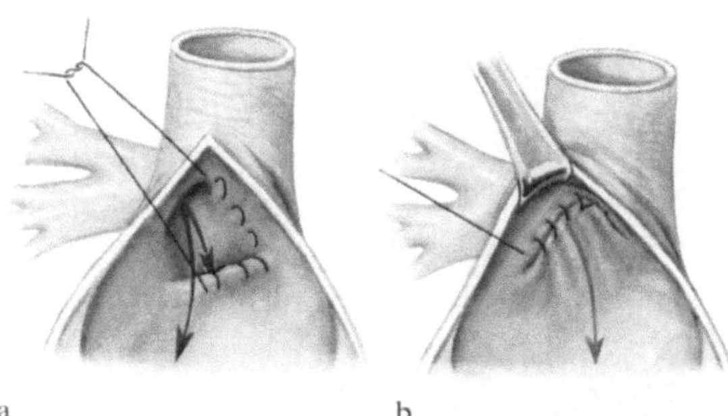

a b

Abb. 14a u. b. Inversionstechnik beim Sinus venosus-Defekt. Beginn der Nahtführung seitlich am Defektrand. Diese Naht wird als halbe Tabaksbeutelnaht beendet

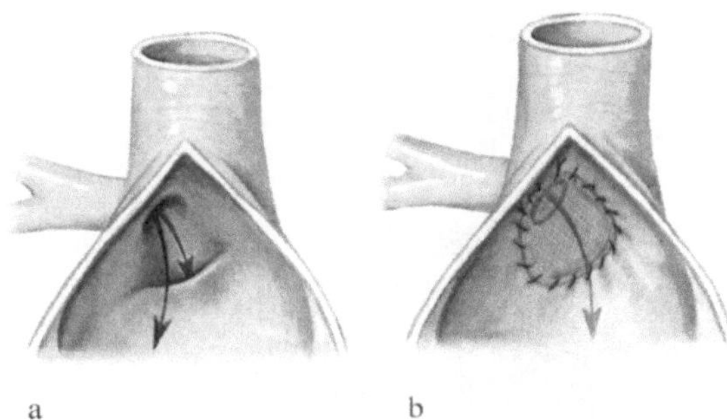

a b

Abb. 15a u. b. Sinus venosus-Defekt. Defektverschluß. Blutumleitung in den linken Vorhof mittels einer Prothese

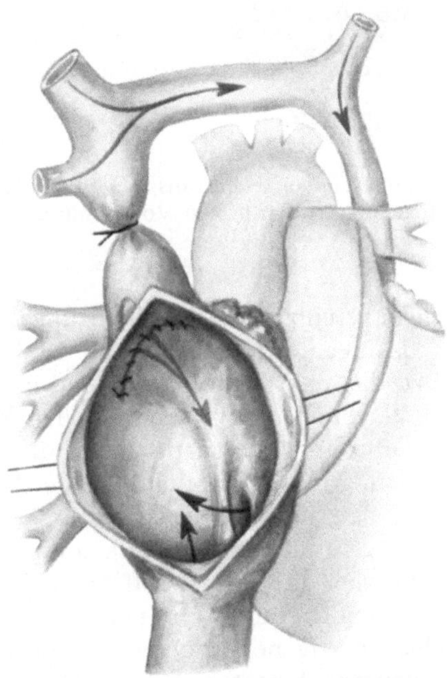

Abb. 16. Sinus venosus-Defekt und linkspersistierende obere Hohlvene. Korrekturmöglichkeit bei gut ausgebildeter V. anonyma sinistra. Defektverschluß mit Inversionstechnik und Ligatur der rechten oberen Hohlvene unterhalb der Einmündung der V. azygos

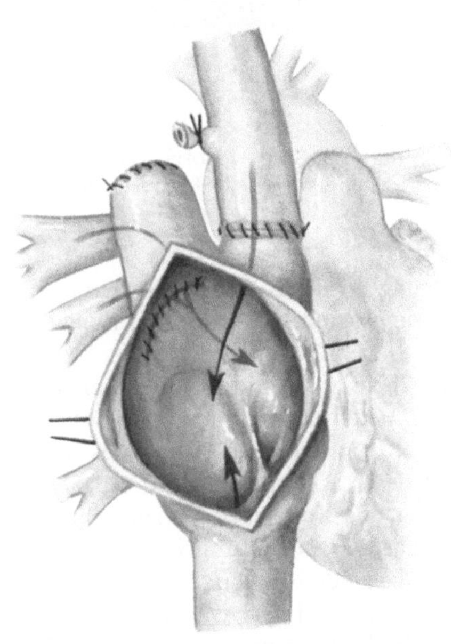

Abb. 17. Sinus venosus-Defekt mit hoher Einmündung der transponierten Lungenvenen. Korrekturmöglichkeit bei fehlender Querverbindung zu einer linkspersistierenden Hohlvene. Umpflanzung der oberen Hohlvene nach Ligatur der V. azygos in das rechte Herzohr und Defektverschluß

Sinus venosus-Defektes in der Inversionstechnik, die bei der Korrektur dieser Defekte in Hypothermie die Therapie der Wahl war, ist weitgehend zugunsten der Korrektur unter Einnähen eines Kunststoff- oder Perikardläppchens verlassen worden. Zur Inversionstechnik (Abb. 13 u. 14) sollte man sich nur dann entschließen, wenn das Mündungsostium dem Sinusbereich und nicht der distalen Hohlvene angehört. Die gleiche Einschränkung hat auch Gültigkeit beim Verschluß eines Sinus venosus-Defektes in der Zirkumklusionstechnik (SENN, 1968). Mit einer Naht von der Mitte des distalen Defektrandes bis zum oberen Rand des transponierten Ostiums kann das Ausmaß der zu erwartenden Nahtspannung schnell überprüft werden. Die Nahtführung im Sinne einer Inversionstechnik kann fortgeführt werden, wenn praktisch keine Spannung auftritt und die Einmündung der oberen Hohlvene keine starke Verziehung, d.h. Ein-

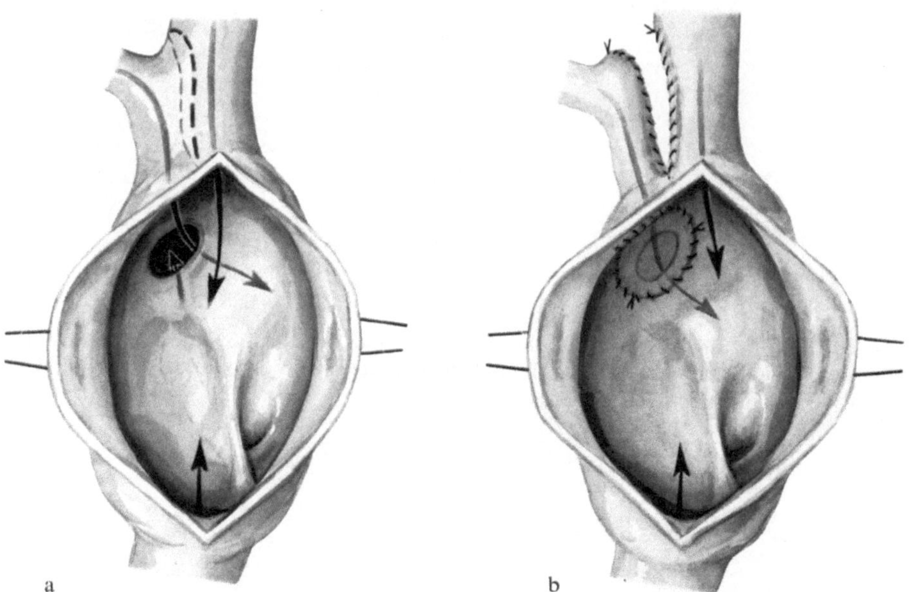

Abb. 18a u. b. Sinus venosus-Defekt. Weiter Kavatrichter und hohe Lungenvenentransposition (a). Korrektur nach Separierung der oberen Hohlvene. Defektverschluß und Blutumleitung in den linken Vorhof mit einer Prothese (b)

engung erfährt. In allen anderen Fällen – erfahrungsgemäß in der überwiegenden Mehrzahl – gebührt einem Kunststoff- oder Perikardläppchen, das um die Lungenvenenfehlmündung und den Defekt genäht wird, der Vorzug (Abb. 15). Die Umleitung des venösen Blutes aus den Lungenvenen und der Defektverschluß hinter dem Plättchen lassen sich ohne jede Einengung des Mündungsostiums erreichen. Auch hochliegende Ostien können auf diese Weise risikolos korrigiert werden.

Bei Vorliegen einer linkspersistierenden oberen Hohlvene und einer ausgebildeten linksseitigen V. anonyma gestaltet sich das Vorgehen einfach. Die obere Hohlvene wird distal der V. azygos und oberhalb der Lungenvenenmündung unterbunden. Das Hohlvenenblut gelangt über den Sinus coronarius in den rechten Vorhof. Die Umleitung des Lungenvenenblutes in den linken Vorhof wird erreicht, indem die untere Defektbegrenzung dicht mit der Vorderwand und den Seitenwänden der Hohlvenenmündung fortlaufend vernäht wird (Abb. 16), der falsche Lungenblutstrom also über den Cavastumpf physiologisch berichtigt durch den hinter der Naht offen gebliebenen Defekt in das linke Atrium gelangt.

Bei sehr hoch einmündenden, transponierten Lungenvenen versuchte man an der Düsseldorfer Klinik vereinzelt die Umpflanzung der Hohlvene in das rechte Herzohr (Abb. 17), die voraussetzt, daß das Herzohr groß und lang genug ist. Bei kurzem Herzohr, bei dem der Abstand von der oberen Kavapartie zu groß ist für eine spannungslose, nicht einengende Anastomosierung, hat man zur Interposition ein Brückenstück gebraucht. Nachdem aus Experimenten sich ergab, daß Kunststoffröhren durch Thrombosierung leicht zur Obliteration führen, wurden schlauchartig hergerichtete autoplastische Herzbeuteltransplantate verwandt (DERRA u. Mitarb., 1963), die bessere Resultate zeitigten als anfänglich benützte Teflonimplantate (DERRA u. Mitarb., 1967). Der Vollständigkeit halber sei erwähnt, daß in wenigen Fällen die chirurgische Korrektur bei derartiger Sachlage durch eine partielle Separierung der oberen Hohlvene in Längsrichtung erreicht worden ist. Der laterale Anteil einschließlich der Transpositionsöffnungen wird von der weiten Hohlvene abgesondert. Eine Prothese besorgt die Blutumleitung und den Defektverschluß. Der mediale Anteil dient dem venösen Rückfluß aus der oberen Kavahälfte in den rechten Vorhof. Eine Erweiterungsplastik der vorderen Kavawand kann notwendig sein. Diese operative Maßnahme bleibt Ausnahmefällen mit stark ausgeweitetem präatrialen Abschnitt der V. cava superior vorbehalten (Abb. 18).

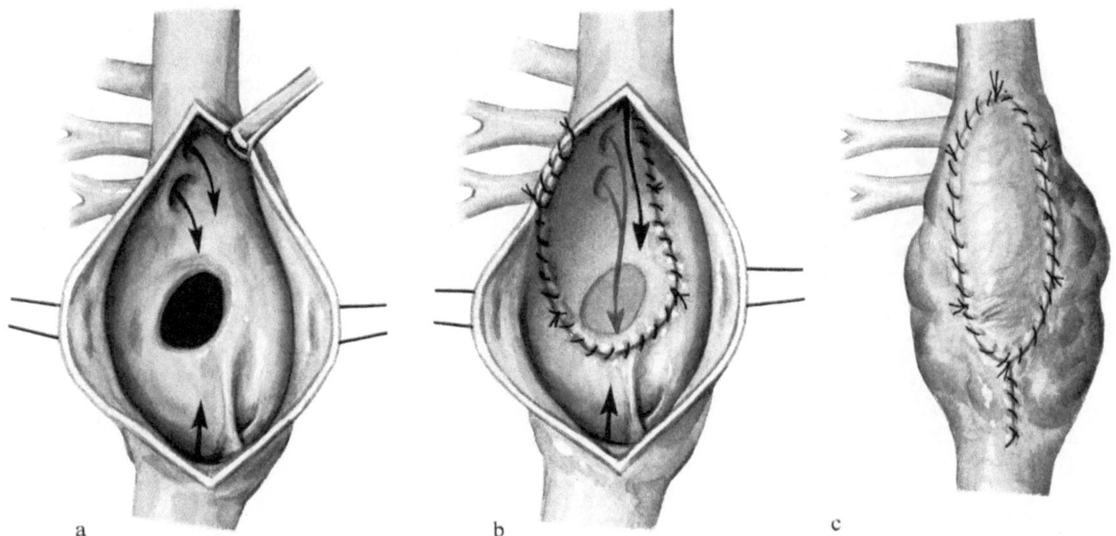

Abb. 19a—c. Hohe Lungenvenentransposition in die obere Hohlvene und Foramen secundum-Defekt (a). Große Prothese zur Blutumleitung (b). Erweiterungsplastik bis in die Vorhofregion bei schmaler Kavamündung (c)

Selten kommen auch Lungenvenenfehlmündungen wie beim Sinus venosus-Defekt vor, ohne daß jedoch ein hoher, hinterer ASD vorliegt. Vielmehr kann sich ein ASD vom Foramen ovale-Typ finden. Der obere Hohlvenentrichter ist dann manchmal relativ eng. Der üblichen Patch-Korrektur (Abb. 19a u. b) folgt dann eine Patcherweiterungsplastik der Vorhof-Hohlveneninzision (Abb. 19c).

e) Seitliche hintere Vorhofseptumdefekte

Die seitlichen hinteren Vorhofseptumdefekte unterscheiden sich von den vorderen dadurch, daß der hintere Rand in der Entwicklungsphase keinen Anschluß an die seitliche Vorhofwand gefunden hat (s. DERRA, Bd. II, Abb. 7, S. 332!). Die hintere seitliche Begrenzung wird nicht vom Septum, sondern von der lateralen Wand des rechten Vorhofes gebildet. Bei Nichtausbildung des Crus posterius des Limbus fossae ovalis entsteht eine ähnliche Situation. Rechtsseitige Lungenvenentranspositionen sind bei dieser Art der Vorhofseptumlücken die Regel. Falls die Lungenvenen an der Grenze des ohne Septumrest flächenhaft ineinander übergehenden linken und rechten Vorhofes einlaufen, spricht man von einer Pseudolungenvenentransposition.

Die Berichtigung ist in Hypothermie durchzuführen. Sie wird aber aus den oben beschriebenen Gründen bei vollständiger präoperativer Diagnosestellung meist mit extrakorporaler Zirkulation vorgenommen. Man erzielt die Inversion der transponierten oder pseudotransponierten Lungenvenen in das linke Atrium und die Beseitigung des Defektes, indem man eine fortlaufende Annäherung des oberen, vorderen und unteren Defektrandes an der seitlichen Wand des rechten Vorhofes ventral von der Lungenvenentransposition vornimmt (Abb. 20a). Zur besseren Fixierung des Defektrandes können zusätzlich U-Einzelnähte, die nach außen gegen die Vorhofwand geknüpft werden, gelegt werden. Bei großem Defekt wird ein Prothesenverschluß vorgenommen (Abb. 20b).

f) Untere hintere Vorhofseptumdefekte

Die unteren hinteren Scheidewanddefekte sind selten (IRMER u. SELING, 1967; SILTANEN, 1968). Erwähnenswert ist, daß bei den zwei in der Tabelle 2 angeführten Kranken nur eine Transposition der rechten Unterlappenvene gegeben war. Die Verschlußtechnik des Defektes mit Umleitung der transponierten Venenöffnung in den linken Vorhof ist analog dem Vorgehen, wie es bei den Sinus venosus-Defekten geschildert ist, mit der Variation, daß die Verhältnisse umgekehrt sind. Die Atriotomie wird in den unteren $^{2}/_{3}$ des Vorhofes bis in die V. cava inferior hinein ge-

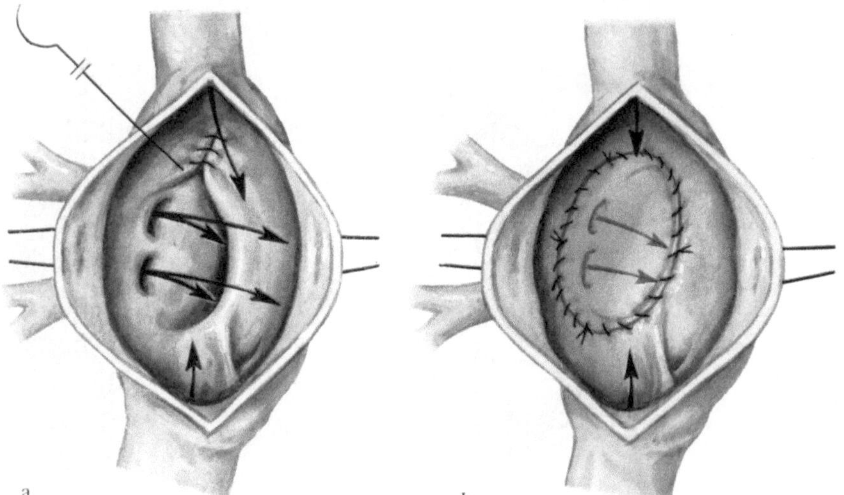

Abb. 20a u. b. Großer seitlicher hinterer Defekt ohne laterale Begrenzung (Pseudotransposition der rechten Lungenvenen). Korrekturmöglichkeit: direkte Naht (a) oder Prothese (b)

führt. Bei den beiden erwähnten Fällen wurde die Berichtigung mittels der invertierenden Tabaksbeutelnahttechnik erlangt. Wird statt dessen ein abdeckelnder Kunststoff- oder Perikardflicken an den Defektrand, die Kavahinterseite, evtl. auch an den Vorhofboden und über den Transpositionsmündern an der seitlichen Vorhofwand aufgesteppt, wählt man als Hilfsmittel auf jeden Fall die Herz-Lungen-Maschine.

g) *Postoperative Frühergebnisse*

Der unkomplizierte Vorhofscheidewanddefekt vom Secundumtyp hat bei Kindern und Jugendlichen eine Operationsmortalität von weniger als 1% (IRMER u. SELING, 1967; SILTANEN, 1968; RICHMOND u. Mitarb., 1969). Das angewandte operative Verfahren (offene Operation: in Hypothermie oder in extrakorporaler Zirkulation; geschlossene Methode: Zirkumklusion) ist bei diesem Patientenkreis weniger ausschlaggebend. Es hat sich gezeigt, daß bei einer im Wesen unveränderten Methodik allein mit der Zunahme des Erfahrungsgutes in den einzelnen Operationszentren tödliche Ausgänge auf diesem Sektor der Herzchirurgie bereits zu den extremen Ausnahmen zählen. Die Operationsergebnisse der totalen Lungenvenentransposition sollen wegen der sehr unterschiedlichen Problematik dieses Krankengutes am Schluß dieses Kapitels abgehandelt werden.

Die intra- oder postoperativen Todesfälle finden sich erfahrungsgemäß unter den Patienten, die wegen Herzbeschwerden oder Leistungsschwäche in klinische Beobachtung gelangen. Die Gesamtmortalität ohne Berücksichtigung der Defektform, von partiellen Lungenvenentranspositionen, Größe des Links-Rechts-Kurzschlusses, pulmonaler Druckerhöhung, myokardialer Vorschädigung, weiterer extrakardialer Begleiterkrankungen und des Alters des Patienten liegt bei 3–4% (IRMER u. SELING, 1967; RICHMOND u. Mitarb., 1969; HAWE u. Mitarb., 1969). Hier ist allerdings die Operationsmethode auch von wesentlicher Bedeutung. Die größte Sicherheit bei intraoperativen Zwischenfällen ist unter Anwendung der extrakorporalen Zirkulation gegeben (u.a. Unterstützungskreislauf mit Hilfe der Herz-Lungen-Maschine).

Die begleitende *pulmonale Druckerhöhung* hatte in früheren Serien eine Mortalität von 40–70%. 1966 konnte SELLERS 11% angeben. Der Grund der pulmonalen Druckerhöhung ist für die Risikobeurteilung entscheidend. Kein erhöhtes Operationsrisiko kann für den Patienten angenommen werden, wenn der pulmonale Widerstand 600–800 dyn/sec cm^{-5} nicht überschreitet (SELLERS, 1966; GAULT u. Mitarb., 1968).

In der *Alters*stufe der über 40jährigen Patienten ist nach älteren Schrifttumsangaben mit einer Mortalität von 6–11% und bei den über 50jährigen von 20–30% zu rechnen. Es häufen sich die Mitteilungen über Operationsergebnisse dieser Altersgruppe ohne Todesfälle, selbst bei Patienten mit pektanginösen Beschwerden (BILLIG u. Mitarb., 1968; RICHMOND u. Mitarb., 1969).

Tabelle 3. Risikoerhöhung in der Altersstufe der 40- bis 60jährigen; Operation in Hypothermie (Chirurg. Univ.-Klinik Düsseldorf, bis 1967)

Alter (Jahre)	21–30	31–40	41–50	51–60
Zahl der Fälle	205	121	56	8
Letalität in %	3,4	2,5	8,9	37

Diese Aussagen datieren aus den letzten Jahren. Ausschließlich sind die Eingriffe mit Hilfe der Herz-Lungen-Maschine durchgeführt worden. Das Risiko durch zunehmendes Alter wird an Hand des Düsseldorfer Krankengutes demonstriert. In Tabelle 3 sind die Erwachsenen nach Altersgruppe eingestuft, die bis 1967 in Hypothermie operiert worden sind. Mittlerweile ist ein etwa gleich großes Patientengut (in der Altersstufe zwischen 40 und 60 Jahren) mit Hilfe der Herz-Lungen-Maschine ohne Todesfall operiert worden.

Reizbildungs- und *Reizleitungs*störungen sind bei lückenloser, fortlaufender elektrokardiographischer Registrierung bei 50–60% aller Fälle in der frühen postoperativen Phase zu erwarten (CHEN u. Mitarb., 1968). Sie sind Ausdruck der direkten chirurgischen Manipulation und Traumatisierung des Vorhofgewebes (Ödeme, subendokardiale Blutungen u.a.). Statistisch besteht in größeren Serien unkomplizierter Secundumdefekte keine gesicherte Korrelation zwischen den Operationsverfahren. Direkte Naht, Prothese, Dauer der extrakorporalen Zirkulation und Hypothermie haben eine annähernd gleich hohe Komplikationsrate, sofern gröbere Entgleisungen im Metabolismus und im Elektrolythaushalt exkludiert werden (IRMER u. SELING, 1967; CHEN u. Mitarb., 1968; SENN, 1968; HAWE u. Mitarb., 1969). Präoperativ bereits vorhandene Arrhythmien lassen sich postoperativ kaum beeinflussen. Die Mehrzahl der operationsbedingten Störungen ist unseren eigenen Beobachtungen nach benigne. Sie sind meist klinisch stumm oder nicht relevant (IRMER u. SELING, 1967; CHEN u. Mitarb., 1968; SILTANEN, 1968). Das spontane Verschwinden dieser elektrokardiographisch signifikanten Veränderungen (AV-Überleitungsstörungen wechselnden Grades, supraventrikuläre Tachykardien, Knotenrhythmen, Vorhofflimmern u.a.) innerhalb weniger Stunden oder Tage ist die Regel. Nur in Ausnahmefällen und dann meist in Verbindung mit myogener Insuffizienz ist hier die Ursache für einen tödlichen Ausgang in der unmittelbaren postoperativen Phase zu suchen. Der chirurgisch bedingte totale Block ist dagegen ohne Schrittmachertherapie prognostisch ungünstig zu beurteilen. Große Sekundumdefekte ohne untere Begrenzung sind am ehesten mit dieser folgeschweren Komplikation belastet. Bei normaler Lage des AV-Knotens kann ausschließlich eine allzu großzügig bemessene Nahtführung für die Blockierung der Reizleitung verantwortlich sein. Im einzelnen kann die Naht zu einer Verziehung und Drosselung der Blutzufuhr des AV-Knotens führen, oder der Knoten bzw. das Hissche Bündel ist mit der Naht selbst erfaßt. Die prophylaktische Anbringung von dünnen Schrittmacherelektroden, die später perkutan wieder entfernt werden können, im Falle einer bereits intraoperativ manifesten Reizleitungsstörung, insbesondere bei bradykarder und arrhythmischer Herzschlagfolge, hat sich bewährt. Der totale AV-Block als die schwerwiegendste Komplikation der chirurgischen Maßnahmen wird selbst in größeren Serien nicht mehr erwähnt oder als extremer Ausnahmefall herausgestellt. Mit einer permanenten Schrittmacherbehandlung ist diese Komplikation beherrschbar geworden. Läßt sich im EKG ein Wechsel des Kammerersatzzentrums registrieren, ist auch bei Fehlen von Adams-Stokes-Attacken oder einer therapieresistenten Herzinsuffizienz unbedingt zur Schrittmacherimplantation zu raten.

Thromboembolische Komplikationen sind beim unkomplizierten Defekt im Kindesalter äußerst selten. Eine sichere Beziehung zwischen chirurgischer Korrekturmaßnahme und Häufigkeit der Thromboembolien läßt sich nicht ableiten. Höheres Lebensalter (über 40 Jahre), Vorhofflimmern und pulmonaler Hochdruck sind nach der Zusammenstellung von HAWE u. Mitarb. (1969) die Risikofaktoren. Von den 546 Patienten dieser Serie starben 11 an embolischen Komplikationen in einem Zeitraum bis zu 15 Jahren nach der Operation. Insgesamt wurden 58 thromboembolische Zwischenfälle bei 35 Patienten dokumentiert. 27 von 35 Patienten waren zum Zeitpunkt der ersten Embolie älter als 40 Jahre. Ein pulmonaler Hochdruck oder Vorhofflimmern (postoperativ) bestand bei der Patientengruppe mit Embolien in einem Prozentsatz von 77%. Von 9 Patienten mit bereits präoperativ bekannter Embolie bekamen 6 postoperativ eine erneute. Das Embolierisiko ist in der frühen postoperativen Phase am höchsten, so daß für den gefährdeten Personenkreis eine Antikoagulantientherapie unmittelbar postoperativ und auf Dauer angezeigt ist (HANLON u. Mitarb., 1969; HAWE u. Mitarb., 1969).

Pulmonale Komplikationen wie Atelektasen, Pneumothorax, Pneumonie, Hämatothorax treten nach den Düsseldorfer Erfahrungen bei bilateraler Thorakotomie oder bei lateraler Thorakotomie häufiger auf als bei der medianen Sternotomie. Sie waren aber in keinem Fall für einen tödlichen Ausgang ausschließlich die Ursache.

Restkurzschlüsse nach chirurgischer Versorgung sind in 10–20% der Fälle nachweisbar (SELLERS, 1966). In der Regel resultieren die unwesentlichen Restkurzschlüsse aus Nahtausrissen am Defektrand. Der Restkurzschluß ist vielfach gering, so daß eine Indikation zum Zweiteingriff selten gegeben ist. Mitteilungen über Rezidiveingriffe finden sich im Schrifttum kaum. In einer ersten Serie von 825 Vorhofseptumdefekten, die an der Chirurgischen Universitätsklinik Düsseldorf in Hypothermie operiert worden sind, fanden sich 3 Rezidive mit einem nahezu unveränderten Kurzschlußvolumen. In allen 3 Fällen lag ein Defekt „ohne untere Begrenzung" vor. Die distale Naht im Vorhofboden war jeweils ausgerissen. Diese Rezidive wurden mit gutem Erfolg nachoperiert.

Bei der totalen Lungenvenentransposition mit Vorhofscheidewanddefekt ist eine Beurteilung der Operationsergebnisse schwierig. Der wesentliche Grund liegt in der jeweiligen präoperativen Ausgangssituation. Nahezu symptomlose Jugendliche und Erwachsene finden sich ebenso in diesem Krankengut wie zyanotische und herzinsuffiziente Säuglinge.

Die Größe des Vorhofseptumdefektes stellt für den Fluß durch den Systemkreislauf einen limitierenden Faktor dar. Die Vorhoflücken können 2 mm große Foramen ovale-Defekte oder größere Foramina secunda sein. Der linke Vorhof ist vielfach hypoplastisch.

1960 konnten BURROUGHS und EDWARDS aus dem Schrifttum insgesamt nur 188 Fälle referieren. Das derzeitige Erfahrungsgut an verschiedenen herzchirurgischen Zentren basiert auf jeweils maximal 50–100 Fällen (KEITH u. Mitarb., 1954; BLAKE u. Mitarb., 1965; COOLEY u. Mitarb., 1966; CARTER u. Mitarb., 1969.

70% der Patienten sind nach den Literaturangaben (COOLEY u. Mitarb., 1966; CARTER u. Mitarb., 1969; JENSEN u. BLOUNT, 1971) zum Zeitpunkt der Operation jünger als 1 Jahr. 25% gehören zur Altersstufe 1–10 Jahre und nur 1% ist älter als 20 Jahre. Die Beurteilung der Operationsergebnisse wird noch dadurch erschwert, daß unterschiedliche Grundprinzipien im Korrekturverfahren in Einzelfällen praktiziert worden sind. Bei hypoplastischem linken Vorhof kann entweder der Vorhofseptumdefekt in der ersten Sitzung verschlossen werden oder dieser Akt bleibt einer zweiten Sitzung vorbehalten, nachdem der linke Vorhof sich an das gesamte Lungenvenenblut adaptiert hat.

Nach einer Zusammenstellung von JENSEN und BLOUNT (178 Fälle) beträgt die Gesamtmortalität bei diesem Vitium 44%. Die Überlebensrate war beim kardialen Typ der totalen Lungenvenentransposition mit 74% am höchsten. Beim suprakardialen Typ betrug der Prozentsatz 53.

Lebensalter, arterielle Sauerstoffsättigung und pulmonaler Hochdruck beeinflussen u.a. die Prognose erheblich (COOLEY u. Mitarb., 1966).

Der pulmonale Widerstand ist bei den jüngeren Patienten höher. Der Einfluß des pulmonalen Widerstandes als alleiniger Letalitätsfaktor ist deshalb ungewiß, insbesondere da er bei einem Patientenkreis besonders zum Tragen kommt, dessen Prognose durch die im 1. Lebensjahr drohende Herzinsuffizienz ohnehin prognostisch ungünstig ist.

II. Vorhofseptumdefekte vom Primumtyp

In Ergänzung zu Bd. II (C. CRAFOORD und V. O. BJÖRK, S. 208–324 und E. DERRA, S. 325–350) soll diesem Kapitel ein kurzer Abriß der im internationalen Schrifttum unterschiedlichen Nomenklatur vorangestellt werden.

Im Gegensatz zu den von KIELY u. Mitarb. (1958) diskutierten möglichen und morphologisch unterschiedlichen Defekttypen finden sich praktisch nur 2 klinisch und anatomisch voneinander abweichende Varianten: Der *Canalis atrioventricularis partialis* und der *Canalis atrioventricularis totalis* (Abb. 21 u. 22).

Die Bezeichnung Endokardkissendefekte (endocardial cushion defect) gibt die gemeinsame entwicklungsgeschichtliche Grundstörung aller

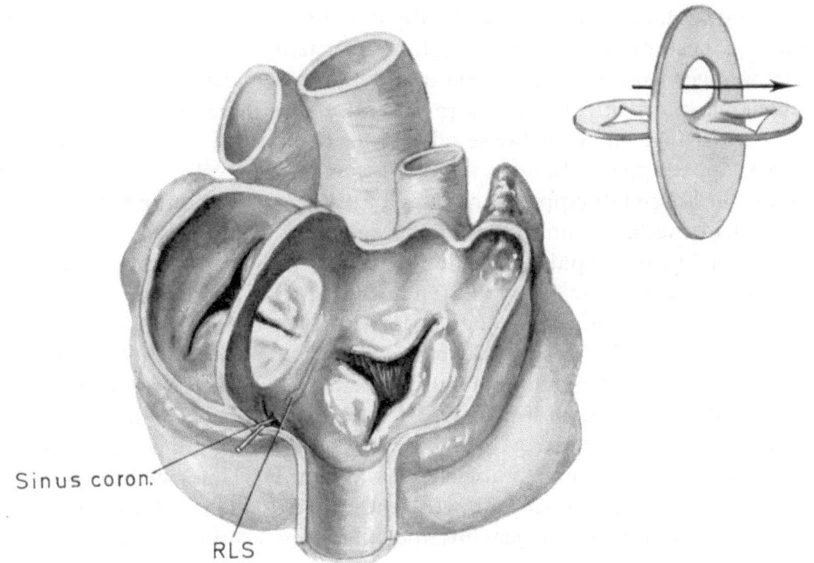

Abb. 21. Canalis atrioventricularis partialis (Ostium primum-Defekt). Blick auf die Klappenebene nach partieller Resektion der Vorhöfe. *S. C.* Sinus coronarius. *RLS* Reizleitungssystem

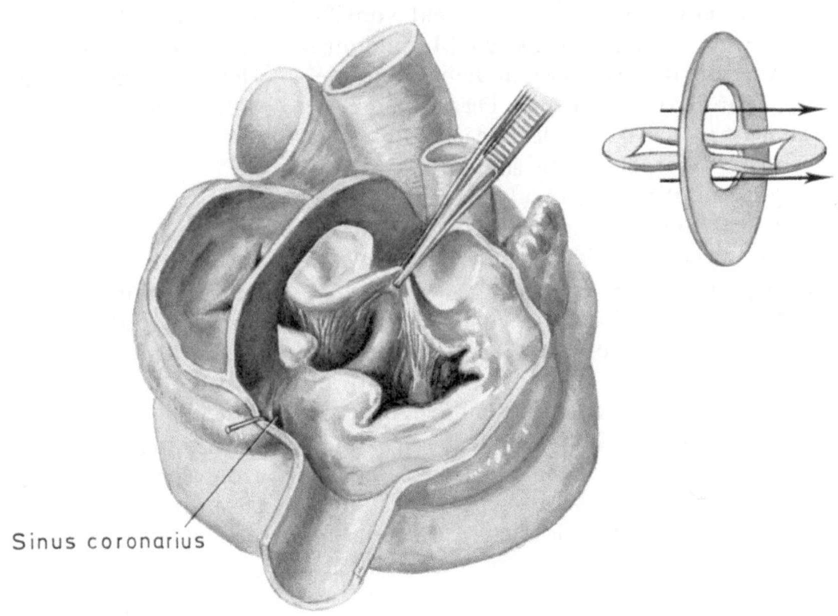

Abb. 22. Canalis atrioventricularis totalis. Mit der Pinzette ist eine Atrioventrikularklappenlefze angehoben. Der Rand des Ventrikelseptums wird sichtbar

Defektformen wieder. Die Mehrzahl der Autoren (WATKINS u. GROSS, 1955; PAUL, 1958; MCGOON u. Mitarb., 1959; VAN MIEROP u. Mitarb., 1962; NADAS, 1963; MUSTARD u. Mitarb., 1965) bevorzugt diese generelle Nomenklatur. Der unterschiedliche Schweregrad der Mißbildung hat PAUL (1958) zu einer weiteren Unterteilung veranlaßt. Er unterscheidet Primumdefekte mit gespaltener Mitralklappe und Defekte mit zusätzlicher Mißbildung der Trikuspidalklappe. Der persistierende gemeinsame atrioventrikuläre Kanal stellt die dritte Gruppe dar. Diese Einteilung bedarf einer Ergänzung, da vereinzelt auch Primumdefekte mit unvollständiger oder fehlender Spaltbildung im Mitralsegel beobachtet worden sind (DERRA, 1960). WAKAI und EDWARDS (1958) grenzen komplette und partielle Formen des AV-Kanals gegen eine Übergangsform (transitional) ab. Im Schrifttum hat sich die einfache Unterteilung in Canalis atrioventricularis partialis und Canalis atrioventricularis totalis durchgesetzt. Beim Canalis atrioventricularis partialis, der häufigsten Fehlbildung, besteht neben dem Defekt eine mehr oder weniger weitgehende Mißbildung der Atrioventrikularklappen. Das anteriore (aortale) Mitralsegel ist fast immer teilweise oder vollständig vom Klappenapparat bis zum Anulus gespalten. An der Trikuspidalklappe kann ein „Spalt" zwischen dem medialen und anterioren Segel sein. Die Bezeichnung „Spalt" ist irreführend. Korrekterweise sollte von einer klaffenden anteromedialen Kommissur gesprochen werden (DERRA, 1960). Der Vorhofscheidewanddefekt selbst liegt im unteren Anteil des Vorhofseptums. Kranialwärts bildet ein bogenförmiger Vorhofseptumdefektrand die Begrenzung. Kaudalwärts dagegen ist kein Rest einer Vorhofscheidewand am Atrioventrikularklappenapparat vorhanden. Die Defektbegrenzung ist die gemeinsame Klappenbasis selbst.

Beim Canalis atrioventricularis totalis findet sich außer einem Vorhofseptumdefekt vom Primumtyp und den beschriebenen Mißbildungen der Atrioventrikularklappen zusätzlich eine interventrikuläre Kommunikation. Dieser Defekt des Kammerseptums ist in der Regel subvalvulär lokalisiert. Morphologisch sind große Abweichungen möglich. Feine, leicht übersehbare Durchlöcherungen unterhalb der Atrioventrikularklappenleiste und totale Kammerscheidewanddefekte können vorkommen.

VAN MIEROP u. Mitarb. (1962) weisen darauf hin, daß der Ostium primum-Defekt in der Regel nicht auf einen Defekt bzw. auf eine Entwicklungsstörung des Septum primum zurückzuführen sei. Der „Defekt" des kaudalen Anteils des Vorhofseptums habe in einer ausbleibenden Vorwölbung des Endokardkissengewebes und in einer entwicklungsgeschichtlich bedingten apikalen Verlagerung der Atrioventrikularklappenebene seine Ursache. Nach WAKAI und EDWARDS (1958) sind auch einige Fälle bekannt, bei denen sowohl das Aufwärtswachsen des Endokardkissens wie auch das nur teilweise Abwärtswachsen des Septum primum und des Septum secundum zur Größe des Defektes beigetragen haben. Die unterschiedlichen Schweregrade der Keimschädigung lassen bei den komplexen Vorgängen in der Atrioventrikularebene eine größere Variationsbreite in der Morphologie der Mißbildungen erwarten. Eine einheitliche Aussage über das Verteilungsmuster der verschiedenen Defektgrade und über die Häufigkeit von Spaltbildungen in der Mitral- oder Trikuspidalklappe kann wegen der unterschiedlichen Angaben der einzelnen Autoren nicht zuverlässig gemacht werden. Die Fälle, bei denen ein Ostium primum-Defekt ohne Mißbildungen an den Atrioventrikularklappen besteht, sind sehr selten (DERRA, 1960). Einige Autoren erwähnen das isolierte Ostium primum überhaupt nicht. GERBODE und SABAR (1964) sahen den isolierten Ostium primum-Defekt 3mal unter 37 Fällen, EVANS u. Mitarb. (1961) unter 50 Patienten ebenfalls nur 3mal. SHUMACKER und KING (1962) erwähnen unter 19 Fällen 2, während COOLEY (1960) unter 53 Patienten 7 beobachten konnte. Unter den ersten 114 Fällen an der Düsseldorfer Chirurgischen Klinik waren 2 isolierte Ostium primum-Defekte. Unterschiedlich sind die Angaben der verschiedenen Autoren über die Häufigkeit des Ostium primum-Defektes mit Mißbildungen des Trikuspidalklappenapparates (MUSTARD u. Mitarb., 1965, 6%; GERBODE u. SABAR, 1964, 32,4%; LILLEHEI u. Mitarb., 1969, 31,1%; EVANS u. Mitarb., 1961, 12,6%). Die Mitteilungen über die Häufigkeit des Canalis atrioventricularis totalis differieren geringgradig zwischen 30 und 40%.

1. *Zusätzliche Anomalien*

Der Vorhofseptumdefekt vom Secundum-Typ wird am häufigsten als zusätzliche Anomalie angetroffen (20–40%). Insgesamt ist mit assoziierten Fehlern in 30–40% der Fälle zu rechnen (Ductus arteriosus Botalli, valvuläre bzw. infundibuläre Pulmonalstenose, partielle Lungenvenentransposition, linkspersistierende obere Hohlvene, gemeinsamer Vorhof, Reizleitungsstörungen).

2. *Operationstechnik*

Die operative Korrektur sämtlicher Primumdefekte ist nur unter Einsatz der Herz-Lungen-Maschine durchführbar. Die genaue Inspektion und die Korrekturmaßnahmen erfordern eine längere Operationsphase am eröffneten Herzen. Die Kombination der extrakorporalen Zirkulation mit einer mäßigen Hypothermie von 29–31° hat sich allgemein bewährt. Die Operation sollte bei nicht dringlicher Indikation im allgemeinen nicht vor dem 4.–6. Lebensjahr vorgenommen werden, da an das Wachstum der AV-Klappen zu denken ist.

Der Thorax wird im unkomplizierten Fall bei uns durch eine rechtsseitige anterolaterale Thorakotomie eröffnet. Die rechtsseitige Thorakotomie hat das bessere kosmetische Ergebnis. Der Schnitt kann in die submammäre Falte gelegt werden. In Fällen mit pulmonaler Druckerhöhung oder Begleitmißbildungen ist die longitudinale Sternotomie vorzuziehen. Der Herzbeutel wird durch einen nach ventral konvexen Bogenschnitt vor dem N. phrenicus eröffnet. Der rechte Vorhof ist in der Regel stark erweitert, der rechte Ventrikel hypertrophiert und die Pulmonalarterie im Vergleich zur Aorta dilatiert. Auf die digitale Exploration über eine Tabaksbeutelnaht im Bereiche des rechten Herzohres darf beim Ostium primum-Defekt unter keinen Umständen verzichtet werden. Am schlagenden Herzen wird die Diagnose überprüft und die Insuffizienz der Atrioventrikularklappen, insbesondere der Grad der Mitralinsuffizienz beurteilt. Diese digitale Überprüfung des Klappenspiels ist die schlüssige Ergänzung der präoperativen Diagnostik, bei der das systolische Geräusch an der Herzspitze, die Größe des linken Ventrikels im Röntgenbild, die intrakardialen Druckkurven und die Kontrastmittelregurgitation in den Vorhof bei selektivem Linksventrikulogramm auf die Mitralklappeninsuffizienz hinweisen. Erst dann werden die weiteren Vorbereitungen zum Übergang in den extrakorporalen Kreislauf (venöse und arterielle Kanülierung) getroffen. In kompletter extrakorporaler Zirkulation wird der rechte Vorhof vom Herzohr ausgehend bis zur unteren Hohlvenenmündung aufgeschnitten. Das Herz wird leergesaugt, so daß der Defekt übersichtlich zur Darstellung kommt. Es folgen die Inspektion des Atrioventrikularklappenapparates. Form und Ausmaß des Mitralklappensegelspaltes müssen exakt erfaßt werden. Der Insuffizienzstrahl ist vor Aussaugen des Herzens in der ersten Phase der extrakorporalen Zirkulation in der Regel gut sichtbar. Mit der Untersuchung der Trikuspidalklappe wird gleichzeitig die Kammerscheidewand auf ihre Vollständigkeit überprüft. Kleinere oder mehrfache Defektbildungen können durch ein Trikuspidalsegel oder von Sehnenfäden verdeckt sein.

In Abhängigkeit vom Schweregrad der Mißbildung betreffen die chirurgischen Maßnahmen folgende Punkte:

1. Aufhebung eines Kurzschlusses auf Ventrikelebene,

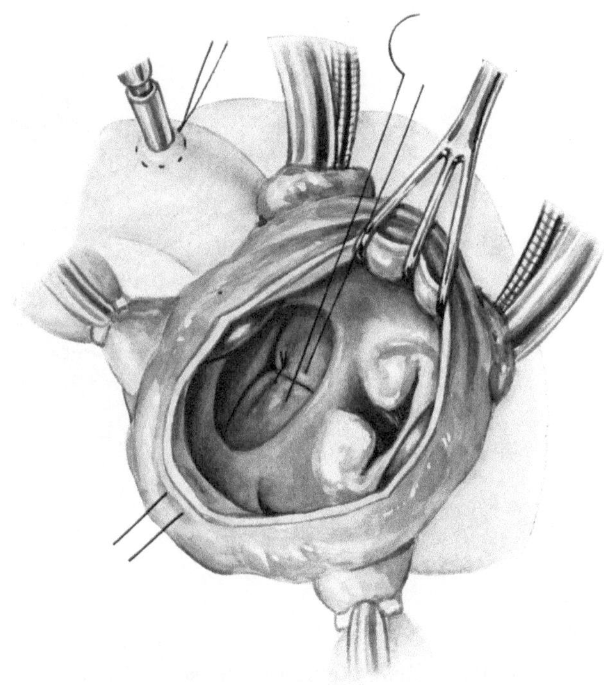

Abb. 23. Canalis atrioventricularis partialis. Adaptierung des Mitralklappenspaltes vor dem Defektverschluß

2. Mitral- und Trikuspidalklappenring müssen in eine annähernd korrekte Position gebracht werden,

3. Beseitigung einer Mitral- bzw. Trikuspidalinsuffizienz,

4. Aufhebung des Kurzschlusses auf Vorhofebene,

5. Vermeidung einer Reizleitungsschädigung.

3. Korrektur des Canalis atrioventricularis partialis (Ostium primum)

(Abb. 23, 24, 25, 26)

Bei den isolierten Primumdefekten beschränkt sich der Eingriff auf den Defektverschluß. Kleinere Defekte verleiten leicht zum direkten Nahtverschluß. Die direkte Naht als Operationsverfahren kann jedoch zu schweren Verziehungen des Klappenapparates mit Schlußunfähigkeit sowohl der Mitral- als auch der Trikuspidalklappe führen. Die einfache direkte Naht hat außerdem

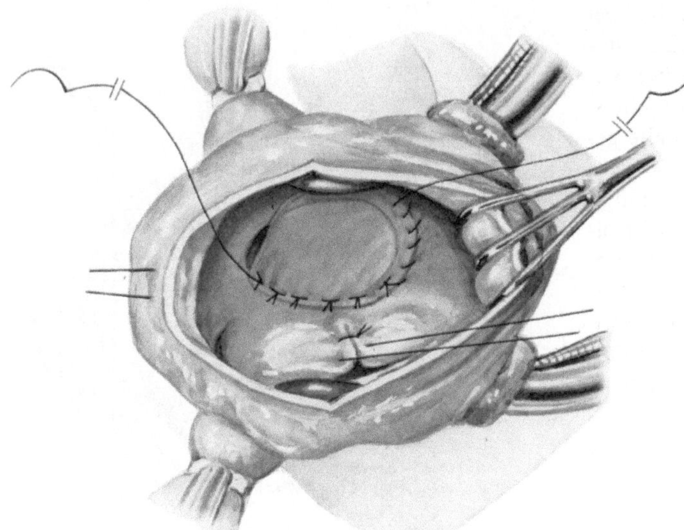

Abb. 24. Canalis atrioventricularis partialis. Defektverschluß mit Prothese. Einzelnähte an der Klappenbasis. Klaffende antero-mediale Trikuspidalkommissur wird mit zwei Nähten adaptiert

auch die höchste Rezidivquote, so daß fast ausnahmslos der Defektverschluß unter Zuhilfenahme einer passenden Prothese (Perikard oder Kunststoff) zu fordern ist. Die größte Spannung liegt in der Grenzlinie zwischen dem mitralen und trikuspidalen Klappenapparat. Fast ausnahmslos finden sich hier bei Rezidiven die Nahtausrisse. Die Methode hat auch im Hinblick auf das ohnehin gefährdete Reizleitungssystem den Nachteil, daß neben der direkten Traumatisierung des AV-Knotens und des Hisschen Bündels allein aus der gröberen Verziehung und Spannung vorübergehende und bleibende Blockierungen resultieren können. Während die Naht des oberen Defektrandes mit fortlaufender Naht (3–4/0) erfolgt und unproblematisch ist, kann die Nahtführung im gemeinsamen Anulus der Atrioventrikularklappen trotz präziser Nahttechnik zu Verletzungen des AV-Knotens führen. Hier sind stets Einzelnähte zu legen. Es empfiehlt sich mit diesen Einzelnähten unmittelbar nach der Exploration und Inspektion zu beginnen. Iatrogene Blockierungen lassen sich in der Frühphase leichter erkennen. Später bei länger andauernder Koronarischämie ist der Rückschluß auf eine gesetzte Reizleitungsstörung unzuverlässig. RASTELLI u. Mitarb. (1968) heben in dieser Operationsphase gegebenenfalls die Koronarischämie bzw. das Kammerflimmern auf, um sich von der Integrität der Reizleitung zu überzeugen. Eine parallel zur Reizleitung gewählte Stichführung, wobei nur eine Stichtiefe von 1–2 mm erlaubt ist, hat die geringste Komplikationsrate. 7 bis 10 Einzelnähte sind meist notwendig. Resultiert beim Stich oder beim Zug an einer dieser Nähte eine totale Blockierung, empfiehlt es sich, die betreffende Naht zu entfernen und die Naht in benachbarter Position zu plazieren. Die doppelt armierten Fäden werden abschließend durch die Prothese gestochen und verknüpft. Liegt – wie fast immer – ein Spalt im aortalen Mitralsegel vor, so können die gelegten Einzelnähte, bevor sie durch die Prothese gestochen worden sind, leicht zur besseren Exposition der Mitral- und Trikuspidalklappe angezogen werden. Der Spalt verläuft nur selten senkrecht, sondern meist etwas schräg zur Richtung der Kammerseptumebene. Der Spalt kann vollständig sein oder nur wenige Millimeter betragen. Lag präoperativ keine Mitralinsuffizienz vor und hat die digitale Exploration keine wesentliche Regurgitation ergeben, sollte die Korrektur am Mitralklappenapparat unterbleiben. Allgemein ist man heute dazu übergegangen, am Klappenapparat selbst Korrektureingriffe auf ein Minimum zu reduzieren, evtl. nur eine septumnahe Naht in Höhe der stärksten Mitralregurgitation (RASTELLI u. Mitarb., 1967; TARBIAT u. Mitarb., 1974; LILLEHEI u. Mitarb., 1969; u.a.). Die Adaptierung des Mitralklappenspaltes mit Einzelnähten kann zu schweren Verziehungen am Klappenapparat führen. Das Ausmaß der chirurgisch vorgenommenen Adaptierung – vollständige Vernähung des Spaltes oder lediglich eine Naht am Anulus – korreliert nicht

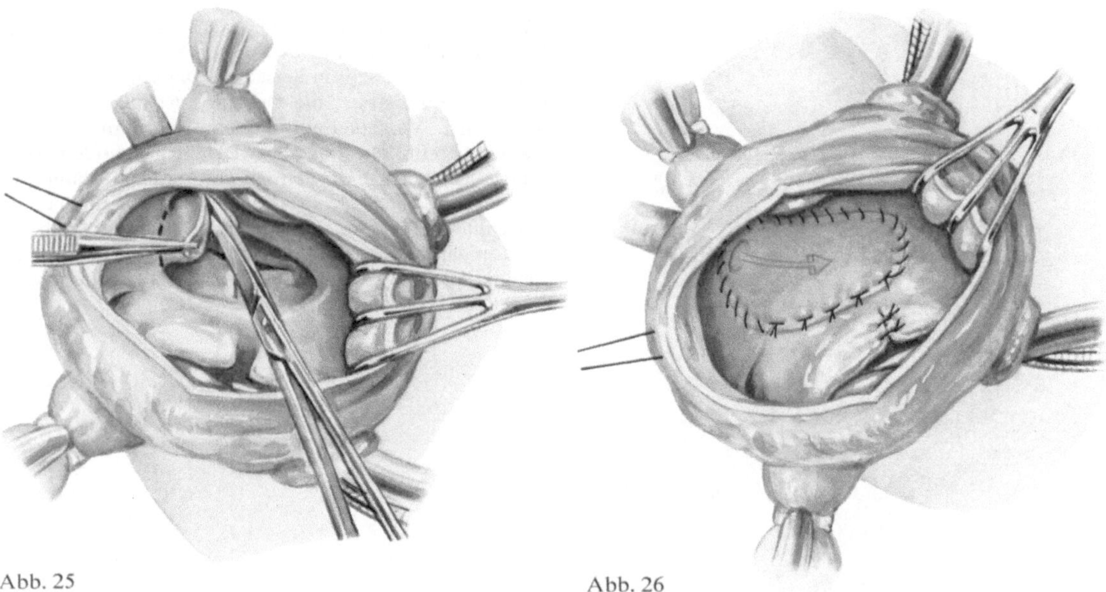

Abb. 25 und 26. Canalis atrioventricularis partialis und Lungenvenentransposition. Zusätzliche partielle Resektion des Vorhofseptums, so daß der Verschluß des Ostium primum-Defektes und die Umleitung des transponierten Lungenvenenblutes mit einer etwas größeren Prothese erfolgen kann

mit dem Schweregrad der möglichen funktionellen Beeinträchtigung (subaortale Stenose!). Die Verhältnisse an der Mitralklappe können durch sekundäre Veränderungen (verdickte und eingerollte Ränder), Substanzdefekte, Doppelbildung eines Mitralsegels, Hypoplasien, akzessorische Sehnenfäden u.a. kompliziert sein. Kleinere Substanzdefekte lassen sich durch Entfalten der eingerollten Mitralsegel ausgleichen. Größere machen Plastiken notwendig. Teflon- und Perikardläppchen werden zur Überbrückung der Defekte verwendet (MUSTARD u. Mitarb., 1965; LEVY u. Mitarb., 1964; RASTELLI u. Mitarb., 1968; VAYSSE, 1963; TAGUCHI u. Mitarb., 1968). In Ausnahmefällen kann bei hypoplastischem Klappenapparat eine Klappenprothese notwendig sein, wenn eine Anulo- oder Kommissurenplastik nicht erfolgversprechend ist. Die Korrekturverfahren an der Trikuspidalklappe sollten ebenfalls nach funktionellen Gesichtspunkten erfolgen. Nur selten sind mehrere adaptierende Nähte in der antero-medialen Trikuspidalkommissur angezeigt. Gelingt es mittels Naht oder Plastik nicht, einen stärkeren Mitralinsuffizienzstrahl zu beseitigen, sollte lediglich ein partieller Verschluß des Vorhofscheidewanddefektes in Erwägung gezogen werden (VAYSSE, 1963; KLINNER, 1967). Für das regurgitierende Blutvolumen fehlt bei vollständigem Verschluß des Primumdefektes die Ausweichmöglichkeit in den venösen Anteil des Herzens, so daß eine schwere Lungenstauung droht.

Liegt zusätzlich ein Vorhofscheidewanddefekt vom Secundumtyp vor, wird entweder die Gewebebrücke zwischen den beiden Defekten reseziert und der nunmehr gemeinsame Defekt durch eine entsprechend große Prothese verschlossen, oder der Septumdefekt wird durch eine direkte Naht oder gesondert mit einer weiteren Prothese versorgt. Der Septumdefekt kann auch praktisch vollständig sein, so daß ein Atrium commune vorliegt. Bei Lungenvenentranspositionen wird die laterale Naht so geführt, daß die Vorderwand des Venenostium mit der Prothese vernäht wird.

Um nach Möglichkeit jede iatrogene Blockierung in der Reizleitung zu vermeiden, empfiehlt GROSS (1970), die Prothese großzügiger zu bemessen und die Fixierungsnähte lateral des Sinus coronarius anzubringen. Die Nahtführung beinhaltet allerdings die Transposition des Sinus in den linken Vorhof. Die Nähte lateral des Sinus werden ebenfalls nur 1–2 mm tief in das Endokard eingestochen. Für die Verankerung in Höhe des Anulus werden die Einzelnähte durch die basisnahe Portion des Trikuspidalsegels gelegt, so daß auch hier keine Verletzung der Reizleitung resultieren kann.

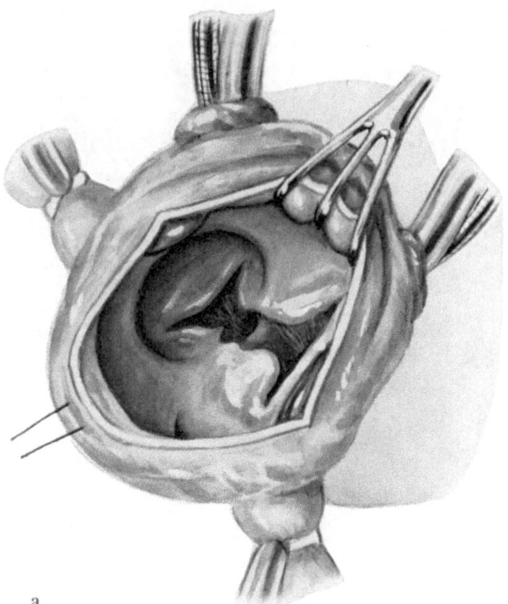

a

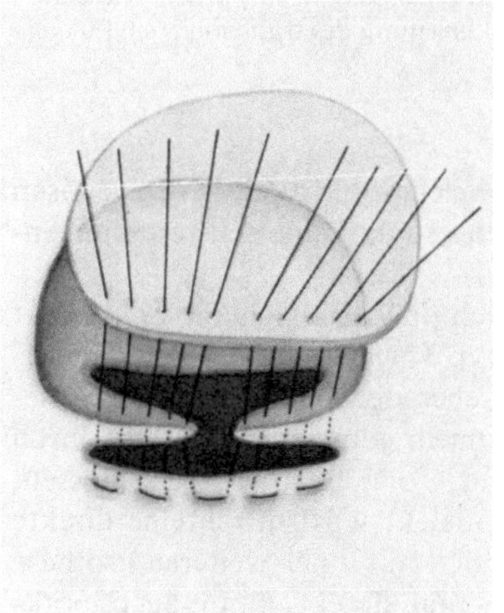

b

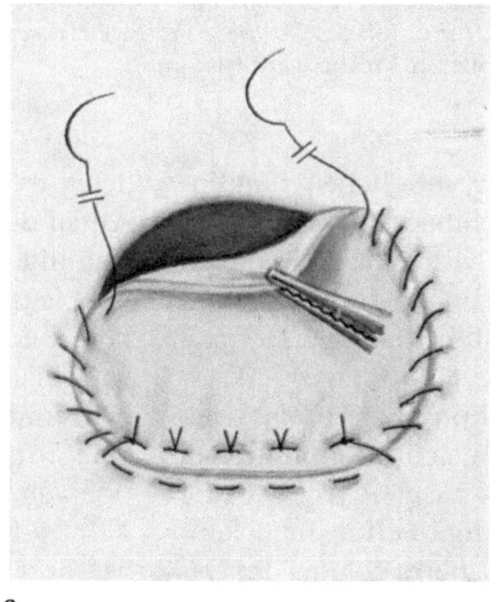

c

Abb. 27. Canalis atrioventricularis totalis. Mäßiger Schweregrad der Atrioventrikularklappenmißbildung. Kleiner Ventrikelseptumdefekt (a). Die Schemazeichnung (b u. c) demonstriert die Operationstechnik. Der Rand des kleinen Ventrikelseptumdefektes wird mit 2—5 U-Nähten gefaßt. Die über dem Defekt hängenden Atrioventrikularklappen werden mit den gleichen Nähten gestochen und gegen die Prothese verknüpft. Einnähen der Verschlußprothese mit fortlaufenden Nähten (in b u. c Trikuspidalklappe nicht eingezeichnet, um Verschlußtechnik des subvalvulären Defektes im Ventrikelseptumdefekt zu verdeutlichen)

Ein Ductus arteriosus Botalli als Begleitanomalie ist vor dem Übergang in den extrakorporalen Kreislauf zu unterbinden. Dagegen können weitere Anomalien bzw. eine Pulmonalstenose während der extrakorporalen Zirkulation behoben werden.

4. *Korrektur des Canalis atrioventricularis totalis*

(Abb. 27, 28)

Der operative Eingriff unterscheidet sich nicht wesentlich von der Korrektur des Canalis atrioventricularis partialis, wenn nur ein kleiner, subvalvulär gelegener Ventrikelseptumdefekt vorhanden ist und die beiden Atrioventrikularklappen trotz der Spaltbildungen noch als zwei Klappeneinheiten angelegt sind. Der direkte Nahtverschluß des VSD mit U-Einzelnähten (2—3/0), die gegen den Vorhof in der Trennleiste zwischen dem mitralen und trikuspidalen Klappenapparat ausgestochen werden, stellt keine Besonderheit dar. Die letzte mediale Naht kann gleichzeitig als adaptierende Naht für das anteriore Mitralsegel verwendet werden, wenn eine derartige Naht des Klappensegels angezeigt ist. Ungleich schwieriger ist die Korrektur, wenn ein größerer Ventrikelseptumdefekt besteht. Größere

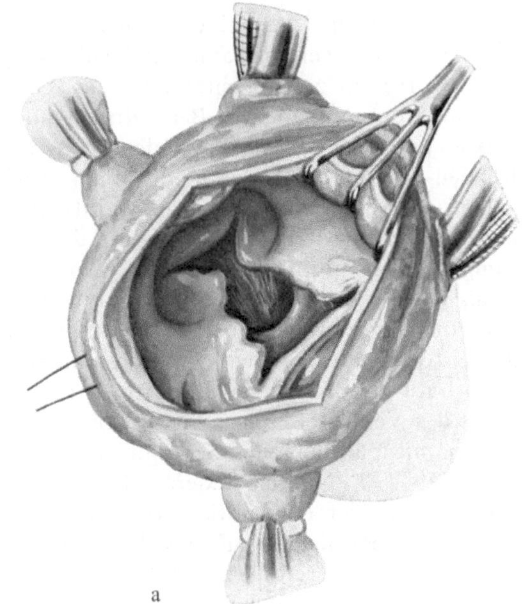
a

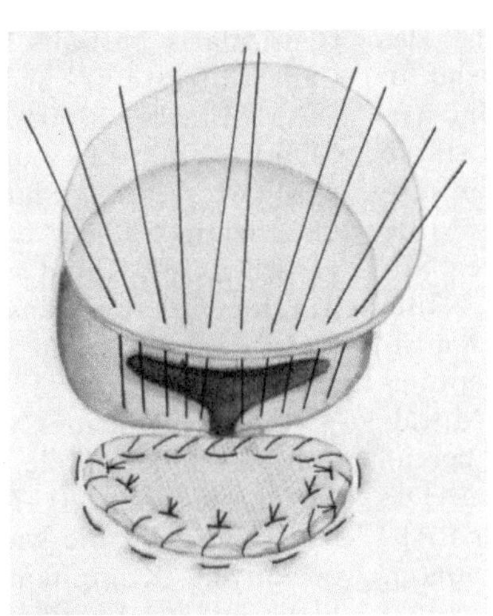
b

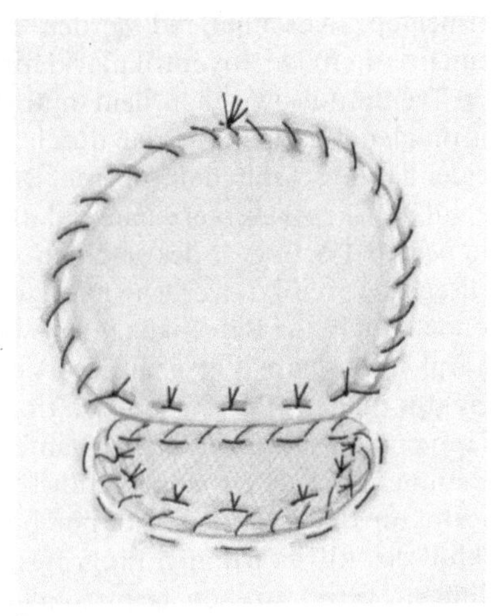
c

Abb. 28. Canalis atrioventricularis totalis. Höherer Schweregrad der Mißbildung der Atrioventikularklappen. Tiefreichender Ventrikelseptumdefekt (a) In der Schemazeichnung (b u. c) ist der Ventrikelseptumdefekt mit einer umbördelten Prothese verschlossen. Der obere Rand dieser Prothese dient der zweiten Prothese zum Verschluß des Vorhofseptums als Basis. Die Reste der Atrioventrikularklappen werden mit diesen Basisnähten mitgefaßt (Trikuspidalklappe in b u. c aus gleichen Gründen wie auf Abb. 27 nicht eingezeichnet)

Defekte reichen bis zum muskulären Rand des Septums. Ist der Defekt des Septums nicht so hochgradig, dann können die anterioren Segel der Mitral- und der Trikuspidalklappe an dem muskulären Septum haften, so daß der eigentliche Septumdefekt beim Blick in den rechten Ventrikel gar nicht auffallen muß. Funktionell und anatomisch kann ein gemeinsames Atrioventrikularostium vorliegen. Die Gewebsbrücke in der Mittellinie fehlt. In einem Teil der Fälle besteht wenig Aussicht auf eine ausreichende Korrektur, insbesondere bei Kombination von Klappendeformitäten und tiefen septalen Defekten.

Wenn die über dem Septumdefekt hängenden Segel der gemeinsamen Atrioventrikularklappe groß und frei beweglich sind, können diese unter Umständen auf den freien oberen Rand des Ventrikelseptums heruntergezogen und dort mit Einzelnähten fixiert werden. Diese Verlagerung der Klappenebene herzspitzenwärts teilt das Atrioventrikularostium in ein rechtes und linkes Ostium. Der jetzt oberhalb der Klappenebene liegende durchgehende Defekt des Vorhofseptums und des Ventrikelseptums wird mit einer entsprechend großen Prothese verschlossen. Die vor dem Defektverschluß durchzuführende Rekonstruktion der Mitralklappe sowie die abschließende Rekonstruktion der Trikuspidalklappe aus den Anteilen der halbierten Atrioventrikularklappe muß sicherstellen, daß mit dem vorhandenen Material eine ausreichende Funktion erzielt werden kann. Andernfalls ist auf die Korrektur zu verzichten oder ein Klappenersatz ist unumgänglich. Bei tiefreichenden Defekten des Ventrikelseptums ist der Ersatz des fehlenden Septumanteils durch eine Kunststoffprothese notwendig. Funktionelle Beeinträchtigungen der Atrioventrikularklappen und die Einengung der Ausflußbahn des linken Ventrikels sind als Komplikationen dieser Maßnahmen bekannt. Im einzelnen wird das halbmond- bzw. halbkreisförmig geschnittene Prothesenmaterial zunächst auf der rechten Seite des freien oberen Randes des Ventrikelseptums bei weggezogenen Klappen mit parallel zum Septumrand gestochenen 3–4/0 Nähten fixiert. Die Nahtlegung hat auf der rechten Seite des Ventrikelseptums mit Rücksicht auf das Reizleitungssystem besonders sorgfältig zu erfolgen. Vielfach lassen sich auch Reizleitungsstörungen gar nicht vermeiden. Abschließend werden die Segel der gemeinsamen Atrioventrikularklappenebene in der Trennlinie zwischen dem mitralen und trikuspidalen Klappenapparat durch gleich starke Seidennähte so mit dem oberen Rand der subvalvulären Prothese verbunden, daß in der Mitte die beiden Portionen des geteilten vorderen Mitralsegels vereinigt werden. Die gleichen Nähte können auch zur Befestigung der zweiten Kunststoffprothese zum Verschluß des Vorhofseptumdefektes dienen. Die Rekonstruktion der Mitralklappe muß, falls erforderlich, unter den bereits genannten Kautelen durchgeführt werden. Die Korrektur der Trikuspidalklappe bildet den Abschluß des intrakardialen Eingriffes. LILLEHEI u. Mitarb. (1969) streben beim totalen AV-Kanal nicht die vollständige Korrektur in der 1. Sitzung an, um das Risiko einer Reizleitungsstörung möglichst zu umgehen. Sie adaptieren das gemeinsame anteriore und posteriore Atrioventrikularklappengewebe lediglich in der Region oberhalb des Ventrikelseptums mit nur einer Naht. Der Ostium primum-Defekt wird wie üblich mit einer Prothese verschlossen. Unterhalb dieser adaptierenden Naht verbleibt ein Ventrikelseptumdefekt. Von einer späteren Herzkatheteruntersuchung wird dann ein Zweiteingriff zum Verschluß dieses Defektes abhängig gemacht. Bei größeren Defekten des Ventrikelseptums kann zusätzlich die Atriotomie durch eine rechtsseitige quere Ventrikulotomie ergänzt werden (GERBODE u. Mitarb., 1964 u. 1967). Die Grenzen der Atrioventrikularklappe lassen sich besser beurteilen.

Postoperative Frühergebnisse

Die Komplikations- und Mortalitätsraten nach Korrektur von Endokardkissendefekten zeigen nach dem Schrifttum eine große Schwankungsbreite. In den älteren und jüngeren Statistiken der verschiedenen herzchirurgischen Zentren spiegelt sich die Zunahme des Erfahrungsgutes mit dieser morphologisch und funktionell komplexen Anomalie wider. Das Erfahrungsgut mit diesem Herzfehler ist derzeit auch an operativen Zentren noch auf 150–200 Fälle begrenzt (LILLEHEI u. Mitarb., 1969; GERBODE u. Mitarb., 1967; RASTELLI u. Mitarb., 1968; TARBIAT u. Mitarb., 1974). Die Letalität im Gefolge chirurgischer Korrekturmaßnahmen wurde 1963 vom „Committee on Cardiovascular Surgery of the American College of Chest Physicians" mit 26% angegeben. In Statistiken bis zum Jahre 1965 werden 18–20% Letalität für den Canalis atrioventricularis partialis und bis zu 60% für den Canalis atrioventricularis totalis angegeben (ELLIS u. Mitarb., 1960; COOLEY, 1960; SCOTT u. Mitarb., 1962; LEVY u. Mitarb., 1964; GERBODE u. Mitarb., 1967). Statistiken, die sich nur auf die letzten 5 Jahre beziehen, nennen für den partiellen AV-Kanal weniger als 10% und für den totalen AV-Kanal eine größere Schwankungsbreite zwischen 17 und 50% (TAGUCHI u. Mitarb., 1968).

Ein verbleibender Mitralfehler (Mitralinsuffizienz) und der totale AV-Block (in den ersten Operationsserien 20–30%!) sind nach Schwere und Häufigkeit die wichtigsten intra- und postoperativen Komplikationen. Der totale AV-Block hat als Letalitätsfaktor erheblich an Bedeutung verloren. Die subtile Nahttechnik unter Beachtung der Herzaktion hat den Prozentsatz der totalen Blockierung beträchtlich gesenkt. Mit der konsequenten Schrittmachertherapie bereits unter Operationsbedingungen ist diese Komplikation beherrschbar geworden. Das Erfahrungsgut mit künstlichen Herzklappen hat auf der anderen Seite dazu geführt, bei unzureichendem Mitralklappenspiel insbesondere bei Substanzdefekten am Klappenapparat in gleicher Sitzung den Klappenersatz durchzuführen. Der unkomplizierte Primumdefekt des Kindes oder Jugendlichen ohne hämodynamisch erkennbare Mitralklappenbeteiligung und ohne pulmonale Druckerhöhung hat nach den gegenwärtigen Erfahrungen der Düsseldorfer und Essener Klinik praktisch keine intra- oder postoperative Letalität.

Die postoperativen Todesfälle finden sich hauptsächlich unter den Patienten mit deutlicher klinischer Symptomatik. Entweder besteht ein höherer Schweregrad des Endokardkissendefektes oder zusätzliche Risikofaktoren (Mitral- und Trikuspidalfehler, pulmonale Druckerhöhung, myokardiale Vorschädigung, Reizleitungs- und Reizbildungsstörung, höheres Lebensalter u.a.) sind nachweisbar.

Bei den Rezidiven ist grundsätzlich zu unterscheiden, ob der Zweiteingriff wegen eines erneuten Links-Rechts-Kurzschlusses oder wegen eines Mitralklappenfehlers indiziert war. Im allgemeinen ist es in der frühen postoperativen Phase nicht notwendig, einen Zweiteingriff wegen eines Kurzschlusses auf Vorhofebene durchzuführen. Nach den Erfahrungen an der Düsseldorfer Klinik steigt die Zahl der Rezidive mit der angewandten Methode des Defektverschlusses. Unter 31 Patienten, bei denen in früheren Jahren ohne Prothese ein direkter Defektverschluß durchgeführt worden war, fanden sich 4 Rezidive (22,5%). Bei Prothesenverschluß betrug der Prozentsatz nur 2,5. Ohne Berücksichtigung der Methode werden im Schrifttum 6% (BARNARD u. SCHRIRE, 1969), 10% (LILLEHEI u. Mitarb., 1967), 8% (BRAUNWALD u. MORROW, 1966) und 7% (JOHANNSON u. SÖDERLUND, 1968) genannt. In der Regel resultiert der erneute Kurzschluß durch Nahtausrisse bzw. durch partielle Ablösung der Prothese in Höhe der Mitralklappenbasis.

Zweiteingriffe wegen hämodynamisch wirksamer Mitralklappeninsuffizienz können dagegen in der unmittelbaren postoperativen Phase notwendig werden (RASTELLI u. Mitarb., 1968; MUSTARD u. Mitarb., 1965; BIGELOW u. Mitarb., 1968; BJÖRK, 1965; DOBELL u. Mitarb., 1965; TARBIAT u. Mitarb., 1974). Ein hämolytisches Syndrom, bedingt durch den Regurgitationsstrahl der Mitralinsuffizienz als Indikation zum Zweiteingriff (MUSTARD u. Mitarb., 1965; JAHNKE, 1969), ist beschrieben worden.

Literatur

I. Vorderer, hinterer seitlicher, hinterer oberer und hinterer unterer Defekt

BILLIG, D. M., HALLMAN, G. L., BLOODWELL, R. D., COOLEY, D. A.: Surgical Treatment of Atrial Septal Defects in Patients with Angina Pectoris. Ann. thorac. Surg. **5**, 566 (1968).

BIRCKS, W., PISA, G., SELING, A.: Korrektur der Fehleinmündung aller rechtsseitigen Lungenvenen in die Vena cava inferior (Scimitarsyndrom). Z. Kreisl.-Forsch. **58**, 1053 (1969).

BJÖRK, V. O., LODIN, H., PETERSSON, O.: Surgical Treatment of Abnormal Venous Return. Ann. Surg. **156**, 857 (1962).

BLAKE, H. A., HALL, R. L., MANION, W. C.: Anomalous pulmonary venous return. Circulation **32**, 406 (1965).

BURROUGHS, J. T., EDWARDS, J. E.: Total anomalous pulmonary venous connection. Am. Heart J. **59**, 913 (1960).

CARTER, R. E. B., CAPRILES, M., NOE, T.: Total anomalous pulmonary venous drainage, a clinical and anatomical study in 75 children. Brit. Heart J. **31**, 45 (1969).

CHEN, S., ARCILLA, R. A., MOULDER, P. V., CASSEKS, D. E.: Postoperative Conduction Disturbances in Atrial Septal Defect. Am. J. Cardiol. **22**, 636 (1968).

COOLEY, D. A., BALAS, P. E.: Total anomalous pulmonary venous drainage into inferior vena cava; report of successful surgical correction. Surgery **51**, 798 (1962).

COOLEY, D. A., HALLMAN, G. D., LEACHMAN, R. D.: Total Anomalous pulmonary venous drainage, correction with the use of cardio-pulmonary bypass in 62 cases. J. thorac. Surg. **51**, 88 (1966).

DERRA, E., GREMMEL, H., NIEMANN, F.: Über plastische Umpflanzungen der oberen Hohlvene bei der Korrektur von Vorhofseptumdefekten mit Lungenvenentranspositionen. Zbl. Chir. **92**, 1 (1967).

DERRA, E., GROSSE-BROCKHOFF, F., LOOGEN, F.: Der Vorhofseptumdefekt. Ergebn. inn. Med. Kinderheilk. **22**, 212 (1965).

DERRA, E., IRMER, W., KREMER, K., LÖHR, B.: Weitere Entwicklungen in der Technik der Chirurgie des Herzens und seiner großen Gefäße. In: Chirurgische Operationslehre (BREITNER, Hrsg.), Bd. 3, Beitr. E1. Wien-Innsbruck: Urban & Schwarzenberg 1963.

DERRA, E., IRMER, W., TARBIAT, S.: Morphologie, operative Behandlung und deren Ergebnisse bei 139 Sinus venosus-Defekten. Dtsch. med. Wschr. **91**, 627 (1966).

DILLARD, D. H., MOHRI, H., HESSEL, E. A.: Correction of total anomalous pulmonary venous drainage in infancy using deep hypothermia with total circulatory arrest. Circulation **35** (Suppl. I), 105 (1967).

FRYE, R. L., KREBS, M., RAHIMTOOLA, S. H., ONGLEY, P. A., HALLERMANN, F. J., WALLACE, R. B.: Partial anomalous Pulmonary venous connection without Atrial Septal Defect. Am. J. Cardiol. **22**, 242 (1968).

GAULT, J. H., MORROW, A. G., GAY, W. A., jr., ROSS, J., jr.: Atrial septal defect in patients over the age of forty years: clinical and hemodynamic studies and the effects of operation. Circulation **37**, 261 (1968).

GERSONY, W. M., BOWMAN, F. O., STEEG, C. N., HAYES, C. J., JESST, M. J., MALM, J. R.: Management of Total Anomalous Pulmonary Venous Drainage in Early Infancy. Circulation **43** (Suppl. I), 19 (1971).

GOERTTLER, K.: Normale und pathologische Entwicklung des menschlichen Herzens. Stuttgart: Thieme 1958.

GOMES, M. M. R., FELDT, R. A., MCGOON, D. C., DANIELSON, G. K.: Long-term results following correction of total anomalous pulmonary venous connection. J. thorac. cardiovasc. Surg. **61**, 253 (1971).

GROSS, R. E.: Total Anomalous Pulmonary Venous Drainage. An Atlas of Children's Surgery, p. 142ff. Philadelphia-London-Toronto: Saunders 1970.

HANLON, C. R., BARNER, H. B., WILLMAN, V. L., MUDD, J. G., KAISER, G. C.: Atrial Septal Defect: Results of Repair in Adults. Arch. Surg. **99**, 275 (1969).

HAWE, A., RASTELLI, G. C., BRANDENBURG, R. O., MCGOON, D. C.: Embolic Complications Following Repair of Atrial Septal Defects. Circulation, Suppl. **39**, 185 (1969).

IRMER, W., ROTTHOFF, F.: Überblick über die operative Behandlung von Sekundumdefekten der Vorhofscheidewand in Hypothermie. Z. Tuberk. **117**, 197 (1961).

IRMER, W., SELING, A.: Vorhofseptumdefekt — Die Operation in Hypothermie. Thoraxchirurgie **15**, 558 (1967).

JEGIER, W., CHARRETTE, E., DOBELL, A. R. C.: Infradiaphragmatic anomalous pulmonary venous drainage; normal haemodynamics following operation in infancy. Circulation **35**, 390 (1967).

JENSEN, J. B., BLOUNT, S. G.: Total anomalous pulmonary venous return. Am. Heart J. **82**, 387 (1971).

JOFFE, H. S., O'DONOVAN, T. G., GLAUN, B. P., CHESLER, E., SCHRIRE, V.: Subdiaphragmatic total anomalous pulmonary venous drainage: Report of a successful surgical correction. Am. Heart J. **81**, 250 (1971).

KEITH, J. D., ROWE, R. D., VLAD, P., O'HANLEY, J. E.: Complete anomalous pulmonary venous drainage. Am. J. Med. **16**, 23 (1954).

KIRKLIN, J. W., ELLIS, F. H., WOOD, E. H.: Treatment of anomalous pulmonary venous connections in association with interatrial communications. Surgery **39**, 389 (1956).

LEACHMAN, R. O., COOLEY, D. A., HALLMAN, G. L.: Total anomalous pulmonary venous return, correlation of hemodynamic observations and surgical mortality in 58 cases. Ann. thorac. Surg. **7**, 5 (1969).

LLEWELLYN, M. A., CULLUM, P. A., THOMAS, J. B., ANDERSON, I. M.: Infracardiac total anomalous pulmonary venous drainage. Brit. med. J. **3**, 35 (1968).

LOGEAIS, Y., VANETTI, A., BICAL, R., LAFONT, H., BERKMAN, M.: A propos des retours veineux pulmonaires anormaux. Arch. Mal. Cœur **60**, 576 (1967).

MODY, M. R., GALLEN, W. J., LEPLEY, D.: Total anomalous pulmonary venous drainage below the diaphragm: successful surgical correction in a infant. Am. J. Cardiol. **24**, 575 (1969).

MULLER, W. H.: The surgical treatment of total anomalous pulmonary venous drainage. Ann. Surg. **145**, 379 (1951).

MUSTARD, W. T., KEITH, J. D., TRUSLER, G. A.: Two stage correction for total anomalous pulmonary venous drainage in childhood. J. thorac. Surg. **44**, 447 (1962).

REED, W. A., DUNN, M. J.: Long-term Results of Repair of Atrial Septal Defects. Am. J. Surg. **121**, 724 (1971).

RICHMOND, D. E., LOWE, J. B., BARRATT-BOYES, B. G.: Results of surgical repair of atrial septal defects in the middle-aged and elderly. Thorax **24**, 536 (1969).

ROBICSEK, F., SANGER, P. W., DAUGHERTY, H. K.: Surgical Treatment of Partial Anomalous Pulmonary Venous Return into the Superior Vena Cava. Ann. Surg. **169**, 305 (1969).

PRAAGH, R. VAN, HARKEN, A. H., DELISLE, G., ANDO, M., GROSS, R. E.: Total anomalous pulmonary venous drainage to the coronary sinus. J. thorac. cardiovasc. Surg. **64**, 133 (1972).

PUIG-MASSANA, M., MURTRA, M., REVUELTA, J. M.: A new technique in the correction of partial anomalous pulmonary venous drainage. J. thorac. cardiovasc. Surg. **64**, 109 (1972).

SCOTT, L. P., WELCH, C. C.: Factors influencing survival in total anomalous venous drainage in infants. Am. J. Cardiol. **16**, 286 (1965).

SELLERS, R. D.: Secundum Type Atrial Septal Defects: Early and Late Results of Surgical Repair Using Extracorporeal Circulation in 275 Patients. Surgery **59**, 155 (1966).

SENN, A.: Eine einfache Methode zur Behandlung des Sinus-venosus-Defektes. Thoraxchirurgie **16**, 516 (1968).

SHUMACKER, H. B., jr., JUDD, D.: Partial anomalous pulmonary venous return with reference to drainage into the inferior vena cava and to an intact atrial septum. Cardiovasc. Surg. **5**, 271 (1964).

SILTANEN, P.: Atrial Septal Defect of Secundum Type in Adults. Acta med. scand. Suppl. 497 (1968).

STENSEL, H. C., TALNER, N. S., DEREN, M. M., HEECKEREN, D. VAN, GLENN, W. W.: Surgical Treatment of Atrial Septal Defect. Am. J. Surg. **121**, 485 (1971).

WOODWARK, G. M., VINCE, D. J., ASHMORE, P. G.: Total anomalous pulmonary venous return to portal vein. J. thorac. cardiovasc. Surg. **45**, 662 (1963).

YONEHIRO, E. G., HALLMAN, G. L., COOLEY, D. A.: Anomalous pulmonary venous return from a hypoplastic right lung to the inferior vena cava (scimitar syndrome): Report of successful correction and review of surgical treatment. Cardiov. Res. Cent. Bull. (Chouston) **4**, 106 (1956—1966).

ZENKER, R., KLINNER, W., MEISNER, H., SCHMIDT-HABELMANN, P., SEBENING, F.: Seltene angeborene Herzfehler und ihre chirurgische Behandlung. Dtsch. med. Wschr. **90**, 696 (1965).

ZINDLER, M., DUDZIAK, R., EUNIKE, S., PULVER, K.-G., ZÄHLE, R.: Erfahrungen bei 1290 künstlichen Hypothermien für Herz- und Gefäßoperationen. Anaesthesist **15**, 69 (1966).

ZUBIATE, P., KAY, H.: Surgical Correction of Anomalous Pulmonary Venous Connection. Ann. Surg. **156**, 234 (1962).

II. Foramen primum

American college of chest physicians, report of the committee on cardiovascular surgery: Surgery of surgical treatment of atrial septal defects. Dis. Chest **43**, 447 (1963).

Barnard, Ch. N., Schrire, V.: Die Chirurgie der häufigen angeborenen Herzmißbildungen, S. 79. Berlin-Heidelberg-New York: Springer 1969.

Bigelow, J. G., Sanchez, P., Starr, A.: Endocardial Cushion Defects: Emphasizing the Management of the Cleft Mitral Valve. Am. Surg. **34**, 512 (1968).

Björk, V. O.: Ostium primum defects with cleft mitral valve. Thorax **20**, 405 (1965).

Bouchard, F., Lexuan, Ph.: Résultats cliniques hémodynamiques des canaux atrioventriculaires opérés. Arch. Mal. Cœur **60**, 681 (1967).

Braunwald, N. S., Morrow, A. G.: Incomplete persistent atrioventricular canal. "Operative methods and the results of pre- and postoperative hemodynamic assessments." J. thorac. cardiovasc. Surg. **51**, 71 (1966).

Brockenbrough, E. C., Braunwald, E. B., Roberts, W. C., Morrow, A. G.: Partial persistent atrioventricular canal simultating pure mitral regurgitation. Am. Heart J. **63**, 9 (1962).

Cooley, D. A.: Results of Surgical Treatment of Atrial Septal Defects: Particular Consideration of Low Defects Including Ostium Primum and Atrioventricular Canal. Am. J. Cardiol. **6**, 605 (1960).

Crafoord, C., Senning, A.: Persistent atrioventricular canal. Surgical experiences. Am. J. Cardiol. **6**, 618 (1960).

Derra, E.: Das Foramen primum und seine operative Behebung. Langenbecks Arch. klin. Chir. **295**, 597 (1960).

Derra, E., Loogen, F.: Klinik und operative Behandlung der Vorhofseptumdefekte vom Typ des Foramen primum. Dtsch. med. Wschr. **85**, 1669 (1960).

Dobell, A. R. C., Murphy, D. R., Karn, G. M., Martinez-Caro, A.: Mitral incompetence after repair of ostium primum septal defects. Thorax **20**, 40 (1965).

Edwards, J. E.: Persistent interatrial foramen primum with common atrioventricular valve. In: Pathology of the heart (S. E. Gould, Ed.). Springfield/Ill.: Thomas 1953.

Ellis, F. H., McGoon, C. D., Kirklin, J. W.: Surgical management of persistent common atrioventricular canal. Am. J. Cardiol. **6**, 598 (1960).

Evans, J. R., Rowe, R., Keith, J. D.: The clinical diagnosis of atrial septal defects in children. Am. J. Ded. **30**, 345 (1961).

Frater, R. W. M.: Persistent Common Atrioventricular Canal — Anatomy and Function in Relation to Surgical Repair. Circulation **32**, 120 (1965).

Gerbode, F., Sabar, E. F.: Endocardial cushion defects: Diagnosis and Surgical Repair. J. thorac. cardiovasc. Surg. **5**, 223 (1964).

Gerbode, F., Sanchez, P. A., Arguero, R., Kerth, W. J., Hill, J. D., De Vries, P. A., Selzer, A., Robinson, S. J.: Endocardial Cushion Defects. Ann. Surg. **166**, 486 (1967).

Gross, R. E.: Endocardial cushion defect. Surgical Repair. An Atlas of childrens Surgeon, p. 146. Philadelphia-London-Toronto: Saunders 1970.

Heath, D.: Long Survival in Partical Persistent Common Atrioventricular Canal. Brit. J. Dis. Chest **62**, 207 (1968).

Jahnke, E. J.: Surgical Management of the Atrioventricular Canal. Am. Surg. **35**, 59 (1969).

Johansson, L., Söderlund, S.: Operated Atrial Septal Defects. Scand. J. thoracadiovasc. Surg. **2**, 15 (1968).

Kiely, B., Adams, P., jr., Anderson, R. G., Lester, R.: The ostium-primum syndrome. Am. J. Dis. Child. **96**, 381 (1958).

Klinner, W.: Der komplette Atrio-Ventrikular-Kanal. Thoraxchirurgie **15**, 580 (1967).

Levy, M. J., Cuello, L., Tuna, N., Lillehei, G. W.: Canalis atrioventricularis communis. Clinical aspects and surgical treatment. Am. J. Cardiol. **14**, 587 (1964).

Levy, M. J., Edwards, J. E.: Anatomy of mitral insufficiency. Prog. cardiovasc. Dis. **5**, 119 (1962).

Loogen, F.: Pulmonale Hypertension. Thoraxchirurgie **15**, 486 (1967).

Lillehei, C. W., Anderson, R. C., Ferlic, R. M., Bonnabeau, R. C.: Persistent common atrioventricular canal (Recatheterization results in 37 patients following intracardiac repair). J. thorac. cardiovasc. Surg. **57**, 83 (1969).

Lillehei, C. W., Vargo, R. L., Ferlig, R. M., Sellers, R. D.: Results in the first 2.500 patients undergoing open-heart surgery at the University of Minnesota Medical Center. Surgery **62**, 89 (1967).

Lindesmith, G. G., Meyer, B. W., Chapman, N., Stanton, R. E., Jones, J. C.: The Surgical Repair of Endocardial Cushion Defects. Ann. thorac. Surg. **2**, 399 (1966).

McGoon, D. C., DuShane, J. W., Kirklin, J. W.: The surgical treatment of endocardial cushion defects. Surgery **46**, 185 (1959).

Mierop, L. H. S. van, Alley, R. D., Kausel, H. W., Stranahan, A.: The anatomy and embryology of endocardial cushion defects. J. thorac. cardiovasc. Surg. **53**, 71 (1962).

Mustard, W. T., Niguidula, F. N., Trusler, G. A.: Endocardial Cushion Defects in Infants and Children. "Ten Years Surgical Experience." Brit. Heart J. **27**, 768 (1965).

Nadas, S. N.: Pediatric Cardiology. 2nd Ed. Philadelphia, London: Saunders 1963.

Omeri, A. A., Bishop, M., Oakley, C., Bentall, H. H., Cleland, W. P.: The Mitral Valve in Endocardial Cushion Defects. Brit. Heart J. **27**, 161 (1964).

Paul, A. M. H.: Endocardial cushion defects: Persistent common atrioventricular canal and persistent ostium primum. Pediat. Clin. N. Amer. **5**, 1011 (1958).

Rastelli, G. C., Kirklin, J. W., Titus, J. L.: Anatomic observations on complete Form of persistent common atrioventricular Canal with special Reference to atrioventricular Valves. Mayo Clin. Proc. **41**, 296 (1966).

Rastelli, G. C., Ongley, P. A., Kirklin, J. W., McGoon, D. C.: Surgical Repair of the Complete Form of Persistent Common Atrioventricular Canal. J. thorac. cardiovasc. Surg. **55**, 299 (1968).

Rastelli, G. C., Wallace, R. B., Ongley, P. A., McGoon, D. C.: Replacement of Mitral Valve in Children with persistent atrioventricular Canal associatred with severe Mitral Incompetence. Mayo Clin. Proc. **42**, 417 (1967).

SCHLESINGER, Z., DEUTSCH, V., YAHINI, J. H., NEUFELD, H. N.: Deformed anterior mitral valve leaflet without mitral insufficiency in persistent common atrioventricular canal. Am. Heart J. **73**, 742 (1967).

SCHMITZ, W.: Der partielle Atrioventrikularkanal. Thoraxchirurgie **15**, 575 (1967).

SCOTT, L. P., HAUCK, A. J., NADAS, S. M., GROSS, R. E.: Endocardial cushion defect: Preoperative and postoperative survey. Circulation **26**, 218 (1962).

SELLERS, R. D., LILLEHEI, C. W., EDWARDS, J. E.: Subaortic Stenosis Caused by Anomalies of the Atrioventricular Valves. J. thorac. cardiovasc. Surg. **48**, 289 (1964).

SHUMACKER, H. B., KING, H.: Septum primum atrial septal defects. J. thorac. cardiovasc. Surg. **43**, 366 (1962).

TAGUCHI, K., SASAKI, N., YOICHI, O., MATSUURA, Y., HIRAO, M.: Surgical Experience with Persistent Common Atrioventricular Canal in a Series of Eighty-Two Patients. J. thorac. cardiovasc. Surg. **55**, 501 (1968).

TARBIAT, S., KREIDLER, A., PETERSEN, H., BIRCKS, W.: Hämodynamisch indizierte Zweiteingriffe nach Korrektur von Vorhofseptumdefekten des Primumtyps. Thoraxchir. **22**, 243 (1974)

VAYSSE, J.: Traitement chirurgical du canal atrioventriculaire. Ann. Chir. Thorac. Cardiov. **2**, 280 (1963).

WAKAI, C. E., EDWARDS, J. E.: Pathologic study of persistent common atrio-ventricular canal. Am. Heart J. **56**, 779 (1958).

WATKINS, E., jr., GROSS, R. E.: Experiences with surgical repair of atrial septal defects. J. thorac. Surg. **30**, 469 (1955).

WEISS, R., GOLDBERG, E., MULDER, D.: An evaluation of the postoperative results in patients with ostium primum defects. J. thorac. cardiovasc. Surg. **50**, 63 (1965).

Der Ventrikelseptumdefekt

P. SATTER

Kardiologisch-pädiatrischer Teil

M. BOURGEOIS und A. BREUER

Mit 40 Abbildungen

Beim Ventrikelseptumdefekt unterscheidet man je nach Ursache verschiedene Formen.

A. Der kongenitale Defekt: Er kann isoliert oder in Kombination mit anderen kardiovaskulären Mißbildungen auftreten.

B. Der Ventrikelseptumdefekt im Anschluß an einen Infarkt des Ventrikelseptums.

C. Der traumatische Ventrikelseptumdefekt.

A. Der kongenitale Ventrikelseptumdefekt

In diesem Kapitel werden nur solche Defekte abgehandelt, bei denen die interventrikuläre Kommunikation mit Links-Rechts-Kurzschluß im Vordergrund steht und zusätzliche Fehler von untergeordneter hämodynamischer Bedeutung sind. Kombinationen, in denen der Ventrikelseptumdefekt zwar wesentlicher Bestandteil eines komplexen Vitiums ist (Fallotsche Tetralogie, Transposition der großen Gefäße mit VSD usw.), werden in den entsprechenden Hauptkapiteln berücksichtigt.

I. Die Embryologie

Das Herz entwickelt sich von einem in kaudokranialer Richtung aufsteigenden Schlauch durch Drehung und Septierung zu einem hintereinandergeschalteten und parallel den großen und kleinen Kreislauf versorgenden System. Bei normalem Herzen ist die vom rechten Ventrikel in die Lungen beförderte Blutmenge identisch derjenigen, welche vom linken Ventrikel in die Körperperipherie getrieben wird. Dies ist nur möglich, wenn:

1. das gesamte Herz, d.h. Vorhöfe und Kammern durch ein vollständiges Septum getrennt und
2. die großen Blutgefäße normal angeordnet sind.

Die Rotationsbewegungen und die Septation des Herzens laufen simultan ab und sind sehr labil. In der 4. Embryonalwoche rotiert und krümmt sich der primitive Muskelschlauch, in dessen Zentrum laminar der Blutstrom verläuft. Die dadurch entstehenden Schubspannungen und Materialverlagerungen sind Ausgangspunkt für die Entstehung der Septen (GOERTTLER, 1955) (Abb. 1 u. 2). Die Unterteilung der Kammern ist ein komplexer Vorgang, an welchem im wesentlichen drei entwicklungsgeschichtlich verschiedene Strukturen beteiligt sind:

1. ein muskulärer Anteil,
2. die die Ventrikelgrenzen bildenden Endokardkissen und
3. das Septum bulbi.

1. Der muskuläre Anteil

Eine Muskelleiste, an deren freiem Rand das spezifische Gewebe des Reizleitungssystems gelegen ist, entwickelt sich in der 3. Embryonalwoche vom Boden des muskulären primitiven Herzrohres aus und wächst gegen die Vorhofkammergrenze vor. Diese Muskelleiste hat ein dorsales und ein ventrales Horn, welche gegen die Atrioventrikularebene vorwachsen und dort An-

Siehe auch Handbuch der Thoraxchirurgie Bd. II (1959), S. 351 ff.

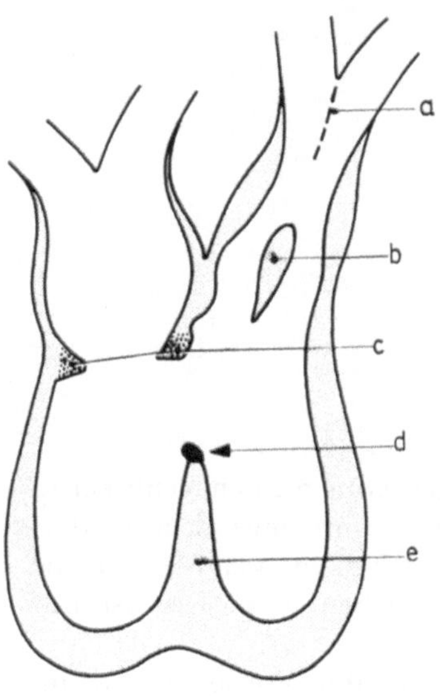

Abb. 1

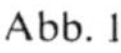

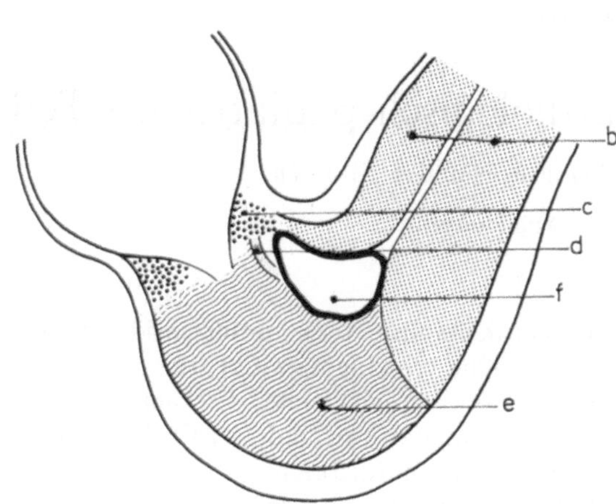

Abb. 2

Abb. 1 und 2. Schematische Darstellung der Entwicklung des Herzens und des Ventrikelseptums (3.—4. Embryonalwoche). *a* Septum aorto-pulmonale, *b* Septum bulbare, *c* Endokardkissen, *d* Reizleitungssystem, *e* Septum musculare, *f* Foramen interventriculare primum

schluß an die für die vollständige Trennung der beiden Herzhälften wichtigen Strukturen, die aus dem Endokardkissen hervorgehenden Atrioventrikularklappen, finden.

2. *Endokardkissen*

Vom Endokard der Vorhofkammergrenze ausgehend bilden sich Wülste, aus denen die Valvula mitralis und die Valvula tricuspidalis entstehen. Diese 4 Endokardkissen vereinigen sich normalerweise zentral. Bleibt die Fusion aus, resultieren Kommunikationen sowohl im Vorhof als auch im Ventrikelbereich, und es entsteht der totale atrioventrikuläre Kanal. Die normale Ausbildung der Endokardkissen führt zu einer anatomischen Trennung zwischen Vorhöfen und Ventrikeln, welche jedoch funktionell durch die entsprechenden Klappenöffnungen verbunden bleiben. An diese Klappenbasisringe der Endokardkissen bekommen das dorsale und ventrale Horn der vom Ventrikel vorwachsenden muskulären Leiste Anschluß. Dadurch entsteht eine teilweise Trennung der Kammer im kaudalen Bereich. Unverändert bleibt im Ausstrombezirk des Herzmuskelschlauches noch eine breite Kommunikation, das Foramen interventriculare primum.

3. *Das Septum bulbi*

Während die Teilung des Truncus arteriosus durch das Septum aortopulmonale bis zu den Herzklappen erfolgt, beginnt vom Bulbus cordis der gemeinsamen Herzanlage aus der Verschluß des Foramen interventriculare primum. Das Septum bulbi besteht aus einem linken und aus einem rechten Anteil, und diese teilen die Ausstrombahn des gemeinsamen Ventrikels in einen rechten infundibulären und einen linken subaortalen Bezirk. Die beiden Schenkel verhalten sich jedoch unterschiedlich. Während der rechte nach dorsal vorwachsend sich mit dem ventralen Endokardkissen verbindet, wächst der linke nach kaudal-ventral und bekommt Anschluß an den freien Rand des Foramen interventriculare primum. So wird durch die beiden Schenkel des Septum bulbare das große Foramen interventriculare secundum.

Die vollständige Trennung beider Herzkammern erfolgt dann durch das Vorwachsen einer Leiste, welche von den vereinigten Endokardkissen ausgeht, fibrös wird und das Foramen interventriculare secundum endgültig verschließt. Diesen Teil des Ventrikelseptums bezeichnet man als Pars membranacea septi interventricularis.

4. *Die Entstehung des Ventrikelseptumdefektes*

Je nachdem, in welcher Phase und in welchem Teil der anatomischen Strukturen Störungen auftreten, resultieren verschiedene Formen kongenitaler Defekte. Störungen in der frühen Phase der Entwicklung des muskulären Septums (4. bis 5. Entwicklungswoche, Länge des Embryo 4 bis 8 mm) führen zum Single ventricle. Das muskuläre Kammerseptum kann entweder vollkommen fehlen oder nur als Leiste angedeutet sein. Auch die Entstehung der isolierten muskulären Defekte (Morbus Roger) liegt ebenfalls in dieser Zeit. In diese Periode fällt die Fusion der Endokardkissen, die Ausbildung des Septum primum im Vorhof, die Drehung des Ohrkanals und damit bei Entwicklungsstörungen die Ausbildung des Canalis atrio-ventricularis communis und die korrigierte Transposition.

Die übrigen Ventrikelseptumdefekte entstehen in der 5. und 6. Embryonalwoche. Da zu dieser Zeit auch die Drehung und Wanderung des Bulbusteils am arteriellen Herzausgang stattfindet, haben die Kombinationen von Ventrikelseptumdefekten mit Stellungsanomalien (Double outlet right ventricle, Fallotsche Tetralogie, Eisenmenger-Komplex) und mit Drehungsanomalie (Transposition der großen Arterien) ihren zeitlichen Ursprung. Die Länge der Embryonen beträgt zu dieser Zeit zwischen 7 und 10 mm.

Während die teilweise Hemmungsmißbildung des Septum bulbare in den verschiedenen Formen der suprakristalen Defekte (Typ I) resultiert, entsteht die häufigste Form der kongenitalen Ventrikelseptumdefekte, der subaortal gelegene Typ II, durch fehlenden oder unvollständigen Verschluß des Foramen interventriculare secundum.

Alle Typen von Ventrikelseptumdefekten mit ihren spezifischen entwicklungsgeschichtlichen Entstehungsursachen können sowohl isoliert als auch untereinander kombiniert auftreten. Dadurch erklären sich die oft außergewöhnlichen Formen verschiedenster Einzelbeobachtungen.

II. *Anatomie*

Die Betrachtungsweise der Anatomie der Ventrikelseptumdefekte in diesem Kapitel wird in erster Linie von den operativen Möglichkeiten bestimmt. Da der Zugang mit Ausnahme der korrigierten Transposition durch den rechten Ventrikel erfolgt, wird dieser Tatsache im Folgenden entsprechend Rechnung getragen (Abb. 3). Der rechte Ventrikel hat die Form eines Hufeisens und besteht aus einer Einstrom- und einer Ausstrombahn. Die Grenze wird durch einen verschieden stark ausgebildeten Muskelwulst, die Crista supraventricularis, gebildet, welche mit einem vorderen Schenkel gegen die anteromediale Trikuspidalkommissur ausläuft, während der septale nach kaudal zieht und sich allmählich im Kammerseptum verliert. Am Fußpunkt dieses Schenkels entspringt der kleine mediale Papillarmuskel mit den Sehnenfäden für das septale und einigen weiteren für das anteriore Trikuspidalsegel. Die übrigen Sehnenfäden des septalen Trikuspidalsegels inserieren direkt am Ventrikelseptum und bei vielen Defekten nicht selten an deren Rand. Die in der Einstrombahn gelegenen Trabekel verlaufen längs, fügen sich in der Systole zwischen die Papillarmuskeln und sollen nur als Verschlußpolster wirksam sein (MATTHAES, 1962). Unter den querverlaufenden

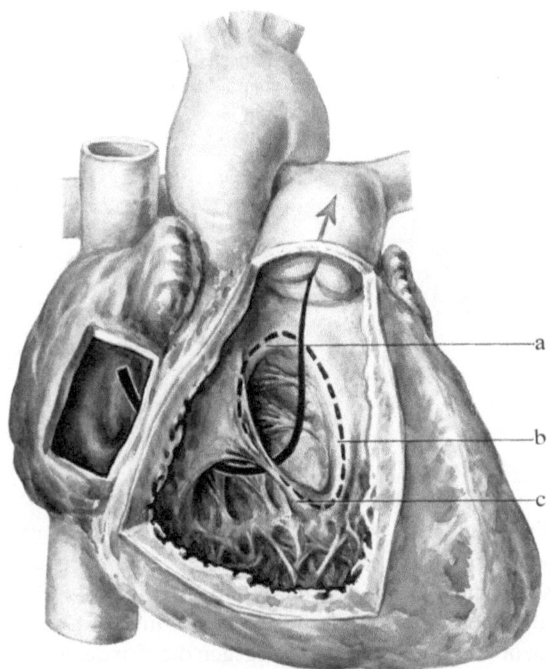

Abb. 3. Die Anatomie des rechten Herzens. *a* Crista supraventricularis, *b* Trabecula septo-marginalis, *c* M. papillaris anterior valvulae tricuspidalis

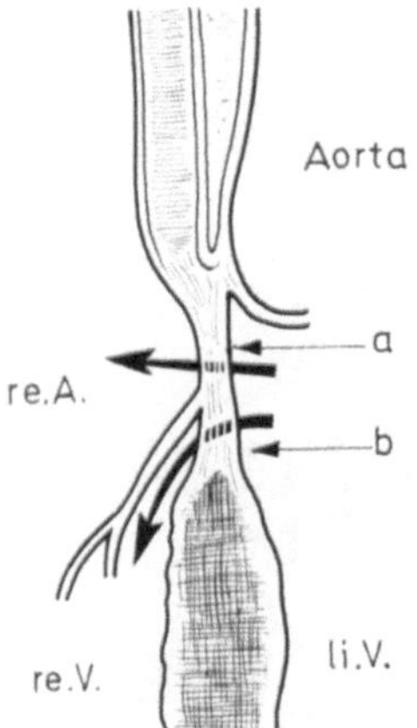

Abb. 4. Schematischer Querschnitt durch die Pars membranacea septi interventricularis. *a* Pars atrioventricularis, *b* Pars interventricularis

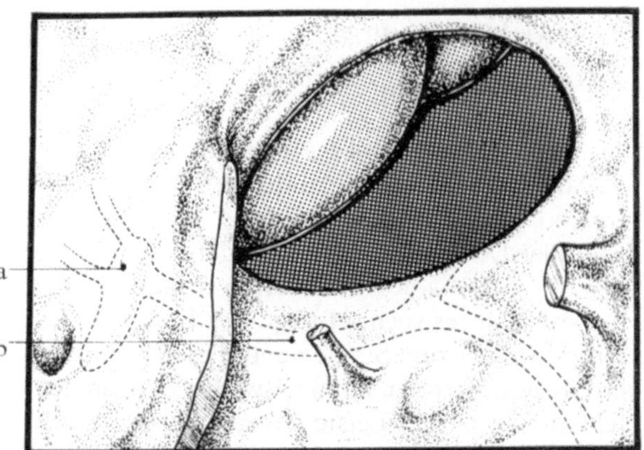

Abb. 5. Beziehung zwischen Reizleitungssystem und Ventrikelseptumdefekt. Das septale Trikuspidalsegel ist an der Klappenbasis abgetrennt. Im großen Defekt werden die Aortenklappen sichtbar. *a* Aschoff-Tawara-Knoten, *b* Hissches Bündel

Trabekeln des Ventrikelseptums ragt die bereits von Leonardo da Vinci beschriebene Trabecula septo-marginalis heraus, welche von KING 1837 als Moderatorband bezeichnet wurde. Dieses zieht vom Ventrikelseptum gegen die Vorderwand des rechten Ventrikels, und der große vordere Papillarmuskel hat hier seinen Ursprung. Seine Chordae tendineae ziehen zum ventralen und dorsalen Trikuspidalsegel. Die Bezeichnung Moderatorband entspringt aus der Vorstellung, daß dieser Muskelzug die Dilatation der rechten Kammer während der Systole bremst. Die Durchtrennung oder Resektion dieses Trabekels kann wegen der engen anatomischen Beziehung zum vorderen Papillarmuskel dessen Funktion beeinträchtigen und sollte vermieden werden. Die Crista supraventricularis und der septo-marginale Trabekel bilden einen fast ringförmigen Eingang in die Ausstrombahn des rechten Ventrikels.

Das Ventrikelseptum ist eine spiralig eingerollte Muskelplatte von ca. 1 cm Durchmesser, wobei die konvexe Seite dem rechten Ventrikel und die konkave dem linken zugewendet ist. Im kranialen, unter der Crista supraventricularis befindlichen Einstrombezirk liegt die entwicklungsgeschichtlich aus dem Endokardkissen hervorgegangene Pars membranacea des Septum interventriculare (Abb. 4). Sie ist ca. 1 mm dick und reitet auf der Pars muscularis. Der Klappenbasisring des septalen Trikuspidalsegels benützt sie als Ursprung. Durch den Ansatz dieses Trikuspidalsegels wird das membranöse Ventrikelseptum in eine Pars atrioventricularis und eine Pars interventricularis unterteilt. Die Abb. 4 zeigt einen Querschnitt durch diesen Herzanteil.

1. Das Reizleitungssystem

Nach der Reizbildung im Sinusknoten beginnt die spezifische reizleitende Muskulatur des Herzens mit dem Aschow-Tawara-Knoten, welcher nach DOERR an der Vorhofkammergrenze im Septum atriorum gelegen, ein 4—5 mm breiter und bis zu 3 cm langer, aus lockeren Muskelfasern gefügter Bezirk ist (Abb. 5). Links von der Einmündung des Sinus coronarius gelegen, wird der Knoten nach kranial durch eine Verlängerung der Eustachschen Klappe begrenzt. Im Bereich der Atrioventrikulargrenze geht der Knoten dann in das Hissche Bündel über. Dieses verläuft als Crus commune am hinteren und unteren Rand der Pars membranacea septi ventriculorum (BEKIER, 1971; v. HAYEK, 1958; SCHIEBLER u. DOERR, 1963). Fehlt diese wie beim Ventrikelseptumdefekt, liegt das Hissche Bündel am rechten Rand des muskulären Firstes der Kammerscheidewand (FELDT, DUSHANE, TITUS, 1966; LEV, 1968). Es ist 5—8 mm lang und 4 mm dick. Während der linke Schenkel dann steil, unmittelbar unter dem Endokard liegend, sich bald fächerförmig verteilt, verläuft der rechte Schenkel tiefer in der Muskulatur liegend zunächst auf einer Strecke von 2—4 cm als einigermaßen geschlossener Strang, um sich erst später aufzuteilen und in die Purkinjeschen Fasern auszulaufen (s. Abb. 104 und 105, S. 153 und 154, Bd. I!).

III. Die Einteilung der Ventrikelseptumdefekte

Die von ROKITANSKY 1875 aufgestellte Klassifikation unterteilt das Ventrikelseptum ohne Rücksicht auf die Entwicklungsgeschichte von vorne nach hinten in 6 Abschnitte, wobei eine durch die Basis des septalen Papillarmuskels gelegte Ebene die sogenannten vorderen Defekte der Strecken I—IV und die Defekte des Kammereinstromteils IV—VI in entsprechende Hauptgruppen unterteilt. Der Vorteil dieser Klassifikation besteht darin, daß sie auf variable Strukturen wie z.B. die Crista supraventricularis verzichtet. Sie ist besonders für die deskriptive Form der Anatomie bzw. Pathologie geeignet.

Für die Chirurgie hat sich die Einteilung der Ventrikelseptumdefekte nach KIRKLIN, HARSHBARGER, DONALD und EDWARDS (1957) besser bewährt, da sie entwicklungsgeschichtliche und hämodynamische Gruppen zusammenfaßt (Abb. 6).

Die Einteilung der Ventrikelseptumdefekte lautet nach KIRKLIN, HARSHBARGER, DONALD, *und* EDWARDS (*modifiziert*):

Typ I: Defekte oberhalb der Crista supraventricularis

I. a) Der muskuläre kleine Defekt liegt oft versteckt zwischen den Trabekeln nahe dem Übergang des Ventrikelseptums in die Ventrikelwand.

I. b) Diese Defektform liegt vor, wenn bei Störungen der Entwicklung des Septum bulbare die Crista supraventricularis teilweise oder vollständig fehlt und ein großer Defekt vorhanden ist. Dabei bilden Teile des Klappenbasisringes der Aorta und der A. pulmonalis dort, wo sie ineinander übergehen, die kraniale Defektbegrenzung. Durch das Prolabieren der linkskoronartragenden Taschenklappe der Aorta ist die Kombination mit einer Aortenklappeninsuffizienz relativ häufig.

Typ II: Defekte unterhalb der Crista supraventricularis

90% der kongenitalen Defekte liegen unmittelbar unterhalb der verschieden stark ausgebildeten Crista supraventricularis und bedürfen sowohl in hämodynamischer als auch in anatomischer Hinsicht einer weiteren Unterteilung.

II. a) Der kleine, allseitig fibrös begrenzte Defekt in der Pars interventricularis des Septum membranaceum. Dieser Defekt wird manchmal

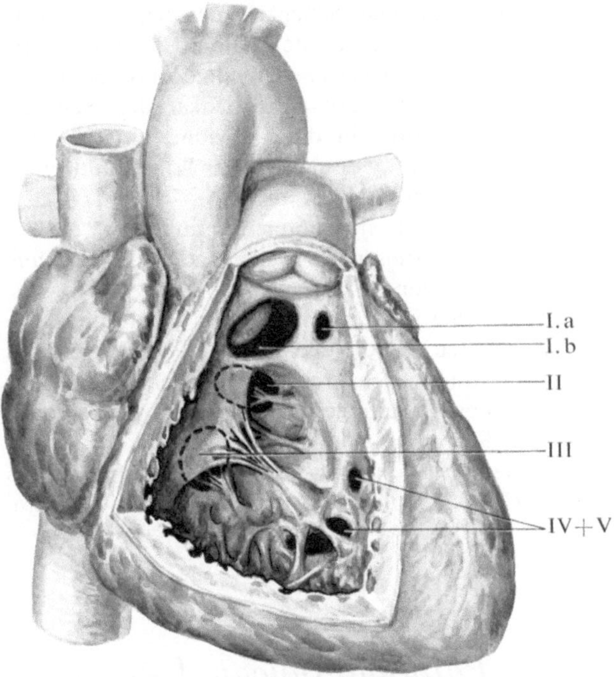

Abb. 6. Die Einteilung der Ventrikelseptumdefekte modifiziert nach KIRKLIN, HARSHBARGER, DONALD und EDWARDS (genaue Beschreibung im Text)

durch Teile des anterioren Trikuspidalsegels so verdeckt, daß erst nach Beiseiteziehen des Klappensegels der eigentliche Defekt sichtbar wird. Manchmal ist ein anatomisch wesentlich größerer Defekt durch Verwachsung mit Klappensegelanteilen teilweise verschlossen und hat scheinbar siebartigen Charakter.

II. b) Die Begrenzung dieses großen und hämodynamisch bedeutungsvollen Defektes erfolgt medial durch die Basis des septalen Trikuspidalsegels, vorne durch die Basis der rechtskoronartragenden Aortenklappe, lateral und hinten durch die Crista supraventricularis und kaudal durch den muskulären Rand des Septum interventriculare. S. auch Abb. 5!

II. c) Defekte der Pars atrioventricularis des Septum membranaceum. Durch den Ansatz des anterioren Trikuspidalsegels in der Mitte des Septum membranaceum interventriculare wird dieses in einen atrioventrikulären und einen interventrikulären Abschnitt unterteilt. Defekte in der Pars atrioventricularis führen daher zu einer direkten atrioventrikulären Kommunikation, Abb. 4.

Typ III: Bei unvollständiger Vereinigung der Endokardkissen und fehlendem Anschluß des rechten dorsalen Schenkels des Septum bulbi entsteht der sogenannte totale atrioventrikuläre Kanal. Vereinigen sich die Endokardkissen, ohne daß der rechte dorsale Schenkel des Septum bulbi Anschluß an diese gewinnt, entsteht ein spezieller, unter dem septalen Trikuspidalsegel gelegener Defekt.

Typ IV: Defekt im Septum musculare

Defekte dieser Art sind oft klein und liegen zwischen den Trabekeln versteckt (Morbus Roger). Sie neigen dazu, sich im Laufe der Zeit spontan zu verschließen. Größere Defekte sind häufig durch sich kreuzende Trabekel oder Papillarmuskeln unregelmäßig gestaltet. Die eigentliche Begrenzung ist nur schwer zu erkennen. Man spricht dann von Schweizer-Käse-Defekten.

Typ V: Multiple Defekte im Septum musculare

IV. Pathophysiologie I — Hämodynamische Umstellung

Die Ventrikelseptumdefekte gestatten eine mehr oder weniger freie Verbindung zwischen dem Hochdruckgebiet der linken und dem Niederdrucksystem der rechten Kammer bzw. des Pulmonalkreislaufs. Diese Kommunikation bedingt einen Blutfluß in Richtung des Druckgefälles und eine Tendenz zum Ausgleich des Druckes beiderseits des Septums. Die von der arteriellen auf die venöse Seite kurzgeschlossene Blutmenge, der sogenannte Links-Rechts-Shunt, gelangt in den Lungenkreislauf und vergrößert entsprechend dessen Zeitvolumen. Die Folgen der interventrikulären Verbindung auf die einzelnen Herzanteile und auf beide Kreisläufe sind sehr unterschiedlich, außerdem wechseln sie innerhalb des Herzzyklus ab. Daraus ergibt sich ein zunächst komplex erscheinendes hämodynamisches Geschehen, das sich aber besser verfolgen läßt, sobald es auf jeden Ventrikel getrennt bezogen wird.

1. Die hämodynamische Belastung des linken Ventrikels

Während der *systolischen Auswurfsphase* ist die linke Kammer sowohl an den Systemkreislauf über die offene Aortenklappe als auch den Lungengefäßbaum über den septalen Defekt und die pulmonale Öffnung angeschlossen. Sie entspricht dabei einer gemeinsamen Pumpe für zwei getrennte Rohrsysteme. Der systolische Blutauswurf des linken Ventrikels verteilt sich nun in ein sogenanntes effektives Schlagvolumen für den großen Kreislauf und in eine Links-Rechts-Shunt-Menge für den kleinen Kreislauf. Die Größen dieser zwei Volumina verhalten sich zueinander im umgekehrten Verhältnis zu den jeweiligen Gesamtwiderständen, die ihrem Auswurf entgegenwirken. Das effektive Schlagvolumen hängt allein vom Systemwiderstand ab, die Größe des Links-Rechts-Shunts dagegen von der Summe der Widerstände an der interventrikulären Kommunikation und an den peripheren Lungengefäßen. Die Weite des Defektes spielt hierbei eine maßgebende Rolle, weil nach dem Hagen-Poiseuilleschen Gesetz die Behinderung des Blutflusses durch den VSD proportional zur dritten Potenz seiner Öffnungsfläche abnimmt. Von zwei Septumdefekten kann demnach der bloß zweimal größere theoretisch ein sechzehnfaches Volumen durchfließen lassen. Erst wenn die interventrikuläre Verbindung so groß ist, daß sie praktisch einen ungehinderten Durchfluß gestattet, wird der Links-Rechts-Shunt nur noch vom pulmonalen Gefäßwiderstand reguliert. Sollte der letztere normal geblieben sein und in etwa ein Fünftel der Höhe des Systemwiderstandes betragen, so würde die kurzgeschlossene Blutmenge das Fünffache des effektiven Schlagvolumens erreichen.

Zusammenfassend ist der linke Ventrikel beim VSD stets einer systolischen Volumenbelastung ausgesetzt, welche leicht bis hochgradig sein kann. Eine zusätzliche Druckarbeit findet nicht statt, weil der große Kreislauf hämodynamisch unverändert bleibt.

Während der *diastolischen Füllungsphase* besteht zwischen linker und rechter Kammer auch ein Druckunterschied, der den Blutkurzschluß besonders zur Zeit der atrialen Kontraktion weiter aufrecht erhält. In den vorangehenden und anschließenden kurzen Phasen der *ventrikulären Umformung* wirkt sich das Blutgefälle von links nach rechts noch stärker aus, unterstützt durch die physiologisch frühere Kontraktion des linken Myokards. Der Shunt kann sich aber auch kurzfristig umkehren, ohne daß dies ins Gewicht fällt (LEVIN u. Mitarb., 1970). Da die Semilunarklappen im Laufe dieser drei Phasen geschlossen sind, findet der Kurzschluß direkt in das Cavum der rechten Kammer statt und wird, außer von der Größe des Defektes, jetzt von der Compliance der rechtsventrikulären Wand bestimmt. Das Ausmaß dieses im erweiterten Sinne „gesamtdiastolischen“ Links-Rechts-Shunts ist nicht zu unterschätzen: Anhand von Druckvolumendiagrammen für verschiedene Defektgrößen wurde demonstriert (SPACH u. Mitarb., 1968), daß es bei sehr großem Kurzschluß zu einer Verdoppelung des Auswurfes aus der rechten Kammer kommt.

Die „diastolischen“ Volumenverschiebungen wirken sich besonders im Laufe der darauffolgenden Systole belastend auf den Herz-Kreislauf aus, und zwar ausschließlich auf die rechte Kammer. Mit Rücksicht auf den Entstehungsmechanismus ist es dennoch korrekt, von diastolisch bedingter ventrikulärer Volumenbelastung zu sprechen. Eine diastolische Druckbelastung ist als indirekte Folge des übermäßigen Volumenangebots in beiden Ventrikeln vorhanden: Diastolischer Links-Rechts-Shunt für die rechte Kammer und erhöhter venöser Rückstrom aus der Lunge für die linke.

2. Die hämodynamische Belastung des rechten Ventrikels

Während der *systolischen Auswurfsphase* pumpt die rechte Kammer wie üblich direkt in den Lungenkreislauf. Die dabei ausgeworfene Menge kann bis zur Hälfte aus dem „diastolischen“ Links-Rechts-Shunt bestehen, die andere Hälfte entspricht dem zurückgeflossenen Blut aus der Peripherie. Die systolische Volumenbelastung des rechten Ventrikels beträgt daher maximal das Zweifache der Norm.

Die Druckbelastung hängt unmittelbar von der trennenden Wirkung des Septumdefektes ab. Intraoperative Messungen haben erwiesen, daß der VSD ab einer bestimmten Größe einen völligen Druckausgleich mit der linken Kammer gestattet. Die kritische Grenze soll bei einer Öffnungsfläche von ca. 1 cm^2 pro m^2 Körperoberfläche liegen (SAVARD u. Mitarb., 1960). So kann der Druck rechts auf ca. das Fünffache der Norm ansteigen und eine entsprechende Belastung auf den rechten Ventrikel ausüben. Aus demselben Grund ist es aber auch unmöglich, daß der Druck in der rechten Kammer den der linken übertrifft.

3. Die hämodynamische Belastung der übrigen Herz- und Kreislaufabschnitte

Sie läßt sich leicht aus der bereits bekannten Belastung der Ventrikel ableiten (s. Abb. 7!). *Der Pulmonalkreislauf* ist am stärksten betroffen, da die hämodynamischen Umstellungen in der direkt angeschlossenen rechten Kammer, wie auch die in der linken, sich praktisch ungehindert auf ihn auswirken. In der Pulmonalarterie kann der Druck den des Systemkreislaufes erreichen. In den Lungenvenen dagegen wird er nur mäßig verändert, solange der linke Ventrikel nicht dekompensiert ist. Die Volumenbelastung ist naturgemäß auf der arteriellen und auf der venösen Seite gleich und entspricht der Summe der systolischen und diastolischen Shuntmengen zuzüglich des venösen Rückstroms aus der Peripherie. Theoretisch kann die gesamte Volumenbelastung des Pulmonalkreislaufes dem Siebenfachen der Norm entsprechen. *Der linke Vorhof* hat dieselben Volumen- und Druckbelastungen wie die Pulmonalvenen. Die Druckerhöhung ist normalerweise mäßig. *Der große Kreislauf* bleibt infolge der interventrikulären Verbindung völlig unbelastet von den eingetretenen hämodynamischen Umstellungen. *Der rechte Vorhof* hat nur den unverändert gebliebenen Zufluß aus den Hohlvenen zu befördern. Eine Druckbelastung stellt sich erst dann ein, wenn die Compliance des rechten Ventrikels bei großen Defekten verändert wird.

4. Die regulierende Funktion des pulmonalen Gefäßwiderstandes

Zur besseren Übersicht wurde die vorangegangene Beschreibung der Hämodynamik so dargestellt, als ob der pulmonale Gefäßwiderstand unverändert geblieben wäre. Da bei konstantem Widerstand die Zunahme des Perfusionsdruckes zu einem linearen Anstieg des Blutflusses führt,

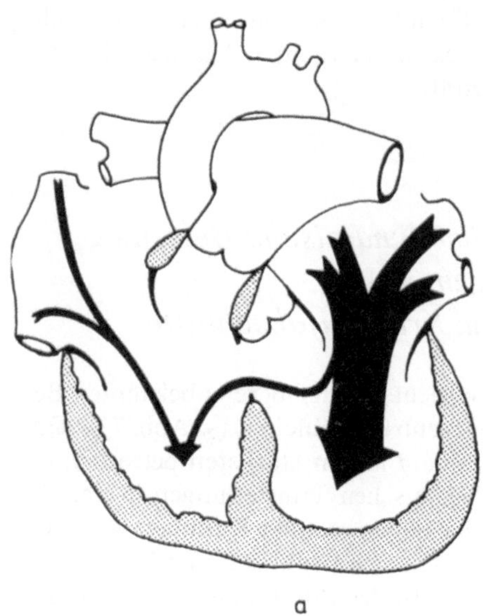

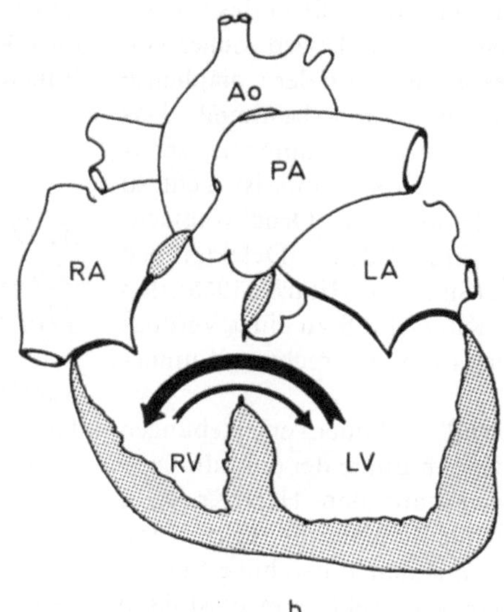

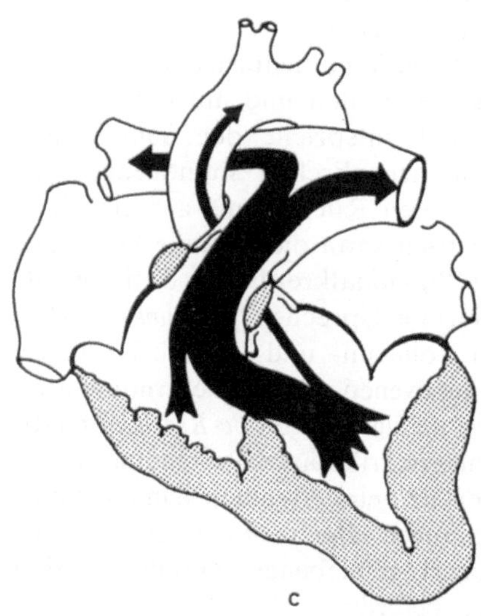

Abb. 7a—c. Schematische Darstellung der zirkulierenden Blutvolumina bei einem großen Ventrikelseptumdefekt ohne nennenswerte Erhöhung des Pulmonalgefäßwiderstandes. Die dunklen Pfeile entsprechen der jeweiligen Größe und Richtung des Blutstromes während eines Herzzyklus. a *Ventrikuläre Füllungsphase:* Der normale venöse Rückstrom aus der Peripherie wird erst im rechten Ventrikel um eine relativ kleine diastolische Links-Rechts-Shuntmenge vergrößert. Der um ein Vielfaches vermehrte Rückfluß aus dem Lungenkreislauf belastet den linken Vorhof voll und die linke Kammer nur um einen Bruchteil weniger. b *Ventrikuläre Umformungsphasen:* Es sind die zwei Perioden zu Beginn der Kammersystole bzw. gegen Ende der Kammerdiastole, wenn alle Herzklappen verschlossen sind. Die Übergänge zwischen Füllungs- und Auswurfphasen, physiologischerweise isovolumisch, lassen hier eine interventrikuläre Volumenverschiebung in beiden Richtungen erkennen, mit deutlichem Überwiegen des Links-Rechts-Shunts. c *Ventrikuläre Auswurfsphase:* Aus dem linken Ventrikel fließt genügend Blut in die Aorta, um, zumindest unter Ruhebedingungen, ein normales Minutenvolumen im großen Kreislauf aufrecht zu erhalten. Der weitaus größere Teil des linken Schlagvolumens wird als systolischer Shunt in die Lungenstrombahn gepumpt, entsprechend dem dort herrschenden niedrigeren Gesamtgefäßwiderstand. Der rechtsventrikuläre Auswurf setzt sich aus dem cavalen Rückstrom, dem diastolischen Links-Rechts-Shunt, und der Nettovolumenzunahme während der Umformungsperioden zusammen

ließen sich damit die theoretisch maximalen Shuntmengen einfacher errechnen. Der wirkliche Verlauf der Druck- und Volumenveränderungen im Pulmonalkreislauf hängt aber in hohem Maße von der Reaktion der Lungengefäße ab. Es müssen dabei ein passiver und ein aktiver Regulationsvorgang unterschieden werden: *Die große Dehnungskapazität der Lungengefäße* gestattet eine Zunahme des zirkulierenden Blutvolumens um das Dreifache der Norm, ohne daß der Druck in der Pulmonalis nennenswert zunimmt (LINDE u. SIMMONS, 1970). Das vermehrte Angebot wird durch Erweiterung der Gefäßlumina, folglich durch eine Senkung des gesamten Gefäßwiderstandes kompensiert (FOWLER u. HOLMES, 1965). Mit fortschreitender Dehnung der Gefäßwand nimmt aber deren Compliance plötzlich ab (BURTON, 1966), der pulmonale Gefäßwiderstand steigt entsprechend rapide an und erfordert einen zunehmend höheren Perfusionsdruck. Unabhängig von diesem passiven Vorgang stellt sich *eine kompensatorische aktive Kontraktion der Lungenarteriolen* ein. Vermutlich durch Barosowie durch Chemorezeptoren ausgelöst (LIEBOW u. DOWNING, 1968), bewirkt diese Zusammenziehung eine weitaus stärkere und diesmal regulierbare Erhöhung des Pulmonalgefäßwiderstandes.

Die endgültige hämodynamische Auswirkung eines Ventrikelseptumdefektes hängt von zwei Hauptfaktoren ab: 1. *Die Größe des Defektes* verursacht primär eine Erhöhung des Druckes im kleinen Kreislauf sowie die Zunahme des Links-Rechts-Shunts. 2. *Der herrschende Widerstand der Lungengefäße* beeinflußt diese erste Wirkung dahingehend, daß der Druck niedriger oder höher gehalten werden kann als theoretisch erwartet, während der Shunt im umgekehrten Sinne gefördert oder gedrosselt wird.

V. Pathophysiologie II — Folgen der veränderten Hämodynamik

Die weiteren pathophysiologischen Auswirkungen der veränderten Hämodynamik beim Ventrikelseptumdefekt lassen sich vereinfachend in direkte und in indirekte Folgen grob unterscheiden. In die erste Kategorie sind die unmittelbaren Veränderungen am Herzen sowie die der stromaufwärts oder -abwärts gelegenen Kreislaufabschnitte einzuordnen. Die zweite Kategorie umfaßt die sekundären Funktionsstörungen in den nicht kardiovaskulären Organen. Einige dieser Störungen können aber durchaus Herz und Kreislauf rückwirkend beeinflussen und einen Circulus vitiosus auslösen.

1. Die direkten pathophysiologischen Folgen

Im Herzen sind es die Hypertrophie und Dilatation der Kammern und Vorhöfe, die als unmittelbare Auswirkungen ihrer jeweiligen Druck- und Volumenmehrarbeit entstehen. Lokalisation und Ausmaß der Veränderungen am Herzen korrelieren deshalb eng mit den vier Schweregraden der klinisch-hämodynamischen Einteilung (s. dort!).

Der linke Ventrikel leistet keine abnorme Druckarbeit, deshalb entwickeln sich Hypertrophie und Dilatation je nach seiner unterschiedlichen Volumenbelastung. Diese ist in der Reihenfolge gering, mäßig, schwer und wieder leicht bei den Schweregraden 1 bis 4.

Der linke Vorhof ist jeweils der gleichen Volumenbelastung ausgesetzt wie die linke Kammer. Die erschwerte Beförderung größerer Blutmengen in den weniger dehnbaren linken Ventrikel bei den Schweregraden 2 und besonders 3 erfordert eine höhere Druckarbeit. In der Regel ist der linke Vorhof mehr erweitert als starkwandig.

Der rechte Ventrikel entwickelt sowohl wegen seiner besonderen funktionellen Anatomie mit separater Einfluß- und Ausflußkammer (Infundibulum) wie auch wegen der kombinierten Druck- und Volumenmehrarbeit eine besondere Hypertrophieform. Infolge des diastolischen Links-Rechts-Shunts, besonders beim Schweregrad 2, dilatiert die gesamte Kammer. In der darauffolgenden Systole aber wirkt sich die Volumenbelastung vorwiegend auf die starken Muskelzüge der infundibulären Crista supraventricularis auf (Burch u. De Pasquale, 1967), die mehr als der übrige Ventrikel hypertrophieren. Die gleichzeitige allgemeine Druckbelastung beim Schweregrad 3 bewirkt eine weniger spezifische rechtsventrikuläre Hypertrophie. Mischformen unterschiedlicher Ausprägung können zustande kommen. Beim Schweregrad 4 liegt in typischer Weise eine fast reine konzentrische Druckhypertrophie vor.

Der rechte Vorhof leistet keine abnorme Volumenarbeit und ist demnach kaum vergrößert. Eine erhöhte Druckbelastung manifestiert sich erst bei den Schweregraden 3 und 4, wenn stärkere atriale Kontraktionen, wegen der abnehmenden Compliance der rechten Kammerwand, erforderlich werden.

Die Pulmonalgefäße unterliegen auf der arteriellen Seite in Abhängigkeit von ihrer Volumen- und Druckbelastung ganz bestimmten funktionellen und strukturellen Veränderungen. Der Prozeß führt zu einer progressiven Verkleinerung des gesamten pulmonalen Strombetts mit einer entsprechenden Zunahme des Gefäßwiderstandes. Diese Entwicklung, von zahlreichen Autoren eingehend untersucht und vor kurzem sehr anschaulich zusammengefaßt (Liebow u. Downing, 1968), läuft in drei wichtigen Phasen ab: Die stark vermehrte Zirkulation und vor allem der erhöhte Druck im kleinen Kreislauf bedingen eine intensive Vasokonstriktion, die durch begleitende Hyperplasien und Hypertrophien der Pars muscularis effektiver gemacht wird. Dieser, vor allem funktionellen und völlig reversiblen Phase, folgt die der Intimaproliferation mit sekundären Läsionen der Gefäßinnenwand. Zusätzliche Mikrothrombosen beschleunigen den allmählichen Verschluß der Lumina. Die von da an anatomisch bedingte Gefäßverengung ist irreversibel. Der Übergang zwischen den beiden Stadien der funktionellen und strukturellen Veränderungen ist fließend. Werden pathogenetische Faktoren ausgeschaltet, so bleibt Reversibilität des Zustandes dennoch unsicher. Vermutlich genügt es schon, daß die vaskuläre Öffnung einiger Gebiete endgültig reduziert ist, um eine latente Hypertension aufrecht zu erhalten (LIEBOW u. DOWNING, 1968). Diese kann wiederum eine weitere anatomische Umstrukturierung induzieren. Die dritte und letzte Phase wird durch ausgedehnte Thrombosierungen, Gefäßwandnekrosen und sakkuläre Aneurysmen gekennzeichnet, die zur Hämoptyse führen können (HAROUTUNIAN u. NEILL, 1972), wie sie EISENMENGER in dem nach ihm benannten Syndrom erstmals beschrieb.

2. *Die indirekten pathophysiologischen Folgen*

Eine chronische Herzdekompensation mit gleitenden Übergängen in die akute Form wird vorzüglich im Kleinkindesalter fast regelmäßig beim Ventrikelseptumdefekt des Schweregrades 3 angetroffen. Die Ursache kann rein hämodynamisch sein, wenn die Leistungsfähigkeit des Herzens durch die hochgradige kombinierte Druck- und Volumenbelastung überschritten wird. Die Herzdekompensation tritt aber auch häufig im Rahmen einer Stoffwechselentgleisung (KECK u. BOURGEOIS, 1968) mit sekundärer Reduzierung der Herzkraft auf (DOWNING, 1970). In beiden Fällen entsteht eine passive Stauung des Blutes in den Organen, die stromaufwärts der Vorhöfe liegen. Wird die Dekompensation zunehmend schwerer, nimmt auch das effektive Herzminutenvolumen ab.

Die Leber, manchmal in extremer Weise vergrößert, weist jedoch bei jungen Kindern keine der mit üblichen klinischen Methoden erfaßbaren Funktionsstörungen auf.

Die Niere wird erst bei reduzierter Perfusion ernsthaft in Mitleidenschaft gezogen. Man muß allerdings unterstreichen, daß die glomeruläre Filtration unverhältnismäßig stärker reduziert sein kann, als das Herzminutenvolumen abnimmt (SERRATO u. MILLER, 1968).

Die peripheren Ödeme können in der Darmwand Resorptionsstörungen verursachen (PITTMAN u. COHEN, 1964), die bei oraler medikamentöser Therapie zu berücksichtigen sind. Sie erklären auch zum Teil die übliche Kachexie.

Die Lunge ist in mehrfacher Weise von den Auswirkungen des Ventrikelseptumdefektes betroffen und beeinflußt wiederum wesentlich den kardialen pathophysiologischen Vorgang. Die Faktoren, die das Lungenparenchym belasten, können aus hämodynamischer Sicht in aktive und passive eingeteilt werden: Passiv ist die Abflußbehinderung des pulmonalvenösen Blutes, die bis zum Lungenödem gehen kann. Die wichtige Rolle der pulmonalen Lymphstauung gehört auch hierher (DOCK, 1968). Aktiv wirkt sich dagegen aus, daß ein großes pulmonales Blutvolumen angeboten wird und gleichzeitig ein höherer Perfusionsdruck in den arteriellen Kapillaren besteht. Durch alle diese Faktoren werden die interalveolaren Septen versteift. Die Compliance der gesamten Lunge ist damit pathologisch erniedrigt (HOWLETT, 1972; LEVIN u. Mitarb., 1970; PHELAND, 1972) und die Atemmechanik direkt gestört. Die obligatorische Kardiomegalie und die Ektasie der großen Lungengefäße beengen zusätzlich den Thoraxraum und tragen zur Ventilationsstörung bei.

Die unter erhöhtem Druck stehenden und prall gefüllten Kapillaren verursachen eine reichliche Transsudation in die Alveolen. Der Gasaustausch ist erschwert und gleichzeitig die respiratorische Oberfläche reduziert. Die ausgetretene Flüssigkeit bietet einen idealen Nährboden für Bakterien und fördert die Entstehung bronchopulmonaler Infekte, die ihrerseits ganze Parenchymbezirke außer Funktion setzen können (DAMMANN u. CARPENTER, 1968).

Eine auf diese Weise beeinträchtigte Atemfunktion führt über kurz oder lang zur Hypoxie und Azidose. Bei solchen Konstellationen nimmt, wie tierexperimentell erwiesen wurde, die kardiale Kontraktionskraft besonders stark ab (DOWNING, 1970). In dieser Phase bahnt sich ein kardiopulmonaler Circulus vitiosus an.

3. Häufigkeit

Die direkte interventrikuläre Verbindung, als isolierte Mißbildung betrachtet, stellt die prozentual wichtigste Gruppe aller kongenitalen Herzfehler dar. Dies bestätigt erneut die letzte groß angelegte prospektive Untersuchung an 56000 Neugeborenen, die drei Jahre lang verfolgt wurden (Mitchell u. Mitarb., 1971): Die absolute Häufigkeit des Ventrikelseptumdefektes betrug 2‰ aller Lebendgeburten, entsprechend 29% der Herzvitien. Diese Ergebnisse übertreffen sogar die Quote von 1,4‰, die eine frühere Querschnittuntersuchung bei 13000 Lebendgeborenen ergab (Rowe u. Mehrizi, 1968). Rechnet man zu dieser Gruppe diejenigen Fälle hinzu, bei denen der VSD zwar mit anderen Herz- und Gefäßmißbildungen kombiniert vorkommt, aber hämodynamisch führend ist und den Krankheitsverlauf sowie die therapeutischen Konsequenzen bestimmt, ist mindestens jedes dritte angeborene Vitium cordis als „reiner Ventrikelseptumdefekt" anzusehen.

VI. Diagnose

Druck und zirkulierende Volumina können direkt mit Hilfe der Herzkatheterisierung gemessen werden und der pulmonale Gefäßwiderstand läßt sich daraus errechnen oder sie lassen sich aus zahlreichen indirekten Untersuchungsmethoden mit ausreichender Genauigkeit ermessen. Die sich daraus ergebende funktionelle Größe des VSD ist die gemeinsame Basis aller klinischen Einteilungen, welche sich hauptsächlich in der Zahl der vorgeschlagenen Gruppen voneinander unterscheiden. Einige Autoren haben fünf und mehr klinische Schweregrade ausgesondert (Nadas u. Fyler, 1972; Keith u. Mitarb., 1967; Collins u. Mitarb., 1972), andere dagegen drei (Loogen u. Mitarb. 1967) oder gar nur zwei (Spach u. Mitarb. 1967). Wir ziehen die Einteilung in vier klinische Gruppen vor wegen der noch guten Übersicht, vor allem aber, weil bei den jeweiligen Schweregraden die Prognose und die Therapie einheitlich genug sind und eine weitere Unterteilung nicht erforderlich machen (Tabelle 1).

Ventrikelseptumdefekte, die durch eine sekundäre infundibuläre Pulmonalstenose oder eine Aortenklappeninsuffizienz kompliziert werden, sollten, wie im Falle einer begleitenden korrigierten Transposition der großen Gefäße, gesondert betrachtet werden.

Schweregrad 1 (Maladie de Roger): Etwas erniedrigter pulmonaler Gefäßwiderstand bei normalem Perfusionsdruck. Schwacher bis mäßiger Links-Rechts-Shunt. Der Defekt ist klein, kann sich sogar gegen Ende der Myokardkontraktion verschließen.

Schweregrad 2: Normaler bis leicht erhöhter Widerstand. Mäßige pulmonale Hypertension, die weniger als $^2/_3$ des Druckes im Systemkreislauf beträgt. Nennenswerter Shunt, der meist größer als das effektive Schlagvolumen ist. Der Defekt im interventrikulären Septum mißt weniger als 1 cm² pro m² Körperoberfläche.

Schweregrad 3: Mäßig bis hoher pulmonaler Gefäßwiderstand, der jedoch weniger als 75% desjenigen im großen Kreislauf entspricht. Systolischer Druckangleich zwischen Pulmonalis und linkem Ventrikel, diastolischer Wert niedriger als in der Aorta. Stets großer Links-Rechts-Shunt, verhält sich wegen der weitgehenden Anpassung der Perfusionsdrucke in beiden Kreisläufen umgekehrt proportional zur Schwere der pulmonalen Widerstandserhöhung. Die Weite der interventrikulären Verbindung von mindestens 1 cm² pro m² Körperoberfläche läßt beide Kammern praktisch frei miteinander kommunizieren. Während der myokardialen Entspannungsphase findet in der Regel ein sehr kleiner Rechts-Links-Shunt zusätzlich statt.

Schweregrad 4 (Eisenmenger-Syndrom): Wenig unterschiedliche Gefäßwiderstände in beiden Kreisläufen. Angeglichene systolische und diastolische Druckwerte in Pulmonalis und Aorta. Gekreuzter Shunt von ähnlich starken Ausmaßen in beide Richtungen, späteres Überwiegen der Rechts-Links-Komponente. Defektgrößen wie beim Schweregrad 3 oder darüber.

Es sei an dieser Stelle bemerkt, daß die Korrelation der Schweregrade mit der zugeordneten Größe des Septumdefektes sich stets auf die Gesamtöffnungsfläche der interventrikulären Verbindung bezieht, unabhängig davon, ob ein singulärer Defekt oder mehrere kleine Löcher sich im Septum befinden.

Tabelle 1. Prozentuale Verteilung der VSD nach ihrem klinischen Schweregrad (1000 Probanden im Alter von 0 bis 10 Jahren)

Schweregrade	1	2	3	4
Häufigkeit	54,5%	24,0%	19,5%	2,0%

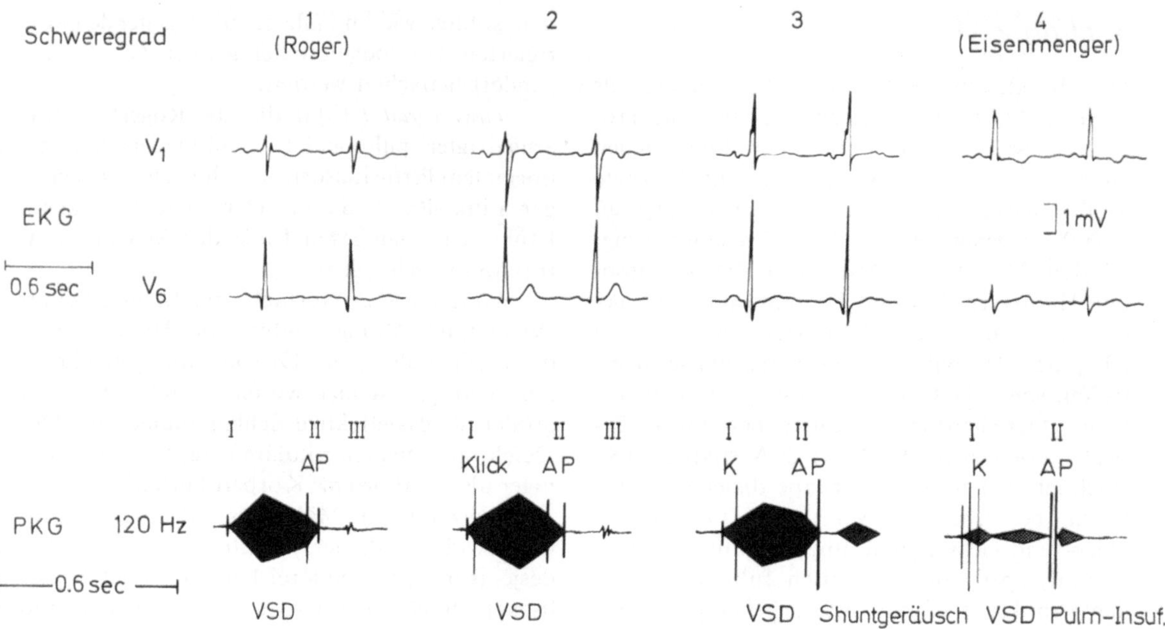

Abb. 8. Typische elektro- und phonokardiographische Befunde bei vier Kindern in dritten Lebensjahr mit Ventrikelseptumdefekten unterschiedlicher Schweregrade (1 bis 4). Die rechts- (*V1*) und linkspraekordialen (*V6*) Brustwandableitungen des *EKG* weisen beim kleinen *VSD*(*1*) eine diskrete linksventrikuläre Hypertrophie und einen nicht obligaten sogenannten inkompletten Rechtsschenkelblock auf. Beim Schweregrad 2 tritt die linksseitige Kammerhypertrophie deutlich hervor mit hohen R-Zacken in *V6* und entsprechend tiefen S-Zacken in *V1*. Der *VSD* stärkeren Schweregrades 3 weist die zu erwartende biventrikuläre Hypertrophie mit überhöhten R-Zacken links und rechts praekordial auf. Das positive T in *V1* ist als „Myocardschädigungszeichen" aufzufassen. Bei dem Eisenmenger-Syndrom dagegen kommt nur noch die Druckbelastung der rechten Kammer zur Darstellung. Im *PKG* wurden die Geräusche und Töne, der besseren Übersicht wegen, schematisch dargestellt, wobei Amplituden, allgemeine Morphologie und zeitliche Beziehungen den der Originalregistrierungen so genau wie möglich entsprechen. Die Herztöne (römische Zahlen) zeigen unterschiedliche Merkmale, die für den Schweregrad der Erkrankung charakteristisch sind: Der erste Ton, noch unauffällig beim Morbus Roger, wird vom Schweregrad 2 an von einer hochfrequenten Schwingungsgruppe (pulmonaler Click) gefolgt. Der 2. Ton ist stets fixiert gespalten, ihre pulmonale Komponente (*P*) nimmt im Vergleich zum aortalen (*A*) mit zunehmendem Schweregrad an Amplitude zu. Beim Eisenmenger sind beide Herztöne eng gespalten. Ein dritter Ton wird außer beim Eisenmenger fast immer registriert, wenn er nicht von einem vorhandenen Shuntgeräusch (3) überdeckt ist. Das holosystolische Geräusch fängt unmittelbar mit dem ersten Ton an und hat fast die gleiche Intensität in den Beispielen 1 bis 3. Das sogenannte Shuntgeräusch in der Mitte der Diastole (3) ist Folge des erhöhten Blutstromes durch die Mitralöffnung bedingt (s. Abb. 1, links oben). In der Gruppe des Eisenmengers ist das Systolikum kleinamplitudig und meist atypisch, weil Größe und Richtung der Kurzschlüsse von einem Fall zum anderen variieren. Im jetzigen Beispiel ist eine leichte Pulmonalinsuffizienz registriert (Erweiterung des Klappenringes?)

1. Klinische Manifestation

Die pathophysiologischen Besonderheiten bei den jeweiligen Schweregraden des Ventrikelseptumdefektes prägen das klinische Bild und führen zu ganz charakteristischen Symptommustern (Abb. 8 und 9). Diese werden im Folgenden stichwortartig hervorgehoben, mit bewußtem Verzicht auf detaillierte Beschreibungen, die bereits Gegenstand aller einschlägigen pädiatrischen und internistischen Bücher geworden sind.

Schweregrad 1: Kardiologische *Anamnese* leer, der Herzfehler wird in den meisten Fällen zufällig entdeckt. Bei der *Untersuchung* leicht vermehrte Aktivität des linken Ventrikels und meist unterschiedlich starkes, eng umschriebenes systolisches Schwirren im 4. Interkostalraum links parasternal. *Auskultatorisch* fixierte Spaltung des 2. Herztons mit Akzentuierung des Pulmonalklappenschlusses stets vorhanden. Das klassische laute (4/6), rauhe und helle Holosystolikum mit Ausstrahlung zum Rücken kann, bei sehr kleinen Defekten, durch ein pfeifendes

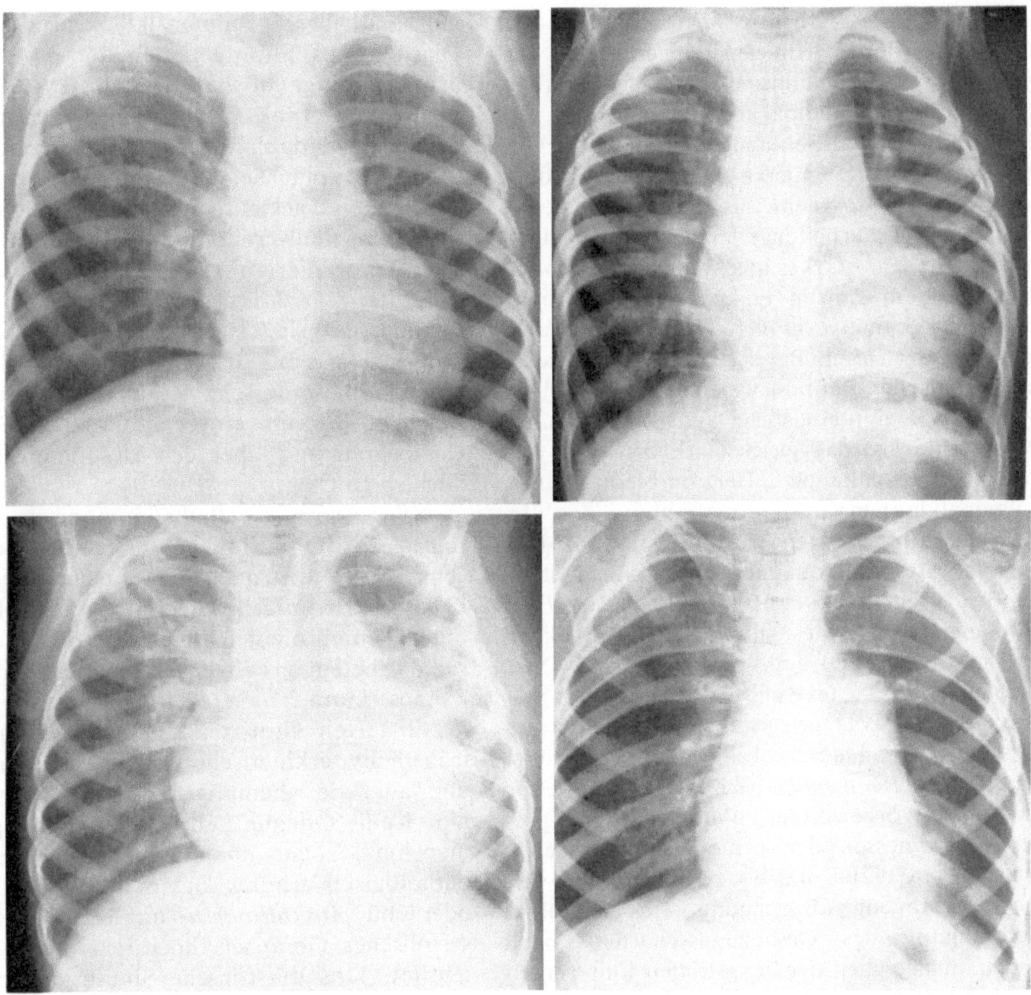

Abb. 9. Röntgenübersichtsaufnahmen des Thorax bei vier Kindern im dritten Lebensjahr mit Ventrikelseptumdefekten unterschiedlicher Schweregrade. Die zugehörigen Elektro- und Phonokardiogramme sind in Abb. 8 gezeigt. *Schweregrad 1* (Bild links oben): Herzschatten kaum vergrößert, der nach unten und außen verlagerte Apex weist aber auf eine beginnende linksventrikuläre Vergrößerung hin. Pulmonalisbogen etwas vorgewölbt, Hilus- und Lungengefäßzeichnung dagegen normal. *Schweregrad 2* (Bild rechts oben): Herzschatten im Vergleich zum Brustkorb deutlich größer als normal, wobei die auswärts gerichtete Verlagerung des gesamten linken Herzrandes auf eine linksventrikuläre Hypertrophie hindeutet. Vorwölbung im Bereich des Pulmonalisbogens. Vermehrung der Hilus- und Lungengefäßzeichnung mit breiten Querschnitten der orthograd getroffenen Gefäße. *Schweregrad 3* (Bild links unten): Starke Kardiomegalie als Folge der biventrikulären Vergrößerung und Hypertrophie der Pulmonalarterie und ausgeprägte Zeichen des vermehrten Lungendurchflusses mit deutlicher Gefäßzeichnung bis in die Lungenperipherie. Zwei kleine bronchopneumonische Bezirke sind im rechten Oberfeld und im linken Mittelfeld erkennbar. *Schweregrad 4* (Bild rechts unten): Kleiner Herzschatten ohne Vergrößerung der linken Kammer, die druckbedingte Hypertrophie des rechten Ventrikels ist in diesem Strahlengang nicht erkennbar. Hochgradige Ektasie des Pulmonalisstammes. Die typischen Gefäßabbrüche parahilär kommen in diesem Beispiel eines Eisenmenger-Syndroms nicht so gut heraus wie die stark verminderte Gefäßzeichnung in der Lungenperipherie

Frühsystolikum ersetzt werden. Das *EKG* zeigt eine für das Alter zu weit links gestellte elektrische Hauptachse und nur diskrete linksventrikuläre Hypertrophiezeichen. Im *Röntgenbild* frontale Cor/Thorax-Ratio etwas erhöht, Pulmonalistaille verstrichen, Hilus- und Lungengefäßzeichnung betont oder normal. Die elektrokardiographischen und röntgenologischen Befunde können auch völlig normal ausfallen.

Schweregrad 2: In der *Anamnese* fallen jetzt die Zeichen der überfluteten Lunge auf mit vermehrter Schwitzneigung im Schlaf, häufigen Bronchitiden, manchmal auch Pneumonien, und Kurzatmigkeit bei Belastung. Gleich zu Beginn der *Untersuchung* bemerkt man die präkordiale Voussure, um so mehr, als die mit größerem Schlagvolumen arbeitende linke Kammer sichtbar pulsiert. Ein starkes holosystolisches Schwirren über dem ganzen Präkordium ist obligat. Die Leber kann vergrößert sein, Ödeme aber fehlen in der Regel. Bei der *Auskultation* heller frühsystolischer Pulmonalisdehnungston (Click) kurz nach Beginn eines sehr lauten (5/6), rauhen Pansystolikums, das gleich stark bis zum weit und fixiert gespaltenen 2. Herzton bleibt. Lauter Pulmonalklappenschluß. Ausstrahlung des Geräusches zum gesamten Brustkorb. In Linkslage dumpfes Mesodiastolikum der relativen Mitralstenose, sogenanntes Shuntgeräusch. Im *EKG* pathologisch links gestellter QRS-Hauptvektor, überhöhte R-Zacken links präkordial (V5—V6), Betonung der Q-Zacke und T-Welle. Rechts präkordial (V4r—V1) gelegentliches Bild des „inkompletten Rechts-Schenkel-Block“. P sinistrocardiale. Im *Röntgenbild* nach unten ausladende Herzspitze, vorgewölbter Pulmonalisbogen, großer Durchmesser der orthograd getroffenen hilusnahen Gefäße und bis zur Peripherie vermehrte Lungengefäßzeichnung. Im Seitenbild Verdrängung des Oesophagusschattens nach hinten, als Zeichen der linksatrialen und ventrikulären Vergrößerung.

Schweregrad 3: Anamnestisch gleiche Angaben wie im vorigen Abschnitt, jedoch viel stärker ausgeprägt. Frühere Krankenhausaufenthalte wegen „Lungenkomplikation“, „Herzversagens“ und „schwerer Gedeihstörung“ sind nicht selten. Bei der klinischen *Untersuchung* unterschiedlich schwere Dystrophie. Ausgeprägte Vorwölbung der präkordialen Gegend, das Sternum mit eingeschlossen, noch deutlicher gemacht durch die seitlichen Thoraxeinziehungen entlang des Zwerchfellansatzes. Tachypnoe und Dyspnoe sind fast die Regel und mittel- bis grobblasige Rasselgeräusche kommen häufig vor. Leber stark vergrößert, Milz zumindest tastbar. Ödeme an den abhängigen Körperpartien (am Rücken bei Säuglingen!). Jugularis gestaut, pulsiert deutlich. *Auskultatorisch* lauter Click und sehr lautes Holosystolikum, letzteres aber mit einer blasenden Komponente zu dem rauhen Klangcharakter. Gedoppelter 2. Herzton mit knallendem Pulmonalklappenschluß (5/6). Diastolisches Shuntgeräusch am Apex bereits in Rückenlage hörbar. Das *EKG* spiegelt die kombinierte Links- und Rechtshypertrophie in den Brustwandableitungen wieder. Frontale elektrische Hauptachse durchschnittlich rechts vom Normbereich gestellt, auf keinen Fall links davon wie beim Schweregrad 2. P-Wellen im Sinne einer kombinierten Vorhofbelastung. Gelegentliche Repolarisationsstörung beider Ventrikel, Pulmonalektasie, stark dilatierte Hilus- und Lungengefäße bis in die Peripherie, nicht selten bronchopneumonische Zeichen. Im Seitenbild Retrokardialraum eingeengt, wobei die hintere Herzbegrenzung über den Oesophagusschatten hinausragen kann.

Schweregrad 4: Pathognomonisch ist die *Anamnese* mit auffallender Besserung des Allgemeinzustandes, nach Ablauf einer stürmischen Phase wie beim Schweregrad 3. Eine Blausucht braucht noch nicht manifest zu sein. Die *Untersuchung* belegt das allgemeine Wohlbefinden. Die Zyanose kann fehlen, aber die Voussure und die jetzt fixierten Thoraxeinziehungen weisen auf die frühere hyperkinetische Phase der Erkrankung und auf die ehemaligen Atemschwierigkeiten hin. Keine Ödeme, Leber nur leicht vergrößert, manchmal sogar unauffällig, Jugularpuls aber pathologisch erhöht. Das Schwirren ist diskret oder fehlt. *Auskultatorisch* nur leichtes, blasendes systolisches Geräusch, höchstens 3/6 in der Intensität. Das diastolische Shuntgeräusch fehlt. Im Vordergrund stehen der peitschende frühsystolische Pulmonalisdehnungston (Click) und ein maximal lauter Pulmonalklappenschluß (6/6) bei kaum gespaltenem oder gar reinem 2. Herzton. Ein diskretes Pulmonalinsuffizienzgeräusch ist nicht selten. Im *EKG* Zeichen der reinen rechtsventrikulären Druckhypertrophie, pathologische Rechtsachse und P dextrocardiale. *Röntgenologisch* normal oder kaum vergrößerter Herzschatten. Die starke Ektasie des Pulmonalisstammes und der Hauptäste bilden einen scharfen Kontrast zu der normalen bis spärlichen Lungengefäßzeichnung.

2. Herzkatheterismus

Die Sondierung des Herzens und der großen Gefäße vermittelt eine direkte Einsicht in das gesamte hämodynamische Geschehen, allerdings in Form einer Momentaufnahme, die nicht immer den späteren Verlauf erkennen läßt. Bei den großen Ventrikelseptumdefekten empfiehlt es sich daher, mindestens eine Kontrolluntersuchung durchzuführen, die bei Säuglingen nach wenigen Monaten (YOUNG u. MARK, 1971) und bei älteren Patienten entsprechend später stattfinden sollte. Darüberhinaus kann die Interpretation der erhobenen Befunde erschwert sein, wenn — bei aller Genauigkeit der angewandten Methoden — die Einzelmessungen nicht simultan oder in schneller Reihenfolge durchgeführt wurden. Dies trifft besonders auf schwerkranke Säuglinge zu, deren Kreislaufzustand oft rasch wechselt. Neben diesen allgemein gültigen Einschränkungen werden noch einige meßspezifische Fehldeutungen zu erwähnen sein, welche die Zuordnung zu einem bestimmten Schweregrad oder gar die Diagnosestellung erschweren können.

a) Die oxymetrische Bestimmung

Der plötzliche Anstieg des Sauerstoffgehaltes im Blut der rechten Kammer ist der übliche Beweis für einen Links-Rechts-Shunt auf Ventrikelebene, insbesondere, wenn im Infundibulum ein höherer Wert gefunden wird als in der Einstrombahn. Diese letzte Feststellung läßt aber keine sicheren Rückschlüsse auf die Lokalisation des Defektes zu, weil beispielsweise eine tief im Septum kurzgeschlossene O_2-reiche Blutmenge infolge Laminarströmungen erst in der Ausflußbahn erfaßt werden kann. Eine Sauerstoffuntersättigung im linken Ventrikel bzw. in der Aorta oder Femoralarterie darf dagegen als Zeichen eines Rechts-Links-Shunts und einer beginnenden Eisenmenger-Reaktion erst angesehen werden, wenn — auch nach Ausschluß aller meßtechnischen Fehler — eine ähnliche Untersättigung in den Pulmonalvenen nicht vorhanden ist. Die Ursache könnte nämlich eine pulmonale Ventilations- und Perfusionsstörung sein, u.a. bei ausgedehnten Pneumonien und Atelektasen, die häufig zum Bild des großen VSD im Säuglingsalter gehören.

b) Die Druckmessung

Der Vergleich von Druckwerten in verschiedenen Herzhöhlen und Gefäßen, mit Hilfe desselben Katheters gemessen, ist erst absolut zuverlässig, wenn er an sogenannten Rückzugskurven vorgenommen wurde. Er läßt sich ohne weiteres für die Pulmonalis und den rechten Ventrikel durchführen, die linke und rechte Kammer werden aber normalerweise in mehr oder weniger großen Abständen nacheinander sondiert, so daß unterschiedliche Drucke vorgetäuscht oder umgekehrt verdeckt werden können. Alternierende Messungen aus der anpunktierten Femoralis und der sondierten Pulmonalis, wobei der Katheter und die Punktionsnadel an denselben Druckwandler angeschlossen sind, haben nicht diesen Nachteil. Die Formanalyse der im schnellen Wechsel registrierten Pulskurven läßt gewisse Rückschlüsse auf den jeweiligen Gefäßwiderstand in beiden Kreisläufen zu: je niedriger der Widerstand, desto steiler der diastolische Druckabfall (BOURGEOIS u. Mitarb., 1974) und folglich umso größer die Pulsamplitude.

c) Der pulmonale Gefäßwiderstand

Es hat sich eingebürgert, den Widerstand vereinfacht als Ratio von Druck und Fluß unter Vernachlässigung der Blutviskosität anzugeben. Anders als bei zyanotischen Vitien, bei denen die unterschiedlich hohen Hämatokritwerte eine enorme Fehlerquote verursachen können (HOFFMAN, 1972), spielt die ziemlich konstante Viskosität beim unkomplizierten Ventrikelseptumdefekt in der Berechnung des dem Blutfluß entgegengesetzten Widerstandes keine so wichtige Rolle. Die Ratio genügt für klinische Zwecke völlig und der pulmonale Gefäßwiderstand gleicht dem mittleren Druckabfall zwischen Pulmonalis und linkem Vorhof (1 mm Hg = 1 320,00 dyn/cm^2), geteilt durch das Minutenvolumen im kleinen Kreislauf (cm^3/sec), und beträgt physiologischerweise 200—300 dyn × sec × cm^{-5}. Es sind rund ein Siebentel bis ein Fünftel des Widerstandes im Systemkreislauf. Im angelsächsischen Schrifttum findet man oft die Bezeichnung „pulmonary resistance unit", ausgedrückt in mm Hg/L/min/m^2. Die Norm liegt bei 3—5 (DUSHANE u. Mitarb., 1972).

Es ist während der Katheterisierung möglich, nicht nur diese Größen zu errechnen, sondern auch zu überprüfen, inwieweit die den pulmonalen Widerstand bestimmende Enge der Gefäßvolumina anatomisch fixiert oder funktionell bedingt ist. Die Einatmung von reinem Sauerstoff (SWAN u. Mitarb., 1959) oder die Injektion von Acetylcholin (SHEPHERD u. Mitarb.. 1959) in die Lungenstrombahn sind klassisch gewordene Testmethoden. Die Anwendung des sehr potenten Vasodilatators Tolazolin, in einer Dosierung von 0,5—1,0 mg/kg Körpergewicht für 30 sec bis 1 min direkt in den Pulmonalisstamm injiziert (BRAMMELL u. Mitarb., 1971; HOFFMAN, 1972), findet neuerdings wegen der besseren Reproduzierbarkeit der Ergebnisse wieder mehr Anhänger.

d) Die Indikatorverdünnungsmethode

Die Benutzung von Farbstoffen, Säuren, Kälte oder anderen Indikatoren in der Berechnung von Kreislaufvolumina und Shuntgrößen hat keinen entscheidenden Vorteil gegenüber der Oxymetrie gebracht und dient mehr der Bestimmung von Kreislaufzeiten. Ihre Anwendung hat aber nicht an qualitativem Wert verloren, wenn es darum geht, in unklaren Fällen zu bestimmen, ob ein Links-Rechts-Shunt tatsächlich auf Ventrikelebene stattfindet. In der Praxis ist die Anwendung der Methode, etwa mit Hilfe der Ascorbinsäure (SEIPEL u. Mitarb., 1969), fast ausschließlich auf die Erkennung kleinster, oxymetrisch nicht mehr erfaßbarer Defekte beschränkt.

e) Die Angiokardiographie

Diese für die Abklärung zahlreicher angeborener Herzvitien unentbehrliche Untersuchung dient beim Ventrikelseptumdefekt hauptsächlich dem Ausschluß zusätzlicher kardiovaskulärer Mißbildungen. Für die Darstellung des Defektes selbst muß die *Kontrastmittelinjektion in den linken Ventrikel* stattfinden. Die Größe der septalen Öffnung und ihre Lage in Bezug auf die Semilunarklappen können dadurch weitgehend bestimmt werden, doch gelingt dies mit absoluter Sicherheit nur, wenn die Scheidewand orthograd getroffen wird, meist eine Frage des Zufalls. Die Links-Kardiographie ist auf jeden Fall für die Darstellung besonderer Formen wie bulbärer Defekte oder Verbindungen zwischen linkem Ventrikel und rechtem Atrium wertvoll. Auch werden vorher nicht diagnostizierte Endokardkissen-Defekte an der typischen Konfiguration der Ausflußbahn erkannt (BEUREN, 1966). Für die Darstellung einer korrigierten Transposition ist es dagegen gleichgültig, welche Kammer opazifiert wurde.

Die rechtsventrikuläre Injektion läßt, auch bei fehlendem Drucksprung, fast immer den Grad der Cristahypertrophie einschätzen, und da einige Autoren glauben, daraus eine Prognose in Bezug auf die spätere Entwicklung einer infundibulären Pulmonalstenose stellen zu können (SHEPHERD u. Mitarb., 1972), kann diese Information wichtig sein. Die anschließende Darstellung des Pulmonalarterienbaums erlaubt u.a. die für eine Eisenmenger-Reaktion charakteristischen Kalibersprünge zu sehen, doch ist es sicherlich nicht möglich, daraus eine Aussage bezüglich der Reversibilität der Gefäßenge zu machen, zumindest nicht in den frühen Stadien, auf die es ankommt.

Die Cine-Angiokardiographie mit hoher Bildfrequenz bzw. die Registrierung auf Videobänder haben gegenüber den herkömmlichen Großaufnahmen sicherlich den Vorteil der detaillierten Funktionsdarstellung, sind ihnen aber vom Standpunkt der Anatomie her unterlegen. Die ersten zwei Methoden erlauben zusätzlich die Bestimmung der ventrikulären Volumina und daraus die Berechnung des Schlagvolumens (CHAPMAN u. Mitarb., 1958).

VII. Natürlicher Verlauf

Die wenigen Jahre von der Einführung der Herzkatheterisierung in die Routinediagnostik bis zur Anwendung palliativer und korrigierender Operationen haben von vornherein wenig Zeit gelassen, die unbeeinflußte Entwicklung hämodynamisch gesicherter Ventrikelseptumdefekte zu beobachten. Hinzu kommt, daß von Anfang an die immer frühere Erfassung sowie die intensive konservative Behandlung gefährdeter Fälle sich auf den Verlauf entscheidend auswirkten. In Ermangelung von Langzeitbeobachtungen wurden zahlreiche Querschnittuntersuchungen an großen Probandenzahlen durchgeführt. Es ließ sich dadurch ein breiteres Spektrum möglicher Spontanverläufe beim VSD erkennen als vorher angenommen: Spontanverschlüsse, Verkleinerung des Defektes, infundibuläre Stenosierung der rechten Kammer, Aortenklappeninsuffizienz, Eisenmenger-Syndrom, Herzdekompensation, bakterielle Endokarditis u.a. (Tabelle 2, S. 574).

1. Der Spontanverschluß

Diese günstigste Verlaufsform ist glücklicherweise auch eine der häufigsten. Die in der Literatur angegebene Häufigkeit des Spontanverschlusses schwankt zwischen 10 und 23% (Collins u. Mitarb., 1972; Kato u. Mitarb,. 1972) mit vereinzelten Angaben um 50% (Moss u. Siassi, 1970). Solch grobe Schwankungen sind nicht mehr vorhanden, wenn sowohl die Größe des Septumdefektes als auch der Zeitpunkt des Verschlusses berücksichtigt werden. Kleine Defekte schließen sich zu 40—60% bis zum 5. Lebensjahr (Keith u. Mitarb., 1967; Alpert u. Mitarb., 1973; Du Shane u. Mitarb., 1972), die meisten schon während oder kurz nach Ende der Säuglingszeit (Moss u. Siassi, 1970). Bei Durchsicht des eigenen Krankenguts seit 1970 konnte bei 350 Kindern das graduelle Verschwinden eines kleinen Ventrikelseptumdefektes bei 25% der Fälle innerhalb der ersten 24 Lebensmonate beobachtet werden. Auf die ganze Lebensspanne bezogen, soll der Prozentsatz bei kleinen Defekten sogar mehr als 80% betragen (Alpert u. Mitarb., 1973). Die Zahl der Spontanverschlüsse bei den großen Defekten ist besonders wichtig, weil es sich hier um die Kinder handelt, die im allgemeinen für operationsbedürftig angesehen werden: 5—10% Spontanheilungen sind bereits im frühen Kindesalter zu verzeichnen (Keith u. Mitarb., 1967; Hoffman, 1972; Collins u. Mitarb., 1972; Nadas u. Fyler, 1972) und der Prozeß kann sich noch beim Erwachsenen fortsetzen (Burch u. De Pasquale, 1967; Moss u. Siassi, 1970). Die *anatomische Lokalisation* der interventrikulären Verbindung spielt beim *Verschlußmechanismus* eine Rolle: Muskuläre Defekte weisen, auch wenn sie groß waren, einen fibrotischen Pfropf auf, während eine Verklebung mit dem septalen Segel der Trikuspidalis häufiger beim membranösen Typ festzustellen ist (Simmons u. Mitarb., 1966). Eine endokarditische Genese wurde auf Grund der histologischen Untersuchung für beide Gruppen häufig angenommen, doch ist bekannt, daß die alleinige Hypertrophie der septalen Ränder beim muskulären Typ den Defekt auch direkt zum Verschluß bringen kann (Dammann u. Carpenter, 1968).

2. Die Verkleinerung der septalen Öffnung

Es wird vermutet, daß diese Entwicklung von einer geringeren Erweiterung des Defektes im Vergleich zum Herzwachstum verursacht wird (Spach u. Mitarb., 1968), doch dürfen ähnliche aktive Vorgänge wie beim Spontanverschluß auch angenommen werden. Ausnahmsweise kann eine prolabierte Aortenklappe die septale Öffnung direkt verkleinern. Unberücksichtigt ihrer Ursache, wird eine Verkleinerung des Defektes mit einer *Häufigkeit* von 45—70% aller Fälle beobachtet (Keith u. Mitarb., 1967; Kidd u. Mitarb., 1965; Arcilla u. Mitarb., 1963). Wird die interventrikuläre Kommunikation nach Größen eingeteilt, ergeben sich verschiedene Prozentsätze von mehr als 90 für die kleinen und ca. 20 für die weiteren Defekte (Nadas u. Fyler, 1972; Collins u. Mitarb., 1972; Kato u. Mitarb., 1972). Einzelne Autoren geben für die letztere Gruppe sogar 35% an (Du Shane u. Mitarb., 1972). Der *Zeitpunkt* der Verkleinerung liegt ähnlich wie beim Spontanverschluß vorwiegend in den ersten 5 Lebensjahren (Keith u. Mitarb., 1967; Arcilla u. Mitarb., 1963; Collins u. Mitarb., 1972), mit einer auffälligen Häufung in den ersten 24 Lebensmonaten, auch bei den großen Ventrikelseptumdefekten (Shepherd u. Mitarb., 1959; Kato u. Mitarb., 1972).

Wie stark die Verkleinerung sich auf die Hämodynamik auswirken kann, ergab sich aus einer interessanten Beobachtung in einer Untersuchungsserie, die nur Fälle mit einem Druckangleich zwischen den beiden Kreisläufen berücksichtigte: Beim Erreichen des 30. Lebensjahres hatten sich bei rund $^1/_5$ der Untersuchten die Pulmonalisdrucke normalisiert (Nadas u. Fyler, 1972). In einer anderen Gruppe von 13 Patienten mit deutlich erhöhtem pulmonalen Gefäßwiderstand wurde in 7 Fällen ein abrupter Abfall des Widerstandes bei der Rekatheterisierung gefunden (Fowler u. Holmes, 1965). Die Annahme, daß der Verkleinerungsprozeß nach der Pubertät weiter fortschreitet, stützt sich auf den Vergleich der absoluten Häufigkeit einzelner Schweregrade zwischen Kindern und Erwachsenen. Die gefundene Diskrepanz läßt sich allein durch Mortalität, Spontanverschluß oder Übergang in schwerere Formen nicht ganz erklären.

3. Die infundibuläre Stenose

Das Hauptkriterium für die Diagnosestellung dieser Komplikation, nämlich der Mindestdruckunterschied beiderseits der Enge, wird von einzelnen Autoren entweder zu niedrig gewählt oder gar nicht angegeben. Es fällt dadurch oft schwer, bei Durchsicht der Literatur eine klare Grenze zum Druckgefälle infolge eines sehr großen Links-Rechts-Shunts zu ziehen. Der gemachte Vorschlag, nur systolische Druckunterschiede zwischen rechtem Ventrikel und Pulmonalis von mehr als 45 mm Hg zu berücksichtigen (NADAS u. FYLER, 1972), erscheint uns dagegen doch zu hoch gewählt. Unserer Meinung nach sollten 25 mm Hg genügen, um die strömungsbedingte Komponente weitgehend auszuschalten. Die *Häufigkeit* wird im allgemeinen nur für die großen Ventrikelseptumdefekte mit erheblichem Shunt angegeben und liegt meist bei 5—10% (NADAS u. FYLER, 1972; MOSS u. SIASSI, 1970; DU SHANE u. Mitarb., 1972), mit Extremangaben von 1% (KATO u. Mitarb., 1972) bzw. 19% (COLLINS u. Mitarb.,1972). Kein einziges Mal wurde eine Stenosierung beobachtet, wenn die Shuntmenge kleiner war als das Minutenvolumen des Systemkreislaufes (COLLINS u. Mitarb., 1972). Der *Zeitpunkt*, zu dem eine drucktrennende Wirkung der rechtsventrikulären Ausflußbahn erstmalig beobachtet wurde, variiert zwischen dem 2. und dem 8. Lebensjahr (NADAS u. FYLER, 1972; HOFFMAN u. RUDOLF, 1966), vereinzelte späte Manifestationen erst im 4. Jahrzehnt sind aber bekannt (BLOOMFIELD, 1964). Der *Stenosenmechanismus* geht auf eine fast ausschließliche Hypertrophie der Crista supraventricularis zurück, sieht man von der Einengung der Ausflußbahn durch eine prolabierende Aortenklappe ab (GLASSER u. Mitarb., 1972). Die Pulmonalklappen scheinen nicht an der Stenose beteiligt zu sein. Eine Subendokardialfibrose kann manchmal die Wirkung der stenosierenden Crista verstärken (SHEPHERD u. Mitarb., 1972). Der Prozeß ist progredient und führt im Laufe der Zeit zum Bild der Fallotschen Tetralogie (NADAS u. FYLER, 1972; DU SHANE u. Mitarb., 1972; SHEPHERD u. Mitarb., 1972; KEITH u. Mitarb., 1971).

Eine Gruppe für sich bilden die bisher bekannten 8 Fälle, bei denen eine hochgradige infundibuläre Verengung um das 5. Lebensjahr herum sich entwickelte, obwohl der Ventrikelseptumdefekt sich bereits verschloß (MARON u. Mitarb., 1973). Das operativ resezierte Infundibulum wurde bei 2 Patienten histologisch untersucht und wies eine abnorme Orientierung der Muskelzellen auf, wie man sie bisher nur bei idiopathisch hypertrophierter subvalvulärer Aortenstenose kannte.

4. Die Aortenklappeninsuffizienz

Es handelt sich hier nicht um die zufällige Kombination zweier Herzfehler, sondern um eine progrediente Komplikation bei bestimmten Ventrikelseptumdefekten. Die *Häufigkeit* wird auf 1—3% aller Ventrikelseptumdefekte geschätzt (NADAS u. FYLER, 1972; KEITH u. Mitarb., 1967; COLLINS u. Mitarb., 1972; KATO u. Mitarb., 1972; MOSS u. SIASSI, 1970). Einige Autoren finden einen höheren Prozentsatz von 5—8 bei den größeren Defekten (NADAS u. FYLER, 1972; TATSUNO u. Mitarb., 1973), die Ergebnisse anderer dagegen (COLLINS u. Mitarb., 1972) lassen in der Häufigkeit der Aorteninsuffizienz zwischen großen und kleinen Ventrikelseptumdefekten keinen eindeutigen Unterschied erkennen. Der *Zeitpunkt* der Manifestation einer Aorteninsuffizienz liegt zwischen dem 2. und 10. Lebensjahr (NADAS u. FYLER, 1972; MOSS u. SIASSI, 1970; KATO u. Mitarb., 1972; GLASSER u. Mitarb., gelegentlich später (KEITH u. Mitarb., 1967; GLASSER u. Mitarb., 1972). Die genaue *Lokalisation* der immer hochsitzenden septalen Öffnung dient immer häufiger zur Klassifizierung in supra- und infrakristale Formen (VAN PRAAGH u. MCNAMARA, 1968; GLASSER u. Mitarb., 1972; TATSUNO u. Mitarb., 1973; KAWASHIMA u. Mitarb., 1973), statt der früher üblichen Unterscheidung in Gruppen ohne bzw. mit Stenose des Infundibulums (KECK u. Mitarb., 1963). Die Pulmonalstenose, welche die Symptomatik einer Fallotschen Tetralogie verursachen kann (KAWASHIMA u. Mitarb., 1973), wird in 10—45% der

Fälle angetroffen (KECK u. Mitarb., 1963; TATSUNO u. Mitarb., 1973). Die Lokalisation des Defektes oberhalb der Crista supraventricularis ist im allgemeinen die seltenere Form (KECK u. Mitarb., 1963; NADAS u. FYLER, 1972; GLASSER u. Mitarb., 1972) außer in Japan, wo sie in $^3/_4$ der Fälle vorkommt (TATSUNO u. Mitarb., 1973). Die Insuffizienz der Aortenklappe, meist der rechten Tasche, ist progredient und steht ca. 5 bis 10 Jahre nach der Erkennung im Vordergrund (NADAS u. FYLER, 1972; KEITH u. Mitarb., 1967). Die prolabierte Semilunarklappe neigt dazu, die septale Öffnung einzuengen und kann sie sogar noch ganz verschließen (MOSS u. SIASSI, 1970). Unabhängig davon wölbt sich die Klappe bei der Hälfte der Patienten in das Cavum der rechten Kammer vor (GLASSER u. Mitarb., 1972; TATSUNO u. Mitarb., 1973). Der *Entstehungsmechanismus* der Insuffizienz soll direkt mit dem VSD zusammenhängen, weil dieser die Stützfunktion des Klappenapparates, in dessen unmittelbarer Nachbarschaft er liegt, abschwächt (VAN PRAAGH u. MCNAMARA, 1968).

5. *Das Eisenmenger-Syndrom*

Das Syndrom kann nach drei Kriterien definiert werden: systolischer Druckangleich im pulmonalen und großen Kreislauf, gekreuzter Shunt und pulmonaler Gefäßwiderstand über 800 dyn · sec · cm^{-5} (ROWE u. MEHRIZI, 1968). Neuerdings wurde vorgeschlagen, dieselbe Höhe des Widerstandes, aber pro m^2 Körperoberfläche, als eine Art Index zu benutzen (BRAMMEL u. Mitarb., 1971), um die Diagnose unabhängig vom Alter der Patienten einheitlicher stellen zu können. Die wahre Häufigkeit des Eisenmenger-Syndroms bei der Frequenz palliativer und korrigierender Operationen ist außerordentlich schwer zu erfassen, einige Fakten sind jedoch bekannt: Ein Eisenmenger kommt bei kleineren Defekten so gut wie nie vor (COLLINS u. Mitarb., 1972; MOSS u. SIASSI, 1970). Bei großen Defekten dagegen nimmt die Häufigkeit mit dem Alter zu und wird von einigen Autoren mit 15% nach dem 10. Lebensjahr, 20% nach dem 30. und rund 50% auf das ganze Leben bezogen, angegeben (YOUNG u. MARK, 1971).

Eine noch heftig debattierte Frage ist die des *frühesten Zeitpunktes* für das Auftreten eines Eisenmenger-Syndroms. Sicher ist, daß es während der ersten 24 Lebensmonate in ca. 1% der großen Defekte vorkommt (NADAS u. FYLER, 1972), manchmal in extremer Ausprägung (NADAS u. FYLER ,1972; MOSS u. SIASSI, 1970; DU SHANE u. Mitarb., 1972). Wir selbst haben einen besonders frühen und starken Fall im Alter von 9 Monaten beobachtet. Es wird auch allgemein akzeptiert, daß die Häufigkeit nach dem 2. Lebensjahr sprunghaft zunimmt. Der Entstehungsmechanismus ist ebenfalls ein Grund zur Kontroverse bezüglich der Persistenz des fetalen Zustandes der Lungengefäße. Es gilt jetzt als erwiesen, daß beim großen VSD der physiologische Reifungsprozeß der pulmonalen Gefäße mit Rückbildung der Mediahypertrophie verzögert wird und bis 8 Monate, statt der üblichen 6 bis 8 Wochen, dauern kann (HOFFMAN u. RUDOLF, 1966). Die noch offene Frage ist, ob der vaskuläre Widerstand nach dieser Phase immer abfällt (KEITH u. Mitarb., 1967) oder ob er gleich hoch bleibt (MOSS u. SIASSI, 1970) im Sinne eines gleitenden Überganges der fetalen Struktur in die reaktive Mediahypertrophie (NADAS u. FYLER, 1972). In diesem Zusammenhang ist die Beobachtung wichtig, daß ein niedriger alveolärer Sauerstoffpartialdruck die Konstriktion der Lungenarteriolen bei Säuglingen, die in über 1500 m Höhe leben, aufrecht erhält (KELMINSON u. VOGEL, 1972). Die Schlußfolgerung liegt nahe, einen ähnlichen Mechanismus bei der chronischen Ventilationsstörung vieler Säuglinge mit großem VSD zu vermuten. Die *Reversibilität* des Eisenmenger-Syndroms hängt von der Entwicklung einer Intimaproliferation ab. Diese soll vor Abschluß des 2. Lebensjahres so gut wie nie vorkommen (NADAS u. FYLER, 1972). Danach ist das Syndrom des fixierten Hochdruckes zunehmend häufiger (COLLINS u. Mitarb., 1972), obwohl bis zum 5. Lebensjahr eine zum Teil nennenswerte Reversibilität demonstriert wurde (DU SHANE u. Mitarb., 1972).

6. *Die bakterielle Endokarditis*

Diese Komplikation führte früher meistens zum Tode und machte bis 42% des Sektionsgutes beim VSD aus. Seit Einführung der Antibiotika hat sowohl die Morbidität wie auch die Mortalität drastisch abgenommen. Die derzeitige klinische

Häufigkeit, anhand größerer prospektiver Untersuchungen überprüft (KEITH u. Mitarb., 1967; SHAH u. Mitarb., 1966), liegt zwischen dem 2. und 17. Lebensjahr unter 1% und ist noch geringer in der Säuglingszeit sowie nach dem 30. Lebensjahr (MOSS u. SIASSI, 1970). Eine relativ stärkere Häufigkeit ist bei der Kombination von VSD mit einer Aorteninsuffizienz beobachtet worden (NADAS u. FYLER, 1972). Alles in allem beträgt das Risiko einer bakteriellen Endokarditis beim VSD, auf die durchschnittliche Lebensspanne übertragen, 2,7% (SHAH u. Mitarb., 1966). Die Gefahr einer späteren Endokarditis wird gelegentlich als Indikation zur Operation eines VSD aufgeführt. Dieser Haltung ist entgegen zu halten, daß es bisher nicht sicher ist, ob nach operativem Verschluß des Defektes die Häufigkeit der Endokarditis im weiteren Verlauf abnimmt (KEITH u. Mitarb., 1967; MOSS u. SIASSI. 1970). Die gegenwärtig günstige *Heilungsquote* von 80—90% (NADAS u. FYLER, 1972; DU SHANE u. Mitarb., 1972) trifft jedenfalls nicht auf die Erkrankungsfälle zu, die unmittelbar nach einer Herzoperation vorkommen.

7. *Die Herzdekompensation*

Beim Erwachsenen ist sie das Zeichen einer erschöpften Herzleistung, fast immer als Folge der Sekundärkomplikationen eines großen VSD: Eisenmenger-Reaktion, infundibulärer Stenose oder Aortenklappeninsuffizienz. Diese Dekompensation tritt meist im 3. Lebensjahrzehnt ein (DAMMANN u. CARPENTER, 1968; NADAS u. FYLER, 1972) und stellt oft eine finale Phase dar. Beim *Kind* wird die Herzdekompensation sehr selten beobachtet (NADAS u. FYLER, 1972; MOSS u. SIASSI, 1970) und sollte stets den Verdacht auf eine Endokarditis lenken. In der *Säuglingszeit* versagt das Herz im Rahmen des Reifungsvorgangs der Lungengefäße mit Abnahme des pulmonalen Gefäßwiderstandes und exzessiver Überflutung des Lungenkreislaufes. Der linke Ventrikel kann die um das mehrfache gestiegene Shuntmenge nicht bewältigen und dekompensiert. Ein solcher Verlauf ist charakteristisch für die großen Defekte bei Patienten vom sogenannten „Hyporeaktor-Typ“ (KEITH u. Mitarb., 1967; WALKER u. Mitarb., 1965), mit schneller Abnahme der fetalen Vasokonstriktion. Diese Entwicklung tritt mit einer *Häufigkeit* von 50 bis sogar 70% aller großen Ventrikelseptumdefekte ein (COLLINS u. Mitarb., 1972; HOFFMAN u. RUDOLF, 1965). Das bevorzugte Alter entspricht dem Zeitpunkt des Widerstandsabfalls in den Lungengefäßen und liegt zwischen dem 1. und 6., mit einem Gipfel um den 3. Lebensmonat (MOSS u. SIASSI, 1970). Jenseits des ersten Lebensjahres ist die Herzdekompensation wieder seltener, weil eine reaktive Vasokonstriktion bereits eingetreten ist. *Bronchopulmonale Kombinationen* gehören fast immer zum Krankheitsbild und häufig wird das Herzversagen durch eine Pneumonie ausgelöst (KATO u. Mitarb., 1972; DU SHANE u. Mitarb., 1972).

Tabelle 2. Natürlicher Verlauf des VSD*

	Klinische Schweregrade 1	2	3
Spontanverschluß	90	25	(5)—10
Verkleinerung des Defektes	—	50	20
Bakterielle Endokarditis	1	1	1
Infundibuläre Pulmonalstenose	—	—	(5)—10
Aorteninsuffizienz	—	1	5
Eisenmenger-Syndrom	—	(3)	50
Keine Veränderung	9	(23)—20	(14)—4
Summe	100%	100%	100%

* Die angegebenen Prozentsätze sind durchschnittliche Werte, zusammengestellt aus den Angaben der Literatur.

VIII. Lebenserwartung und Prognose beim VSD

1. *Die kleinen Ventrikelseptumdefekte*

Ein Neugeborenes mit einem VSD vom Schweregrad 1 hat eine normale Lebenserwartung, sieht man von der erhöhten Gefahr einer bakteriellen Endokarditis ab (BLOOMFIELD, 1964). Dies trifft auch weitgehend auf den Schweregrad 2 zu, berücksichtigt man den sehr hohen Anteil von Verkleinerungen oder gar Spontanverschlüssen bei diesen Defekten. Erst bei einem verbleibenden Links-Rechts-Shunt von mehr als der Hälfte des Minutenvolumens im Systemkreislauf ändert sich diese günstige Prognose (Moss u. Siassi, 1970), weil auf die Dauer ein Eisenmenger-Syndrom eintreten kann oder das Herz im Laufe der Jahre an der ständigen Belastung dekompensiert.

2. *Die großen interventrikulären Verbindungen*

Wenn die Öffnungsfläche des Defektes mindestens 1 cm² pro m² Körperoberfläche erreicht (klinischer Schweregrad 3), hängt die Lebenserwartung von der Art des natürlichen Verlaufs ab. Im Durchschnitt überlebt jedoch nur jeder zweite Patient das 30. Lebensjahr (Nadas u. Fyler, 1972). Rund ein Drittel der großen Defekte *verkleinern oder verschließen* sich im Laufe der Zeit (Hoffman u. Rudolf, 1965) und bekommen eine entsprechend gute Prognose. Die primäre *Herzdekompensation* beim Säugling ist in 5% der Fälle nicht zu beeinflussen und führt zum letalen Ausgang (Nadas u. Fyler, 1972). Die *bakterielle Endokarditis* ist mit durchschnittlich 2,5—5% in der Gesamtmortalität aller Ventrikelseptumdefekte vertreten (Reith u. Mitarb., 1967; Bloomfield, 1964). Sie ist auch die einzige gemeinsame Komplikation, die beim kleinen VSD absolut häufiger zum Tode führt als bei den großen Defekten (Keith u. Mitarb., 1967; Kato u. Mitarb., 1972; Shah u. Mitarb., 1966). Die Fälle mit *infundibulärer Stenose* sind mit 10% an der Gesamtsterblichkeit schon stärker beteiligt (Nadas u. Fyler, 1972). Die Lebenserwartung in dieser Gruppe hängt vom Alter ab, in dem der Übergang in die Fallot-Symptomatik stattfindet. Bei der *Aortenklappeninsuffizienz* wurden klinisch latente Perioden von 2—50 Jahren nach der Diagnosestellung beobachtet (Keith u. Mitarb., 1967), daher ist die Prognose im Einzelfall schwierig zu stellen. Der Tod, der den ersten Dekompensationserscheinungen meistens bald folgt, tritt durchschnittlich zwischen dem 15. und 25. Lebensjahr ein. Der Anteil an der Gesamtmortalität beim VSD beträgt ca. 5% (Nadas u. Fyler, 1972). Patienten mit *Eisenmenger-Syndrom* als Folge der interventrikulären Verbindung leben im Durchschnitt 30—40 Jahre (Nadas u. Fyler, 1972; Young u. Mark, 1971). Todesfälle im Kindesalter sind aber bekannt (Young u. Mark, 1971), sowie welche erst im 65. Lebensjahr (Bloomfield, 1964). Hier ist mit 30% aller Todesfälle beim VSD die häufigste letale Einzelursache zu finden (Tabelle 3).

Tabelle 3. Natürliche Todesursachen beim Ventrikelseptumdefekt*

Primäre Herzdekompensation beim Säugling	5%
Bakterielle Endokarditis	2,5—5%
Aorteninsuffizienz	5%
Infundibuläre Pulmonalstenose	10%
Eisenmenger-Syndrom	30%
Späte Herzdekompensation, Infekte und sonstige kausale oder zufällige Ursachen	47,5—45%

* Die angegebenen Ursachen beziehen sich auf Patienten, die zur Zeit ihres Todes einen VSD aufwiesen. Es kann sich demnach um weniger als 1/4 der Gesamtzahl derjenigen handeln, die einen Defekt bei der Geburt hatten. Die Summe von 100% ist in diesem Zusammenhang zu interpretieren.

IX. Indikation zum chirurgischen Eingriff

Die Abwägung der natürlichen Risiken gegen die eines palliativen oder korrigierenden Eingriffes bestimmt nicht nur die Indikation zur Operation überhaupt, sondern auch die Art und den optimalen Zeitpunkt für deren Durchführung. Es ergeben sich daraus, je nach dem Schweregrad des vorliegenden Ventrikelseptumdefektes mit seinen unterschiedlichen Prognosen, sehr verschiedene Einstellungen hinsichtlich der Notwendigkeit eines chirurgischen Vorgehens.

1. Der kleine VSD (Schweregrad 1)

Die außergewöhnlich gutartige Entwicklung bis zum Spontanverschluß, meist noch im Kindesalter, läßt einen Eingriff in jedem Fall kontraindiziert erscheinen. Die sicherlich erhöhte Gefahr der bakteriellen Endokarditis bei diesen kleinen Defekten sollte beim jetzigen Stand der antibiotischen Therapie nicht mehr überbewertet werden. Diese Gefahr liefert außerdem umso weniger einen Grund zum chirurgischen Vorgehen, als es bisher nicht den Anschein hat, daß die Endokarditishäufigkeit postoperativ nennenswert abnimmt (KEITH u. Mitarb., 1967; MOSS u. SIASSI, 1970).

2. *Der mittelgroße VSD (Schweregrad 2)*

In dieser Gruppe ist in dreiviertel der Fälle eine Verkleinerung der interventrikulären Verbindung im günstigsten Fall bis zum kompletten Verschluß zu erwarten, so daß eine chirurgische Korrektur auch da nicht von vornherein indiziert sein muß. Bei den restlichen Patienten dagegen, sowie bei denen mit stark verzögertem Verkleinerungsprozeß kann, trotz fehlender Progredienz des Leidens, die hämodynamische Belastung eine merkliche Leistungseinschränkung sowie eine körperliche Retardierung und chronische bronchopulmonale Infekte herbeiführen. Der operative Verschluß des Defektes ist in solchen Fällen indiziert. Im allgemeinen werden diese Kinder im Vorschulalter, d.h. im 5.—6. Lebensjahr operiert, neuerdings plädieren aber einige Autoren für ein früheres Operationsalter, weil die anhaltende Volumenbelastung des linken Ventrikels bleibende Schäden hinterlassen kann (JARMARKANI u. Mitarb., 1971, 1972).

3. *Der große VSD (Schweregrad 3)*

Er stellt den eigentlichen chirurgischen Wirkungsbereich dar, Art und Zeitpunkt des Eingriffes werden jedoch von den drei wichtigen Phasen des natürlichen Verlaufes der Erkrankung bestimmt. *Im Laufe des ersten Lebenshalbjahres*, insbesondere vom 1. bis 3. Lebensmonat, bildet sich der fetal hohe Pulmonalwiderstand zurück und der Lungenkreislauf wird massiv überflutet. Die unausweichliche Herzdekompensation kann nicht immer mit konservativen Maßnahmen unter Kontrolle gebracht werden, in welchem Fall eine Operation nicht zu umgehen ist. Aus der heftigen Kontroverse zwischen den Verfechtern der Primärkorrektur und den Befürwortern einer Palliativmaßnahme nach MULLER und DAMMANN scheint klar herauszukommen, daß die Bändelung der Pulmonalarterie bis zum ersten Lebensjahr in den meisten kardio-chirurgischen Zentren noch das gegenwärtig risikoärmere Vorgehen zu sein scheint (DU SHANE u. Mitarb., 1972). Die sich anhäufenden Erfahrungen werden zeigen, ob die von der tiefen Hypothermie geweckten Hoffnungen im Bezug auf eine Primärkorrektur beim kleinsten Säugling (BARRATT-BOYES, 1973; SUBRAMANIAN u. Mitarb., 1973; CARTMILL u. Mitarb., 1973) gerechtfertigt sind. Im zweiten Lebenshalbjahr dagegen hängt die Entscheidung, ob ein Direktverschluß des Defektes vorzuziehen ist, weitgehend von der Erfahrung des jeweiligen kardio-chirurgischen Zentrums ab, vorausgesetzt, daß der oft in extremer Weise körperlich retardierte und untergewichtige Säugling nicht ipso facto in die Gruppe der jüngeren einzuordnen ist. *Vom ersten bis zum zweiten Lebensjahr* hat das Kind meistens die gefährliche Phase des akuten Herzversagens überwunden, weil entweder der Defekt in einigen Fällen beginnt, druckreduzierend zu wirken, oder häufiger, weil die inzwischen eingetretene pulmonale Vasokonstriktion den Links-Rechts-Shunt drosselt. Letztere Entwicklung birgt aber in sich die Gefahr der späteren irreversiblen Fixierung des pulmonal-vaskulären Widerstandes. Deshalb ist der Verschluß des Defektes unbedingt indiziert, wenn die hämodynamische Abklärung zeigt, daß gleiche Drucke in der Pulmonalis wie im Systemkreislauf vorhanden sind. Die Indikation zur Korrektur ist auch in den Fällen gegeben, bei denen trotz angedeuteter Drucktrennung des Defektes oder beginnender infundibulärer Stenosierung der klinische Zustand des Kindes allein aufgrund des noch vorhandenen großen Shunts eine zu starke Gefährdung erkennen läßt. *Nach Abschluß des zweiten Lebensjahres* kann in der Regel davon ausgegangen werden, daß, wenn eine Operation bis dahin nicht indiziert war, diese in der nächsten Zeit erfahrungsgemäß auch nicht notwendig sein wird. Es versteht sich aber von selbst, daß wiederholte Herzkatheterisierungen in Abständen von nicht mehr als 24 Monaten Sicherheit darüber verschaffen müssen, daß eine sich spät anbahnende pulmonale Widerstandserhöhung nicht übersehen wird. Die hämodynamischen Kontrollen geben außerdem darüber Auskunft, wie die Erkrankung sich sonst entwickelt: Verkleinerung der Defektöffnung (ca. 20%), sogar Spontanverschluß (bis 10%) oder wirksame infundibuläre Stenose (5—10% der Fälle).

4. Der große VSD mit Eisenmenger-Syndrom (Schweregrad 4)

Die Inoperabilität solcher Defekte wird allgemein akzeptiert, wenn das Verhältnis vom Pulmonal- zum Systemwiderstand mehr als 0,7 ausmacht. Allerdings schlagen einige Autoren vor, auch diejenigen Fälle zu operieren, bei denen die Anwendung eines potenten pulmonalen Vasodilatators das Verhältnis der Widerstände zueinander von 0,7 auf 0,4 herabsinken läßt (BRAMMELL u. Mitarb., 1971). Die neuere Beobachtung (DU SHANE u. Mitarb., 1972; HALLIDIE-SMITH u. Mitarb., 1969), daß nach dem Defektverschluß bei einigen Kindern, deren Widerstandsverhältnisse bei 0,7 und mehr lagen, eine Tendenz zur Normalisierung eintrat, unterstützt diese Ansicht insofern, als eine nennenswerte funktionelle Komponente der pulmonalvaskulären Enge in solchen Fällen wahrscheinlich übersehen wurde. Im Zweifelsfall erscheint zumindest der Versuch einer Bändelung angebracht zu sein.

X. Die Bändelung der Pulmonalarterie

1. Operationstechnik

In halbschräger Seitenlage wird im 4. Interkostalraum links anterolateral der Thorax eröffnet. Prinzipiell ist der Zugang auch durch eine mediane Sternotomie, welche die Eröffnung einer Pleurahöhle vermeidet, möglich, doch wird die Übersicht bei Säuglingen durch die meist sehr große Thymusdrüse erschwert. Hinzu kommen die immer entstehenden Verwachsungen, welche beim Zweiteingriff zur Korrektur des Ventrikelseptumdefektes den Zugang wesentlich schwieriger gestalten. Nach Abdrängen der Lunge wird die Pleura mediastinalis über dem Ductus Botalli gespalten, dieser isoliert und, falls noch durchgängig, ligiert oder durchtrennt. Ist bei streng anterolateralem Zugang die extraperikardiale Darstellung des Ductus schwierig, kann derselbe auch nach Eröffnung des Perikards intraperikardial dargestellt und versorgt werden. Die Inzision im Perikard erfolgt longitudinal vor dem N. phrenicus, kranial bis an die Umschlagstelle und kaudal in einer Ausdehnung, daß eine intraoperative Druckmessung in beiden Ventrikeln durchgeführt werden kann. Dazu muß bei Säuglingen die meist stark ausgebildete Thymusdrüse nach vorn abpräpariert werden. Die Perikardränder werden mit Haltefäden armiert. Nun wird das viszerale Perikard zwischen Aorta und A. pulmonalis inzidiert und die Pulmonalarterie mit einer rechtwinklig gebogenen Klemme von medial nach lateral umfahren. Durch Spreizen der Klemme schafft man einen genügend weiten Kanal zum Durchziehen des 4—8 mm breiten Teflon- oder Leinenbändchens (s. Abb. 10!). Bei dünnwandiger Pulmonalarterie kann man, um eine Verletzung derselben zu vermeiden, das Bändchen zunächst durch den Sinus transversus pericardii um Aorta und Pulmonalis gemeinsam schlingen. Dann wird nach Inzision des Perikards zwischen Aorta und A. pulmonalis an der Aorta entlang mit einer Klemme nach medial präpariert, die Aorta umfahren und das aortal gelegene Ende des Bändchens von dorsal zwischen Aorta und Pulmonalarterie durchgezogen. Damit ist die Pulmonalarterie dann isoliert angeschlungen. Dieses Vorgehen hat außerdem den Vorteil, daß die Adventitia der Pulmonalarterie intakt bleibt und dadurch eine mögliche Komplikation dieses Eingriffes, nämlich das Durchschneiden des Bändchens, verhindert wird.

a) Die intraoperative Kontrolle zur Dosierung der Stenose

Versuche, das Ausmaß der Pulmonalstenose durch Messung der Sauerstoffsättigung zu beurteilen, haben sich nicht bewährt (GOLDBLATT, BERNHARD, NADAS und GROSS, 1965). Auch die technische Durchführung der Bestimmung des Links-Rechts-Kurzschlusses durch intraoperative Indikatorverdünnungstechnik ist schwierig und zeitraubend und daher bei den immer schwerkranken Kindern nicht ohne beträchtliche Erhöhung des Operationsrisikos durchzuführen

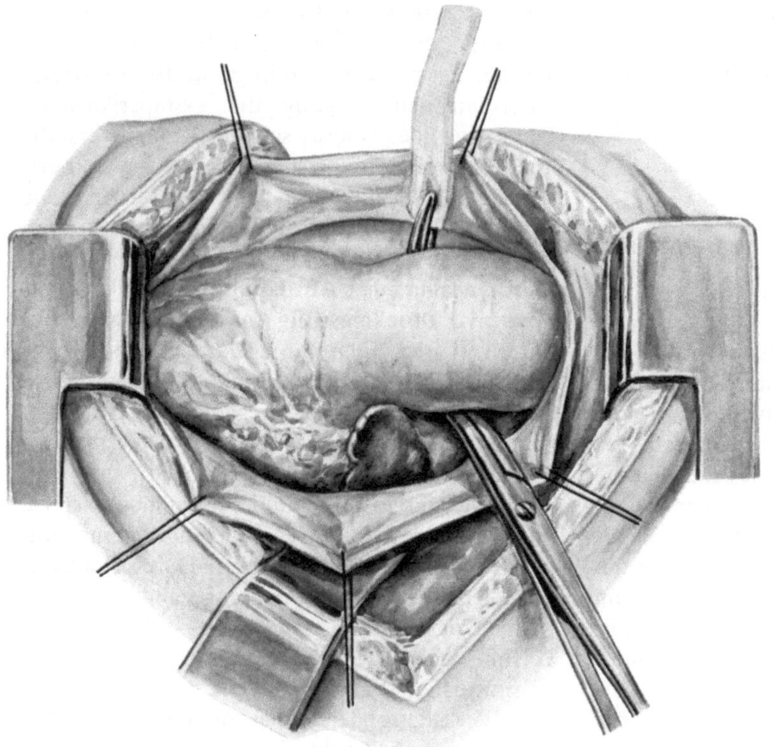

Abb. 10. Umfahrung der Pulmonalarterie zum Anlegen einer künstlichen Pulmonalstenose. Zugang über anterolaterale linksseitige Thorakotomie

BIRCKS u. Mitarb., 1965). Diese Untersuchungen haben jedoch gezeigt, daß bei einer Reduzierung des Druckes distal der Stenose auf 40% des rechtsventrikulären Druckes der Links-Rechts-Kurzschluß praktisch aufgehoben und ein optimales Ergebnis erzielt wird. Aus diesem Grunde möchten wir auch nicht, wie manche andere Autoren (SCHWARZ, 1968; HALLMAN u. Mitarb., 1966), welche das Maß der Pulmonalstenose nach Aspekt, Tastbefund und Herzaktion dosieren, auf die intraoperative Druckmessung verzichten. Die schonend durchgeführte Messung erlaubt nicht nur die intraoperative Kontrolle der Diagnose, sondern gewährleistet auch eine exaktere Dosierung. Zunächst wird der intraventrikuläre Druck über zwei Kanülen, Druckdosen und Verstärker simultan in beiden Ventrikeln registriert. Bei bestehendem Druckangleich wird nun durch Anziehen des Bändchens die Pulmonalarterie kurzfristig eingeengt. Bei großem Ventrikelseptumdefekt müssen beide Ventrikel simultan durch Druckanstieg reagieren. Damit ist die Diagnose gesichert und die Indikation zum Eingriff gegeben. Die Kanüle im linken Ventrikel wird nun entfernt, und die im rechten Ventrikel liegende durch die Pulmonalklappe in die Pulmonalarterie vorgeschoben. An Stelle einer Metallkanüle verwendet man besser eine dünne flexible Polyäthylenkanüle (Braunüle) mit Mandrin. Dieser wird nach Einstechen entfernt und die Druckleitung aufgesetzt (s. Abb. 11!).

Mit einer rechtwinkligen Klemme wird nun das Bändchen gefaßt und durch Anziehen der Enden die Pulmonalarterie solange eingeengt, bis der Druck auf 40—50% des Ventrikeldruckes reduziert ist. Die Messung erfolgt einfach über eine Druckleitung durch Vorschieben und Zurückziehen der Plastikkanüle. Bleibt die Herzaktion gut, wird die Stenose durch zwei U-Nähte unterhalb der Klemme im Bändchen fixiert und abschließend der endgültige Druck registriert. Die beiden Enden werden abgeschnitten und nach vorne gedreht, um beim Korrektureingriff das Auffinden zu erleichtern.

Der Verschluß des Herzbeutels erfolgt durch Situationsnähte. Der Thorax wird am tiefsten Punkt drainiert und die Wunde nach sorgfältiger Kontrolle der Lungenausdehnung und Entfernung sämtlicher Atelektasen in Etagen verschlossen.

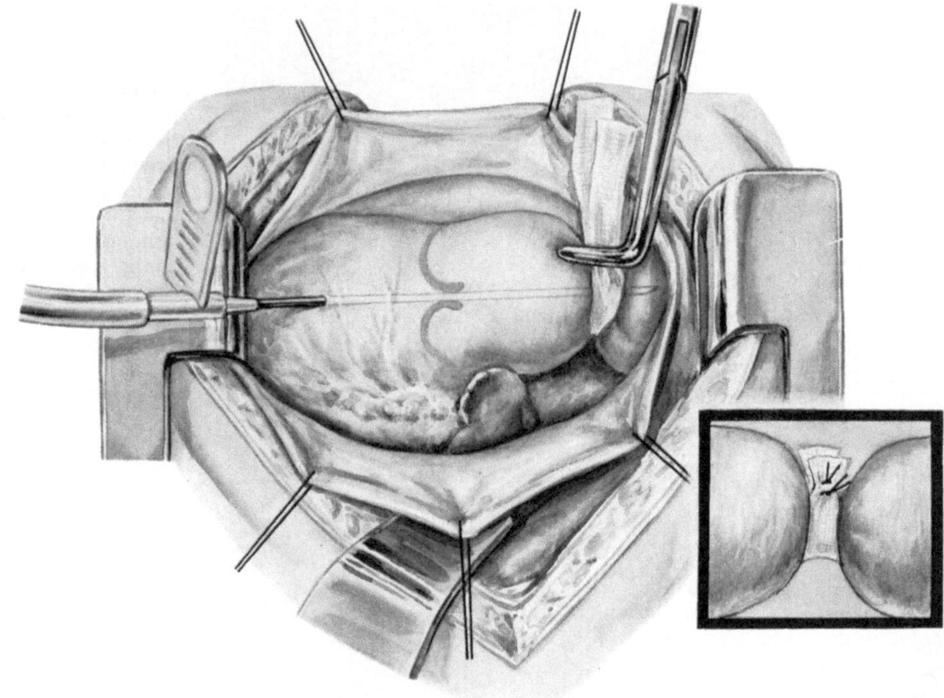

Abb. 11. Die Technik der direkten Druckmessung bei Anlegen einer künstlichen Pulmonalstenose. Ausschnitt: Die endgültige Fixierung der Stenose

b) Die postoperative Behandlung

Dabei muß der immer bestehenden Herzinsuffizienz Rechnung getragen werden. Dementsprechend soll die postoperative Behandlung in ausreichender Digitalisierung, Entwässerung, Sauerstoffzufuhr und evtl. künstlicher Beatmung unter Beachtung des Elektrolytstoffwechsels und des Säure-Basenhaushaltes erfolgen. Bei möglichst geringer Flüssigkeitszufuhr soll die Nahrung kalorienreich sein.

2. Der postoperative Verlauf

a) Mortalität

Im hiesigen kardiologischen Zentrum beträgt die *Frühmortalität*, wenn man als solche die Sterblichkeit vor der Entlassung bezeichnet, nur 6,8% für den reinen Ventrikelseptumdefekt (BIRCKS u. LOOGEN, 1968; BERGER, 1969). Bei der letzten retrospektiven Untersuchung (BREUER u. Mitarb., 1972) war die *Gesamtsterblichkeit* jedoch auf 19% angestiegen. wobei bemerkenswert ist, daß die meisten Spättodesfälle bei Kindern zu treffen waren, deren schwere extrakardiale Mißbildungen eine wahrscheinliche Ursache des Exitus darstellen. Schließt man diese Fälle aus der Statistik aus, so sinkt der Prozentsatz auf 10% ab. Die Angaben der Literatur über die Gesamtmortalität von 3—25% weichen stark von einander ab (BREUER u. Mitarb., 1972; MENAHEM u. VENABLES, 1972; HUNT u. Mitarb., 1971; FORMANEK u. Mitarb., 1971; HENRY u. Mitarb., 1973; REICHHARD u. Mitarb., 1973). An unterschiedlich guten Operationstechniken liegt diese Streubreite wohl nicht allein, da aber genauere Hinweise auf eventuelle Begleiterkrankungen der operierten Säuglinge meist fehlen, ist nicht zu entscheiden, inwieweit dieser wichtige Faktor in den vorgebrachten Ergebnissen eine Rolle spielt.

Die Säuglinge, die den Eingriff überstehen und bei denen eine ausreichende Druckreduzierung

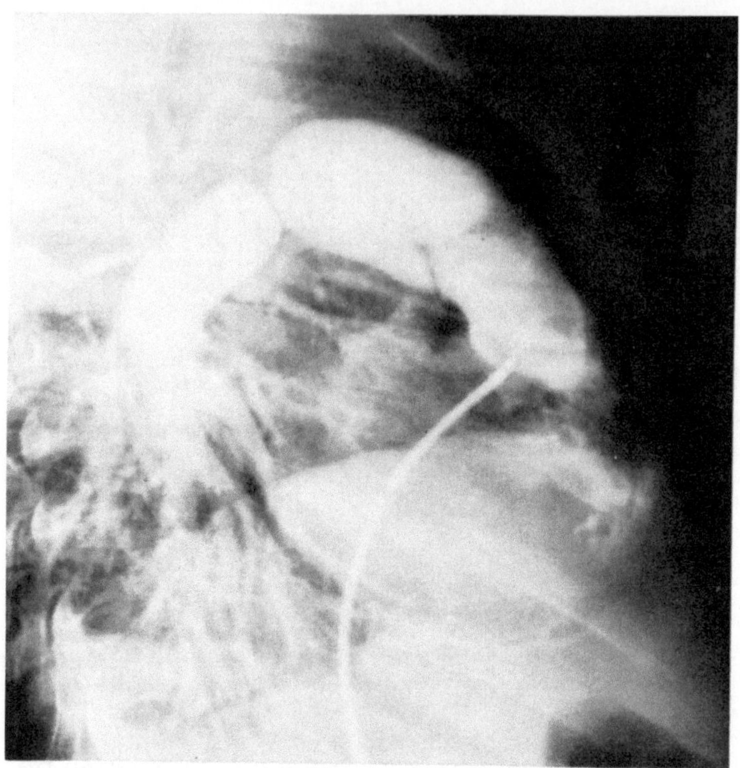

Abb. 12a u. b. Angiokardiographie eines $2^1/_2$jährigen Mädchens, 14 Monate nach Bändelung der Pulmonalarterie beim isolierten VSD: Im Seitenbild (a) sieht man die in der Nähe der Bifurkation gelegene starke künstliche Stenosierung, sowie den dilatierten linken Pulmonalisast. Im Frontalbild (b) sind die verminderte Durchblutung der rechten Seite und der dünne zugehörige Hauptast erkennbar, ebenfalls die kontralaterale Überflutung

distal der künstlichen Stenose erzielt worden ist, zeigen die übliche frappierende *Besserung des klinischen Zustandes* mit schnellem Gewichtszuwachs, Abnahme der Infektanfälligkeit und Leistungssteigerung (BREUER u. Mitarb., 1972; MENAHEM u. VENABLES, 1972). *Hämodynamische Kontrollen* ergeben eine eindeutige Reduzierung der Lungendurchblutung und gelegentlich einen Rechts-Links-Shunt, der stets kleiner ist als der verbliebene Links-Rechts-Kurzschluß. Der Pulmonalisdruck stromabwärts vom Bändchen fällt im Laufe der Zeit um durchschnittlich weitere 12 mm Hg tiefer als der unmittelbar postoperativ gemessene Wert. 12 der hiesigen Patienten mit primärem systolischen Druckangleich zwischen den beiden Kreisläufen wurden mittels Serienkatheterisierungen, sowohl nach der Bändelung als auch nach der Korrekturoperation 2—4 Jahre später, untersucht (HAERTEN u. Mitarb., 1974). Der periphere Pulmonalgefäßwiderstand, der vor dem Palliativeingriff zwischen 340 und 1770 dyn · sec · cm^{-5} lag, fiel bis auf 100—440 unmittelbar vor dem Defektverschluß ab und änderte sich kaum noch während der weiteren Beobachtungszeit von maximal $6^1/_2$ Jahren. Ausnahmen bildeten lediglich zwei Fälle mit deutlichen Restdefekten. Der durch die Bändelung erzielte systolische Druckunterschied, vor der Korrektur gemessen, betrug 50—80 mm Hg. Nach der endgültigen Operation und Entfernung des Bändchens blieb eine Reststenose mit 10—18 mm Hg Differenz beiderseits der Narbe zurück, wenn keine Erweiterung des Pulmonalisstammes durch Einsetzen eines Perikardlappens vorgenommen war.

b) Atypischer Verlauf und Spätkomplikationen

Eine zunächst unauffällige Entwicklung nach dem Palliativeingriff darf die Aufmerksamkeit von einigen ungünstigen Verlaufsformen nicht ablenken, die spät einsetzen. In der Regel sind diese nicht ernsthafter Natur, doch bei ca. 2% aller operierten Säuglinge können sie schwerwiegende Komplikationen hervorrufen, zum Teil mit tödlichem Ausgang. Eine *mechanische Irritation der Pulmonalklappen* mit Verdickung

Abb. 12b

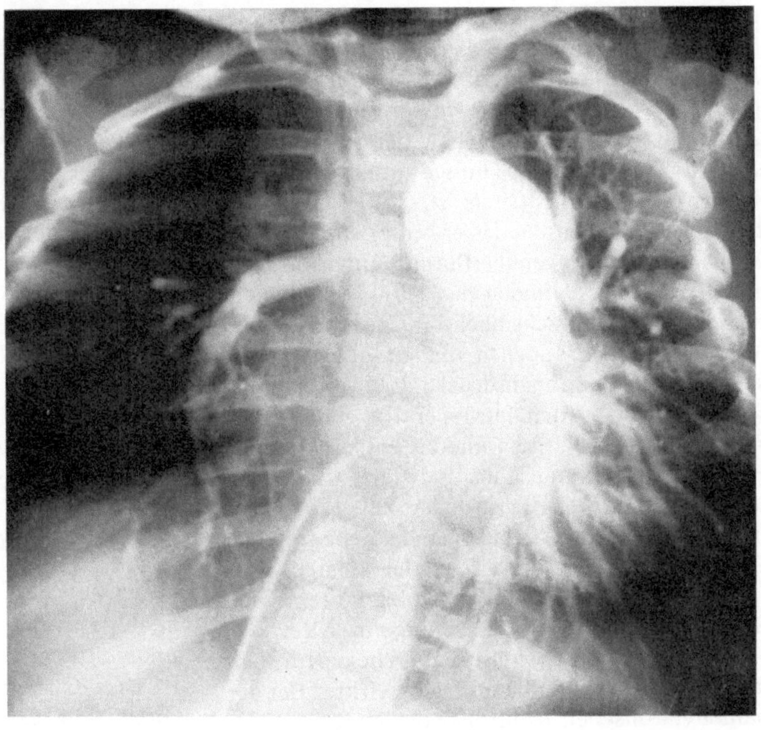

derselben kommt vor, wenn das Bändchen zu dicht an der Klappenebene angelegt wurde oder sich im Laufe der Zeit dahin verlagert (HUNT u. Mitarb., 1971; FORMANEK u. Mitarb., 1971). Es entsteht daraus eine leichte valvuläre Stenose, die nach der Entbändelung einen Druckgradienten von nur 5—10 mm Hg verursacht, deren Entwicklung allerdings noch unbekannt ist. Es wurde auch gelegentlich beobachtet, daß die gereizten Klappenränder an der Arterienwand festkleben (HUNT u. Mitarb., 1971) und später sogar eine Pulmonalinsuffizienz hervorrufen (EBERT u. Mitarb., 1970). Eine *Schädigung der Gefäßwand durch Druck seitens des Fremdkörpers* kann regelmäßig festgestellt werden, mit Umwandlung der Adventitia in ein kollagen prolifierendes Bindegewebe, welches das Bändchen umschließt, Medianekrosen und polsterartigen Intimaverdickungen (KING u. Mitarb., 1963; COLIN, 1969). Die Gewebsveränderungen sind manchmal erheblichen Ausmaßes (EBERT u. Mitarb., 1970) und röntgenologisch erkennbare spangenförmige Kalkeinlagerungen können sich sogar ausbilden (PARAMESWARAN u. Mitarb., 1970). In extremen Fällen wandert das Bändchen durch die geschädigte Gefäßwand und liegt septumförmig im Lumen (SCHMIDT-HABELMANN u. SEBENING, 1966; ROHMER u. Mitarb., 1967; VEREL u. Mitarb., 1970). Die Bildung von Aneurysmen ist auch möglich (KECK u. Mitarb., 1963).

Eine ausgesprochen schwere, wenn auch seltene Komplikation ist der *Verschluß des Gefäßes an der künstlichen Stenose.* Die Berichte aus der Literatur (LYNFIELD u. Mitarb., 1965; OSBORN u. Mitarb., 1966) sowie die eigene Erfahrung anhand eines derartigen Falles zeigen, daß die finale Phase überraschend schnell eintreten kann. Die Ursachen können eine echte Thrombosierung sein oder eine proliferierende Endangitis im Bereich der angesetzten Enge. In einem derartigen Fall kam es zwei Jahre nach der Bändelung zu einer rapiden Zunahme der Stenose mit Mischungszyanose (BIRCKS u. LOOGEN, 1968), und das Kind starb trotz der sofort versuchten Entbändelung und Korrektur.

Die bisher genannten Spätkomplikationen sind bei regelmäßiger Kontrolle der operierten Säuglinge in Abständen von höchstens sechs Monaten und sofortiger Katheterisierung beim Verdacht auf einen atypischen Verlauf weitgehend vermeidbar. Eine entgegengesetzte Gefahr ist die *mangelhafte Effektivität der Bändelung* (DUSHANE u. Mitarb., 1972) mit noch zu hohem Druck poststenotisch und allmählicher Zunahme des peripheren Widerstandes. Ein solcher Zustand, der klinisch außerordentlich schwer zu dokumentieren ist, sollte stets vermutet werden, wenn in den ersten postoperativen Monaten die Lungenüberflutung unvermindert anhält und das Befinden des Kindes sich nicht bessert. Die wahrscheinlichste Ursache ist ein lose angelegtes Bändchen mit zu hohem poststenotischen Pulmonalisdruck, doch müßte dieser Zustand aus den intraoperativ gemessenen Drucken ersichtlich sein und zu entsprechenden Frühkontrollen und, falls indiziert, zu einem rechtzeitigen Zweiteingriff oder zur Korrektur führen. Ganz anders gelagert sind solche seltenen Fälle mit primär fortschreitender obstruktiver vaskulärer Erkrankung. Wir beobachteten einen Säugling, bei dem die Bändelung im Alter von 9 Monaten einen systolischen Drucksprung in der Pulmonalis von 40 mm Hg bewirkte. Bei der hämodynamischen Kontrolle vor der Korrekturoperation 2 Jahre später hatte sich ein klassisches Eisenmenger-Syndrom eingestellt und es war kein Druckunterschied mehr festzustellen, trotz der angiokardiographisch erkennbaren hochgradigen künstlichen Stenosierung. Die Effektivität der Bändelung kann auch ausnahmsweise aufgehoben werden durch ein Verrutschen des Bändchens distalwärts bis zur Bifurkation, wo es den rechten Pulmonalisast oder gar beide Äste abknicken kann (HENRY u. Mitarb., 1973). Die Abb. 12 zeigt die Angiokardiographie von einem Patienten, dessen rechte Pulmonalis durch das hochgelagerte Bändchen (Seitenaufnahme) stark gedrosselt ist (Frontalaufnahme). Der weite linke Ast läßt eine ungehindert vermehrte Lungendurchblutung zu.

Spontanverschlüsse der Septumdefekte nach der Bändelung sind gelegentlich beschrieben worden (HOFFMANN u. RUDOLF, 1965; HENRY u. Mitarb., 1973). Auch wir konnten drei solche Verläufe in den letzten Jahren verfolgen. Die Indikation zum Palliativ-Eingriff wurde, wie üblich, wegen des systolischen Druckangleiches in beiden Kreisläufen und einer pulmonalen/systemischen Durchblutungs-Ratio von mehr als zwei gestellt. Bei der Rekatheterisierung im respektiven Alter von zwei, drei und vier Jahren war der Septumdefekt in keinem der drei Fälle oxymetrisch nachweisbar, dagegen bewirkte die künstliche Stenosierung noch einen Drucksprung von durchschnittlich 50 mm Hg. Zwei der Kinder wurden bisher entbändelt und die digitale Austastung des Septums ergab beide Male eine winzige trichterförmige Depression mit fibrotischem Rand. Nur in einem Fall gelang es, eine diskrete Kommunikation mittels Farbstoffinjektion in den linken Ventrikel nachzuweisen.

XI. Allgemeine Operationstechnik bei Anwendung des extrakorporalen Kreislaufs

Die Operation der angeborenen Ventrikelseptumdefekte wird nach den historischen Eingriffen in Cross Circulation durch LILLEHEY seit dem Jahre 1954 fast ausschließlich mit Hilfe des extrakorporalen Kreislaufs vorgenommen. Durch die Entwicklung von speziellen Herz-Lungenmaschinen und subtilen Perfusions- und Operationstechniken können heute auch Eingriffe bei Säuglingen und Kleinkindern mit erträglichem Risiko vorgenommen werden (CARTMILL u. Mitarb., 1966; SIGMANN u. Mitarb., 1967; GRAHAM, 1969). Trotzdem korrigieren einige Arbeitsgruppen (HORIUCHI u. Mitarb., 1967; DILLARD u. Mitarb., 1971), besonders im Säuglingsalter in Oberflächenhypothermie bei totalem Kreislaufstillstand. Wahrscheinlich ist die Kombination von extrakorporalem Kreislauf mit Blutstromunterkühlung bzw. -aufwärmung und Verschluß des Defektes im totalen Kreislaufstillstand für diese meist schwerkranken Säuglinge das beste Vorgehen. Die jetzt beschriebene Perfusions- und Operationstechnik bezieht sich auf das Kindes- und Erwachsenenalter.

1. Der Zugang

Der Zugang zum Verschluß eines Ventrikelseptumdefektes wird meist durch eine mediane Sternotomie erfolgen. Bei kleinen Defekten und der Möglichkeit eines transatrialen Vorgehens kann bei Frauen oder Mädchen aus kosmetischer Indikation auch eine rechtsseitige anterolaterale Thorakotomie vorgenommen werden.

a) Die mediane Sternotomie

Der Schnitt reicht vom Jugulum bis unterhalb des Proc. ensiformis. Kranial kann ein winkeliger oder bogenförmiger Lappenschnitt die Hautinzision verkürzen. Nach Unterminierung des Sternums wird dieses mit der Oszillationssäge durchtrennt. Wird dabei zufällig eine Pleurahöhle, meist die rechte, eröffnet, kann man bei kleiner Öffnung diese sofort durch Naht wieder verschließen. Andernfalls soll man am tiefsten Punkt eine ableitende Pleuradrainage legen und sternumnah eine Nahtadaptation versuchen. Blutungsquellen am Periost werden lokal verschorft und, falls erforderlich, umstochen, an den Schnittflächen des Sternums durch Eindrücken von Knochenwachs zum Stillstand gebracht. Nach Einsetzen und vorsichtigem Spreizen des Sperrers wird das Perikard längs bis zur Umschlagsfalte inzidiert, wozu häufig eine Spaltung oder Teilresektion der Thymusdrüse erforderlich ist. Besonderes Augenmerk ist dabei der linken V. brachiocephalica zu widmen, welche im oberen Inzisionsbereich sichtbar wird und die Verbindung zwischen den Venen der linken oberen Körperhälfte und der V. cava cranialis darstellt.

b) Die anterolaterale Thorakotomie

Bei Seitenlagerung erfolgt der Zugang im 4. Interkostalraum rechts mit bogenförmiger Umschneidung der Brustdrüse. Die Ansätze des M. pectoralis werden durchtrennt, der M. serratus lateralis in der Verlaufsrichtung seiner Fasern gespalten und der M. latissimus dorsi eingekerbt. Die A. mammaria interna wird nur bei Verletzung versorgt. Ist damit kein ausreichender Zugang zu erzielen, kann ohne Eröffnung der linken Pleurahöhle das Brustbein mit einer Präparierklemme umfahren und mit einer Giglisäge durchtrennt werden. Die Pleurahöhle wird am tiefsten Punkt drainiert und dann das Perikard durch einen bogenförmigen Schnitt, dessen Sehne der N. phrenicus darstellt, eröffnet. Der mit Seidenfäden armierte Perikardlappen wird nach lateral geklappt und erlaubt ohne schädigenden Druck auf die Lunge eine gute Sicht.

2. Der venöse Abfluß

Nach dem Anschlingen der beiden Hohlvenen und der Aorta mit Leinenbändchen wird zur Aufnahme des venösen Abflußkatheters für die obere Hohlvene um die Basis des rechten Herzohres eine gegen die Einmündung der rechten Lungenvenen offene Tabaksbeutelnaht von ca. 1 cm Durchmesser gelegt und mit einem Gummischieber armiert (s. Abb. 14!). Durch diese Technik wird es möglich, die Herzohrinzision so in den Vorhof zu verlängern, daß der venöse Abflußkatheter aus dem Operationsbereich gedrängt werden kann und man bei sparsamer Inzision einen guten Überblick erhält. Eine quere Vorhofinzision verringert darüberhinaus die postoperativen Rhythmusstörungen (Bekier, 1970). Die Tabaksbeutelnaht zur Aufnahme des venösen Abflußkatheters für die untere Hohlvene wird an typischer Stelle angebracht.

3. Die intraoperative Kontrolle der Diagnose

a) Palpation

Je nach Lokalisation des Ventrikelseptumdefektes und Richtung des Blutstrahls ist an der Vorderseite des Herzens ein mehr oder minder scharf umschriebenes Schwirren zu tasten, beim typischen, subaortalen, nicht durch die Trikuspidalklappe überlagerten Defekt (Typ II) meist am Übergang von der Kammer zur Ausflußbahn des rechten Ventrikels. Liegt das Schwirren über der Ausflußbahn oder der A. pulmonalis, muß man an einen suprakristalen Defekt (Typ I), beim Schwirren über der Herzspitze an einen tiefsitzenden muskulären Defekt (Typ IV) denken. Schwirren in der Pulmonalarterie kann jedoch auch durch einen offenen Ductus arteriosus Botalli hervorgerufen werden. Da sich ein solcher beim Vorliegen eines hämodynamisch wirksamen Ventrikelseptumdefektes, insbesondere wenn dieser suprakristal liegt und mit einer Aortenklappeninsuffizienz vergesellschaftet ist, leicht der präoperativen Diagnostik entzieht, ist sein Ausschluß bedeutungsvoll. Wird ein großer Ductus arteriosus Botalli nicht unterbunden bzw. sein Vorhandensein nicht erkannt, entstehen lebensbedrohliche Komplikationen während des extrakorporalen Kreislaufs (s. S. 585!).

Zum Ausschluß komprimiert man die Pulmonalarterie unmittelbar über den Klappen zwischen Daumen und Zeigefinger der rechten Hand oder mit einer Crafoord-Klemme, um sie gegen den Ventrikel hin zu verschließen. Bei Weiterbestehen des Schwirrens in der Pulmonalarterie ist die Diagnose einer höherliegenden Kommunikation, meist ein offener Ductus arteriosus Botalli, weitgehend gesichert, und dieser muß umgehend aufgesucht und vor Ingangsetzen des extrakorporalen Kreislaufs versorgt, d.h. verschlossen werden. Einzelheiten des operativen Vorgehens s. S. 606!

b) Die intraoperative Druckmessung

Zur intraoperativen Kontrolle der präoperativ durchgeführten Kathetermessung sollte man, insbesondere wenn bereits eine Druckerhöhung im kleinen Kreislauf festgestellt wurde, unmittelbar vor der eigentlichen Korrektur noch einmal in allen Herzhöhlen transmural den Druck messen. Dies geschieht durch einfache Punktion, wobei am besten simultan über mindestens zwei Kanäle die Drucke in den entsprechenden Vorhöfen und Ventrikeln miteinander verglichen werden. Die Druckregistrierung in beiden Ventrikeln kann mit einer langen Nadel erfolgen, wobei nach Messung im rechten Ventrikel die Nadel zunächst in das Infundibulum und die Pulmonalarterie und anschließend transseptal in den linken Ventrikel vorgeschoben wird. Da die dabei gemessenen Drucke durch Narkosetiefe und HZV beeinflußt werden, hat diese Kontrolle lediglich informativen Charakter und gilt als relativer Wert im Vergleich mit dem entsprechenden postoperativen Befund (SATTER u. TEPOHL, 1972).

c) Die Austastung des Herzens

Die Austastung des Herzens dient zur Kontrolle des Befundes und zur Lokalisation des Defektes. Gleichzeitig wird dadurch die Art des Zugangs festgelegt. Die Austastung erfolgt am besten mit dem linken Zeigefinger über die Herzohrinzision zur Aufnahme des Katheters für die obere Hohlvene. Nach Palpation der beiden Hohlvenen und des Sinus coronarius, wobei ein auffallend großer Sinus coronarius den Verdacht auf eine linkspersistierende obere Hohlvene lenken sollte, orientiert man sich über die Lage des Defektes. Der in über 90% vorhandene subaortale Defekt wird meist vom aortalen Trikuspidalsegel überlagert, welches sich systolisch vorwölbend vor den Defekt legt. Beim Verschluß des Defektes mit dem tastenden Finger muß das systolische Schwirren sistieren, andernfalls besteht der Verdacht auf eine weitere Kommunikation. Bei großen Defekten kann man durch diesen die Aortenklappen palpieren. Die Lage des Defektes ist entscheidend für den Zugang: Bei subaortalem Defekt (Typ II und III) transatrial, bei suprakristalem (Typ I) quere Inzision in der Ausflußbahn des rechten Ventrikels und bei muskulären, tiefsitzenden angeborenen oder erworbenen Defekten (Typ IV und V) spitzennahe Längsventrikulotomie.

4. Die Entlastung des linken Ventrikels

Nach Kanülierung beider Hohlvenen und der Aorta oder der A. femoralis soll bei großen Ventrikelseptumdefekten, welche zu ihrem Verschluß voraussichtlich ein Implantat und damit einen längeren Zeitraum benötigen, eine Entlastung des linken Ventrikels erfolgen. Diese kann entweder transatrial oder transventrikulär vorgenommen werden (Abb. 13). Beim transatrialen Vorgehen wird eine kleine U-Naht unmittelbar vor der Einmündung der rechtsseitigen Lungenvenen an der Grenze zwischen rechtem und linkem Vorhof gelegt und nach Stichinzision ein gewinkelter Metallkatheter durch die Mitralklappe in den linken Ventrikel vorgeschoben.

Die direkte Entlastung des linken Ventrikels über die Herzspitze hat den Vorteil der besseren Entlüftungsmöglichkeit nach erfolgtem Defektverschluß.

Zur Verlängerung der Ischämietoleranz des Herzens ist eine mittlere Hypothermie von 28 bis 30° C sowie eine Kardioplegie sinnvoll (s. Kapitel ECC!). Die Körperperfusion kann nach Abklemmen der Aorta sofort wieder normalisiert werden, um beim Lösen der Aortenklemme keine unnötige Zeit für die Wiedererwärmung des Gesamtorganismus zu verlieren. Schwierigkeiten in der Perfusion können vor allem dann auftreten, wenn der Ventrikelseptumdefekt mit einem offenen Ductus arteriosus Botalli oder einer Aortenklappeninsuffizienz kombiniert vorhanden ist.

5. *VSD und offener Ductus arteriosus Botalli*

Ist ein offener und hämodynamisch wirksamer Ductus Botalli der prä- oder intraoperativen Diagnostik entgangen, so strömt nach Ingangsetzen des extrakorporalen Kreislaufs Blut aus der Aorta durch den offenen Ductus in die Pulmonalarterie. Sind die Pulmonalklappen insuffizient, fließt das arterielle Blut retrograd aus der Pulmonalarterie und der zusätzliche Fehler wird leicht erkannt. Bei intaktem Pulmonalklappenapparat dagegen wird das Lungenstrombett überflutet und das Blut erscheint via Lungenvenen/linker Vorhof/linker Ventrikel im Operationsfeld. Eine adäquate Körperperfusion ist nicht möglich. Der Verschluß des Ductus arteriosus Botalli muß dann entweder durch Darstellung und Ligatur der Verbindung zwischen Pulmonalarterie und Aorta oder transpulmonal vom Lumen der Pulmonalarterie her nach Blutstromunterkühlung und Kreislaufstillstand erfolgen (Einzelheiten der operativen Technik s. S. 606!).

6. *VSD und Aortenklappeninsuffizienz*

Bei dieser Fehlerkombination regurgitiert je nach dem Schweregrad der Aortenklappeninsuffizienz mehr oder minder stark Blut durch die insuffizienten Taschenklappen in den linken Ventrikel. Der zur Körperperfusion erforderliche Druckaufbau im Gefäßsystem wird unmöglich, und der linke Ventrikel überdehnt. Die Aorta muß sofort abgeklemmt und der linke Ventrikel entlastet werden. Ist bei hämodynamisch wirksamer Aortenklappeninsuffizienz (klinischer Schweregrad III) dagegen die Korrektur dieses Vitiums erforderlich, wird für plastische Eingriffe an den prolabierten Taschenklappen und

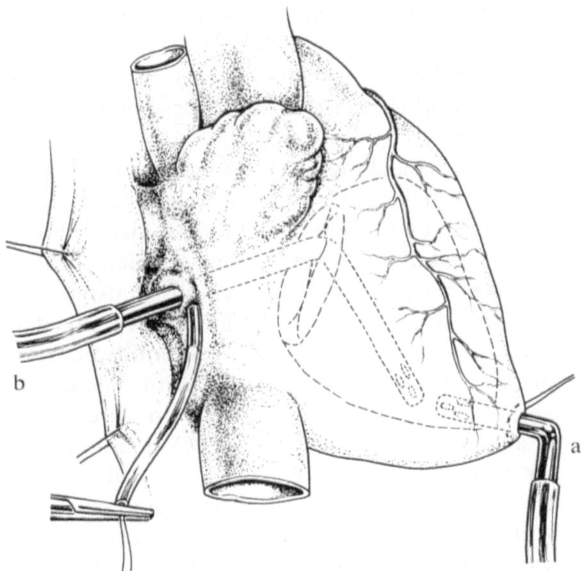

Abb. 13. Zwei Möglichkeiten der Entlastung des linken Ventrikels während des extrakorporalen Kreislaufs. *a* Zugang über die Ventrikelspitze. *b* Zugang über den Sulcus interatrialis dexter

den Verschluß des Ventrikelseptumdefektes die normale Ischämietoleranz des Herzens mit oder ohne Kardioplegie in Normothermie oder mäßiger Hypothermie ausreichen. Bei irreparablem Klappenapparat und damit notwendigem Klappenersatz ist es besser, eine isolierte Koronarperfusion bereitzustellen bzw. vorzunehmen.

XII. Operationstechnik beim isolierten Ventrikelseptumdefekt

Zum Verschluß eines Ventrikelseptumdefektes stehen im wesentlichen drei Möglichkeiten zur Verfügung:

1. Das transatriale Vorgehen,
2. das transventrikuläre Vorgehen,
3. das transaortale Vorgehen.

Unabhängig von der Art des Zuganges sind bei jedem Vorgehen bestimmte allgemeingültige Gesichtspunkte zu beachten:

1. Der Defekt muß sicher verschlossen werden.

2. Eine Verletzung des Reizleitungssystems ist zu vermeiden.

3. Der Defektverschluß darf die Funktion der Aorten- und der Trikuspidalklappe nicht beeinträchtigen.

Zur Vermeidung einer Verletzung des Reizleitungssystems sind Versuche mit Vitalfärbungen sowie elektrischer Sondierung der spezifischen Muskulatur unternommen worden. Besser und sicherer ist jedoch eine genaue anatomische Kenntnis des Verlaufs. Während der an der Grenze zwischen oberer Hohlvene und rechtem Herzohr gelegene Sinusknoten beim Verschluß eines Ventrikelseptumdefektes nicht direkt geschädigt werden kann, sind der AV-Knoten und vor allem das Hissche Bündel potentiell gefährdet. Eine Verletzung des Reizleitungssystems wird von Bedeutung, wenn entweder der AV-Knoten direkt geschädigt, oder die Überleitung zu den Ventrikeln im Bereich des Crus commune des Hisschen Bündels unterbrochen wird. Man spricht vom chirurgischen Block. Schädigungen des Reizleitungssystems im Bereiche der Schenkel, insbesondere unter dem Bild des Rechtsschenkelblocks, sind beim Verschluß des Ventrikelseptumdefektes häufig und hämodynamisch nicht von Bedeutung.

Direktes mechanisches Trauma kann je nach Schwere zum vorübergehenden oder vollständigen Ausfall der reizbildenden oder reizleitenden spezifischen Herzmuskulatur führen. Diese wichtigste und lebensbedrohliche Komplikation zu vermeiden, läßt sich durch diffizile chirurgische Technik erreichen. Der Verschluß eines Ventrikelseptumdefektes muß daher so erfolgen, daß die Nähte die gefährdeten Bezirke meiden. Aber auch jeder Druck mit Pinzette oder Metallhaken kann zu einer vorübergehenden oder auch dauernden Schädigung des Reizleitungssystems führen. Während der kleine, in der Pars membranacea gelegene, allseitig fibrös begrenzte Defekt diesbezüglich kaum gefährdet ist, sind die beim großen Defekt besonders gefährdeten Bezirke die Atrioventrikulargrenze am Ansatz des septalen Trikuspidalsegels und der anschließende freie muskuläre Defektrand. Die Nähte sollen im Bereiche der Trikuspidalklappe direkt am Ansatz der Klappensegel gestochen werden, um das unter dem eigentlichen Klappenbasisring durchziehende Hissche Bündel nicht zu verletzen.

Im muskulären Bereich ist ein Abstand von ca. 7 mm zum freien Rand einzuhalten. Die Stichrichtung liegt dabei parallel zum Rand des Defektes und zum Reizleitungssystem. Erst nach Erreichen des septalen Papillarmuskels kann sich die Stichrichtung wieder dem Defektrand und der Crista supraventricularis nähern. CLELAND (1969) erwähnt auch die Möglichkeit, durch Einzelnähte unmittelbar am hinteren, d.h. am linken Ventrikel zugewendeten Rand des Defektes einen sicheren Verschluß ohne Verletzung des RLS zu erzielen.

1. Der transatriale Zugang

Schon 1957 empfahlen STIRLING, STANLEY und LILLEHEY, um die Operationsergebnisse bei Ventrikelseptumdefekten mit pulmonaler Hypertension zu verbessern, auf eine Ventrikulotomie zu verzichten und den Verschluß transatrial vorzunehmen. Wegen Unübersichtlichkeit und der Gefahr von Verletzungen der Trikuspidalklappe gab man diesen Weg jedoch wieder auf. COOLEY (1959) erwähnte diese Verschlußtechnik 1959 für Defekte, welche durch die Basis der Trikuspidalklappe reichen und dadurch eine linksventrikuläre-rechtsatriale Verbindung darstellen. 1960 empfahlen KAY, ANDERSON, TOLENTINO, DYKSTRA, SHAPIRO, MEIHAUS und MAGDISON bei Unübersichtlichkeit, das septale Mitralsegel bis auf die Klappenbasis zu spalten, während HUDSPETH, CORDELL, MEREDITH und JOHNSTON (1962) erstmals ausschließlich diesen Zugang benützten und bei Bedarf das septale Trikuspidalsegel an der Basis ablösten. Nach Verschluß des Defektes durch eine Kunststoffprothese wurde das Trikuspidalsegel mit Einzelnähten wieder fixiert. SATTER und BIRCKS (1964) beschrieben eine Methode, welche den sicheren transatrialen Verschluß von Ventrikelseptumdefekten auch bei großen, bis an die Klappenbasis heranreichenden und teilweise vom septalen Mitralsegel überlagerten Defekten unter Verwendung von Kunststoffimplantaten gestattet. Eine Ablösung oder Spaltung des septalen Trikuspidalsegels ist bei dieser Operationstechnik nicht erforderlich.

Wenn inzwischen auch viele Operationsgruppen das transatriale Vorgehen insbesondere wegen der dabei nicht erforderlichen Ventrikulotomie bevorzugen (KIRKLIN, 1965; HONDA u. Mitarb., 1965; PIWNICA u. Mitarb., 1968), hat sich dieses Verfahren noch nicht generell durch-

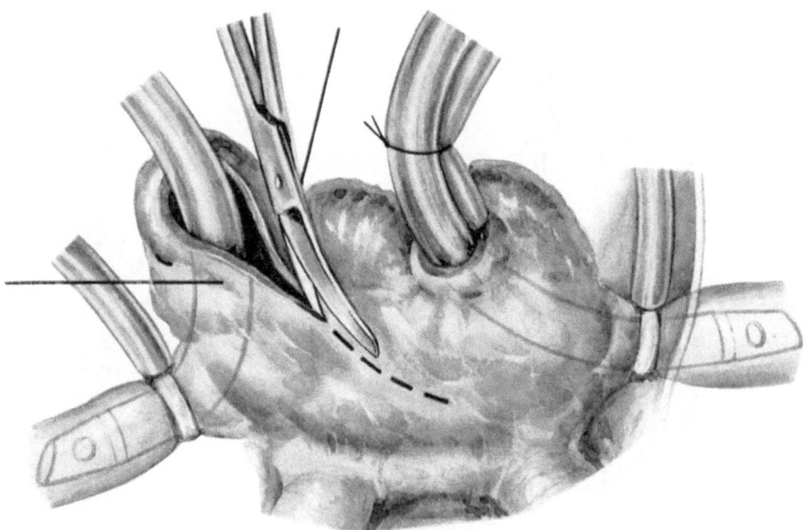

Abb. 14. Quere Inzision des rechten Vorhofes beim transatrialen Zugang zum Verschluß eines Ventrikelseptumdefektes

gesetzt und wird von den meisten Operationsgruppen lediglich beim Vorliegen eines kleinen membranösen Defektes bzw. einer ventrikuloatrialen Verbindung benützt.

Zum transatrialen Verschluß eignen sich alle subaortal gelegenen Defekte (Typ II und III) unabhängig davon, ob zu ihrem Verschluß eine Kunststoffprothese erforderlich ist oder nicht. Schwierigkeiten treten lediglich auf, wenn ein Teil des Defektes durch das septale Trikuspidalsegel verdeckt und im Sinne eines Selbstheilungsprozesses mit den Rändern des Defektes verwachsen ist. Das sich systolisch vorwölbende Trikuspidalsegel kann mehrere Perforationsöffnungen aufweisen, so daß der Defekt scheinbar siebartigen Charakter hat und zum Verschluß ein atypisches Vorgehen erforderlich ist (s. S. 610!)

Die Eröffnung des Vorhofes erfolgt meist durch eine gesonderte Längsinzision, welche von der oberen zur unteren Hohlvene geführt wird. Bei diesem Zugang treten jedoch postoperativ manchmal Störungen des Herzrhythmus auf (Bekier, 1970). Wir bevorzugen deshalb eine Inzision, welche vom rechten Herzohr ausgehend den Vorhof in querer Richtung eröffnet und dabei die Inzision zur Einbringung des oberen Hohlvenenkatheters mit benützt (Abb. 14). Der Katheter kann dann aus dem Operationsfeld nach kranial verlagert werden und die Exposition ist gut. Zieht man das aortale und septale Trikuspidalsegel mit zwei stumpfen Haken oder Pinzetten auseinander, wird der in der Pars membranacea, d.h. gegen die antero-mediale Trikuspidalklappenkommissur gelegene Defekt sichtbar und kann verschlossen werden.

Kleinere Defekte bis zu einem Durchmesser von 10 mm mit einem fibrösen Rand können direkt genäht werden, während sich bei größeren Defekten zur Vermeidung von Nahtdehiszenzen die Implantation eines Kunststoff- oder Perikardtransplantates zum spannungslosen Defektverschluß durchgesetzt hat.

a) Der Verschluß durch direkte Naht

Matratzeneinzelnähte (3/0) werden parallel zum kaudalen Rand und parallel zum Klappenbasisring der Aorta gestochen. Damit wird einerseits eine Verletzung des Reizleitungssystems im kaudalen Defektbereich und eine Verziehung der Aortenklappen vermieden (Abb. 15). Sind alle Nähte gelegt, werden unter gleichmäßigem Zug die Ränder adaptiert, und man beginnt am tiefsten Punkt mit dem Knoten, damit beim Ausreißen oder Durchschneiden der Nähte diese leichter reinseriert werden können. Manche Autoren (Cleland, 1969) empfehlen noch zusätzlich eine Reihe von Einzelnähten, welche dann über einen Teflonfilzstreifen geknotet werden. Reicht der Defekt mit fibrösem Rand bis an den Klappenbasisring der Trikuspidalklappe,

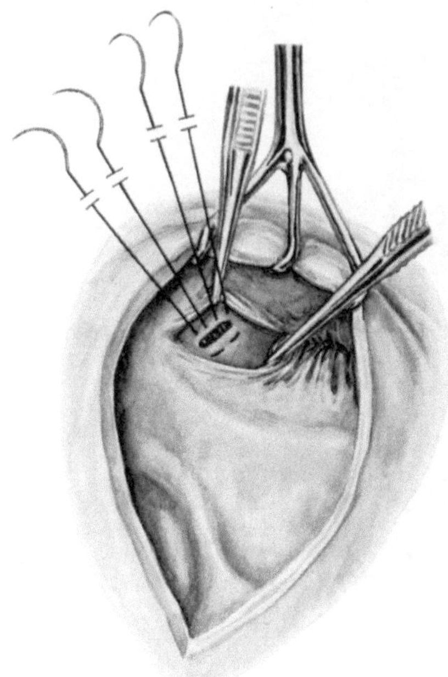

Abb. 15. Der transatriale Verschluß eines kleinen, allseitig fibrös begrenzten Ventrikelseptumdefektes durch Einzelnähte

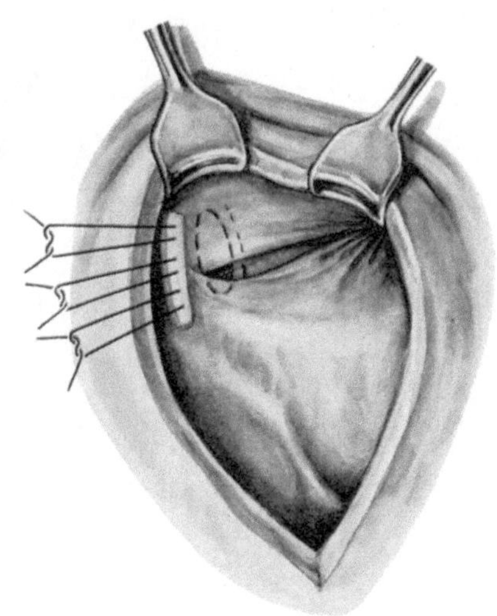

Abb. 16. Der transatriale Verschluß eines allseitig fibrös begrenzten Ventrikelseptumdefektes. Ausstich der Matratzennähte durch die Basis des Trikuspidalsegels und Sicherung der Naht durch einen Teflonstreifen

empfiehlt es sich, die klappenbasisnahen Nähte durch diesen in den Vorhof hin auszustechen und hier über einen Teflonstreifen als Widerlager zu knoten (Abb. 16). Die weiteren Nähte werden dann, wie vorher beschrieben, durch Aortenklappenbasis bzw. Crista supraventricularis gelegt. Manchmal wird der bis an die Trikuspidalklappenbasis heranreichende Defekt von Teilen des septalen Trikuspidalsegels so überlagert, daß er transatrial nicht dargestellt werden kann. Das Klappensegel selbst kann dabei auch mit dem Defektrand so verwachsen sein, daß es diesen weitgehend verschließt. Systolisch wölbt sich das Segel dann ballonartig vor, und aus mehreren Öffnungen, welche meist den Ansätzen der Sehnenfäden entsprechen, quillt das hellrote Blut des linken Ventrikels vor. Der Versuch, solche Defekte durch direkte Naht des Trikuspidalsegels zu verschließen, scheitert meist, da das zarte Klappensegel beim Versuch der Naht einreißt. In diesen Fällen kann man dem Vorschlag von HUDSPETH, CORDELL, MEREDITH und JOHNSTON (1962) folgend entweder das septale Trikuspidalsegel an der Klappenbasis abtrennen und den dahintergelegenen Defekt dann direkt verschließen. Besser jedoch löst man die Verwachsungen des Trikuspidalsegels mit dem Defektrand, so daß der darunterliegende Defekt in seiner ganzen Größe wieder zur Darstellung kommt, und verschließt den eigentlichen Defekt je nach Größe durch direkte Naht mit Ausstich und Widerlager im rechten Vorhof oder durch die Implantation einer Prothese.

b) *Der Verschluß durch Implantation einer Prothese*

Bei größeren Defekten mit einem Durchmesser über 10 mm, insbesondere wenn der hintere untere Rand muskulär ist und pulmonale Hypertension vorliegt, führt der Versuch einer direkten Naht häufig zu Rezidiven (MACKENZIE u. Mitarb., 1962; BIRCKS u. SATTER, 1965; FERLIC u. Mitarb., 1966). Deshalb wird heute allgemein der spannungslose Verschluß mittels Prothese bevorzugt. Dieser kann sowohl transatrial als auch transventrikulär vorgenommen werden. Beim transatrialen Vorgehen ist die Darstellung des hinter dem septalen Trikuspidalsegel gelegenen Defektrandes schwierig, sie kann jedoch durch eine spezielle Operationstechnik bei gleichzeitig sicherem Defektverschluß umgangen werden. In die entsprechend der Größe des Defektes

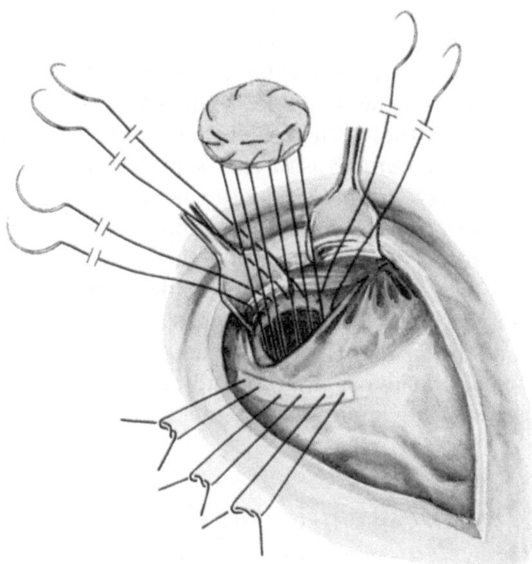

Abb. 17. Der transatriale Verschluß eines größeren Ventrikelseptumdefektes (Typ IIb, Typ III) durch Einnähen eines Teflonimplantates

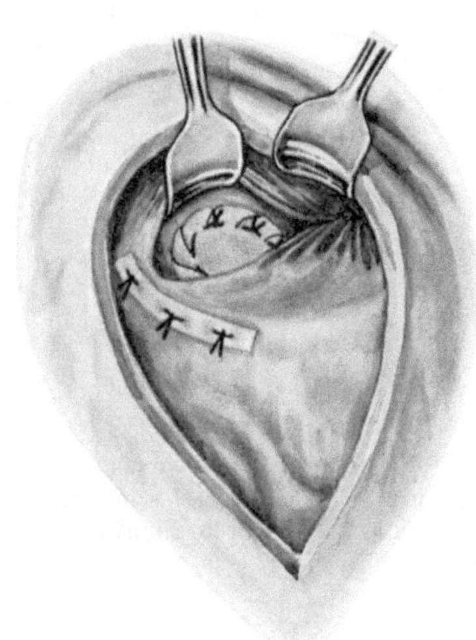

Abb. 18. Situs nach transatrialem Verschluß eines größeren VSD durch Teflonimplantat

gewählte Teflonprothese werden 2—3 doppelt armierte U-Nähte gelegt (Abb. 17). Diese Nähte werden nach Abklemmen der Aorta und Eröffnung des rechten Vorhofes vom rechten Ventrikel her durch den Ansatz des septalen und aortalen Trikuspidalsegels in den rechten Vorhof ausgestochen. Für die Praxis ist von Bedeutung, daß man nach kurzer Orientierung mit dem Stechen dieser Nähte beginnt und die Darstellung des gesamten Defektrandes auf einen späteren Zeitpunkt verlegen kann. Hat der Herzmuskel durch die Ischämie inzwischen an Tonus verloren, gelingt die am Anfang oft schwierige Darstellung der vorderen und oberen Defektbegrenzung dann meist leicht, und die restlichen Nähte können exakt und bei guter Sicht plaziert werden. Im kaudalen Defektbereich werden die Nähte in einem Abstand von mindestens 5—7 mm zum freien Defektrand gestochen, um damit eine Verletzung des Reizleitungssystems zu vermeiden. Kranial werden die Nähte ebenfalls parallel zum Defektrand durch die Basis der Aortenklappe gelegt. Dadurch wird eine Verletzung der Klappensegel, wie sie bei senkrechter Stichrichtung leichter erfolgen kann, verhindert, und die Nähte finden im derben Gewebe des Klappenbasisringes guten Halt. Gegen das Durchschneiden in der weichen Kammermuskulatur kann man die Nähte durch Teflonspaghetti oder Teflonstreifen sichern. Sind alle Nähte in der Prothese verankert, wird diese unter gleichmäßigem Zug in den rechten Ventrikel gebracht und die Nähte werden verknotet. Dadurch zieht sich die Prothese hinter das septale und aortale Trikuspidalsegel und ein guter Klappenschluß resultiert (Abb. 18).

2. Der transventrikuläre Verschluß des Ventrikelseptumdefektes

Während bei suprakristalen (Typ I) und tiefsitzenden muskulären Defekten (Typ IV und V) dieser Zugang obligat ist, wird das transventrikuläre Vorgehen beim typischen subaortalen Defekt auch heute noch von vielen Operationsgruppen bevorzugt. Die Ventrikulotomie soll der guten chirurgischen Regel entsprechend so klein wie möglich und so groß wie nötig sein. Sie soll sich dem Sitz des Defektes und dem Verlauf der Koronararterien anpassen. Seit March, Ross, Weirich und Gerbode (1961) wissen wir, daß eine quere koronararterienschonende, in der Verlaufsrichtung der Muskelfasern angelegte Ventrikulotomie in der Ausflußbahn des rechten Ventrikels sowohl hämodynamisch als auch im

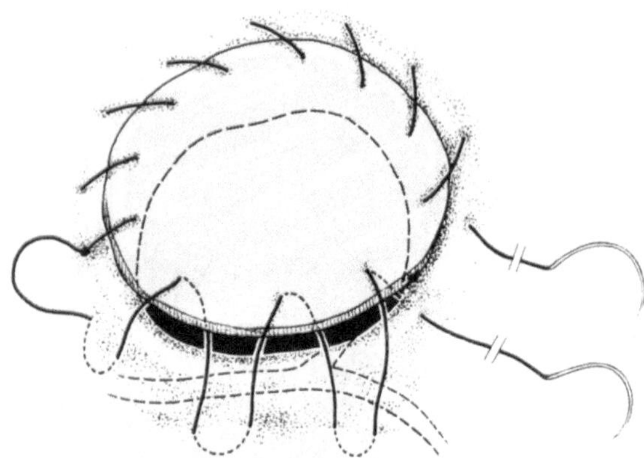

Abb. 19. Schematische Darstellung der fortlaufenden Nahtführung nach COOLEY beim transventrikulären Verschluß eines VSD durch Einnähen eines Teflonimplantates

Hinblick auf die Entstehung postoperativer Aneurysmen vorzuziehen ist. Sie wird bei allen subaortalen und suprakristalen Defekten zur Anwendung kommen. Bei ungünstigem Koronararterienverlauf und bei tiefsitzenden Defekten ist eine Längsinzision jedoch vorzuziehen. Besser und schonender als die Verwendung von Metallhaken ist das Anlegen von Haltenähten in der Ventrikelmuskulatur, welche ein Weiterreißen, wie es bei der Verwendung von zu kleinen Inzisionen und entsprechendem Zug am Haken leicht vorkommen kann, vermeidet.

Ist der Defekt dargestellt, kann der Verschluß entweder durch Einzelnähte, durch fortlaufende Naht oder durch eine Kombination beider Techniken vorgenommen werden.

a) Der transventrikuläre Verschluß mittels Prothese durch fortlaufende Naht

Nach der von COOLEY und HALLMAN beschriebenen Technik wird eine entsprechend große Dacron-Prothese, mit einer Naht (3/0—4/0) und einer Doppelnadel armiert, zunächst im fibrösen Gewebe des Trikuspidalklappenringes verankert. Die Naht wird dann als fortlaufende überwendliche Naht durch die Basis der Aortenklappen gelegt, wobei eine Verletzung der Taschenklappen streng vermieden werden muß. Übergehend auf die Crista supraventricularis wird die Naht hier zunächst unterbrochen. Mit der zweiten Nahthälfte wird nun der dorsale muskuläre Defektrand an der Prothese fixiert. Dazu sticht man ca. 5 mm vom freien Rand des Defektes entfernt parallel zu diesem durch die Tiefe der Ventrikelmuskulatur und die Prothese. In mehreren Stichen wird die Strecke bis zum Ansatz des septalen Papillarmuskels bzw. dem Moderatorband überbrückt und dann fortlaufend überwendlich bis zum letzten Stich der ersten Naht geführt. Die beiden Enden werden verknotet. Besonders diffizil ist im muskulären Nahtbereich das Anziehen der fortlaufenden Naht, welche in der weichen Kammermuskulatur oft ungenügend erfolgt oder bei stärkerem Zug leicht durchschneidet (Abb. 19).

b) Der transventrikuläre Verschluß mittels Prothese durch Einzelnähte

Diese Operationsmethode hat den Vorteil, daß bei unübersichtlichen Defekten der gesamte Rand bis zur Plazierung der letzten Naht gut einsehbar bleibt. Eine Sichtbehinderung durch die Prothese, welche bei der Verwendung einer fortlaufenden Naht sofort nach dem ersten Stich in den Ventrikel eingebracht werden muß und dort den Defekt teilweise verdeckt, wird vermieden. Diese Nahttechnik wird zweckmäßig immer bei großen tiefsitzenden, muskulären, multiplen und erworbenen Defekten indiziert sein.

Nach Abklemmen der Aorta und Darstellung des Defektes werden die doppelt armierten Nähte zunächst als U-Nähte durch die Basis der Trikuspidalklappe und die Basis der Aortenklappen gelegt. Im muskulären dorsalen Defektbereich werden sie ebenfalls parallel zum Rand in einem Abstand von 7—10 mm durch die Tiefe des muskulären Septums gestochen und in der Prothese verankert. Etwa vorhandene Chordae tendineae sind vorsichtig zu unterfahren. Um einem Durchschneiden dieser Nähte vorzubeugen, kann man entweder kleine Teflonstreifen oder einzelne dünne Teflonröhrchen (Teflonspaghetti) als Widerlager verwenden. Durch die Crista supraventricularis werden die Einzelnähte senkrecht zum Defektrand gestochen. Sind alle Nähte gelegt und in der Prothese verankert, wird diese unter gleichmäßigem Anspannen in den Ventrikel eingebracht und die Fäden werden geknotet. Dabei beginnt man mit den hinten und am tiefsten liegenden Nähten, damit beim eventuellen Durchschneiden diese ohne größere Schwierigkeit erneut gelegt werden können.

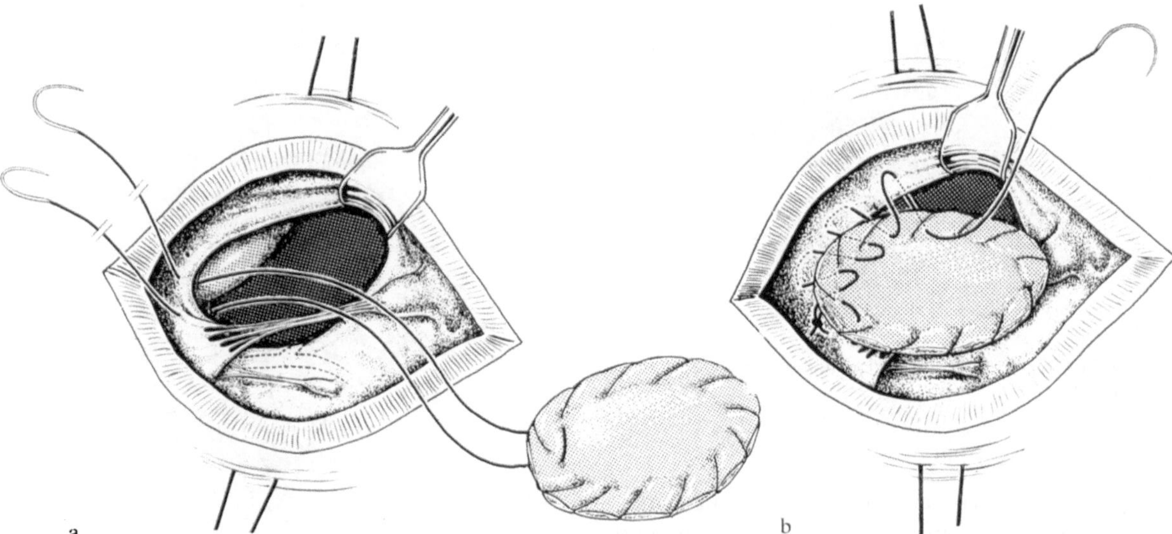

Abb. 20a–c. Schematische Darstellung der Nahttechnik zum transventrikulären Verschluß eines VSD. Kombination von fortlaufender Naht und Einzelnähten. a Beginn der fortlaufenden Naht. b Fortlaufende Matratzennaht durch die Basis der Aortenklappen und überwendliche Naht an der Crista supraventricularis. c Einzelnähte im Septum musculare mit Teflonspaghetti-Widerlager

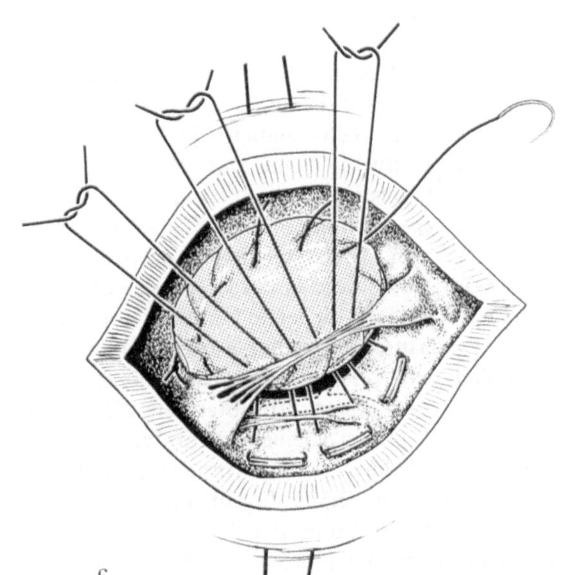

c) Der transventrikuläre Verschluß mittels Prothese durch fortlaufende Naht und Einzelnähte

Diese Kombination halten wir für am vorteilhaftesten, da sie den verschiedenen Gewebearten — fibröse Gewebe der Klappenbasisringe und weiche Kammermuskulatur — und der dabei verschiedenen optimalen Nahttechnik Rechnung trägt. Im derben fibrösen Gewebe lassen sich die Nähte gut verankern. Eine fortlaufende Naht kann hier rasch gelegt und fest angezogen werden. In der weichen Muskulatur des Kammerseptums müssen im gefährdeten Bezirk die Nähte unter optimaler Sicht gelegt und fixiert werden, beides Dinge, die sich durch eine fortlaufende Naht nur schwer bewerkstelligen lassen. Die Prothese beeinträchtigt die Sicht, und eine parallel zum Defektrand gestochene fortlaufende Matratzennaht läßt sich schlecht anziehen oder schneidet durch. Vor dem Verschluß des Defektes muß man sich genau über seine Lage und Ausdehnung orientieren. Man erleichtert sich die Übersicht, indem man einen schmalen stumpfen Haken in den Defekt selbst einsetzt und in ventraler Richtung gegen die A. pulmonalis zieht. Dadurch werden hinter der vorderen Defektbegrenzung die zarten Taschenklappen der Aorta und gegen den rechten Vorhof hin die antero-mediale Trikuspidalkommissur sichtbar. *Ein Zug gegen die Herzspitze ist wegen der Gefahr einer Schädigung des Reizleitungssystems zu vermeiden.*

Zum eigentlichen Defektverschluß fixiert man die Prothese zunächst mit einer durch die Basis des septalen Trikuspidalsegels gelegten U-Naht, welche verknotet wird (Abb. 20a). Diese Naht führt dann als fortlaufende U-Naht von der Basis der Trikuspidalklappe auf die vordere Zirkumferenz der Aortenklappenbasis übergehend weiter (Abb. 20b). Ist die Crista

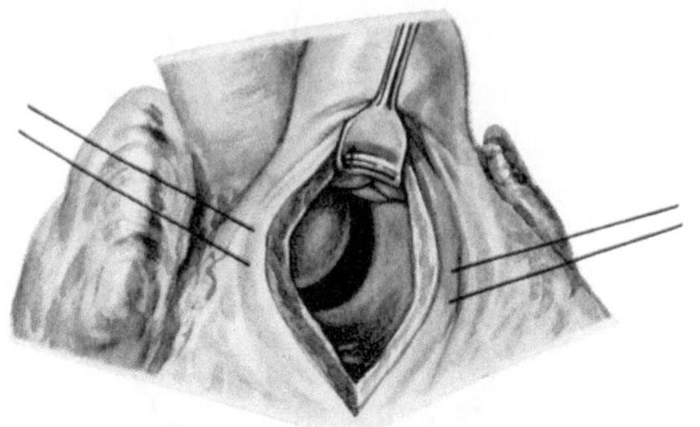

Abb. 21. Der suprakristale Ventrikelseptumdefekt (Typ I b)

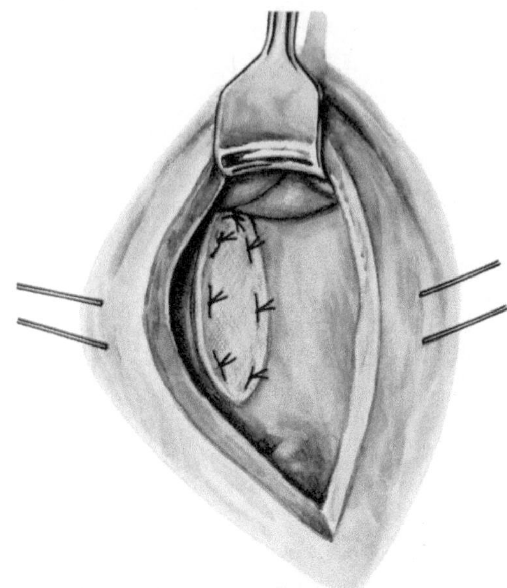

Abb. 22. Verschluß eines VSD (Typ I b) durch Einnähen einer Teflonprothese

supraventricularis erreicht, erfolgt die Stichrichtung senkrecht zu dieser als überwendliche Naht, um möglichst viel Muskulatur zwischen Stichkanal und Prothesenrand zu bekommen. Das Fadenende bleibt lose. Durch Zug am Faden des Nahtbeginnes entfaltet sich der Defekt weiter. Nun können die Einzelnähte im Abstand von 5—7 mm zum Rand des Defektes gelegt werden. Sie können, um ein Durchschneiden zu verhindern, mit Teflonspaghetti armiert werden. Meist reichen 2—3 Nähte aus (Abb. 20c). Sind diese in der Prothese verankert und geknotet, wird die letzte Naht als überwendliche, fortlaufende Naht weitergeführt und schließlich nach Entlüftung des Defektes mit dem Ende der ersten fortlaufenden Naht verknüpft. Mit einem kleinen stumpfen Nervenhäkchen wird der Sitz der Prothese geprüft. Im Zweifelsfall kann nach Entlüftung des linken Ventrikels durch Lösen der Aortenklemme und damit Freigabe der Koronardurchblutung sowie nach Abklemmen der Entlastungsdrainage für den linken Ventrikel am schlagenden Herzen die Vollständigkeit des Defektverschlusses kontrolliert werden. Der Verschluß der Ventrikulotomie erfolgt durch doppelte fortlaufende überwendliche Naht oder durch Einzelnähte.

3. *Der Verschluß des suprakristalen Ventrikelseptumdefektes (Typ I)*

Der Zugang erfolgt am besten durch eine Längsventrikulotomie, welche unmittelbar unterhalb der Pulmonalklappen beginnt. Bei normal ausgebildeter Crista supraventricularis (Typ I a) bereitet der Verschluß des kleinen, meist mit einem fibrösen Rand versehenen und dorsal gelegenen Defektes durch einzelne U-Nähte keine Schwierigkeiten. Eine zusätzliche Sicherung der Nähte durch Widerlager ist empfehlenswert. Eine Gefährdung des Reizleitungssystems ist nicht möglich.

Beim großen Defekt des Typ I b dagegen reicht dieser im Conus pulmonalis oft bis an die Pars membranacea des Ventrikelseptums heran, so daß bei Inspektion die Crista supraventricularis gespalten erscheint. Der vorn liegende Defektrand wird dabei von den angrenzenden Klappenbasisringen der Aorta und Pulmonalklappen gebildet, und nicht selten wird im Defekt die korrespondierende Taschenklappe der Aorta — das ist in diesem Fall die rechtskoronartragende — sichtbar (Abb. 21). Besteht keine Aortenklappeninsuffizienz bzw. kein Aneurysma des rechten Sinus Valsalvae, muß dieser Defekt, um Verziehungen des Aorten- und Pulmonalklappenapparates zu vermeiden, immer mit Hilfe eines Implantates verschlossen werden. Das entsprechend große Implantat wird dann mittels einzelner U-Nähte, welche parallel zum Defektrand durch die angrenzenden Anteile der Klappenbasisringe von der Aorta und Pulmonalis gestochen werden, fixiert (Abb. 22). Auch im muskulären Defektrand empfiehlt sich die Ver-

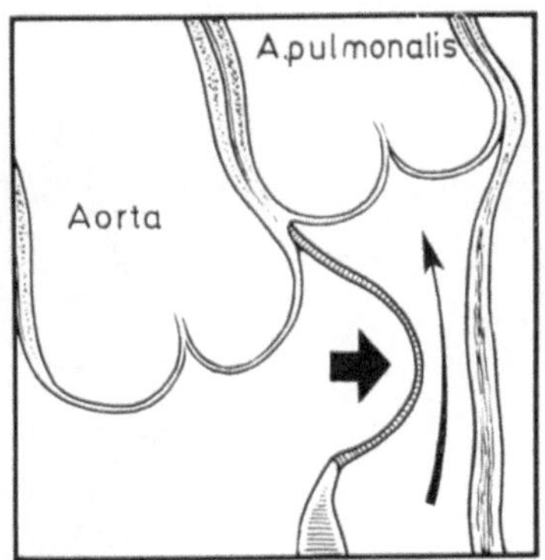

Abb. 23. Schematische Darstellung der Ausflußbehinderung bei Verwendung einer zu großen Prothese

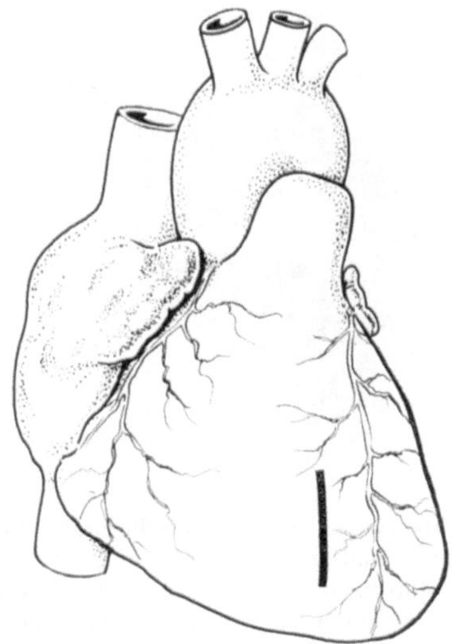

Abb. 24. Lage der Ventrikelinzision bei Verdacht auf tiefsitzenden VSD und bei VSD nach Infarkt des Ventrikelseptums

wendung von Einzelnähten. Das Implantat soll genau der Defektgröße entsprechen, knapp sitzen und aus kräftigem Kunststoff bestehen. Bei der Verwendung von Perikard oder dünnem Kunststoff kann in der Systole durch Vorwölbung desselben eine Ausflußbahnbehinderung entstehen (Abb. 23).

4. Der Verschluß tiefsitzender muskulärer, isolierter, siebartiger und multipler Defekte (Typ IV und V)

Schwirren über der Herzspitze und Nichtsistieren dieses Schwirrens beim Versuch, während der Austastung des Herzens durch subaortale Fingertamponade den dort vermuteten Defekt zu verschließen, macht einen tiefsitzenden Ventrikelseptumdefekt wahrscheinlich. Da solche Defekte sowohl transatrial als auch von einer hohen und queren Ventrikulotomie aus schwer einzusehen und zu verschließen sind, empfiehlt sich eine spitzennahe Längsinzision der Muskulatur (Abb. 24). Die Defekte liegen meist spitzennah, sind häufig von Trabekeln überzogen und in ihrer gesamten Ausdehnung nur schwer zu beurteilen. Alle Übergänge vom isolierten kleinen Defekt (Morbus Roger) bis zum sogenannten Schweizer-Käse-Septum können vorkommen. Ist der Defekt klein und isoliert, verschließt man ihn durch Einzelnähte, welche gegen das Durchschneiden mittels Teflonspaghettis oder -streifen gesichert werden. Für größere oder scheinbar multiple Defekte wird immer ein Implantat verwendet. Zur Darstellung des eigentlichen Defektes ist es oft erforderlich, einige Trabekel zu resezieren. Einzelne U-Nähte am Rande des gesamten Defektbezirkes (Abb. 25a u. b) werden durch die Tiefe der Muskulatur gestochen und in einer entsprechend großen Prothese verankert. Erst wenn alle Nähte gelegt sind, wird die Prothese in den Ventrikel eingebracht und festgeknotet. Manchmal kann ähnlich dem Vorgehen beim Verschluß von erworbenen Ventrikelseptumdefekten nach Infarkt eine zusätzliche fortlaufende, tief durchgreifende zirkuläre Naht erforderlich werden. Der Verschluß der Längsventrikulotomie erfolgt durch doppelte fortlaufende überwendliche Naht.

XIII. Der Rest-Rezidivventrikelseptumdefekt

1. Operationsindikation

Die Operationsindikation zum Verschluß von Rezidiv- oder besser Restdefekten, deren Häufigkeit in direkter Beziehung zu der verwendeten Nahttechnik, der Größe des Defektes, dem Aus-

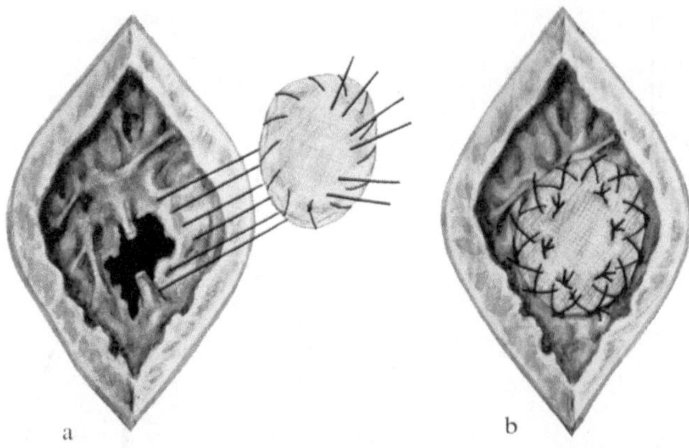

Abb. 25a u. b. Verschlußtechnik von größeren, spitzennahen, unregelmäßig begrenzten muskulären Ventrikelseptumdefekten. a Matratzeneinzelnähte nach Resektion von Trabekeln nahe dem Defektrand und zentral in einer großen Teflonprothese. b Nach Einbringen der Prothese und Knoten der Nähte fortlaufende zirkuläre Randnaht

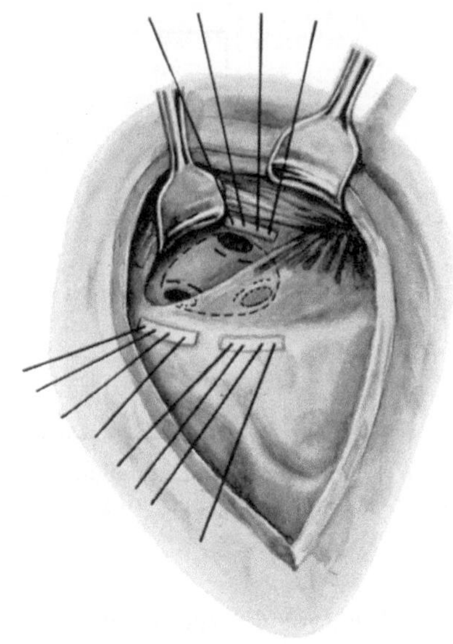

Abb. 26. Der transatriale Verschluß von Rest-Ventrikelseptumdefekten. Die Nähte werden durch Teflonstreifen gegen das Durchschneiden gesichert

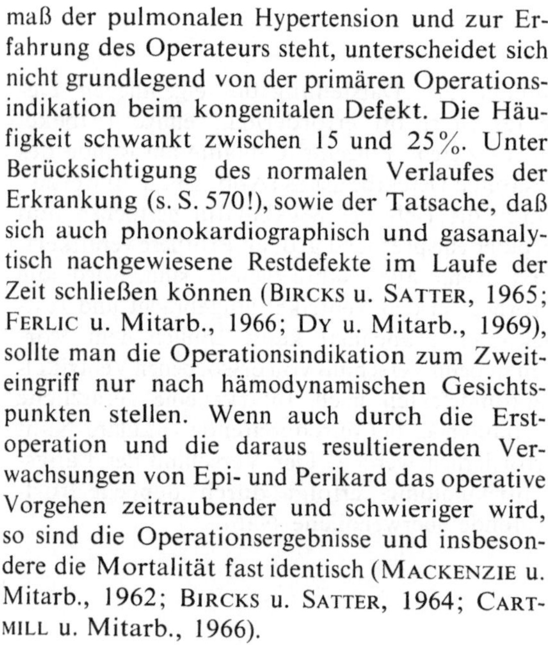

maß der pulmonalen Hypertension und zur Erfahrung des Operateurs steht, unterscheidet sich nicht grundlegend von der primären Operationsindikation beim kongenitalen Defekt. Die Häufigkeit schwankt zwischen 15 und 25%. Unter Berücksichtigung des normalen Verlaufes der Erkrankung (s. S. 570!), sowie der Tatsache, daß sich auch phonokardiographisch und gasanalytisch nachgewiesene Restdefekte im Laufe der Zeit schließen können (BIRCKS u. SATTER, 1965; FERLIC u. Mitarb., 1966; DY u. Mitarb., 1969), sollte man die Operationsindikation zum Zweiteingriff nur nach hämodynamischen Gesichtspunkten stellen. Wenn auch durch die Erstoperation und die daraus resultierenden Verwachsungen von Epi- und Perikard das operative Vorgehen zeitraubender und schwieriger wird, so sind die Operationsergebnisse und insbesondere die Mortalität fast identisch (MACKENZIE u. Mitarb., 1962; BIRCKS u. SATTER, 1964; CARTMILL u. Mitarb., 1966).

2. *Operationstechnik*

Während FERLIC, SELLERS und LILLEHEY (1966) als Zugang für die Korrektur eines Restdefektes eine rechtsseitige Thorakotomie vorschlagen und auf eine vollständige Lösung des Herzens aus seinen Verwachsungen beim Zweiteingriff verzichten, ziehen wir den erneuten transsternalen Zugang, insbesondere seit Verwendung der oszillierenden Sternumsägen als komplikationsarmen und kaum problematischen Zugang vor. Nach Lösen des Herzens aus seinen Verwachsungen wird innerhalb einer Tabaksbeutelnaht der rechte Vorhof inzidiert und das Herz ausgetastet. Erfahrungsgemäß haben Rest- und Rezidivdefekte bestimmte bevorzugte Lokalisationen. Diese sind der Übergang der Naht vom fibrösen Gewebe des Klappenbasisringes der Trikuspidal- und Aortenklappe auf die Crista supraventricularis und der muskuläre untere Defektrand. Beide Stellen sind vom rechten Vorhof aus nach Beiseiteziehen der Trikuspidalsegel gut einsehbar. Aus diesem Grund und wegen der Gefahr bei einer Ventrikulotomie, Koronararterien, welche durch die Verwachsungen der Herzoberfläche nicht mehr sichtbar sind, zu verletzen, sollte man immer zunächst den rechten Vorhof eröffnen. In der Mehrzahl der Fälle lassen sich die Restdefekte transatrial durch direkte Naht verschließen. Der Prothesenrand und das narbige Randgebiet des Defektes geben einen guten Halt für die erforderlichen Nähte (s. Abb. 26!). Reicht die Übersicht jedoch nicht und ist beim Ersteingriff eine Ventrikulotomie angelegt worden, soll man, um eine erneute Verletzung von Ventrikelmuskulatur zu vermeiden, in diesem Narbenbezirk inzidieren. Dazu tastet man

Abb. 27. Entfernung des Teflonbändchens nach Anlegen einer künstlichen Pulmonalstenose über dem eingeführten linken Zeigefinger

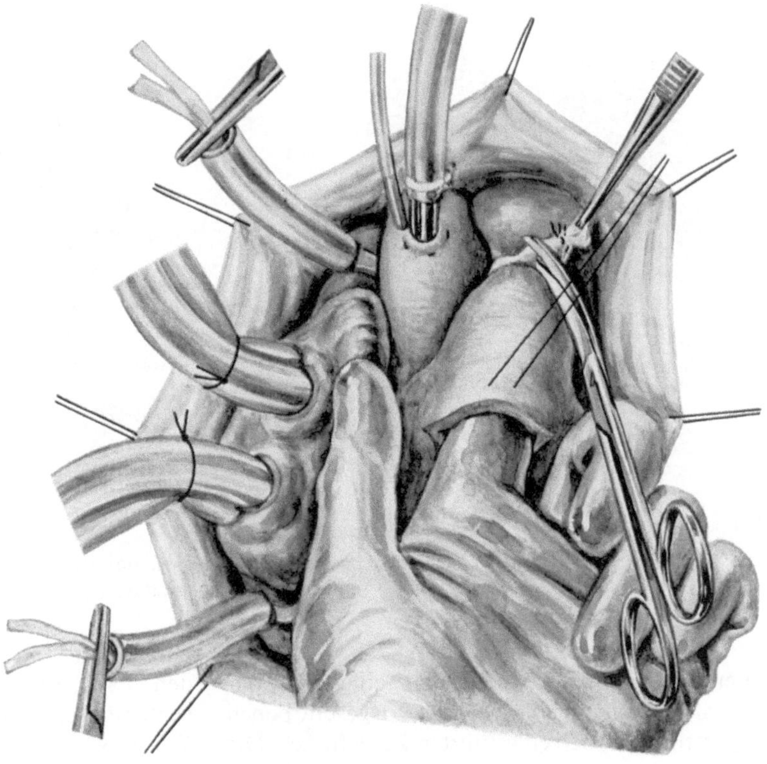

vom rechten Vorhof auch das Ventrikellumen ab, um über dem Zeigefinger im Narbengebiet die gewünschte Inzision zu legen. War ursprünglich ein größerer Defekt durch direkte Naht versorgt worden und haben diese Nähte durchgeschnitten, ist beim Zweiteingriff immer ein Implantat zum spannungslosen Defektverschluß zu verwenden.

XIV. Der Verschluß des Ventrikelseptumdefektes nach palliativ angelegter Pulmonalstenose

1. Operationstechnik

Der Zugang erfolgt immer über eine mediane Sternotomie. Das operative Vorgehen unterscheidet sich bis zur Exploration nicht von dem beim primären Verschluß. Eine Austastung des Herzens ist jedoch in jedem Falle vorzunehmen, da beim Fehlen des gesamten Ventrikelseptums, also beim Vorliegen eines Single ventricle, besser auf jeden Therapieversuch verzichtet wird. Diese Patienten haben bei oft erstaunlich balancierten Kreislaufverhältnissen und ohne Korrekturversuch eine mittlere Lebenserwartung bis zu 35 Jahren und mehr. Nach Ingangsetzen des extrakorporalen Kreislaufs und Entlastung des linken Ventrikels wird in Koronarischämie und mäßiger Hypothermie der rechten Ventrikel in der Ausflußbahn durch eine quere Inzision eröffnet. Der Verschluß des Ventrikelseptumdefektes erfolgt nach der auf S. 589 angegebenen Technik.

Ist der Defekt verschlossen und das Herz entlüftet, kann man die Aortenklemme wieder lösen und die Koronarperfusion freigeben. In der nun folgenden Erholphase des Herzens wird die Korrektur der Pulmonalstenose vorgenommen. Dazu wird im Narbenbereich von ventral bis auf das die Arterie umschlingende Teflonbändchen präpariert und dieses durchschnitten (Abb. 27). Es läßt sich dann meist ohne Schwierigkeiten herausziehen. Zur vollständigen Behebung der Stenose ist es jedoch erforderlich, den immer ausgebildeten Narbenring ebenfalls

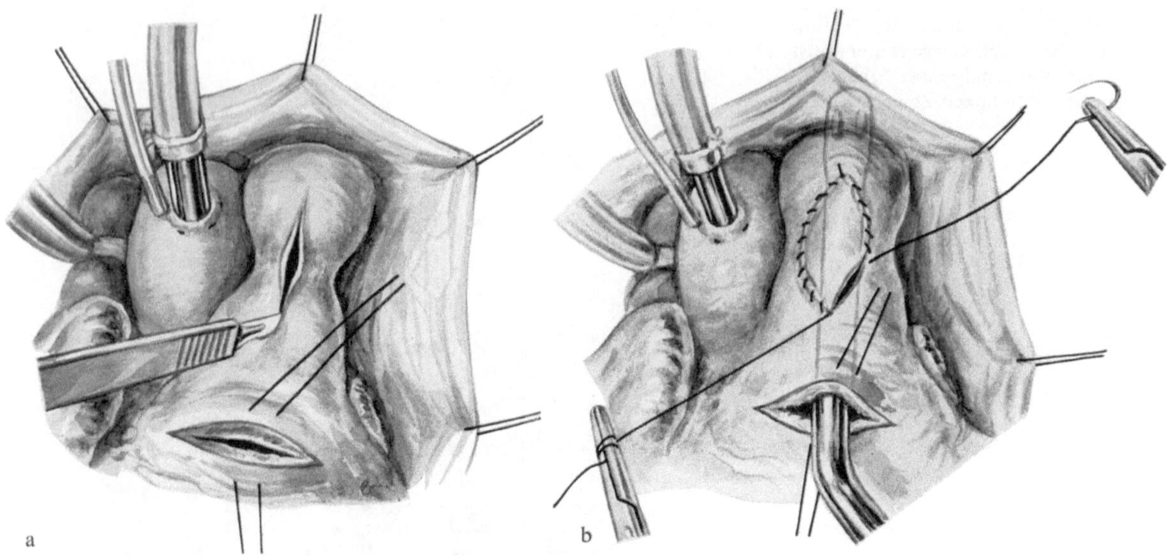

Abb. 28a u. b. Korrektur einer nicht behebbaren Narbenstenose der Pulmonalarterie nach Bändelung durch Längsinzision und plastische Erweiterung mittels eines ovalen Implantates

zu entfernen. Dies geschieht über einen von der Ventrikulotomie bis zur Stenose vorgeschobenen Hegarstift oder den eingeführten Zeigefinger. Die Pulmonalarterie läßt sich meist gut entfalten und mit Hegarstiften aufbougieren. Ist infolge starker Narbenbildung dies nicht möglich, oder das Bändchen in die Pulmonalarterienwand inkorporiert, wird das Gefäß im Stenosebereich längsinzidiert und durch die Implantation eines ovalen Kunststoffim- oder Perikardtransplantates plastisch erweitert (Abb. 28a und b). Wurde zur Stenosebildung ein Seidenfaden verwendet, ist auch die Längsinzision durch Faden und stenosierenden Bezirk mit Quervernähung bzw. plastischer Erweiterung möglich.

XV. Ergebnisse der operativen Behandlung

1. Mortalität

Die *operative Frühsterblichkeit*, die man als Exitus bis zu vier Monaten nach dem Eingriff definieren kann (ALLEN u. Mitarb., 1974), beträgt für den isolierten und noch drucktrennenden VSD, der jenseits des ersten Lebensjahres verschlossen wird, rund 1% (BIRCKS, 1969; WAGNER u. Mitarb., 1970; CHING u. Mitarb., 1971). Die Mortalität steigt bereits auf das Zehnfache, wenn der Pulmonalwiderstand zur Zeit der Korrektur bis auf 800 dyn · sec · cm^{-5} erhöht ist (BIRCKS u. REIDEMEISTER, 1971), und erreicht sogar 20—35% bei noch höheren Widerstandswerten (FRIEDL u. Mitarb., 1974; COOLEY u. Mitarb., 1972; BIRCKS u. REIDEMEISTER, 1971). Der deletäre Einfluß der Untergewichtigkeit und des sehr jungen Alters der Kinder ist ebenso gut dokumentiert (CHING u. Mitarb., 1971) wie das zusätzliche Risiko bei einigen Defekten, die eine enge Nachbarschaft mit dem Hisschen Bündel oder dem rechten Tawara-Schenkel aufweisen (LAUER u. Mitarb., 1960; ZIADY u. Mitarb., 1972). Verständlicherweise ist die gegenwärtige Frühsterblichkeit erheblich kleiner als in den aufgeführten und ähnlichen Übersichtsstatistiken, die retrospektiv 10—20 Jahre erfassen.

Die *Spätmortalität* in einer Gruppe von 220 Probanden, die bis zu siebzehn Jahren nach dem Verschluß ihres Defektes fast lückenlos verfolgt wurden, betrug 9% (ALLEN u. Mitarb., 1974). Abgesehen von zwei Unfällen stand die Todesursache im eindeutigen Zusammenhang mit den Folgen des chirurgischen Eingriffes und es waren in abnehmender Häufigkeit: Adams-Stokessche Anfälle, Eisenmenger-Reaktionen, Trikuspidalinsuffizienzen, Restdefekte mit notwendig gewordenem Zweiteingriff, bakterielle Endokarditiden und multifaszikuläre Blöcke. Solche Ergebnisse lassen sich nicht ohne weiteres in die augenblickliche Langzeitprognose übernehmen; denn die Trikuspidalinsuffizienz durch direkte Läsion spielt bei den jetzigen Operationstechniken kaum noch eine Rolle, Verletzungen des Reizleitungssystems führen nur noch selten zur atrio-ventrikulären Dissoziation, das Eisenmenger-Syndrom nimmt bei frühzeitiger Korrektur an Bedeutung ab, und auch andere weniger auffällige Komplikationen kommen nicht mehr so häufig vor. Vermutlich ist die derzeitige Korrekturoperation mit einer Spätsterblichkeit von kaum mehr als 4% belastet. Bei den Kindern mit erhöhtem pulmonalen Gefäßwiderstand zur Zeit des Defektverschlusses ist allerdings immer noch mit 12% Spättodesfällen zu rechnen (FRIEDL u. Mitarb., 1974). In letzter Zeit wird immer häufiger über die geringe Mortalität von Säuglingen unter 12 Monaten und sogar von Neugeborenen bei Operationen in tiefer Hypothermie berichtet. Es handelt sich bisher um höchstens 2½jährige Erfahrungen, doch mit folgenden verblüffend guten Ergebnissen: in einer Serie von 24 korrigierten Ventrikelseptumdefekten wurde nur ein einziger Todesfall registriert (BARRATT-BOYES, 1973) und in den nächstgrößten zwei Serien mit 16 bzw. 6 Patienten ebenfalls je ein tödlicher Ausgang (SUBRAMANIAN u. Mitarb., 1973; CARTMILL u. Mitarb., 1973). Größere Probandenzahlen, sowie langjährige retrospektive Studien fehlen also noch. Deshalb wäre es verfrüht, jetzt schon ein endgültiges Urteil über diese neu aufgelebte Operationsmethode zu fällen.

2. *Restdefekte*

Die *Häufigkeit* der noch verbleibenden interventrikulären Kommunikation beträgt 29% nach der uns bekannten längsten retrospektiven Studie (ALLEN u. Mitarb., 1974), aber dieser Prozentsatz bezieht sich auf Korrekturen, die in den fünfziger Jahren durchgeführt wurden und spiegelt notwendigerweise den Stand der Operationstechnik dieser Zeit. Demgegenüber stehen die viel günstigeren Ergebnisse bei 347 in den sechziger Jahren operierten Patienten, mit einer Rezidivquote von nur noch 9,7% bzw. 8,4% beim isolierten VSD (DE VIVIE u. Mitarb., 1973). Eine Aufschlüsselung dieser Population nach hämodynamischen und anatomischen Merkmalen bestätigt weitgehend einige der bereits von früheren Autoren hervorgehobenen Beziehungen zur *primären Größe der Defekte* (BIRCKS u. REIDEMEISTER, 1971) und zur Höhe des *präoperativen pulmonalen Hochdruckes* (STERNS u. Mitarb., 1968): keine Rezidive bei Defekten bis zu 5 mm Durchmesser, dagegen 25%, wenn der Durchmesser 21—30 mm mißt, auf den Pulmonalisdruck bezogen, 3,1% Rezidivquote bei normalen Werten, 19,3% bei mittelschweren und 29% sogar bei schwerer pulmonaler Hypertonie. Die *Defektlokalisation* spielt auch eine wichtige Rolle, mit der höchsten Gefahr bei der suprakristalen Lage (Typ I nach KIRKLIN u. Mitarb.). Multiple VSDs weisen erwartungsgemäß einen besonders hohen Prozentsatz an postoperativen Restdefekten auf. Betrachtet man die angewandte *Korrekturtechnik*, ergibt die jetzige Untersuchung (DE VIVIE u. Mitarb., 1973) andere Ergebnisse als in der bisherigen Literatur: Die von anderen Autoren beobachteten häufigeren Rezidive bei direktem Nahtverschluß (LUEKER u. Mitarb., 1969) erweisen sich hier im Vergleich mit der „Patch"-Technik nur in der Gruppe mit pulmonaler Hypertonie als nachteilig. Die vom Rest-VSD verursachte hämodynamische Störung ist glücklicherweise nur in einer relativ kleinen Gruppe so schwerwiegend, daß ein Zweiteingriff notwendig wird (ALLEN u. Mitarb., 1974; BIRCKS u. REIDEMEISTER, 1971; FRIEDLI u. Mitarb., 1974; STERNS u. Mitarb., 1968). Als *Indikation zur* erneuten Korrektur gelten grundsätzlich dieselben klinischen und hämodynamischen Kriterien wie für die Erstoperation. Es soll berücksichtigt werden, daß beim Zweiteingriff die Mortalität gering höher ist (ALLEN u. Mitarb., 1974; DE VIVIE u. Mitarb., 1973).

3. *Störungen des Reizleitungssystems*

Rhythmusstörungen verschiedener Art kommen in der unmittelbaren postoperativen Phase so ausgesprochen häufig vor, daß sie im jetzigen Zusammenhang nicht berücksichtigt werden, um so mehr, als sie mit dem Verschwinden des auslösenden Faktors wie Narkose und Hyperthermie spontan sistieren. *Paroxysmale ektopische Rhythmen*, meist supraventrikulärer Art, werden in ca. 10% der Fälle beobachtet, sie halten aber nur kurze Zeit an und klingen in der Regel auch ohne Therapie ab (ZIADY u. Mitarb., 1972). Sie sind allerdings für die Spätprognose insofern von Bedeutung, als sie eine gewisse Rezidivneigung aufweisen (ZIADY u. Mitarb., 1972).

Die schwerste Komplikation bleibt der *komplette atrio-ventrikuläre Block*, der intraoperativ durch Verletzungen des Hisschen Bündels entsteht. Die ursprünglich hohe Häufigkeit von rund 10% (LAUER u. Mitarb., 1960; ALLEN u. Mitarb., 1974) fiel nach Verbesserung der Nahttechnik sehr schnell auf 5% (LAUER u. Mitarb., 1960) und beträgt jetzt höchstens 1% (KULBERTUS u. Mitarb., 1969; KLEIN u. KRAFT-KINZ, 1969). Die Prognose des Blocks ist sehr unterschiedlich. Mehr als die Hälfte der Fälle heilt spontan aus (ALLEN u. Mitarb., 1974; LAUER u. Mitarb., 1960), mit Wiedereintritt des Sinusrhythmus meist in den ersten zwei Wochen nach dem Eingriff (LAUER u. Mitarb., 1960). Für die übrigen Patienten mit permanenter atrio-ventrikulärer Dissoziation sind die Aussichten ohne Schrittmacher-Implantation sehr schlecht: 10 Früh-Todesfälle und weitere 3 innerhalb der nächsten fünf Jahre bei einer Gruppe von 19 Kindern (LAUER u. Mitarb., 1960) bzw. eine Gesamtsterblichkeit von 8 in einer Gruppe von 14 Probanden, die länger als zehn Jahre postoperativ verfolgt wurden (ALLEN u. Mitarb., 1974).

Der komplette *Rechts-Schenkelblock*, die weitaus häufigste Reizleitungsstörung nach einer VSD-Korrektur, ist immer noch das Objekt heftiger Kontroverse hinsichtlich der Ätiologie und der wahren Häufigkeit. Unterschiedliche Auffassungen im Bezug auf die Definition des postoperativen Schenkelblocks sind nicht, zumindest nicht allein der Grund für die fehlende Einigung, sondern folgende Erkenntnis: Sowohl die direkte Verletzung des rechten Tawara-Schenkels während des Defektverschlusses als auch die Durchtrennung zahlreicher peripherer Nervenfasern während der Ventrikulotomie können ähnliche Veränderungen der Erregungsausbreitung verursachen. Es gibt genügend überzeugende Beweise klinischer und experimenteller Art für beide Pathomechanismen (ALLEN u. Mitarb., 1974; ZIADY u. Mitarb., 1972; KULBERTUS u. Mitarb., 1969; BRISTOW u. Mitarb., 1960), so daß man sie als ätiologische Faktoren gleichermaßen akzeptieren muß. Es ist allerdings nicht immer zu differenzieren, inwieweit sie getrennt oder in Kombination miteinander zum Block führen. Die durchschnittliche Häufigkeit liegt um 50% (ZIADY u. Mitarb., 1972; KLEIN u. KRAFT-KINZ, 1969), sie kann aber auch nur 25% betragen, wenn außer den geläufigen Kriterien hinsichtlich der Morphologie und der Dauer der QRS-Komplexe (LOOGEN, 1966) eine Verbreiterung von mehr als 0,02 sec zwischen prä- und postoperativem EKG zusätzlich gefordert wird (BRISTOW u. Mitarb., 1960). Prognostisch von besonderer Bedeutung ist die Blockierung des linksanterioren Schenkels gleichzeitig mit der des rechten. Solche *bifaszikulären Blöcke*, deren Häufigkeit mit 7—11% angegeben ist (KULBERTUS u. Mitarb., 1969; ZIADY u. Mitarb., 1972), kommen vornehmlich bei multiplen Defekten bzw. bei solchen vom sogenannten Kanal-Typ oder in Kombination mit einer Aorteninsuffizienz vor (KULBERTUS u. Mitarb., 1969). Die Hauptgefahr besteht in einem Übergang zur trifaszikulären Blockierung, d.h. zur kompletten atrio-ventrikulären Dissoziation mit den oben beschriebenen schweren Folgen. Diese Entwicklung wurde bei 15 von 45 Patienten mit bifaszikulärem Block beobachtet (KULBERTUS u. Mitarb., 1969) und soll besonders zu befürchten sein, wenn eine Verlängerung der PQ-Zeit im EKG bereits vorliegt (ZIADY u. Mitarb., 1972). Bei einer derartigen Konstellation ist eine präventive Schrittmacher-Implantation in Erwägung zu ziehen (s. S. 617!).

4. Bakterielle Endokarditis

In einer Gruppe von 1000 Patienten mit operierten Ventrikelseptumdefekten trat diese Komplikation nur viermal während einer Beobachtungszeit von 13 Jahren auf (SHAFER u. WENDELL, 1970). Diese Studie verdeutlicht auch die ätiologische Bedeutung von Fremdkörpern sowie die Entstehung eines VSD-Rezidives als Folge der Infektion: Bei allen 4 Fällen wurde der Defekt mit Hilfe eines Ivalon- oder Teflon-Patch verschlossen. Die Endokarditis manifestierte sich dreimal in der ersten Woche nach dem Eingriff und die fast ausnahmslos positiven Blutkulturen waren von einem therapieresistenten Staphylococcus aureus verursacht. Bei der einzigen Spätmanifestation ein Jahr nach Korrektur war der Keim nicht zu ermitteln. Alle Patienten verstarben und die Autopsie ergab jeweils zahlreiche Vegetationen auf dem Patch, der sich partiell gelöst hatte. Klinisch war das Wiederauftreten eines klassischen VSD-Geräusches ein typisches Zeichen der vorhandenen Endokarditis gewesen. Eine andere retrospektive Untersuchung (ALLEN u. Mitarb., 1974) bei rund 300 operierten Patienten führt 3 Todesfälle auf infolge einer Endokarditis, die in den ersten vier Monaten nach dem Eingriff eingetreten war. Ein Restdefekt bestand allerdings zweimal von vornherein. Andere Autoren beschreiben ein infektiöses Aneurysma der Bauchaorta (GERSONY u. WHITE, 1970), dessen Ursache ein losgerissener Teil des VSD-Patches war, neun Monate nach dem Defektverschluß. Der Patient überlebte. Dieselben Autoren machen in ihrer Übersicht der Literatur deutlich, daß von 7 aufgeführten Fällen einer bakteriellen Endokarditis — entsprechend einer Gesamthäufigkeit von 2—3% — die Erkrankung bereits während der ersten vier Wochen auftrat und nur einmal später als vier Monate postoperativ. Alle 7 Patienten verstarben und bei den durchgeführten Autopsien fand sich ein partiell gelöster Patch. Der Keim war in 5 Fällen ein Staphylococcus.

Vergleicht man die postoperative bakterielle Endokarditis mit derjenigen beim natürlichen Verlauf des VSD, ist kein nennenswerter Unterschied in der relativen Häufigkeit festzustellen: 0,4—3% nach Korrektur des Defektes gegenüber rund 1% ohne Eingriff. Typisches Merkmal der postoperativen Form scheint die ausgesprochen hohe Letalität zu sein, insbesondere beim frühen Befall. Offensichtlich ist die Ursache eine Infektion mit antibiotika-resistenten „Krankenhaus-Keimen", vermutlich während der Operation übertragen. Der ätiologische Zusammenhang mit der Verwendung eines Fremdkörpers (Patch) beim Verschluß des Defektes ist eindeutig, um so mehr als eine frühe Endokarditis nach dem Direktverschluß eines VSD angeblich noch nie beobachtet wurde (ALLEN u. Mitarb., 1974). In diesem Zusammenhang ist es erwähnenswert, daß die „American Heart Association" (Circulation **46**, 3135, 1972) empfohlen hat, bei allen postoperativen Fällen die übliche Endokarditis-Prophylaxe, unabhängig von der Verschlußart, durchzuführen. Die Wiedereröffnung des VSD wird als typische Folge der Endokarditis angesehen, andererseits scheint das Vorhandensein eines Restdefektes die Infektion selbst zu begünstigen.

5. *Verhalten des Pulmonalkreislaufs*

Kleinere Defekte mit nur mäßiger Veränderung der Hämodynamik weisen postoperativ eine völlige Normalisierung aller Werte auf (DU SHANE u. Mitarb., 1972; LOOGEN, 1966). *Große Defekte* mit weitgehendem systolischen Druckangleich zwischen beiden Kreisläufen bergen in sich die Gefahr einer fortschreitenden Umstrukturierung der Lungen-Arteriolen, trotz Beseitigung des auslösenden pathologischen Mechanismus durch die Korrektur. Rückschlüsse auf diese schwer überprüfbaren anatomischen Veränderungen können aus dem Verhalten des Pulmonalwiderstandes gezogen werden bzw. aus der jeweiligen Höhe des mittleren Pulmonalisdruckes: Nach postoperativer Normalisierung des zirkulierenden Blutvolumens im kleinen Kreislauf verändern sich Druck und Widerstand, zumindest in Ruhe, parallel zueinander und haben die gleiche Aussagekraft in Bezug auf den vaskulären Zustand. In Ausnahmefällen kann allerdings die gestörte Compliance des linken Ventrikels (ALLEN u. Mitarb., 1974; MARON u. Mitarb., 1973) eine zusätzliche Erhöhung des Pulmonalarteriendruckes verursachen.

Neuere Langzeitstudien anhand wiederholter Herzkatheteruntersuchungen bis 14 Jahre nach Korrektur (CHING u. Mitarb., 1971; FRIEDL u. Mitarb., 1974; OPHERK u. Mitarb., 1974; DU SHANE u. Mitarb., 1972; ALLEN u. Mitarb., 1974) haben etwas mehr Klarheit in die langfristige Prognose gebracht. Die entscheidende Rolle zweier Faktoren tritt deutlich hervor: der präoperative pulmonale Gefäßwiderstand und das Alter des Patienten zur Zeit des Eingriffes. Wenn das *Alter bei der Operation* weniger als 2 Jahre beträgt, soll sich auf keinen Fall ein progressiver pulmonal-vaskulärer Prozeß einstellen (DU SHANE u. Mitarb., 1972), vielmehr fällt der Strömungswiderstand zur Norm zurück, auch wenn er vorher zwei Drittel des Wertes im Systemkreislauf betrug (FRIEDL u. Mitarb., 1974). Mit zunehmendem Alter bei der Korrektur steigt die Häufigkeit der fortschreitenden Widerstandserhöhung nach Angaben einiger Autoren auf 9% bis zum fünften Lebensjahr, danach aber sprunghaft auf ca. 50% an (DU SHANE u. Mitarb., 1972). Werden nur die hochgradig pathologischen Widerstände berücksichtigt, so ist die Zahl der Patienten erwartungsgemäß geringer, doch beträgt die Häufigkeit 25%. Für die Altersgruppen jenseits des zweiten Lebensjahres ist nach Meinung einiger Autoren allein der *präoperative Pulmonalwiderstand* maßgebend (FRIEDL u. Mitarb., 1974): Betrug der Widerstand nicht mehr als ein Drittel des Wertes im großen Kreislauf, so kommt es nach der Korrektur fast ausnahmslos zu einer allmählichen Normalisierung. War das Widerstandsverhältnis höher als 0,3, so steigt der pulmonale Wert weiter an oder bleibt ausnahmsweise unverändert. Ganz im Gegensatz zu dieser schlechten Prognose stehen die postoperativen Ergebnisse von einer Untersuchung an 36 drei- bis zwölfjährigen Kindern (HALLIDIE-SMITH u. Mitarb., 1969), bei denen es immer zu einem starken Abfall des Widerstandes im kleinen Kreislauf kam, oft bis auf Normalhöhe. Dieser Verlauf ist umso frappierender, als die pulmonalen Ausgangswerte durchwegs hoch waren und in 5 Fällen mehr als 70% derjenigen im großen Kreislauf betrugen. Eine Mittelstellung zwischen diesen beiden Extremen nehmen die Ergebnisse einer Studie an 23 hiesigen Patienten ein (OPHERK u. Mitarb., 1974), welche im Alter von 2—12 Jahren operiert wurden: Fünf von ihnen hatten einen Ausgangswiderstand vor dem Eingriff von mehr als 800 dyn · sec · cm^{-5}. Während der nachfolgenden Beobachtungszeit von 1—10 Jahren zeigten nur vier Kinder einen progredienten Anstieg des mittleren Pulmonalisdruckes, zwei starben allerdings mit den Symptomen eines Eisenmenger-Syndroms. Bei allen übrigen Patienten fiel der Druck ab, bei elf von ihnen sogar auf 20 mm Hg in Ruhe.

Einer besonderen Erwähnung bedarf das Verhalten des *Pulmonalisdruckes unter starker körperlicher Belastung* (MARON u. Mitarb., 1973), weil die bisher aufgeführten Angaben sich ausschließlich auf hämodynamische Kontrollen in Ruhe beziehen. Eine Gruppe von 11 Probanden wurde 3—15 Jahre nach erfolgreicher Korrektur des VSD nachuntersucht. Alle hatten in Ruhe normale Druck- und Widerstandswerte im kleinen Kreislauf. Der mittlere Pulmonalisdruck stieg in sechs Fällen von 20 mm Hg in Ruhe auf abnorm hohe Werte während der starken Belastung an, in vier Fällen sogar auf 50—70 mm Hg. Eine Korrelation zwischen dem Grad des pathologischen Druckanstieges und dem Operationsalter schien zu bestehen. Diese Ergebnisse deuten darauf hin, daß die funktionelle Kapazität der Lungengefäße nach dem VSD-Verschluß eingeschränkt sein kann, trotz unauffälliger Hämodynamik im Ruhezustand, und dies umso intensiver, je später die operative Korrektur stattfand. Die im Schrifttum erwähnte postoperative Hyperaktivität der Pulmonalarteriolen (LUEKER u. Mitarb., 1969) könnte dieses Verhalten unter körperlicher Belastung zum Teil erklären.

6. Bleibende Veränderungen des linken Ventrikels

Die jahrelange Volumenbelastung des linken Herzens führt zu funktionellen Kompensationsmechanismen wie größerem Volumen und höherem Druck in der Enddiastole, und schließlich zu Hypertrophie. Mit dieser nimmt die Compliance der Ventrikelwand ab. Nach der Korrekturoperation bilden sich alle diese Merkmale zurück, nicht immer jedoch werden altersentsprechende Normalwerte erreicht. Zwei Studien (JAMARKANI u. Mitarb., 1971, 1972), 2 bzw. 1,3 Jahre nach dem VSD-Verschluß durchgeführt, demonstrieren dies besonders deutlich: In der ersten Studie wurden an 23 Patienten die linksatrialen und -ventrikulären Volumina (JAMARKANI u. Mitarb., 1971), die Auswurfsfraktion und die ventrikuläre Masse mit den entsprechenden präoperativen sowie mit ermittelten Normalwerten verglichen. Die Ergebnisse der postoperativen Messungen lagen, statistisch gesehen, noch im pathologischen Bereich, insbesondere die der linksventrikulären Masse, welche 34% über der Norm lag. Die zweite Studie (JAMARKANI u. Mitarb., 1972) erbrachte ähnliche Ergebnisse und zusätzlich indirekte Beweise für eine Verminderung der links-myokardialen Kontraktilität. Wichtig ist die Tatsache, daß die Patienten durchwegs zwischen dem 5. und 10. Lebensjahr operiert worden waren.

XVI. Ventrikelseptumdefekt und Aortenklappeninsuffizienz

1. Anatomie

Bei der Kombination Ventrikelseptumdefekt und Aortenklappeninsuffizienz unterscheiden wir nach VAN PRAAGH und MCNAMARA (1968) zwei Haupttypen.

Typ I: Der Defekt liegt unterhalb der Crista supraventricularis.

Typ Ia: Der Defekt ist in der Regel klein und steht in Beziehung zur Kommissur zwischen der rechten und nicht koronartragenden Taschenklappe. Eine Hypertrophie der Crista und dadurch ein Gradient zwischen rechtem Ventrikel und A. pulmonalis fehlen. Die Klappen selbst sind kongenital verändert. Eine Bikuspidalisierung, wobei die Kommissur zwischen dem rechten und dem nicht koronartragenden Segel nur rudimentär angelegt ist, führt zu einer Verschiebung der Klappenebene, und diese zusammen mit den meist verdickten und eingerollten Rändern zur Schlußunfähigkeit. Eine Bikuspidalisierung der Aortenklappen ist typisch für diese Fehlerkombination. Meist sind jedoch 3 Taschenklappen angedeutet vorhanden. Durch die Hypoplasie einer Kommissur fehlt dieser der Aufhängepunkt, so daß funktionell eine bikuspidale Klappe resultiert. Die normale, gleichmäßige gegenseitige Unterstützung der drei Taschenklappen in der Diastole fällt weg, die Klappe prolabiert, rollt sich ein und wird schlußunfähig. Der Ventrikelseptumdefekt ist hämodynamisch von untergeordneter Bedeutung, meist klein, und steht nicht in direkter Beziehung zur Ausbildung der Klappeninsuffizienz.

Typ Ib: Der Defekt ist größer und steht in Beziehung zur rechtskoronartragenden Taschenklappe. Die Crista supraventricularis ist wie bei einer Fallotschen Tetralogie hypertrophiert und nach vorne verlagert. Hämodynamisch besteht ein Gradient zwischen rechtem Ventrikel und Pulmonalarterie. Die Stenose ist jedoch nie so hochgradig, daß ein Rechts-Links-Kurzschluß resultiert. Die Aortenklappen sind ebenfalls meist kongenital im Sinne einer Bikuspidalisierung mißgebildet und bilden die Ursache der Schlußunfähigkeit.

Einen Übergang zum Typ II stellen diejenigen Fälle dar, wo bei großem Ventrikelseptumdefekt, aber deutlich ausgebildeter hypertropher Crista supraventricularis und normalen Aortenkommissuren die rechtskoronartragende Taschenklappe in den Defekt und den rechten Ventrikel prolabiert.

Typ II: Der Defekt liegt oberhalb der Crista supraventricularis.

Der große Ventrikelseptumdefekt liegt in der Ausflußbahn des rechten Ventrikels. Diese dem Typ Ib nach KIRKLIN entsprechenden sogenannten suprakristalen Defekte liegen eigentlich nicht suprakristal, sondern sind Defekte des Conus pulmonalis, dessen untere Begrenzung gegen den rechten Ventrikel als Crista supraventricularis bezeichnet wird. Fehlt in einem größeren Bezirk die Muskulatur des septalen Conus, bilden Teile des Klappenbasisringes von Aorta und Pulmonalis die obere Defektbegrenzung. Die rechtskoronartragende Taschenklappe, deren normalerweise vorhandene Stützung durch Fehlen der angrenzenden Septummuskulatur nicht vorhanden ist, dilatiert und prolabiert in die Ausflußbahn des rechten Ventrikels (Abb. 29). Je nach dem Ausmaß kann sogar ein Strombahnhindernis und ein entsprechender Druckgradient entstehen (KECK u. Mitarb., 1963; CARLSSON u. Mitarb., 1965). Bei dieser Fehlerkombination sind die Aortenklappen meist normal angelegt.

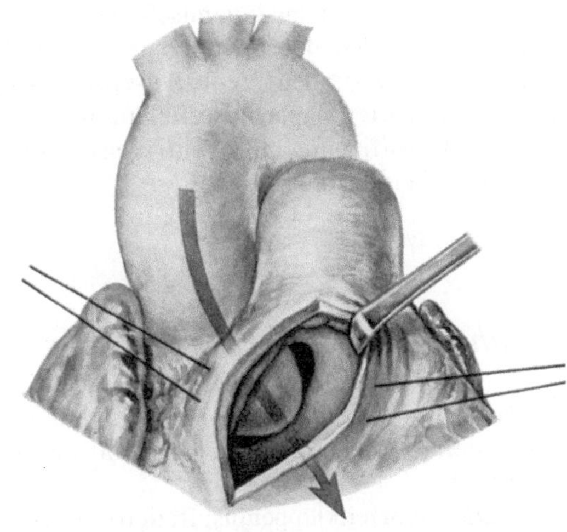

Abb. 29. Ventrikelseptumdefekt und Aortenklappeninsuffizienz. Großer Defekt des Conus pulmonalis (Typ Ib nach KIRKLIN) und Prolabieren der rechtskoronartragenden Taschenklappe

Diese direkte Beziehung zwischen Art der Mißbildung an den Aortenklappen und Lokalisation des Ventrikelseptumdefektes konnte dagegen von anderen Autoren nicht in diesem Maß beobachtet werden (ELLIS u. Mitarb., 1963; PLAUTH u. Mitarb., 1965; GONZALES-LAVIN u. BARRAT-BOYES, 1969), so daß eine eigene Gruppierung dieser Fehlerkombination nicht gerechtfertigt scheint (NADAS u. Mitarb., 1964). Die Kombination Ventrikelseptumdefekt und Aortenklappeninsuffizienz läßt sich zwanglos in die Einteilung der Ventrikelseptumdefekte nach KIRKLIN (CARTMILL u. Mitarb., 1966) einordnen, wobei nach hämodynamischen Gesichtspunkten und nach den im Vordergrund stehenden Fehlern man zwischen Ventrikelseptumdefekt Typ Ib mit Aortenklappeninsuffizienz und Aortenklappeninsuffizienz mit Ventrikelseptumdefekt unterscheiden muß.

2. *Pathophysiologie*

Offenbar sind ursächlich zwei Mechanismen für die Entstehung dieser Fehlerkombination verantwortlich:

1. Die Aortenklappeninsuffizienz entsteht primär bei bikuspidalem Klappenapparat. Hinzu kommt eine möglicherweise angeborene Disposition im Sinne einer Bindegewebsschwäche, welche nach Ausbildung des Locus minoris resistentiae entweder zur Entstehung eines Aneurysmas des Sinus Valsalvae, oder, falls dieser Bezirk im Bereich der Klappenbasis liegt, zur Insuffizienz führt. Der Ventrikelseptumdefekt ist unabhängig davon als zusätzliches kongenitales Vitium zu betrachten und kann bei entsprechender Größe das pathologische Geschehen beschleunigen.

2. Die Aortenklappen sind normal angelegt. Durch das Vorhandensein eines großen Ventrikelseptumdefektes, insbesondere vom suprakristalen Typ Ib, fehlt in einem weiteren Bereich die normalerweise vorhandene Stützmauer für die Aortenwurzel. Durch die exzentrische Belastung des Klappenapparates, welche in erster Linie die rechtskoronartragende Klappe betrifft, wird diese überdehnt, prolabiert und wird schlußunfähig (s. Abb. 29!). Die Insuffizienz entsteht sekundär.

3. *Operationsindikation*

Aus den anatomischen Betrachtungen geht hervor, daß in der Kombination Ventrikelseptumdefekt und Aortenklappeninsuffizienz letztere die dominierende Läsion zu sein scheint, dies um so mehr, als die ersten Ergebnisse der operativen Behandlung aus den Anfängen der 60iger Jahre durch GARAMELLA, CRUZ, HEUPEL, DAHL, JENSEN und BERMAN (1960) und SPENCER, BAHNSON und NEILL (1962) STARR, MENASHE und DOTTER (1960) zeigten, daß nach dem Verschluß des Ventrikelseptumdefektes keine Besserung der Aortenklappeninsuffizienz auftrat. Die Vorstellung von ROBINSON, FELL und JACOBSON (1962) durch den Verschluß des Defektes eine Unterstützung der sich prolabierenden Taschenklappen zu erhalten und damit einen positiven Einfluß auf die Entwicklung der Aortenklappeninsuffizienz auszuüben, erfüllte sich leider nicht. Dieses Vorgehen ist lediglich bei geringer Insuffizienz, bei Vorliegen eines zusätzlichen Sinus-Valsalvae-Aneurysmas und im Kindesalter einen Versuch wert (HALLIDIE-SMITH u. Mitarb., 1969). Rekonstruktive Maßnahmen an den stark prolabierten Taschenklappen führen ebenfalls nur selten zu Dauererfolgen. ELLIS, ONGLEY und KIRKLIN berichteten 1963, daß bei 19 operierten Patienten nach anfänglich gutem Resultat in 73% erneut eine mehr oder minder starke Klappeninsuffizienz auftrat. Zur vollständigen und dauerhaften Korrektur dieser Fehlerkombination ist daher neben dem Verschluß des Ventrikelseptumdefektes meist entweder der künstliche oder homöoplastische Klappenersatz erforderlich (HUFNAGEL u. CONRAD, 1965; GONZALES-LAVIN u. BARRATT-BOYES, 1969; SOMERVILLE u. Mitarb., 1970).

Nach den anatomischen Befunden und unter diesen hämodynamischen Gesichtspunkten ist die Indikation zur operativen Behandlung dieser Fehlerkombination zu beurteilen und unterschiedlich.

1. Ist der Ventrikelseptumdefekt klein oder hämodynamisch von untergeordneter Bedeutung, was jedoch auch funktionell durch das Prolabieren der Aortenklappe gegeben sein kann, und besteht keine pulmonale Hypertension, richtet sich die Operationsindikation ausschließlich nach dem Schweregrad der Aortenklappeninsuffizienz. Erst wenn diese klinisch bedeutsam wird (Schweregrad III, Dilatation des linken Ventrikels, linksventrikuläre Schädigung im EKG, erhöhte Blutdruckamplitude), ist die Indikation zur Operation gegeben. Ventrikelseptumdefekt und Aortenklappeninsuffizienz werden dann in einem Operationsgang, wenn möglich im Erwachsenenalter, korrigiert.

2. Beim großen hämodynamisch bedeutungsvollen Ventrikelseptumdefekt, wie er insbesondere beim Typ IB (großer suprakristaler Defekt) auftritt, ist die Operationsindikation schon früher zu stellen, da einerseits die Beseitigung des Links-Rechts-Kurzschlusses zum Schutz der

Lungenstrombahn erforderlich ist, andererseits bei dieser Fehlerkombination in einem höheren Prozentsatz normal angelegte Taschenklappen vorhanden sind und man bei frühzeitigem Verschluß des Defektes zunächst auf die Korrektur der Aortenklappeninsuffizienz verzichten kann. Sollte diese zunehmen, ist der prothetische Klappenersatz zu einem späteren Zeitpunkt immer noch möglich.

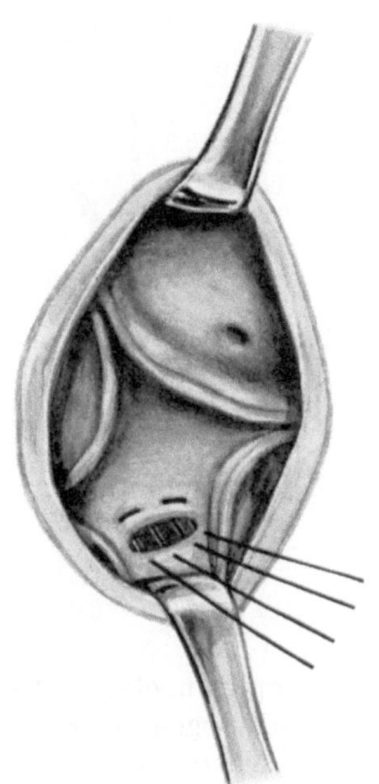

Abb. 30. Transaortaler Verschluß eines kleinen Ventrikelseptumdefektes durch direkte Naht. Der Defekt wird unmittelbar unterhalb der rechtskoronartragenden Taschenklappe nach Beiseiteziehen dieser sichtbar

4. Operationstechnik

Beim subaortalen infrakristalen Typ dieser Fehlerkombination (Typ I) ohne Vorliegen einer hämodynamisch wirksamen Hypertrophie der Crista supraventricularis besteht neben dem transventrikulären bzw. transatrialen Vorgehen noch die Möglichkeit, den Defekt transaortal zu verschließen. Von GARAMELLA, CRUZ, HEUPEL, DAHL, JENSEN und BERMAN 1960 erstmalig angegeben, haben HUFNAGEL und CONRAD 1965 über eine größere Serie berichtet. Sie verschlossen den Defekt nach Beiseiteziehen der entsprechenden Taschenklappen entweder durch direkte Naht oder durch Implantation eines Kunststoffes (Abb. 30). Sind die Klappensegel so stark verändert, daß eine plastische Korrektur der Insuffizienz nicht möglich ist, empfiehlt sich das Vorgehen von GONZALES-LAVIN und BARRATT-BOYES (1969). Die veränderte Taschenklappe wird nur teilweise gelöst, nach kaudal geschlagen und als Material zum Defektverschluß verwendet (Abb. 31). SOMERVILLE, BRANDAO und ROSS (1970) lösen beide benachbarten Taschenklappen und verdoppeln sie über den Defekt, um damit einen noch besseren Verschluß zu erzielen.

Liegt eine Hypertrophie der Crista supraventricularis mit einem nennenswerten Gradienten zwischen rechtem Ventrikel und Pulmonalarterie vor, ist ein transventrikulärer Zugang erforderlich. Der Verschluß erfolgt dann nach der auf S. 589 angegebenen Methode. Bei den meist großen suprakristal gelegenen Defekten und hämodynamisch bedeutsamer Aortenklappeninsuffizienz ist zumindest beim Erwachsenen der Defektverschluß ebenfalls in den meisten Fällen transaortal nach der vorher angegebenen Technik durch Verwendung der entsprechend veränderten Taschenklappen möglich. Glaubt man jedoch bei nicht zu stark ausgebildeter Aortenklappeninsuffizienz auf eine Korrektur an den Taschenklappen verzichten zu können, empfiehlt es sich, den Defektverschluß durch Implantation einer Prothese besser von einer hohen Ventrikulotomie im Bereich der Ausflußbahn des rechten Ventrikels vorzunehmen. Einzelheiten s. S. 592!

a) Das operative Vorgehen an den Aortenklappen

Je nach dem pathologisch anatomischen Befund an den Taschenklappen unterscheiden sich die verschiedenen Korrekturmöglichkeiten. Bei bikuspidalem Klappenapparat mit mehr oder minder stark veränderten Segeln, wobei diese am freien Klappenrand meist geschrumpft und eingerollt, in der Tiefe der Taschen dagegen überdehnt und prolabiert sind, führen plastische Maßnahmen nur selten zu Dauererfolgen (ELLIS u. Mitarb., 1963; PLAUTH u. Mitarb., 1965). Die Resektion des Klappenapparates bzw. Verwendung desselben zum plastischen Verschluß des Ventrikelseptumdefektes und Klappenersatz entweder durch Homöoplastik (GONZALES-LAVIN u. BARRATT-BOYES, 1969; SOMERVILLE u. Mitarb., 1970) oder Kunstventile (HUFNAGEL u. CONRAD, 1965) sind dann angezeigt. Bei normalen,

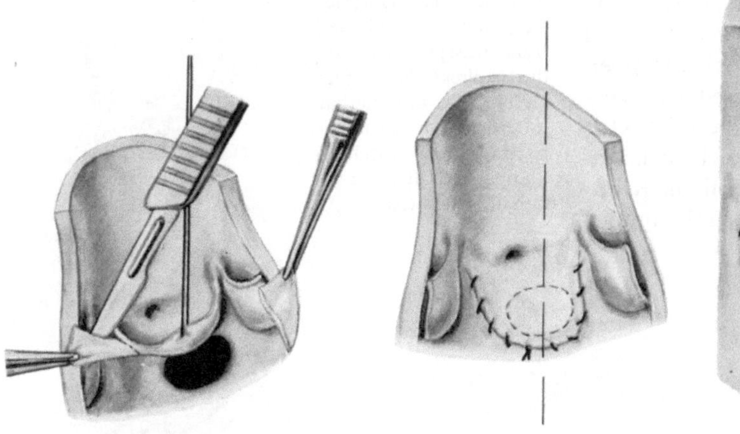

Abb. 31. Transaortaler Verschluß eines VSD nach Gonzales-Lavin und Barratt-Boyes.

dreiklappig angelegten Aortenklappen und Befall nur eines Segels oder einer Kommissur können jedoch plastische Eingriffe durch Faltung der erweiterten und prolabierten Segel, Hebung und Verankerung tiefer gesunkener Kommissuren sowie Verlängerung von Klappensegeln durch Faszienstreifen eine erneute Schlußfähigkeit erzielen.

XVII. Ventrikelseptumdefekt und Aneurysma des Sinus Valsalvae

1. Anatomie

Im Bereich der Aortenwurzel ist die Aortenwand schon normalerweise dünnwandig und bläht sich systolisch auf. Durch den bogenförmig nach vorne und rechtskonvexen Verlauf der Aorta ascendens wird der rechte Sinus Valsalvae in der Diastole hämodynamisch stärker belastet als der linke. Als zusätzlicher dysgenetischer Faktor werden intrauterine entzündliche Wandschäden diskutiert (Hart, 1905; Peltzer u. Piroth, 1959; Pachaly u. Martinez, 1961; Karacsony u. Mitarb., 1961).

Dieser Belastung gibt die Aortenwand nach, und es kommt zur Aneurysmenbildung. Diese Aneurysmen können perforieren (White, 1892; Burchell u. Edwards, 1957; Sakakibara u. Kono, 1968)

1. in den linken Ventrikel,
2. in die Ausflußbahn des rechten Ventrikels,
3. in die Pulmonalarterie,
4. in den rechten Vorhof,
5. in das Mediastinum.

Perforierte Sinus-Valsalvae-Aneurysmen müssen operiert werden (Sakakibara u. Konno, 1968; McGoon u. Mitarb., 1958; Gerbode u. Mitarb., 1961). Normalerweise liegt die Muskulatur des Conus pulmonalis der Wand des rechten und nicht koronartragenden Sinus Valsalvae an und verstärkt diese gegen die Dauerdruckbelastung. Fehlt nun infolge einer Störung in der Ausbildung des Kammerseptums diese Stützmauer, kommt ein weiterer Faktor hinzu, welcher die Ausbildung solcher Aneurysmen begünstigt.

Man unterscheidet dabei zwei Typen.

1. Der VSD ist klein, der Klappenbasisring der Aorta erhalten. Aneurysma und VSD sind zwei voneinander unabhängige Vitien, es besteht keine Aortenklappeninsuffizienz (Abb. 32a).

2. Der VSD ist groß (Typ Ib nach Kirklin, 1965). Die aneurysmatische Veränderung erfaßt auch den Klappenbasisring der Aorta und die entsprechende Taschenklappe. Eine Aortenklappeninsuffizienz resultiert (Abb. 32b).

2. Operationsindikation

Bei gleichzeitigem Vorliegen eines Sinus-Valsalvae-Aneurysmas, perforiert oder nicht, und

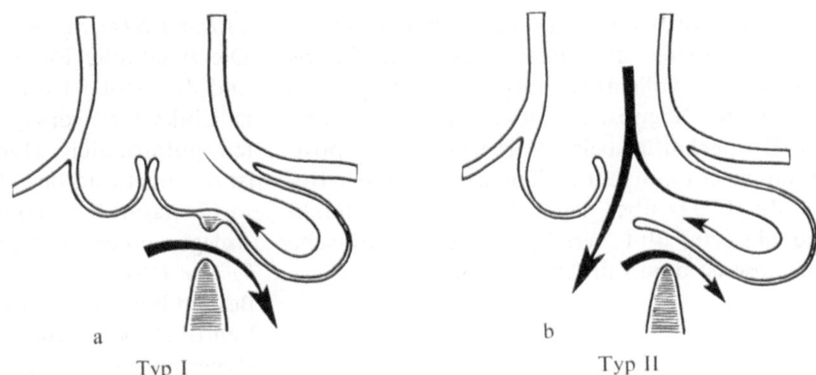

Abb. 32a u. b. VSD und Aneurysma des Sinus Valsalvae, Typ I und Typ II

eines Ventrikelseptumdefekts, ist die Operationsindikation wegen der Progredienz des Leidens zum Verschluß des Defektes und zur Raffung des Aneurysmas immer gegeben.

3. *Operationstechnik*

1. Sind VSD und Aneurysma des Sinus Valsalvae zwei unabhängig voneinander entstandene Fehlbildungen, d.h. nicht mit einer Aortenklappeninsuffizienz vergesellschaftet, wird der Defekt, welcher dann meist subaortal (Typ I) liegt, in der auf S. 589 angegebenen Weise verschlossen. Das Aneurysma des Sinus Valsalvae wird gerafft, eine eventuell vorhandene Perforationsöffnung verschlossen und mit einer Kunststoffprothese die Aortenwand verstärkt. Die Fixierung erfolgt dabei durch fortlaufende überwendliche Naht.

2. Liegt die Kombination eines Aneurysmas des Sinus Valsalvae mit Ventrikelseptumdefekt und Aortenklappeninsuffizienz vor (Typ II), entspricht das operative Vorgehen dem der Kombination Ventrikelseptumdefekt und Aortenklappeninsuffizienz. Erfahrungsgemäß ist durch den Verschluß des Ventrikelseptumdefektes und die Beseitigung des Aneurysmas die Aorteninsuffizienz nicht zu beeinflussen, so daß zusätzliche Maßnahmen an den Aortenklappen zur Korrektur dieses Fehlers notwendig werden. Der Ventrikelseptumdefekt wird durch die Implantation einer Prothese verschlossen, wobei insbesondere beim suprakristalen Defekt Typ Ib gleichzeitig durch die Wahl einer entsprechend großen Prothese das Aneurysma des Sinus Valsalvae mit korrigiert werden kann (s. auch Abb. 22, S. 592!). Ein transaortales Vorgehen wird nur in ausgewählten Fällen möglich sein. An den Aortenklappen können sowohl plastische Maßnahmen als auch der Ersatz einer prolabierten Taschenklappe versucht werden, doch wird zumindest beim Erwachsenen in den meisten Fällen der Klappenersatz durch künstliche Klappe oder Homöoplastik nicht zu umgehen sein.

XVIII. Ventrikelseptumdefekt und Aortenisthmusstenose

Durch das Strombahnhindernis in der Aorta wird der Widerstand im großen Kreislauf erhöht, was beim Vorliegen eines Ventrikelseptumdefektes eine Zunahme des Links-Rechts-Kurzschlusses auf Ventrikelebene bedeutet. Bei großem Ventrikelseptumdefekt kann der systolische Blutdruck an den oberen Extremitäten normal sein. Die Differenz zur unteren Körperhälfte ist jedoch in jedem Fall vorhanden. Liegt außerdem noch ein offener Ductus arteriosus Botalli vor, welcher prästenotisch mündet, kommt dieser zweite Kurzschluß auf Gefäßebene noch als zusätzliche Belastung des pulmonalen Strombettes hinzu. Druckangleich in der Aorta und A. pulmonalis ist die Folge. Die Lebenserwartung dieser Kinder ist gering, meist wird die Diagnose erst als Obduktionsbefund gestellt.

Noch schwieriger wird die Diagnose, wenn der Ductus poststenotisch mündet. Durch die spezielle Hämodynamik fließt dann arterialisiertes Blut über den Ventrikelseptumdefekt in den rechten Ventrikel und von dort über die Pulmonalarterie durch den Ductus in die distale Aorta.

Dadurch wird einerseits die Druckdifferenz zwischen oberer und unterer Körperhälfte reduziert bzw. vollständig aufgehoben und andererseits die Diagnosehilfe der Zyanose der unteren Körperhälfte beim Vorliegen eines postisthmisch einmündenden Ductus arteriosus Botalli durch das über den Ventrikelseptumdefekt arterialisierte Blut verschleiert. Eine klinische Diagnose ist damit praktisch nicht möglich.

1. Operationsindikation

Die Operationsindikation im Säuglingsalter ist abhängig vom klinischen Zustandsbild und dieses von dem Schweregrad der Isthmusstenose bzw. der Ausbildung eines Kollateralkreislaufes. Besteht pulmonaler Hochdruck oder treten die Zeichen des Links-Herzversagens auf, ist die Operationsindikation zur Resektion der Isthmusstenose und zum Verschluß eines offenen Ductus arteriosus Botalli vorhanden. Besteht die pulmonale Hypertension nach Beseitigung des Strombahnhindernisses weiter, kann zusätzlich eine künstliche Pulmonalstenose angelegt werden. Die Indikation zur Operation des Ventrikelseptumdefektes muß dann erneut überprüft werden. Der Verschluß kann, falls erforderlich, zu einem späteren Zeitpunkt erfolgen (NEWCOMBE u. Mitarb., 1961)

XIX. Ventrikelseptumdefekt und Ductus arteriosus Botalli

1. Operationsindikation

Bei dieser relativ häufigen Kombination, wobei sich beide Fehler mit Links-Rechts-Shunt in ihrer hämodynamischen Wirkung addieren, müssen wir je nach dem Schweregrad des einzelnen Fehlers verschiedene Gesichtspunkte bei der Operationsindikation in Betracht ziehen (SASAHARA u. Mitarb., 1960; ELLIOT u. Mitarb., 1962; SPEER u. Mitarb., 1968)

a) Der VSD ist groß, der Ductus Botalli ist groß. Die zweifache Belastung des Lungenkreislaufes und der große Links-Rechts-Kurzschluß führen zu Links-Herzversagen und zur volumenbedingten pulmonalen Hypertension. Die Operation ist indiziert und besteht im Verschluß des Ductus sowie nach Kontrolle des Druckverhaltens im Anlegen einer künstlichen Pulmonalstenose.

b) Der VSD ist groß, der Ductus Botalli ist klein. Besteht bei großem Links-Rechts-Kurzschluß auf Ventrikelebene eine volumenbedingte pulmonale Hypertension, ist die Indikation zum Anlegen einer künstlichen Pulmonalstenose gegeben. Der Ductus Botalli wird in der gleichen Sitzung verschlossen (evtl. Totalkorrektur).

c) Der VSD ist klein, der Ductus Botalli ist groß. Ist ein großer Ductus arteriosus Botalli in erster Linie für das Vorhandensein eines pulmonalen Hochdrucks verantwortlich zu machen, wird dieser verschlossen. Der VSD kann sich spontan verschließen oder wird zu einem späteren Zeitpunkt in 2. Sitzung korrigiert.

d) Der VSD ist klein, der Ductus Botalli ist klein, eine pulmonale Hypertension ist nicht vorhanden. Bei dieser Fehlerkombination wird man die Operationsindikation im jugendlichen Alter erneut überprüfen und, falls der Kurzschluß sie bejaht, VSD und Ductus Botalli in einer Operation und simultan beheben.

2. Operationstechnik

Die Operationstechnik zum Verschluß des Ductus Botalli ist in Band II beschrieben, die Technik zur Anlegung einer künstlichen Pulmonalstenose auf S. 577.

Bei gleichzeitigem Vorhandensein eines offenen Ductus arteriosus und eines Ventrikelseptumdefektes muß dieser vor Ingangsetzen des extrakorporalen Kreislaufs dargestellt und versorgt werden. Es empfiehlt sich jedoch, die Vorbereitungen zur Ingangsetzung des extrakorporalen Kreislaufs, d.h. die Kanülierung von Aorta und Hohlvenen schon vor der eigentlichen Darstellung des Ductus vorzunehmen, damit bei einer zufälligen Verletzung diese Komplikation sofort beherrscht werden kann. Wird der Ductus bei der Präparation verletzt oder ist der Gang so breit und kurz, daß ein Verschluß durch Ligatur

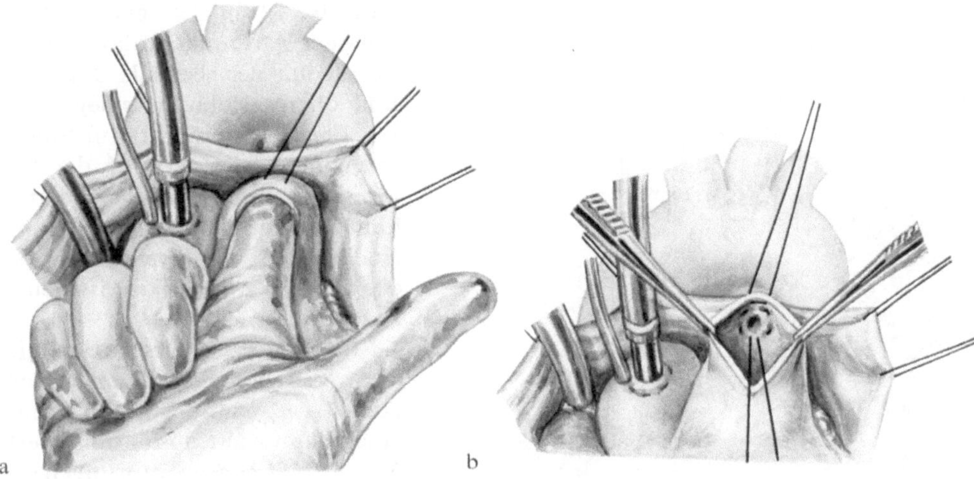

Abb. 33a–c. Transpulmonaler Verschluß eines offenen Ductus arteriosus Botalli während des extrakorporalen Kreislaufs. a Nach Inzision der Pulmonalarterie Fingertamponade während der Abkühlphase. b Transpulmonaler Verschluß im totalen Kreislaufstillstand. c Temporärer Verschluß mit Hilfe eines Fogarty-Katheters

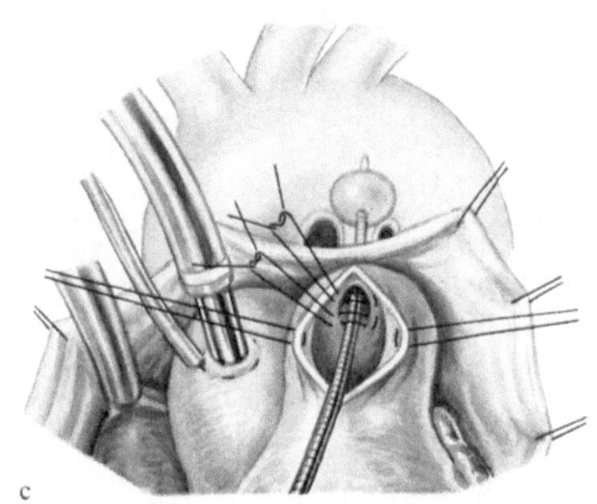

nicht möglich ist, empfiehlt es sich, nach Ingangsetzen des extrakorporalen Kreislaufs und Blutstromunterkühlung die Versorgung im vollständigen Kreislaufstillstand durchzuführen. Um während der Abkühlphase bei großem Ductus arteriosus keine Schädigung des linken Ventrikels durch Überflutung des Lungenbettes zu erhalten, kann man bei schlußfähigen Pulmonalklappen durch Abklemmen der beiden Pulmonalarterienäste mehr oder weniger normale Bypassbedingungen schaffen. Bei verletztem Ductus versucht man durch Fingerkompression die Blutung zu tamponieren und gleichzeitig durch diesen Druck auch den Kurzschluß zu unterbrechen. Bei Senkung der Körpertemperatur auf 20—25 °C werden im totalen Kreislaufstillstand, d.h. nach Abstellen der Herz-Lungenmaschine, der eingerissene Ductus durchtrennt und die Öffnungen in A. pulmonalis und Aorta durch entsprechende Naht am blutleeren Operationsgebiet vorgenommen. Ist die Verletzung, wie in den meisten Fällen, im linken Pulmonalarterienast, wird nach Ingangsetzen des extrakorporalen Kreislaufs die Pulmonalarterie im Stammbereich gegen die Bifurkation hin längs inzidiert und der Riß sowie der Ductus vom Lumen her so lange mit dem Zeigefinger tamponiert, bis die gewünschte Blut- und Körpertemperatur erreicht ist. Erst dann wird im totalen Kreislaufstillstand die Versorgung des Risses und der Verschluß des Ductus vorgenommen.

Bei sehr breitem und kurzem Ductus oder bei schwieriger Präparation kann man dieses Vorgehen primär anwenden. Dabei werden entweder durch Abklemmen der Pulmonalarterienäste oder durch temporäre Fingertamponade über eine Längsinzision im Pulmonalarterienstamm normale Perfusionsbedingungen hergestellt. An Stelle des Fingers kann auch ein Fogarty-Ballon-Katheter in die Aorta eingeführt werden. Der Verschluß des offenen Ductus arteriosus erfolgt dann transpulmonal durch direkte Naht (Abb. 33).

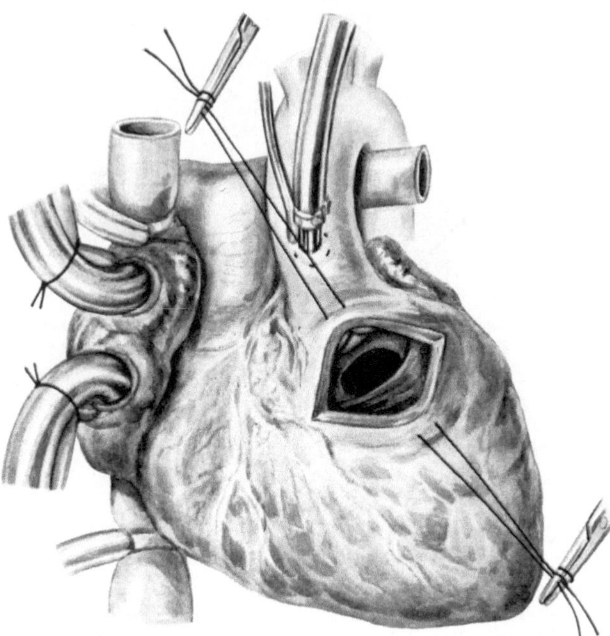

Abb. 34. Sogenannte „korrigierte“ Transposition der großen Gefäße und VSD. Transventrikulärer Zugang durch den funktionell linken vorne liegenden Ventrikel

XX. Ventrikelseptumdefekt bei korrigierter Transposition der großen Gefäße

1. Anatomie und Pathophysiologie

Bei dieser Fehlbildung, welche besser als Transposition der großen Gefäße mit Inversion beider Ventrikel bezeichnet wird, entleert sich der rechte Vorhof in den linken Ventrikel, aus welchem die Pulmonalarterie entspringt, während das Lungenvenenblut über den linken Vorhof in den rechten Ventrikel strömt und von dort in die transponierte Aorta gelangt. Die Aorta entspringt demnach aus der vorne liegenden Kammer und liegt links von der Pulmonalarterie. Der Atrio-ventrikular-Klappenapparat dieses arteriellen Ventrikels ist dagegen trikuspidal, oft ähnlich einer Ebsteinschen Anomalie mißgebildet und manchmal insuffizient (ANDERSON u. Mitarb., 1957). Der venöse Ventrikel mit bivalvulärem Atrio-ventrikular-Klappenapparat liegt dorsal mit der ebenfalls dorsal zwischen Aorta und oberer Hohlvene gelegenen Pulmonalarterie. Ebenfalls verändert im Sinne der Ventrikelinversion ist der Verlauf der linken Koronararterie (s. Abb. 34!). Das Ventrikelseptum verläuft von rechts oben nach links unten und der trikuspidale Atrio-ventrikular-Klappenapparat des arteriellen Ventrikels ist dem linken Herzen zugewendet.

In etwa 50% dieser Fehlbildung liegt ein Ventrikelseptumdefekt vor, welcher häufig mit einer Atrio-ventrikular-Klappeninsuffizienz und einer Pulmonalstenose kombiniert ist (SAYED u. Mitarb., 1962). Auch Störungen des Reizleitungssystems bis zum angeborenen AV-Block sind häufig (ANDERSON u. Mitarb., 1957). Durch die Inversion der Ventrikel entsteht bei Betrachtung eines Ventrikelseptumdefektes durch den vorne liegenden arteriellen Ventrikel im Gegensatz zum normalen Situs eine spiegelbildliche Anordnung der Strukturen. Der Defekt wird kranial durch den Klappenbasisring der Aorta begrenzt, wobei im Gegensatz zum Defekt ohne Lageanomalie jedoch die Aorta ventral der Defektebene zu liegen kommt. Der von rechts vorne nach unten hinten ziehende muskuläre Defektrand geht links in den Basisring des Atrio-ventrikular-Klappenapparates über. Der Verlauf des Reizleitungssystems ist dabei ebenfalls spiegelbildlich verändert. Es verläuft länger als normal im kaudalen muskulären Defektrand (LEV u. Mitarb., 1962) und ist besonders verletzungsgefährdet.

2. Operationsindikation

Die Operationsindikation zum Verschluß eines Ventrikelseptumdefektes bei korrigierter Transposition der Gefäße unterscheidet sich von der Operationsindikation beim normalen Ventrikelseptumdefekt durch die anatomisch bedingten zusätzlichen Schwierigkeiten mit der Gefahr von Verletzung des Reizleitungssystems, Atrio-ventrikular-Klappenapparates und des an der Vorderwand im Inzisionsbereich entspringenden Papillarmuskels für das aortale Trikuspidalsegel. Sie ist lediglich bei großen Defekten mit pulmonaler Hypertension und beim Vorliegen von zusätz-

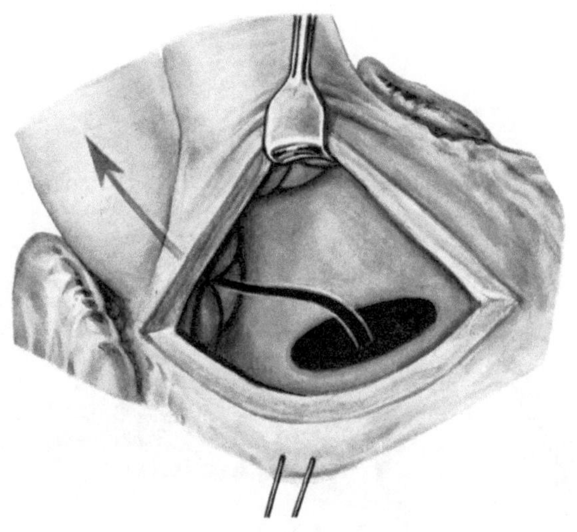

Abb. 35a. Double outlet right ventricel und VSD, Typ I. Der VSD liegt unterhalb der Crista supraventricularis

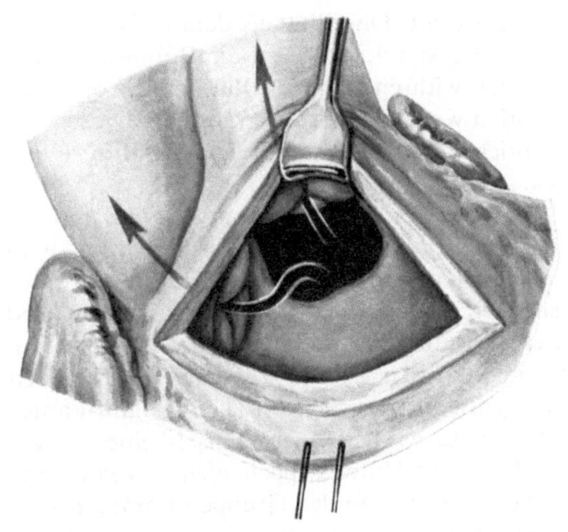

Abb. 35b. Typ II, die Abbildung zeigt den Typ IIb mit großem Defekt

lichen Klappenfehlern gegeben. Bei mäßigem Links-Rechts-Shunt und gleichzeitigem Vorliegen einer Pulmonalstenose sollte man besser auf den Verschluß verzichten.

3. Operationstechnik

Der Zugang erfolgt durch den vorne liegenden arteriellen Ventrikel. Durch den abnormen Koronararterienverlauf und den Ursprung des anterioren Papillarmuskels soll die Inzision septumnah liegen (Abb. 34). Um eine Verziehung des die Grenze zwischen Niederdruck- und Hochdrucksystem bildenden Trikuspidalklappenapparates zu vermeiden, ist außerdem immer die Implantation einer Prothese angezeigt. Die Fixation erfolgt nach der auf S. 589 angegebenen Technik, wobei besondere Sorge auf einen ausreichenden Sicherheitsabstand zum freien Rand des Defektes und damit einer Vermeidung der Verletzung des Reizleitungssystems zu tragen ist.

Besteht eine Atrio-ventrikularklappeninsuffizienz, kann diese durch entsprechende Raffung der Kommissuren bei transatrialem Zugang ebenfalls korrigiert werden (Ablaza u. Mitarb., 1965; King u. Mitarb., 1964).

XXI. Ventrikelseptumdefekt und Double Outlet Right Ventrikel ohne Pulmonalstenose

1. Anatomie und Pathophysiologie

Bei dieser Fehlerkombination bildet der immer vorhandene Ventrikelseptumdefekt den einzigen Ausgang für das Blut aus dem linken Ventrikel. Seit Neufeld, Lucas, Lester und Adams, 1962, unterscheiden wir zwei Hauptgruppen, wobei die Lage des Ventrikelseptumdefektes den Unterschied darstellt.

Typ I. Der VSD befindet sich unterhalb der Crista supraventricularis: Aorta und Pulmonalklappenapparat liegen in der gleichen Ebene und Höhe nebeneinander. Der Blutstrom des arteriellen Blutes aus dem linken Ventrikel ist in erster Linie gegen die Aorta gerichtet, Zyanose daher selten. Die Symptomatik entspricht einem großen Ventrikelseptumdefekt mit mehr oder minder stark ausgeprägter pulmonaler Hypertension (Abb. 35a).

Typ IIa. Der Defekt befindet sich oberhalb der Crista supraventricularis unmittelbar unterhalb der Pulmonalklappe, von der in gleicher Ebene und daneben liegenden Aorta durch eine Muskelleiste getrennt. Das Blut aus dem linken Ventrikel ist in erster Linie gegen die Pulmonalarterie gerichtet, während venöses Blut in die Aorta ausgeworfen wird. Zyanose herrscht vor. Dieser Typ entspricht dem sogenannten Taussig-Bing-Komplex.

Typ IIb. Der Defekt befindet sich oberhalb der Crista supraventricularis, ist größer und wird kranial von den in gleicher Ebene aus dem rechten Ventrikel entspringenden großen Gefäßen und deren Semilunarklappen begrenzt (Abb. 35b). Hämodynamisch besteht zwischen den beiden Untergruppen des Typs II kein signifikanter Unterschied, weshalb auch klinisch eine Unterscheidung der Untergruppen nicht möglich ist. Übergänge zwischen den Gruppen kommen vor. Bei kleinem Ventrikelseptumdefekt kann dieser Druck reduziert sein und muß dann bei der Korrektur zur Vermeidung einer hämodynamischen Subaortenstenose vergrößert werden (SERRATO u. Mitarb., 1967).

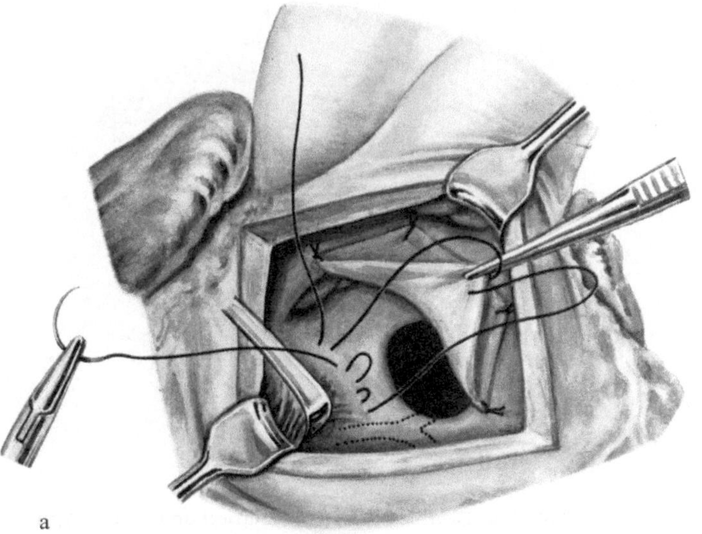

a

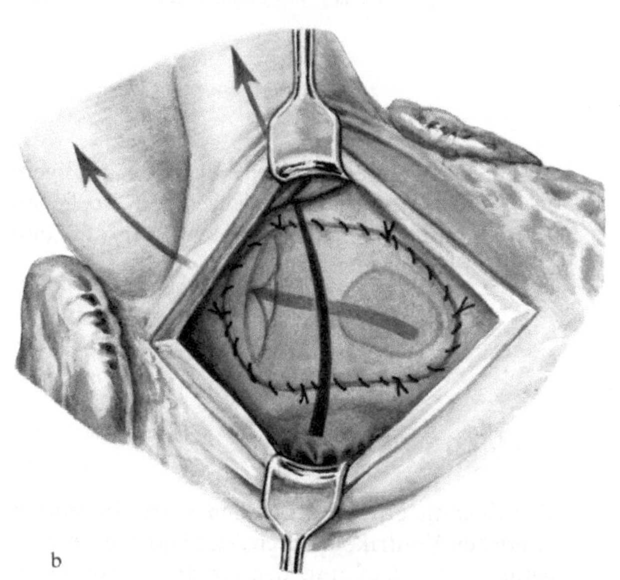

b

Abb. 36a u. b. Operationstechnik zur Korrektur eines Double outlet right ventricel mit VSD. Typ I nach KIRKLIN, HARP und MCGOON

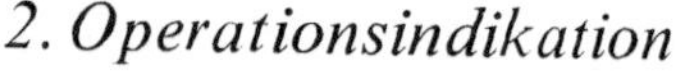

2. Operationsindikation

Wird die entsprechende Diagnose gestellt und besteht ein flußbedingter pulmonaler Hochdruck, wie er insbesondere beim Fehlen einer Pulmonalstenose häufig vorkommt, ist die Operationsindikation gegeben.

3. Operationstechnik

Das Prinzip besteht in der Bildung eines Tunnels, welcher den VSD mit dem Aortenostium verbindet (KIRKLIN u. Mitarb., 1964). Dazu wird ein Perikard- oder weiches Teflonimplantat in entsprechender Größe zugeschnitten und mit fortlaufender Naht oder Einzelnähten fixiert (Abb. 36a u. b.). Bei kleinem Ventrikelseptumdefekt muß dieser entsprechend vergrößert werden. Der Defekttyp II (großer suprakristaler Defekt) ist häufig technisch inoperabel. Besteht jedoch eine Korrekturmöglichkeit, ist zusätzlich die plastische Erweiterung der Ausflußbahn des rechten Ventrikels erforderlich.

XXII. Aneurysma der Pars membranacea septi ventriculorum und Ventrikelseptumdefekt

Aneurysmen der Pars membranacea des Ventrikelseptumdefektes sind relativ selten. In der Literatur wird insgesamt etwas über 160 Fälle berichtet (YANG u. Mitarb., 1969; POMBO u. Mitarb., 1970; HAMBY u. Mitarb., 1970). Solche Aneurysmen sind jedoch häufig mit einem hämodynamisch meist unbedeutenden Ventrikelseptumdefekt kombiniert. Dieser liegt dann an der Spitze des sich systolisch vorwölbenden Aneurysmasackes.

1. Embryologie

MALL (1912), LEV und SAPHIR (1938) nahmen als Ursache eine Störung in der Fusion der Endokardkissen bzw. eine Fehlinsertion des fibrösen Gewebes beim Schluß des Foramen interventriculare primum, bedingt durch eine Rechtslage der Aorta, an. Eine begleitende Wandschwäche führt dann bei gesteigertem linksventrikulären Druck mit der Schräglage der Pars membranacea zur Ausbildung des Aneurysmas. Zu dieser kongenitalen These gesellen sich in neuerer Zeit Vorstellungen, welche diese Fehlerkombination als erworben annehmen. Sie stützen sich auf die Tatsache, daß Aneurysmen des Septum membranaceum und Ventrikelseptumdefekte in der überwiegenden Mehrzahl bei Jugendlichen und Erwachsenen gefunden wurden. Das Aneurysma entsteht dabei während des Spontanverschlusses von Ventrikelseptumdefekten. JAIN und ROSENTHAL (1967) VARGHESE, IZUKAWA und CELERMAJER (1969) MISRA, HILDNER, COHEN, NARULA und SAMET (1970) konnten die Ausbildung eines Aneurysmas bei einem Kind innerhalb von 6 Jahren angiographisch nachweisen. BARON, WOLF, GRISHMAN und VAN MIEROP (1964) sowie JAIN und ROSENTHAL (1967) beschrieben die Ausbildung eines Ventrikelseptumaneurysmas nach unvollständigem operativen Verschluß von Ventrikelseptumdefekten.

Als ein weiterer Mechanismus für den Spontanverschluß oder die Verkleinerung eines Ventrikelseptumdefektes wurde von SIMMONS, MOLLER und EDWARDS 1966 eine Fusion des septalen Trikuspidalsegels mit dem fibrösen Rand des Defektes angenommen. Der hohe Ventrikeldruck kann daher ebenfalls zur Ausbildung einer aneurysma-ähnlichen Vorwölbung der Klappensegel führen, welche sich von einem echten Aneurysma kaum unterscheiden läßt. In seltenen Fällen kann auch nach einem Infarkt des Ventrikelseptums ein Aneurysma mit Perforation entstehen (ARONS u. O'ROURKE, 1954; AVLONITIS, 1963).

2. Anatomie

Je nach Sitz und Ursache kann man drei Formen unterscheiden (Abb. 37):

1. Die ventrikulo-atriale Form. Das Aneurysma entwickelt sich aus der Pars atrioventricularis des Septum membranaceum und wölbt sich in den rechten Vorhof vor.

2. Die ventrikuläre Form, wobei sich das Aneurysma aus der Pars interventricularis des Septum membranaceum entwickelt und in die Ausflußbahn des rechten Ventrikels vorragt.

3. Das sogenannte Pseudoaneurysma, welches durch eine Fusion des septalen Trikuspidalsegels mit dem Ventrikelseptumdefektrand zustande kommt.

Diese Aneurysmen haben in der Regel einen Durchmesser von 1—2 cm. Sie können jedoch auch wesentlich größer werden (SAAB u. Mitarb., 1966). Ausnahmsweise kann das Aneurysma auch die Herzgrenzen überschreiten und subaortal und zwischen Aorta und Pulmonalis zum Vorschein kommen (MACMAHON u. KELLER, 1962; SAAB u. Mitarb., 1966; LECKERT u. STEINBERG, 1950).

Neben Ventrikelseptumdefekten können auch noch Vorhofseptumdefekte, Aortenisthmusstenosen, Subaortenstenosen, Transpositionen usw. als Begleitfehler gefunden werden (HAMBY u. Mitarb., 1970). Auch die Kombination mit Aneurysmen des Sinus Valsalvae wurden beschrieben (SAKAKIBARA u. KONNO, 1962)

Die hämodynamische Auswirkung dieser Fehlerkombination hängt in erster Linie von der Größe des Defektes ab. Das Aneurysma selbst führt selten zu Störungen, weshalb die überwiegende Zahl der bisherigen Berichte Obduktions-

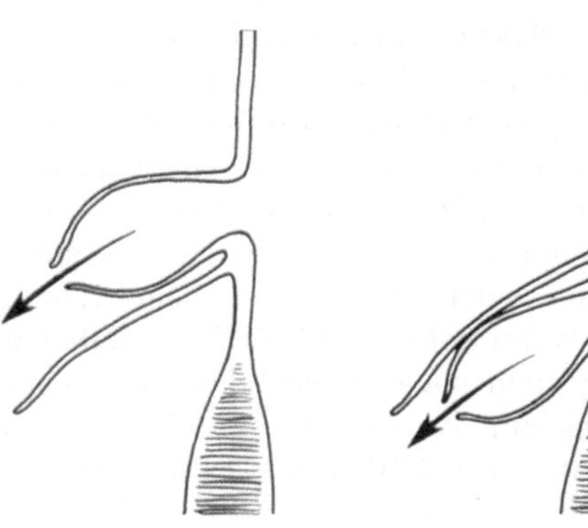

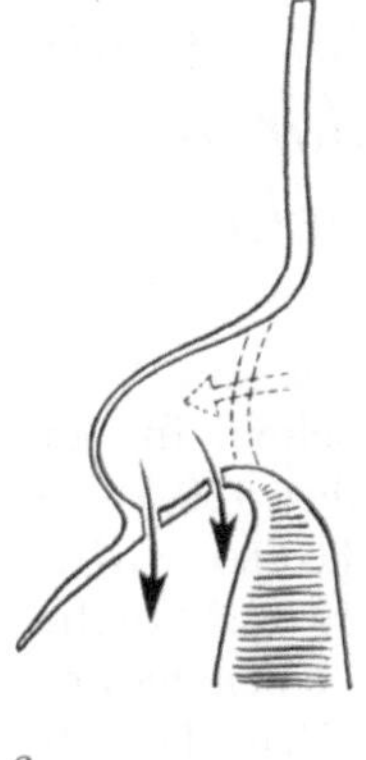

a b c

Abb. 37a—c. Schematische Darstellung der 3 Formen des Aneurysma der Pars membranacea septi ventriculorum. a Ventrikulo-atriale Form. b Ventrikulare Form. c Pseudoaneurysma

befunde sind. Große Aneurysmen, welche in den rechten Ventrikel ragen, können jedoch ein Ausflußbahnhindernis mit einem entsprechenden Druckgradienten darstellen (PERÄSALO u. Mitarb., 1961; DAS u. Mitarb., 1964). Ist das septale Trikuspidalsegel in das Aneurysma einbezogen, findet sich eine Trikuspidalinsuffizienz. Störungen des Reizleitungssystems sind wegen der unmittelbaren Nachbarschaft zum Hisschen Bündel häufig (HEGGTVEIT, 1964; SAKASHITA u. Mitarb., 1967). Spontanrupturen und Rupturen im Anschluß an bakterielle Endokarditiden wurden ebenfalls beobachtet (BARON u. Mitarb., 1964; SAKASHITA u. Mitarb., 1967).

3. *Diagnose*

Die Diagnose eines Aneurysmas der Pars membranacea des Ventrikelseptums erfolgt in der Regel durch eine linksventrikuläre Angiokardiographie (SOBBE u. Mitarb., 1967). Dabei füllt sich das unmittelbar unterhalb der Aortenklappe gelegene Aneurysma und sichert die Diagnose (STEINBERG, 1967). Liegt das Aneurysma unterhalb der rechten Koronararterie, ist es am besten in der lateralen Projektion sichtbar. Die Darstellung soll schon vor der Füllung der Aorta sichtbar sein, da andernfalls ein Aneurysma des Sinus Valsalvae, welches direkt in das Ventrikelseptum oder in einen Ventrikelseptumdefekt vorragen kann, die Diagnose vortäuscht (EDWARDS u. BURCHEL, 1957). Häufig wird die Diagnose jedoch erst intraoperativ beim Verschluß eines Ventrikelseptumdefektes gestellt.

4. *Operationsindikation*

Die Indikation zur operativen Behandlung dieser Fehlerkombination richtet sich nach dem Ausmaß der hämodynamischen Störung, damit also in erster Linie nach der Größe des Ventrikelseptumdefektes. Das Aneurysma selbst stellt, soweit beurteilbar, keine Operationsindikation dar. Da jedoch Komplikationen wie bakterielle Endokarditis, Spontanperforationen und auch Thromboembolien beobachtet wurden, empfiehlt sich bei Patienten mit nachgewiesenen Aneurysmen der Pars membranacea eine diesbezügliche Kontrolle.

5. *Operationstechnik*

Das therapeutische Vorgehen bei der Kombination eines Aneurysmas der Pars membranacea des Ventrikelseptums mit einem Ventrikelseptumdefekt unterscheidet sich nicht von dem bei isoliertem VSD. Bei mäßigem Aneurysma und kleinem Defekt kann man, das Aneurysma raffend, den Defekt direkt verschließen. Zur Verstärkung der Matratzennähte sollen Teflonstreifen als Widerlager verwendet werden. Bei ausgeprägtem Aneurysma, dünner Wandung und Behinderung der Klappenfunktion der Valvula tricuspidalis oder beim Vorliegen einer Ausflußbehinderung des rechten Ventrikels wird das Aneurysma reseziert und der dann vorliegende große Ventrikelseptumdefekt in typischer Weise durch das Einnähen eines Teflonimplantates verschlossen (s. S. 589!).

B. Ventrikelseptumdefekt nach Myokardinfarkt

I. Pathophysiologie

Die Ruptur des Ventrikelseptums im Anschluß an einen Myokardinfarkt ist ein dramatisches Ereignis, wobei die zusätzliche Belastung des ohnehin schwer geschädigten Herzens durch den Links-Rechts-Kurzschluß in 1,5 bis 2% als eigentliche Todesursache des Patienten mit Herzinfarkt anzusehen ist (LEE u. Mitarb., 1962). 4 bis 7 Tage nach dem Verschluß einer Koronararterie beginnt der Abbau des nicht mehr ernährten Muskelgewebes. Die Kombination von entzündlichen Vorgängen mit proteolytischen Enzymen und die mechanische Beanspruchung am Übergang zur gesunden Herzmuskulatur führt zur paradoxen Bewegung, und eine Ruptur mit nachfolgendem Ventrikelseptumdefekt ist die Folge. Liegt der Infarktbezirk in der Ventrikelwand, und ist es durch die entzündlichen Reaktionen zur Verklebung mit dem Perikard gekommen, kann ein Aneurysma entstehen.

Die Überlebenschancen von Patienten mit Herzinfarkt, kompliziert durch Ventrikelseptumdefekt, sind gering. Nach OYAMADA und QUEEN (1961) sterben 25% am ersten Tag, 65% innerhalb der ersten beiden Wochen und 81,5% innerhalb der ersten beiden Monate. Nur 7% lebten länger als zwei Jahre. Zu ähnlichen Ergebnissen kamen LEE, CARDON und SLODKI 1962 (20 Fälle) sowie SANDERS u. Mitarb. 1965. Da im Gegensatz dazu die Überlebenschancen bei operativer Behandlung zwischen 30 und 60% lagen, wird seit dem ersten erfolgreichen Verschluß eines solchen Defektes mit einer Ivalonprothese durch COOLEY, BELMONTE, ZEIS und SCHNUR im Jahre 1957 der operativen Behandlung der Vorzug gegeben. Basierend auf dem histo-pathologischen Ablauf der Veränderungen im Infarktbezirk und den vergleichsweise schlechten Ergebnissen sowohl hinsichtlich der Mortalität als auch vor allem im Bezug auf die Vollständigkeit des Defektverschlusses, wurde zunächst als optimaler Zeitpunkt für die Operation ein Abstand von 2 bis 3 Monaten zum Auftreten des Defektes empfohlen (BARNARD u. KENNEDY, 1965; ALLEN u. WOODWARK, 1966; JERESATY u. Mitarb., 1967; GUNNING u. BENTALL, 1969). Nach diesem Zeitraum ist der Defekt in seiner endgültigen Größe zu übersehen und hat bereits fibröse Ränder zur erfolgreichen Verankerung der Nähte. Aber auch die Frühoperation kann in Anbetracht der schlechten Prognose des nicht operativ behandelten Leidens in zunehmendem Maße auf bessere Erfolge hinweisen (BARNARD u. KENNEDY, 1965; HONEY u. Mitarb., 1967; DAICOFF u. RHODES, 1968; SELZER u. Mitarb., 1969; LAJOS u. Mitarb., 1969; IBEN u. Mitarb., 1969; KITAMURA u. Mitarb., 1971; FREENY u. Mitarb., 1971).

II. Anatomie

Im Gegensatz zum kongenitalen Defekt liegt der Ventrikelseptumdefekt nach Herzinfarkt meist spitzennah oder in der Mitte des Ventrikelseptums. SWITHINBANK (1959) analysierte die Lage bei 82 Patienten und fand nur in 4% einen hochsitzenden Defekt. In 66% lag der Defekt spitzennah, in 30% in der Mitte des Septum und in 17% nach hinten. LUNDBERG und SÖDERSTROM (1962) konnten bei 40 Patienten mehr als eine Perforation feststellen. Die Defekte sind unregelmäßig begrenzt und haben einen mittleren Durchmesser von etwa 2 cm. Schwierigkeiten in der Beurteilung ergeben sich durch die versteckte Lage hinter den meist reichlich ausgebildeten Trabekeln

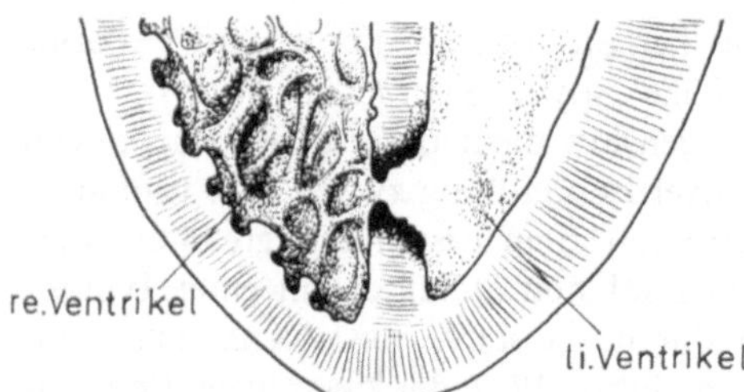

Abb. 38. Schematischer Querschnitt eines erworbenen Ventrikelseptumdefektes

des rechten Ventrikels. Dazu kommt häufig ein gegen den rechten Ventrikel hin abnehmender Durchmesser (Abb. 38). Diese anatomischen Gegebenheiten sind auch der Grund für die Entwicklung verschiedenster raffinierter und aufwendiger Operationsverfahren sowie keiner einheitlichen Meinung für den besten Zugangsweg.

III. Operationsindikation

Je nach Größe des Defektes und der myokardialen Situation kann man nach ALLEN und WOODWARK (1966) drei Gruppen mit verschiedenen Verlaufsformen unterscheiden. Dadurch werden Operationsindikation und die Wahl des Operationszeitpunktes beeinflußt.

Gruppe 1: Die Defekte sind klein und haben nur geringe hämodynamische Bedeutung. Die zusätzliche Belastung durch den Kurzschluß wird kompensiert, und die Patienten werden konservativ entsprechend dem Vorgehen beim Herzinfarkt behandelt. Eine Operationsindikation ist nicht gegeben.

Gruppe 2: Das Auftreten des Defektes geht mit einer akuten Verschlechterung der Herz- und Kreislaufsituation und mäßigem kardialen Schock einher. Der Patient spricht auf eine intensive medikamentöse Therapie gut an und erholt sich. Seine körperliche Leistungsfähigkeit bleibt jedoch deutlich eingeschränkt, und er ist nicht belastbar. Die Operationsindikation zum Verschluß des Defektes ist gegeben. Man sollte jedoch auf Ausbildung eines fibrösen Randbezirkes zur besseren Nahtfixation warten. Eine solche tritt 2—3 Monate nach dem Infarktereignis ein.

Gruppe 3: Mit dem Auftreten des Defektes kommt es zum kardiogenen Schock. Das Ansprechen auf eine intensive medikamentöse Therapie ist gering. Diese Patienten sterben meist innerhalb von 2—3 Tagen. In Anbetracht der infausten Prognose ist eine sofortige Operationsindikation gegeben.

IV. Operationstechnik

Bedingt durch die guten Erfahrungen mit einem Zugang durch die Vorderwand des rechten Ventrikels zum Verschluß der angeborenen Defekte, wurde dieses Vorgehen zunächst auch für die operative Behandlung des erworbenen Ventrikelseptumdefektes das Vorgehen der Wahl. Um die Schwierigkeiten in der Beurteilung der Defektgröße und der Nahtfähigkeit des Defektrandes zu überwinden, wurden verschiedenste Operationsmethoden angegeben. Zwei sollen trotz der zunehmenden Tendenz zur direkten Naht und zu linksventrikulärem Zugang im Detail beschrieben werden.

1. Methode nach Allen und Woodwark

Durch eine spitzennahe Längsinzision wird der rechte Ventrikel eröffnet und die über den Defekt ziehenden Trabekel werden reseziert. Dadurch kommt der Defekt in seiner ganzen Ausdehnung zur Darstellung. Der eigentliche Verschluß erfolgt nun durch eine Teflonprothese, deren Durchmesser den eigentlichen Defektdurchmesser um 2—4 cm übertreffen soll. In einem Abstand von ca. 1 cm zum sichtbaren Defektrand wird ein innerer Ring von einzelnen U-Nähten gelegt und durch die Prothese gestochen. Unter gleichmäßigem Anspannen wird die Prothese in den Ventrikel eingebracht und die Fäden werden verknüpft. Eine zweite, fortlaufende, tief durchgreifende Nahtreihe fixiert dann den Defektrand an die gesunde Kammermuskulatur (Abb. 39). Dieses Vorgehen berücksichtigt einerseits die unterschiedliche Defektgröße im rechten und linken Ventrikel und soll bei Frühoperationen eine Nahtinsuffizienz mit Wiedereröffnung des Defektes bei weiterem Absterben von Herzmuskelgewebe verhindern.

2. *Methode nach Iben, Pupello, Stinson und Shumway*

Dieses als Sandwichtechnik bezeichnete Vorgehen vermeidet durch die Verwendung von zwei Teflonfilzplatten und einem Streifen jeden direkten Kontakt von Knoten und brüchiger Herzmuskulatur. Sie vermindert dadurch die Gefahr des Durchschneidens der Nähte erheblich. Für diese relativ zeitraubende Technik soll die Koronarperfusion nicht unterbrochen werden. Zur Ruhigstellung des Operationsgebietes empfehlen die Autoren elektrisch induziertes Kammerflimmern.

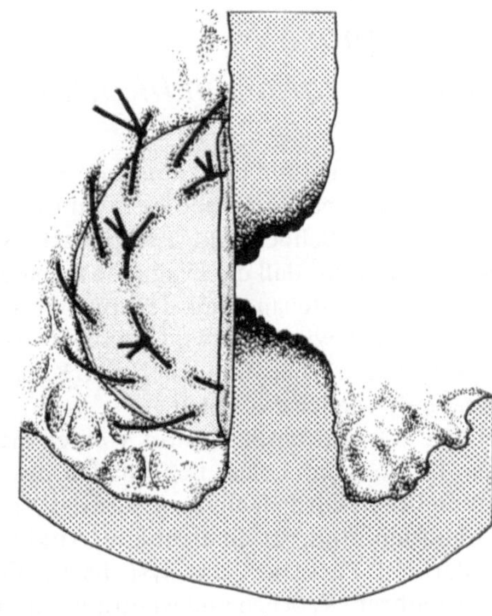

Abb. 39. Transventrikulärer Verschluß eines erworbenen Ventrikelseptumdefektes nach ALLEN und WOODWARK. Rechtsventrikulärer Zugang

3. *Der linksventrikuläre Zugang*

Die Erfahrungen mit der operativen Behandlung von Ventrikelaneurysmen haben gezeigt, daß eine Inzision des linken Ventrikels überraschend gut toleriert wird (BARNARD u. KENNEDY, 1965; DAICOFF u. RHODES, 1968; COOLEY u. HALLMAN, 1968; KAY u. Mitarb., 1970). Da erworbene Ventrikelseptumdefekte häufig mit Ventrikelaneurysmen kombiniert auftreten, hat man folgerichtig den Schluß gezogen, daß bei Vorhandensein dieser Kombination neben dem Defektverschluß auch die akinetische Zone des Aneurysmas beseitigt werden müsse (MOSS u. Mitarb., 1970). Damit ergab sich automatisch der Zugang durch den linken Ventrikel. Es zeigte sich nun, daß bei diesem Zugang durch das Fehlen von Trabekeln in der linken Kammer die Ausdehnung des Defektes und seine anatomischen Besonderheiten wesentlich besser beurteilbar waren. Deshalb wird dieser Zugang jetzt zunehmend bevorzugt (COOLEY u. HALLMAN, 1968; BINET u. Mitarb., 1970; KITAMURA u. Mitarb., 1971). COOLEY verschließt dabei den Defekt durch direkte Naht. KITAMURA, MENDEZ und KAY (1971) empfehlen zwei bis drei U-Nähte über Teflonfilzstreifen als Widerlager mit großer Nadel und starker Seide (2) zu legen und sie dann vorsichtig zu knoten. COOLEY gibt der fortlaufenden, tief durchgreifenden Naht den Vorzug. Diese Methoden haben den Vorteil des raschen Verschlusses. Eine kurze Koronarischämie bietet ein ruhiges, trockenes Operationsfeld und ermöglicht ein exaktes Plazieren der Nähte. Größere Vergleichsserien über die Häufigkeit von Rezidiven liegen jedoch mit dieser Nahttechnik nicht vor. Die Frühergebnisse (KITAMURA u. Mitarb., 1971) sind jedoch ermutigend.

C. Der traumatische Ventrikelseptumdefekt

Traumatische Ventrikelseptumdefekte sind meist die Folge von penetrierenden Stich- oder Schußverletzungen, wobei die Messerstichverletzungen überwiegen (LUI u. Mitarb., 1965). Bereits 1957 wurde von MAHAFFEY, SCHRAMEL und CREECH ein Fall erfolgreich operiert. FERBERS und PATEL (1960) berichteten über einen Fall nach Bolzenschußverletzung. Aber auch nach stumpfen Traumen können Ventrikelseptumdefekte entstehen (PEIRCE u. Mitarb., 1958). Die Häufigkeit beträgt ca. 3—5% der überlebenden Patienten nach perforierenden Herzverletzungen (CARTER u. Mitarb., 1967).

I. Diagnose und Operationsindikation

Da im Vordergrund der klinischen Symptomatik zunächst die penetrierende Herzwunde mit Blutdruckabfall, Schock und Tamponade steht, ist es verständlich, daß die Diagnose meist erst nach erfolgreicher Behandlung der primären Verletzung gestellt wird. Oft wird das systolische Geräusch erst hörbar, wenn sich der Kreislauf des Patienten wieder erholt hat.

Die Operationsindikation richtet sich nach dem hämodynamischen Befund. Da nur in Ausnahmefällen kardiale Befunde vor der Verletzung vorhanden sind, ist eine genaue Abklärung erforderlich. Persistiert das systolische Geräusch über mehrere Wochen und ist damit ein Spontanverschluß nicht mehr wahrscheinlich, muß die Auswirkung des Defektes durch Herzkatheter untersucht werden. Der Operationszeitpunkt ist optimal 4—6 Wochen nach der primären Verletzung, da zu diesem Zeitpunkt die Traumafolgen überwunden, aber die Adhäsionen, welche später bei der Freilegung des Herzens beträchtliche Schwierigkeiten bereiten können (TERKELSEN, 1960; DEAL u. Mitarb., 1971), noch nicht ausgebildet sind. Bei großem Ventrikelseptumdefekt mit kurzschlußbedingter kardialer Insuffizienz oder zusätzlichen Papillarmuskelverletzungen kann jedoch auch eine sofortige Operation indiziert sein (LEAVER u. Mitarb., 1970).

II. Operationstechnik

Meist wird es bei der digitalen Exploration des Herzens vom rechten Vorhof aus möglich sein, die Lage des Defektes zu lokalisieren. Erst danach soll man sich für ein transventrikuläres oder transatriales Vorgehen entscheiden. Während bei Stichverletzungen der Verschluß meist durch direkte Naht bei Verwendung von Teflonstreifen als Widerlager erzielt werden kann, empfiehlt sich, bei Schußverletzungen, insbesondere nach stumpfen Traumen Kunststoffimplantate zu verwenden. Die Operationstechnik entspricht der bisher beschriebenen.

D. Die postoperativen Komplikationen nach Verschluß von Ventrikelseptumdefekten in extrakorporaler Zirkulation

In der postoperativen Behandlung und Überwachung von Patienten nach Verschluß eines Ventrikelseptumdefektes mit Hilfe der extrakorporalen Zirkulation gelten die dabei üblichen Gesichtspunkte (BRAIMBRIDGES u. GHADIALI, 1965; SATTER u. DUDZIAK, 1971; HOFFMEISTER, 1968).

Diese sind:

1. Überwachung des Herz-Kreislaufsystems durch laufende Messung und Registrierung des

a) arteriellen Blutdruckes,

b) venösen Blutdruckes,

c) der Kapillardurchblutung (Inspektion des Nagelbettes),

d) der Blutbilanz (Blutverlust, Blutzufuhr),

e) der Pulsfrequenz (laufende Sicht- und Hörregistrierung),

f) des linken Vorhofdruckes.

2. Überwachung des Gasaustausches durch Kontrolle der

a) Atemfrequenz,

b) Atemtiefe,

c) Auskultation der Lunge,

d) Blutgasanalysen (arteriell und venös),

e) des Thorax-Röntgenbefundes (Früherkennung eines beginnenden Lungenödems).

3. Überwachung des Flüssigkeitshaushaltes (Messung und Registrierung der stündlichen Urinausscheidung sowie der Zufuhr).

4. Überwachung des Elektrolythaushaltes, insbesondere des Kaliums.

Besondere Aufmerksamkeit gilt dem rechtzeitigen Erkennen und der Behandlung des sogenannten Low cardiac output-Syndroms und der Herztamponade.

I. Das Low cardiac output-Syndrom

Abnahme des arteriellen Blutdrucks, Ansteigen des venösen Druckes, zunehmende Unruhe, Steigerung der Atemfrequenz und Verminderung

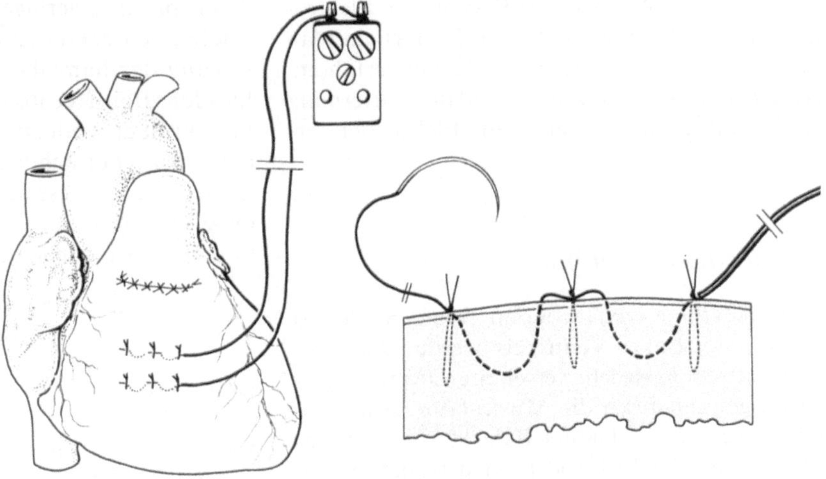

Abb. 40. Schematische Darstellung der Fixation von Myokard-Schrittmacherelektroden im Herzmuskel

der Urinausscheidung, beginnend meist einige Stunden nach Beendigung des extrakorporalen Kreislaufes, sind alarmierende Symptome und erfordern sofortiges Eingreifen. Intermittierende positive Druckbeatmung, Zufuhr von positiv inotropen Medikamenten, insbesondere Alupent, Überprüfung und Korrektur des Kaliumwertes und des Säurebasenhaushaltes können, rechtzeitig begonnen und konsequent durchgeführt, zum Erfolg führen.

II. Die Herztamponade

Zweithäufigste Ursache der Verschlechterung des kardialen Zustandes eines Patienten ist die Herztamponade. Sie kann akut in den ersten Stunden nach der Operation, aber auch protrahiert bis zu 6 Tagen und mehr nach dem eigentlichen Eingriff durch Kompression des Herzens die Auswurfleistung beeinträchtigen. Plötzliches Sistieren einer bis dahin regelmäßigen Drainageblutung, Ansteigen der Herzfrequenz, Absinken des arteriellen Druckes auf nicht mehr meßbare Werte bei erhaltener Ansprechbarkeit des Patienten sind typisch für das Vorliegen dieser Komplikation, und die Exploration bzw. Rethorakotomie ist angezeigt. Da schon geringe Mengen bis zu 250 ml deletäre Folgen haben können, sind Röntgenkontrollen meist unzuverlässig.

III. Der postoperative AV-Block

Wegen der unmittelbaren anatomischen Beziehung zwischen dem Hisschen Bündel und dem Defektrand ist dieses beim Verschluß von Ventrikelseptumdefekten besonders gefährdet und Störungen der av-Überleitung sind häufig (SAYED, 1965). Diese Störungen können durch direktes Fassen des Bündels mit einer Naht, aber auch durch Druck mit Haken oder Pinzetten sowie durch ein Ödem in der Umgebung von Nähten entstehen. Dies ist auch die Ursache, warum sich in ca. 50% Störungen der av-Überleitung wieder rückbilden. Der Zeitraum, in welchem sich diese Störungen rückbilden können, beträgt dabei bis zu 4 Wochen. Aber auch später kann durch Invasion von fibrösem Gewebe noch eine Schädigung des Reizleitungssystems auftreten. Besonders gefährdet sind dabei Patienten mit prä- oder postoperativem Rechtsschenkelblock und Linksdrehung des mittleren Sektors, da die av-Überleitung bei diesen Patienten nur durch die kaudalen Anteile des linken Bündels erfolgt (KULBERTUS u. Mitarb., 1969) (s. S. 597).

Besteht der av-Block postoperativ über diesen Zeitraum hinaus weiter und liegt die Herzfrequenz unter 60/min, ist vor allem bei wechselndem ventrikulären Zentrum die permanente Stimulation durch ein implantierbares Schrittmachersystem indiziert.

Kehrt nach Wiederaufwärmung des Patienten der regelmäßige Sinusrhythmus nicht spontan zurück, ist das Anlegen von Pacemaker-Elektroden vor Verschluß des Thorax erforderlich. Man sollte mit dieser Maßnahme großzügig verfahren, da die Implantation gefahrlos und die Entfernung durch einfachen Zug an den Elektroden erfolgen kann.

1. Operationstechnik

An einer von Koronararterien freien Stelle des rechten oder linken Ventrikels werden zwei mit atraumatischen Nadeln versehene Drahtelektroden tangential durch die Muskulatur gestochen und mit Seideneinzelnähten fixiert (Abb. 40). Der isolierte Teil der Elektroden wird transthorakal nach außen geleitet und an der Haut ebenfalls durch Nähte befestigt. Diese Fixation ist wichtig, damit nicht beim Umlagern oder Betten die Elektroden zufällig herausgezogen werden. Der Anschluß an einen transportablen Batterieschrittmacher erfolgt während des Umgehungskreislaufes, so daß man unter Schrittmacherschutz diesen beenden kann.

Schlußbetrachtung

Seit Fertigstellung des Manuskriptes im Jahre 1972 hat sich die Technik des extrakorporalen Kreislaufes besonders im Säuglingsalter durch spezielle Baby-Herz-Lungenmaschinen und Membran-Oxygenatoren weiter entwickelt. Die Mortalität der Eingriffe im Säuglingsalter ist wesentlich geringer geworden und liegt in den meisten Zentren um 10% (BARRATT-BOYES u. Mitarb., 1971; GRIEPP u. Mitarb., 1974; BRECKENRIDGE u. Mitarb., 1973). Dadurch ist auch die Indikation zur primären Korrektur des Ventrikelseptumdefektes im Säuglingsalter mit großem Shunt und hohem Druck in der Pulmonalarterie im Wandel begriffen. Die primäre Korrektur hat in erfahrenen Zentren etwa die gleiche Mortalität wie das zweizeitige Vorgehen. Krankenhausaufenthalt und Gesamttrauma sind bei einzeitigem Vorgehen naturgemäß bedeutend geringer. Erst die Zukunft wird zeigen, welchem Verfahren der Vorzug zu geben ist.

Die operative Behandlung des isolierten angeborenen und des traumatisch bedingten Ventrikelseptumdefektes ist heute eine fest etablierte Therapie mit geringer Mortalität. Nach erfolgreicher Korrektur ist eine weitgehende Normalisierung der hämodynamischen Verhältnisse vorhanden. Beim Ventrikelseptumdefekt nach Herzinfarkt liegt, bedingt durch die Grundkrankheit, das Risiko beträchtlich höher. In Anbetracht der jedoch noch wesentlich schlechteren Spontanprognose muß auch in diesen Fällen die Operationsindikation bejaht werden.

Literatur

ABLAZA, S. G. G., BLANCO, G., MARANHAO, V., GOLDBERG, H.: Corrected transposition of the great vessels associated with true mitral insufficiency and atrial septal defect. J. thorac. cardiovasc. Surg. **50**, 233 (1965).

ALLEN, A. D., ANDERSON, R. C., NOREN, G. R., MOLLER, J. H.: Postoperative follow-up of patients with ventricular septal defect. Circulation **50**, 465 (1974).

ALLEN, P., WOODWARK, G.: Surgical management of postinfarction ventricular septal defects. J. thorac. cardiovasc. Surg. **51**, 346 (1966).

ALPERT, B. S., MELLITS, D. E., ROWE, R. D.: Spontaneous closure of small ventricular septal defects. Amer. J. Dis. Child. **125**, 194 (1973).

ANDERSON, R. C., LILLEHEI, C. W., LESTER, R. G.: Corrected transposition of the great vessels of the heart. A review of 17 cases. Pediatrics **20**, 626 (1957).

ARCILLA, R. A., AUGUSTSSON, M. M., BICOFF, J. P., LYNDFIELD, J., WEINBERG, M., FELL, H. G., GASUL, B. M.: Further observations on the natural history of isolated ventricular septal defect in infancy and childhood. Circulation **28**, 560 (1963).

ARONS, J. J., O'ROURKE, P.: Myocardial infarction with aneurysm of interventricular septum and perforation. J. Amer. med. Ass. **155**, 1050 (1954).

AVLONITIS, E. G.: Interventricular septal aneurysm with double rupture of the heart following acute myocardial infarction. Amer. J. Cardiol. **11**, 413 (1963).

BARNARD, P. M., KENNEDY, J. H.: Postinfarction ventricular septal defect. Circulation **32**, 76 (1965).

BARON, M. G., WOLF, B. S., GRISHMAN, A., VAN MIEROP, L. H. S.: Aneurysm of the membranous septum. Amer. J. Roentgenol. **91**, 1303 (1964).

BARRATT-BOYES, B. G.: Complete correction of cardiovascular malformations in the first two years of life using profound hypothermia. In: Heart Disease in Infancy. Diagnosis and Surgical Treatment (Ed. BARRATT-BOYS, NEUTZE, HARRIS). Edinburgh and London: Churchill Livingstone 1973.

BARRATT-BOYES, B. G., SIMPSON, M., NEUTZE, J. M.: Intracardiac surgery in neonates and infants using deep hypothermia with surface cooling and limited cardiopulmonary bypass. Circulation **43/44** (suppl. I), I—25 (1971).

BEKIER, J.: Die Auswirkung der Vorhofinzision auf die Häufigkeit der postoperativen Herzrhythmusstörungen beim Verschluss des Vorhofseptumdefektes. Thoraxchirurgie **18**, 154 (1970).

BEKIER, J.: Die Anatomie des Reizleitungssystems bei Operationen von Vorhofseptumdefekten. Thoraxchirurgie **19**, 41 (1971).

BERGER, K. P.: Die operative Behandlung des großen Ventrikelseptumdefektes im Säuglings- und Kleinkindesalter. (Ergebnis der Bändelungsoperation unter Berücksichtigung des Krankengutes der Chirurgischen Universitätsklinik Düsseldorf). Dissertation (1969).

BEUREN, A. J.: Die angiokardiographische Darstellung kongenitaler Herzfehler. Berlin: Walter de Gruyter 1966.

BINET, J. P., CONSO, J. F., LANGLOIS, J., POTTEMANN, M., CLOUP, M., THIBERT, M., LUCET, P.: Fermeture de certaines communications interventricularies congenitales basses par le ventricular gauche. Arch. Mal. Coeur **63**, 1345 (1970).

BIRCKS, W.: Operative Korrektur von angeborenen Herzfehlern ohne Cyanose. Kongressbericht der Österreichischen Gesellschaft für Chirurgie **10**, 114 (1969).

BIRCKS, W., BOSTROEM, B., KREUZER, H., LOOGEN, F.: Die Dosierung einer künstlichen Pulmonalstenose mit Hilfe intraoperativer Herzzeitvolumen-Bestimmungen. Langb. Arch. Chir. **313**, 673 (1965).

BIRCKS, W., LOOGEN, F.: Die Bändelungsoperation (und der nachfolgende Korrektureingriff). Langenbecks Arch. Chir. **322**, 641 (1968).

BIRCKS, W., REIDEMEISTER, C.: Results of surgical treatment of ventricular septal defect. Brit. Heart J. (Suppl.) **33**, 88 (1971).

BIRCKS, W., SATTER, P.: Zur Problematik des Rezidivventrikelseptumdefektes. Thoraxchirurgie **13**, 261 (1965).

BLOOMFIELD, D. K.: The natural history of ventricular septal defect in patients surviving infancy. Circulation **29**, 914 (1964).

BORGEOIS, M. J., GILBERT, B. K., DONALD, D. E., WOOD, E. W.: Characteristics of aortic diastolic pressure decay with application to the continous monitoring of changes in peripheral resistance. Circulat. Res. **35**, 56 (1974).

BRAIMBRIDGE, M. V., GHADIALI, P. E.: Post-operativ cardiac care. Oxford: Blackwell Scientific Publications 1965.

BRAMMELL, H. L., VOGEL, J. H. K., PRYOR, R., BLOUNT, S. G.: The Eisenmenger syndrome a clinical and physiologic reappraisal. Amer. J. Cardiol. **28**, 679 (1971).

BRECKENRIDGE, I. M., OELERT, H., GRAHAM, G. R., STARK, J., WATERSTON, D. J., BONHAM CARTER, R. E.: Open-heart surgery in the first year of life. J. thorac. cardiovasc. Surg. **65**, 58 (1973).

BREUER, H. A., MEYER, H., LOOGEN, F.: Zur Frage der Behandlung des Ventrikelseptumdefektes in den ersten zwei Lebensjahren. Verh. Deutsch. Ges. Kreisl.-Forsch. **38**, 301 (1972).

BRISTOW, D. J., KASSEBAUM, D. G., STARR, A., GRISSWOLD, H. E.: Observation on the occurence of right bundle-brunch-block following repair of ventricular septal defects. Circulation **22**, 896 (1960).

BURCH, G. E., DEPASQUALE, N. P.: Electrocardiography in the diagnosis of congenital heart disease. Philadelphia: Lea and Febiger 1967.

BURCHELL, H. B., EDWARDS, J. E.: Aortic sinus aneurysms with communications into right ventricle and associated ventricular septal defect. Proc. Mayo Clin. **26**, 336 (1957).

BURTON, A. C.: Physiology and biophysics of the circulation. Chicago: Year Book Medical Publishers 1966.

CARLSSON, E., HARTMANN, A. F., jr., KISSANE, J. M.: Ventricular septal defect with prolapsed aortic valve and outflow tract obstruction. Case report. Acta radiol. (Stockh.) **3**, 554 (1965).

CARTER, R. L., ALBERT, H. M., GLASS, B. A.: Traumatic ventricular septal defect. Ann. thorac. Surg. **4**, 256 (1967).

CARTMILL, T. B., DUSHANE, J. W., MCGOON, D. C., KIRKLIN, J. W.: Results of repair or ventricular septal defect. J. thorac. cardiovasc. Surg. **52**, 486 (1966).

CARTMILL, T. B., OVERTON, J. H., CELERMAJER, J. M.: Deep hypothermia and perfusion in infancy. In: Heart Disease in Infancy. Diagnosis and Surgical Treatment (Ed. BARRAT-BOYS, B. G., NEUTZE, J. M., HARRIS, E. A.). Edinburgh and London: Churchill Livingstone 1973.

CHAPMAN, C. B., BAKER, O., REYNOLDS, J., BONTE, F. J.: Use of biplane cinefluorography for measurement of ventricular volume. Circulation **18**, 1105 (1958).

CHING, E., DUSHANE, J. W., MCGOON, D. C., DANIELSON, G. H.: Total correction of ventricular septal defect in infancy using extracorporeal circulation. Ann. thorac. Surg. **12**, 1 (1971).

CLELAND, W.: In: Medical and Surgical Cardiology (CLELAND, W., GOODWIN, J., MCDONALD, L., ROSS, D., Eds.), p. 511. Oxford and Edinburgh: Blackwell Scientific Publications 1969.

COLIN, L. B.: Changes in the wall of the pulmonary artery after banding. J. Path. (England) **99**, 29 (1969).

COLLINS, G., CALDER, L., ROSE, V., KIDD, L., KEITH, J.: Ventricular septal defect: Clinical and hemodynamic changes in the first years of life. Amer. Heart J. **84**, 695 (1972).

COOLEY, D. A.: Current status of surgical treatment of ventricular septal defect. Dis. Chest. **35**, 651 (1959).

COOLEY, D. A., BELMONTE, B. A., ZEIS, L. B., SCHNUR, S. Surgical repair of ruptured interventricular septum following acute myocardial infarction. Surgery **41**, 930 (1957).

COOLEY, D. A., HALLMAN, G. L.: Surgical treatment of left ventricular aneurysm: Experience with excision of postinfarction lesions in 80 patients. Progr. cardiovasc. Dis. **11**, 222 (1968).

COOLEY, D. A., HALLMAN, G. L., WUKASCH, D. C.: Surgical treatment of congenital heart disease during infancy: one- and two-stage techniques. J. Cardiovasc. Surg. **13**, 232 (1972).

CORDELL, A. R., MCKONE, R. C., BHATTI, M. A.: Pulmonary artery debanding. Ann. Thorac. Surg. **14**, 24 (1972).

DAICOFF, G. R., RHODES, M. L.: Surgical repair of ventricular septal rupture and ventricular aneurysm. J. Amer. med. Ass. **203**, 457 (1968).

DAMMANN. F. J., CARPENTER, M. A.: Ventricular septal defect. In: Watson: Paediatric Cardiology. Saint Louis: Mosby 1968.

DAS, S. K., JAHNKE, E. J., WALKER, W. J.: Aneurysm of the membranous septum with interventricular septal defect producing outflow obstruction. Circulation **30**, 429 (1964).

DEAL, C., DONNELLY, G. L., MONK, I.: Ventricular septal defect caused by a penetrating wound of the heart. Med. J. Aust. **1**, 29 (1971).

Dillard, D. H., Mori, H., Merendino, K. A.: Correction of heart disease in infancy utilizing deep hypothermia and total circulatory arrest. J. thorac. cardiovasc. Surg. **61**, 64 (1971).

Dock, W.: Heart disease, hypertension and vascular obstruction: Biologic and historical background. In: Gould, S. E.: Pathology of the Heart and Blood Vessesl Springfield/Ill.: Ch. C. Thomas 1968.

Doerr, W.: Die Defekte der Scheidewände des Herzens. Pathologische Anatomie. Thoraxchirurgie **15**, 530 (1967).

Downing, S. E.: Metabolic and reflex influences on cardiac function in the newborn. In: Adams, F. H., Swan, H. J. C., Hall, V. E.: Pathophysiology of congenital heart disease. Los Angeles and London: University of California, Berkely 1970.

DuShane, J. W., Weidmah, W. H., Ritter, D. G.: Influence of the natural history of large ventricular septal defects on management of patients. In: Congenital Cardiac Defects — Recent Advances. Baltimore: Williams and Wilkins 1972.

Dy, B. Y., Maranhao, V., Yang, S. S., Ablaza, S. G., Goldberg, H.: Clinical and physiologic evaluation of residual ventricular septal defects. Angiology **20**, 207 (1969).

Ebert, P. A., Canent, R. V., Spach, M. S., Sabiston, D. C.: Late cardiodynamics following correction of ventricular septal defects with previous pulmonary artery banding. J. cardiovasc. Surg. **60**, 516 (1970).

Edwards, E., Burchell, H.: The pathological anatomy of defienciencies between the aortic root and the heart, including aortic sinus aneurysms. Thoraxchirurgie **12**, 125 (1957).

Elliot, L P., Ernst, R. W., Anderson, R. C., Lillehei, C. W., Adams, P., jr.: Silent patent ductus arteriosus in association with ventricular septal defect. Amer. J. Cardiol. **10**, 475 (1962).

Ellis, F. H., jr., Ongley, P. A., Kirklin, J. W.: Ventricular septal defect with aortic valvular incompetence. Surgical considerations. Circulation **27**, 789 (1963).

Feldt, R. H., DuShane, J. W., Titus, J. L.: The anatomy of the atrioventricular conduction system in ventricular septal defect and tetralogy of Fallot, correlations with the electrocardiogram and vectorcardiogram. Circulation **34**, 774 (1966).

Ferbers, E., Patel, J.: Traumatische Ventrikelseptumdefekte. Zbl. Chir. **88**, 730 (1960).

Ferlic, R. M., Sellers, R. D., Lillehei, C. W.: Frequency and surgical management of residual ventricular septal defects. Dis. Chest. **49**, 337 (1966).

Formanek, G., Hunt, C., Castaneda, A., Moller, J.: Amplatz, K.: Thickening of pulmonary valve leaflets following pulmonary artery banding. Radiology **98**, 75 (1971).

Fowler, N. O., Holmes, J. C.: Pulmonary artery pressure at high rates of pulmonary blood flow. Circulation (Suppl.) **32-II**, 87 (1965).

Freeny, P. C., Schattenberg, T. T., Danielson, G. K., McGoon, D. C., Greenberg, B. H.: Ventricular septal defect and ventricular aneurysm secondary to acute myocardial infarction. Report of four cases with successful surgical treatment. Circulation **43**, 360 (1971).

Friedl, B., Langford, K. B. S., Mustard, W. T., Keith J. D.: Ventricular septal defect with increased pulmonary vascular resistance, late results of surgical closure. Amer. J. Cardiol. **33**, 403 (1974).

Garamella, J. J., Cruz, A. B., jr., Heupel, W. H., Dahl, J. C., Jensen, N. K., Berman, R.: Ventricular septal defect with aortic insufficiency. Successful surgical correction of both defects by transaortic approach. Amer. J. Cardiol. **5**, 266 (1960).

Gerbode, F., Osborn, J. J., Johnston, J. B., Kerth, W. J.: Ruptured aneurysms of the aortic sinus of Valsalya. Amer. J. Surg. **102**, 268 (1961).

Gersony, W. M., White, N. R.: "Patch Embolization" following repair of ventricular septal defect. A complication of bacterial endocarditis. Amer. J. Cardiol. **26**, 315 (1970)

Glasser, S. P., Cheitlin, M. D., McCarthy, R. J., Haas, J. H., Hall, R. J., Mullins, C. E.: Thirty-two cases of interventricular septal defect and aortic insuffiency. Amer. J. Med. **53**, 473 (1972).

Goerttler, K.: Blutstromwirkung als Gestaltungsfaktor für die Entwicklung des Herzens. Beitr. path. Anat. **115**, 33 (1955).

Goldblatt, A., Bernnard, W. F., Nadas, A. S., Gross, R. E.: Pulmonary artery banding. Circulation **32**, 172 (1965).

Gonzales-Lavin, L., Barratt-Boyes, B. G.: Surgical considerations in the treatment of ventricular septal defect associated with aortic valvular incompetence. J. thorac. cardiovasc. Surg. **57**, 422 (1969).

Graham, G. R.: Indikationen und Resultate chirurgischer Behandlung angeborener Herzfehler im Säuglingsalter. Chirurg **40**, 1 (1969).

Griepp, E., French, J. W., Shumway, N. E., Baum, D.: Is pulmonary artery banding for ventricular septal defects obsolete? Circulation **49/50** (Suppl. II), II—14 (1974).

Grosse-Brockhoff, F., Loogen, F.: Ventrikular septal defect. Circulation (Suppl.) **37—58**, 13 (1968).

Gunning, J. F., Bentall, H. H.: Repair of ventricular septal defect following myocardial infarction. Proc. roy Soc. Med. **62**, 267 (1969).

Haerten, K., Both, A., Loogen, F., Opherk, D.: Langzeitbeobachtungen nach Ventrikelseptumdefekt-Operation mit vorausgegangener Bändelung der Pulmonalarterie. Verh. dtsch. Ges. inn. Med. **80**, 1192 (1974).

Hallidie-Smith, K. A., Hollman, A., Cleland, W. P., Bentall, H. H., Goodwin, J. F.: Effects of surgical closure of ventricular septal defects upon pulmonary vascular disease. Brit. Heart J. **31**, 246 (1969).

Hallidie-Smith, K. A., Olsen, E. G., Oakley, C. M., Goodwin, J. F., Cleland, W. P.: Ventricular septal defect and aortic regurgitation. Thoraxchirurgie **24**, 257 (1969).

Hallman, G. L., Cooley, D. A., Bloodwell, R. D.: Two-stage surgical treatment of ventricular septal defect, results of pulmonary artery banding in infants and subsequent open-heart repair. J. thorac. cardiovasc. Surg. **52**, 476 (1966).

Hamby, R. I., Raia, F., Apiado, O.: Aneurysm of the pars membranacea. Report of three adult cases end a review of the litera. Amer. Heart J. **79**, 688 (1907).

Haroutunian, L. M., Neill, C. A.: Pulmonary complication of congenital heart disease: Hemoptysis. Amer. Heart J. **84**, 540 (1972).

HART, K.: Über das Aneurysma des rechten Sinus Valsalvae der Aorta und seine Beziehungen zum oberen Ventrikelseptum. Virchow Arch. path. Anat. Physiol. **182**, 167 (1905).

HAYEK, H. VON: Das Reizleitungssystem. In: Hdb. d. Thoraxchirurgie, Band 1, S. 152. Berlin-Göttingen-Heidelberg: Springer 1958.

HEGGTVEIT, H. A.: Congenital aneurysm of the membranous septum associated with bundle branch block. Amer. J. Cardiol. **14**, 112 (1964).

HENRY, J., KAPLAN, S., HELIMSWORTH, J. A., SCHREIBER, J. T.: Management of infants with large ventricular septal defects. Ann. thorac. Surg. **15**, 109 (1973).

HOFFMAN, J. I. E.: Diagnosis and treatment of pulmonary vascular disease. In: Congenital Cardiac Defects — Recent Advances, Vol. VII, p. a. Baltimore: Williams and Wilkins 1972.

HOFFMAN, J. I. E., RUDOLF, A. M.: The natural history of ventricular septal defects in infancy. Amer. J. Cardiol. **16**, 634 (1965).

HOFFMAN, J. I. E., RUDOLF, A. M.: Increasing pulmonary vascular resistance during infancy in association with ventricular septal defect. Pediatrics **38**, 220 (1966).

HOFFMEISTER, H. E.: Postoperative Behandlung bei Herzchirurgie im Säuglingsalter. Langenbecks Arch. Chir. **322**, 651 (1968).

HONDA, K., KAYABA, T., HANZAWA, K., HISHINO, S., OKUAKI, A.: Transatrial approach to the closure of ventricular septal defect. J. int. coll. Surg. **44**, 385 (1965).

HONEY, M., BELCHER, J. R., HASAN, M., GIBBONS, J. R.: Successful early repair of acquired ventricular septal defect after myocardial infarction. Brit. Heart J. **29**, 453 (1967).

HORIUCHI, T., KOYAMADA, K., ISHIOTOYA, T., HONDA, T., ABE, T., SAGAWA, Y.: Radical operation under hypothermia for ventricular septal defect in infancy. A report of 64 consecutive cases. J. cardiovasc. Surg. **7**, 85 (1967).

HOWLETT, G.: Lung mechanics in normal infants and infants with congenital heart disease. Arch. Dis. Childh. **47**, 707 (1972).

HUDSPETH, A. S., CORDELL, A. R., MEREDITH, J. H., JOHNSTON, F. R.: An improved transatrial approach to the closure of ventricular septal defects. J. thorac. Surg. **43**, 157 (1962).

HUFNAGEL, C. A., CONRAD, P. W.: Transaortic repair of ventricular septal defects. Amer. J. Surg. **110**, 448 (1965).

HUNT, C. E., FORMANEK, G., LEVINE, M. A., COSTANEDA, A., MOLLER, J. H.: Banding of the pulmonary artery. Circulation **43**, 395 (1971).

IBEN, A. B., PUPELLO, D. F., STINSON, E. B., SHUMWAY, N. E.: Surgical treatment of postinfarction ventricular septal defects .Ann. thorac. Surg. **8**, 252 (1969).

JAIN, A. C., ROSENTHAL, R.: Aneurysm of membranous ventricular septum. Brit. Heart J. **29**, 60 (1967).

JARMARKANI, J. M., GRAHAM, T. P., CANENT, R. V.: Left ventricular contractile state in children with successfully corrected ventricular septal defect. Circulation **45**.**46** (Suppl. 1) I-102 (1972).

JARMARKANI, J. M. M., GRAHAM, T. P., CANENT, R. V., CAPP, M. P.: The effect of corrective surgery on left heart volume and mass in children with ventricular septal defect. Amer. J. Cardiol. **27**, 254 (1971).

JERESATY, R. M., LANDRY, A. B., STANSEL, H. C.: Postinfarction interventricular septal defects. Report of two cases with long survival ohne with surgical repair. Amer. Heart J. **74**, 543 (1967).

KARACSONY, G., SZABO, M., VARGA, L.: Ruptur eines angeborenen Aneurysmas des Sinus Valsalve. Zbl. allg. Path. path. Anat. **102**, 435 (1961).

KATO, H., MIZUO, H., FUKUDA, H., NAKAYAMA, T.: Natural history of ventricular septal defect. Jap. Circulat. J. **36**, 814 (1972).

KAWASHIMA, Y., DANNO, M., SHIMIZU, Y., MATSUDA, H., MIYAMOTO, T., FUJITA, T., KOZUKA, T., MANABE, H.: Ventricular septal defect associated with aortic insufficiency, anatomic classification and method of operation. Circulation **47**, 1057 (1973).

KAY, J. H., ANDERSON, R. M., TOLENTINO, P., DYKSTRA, P., SHAPIRO, M. J., MEIHAUS, J. E., MAGDISON, O.: The surgical repair of high pressure ventricular septal defect through the right atrium. Surgery **48**, 65 (1960) Z Ma 4/48.

KAY, J. H., DUNNE, E. F., KROHN, B. G., MAGIDSON, O., TSUJI, H. K., MENDEZ, A., DYKSTRA, P., REDINGTON, J. V.: Left ventricular excision, exclusion, or plication for akinetic areas of the heart. J. thorac. cardiovasc. Surg. **59**, 139 (1970).

KECK, E.W., BOURGEOIS, M.: Die Sonderstellung der Herzinsuffizienz beim Säugling mit angeborenem Herzfehler. Verh. deutsch. Ges. Kreisl.-Forsch. **34**, 144 (1968).

KECK, E. W. O., ONGLEY, P. A., KINCAID, O. W., SWAN, H. J. C.: Ventricular septal defect and aortic insufficiency. A clinical and hemodynamic study of 18 proved cases. Circulation **27**, 203 (1963).

KEITH, J. D., ROSE, V., COLLINS, G., KIDD, R. S. L.: Ventricular septal defect, incidance, morbidity and motrality on various age groups. Brit. Heart J. **33** (Suppl.), 81 (1971).

KEITH, J. D., ROWE, R. D., VLAD, P.: Heart disease in infancy and childhood. New York: MacMillan 1967.

KELMINSON, L. L., VOGEL, J. H. K.: Observations of patients with ventricular septal defects (VSD) residing at high altitudes. In: Congenital Cardiac Defects — Recent Advances. Baltimore: Williams and Wilkins 1972.

KIDD, L., ROSE, V., COLLINS, G., KEITH, J.: The hemodynamics in ventricular septal defect in childhood. Amer. Heart J. **70**, 732 (1965).

KING, H., KILMAN, J. W., PETRY, E. L., SCHUMACKER, A. B.: Surgical correction for "mitral" incompetence in corrected transposition of the great vessels. J. thorac. cardiovasc. Surg. **47**, 769 (1964).

KING, H., MANDELBAUM, I.: Permanent partial occlusion of large arteries. Surgery **53**, 155 (1963).

KIRKLIN, J.: Ventricular septal defect with pulmonary vascular disease. N. Z. med. J. **64**, Suppl., 34 (1965).

KIRKLIN, J. W., HARSHBARGER, H. G., DONALD, D. E., EDWARDS, J. E.: Surgical correction of ventricular septal defect. Anatomic and technical considerations. Thorac. cardiovasc. Surg. **33**, 45 (1957).

KIRKLIN, J. W., HARP, R. A., MCGOON, D. C.: Surgical treatment of origin of both vessels from right ventricle, including cases of pulmonary stenosis. J. thorac. cardiovasc. Surg. **48**, 1026 (1964).

KITAMURA, S., MENDEZ, A., KAY, J. H.: Ventricular septal defect following myocardial infarction. J. thoracic cardiovasc. Surg. **61**, 186 (1971).

KLEIN, W., KRAFT-KINZ, J.: Reizleitungsstörung nach operativen Eingriffen am Ventrikelseptum. Wien. Z. inn. Med. **50**, 64 (1969).

KULBERTUS, H. E., COYNE, J. J., HALLIDIE-SMITH, K. A.: Conduction disturbances before and after surgical closure of ventricular septal defect. Amer. Heart J. **77**, 123 (1969).

LAJOS, T. Z., GREENE, D. G., BUNNELL, I. L., FALSETTI, H. L., FEDERICO, A. J., SCHIMERT, G.: Surgery for acute myocardial infarction. Ann. thorac. Surg. **8**, 452 (1969).

LAUER, M. R., ONGLEY, P. A., DUSHANE, J. W., KIRKLIN, J. W.: Heartblock after repair of ventricular septal defect in children. Circulation **22**, 526 (1960).

LEAVER, D. G., SHARMA, R. N., GLENNIE, J. S.: Self-inflected ventricular septal defect. Brit. Heart J. **32**, 561 (1970).

LECKERT, J. T., STEINBERG, S. S.: Congenital aneurysm of membranous interventricular septum with unique anomaly of pulmonary vessels. Amer. Heart J. **39**, 768 (1950).

LEE, W. Y., CARDON, L., SLODKI, S. J.: Perforation of infarcted interventricular septal. Arch. intern. Med. **109**, 731 (1962).

LEV, M.: Conduction system in congenital heart disease. Amer. J. Cardiol. **21**, 619 (1968).

LEV, M., LICATA, R. H., MAY, R. C.: Conduction sysetm in mixed levocardia with ventricular inversion: Corrected transposition. Circulation **26**, 749 (1962).

LEV, M., SAPHIR, O.: Congenital aneurysm of the membranous septum. Arch. Path. **25**, 819 (1938).

LEVIN, A. R., JARMAKANI, M. M., SPACH, M. S., CANENT, R. V., CAPP, M. P., BOINEAU, J. P., BARR, R. C.: Ventricular intracardiac shunting mechanisms in congenital heart disease. In: ADAMS, SWAN, HALL: Pathophysiology of con-congenital heart disease. Los Angeles and London: University of California Press, Berkeley 1970.

LIEBOW, A. A., DOWNING, S. E.: Cardiopulmonary disease. In: GOULD, Pathology of the Heart and Blood Vessels. Springfield/Ill.: Ch. C. Thomas 1968.

LINDE, L. M., SIMMONS, D. M.: Regulation of the pulmonary circulation. In: ADAMS, SWAN, HALL,: Pathophysiology of congenital heart disease. Los Angeles and London: University of California Press, Berkely 1970.

LOOGEN, F.: Pulmonale Hypertension. Kardiologische Gesichtspunkte. Thoraxchirurgie **14**, 486 (1966).

LOOGEN, F., RIPPERT, R., VIETEN, H.: Angeborene Herz- und Gefäßfehler. In: VIETEN, H.: Handbuch der medizinischen Radiologie, Bd. 10. Berlin-Heidelberg-New York: Springer 1967.

LUEKER, R. D., VOGEL, J. H. K., BLOUNT, G. S.: Cardiovascular abnormalities following surgery for left-to-right shunts. Circulation **40**, 785 (1969).

LUI, A., GLASS, W., BERCU, B.: Stab wound of the heart with tamponade and interventricular septal defect. J. thorac. cardiovasc. Surg. **49**, 517 (1965).

LUNDBERG, S., SÖDERSTROM, J.: Perforation of the interventricular septum in myocardial infarction. Acta med. scand. **172**, 413 (1962).

LYNFIELD, J., YAO, A. C., VICHITBANDHA, P., RODRIGUEZ-TORRES, R., KARLSON, K. E.: Complication following banding of the pulmonary artery for treatment of heart failure in infants with ventricular septal defects. Circulation **32** (Suppl.) 2, 140 (1965).

MACKENZIE, J. W., SLOAN, H., MORRIS, J. D., STERN, A.: The problem of the second open cardiotomys. J. thorac. cardiovasc. Surg. **44**, 544 (1962).

MACMAHON, H. E., KELLER, D. H.: Congenital saccular aneurysm of aortic ring. Circulation **26**, 288 (1962).

MAHAFFEY, D., SCHRAMEL, R., CREECH, O.: Traumatic ventricular septal defect: Report of a case treated successfully. J. La med. Soc. **109**, 321 (1957).

MALL, F. P.: Aneurysm of the membranous septum projecting into the right atrium. Anat. Rec. **6**, 291 (1912).

MARCH, H. W., ROSS, J. K., WEIRICH, W. L., GERBODE, F.: The influence of the ventriculotomy the contraction and function of the right ventricle. Circulation **24**, 572 (1961).

MARON, B. J., FERRANS, V. J., WHITE, R. I.: Unusual evolution of acquired infundibular stenosis in patients with ventricular septal defect. Circulation **48**, 1092 (1973).

MARON, B. J., REDWOOD, D. R., HIRSHFIELD, J. W., GOLDSTEIN, R. E., MORROW, A. G., EPSTEIN, S. E.: Postoperative assessment of patients with ventricular septal defect and pulmonary hypertension. Response to intense upright exercise. Circulation **48**, 864 (1973).

MATTHAES, P.: Das Innenrelief menschlicher Herzkammern. Anat. Anz. **111**, 189 (1962).

MCGOON, D. C., EDWARDS, J. E., KIRKLIN, J. W.: Surgical treatment of ruptured aneurysm of aortic sinus. Ann. Surg. **147**, 387 (1958).

MENAHEM, S., VENABLES, A. W.: Pulmonary artery banding in isolated or complicated ventricular septal defects. Results and effects on growth. Brit. Heart J. **34**, 87 (1972).

MISRA, K. P., HILDNER, F. J., COHEN, L. S., NARULA, O. S., SAMET, P.: Aneurysm of the membranous ventricular septum. A mechanism for spontaneous closure of ventricular septal defect. New Engl. J. Med. **283**, 58 (1970).

MITCHEL, S. C., KORONES, S. B., BERENDES, H. W.: Congenital heart disease in 56, 109 births: Incidence and natural history. Circulation **43**, 323 (1971).

MOSS, A., DEWEESE, J., LIPCHICK, E., OLSON, E.: Combined septal rupture repair and infarctectomy in acute myocardial infarction. J. Amer. med. Ass. **213**, 460 (1970).

MOSS, A. J., SIASSI, B.: Natural history of ventricular septal defect. In: Downing: Congenital Heart Disease. Philadelphia: F. A. Davis 1970.

NADAS, A. S., FYLER, D. C.: Pediatric Cardiology. Philadelphia-London-Toronto: Saunders 1972.

NADAS, A. S., THILENIUS, O. G., LAFARGE, C. G., HAUCK, A. J.: Ventricular septal defect with aortic regurgitation. Circulation **29**, 862 (1964).

NEUFELD, H. N., LUCAS, R. V., JR., LESTER, R. G., ADAMS, R., JR., ANDERSON, R. C., EDWARDS, J. E.: Origin of both great vessels from the right ventricle without pulmonary stenosis. Brit. Heart J. **24**, 393 (1962).

NEWCOMBE, C. P., ONGLEY, P. A., EDWARDS, J. E., WOOD, E. H., Clinical pathologic, and hemodynamic considerations in coarctation of the aorta associated with ventricular septal defect. Circulation **24**, 1356 (1961).

OPHERK, D., BOTH, A., HAERTEN, K., LOOGEN, F.: Postoperativer Verlauf bei Ventrikelseptumdefekt und Ductus arteriosus apertus mit pulmonaler Hypertonie. Verh. dtsch. Ges. Kreisl.-Forsch. Im Druck (1974).

OSBORN, J. R., HALL, R. J., WINN, D. C., CAPPER, R. S., BLAKE, H. A.: An anusual late complication of pulmonary artery banding. Circulation **34**, 61 (1966).

OYAMADA, A., QUEEN, F. B.: Spontaneous rupture of the interventricular septum following acute myocardial infarction with some clinicopathological observations on survival in fice cases. Presents at pan pacific pathology congress, Tripler U.S. Army Hospital, 1961.

PACHALY, L., MARTINEZ, C.: Über angeborene Aortensinusaneurysmen. Zbl. allg. Path. path. Anat. **102**, 321 (1961).

PARAMESWARAN, R., MARANHAO, V., ABLAZA, S. G. G., GOLDBERG, H.: Calcification of the pulmonary artery: A complication of the banding procedure. Dis. Chest **57**, 577 (1970).

PEIRCE, F. C., DABBS, H., RAWSON, F.: Isolated rupture of the ventricular septum due to nonpenetrating trauma. Arch. Surg. **77**, 87 (1958).

PELTZER, F., PIROTH, M.: Zur Klinik und Pathologie der idiopathischen Aneurysmen des Sinus Valsalve. Z. Kreisl.-Forsch. **48**, 475 (1959).

PERÄSALO, O., HALONEN, P. M., PYORALA, K., TELIVUO, L.: Aneurysm of membranous ventricular septum causing obstruction of right ventricular outflow tract in case of ventricular septal defect. Acta chir. scand. (Suppl.) **283**, 123 (1961).

PHELAND, P. D., GILLAN, G. L., MENAHEM, S. A., COOMBS, E., VENABLES, A. W.: Respiratory function in infants with a ventricular septal defect. Aust. Paediat. J. **8**, 79 (1972).

PITTMAN, I. G., COHEN, P.: The pathogenesis of cardiac cachexia. New Engl. J. Med. **271**, 403 (1964).

PIWNICA, A., D'ALLAINES, C., BLONDEAU, P., CACHERA, J. P., GUILMET, D., PEDEFERRI, G., DEPARADES, B., DUBOST, C.: Approach to ventricular septal defects by right atriotomy. Ann chir. thorac. cardiovasc. **7**, 459 (1968).

PLAUTH, W. H., JR., BRAUNWALD, E., ROCKOFF, S. D., MASON, D. T., MORROW, A. G.: Ventricular septal defect and aortic regurgitation. Clinical, hemodynamic and surgical considerations. Am. J. Med. **39**, 552 (1965).

POMBO, E., PILAPIL, V. R., LEHAN, P. H.: Aneurysm of the membraneous ventricular septum. Amer. Heart J. **79**, 188 (1970).

REICHARD, B., KLINNER, W., SEBENING, F., BÜHLMEYER, K.: Die zweizeitige chirurgische Behandlung des Ventrikelseptumdefektes. Bericht über 15 Fälle. Thoraxchirurgie **21**, 16 (1973).

Rheumatic fever committee and committee on congenital cardiac defects of the council on rheumatic fever and congenital heart disease of the american heart association: Prevention of bacterial endocarditis. Circulation **46**, 3/35 (1972).

ROBINSON, G., FELL, S. C., JACOBSON, B. E.: Ventricular septal defect with aortic insufficiency. A method of management. J. thorac. cardiovasc. Surg. **43**, 785(1962).

ROHMER, J., BROM, A. G., NAUTA, J.: Bands inside the pulmonary artery, a complication of the Dammann-Muller procedure. Ann. thorac. Surg. **3**, 449 (1967).

ROKITANSKI, C. VON: Die Defekte der Scheidewände des Herzens: Wien: W. Braunmüller 1875.

ROWE, R. D., MEHRIZI, A.: The neonate with congenital heart disease. Philadelphia-London-Toronto: Saunders 1968.

SAAB, N. G., SMITH, R. E., ALLIS, F. H., JR.: Unusual aneurysm of the membranous interventricular septum. Amer. Heart J. **71**, 684 (1966).

SAKAKIBARA, S., KONNO, S.: Congenital aneurysm of the sinus of valsalva: Anatomy and classification. Amer. Heart J. **63**, 405 (1962).

SAKAKIBARA, S., KONNO, S.: Congenital aneurysm of the sinus of valsalva associated with ventricular septal defect. Anatomical aspects. Amer. Heart J. **75**, 595 (1968).

SAKASHITA, I., SHIOZAKI, K., IRISOWA, T., HOSHINO, K., ASANO, K.: Aneurysm of the membranous ventricular septum. Review of Japanese cases with additional three cases. Jap. Heart J. **8**, 309 (1967).

SANDERS, R. J., KERN, W. H., BLOUNT, S. G.: Perforation of the interventricular septum complicating myocardial infarction. Amer. Heart J. **51**, 736 (1956).

SASAHARA, A. A., NADAS, A. S., RUDOLPH, A. M., WITTENBORG, M. W., GROSS, R. E.: Ventricular septal defects with patent ductus arteriosus. Clinical and hemodynamic study. Circulation **22**, 254 (1960).

SATTER, P., BIRCKS, W.: Der transatriale Zugang zum Verschluß des Ventrikelseptumdefektes. Langenb. Arch. Chir. **308**, 646 (1964).

SATTER, P., DUDZIAK, R.: Frischoperiertenstation und Intensivpflege. Leipzig: Barth 1971.

SATTER, P., TEPOHL, G.: Beziehung zwischen dem prae-, intra- und postoperativen intrakardialen Druckverhalten bei isoliertem Ventrikelseptumdefekt und isolierter valvulärer Pulmonalstenose. Z. Kreisl.-Forsch. **61**, 510 (1972).

SAVARD, M., SWAN, H. J. C., KIRKLIN, J. W., WOOD, E. W.: Hemodynamic alterations associated with ventricular septal defects. In: Symposium on Congenital Heart Disease. Washington: A. D. Bass and G. K. Moe 1960.

SAYED, H., CLELAND, W. P., BENTALL, H. H., MELROSE, D. G., BISHOP, M. B., MORGAN, J.: Corrected transposition of the great arterial trunks: Surgical treatment of the associated defects. J. thorac. cardiovasc. Surg. **44**, 443 (1962).

SAYED, H. M.: Complete heart block following open heart surgery. J. cardiovasc. Surg. **6**, 426 (1965).

SCHIEBLER, PH., DOERR, W.: Orthologie des Reizleitungssystems. In: Das Herz des Menschen, S. 165. Stuttgart: Thieme 1963.

SCHMIDT-HABELMANN, P., SEBENING, F.: Erfahrungen mit der Bändelung der Pulmonalarterie. Thoraxchirurgie **14**, 541 (1966).

SCHWARZ, H.: Herzchirurgie beim Säugling und Kleinkind. Berlin-Heidelberg-New York: Springer 1968.

SEIPEL, L., GLEICHMANN, U., KREUZER, H., LOOGEN, F.: Askorbinsäure als Indikator zum Nachweis kleinster Kurzschlüsse und Klappeninsuffizienzen. Z. Kreisl.-Forsch. **58**, 946 (1969).

SELZER, A., GERBODE, F., KERTH, K. J.: Clinical, hemodynamic, and surgical considerations of rupture of the ventricular septum after myocardial infarction. Amer. Heart J. **78**, 598 (1969).

SERRATO, M., MILLER, R. A.: Congestive heart failure. In: WATSON, Pediatric Cardiology. Saint Louis: Mosby 1968.

SERRATO, M., AREVALO, F., GOLDMAN, E. J., HASTREITER, A., MILLER, R. A.: Obstructive ventricular septal defect in double dutlet right ventricle. Amer. J. Cardiol. **19**, 457 (1967).

SHAFER, R. B., WENDELL, H. H.: Bacterial endocarditis following open heart surgery. Amer. J. Cardiol. **25**, 602 (1970).

SHAH, P., SINGH, W. S. A., ROSE, V., KEITH, J. D.: Incidence of bacterial endocarditis in ventricular septal defect. Circulation **34**, 127 (1966).

SHEPHERD, J. T., SEMLER, H. J., HELMHOLZ, H. F., WOOD, E. H.: Effects of infusion of acetylcholine on pulmonary vascular resistance in patients with pulmonary hypertension and congenital heart disease. Circulation **20**, 381 (1959).

SHEPHERD, R. L., GLANCY, D. L., JAFFE, R. B., PERLOFF, J. K., EPSTEIN, S. E.: Acquired subvalvular right ventricular outflow obstruction in patients with ventricular septal defect. Amer. J. Med. **53**, 446 (1972).

SIGMANN, J. M., STERN, A. M., SLOAN, H. E.: Early surgical correction of large ventricular septal defects. Pediatrics **39**, 4 (1967).

SIMMONS R. L., MOLLER, J. A., EDWARDS, J. E.: Anatomic evidence for spontaneous closure of ventricular septal defects. Circulation **34**, 38 (1966).

SOBBE, A., DUEX, A., THURN, P., LOUVEN, B., HILGER, H. H., SCHAEDE, A.: Röntgenologische Diagnose und Differentialdiagnose des Ventrikelseptumaneurysmas. Fortschr. Röntgenstr. **107**, 22 (1967).

SOMERVILLE, J., BRANDAO, A., ROSS, D. N.: Aortic regurgitation with ventricular septal defect. Circulation **41**, 317 (1970).

SPACH, M. S., BOINEAU, J. P., CANENT, R. V.: Defects of the ventricular septum. In: Moss, A. S., ADAMS, F. H..: Heart Disease in Infants, Children and Adolescent. Baltimore: Williams and Wilkins 1968.

SPEER, D. P., GOLDBERG, S. J., FONKALSRUD, E. W.: Concurrent surgical management of patent ductus arteriosus and ventricular septal defects in infancy. Amer. Surg. **34**, 802 (1968).

SPENCER, F. C., BAHNSON, H. T., NEILL, C. A.: The treatment of aortic regurgitation associated with a ventricular septal defect. J. thorac. cardiovasc. Surg. **43**, 222 (1962).

STARK, J.: Cardiac surgery in infancy. Postgrad. Med. J. **48**, 478 (1972).

STARR, A., MENASHE, V., DOTTER, C.: Surgical correction of aortic insufficiency associated with a ventricular septal defect. Surg. Gynec. Obstet. **111**, 71 (1960).

STEINBERG, I.: Diagnosis of congenital aneurysm of ventricular septum during life. Brit. Heart J. **19**, 8 (1957).

STERNS, L. P., INDEGLIA, R. A., LILLEHEI, C. W.: Clinical and hemodynamic results of ventricular septal defect closure in infancy. Canad. J. Surg. **11**, 431 (1968).

STIRLING, G. R., STANLEY, P. H., LILLEHEI, C. W.: The effects of cardiac bypass and ventriculotomy upon right ventricular function. Surg. Forum **8**, 433 (1957).

SUBRAMANIAN, S., WAGNER, H. R., VLAD, P., LAMBERT, E. C.: Experiences with deep hypothermia in infancy using surface cooling. In: Heart Disease in Infance. Diagnosis and Surgical Treatment (Ed. BARRAB-BOYS, NEUTZE, HARRIS). Edinburgh and London: Churchill Livingstone 1973.

SWAN, H. J. C., BURCHELL, H. B., WOOD, E. H.: Effect of oxigen on pulmonary vascular resistance in patients with pulmonary hypertension associated with atrial septal defect. Circulation **20**, 66 (1959).

SWITHINBANK, J. M.: Perforation of the interventricular septum in myocardial infarction. Brit. Heart J. **21**, 562 (1959).

TATSUNO, K., KONNO, S., SAKAKIBARA, S.: Ventricular septal defect with aortic insufficiency. Amer. Heart J. **85**, 13 (1973).

THERKELSEN, F.: Surgical repair of traumatic ventricular septal defects. Acta chir. scand. **119**, 372 (1960).

VAN PRAAGH, R., MCNAMARA, J. J.: Anatomic types of ventricular septal defect with aortic insufficiency. Diagnostic and surgical considerations. Amer. Heart J. **75**, 604 (1968).

VAN PRAAGH, R., MCNAMARA, J. J.: Anatomics types of ventricular septal defect with aortic insufficiency. Amer, Heart J. **76**, 604 (1968).

VARGHESE, P. J., IZUKAWA, T., CELERMAJER, J.: Aneurysm of the membranous ventricular septum: a method of spontaneous closure of small ventricular septal defect. Amer. J. Cardiol. **24**, 531 (1969).

VEREL, D., TAYLOR, D. G., EMERY, J. L.: Failure of pulmonary artery banding due to migration of the band. Thorax **25**, 126 (1970).

DE VIVIE, R., BRUNNER, L., DEHME, N., HEISIG, B., RASTAN, H.: Rezidive nach operativem Verschluß von Ventrikelseptumdefekten. Thoraxchirurgie **21**, 50 (1973).

WAGNER, R. B., ANKENEY, J. L., LIEBMAN, J.: Correlation of mean pulmonary arterial pressure with results for nonrestrictive ventricular septal defects. J. thorac. cardiovasc. Surg. **60**, 510 (1970).

WALKER, W. J., GARCIA-GONZALES, E., HALL, R. J., CZARNECKI, S. W., FRANKLIN, R. B., DAS, S. K., CHEITLIN, M. D.: Interventricular septal defect. Analysis of 415 catheterized cases, ninety with serial hemodynamic studies. Circulation **31**, 54 (1965)

WHITE, W. A.: A case of patent ventricular septum, together with an aneurysm of the base of the aorta opening in the right ventricle. Trans. path. Soc. Lond. **43**, 34 (1892).

YANG, S. S., MARANHAS, V., ABLAZA, S. G. G., MORSE, D. P., GOLDBERG, H.: Aneurysm of the membranous portion of the ventricular septum. Am. J. Cardiol. **23**, 83 (1969).

YOUNG, D., MARK, H.: Fate of the patient with Eisenmenger syndrome. Amer. J. Cardiol. **28**, 658 (1971).

ZIADY, G. M., HALLIDIE-SMITH, K. A., GOODWIN, J. F.: Conduction disturbances after surgical closure of ventricular septal defect. Brit. Heart J. **34**, 1199 (1972).